W0255771

HANDBUCH
DER KINDERHEILKUNDE

HERAUSGEGEBEN VON

H. OPITZ
HEIDELBERG

F. SCHMID
HEIDELBERG

I/1

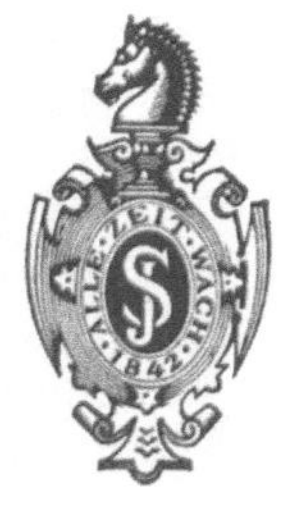

SPRINGER-VERLAG BERLIN · HEIDELBERG · NEW YORK 1971

GESCHICHTE DER KINDERHEILKUNDE PHYSIOLOGIE UND PATHOLOGIE DER ENTWICKLUNG

WACHSTUM · ENDOKRINOLOGIE · HUMANGENETIK PRÄNATALE PATHOLOGIE

REDIGIERT VON

J. R. BIERICH, R. GRÜTTNER und K.-H. SCHÄFER

BEARBEITET VON

J. R. BIERICH-TÜBINGEN
K.-H. DEGENHARDT-FRANKFURT/M.
H. FLAMM-WIEN
I. FLEHMIG-HAMBURG
F. FRIEDRICH-WIEN
G.-A. VON HARNACK-DÜSSELDORF
W. KOSENOW-KREFELD
Z. LARON-PETAH-TIKVA/ISRAEL
W. LENZ-MÜNSTER
J.-H. NAPP-ESSEN
H. NOWAKOWSKI-HAMBURG
A. PEIPER-LEIPZIG
R. A. PFEIFFER-MÜNSTER/WESTF.
H. RODECK-DATTELN/WESTF.
H.-J. ROHWEDDER-KIEL
F. J. SCHULTE-GÖTTINGEN
A. SCHWENK-KÖLN
W. SWOBODA-WIEN
H. TESSERAUX-PFORZHEIM
O. THALHAMMER-WIEN
H.-R. WIEDEMANN-KIEL
H. ZEISEL-WÜRZBURG

MIT 368 ABBILDUNGEN

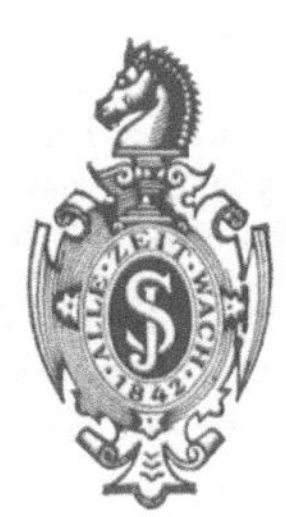

SPRINGER-VERLAG BERLIN · HEIDELBERG · NEW YORK 1971

ISBN-13: 978-3-642-65171-7 e-ISBN-13: 978-3-642-65170-0
DOI: 10.1007/978-3-642-65170-0

Softcover reprint of the hardcover 1st edition 1971

Library of Congress Catalog Card Number 63-23642

Universitätsdruckerei H. Stürtz AG Würzburg

Vorwort der Herausgeber

Handbücher sind anspruchsvolle Enzyklopädien eines Fachgebietes, deren Zustandekommen mehrerer günstiger Faktoren bedarf: Einer übersichtlichen und doch ins Detail reichenden Gesamtkonzeption der Herausgeber, Weitsicht, Wagemut und auch Idealismus von seiten des Verlages und einer großen Zahl von Autoren, die sich den Gesetzen und der mühevollen Arbeit bei der Abfassung von Handbuchbeiträgen unterzieht. Diese Voraussetzungen lagen vor, als 1961 der Plan, das alte, bewährte Handbuch der Kinderheilkunde neu zu verlegen, in Angriff genommen wurde. Es fehlte damals nicht an zweifelnden Stimmen, welche die „Zeit der Handbücher" der Vergangenheit zuordneten und hervorhoben, daß selten ein Handbuchprojekt vollendet wurde; zudem würde sich heute die Entwicklung der Medizin so rasch vollziehen, daß der Inhalt bald überholt sein würde.

Das neue Handbuch sollte eine moderne Form wissenschaftlicher Enzyklopädien darstellen. Nicht die breite, „vollständige" und kritiklose Wiedergabe des Wissens auf einem Gebiet, sondern die kritische Sichtung und Wertung des Stoffes und die daraus resultierende sachliche Aussage wurden als Leitmotiv herausgestellt. Die Begrenzung des Umfanges, ein einheitlicher Aufbau der Beiträge und die Beschränkung der Literaturangaben auf das Wesentliche — historisch wichtige, aussagereiche und moderne — wurden zu zwingenden Gestaltungsfaktoren.

Wenn das Gesamtwerk jetzt nach knapp 10 Jahren vollendet ist, kann man dies als eine beachtliche Leistung aller Beteiligten werten. Einige Daten mögen dies veranschaulichen:

Das Handbuch umfaßt in 9 Bänden, darunter 3 Doppelbänden, etwas über 12500 Seiten. Davon entfallen rund 580 Seiten auf die Stichwortverzeichnisse. 4500 Abbildungen stellen ein in Umfang und Reichhaltigkeit bisher nicht annähernd gesammeltes Anschauungsmaterial dar. An der Gestaltung haben neben den Herausgebern und Bandredaktoren 550 Autoren aus 12 Ländern mitgewirkt.

Zwischen dem Erscheinen des Bandes V (1963) und der Bände I/1, I/2 und VIII/2 (1971) sind acht Jahre vergangen, eine lange, bei Kenntnis der Größe des Projektes aber durchaus verständliche Zeitspanne. Trotz einer subtilen Disposition und präzisierter Richtlinien verliefen die Arbeiten nicht spannungsfrei und nicht konzessionslos. Etwa 40 Autoren mußten im Interesse der zeitlichen oder materiellen Disziplin, die ein solches Gemeinschaftswerk erfordert, innerhalb des Bearbeitungszeitraumes durch andere ersetzt werden.

Zu den im Laufe der letzten Jahre erschienenen Bänden liegen inzwischen mehrere Hundert Rezensionen vor; sie sind mit auffallend wenigen Ausnahmen im Grundtenor positiv und heben vorwiegend die große Leistung aller Beteiligten und die gute Ausstattung hervor. Manche der wenigen kritischen Bemerkungen sind gegenstandslos geworden, da die als nicht oder mangelhaft behandelten Sachgebiete in später erschienenen Bänden enthalten sind. Sicher ist, daß das vorliegende Handbuch der Kinderheilkunde das bislang repräsentativste Werk der Kinderheilkunde ist und wahrscheinlich auch lange bleiben wird.

Die Herausgeber danken am Schluß der jetzt zehnjährigen Arbeit allen Beteiligten: Den Bandredaktoren und Autoren für die konstruktive Mitarbeit, dem Verlag für alle Mühe und das Entgegenkommen in allen Gestaltungsfragen. Nur durch diese Gemeinschaftsarbeit war es möglich, dieses großzügige Übersichtswerk der modernen Kinderheilkunde zu schaffen.

Heidelberg, im Frühjahr 1971

H. Opitz F. Schmid

Vorwort

Der nunmehr vorliegende erste Band des Handbuches für Kinderheilkunde hat besonders lange auf sich warten lassen. Ein Blick in die Inhaltsverzeichnisse der beiden Teile gibt hierfür eine gewisse Erklärung: die ungewöhnliche Heterogenität des Stoffes, die sich aus der Aufgabe dieses Bandes ergibt, zugleich Einführung, Basis und Resümee des Gesamtwerkes zu sein, zugleich ganz spezielle, mit spezialistischen Methoden gewonnene Informationen zu geben und diese im pädiatrischen Sinne zu integrieren. Die Komplexität dieser Aufgabe wird in dem 2. Abschnitt B., „Physiologie und Pathologie der Entwicklung" mit den Kapiteln Wachstum und körperliche Entwicklung, statisch-motorische Entwicklung, Endokrinologie, Humangenetik in der Kinderheilkunde, pränatale Pathologie und schließlich Anomalien des Wachstums und der Körperform, besonders deutlich. Hier war eine sehr große Menge wichtiger Fakten für den Detailinformationen suchenden Leser zusammenzutragen und zugleich unter ein Generalthema zu stellen. Wir hoffen, daß dies einigermaßen gelungen ist. Gewisse Überschneidungen, etwa auf dem Gebiete der chromosomalen Aberrationen, wurden hierbei bewußt nicht vollständig ausgeräumt, sondern teilweise belassen, um dem Leser dieses pathogenetische Grundphänomen aus verschiedenen Blickrichtungen und aus der Vorstellung verschiedener Autoren nahezubringen. Der 3. Abschnitt C., „Physiologie und Pathologie der Neugeborenenperiode" ist in sich so abgerundet, daß er schon deswegen und nicht allein wegen seines Umfanges in einem Teilband 2 mit eigenem Sachverzeichnis untergebracht wurde. Hier hat sich die über eine ganze Reihe von Jahren währende Zeit der Bearbeitung insofern günstig ausgewirkt, als die erst in den letzten Jahren schnell anwachsende Aktivität der interdisziplinären Perinatologie mit vielen wichtigen neuen Erkenntnissen bereits einbezogen werden konnte. Wir hoffen, daß es für den Leser reizvoll sein kann, die in dynamischem Fortschritt des Erkenntnissgewinns befindlichen und den Blick nach vorn lenkenden Kapiteln der Abschnitte B und C unter dem Blickwinkel der historischen Entwicklung der modernen Pädiatrie zu sehen, wie sie im Abschnitt A von unserem verehrten, während der Drucklegung des Werkes leider verstorbenen Kollegen PEIPER gegeben wurde.

Ihm und den anderen Mitarbeitern an diesem Band gebührt besonderer Dank, daß sie sich neben vielen anderen Verpflichtungen der mühevollen Aufgabe unterzogen haben, ihre Kapitel knapp, übersichtlich und mit großer eigener klinisch-wissenschaftlicher Erfahrung sowie experimentell-wissenschaftlicher Sachkompetenz zu schreiben. Die lange Zeit, die über der Fertigstellung des Bandes vergangen ist, brachte manchen Autoren die zusätzliche Mühe der erneuten Überarbeitung. Wir hoffen aber, auch hier aus der Not eine Tugend gemacht zu haben, indem durch die gleichzeitige Überarbeitung der meisten Kapitel in der Endphase der Arbeit an dem Band nunmehr ein durchweg auf den neuesten Stand der Erkenntnisse gebrachtes Werk vorgelegt werden kann. Für die Bereitwilligkeit, dies im Interesse der gemeinsamen Sache zu tun, schulden wir den Mitarbeitern ein weiteres Mal besonderen Dank. Ebenso dem Verlag, der in großer Geduld das Werk hat reifen lassen und es nun zügig und mit der bekannten großzügigen Ausstattung herausgebracht hat.

Im Frühjahr 1971

J. R. BIERICH R. GRÜTTNER K.-H. SCHÄFER

Inhaltsverzeichnis Band I, Teil 1

Statisch-motorische Entwicklung des Säuglings und Kleinkindes.

Endokrinologie in der Kinderheilkunde.

Humangenetik in der Kinderheilkunde.

Mitarbeiterverzeichnis von Band I, Teil 1

BIERICH, J. R., Prof. Dr., Universitäts-Kinderklinik, D-7400 Tübingen, Rümelinstr. 23

DEGENHARDT, K.-H., Prof. Dr., Institut für Humangenetik und Erbpathologie der Universität, D-6000 Franfurt a. M.

FLAMM, H., Prof. Dr., Hygienisches Institut der Universität, A-1095 Wien, Kinderspitalgasse 15

FLEHMIG, I., Dr., Universitäts-Kinderklinik und Poliklinik, D-2000 Hamburg 20, Martinistr. 52

FRIEDRICH, F., Dr., II. Universitäts-Frauenklinik, A-1090 Wien, Spitalgasse 23

VON HARNACK, G.-A., Prof. Dr., Universitäts-Kinderklinik, D-4000 Düsseldorf, Moorenstr. 52

KOSENOW, W., Prof. Dr., Städtische Krankenanstalten, D-4150 Krefeld, Marianne-Rhodius-Str. 20

LARON, Z., Prof. Dr., Pediatric Metabolic and Endocrine Service Beilinson Hospital, Petah-Tivka, Israel

LENZ, W., Prof. Dr. Dr., Institut für Humangenetik der Universität, D-4400 Münster, Vesaliusweg 12—14

NAPP, J.-H., Prof. Dr., Friedrich-Krupp-Krankenanstalten, Frauenklinik, Arnoldhaus, D-4300 Essen

NOWAKOWSKI, H., Prof. Dr., II. Medizinische Universitätsklinik und Poliklinik, D-2000 Hamburg 20, Martinistr. 52

PEIPER, A., †

PFEIFFER, R. A., Prof. Dr., Institut für Humangenetik der Universität, D-4400 Münster/Westf., Vesaliusweg 12—14

RODECK, H., Prof. Dr., Vestische Kinderklinik, D-4354 Datteln/Westf., Lloydstr. 5

ROHWEDDER, H.-J., Prof. Dr., Universitäts-Kinderklinik, D-2300 Kiel, Fröbelstr. 15—17

SCHULTE, F. J., Prof. Dr., Universitäts-Kinderklinik, D-3400 Göttingen, Humboldtallee 38

SCHWENK, A., Prof. Dr., Universitäts-Kinderklinik, D-5000 Köln-Lindenthal, Josef-Stelzmann-Str. 9

SWOBODA, W., Prof. Dr., Gottfried von Preyer'sches Kinderspital der Stadt Wien, A-Wien X, Schrankenberggasse 31

TESSERAUX, H., Prof. Dr., D-7530 Pforzheim, Lukas-Moser-Str. 4

THALHAMMER, O., Prof. Dr., Universitäts-Kinderklinik, A-1090 Wien IX, Spitalgasse 23

WIEDEMANN, H.-R., Prof. Dr., Universitäts-Kinderklinik, D-2300 Kiel, Fröbelstr. 15—17

ZEISEL, H., Prof. Dr., D-8700 Würzburg, Sudetenstr. 16

Inhaltsübersicht Band I, Teil 2

A. Geschichte der Kinderheilkunde

A. PEIPER †; Leipzig

In der Frühzeit der Medizin wurden die inneren Krankheiten, zu denen auch die Kinderkrankheiten gehören, auf magische Einflüsse zurückgeführt: Der Mensch erkrankt durch das Walten böser Dämonen, die ihm zu schaden trachten, in ihn hineinfahren und ihn krank machen. Um ihm zu helfen, ist die Kenntnis der Krankheiten in unserem Sinne nicht nötig. Wichtig ist es vielmehr, den Dämon zu kennen, der den Kranken befallen hat, und ihn mit erprobten Mitteln, nämlich bestimmten Beschwörungen, Zaubersprüchen und Amuletten, wieder zu vertreiben.

So fühlt sich die Mutter dieser Zeit von unsichtbaren Dämonen umringt, die bestrebt sind, ihr Kind, ihr kostbarstes Gut, zu rauben, aufzufressen oder krank zu machen. Man sieht geradezu, wie mütterliche Liebe und Angst nächtliche Schreckgespenster erfinden und lebendig machen, die zu beschwören, zu bedrohen oder fortzulocken, kurz mit allen Mitteln dem Kinde fernzuhalten sind. Je umständlicher das Verfahren ist, desto größeren Eindruck macht es auf die Mutter, desto wirksamer erscheint es ihr.

Ägypten

Dieser Aufgabe dienen die beiden ältesten Schriften der Kinderheilkunde überhaupt: die altägyptischen „Zaubersprüche für Mutter und Kind" und die altassyrischen Labartu-Texte. Während die Schriften der Griechen und Römer uns erst in beträchtlich späteren, oft verstümmelten Abschriften überliefert sind, besitzen wir diese beiden Werke in Niederschriften, die unmittelbar aus den genannten, noch viel weiter zurückliegenden Zeiten stammen und aufgrund noch älterer Vorlagen entstanden sind. Sie gehören der Kinderheilkunde an, weil sie der Heilung kranker Kinder nach dem damaligen Stande des Wissens dienen.

Der Berliner Papyrus „Zaubersprüche für Mutter und Kind" aus dem 16. Jahrhundert v. Chr. (ERMAN, 1901) enthält 21 Sprüche, davon 18 Sprüche für Kinder (Abb. 1). Spruch C lautet:

„Laufe aus, der du im Dunkeln kommst, im... eintrittst, der die Nase nach hinten hat und das Gesicht gewendet — dem das entgeht, wozu er gekommen ist. Laufe aus, die du im Dunkeln kommst, im... eintrittst, die die Nase nach hinten hat und das Gesicht umgekehrt, der das entgeht, wozu sie gekommen ist. Kamst du, das Kind zu küssen? Ich lasse es nicht küssen. Kamst du zur Beruhigung? Ich lasse es dir nicht zur Beruhigung.
Kamst du, es zu schädigen? Ich lasse es nicht schädigen.
Kamst du, es fortzuholen? Ich lasse es nicht fortholen.
Ich habe seinen Schutz gegen dich bereitet aus... Kraut — das macht... aus Knoblauch — der schlägt dich, aus Honig, der ist süß gegen Menschen und schrecklich gegen die Verstorbenen, aus dem... des... Fisches, aus der Kinnbacke des..., aus dem Rücken des Barsches."

ERMAN deutet diesen Spruch: „Heimlich im Dunkeln ist die Krankheit ins Haus geschlichen mit abgewendetem Gesicht, das niemand sie erkenne".

Aber ihren Zweck wird sie nicht erreichen, wenn sie sich auch erbietet, als Wärterin das Kind zu pflegen; denn es ist ein Schutz für das Kind bereitet aus Kräutern, Honig, Fischgräten und anderen nützlichen Dingen, die es einzunehmen hat.

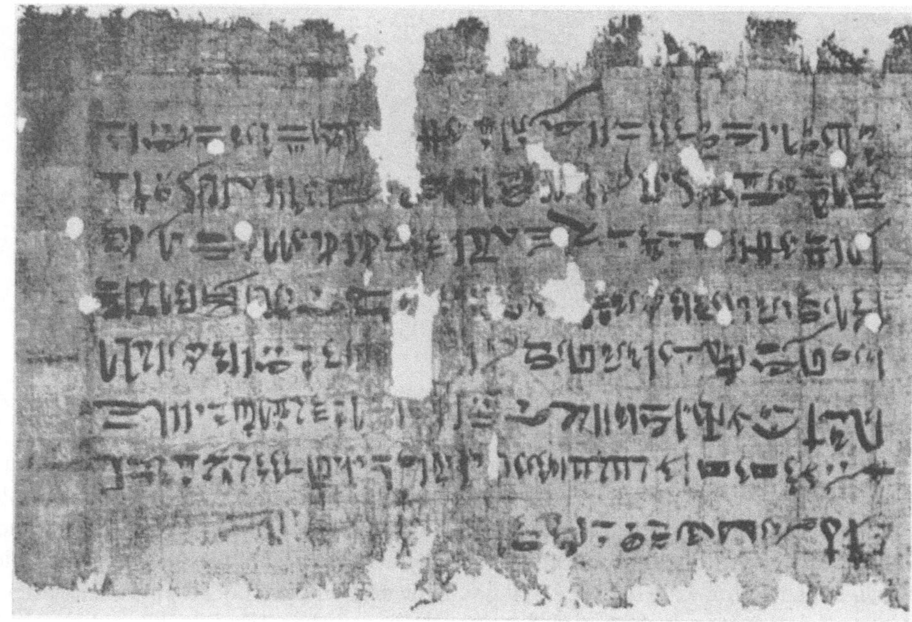

Abb. 1. Eine Seite aus dem ältesten Werke der Kinderheilkunde, dem Berliner Papyrus 3027, „Zaubersprüche für Mutter und Kind". 16. Jh. v. Chr.

Altassyrien

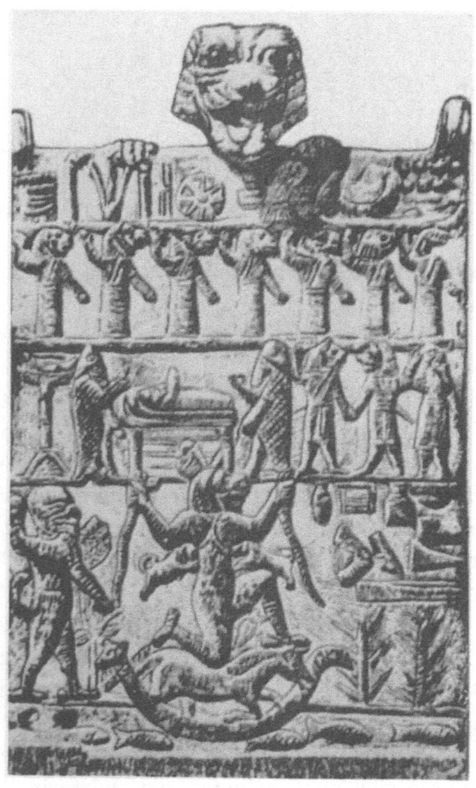

Abb. 2. Babylonisches Labarturelief aus Bronze, 7. Jh. v. Chr. Der in der Mitte auf einem Bett Liegende wird durch die Beschwörungen der Umstehenden vor der Dämonin Labartu geschützt, die aus dem Sumpfe in der Tiefe emporsteigt

In Altassyrien galt das Kind für gefährdet durch den weibliche Dämon Labartu (Abb. 2). Eine Sammlung von Labartu-Texten, die MYRHMAN (1902) herausgegeben hat, fand sich auf den Tontafeln des assyrischen Königs Assurbanipal (um 669—626 v. Chr.).

Labartu ist göttlicher Herkunft, wird aber als Ausländerin angesehen. Sie wohnt in den Bergen oder im Schilf. Schrecklich sieht sie aus. Ihr Haupt und Gesicht ist das eines furchtbaren Löwen, ihre Farbe ist blaß wie Ton, sie hat die Gestalt eines Esels, ihre Lippen vergießen Speichel, sie brüllt wie ein Löwe, sie heult wie ein Schakal. Zürnend, ergrimmt, schrecklich, wütend, räuberisch, tobend, böse, niederwerfend, zerstörend rückt sie heran. Wohin sie kommt, bringt sie Übel. Sie trinkt das Blut und frißt das Fleisch des Menschen. Dabei hat sie es besonders auf das Kind, seine Mutter und seine Amme abgesehen. Gewaltsam reißt sie das Kind aus der Schwangeren, als böse Amme und Pflegerin nimmt sie es fort, um es zu plagen. Die Labartu-Texte wollen sie verjagen. Einer von ihnen lautet:

Teil Kol. I. 10—20.

„Beschwörung der Labartu.
Ritual dafür: Auf einen Ziegelstein sollst du (sie) schreiben, an den Hals des Kindes (ihn) legen.

Beschwörung:
Labartu, Tochter Anus, beim Namen der Götter genannt. Innin-Göttin, Herrin der Schwarzköpfigen, beim Himmel sei beschworen, bei der Erde sei beschworen.
Ich habe dir einen schwarzen Hund als deinen Diener gegeben.
ich habe dir Quellwasser ausgegossen, mach dich davon, gehe weg.
Entferne dich (fliege weg) aus dem Leibe dieses Kindes, des Sohnes seines Gottes!
Ich beschwöre dich bei Anu und Anatu,
desgl. bei Bad und Belit.
(desgl.) bei Ištar und Anunitu,
(desgl.) bei den großen (Göttern) des Himmels und der Erde, (daß du nicht nach) diesem Hause zurückkehrst!"

Viele Jahrhunderte hindurch glaubten die Mütter ihr Kind von schrecklichen nächtlichen Dämonen bedroht. Das Mittelalter kannte den „Wechselbalg", die Mißgeburt, die durch Unholde gegen das eigene Kind ausgetauscht war. Die Bezeichnung „Hexenmilch" entstand zu dieser Zeit.

Griechenland

Die Grundlagen unserer Heilkunde stammen aus dem alten Griechenland. Die Römer haben uns dieses Wissen überliefert, aber kaum etwas neues hinzugefügt.

Viele damals geprägte Ausdrücke sind noch heute gebräuchlich, z. B. Hygiene, Diät, Kachexie, Hydrocephalus, Hydrocele, Diabetes, Koma, Cholera, Ikterus, Tetanus, Epilepsie, Exanthem, Dyspepsie (bei Galen), Phthise, Dysenterie, Dyspnoe, Asthma u. a. Die Griechen kannten noch nicht die Begriffe „Kinderheilkunde" und „Kinderarzt", wohl aber „Kinderkrankheiten". Ein Werk, das nur der Kinderheilkunde gewidmet wäre, ist nicht überliefert.

Die erste Aufzählung von Kinderkrankheiten stammt von Hippokrates (etwa 460 bis 377 v. Chr., Aphorismen *3*, 24): Aphthen, Erbrechen, Husten, Schlaflosigkeit, nächtliches Aufschreien, Nabelentzündung und Ohrenlaufen; während des Zahnens: Pruritus des Zahnfleisches, Fieber, Krämpfe, Durchfälle, besonders beim Durchschneiden der Augenzähne und bei fetten, verstopften Kindern; bei älteren Kindern: Erkrankungen der Tonsillen, Verkrümmungen der Halswirbelsäule, Asthma, Blasensteine, Würmer, Warzen, Tumoren in der Ohrengegend und anderswo; während der Geschlechtsreife: Nasenbluten und ständiges Fieber.

Soranos von Ephesus (um 100 n. Chr.) und Galen (129—199 n. Chr.) haben Pflege, Ernährung und Krankheiten der Neugeborenen beschrieben. Nach Soranos soll die Amme 20 bis 40 Jahre alt sein, mehrmals geboren haben, gesund und groß sein und blühend aussehen. Brüste und Brustwarzen müssen mittelgroß sein. Die Amme soll kinderlieb, nicht zornig, nicht abergläubig und sauber sein, geschlechtlichen Verkehr und Weingenuß meiden. Erwünscht ist griechische Abstammung, damit sie das Kind die Sprache lehren kann.

Nähere Angaben über die künstliche Ernährung des Säuglings fehlen. Daß sie damals verbreitet war, geht aus den tönernen Sauggefäßen mit Trinkansatz (Abb. 3) hervor, die als Beigaben in Kindergräbern gefunden wurden.

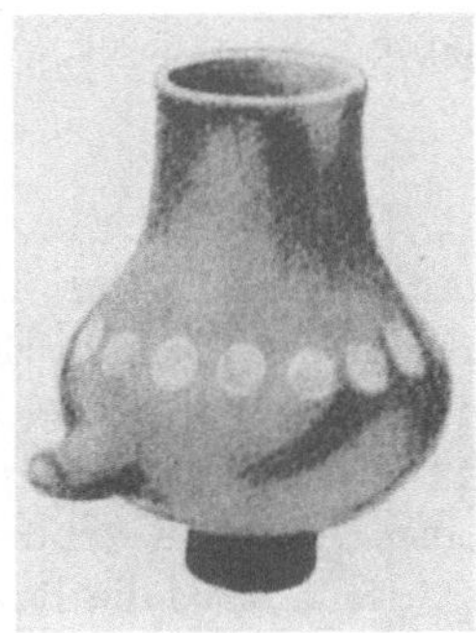

Abb. 3. Römische Saugflasche mit Trinkansatz aus Ton. Gegen 300 n. Chr. Fundort: Wiesbadener Gegend

Von angeborenen Mißbildungen erwähnen die alten Ärzte den Verschluß der Gehörgänge, des Afters und der Scheide, die angewachsene Zunge, deren Lösung sie für nötig halten, die doppelseitige Hüftgelenksverrenkung, den Klumpfuß, den Bruch und die Hydrocele. Häufig finden sich bei Kindern nach Aretaios der Tetanus, die Diphtherie (ägyptische oder syrische Geschwüre s. S. 18), die Cholera (eine ruhrartige Erkrankung, meist nicht tödlich) und der Darmverschluß mit dem Sitz im Dünn- oder Dickdarm. Die Pyurie mit dem Abgang eitrigen Urins, mit Fieber und Schmerzen befällt nach Hippokrates Kinder von 7—15

Jahren. Blasensteine sind häufig; den Steinschnitt bei Kindern erwähnen CELSUS und PAULOS von Ägina. Die Epilepsie gilt als „heilige Krankheit", weil man die Anfälle auf göttlichen Einfluß zurückführt. Ausführlich beschreibt SORANOS die Behandlung des Zahnes, das Aufschneiden des Zahnfleisches mit dem Messer lehnt er ab.

Die Eingeweidewürmer, schon von den Griechen Helminthen genannt, gelten als Ursache vieler Krankheiten. Sie waren im Kindesalter häufig und wurden als lebensgefährlich angesehen (ALEXANDER von Tralles). Die Angabe des HIPPOKRATES, daß die Band- und Spulwürmer im Kinde entstehen, während es sich noch im Mutterleibe befindet, ist noch lange geglaubt worden.

Der Arzneischatz war sehr umfangreich. Hochgeschätzt haben die Griechen aber auch natürliche Heilkräfte wie gute Ernährung, darunter das Stillen, weiter Bäder, Einreibungen, gute Wohnung und günstige Witterung. Die Bedeutung guten Trinkwassers war GALEN bekannt:

„Die Kinder sind zu bewahren vor sumpfigem und schlammigem Wasser, auch vor übelriechendem salzigen und besonders schmeckendem Wasser; denn das beste Wasser muß ganz ohne besondere Beschaffenheit sein... Das ist zum Trinken das angenehmste und sicher rein" (Gesundheitslehre *1*, 11).

Die Bedeutung guter Erziehung ist den Ärzten bekannt. So schreibt GALEN:

„Die Erziehung muß in der ersten Kindheit eines jeden beginnen; denn ein kleines Kind läßt sich leichter erziehen als ein großes. Zunächst gewinnt nämlich noch keine schlechte Begierde die Oberhand und hemmt die Entwicklung zur Vollkommenheit, der man es zuführen möchte. Sind aber erst einmal gute Sitten entstanden, haben sie sich durch Hinzulernen verbessert, so wird es sie niemals wieder aufgeben. Wenn man ihm jedoch erlaubt, seinen Begierden und Lüsten nachzugehen und schlechte Sitten zu erwerben, die ihm vielleicht gar nicht von Natur eigen waren, sondern erst durch schlechten Umgang erworben wurden, so kann man es später kaum verbessern" (Yconomica, Kap. IV).

Zwei Jahrtausende hindurch ist die Wissenschaft kaum über die Erkenntnisse hinausgekommen, die wir den alten Griechen verdanken.

Altes Indien

Aus dem alten Indien ist als ältestes medizinisches Werk das nach seinem Entdecker benannte Bower-Manuskript aus der 2. Hälfte des 4. Jahrhunderts n. Chr. erhalten geblieben. Es besteht aus einer großen Rezeptsammlung, in deren 14. Kap. des 2. Teils die Rezepte für die Behandlung kranker Kinder zusammengestellt sind.

Erwähnt, aber nicht näher beschrieben werden akute oder fötide Durchfälle, Erbrechen, Nierengrieß, -steine, Strangurie und krankhafte Urinabsonderung, schwere Gelbsucht, Eingeweidewürmer, Kopfschmerzen, Koliken, Schluckauf, Asthma, Husten, Kropf, Ranula, Hautkrankheiten, Fieber, Ohrenleiden usw.

So heißt es z.B.: (1011b und 1012) „In Fällen von akutem Durchfall der Kinder soll der Arzt eine Pille geben. Er soll sie in Honig mit Reiswasser (vielleicht Reisschleim) gemischt geben, und sie soll mit dem Saft von parasuka, Zucker und Honig bereitet werden."

In jedem der 3 großen Werke der brahmanischen Heilkunde werden auch die Kinderkrankheiten dargestellt. Als ältestes Werk gilt die Carakasaṃhīta (2174 Seiten); ein größerer Abschnitt behandelt Geburt und Pflege des Neugeborenen. Je nach der Jahreszeit wird es mit warmem oder kaltem Wasser gewaschen, um seinen durch die Geburt gestörten Lebensatem wieder zu kräftigen. Mit dem Finger, der durch ein sauberes Tuch geschützt ist, wird der Mund ausgewischt. Die Nabelschnur wird, 8 Finger vom Nabel entfernt, mit einem goldenen, silbernen oder eisernen Messer, die Schneide aufwärts, durchgeschnitten.

Eine gute Amme ist gesund, sieht gut aus, redet nichts Schlechtes, besitzt gesunde lebende Knaben, ist kinderlieb und hat gut entwickelte Brüste, die viel Milch absondern. Das Kinderzimmer soll hell, geräumig, dem Winde nicht ausgesetzt, gut zu durchlüften und frei von stechendem Ungeziefer sein. Das Spielzeug soll bunt sein, Töne hervorbringen und keine Spitzen aufweisen; es darf sich nicht verschlucken lassen und keine Furcht erregen.

Mehrfach werden „Hausregeln" überliefert, Spruchsammlungen, die, verbunden mit vorgeschriebenen Riten, das Leben des einzelnen von der Geburt bis zum Grabe bestimmen. Verbreitet sind Beschwörungsformeln, die die krankmachenden Dämonen vertreiben sollen. Nach FILLIOZAT (1937) bedeuten in der dämonischen Medizin die Krankheitszeichen wenig, der Name des betreffenden Dämons viel. Eigene Beschwörungen sind der Pockengottheit gewidmet.

Um das Jahr 500 v. Chr., zur Zeit Buddhas, soll Jīvaka, der erste Kinderarzt, gelebt haben. Allerdings ist die Kunde, die uns von ihm erzählt, so sehr mit Märchen und Legenden umwoben, daß sich der geschichtliche Kern — wenn einer vorhanden war — heute nicht mehr erkennen läßt. Wegen seiner Geschicklichkeit in der Behandlung kranker Kinder wird er im Sanskrit als Kaumārabṛhytya bezeichnet, d.h. als der Arzt, der das Kind (Kaumāra) zu pflegen und zu erziehen (bṛhytya) hat, eine Bezeichnung, die wir durchaus mit Kinderarzt übersetzen dürfen.

Der Sage nach war Jīvaka der Sohn eines Prinzen und einer Kurtisane; er wurde ausgesetzt, aber rechtzeitig gerettet, sollte später den Thron erben, verzichtete aber darauf, um Arzt zu werden. Nach seiner Lehrzeit bei dem berühmten Atri, „Professor der Medizin an der Universität Takkasilla", kehrte er wieder in seine Heimat zurück, wurde dort Leibarzt des Königs und seines Harems, behandelte aber auch den Gesegneten (Buddha).

Berühmt wurde er durch seine Wunderkuren an Kindern und Erwachsenen; z. B. führte er erfolgreich den Kaiserschnitt bei einer sterbenden Mutter auf deren Wunsch aus. Er besaß den Zweig eines Wunderbaumes, dessen Berührung das Innere des Leibes erleuchtet und so die Eingeweide, z. B. Magen und Darm (durch die Bauchdecken hindurch), sichtbar macht und so die Erkrankung erkennen läßt.

Ein Mädchen von 15 Jahren war an starken Kopfschmerzen gestorben, als Jīvaka seine Heilung unternahm. Mit seinem Wunderzweig erleuchtete er das Innere des Schädels und bemerkte Hunderte von Würmern, die das Gehirn aufgefressen hatten. Er öffnete den Schädel, holte die Würmer heraus und heilte das Kind.

Ein Knabe war nach einem Unfall gestorben. Jīvaka erleuchtete mit seinem Wunderzweig den Bauch und fand, daß sich die Leber umgedreht hatte; der Lebensatem war gehemmt und konnte nicht mehr hindurch. Jīvaka eröffnete den Bauch mit einem goldenen Messer, steckte seine Hände hinein und brachte die Leber wieder an ihren richtigen Ort. Der Knabe wurde geheilt. Bei einem anderen Kinde beseitigte er nach Eröffnung des Bauches eine Darmverschlingung.

In der erwähnten Rezeptsammlung des Bower-Manuskriptes, und zwar bei dem Abschnitt, der den Kindern gewidmet ist, finden sich zwei Rezepte unter Jīvakas Namen. Es ist die einzige Stelle, an der er erwähnt wird.

Islam

Während im Abendlande die Heilkunde des Altertums vergessen wurde, erblühte mit der Ausbreitung des Islams die arabische Heilkunde, indem sie die Lehre der Griechen aufnahm und ausbaute. Manche griechische Schrift, z. B. des GALENOS „Ykonomica", ist uns nur durch die arabische Übersetzung erhalten geblieben.

RAZES (865 bis um 925) und AVICENNA (985—1036) beschäftigen sich auch mit Kinderkrankheiten. Beide beschreiben die allgemeine Pflege des Neugeborenen und zählen die Kinderkrankheiten auf.

Nach RAZES soll man die Augen des Neugeborenen schützen. Den Säugling lege man, um Blähungen zu vermeiden, nicht zu häufig an; nachts vermeide man dies überhaupt. Während des Zahnens soll auf gute Entleerung geachtet werden. In heißer Jahreszeit darf nicht entwöhnt werden; später gehe man auf Fleischkost über. Die Ammenwahl wird sorgfältig besprochen. Käse befördert den Milchfluß, Überfütterung die Skrofulose.

Von AVICENNA werden folgende Säuglingskrankheiten angeführt: Zahnen (oft von Erbrechen und Krämpfen begleitet), Husten, Schnupfen, Atemstörungen, Aphthen, Ohrenfluß, Ohrenschmerzen, Fieber, Bauchkrankheiten, Nabelkrankheiten, ständiges Weinen, Unruhe, Singultus, schwacher Magen, Schlaflosigkeit durch überreichliche Ernährung, Entzündung des Rachens, Pneumatocephalus (Kopf durch Luft geschwollen), Mastdarmvorfall, Tenesmus, Würmer und Intertrigo.

Im ganzen steht die arabische Lehre deutlich unter griechischem Einfluß. Als sich dann die Wissenschaft im Abendlande wieder zu regen begann, ist sie noch lange von RAZES und AVICENNA abhängig gewesen.

Germanien

Spärliche Angaben über die Kinderpflege der alten Deutschen finden sich bei den griechisch-römischen Schriftstellern. So berichten ARISTOTELES, SORANOS und GALEN über die germanische Sitte, das Neugeborene durch Eintauchen in kaltes Wasser auf seine Lebensfähigkeit zu prüfen.

Schaudernd schreibt GALEN (Gesundheitspflege): „Bei den Germanen werden die Kinder nicht richtig aufgezogen. Aber ich schreibe ja nicht für Germanen oder andere wilde und barbarische Völker, sondern für Griechen... denn wer von unseren Landsleuten würde es übers Herz bringen, daß er ein Kind gleich nach der Geburt noch warm zum strömenden Fluß trüge, während bei den Germanen gleich die Probe auf Lebenskraft gemacht und der Körper gestärkt werden soll, indem man ihn wie glühendes Eisen ins Wasser wirft."

TACITUS berichtet (Germania 19/20): „Die Kinderzahl zu beschränken oder eines der Nachgeborenen zu töten, gilt als Schande. Mehr als anderswo durch gute Gesetze wird in Germanien durch gute Sitten erreicht. In den Häusern aller Stände wächst die Jugend in ihrer dürftigen, groben Kleidung zu dem Gliederbau und der Größe heran, die wir bewundern. Jedes Kind wird an der Mutterbrust genährt, keines den Mägden oder Ammen überlassen. Das Kind eines Freien wird nicht etwa zärtlicher oder feiner erzogen als das eines Knechtes."

Nach J. GRIMM (Deutsche Mythologie *2*, 961, 1876) scheinen dem Volke die Krankheiten durch Götter, Geister und Zauberer verhängt, ja selbst zu lebendigen, feindlichen Wesen geworden. Daher fällt die Krankheit den Menschen an, packt und überwältigt ihn. Der Götter Gnade offenbart rettende Heilmittel. Alle Gottheiten können heilen; nach ihrem Namen scheinen Kräuter und Blumen benannt, deren Heilkraft sie zeigen. Die Arzneikunde war halb priesterlich, halb zauberisch. Den Priestern verschafften Erfahrung und höheres Wissen Kenntnis der natürlichen Heilkräfte. Von der Weihe ihres Standes gingen Segenssprüche aus, Opfer schlossen sich an Heilmittel, ja große Heilungen und Abwehr bei Seuchen gelangen nur durch Opfer.

An Krankheiten werden von GRIMM u. a. genannt: Fieber, roter und weißer Hund, Gliederweh, Wurm (Nagelbetteiterungen), Fluß (Rheuma), fallende Sucht (Jammer, Elend, schwere Not), Grimm (Leibweh), Lungensucht (Lungenadl), Stechido (Seitenstechen), Herzgespan, Herzwurm, Husten und Gelbsucht. Viele deutsche Ausdrücke sind später durch griechische oder lateinische ersetzt worden.

Vom Mittelalter in die Neuzeit

Die beiden Schriften „Passiones Puerorum adhuc in cunabulis jacentium (12.—16. Jh.) und Liber de Passionibus Puerorum Galieni" (14. bis 15. Jh.) enthalten kurze Aufzählungen der Kinderkrankheiten. Der lateinische Galen-Codex Db 92—93 der Sächsischen Landesbibliothek Dresden aus dem Anfang des 15. Jhs. bringt unter den Miniaturen das Bild einer Mütterberatung, wahrscheinlich in Salerno (Abb. 4). Aus der gleichen Zeit stammt das Bild einer niederländischen Wochenstube (Abbildung 5).

1429 verfaßte der Klosterbruder und Priester in Freiburg i. Br. HEINRICH LAUFENBERG in mehr als 15000 deutschen Versen ein Regimen sanitatis, das 1491 gedruckt wurde. Es enthält eingehende Ratschläge zur Säuglingspflege (Abb. 6).

Das erste gedruckte Buch, das den Kinderkrankheiten gewidmet ist, erschien 1472 auf lateinisch unter dem Titel: „Libellus de Aegritudinibus infantium" von dem Paduaner Extraordinarius PAOLO BAGELLARDI A FLUMINE. Als Quellen dienten vor allem RAZES und AVICENNA. „Das Buch enthält eine merkwürdige Mischung von Sinn und Unsinn, Gutem und Schlechtem wie so viele Bücher von heute" (RUHRÄH, 1925).

Das erste deutsche Buch über Kinderkrankheiten wurde 1473 in Augsburg unter dem Titel: „Ein Regiment der jungen Kinder" gedruckt. Verfasser war BARTHOLOMEUS METLINGER, „in erczney doctor von Augspurg". Er will die Eltern beraten, wie sie ihre Kinder in gesunden und kranken Tagen zu halten haben (Abb. 7). Als Quellen nennt er HIPPOKRATES, GALEN, RAZES, AVICENNA u. a.

Das 1. Kapitel behandelt Pflege des Neugeborenen und Säuglings, besonders das Einsalzen der Haut, die Reinigung nach der Ge-

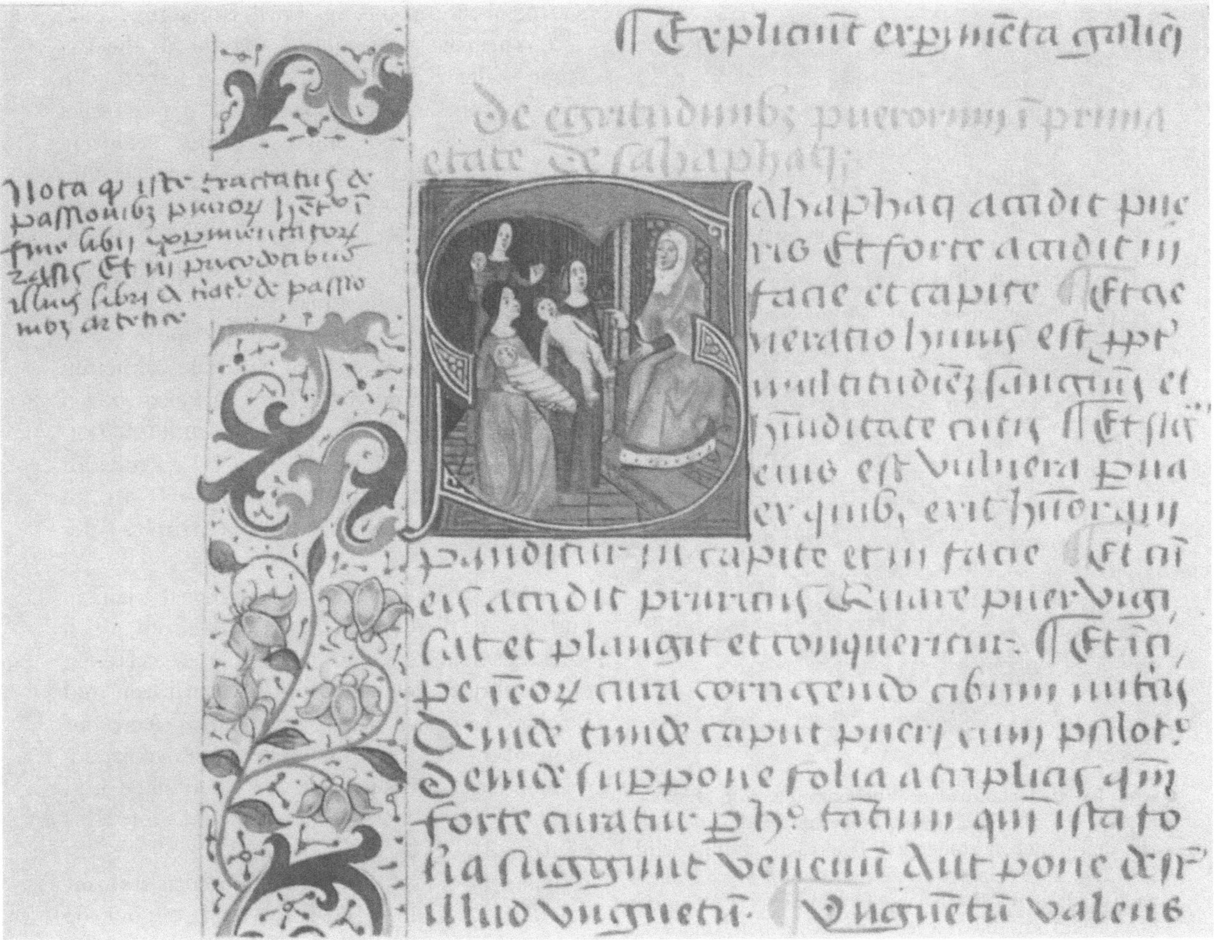

Abb. 4. Eine Mütterberatung aus dem Anfang des 15. Jh. Miniatur der lateinischen Galenhandschrift Codex Db 92—93, Sächsische Landesbibliothek Dresden. Bild 1945 durch Wasser zerstört

burt, die Nabelpflege, das Bad und die Lagerstelle. Das 2. Kapitel bespricht das Stillen durch Mutter und Amme, das dritte enthält die Namen von 25 Krankheiten mit ihrer Behandlung, darunter Kopfgrind, Wasserkopf, Durstig, Schlaflosigkeit, Vergicht, Lähmungen, Ohrenlaufen, Augenentzündungen, Schielen, Zahnen, Halsgeschwulst, Mundblattern, Husten, Verdauungsbeschwerden, Gelbsucht, Ruhr, Fieber, Erysipel („Gesegnet“), Durchschlechten und Blattern. Das 4. Kapitel bringt Pflege, Ernährung und Erziehung bis zum 7. Lebensjahr.

Cornelius Roelans von Mecheln (1450 bis 1525) veröffentlichte etwa 1485 ein „grundgelehrtes Buch“ (Sudhoff), das „Opusculum Egritudinum Puerorum“, in dem er das Wissen seiner Zeit über 52 Krankheiten zusammenfaßt, nicht selten unter kritischer Stellungnahme aufgrund eigener Erfahrungen.

Veit Stoss (1533) gibt die geschäftige Tätigkeit in einer Wochenstube wieder (Abb. 8).

Als Vater der englischen Kinderheilkunde gilt Thomas Phaire (1510—1560) mit seinem Werke „The Boke of Children“ (1545). Quellen sind die alten Schriftsteller, besonders Razes. Die Liste der 39 Kinderkrankheiten findet sich ähnlich bei Roelans.

Über den Mastdarmvorfall heißt es z. B.: „Oft geschieht es, daß der Darm, lateinisch Rectum Intestinum, aus dem Gesäß herausfällt und nicht ohne Schmerzen und Mühe zurückzubringen ist. Die Krankheit ist bei Kindern häufig infolge einer plötzlichen Erkältung oder eines langwierigen Durchfalles. Der Vorfall wird nach einem heißen Sitzbad wieder zurückgebracht“.

Den dritten Teil seines umfangreichen Werkes über Kinderkrankheiten hat Hiero-

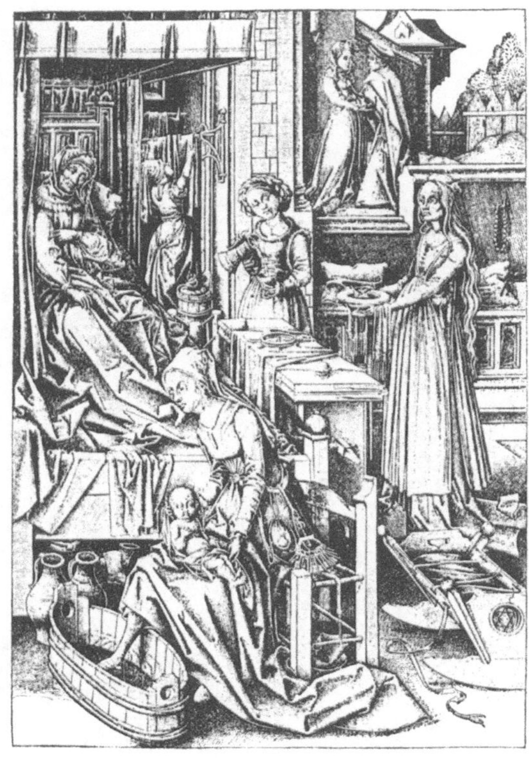

Abb. 5. Niederländische Wochenstube, von J. MEKKENEM, 15. Jh. Länglicher, hölzerner Badezuber, der aus den daneben stehenden Tonkrügen gefüllt wird. Prüfung der Wasserwärme mit dem Fuß. „Dahero noch heutigen tages solche Drutenfüsse (Fünf- oder Sechsecke) an die Wiegen und Kindsbetslädlein zu machen pflegen zum zeichen alles glücks und heilß." (Straßburg, nach ROCHHOLZ)

NYMUS MERCURIALIS aus Forli, Romagna (1583) den Würmern gewidmet, die lange für die Ursache vieler Krankheiten gegolten haben. Um sie nach unten zu treiben, soll der Kranke saure, bittere und ölige Nahrung erhalten, gleichzeitig werden süße Klystiere gegeben, um die Würmer anzulocken.

Zum ersten Male beschreibt FELIX PLATTER, Basel, (1614) den Thymustod und den endemischen Kretinismus (Stultitia originalis).

Jahrhunderte teilten viele Ärzte die Überzeugung des Volkes, daß Kinderkrankheiten auf die Einwirkung von Hexen zurückzuführen seien (s. auch S. 27). So schreibt LUIZ DE MERCADO, Leibarzt Philipps II. und III., Professor der Universität Valladolid (1520—1606), in dem Abschnitt Contabescentia (Atrophie) der Kinder:

„Man zweifelt, auf welchem Wege die Hexen und üblen Weiber ihr Werk ausführen, doch wird dies eine für sicher gehalten, daß es Hexen gibt und daß dies durch viele Autoritäten und Zeichen bewiesen wird. Das heilige Amt der Inquisition bestraft sie nach einer sehr ausreichenden Untersuchung der Rechtslage und ihrer Verbrechen ernst und gerecht mit Hinrichtung."

Die erste Beschreibung der Rachitis stammt von dem Engländer DANIEL WHISTLER, der die „englische Krankheit" als „The Ricketts" 1645 in seiner Doktorarbeit in Leiden bereits recht

Ich wagel hie das kindelin hin vnd auch har wider
Ich singe im ich hab es vff vnd nyder.

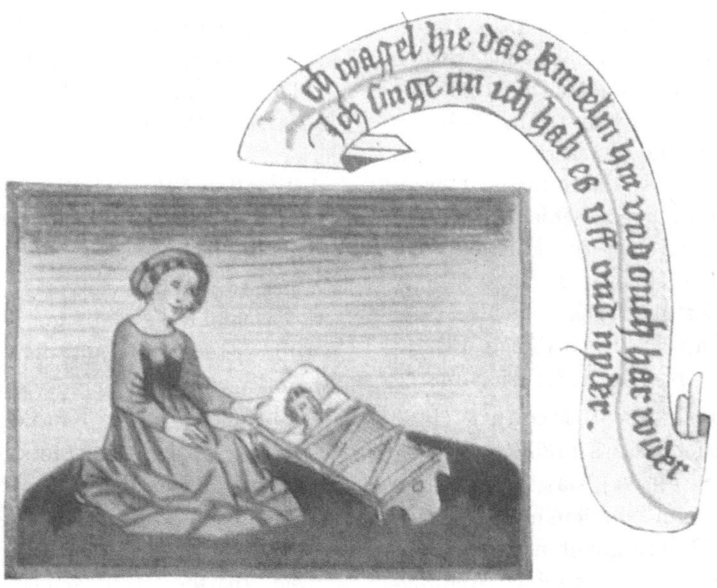

Abb. 6. Kind wird von seiner Mutter gewiegt (LAUFENBERG, 1429)

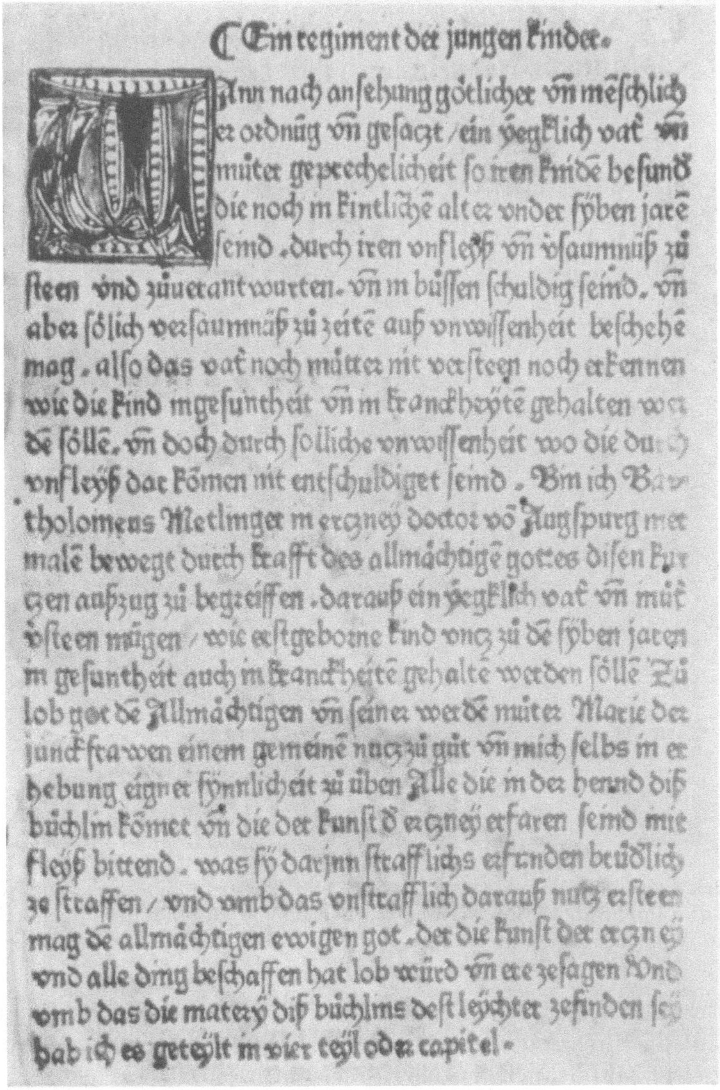

¶ Ein regiment der jungen kinder.

Wann nach ansehung götlicher vñ meschlich
er ordnüg vñ gesaczt/ ein yegklich vat vñ
müter geprechelicheit so iren kinde besund
die noch im kintliche alter vnder sybē jare
seind. durch iren vnfleyß vñ versaumnüß zů
steen vnd zů verantwurten. vñ im büssen schuldig seind. vñ
aber sölich versaumnüß zů zeitē auß vnwissenheit beschehē
mag. also das vat noch müter nit versteen noch erkennen
wie die kind in gesuntheit vñ in kranckheytē gehalten wer
dē söllē. vñ doch durch söliche vnwissenheit wo die durch
vnfleyß dar kömen nit entschuldiget seind. Bin ich Bar
tholomeus Metlinger in erczney doctor vō Augspurg mer
malē bewegt durch krafft des allmächtigē gottes disen kur
zen außzug zů begreiffen. darauß ein yegklich vat vñ müt
versteen mügen/ wie erstgeborne kind vncz zů dē sybē jaren
in gesuntheit auch in kranckheitē gehaltē werden söllē Zů
lob got dē Allmächtigen vñ seiner werdē müter Marie der
junckfrawen einem gemeinē nucz zů gůt vñ mich selbs in er
hebung eigner synnlicheit zů üben Alle die in der hernach diß
büchlin kömet vñ die der kunst der erczney erfaren seind mit
fleyß bittend. was sy darjnn strafflichs erfinden beudlich
ze straffen/ vnd vmb das vnstrafflich darauß nucz ersteen
mag dē allmächtigen ewigen got. der die kunst der erczney
vnd alle ding beschaffen hat lob würd vñ ere zesagen Vnd
vmb das die matery diß büchlins dest leychter zefinden sey
hab ich es geteylt in vier teyl oder capitel.

Abb. 7. Bartholomeus Metlinger: „Ein Regiment der jungen Kinder“ (Augsburg, 1473). 3. Aufl. 1478. Einleitung. (Aus dem Franziskanerkloster Güssing, Burgenland, vermittelt durch H. Kaloud, Graz)

genau beschrieben hat. Ihm folgte der Holländer Arnoldus Bootius 1649 in London mit seiner Arbeit Tabes pectorea. Allgemein bekannt wurde die Krankheit durch Francis Glisson, London 1650, unter der Bezeichnung Rachitis.

Sir Thomas Browne (1605—1682), London, berühmt als Arzt und Schriftsteller, wird 1664 als Sachverständiger in einem Gerichtsverfahren gegen zwei Frauen vernommen, die Kinder verhext haben sollen. Auf sein Gutachten hin werden die beiden Frauen vom Gericht für schuldig gesprochen und erhängt.

Wolfgang Hoefer aus Freising in Oberbayern (1657) erkennt die Verbindung von Schwachsinn und Kropf als endemische Krankheit (Kretinismus) in den Alpen und bespricht ihren Zusammenhang mit der Luft, dem Wasser, der Ernährung und der Erziehung.

1650 entdeckt Sylvius de le Boë (Leyden) die Tuberkel in unserem Sinne (S. 25). 1674 beschreibt er den Ikterus der Neugeborenen.

Thomas Sydenham (1686) hat die Chorea minor als eigenes Krankheitsbild erkannt:

„Die Chorea St. Viti ist eine Art Krampf, der besonders Knaben und Mädchen vom 10. Lebensjahr bis zur Pubertät befällt. Zuerst verrät sie sich durch Hinken und Unruhe eines Beines, das der Kranke wie ein Alberner nach sich zieht. Später wird sie an der Hand der

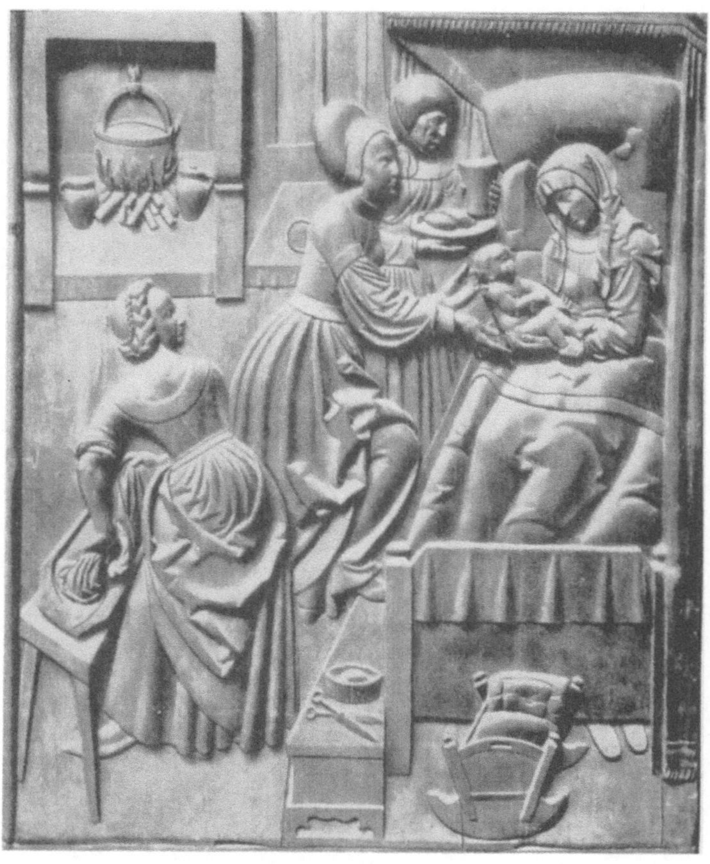

Abb. 8. Wochenstube, die Geburt Mariens, von Veit Stoß (1523). Anna nimmt das Neugeborene aus der Hand der Mutter entgegen, während die uralte Wehmutter Becher und Brot für die Wöchnerin bereit hält. Ein Mädchen wäscht die Windeln. Auf der Bank liegt die Nabelschere. Das Wasser kocht, die Wiege steht bereit

gleichen Seite wahrgenommen, die der Kranke, nachdem er sie auf die Brust oder einen anderen Körperteil gelegt hat, nicht einen Augenblick unbewegt halten kann. Sie wird vielmehr durch eine Art Krampf von einer Stellung zur anderen bewegt. Bevor der Kranke eine Tasse zu den Lippen zu erheben vermag, führt er viele Gestikulationen aus und dreht die Tasse hin und her, bis sie schließlich, sich den Lippen zufällig nähernd, die Flüssigkeit plötzlich in den Mund gießt. Nun trinkt der Kranke gierig, gleich als ob er durch seine Mühe den Zuschauer belustigen wollte“.

WALTER HARRIS in London (1689) sind die Sommerdurchfälle der Säuglinge aufgefallen: Von Mitte Juli bis Mitte September sind die epidemischen Koliken des Kindesalters jedes Jahr so häufig, daß in einem Monat drei- oder viermal so viele sterben wie sonst.

Die Bezeichnung „Pädiatrie“ findet sich zum ersten Male in der „Pädojatreja practica“, Basel, (1722) von THEODOR ZVINGER.

1750/51 erscheint in 4 Bänden mit über 1800 Seiten die „Abhandlung von Kinderkrankheiten“ des Dr. J. STORCH. Sie enthält Wissenschaft, Frömmigkeit und Aberglauben in buntem Durcheinander. STORCH kennt den Milbenfang bei Krätze und den bösen Hals, die Ödeme und die Hämaturie bei Scharlach. Die Würmer wie Fische mit Angel und Lockspeise aus dem Magen zu ziehen, erscheint ihm nicht rätlich. Er unterscheidet die Röteln als unechte Masern von den echten. Als erste Ursache der erblichen Krankheit nennt er die Erbsünde; ob eine Mutter ihr Kind selbst stillen soll, befragt er „die Herren Theologos“. Einen umfangreichen Abschnitt seines Werkes hat er den Krankheiten gewidmet, „welche von Zauberey herrühren“.

Berühmt und verbreitet wurde das Werk des Schweden ROSEN VON ROSENSTEIN: „Anweisung zur Kenntnis und Cur der Kinderkrankheiten“ (1764). Der Verfasser stützt sich auf eigene große Erfahrungen. So werden die neuen Krankheiten wie Scharlach, Masern, Keuchhusten und Rachitis eingehend beschrieben, die Einpfropfung der Pocken empfohlen. „Ob das venerische Gift eigentlich in Insekten (wie die Krätze), einer scharfen Säure oder Fäulnis bestehe, wage ich nicht zu sagen." „Die Würmer entstehen aus Samen wie alle lebendigen Geschöpfe... Dergleichen Samen können in unsern Körper, mit dem Essen und Trinken, vornehmlich mit dem Wasser, das wir trinken, und womit man die Gefäße in der Küche reinigt, gebracht werden." Von den Rachitikern weiß er: „Diejenigen, welche bettlägerig gewesen sind, fangen oft bei Annäherung des Sommers an, hervorzukriechen und zu gehen."

Unverkennbar das Bild der tuberkulösen Hirnhautentzündung hat ROBERT WHYTT (1768), Edinburgh, als „dropsy of the brain" dargestellt.

MICHAEL UNTERWOOD (1737—1820), London, beschreibt 1784 zum ersten Male das Sklerem der Säuglinge und die Brustdrüsenschwellung der Jugendlichen. Von der Poliomyelitis entwirft er in späterer Auflage folgendes Bild:

„Die Kinder sind eines Morgens beim Erwachen aus dem Schlafe unfähig, ihre Füße auf den Boden zu setzen oder, was noch häufiger der Fall ist, können nicht stehen, wenn man sie auf die Füße stellen will; sie ziehen die eine Extremität beständig in die Höhe, beugen das Hüft- und Kniegelenk und berühren mit den Zehenspitzen den Fußboden, so daß man versucht ist, ein Leiden des Hüftgelenkes anzunehmen. In anderen Fällen hinken die Kinder, biegen den Körper vorwärts und schreien in der Regel, wenn man versucht, die Extremitäten zu strecken."

Den wichtigsten Fortschritt des 18. Jahrhunderts bildet die Einführung der Kuhpockenimpfung durch EDUARD JENNER (1796).

Aussetzung, Findelhäuser

Die Neugeborenen sind stets besonders gefährdet gewesen. Bei allen alten Völkern, über die wir Näheres wissen, waren die Eltern berechtigt, sie auszusetzen oder zu töten. Nach § 170 und 171 des babylonischen Chammurabi-Gesetzes (um 2000 v. Chr.) erkannte der Vater das Neugeborene mit den Worten: „Mein Sohn" als eigen an. Aussetzung und Verkauf aus wirtschaftlicher Not waren den Eltern erlaubt. Ähnlich war es in Sparta und Rom.

Bei den Germanen wurde das Neugeborene von dem Boden, auf den die Mutter „nieder"-gekommen war, von der „Heb"amme aufgehoben und dem Vater in den Schoß gelegt. Von ihm erhielt es seinen Namen. Wollte er aber das auf der Erde liegende Kind nicht aufziehen, so ließ er es aussetzen. Als der isländische Allthing im Jahre 1000 durch ein Gesetz das Christentum annahm, bestimmte er ausdrücklich, für die Kindesaussetzung sollten die alten Gesetze weiter gelten.

Sonst aber hatte gerade das Christentum Aussetzung und Kindsmord verboten. Um den unehelichen Müttern und Kindern zu helfen, gründete der Erzbischoff DATHEUS in Mailand im Jahre 787 die erste Findelanstalt. In späteren Jahrhunderten wurden besonders in romanischen Ländern viele weitere Findelanstalten gestiftet, so in Rom durch den Papst Innozenz III. (1198—1216) das Hospital von St. Spirito, in Neapel die Annunciata und in Paris 1638 durch den später heilig gesprochenen Vinzenz de Paul das Hôpital des Enfants trouvés.

Erleichtert wurde den Müttern die namenlose Abgabe durch die Drehlade, einen Kasten an der Außenseite des Gebäudes, in den die Mutter ihr Kind unerkannt ablegen konnte. Ein Klingelzeichen, das dabei ausgelöst wurde, benachrichtigte die Anstalt von der Ankunft des Kindes. Die Drehlade ist seit ihrer Einführung durch Innozenz III. viel benutzt und — z. B. durch die Abgabe ehelicher, ja gestohlener Kinder — mißbraucht worden. So wurden nach HÜGEL (1863) in Mailand jede Nacht 5—12 Kinder abgegeben. In Frankreich gab es Drehladen von 1811—1869 (Abb. 9).

Kurz nach 1869 erlebte M. DU CAMP die Abgabe eines Kindes in das Pariser Findelhaus:

„Eine Frau war eingetreten. Recht jung, kaum 19 Jahre, ziemlich hübsch. Sie schluchzte und hielt in ihren Armen ein Kind von etwa 10 Tagen mit einer hübschen rosa Haube. Sie ließ sich auf einen Stuhl fallen: ‚Da ist meine Kleine; ich kann sie nicht behüten, ich bringe sie Ihnen.' Mit einer mechanischen Handbewegung wischte sie sich kräftig ihre tränengefüllten Augen. Schluchzer unterbrachen ihre Stimme. Plötzlich hörte sie auf, zog ihren Schuh aus, um störenden Sand zu entfernen, und fing wieder an zu weinen.

‚Warum verlassen Sie Ihr Kind?‘ ‚Ich verdiene nur 20 Sous täglich und kann sie nicht ernähren.‘ Als sich inzwischen die Kleine anschickte zu schreien, kehrte sie sie um und klopfte ihr den Rücken. Der Angestellte fragte: ‚Haben Sie schon mehr Kinder?‘ ‚Ja, ich habe noch einen Jungen zu Hause.‘ ‚Wer ist der Vater?‘ Sie zögerte ein wenig und antwortete: ‚Ein Soldat.‘ Man fragte die Unglückliche nach dem Namen des Kindes, dem Ort und dem Tag seiner Geburt. Auf die Frage: ‚Hat man Ihnen gesagt, daß Sie nur alle 3 Monate Nachrichten bekommen können und daß Sie niemals erfahren werden, wo es ist?‘ krümmte sie sich, sackte zusammen, wie wenn ihr ein zu schweres Gewicht aufgeladen wäre, und verdoppelte Ihre Schluchzer.

Schließlich reichte man ihr die Feder zur Unterschrift hinüber, sie erklärte aber, sie könne nicht schreiben. Die Schwester nahm den Säugling. In diesem Augenblick fiel die Mutter auf die Knie, ergriff ihr Kind, umarmte es mit krampfartigen Bewegungen und blieb wieder gebeugt an das Kind gedrückt, wie wenn sie es sich für immer aneignen wollte. Der Angestellte sagte zu ihr: ‚Wenn Ihnen die Abgabe des Kindes so viel Kummer macht, warum sehen Sie sich nicht vor?‘ Sie erhob sich mit einem Ruck, wandte sich nicht mehr zurück, stieß die Tür auf und entfloh. Der Angestellte blickte mich an und sagte: ‚Es ist doch immer das gleiche!‘ “ (nach DUPOUX, gekürzt).

THOMAS CORAM, ein alter Seemann, hat in London 1722 ein Findelhaus gegründet, weil die Kinder auf den Straßen starben und ihre Leichen auf dem Dunghaufen verrotteten. Der Andrang der Mütter war so groß, daß die Kinder zur Aufnahme ausgelost wurden.

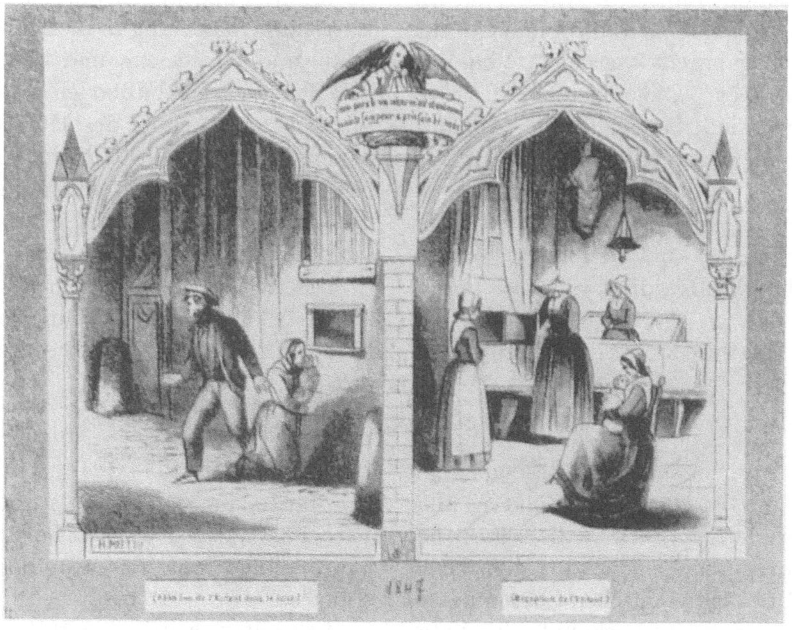

Abb. 9. Pariser Findelhaus (DREHLADE, 1847)

In allen Findelhäusern ist der größte Teil der Findlinge trotz aller Bemühungen in kürzester Zeit gestorben, denn die Trennung von seiner Mutter setzte das Kind damals größten Gefahren aus. In den überfüllten Räumen mußten sich immer wieder Ernährungsstörungen, Lues, Blennorrhoe, Tetanus, Pocken, Masern, Keuchhusten, Sepsis usw. ausbreiten. Es gab keine Absonderung, keine Milchhygiene, keine Ernährungslehre, keine Vorbeugung, keine wirksame Behandlung.

So beklagen die alten Berichte immer wieder, daß die Findelhäuser, in menschenfreundlicher Absicht errichtet, um den Ärmsten der Armen zu helfen, gerade das Gegenteil erreichten. „Sie wirken verheerender als Krieg und Pest. Sie erleichtern das Verlassen der Kinder und sind die ersten Ermutigungen der Mutter, den mütterlichen Pflichten zu entsagen“ (1837). VILLERMÉ hat vorgeschlagen, an den Findelhäusern die Inschrift anzubringen: „Hier läßt man die Kinder auf Staatskosten sterben“. KUSSMAUL nennt das Wiener Findelhaus kaum besser als eine Mördergrube.

HÜGEL (1863, S. 454) beschreibt die Wiener Verhältnisse: „Nahezu dieselben Weiber kommen stetig in den kürzesten Zwischenräumen mit immer neuen, ausgezehrten, unrein gehaltenen und in stinkende Lumpen gewickelten Findlingen zur Ordination. Bevor wir zur Untersuchung schreiten, eröffnen uns die Weiber, sie seien nicht wegen einer Arznei gekommen, da sie wohl wüßten, es gäbe für die Findlinge keine Hilfe; sie hätten sich nur deshalb vorgestellt, daß man nach dem Tode der Kinder ihnen die Ausfolgung des Totenscheines nicht verweigern könne, wodurch sie gerichtlichen Invectiven ausgesetzt würden. Geben wir diese Weiber wegen zu spät gerufener ärztlicher Hilfe an, so erwidern sie, man habe ihnen die Kinder schon in diesem Zustande im Findelhaus übergeben."

Das Fehlen einer Schwangerenfürsorge bedeutet: „Die Geschwängerten, welche im Prager Findelhause entbunden werden, sind meist aus der dienenden Klasse. Wird die Schwangerschaft bekannt, so muß die Mutter aus dem Dienst treten; Not und Kummer brechen über sie herein, bald sind die wenigen Habseligkeiten aufgezehrt, und sie ist wirklicher Not preisgegeben" (Böhm, 1852).

Wie sich die Behörde mit den unehelichen Müttern abfand, zeigt der Stich Chodowieckis von 1783 (Abb. 10).

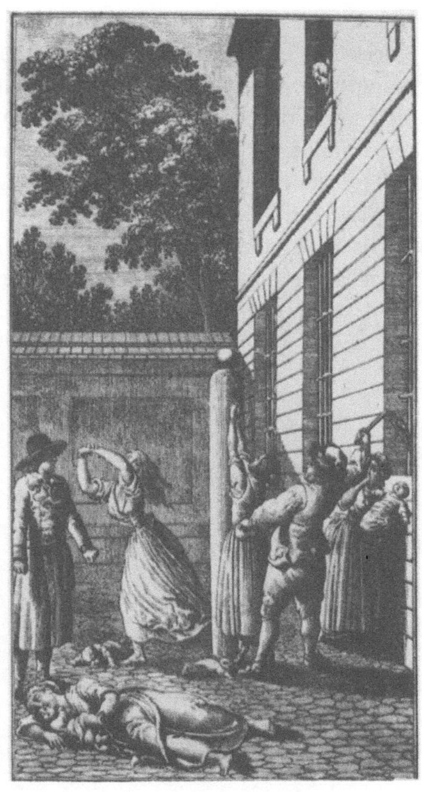

Abb. 10. Auspeitschen unehelicher Mütter (Chodowiecki, 1783)

Kinderkrankenhäuser, Forschung, Unterricht

Auf einen Konzilbeschluß hin entstand 1802 in Paris das Hôpital des Enfants Malades als erstes Kinderkrankenhaus der Erde. In dieser Anstalt und dem angeschlossenen Findelhaus bemühte man sich zum ersten Male aufgrund von Anstaltsbeobachtungen und Sektionen um eine wissenschaftliche Kinderheilkunde. Andere Länder folgten. Als erstes deutsches Kinderkrankenhaus ist 1830 in der Berliner Charité eine Abteilung mit 30—45 Betten, die spätere Universitäts-Kinderklinik, errichtet worden. Abb. 11 zeigt ein Krankenzimmer des Wiener Kinderspitals 1856.

Im Laufe des 19. Jahrhunderts schwankte in Deutschland die Säuglingssterblichkeit um 20%. In den Kinderkrankenhäusern war die Sterblichkeit lange Zeit nicht besser als in den Findelhäusern.

So starben auf der Säuglingsstation der Charité in Berlin 1874—1884 von 4109 Kindern unter einem halben Jahr 3209 (=78%) (L. F. Meyer). Im gleichen Zeitraum gingen dort von 7248 Kindern unter 2 Jahren 4997 (=69%) zugrunde (Epstein, 1898). Nach den statistischen Angaben der Charité-Annalen [*17*, 106 (1892)] sind in der Berliner Universitäts-Kinderklinik unter Henoch im Rechnungsjahr 1890/91 von 176 Kindern mit der Krankheit „Atrophia infantum bzw. Debilitas vitae" 174 gestorben. Die beiden übrigen Kinder sind nicht etwa geheilt worden, sondern blieben am Schluß des Jahres noch im Bestand.

Henoch riet seinem Nachfolger Heubner bei dessen Amtsübernahme 1894, „die Säuglingsabteilung ganz eingehen zu lassen, da sie nur dazu führte, die Klinik zu diskreditieren".

1877 machte Rauchfuss dem Pariser Hôpital des Enfants Malades den Vorwurf, daß dort die Kinder mit ansteckenden Krankheiten mitten unter die anderen gelegt werden mußten.

Die Kinderheilkunde ist ihrem Wesen nach Innere Medizin, angewandt auf das Kindesalter. Das Kind aber ist keineswegs ein verkleinerter Erwachsener, dessen Krankheit mit einer verkleinerten Gabe von Arznei zu behandeln wäre, sondern ein Wesen eigener Art.

Viele Krankheiten finden sich nur bei ihm, viele verlaufen im Kindesalter anders als später. So sind besondere Forschungen und Kenntnisse nötig, um der Eigenart des gesunden und kranken Kindes gerecht zu werden. Diese Erkenntnis vermochte sich nur langsam gegen den Widerstand vieler Internisten durchzusetzen. Die 1874 von Steffen erhobene Forderung nach Erhebung der Kinderheilkunde zu einem selbständigen Lehrfach wurde von den Medizinischen Fakultäten Preußens abgelehnt. 1894 ist Otto Heubner bei seiner Übernahme des Berliner Lehrstuhles gegen den Einspruch der Medizinischen Fakultät zum ersten ordentlichen Professor der Kinderheilkunde in Deutschland ernannt worden.

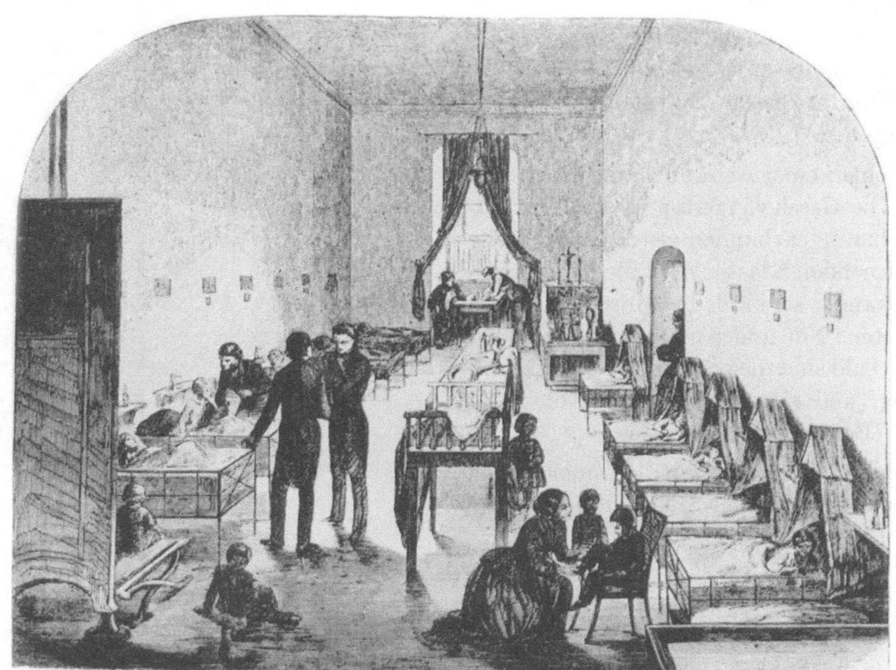

Abb. 11. Saal im Kinderspital zu Wien (1856)

Mehr und mehr vergrößerte sich das Mißverhältnis zwischen der mächtig aufblühenden Kinderheilkunde und ihrer Vertretung an den deutschen Universitäten. Immer dringender forderte die 1883 gegründete Gesellschaft für Kinderheilkunde die Selbständigkeit ihres Faches. Endlich beschloß der Bundesrat am 8. 5. 1918, die Kinderheilkunde zum Prüfungsfach in der ärztlichen Staatsprüfung zu erheben. Nun dauerte es nicht mehr lange, bis an allen deutschen Universitäten Kinderkliniken in Gang waren, die von ordentlichen Professoren geleitet wurden.

In dem erfolgreichen Kampfe gegen die Säuglings- und Kindersterblichkeit wirkten viele Maßnahmen und Einrichtungen zusammen: die Entwicklung der Forschung und Lehre an den Hochschulen, die Einrichtung von Kinderkrankenhäusern, die Ausbildung von Kinderärzten und Säuglingsschwestern (später Kinderkrankenschwestern genannt), der Unterricht von Hebammen, Müttern und Mädchen in der Säuglingspflege, die Einrichtung von Mütterberatungen, Säuglings-, Kinder- und Durchgangsheimen, Kindertagesstätten (Krippen für Säuglinge und Krabbelkinder), Kindergärten für Kleinkinder, Horte und Tagesheime für Kinder berufstätiger Mütter, soziale und ärztliche Fürsorge für die Schwangeren, Wöchnerinnen und Stillenden durch die Sozialversicherung (Wochengeld, Stillgeld), Einführung der Berufsvormundschaft für uneheliche Kinder, gesetzliche Regelung des Pflegekinderwesens (Reichsgesetz für Jugendwohlfahrt von 1922) und des Kinderschutzes (Kinderschutzgesetz von 1903), staatliche Aufsicht über die Seuchenabwehr, Schutzimpfungen, Tuberkulosefürsorge und vieles andere.

Besonders hervorzuheben sind die Fortschritte in der Milchhygiene, die erst durch das Aufblühen der Bakteriologie möglich wurden.

Der erste, der einen staatlich beaufsichtigten Kinderschutz forderte, ist JOHANN PETER FRANK (1745—1821) gewesen. Der zweite Band seiner achtbändigen „Medizinischen Polizey" (1782) ist ihm gewidmet. Er behandelt die Verwahrung der ersten Kindheit vor Unglücksfällen und Fehlern der allgemeinen Erziehung, die Pflicht des Selbststillens und ihren Einfluß auf das Wohl des Staates, das Ammenwesen und die erste Versorgung mutterloser Kinder, die Findel- und Waisenhäuser, die Nachteile einer zu frühen Anspannung der jugendlichen Seelen- und Leibeskräfte, die Schulen und den Unterricht der Jugend in Rücksicht auf das Wohl des Staates, die Gymnastik und deren Vorteile bei der öffentlichen Erziehung. Ärzte sollen die Findel- und Waisenkinder täglich aufsuchen und über jedes Kind genau Buch führen. Gestorbene Kinder sollen seziert, die Befunde in ein besonderes Buch eingetragen werden, „dessen Nutzen sowohl auf die allgemeine Geschichte der Kinderheilkunde als auf die dem Hause besonderen Zufälle besonders wichtig werden könnten".

Die erste Krippe wird 1802 in Detmold von der Fürstin Pauline zur Lippe ins Leben gerufen. Seinen eigentlichen Aufschwung aber nimmt das Krippenwesen von Frankreich aus, wo die erste Krippe durch den Juristen FIRMIAN MARBEAU in Paris 1844 eröffnet wird. Die Krippen (früher auch Säuglingsbewahranstalten genannt) und später die Kindergärten (früher auch Kleinkinderbewahranstalten oder Kleinkinderschulen genannt) versorgen die Kinder tagsüber, während ihre Mütter arbeiten. Die Krippen verpflegen die Kinder von der 3. Woche bis zum 3. Lebensjahr.

Ursprünglich dürfen nur arme, eheliche Kinder aufgenommen werden. „Kinder, deren Mütter einen unmoralischen Lebenswandel führen, werden nicht aufgenommen, damit die Krippe nicht die Sünde befördere..." (RATZINGER, 1868).

Der Geburtshelfer BUDIN richtet 1892 eine „Consultation des nourrissons des accoucheurs" ein und verliert nur 4,6% gegen sonst 17,8% der von ihm überwachten Säuglinge. Im Jahre 1905 entstehen in Berlin und München die ersten deutschen Mütterberatungen, in denen die Mütter über die Ernährung und Pflege ihrer Kinder kostenlos von Ärzten beraten werden. Die Mütterberatungen breiten sich rasch aus.

Das erste „Säuglingsheim", das Säuglings- und Kinderschwestern ausbildet, wird 1897 von A. SCHLOSSMANN in Dresden errichtet. Bald entstehen in vielen anderen Städten ähnliche Heime. Die staatliche Anerkennung der Säuglingspflegeschulen und die staatliche Prüfung der Säuglingsschwestern wird 1917 eingeführt.

So gelingt es, die Fortschritte der Wissenschaft dem Volke zugute kommen zu lassen. Seit der letzten Jahrhundertwende ist die Säuglingssterblichkeit entscheidend gesunken, eine Entwicklung, die noch nicht abgeschlossen ist.

Ernährung

„Eine gesunde Mutter ist ihr Kind selbst zu nähren verpflichtet" (PR. LANDRECHT, 1794, Teil II, Titel 2, § 67).

Mietsverträge mit Ammen sind uns aus der Zeit der babylonischen Könige Hammurabi (etwa 1728—1686 v.Chr.) und in griechischen Papyrusurkunden aus Ägypten, verfaßt um die Zeitwende, überliefert. Die Eigenschaft einer guten Amme und einer guten Muttermilch werden von den griechischen Ärzten (S. 3) und, ihnen folgend, von vielen Schriftstellern beschrieben.

SORANOS läßt das Kind nicht vor dem 6. Monat entwöhnen, und zwar gibt er zuerst Brotkrumen, in Honigwasser aufgeweicht, später Suppe von Weizengraupen, dünnen Brei oder weiche Eier. Mit $1^1/_2$—2 Jahren soll das Kind abgesetzt werden. Das Vorkauen der Nahrung durch die Mutter wird von den Ärzten bald abgelehnt, bald empfohlen; es wird gelegentlich noch heute ausgeführt.

Wo die alten Ärzte von Milch sprechen, ist in der Regel Frauenmilch gemeint. Man legte den Säugling wohl auch einer Ziege, Eselin oder Kuh unmittelbar an. Abb. 3 zeigt eine römische Saugflasche.

Ehe es Zucker gab, war der Honig als Nahrungs- und Heilmittel beliebt. Oft erhielten ihn die Neugeborenen als erste Nahrung. Zuckerrohr wurde zuerst in Indien angebaut. Etwa 300 n.Chr. gewann man dort festen Zucker. Nach Deutschland wurde Rohrzucker seit dem 17. und 18. Jahrhundert aus dem tropischen Amerika eingeführt. Die Gewinnung von

Rübenzucker kam erst im 19. Jahrhundert in Gang.

Welchen Stoff man bis in das 13. Jahrhundert hinein als „Butter", nach KLUGE „Kuhquark", bezeichnete, wissen wir nicht. Feine Butter in der heutigen Beschaffenheit gibt es erst seit etwa 1780.

Schon im 8. Jahrhundert wird das „Saughorn" erwähnt, ein Kuhhorn, dessen spitzes Ende durchlöchert und mit einem Ansatz versehen war, an dem das Kind saugen konnte (Abb. 12). Später wurden Milchflaschen aus Holz, Zinn oder Glas hergestellt, deren Innenseite kaum zu reinigen war (Abb. 13 und 14; BRÜNING, 1908; FÜNGLING, 1949; KLEBE und SCHADEWALDT, 1955). Die glattwandigen Glasflaschen mit Grammeinteilung haben schließlich im 20. Jahrhundert alle anderen Formen verdrängt.

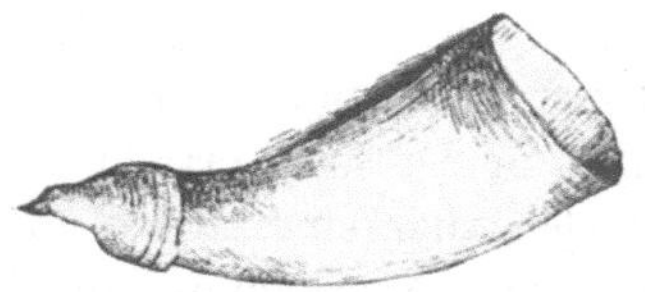

Abb. 12. Saughorn

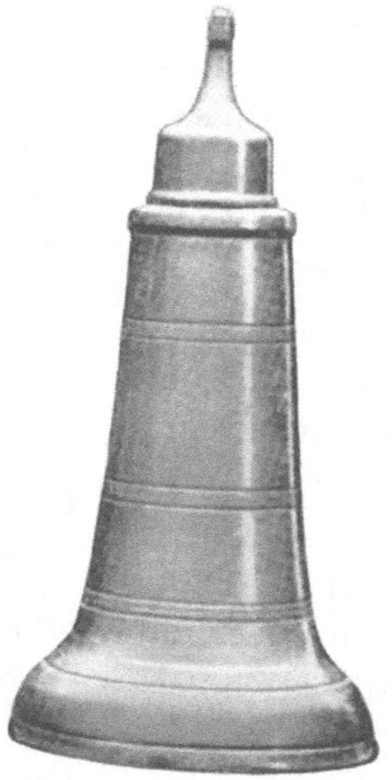

Abb. 13. Zinnludel

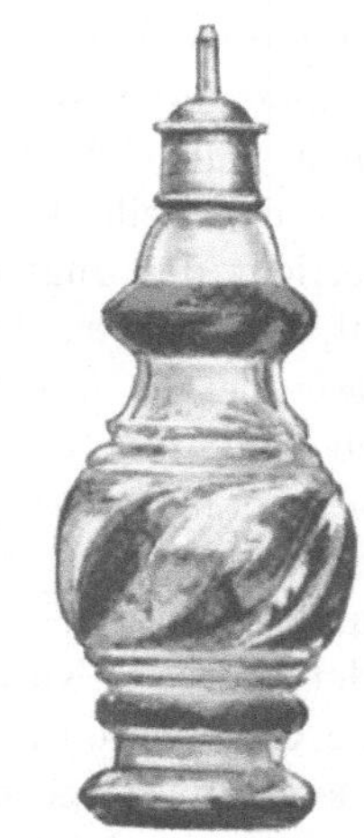

Abb. 14. Glasludel, innen kaum zu reinigen

Nach DRAKE wurde in den USA 1843 ein Gummisauger patentiert, den ELIJAH PRATT, New York, hergestellt hatte. In verbesserter Form verbreitete er sich rasch und kam um 1850 über England nach Deutschland, wo er bald hergestellt wurde.

Selbst bei Brusternährung kam es zu schweren Mißerfolgen; A. EPSTEIN (1898) berichtet: „Unsere Erfahrung stützt sich auf Hunderte von Fällen dieser Art bei reinen Brustkindern, und auch wir müssen mit WIDERHOFER betonen, daß ein zuweilen rapider Verlauf der Erkrankung trotz natürlicher Ernährung nicht nur in Findelhäusern, sondern auch unter den günstigsten Familienverhältnissen beobachtet wird." In der Prager Findelanstalt leiden die Neugeborenen, die am 10. Lebenstage aus der Entbindungsanstalt — einem vorzüglich eingerichteten Prachtbau — eintreffen, trotz ausschließlicher Brusternährung an leichten, aber auch an schweren und tödlichen Formen von Gastroenteritis. Eine nicht geringe Zahl wird in hoffnungslosem Zustand aufgenommen.

Solange man die Bakterien nicht kannte und nichts von Milchhygiene wußte, brachte jede Form der künstlichen Ernährung zu Hause und erst recht in der Anstalt große Gefahren mit sich. So sind z. B. im Pariser Findelhaus im Jahre 1772 schon in den ersten Tagen 2650 von 7778 Findlingen an der Ernährung mit Ziegenmilch gestorben (HÜGEL). In einem Bericht aus dem Jahre 1780 über die Findelhäuser heißt es: „Alle Versuche, Säuglinge mit Tiermilch zu ernähren, blieben erfolglos, welche Beschaffenheit man wählte, in welcher Weise man sie verdünnte... 32 mit solcher Milch ernährte Kinder sind alle ohne Ausnahme gestorben" (LALLEMAND 4, II, S. 93).

In dem Dubliner Findelhaus betrug 1701 bis 1797 die Sterblichkeit 98% (L. PFEIFFER, 1877). Ernährt wurden die Findlinge mit „PANADA", in Wasser ausgeweichtem Brot mit etwas Milch. Bei der Untersuchung durch das Parlament im Jahre 1797 gestand die Leiterin, daß diese Nahrung nicht das Leben erhalten konnte. Damals waren 67 Jahre seit der Einführung des Panada verflossen. Von 2180 Kindern, die im Jahre 1790 aufgenommen wurden, hatten nur 187 das 1. Lebensjahr vollendet.

In C. GERHARDTs Handbuch der Kinderkrankheiten hat H. WIDERHOFER (Wien) 1880 die Cholera infantum (Gastroenteritis) dargestellt: „Alle Autoren sind sich darüber einig, daß die Cholera infantum infolge verdorbener Nahrung auftritt, und zwar am häufigsten zur Zeit großer Hitze im Sommer und besonders in schlecht ventilierten Wohnungen." Den

Arzneimitteln sind mehrere Seiten gewidmet, eine Milchhygiene ist unbekannt, der Ernährungsbehandlung dienen nur wenige Zeilen.

HENOCH (1881): „Trotz der emsigsten Forschungen ist das Wesen dieser Erkrankung (Brechdurchfall) uns noch gänzlich unbekannt.“

1881 schreibt UFFELMANN: „Daß die Milch allmählich sauer wird, ist auf ein Milchsäureferment zurückzuführen, das den Zucker zersetzt und wahrscheinlich durch Pilze in die Milch gelangt.“ Er fordert, die Milch bei der Einlieferung aufzukochen und dann kühl zu halten. FR. VON SOXHLET gibt 1886 ein Gerät zur Milchsterilisierung im Haushalt an, das eine Zeitlang viel benutzt wurde. 1894 verlangt HEUBNER eine „möglichst aseptisch gewonnene, möglichst frische, möglichst kurze Strekken und in reinen Gefäßen transportierte Milch“. Damit sind die Grundsätze erkannt, die noch heute für jede Säuglingsmilch gültig sind, aber noch nicht überall durch geführt werden.

Um die Jahrhundertwende begann A. CZERNY die Ernährungslehre des Kindes aufzubauen. Er führte den Begriff der „Ernährungsstörung“ ein, um den Zusammenhang zwischen Ernährung und Krankheit auszudrücken, gab eine Einteilung der Ernährungsstörungen aufgrund ihrer Ätiologie und beschrieb die Toxikose, den Milch- und den Mehlnährschaden sowie die exsudative Diathese.

Einen überaus wichtigen Fortschritt bedeutete 1902 die Einführung der in Holland als Säuglingsnahrung gebräuchlichen Buttermilch als Heilnahrung durch TEIXEIRA DE MATTOS aus Rotterdam. Etwa zur Hälfte aus Buttermilch besteht die Eiweißmilch (FINKELSTEIN und L. F. MEYER, 1910). Die Ernährungslehre wird seitdem von vielen Forschern und in vielen Ländern ausgebaut und ist noch lange nicht abgeschlossen.

Bei der Untersuchung des Säuglingsstuhles entdeckten TH. ESCHERICH (1886) das B. Coli und aerogenes, H. TISSIER (1900) das B. bifidum und A. ADAM (1923) das Dyspepsiecoli-Bacterium.

Die Entdeckung der Vitamine erlaubte es, schwere und weit verbreitete Säuglingskrankheiten zu verhüten und zu heilen.

Keratomalacie durch einseitige fettlose Ernährung im Tierversuch hervorzurufen, gelang W. STEPP (1909, 1912), OSBORNE und MENDEL (1912) und E. FREISE, GOLDSCHMIDT und A. FRANK (1915). P. KARRER und E. VON EULER isolierten das Vitamin A und erkannten seinen chemischen Bau. Die Synthese gelang R. KUHN und J. O. MORRIS.

Als „akute Rachitis“ beschrieben J. O. MÖLLER (1859) und TH. BARLOW (1883) das später nach ihnen benannte Krankheitsbild. Skorbut wurde 1912 durch einseitige Ernährung im Tierversuch von C. HART bei jungen Affen und von A. HOLST und TH. FRÖLICH bei jungen Meerschweinchen hervorgerufen. 1932 stellte SZENT-GYÖRGY das Vitamin C als Ascorbinsäure rein dar.

Das Krankheitsbild der Rachitis wurde erst im 17. Jahrhundert aus England bekannt (S. 8). 1919 heilte K. HULDSCHINSKY die Krankheit mit ultravioletter Bestrahlung. 1921 gelang es E. V. MCCOLLUM et al., H. C. SHERMAN und A. M. PAPPENHEIMER durch einseitige Kost bei Ratten Rachitis hervorzurufen. A. F. HESS und H. STEENBOCK erkannten 1924, daß bestimmte Stoffe durch Ultraviolettbestrahlung antirachitisch wirksam wurden. In gemeinsamer Arbeit wiesen A. F. HESS, A. WINDAUS und R. POHL nach, daß Ergosterol durch ultraviolette Bestrahlung antirachitisch wirksam wird. 1936 ermittelte WINDAUS die Konstitution des Vitamins D_2 und D_3.

Ansteckende Krankheiten

Allgemeine gesundheitliche Verhältnisse

Durch ansteckende Krankheiten werden die Kinder besonders gefährdet, weil sie oft unter ungünstigen Wohnungs- und Ernährungsverhältnissen leben und noch keine erworbenen Immunitäten besitzen. Zu einer Zeit, die eine gesundheitliche Fürsorge nicht kannte, die nicht wußte, daß der Mangel an Luft, Licht und Sauberkeit lebensgefährlich ist, sondern in der „Erkältung“ die wichtigste Krankheitsursache erblickte, waren die schwersten Mißstände unvermeidlich.

In einer ärztlichen Zeitschrift aus dem Jahre 1767 heißt es:

„Es gibt Kellerwohnungen, welche bei jedem Gewitterregen überschwemmt und so der Fußboden und die Wände niemals recht trocken werden. Diese Wohungen sind eng und niedrig, und wenn sie auch Raum genug hätten, so ziehen doch viele und starke Familien hinein, die in einer einzigen kleinen und niedrigen Stube essen, arbeiten, schlafen, einheizen, Licht brennen, sich aus- und ankleiden, krank liegen und ausdünsten, daß einer der solche, Luft nicht gewohnt ist, ohnmächtig werden muß, wenn er in einen solchen faulen Gestank kömmt... Aus diesen unterirdischen Löchern kommen gemeiniglich die ansteckendsten Krankheiten hervor." (Der Arzt 3, 295).

Ritter von Ritteshain beschreibt die ge sundheitlichen Verhältnisse in Prag 1863: „In der feuchten, warmen und von Menschheit überfüllten Stube des Armen wird auch jeder Spalt am Fenster vermacht, um die Kälte nicht eindringen zu lassen, und damit selbst eine notdürftige Ventilation des Raumes unmöglich gemacht, in dem nebstbei alle Hausarbeiten, das Kochen und Waschen etc. vorgenommen werden, und die Unreinlichkeiten meist zu Hause zu sein pflegen.

Der arme Säugling, den die arbeitsbeladene Mutter auszutragen keine Zeit hat oder sich auch dies zu tun wegen der Kälte nicht getraut, muß nun diese verpestete Luft durch Tag und Nacht einatmen...."

Keineswegs besser ist es auf dem Lande, „wo häufig der Mensch mit den Haustieren, die er zieht, in denselben Räumen wohnt, wo die Menschenwohnung in einem wahren Mistmeer als kaum zu entdeckendes Eiland auftaucht" (Brenner-Schaeffer, 1862).

Die Säuglingssterblichkeit in New York City betrug 1885: 27,3%. Wir können dies nach einer Beschreibung von M. H. Pease (1955) wohl verstehen: Das Elendsviertel (Slums) war um diese Zeit ekelhaft und übel. An der Wasserseite befanden sich Docks und Schlachthäuser. Jede Brauerei war von Kuhställen umgeben, wo an Kühe mit eiternden Schwänzen die abgängige Biermaische verfüttert wurde. Die ekelhafte Milch dieser sterbenden Tiere bildete die Hauptnahrung der vernachlässigten Säuglinge.

Über die Kinder der Armen Manchesters berichtet Whitehead im Jahre 1859: „Kinder von so schmutzig lebenden Leuten werden selten mehr als einmal in vielen Wochen gebadet, und auch dann nur sehr unvollkommen und ohne Seife. Später haben sie sich an den Schmutz gewöhnt und handeln danach. Das Hemd sowie die übrigen Kleider tragen sie, bis sie in Fetzen herunterfallen. So ist ihre Bekleidung ständig schmutzig, kotig und stinkend. Das Zimmer, in dem sie sich befunden haben, behält noch längere Zeit nach ihrer Entfernung den Geruch des Elends."

So war es in Stadt und Land, im Inland und Ausland. Gerade Ärzte hatten diese Schäden längst erkannt. Forderte doch z. B. Moritz Schreber, der Leipziger Arzt, nach dem die Schreber-Gärten benannt sind, im Jahre 1858: „An lieblichen Sommertagen lasse man vor dem Bade Luft und Licht auf den entkleideten Körper des Kindes einwirken."

Soor

Der Soorpilz wurde fast gleichzeitig von Langenbeck (1839), Fr. Th. Berg (1841), J. Vogel (1841), Gruby, z. T. gemeinsam mit Berg (1842), Hannover (1842) und Oesterlen (1842) beschrieben. Berg bemühte sich bereits, den Erreger zu züchten und zu übertragen.

Diphtherie

Die Diphtherie wird von Aretaios (6. Jh. n. Chr.) als syrische oder ägyptische Geschwüre beschrieben: „Bisweilen entstehen auf den Mandeln Geschwüre, von denen die eine Art häufig, gutartig und unschädlich, die andre selten, bösartig und tödlich ist... Im Anfang der Eschara entstehen lebhafte Rötung, Entzündung und Schmerz in den Venen wie beim Karbunkel. Dann entwickeln sich kleine, einzeln stehende Pusteln, zu denen später immer neue hinzutreten. Diese fließen zusammen, und auf solche Weise entsteht ein breites Geschwür. Verbreitet sich das Übel nach der Mundhöhle hin, so ergreift es das Zäpfchen, zerstört es und geht dann auf die Zunge, das Zahnfleisch und die Mundwinkel über... Auch der Hals bleibt von der Entzündung nicht verschont. Solche Kranke sterben in wenigen Tagen... Wenn sich aber die Krankheit durch die Luftröhre auf die Brust ausbreitet, so tritt der Tod noch am gleichen Tage durch Erstickung ein... Am häufigsten werden Kinder bis zur Pubertät von dieser Krankheit befallen." Nachdem Aretaios den üblen Mundgeruch beschrieben hat, schildert er die Erstickungsangst: „Wenn sie liegen, richten sie sich wieder auf, weil sie das Liegen nicht vertragen können; haben sie sich aber aufgerichtet, so lehnen sie sich wegen zu großer Beschwerde wieder zurück. Meist aber laufen sie aufrecht umher; denn da es ihnen unmöglich ist, sich still zu verhalten, fliehen sie die Ruhe... Die Einatmungen sind tief..., die Ausatmungen dagegen flach... Es entstehen Heiserkeit und Stimmlosigkeit. Alle diese Erscheinungen vermehren sich, bis die Kranken plötzlich tot zu Boden fallen."

Bretonneau führt 1826 die Bezeichnung „Diphtheritis" ein, aus der später „Diphtherie" geworden ist. Er kannte bereits den Zusammenhang zwischen Rachen- und Kehlkopfdiphtherie und gab den Luftröhrenschnitt an. 1885 empfahl J. O. Dwyer die Intubation.

1884 entdeckte Fr. Löffler den Diphtheriebacillus (Vorläufer E. Klebs) und 1887/88 gleichzeitig mit E. Roux und A. Yersin das Diphtherietoxin. E. Behring führte 1893 das Diphtherieheilserum und 1915 die aktive Immunisierung gegen Diphtherie ein. 1908 gab B. Schick die Intracutanprobe mit Diptherietoxin an.

Serumkrankheiten

Nach der Einführung des artfremden Diphtherieserums beschrieb A. Johannesson (1895) die klinischen Folgen der Serum-Einspritzung bei Nicht-Diphtheriekranken. 1905 stellten Cl. von Pirquet und B. Schick Wesen und Erscheinungen der Serumkrankheit dar. Sie führte v. Pirquet (1906) zum Begriffe der Allergie.

Scharlach

Die Bezeichnung „Scharlach" entstammt ursprünglich dem griechischen Wort Kyklos mit der Bedeutung: ringförmig gemustertes Frauenkleid. Über arabisch siqillat mit dem gleichen Sinn und persisch saqirlat (rot gefärbtes Kleid) enstand das mittellateinische Wort scarlatum, italienisch scarlatto mit der Bedeutung „Stoff". Hieraus wurde „febris scarlatina", Scharlachfieber; nach 1850 bildete sich die Verkürzung Scharlach (Kluge).

Zum ersten Male beschreibt den Scharlach J. Ph. Ingrassias, Professor in Neapel und Palermo (1552) unter der Bezeichnung Rossania oder Rossalia: „Die andere Krankheit nennt man jetzt Rossania. Dabei sind über den ganzen Körper sehr viele große oder kleine feurige und rote Flecke mit kaum nennenswerter Schwellung verbreitet wie viele besonders angeordnete Erysipele, so daß der ganze Körper feurig erscheint."

Deutliche Beschreibungen des Scharlachs finden sich bei M. Döring in Breslau und seinem Schwiegervater Daniel Sennert in Wittenberg. Sennert schreibt 1627: „Außer der Variola und den Morbillen gibt es noch eine andre, aber seltene Krankheit, die ich gelegentlich beobachtet habe. Unter welchem Namen ich sie von den andern unterscheiden soll, ist mir bisher zweifelhaft. Obgleich sie nämlich wie ein Erysipel fast den ganzen Körper ergreift, habe ich nicht gesehn, daß sie wie das Erysipel Erwachsene, sondern nur Kinder befällt. Ich will mich daher lieber auf die Morbillen beziehen. Vielleicht ist es die Krankheit, die Forestus Purpura, Rubor und Erythem nennt. Johann Philipp Ingrassias schreibt, daß sie von den Neapolitanern Rossania oder Rossalia genannt wird: Rote und gleichsam feurige Flecken mit kaum erwähnenswertem Tumor befallen den ganzen Körper gleichsam wie kleine Erysipele, anfangs oder am 4. oder 5. Krankheitstage. In diesem Zustand erscheint der ganze Körper rot und gewissermaßen feurig und als ob er an einem allgemeinen Erysipel leidet. Beim Erlöschen der Krankheit verblaßt die Rötung und die breiten, roten Flecke erscheinen wieder wie am Anfang, verschwinden aber schließlich am 7. oder 9. Tage, während die Epidermis sich abschilfert. Die Krankheit ist ernst, gefährlich und oft tödlich; denn das Fieber ist sehr brennend, der Durst nicht zu löschen und oft belästigen Entzündungen der Lungen (wodurch Husten erregt wird), des Rachens und der äußeren Organe, Delirien und andre Übel. Beim Nachlassen der Krankheit wird schließlich Stoff zu den Gelenken der Glieder überführt und Schmerz und Rötung wie bei Gelenkleiden bewirkt."

Döring erlebt bei einem Knaben allgemeine Ödeme. Storch (3, 161) kennt 1751 beim Scharlach den „bösen Hals"; nach 14 Tagen kann ein „starker Geschwulst" auftreten. Der Urin wird nur in geringen, nach Besserung wieder in großen Mengen gelassen.

Rosen (1764) ist bereits der Scharlach ohne Exanthem bekannt.

1903 behandelt P. Moser den schweren Scharlach mit Scharlachstreptokokken-Serum vom Pferd.

Masern

Die Bezeichnung „Masern" entstammt dem Worte „Maser", althochdeutsch „masar": knorriger Auswuchs an Bäumen. Nach Junius (1577) bedeutet die lateinische Bezeichnung

„Morbilli“ auf deutsch „Die Kindsblattern“, auf belgisch „De cleyne poercens“ und auf französisch „Morbilles, les petites véroles“.

Im Jahre 1594 hat der Magister Johann Colerus die Bezeichnung Masern auf das Krankheitsbild angewandt, das noch heute so heißt:

„Wenn die Kinder masern wollen / so thun ihnen die Augen wehe und wessern ihnen auch / niesen offt / röcheln / husten bisweilen / reuspern und werffen aus / wie wenn einer einen großen Catarrhum hette.“ Danach erscheinen dann „viel rothe flecken am gantzen Leibe / Armen / Schenkeln / und unter dem Angesicht“. Um die Krankheit „herauszutreiben“, sollen die Kinder im Bett gehalten und mit einem roten Tuch zugedeckt werden.

In klassischer Weise beschreibt Th. Sydenham (1624—1689) die Masern: „Die Morbillen befallen oft Kinder. Diese werden am ersten Tage starr, schaudern vor Frost, leiden abwechselnd an Hitze und Kälte. Am 2. Tage fiebern sie ausgesprochen. Sie leiden an heftigem Krankheitsgefühl, Durst, Mangel an Eßlust, weißer (nicht trockener) Zunge, Hüsteln, Schwere des Kopfes und der Augen und ständiger Schlaflosigkeit. Flüssigkeit rinnt beständig aus Nase und Augen. Diese Tränen sind ein sehr sicheres Zeichen für Morbillen. Hierzu treten Niesen, Schwellung der Augenbrauen kurz vor dem Ausbruch, Erbrechen, Durchfall mit grünen Stühlen, besonders bei Zahnenden. Die Zeichen verschlimmern sich bis zum 4. Tage; an diesem oder am 5. Tage treten auf der Stirn und im Gesichte kleine, rote, flohstichartige Flecken auf, die sich an Zahl und Größe mehren, beerenförmig verschmelzen und das Gesicht mit kleineren oder größeren roten Flecken besäen. Diese Flecke, aus kleinen Papeln bestehend, die ein wenig die Haut überragen, fließen zusammen. Ihr Hervorragen kann mit leichtem Finger gefühlt, aber kaum durch den Blick erkannt werden.

Die Flecke verbreiten sich vom Gesicht, das sie zuerst allein einnehmen, zur Brust und zum Bauch, dann auf die Ober- und Unterschenkel... Das Erbrechen verschwindet nach dem Ausbruch, aber das Hüsteln und das Fieber und die Schwierigkeit zu atmen steigern sich noch; der Ausfluß aus den Augen, die Schläfrigkeit und der Mangel an Eßlust bleiben erhalten. Etwa am 6. Tage erblassen Stirn und Gesicht. Auf dem übrigen Körper sind sie kaum mehr vorhanden. Aber Gesicht und Glieder, manchmal auch der ganze Körper, bedecken sich gleichsam mit Mehl und kleinen Schuppen.“

Die für die Frühdiagnostik wichtigen weißen Spritzer der Mundschleimhaut werden mit zunehmender Deutlichkeit beschrieben von John Quier (1778), J. A. Murray (1785), Reubold (1854), C. Gerhardt (1861, 1871, 1874, 1881), Bohn (1877), N. Flindt (1880), N. Filatow (1895) und schließlich H. Koplik (1896), nach dem sie als Kopliksche Flecken bezeichnet werden.

Pocken und Pockenschutzimpfung

Das Wort „Pocke“ mit der Bedeutung „beutelartige Geschwulst“ ist aus Beutel, Tasche, afr. poke (Tasche, Sack) entstanden. Blatter bedeutet Blase, engl. bladder (Kluge).

Die erste unzweifelhafte Beschreibung der Pocken stammt von dem christlichen Priester und Arzte Ahron in Alexandrien, der 632 gestorben ist. Seine verlorengegangenen Werke werden nach Richter von dem Araber Razes (um 850—925) in der Schrift Continens angeführt. Dieser hat außerdem eine Arbeit über „Variola et Morbilli“ verfaßt, bei der unter Morbillen eine Abart der Pocken, nicht die Masern, verstanden werden. Ihm folgten die Schriftsteller viele Jahrhunderte hindurch.

Die Pocken sind durch die Eroberungszüge der Mohammedaner und später durch die Kreuzzüge verbreitet worden. Bis zum 16. Jahrhundert sind sie in jedes Land Europas eingedrungen; 1517 nach Amerika verschleppt, haben sie unter den Eingeborenen große Verheerungen angerichtet. Im 16. und 17. Jahrhundert bilden sie in England eine der häufigsten Todesursachen in der Kindheit (Still). Nach Rosen töteten sie in Schweden während des 18. Jahrhunderts jährlich den 10. Teil der Kinder. Von 1794—1800 betrug dort die niedrigste Pockensterblichkeit 671 und die höchste 15102 Menschen, das sind 1,2% und 25,4% der Gesamtsterblichkeit. 1707 erlagen den Pocken in Island 18000 von 50000 Einwohnern, mehr als ein Drittel (Kübler).

Die Überimpfung der Pocken von Mensch zu Mensch soll in China schon 390 n. Chr. ausgeführt sein (Holländer). 1714 berichtet der Griechenarzt Timoni, daß Georgier, Zirkassier und andere Asiaten diese Inoculation nach Konstantinopel gebracht und daß dort in seiner Anwesenheit Tausende damit geimpft

Nach FAUST (1802) starben im Jahre 1796 an den Pocken in

Deutschland	67136 Menschen
Österreich	63000 Menschen
Spanien und Portugal	39000 Menschen
Frankreich	90000 Menschen
Großbritannien und Irland	36000 Menschen
Italien	45000 Menschen
Schweiz	5100 Menschen
Holland	6000 Menschen
Dänemark und Norwegen	6000 Menschen
Schweden	9000 Menschen
Rußland	90000 Menschen
Ganz Europa	rund 450000 Menschen

Damals starb jeder 10. Mensch an den Pocken.

seien. Lady MARY WORTHLEY MONTAGU, die Gattin des britischen Botschafters in Konstantinopel, läßt dort 1718 ihren Sohn und nach ihrer Rückkehr nach England ihre Tochter impfen. Allmählich verbreitet sich diese Form der Impfung, tritt aber wieder in den Hintergrund, als sich Mißerfolge einstellen.

EDUARD JENNER (1749—1823), ein englischer Landarzt, veröffentlichte 1798 seine Erfolge in der Kuhpockenimpfung. Er glaubte, daß die einmalige Vaccination zeitlebens schütze. Mißerfolge führten zu der Erkenntnis, daß die Impfung wiederholt werden muß.

Die Schutzkraft der Kuhpocken ist indessen schon von JENNER gelegentlich ausgenutzt worden. So hat der Pächter BENJAMIN JESTY in England bereits 1774 seine Frau und seine zwei Söhne damit geimpft. JOBST BÖSE, ein Landwirt in der Nähe von Göttingen, machte 1769 auf die Schutzkraft der Kuhpocken aufmerksam:

„Ich werde an die hierzulande nicht unbekannten Kuhpocken denken, die für Milchdirnen noch heutigen Tages ansteckend sind... Im Vorbeigehen muß ich doch sagen, daß hierzulande die, die Kuhpocken gehabt haben, sich gänzlich schmeicheln, vor aller Ansteckung von unseren gewöhnlichen Blattern gesichert zu sein“ (nach KÜBLER).

Das Bild der Pocken ist heute den meisten europäischen Ärzten unbekannt: „Kommt es nach vieler Pein und Gefahr zu Eiterung (Schwärung), so folgt gewöhnlich ein neues Fieber. Die ungeheure Kopfgeschwulst, die geschlossenen Augen, die oft unzähligen Schwären über den ganzen Körper, die in jedem Punkte brennen und Höllenpein verursachen; diese und hundert andere Beschwerden und Gefahren sind hier nicht Ausnahme, sondern gewöhnlich. Wir Umstehende vernehmen wohl die Raserei, die Zuckungen, das Zähneknirschen, die Blutblasen, den aashaften Geruch des Kranken bei lebendigem Leibe und andere Jammerszenen dieser natürlichen Pocken mehr; aber wer schildert die inneren Leiden?, wer die Pein eines Menschen, wenn die ganze Oberfläche mit dem schwarzen Panzer bedeckt dem inneren Leben entgegenwirkt, das Gift auf edle Teile richtet und endlich nach langem schmerzhaften Kampfe das Herz zum Stillstand bringt. Oft zerkratzen die armen Kinder vor Angst die Wände; oder mußten erst später dem Schlagfuß oder gewaltsamen Krämpfen oder, wie häufig der Fall ist, der angstvollen Erstickung erliegen“ (JUNCKER, 1796—1798).

„Die meisten Blatterkranken standen während ihrer 15—20tägigen Krankheit fürchterlichste Angst und die größten Schmerzen, Qualen und Leiden aus; unzählige Menschen wurden durch die Blattern ihrer Schönheit beraubt oder ungesund, blind, taub, schwindsüchtig und lahm gemacht; und von 10 Blatternkranken starben auch zwei oder drei... Es ist eine absonderliche Pein, Jucken zu haben und sich nicht kratzen zu können; man darf also den Kindern nicht die Hände verbinden“ (FAUST, 1802).

Im Kriege 1870/71 kam es im deutschen Heer, das nicht völlig durchgeimpft war, zu 4991 Erkrankungen an Pocken mit 279 Todesfällen, während im französischen Heer, das fast gar nicht schutzgeimpft war, 23400 Mann an Pocken gestorben sind. Im Anschluß an den Krieg wurde Deutschland von einer schweren Pockenepidemie mit 175000 Erkrankungen und über 100000 Todesfällen heimgesucht (HEUBNER, HÖRING). Diese Erfahrungen führten 1874 zu dem Reichsimpfgesetz, das die Pockenschutzimpfung mit Kuhpockenlymphe zur Pflicht macht. Seitdem sind die Pocken so gut wie erloschen, werden aber noch manchmal von außen eingeschleppt.

Die Pockenerreger, nämlich die Elementarkörperchen der Variola-Vaccine, wurden von E. PASCHEN 1906 entdeckt.

Windpocken

Die Erstbeschreibung der Windpocken durch VIDUS VIDIUS (1526) lautet: „Manche fügen den beiden Krankheiten (Variolae und Morbilli) noch die Crystalle hinzu. So nämlich nennen sie eine Art wassergefüllter Blasen, die wie Kristalle glänzen. Mit ihnen wird die Haut an verschiedenen Stellen besetzt. Man nennt sie jetzt allgemeine Ravaglione. Von ihnen werden nicht alle Menschen ergriffen wie bei Variolae und Morbillen, sie werden von ihnen auch nicht so schwer geschädigt, weshalb diese Pusteln nicht als eine dritte Art anzusehen sind, die den Morbillen und Variolae hinzuzufügen sind.“

In der Folgezeit schwanken die Ansichten über die Wesensgleichheit oder — Verschiedenheit der Windpocken und echten Pocken, bis durch das Reichsimpfgesetz von 1874 die Pocken verschwinden und die Windpocken erhalten bleiben.

1892 erkennt J. v. BOKAY den Zusammenhang zwischen Windpocken und Herpes zoster varicellosus.

1912 entdeckt DE ARAGO das Windpockenvirus.

Röteln

Die Abgrenzung der Röteln von den Masern erfolgt allmählich über STORCH (1751), G. LUDWIG (1769), WAGNER (1834) und L. THOMAS (1869). Die allgemeine Anerkennung als eigenes Krankheitsbild bringt der Internationale Kongreß in London 1881.

Keuchhusten

Zum ersten Male wird der Keuchhusten von GUILLAUME DE BAILLOU (BALLONIUS), Paris, 1578 beschrieben (veröffentlicht 1640):

„Kinder von 4, von 10 Monaten und etwas Ältere wurden von fieberhaften Krankheiten ergriffen, die unzählige dahinrafften. Besonders handelt es sich um jenen Husten, der vom Volke Quinta oder Quintana genannt wird... Seine Erscheinungen sind schwer: Die Lunge ist so gereizt, daß der Kranke bei dem Versuch, mit aller Kraft die beschwereerregende Masse auszuwerfen, weder einatmen, noch leicht ausatmen kann. Er scheint anzuschwellen. Wie bei einem Strangulierten scheint ihm die Luft in der Kehle versperrt zu sein... Mitunter sind die Kranken 4—5 Stunden frei vom Husten, dann aber kehrt der Paroxysmus wieder, manchmal so beschwerlich, daß mit Gewalt Blut aus Nase und Mund ausgestoßen wird. Oft wird erbrochen.“

Tetanus der Neugeborenen

Unverkennbar beschreibt ARETAIOS (6. Jh. n. Chr.) den Tetanus:

„Der Tetanus besteht in Krämpfen, die höchst schmerzhaft, sehr lebensgefährlich und schwer zu heilen sind. Es kommt zu einer schmerzhaften Spannung der Sehnen am Rückgrat sowie der Kau- und Brustmuskeln. Der Unterkiefer wird so fest an den Oberkiefer gepreßt, daß sich beide kaum voneinander trennen lassen. Bricht man aber die Zähne mit Gewalt auseinander und tröpfelt etwas Flüssigkeit auf die Zunge, dann können die Kranken sie nicht schlucken, sondern lassen sie wieder herauslaufen. Die Muskeln sind in unaufhörlicher Tätigkeit. Beim Opistothonus wird der Körper unter heftigen Schmerzen rückwärts gekrümmt. Das Epigastrium ist gespannt. Ergreift das Übel die Atmung, so tritt leicht der Tod ein. Das aber ist für den Kranken noch das Beste. Es ist ein entsetzliches Leiden, grausig anzusehen und nicht zu heilen. Der Arzt kann dem Kranken nicht helfen, sondern ihn nur bemitleiden. Das ist für ihn eine große Qual“ (gekürzt). Kinder werden nach ARETAIOS am häufigsten befallen, sterben aber nicht so leicht.

In den alten Entbindungsanstalten ist der Tetanus heimisch gewesen. So starben in dem Dubliner Gebärhaus um das Jahr 1762 in den ersten 14 Tagen 2944 von 17650 Neugeborenen, davon unter je 20 Kindern 19 an Tetanus (ROSE, 1869—1874). In der Stuttgarter Gebäranstalt erkrankten und starben 1828—1835 21 von 844 Lebendgeborenen (2,5%) an Tetanus (FINKH, 1835). Gelegentlich war die Zahl der Erkrankungen wesentlich höher. So starben 1834 in dem Allgemeinen Entbindungshaus zu Stockholm 36 von 42 Neugeborenen an Tetanus (CEDERSCHJÖLD, 1841). Auf der Insel Westermannoe bei Island sind 62% der Neugeborenen an dieser Krankheit gestorben (OESTERLEN, 1865). In Rumänien starben während der ersten Lebensmonate 23398 Kinder, davon 10257 an Tetanus (MIRON, 1903).

Als Ursachen des Tetanus galten ungeschicktes, zu nahes Unterbinden der Nabelschnur und der dadurch bedingte mechanische Reiz, Hautritze durch Unreinigkeiten, Schärfen, Hitze und Kälte (HUFELAND, 1798), Erkältung, heftige Gemütsbewegungen der Mütter, Verletzungen, ungeschickte Behandlung der Nabelschnur und Nabeleiterungen (MEISSNER, 1844). UFFELMANN (1881) erklärte den Tetanus für eine Neurose, verursacht durch eine Zerrung des Nabelstranges, zu kaltes oder zu heißes Bad, Unreinheit der Luft oder der Verbandstoffe. In dem Gerhardtschen Handbuch der Kinderkrankheiten hat O. SOLTMANN (1880) den Tetanus der Neugeborenen unter die funktionellen Nervenkrankheiten eingereiht und ähnliche Gründe für seine Entstehung angeführt.

Im Jahre 1878 lautete eine Vorschrift des pr. Hebammenlehrbuches: „Ist der Nabel abgefallen, so legt die Hebamme ein trockenes oder mit reinem, frischen Öl gestrichenes Läppchen auf den Nabel, bis dieser völlig geheilt ist." „Wie diese Vorschriften bei den ärmeren Klassen befolgt werden, welch unsauberen Verbandmaterials man sich bedient, ist jedem Arzte bekannt" (O. BEUMER).

1884—1889 wird der Tetanusbacillus von A. NICOLAIER und SH. KITASATO, 1890 das Tetanustoxin von E. BEHRING entdeckt.

1887/88 weisen O. BEUMER und E. PEIPER im Nabel Neugeborener, die an Tetanus gestorben waren, Tetanusbacillen nach und führen die aseptische Nabelpflege ein. Daraufhin verschwindet der Tetanus der Neugeborenen.

Geschlechtskrankheiten

PARACELLSUS erklärte 1530 Lues und Gonorrhoe für Erscheinungen der gleichen Krankheit. 1777 spricht sich J. CL. TODE gegen die Einheit beider Krankheiten aus; 1838 wird die endgültige Trennung durch PH. RECORD herbeigeführt.

1927 wird das Reichsgesetz zur Bekämpfung der Geschlechtskrankheiten erlassen; Jeder Geschlechtskranke ist verpflichtet, sich von einem Arzte behandeln zu lassen. Die Eheschließung ist nur erlaubt, wenn die Ausheilung der Geschlechtskrankheit ärztlich festgestellt ist.

Lues

J. CATANEUS DE LUCUMARCINO in Genua beschreibt 1516 die Übertragbarkeit des Morbus gallicus während des Stillens von der Amme auf das Kind und umgekehrt. Er warnt davor, den Kindern Ammen zu geben, die mit dieser Krankheit behaftet sind, wenn sie nicht aufs beste geheilt sind. Sie sollen möglichst überhaupt nicht stillen. PARACELSUS: „Hieraus entspringen die franzosen, so erblich im blut oder von aussen an anderen leuten mögen zugefügt werden." (Vom Ursprung der Franzosen, 2. Buch). „So ist das hernach folgent die hauptregul, dass die franzosen alein entspringen aus unkeuschheit, hernach folgent auch erblich" (Chirurgiae liber tertius, etwa 1537).

Aus vorliegenden Zahlenangaben läßt sich schätzen, daß im Jahre 1807 im Pariser Findelhaus etwa 400 von 4600 Neuaufnahmen (8,7%) an (manifester) Lues litten.

1796 schreibt FR. B. OSIANDER: „Das Übel (Lues) zeigt sich bei Erwachsenen an heimlichen Orten, durch Eiterflüsse und Urinbrennen, schmerzhafte Geschwüre und Gewächse und verbreitet sich von da oft schnell in den Hals und die Nase, zerfrißt das Zäpfchen und den Nasenknochen, macht die Menschen unfähig, deutlich zu reden, erregt heftige, beißende, abschuppende, grünlich-eiternde Ausschläge und hohe Gewächse im Gesicht, in Stirne vorzüglich, am Munde, Hals, an den Brüsten und endlich über den ganzen Körper; und wenn das Übel aufs Höchste gekommen ist, so werden auch die Knochen mürbe, brüchig und wie von Würmern zerfressen. Bei Kindern zeigt es sich auf dieselbe Weise."

1837 stellen A. COLLES und 1840 BEAUMÈS das „Gesetz" auf, nach dem sich die Übertragung der Lues vom Kind auf die Mutter regeln soll: Die von der Empfängnis her gesunde Mutter erwirbt durch die Schwangerschaft mit einem vom Vater her luischen Kinde eine Immunität gegen Lues. Die Fassung von PHILIPP (1928) definiert richtiger: Ein Kind mit angeborener Lues kann seine Mutter nicht mehr anstecken, weil sie selbst luisch ist. 1865 stellt PROFETA das nach ihm benannte „Gesetz" auf, nach dem sich die postnatale Übertragung der Lues von der Mutter auf das Kind regelt. Hier lautet die Fassung von PHILIPP: Eine luische Mutter steckt ihr (scheinbar) gesundes Kind nicht an; das Gesetz gilt nur so weit, als die Kinder selbst an latenter Lues leiden.

Als erster beschreibt A. BEDNAR 1856 die später mit Unrecht nach PARROT (1871/72) benannte Lähmung der Glieder bei angeborener Lues:

„Als eine besondere Erscheinung im Laufe dieser Krankheit muß die Parese der Extremitäten erwähnt werden. Denn man findet sehr häufig alle Extremitäten, oder häufiger nur die Arme mit schlaffen Muskeln und sehr träger spontaner Bewegung, so daß oft die Arme gleichsam paralysiert daliegen, und nur die Finger sich spontan bewegen. Dabei sind häufig die Schultern in die Höhe gehoben, der Kopf nach rückwärts gezogen und das Kind äußert durch sein Geschrei bei der Bewegung des Halses und der Extremitäten einen bedeutenden Schmerz."

Die zugrunde liegende Osteochondritis wird 1870 von C. Wegner erkannt. 1858/1860 nennt J. Hutchinson als Zeichen angeborener Lues: besondere Zahnbildung, „Keratitis scrofulosa" und Taubheit. Die Bezeichnung „Hutchinsonsche Trias" stammt von A. Fournier (1886).

1905 entdecken Fr. Schaudinn und E. Hoffmann in der Spirochaeta pallida den Erreger der Lues.

1906 führen A. Wassermann, A. Neisser und C. Bruck die Wassermannsche Reaktion ein.

Es heilen die Lues P. Uhlenhut mit organischen As-Präparaten, 1910 P. Ehrlich und S. Hata mit Salvarsan.

Gonorrhoische Blennorrhoe der Neugeborenen

Lazarus Riverius berichtet 1646 von einem Neugeborenen, das an „Oculorum inflammatio cum sordibus" 3 Monate lang litt und schließlich geheilt wurde. V. Kräutermann (1740) beschreibt zum ersten Male das Krankheitsbild: Von Entzündung der Augen. „Wann wider Willen Thränen fließen, die Kinder (Neugeborene) kriegen böse Häupter und das gantze Auge, oder wohl alle beyde, werden zugleich entzündet... worauf leichtlich eine völlige Blindheit erfolgen kann." Als Ursache gelten: Beißende Schärfe und stockendes Geblüt in den Augen, kalte oder heiße Luft und hitzige Ammenmilch.

1750 erkennt S. Th. Quellmalz, Leipzig, den Zusammenhang zwischen der Augenerkrankung und dem weißen Fluß der Mütter. Diese Erkenntnis wird wiederholt bestätigt.

Verheerend wirkt die Ophthalmie in den Findelhäusern und Entbindungsanstalten, wo oft 10%, manchmal noch bedeutend mehr der Neugeborenen erkrankten.

„Die Augenentzündung der Neugeborenen kostet nicht nur vielen Kindern und Ammen die Augen, sondern einer großen Zahl von Findlingen das Leben. Jährlich sollen gegen 50 Ammen und mehrere hundert Kinder daran erkranken, von welchen immer viele gänzlich erblinden und nicht weniger atrophisch sterben" (J. Fr. Osiander 1817 über die Wiener Findelanstalt).

„Jedes einzelne an Ophthalmie erkrankte Kind erfordert eine besondere Wärterin, welche ununterbrochen Tag und Nacht mit dem Kinde zu schaffen hatte mit dem Reinigen der Augen, Einträufelungen, Eisumschlägen und den übrigen gewöhnlichen Dienstleistungen; die Krankheit schleppte sich bei einigermaßen heftigem Auftreten mindestens 2—3, oft 4 und mehr Wochen hinaus, verlängerte also die Verpflegungszeit der Mutter des Kindes um ebenso viele Wochen. So sammelte sich häufig eine ganze Reihe älterer und frischer Fälle, welche schließlich wegen Mangel an Raum die völlige Isolierung unmöglich machten. Dazu kommt die ewige Sorge um die Weiterverbreitung der Krankheit..." (Credé, 1886).

In den Blindenanstalten war die Augenentzündung der Neugeborenen bis zum 3. und 4. Teil, ja bis zur Hälfte die Ursache der Erblindung.

1879 entdeckt A. Neisser die Gonokokken.

1881 verhütet C. S. Credé, Leipzig, die gonorrhoische Blennorrhoe durch Einträufelung einer Silbernitratlösung.

Den Erfolg zeigt die nachstehende Tabelle.

Gonorrhoische Blennorrhoe der Neugeborenen ((in der Leipziger Univ.-Frauenklinik, nach Credé, ergänzt)

Jahr	Zahl der Lebend-geborenen	Erkran-kungen	% der Lebend-geborenen
1874	323	45	13,6
1875			12,9
1876			9,1
1877			8,3
1878			9,8
1879	398	36	9,2
Einführung der Credéschen Einträuflung			
1880 (7 Monate)	211	1	0,49
1881	400	1	0,25
1882	418	2	0,49
1947—1957	36519	3	0,008

Tuberkulose, Skrofulose

HIPPOKRATES hat an verschiedenen Stellen seiner Werke — BOCHALLI hat sie zusammengefaßt — über Ursache, Erscheinungen, Verlauf und Behandlung der Phthise gesprochen. Die Anlage dazu erklärt er für erblich. Er kennt bereits die Höhlenbildung in den Lungen, die Beteiligung des Kehlkopfes und — besonders gefährlich — des Darmes. Die Behandlung besteht in Regelung der Lebensweise und der Kost sowie in Bädern.

„Die dritte, bei weitem gefährlichste Form der Abzehrung (Tabes) wird von den Griechen Phthisis genannt. Sie nimmt gewöhnlich im Kopf ihren Ursprung und teilt sich von dort aus den Lungen mit. Hieraus entsteht Verschwärung und ein gelindes schleichendes Fieber, das bald wegbleibt, bald wiederkommt. Dabei ist häufig auch Husten vorhanden; es werden Eiter und etwas Blutiges ausgeworfen" (CELSUS).

Ausgezeichnet beschreiben ARETAEUS die phthisische Abzehrung des Körpers und die Lungenblutung, sein Zeitgenosse GALEN die Ansteckungsfähigkeit der Schwindsucht: „Es ist gefährlich, mit Personen einen genauen Umgang zu haben, die mit der Schwindsucht behaftet sind."

Das von CELSUS eingeführte Wort Tuberculum bedeutete nach VIRCHOW: Balggeschwulst, Knochenauswuchs, Kondylom und Furunkel, also etwas ganz anderes als heute.

1650 entdeckt FRANZISKUS DE LE BOË, genannt SYLVIUS, Leyden, die Tuberkel in unserem Sinne und beschreibt sie als größere oder kleinere, drüsenartige Tubercula in den Lungen. Die Phthise wird nach ihm durch die ansteckende Atemluft der Phthisiker übertragen.

Das klinische Bild der tuberkulösen Meningitis wird 1768 von P. WHYTT dargestellt. Von PERCIVAL POTT (1779) stammt die Beschreibung der tuberkulösen Spondylitis.

1796 beschreibt FR. B. OSLANDER unter „Rachitis" die Knochentuberkulose der Kinder:

„Bey andern werden die Knochen nicht krumm, aber faulig; ein Gelenk am Finger oder die Mittelhand oder der Ellbogen oder das Knie oder die Hüfte oder der Vorfuß oder das Rückgrat fangen an zu schwellen. Gewöhnlich mutmaßt man alsdann, die Kindermagd habe das Kind fallen lassen, den Fuß oder den Arm verzogen, und fängt an, auf den Rat eines Barbierers, Afterarztes oder alten Weibes zu schmieren, zu schindeln, zu bepflastern, binden oder schnüren; und dadurch wird nun vollends der Grund zum baldigen offenbaren Beinfraß, Beinfresser oder Winddorn gelegt. Die Geschwulst wird rot, bricht endlich mit einer ganz kleinen Öffnung auf, und es fließt eine Jauche heraus... Endlich schieben sich abgefaulte Splitter vom Knochen heraus, die ausfließende Materie stinkt abscheulich, und ein beständiges Zehrfieber hält das unglückliche Kind in einem fortlaufenden schwachen und elenden Zustand. Bey diesem Fliessen kann der Mensch zwanzig bis dreyssig Jahr alt werden, und ist er im Anfang übel behandelt oder versäumt worden, so ist der Schaden selten mehr aus dem Grunde heilbar."

Die früher weitverbreitete Skrofulose hieß in England und Frankreich die „Königskrankheit"; glaubte man doch, Gott habe den Königen die Fähigkeit verliehen, die Krankheit durch Berührung zu heilen.

1830 oder 1832 prägt SCHÖNLEIN im Anschluß an die Skrofulose den Ausdruck Tuberkulose.

Die Übertragbarkeit der Tuberkulose auf Tiere wird 1843 von PH. FR. KLENCKE und 1865 von J. A. VILLEMIN nachgewiesen.

„Keine Krankheit ist so bestimmt erblich als die Tuberkulose... Ich vermute fast, sie ist die einzige und allein wahre Ursache der Dyscrasie. Deshalb ist die Krankheit nicht zu verhüten, man kann sich nur bemühen, einen möglichst milden Verlauf zu erzielen" (A. VOGEL, 1860).

Die Beziehungen der Skrofulose zum Impetigo, zu Ekzemen usw. bleiben noch lange umstritten. In den Findelanstalten und Kinderkrankenhäusern leidet bis zur Hälfte aller Kinder und mehr an Skrofulose.

„Die Skrofulose ist bekanntermassen eine von den Krankheiten, die am schwersten auf der Bevölkerung lasten, und zwar nicht nur durch die Rolle, die sie bei der Sterblichkeit spielt, sondern auch durch das lange Siechtum, die Arbeitsunfähigkeit und die dauernde Schwäche, die sie herbeiführt" (BERGERON, 1867).

1876 beschreibt J. PARROT die gesetzmäßige Abhängigkeit der tuberkulösen Lymphknotenerkrankung von einem zugehörigen, oft sehr kleinen Lungenherd.

Robert Koch entdeckt 1882 den Tuberkelbacillus, 1890 das Tuberkulin. Die Tuberkulose verbreitet sich nach G. Cornet (1888) durch Staubinfektion, nach C. Flügge (1897) durch Tröpfcheninfektion und nach E. von Behring (1903) durch die Milch.

1895 eröffnet K. Röntgen durch die Entdeckung der nach ihm benannten Strahlen neue Wege zur Erkenntnis und Behandlung der Tuberkulose.

Cl. von Pirquet prägt 1906 für die veränderte Reaktionsfähigkeit des Tuberkulösen gegenüber dem Tuberkulin die Bezeichnung „Allergie" und gibt 1907 die Tuberkulinreaktion bekannt.

Die Skrofulose besteht nach A. Czerny (1909) in der Tuberkulose exsudativer Kinder und heilt daher unter entsprechender Ernährungsbehandlung.

Karl Ernst Ranke (1916—1919) bringt das immunbiologische Geschehen bei Tuberkulose in Zusammenhang mit den pathologisch-anatomischen Befunden und teilt den Verlauf in drei Stadien: Primärkomplex, Generalisation und isolierten Organbefall. Spätere Erkenntnisse zeigen, daß die Rankesche Stadienlehre dem wechselvollen pathologischen und klinischen Geschehen nur teilweise gerecht wird.

L. Aschoff (1929) spricht von einer Periode des Primär- und des Reinfektes, eine Einteilung, die von vielen anerkannt wird.

1919 beschreiben H. Kleinschmidt, 1920 H. Eliasberg und W. Neuland (Klinik Czerny) die große rückbildungsfähige Lungenverschattung (Epituberkulose). 1935 weist K. Rössle pathologisch-anatomisch nach, daß es sich hierbei um Atelektasen handelt, bedingt durch Verlegung des zugehörigen Bronchus infolge Schwellung der tuberkulösen Drüsen oder des Primärherdes.

Tendeloo (1925) und Schmincke (1926) prägen den Begriff der kollateralen Entzündung; diese wird durch Simon und Redeker (1930) für die Kindertuberkulose erforscht.

1924 beschreibt H. Assmann beim Erwachsenen den infraclaviculären Schattenherd als Folge einer frischen Tuberkuloseinfektion, wofür Redeker 1925 die Bezeichnung „Frühinfiltrat" vorschlägt.

1926 empfiehlt A. Calmette die Schutzimpfung mit abgeschwächten, aber lebenden bovinen Tuberkelbacillen.

Die Sonnenbehandlung der chirurgischen Tuberkulose wird durch O. Bernard in Samaden 1902 und durch Aug. Rollier (1903) in Leysin begründet.

1899 errichtet Pütter in Halle/S. die erste deutsche Fürsorgestelle für Tuberkulöse. 1923 wird das Gesetz zur Bekämpfung der Tuberkulose erlassen.

1798 beschreibt Robert Villan das Erythema nodosum. Ein enger Zusammenhang mit Tuberkulose wird von J. Uffelmann 1872 angenommen und von R. Pollak 1912 mit Hilfe der Tuberkulinreaktion bestätigt.

Alte Volksbräuche

Am längsten hat sich die magische Medizin (S. 27) in den Kinderstuben erhalten. Nach J. Grimm (1876) ging ein Teil der heidnischen Lehre auf weise Männer und Frauen über, die sich durch Beibehaltung abergläubischer Gebräuche und Mißbrauch wirklicher Heilmittel den Ruf der Zauberei zuzogen. Für klug und arzneikundig galten vor allem Schäfer, Hirten und Jäger. Überwiegend aber fiel die alte Heilkunde — wie die Hexerei — alten Frauen zu, die sich auf das Beten, Streichen, Gießen und Segnen verstanden.

So sind in vielen Jahrhunderten gerade die Kinder nicht von Ärzten behandelt worden:

„Selbst in den höheren Ständen herrscht der Glaube, daß die Ärzte bei den Krankheiten der Kinder wenig oder gar nichts tun könnten... Fast jede Stadt und Gegend wird Beispiele aufstellen, wie leicht alte Weiber, Hebammen, Hirten, Scharfrichter, Apotheker und andre zur Ausübung der ärztlichen Kunst nicht befugte Personen sich das allgemeine Vertrauen erwerben, in Behandlung kranker Kinder vorzügliche Geschicklichkeit zu besitzen... Die Pfuscherei treibt ihr Unwesen mit Brech- und Purgiermitteln, mit narkotischen Substanzen und sehr wirksamen Drogen, die man sorglos von Hebammen, Hirten und Apothekern verordnen läßt" (Hecker, 1805).

Das älteste Denkmal deutscher Sprache überhaupt bilden die Merseburger Zaubersprüche aus dem 9. Jh. n. Chr. zum Blutstillen und zum Befreien Gefangener.

Zaubersprüche

Manche Segenssprüche, die noch heute in unseren Kinderstuben gebräuchlich sind, enthalten vorchristliches Gedankengut, das sich durch mündliche Überlieferung bis in unsere Zeit gerettet hat. So gibt BÖHME (1897) folgenden Spruch wieder:

„Heile, heile, heile!
Das Kätzchen lief zum Berg nan
Und als es wieder runter kam,
War alles wieder gut".

Die Katze galt als Holdas Tier und war auch den Holda begleitenden Hexen eigen.

In anderen Sprüchen sind die Anklänge geschwunden, so in dem heute noch gebräuchlichen Reim, wenn sich das Kind gestoßen hat. Die Mutter bläst auf die schmerzende Stelle und spricht:

„Heile, heile, Segen,
Morgen gibt es Regen,
Übermorgen Sonnenschein,
Wird sich unser Kindchen freuen!"

Eifrige Sammler wie ROCHHOLZ (1857) haben uns eine Fülle von Reimen und Sprüchen aufbewahrt, die vom Volke gläubig angewandt wurden und werden. Beim Zahnen, beim Blutstillen, gegen Wundwerden, Gelbsucht, Warzen, Bezauberung, Schluckauf und viele andere Krankheiten gab es uralte Sprüche, an deren Wirkung man fest glaubte, und die zumeist die Kunst des Arztes ersetzen mußten.

Im Jahre 1872 berichtet K. MAJOR über verbreitete „sympathetische Kuren" bei Kindern: Sie werden nicht durch Arzneimittel, sondern durch geheimnisvolle Kräfte ausgeführt, die nicht notwendig mit dem Kranken in unmittelbare Berührung kommen müssen. Als wirksam denkt man sich eine Sympathie des Menschenkörpers mit Geistern, andern Menschen, Tieren, Pflanzen, Steinen usw. oder eine geheimnisvolle Wechselwirkung zwischen dem Menschen und gewissen Gegenständen. So hängt man dem Kinde Amulette oder Talismane um, beobachtete gewisse Konstellationen oder wirkt mit Gegenständen, Besprechungen oder Gebeten auf entfernte Körper. Vor allem kommt es darauf an, in dem Kranken den festen Glauben an die Wirksamkeit des Mittels zu erwecken. Behandelt werden Geisteskrankheiten, Epilepsie, Wechselfieber, Leberkrankheiten, Entzündungen (Rose), Wassersucht, Krebs und chirurgische Krankheiten.

Die Sympathie als Heilmittel zählte 1872 unter allen Ständen, den Gebildeten wie Ungebildeten, ihre Gläubigen. So kann man durch alle Schichten, von den Palästen bis in die Hütten der Armen, viele Mütter finden, die ihren Säuglingen Gegenstände anhängen, um ihnen das Zahnen zu erleichtern.

Noch heute tragen kleine Mädchen gerne eine Kette roter Korallen. Niemend denkt mehr daran, daß diese Korallen, innerlich als Pulver oder äußerlich als Halskette verwendet, ein Mittel gegen das „Beschreyen der Kinder" gebildet haben.

Eine jede Mutter weiß heute noch, daß die Wäsche eines männlichen Säuglings mit blauen, eines weiblichen mit roten Farben zu schmükken ist. Ihr ist allerdings nicht mehr bekannt, daß damit ursprünglich die bösen Geister abgewehrt wurden. Die Sitte, zu dem gleichen Zwecke die Wiege mit einem Drudenfuß (Fünf- oder Sechseck) zu versehen (Abb. 5) ist mit der Wiege verschwunden.

Hexenwesen

Der uralte Hexenglaube hat die medizinischen Schriften des Altertums kaum beeinflußt. Das änderte sich aber, als am Anfang des Mittelalters eine neue Heilkunde entstand. Zu dem vielen, was sie aus dem Glauben des Volkes übernahm, gehörte auch die Vorstellung, daß Krankheiten durch Verhexung entstehen können.

Papst Innocenz VIII. verbot im Jahre 1484 in seiner Bulle „Summis desiderantes" die Zauberkünste. Er hielt die den Hexen zugeschriebenen Künste wenigstens teilweise für erwiesen, führte Krankheiten der Menschen und Tiere, Mißernten usw. auf ihr Wirken zurück und beklagte es, daß viele Christen unter Mißachtung ihres Glaubens durch Zaubersprüche, magische Reime, Verwünschungen und andre teuflischen Künste schweren Schaden stifteten. Um diesem ketzerischen Unwesen zu steuern, ernannte die Bulle die „beiden geliebten Söhne", die Dominikanerpater HEINRICH INSTITORIS und JACOB SPRENGER zu Inquisitoren in Oberdeutschland mit weitgehenden Vollmachten gegen jedermann. Die beiden Inquisitoren veröffentlichten 1487 den „Hexenhammer", eine Anweisung für Hexenrichter, die Jahrhunderte hindurch viel benutzt wurde. Es galt, von den Angeklagten auf der

Folter Geständnisse und die Namen von Mitschuldigen zu erpressen, so daß sich die Verfolgungen immer weiter ausdehnten. Wer trotz der schwersten Folterung nicht gesteht, der ist „mit der Hexenkunst der Verschwiegenheit infiziert". Die Hexe erlangt sie dadurch, daß sie ein Neugeborenes tötet, brät und einäschert. Wenn sie davon etwas mit sich trägt, so kann sie ihr Verbrechen nicht gestehn (2, 37; 3, 94).

Dem Hexenhammer gilt es als selbstverständlich, daß auch Kinder verhext werden, ja daß sie selbst hexen können. Hexen sind, wie aus ihren Geständnissen hervorgeht, so zahlreich, „daß es kein Dörflein gibt, wo sie sich nicht finden (3, 212). Sie weihen das Neugeborene den Dämonen, indem sie es aus der Kammer herausnehmen, als ob die es wärmen wollten, in die Höhe heben und Luzifer und allen Dämonen weihen" (2, 138).

Auch Martin Luther hat an Wechselbälge und Hexen von Kind an geglaubt: Die Hexen gehen mit dem Teufel ein Bündnis ein und machen die Menschen durch Zauberei blind, lahm und sonst krank (1518). In einem lateinischen Kommentar zum Galaterbrief (1518) meint er, daß die Hexen durch den bösen Blick Kinder bezaubern und krank machen können. 1534 spricht er von den Zauberern und Teufelshuren, so die Milch stehlen oder die Kinder in der Wiege verwandeln" (vorstehende Angaben nach N. Paulus, 1910).

So sind denn in katholischen und protestantischen Ländern viele Hexen verbrannt worden. „Im Anfang des großen (sechzehnten) Jahrhunderts hat das deutsche Volk so eifrig seinen Gott gesucht, am Ende des Jahrhunderts war der Teufel am mächtigsten" (G. Freytag).

1596 berichtet der lothringische Geheimerrath und Oberrichter Nikolaus Remigius, er habe in 16 Jahren 800 Hexen zum Tode verurteilt, sich aber eine Schwachheit vorzuwerfen. Er habe nämlich 7jährige Kinder, die sich am Hexentanz beteiligt hatten, dreimal um den Platz, wo ihre Eltern verbrannt waren, mit Ruten herumhauen lassen. Auch sie hätten den Tod verdient (Soldan-Heppe I, 475). Eine 1659 in Bamberg mit bischöflicher Genehmigung gedruckte Schrift meldet, daß der Bischof 600 Hexen hatte verbrennen lassen. „Es sind etliche Mägdlein von sieben, acht, neun und zehn Jahren unter diesen Zauberinnen gewesen, deren zwey und zwanzig sind hingerichtet und verbrannt worden, wie sie denn auch Zetter über die Mütter geschrien, die sie solche Teufels-Kunst gelehrt haben" (Soldan-Heppe II, 5).

Über eine Hexenverfolgung aus den Jahren 1661—1664 hören wir: Der Hebamme zu Lindheim wurde auf der Folter das Geständnis abgepreßt, sie habe das Kind, das eine Ehefrau tot geboren hatte, umgebracht. Sechs Personen mußten auf der Folter gestehn, sie hätten die Leiche des Kindes ausgegraben und daraus eine Hexensalbe bereitet. Obgleich die Leiche ausgegraben und unversehrt gefunden wurde, sind die Eingesperrten als Hexen verbrannt worden (Soldan-Heppe II, 84).

In Dalekarlien (Schweden) fand 1669 eine furchtbare Hexenverfolgung statt: Mehrere Kinder waren in Krämpfe und Ohnmachten gefallen und hatten hinterher von einem Hexensabbat erzählt, an dem sie teilgenommen hätten. Daraufhin wurden viele Frauen verhaftet und 300 Kinder verhört. Diese machten die unglaublichsten Aussagen über den Teufel, die Hexensalbe und die wildesten Ausschweifungen. Die Eltern erzählten, daß die Kinder nachts in ihren Armen oder Betten gelegen hätten, wenn sie des Morgens von ihren Fahrten berichteten. Das Gericht suchte den Sachverhalt mit der Folter zu klären und verbrannte schließlich 84 Erwachsene und 15 Kinder; 128 Kinder wurden ein Jahr lang allwöchentlich einmal an den Kirchentüren ausgepeitscht, 20 der Kleinsten nur an drei aufeinanderfolgenden Tagen (Soldan-Heppe II, 172).

Viele Ärzte wie z.B. der Spanier Luiz de Mercado (S. 8), der Engländer Sir Thomas Browne (S. 9) und der Deutsche Storch (S. 10) haben Kinderkrankheiten auf Hexen zurückgeführt.

In England wird 1715 die letzte Hexe, und zwar eine Mutter mit ihrer 9jährigen Tochter, gehängt. Das letzte gerichtliche Opfer des Hexenglaubens auf deutschem Sprachgebiet fällt 1782 in Glarus (Schweiz). Aus dem Urteil sei folgendes wiedergegeben:

„Die hier vorgeführte bereits 17 Wochen und 4 Tage in Arrest gesessene, die meiste Zeit mit Eisen und Banden gefesselte arme Übelthäterin... hat laut gütlich und peinlichem (auf der Folter) Untersuchen bekennet, daß sie ... zu dem Schlosser ... gegangen sey, um von selbem zu begehren, daß er ihr etwas zum Schaden des Herrn Doctors zweytältestem Töchterli Anna Maria, dem sie übel an sey, geben möchte, in der bekannten äußerst bösen Absicht, das Kind elend zu machen oder daß es zuletzt vielleicht daran sterben müßte... Auf welches sie ein ... verderbliches Leckerli dem bemelten Töchterli Anna Marie beigebracht habe.“ Ihr Mitschuldiger sollte ihr gesagt haben, „es werde Guffen, Eisendraht, Häftli und dergleichen Zeugs von dem Kinde gehen, welches auch leider zum Erstaunen auf eine unbegreifliche Weise geschehen, wodurch das unschuldige Töchterlein fast 18 Wochen lang auf jammervollste Weise zugerichtet lag... Was in so langer Zeit das elende Töchterli seinen geliebten Eltern für Mühe, Kosten, Kreuz und Kummer verursacht hat, ist zum Erstaunen groß, indem laut eydlichem Zeugniß der Eltern und anderer dabey gewesenen Ehrenleute in etlichen Tagen über 100 Guffen von ungleicher Gattung, 3 Stückli krummen Eisendraht, 2 gelbe Häftli und 2 Eisennägel aus dem Mund des Töchterleins unbegreiflicher Weise gegangen sind... Wann nun ... vorbemeldetes schweres Verbrechen ... betrachtet, die fast 18 Wochen lang unbeschreiblich fürchterliche, unerhörte Krankheit ... nebst der von eben dieser Übelthäterin bezeigten außerordentlichen und unbegreiflichen Kunstkraft ... derowegen ... abgeurtheilet wurde: daß diese arme Übelthäterin als eine Vergifterin zu verdienter Bestrafung ihres Verbrechens und Andern zum eindruckenden Exempel dem Scharfrichter übergeben ... durch das Schwerd vom Leben zum Tod hingerichtet und ihr Körper unter den Galgen begraben werden“ (SOLDAN-HEPPE II, 327).

Bett, Kleidung

Ursprünglich trug die Mutter ihr Kind den ganzen Tag mit sich herum und nahm es nachts in ihre Lagerstelle, wie es noch heute viele Völker und auch Menschenaffen tun. Im Bette seiner Mutter läuft das Kind Gefahr, von ihr im Schlaf erdrückt oder erstickt zu werden. Das Allgemeine Landrecht für die preussischen Staaten (Ausgabe 1817) bestimmte §§ 738 und 739: „Mütter und Ammen sollen Kinder unter zwey Jahren bey Nachtzeit nicht in ihre Betten nehmen, und bey sich oder andern schlafen lassen. Die solches tun, haben nach Bewandniß der Umstände und der dabey obwaltenden Gefahr Gefängnißstrafe oder körperliche Züchtigung verwirkt.“

Wiegen der verschiedensten Art sind wohl bei allen Völkern gebräuchlich. So bildeten auch in Deutschland Wiegen und Wiegenlieder eine Zierde der Volkskunst. Dann aber erklärte die Wissenschaft die Wiegen für ungesund.

Kinderwagen wurden gegen Ende des 19. Jahrhunderts in England gebräuchlich. Von hier aus verbreiteten sie sich rasch, wurden aber anfangs von den Fußgängern, die sich durch ihn behindert fühlten, empört abgelehnt.

Enges Wickeln der Säuglinge wurde schon von SORANOS empfohlen und ist lange Zeit selbstverständlich gewesen (Abb. 15).

ROUSSEAU wandte sich im „Émile“ scharf dagegen, weil das enge Wickeln den Kindern jede Bewegungsfreiheit raubt.

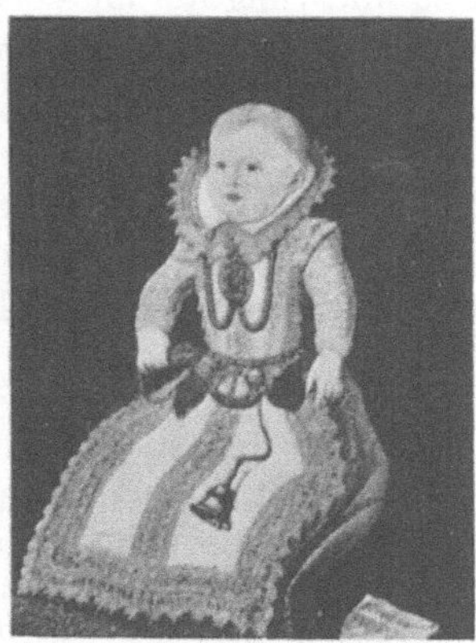

Abb. 15. Säugling, in spanische Tracht eingeschnürt (JUAN PANTOJA DE LA CRUZ, 1551—1609)

„Neugeborene Kinder wurden nach herkömmlicher Gewohnheit gleich nach der Geburt grausam mißhandelt, mit Leinenzeug fest eingewickelt, die Arme mit Windeln umschlungen, so daß sie sich nicht bewegen konnten. Dieses Verfahren hat viel Übel herbeigeführt“ (FRÖLICHSTAL, Wien 1845).

Noch um 1900 wurde selbstverständlich das „Wickelkind“ auf der Wickelkommode gewickelt und in das Wickelkissen gesteckt. Erst die wissenschaftliche Säuglingsheilkunde hat es befreit.

Erkältung

Die Erkältung spielt als Krankheitsursache zwar nicht mehr in der Wissenschaft, aber noch immer bei den meisten Müttern und vielen Ärzten eine überaus wichtige Rolle. Einsichtige Ärzte haben sich schon lange dagegen gewandt.

„Ich sah eine Menge Bauernkinder, welche halbnackend im Schnee wateten und so gesund und munter aussahen wie ihre Väter, die vor dem Dorfe standen und ihren mutwilligen Spielen zuschauten. Unterdessen kam vor dem Dorf ein zugemachter Wagen vorbeigefahren, worin ein Herr mit einer vornehmen Dame saß, welche zwei artige Kinder in Pelz gehüllt bei sich hatte, die aber ebenso wie die Herrschaft selbst mager und blaßgelb aussahen. Als der Wagen dahin kam, wo die alten Bauern standen, hielt er stille, und der Herr, welcher darinnen saß, fragte die Dorfschaft, ob das ihre Kinder wären, die da spielten. „Ja, Herr", antwortete der Älteste unter ihnen, „sie machen sich da ein wenig lustig." „Ihr Unmenschen" antwortete der Herr im Wagen, „liegt euch an euren Kindern nicht mehr, als daß ihr sie so mutwillig um ihr Leben und um ihre Gesundheit bringt? Ist es wohl Wunder, wenn sie Schnupfen, Husten und Catarrhalfieber bekommen?" „O", antwortete der Bauer, „unsere Kinder sind immer gesund und können alles ausstehen, aber die Kinder da in dem Wagen sollen wohl den Guckkuck nicht oft mehr rufen hören." „Ja," sagte der Herr, „daraus seht ihr denn, was die gute Pflege tut, sonst würden sie längst gestorben sein." „Die Arbeit taugt nicht", erwiderte der Bauer, „unsere Kinder brauchen keine Pflege, weil sie von uns herstammen, die wir auch ohne Pflege groß geworden sind..." (Der Arzt, 2. Aufl., 2. Teil, Hamburg 1762, S. 354).

Dagegen A. JACOBI (1882) im Gerhardtschen Handbuch der Kinderkrankheiten (1, 2, S. 152): „Junge und ältere Kinder bei kaltem Wetter mit nackten Knien hinauszuschicken, ist einfach verbrecherisch."

Literatur

BABONNEIX, L.: La médecine des enfants. P. NOBÉCOURT et L. BABONNEIX, Traité de médicine des enfants, vol. 1, p. 59. Paris 1934.

BOKAY, J. VON: Geschichte der Kinderheilkunde. Berlin 1922.

BRÜNING, H.: Geschichte der Methodik der künstlichen Säuglingsernährung. Stuttgart 1908.

— Geschichtliches. H. BRÜNING und E. SCHWALBE, Handbuch der allgemeinen Pathologie und pathologischen Anatomie des Kindesalters, Bd. 1, S. 1. Wiesbaden 1912.

— Geschichte der Kinderheilkunde. M. v. PFAUNDLER und A. SCHLOSSMANN, Handbuch der Kinderheilkunde, 3. Aufl., Bd. 1, S. 1. Leipzig 1925; 4. Aufl. 1931.

GARRISON, F. H.: History of pediatrics. Abt, Pediatrics, vol. 1, p. 1. Philadelphia and London 1923.

HENNIG, C.: Geschichte der Kinderkrankheiten. In: C. GERHARDT, Handbuch der Kinderkrankheiten, Bd. 1, S. 1. Tübingen 1877; 2. Aufl. 1881.

PEIPER, A.: Chronik der Kinderheilkunde, 3. Aufl. Leipzig 1958. (Dort das hier nicht angeführte Schrifttum.)

RUHRÄH, J.: Pediatrics of the past. New York 1925.

SIGERIST, H. F.: A history of medicine, vol. 1. Oxford 1951.

STILL, G. FR.: The history of paediatrics. London 1931.

B. Physiologie und Pathologie der Entwicklung

Wachstum und körperliche Entwicklung

W. LENZ, Münster

Allgemeine Gesichtspunkte zur Registrierung, Verarbeitung und Beurteilung von Wachstumsdaten

Allgemeines über Wachstum. Definitionen. Geschwindigkeit und Beschleunigung

Das Wachstum eines Körpers oder Körperteiles läßt sich vereinfachend beschreiben, indem man Längen- oder Gewichtsmaße in regelmäßigen Zeitabständen feststellt und tabellarisch oder graphisch wiedergibt. Originalzahlen sollten dabei durch Kurven nie ersetzt, allenfalls zur besseren Anschauung ergänzt werden. In der Tabelle 1 sind Ergebnisse von Körperhöhenmessungen, die DE MONTBEILLARD von 1759—1777 jährlich bei seinem Sohn vorgenommen hat, wiedergegeben.

Tabelle 1. *Körperlänge des Sohnes von* DE MONTBEILLARD. (Nach BUFFON: Histoire naturelle)

Alter (Jahre)	Körperhöhe (cm)	Geschwindigkeit (cm/Jahr)	Beschleunigung (cm/Jahr²)
0	51,4	>51,4	—
1	73,1	21,7	<−29,7
2	90,0	16,9	−4,8
3	98,8	8,8	−8,1
4	105,2	6,4	−2,4
5	111,7	6,5	+0,1
6	117,8	6,1	−0,4
7	124,3	6,5	+0,4
8	130,8	6,5	±0,0
9	137,0	6,2	−0,3
10	141,9	5,1	−0,9
11	146,4	4,5	−0,6
12	149,9	3,5	−1,0
13	155,3	5,4	+1,9
14	162,9	7,6	+2,2
15	175,0	12,1	+4,5
16	180,0	5,0	−7,1
17	184,6	4,6	−0,4

Man kann das Wachstum als einen Bewegungsvorgang auffassen und Längen- und Gewichtsmaße als Distanzen vom Nullpunkt verstehen. Bei einer Bewegung interessiert vor allem die *Geschwindigkeit*, d. h. der Distanzzuwachs in der Zeiteinheit. Um Mißverständnisse zu vermeiden, sollte man sich klarmachen, daß wir die Geschwindigkeit und nicht die Distanz meinen, wenn wir von Wachstum sprechen. Die Schulkinder sind heute zwar im Durchschnitt um 5—10 cm größer als die Schulkinder gleichen Alters vor 50 oder 100 Jahren, sie wachsen aber nicht schneller, als damals die Schulkinder gewachsen sind (s. S. 94f.). Sie sind größer, weil sie im Säuglings- und Kleinkindalter schneller gewachsen sind.

Die Geschwindigkeit des Längenwachstums ist am größten im Uterus, sie nimmt dann etwa 3 Jahre lang kontinuierlich ab, hält sich weitere 8 Jahre lang ungefähr auf dem gleichen Niveau und nimmt vorübergehend in der Pubertätszeit wieder zu. Die Veränderung einer Geschwindigkeit in der Zeiteinheit heißt *Beschleunigung*. In der vierten Spalte der Tabelle 1 ist die Beschleunigung eingetragen, die vorwiegend mit negativem Vorzeichen, also als Verlangsamung der Wachstumsgeschwindigkeit, und nur in den Pubertätsjahren mit positivem Vorzeichen erscheint. Die positiven Werte bei 5 und bei 7 Jahren sind vermutlich nur zufällige kleine Schwankungen. Das Maß der Beschleunigung ist wichtig für die theoretische Analyse des Wachstumsverlaufs, es kann jedoch im Einzelfall selten praktisch nutzbar gemacht werden, da relativ zu dem Gesamtmaß der Beschleunigung der Meßfehler zu groß ist.

Spezifische Wachstumsgeschwindigkeit. Die Wachstumsgeschwindigkeit, ausgedrückt in absoluter Größenzunahme je Zeiteinheit, ist ein für manche Zwecke ungeeignetes Maß. Dies gilt besonders für das Gewichtswachstum. Eine Zunahme um 5 kg hat für ein einjähriges Kind von 10 kg Gewicht eine ganz andere Bedeutung als für ein 30 kg schweres 10jähriges Kind. Man kann die beiden Zunahmen aber vergleichbar machen, indem man sie auf das jeweils erreichte Gewicht bezieht. Im ersten Fall entsprechen 5 kg einer Zunahme um 50%, im zweiten Fall um 16,7%. Die Zunahme in der Zeiteinheit, bezogen auf die jeweils erreichte Größe, heißt *spezifische Wachstumsgeschwindigkeit*.

Wachstumskurven in logarithmischem Maßstab. Man kann die spezifische Wachstumsgeschwindigkeit auf einfache Weise anschaulich darstellen, indem man den Maßstab der gemessenen Größe logarithmisch anstatt linear wählt. Im logarithmischem Maßstab bedeuten gleiche Abstände auf dem Papier nicht gleiche absolute Zunahmen, sondern gleiche Vielfache. Im logarithmischen Maßstab wird also das Wachstum eines Körpers, der in jeder Zeiteinheit auf das Doppelte zunimmt, aber auch das Wachstum eines Körpers, der in jeder Zeiteinheit um 10% zunimmt, durch eine Gerade dargestellt. Verschieden ist nur der Neigungswinkel der beiden Geraden, die erste ist steiler als die zweite.

Von der befruchteten Eizelle bis zur Geburt nimmt das Gewicht von 0,59 μg auf 3300 g zu, also auf das 5,6 milliardenfache (nach den Zahlen von Patten, 1946). Daher läßt sich eine Kurve des fetalen Wachstums nicht in linearem Maßstab zeichnen, wenn die ersten Etappen noch ablesbar sein sollen. Würde man nämlich den linearen Maßstab so wählen, daß das Gewicht der Eizelle durch eine Strecke von 0,1 mm dargestellt wird, so müßte man das Geburtsgewicht durch eine Strecke von 560 km darstellen. Im logarithmischen Maßstab macht die Darstellung dagegen keine Schwierigkeiten, wie die Abb. 16 zeigt, auf der die Ordinate in Zehnerpotenzen eingeteilt ist. Man sieht, daß das fetale Gewichtswachstum etwa $9^1/_2$ Zehnerpotenzen durchläuft. Der Durchmesser der befruchteten Eizelle beträgt etwa 0,12 mm, die Körperlänge des Neugeborenen 50 cm. Wenn man den Durchmesser der Eizelle „Länge" nennt, so nimmt die Länge von der Befruchtung bis zur Geburt auf das 4000fache zu. Das Längenwachstum durchläuft also etwa $3^1/_2$ Zehnerpotenzen. Die spezifische Wachstumsgeschwindigkeit kommt in der Steilheit der beiden Kurven der Abb. 16 zum Ausdruck. Gelegentlich wird auch die Zeit auf Wachstumskurven logarithmisch transformiert. Dies hat den praktischen Vorteil, daß man das Wachstum von der Geburt bis zum Erwachsenenalter in einer einzigen Kurve darstellen kann, deren Maßstab es gestattet, in jedem Alter für praktische Zwecke ausreichend genau Einzelwerte einzutragen (s. Abb. 17).

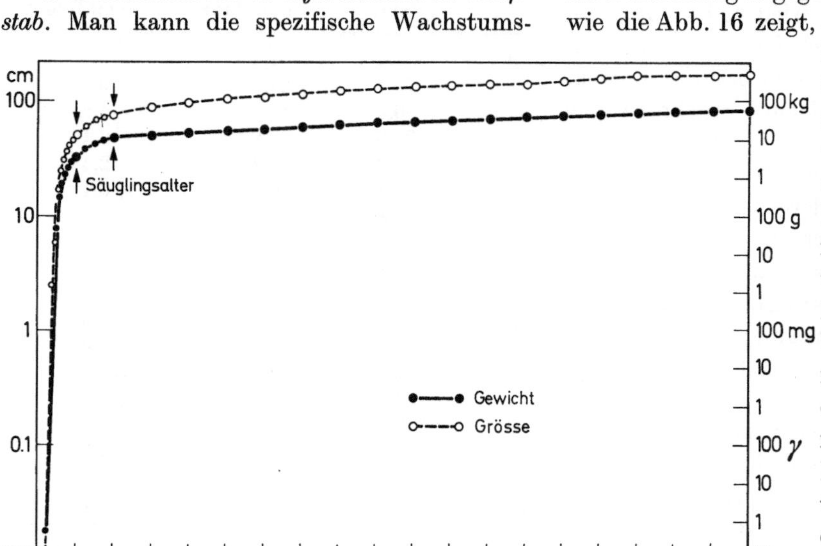

Abb. 16. Spezifisches Wachstum von Körperlänge und Gewicht von der Konzeption bis zum Alter von 18 Jahren. (Nach Lenz, 1957.) Daten für das vorgeburtliche Wachstum nach Patten, für das Wachstum nach der Geburt nach Meredith, letztere für das männliche Geschlecht. Größe und Gewicht in logarithmischem Maßstab. Die Steilheit der Kurve ist ein Maß für die spezifische Wachstumsgeschwindigkeit, d.h. für die Selbstvervielfältigung in der Zeiteinheit, bezogen auf die jeweils erreichte Größe

Relatives Wachstum. Allometrie. Als *relatives Wachstum* bezeichnet man das Wachstum eines Teiles im Vergleich zum Wachstum des ganzen Organismus. Die verschiedenen Organe und Gewebe wachsen mit verschiedener Geschwindigkeit, ihr Wachstum ist „allometrisch". Von isometrischem Wachstum spricht man, wenn alle Teile eines Organismus mit derselben spezifischen Geschwindigkeit wachsen. Hux-

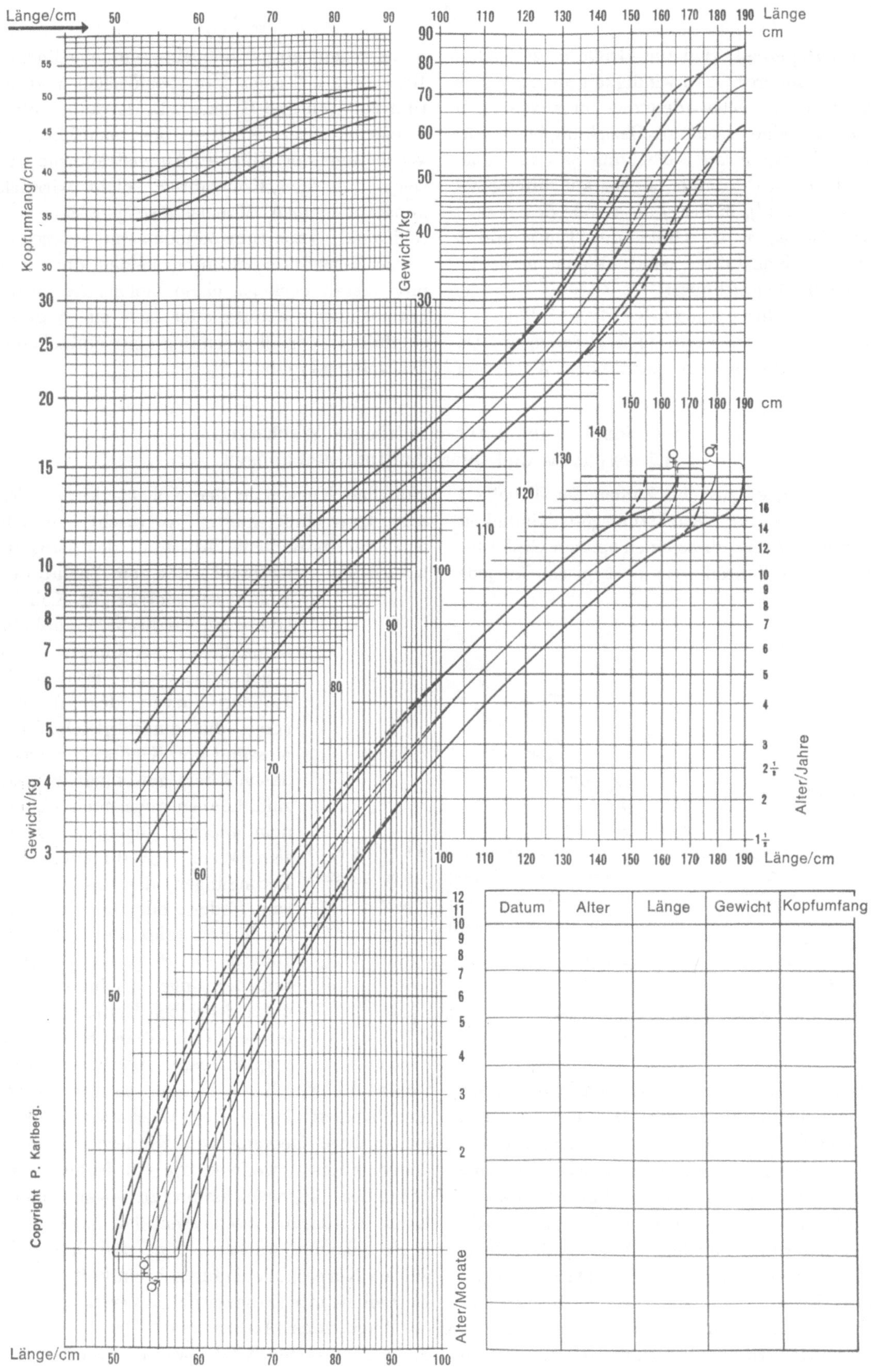

Abb. 17. Wachstumskurven für schwedische Kinder in doppelt logarithmischem Maßstab (P. KARLBERG)

LEY hat gezeigt, daß die Größe eines Teiles, der mit anderer Geschwindigkeit als der ganze Organismus wächst, dennoch im allgemeinen zu diesem eine bestimmte Beziehung beibehält, die sich durch die Gleichung $y = b x^{\alpha}$ ausdrücken läßt ("formula of constant differential growth-ratio"), in der y die Größe des ganzen Organismus, x die Größe des Teiles und b sowie α Konstanten sind. Wenn man die Gleichung logarithmiert

$$\log y = \log b + \alpha \log x,$$

so nimmt sie die Form einer Geraden an. Da die Logarithmen dem spezifischen Wachstum entsprechen, ergibt sich eine einfache lineare Beziehung zwischen dem spezifischen Wachstum von Teil und Ganzem. Leider haben aber Versuche einer Analyse des menschlichen Wachstums mit Hilfe der Allometrieformel gezeigt, daß die „Konstanten" nicht wirklich konstant bleiben. Man ist also genötigt, verschiedene Wachstumsperioden mit verschiedenen Konstanten zu unterscheiden, ohne daß man diesen Perioden einen biologischen Sinn unterschieben könnte oder sich ein anderer sinnfälliger Vorteil gegenüber einer einfacheren Darstellung ergäbe.

Individuelles und durchschnittliches Wachstum. Längsschnitt- und Querschnittuntersuchungen

Wenn man aus den Zahlen der Tabelle 1 eine Kurve der Wachstumsgeschwindigkeit zeichnet, so zeigt diese einen spitzen Gipfel bei 14 und 15 Jahren, wie er typisch für jede Wachstumskurve eines normalen Individuums ist, die durch regelmäßige Messung desselben Individuums — durch eine „Längsschnittuntersuchung" — gewonnen worden ist. Eine andere Art von Wachstumskurven gewinnt man, wenn man gleichzeitig eine große Zahl von Kindern verschiedenen Alters mißt („Querschnittuntersuchung") und die Durchschnittswerte der einzelnen Altersklassen miteinander verbindet. Die Pubertätsbeschleunigung des Wachstums tritt bei verschiedenen Kindern in verschiedenem Alter ein. Durch diese breite Streuung werden die steilen Spitzen der individuellen Kurven in der Kollektivkurve, der sog. „Querschnittskurve", verwischt. Ähnlich wird der individuelle Abschluß des Längenwachstums, der plötzlich mit dem Schluß der Epiphysen eintritt, in Kollektivkurven verwischt, so daß ein allmähliches Aufhören des Wachstums vorgetäuscht wird. Kollektivkurven des Wachstums, die durch gleichzeitige Messung von Kindern verschiedenen Alters gewonnen worden sind, können auch noch aus einem anderen Grunde verzerrt sein: Wenn sich allmählich die Bedingungen, die das Wachstum fördern oder hemmen, im Laufe der Jahre deutlich verändern, so erfolgt das Wachstum der jüngeren Kinder nicht unter denselben Einflüssen, unter denen die älteren Kinder im vergleichbaren Alter gewachsen waren. So hatte KOCH in den dreißiger Jahren eine Kollektivkurve des Wachstums durch gleichzeitige Messung von Kindern verschiedenen Alters gewonnen, die ein frühes Aufhören des Längenwachstums zu zeigen schien. KOCH hat daraus geschlossen, daß die Kinder heute schneller wachsen, ohne daß ihre endgültige Körperhöhe dadurch beeinflußt würde. Deshalb nannte er die zeitlichen Veränderungen des Wachstums „Acceleration". Die älteren von KOCH gemessenen Kinder waren unter den ungünstigen Bedingungen der Kriegs- und Nachkriegszeit aufgewachsen, wodurch ihre relativ

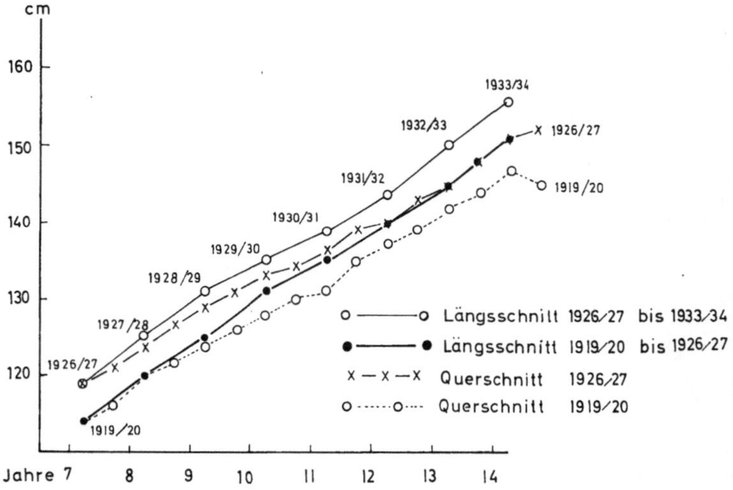

Abb. 18. Körperhöhe von Volksschülern in Stuttgart (Zahlen von PASCHLAU)

geringe Körperhöhe zu erklären war. Spätere Untersuchungen zeigten, wie stark das wirkliche Wachstum der Kinder in den dreißiger Jahren von dieser „*Querschnittskurve*" zu Beginn der dreißiger Jahre abwich (s. auch Abb. 18).

„Längsschnittuntersuchungen", die durch wiederholte Messungen an denselben Kindern gewonnen wurden, ergeben in mancher Hinsicht zuverlässigere Resultate als „Querschnittuntersuchungen", in denen aus gleichzeitigen Messungen an Kindern verschiedenen Alters eine Wachstumskurve konstruiert wurde. Der Hauptvorteil von Längsschnittuntersuchungen liegt darin, daß sie zuverlässiger die Wachstumsgeschwindigkeit und auch deren Streuung bestimmen lassen. Die Streuung der Wachstumsgeschwindigkeit ist an Querschnittdaten überhaupt nicht zu erkennen. Für die Beurteilung eines individuellen Kindes ist die Längsschnittbetrachtung überlegen. Die Streuung von Körperhöhe und Gewicht ist so groß, daß auch deutliche Abweichungen vom Durchschnitt meist bedeutungslos für die Gesundheit sind. Wenn dagegen ein Kind anfängt, vom Pfad seines *individuellen Wachstums* abzuweichen, so sollte man aufmerksam nach der Ursache suchen. Für die Beurteilung des individuellen Normalgewichtes hat DØSSING ein Verfahren angegeben, das auf diesem Prinzip beruht.

Die Häufigkeitsverteilung der Körperhöhe

Häufigkeitspapier. Verschiedene Kinder wachsen mit verschiedener Geschwindigkeit, so daß es unter Kindern gleichen Alters kleine, mittlere und große gibt. Ein Durchschnittswert gibt nur eine unvollkommene Vorstellung von der Körperhöhe einer Gruppe von Kindern gleichen Alters. Tabelle 2 gibt die Verteilung der Körperhöhen von 265 14jährigen Oberschülern aus Hannover wieder. Die durchschnittliche Körperhöhe beträgt 167,0 cm. 33 Schüler sind um mindestens 10 cm größer. Nur 41 Schüler entsprechen innerhalb der Grenzen von ± 1 cm dem Durchschnitt. Die Häufigkeit der einzelnen Körperhöhenklassen folgt in befriedigender Näherung einer Normalverteilung. Eine Normalverteilung läßt sich durch den Mittelwert und die mittlere quadratische Abweichung (Standardabweichung, σ) erschöpfend charakterisieren. Man kann auf einfache Weise prüfen, ob eine gegebene Verteilung normal ist, indem man die Prozentwerte der einzelnen Klassen aufsummiert und im Wahrscheinlichkeitsnetz einträgt. Wenn die Häufigkeitsverteilung normal ist, so liegen die Prozentsummenwerte im Wahrscheinlichkeitsnetz auf einer Geraden, da der Maßstab der Ordinate im Wahrscheinlichkeitsnetz so transformiert ist, daß jede Normalverteilung eine Gerade ergibt.

Probit-Einheiten. Wenn man kein Papier mit dem Wahrscheinlichkeitsnetz zur Verfügung hat, kann man auch die Prozentsummenwerte mit einer Tabelle in „Probitwerte" umwandeln; dabei entspricht eine Probit-Einheit einer mittleren quadratischen

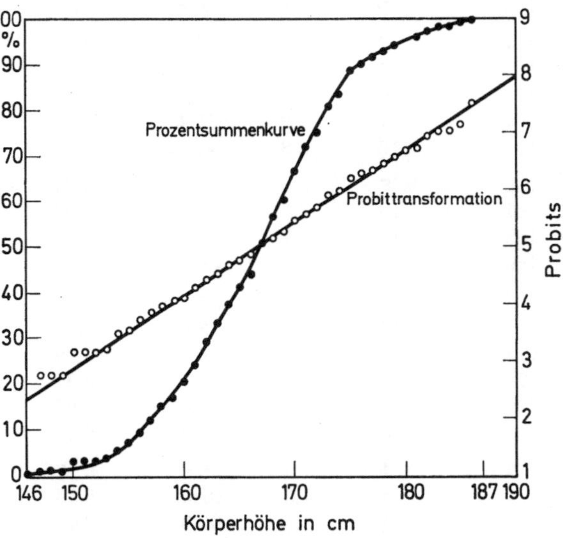

Abb. 19. Körperhöhe 14jähriger Oberschüler, Hannover 1957—1958. (Nach E. MAIER)

Abweichung (s. Tabelle 3 auf S. 38). In gewöhnlichem linearem Maßstab zeigt die Prozentsummenkurve bei Normalverteilung einen flach S-förmigen Verlauf. Die Probitwerte ergeben dagegen eine Gerade. Wenn die Punkte praktisch nicht von einer Geraden abweichen, wie in Abb. 19, so kann man sie nach Augenmaß mit dem Lineal durch eine Gerade verbinden. Diese Gerade läßt jeden gewünschten Perzentilwert ablesen. Der 50. Perzentilwert oder Medianwert ist der Wert, unter- und oberhalb dessen je 50% aller Fälle liegen. Der 25. Perzentilwert oder 1. Quartil ist der Wert, unterhalb dessen 25% aller Fälle liegen, usw. Praktische Erfahrung hat gelehrt, daß Kinder mit

Tabelle 2. *Körperhöhen 14jähriger Oberschüler. Hannover 1957/58*
(Nach unveröffentlichten Daten von E. MAIER)

Körperhöhe (cm)	Anzahl	%	Prozent-summe	Probits
146	1	0,4	0,4	2,35
147	2	0,8	1,1	2,71
148	—	—	1,1	2,71
149	—	—	1,1	2,71
150	5	1,9	3,2	3,15
151	—	—	3,2	3,15
152	—	—	3,2	3,15
153	2	0,8	3,8	3,23
154	5	1,9	5,7	3,42
155	4	1,5	7,2	3,54
156	7	2,6	9,8	3,71
157	7	2,6	12,5	3,85
158	7	2,6	15,1	3,97
159	6	2,3	17,4	4,06
160	9	3,4	20,8	4,19
161	9	3,4	24,2	4,30
162	14	5,2	29,4	4,46
163	10	3,8	33,2	4,57
164	11	4,2	37,4	4,68
165	10	3,8	41,2	4,78
166	7	2,6	43,7	4,84
167	19	7,2	50,9	5,02
168	15	5,7	56,6	5,17
169	9	3,4	60,0	5,25
170	18	6,8	66,8	5,43
171	14	5,2	72,0	5,58
172	9	3,4	75,5	5,69
173	14	5,2	80,7	5,87
174	7	2,6	83,4	5,97
175	13	4,9	88,3	6,19
176	4	1,5	89,8	6,27
177	4	1,5	91,3	6,36
178	4	1,5	92,8	6,46
179	3	1,1	94,0	6,55
180	3	1,1	95,1	6,65
181	2	0,8	95,9	6,70
182	3	1,1	97,0	6,88
183	2	0,8	97,7	7,00
184	—	—	97,7	7,00
185	3	1,1	98,9	7,07
186	1	0,4	99,3	7,47
187	2	0,8	100,0	8,72
	265	99,9		

Durchschnittliche Körperhöhe: 167,04 cm.

einer Körperhöhe unterhalb des dritten Perzentils häufig aus krankhaften Ursachen zu klein sind. Kinder unterhalb des 10. Perzentils sind meist gesund, doch sollte auch ein Minderwuchs von diesem Ausmaß immer eine sorgfältige Untersuchung veranlassen.

Medizinischer und statistischer Begriff der Normalität. Das Wort „*Normalverteilung*" hat zu der irrigen Vorstellung geführt, man könne allein aus dem Vergleich mit einer Normalverteilung erkennen, ob ein Kind im medizinischen Sinne „normal" sei oder nicht. Man hat bestimmte Perzentilwerte willkürlich als „Normgrenzen" definiert und dabei gewöhnlich das Doppelte oder das Dreifache der Standardabweichung im Sinn. Normalität im medizinischen Sinne ist etwas grundsätzlich anderes als Normalität im statistischen Sinne. Tatsächlich kann man allein aus der Kenntnis der Normalverteilung kein Urteil ableiten, mit welcher Wahrscheinlichkeit ein bestimmter Wert im medizinischen Sinne normal ist oder nicht. Ein solches Urteil setzt vielmehr voraus, daß man die Merkmalsverteilung sowohl in der normalen Bevölkerung als auch bei abnormen Individuen und zusätzlich die Häufigkeit der abnormen Individuen in der Gesamtbevölkerung kennt.

Standardabweichung, Perzentile und Probits. Die Standardabweichung ist das zweckmäßigste Maß der Streuung. Bei einer Normalverteilung gelten die folgenden Beziehungen zwischen Standardabweichung und Perzentilwerten:

Tabelle 3. *Beziehungen zwischen mittlerer quadratischer Abweichung, Perzentilwerten und Probits bei Normalverteilung*

Standard-abweichungen	Perzentil	Probits
$M-3\sigma$	0,1	2
$M-2\sigma$	2,3	3
$M-1\sigma$	15,9	4
M	50	5
$M+1\sigma$	84,1	6
$M+2\sigma$	97,7	7
$M+3\sigma$	99,9	8

M = Durchschnittswert; σ = Standardabweichung

$$\sigma = \sqrt{\frac{(x-M)^2}{n-1}}$$

Wir können also die Standardabweichung direkt aus der Prozentsummenkurve im Wahrscheinlichkeitsnetz ablesen. Gewöhnlich ist es nicht notwendig, sie zu berechnen, da die graphische Interpolation ausreichend genau ist.

Die Häufigkeitsverteilung des Körpergewichtes. Logarithmische Normalverteilung

Wenn die Körperhöhen normal verteilt sind, so kann die Verteilung der Körpergewichte nicht ebenfalls normal sein, da das Körpergewicht mit der zweiten bis dritten Potenz der Körperhöhe zunimmt. Die Standardabweichung ist nur bei einer Normalverteilung ein sinnvolles Maß der Streuung. Eine in der üblichen Weise berechnete Standardabweichung des Körpergewichtes kann daher zu Irrtümern führen. Insbesondere kann eine Fehlerrechnung, die eine Normalverteilung voraussetzt, nicht auf das Körpergewicht angewandt werden. Die Verteilung der Körpergewichte wird aber etwa normal, wenn man die Logarithmen der Gewichte nimmt. Wenn man die Prozentsummen der Häufigkeitsverteilung (Perzentile) der Gewichte in ein Wahrscheinlichkeitsnetz einträgt, dessen Abszisse in logarithmischem Maßstab eingeteilt ist, so erhält man etwa eine Gerade (s. Tabelle 4 und Abb. 20). Einer Fehlerrechnung kann man die Logarithmen der Gewichte zugrunde legen.

Die Verteilung der Körpergewichte einer bestimmten Altersklasse ist von geringem Interesse, da sie in schwer übersehbarer Weise erstens von der Verteilung der Körpergrößen und zweitens von der unterschiedlichen Breitenentwicklung gleichgroßer Kinder abhängt. Für die praktische Beurteilung wichtiger ist die Verteilung der Körpergewichte einer Gruppe von Kindern gleicher Körperhöhe. Auch diese Verteilung ist asymmetrisch und wird etwa normal, wenn man die Logarithmen der Gewichte nimmt. DØSSING (1950) hat die Streuung der Logarithmen der Gewichte seiner Berechnung der Standardabweichung zugrunde gelegt und dann den Numerus angegeben. Dabei ist zu beachten, daß die Streuung nach oben vom Mittelwert größer ist als die nach unten (s. S. 65f.).

Tabelle 4. *Gewichte 14jähriger Oberschüler. Hannover 1957/58* (Durchschnittsgewicht 54,28 kg)

Gewicht (kg)	lg Gewicht	Anzahl	Prozentsumme (%)	Gewicht (kg)	lg Gewicht	Anzahl	Prozentsumme (%)
34	1,532	1	0,4	59	1,771	9	72,8
35	—	—	0,4	60	1,778	11	77,0
36	1,556	1	0,8	61	1,785	6	79,2
37	1,568	1	1,1	62	1,792	10	83,0
38	—	—	1,1	63	1,799	4	84,5
39	1,591	1	1,5	64	1,806	6	86,7
40	1,602	2	2,3	65	1,813	5	88,6
41	1,613	2	3,0	66	1,820	9	92,1
42	1,623	5	4,9	67	1,826	6	94,3
43	1,634	7	7,5	68	1,832	3	95,5
44	1,644	6	9,8	69	1,839	2	96,2
45	1,653	14	13,2	70	1,845	4	97,7
46	1,663	15	20,9	71	1,851	—	97,7
47	1,672	12	25,5	72	1,857	1	98,1
48	1,681	5	27,4	73	1,863	—	98,1
49	1,690	9	30,8	74	1,869	—	98,1
50	1,699	12	35,4	75	1,875	—	98,1
51	1,708	14	40,3	76	1,881	2	98,9
52	1,716	16	46,3	77	1,886	—	98,9
53	1,724	7	49,0	78	1,892	—	98,9
54	1,732	15	54,7	79	1,898	—	98,9
55	1,740	17	61,0	80	1,903	1	99,3
56	1,748	9	64,5	81	1,908	—	99,3
57	1,756	7	67,1	82	1,914	2	100,0
58	1,763	6	69,4				

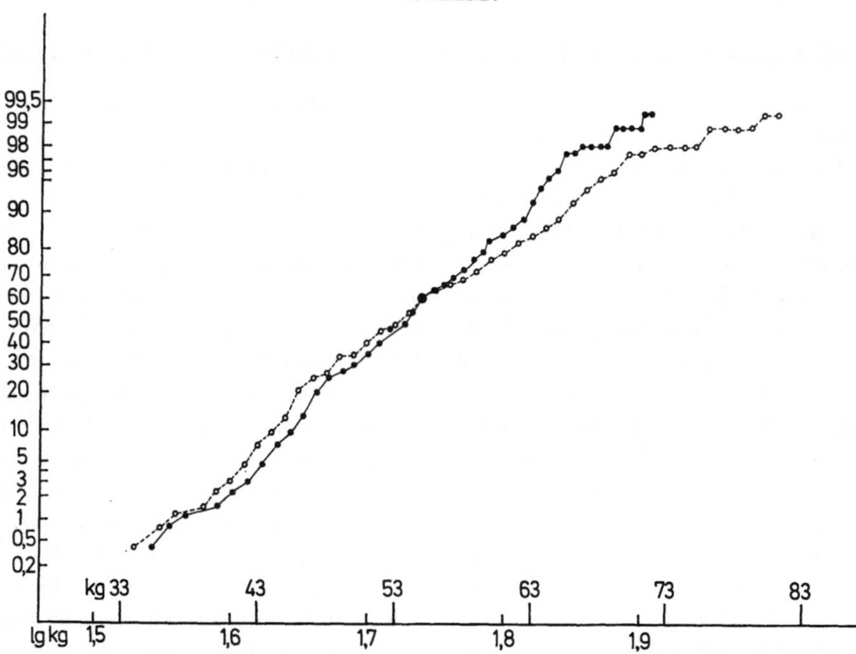

Abb. 20. Prozentsummenkurve der Körpergewichte (○- - -○) und ihrer Logarithmen (•——•) 14jähriger Oberschüler

Individuelle Streuung und altersbedingte Streuung innerhalb eines Jahrgangs

Die Verteilung der Körperhöhen oder -gewichte wird meist für Altersklassen von der Breite eines Jahres angegeben. Wenn man aus dieser Verteilung die Standardabweichung berechnet, so erhält man kein reines Maß der individuellen biologischen Streuung, die eigentlich interessiert. Allein durch die Altersunterschiede innerhalb eines Jahrgangs kommt eine gewisse Streuung zustande, da Schulkinder im Laufe eines Jahres durchschnittlich 5—8 cm wachsen. Wenn wir annehmen, daß Kinder einer Altersklasse von der Breite 1 Jahr alle 6 cm/Jahr zunehmen und daß die Geburtsdaten der Kinder gleichmäßig über das Jahr verteilt sind, so erhalten wir eine altersbedingte Standardabweichung von 1,7 cm. Diesen Wert dürfen wir nicht einfach von der empirischen Gesamtstreuung abziehen, da sich nicht die Standardabweichungen, sondern ihre Quadrate (Varianzen) addieren. Wenn wir etwa eine Gesamtstreuung von 6 cm haben, also eine Varianz (σ^2) von 36 cm, so müssen wir hiervon die durch Altersunterschiede bedingte Varianz 2,9 cm abziehen. Wir erhalten dann die Restvarianz 33,0, die auf der individuellen Streuung beruht. Die zugehörige Standardabweichung ist $\sqrt{33} = 5{,}75$ cm. Dies Beispiel zeigt, daß kein grober Fehler entsteht, wenn wir die rohe Gesamtstreuung für eine Altersklasse von der Breite 1 Jahr nehmen. Für die Kurven des Londoner Institute of Child Health wurde die auf gleiches Alter korrigierte "instantaneous standard deviation" (momentane Standardabweichung) berechnet (siehe Abb. 21 und 22). Dieses Problem hat PFAUNDLER bereits 1916 gesehen und rechnerisch die Körperhöhe der einzelnen Kinder auf genau gleiches Alter reduziert. Die rohen Standardabweichungen der meisten Wachstumstabellen genügen für praktische Zwecke, doch darf man keine übertriebenen Ansprüche an die Genauigkeit dieser Werte stellen.

Der mittlere Fehler des Mittelwertes wird nach der Formel

$$m = \frac{\sigma}{\sqrt{n}}$$

berechnet. Zwischen dem 7. und dem 19. Lebensjahr liegt die Standardabweichung der Körperhöhe meist zwischen 5 und 9 cm. Bei 100 Individuen entspricht also einer Streuung von 9 cm ein mittlerer Fehler von $\frac{9}{\sqrt{100}} =$ 0,9 cm, einer Streuung von 5 cm ein mittlerer Fehler von 0,5 cm. Wenn man die durchschnittliche Körperhöhe ermitteln will, so ist es kaum sinnvoll, größere Stichproben zu messen.

Gruppenunterschiede, die erst bei sehr großer Individuenzahl statistisch signifikant werden, sind meist bedeutungslos. So hat ein Autor gefunden, daß im Frühjahr und Sommer geborene Menschen im Durschschnitt 1—2 mm größer als im Herbst und Winter geborene sind, und dies an den Daten von 90000 gesunden Erwachsenen statistisch gesichert. Hierdurch ermutigt, stellte derselbe Autor Untersuchungen über die jahreszeitliche Schwankung der Körperlänge bei der Geburt an. Tatsächlich konnte er an 101444 Neugeborenen nachweisen, daß die im März und April geborenen durchschnittlich um etwa 0,8 mm größer sind als der Durchschnitt. Kritiklose Ehrfurcht vor der großen Zahl sollte nicht vergessen lassen, daß ein Unterschied zwischen Gruppen um so bedeutungsvoller ist, je kleiner die Zahl der Individuen ist, bei der er signifikant wird.

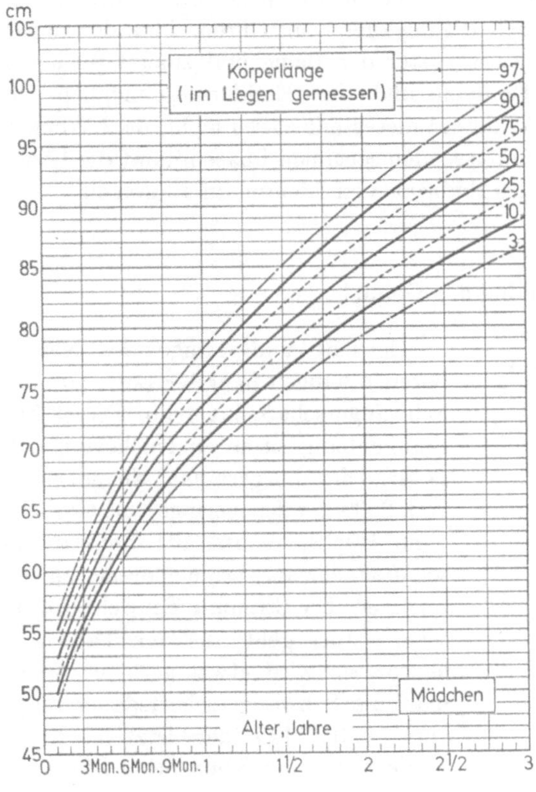

Abb. 21

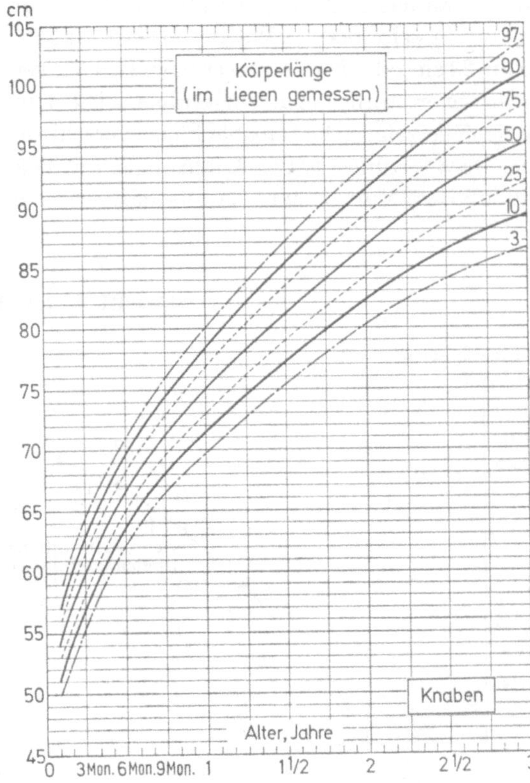

Abb. 22. Längenwachstum englischer Säuglinge und Kleinkinder (Tanner und Whitehouse)

Spezielle Daten

Wachstum vor der Geburt

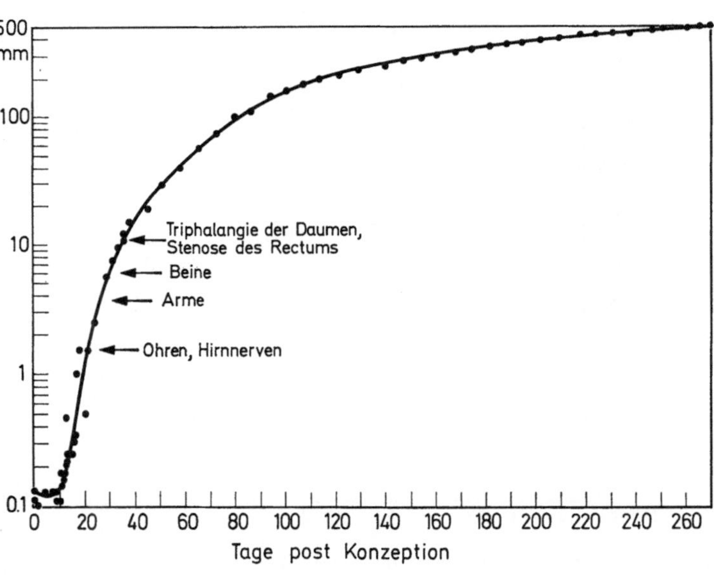

Abb. 23. Längenwachstum vor der Geburt

Der Durchmesser frischer menschlicher Eier, die anläßlich von Operationen durch Spülung der Tuben gewonnen worden sind, beträgt 120—190 μ. Die Fixation führt zu einer Schrumpfung von etwa 20% (Hamilton). In den ersten 10 Tagen nach der Befruchtung nimmt das Ei noch kein mütterliches Blut auf und zeigt daher auch kein Größenwachstum. Eine von Hertig und Rock untersuchte Blastula mit etwa 60 Zellen am 5. Tag nach der Befruchtung hatte einen Durchmesser von 130 μ. Nachdem der implantierte Blastocyst etwa am 11. Tage post conceptionem Anschluß an das mütterliche Blut gewonnen hat, setzt ein sehr rasches Wachstum ein. Auf der Abb. 23 sind die Durchmesser bzw. Längen verschiedener Embryonen eingetragen. Die Hinweispfeile zeigen die sensible Phase verschiedener Organe aufgrund der Erfahrungen mit Thalidomid an. Man erkennt daraus, daß zwischen dem 21. und 36. Tag post conceptionem eine Schädigung zuerst der Ohren, dann der Arme, etwas später der Beine und zuletzt noch der Daumen und des Enddarmes möglich ist. Während dieser nur etwas mehr als 2 Wochen umfassenden sensiblen Phase nimmt die Länge des Embryos von 1,5 mm auf 10 mm zu.

Gewicht und Länge bei der Geburt

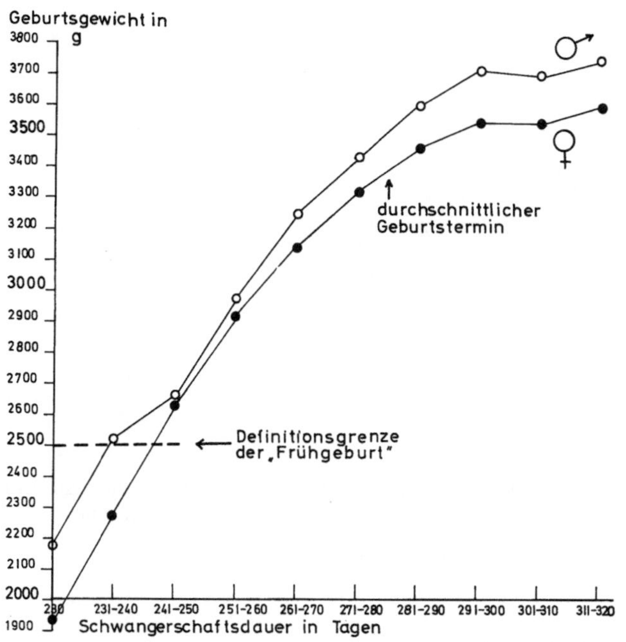

Abb. 24. Geburtsgewichte norwegischer Kinder in Abhängigkeit von der Schwangerschaftsdauer. (Nach WAALER, 1933)

Gewicht und Länge des Neugeborenen hängen in erster Linie von der Schwangerschaftsdauer ab. Dieser Zusammenhang ist so eindrucksvoll, daß es sich eingebürgert hat, Neugeborene von 2500 g oder geringerem Gewicht ohne Rücksicht auf die Schwangerschaftsdauer als „Frühgeborene" zu bezeichnen. Die Streuung der Schwangerschaftsdauer geht aus der Tabelle 5 hervor, sie wird etwas geringer, wenn man die Schwangerschaftsdauer nicht vom ersten Tag der letzten Regel, sondern von der Konzeption oder dem Anstieg der Basaltemperatur an rechnet (Tabelle 6).

Die Abb. 24 zeigt das durchschnittliche Geburtsgewicht männlicher und weiblicher Neugeborener in Abhängigkeit von der Schwangerschaftsdauer. Auch bei gleicher Schwangerschaftsdauer streuen die Geburtsgewichte noch

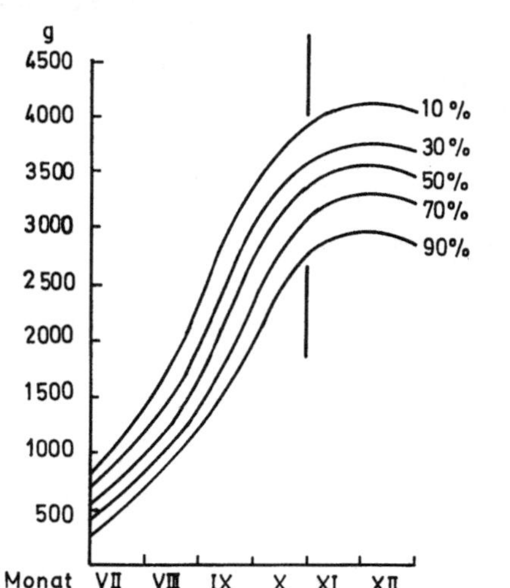

Abb. 25. Häufigkeitsverteilung der Geburtsgewichte bei gleicher Schwangerschaftsdauer. (Nach HOSEMANN, 1949)

Tabelle 5. *Verteilung der Schwangerschaftsdauer*

Schwangerschaftsdauer (Wochen)[a]	Birmingham 1947, nach McKEOWN u. GIBSON (1951) N. = 17072 (%)	Göttingen, nach HOSEMANN (1948) N. = 11917 (%)
29—30	0,32	0,36
31—32	0,61	0,62
33—34	1,15	1,07
35—36	2,59	2,62
37—38	7,01	6,58
39—40	28,58	32,46
41—42	45,71	44,41
43—44	11,26	9,35
45—46	2,07	1,83
47—48	0,51	0,27
49—50	0,18	0,17
51—52	0,02	—
	100%	100%

[a] Woche 29 = 196—202 Tage.

Tabelle 6. *Schwangerschaftsdauer beim Menschen*

Autoren	Land	N	M	σ
Post menstruationem				
GIBSON u. DOUGRAY	England	1119	280,5	13,5 Tage
SCHILDBACH	Deutschland	15838	281,7	13,3 Tage
STEWART	USA	135	282,0	13,2 Tage
TIMONEN, VARA, LOKKI u. HIRVONEN	Finnland	57089	279,2 (280,0)[a]	
Nach Kohabitation (Kurzurlauber)				
NÜRNBERGER	Deutschland	187	273,8	8,1 Tage
HOSEMANN	Deutschland		269	10 Tage
HOLLENWEGER-MAYR	Deutschland	851	272,3	13,3 Tage
Nach Ovulation				
GIBSON u. DOUGRAY[b]	England	763	265,6	12,8 Tage
STEWART[c]	USA	135	267,7	7,3 Tage

[a] Dichtemittel (häufigster Wert).

[b] Berechnet nach individuellem Cyclus unter der Voraussetzung, daß zwischen Ovulation und nächster Menstruation 14 Tage vergehen.

[c] Nach Temperatursprung.

weit, wie die Abb. 25 zeigt. Infolgedessen überschneiden sich die Verteilungen der Schwangerschaftsdauer von „Frühgeborenen" (2500 g und darunter) und Neugeborenen über 2500 g (Abb. 26). Gegen Ende der Schwangerschaft nimmt die Geschwindigkeit des Gewichtswachstums bereits deutlich ab, noch geringer wird sie bei Übertragung über den normalen Geburtstermin hinaus. Hier kann es zu Gewichtsabnahmen infolge intrauteriner Dystrophie kommen, wobei nicht selten die Placenta von Infarkten durchsetzt ist.

Die Korrelation zwischen Schwangerschaftsdauer und Geburtsgewicht beträgt $+0{,}47 \pm 0{,}00$, zwischen Schwangerschaftsdauer und Länge des Neugeborenen $+0{,}53 \pm 0{,}00$ (LENNÉR), doch ist der Korrelationskoeffizient kein optimales Maß für den Zusammenhang, da es sich nicht um eine lineare Beziehung handelt, wie aus der Abb. 24 zu ersehen ist.

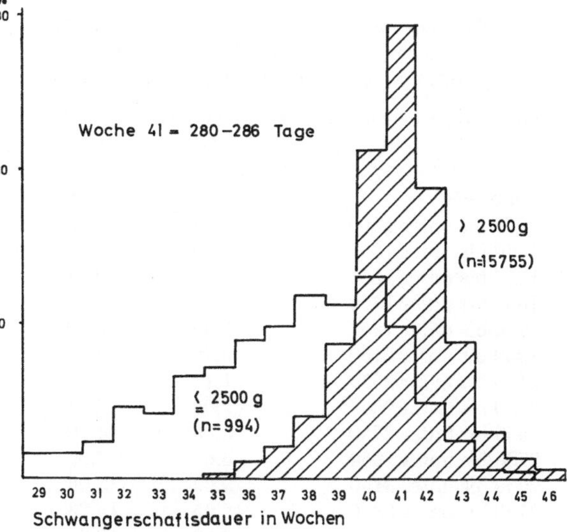

Abb. 26. Schwangerschaftsdauer bei Neugeborenen unter und über 2500 g. (Nach MCKEOWN u. GIBSON, 1951)

Einflüsse auf die intrauterine Entwicklung

Wie die Abb. 24, 27 und 28 erkennen lassen, *wachsen männliche Feten im Durchschnitt rascher* als weibliche. Ein deutlicher Unterschied ist schon nach 25 Schwangerschaftswochen vorhanden. Knaben sind bei der Geburt etwa 0,7 cm länger und 120—150 g schwerer (s. a. Tabelle 7 und 8). Eine Folge davon ist, daß man *unter „Frühgeborenen" nach der Gewichtsdefinition relativ mehr Mädchen* findet — BLEGEN 311 Mädchen auf 230 Knaben unter 2500 g, DUFFIELD, PARKER und BAUMGARTNER 3448 Mädchen auf 2961 Knaben, AKERREN und LINDSETH-DITLEFSEN 1852 Mädchen auf 1815 Knaben. „Frühgeburt" ist offenbar bei beiden Geschlechtern von verschiedener Bedeutung. Bei den normalerweise leichteren Mädchen kann schon eine geringere Verkürzung der Schwangerschaftsdauer oder ein geringerer wachstumshemmender Einfluß das Gewicht unter 2500 g herabdrücken. Daher ist die Sterblichkeit männlicher Neugeborener unter 2500 g höher als die weiblicher, und zwar

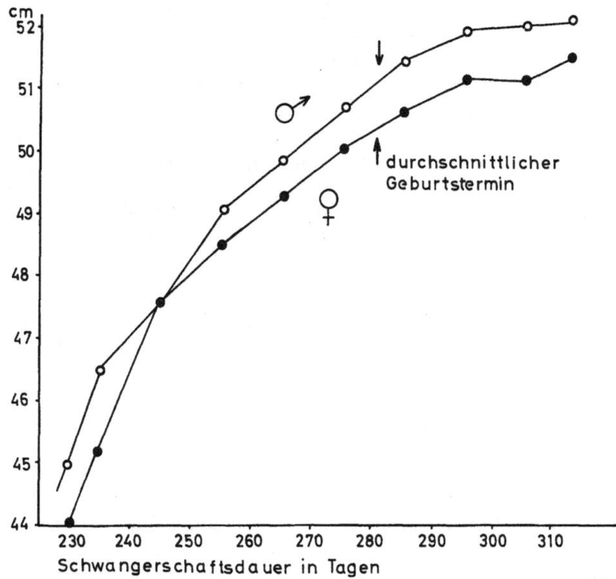

Abb. 27. Körperlänge norwegischer Neugeborener. (Nach WAALER, 1933)

Tabelle 7. *Die Lebendgeborenen von Hamburger Müttern nach Geschlecht und Geburtsgewicht.* (116571 Neugeborene der Jahre 1957—1961)

Geburtsgewicht in Gramm	Knaben (%)	Mädchen (%)
Unter 950	0,22	0,25
950 bis unter 1150	0,24	0,23
1150 bis unter 1350	0,25	0,27
1350 bis unter 1550	0,29	0,34
1550 bis unter 1750	0,44	0,34
1750 bis unter 1950	0,50	0,60
1950 bis unter 2150	0,76	0,88
2150 bis unter 2350	1,13	1,35
2350 bis unter 2550	2,08	2,45
2550 bis unter 2750	3,06	4,28
2750 bis unter 2950	5,60	7,99
2950 bis unter 3150	9,60	13,08
3150 bis unter 3350	12,95	15,76
3350 bis unter 3550	16,00	16,64
3550 bis unter 3750	13,66	12,31
3750 bis unter 3950	11,97	9,36
3950 bis unter 4150	8,72	5,91
4150 bis unter 4350	4,63	2,63
4350 bis unter 4550	2,82	1,52
4550 bis unter 4750	1,11	0,49
4750 bis unter 4950	0,54	0,25
4950 und mehr	0,44	0,20
Ohne Gewichtsangabe	2,99	2,87
	100%	100%

nach SELANDER im Verhältnis von 24,8 zu 21,7%. Unter 2500 g entspricht die Neugeborenensterblichkeit männlicher Feten derjenigen von etwa 200 g leichteren weiblichen Feten (SHAPIRO). Es wäre biologisch sinnvoll, die Grenze zwischen „Frühgeborenen“ und

Tabelle 8. *Die Hamburger Lebendgeborenen nach der Körpergröße bei der Geburt.* (116571 Neugeborene der Jahre 1957—1961)

Körpergröße (in Zentimetern)	Knaben (%)	Mädchen (%)
Unter 35	0,1	0,2
35 bis unter 40	0,5	0,5
40 bis unter 42	0,4	0,4
42 bis unter 44	0,6	0,6
44 bis unter 46	1,0	1,3
46 bis unter 48	2,5	3,3
48 bis unter 50	8,1	12,5
50 bis unter 52	25,9	31,9
52 bis unter 54	30,0	28,5
54 bis unter 56	19,1	13,4
56 bis unter 58	6,9	3,8
58 bis unter 60	1,5	0,6
Über 60	0,3	0,1
Ohne Größenangabe	3,1	2,9
	100%	100%
Durchschnitt:	52,5 cm	51,8 cm

normalen Kindern bei Knaben anders als bei Mädchen festzulegen, um vergleichbare Statistiken zu erhalten.

Die geringere Gewichtsentwicklung der Mädchen ist offenbar nicht nachteilig.

Dagegen kann das höhere Gewicht der Knaben am anderen Ende der Verteilung, bei den „Riesenkindern“, einen Nachteil bedeuten. NORDMANN fand unter 87 Kindern mit Geburtsgewichten über 4500 g 63 Knaben auf 24 Mädchen. In der Statistik für die USA waren 1950 von allen neugeborenen Knaben

2,6% schwerer als 4500 g, von allen Mädchen 1,5%. Hierdurch und durch den größeren Kopfumfang der Knaben ist eine höhere Gefährdung des männlichen Geschlechtes durch Geburtstraumen bedingt. Der *durchschnittliche Unterschied der Geschlechter im Kopfumfang* bei der Geburt beträgt zwar nur 0,6—0,7 cm, was bedeutungslos erscheint, aber im Bereich der höheren Kopfumfänge, die bei engem Becken ein Geburtsrisiko bedingen können, überwiegen die Knaben deutlich (s. Tabelle 9).

Das größere Schädelwachstum der Knaben entspricht offenbar einem geschlechtsspezifischen Proportionsunterschied und nicht nur ihrem stärkeren allgemeinen Wachstum, da die männlichen Neugeborenen auch im Verhältnis zu ihrer Körperlänge einen größeren Kopfumfang als die weiblichen haben.

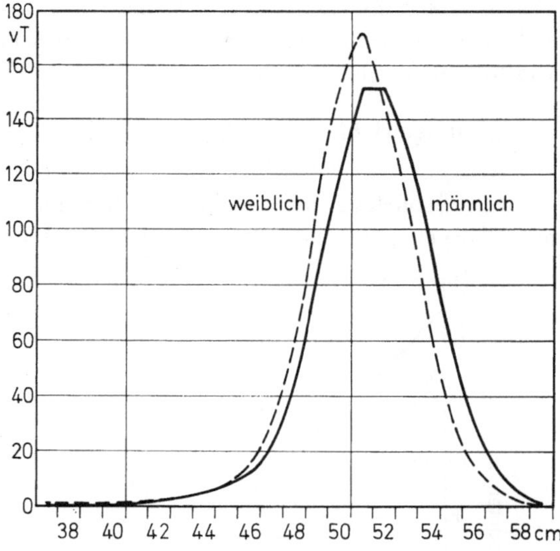

Tabelle 9. *Kopfumfang von männlichen (n = 243) und weiblichen Neugeborenen (n = 209).* (Nach Ellis, 1951)

Kopfumfang (cm)	Knaben (%)	Mädchen (%)
30	—	0,5
31	1,2	1,9
32	5,8	12,9
33	13,2	21,1
34	27,6	29,2
35	26,7	26,3
36	18,5	6,7
37	4,1	1,0
38	2,5	0,5
39	0,4	—

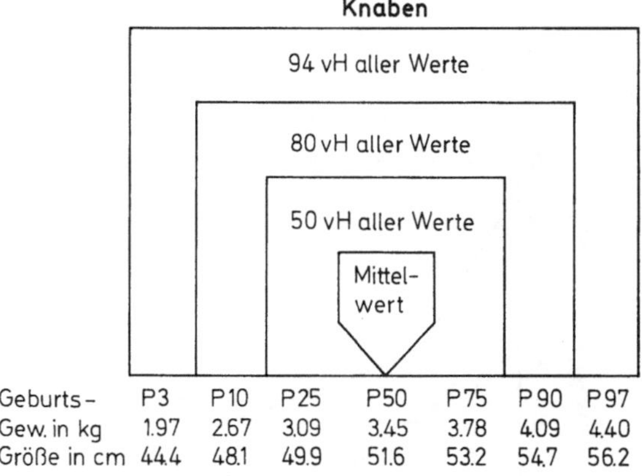

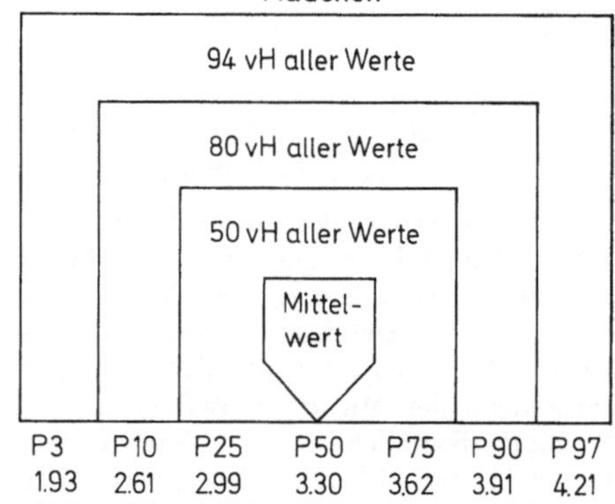

Abb. 28. Häufigkeitsverteilung von Größen und Gewichten der Lebendgeborenen in Berliner Krankenanstalten 1958/1959. (Nach Bollert u. Heise, 1960)

Vererbung

Die Geburtsgewichte von Geschwistern stimmen etwa im gleichen Maße überein wie andere vorwiegend erbbedingte quantitative Merkmale. Karn, Lang-Brown, MacKenzie und Penrose fanden einen Korrelationskoeffizienten von +0,43 zwischen den Gewichten von Geschwistern, der nicht durch Übereinstimmung in der Schwangerschaftsdauer zu erklären war, da diese nur eine sehr geringe Geschwisterkorrelation zeigte. Morton hat nun gezeigt, daß zwischen Halbgeschwistern gleicher Mutter die Korrelation im Geburtsgewicht nicht niedriger als zwischen gewöhnlichen Geschwistern ist, nämlich +0,58, während Halbgeschwister vom gleichen Vater nur eine Korrelation von +0,10 hatten. Ungleichgeschlechtige Zwillinge hatten eine Korrelation im Geburtsgewicht von +0,66, Geschwister, zwischen denen zwei andere Geschwister geboren worden sind, dagegen nur von +0,36. Aus diesen Zahlen folgt, *daß offenbar der mütter-*

liche Organismus einen nicht-erblichen Einfluß auf das Geburtsgewicht hat und daß dieser Einfluß nicht gleichbleibt.

Geburtsgewicht und Größe und Gewicht der Eltern

Das Geburtsgewicht ist positiv korreliert mit Körperhöhe und Gewicht der Mutter.

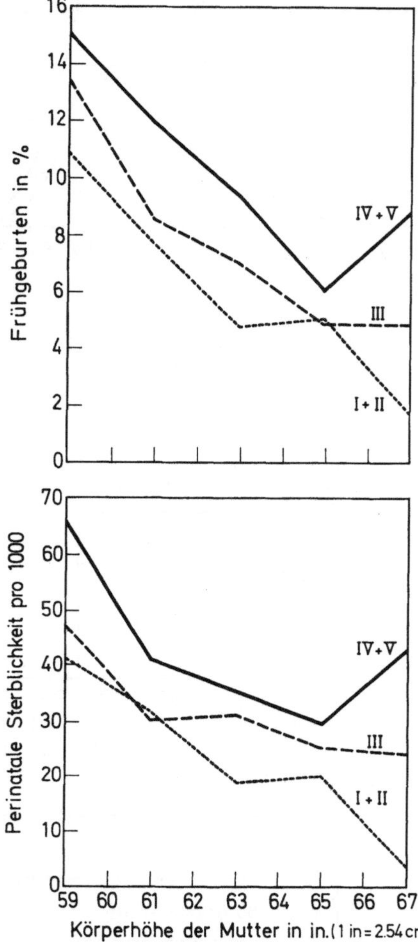

Abb. 29. Körperhöhe der Mutter, Frühgeburtenhäufigkeit (2500 g und weniger) und perinatale Sterblichkeit nach sozialer Klasse des Ehemanns. Erste Geburten, ohne Zwillingsgeburten. Aberdeen-Stadt, 1948—1957. (Nach THOMSON, 1959.) Frühgeburten %. Körperhöhe der Mutter in Zoll (1 in = 2,54 cm). Perinatale Sterblichkeit auf 1000. Körperhöhe der Mutter in Zoll. I., II.: Oberschicht, Mittelschicht. III.: Gelernte Arbeiter. IV., V.: Halbgelernte und ungelernte Arbeiter

Niedriger oder nicht nachweisbar sind entsprechende Korrelationen zur Größe des Vaters (Tabelle 10).

Das Ausmaß der Zunahme des Geburtsgewichtes mit der Körperhöhe der Eltern geht aus der Tabelle 11 hervor:

Tabelle 10. *Korrelationskoeffizienten zwischen Geburtsgewicht und Maßen der Eltern*

Körperhöhe der Mutter	0,18 ± 0,03[a]	(CAWLEY, McKEOWN u. RECORD)
Körperhöhe des Vaters	0,08 ± 0,03[a]	
Gewicht der Mutter	0,60 ± 0,06	(RITALA)
Gewicht des Vaters	0,04 ± 0,08	
Gewicht der Mutter	0,16 ± 0,04[a]	(LENNÉR)
Gewicht des Vaters	0,15 ± 0,04[a]	
Zwillinge		
Körperhöhe der Mutter	0,24 ± 0,05[a]	(McKEOWN u. RECORD)
Körperhöhe des Vaters	−0,02 ± 0,05[a]	

[a] Korrigiert für die Körperhöhe des anderen Elternteiles.

Tabelle 11. *Körperhöhe der Eltern und Geburtsgewicht.* (Nach CAWLEY, McKEOWN und RECORD)

Körperhöhe der Mutter (cm)	Durchschnittliches Geburtsgewicht (g)	Körperhöhe des Vaters (cm)	Durchschnittliches Geburtsgewicht (g)
Unter 152,5	3045	Unter 162,5	3270
152,5—157,5	3140	162,5—167,5	3290
157,5—162,5	3310	167,5—172,5	3280
162,5—167,5	3330	172,5—177,5	3330
167,5—172,5	3420	177,5—182,5	3330
Über 172,5	3500	Über 182,5	3410

Die Beziehungen zwischen Größe und Gewicht der Mutter und Geburtsgewicht werden im allgemeinen als Folge einer exogenen Wirkung des mütterlichen Organismus auf das Wachstum des Fetus gedeutet[1].

Nach Erhebungen an 26589 Geburten in Aberdeen hängen Frühgeborenenrate und perinatale Sterblichkeit sogar mehr von der Körperhöhe der Mütter als von der sozialen Klasse ihrer Ehegatten ab (THOMSON, 1959; Abb. 29). Vor allem die Sterblichkeit an Geburtstraumen ist bei Müttern unter 153 cm höher (8,6 auf 1000) als bei Müttern über 163 cm (2,3 auf 1000), vermutlich infolge des wesentlich höheren Prozentsatzes kleiner und flacher Becken bei kleinen als bei großen Frauen.

[1] KAUPPINEN (1967) fand zwischen Herzvolumen der Mutter und Geburtsgewicht eine Korrelation von + 0,65 ± 0,005. Wenn der Einfluß des mütterlichen Herzvolumens durch Standardisieren rechnerisch berücksichtigt wurde, ergab sich keine signifikante Korrelation mehr zwischen Gewicht oder Länge der Mutter und Geburtsgewicht.

Geburtsgewichte bei verschiedenen Bevölkerungen („Rassen“)

Die Geburtsgewichte verschiedener Bevölkerungen können sich erheblich unterscheiden. Dies kann auf unterschiedlichen Erbanlagen der Kinder, auf Unterschieden in der ererbten Konstitution der Mütter, die als intrauteriner Umwelteinfluß wirkt, oder auf Umweltunterschieden beruhen. Gewöhnlich läßt sich die Beteiligung von Unterschieden in Ernährungsweise, sozialer Lage oder Fortpflanzungsgewohnheiten an „rassischen“ Unterschieden nicht ausschließen. Von Bedeutung sind die unterschiedlichen Geburtsgewichte verschiedener Bevölkerungen für die Beurteilung von Frühgeburtenstatistiken. Die Tabelle 12 zeigt, daß bei Chinesen und Indern in Singapore mit den niedrigeren durchschnittlichen Geburtsgewichten „Frühgeburten“ (Gewicht von 2500 g oder niedriger) häufiger als in Europa sind.

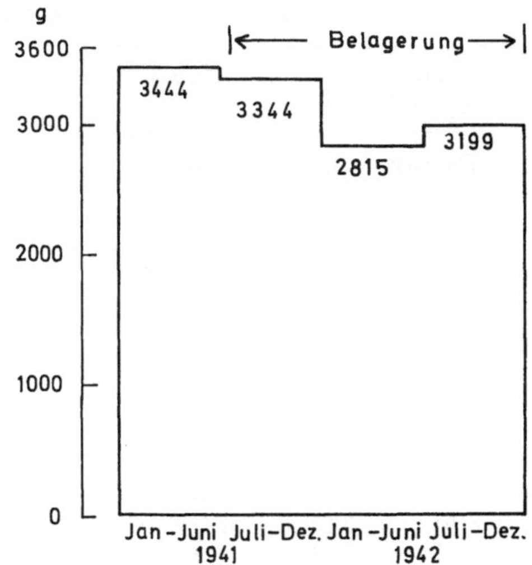

Abb. 30. Geburtsgewicht „ausgetragener“ männlicher Kinder in Leningrad 1941—42. (Nach ANTONOV, 1947)

Tabelle 12. *Geburtsgewicht von Chinesen und Indern in Singapore.* (Nach MILLIS)

	Chinesen		Inder	
	Knaben	Mädchen	Knaben	Mädchen
Geburtsgewicht M	3025 g	2980 g	2850 g	2783 g
σ	477 g	459 g	504 g	472 g
Bis zu 2500 g	11,0%	13,2%	22,6%	26,8%

In einer englischen Serie lag das durchschnittliche Geburtsgewicht bei 3380$\pm$545 g, die Grenze für „Frühgeborene“ bei M $-1{,}63\,\sigma$. Wenn man die Grenze von M $-1{,}63\,\sigma$ auf die chinesischen Neugeborenen überträgt, so erhält man 2260 g, entsprechend bei indischen Neugeborenen 2030 g. In Kalkutta fanden BANERJEE und ROY (1962) bei Knaben ein Geburtsgewicht von 2690$\pm$501 g, bei Mädchen von 2635$\pm$471 g.

Ernährung und fetale Entwicklung

In Hungerzeiten sinkt das durchschnittliche Geburtsgewicht ab. In den Jahren 1945 und 1946 lagen die Geburtsgewichte in verschiedenen deutschen Städten meist 100—200 g unter den Zahlen der letzten Vorkriegsjahre. Diese durchschnittliche Abnahme gibt aus zwei Gründen kein Bild vom möglichen Ausmaß des Einflusses starker Unterernährung. Einmal war der Zusammenbruch der Ernährungswirtschaft auf wenige Monate beschränkt, so daß die Durchschnittszahlen für ganze Jahre über den wirklichen Tiefpunkten liegen (s. Tabelle 13 und 14), zum zweiten hat auch in Hungerzeiten ein Teil der Bevölkerung Zugang zu einigermaßen ausreichenden Nahrungsmitteln. So ist der Rückgang der Geburtsgewichte in der Landesfrauenklinik Wuppertal bei den Kindern der Privatpatientinnen geringer als bei den übrigen Kindern gewesen (s. Tabelle 13). BOERMA hat angegeben, daß in den Niederlanden die Kinder von Müttern, die tatsächlich nur die Rationen von 1500 bis 1800 Calorien erhalten haben, nur 2650 g schwer und 46,5 cm lang waren. SMITH hat über ein Absinken des medianen Geburtsgewichtes während der Hungerperiode in Rotterdam von 3400 auf 3180 g im Laufe von 8 Monaten berichtet. Während der Belagerung Leningrads war das durchschnittliche Geburtsgewicht um 580 g abgefallen, wenn nur Neugeborene von 47 cm Körperlänge oder mehr berücksichtigt wurden (Abb. 30). Die tatsächliche Abnahme war aber offenbar noch größer, da zu dem Zeitpunkt, als die Geburtsgewichte ihr Minimum erreicht hatten, 41,2% der Neugeborenen kürzer als 47 cm waren. Nach den

Tabelle 13. *Durchschnittliche Geburtsgewichte in der Kriegs- und Nachkriegszeit*

Jahr	Reutligen nur >47 cm		Erfurt nur >1500 g nur >45 cm	Mannheim nur >2000 g	Karl-Marx-Stadt nur >46 cm >2500 g	Hamburg	Wuppertal		Bordeaux	Den Haag
	Deutsche	Ausländer					Privatpatienten	andere Patienten		
1937	—	—	—	3378	—	—	3495 (1937–1938)	3330 (1937–1938)	3306	3440 (1937–1938)
1938	3393	—	3318	—	3382	—			—	
1939	3407	—	3328	—	—	3468	—	—	—	—
1940	3444	—	3313	—	—	—	—	—	—	—
1941	3418	—	3297	—	—	—	—	—	3244	—
1942	3400	—	3312	—	—	—	—	—	3149	—
1943	3325	—	3279	3325	—	—	—	—	—	—
1944	3345	3204	3227	—	—	—	—	—	—	—
1945	3158	3230	3110	—	3227	—	3325	3103	—	3200
1946	3145	3340	3115	3234	—	3367	3414	3213	—	—
1947	3179	3341	—	—	—	—	—	—	—	—
1948	3282	—	—	—	—	—	—	—	—	—

Zahlen des Leningrader Staatlichen Pädiatrischen Instituts wogen im Jahre 1942 20,9% aller Neugeborenen weniger als 2000 g, 28,2% aber zwischen 2000 und 2500 g. Da in Kriegszeiten der Prozentsatz der Erstgeborenen, die leichter als die später geborenen Kinder sind, schwanken kann, sind Zahlen, die den Einfluß der Kriegszeit getrennt für Kinder von Erstgebärenden und Mehrgebärenden angeben, wertvoll. GRUENWALD, FUNAKAWA, MITANI, NISHIMURA und TAKEUCHI fanden bei erstgeborenen japanischen Mädchen nach einer Schwangerschaftsdauer von 40 Wochen in den Jahren 1945/46 ein Geburtsgewicht von 2875 g, 1957/58 von 3065 g, erstgeborene Knaben wogen nach der gleichen Schwangerschaftsdauer 1945/46 2780 g, 1957/58 3115 g. Praktisch den gleichen Rückstand im Gewicht fanden GRUENWALD et al. schon bei Neugeborenen nach einer Schwangerschaftsdauer von 37 Wochen.

Die Abnahme des Geburtsgewichtes in Hungerzeiten beruht nicht auf verkürzter Schwangerschaftsdauer (BALARD und CHASTRUSSE; GRUENWALD, FUNAKAWA, MITANI, NISHIMURA und TAKEUCHI). Ein Vergleich der Verteilungskurven zeigt weniger eine Zunahme der Kinder unter 2500 g als eine Abnahme der besonders schweren Kinder (DEAN). Vor allem die fetten „Riesenkinder" sind seltener geworden. Der Fetus wird bei Hunger in der Versorgung mit Nährstoffen vor der Mutter bevorzugt. Nach MAYER hatte in Hamburg das Durchschnittsgewicht der Schwangeren im Jahre 1945 gegenüber 1939 um 4,2 kg abgenommen, was 6% entspricht. Im gleichen Zeitraum hatten die Neugeborenen von 3468 auf 3367 g abgenommen, also 3%. Bei Wiederherstellung normaler Ernährungsverhältnisse kommt es überraschend schnell zu einem Anstieg der Geburtsgewichte auf normale Werte. Ein anderes Problem ist es, ob chronische Unterernährung während der Kindheit zu einer Unterentwicklung der Frauen führen kann, die auch das Geburtsgewicht ihrer Kinder beeinflußt. Dies wird durch verschiedene Beobachtungen wahrscheinlich gemacht, ist aber schwerer beweisbar als der Einfluß von Unterernährung während der Schwangerschaft.

Tabelle 14. *Durchschnittliche Geburtsgewichte an der II. Universitäts-Frauenklinik Wien.* (Nach HUSSLEIN, 1947)

Monat	1944	1945
Januar	3356	3167
Februar	3206	3059
März	3192	3075
April	3109	3019
Mai	3237	2961
Juni	3232	2934
Juli	3452	2858
August	3207	2852
September	3203	2988
Oktober	3218	3083
November	3114	3068
Dezember	3084	3069
M	3217	3011
N	3029	2430

In Kolumbien haben OBERNDORFER, MEJIA und PALACIO DE VALLE ein durchschnittliches Geburtsgewicht der Knaben von 2925 g, der Mädchen von 2870 g gefunden, 16,6% aller Neugeborenen wogen 2500 g oder weniger, nur 1% mehr als 4000 g, die durchschnittliche Körperlänge betrug nur 48,2 cm, der Kopfumfang 33,5 cm, der Brustumfang 32,5 cm. Die Mütter dieser Kinder lebten unter ungünstigen wirtschaftlichen Verhältnissen und waren meist chronisch unterernährt, doch wirkten die Neugeborenen zwar klein, aber rosig, reif und eutrophisch. Der Fetus scheint sich der Unterernährung der Mutter durch Einschränkung seines Wachstums anpassen zu können. Unter einigermaßen normalen Lebensbedingungen ist die Variabilität des Geburtsgewichtes anscheinend ziemlich unabhängig von der Ernährung während der Schwangerschaft. So hat THOMSON (1959) zwar zeigen können, daß das durchschnittliche Geburtsgewicht mit dem Caloriengehalt der Nahrung zunimmt (Tabelle 15), aber die Korrelation ist vorwiegend eine indirekte: Frauen mit höherem Körpergewicht essen mehr und bringen schwerere Kinder zur Welt. Der partielle Korrelationskoeffizient zwischen Geburtsgewicht und Calorienzufuhr bei konstant gehaltenem Gewicht der Mutter ist nur +0,05, während der partielle Korrelationskoeffizient zwischen Gewicht der Mutter und des Neugeborenen bei konstant gehaltener Calorienzufuhr immer noch +0,29 beträgt (THOMSON, 1959).

Tabelle 15. *Durchschnittliches Geburtsgewicht bei verschiedener Calorienzufuhr der Mutter.* (Nach THOMSON, 1959)

Calorienzufuhr (Cal/Tag)	n	Geburtsgewicht (g)
Unter 1800	47	3090
1800—2200	106	3190
2200—2600	156	3210
2600—3000	104	3210
3000 und mehr	66	3330

Geburtsgewicht und Geburtenfolge

Erstgeborene Kinder sind bis zu einer Schwangerschaftsdauer von 32 Wochen gleichschwer, danach leichter als Zweitgeborene, Zweitgeborene leichter als Drittgeborene, für die höheren Geburtennummern werden die Verhältnisse undurchsichtig, weil diese, zumal in älteren Untersuchungen, vorwiegend die kinderreichen Familien der ärmeren Schichten repräsentieren und weil das Geburtsgewicht auch von der sozialen Lage abhängt. Bei aufeinanderfolgenden Geburten gleicher Mütter fand LOTZ vom ersten bis zum zweiten Kind eine Zunahme des durchschnittlichen Geburtsgewichtes um 176 g, vom zweiten bis zum dritten Kind um 97 g und vom dritten bis zum vierten Kind um 151 g. Bei Knaben nimmt das Geburtsgewicht mit steigender Geburtennummer etwas stärker zu als bei Mädchen, so daß der Geschlechtsunterschied der Geburtsgewichte mit zunehmender Geburtennummer größer wird. In Tabelle 16 sind die durchschnittlichen Geburtsgewichte von Neugeborenen der Hamburger Universitäts-Frauenklinik nach Geburtenfolge und Geschlecht gegliedert.

Tabelle 16. *Durchschnittliche Geburtsgewichte der Hamburger Universitäts-Frauenklinik in den Jahren 1942, 1946 und 1955*

	Geburtenfolge			
	I	II	III	IV und mehr
Knaben	3328 g	3490 g	3560 g	3600 g
Mädchen	3214 g	3335 g	3312 g	3386 g
Differenz	114 g	155 g	248 g	214 g

Das stärkere Wachstum der männlichen Feten findet offenbar im primiparen Uterus keine ausreichenden Bedingungen zu seiner vollen Entfaltung vor, während die geringeren Bedürfnisse des weiblichen Fetus noch eher befriedigt werden.

Körperliche Arbeit, uneheliche Schwangerschaft, soziale Lage

KIRCHHOFF fand bei 300 Neugeborenen von Frauen, die während der Schwangerschaft nicht körperlich gearbeitet hatten, ein durchschnittliches Geburtsgewicht von 3522 g, während das Geburtsgewicht der Kinder von 300 Frauen, die bis zum Tage ihrer Niederkunft gearbeitet hatten, durchschnittlich 3293 g betrug. Dabei waren nur ausgetragene Kinder berücksichtigt worden. Tabelle 17 zeigt den Einfluß der geringeren Belastung durch körperliche Arbeit, möglicherweise auch der besseren Ernährung bei ledigen Müttern, die gegen Ende der Schwangerschaft im Krankenhaus aufgenommen worden waren, im Vergleich zu anderen ledigen Müttern.

Tabelle 17. *Länge und Gewicht von Neugeborenen. Nur Kinder lediger Mütter.* (Nach Peller und Bass)

Schwangerschaftsdauer	Nichthausschwangere		Hausschwangere	
(Tage)	cm	g	cm	g
260—269	49,1	3028	49,3	3115
270—270	49,5	3167	49,9	3258
280—289	50,1	3268	50,7	3347
290—299	50,6	3326	51,5	3548

In früheren Arbeiten wurde bei Kindern lediger Mütter gewöhnlich ein deutlich niedrigeres Geburtsgewicht als bei ehelich geborenen Kindern gefunden. Brandis hat an der Hamburger Universitäts-Frauenklinik die unehelichen Kinder im Jahre 1946 um 58 g und 1955 um 56 g leichter als den Gesamtdurchschnitt gefunden. Dieser Unterschied war jedoch völlig dadurch erklärt, daß die unehelichen Kinder zu 82—85% Erstgeborene waren, während die ehelichen nur zu 45—46% Erstgeborene waren. In der Statistik von ganz Hamburg lag in den Jahren 1957—1961 jedoch das durchschnittliche Geburtsgewicht der unehelichen Kinder mit 3232 g um 126 g niedriger als das der erstgeborenen ehelichen Kinder (3358 g). In Finnland wurde 1866—1905 ein um 71 g geringeres Geburtsgewicht unehelicher Kinder gefunden (Runeberg), 1909—1914 wogen uneheliche finnische Knaben 92 g, Mädchen 120 g weniger als eheliche (Tudeer), bei einer Erhebung an 57089 Geburten der Jahre 1957 und 1958 wurden erstgeborene Mädchen von ledigen Müttern unter 25 Jahren um 246 g leichter, von ledigen Müttern über 25 Jahren 218 g leichter als entsprechende ehelich geborene Kinder gefunden (Timonen, Uotila, Kuusito, Vara und Lokki). Zwischen den verschiedenen sozialen Schichten bestehen heute nur noch geringe Unterschiede im Geburtsgewicht; so fanden Gibson und McKeown in Birmingham die Kinder aus der ärmsten Wohngegend um 30 g leichter als die Kinder aus den wohlhabenden Bezirken. Noch 1964—1966 lag in Gelsenkirchen das mittlere Geburtsgewicht von Kindern berufstätiger Mütter um 160 g niedriger als das der Kinder von Hausfrauen (Klosterkötter und Koch).

Einfluß vorhergehender Stilltätigkeit auf das Geburtsgewicht

Douglas hat gezeigt, daß das durchschnittliche Geburtsgewicht zweitgeborener und weiterer Kinder am geringsten ist, wenn das erste Kind nicht gestillt worden ist, und daß mit zunehmender Stilldauer das Geburtsgewicht späterer Kinder zunimmt, und zwar schließlich um etwa 200 g. Gleichzeitig sinkt der Prozentsatz der abnorm leichten Neugeborenen (s. Tabelle 18).

Die „Pseudoschwangerschaft der Lactation" scheint also das Geburtsgewicht im gleichen Sinne zu beeinflussen wie vorhergehende Schwangerschaften.

Tabelle 18. *Geburtsgewichte zweiter und weiterer Kinder in Abhängigkeit von der Stilldauer beim ersten Kind*

	Alter beim Abstillen				
	nicht gestillt	1—3 Mon.	4—6 Mon.	7—9 Mon.	über 9 Mon.
Geburtsgewicht (g)	3494	3543	3654	3597	3695
% unter 2724 g	9,1	5,9	4,8	3,1	1,9

Einfluß des Rauchens

Frauen, die regelmäßig in der Schwangerschaft rauchen, gebären etwa 170 g leichtere Kinder als Frauen, die nicht rauchen. Unter 2724 g (= 6 lbs.) waren 10,1% der Neugeborenen von Nichtraucherinnen und 19,0% der Kinder von Raucherinnen. In der Schwangerschaftsdauer besteht zwischen den beiden Gruppen kein Unterschied, der als Ursache für den Gewichtsunterschied in Betracht kommt (Nichtraucherinnen: 279,9 ± 1,5, Raucherinnen 278,5 ± 1,7 Tage, nach Lowe). Vermutlich wirkt das Rauchen durch eine vasoconstrictorisch bedingte verminderte Blutzufuhr, vielleicht auch durch eine Beeinträchtigung der O_2-Versorgung infolge der CO-Hämoglobinbildung bei Raucherinnen.

Einfluß der Höhenlage über dem Meeresspiegel (Sauerstoff)

An einer großen Statistik in den USA wurde nachgewiesen, daß Frühgeborene von 2500 g oder weniger an Orten zwischen 80 und 340 m über dem Meeresspiegel mit einer Häufigkeit von 6—7% vorkommen und daß diese

Häufigkeit mit zunehmender Höhenlage auf 23,7% bei 3200 m zunimmt. Das durchschnittliche Geburtsgewicht nahm mit einem Anstieg der Höhenlage von 190 m ü. M. auf 1650 ü. M. von 3242 g auf 3152 g ab (GRAHN und KRATCHMAN). Daß tatsächlich die Höhenlage entscheidend ist und nicht etwa andere mit der Höhenlage korrelierte wirtschaftliche oder soziale Faktoren, wurde von HOWARD, LICHTY und BRUNS gezeigt. 120 Mütter, die nach Lake County in Colorado zogen, das über 3000 m hoch liegt, hatten vorher 293 Kinder mit einem durchschnittlichen Geburtsgewicht von 3130 g geboren, in Lake County aber 261 mit einem durchschnittlichen Gewicht von 2840 g. Die Abnahme um 290 g ist um so auffallender, als sonst das Geburtsgewicht mit steigender Geburtennummer deutlich zunimmt.

Intrauterines Wachstum von Zwillingen

Einen der eindrucksvollsten Hinweise auf die Abhängigkeit des intrauterinen Wachstums von exogenen Einflüssen geben Zwillinge, deren Gewicht um mehrere hundert Gramm niedriger als das von „Einlingen" mit gleicher Schwangerschaftsdauer liegt (s. Tabelle 19).

Tabelle 19. *Geburtsgewichte und -längen von Zwillingen im Vergleich zu Einlingen*[a]

Schwangerschaftsdauer	Zwillingskinder (nach STEHLE) Freiburg 1911—1936		Einlingskinder (nach AHLFELD)	
(Wochen)	g	cm	g	cm
28	1018	37,1	1635	40,4
30	1450	39,6	1868	42,0
32	1555	41,3	2107	43,4
34	1919	43,4	2424	46,1
36	2271	46,4	2806	48,3
38	2518	48,0	3016	49,9
40	2670	49,0	3168	50,5
42	2624	49,6		

[a] KLOOSTERMAN (1969) findet Zwillings- und Drillingskinder noch nach 28—32 Schwangerschaftswochen praktisch gleich schwer wie Einlinge, nach 39—41 Wochen dagegen etwa 680 bzw. 950 g leichter.

Der Unterschied wird noch größer, wenn man Neugeborene gleicher Tragzeit vergleicht, da Zwillingsschwangerschaften durchschnittlich etwas über 3 Wochen kürzer als andere Schwangerschaften sind (mittlere Dauer für gleichgeschlechtige Zwillinge nach FRACCARO 256,3±25,7 Tage, für verschiedengeschlechtige 254,6±29,0 Tage). Die Gewichtsverminderung von Zwillingen im Vergleich zu „Einlingen" ist etwa zu gleichen Teilen durch ihr vermindertes Wachstum und durch ihre frühe Geburt bedingt. Nach FRACCARO wogen Zwillinge gleichen Geschlechtes in Pavia 2360±593 g, nach KARN in London 2490±599 g, Zwillinge verschiedenen Geschlechts in Pavia 2295±663 g, in London 2545±653 g.

Gewichtswachstum im ersten Lebensjahr

Gewichtsabnahme in den ersten Lebenstagen

In den ersten Lebenstagen verlieren die Neugeborenen um 200—300 g. Das Minimum wird gewöhnlich am 3.—4. Lebenstag erreicht. Etwa 10—14 Tage nach der Geburt erreichen die Kinder wieder ihr Geburtsgewicht (Tabellen 20—21).

Tabelle 20. *Gewichte amerikanischer Neugeborener in den ersten 10 Lebenstagen.* (Nach MEREDITH und BROWN, 1939)

	Knaben $N=533$	Mädchen $N=505$
Geburt	3491	3408
1. Tag	3376	3283
2. Tag	3294	3207
3. Tag	*3274*	*3195*
4. Tag	3293	3212
5. Tag	3326	3246
6. Tag	3366	3281
7. Tag	3396	3315
8. Tag	3421	3341
9. Tag	3440	3362
10. Tag	3466	3387

Der durchschnittliche Gewichtsverlust bis zum Minimum beträgt 247 g oder 7,15%. Dies ist etwas mehr als die Differenz vom Geburtsgewicht bis zum Gewicht des 3. Tages auf der Tabelle 20, da einige Kinder das Minimum vor, einige nach dem 3. Tag erreichen. Die Streuung des Gewichtsminimums geht aus der folgenden Tabelle 21 hervor:

Tabelle 21. *Dauer der Gewichtsabnahme bei 6129 Neugeborenen in den ersten Lebenstagen.* (Nach RUSCH, 1939)

Bis zum 1. Tag	0,1%
Bis zum 2. Tag	3,0%
Bis zum 3. Tag	50,4%
Bis zum 4. Tag	38,4%
Bis zum 5. Tag	6,3%
Bis zum 6. Tag	1,6%
Bis zum 7. Tag	0,1%

Die Streuung der Gewichtsabnahme in Prozent des Geburtsgewichtes geht aus Tabelle 22 hervor:

Tabelle 22. *Häufigkeitsverteilung des relativen Gewichtsverlustes bei 6155 Neugeborenen, Gießen 1923—1937.* (Nach RUSCH)

Gewichtsabnahme in % des Geburtsgewichtes	Prozentuale Häufigkeit
1,0— 2,9	1,34
3,0— 4,9	9,93
5,0— 6,9	32,57
7,0— 8,9	34,75
9,0—10,9	16,00
11,0—12,9	4,07
13,0 und mehr	1,29
Mittelwert 7,3%	

Gießener Frauenklinik etwa jedes 6. Neugeborene mehr als 10% abgenommen. In den Jahren 1934 bis 1936 war nur noch etwa bei jedem 25. Neugeborenen eine gleichstarke Abnahme festzustellen. Die Lehrmeinung, nach der Neugeborene in den ersten 24 Std nicht gefüttert werden sollen, wurde früher offenbar strenger befolgt, auch war man früher vorsichtiger mit der Steigerung der Nahrungsmengen.

Gewichtswachstum im ersten Lebensjahr jenseits der ersten Lebenstage

Die Gewichtszunahme im ersten Lebensjahr ist praktisch unabhängig vom Geburtsgewicht. HAMMOND hat Korrelationskoeffizienten zwischen Geburtsgewicht und Gewichtszunahme im ersten Lebensjahr für Knaben von —0,13 und für Mädchen von —0,10 berechnet. Die bei der Geburt leichteren Kinder nehmen also im Durchschnitt etwas

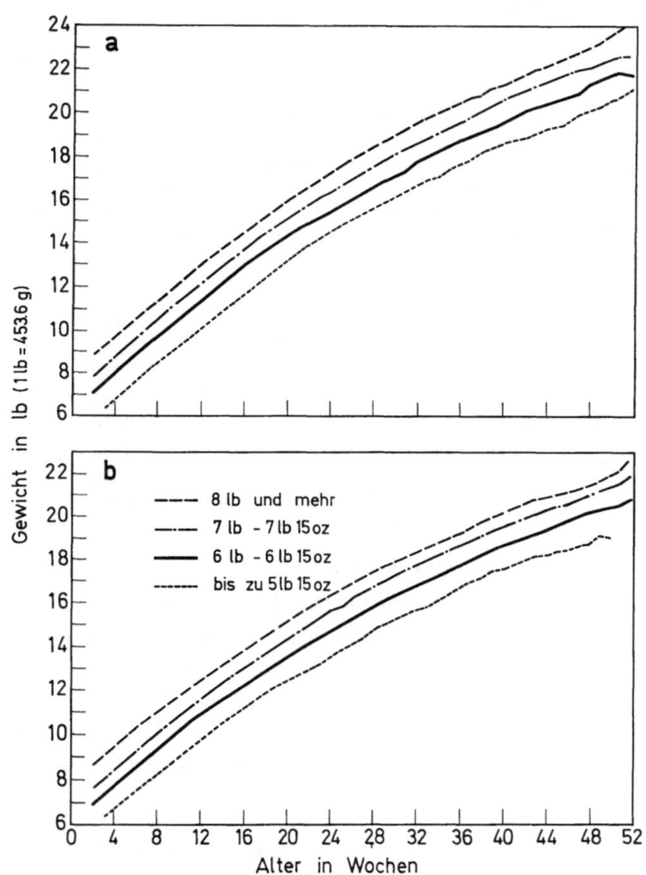

Abb. 31a u. b. Gewichtswachstum südafrikanischer Säuglinge europäischer Herkunft nach Geburtsgewichtsgruppen. a Knaben, b Mädchen. [Abgedruckt von: The effect of sex, birth rank and birth weight on growth in the first year of life. Hum. Biol. **29**, 194—213 (1957), von E. J. SALBER, mit Genehmigung der Wayne State University Press.] 1 lb. = 454 g, 1 oz = 28,3 g

Bei Frühgeborenen beträgt der Gewichtsverlust durchschnittlich 8,4%, und zwar ist er prozentual um so größer, je leichter und vor allem je jünger die Frühgeborenen sind. Die Gewichtsabnahme in den ersten Lebenstagen ist abhängig von äußeren Einflüssen. Mit entsprechender Zufütterung läßt sie sich auf 3—5% herunterdrücken. Nach den Zahlen von RUSCH hatte in den Jahren 1927—1929 an der

mehr, die bei der Geburt schwereren Kinder etwas weniger zu. Für praktische Zwecke kann man aber mit einer Normtabelle auskommen, die den Gewichtszuwachs seit der Geburt angibt. Um das Normalgewicht zu erhalten, addiert man diesen Zuwachs zum Geburtsgewicht. Tabelle 23 wurde nach den Zahlen von NORVAL et al. durch graphische Interpolation gewonnen. Die Abb. 31a und b und Tabelle 24 zeigen, daß Neugeborene verschiedener Gewichtsklassen während des ersten Lebensjahres praktisch gleich stark zunehmen, so daß die bei der Geburt vorhandenen Klassendifferenzen erhalten bleiben. Die Unabhängigkeit des Gewichtswachstums im ersten Lebensjahr vom Geburtsgewicht spricht dafür, daß das fetale Wachstum weitgehend anderen Gesetzen als das postfetale Wachstum gehorcht. Wenn die Geburtsgewichte im wesentlichen von der endogenen Wachstumskapazität des Fetus abhängen würden, so würde man ein Fortbestehen dieser Unterschiede, also ein stärkeres Wachstum der bei der Geburt größeren Kinder, erwarten. Tatsächlich scheinen die Unterschiede im fetalen Wachstum aber vorwiegend durch das intrauterine Milieu bedingt zu sein, und die individuelle Wachstumskapazität setzt sich erst nach der Geburt durch.

Tabelle 23. *Normale Gewichtszunahme im ersten Lebensjahr.* (Nach Zahlen von NORVAL, KENNEDY und BERKSON, 1951)

Von der Geburt bis zum Ende des	Knaben (g)	Mädchen (g)
1. Monats	710	660
2. Monats	1560	1340
3. Monats	2490	2130
4. Monats	3220	2820
5. Monats	3890	3470
6. Monats	4460	4040
7. Monats	5010	4490
8. Monats	5460	4890
9. Monats	5840	5290
10. Monats	6220	5620
11. Monats	6590	5940
12. Monats	6870	6370
Durchschnittliches Geburtsgewicht	3440	3310

Tabelle 25. *Gewichtszunahme im ersten Lebensjahr.* (Nach verschiedenen Quellen zusammengestellt, LENZ, 1954)

Alter (Monate)	g pro Tag	g pro Woche	g pro Monat
0— 3	25	172	750
3— 6	21	144	630
6— 9	15	103	450
9—12	11	78	340

Tabelle 26. *Durchschnittliche Gewichtszunahme von Züricher Kindern. Längsschnitt-Untersuchungen.* (Nach HEIERLI, 1960)

Alter (Monate)	Knaben g/Monat		Mädchen g/Monat	
	M	σ	M	σ
1— 3	945	255	845	181
3— 6	632	163	587	158
6— 9	465	171	441	152
9—12	372	147	333	131
12—18	241	90	228	73
18—24	198	99	195	71
24—36	185	46	189	50
36—48	174	62	169	46

Tabelle 24. *Gewichtswachstum schwedischer Kinder verschiedener Geburtsgewichtsklassen.* (Nach v. SYDOW)

Ende des	Knaben Geburtsgewicht in kg			Mädchen Geburtsgewicht in kg		
	2,5—3,0	3,0—3,5	3,5—4,0	2,5—3,0	3,0—3,5	3,5—4,0
1. Monats	3,7	4,0	4,3	3,4	3,8	4,1
2. Monats	4,7	4,9	5,2	4,4	4,7	4,9
3. Monats	5,5*	5,8	6,1	5,1	5,5	5,8
4. Monats	6,2	6,5*	6,8	5,8*	6,1	6,4
5. Monats	6,8	7,2	7,4*	6,4	6,7*	7,0
6. Monats	7,4	7,7	7,9	6,9	7,3	7,5*
7. Monats	8,0	8,2	8,4	7,4	7,8	8,0
8. Monats	8,4	8,6	8,8	7,8	8,3	8,5
9. Monats	8,8	9,0	9,2	8,3	8,6	8,9
10. Monats	9,2	9,4	9,6	8,6	8,9	9,3
11. Monats	9,6	9,8	10,0	8,9	9,3	9,6
12. Monats	9,9	10,1	10,4	9,2	9,6	9,9

* Zur Ausgleichung zufälliger Unregelmäßigkeiten geglättete Zahlen; die angekreuzten Zahlen entsprechen etwa dem verdoppelten Geburtsgewicht.

Die Gewichtszunahmen normaler, gut ernährter Säuglinge gehen aus der Tabelle 25 hervor.

Die Streuung der Gewichtszunahmen in den ersten Lebensjahren läßt sich aus der Tabelle 26 ablesen.

Die monatliche Gewichtszunahme zwischen 1 und 3 Monaten (Tabelle 26) ist größer als die zwischen 0 und 3 Monaten, weil in die Zeit zwischen 0 und 1 Monat die Gewichtsabnahme der ersten Lebenstage fällt. Die Knaben nehmen vor allem in den ersten Monaten stärker an Gewicht zu als die Mädchen. Vielleicht kommt hierin ein stärkeres Aufholwachstum der Knaben zum Ausdruck, deren größeres Wachstumspotential durch ungünstige Bedingungen im Uterus stärker beeinträchtigt wird als das kleinere der Mädchen (s. S. 49).

Ernährung und Säuglingswachstum

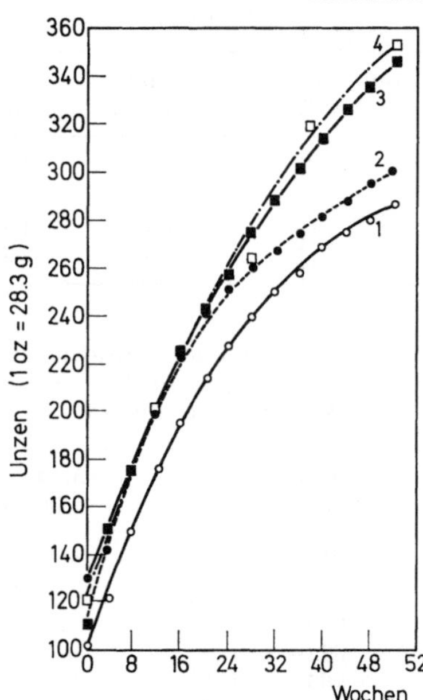

Abb. 32. Gewichtswachstum männlicher Säuglinge. 1 Südindische Kinder. 2 Chinesische Kinder. 3 Australische Kinder (Weiße). 4 Amerikanische Kinder. (Nach Millis, 1954.) Ordinate: Gewicht in Unzen (1 oz. = 28,3 g). Abszisse: Alter in Wochen

Die angeführten Zahlen für das Gewichtswachstum gelten nur für Säuglinge, die ausreichend ernährt sind. In Ländern, wo Mangel an einwandfreier Kuhmilch herrscht, bleibt das Gewichtswachstum in der zweiten Hälfte des ersten Lebensjahres hinter diesen Werten zurück (Jelliffe). In den ersten 4—6 Monaten garantiert auch die Brusternährung ein nahezu maximales Wachstum (s. Abb. 32).

Die Ernährung beeinflußt nicht nur das Gewichtswachstum, sondern auch das Längenwachstum (Lenz; Vahlquist, Mellander und Wicklund). Vorwiegend aus methodischen Gründen ist dies weniger gut bekannt. In der zweiten Hälfte des ersten Lebensjahres nehmen Säuglinge monatlich im Gewicht um 300 bis 500 g zu, in der Körperlänge aber nur um 1—2 cm. Kleinere Abweichungen vom Gewichtswachstum sind ohne Schwierigkeit festzustellen, kleinere Abweichungen vom Längenwachstum liegen im Bereich des Meßfehlers.

Beziehungen zwischen Körperlänge im Säuglingsalter und im Erwachsenenalter

Zwischen der Körperlänge bei der Geburt und der Körperhöhe derselben Personen im Erwachsenenalter besteht eine niedrige positive Korrelation, zwischen der Körperlänge mit 12 Monaten und der endgültigen Körperhöhe eine wesentlich höhere (s. Tabelle 27).

Tabelle 27. *Korrelationen zwischen Körperlängen derselben Individuen in verschiedenem Alter.* (Nach Tanner et al.)

	Korrelationskoeffizient	
	männlich	weiblich
Geburt: Erwachsenenalter	0,25	0,29
1 Jahr: Erwachsenenalter	0,65	0,70
2 Jahre: Erwachsenenalter	0,79	0,74
3 Jahre: Erwachsenenalter	0,80	0,78
5 Jahre: Erwachsenenalter	0,77	0,81

Der unmittelbare Vergleich der Korrelationskoeffizienten der Tabelle 27 gibt keine klare Vorstellung von der relativen Bedeutung der Körperlänge bei der Geburt und im Alter von 1 Jahr für die Erwachsenengröße. Man kann sich diese Bedeutung etwa klarmachen, wenn man sich vergegenwärtigt, daß der Teil der Gesamtvarianz, der durch einen Einzelfaktor bedingt ist, sich zu der Gesamtvarianz etwa wie das Quadrat der Korrelationskoeffizienten zu 1 verhält. Danach wären nur 6,25% ($0{,}25^2$) der Varianz der Körperhöhe männlicher Erwachsener durch die Körperlängenstreuung mit 1 Jahr bedingt. Vermutlich beruht ein beträchtlicher Teil der Körperlängenstreuung der Neugeborenen nicht auf unterschiedlichen Erbanlagen der Kinder. Bereits im ersten Lebensjahr setzen sich aber die Erbanlagen für das Wachstum weitgehend durch. Daher zeigen die Korrelationskoeffizienten zwischen Körperlänge des Kindes und Körperhöhe seiner Eltern zwischen der Geburt und dem Ende des ersten Lebensjahres einen steilen Anstieg (Tanner, 1962).

Wachstumsperioden

Das intrauterine Wachstum hängt zum Teil von Faktoren ab, die für das Wachstum nach der Geburt keine Rolle mehr spielen (s. S. 53), so daß die Geburt als eine Stufe betrachtet werden kann, die zwei verschiedene Wachstumsperioden voneinander trennt. Die Faktoren, welche nur während des fetalen Wachstums wirksam sind, haben zwar keinen Einfluß mehr auf das postnatale Wachstum, jedoch noch einen nachhaltigen Einfluß auf Größe und Gewicht bis mindestens zum dritten Lebensjahr. Zwischen Geburtsgewicht und Gewicht am Ende des ersten Lebensjahres wurden die folgenden Korrelationskoeffizienten gefunden

HAMMOND:	Knaben	+0,27
	Mädchen	+0,40
SIMPSON:	Knaben	+0,35
	Mädchen	+0,51
PARFIT:	Knaben	+0,4
	Mädchen	+0,5

Obwohl das Gewichtswachstum während des ersten Lebensjahres praktisch unabhängig vom Geburtsgewicht ist, beruhen also am Endes des ersten Lebensjahres noch 7—16% der Varianz des Gewichtes der Knaben und 16—26% der Varianz des Gewichtes der Mädchen auf Unterschieden der Geburtsgewichte. Die Korrelation zwischen Geburtsgewicht und Gewicht am Ende des ersten Lebensjahres ist bei Knaben geringer als bei Mädchen, vermutlich infolge des stärkeren Aufholwachstums der Knaben (siehe S. 54).

Der Einfluß des intrauterinen Milieus auf das Gewicht des Kindes ist mindestens bis zum Alter von 2 Jahren nachweisbar, wie aus den unterschiedlichen Korrelationen zwischen den Größen von Vater und Mutter zum Gewicht der Kinder hervorgeht (siehe Tabelle 28).

Tabelle 28. *Korrelationskoeffizienten zwischen Gewicht des Kindes und Körperhöhe der Eltern.* (Nach CAWLEY, MCKEOWN und RECORD, 1954)

	Alter der Kinder in Monaten			
	6	9	12	24
Mutter: Sohn	0,22	0,20	0,21	0,21
Vater: Sohn	0,12	0,12	0,13	0,13
Mutter: Tochter	0,17	0,17	0,17	0,21
Vater: Tochter	0,07	0,10	0,11	0,13

Das fetale Wachstum verläuft mit einer mehrfach größeren spezifischen Geschwindigkeit als das postnatale Wachstum (s. Abb. 16), doch markiert die Geburt nicht den Zeitpunkt eines abrupten Überganges von hoher in niedrigere spezifische Wachstumsgeschwindigkeit. Die Kurve zeigt einen allmählichen Übergang von den letzten Schwangerschaftsmonaten bis zum Ende des Säuglingsalters ohne Knick zur Zeit der Geburt. In gewisser Weise gleicht das Säuglingswachstum dem intrauterinen Wachstum. Dies gilt nicht nur für die hohe spezifische Geschwindigkeit, sondern auch für das Verhältnis des Gewichts- zum Längenwachstum.

Nach dem wechselnden Verhältnis von Körperlänge und Gewicht in verschiedenen Lebensaltern hat man das Wachstum in verschiedene Perioden einteilen wollen. So hat STRATZ die folgenden Perioden unterschieden:

Erste Fülle	von 1—4 Jahren
Erste Streckung	von 5—7 Jahren
Zweite Fülle	von 8—10 Jahren
Zweite Streckung	von 11—15 Jahren
Dritte Fülle	von 15—20 Jahren

Dieser Schematismus hätte nicht einmal mehr historisches Interesse, wenn seine Wiederbelebung nicht ungeachtet aller Widerlegungen immer noch in

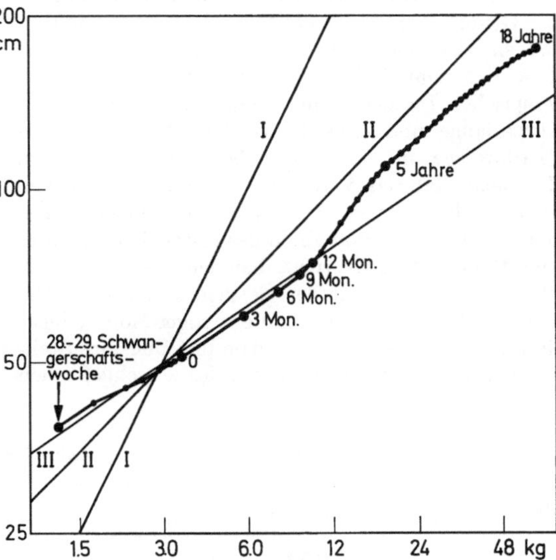

Abb. 33. Der Gestaltwandel während des Wachstums, dargestellt in doppelt logarithmischem Maßstab. Für das fetale Wachstum sind die Daten von KJÖLSETH zugrunde gelegt, für das Wachstum von der Geburt bis zum 19. Lebensjahr die Daten von MEREDITH. Berücksichtigt sind in beiden Serien nur männliche Individuen. (Nach LENZ, 1958)

der populärwissenschaftlichen Literatur und in der schulärztlichen Praxis versucht würde. Hierher gehört auch die irrige Vorstellung, daß die Kinder gerade um die Zeit der Einschulung einen „Gestaltwandel" durchmachen.

Die Beziehungen zwischen Längen- und Gewichtswachstum während des Wachstums lassen sich am besten deutlich machen, wenn wir zunächst von drei verschiedenen Denkmodellen ausgehen. Hierzu wählen wir den doppelt logarithmischen Maßstab und tragen die Körperlänge auf der Ordinate und das Gewicht auf der Abszisse ein. Auf diese Weise können wir drei Modelle des Verhältnisses von Längen- und Gewichtswachstums als drei Gerade darstellen, die sich durch ihren Neigungswinkel unterscheiden.

I. Der Körper wächst nur in die Länge, der Querschnitt bleibt gleich. Das Gewicht ist direkt proportional der Länge.

II. Der Körper wächst zwar vorwiegend in die Länge, aber auch in die Breite, jedoch nur mit einer Geschwindigkeit, die proportional der Wurzel des Längenwachstums ist. Das Gewichtswachstum ist dann proportional dem Quadrat des Längenwachstums.

III. Der Körper wächst in allen Dimensionen mit der gleichen Geschwindigkeit. Das Gewicht nimmt proportional zur dritten Potenz des Längenwachstums zu.

Bei Modell I bleibt das Verhältnis des Gewichtes zur Länge (P/L, Queteletscher Index) konstant, bei Modell II das Verhältnis des Gewichtes zum Quadrat der Länge (P/L^2, Kaupscher Index) und bei Modell III das Verhältnis des Gewichtes zur dritten Potenz der Länge (P/L^3, Rohrer-Index). In Abb. 33 sind die drei Geraden für die theoretischen Modelle so gewählt, daß sie sich bei 50 cm und 3000 g schneiden, was etwa den Durchschnittsmaßen von Neugeborenen entspricht. Daneben sind empirische Zahlen von Körperlänge und -gewicht von der 28. Schwangerschaftswoche bis zum 18. Lebensjahr eingetragen. Man sieht, daß das Verhältnis von Längen- und Gewichtswachstum von den letzten Schwangerschaftsmonaten bis etwa zum Ende des ersten Lebensjahres dem Modell III entspricht, bei dem der Körper in allen Dimensionen mit der gleichen spezifischen Geschwindigkeit wächst. Im Laufe weniger Monate biegt die Kurve dann scharf nach oben um, und ihre Steilheit nähert sich fast dem Modell des ausschließlichen Längenwachstums. Gegen den Beginn des Schulalters geht die Kurve allmählich in die Richtung über, die dem Modell II entspricht, bei dem das Gewichtswachstum proportional dem Quadrat des Längenwachstums ist. Während der ersten 3—4 Schuljahre behält die Kurve diese Richtung, geht danach aber allmählich wieder in die Richtung des Modells III über.

Wir können die Aufeinanderfolge der Wachstumstypen auch erkennen, wenn wir aus den empirischen Zahlen von Länge und Gewicht die Indexzahlen berechnen und darauf achten, welche Indexzahlen in den verschiedenen kindlichen Lebensaltern sich am wenigsten verändern. Zwischen den letzten Schwangerschaftsmonaten und dem Ende des ersten Lebensjahres bleibt allein der Rohrer-Index (P/L^3) relativ konstant. Nach dem Ende des ersten Lebensjahres nimmt er schnell stark ab. Jetzt nimmt der Queteletsche Index (P/L) kaum noch zu. Dieser Wechsel des Wachstumstyps fällt mit der Zeit des Laufenlernens zusammen. In den ersten Schuljahren bleibt der Kaupsche Index (P/L^2) am konstantesten. Vom 10. Lebensjahr an zeigt der Rohrer-Index nur noch geringe Veränderungen (Tabelle 29).

Abgesehen von dem ziemlich scharfen Knick am Ende der Säuglingszeit sind die Übergänge fließend, und jede Abtrennung von Perioden wäre willkürlich. Zu Beginn des zweiten Lebensjahres setzt plötzlich eine starke Streckung ein, die ganz allmählich im Laufe von 9—10 Jahren nachläßt und mit Beginn der Pubertät abgeschlossen ist.

Tabelle 29. *Veränderungen der Gewichts-Längen-Indices mit dem Alter*

Alter	Knaben			
	P/L^3 (Rohrer) $100 \cdot g/cm^3$	P/L^2 (Kaup) g/cm^2	P/L (Quetelet) g/cm	Autor und Land
28—29 Wochen	2,20	0,85	33	KJÖLSETH, Norwegen
32—33 p. m.	2,40	1,08	48	
36	2,50	1,21	59	
40	2,64	1,34	68	
Geburt	2,60	1,34	69	GUERRA, JAUREGUY und PORTILLO, Uruguay
3 Monate	2,75	1,64	98	
6 Monate	2,64	1,75	116	
9 Monate	2,50	1,79	128	
12 Monate	2,40	1,80	135	
24 Monate	2,01	1,73	149	
3 Jahre	1,69	1,62	157	BROMAN, DAHLBERG und LICHTENSTEIN, Schweden
5 Jahre	1,41	1,56	172	
7 Jahre	1,25	1,55	191	
9 Jahre	1,20	1,60	215	KIIL, Norwegen
11 Jahre	1,18	1,70	244	
13 Jahre	1,18	1,82	283	
15 Jahre	1,17	1,97	332	
17 Jahre	1,18	2,08	367	
19 Jahre	1,21	2,15	383	

(Rohrer-Index für die schwedischen Knaben: Durchschnittswert der individuell berechneten Indices; übrige Indices aus Durchschnittswerten berechnet.)

Das Wachstum während der Pubertät

Die Wachtumsgeschwindigkeit sinkt von der Geburt an kontinuierlich ab bis zu einem Minimum zwischen dem 10. und 12. Lebensjahr, steigt dann im Laufe von 2—3 Jahren auf ein Maximum und fällt danach schnell wieder ab. Die hohen Korrelationen zwischen dem Alter zur Zeit des Pubertätsmaximums im Längenwachstum und dem Alter des Auftretens der sekundären Geschlechtsmerkmale weisen auf gemeinsame Ursachen beider Phänomene hin, die in den endokrinen Veränderungen der Pubertät zu suchen sind.

Tabelle 30. *Korrelationskoeffizienten zwischen dem Alter zur Zeit des Pubertätsmaximums des Längenwachstums und anderen Pubertätsmerkmalen.* (Nach TANNER)

Mädchen		Knaben	
Menarche	0,71	Peniswachstum	0,87
Brustknospe	0,80	Testeswachstum	0,86
Schambehaarung	0,75		

Die Menarche tritt fast ausnahmslos erst ein, wenn das Maximum des Längenwachstums vorüber ist (DEMING, 1957). Die Streuung des maximalen Längenwachstums von Mädchen geht aus der Tabelle 31 hervor:

Tabelle 31. *Maximales Längenwachstum von Mädchen.* (Nach SHUTTLEWORTH, 1937)

Alter in Jahren	%
$10^1/_4$—$11^1/_4$	10,9
$11^1/_4$—$12^1/_4$	34,5
$12^1/_4$—$13^1/_4$	37,4
$13^1/_4$—$14^1/_4$	14,4
$14^1/_4$—$14^3/_4$	2,9

Bei Knaben ist die Verteilung ähnlich, nur um 2 Jahre verschoben. Erwachsene Männer sind im Durchschnitt rund 12 cm größer als Frauen. Dies beruht in erster Linie darauf, daß das kindliche Wachstum bei den Knaben 2 Jahre länger andauert, bevor es vom Pubertätswachstum abgelöst wird, welches schließlich mit dem Schluß der Epiphysenfugen den Abschluß des Längenwachstums herbeiführt. Demgegenüber fällt die größere Körperhöhe der Knaben vor der Pubertät und ihr etwas stärkeres Wachstum während der Pubertät für die Entstehung der Körperhöhenunterschiede zwischen erwachsenen Männern und Frauen kaum ins Gewicht.

Die Standardabweichung des Alters bei Eintritt der Pubertät beträgt ungefähr 1 Jahr. Man kann sich als grobe Regel merken, daß zahlreiche Wachstums- und Entwicklungsdaten, darunter auch die Körperhöhe und das Intelligenzalter, eine Standardabweichung von der Größenordnung des Entwicklungsfortschrittes während eines Jahres zeigen. Der Zuwachs der Körperhöhe im Jahre des Maximums betrug bei norwegischen Knaben $9{,}5 \pm 1{,}4$ cm je Jahr, bei Mädchen $7{,}6 \pm 1{,}2$ cm/Jahr (KIIL). Wenn die gleichen Zahlen als Querschnittsdaten behandelt wurden, so ergab sich für Knaben ein maximaler Zuwachs von nur 7,3 cm/Jahr, weil die relativ schmalen und hohen Gipfel der individuellen Wachstumsgeschwindigkeit in verschiedenem Alter auftreten und daher in einer Kollektivkurve verwischt werden. TANNER (1968) fand bei Mädchen ein durchschnittliches maximales Wachstum von 8,4 cm/Jahr bei einem mittleren Alter von 12,1 Jahren, bei Knaben von 9,8 cm/Jahr bei einem Alter von 14,1 Jahren.

Bei großen und kräftigen Kindern setzt die Pubertät früher als bei kleinen ein. Auf diese Weise tritt ein Ausgleich in der Körperhöhe ein, da die Pubertät schließlich zum Abschluß des Längenwachstums führt. Im normalen Bereich besteht keine oder nur eine sehr niedrige Korrelation zwischen Pubertätsalter und Erwachsenengröße. Entscheidend für die Körperhöhe im Erwachsenenalter ist nicht, in welchem Alter, sondern bei welcher Körperhöhe die Pubertät eintritt.

Abschluß des Längenwachstums

4—5 Jahre nach dem Pubertätsgipfel kommt das Längenwachstum endgültig zum Stillstand, und zwar bei Knaben durchschnittlich mit $17^9/_{12}$ Jahren, bei Mädchen mit $16^3/_{12}$ Jahren. Die Standardabweichung des Alters beim Wachstumsabschluß beträgt für Knaben 10,0 Monate, für Mädchen 13,6 Monate (CLEMENTS, 1954). In früheren Jahrzehnten kam das Wachstum mehrere Jahre später zum Abschluß. Ungünstige Einflüsse, welche das Längenwachstum hemmen, verzögern auch seinen Abschluß. Aus Lebensalter, Körperhöhe und Skeletalter läßt sich die künftige Erwachsenengröße einigermaßen zuverlässig voraussagen (s. S. 72ff.).

Normtabellen

In der Praxis haben sich die Tabellen von STUART und STEVENSON aus dem Mitchell-Nelsonschen Lehrbuch der Pädiatrie gut bewährt, weil sie von der Geburt bis zum Abschluß des Wachstums für Gewicht, Länge, Kopfumfang und Brustumfang die Perzentilwerte 3, 10, 25, 50, 75, 90 und 97 geben, für einige Altersklassen zusätzlich für Bauchumfang, Sitzhöhe und Wadenumfang (s. Tabelle 32). Diese Tabellen gelten für Kinder, die nicht mehr als 14 Tage vor oder nach dem angegebenen Alter gemessen wurden. 6 Jahre steht also für genau 6,0 Jahre und nicht, wie sonst oft, für 5,5—6,5 Jahre. Der Anteil der Streuung von Größe und Gewicht, der durch die Streuung des Alters in den einzelnen Altersklassen bedingt ist, fällt damit weg. Die Angabe der Stellung eines Kindes in der Perzentilverteilung ist anschaulicher als der Vergleich mit dem Durchschnittswert und der Standardabweichung. MANSFELD hat gezeigt, daß die Größen- und Gewichtsverhältnisse von Stuttgarter Kindern in den Jahren 1958 und 1959 so gut mit den Zahlen von STUART übereinstimmen, daß eine Anwendung der amerikanischen Tabellen für deutsche Kinder praktisch keinen Fehler mit sich bringt. Eine ähnlich befriedigende Übereinstimmung besteht auch zwischen Messungen von Hamburger Kindern aus dem Jahre 1960 und den amerikanischen Kindern. Ältere deutsche Tabellen sind weniger geeignet. Eine Tabelle von Düsseldorfer Kindern und Jugendlichen von 6—18 Jahren, die 1967 gemessen wurden, zeigt bei Knaben bis zu 13 Jahren 1—2 cm höhere, bei Knaben von 13—18 Jahren 3—4 cm (maximal 4,7 cm) höhere Werte (SCHULZE u. WISSING, 1969). Die Mädchen waren bis zu 13 Jahren 2—3 cm größer, danach 1—2 cm größer als nach der amerikanischen Tabelle. Für wissenschaftliche Untersuchungen empfiehlt sich eine nach Ort, Zeit und sozialer Herkunft sorgfältig standardisierte Gruppe von Vergleichskindern. Wenn eine Gruppe von Kindern mit einem gemeinsamen Merkmal, etwa bestimmten Verhaltensstörungen, in der Körperhöhe von einer Normtabelle abweicht, so darf man dies nicht auf dieses Merkmal beziehen, ohne zu prüfen, ob die Normtabelle von einem in jeder anderen Hinsicht vergleichbaren Kollektiv stammt. Dies ist häufig außer acht gelassen worden, was zu ungerechtfertigten Schlüssen geführt hat.

Wenn ein Kind in der Körperhöhe einen wesentlich anderen Perzentilrang als im Gewicht einnimmt, so sollte man sich eine Vorstellung von seiner Stellung in der Gewichtsverteilung von Kindern gleicher Körperhöhe verschaffen. Hierzu dienen Tabellen wie die von BROMAN, DAHLBERG und LICHTENSTEIN oder von DØSSING (s. Tabelle 33) oder auch graphische Darstellungen wie die von KARLBERG und PERMAN (s. Abb. 17).

Verschiedene Autoren haben Tabellen publiziert, in denen getrennt für jedes Lebensjahr die Durchschnittsgewichte von Kindern verschiedener Körperhöhe aufgeführt sind. Bei gleicher Körperhöhe sind hier die jüngeren Kinder leichter als die älteren. Dies folgt notwendig aus der korrelativen Beziehung zwischen Körperhöhe und Gewicht und der Gruppierung in Klassen gleicher Körperhöhe. Von den Kindern gleicher Körperhöhe sind die jüngeren auf überdurchschnittliches, die älteren auf unterdurchschnittliches Längenwachstum ausgelesen. Da nun aber Körperlänge und -gewicht nicht in einer funktionellen Beziehung zueinander stehen, sondern nur mehr oder weniger stramm korreliert sind, ist das Gewicht einer auf überdurchschnittliche Körperhöhe ausgelesenen Gruppe nicht im gleichen Maße überdurchschnittlich. Das Gewicht einer auf unterdurchschnittliche Körperhöhe ausgelesenen Gruppe ist nicht in gleichem Maße unterdurchschnittlich. Hätte man die Kinder der einzelnen Altersklassen getrennt in Klassen gleicher Gewichte gruppiert und die zugehörigen durchschnittlichen Körperhöhen bestimmt, so hätte man ein ganz anderes „normales“ Verhältnis zwischen Länge und Gewicht gefunden als bei der von der Körperhöhe ausgehenden Gruppierung. Aus diesem Grunde sind Tabelle, die das durchschnittliche Gewicht für Gruppen von Kindern gleichen Alters und gleicher Körperhöhe wiedergeben, wenig geeignet zur Bestimmung des „Normalgewichtes“.

Tabelle 32

Normalmaße des Wachstumsalters[1]
Geburt—18 Monate

(Gewichte in Kilogramm, Längenmaße in Zentimeter)

Knaben								Mädchen						
94% der Werte aller Normalindividuen								94% der Werte aller Normalindividuen						
	80% aller Werte								80% aller Werte					
		50% aller Werte								50% aller Werte				
			Mittelwert								Mittelwert			
P_3	P_{10}	P_{25}	P_{50}	P_{75}	P_{90}	P_{97}		P_3	P_{10}	P_{25}	P_{50}	P_{75}	P_{90}	P_{97}
							Geburt							
2,63	2,86	3,13	**3,4**	3,76	4,13	4,58	Gewicht	2,63	2,81	3,13	**3,36**	3,67	3,9	4,26
46,3	48,1	49,3	**50,6**	52,0	53,3	54,6	Körperlänge	47,1	47,8	49,0	**50,2**	51,0	51,9	53,6
7,1	7,4	7,7	**8,1**	8,4	8,7	9,0	Hüftbreite	7,0	7,2	7,4	**7,7**	8,2	8,5	8,9
33,0	33,5	34,4	**35,3**	36,2	37,0	37,5	Kopfumfang	32,5	33,4	33,9	**34,7**	35,4	36,0	36,6
29,8	30,6	31,8	**33,2**	34,4	35,7	36,8	Brustumfang	30,0	30,8	31,8	**32,9**	34,0	35,0	36,0
							3 Monate							
4,81	5,03	5,35	**5,72**	6,17	6,58	7,44	Gewicht	4,45	4,85	5,17	**5,62**	5,99	6,35	6,76
56,8	57,8	59,3	**60,4**	61,8	62,8	63,7	Körperlänge	55,8	56,9	57,9	**59,5**	60,7	61,7	63,1
9,8	10,0	10,2	**10,6**	11,2	11,5	12,1	Hüftbreite	9,4	9,6	9,9	**10,4**	10,9	11,4	12,2
38,7	39,2	40,0	**40,9**	41,5	42,1	43,2	Kopfumfang	37,9	38,5	39,2	**40,0**	40,8	41,7	42,3
37,6	38,3	39,3	**40,6**	41,6	42,9	44,1	Brustumfang	36,5	37,6	38,8	**39,8**	40,9	42,0	43,0
33,6	35,5	36,8	**38,5**	39,8	41,4	43,5	Bauchumfang	32,3	34,4	36,8	**38,4**	40,4	41,7	42,7
							6 Monate							
6,35	6,71	7,08	**7,58**	8,16	8,71	9,43	Gewicht	5,76	6,4	6,8	**7,26**	7,94	8,44	9,07
63,0	63,9	65,2	**66,4**	67,8	69,3	70,4	Körperlänge	61,1	62,5	63,7	**65,2**	66,6	67,8	68,8
41,4	42,3	43,4	**44,8**	46,2	47,4	48,4	Sitzhöhe	40,0	41,0	42,1	**43,3**	44,5	45,6	46,8
10,5	10,8	11,2	**11,6**	12,0	12,4	13,1	Hüftbreite	10,3	10,5	10,8	**11,3**	11,8	12,4	13,2
42,1	42,7	43,3	**43,9**	44,8	45,4	45,9	Kopfumfang	40,9	41,4	42,0	**42,8**	43,6	44,5	45,4
40,1	41,6	42,5	**43,7**	45,0	46,3	47,2	Brustumfang	39,4	40,6	41,8	**43,0**	44,2	45,4	46,6
36,4	38,4	39,8	**41,4**	43,2	45,0	46,0	Bauchumfang	36,2	37,9	39,5	**41,4**	43,5	45,0	46,2
							9 Monate							
7,53	8,07	8,48	**9,07**	9,75	10,39	11,07	Gewicht	6,85	7,53	8,03	**8,71**	9,43	10,16	10,98
67,7	68,6	69,8	**71,2**	72,9	74,2	75,9	Körperlänge	65,4	67,0	68,4	**70,1**	71,7	72,9	74,1
11,0	11,5	11,9	**12,3**	12,7	13,1	13,7	Hüftbreite	11,0	11,3	11,5	**12,0**	12,5	13,1	13,8
43,8	44,5	45,1	**46,0**	46,5	47,1	47,8	Kopfumfang	42,6	43,2	43,8	**44,6**	45,4	46,3	47,2
42,0	43,7	44,8	**46,0**	47,5	48,9	49,9	Brustumfang	41,7	42,7	44,0	**45,4**	46,6	47,9	49,2
38,1	40,1	41,7	**43,4**	45,6	47,6	48,4	Bauchumfang	38,0	39,9	41,3	**43,4**	45,7	47,7	49,2
							12 Monate							
8,39	8,89	9,48	**10,07**	10,8	11,52	12,38	Gewicht	7,62	8,35	8,98	**9,75**	10,43	11,25	12,29
71,3	72,4	73,7	**75,2**	76,9	78,1	80,3	Körperlänge	68,9	70,6	72,3	**74,2**	75,9	77,1	78,8
45,1	46,1	47,4	**48,7**	50,1	51,2	52,4	Sitzhöhe	44,2	45,2	46,3	**47,5**	48,7	49,8	50,9
11,4	11,9	12,4	**12,8**	13,2	13,7	14,2	Hüftbreite	11,4	11,7	12,0	**12,4**	13,0	13,6	14,4
44,9	45,5	46,5	**47,3**	47,8	48,4	48,9	Kopfumfang	43,6	44,3	45,0	**45,8**	46,7	47,7	48,4
43,5	45,1	46,3	**47,6**	49,3	50,7	51,9	Brustumfang	43,1	44,2	45,6	**47,0**	48,2	49,5	50,9
39,3	41,1	42,9	**44,6**	47,0	48,9	50,0	Bauchumfang	38,7	40,9	42,4	**44,5**	46,9	49,2	51,1
							15 Monate							
8,98	9,53	10,16	**10,75**	11,52	12,34	13,33	Gewicht	8,21	8,98	9,66	**10,43**	11,16	12,07	13,15
74,4	75,6	77,0	**78,5**	80,3	81,5	84,2	Körperlänge	71,9	73,7	75,6	**77,6**	79,4	80,8	82,8
11,8	12,4	12,8	**13,3**	13,7	14,2	14,7	Hüftbreite	11,6	12,1	12,4	**12,9**	13,5	14,1	14,8
45,6	46,3	47,1	**48,0**	48,5	49,2	49,8	Kopfumfang	44,3	44,9	45,6	**46,5**	47,4	48,4	49,1
44,7	46,1	47,3	**48,6**	50,1	51,7	52,8	Brustumfang	44,1	45,1	46,5	**47,9**	49,2	50,5	51,9
40,0	41,7	43,5	**45,1**	47,4	49,3	50,5	Bauchumfang	39,3	41,5	43,0	**45,0**	47,3	49,8	51,8
							18 Monate							
9,57	10,12	10,8	**11,43**	12,2	13,15	14,29	Gewicht	8,8	9,62	10,3	**11,11**	11,88	12,84	14,02
77,5	78,8	80,3	**81,8**	83,7	85,0	88,2	Körperlänge	74,9	76,8	79,0	**80,9**	82,9	84,5	86,7
48,3	49,2	50,3	**51,6**	52,9	54,1	55,4	Sitzhöhe	47,1	48,1	49,2	**50,4**	51,6	52,7	53,9
12,1	12,8	13,2	**13,7**	14,2	14,7	15,2	Hüftbreite	11,8	12,4	12,8	**13,3**	13,9	14,5	15,2
46,2	47,0	47,7	**48,7**	49,2	49,9	50,6	Kopfumfang	44,9	45,5	46,2	**47,1**	48,0	49,0	49,8
45,9	47,0	48,2	**49,5**	50,9	52,6	53,7	Brustumfang	45,0	46,0	47,3	**48,8**	50,2	51,4	52,9
40,6	42,2	44,0	**45,5**	47,8	49,6	50,9	Bauchumfang	39,8	42,1	43,6	**45,5**	47,6	50,3	52,5

[1] Nach Stuart, H. C. und S. S., Physical Growth and Development, in Mitchell-Nelson, Textbook of Pediatrics, Philadelphia, 1950.

Tabelle 32 (Fortsetzung)

Normalmaße des Wachstumsalters[1]

2—5 Jahre

(Gewichte in Kilogramm, Längenmaße in Zentimeter)

Knaben								Mädchen						
94% der Werte aller Normalindividuen								94% der Werte aller Normalindividuen						
	80% aller Werte								80% aller Werte					
		50% aller Werte								50% aller Werte				
			Mittelwert								Mittelwert			
P_3	P_{10}	P_{25}	P_{50}	P_{75}	P_{90}	P_{97}		P_3	P_{10}	P_{25}	P_{50}	P_{75}	P_{90}	P_{97}
							2 Jahre							
10,57	11,2	11,93	**12,56**	13,47	14,47	15,83	Gewicht	9,8	10,66	11,48	**12,29**	13,25	14,38	15,6
82,7	84,2	85,8	**87,5**	89,4	91,1	94,6	Körperlänge	80,1	82,0	84,7	**86,6**	88,9	91,0	93,3
50,6	51,4	52,5	**53,8**	55,1	56,3	57,6	Sitzhöhe	49,2	50,2	51,4	**52,7**	54,0	55,2	56,4
12,8	13,5	13,9	**14,4**	15,0	15,5	16,1	Hüftbreite	12,5	13,1	13,5	**14,1**	14,7	15,3	16,1
47,0	48,0	48,2	**49,7**	50,2	51,0	51,7	Kopfumfang	45,8	46,4	47,2	**48,1**	49,1	50,1	50,9
47,4	48,4	49,5	**50,8**	52,2	53,9	54,9	Brustumfang	46,3	47,4	48,6	**50,1**	51,8	53,0	54,2
41,6	43,4	44,8	**46,2**	48,4	50,2	51,5	Bauchumfang	40,7	42,8	44,4	**46,3**	48,5	51,4	53,5
							2½ Jahre							
11,43	12,07	12,88	**13,61**	14,61	15,65	16,78	Gewicht	10,7	11,57	12,43	**13,43**	14,47	15,69	17,33
86,9	88,5	90,2	**92,1**	94,1	96,2	99,5	Körperlänge	84,5	86,3	89,3	**91,4**	93,8	96,4	98,7
52,2	53,1	54,2	**55,6**	56,9	58,1	59,5	Sitzhöhe	50,9	51,9	53,1	**54,4**	55,7	57,0	58,3
13,6	14,2	14,6	**15,1**	15,7	16,2	16,7	Hüftbreite	13,2	13,7	14,2	**14,8**	15,4	16,1	16,9
47,5	48,5	49,2	**50,2**	50,9	51,6	52,3	Kopfumfang	46,3	47,0	47,8	**48,8**	49,8	50,8	51,5
48,2	49,3	50,3	**51,7**	53,2	54,9	55,8	Brustumfang	47,3	48,4	49,7	**51,2**	52,8	54,3	55,5
42,0	44,0	45,5	**46,7**	49,1	50,7	52,0	Bauchumfang	41,7	43,6	45,2	**47,0**	49,4	52,6	54,7
							3 Jahre							
12,25	13,02	13,74	**14,61**	15,65	16,69	17,78	Gewicht	11,61	12,52	13,43	**14,42**	15,69	16,96	18,96
90,6	92,3	93,9	**96,2**	98,5	100,5	102,8	Körperlänge	88,4	90,5	93,4	**95,7**	98,1	101,1	103,5
53,5	54,5	55,6	**57,1**	58,5	59,7	61,1	Sitzhöhe	52,2	53,4	54,6	**56,0**	57,4	58,7	60,0
14,2	14,8	15,2	**15,8**	16,4	16,9	17,4	Hüftbreite	13,8	14,3	14,8	**15,4**	16,1	16,8	17,7
47,9	48,9	49,6	**50,4**	51,3	51,9	52,7	Kopfumfang	46,8	47,5	48,4	**49,3**	50,3	51,1	52,0
48,9	49,9	51,0	**52,4**	54,1	55,8	57,0	Brustumfang	47,9	49,3	50,5	**51,9**	53,5	55,1	56,7
42,1	44,6	46,0	**47,2**	49,6	51,1	52,7	Bauchumfang	42,7	44,5	46,0	**47,7**	50,2	53,6	55,8
							3½ Jahre							
12,93	13,79	14,65	**15,56**	16,65	17,74	18,82	Gewicht	12,47	13,38	14,29	**15,38**	16,78	18,33	20,55
94,3	96,0	97,5	**99,8**	102,5	104,5	106,5	Körperlänge	92,0	94,2	96,9	**99,5**	102,0	105,4	108,0
54,8	55,8	57,0	**58,6**	60,0	61,2	62,6	Sitzhöhe	53,6	54,8	56,1	**57,5**	59,0	60,3	61,6
14,7	15,3	15,7	**16,3**	16,9	17,4	17,9	Hüftbreite	14,4	14,9	15,4	**16,0**	16,7	17,4	18,3
49,6	50,5	51,6	**53,1**	54,9	56,6	58,0	Brustumfang	48,5	50,1	51,2	**52,5**	54,1	55,8	58,1
							4 Jahre							
13,65	14,56	15,42	**16,51**	17,69	18,78	20,09	Gewicht	13,25	14,15	15,2	**16,42**	17,96	19,73	21,86
97,5	99,3	100,8	**103,4**	106,5	108,5	110,4	Körperlänge	95,2	97,6	100,3	**103,2**	105,8	109,6	112,3
56,0	57,1	58,3	**60,0**	61,4	62,6	64,0	Sitzhöhe	54,9	56,1	57,4	**58,9**	60,4	61,7	62,1
15,2	15,8	16,2	**16,9**	17,5	18,0	18,5	Hüftbreite	15,0	15,4	15,9	**16,5**	17,2	17,9	18,9
50,1	51,1	52,2	**53,7**	55,5	57,2	58,9	Brustumfang	49,2	50,7	51,7	**53,1**	54,7	56,5	59,0
							4½ Jahre							
14,33	15,33	16,19	**17,42**	18,78	19,91	21,5	Gewicht	13,93	14,92	16,01	**17,46**	19,1	21,18	23,09
100,6	102,4	104,0	**106,7**	109,9	112,3	114,3	Körperlänge	98,1	100,9	103,6	**106,8**	109,3	113,5	116,2
57,1	58,3	59,6	**61,3**	62,8	64,0	65,4	Sitzhöhe	56,1	57,4	58,7	**60,2**	61,7	63,1	64,5
15,7	16,2	16,6	**17,3**	18,0	18,5	19,1	Hüftbreite	15,5	15,9	16,4	**17,0**	17,7	18,5	19,4
50,7	51,7	52,9	**54,4**	56,3	58,0	59,3	Brustumfang	49,8	51,3	52,3	**53,7**	55,4	57,3	59,6
							5 Jahre							
15,24	16,1	17,01	**18,37**	20,0	21,18	22,86	Gewicht	14,56	15,79	16,96	**18,37**	20,32	22,32	23,95
102,0	103,7	105,9	**108,7**	112,3	114,7	117,1	Körperlänge	100,0	103,0	105,7	**109,1**	111,7	115,4	118,8
58,2	59,5	60,9	**62,6**	64,2	65,4	66,8	Sitzhöhe	57,3	58,6	59,9	**61,4**	63,0	64,4	65,9
16,1	16,7	17,1	**17,8**	18,5	19,0	19,7	Hüftbreite	16,0	16,3	16,8	**17,5**	18,2	18,9	19,8
51,2	52,3	53,5	**55,0**	57,0	58,8	60,5	Brustumfang	50,4	51,7	52,8	**54,2**	56,0	57,9	60,2

[1] Nach Stuart, H. C. und S. S., Physical Growth and Development, in Mitchell-Nelson, Textbook of Pediatrics, Philadelphia, 1950.

Tabelle 32 (Fortsetzung)

Normalmaße des Wachstumsalters[1]
5—8 Jahre

(Gewichte in Kilogramm, Längenmaße in Zentimeter)

Knaben								Mädchen						
94% der Werte aller Normalindividuen								94% der Werte aller Normalindividuen						
	80% aller Werte								80% aller Werte					
		50% aller Werte								50% aller Werte				
			Mittelwert								Mittelwert			
P_3	P_{10}	P_{25}	P_{50}	P_{75}	P_{90}	P_{97}		P_3	P_{10}	P_{25}	P_{50}	P_{75}	P_{90}	P_{97}
							5 Jahre							
15,65	16,6	17,96	**19,41**	21,09	22,54	24,13	Gewicht	15,29	16,37	17,51	**18,78**	20,05	21,86	23,5
102,1	105,3	108,3	**111,3**	114,2	116,7	119,5	Körperlänge	102,6	105,0	107,2	**109,7**	112,9	115,4	118,0
58,2	59,5	60,9	**62,6**	64,2	65,4	66,8	Sitzhöhe	57,3	58,6	59,9	**61,4**	63,0	64,4	65,9
	17,0	17,6	**18,3**	18,9	19,6		Hüftbreite		17,0	17,4	**18,0**	18,7	19,4	
	51,6	52,8	**54,5**	56,2	57,5		Brustumfang		50,2	51,4	**52,9**	54,6	56,5	
	21,0	21,7	**22,6**	23,6	24,6		Wadenumfang		21,1	21,8	**22,8**	23,8	24,7	
							5½ Jahre							
	17,6	19,05	**20,68**	22,36	24,09		Gewicht		17,24	18,51	**19,96**	21,41	23,22	
	108,3	111,2	**114,4**	117,5	120,1		Körperlänge		107,8	110,2	**112,8**	116,1	118,9	
59,3	60,7	62,1	**63,9**	65,6	66,8	68,2	Sitzhöhe	58,6	59,9	61,2	**62,7**	64,3	65,8	67,3
	17,4	18,0	**18,7**	19,4	20,1		Hüftbreite		17,4	17,8	**18,4**	19,1	20,0	
	52,4	53,6	**55,3**	57,1	58,5		Brustumfang		50,9	52,2	**53,7**	55,5	57,4	
	21,4	22,2	**23,1**	24,1	25,2		Wadenumfang		21,5	22,3	**23,3**	24,3	25,3	
							6 Jahre							
17,46	18,55	20,14	**21,91**	23,63	25,58	27,71	Gewicht	16,87	17,96	19,46	**21,09**	22,77	24,58	26,63
108,5	111,2	114,1	**117,5**	120,8	123,5	126,2	Körperlänge	108,0	110,6	113,2	**115,9**	119,3	122,3	125,4
60,4	61,8	63,3	**65,2**	66,9	68,2	69,6	Sitzhöhe	59,9	61,2	62,5	**64,1**	65,6	67,1	68,7
	17,7	18,4	**19,1**	19,8	20,5		Hüftbreite		17,7	18,2	**18,8**	19,5	20,5	
	53,2	54,4	**56,1**	57,9	59,5		Brustumfang		51,5	52,9	**54,5**	56,3	58,2	
	21,8	22,6	**23,6**	24,6	25,7		Wadenumfang		21,9	22,7	**23,8**	24,8	25,8	
							6½ Jahre							
	19,69	21,36	**23,22**	25,13	27,4		Gewicht		19,14	20,64	**22,41**	24,18	26,17	
	114,1	117,2	**120,8**	124,2	127,0		Körperlänge		113,7	116,2	**119,1**	122,6	125,6	
61,5	62,9	64,5	**66,4**	68,2	69,6	71,0	Sitzhöhe	61,2	62,5	63,8	**65,4**	66,9	68,4	70,0
	18,1	18,8	**19,5**	20,2	21,0		Hüftbreite		18,1	18,6	**19,2**	20,0	21,1	
	54,1	55,3	**57,0**	58,9	60,6		Brustumfang		52,2	53,7	**55,3**	57,2	59,2	
	22,2	23,1	**24,1**	25,2	26,3		Wadenumfang		22,3	23,2	**24,3**	25,4	26,4	
							7 Jahre							
19,5	20,77	22,54	**24,54**	26,63	29,21	31,71	Gewicht	18,73	20,19	21,82	**23,68**	25,54	27,76	30,53
114,0	116,9	120,3	**124,1**	127,6	130,5	133,4	Körperlänge	114,0	116,8	119,2	**122,3**	125,9	128,9	131,7
62,6	64,1	65,8	**67,6**	69,4	71,0	72,4	Sitzhöhe	62,5	63,7	65,0	**66,6**	68,2	69,7	71,3
	18,5	19,2	**19,9**	20,6	21,4		Hüftbreite		18,4	18,9	**19,6**	20,4	21,6	
	54,9	56,1	**57,8**	59,8	61,6		Brustumfang		52,8	54,4	**56,1**	58,0	60,1	
	22,6	23,5	**24,6**	25,7	26,9		Wadenumfang		22,7	23,7	**24,8**	25,9	27,0	
							7½ Jahre							
	22,0	23,86	**25,9**	28,17	31,16		Gewicht		21,14	22,95	**25,04**	27,13	29,76	
	120,0	123,5	**127,1**	130,9	133,9		Körperlänge		119,5	122,0	**125,2**	128,8	131,8	
63,7	65,4	67,0	**68,8**	70,7	72,3	73,8	Sitzhöhe	63,6	64,9	66,2	**67,8**	69,4	70,9	72,6
	18,9	19,6	**20,3**	21,0	21,9		Hüftbreite		18,8	19,3	**20,1**	20,9	22,1	
	55,8	57,1	**58,8**	61,0	62,9		Brustumfang		53,5	55,1	**57,0**	59,0	61,2	
	23,1	24,1	**25,2**	26,3	27,6		Wadenumfang		23,1	24,2	**25,3**	26,4	27,7	
							8 Jahre							
21,77	23,22	25,17	**27,26**	29,71	33,11	36,02	Gewicht	20,55	22,04	24,09	**26,35**	28,71	31,71	35.79
119,6	123,1	126,6	**130,0**	134,2	137,3	140,2	Körperlänge	119,1	122,1	124,8	**128,0**	131,6	134,6	137,4
64,9	66,6	68,2	**70,0**	72,0	73,6	75,1	Sitzhöhe	64,6	65,9	67,3	**68,9**	70,5	72,1	73,8
	19,2	19,9	**20,7**	21,4	22,3		Hüftbreite		19,1	19,7	**20,5**	21,3	22,6	
	56,7	58,0	**59,8**	62,1	64,1		Brustumfang		54,2	55,8	**57,8**	59,9	62,3	
	23,6	24,6	**25,7**	26,8	28,2		Wadenumfang		23,5	24,6	**25,8**	26,9	28,3	

[1] Nach STUART, H. C. und S. S., Physical Growth and Development, in Mitchell-Nelson, Textbook of Pediatrics, Philadelphia, 1950.

Tabelle 32 (Fortsetzung)

Normalmaße des Wachstumsalters[1]
8½–11½ Jahre

(Gewichte in Kilogramm, Längenmaße in Zentimeter)

Knaben: 94% der Werte aller Normalindividuen	80% aller Werte	50% aller Werte	Mittelwert					Mädchen: 94% der Werte aller Normalindividuen	80% aller Werte	50% aller Werte	Mittelwert			
P_3	P_{10}	P_{25}	P_{50}	P_{75}	P_{90}	P_{97}		P_3	P_{10}	P_{25}	P_{50}	P_{75}	P_{90}	P_{97}
							8½ Jahre							
	24,4	26,44	**28,62**	31,25	34,93		Gewicht		22,95	25,17	**27,67**	30,35	33,79	
	125,7	129,1	**132,8**	137,0	140,0		Körperlänge		124,6	127,3	**130,5**	134,4	137,5	
66,0	67,7	69,3	**71,2**	73,2	74,8	76,4	Sitzhöhe	65,5	66,8	68,2	**69,8**	71,4	73,1	74,9
	19,6	20,3	**21,1**	21,8	22,7		Hüftbreite		19,4	20,1	**20,9**	21,8	23,1	
	57,6	59,0	**60,8**	63,3	65,4		Brustumfang		54,9	56,5	**58,7**	60,9	63,5	
	24,1	25,1	**26,3**	27,4	28,9		Wadenumfang		23,9	25,0	**26,3**	27,5	28,9	
							9 Jahre							
23,81	25,54	27,71	**29,94**	32,8	36,74	40,73	Gewicht	22,27	23,86	26,26	**28,94**	31,98	35,88	40,78
124,2	128,3	131,6	**135,5**	139,8	142,6	145,3	Körperlänge	123,6	127,0	129,7	**132,9**	137,1	140,4	143,4
67,0	68,6	70,3	**72,2**	74,2	76,0	77,6	Sitzhöhe	66,3	67,7	69,1	**70,7**	72,4	74,1	76,0
	19,9	20,6	**21,4**	22,2	23,0		Hüftbreite		19,7	20,5	**21,3**	22,2	23,5	
	58,4	59,9	**61,8**	64,4	66,7		Brustumfang		55,5	57,2	**59,6**	61,9	64,7	
	24,5	25,6	**26,8**	28,0	29,5		Wadenumfang		24,2	25,4	**26,8**	28,1	29,5	
							9½ Jahre							
	26,63	28,89	**31,3**	34,47	38,78		Gewicht		24,9	27,4	**30,44**	33,93	38,28	
	130,6	134,0	**137,9**	142,1	145,1		Körperlänge		129,4	132,2	**135,8**	139,9	143,2	
67,9	69,5	71,2	**73,1**	75,2	77,1	78,8	Sitzhöhe	67,1	68,5	70,0	**71,7**	73,4	75,2	77,1
	20,2	21,0	**21,7**	22,6	23,5		Hüftbreite		20,1	20,9	**21,8**	22,8	24,1	
	59,3	60,9	**62,9**	65,5	68,1		Brustumfang		56,2	58,0	**60,5**	63,2	66,1	
	24,9	26,0	**27,3**	28,5	30,1		Wadenumfang		24,7	25,9	**27,3**	28,6	30,2	
							10 Jahre							
25,76	27,71	30,07	**32,61**	36,11	40,78	45,36	Gewicht	24,13	25,9	28,49	**31,89**	35,88	40,69	46,22
128,7	132,8	136,3	**140,3**	144,4	147,5	150,3	Körperlänge	127,7	131,7	134,6	**138,6**	142,6	146,0	149,3
68,8	70,3	72,0	**73,9**	76,1	78,1	79,9	Sitzhöhe	67,8	69,4	71,1	**72,8**	74,5	76,3	78,3
	20,4	21,3	**22,0**	22,9	23,9		Hüftbreite		20,5	21,2	**22,2**	23,3	24,6	
	60,1	61,8	**63,9**	66,6	69,4		Brustumfang		56,9	58,7	**61,4**	64,4	67,4	
	25,3	26,4	**27,7**	29,0	30,7		Wadenumfang		25,1	26,3	**27,7**	29,1	30,9	
							10½ Jahre							
	28,89	31,3	**33,93**	37,83	42,91		Gewicht		27,17	30,12	**33,79**	38,15	43,14	
	135,1	138,4	**142,3**	146,8	149,7		Körperlänge		134,4	137,5	**141,7**	145,9	149,7	
69,6	71,0	72,7	**74,6**	76,9	78,9	80,8	Sitzhöhe	68,6	70,4	72,2	**73,9**	75,7	77,6	79,6
	20,8	21,6	**22,3**	23,2	24,4		Hüftbreite		21,0	21,7	**22,9**	24,0	25,3	
	60,9	62,8	**64,9**	67,7	70,7		Brustumfang		57,8	59,9	**62,8**	65,8	69,0	
	25,7	26,8	**28,1**	29,5	31,4		Wadenumfang		25,6	26,8	**28,3**	29,9	31,8	
							11 Jahre							
28,03	30,07	32,48	**35,2**	39,55	45,04	50,67	Gewicht	26,26	28,4	31,71	**35,74**	40,42	45,54	51,21
133,4	137,3	140,5	**144,2**	149,2	151,8	154,4	Körperlänge	132,3	137,0	140,3	**144,7**	149,2	153,4	157,4
70,2	71,7	73,4	**75,3**	77,6	79,8	81,7	Sitzhöhe	69,6	71,5	73,4	**75,3**	77,2	79,2	81,2
	21,1	21,8	**22,6**	23,5	24,8		Hüftbreite		21,4	22,2	**23,5**	24,6	26,0	
	61,7	63,7	**65,9**	68,8	71,9		Brustumfang		58,6	61,1	**64,2**	67,2	70,5	
	26,0	27,1	**28,5**	30,0	32,0		Wadenumfang		26,0	27,3	**28,9**	30,6	32,6	
							11½ Jahre							
	31,39	33,84	**36,74**	41,55	47,4		Gewicht		29,98	33,57	**37,74**	42,64	48,08	
	139,8	142,9	**146,9**	151,4	154,8		Körperlänge		139,8	143,1	**148,1**	152,9	157,0	
70,9	72,5	74,2	**76,2**	78,5	80,7	82,8	Sitzhöhe	70,7	72,8	74,8	**76,8**	78,9	81,0	83,2
	21,5	22,2	**23,1**	24,0	25,3		Hüftbreite		21,9	22,8	**24,2**	25,4	26,8	
	62,5	64,6	**66,9**	69,9	73,1		Brustumfang		59,6	62,5	**65,5**	68,5	72,2	
	26,4	27,6	**29,0**	30,6	32,8		Wadenumfang		26,6	27,9	**29,5**	31,2	33,2	

[1] Nach STUART, H. C. und S. S., Physical Growth and Development, in Mitchell-Nelson, Textbook of Pediatrics, Philadelphia, 1950.

Tabelle 32 (Fortsetzung)

Normalmaße des Wachstumsalters[1]
12—15 Jahre
(Gewichte in Kilogramm, Längenmaße in Zentimeter)

Knaben								Mädchen						
94% der Werte aller Normalindividuen								94% der Werte aller Normalindividuen						
	80% aller Werte								80% aller Werte					
		50% aller Werte								50% aller Werte				
			Mittelwert								Mittelwert			
P_{3}	P_{10}	P_{25}	P_{50}	P_{75}	P_{90}	P_{97}		P_{3}	P_{10}	P_{25}	P_{50}	P_{75}	P_{90}	P_{97}
							12 Jahre							
30,48	32,66	35,15	**38,28**	43,55	49,71	56,34	Gewicht	28,85	31,52	35,38	**39,74**	44,82	50,58	57,92
138,1	142,4	145,2	**149,6**	153,5	157,9	161,9	Körperlänge	137,8	142,6	145,9	**151,9**	156,6	160,6	164,6
71,6	73,3	75,0	**77,2**	79,6	81,9	84,2	Sitzhöhe	72,0	74,2	76,4	**78,7**	80,8	82,9	85,1
	21,9	22,6	**23,5**	24,5	25,8		Hüftbreite		22,4	23,4	**24,9**	26,2	27,6	
	63,3	65,5	**67,8**	70,9	74,2		Brustumfang		60,6	63,8	**66,7**	69,7	73,8	
	26,8	28,0	**29,5**	31,2	33,5		Wadenumfang		27,1	28,5	**30,1**	31,8	33,8	
							12½ Jahre							
	33,84	36,56	**40,23**	46,27	52,8		Gewicht		33,88	37,97	**42,37**	47,58	53,52	
	144,5	147,5	**152,3**	157,2	161,6		Körperlänge		145,9	149,3	**154,3**	159,1	162,7	
72,4	74,1	76,0	**78,3**	81,0	83,4	86,0	Sitzhöhe	73,7	76,0	78,2	**80,3**	82,4	84,6	86,8
	22,3	23,1	**24,1**	25,1	26,5		Hüftbreite		23,0	24,0	**25,5**	26,8	28,3	
	64,2	66,5	**69,1**	72,4	75,8		Brustumfang		61,8	64,9	**67,7**	70,9	75,3	
	27,3	28,6	**30,1**	32,0	34,2		Wadenumfang		27,7	29,1	**30,7**	32,4	34,3	
							13 Jahre							
32,66	34,97	37,97	**42,18**	48,94	55,88	62,6	Gewicht	32,75	36,24	40,55	**44,95**	50,35	56,47	64,55
142,2	146,6	149,7	**155,0**	160,8	165,3	169,5	Körperlänge	143,7	149,1	152,6	**157,1**	161,5	164,8	168,4
73,3	75,0	77,0	**79,6**	82,5	85,4	88,1	Sitzhöhe	75,2	77,5	79,7	**81,8**	83,8	86,0	88,2
	22,7	23,6	**24,6**	25,6	27,2		Hüftbreite		23,6	24,6	**26,0**	27,4	29,0	
	65,0	67,4	**70,3**	73,8	77,4		Brustumfang		62,9	65,9	**68,6**	72,0	76,7	
	27,8	29,2	**30,8**	32,7	34,8		Wadenumfang		28,2	29,7	**31,2**	32,9	34,8	
							13½ Jahre							
	37,29	40,64	**45,5**	52,39	59,01		Gewicht		38,78	42,91	**47,04**	52,35	58,47	
	149,4	153,1	**158,9**	164,6	168,9		Körperlänge		151,1	154,4	**158,4**	162,6	165,9	
74,3	76,1	78,4	**81,2**	84,3	87,4	89,9	Sitzhöhe	76,6	78,9	81,0	**83,1**	85,0	87,0	89,1
	23,2	24,1	**25,2**	26,4	27,8		Hüftbreite		24,2	25,2	**26,5**	27,8	29,5	
	66,3	68,8	**72,4**	75,8	79,4		Brustumfang		63,8	66,6	**69,3**	72,9	77,7	
	28,5	29,9	**31,6**	33,4	35,3		Wadenumfang		28,7	30,2	**31,6**	33,4	35,1	
							14 Jahre							
36,2	39,55	43,32	**48,81**	55,84	62,1	68,31	Gewicht	37,69	41,28	45,27	**49,17**	54,29	60,46	68,4
146,4	152,1	156,5	**162,7**	168,4	172,4	177,1	Körperlänge	148,2	153,0	156,1	**159,6**	163,7	167,0	170,7
75,6	77,4	80,0	**82,9**	86,1	89,3	91,4	Sitzhöhe	77,9	80,0	81,9	**84,0**	85,9	87,8	89,8
	23,6	24,6	**25,8**	27,1	28,3		Hüftbreite		24,8	25,8	**26,9**	28,1	29,9	
	67,6	70,2	**74,5**	77,8	81,4		Brustumfang		64,6	67,2	**69,9**	73,7	78,6	
	29,1	30,6	**32,3**	34,1	35,8		Wadenumfang		29,2	30,6	**32,0**	33,8	35,4	
							14½ Jahre							
	42,32	46,22	**51,66**	58,56	64,59		Gewicht		42,73	46,49	**50,35**	55,25	61,55	
	155,0	159,4	**165,3**	170,7	174,6		Körperlänge		154,1	156,9	**160,4**	164,3	167,6	
77,0	78,9	81,7	**84,7**	87,7	90,7	92,7	Sitzhöhe	79,1	80,9	82,7	**84,7**	86,6	88,4	90,2
	24,1	25,1	**26,3**	27,5	28,7		Hüftbreite		25,2	26,2	**27,2**	28,4	30,3	
	69,4	72,3	**76,3**	79,6	83,1		Brustumfang		65,1	67,7	**70,4**	74,2	79,2	
	29,8	31,3	**32,9**	34,6	36,2		Wadenumfang		29,6	30,9	**32,3**	34,1	35,7	
							15 Jahre							
41,41	45,09	49,08	**54,48**	61,23	67,04	73,3	Gewicht	40,37	44,18	47,67	**51,48**	56,2	62,64	70,4
151,7	157,8	162,3	**167,8**	173,0	176,7	181,8	Körperlänge	150,2	155,2	157,7	**161,1**	164,9	168,1	171,6
78,5	80,6	83,4	**86,3**	89,2	91,9	93,7	Sitzhöhe	80,0	81,7	83,4	**85,2**	87,0	88,7	90,4
	24,6	25,6	**26,7**	27,9	29,1		Hüftbreite		25,6	26,5	**27,5**	28,7	30,6	
	71,1	74,4	**78,0**	81,3	84,8		Brustumfang		65,5	68,1	**70,9**	74,7	79,8	
	30,4	31,9	**33,4**	35,1	36,6		Wadenumfang		29,9	31,1	**32,6**	34,3	35,9	

[1] Nach STUART, H. C. und S. S., Physical Growth and Development, in Mitchell-Nelson, Textbook of Pediatrics, Philadelphia, 1950.

Tabelle 32 (Fortsetzung)

Normalmaße des Wachstumsalters[1]
$15^1/_2$–18 Jahre

(Gewichte in Kilogramm, Längenmaße in Zentimeter)

Knaben P3	Knaben P10	Knaben P25	Knaben P50 (Mittelwert)	Knaben P75	Knaben P90	Knaben P97		Mädchen P3	Mädchen P10	Mädchen P25	Mädchen P50 (Mittelwert)	Mädchen P75	Mädchen P90	Mädchen P97
94% der Werte aller Normalindividuen								94% der Werte aller Normalindividuen						
	80% aller Werte								80% aller Werte					
		50% aller Werte								50% aller Werte				
							15½ Jahre							
	47,72	51,48	**56,65**	63,37	69,22		Gewicht		45,0	48,44	**52,3**	56,97	63,32	
	160,3	164,7	**169,7**	174,8	178,2		Körperlänge		155,7	158,2	**161,7**	165,3	168,6	
80,3	82,5	85,0	**87,7**	90,4	92,8	94,6	Sitzhöhe	80,7	82,3	83,9	**85,6**	87,4	89,0	90,5
	25,1	26,0	**27,1**	28,2	29,4		Hüftbreite		25,9	26,7	**27,8**	29,0	30,8	
	72,8	75,8	**79,4**	82,9	86,3		Brustumfang		65,8	68,4	**71,3**	75,1	80,2	
	30,9	32,3	**33,8**	35,5	37,0		Wadenumfang		30,1	31,4	**32,9**	34,5	36,1	
							16 Jahre							
46,9	50,35	53,84	**58,83**	65,5	71,35	77,34	Gewicht	41,64	45,77	49,17	**53,07**	57,7	64,0	71,53
156,5	162,8	167,1	**171,6**	176,6	179,7	185,6	Körperlänge	150,8	156,1	158,6	**162,2**	165,7	169,0	172,0
82,0	84,1	86,4	**88,9**	91,4	93,6	95,3	Sitzhöhe	81,2	82,7	84,2	**85,9**	87,6	89,1	90,6
	25,6	26,4	**27,4**	28,4	29,6		Hüftbreite		26,1	26,9	**28,0**	29,2	31,0	
	74,4	77,2	**80,7**	84,5	87,8		Brustumfang		66,1	68,7	**71,6**	75,4	80,5	
	31,3	32,7	**34,2**	35,8	37,3		Wadenumfang		30,3	31,6	**33,1**	34,6	36,3	
							16½ Jahre							
	51,85	55,16	**60,33**	67,09	73,03		Gewicht		46,22	49,62	**53,57**	58,24	64,5	
	164,2	168,4	**172,7**	177,4	180,7		Körperlänge		156,2	158,8	**162,4**	165,9	169,2	
83,2	85,2	87,5	**89,8**	92,1	94,2	95,9	Sitzhöhe	81,4	82,9	84,4	**86,1**	87,7	89,2	90,7
	25,9	26,7	**27,6**	28,6	29,8		Hüftbreite		26,2	27,0	**28,2**	29,3	31,1	
	75,4	78,1	**81,6**	85,4	88,8		Brustumfang		66,3	69,0	**71,9**	75,7	80,7	
	31,5	32,9	**34,4**	36,1	37,6		Wadenumfang		30,5	31,8	**33,3**	34,8	36,5	
							17 Jahre							
50,12	53,3	56,47	**61,78**	68,67	74,66	79,65	Gewicht	42,59	46,63	50,08	**54,02**	58,79	65,0	72,35
159,0	165,5	169,7	**173,7**	178,1	181,6	186,6	Körperlänge	151,0	156,3	159,0	**162,5**	166,1	169,4	172,2
83,9	86,0	88,4	**90,4**	92,7	94,6	96,4	Sitzhöhe	81,6	83,1	84,6	**86,2**	87,8	89,3	90,8
	26,1	26,9	**27,8**	28,7	29,9		Hüftbreite		26,3	27,1	**28,3**	29,4	31,2	
	76,4	78,9	**82,5**	86,2	89,7		Brustumfang		66,4	69,2	**72,1**	75,9	80,9	
	31,7	33,1	**34,6**	36,3	37,8		Wadenumfang		30,6	31,9	**33,4**	34,9	36,6	
							17½ Jahre							
	53,89	57,06	**62,41**	69,67	75,66		Gewicht		46,81	50,26	**54,2**	59,06	65,27	
	165,9	170,1	**174,1**	178,5	182,0		Körperlänge		156,3	159,0	**162,5**	166,1	169,4	
84,4	86,5	88,8	**90,7**	93,1	94,9	96,7	Sitzhöhe	81,7	83,2	84,7	**86,3**	87,9	89,4	90,8
	26,3	27,0	**27,9**	28,8	30,0		Hüftbreite		26,4	27,2	**28,4**	29,5	31,3	
	77,0	79,4	**83,0**	86,7	90,2		Brustumfang		66,5	69,3	**72,2**	76,0	81,0	
	31,8	33,3	**34,8**	36,5	38,0		Wadenumfang		30,7	32,0	**33,5**	35,0	36,7	
							18 Jahre							
51,26	54,43	57,65	**63,05**	70,62	76,66	81,19	Gewicht	42,87	46,95	50,44	**54,39**	59,33	65,54	72,89
159,6	166,3	170,5	**174,5**	178,9	182,4	187,6	Körperlänge	151,0	156,3	159,0	**162,5**	166,1	169,4	172,2
84,7	86,8	89,0	**90,9**	93,4	95,0	96,8	Sitzhöhe	81,7	83,2	84,7	**86,3**	87,9	89,4	90,8
	26,5	27,1	**28,0**	28,9	30,1		Hüftbreite		26,4	27,2	**28,4**	29,5	31,3	
	77,5	79,8	**83,4**	87,1	90,7		Brustumfang		66,6	69,4	**72,3**	76,1	81,1	
	31,9	33,4	**34,9**	36,6	38,1		Wadenumfang		30,8	32,1	**33,6**	35,1	36,8	

[1] Nach Stuart, H. C. und S. S., Physical Growth and Development, in Mitchell-Nelson, Textbook of Pediatrics, Philadelphia, 1950.

Individuelles Normalgewicht

Das Wort „Norm“ verdankt praktischen Bedürfnissen seine Beliebtheit. Einen exakt definierbaren Sinn hat es nicht. Was man Norm nennen will, ist eine Frage der zweckmäßigen Konvention. Für den Arzt wäre es wünschenswert, die Größen und Gewichte zu kennen, bei denen die Anfälligkeit gegen Krankheiten und die Sterblichkeit ein Minimum oder bei denen die körperliche und seelische Leistungsfähigkeit ein Maximum haben. Bei der relativ niedrigen Morbidität und Mortalität im Kindesalter und ihrer weitgehenden Unabhängigkeit von Größe und Gewicht wird es jedoch kaum möglich sein, in diesem Sinne „ideale“ oder

Tabelle 33. *Durchschnittsgewicht und mittlere quadratische Abweichung (in kg) bei Kindern verschiedener Körperhöhe*

Körperhöhenklasse	Knaben			Mädchen		
cm	*M*	−σ	+σ	*M*	−σ	+σ
74,5— 76,4	—	—		10,0	0,7	
76,5— 78,4	11,0	0,7		10,4	0,7	
78,5— 80,4	11,4	0,7		10,8	0,8	
80,5— 82,4	11,8	0,8		11,2	0,8	
82,5— 84,4	12,1	0,8		11,7	0,9	
84,5— 86,4	12,5	0,9		12,1	0,9	
86,5— 88,4	12,9	0,9		12,6	0,9	
88,5— 90,4	13,4	0,9		13,0	1,0	
90,5— 92,4	13,8	1,0		13,5	1,0	
92,5— 94,4	14,3	1,0		14,0	1,1	
94,5— 96,4	14,8	1,1		14,5	1,1	
96,5— 98,4	15,3	1,1		15,0	1,1	
98,5—100,4	15,8	1,1		15,6	1,2	
100,5—102,4	16,4	1,2		16,1	1,2	
102,5—104,4	16,9	1,2		16,7	1,3	
104,5—106,4	17,5	1,3		17,3	1,3	
106,5—108,4	18,1	1,3		17,9	1,4	
108,5—110,4	18,8	1,3		18,5	1,4	
110	18,5	1,3	1,4	18,3	1,4	1,5
111	18,8	1,3	1,4	18,6	1,4	1,5
112	19,1	1,3	1,4	18,9	1,4	1,5
113	19,5	1,4	1,5	19,2	1,4	1,5
114	19,9	1,4	1,5	19,6	1,4	1,5
115	20,2	1,4	1,5	20,0	1,5	1,6
116	20,6	1,4	1,5	20,4	1,5	1,6
117	20,9	1,5	1,6	20,8	1,5	1,6
118	21,3	1,5	1,6	21,2	1,6	1,7
119	21,7	1,5	1,6	21,7	1,6	1,7
120	22,1	1,6	1,7	22,1	1,7	1,8
121	22,5	1,6	1,7	22,5	1,7	1,8
122	23,0	1,7	1,8	23,0	1,8	1,9
123	23,4	1,7	1,8	23,4	1,8	1,9
124	23,8	1,8	1,9	23,9	1,9	2,0
125	24,2	1,8	1,9	24,4	2,0	2,1
126	24,7	1,9	2,0	24,8	2,0	2,1
127	25,2	1,9	2,0	25,3	2,1	2,2
128	25,7	2,0	2,1	25,8	2,2	2,3
129	26,1	2,0	2,1	26,3	2,2	2,3
130	26,7	2,1	2,2	26,9	2,3	2,4
131	27,2	2,2	2,3	27,5	2,4	2,6
132	27,8	2,2	2,4	28,1	2,5	2,7
133	28,4	2,3	2,5	28,6	2,6	2,8
134	29,0	2,4	2,6	29,2	2,6	2,9
135	29,5	2,5	2,7	29,8	2,7	3,0
136	30,1	2,5	2,8	30,4	2,8	3,1
137	30,7	2,6	2,9	31,0	2,9	3,3
138	31,3	2,7	3,0	31,6	3,0	3,4
139	31,9	2,7	3,0	32,3	3,1	3,5
140	32,6	2,8	3,1	32,9	3,2	3,6
141	33,2	2,9	3,2	33,5	3,3	3,7
142	33,8	3,0	3,3	34,1	3,4	3,9
143	34,5	3,1	3,4	34,8	3,5	4,0

Tabelle 33 (Fortsetzung)

Körperhöhenklasse	Knaben			Mädchen		
cm	*M*	$-\sigma$	$+\sigma$	*M*	$-\sigma$	$+\sigma$
144	35,2	3,1	3,5	35,5	3,6	4,1
145	35,9	3,2	3,6	36,3	3,7	4,2
146	36,5	3,3	3,7	37,0	3,8	4,3
147	37,2	3,4	3,7	37,9	3,9	4,4
148	37,8	3,5	3,9	38,7	4,0	4,5
149	38,5	3,5	3,9	39,5	4,1	4,6
150	39,2	3,6	4,0	40,3	4,2	4,7
151	40,0	3,7	4,1	41,1	4,3	4,9
152	40,8	3,8	4,2	42,1	4,4	5,0
153	41,5	3,9	4,3	43,0	4,6	5,1
154	42,3	3,9	4,4	43,9	4,7	5,2
155	43,1	4,0	4,5	44,8	4,8	5,3
156	44,0	4,1	4,6	45,8	4,9	5,4
157	44,9	4,1	4,7	46,8	5,0	5,5
158	45,7	4,2	4,8	47,8	5,1	5,6
159	46,5	4,3	4,9	48,8	5,2	5,7
160	47,3	4,3	5,0	49,8	5,2	5,8
161	48,1	4,4	5,0	50,8	5,3	5,9
162	48,9	4,5	5,1	51,6	5,4	6,0
163	49,8	4,6	5,2	52,3	5,4	6,0
164	50,6	4,7	5,3	53,0	5,5	6,1
165	51,5	4,7	5,3	53,8	5,5	6,1
166	52,3	4,8	5,4	54,5	5,5	6,2
167	53,3	4,9	5,5	55,2	5,6	6,2
168	54,3	5,0	5,6	55,9	5,6	6,3
169	55,4	5,0	5,6	56,6	5,7	6,4
170	56,5	5,1	5,7	57,3	5,7	6,4
172	58,4	5,3	5,8	—		
174	60,2	5,5	6,0	—		
176	61,7	5,6	6,1	—		
178	62,9	5,7	6,2	—		
180	63,9	5,8	6,3	—		

Bis 110 cm: schwedische Kinder nach Broman, Dahlberg und Lichtenstein: ab 110 cm dänische Kinder nach Døssing. Die gewöhnliche mittlere quadratische Abweichung ist ein ungeeignetes Maß für die Streuung des Körpergewichtes, dessen Verteilung eine asymmetrische ist. Døssing hat daher, was richtiger ist, die mittlere quadratische Abweichung der Logarithmen des Gewichtes berechnet und davon dann wieder den Numerus angegeben. Man sieht daraus, daß die Streuung des Gewichtes nach oben vom Mittelwert größer ist als die nach unten.

„normale" Größen und Gewichte zu ermitteln. Selbst wenn man solche Werte statistisch gewinnen könnte, so wäre ihre biologische Bedeutung fraglich, da indirekte Zusammenhänge zwischen sozialer Lage, Krankheitshäufigkeit und Wachstum oder ein Einfluß von Krankheiten auf das Wachstum eine biologische Bedeutung des Wachstums für die Vitalität vortäuschen könnten. Immerhin gibt es zu denken, daß im mittleren und höheren Erwachsenenalter Personen mit einem Gewicht von einigen Kilogramm unter dem durchschnittlichen Gewicht eine größere Lebenserwartung als Personen mit durchschnittlichem Gewicht und vor allem als überdurchschnittlich schwere Personen haben. Unterdurchschnittliches Gewicht im Kindes- und Jugendalter dürfte daher unter den Lebensbedingungen der zivilisierten Länder eher günstig für die langfristige Lebensprognose sein.

Das Gewicht eines Kindes kann infolge von Unterernährung, Krankheit oder Erbanlagen vom Durchschnitt abweichen. Untergewicht infolge Unterernährung verrät sich meist durch gesteigerten Appetit und rasche Gewichtszunahme bei Normalisierung der Ernährung. Die individuelle Anlage kann zum Teil aus dem Körperbau der Eltern und Geschwister, zum Teil aus in Abständen wiederholten Messungen von Größe und Gewicht erschlossen werden.

Wetzel hat gezeigt, daß sich das Wachstum von Kindern verschiedener Körperbautypen in doppelt logarithmischem Maßstab für Körperhöhe und -gewicht durch parallele Gerade näherungsweise darstellen läßt (vgl. Abb. 17). In dieser Darstellung gibt der Abstand der Kurve eines Kindes von der durchschnittlichen Kurve in der einen oder in der anderen

Richtung einen Eindruck von der Schlankwüchsigkeit oder Untersetztheit des betreffenden Kindes. Man kann auf diese Weise die Längen- und Gewichtsentwicklung eines individuellen Kindes voraussagen, wenn man es ein paar Jahre lang gemessen und gewogen hat. Jede Abweichung von dem einmal eingeschlagenen geraden Weg ist verdächtig auf eine krankhafte Ursache. Die empirische und theoretische Begründung des Wetzel-Grids ist allerdings undurchsichtig, und gesunde Kinder überschreiten doch häufiger die Grenzen ihrer vorgeschriebenen „Channels", als ursprünglich angenommen war.

Døssing (1952) hat ein im Prinzip ähnliches Verfahren auf einer Analyse von Längsschnittuntersuchungen an dänischen Kindern aufgebaut. Er gibt auch an, wie häufig normale Kinder im doppelt logarithmischen Netz von der durchschnittlichen Wachstumsrichtung abweichen. Døssings System ist besser an die Wirklichkeit angepaßt und daher flexibler als der etwas starre Wetzel-Grid, vielleicht aber übermäßig tolerant. Mit den Wetzel-Grid werden zu viele Kinder als auffällig klassifiziert, nach dem Døssingschen Verfahren sind auch einige recht dicke Kinder, die zunehmend schwerer werden, noch normal. Für praktische Zwecke ist das Døssingsche Verfahren zu aufwendig. Als Grundlage wissenschaftlicher Untersuchungen über das Gewichtswachstum ist es unübertroffen.

Graphische Darstellungen

Kinderärzte und Schulärzte in Deutschland benutzen häufig sog. „Somatogramme", das sind Tabellen mit drei Spalten, in denen in jeder Zeile das Lebensalter und die zugehörigen Durchschnittswerte von Körperhöhe und -gewicht eingetragen sind. Man kann auf diesem Somatogramm die Zahlen für Körperhöhe, Gewicht und Alter eines Kindes unterstreichen und miteinander verbinden. Entspricht das Kind in Körperhöhe und Gewicht seinem Altersdurchschnitt, so erhält man eine waagerechte gerade Linie. Wenn die Werte von dieser Geraden abweichen, so kann man die Abweichung vom Altersdurchschnitt leicht in Zentimeter und Kilogramm oder auch in Jahreszuwachsen ablesen. Man erhält dabei einen Eindruck vom Zurückbleiben oder Vorauseilen eines Kindes im Wachstum und auch vom Verhältnis von Länge und Gewicht. Die Somatogramme geben jedoch weder eine quantitative Vorstellung vom normalen durchschnittlichen Wachstum, noch berücksichtigen sie die Streuung. Für eine anspruchslose Praxis mögen sie genügen, bei speziellem Interesse an Wachstumsfragen sind vorgedruckte Kurven mit Mittelwerten und Standardabweichung oder mit Perzentilwerten vorzuziehen.

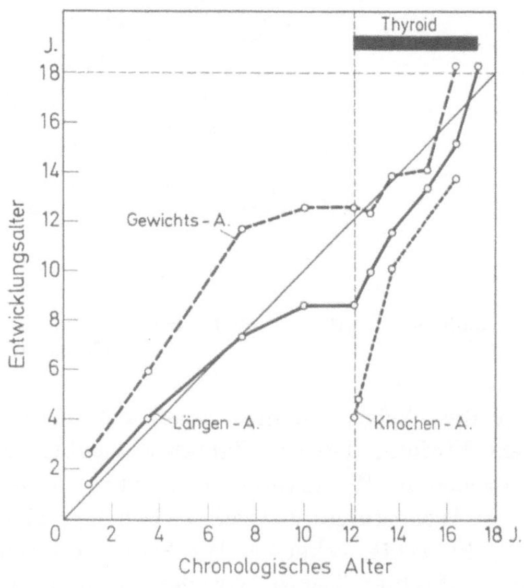

Abb. 34. Entwicklung von Gewicht, Länge und Skeletossifikation bei einem Knaben mit erworbener Hypothyreose. Beobachtung von v. Harnack, Univ.-Kinderklinik Hamburg

Für die gleichzeitige Darstellung verschiedener Entwicklungsdaten, etwa der Zähne, des Skelets, der Intelligenz und der Körperhöhe, ist ein Diagramm geeignet, in dem auf der Ordinate das Entwicklungsalter der betreffenden Merkmale, auf der Abszisse das Lebensalter eingetragen wird. Unter Entwicklungsalter versteht man dabei dasjenige Lebensalter, in dem der bei dem Kind gemessene Wert des betreffenden Merkmals im Durchschnitt von gesunden Kindern erreicht wird. So läßt sich der Erfolg einer Schilddrüsenbehandlung eines hypothyreotischen Kindes am Verhalten des Skeletalters, des Zahnalters, des Intelligenzalters und des Längenalters deutlich machen. Alle dem Lebensalter entsprechenden Werte liegen auf der Diagonalen des quadratischen Diagramms. Punkte, die mit einer Geraden von einem Neigungswinkel von weniger als 45° verbunden sind, zeigen unterdurchschnittliches, steilere Gerade überdurchschnittliches Wachstum an. Auf diese Weise läßt sich mit einem Blick erfassen, ob die verschiedenen Merkmale sich im normalen Tempo entwickeln, und wenn sie vom normalen Tempo abweichen, ob sie synchron abweichen oder nicht (s. Abb. 34).

Die wichtigsten Organe

Die verschiedenen Organe wachsen nicht gleich schnell. Am auffälligsten ist das Vorauseilen der Entwicklung des Gehirns und der Augen (Abb. 35). Während bei Neugeborenen rund 13% des Körpergewichtes auf das Gehirn kommen, sind es bei Erwachsenen nur noch rund 2%. Das Wachstum des Gehirns ist vor der Pubertät im wesentlichen abgeschlossen.

2. Kräftiges Wachstum vor der Pubertät, stark beschleunigtes Wachstum während der Pubertät: Atmungs- und Kreislauforgane, Verdauungsorgane, Nieren, Milz, Muskulatur, Skelet, Blut.

3. Kräftiges Wachstum vor der Pubertät, Rückbildung in der Pubertät: Thymus, Lymphknoten.

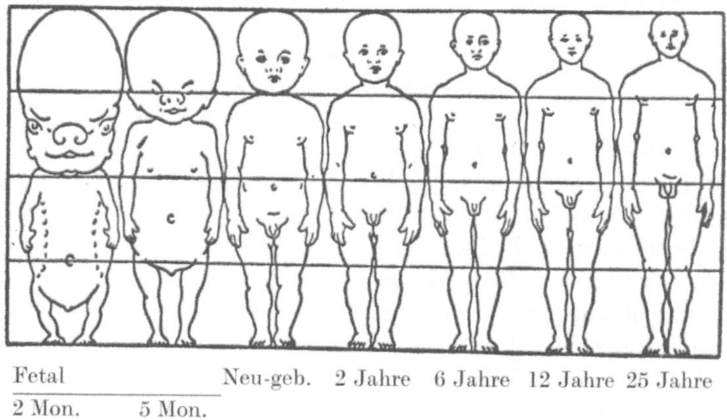

Abb. 35. Relative Proportionen von Kopf, Stamm und Extremitäten in verschiedenem Alter. (Nach W. J. Robbins, 1928)

Für die übrigen Organe lassen sich je nach dem Einfluß, den die Pubertät ausübt, drei verschiedene Wachstumstypen unterscheiden:

1. Wachstumsstillstand zwischen Geburt und Pubertät, schnelles Wachstum während der Pubertät: Testes, Ovarien, Epididymis, Uterus, Tuben, Prostata, Samenblasen.

In Tabelle 34 sind einige Organgewichte zusammengestellt.

Nähere Angaben finden sich in den Abschnitten über die einzelnen Organe, insbesondere über die endokrinen Drüsen und diejenigen Organe, deren Entwicklung vorwiegend unter endokrinem Einfluß erfolgt.

Tabelle 34. *Durchschnittliche Organgewichte in g*

	Fetus, 5 Monate	Neugeborene	12 Monate	6 Jahre	Pubertät	Erwachsene
Gehirn	48	404	920	1200	1300	1350
Herz	5	22	50	95	150	300
Thymus	1	8	12	24	30	0—15
Nieren	4	29	74	120	170	300
Leber	18	130	320	550	1500	1600
Lungen	6	66	116	260	410	1200
Pankreas	2	5	14	—	40	90
Milz	2	10	28	55	95	155
Muskulatur	—	763	—	3638	9784	♂ 20—29 kg ♀ 10—20 kg

(Fetus, Neugeborene und 12 Monate alte Kinder nach Schulz, Giordano und Schulz. Muskulatur nach Roessle und Roulet, die übrigen Zahlen nach Watson und Lowrey.)

Das Fettgewebe

Die Entwicklung des subcutanen Fettpolsters bestimmt nicht nur weitgehend das ärztliche Urteil über den „Ernährungszustand", sondern auch über den „Konstitutionstyp" ist ferner vom Geschlecht und vom Lebensalter abhängig. Bei Mädchen ist es bereits vom 2. Lebensjahr an stärker entwickelt als bei Knaben (s. Abb. 36). Die Fettschichtdicke

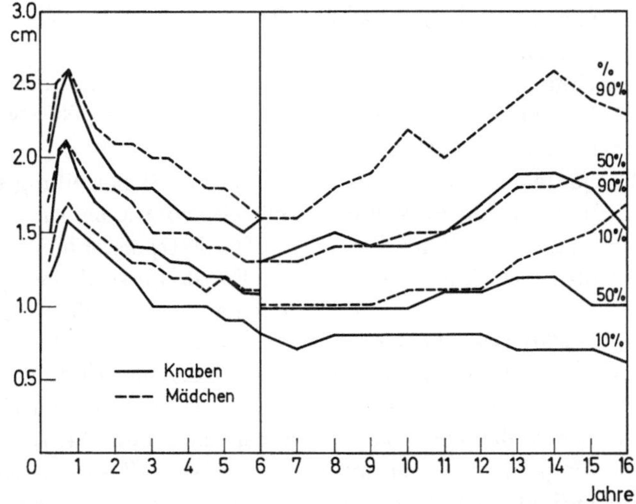

Abb. 36. Dicke von Haut und Unterhautgewebe am Unterschenkel. Bestimmt auf Röntgenaufnahmen, 0—6 Jahre: Röhrenabstand 3 ft., 7—16 Jahre: 6 ft. Perzentilwerte 10, 50 und 90. (Nach STUART, REED, VALADIAN u. CORNONI, 1962)

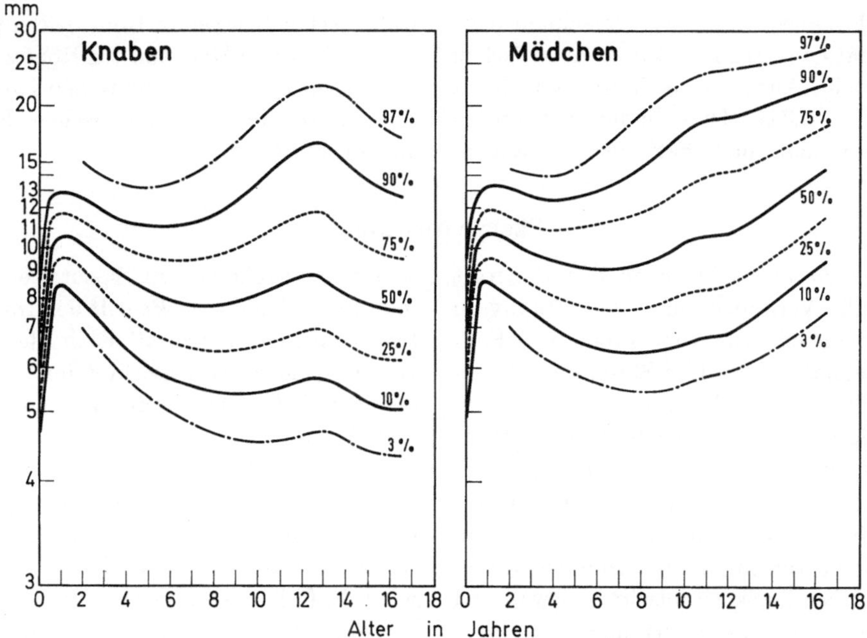

Abb. 37. Standardwerte für die Hautfalte über dem Triceps. Gemessen mit dem Harpenden-Hautfalten-Meßzirkel. (Nach TANNER u. WHITEHOUSE, 1962)

(HAMMOND, 1953). Die Korrelationen zwischen inneren Erkrankungen und „Konstitutionstyp" beruhen wohl vorwiegend auf Beziehungen zwischen Fettansatz und Krankheitsdisposition. Die Ausbildung des Fettpolsters nimmt von der Geburt bis zum Ende des 1. Lebensjahres rapide zu, danach nimmt sie etwa bis zum 6. Lebensjahr von Jahr zu Jahr ab, um während der Schuljahre allmählich wieder zuzunehmen. Bei Knaben nimmt das

Fettpolster an Armen und Beinen, nicht dagegen am Stamm nach der Pubertät wieder ab, während es bei Mädchen weiter zunimmt (s. Abb. 37).

Die physiologische Regulation des Fettpolsters ist noch weitgehend ungeklärt. TANNER, HEALY, WHITEHOUSE und EDGSON (1959) fanden eine deutliche positive Korrelation zwischen Muskelentwicklung und 17-Ketosteroidausscheidung, aber keine signifikante Beziehung der 17-Ketosteroide zum Fettpolster. Tatsächlich bestand sogar eine niedrige positive Korrelation (+0,10), welche die herkömmliche Vorstellung widerlegt, die kräftiges Fettpolster und sexuelle Unterentwicklung in Zusammenhang bringt.

GARN und HASKELL (1960) haben bei beiden Geschlechtern positive Korrelationen zwischen Fettschichtdicke und Körperhöhe festgestellt. Nach der Pubertät verschwindet bei Knaben diese Korrelation allerdings wieder, vermutlich weil jetzt in der individuellen Entwicklung sexuelle Reife und Abnahme des Fettpolsters parallel gehen (s. Tabelle 35).

Tabelle 35. *Korrelationskoeffizienten zwischen Fettschichtdicke am Thorax*[a] *und Körperhöhe*

Alter (Jahre)	Knaben	Mädchen
3	0,22	0,63
6	0,21	0,39
9	0,39	0,46
12	0,18	0,30
15	0,05	0,23

[a] Gemessen auf Röntgenfilmen.

In gleicher Größenordnung bewegen sich die Korrelationen zwischen Fettschichtdicke und Skeletalter (+0,26—0,45) sowie zwischen Fettschicht im Alter von 8 Jahren und Menarchealter (—0,34). Dies hängt vermutlich damit zusammen, daß Fettpolster, Längenwachstum, Skeletreifung und sexuelle Reifung teilweise vom Ernährungszustand abhängen.

Das Fettpolster hängt von der sozialen Lage ab. Es ist um so dicker, je günstiger diese ist, jedenfalls in Bevölkerungen, in denen Unterernährung häufig ist. Allerdings wird durch diesen exogenen Einfluß der Geschlechtsunterschied keineswegs verwischt. In Hongkong haben nach dem 14. Lebensjahr die Mädchen der ärmsten Klasse noch ein dickeres Fettpolster als die Knaben der wohlhabendsten (FRY, CHANG, LEE und NG). Das Fettpolster von Knaben rein italienischer Herkunft in Boston war zur Pubertätszeit dicker als das italienischer Knaben in Rom. Die supracristale Fettschicht von Mädchen aus Rom war wesentlich dicker als die von römischen Knaben, aber dünner als die der italienischen Knaben in Boston (YOUNG).

Skeletentwicklung

Von der Fetalzeit bis nach der Pubertät schreitet die Verknöcherung der Epiphysen und der Knochenkerne von Hand- und Fußwurzel regelmäßig fort. Der Stand der Skeletreifung läßt sich im Röntgenbild dokumentarisch fixieren. Für die Beurteilung der Reife von Frühgeborenen haben sich Röntgenaufnahmen des Fußes bewährt. Tabelle 36 gibt die Werte für die Größe der Knochenkerne von Neugeborenen verschiedener Reife nach VON HARNACK. Über die Skeletentwicklung während des 1. Lebensjahres orientiert man sich ebenfalls am besten an der unteren Extremität. Hierzu kann Tabelle 37 dienen. Vom 2. Lebensjahr an schätzt man das Skeletalter, indem man eine Röntgenaufnahme der Hand mit Standardaufnahmen der verschiedenen Altersstufen vergleicht (GREULICH und PYLE) oder indem man auf Tabellen (38a und b) feststellt, wann die vorhandenen Knochenkerne durchschnittlich erscheinen. Als Skeletalter bezeichnet man in Analogie zum Begriff des Intelligenzalters dasjenige Lebensalter, in dem normale Kinder gleichen Geschlechtes im Durchschnitt den Stand der Skeletreife erreicht haben, den man bei dem Kind festgestellt hat. Auf diese Weise werden die Befunde an vielen Skeletteilen in einer einzigen Zahl zusammengefaßt, die handlich für statistische Vergleiche ist. Einwandfrei wäre dieses Verfahren jedoch nur, wenn die Reihenfolge der Ossifikation der einzelnen Skeletteile bei allen Kindern dieselbe wäre. Bei einigen Kindern beobachtet man aber Abweichungen von der typischen Reihenfolge. Familienuntersuchungen haben gezeigt, daß es offenbar spezielle Anlagen für spätes Auftreten von Multangulum maius und minus (Trapezium und Trapezoid) und für frühes Auftreten von Triquetrum und Lunatum gibt, die sich unabhängig von der allgemeinen Skeletreife

Tabelle 36. *Größe von Knochenkernen bei Neugeborenen (ohne Mehrlinge und ohne Kinder mit Mißbildungen oder fetaler Dystrophie).* (Nach VON HARNACK)

	Durchschnittlicher Durchmesser bei transversalem Strahlengang (Mittel aus größtem und kleinstem Durchmesser des betreffenden Knochenkerns)				
Tragzeit (vollendete Wochen)	Calcaneus (mm)	Talus (mm)	distale Femurepiphyse (mm)	proximale Tibiaepiphyse (mm)	Cuboid (mm)
24	0				
26	2,7	0			
28	4,8	1,3			
30	6,3	3,1	0		
32	7,5	4,6	0,5		
34	8,6	5,7	2,3		
36	9,6	6,7	3,6	0	
38	10,5	7,6	4,6	1,6	0
40	11,2	8,2	5,5	3,0	1—2

Tabelle 37. *Prozentsatz normaler Kinder mit Knochenkernen in verschiedenen Altersstufen*

Knochenkern	Alter in Monaten									
	Geburt	1	3	6	9	12	18	24	30	36
Knaben										
Distale Femur-Epiphyse	98	100								
Proximale Tibia-Epiphyse	84	98	100							
Kopf des Humerus	36	72	98	100						
Distale Tibia-Epiphyse		3	36	93	100					
Kopf des Femur		2	22	86	97	100				
Capitulum			31	72	86	97	97	98	100	
Tub. maius hum.				24	47	69	86	95	98	98
Distale Fibula-Epiphyse				3	31	55	90	98	100	
Mädchen										
Distale Femur-Epiphyse	98	100								
Proximale Tibia-Epiphyse	88	100								
Kopf des Humerus	38	77	100							
Distale Tibia-Epiphyse	2	10	46	100						
Kopf des Femur	3	10	46	97	100					
Capitulum		3	54	90	98	100				
Tub. maius hum.			12	52	90	95	100			
Distale Fibula-Epiphyse				16	62	92	98	100		

äußern (GARN und ROHMANN, 1962). In solchen Fällen ist ein „Skeletalter", das zu einer Zeit bestimmt wird, in der die betreffenden Knochenkerne gerade wesentlich für die Beurteilung sind, kein geeigneter Index für die Gesamtentwicklung des Skelets.

Ferner ist zu berücksichtigen, daß die Entwicklung der Handwurzelknochen relativ unabhängig von der Entwicklung der Epiphysen erfolgt, wie ROBINOW durch Faktoren-Analyse beweisen konnte. Er hat daher vorgeschlagen, das Skeletalter getrennt für die „langen" und für die „runden" Knochen anzugeben. MASSÉ hat gezeigt, daß Unterernährung die Ossifikation der Epiphysen verzögert, aber das Auftreten der Handwurzelkerne nicht wesentlich beeinflußt. TANNER, WHITEHOUSE und HEALY (1962) haben an einer Gruppe von 2600 unausgelesenen britischen Kindern eine Methode der Skeletalterbestimmung entwickelt, bei der jeder Knochen der Handwurzel und der Hand einzeln beurteilt wird, um so zu einem Punktsystem der Skeletreife zu gelangen. Da die britischen Kinder in sozialer Hinsicht schlechter als die wohlhabenden amerikanischen Kinder, auf denen der Atlas von GREULICH und PYLE

Tabelle 38a. *Obere Extremität. Auftreten röntgenologisch sichtbarer Knochenkerne in der oberen Extremität bis zum 5. Lebensjahr. Die Zahlen geben das Alter in Monaten an, in dem bei 25%, 50% und 75% aller Kinder die Knochenkerne vorhanden sind.* (Nach ELGENMARK, 1916: schwedische Kinder)

Knochenkern	Knaben			Mädchen		
	25%	50%	75%	25%	50%	75%
Hand und Handgelenk						
Capitatum	3,6	4,2	4,9	1,8	3,2	4,7
Hamatum	4,0	5,0	7,0	2,7	4,0	5,3
Distale Radius-Epiphyse	7,7	10,4	13,1	7,7	8,0	12,1
Triquetrum	21,1	32,0	45,6	22,2	27,8	34,4
Lunatum	36,7	49,8	57,8	29,8	35,1	50,4
Metacarpale I	25,5	31,4	34,0	16,1	19,8	22,7
„ II	17,4	22,9	25,1	11,7	13,1	18,8
„ III	17,0	23,3	26,5	13,0	15,9	18,8
„ IV	22,0	24,9	29,4	14,0	17,2	19,9
„ V	23,0	26,1	29,6	14,9	17,0	21,0
Proximale Phalange I	26,6	31,4	33,3	17,5	20,3	23,4
„ „ II	12,3	17,1	21,7	10,2	11,1	14,4
„ „ III	12,4	14,0	17,0	10,1	11,0	13,6
„ „ IV	12,4	16,8	23,1	10,2	11,3	14,7
„ „ V	17,5	23,5	25,7	12,8	14,5	18,0
Mittlere Phalange II	17,8	24,2	26,3	12,4	16,0	19,3
„ „ III	17,0	23,1	25,7	11,8	14,9	18,8
„ „ IV	17,0	22,9	25,6	12,1	14,9	19,3
„ „ V	31,4	34,4	44,8	18,9	22,2	25,9
Distale Phalange I	13,0	16,3	23,6	8,8	11,0	17,5
„ „ II	31,9	34,4	43,1	19,8	22,9	27,7
„ „ III	22,6	28,2	31,4	12,5	20,3	23,0
„ „ IV	22,8	29,3	32,7	14,0	20,3	24,3
„ „ V	32,1	34,8	44,6	19,9	22,9	26,3
Ellbogen						
Capitulum humeri	3,7	6,0	8,7	4,3	5,7	8,0
Proximale Radius-Epiphyse	47,5	53,3	81[1]	34,6	44,2	47,9
Schulter						
Caput humeri	0,7	2,1	3,6	0,7	2,1	3,8
Tuberculum majus	9,9	19,5	23,6	7,7	9,1	10,7
Processus coracoideus	3,7	5,0	10,1	5,6	6,4	7,3

[1] Ergänzt nach VICKERS und HARDING.

basiert, gestellt waren, wird derselbe Befund nach der britischen Methode auf ein um fast 1 Jahr höheres Alter bezogen als nach GREULICH und PYLE.

Die Feststellung des Skeletalters ist für die Beurteilung der Hypothyreose, des hypophysären Zwergwuchses, des adrenogenitalen Syndroms und der Störungen der Gonaden wichtig. Das Skeletalter steht in hoher Korrelation zu den verschiedenen Merkmalen der Pubertätsentwicklung, so daß es als eines der besten objektiven Kriterien für die Reifung gelten kann. Die Skeletreifung ist im gesamten Wachstumsalter bei Mädchen weiter fortgeschritten als bei Knaben. Bereits vor Beginn der Pubertät sind die Mädchen den Knaben in der Skeletreife um 1—2 Jahre voraus, obwohl sie in der Körperhöhe kleiner sind. Man hat vermutet, daß die Pubertät relativ unabhängig vom Lebensalter bei einem bestimmten Stadium der vorpuberalen körperlichen Entwicklung in Gang kommt, ohne daß man präzisieren kann, welcher Mechanismus hier wirksam ist. Das Skeletalter scheint jedenfalls ein guter Indikator für die „Pubertätsbereitschaft" des Organismus zu sein. Androgenbehandlung körperlich retardierter Jugendlicher kann die Skeletreife beschleunigen und den Körper vorbereiten, so daß die Pubertät nun einsetzt und dann auch ohne Behandlung weiterläuft. Bei Mädchen tritt die Menarche bei einem Skeletalter von $13{,}0 \pm 0{,}6$ Jahren und bei einem Lebensalter von $13{,}1 \pm 1{,}2$ Jahren ein (HANSMAN und MARESH). Die Streuung des Skeletalters ist also kleiner.

Der Abschluß des Wachstums hängt von der Skeletreifung ab. Daher kann man die endgültige Körperhöhe eines Kindes ungefähr

Tabelle 38b. *Obere Extremität. Auftreten röntgenologisch nachweisbarer Knochenkerne in der oberen Extremität nach dem 5. Lebensjahr. Die Zahlen sind entsprechend wie die der Tabelle 38a abzulesen, sie geben Jahre und Monate an (5—1 = 5 Jahre 1 Monat)*

Knochenkern	Knaben			Mädchen		
	25%	50%	75%	25%	50%	75%
Handgelenk						
Naviculare	5—1	6—0	6—11	3—7	4—7	5—3
Multangulum majus	5—1	6—0	7—3	3—6	4—2	5—4
Multangulum minus	5—0	6—1	7—0	3—8	4—4	4—10
Pisiforme	10—1	11—7	11—10	7—5	9—0	9—5
Distale Ulna-Epiphyse	6—5	6—11	8—0	5—3	5—7	6—10
Sesambeine der Hand						
1. Sb. Metacarpale I	11—11		13—7	9—8		11—3
2. „ „ I	13—1		14—7	10—11		12—5
Distales Sb. Metacarpale V	13—11		15—6	12—2		13—8
„ „ des Daumens	14—3		15—6	12—2		14—2
Ellbogen						
Epicondylus medialis humeri	5—10		7—11	3—1		4—7
Olecranon	9—3		10—9	7—3		8—9
Trochlea	9—0		10—9	7—8		9—9
Epicondylus lat. humeri	10—11		12—5	9—0		10—4
2. Proximale Ulna-Epiphyse	12—1		13—9	10—0		11—9

(Sämtliche 25- und 75-Perzentilwerte nach Vickers und Harding, Medianwerte der Handwurzelkerne nach Flory, Mittelwert für distale Ulna-Epiphyse nach Sawtell.)

Tabelle 39. *Durchschnittliche Prozentsätze der endgültigen Körperlänge, die in den angegebenen Altersstufen (0—18 Jahren) erreicht werden.* (Nach Bayley, 1956; Bayley und Pinneau, 1952)

Lebensalter	Knaben				Mädchen			
	Skeletreife			Standardabweichung für alle	Skeletreife			Standardabweichung für alle
(Jahre)	Durchschnitt (1)	Vorsprung (2)	Rückstand (3)		Durchschnitt (1)	Vorsprung (2)	Rückstand (3)	
1	42,2	44,5	40,4	1,0	44,7	48,0	42,2	1,4
2	49,5	51,3	47,0	1,4	52,8	54,7	50,0	1,3
3	53,8	55,6	51,6	1,3	57,0	60,0	55,0	1,2
4	58,0	60,0	56,0	1,4	61,8	64,9	59,8	1,5
5	61,8	64,0	59,7	1,5	66,2	69,3	63,9	1,5
6	65,2	67,8	63,8	1,6	70,3	73,4	67,8	1,6
7	69,0	70,5	66,8	1,6	74,0	76,0	71,5	1,6
8	72,0	73,5	69,8	1,7	77,5	79,5	74,5	1,9
9	75,0	76,5	73,2	1,7	80,7	83,5	77,7	2,0
10	78,0	79,7	76,4	1,8	84,4	87,9	81,0	2,4
11	81,1	83,4	79,5	1,9	88,4	92,9	84,9	2,9
12	84,2	87,2	82,2	2,2	92,9	96,6	88,2	3,3
13	87,3	91,3	84,6	3,0	96,5	98,2	91,1	2,2
14	91,5	95,8	87,6	4,0	98,3	99,1	95,2	1,2
15	96,1	98,3	91,6	3,7	99,1	99,5	97,9	0,7
16	98,3	99,4	95,7	2,7	99,6	99,9	98,9	0,4
17	99,3	99,9	98,2	1,4	100,0	100,0	99,6	0,3
18	99,8	100,0	99,2	0,6	100,0	100,0	100,0	0,1

(1) = Kinder, bei denen das Skeletalter bis zu einem Jahr vom Lebensalter abweicht (Durchschnitt). (2) = Kinder, die in ihrer Skeletreife gegenüber dem Lebensalter um mindestens ein Jahr voraus sind (Vorsprung). (3) = Kinder, die in ihrer Skeletreife gegenüber dem Lebensalter um mindestens ein Jahr zurück sind (Rückstand).

voraussagen, wenn man sein Alter, seine Körperhöhe und sein Skeletalter kennt. Hierzu dient die Tabelle von BAYLEY und PINNEAU (Tabelle 39).

Bei indischen Kindern der ärmeren Bevölkerung haben GHOSH, BHARDAWAJ und VARMA einen Rückstand der Ossifikation gegenüber nordamerikanischen Kindern um 1—$1^1/_2$ Jahre gefunden. Eine entsprechend verzögerte Entwicklung wurde bei 4—5jährigen afrikanischen Kindern in Kenya nachgewiesen (MACKAY, 1952).

Gebißentwicklung

Die Verknöcherung der Zahnkeime des Milchgebisses beginnt an den Kronen im 5. bis 6. Fetalmonat und wird im 3. Lebensjahr an den Wurzeln abgeschlossen. Die Verknöcherung der bleibenden Zähne erstreckt sich von der Geburt bis ins Erwachsenenalter (s. Tabelle 40). Da sich die schichtweise fortschreitende Verknöcherung der einzelnen Zähne von der Krone bis zur Wurzel über Jahre erstreckt, ist es möglich, Störungen dieses Prozesses noch nach Jahren an den Zähnen abzulesen und zu datieren. Hierzu ist das Schema nach MASSLER, SCHOUR und PONCHER (siehe Abb. 38) nützlich. Die Zahnentwicklung ist wesentlich weniger als die Skeletentwicklung von endokrinen Einflüssen und von der Ernährung abhängig.

Durchbruch der Milchzähne. Einige Untersucher fanden etwas früheren Durchbruch der Milchzähne bei Knaben als bei Mädchen, doch beträgt dieser Unterschied nur einen Bruchteil der Standardabweichung, so daß er, im Gegensatz zum Unterschied der Geschlechter in der Ossifikation der Knochenkerne, praktisch bedeutungslos ist. Überdies hatten die Knaben in mehreren neueren Untersuchungen keinen Vorsprung in der ersten Dentition.

SANDLER gibt die folgenden Daten für die Durchbruchszeiten der Milchzähne (s. Tabelle 41).

Die durchschnittliche Anzahl der durchgebrochenen Milchzähne war bei verschiedenen Untersuchungen bemerkenswert ähnlich (s. Tabelle 42).

Der Durchbruch der Milchzähne zeigt praktisch keine Korrelation zur Skeletreife oder zur Körperhöhe (FALKNER, 1957). Eineiige Zwillinge stimmen im Alter beim Durchbruch der unteren Milchschneidezähne sehr weitgehend überein ($r = 0{,}91$), zweieiige noch deutlich

Tabelle 40. *Verknöcherung der Zähne.* (Nach LOGAN und KRONFELD, modifiziert nach HOLT und MCINTOSH)

Milchzähne	Erste Kalkeinlagerung	Krone vollendet	Wurzel vollendet	Wurzelresorption beginnt
U I	5. Fetalmonat	4 Monate	$1^1/_2$—2 Jahre	5—6 Jahre
O I, II	5. Fetalmonat	5 Monate	$1^1/_2$—2 Jahre	5—6 Jahre
U II	5. Fetalmonat	5 Monate	$1^1/_2$—2 Jahre	5—6 Jahre
III	6. Fetalmonat	9 Monate	$2^1/_2$—3 Jahre	6—7 Jahre
IV	5. Fetalmonat	6 Monate	2—$2^1/_2$ Jahre	4—5 Jahre
V	6. Fetalmonat	10—12 Monate	3 Jahre	4—5 Jahre

	Oberkiefer			Unterkiefer		
Bleibende Zähne	Erste Kalkeinlagerung	Krone vollendet	Wurzel vollendet	Erste Kalkeinlagerung	Krone vollendet	Wurzel vollendet
1	3—4 Monate	4—5 Jahre	10 Jahre	3—4 Monate	4—5 Jahre	9 Jahre
2	10—12 Monate	4—5 Jahre	11 Jahre	3—4 Monate	4—5 Jahre	10 Jahre
3	4—5 Monate	6—7 Jahre	13—15 Jahre	4—5 Monate	6—7 Jahre	12—14 Jahre
4	$1^1/_2$—$1^3/_4$ Jahre	5—6 Jahre	12—13 Jahre	$1^3/_4$—2 Jahre	5—6 Jahre	12—13 Jahre
5	2—$2^1/_4$ Jahre	6—7 Jahre	12—14 Jahre	$2^1/_4$—$2^1/_2$ Jahre	6—7 Jahre	13—14 Jahre
6	bei Geburt	$2^1/_2$—3 Jahre	9—10 Jahre	bei Geburt	$2^1/_2$—3 Jahre	9—10 Jahre
7	$2^1/_2$—3 Jahre	7—8 Jahre	14—16 Jahre	$2^1/_2$—3 Jahre	7—8 Jahre	14—15 Jahre
8	7—9 Jahre	12—16 Jahre	18—25 Jahre	8—10 Jahre	12—16 Jahre	18—25 Jahre

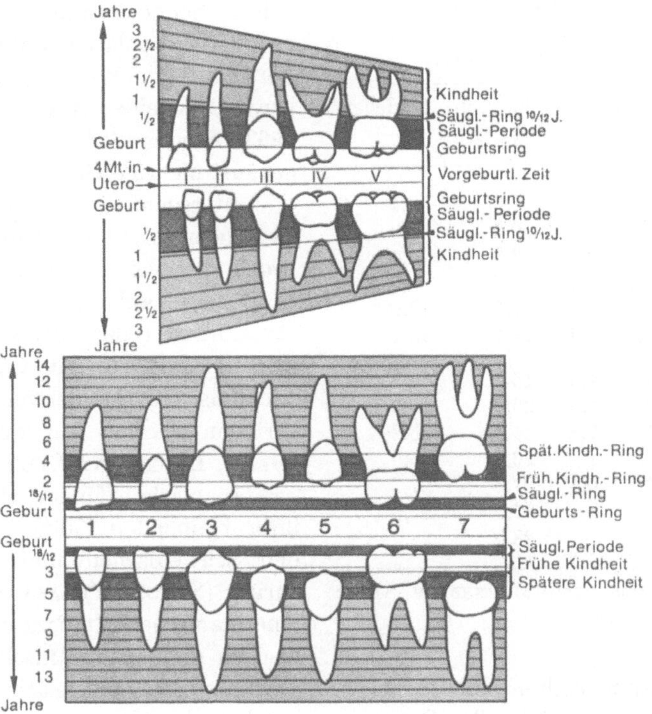

Abb. 38. Schema der Calcifizierung der Milchzähne und der bleibenden Zähne. (Nach MASSLER, SCHOUR u. PONCHER)

Tabelle 41. *Alter in Monaten beim Durchbruch der Milchzähne*

Zahn	25. Perzentil	Median	75. Perzentil
Oberkiefer			
I	8,1	9,6	11,0
II	9,9	11,5	13,0
III	16,3	18,3	20,2
IV	13,4	15,1	16,8
V	23,7	26,2	28,5
Unterkiefer			
I	6,1	7,8	9,4
II	10,5	12,4	14,3
III	16,2	18,2	20,2
IV	13,8	15,7	17,6
V	23,5	26,0	28,3

Tabelle 42. *Durchschnittliche Zahl durchgebrochener Milchzähne*

Alter	USA 1941—1942		London 1957	Zürich 1957	Dakar 1957
	M	σ	M	M	M
6 Monate	0,7	± 1,5	0,4	0,4	—
9 Monate	3,0	± 2,4	2,8	2,5	2,7
12 Monate	6,2	± 2,8	6,1	5,4	4,7
18 Monate	13,4	± 3,1	12,9	12,2	11,4
24 Monate	16,6	± 2,9	16,3	16,3	16,4
30 Monate	18,3	± 1,9	20,0	—	—

($r = 0{,}59$). Dies spricht für vorwiegende Erbbedingtheit (HATTON, 1955).

Durchbruch der bleibenden Zähne. Die durchschnittlichen Durchbruchszeiten für die bleibenden Zähne sind aus Tabelle 43 zu entnehmen.

Tabelle 43. *Durchbruchszeiten der bleibenden Zähne bei Kindern aus England.* (Nach CLEMENTS, DAVIES-THOMAS und PICKETT, 1953)

Zahn	Oberkiefer				Unterkiefer			
	Knaben		Mädchen		Knaben		Mädchen	
	M	σ	M	σ	M	σ	M	σ
1	7,0	0,8	6,6	0,6	6,1	0,8	5,8	0,6
2	8,2	0,8	7,8	1,0	7,3	0,8	7,0	0,8
3	11,5	1,4	10,7	1,2	10,5	1,2	9,4	1,0
4	10,4	1,8	9,8	1,2	11,3	1,6	10,5	1,6
5	11,5	1,8	11,0	1,8	12,3	1,7	11,6	1,6
6	6,1	0,9	5,9	0,9	6,1	0,9	5,8	0,7
7	12,0	1,2	11,5	1,2	11,4	1,2	11,2	1,1
8				(19,7)				

Die einfachste Methode zur Bestimmung des „Zahnalters" ist der Vergleich der Zahl der durchbrochenen bleibenden Zähne mit einer Tabelle, welche für jedes Lebensjahr die durchschnittliche Zahl der sichtbaren bleibenden Zähne angibt (Tabelle 44).

Tabelle 44. *Anzahl der durchbrochenen bleibenden Zähne*

	Schweden 1940—1945				USA 1937	
	Knaben		Mädchen		Knaben	Mädchen
	M	σ	*M*	σ	*M*	*M*
4					0,0	0,1
5					0,5	1,0
6	6,1	3,0	7,6	2,7	3,3	4,4
7	8,3	2,6	10,7	2,4	7,7	8,9
8	11,8	2,6	12,4	2,6	11,0	12,2
9	13,8	2,9	15,2	3,4	13,5	15,1
10	17,0	4,1	19,7	4,2	16,5	18,7
11	20,8	4,6	22,8	3,3	20,3	22,3
12	23,3	3,8	25,7	2,8	24,0	25,2
13	26,6	2,3	27,0	1,8	26,5	26,9
14	27,4	1,6	27,8	0,4	27,6	27,7
15					27,9	27,9
16					28,0	28,0

(Schweden: Dahlberg und Maunsbach, USA: Klein, Palmer und Kramer).

Die Weisheitszähne sollten unberücksichtigt bleiben, da sie bei 7—25% aller Personen fehlen. Wenn die Weisheitszähne fehlen, so fehlen gleichzeitig in 9,5% die oberen seitlichen Schneidezähne, in 7% die unteren zweiten Prämolaren, während diese Zähne bei Personen mit Weisheitszähnen nur in 2,6% bzw. 2,3% fehlen (Garn, Lewis und Vicinus, 1963). Kinder mit fehlenden Zahnanlagen haben gehäuft niedrige Geburtsgewichte (Keene).

Untersuchungen von Geschwistern und Zwillingen zeigen, daß Entwicklung und Durchbruch der bleibenden Zähne von genetischen Einflüssen abhängen (Garn, Lewis und Polachek, 1960). Selbst ausgeprägte endokrine Störungen mit verzögerter Skeletentwicklung und Minderwuchs haben nur einen geringen Einfluß auf die Gebißentwicklung (Garn, Lewis und Blizzard, 1965).

Japanische Kinder sind im Durchbruch ihrer bleibenden Zähne etwa $^1/_2$ Jahr hinter den schwedischen und nordamerikanischen zurück (Sutow, Terasaki und Ohwada). Bei amerikanischen Indianern, Eskimos, afrikanischen und amerikanischen Negern, Melanesiern und einigen asiatischen Bevölkerungen brechen die bleibenden Zähne früher als bei Europäern durch (Garn, Lewis und Kerewsky, 1965; Friedlaender und Bailit, 1969).

Einfluß verschiedener Faktoren auf Wachstum und Entwicklung

Erbanlagen

Kinder gleichen Alters können auch unter einheitlichen Umweltbedingungen in Größe und Gestalt sehr verschieden sein. Solche Unterschiede sind selten bei eineiigen (erbgleichen) Zwillingen, häufiger bei zweieiigen (erbverschiedenen); sie sind also vorwiegend erbbedingt. Tabelle 45 zeigt die durchschnittlichen Unterschiede von Körperhöhe und Gewicht zwischen gemeinsam aufgewachsenen eineiigen (EZ) und zweieiigen Zwillingen (ZZ), Geschwistern und getrennt aufgewachsenen EZ (nach Newman, Freeman und Holzinger).

Tabelle 45. *Durchschnittliche Unterschiede in Körpermaßen*

	EZ	ZZ	Geschwister	EZ, getrennt
N	50	50	52	19
Körperhöhe (cm)	1,7	4,4	4,5	1,8
Gewicht (kg)	1,8	4,5	4,7	4,5

(Meist jugendliche Erwachsene.)

Die Korrelation der Partner in ihren Körpermaßen ist bei getrennt aufgewachsenen eineiigen Zwillingen etwa gleich hoch wie bei gemeinsam aufgezogenen (Tabelle 46). Die Trennung in den ersten Lebensjahren fällt also gegenüber den gemeinsamen Erbanlagen nicht ins Gewicht.

Tabelle 46. *Korrelationskoeffizienten von Körpermaßen*

	EZ	ZZ	Geschwister	EZ, getrennt
Körperhöhe	0,93	0,64	0,60	0,97
Gewicht	0,92	0,63	0,58	0,89
Kopflänge	0,91	0,70	—	0,92

Die Untersuchungen an gemeinsam aufgezogenen Zwillingen haben bewiesen, daß die Wachstumsunterschiede zwischen Geschwistern, die in derselben Familie aufwachsen, vorwiegend erbbedingt sind. Untersuchungen an getrennt aufgewachsen eineiigen Zwillingen können dagegen auch den möglichen Einfluß des Milieus zeigen. Nach den Zahlen der Tabellen 45 und 46 scheint dieser Einfluß gering zu sein. Jedoch sind nur wenige getrennt aufgewachsene eineiige Zwillinge untersucht worden, auch erfolgte die Trennung bei ihnen zum Teil erst nach den für die endgültige Körpergröße so entscheidenden ersten Lebensjahren, und die Zwillingspartner sind auch nach der Trennung gewöhnlich in relativ ähnlichem Milieu aufgewachsen. Diese Beobachtungen geben daher keinen Aufschluß darüber, welche Wirkung stärkere Milieuunterschiede hätten.

Die Körpermaße von Neugeborenen sind nicht eng mit den entsprechenden Maßen ihrer Eltern korreliert. Die Korrelationskoeffizienten vieler Maße nehmen jedoch im ersten Lebensjahr stark, danach allmählich zu. Offenbar ist bei Neugeborenen der Erbeinfluß wesentlich weniger wirksam als bei 1jährigen Kindern. Das Gewicht macht insofern eine Ausnahme, als es bei der Geburt eng mit dem mütterlichen, aber nicht mit dem väterlichen Gewicht korreliert ist. Diese Korrelation sinkt auf ein Minimum gegen Ende des ersten Lebensjahres ab (s. Tabelle 47).

Tabelle 47. *Korrelationskoeffizienten zwischen Eltern und Kind.* (Nach Tanner und Israelsohn, 1963)

	Monate		Jahre		
	1	6	1	4	7
Körperlänge	0,24	0,40	0,41	0,46	0,48
Gewicht	0,34	0,23	0,31	0,40	0,46

Zwischen Eltern und ihren erwachsenen Kindern bestehen Korrelationen in Körperhöhe, Sitzhöhe, Beinlänge, Armlänge und Kopfumfang in der Größenordnung von +0,5. Auch für das Menarchealter und für die Skeletreifung wurden Korrelationskoeffizienten gefunden, die einen starken Einfluß der Erbanlagen zeigen (s. Tabelle 48).

Tabelle 48. *Korrelationskoeffizienten bei Verwandten*

Menarche	Mütter — Töchter	$+0{,}40 \pm 0{,}03$ [a]
	Schwestern	$+0{,}39 \pm 0{,}03$ [a]
Skeletalter	Geschwister	+0,45 [b]
	Geschwister	+0,28 [c]
	Eineiige Zwillinge	+0,71 [c]
	Vettern 1. Grades	+0,12 [c]

[a] Popenoe; [b] Hewitt; [c] Reynolds.

X-gekoppelte Gene für Längenwachstum und Skeletreifung

Garn und Rohmann (1966) haben höhere Korrelationen in der Körperhöhe zwischen Schwestern als zwischen Brüdern oder zwischen Bruder und Schwester gefunden (Tabelle 49). Schwestern stimmen durchschnittlich in 75% ihrer X-Chromosomen überein, und zwar regelmäßig in ihrem X-Chromosom väterlicher Herkunft und in 50% außerdem in ihrem X-Chromosom mütterlicher Herkunft. Brüder stimmen durchschnittlich in 50% ihrer X-Chromosomen überein. Von den 3 X-Chromosomen eines Bruder-Schwester-Paares ist das eine X-Chromosom der Schwester, das väterlicher Herkunft ist, nie bei dem Bruder vorhanden, in den beiden übrigen X-Chromosomen stimmen Bruder und Schwester in 50% überein. Auch im Auftreten der Ossifikationszentren stimmen Schwestern mehr überein als Brüder oder als Brüder mit Schwestern (Garn, Rohmann und Hertzog, 1969).

Die gefundenen Unterschiede in den Korrelationskoeffizienten sprechen für eine wesentliche Beteiligung X-gekoppelter Gene an den normalen Wachstumsunterschieden.

Tabelle 49. *Korrelationskoeffizienten in der Körperhöhe in 19 Altersklassen von der Geburt bis zu 17 Jahren.* (Nach Garn und Rohmann, 1966)

Korrelationskoeffizient	Schwester–Schwester	Bruder–Bruder	Schwester–Bruder
0,70 u. mehr	7	—	—
0,60—0,69	5	2	—
0,50—0,59	5	7	4
0,40—0,49	2	5	6
Unter 0,40	—	5	9
Alle Altersklassen	19	19	19

In die gleiche Richtung weist die Tatsache, daß zwischen der mittleren Erwachsenengröße beider Eltern und der Größe der Söhne mit 17 Jahren eine niedrigere Korrelation ($r = 0{,}46$) gefunden wurde als zwischen der mittleren Erwachsenengröße der Eltern und der der 17jährigen Töchter ($r = 0{,}58$). Eine entsprechende Differenz zwischen Söhnen und Töchtern wurde auch an polnischen Kindern gefunden (Bielicki und Welon, 1966). Gegen die Beteiligung X-chromosomaler Gene spricht allerdings, daß in drei Untersuchungen die Korrelation zwischen Vätern und ihren erwachsenen Söhnen höher war (0,52—0,41—0,55) als die zwischen Vater und Tochter, Mutter und Sohn oder Mutter und Tochter (Furusho). Dieses Verhalten könnte für einen Einfluß des Y-Chromosoms auf die Variabilität der Körperhöhe sprechen.

Individuelle Normtabellen unter Berücksichtigung der Größe der Eltern

Die Körperhöhe der Kinder hängt von derjenigen ihrer Eltern ab. Wenn man also wissen will, ob das Wachstum eines Kindes hinter seinen genetischen Möglichkeiten zurückbleibt, so sollte man Tabellen wie die von Garn und Rohmann (1966) benutzen, die Durchschnittsgrößen der Kinder von der Geburt bis zu 18 Jahren für verschiedene mittlere Körperhöhen beider Eltern von 161—178 cm angeben. Solche Tabellen kann man auch verwenden, um zu prüfen, ob die Wachstumshemmung bei Patienten mit Mongolismus, X0-Turner-Syndrom oder anderen Störungen für dieselbe Anomalie konstant ist. Dies ist vermutlich der Fall. Wenn trotzdem nicht alle X0-Patientinnen oder alle Mongoloiden dieselbe Körperhöhe haben, so liegt das nicht an einer Variabilität dieser Störungen, sondern an der Variabilität des normalen Restes ihres Genotyps.

Körperhöhe bei Inzucht und bei Rassenmischung. Heterosis

Wenn verschiedene Tier- oder Pflanzenrassen miteinander gekreuzt werden, so zeigen die Mischlinge in der ersten Generation oft eine Größe, die diejenige beider Elternrassen übertrifft. Die Erklärung hierfür ist darin zu suchen, daß beide Elternrassen in mehreren verschiedenen recessiven Genen, die Wachstumshemmung bewirken, homozygot sind. Durch die Kreuzung werden diese Gene heterozygot und damit unwirksam. Menschliche Bevölkerungen sind nicht in vergleichbarem Ausmaß homozygot wie vom Menschen gezüchtete Tier- und Pflanzenrassen, auch gibt es keinen Beweis dafür, daß ein nachweisbarer Anteil der für die normale Streuung des Längenwachstums verantwortlichen Gene recessiv ist. Die normale Körpergröße von Kindern aus Verwandtenehen einerseits, von Kindern, deren Eltern verschiedenen Rassen angehören, andererseits, spricht dagegen, daß Heterosis die Körperhöhe beim Menschen wesentlich beeinflußt. Es gibt zwar zahlreiche Beobachtungen, die zeigen, daß zwischen dem Abstand der Geburtsorte der Eltern und der Körperhöhe ihrer Kinder eine positive Korrelation besteht (Damon, 1965; Ferák, Lichardová und Bojnavá, 1968), die Unterschiede sind aber gering, jedenfalls nicht groß genug, um als Erklärung der säkularen Zunahme der Körperhöhe in Betracht zu kommen. In einer Untersuchung aus Japan wurden 11jährige Knaben aus 62 Schulen sogar im Durchschnitt um so kleiner gefunden, je weiter die Geburtsorte ihrer Eltern auseinanderlagen (Furusho, 1965). Außerdem konnte gezeigt werden, daß der durchschnittliche Abstand der Herkunftsorte der Eltern um so größer ist, je günstiger deren soziale und wirtschaftliche Lage ist, und daß bei Berücksichtigung der sozialen Lage, von der die Körperhöhe abhängt, keine Wirkung der „Fernehen“ mehr nachzuweisen ist (Jürgens).

Rasse

Die Bedeutung der Erbanlagen für die individuellen Unterschiede des Wachstums in einer Bevölkerung läßt vermuten, daß Unterschiede zwischen verschiedenen Bevölkerungen ebenfalls genetisch bedingt („rassisch“) sein können. Jedoch können auch unterschiedliche äußere Bedingungen, unter denen verschiedene Rassen leben, die entscheidende Ursache solcher Unterschiede sein. Früher wurde die Bedeutung der Erbanlagen für die Körperhöhe oder das Pubertätsalter verschiedener Bevölkerungen überschätzt. Wie stark das Wachstum „rassisch“ gleichartiger Bevölkerungen vom Milieu abhängt, geht insbesondere aus den zeitlichen Veränderungen des Wachstums hervor (siehe S. 92f.). Eindrucksvoll in dieser Hinsicht sind auch die Untersuchungen von Greulich an japanischen Kindern in Kalifornien (s. Tabelle 50).

Tabelle 50. *Körperhöhe japanischer Knaben*

Alter (Jahre)	Kalifornien 1956—1957	Japan 1953	Japan 1903
6	112,4	109,5	107,0
9	128,9	124,2	120,0
12	145,9	137,9	133,9
15	164,5	157,6	152,1
18	169,2	162,6	160,0

Die japanischen Kinder waren in den Jahren 1956—1957 noch 5—10 cm kleiner als nordamerikanische Kinder europäischer Abstammung, doch wissen wir nicht, wie weit dieser Unterschied bei völliger Angleichung des Milieus verschwinden würde oder wie weit er genetisch bedingt ist. Die japanischen Kinder sind in ihrer Heimat und in Kalifornien wesentlich kurzbeiniger als nordamerikanische Kinder gleicher Körperhöhe (s. Abb. 39). Dies ist offenbar ein rassischer Unterschied.

Die durchschnittlichen Gewichte und Längen von Kindern der meisten außereuropäischen Rassen liegen unter europäischen und amerikanischen Durchschnittswerten. MEREDITH (1968) hat die Körpermaße 4jähriger Kinder von 160 Untersuchungen aus den Jahren 1950 bis 1960 in Afrika, Asien, Australien, Nord- und Südamerika zusammengestellt. Zwischen der kleinsten durchschnittlichen Körperhöhe im indischen Staate Bihar (4,0 Jahre: 85,8 cm; Elendsquartiere in Bombay: 85,1 cm) und der größten bei tschechoslowakischen Kindern (103,8 cm) bestand ein Unterschied der Durchschnittswerte von 18 cm, zwischen den leichtesten Kindern in Pakistan (11,1 kg) und den schwersten in Litauen (17,3 kg) von 6,2 kg. Von den 6 Gruppen mit einer Durchschnittsgröße unter 90 cm waren 4 asiatisch und je eine afrikanisch und melanesisch. Die 8 Gruppen mit Körperhöhe über 102 cm stammten ausnahmslos aus Mittel- und Nordeuropa und den USA. Extrem schlank waren nilotische Neger (98,1 cm, 13,3 kg), extrem untersetzt Kinder aus Jordanien (90,2 cm, 14,0 kg). Die prozentualen Unterschiede im mittleren Kopfumfang waren wesentlich geringer als die in der Körperhöhe, den niedrigsten Kopfumfang hatten ungarische Kinder mit 48,7 cm, den höchsten englische Kinder mit 51,0 cm. Tschechische (49,5 cm) und indische Kinder aus Bombay (49,1 cm) waren hier eng benachbart, chinesische aus Peiping (49,7 cm) unterschieden sich nicht von deutschen (49,7 cm). Wenn man diese Zahlen mit den unterschiedlichen Ernährungsverhältnissen vergleicht, so scheint sich zu zeigen, daß mangelhafte Nahrung das Wachstum von Körpergröße und -gewicht etwa in gleichem Maße hemmt, daß Unterschiede der Körperform vorwiegend rassisch bedingt sind und daß das Wachstum des Gehirns weitgehend unabhängig von der Ernährung ist.

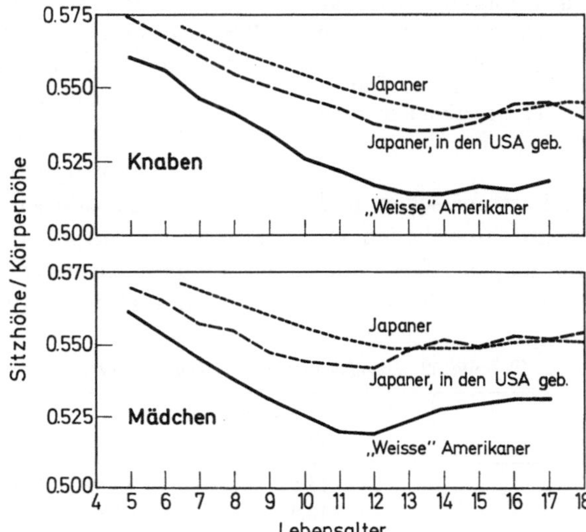

Abb. 39. Verhältnis von Sitzhöhe zu Körperhöhe bei japanischen Kindern in Japan und in den USA und bei amerikanischen Kindern. (Nach GREULICH)

Das Verhältnis von Körperhöhe und Gewicht wird unter anderem durch das bei verschiedenen Rassen sehr unterschiedliche Verhältnis zwischen Stammlänge und Beinlänge bestimmt. Besonders langbeinig sind afrikanische Kinder (JÜRGENS).

GOPALA hat Durchschnittsgewichte und -längen südindischer Kinder aus armen Familien veröffentlicht, die einen Rückstand von 2 bis

Tabelle 51. *Durchschnittsgewichte und -längen südindischer Kinder aus armen Familien.* (Nach GOPALA, 1957)

Alter (Jahre)	Gewicht (kg)	Länge (cm)
1	6,7	68,4
2	8,2	74,0
3	10,0	82,3
4	12,0	90,5
5	13,7	97,9
6	14,5	101,3

3 Jahren gegenüber Zahlen aus Europa zeigen (s. Tabelle 51). Man könnte annehmen, daß so starke Unterschiede nur rassisch bedingt sein könnten, wenn nicht von europäischen Kleinkindern unter extrem ungünstigen Ernährungsbedingungen vergleichbare Werte bekannt wären (s. Tabelle 59).

Wenn andererseits trotz ungünstigerer Lebensbedingungen die Skeletentwicklung von Negerkindern in den ersten Lebensmonaten sowohl in den USA als auch in West-, Ost- und Südafrika im Vergleich zu nordamerikanischen Standards beschleunigt ist, so dürfte es sich um eine rassische Besonderheit handeln. Die Negerkinder sind auch in ihrer psychomotorischen Entwicklung im ersten Lebensjahr den Kindern der weißen Rasse voraus. Schließlich erfolgt der Durchbruch der bleibenden Zähne bei Negerkindern rund 1 Jahr früher als bei „weißen" Kindern (s. TANNER, 1962).

Die Menarche tritt bei europäischen und amerikanischen Mädchen durchschnittlich im Alter von 13—13,5 Jahren ein, in Afrika und Asien oft 1—2 Jahre später (s. Tabelle 52).

Die etwas spätere Geschlechtsreife in den Tropen ist vermutlich eine Folge der verbreiteten calorischen und Eiweißunterernährung, die möglicherweise eine rassische Disposition zur Frühreife oder einen klimatischen Einfluß in derselben Richtung verdeckt. Jedenfalls scheinen europäische Mädchen unter ähnlich ungünstigen Ernährungsbedingungen später als Afrikanerinnen, Inderinnen oder Maya-Mädchen heranzureifen. In vergleichbarem sozialen und klimatischen Milieu auf Kuba fand sich zwischen „weißen" (13,1 ± 1,3 Jahre), Neger- (12,9 ± 1,5 Jahre) und Mulattenmädchen (13,0 ± 1,2 Jahre) kein signifikanter Unterschied im mittleren Menarchealter (POSPÍSILOVÁ-ZUZAKOVÁ, STUKOVSLÝ und VALSÍK).

Die Gonadotropinproduktion wird im Tierversuch durch calorien- und eiweißarme Diät gesenkt (LEATHEM), ähnlich auch beim Menschen durch chronische Unterernährung (ZUBIRAN und GOMEZ-MONT).

Tabelle 52. *Durchschnittliches Menarchealter*

Ort und Zeit		Menarchealter M σ	
Oslo 1928		14,2	SCHIØTZ (1930)
Oslo 1952		13,4	Statistik Kvartalshefte (1953)
Kopenhagen 1949—1950		13,8 ± 1,0	BOJLÉN u. a. (1954)
Kopenhagen 1963		13,1	
Budapest		12,8	THOMA (1960)
London 1959		13,1	SCOTT (1961)
Niederlande 1954—1956		13,7 ± 1	VAN 'T LAND (1957)
Melbourne, Australien, Geburtsjahrgänge 1927—1947		13,2 ± 0,95	TOWNS, JOHNSON und ROCHE (1966)
Bantu	nicht arm	15,4	BURRELL u. a. (1961)
Transkei 1958,	arm	15,0	
Nigeria 1960—1961		14,1	TANNER u. O'KEEFFE (1962)
Hongkong 1962		12,8	
Burma und Assam		13,2	FOLL (1961)
Ceylon Land		14,4 ± 1,7	WILSON u. SUTHERLAND
Ceylon Stadt		12,8 ± 1,2	
UdSSR Buriäten 1957		15,0	VLASTOVSKY (1966)

Alle Zahlen wurden unter Zugrundelegung der Prozentsätze menstruierender Mädchen in jeder Altersstufe berechnet. Das erinnerte Datum der Menarche wurde also nicht verwertet.

Ernährung

Bei Säugetieren ist das Wachstum von Menge und Art der Nahrung, insbesondere von der Zufuhr „biologisch hochwertigen Eiweißes", abhängig (s. ALBANESE, 1950; LANG und RANKE, 1950; MCCANCE, 1960). Den Tierversuchen vergleichbare, sorgfältig protokollierte Untersuchungen beim Menschen fehlen, aber es liegt umfangreiches Beobachtungsmaterial verschiedener Art vor, das eine Korrelation zwischen Ernährung und Wachstum von Kindern zeigt. Dabei ist gewöhnlich die Eiweißmenge oder, wenn pflanzliches Eiweiß ausreichend zur Verfügung steht, Lysin der begrenzende Faktor. Der Einfluß der verschiedenen Nahrungsstoffe auf die Hormonsekretion spielt hierbei vermutlich eine wichtige Rolle, doch ist noch ungeklärt, wie die langfristige Wirkung der Ernährung auf die Aktivität der endokrinen Drüsen ist. Eine Eiweißmahlzeit führt zu einer starken Zunahme des Wachstumshormons im Plasma, gleichartige Glucosegabe dämpft diese Wirkung beträchtlich (Rabinowitz, Mérimée, Maffezzoli und Burgess).

Säuglingsalter

Im 19. Jahrhundert war das Gewichts- und Längenwachstum der Säuglinge bei Brusternährung besser als bei künstlicher Ernährung. Die Brustkinder hatten auch eine weit niedrigere Sterblichkeit. Dies läßt vermuten, daß nicht die Unterschiede in der chemischen Zusammensetzung von Frauenmilch und Kuhmilchgemischen, sondern die Verunreinigung der Kuhmilch mit Bakterien, die Hauptursache der zahlreichen Ernährungsstörungen früherer Zeit, auch für den schlechteren Wachstumseffekt der künstlichen Ernährung verantwortlich war. Tatsächlich hat sich mit der Ausbreitung einer besseren bakteriellen Milchhygiene der Wachstumsunterschied zwischen Brust- und Flaschenkindern umgekehrt. Nach allen Untersuchungen aus neuerer Zeit wachsen die früh abgestillten Kinder im 1. Lebensjahr stärker als die lange gestillten (s. Tabelle 53). Im 1. Lebensjahr sind diese Unterschiede noch relativ gering, da zunächst auch die Brusternährung ein maximales Wachstum ermöglicht, doch fanden Vahlquist, Mellander und Wicklund bei frühzeitig entwöhnten Kindern schon mit $7^1/_2$ Monaten einen Vorsprung im Längenwachstum von 1 cm, durchschnittlich einen ossifizierten Knochenkern mehr im Handskelet und eine um 90 g größere monatliche Gewichtszunahme in den ersten 7—8 Monaten als bei Säuglingen, die länger als 6 Monate nur Brustnahrung erhalten hatten.

Gelegentlich ist eingewandt worden, daß die höheren Gewichtszunahmen bei Kuhmilchnahrung oder bei stärker angereicherter Milchmischung nicht vom höheren Eiweißgehalt abhingen, sondern von dem höheren Gehalt an Mineralsalzen, der nicht zu echtem Wachstum, sondern nur zu vermehrter Wasserretention führe. Diese Annahme wurde durch Versuche mit Milchmischungen, in denen Eiweißgehalt und Mineralgehalt unabhängig voneinander variiert wurden, widerlegt (Davidson, Bauer, Dann und Levine, 1961).

Kleinkindesalter

In den wirtschaftlich hochentwickelten Ländern sind die Kinder im allgemeinen wesentlich größer als in den unterentwickelten. Dieser Unterschied ist vermutlich in erster Linie ernährungsbedingt, er entsteht vorwiegend in den ersten 3 Lebensjahren. Das Längenwachstum arabischer Kinder im Libanon war zwischen 6 und 30 Monaten etwa 20—30% geringer als das europäischer Kinder (Downs). Die Kinder mit diesem ernährungsbedingten Minderwuchs („nutritional dwarfing") erschienen aber meist lebhaft, kräftig und wohl-

Tabelle 53. *Durchschnittliche Gewichtszunahme von Säuglingen in den beiden ersten Halbjahren bei verschiedener Ernährung*

Autor	Ernährung	Erste 6 Monate (g)	Zweite 6 Monate (g)
Glazier (1930)	Brust	3850	2270
	Flasche	3900	2940
Faber u. Sutton (1930)	mindestens 24 Wochen gestillt	4110	2130
	weniger als 6 Wochen gestillt	4050	2850
Harris (1951)	Brust	4170	—
	$^4/_5$ Vollmilch mit Kohlenhydrat	4770	—
	$^4/_5$ Vollmilch ohne Kohlenhydrat	4660	—
Stewart u. Westropp (1953)	weniger als 1 Monat gestillt	4530	2320
	mehr als 5 Monate gestillt	4080	2230

proportioniert und wirkten in Muskeltonus, Hautturgor und Farbe völlig gesund. Ihr Fettpolster war allerdings sehr gering entwickelt.

Einfluß zusätzlicher Milchgaben im Schulalter

Der Einfluß zusätzlicher Milchgaben auf das Wachstum der Körperhöhe ist seit den klassischen Untersuchungen von Corry Mann an Schülern eines Internats in vielen Ländern bestätigt worden. Dieser Einfluß ist umso ausgeprägter, je ungenügender die Ernährung vorher war. Bei den ersten Untersuchungen in England und Schottland ließ sich das Längenwachstum meist um 20—30% steigern, bei den größeren und besser ernährten Kindern

Tabelle 54. *Der Einfluß zusätzlicher Milchgaben auf das Wachstum der Körperhöhe*

Autor	Anzahl	Gruppe	Ernährung	cm/Jahr
Corry Mann (1926), England, 1922—1925	68	♂ 6—11 Jahre	Grundkost (63 g Eiweiß)	4,7
	41	♂ 6—11 Jahre	Grundkost + 0,57 l Milch	6,6
Orr (1928), Schottland, 1926—1927	731	♂ u. ♀ 5—14 Jahre	Ernährung zu Hause	5,3[a]
	551	♂ u. ♀ 5—14 Jahre	Ernährung zu Hause + 5mal wöchentlich 0,57 l Milch	6,4[a]
Milk und Nutrition II (1938), England, 1935—1936	802	♂ 5—14 Jahre	Ernährung zu Hause + Zwieback	5,4
	821	♂ 5—14 Jahre	Ernährung zu Hause + 0,19 l Milch	5,5
	838	♂ 5—14 Jahre	Ernährung zu Hause + 0,38 l Milch	5,7
	681	♀ 5—14 Jahre	Ernährung zu Hause + Zwieback	5,9
	719	♀ 5—14 Jahre	Ernährung zu Hause + 0,19 l Milch	6,0
	715	♀ 5—14 Jahre	Ernährung zu Hause + 0,38 l Milch	6,2
Turbott und Rolland (1932), Neuseeland, 1930	25	♂ u. ♀ 5—14 Jahre	exzessive Kohlenhydratkost	3,9[b]
	93	♂ u. ♀ 5—14 Jahre	täglich zusätzlich 0,28—0,57 l Milch	7,9[b]

[a] Umgerechnet von der 7monatigen Versuchsperiode.
[b] Umgerechnet von der 13wöchigen Versuchsperiode.

Tabelle 55. *Wachstum der Körperhöhe bei Zugabe von Milch: Wachstum der Vergleichskinder = 100*

	Milchmenge pro Tag		Relatives jährliches Wachstum
Corry Mann (1926)	0,57 l		143
Orr (1928)	0,57 l		121
Leighton (1929) und Clark (1927—28)	0,57 l	6 Jahre	121
	0,57 l	9 Jahre	126
	0,57 l	13 Jahre	123
Milk and Nutrition (1935—36)	0,19 l	□	103
	0,19 l	○	104
	0,38 l	□	106
	0,38 l	○	111
Orr und Gilks, Ostafrika			153
Tsurumi, Japan			116
Turbott und Rolland, Neuseeland			150

(Die Zahlen von Orr und von Leighton und Clark wurden von der 7monatigen Beobachtungsperiode auf 1 Jahr umgerechnet.)

der dreißiger Jahre jedoch nur noch um 3 bis 11%. Bei ostafrikanischen (Orr und Gilks) und neuseeländischen (Turbott und Rolland) eingeborenen Kindern wurde eine Steigerung um 50% erzielt (s. Tab. 54 und 55). Bei unterernährten und im Wachstum zurückgebliebenen deutschen Kindern von 4—15 Jahren in der Nachkriegszeit führte allein die Zugabe von Brot in beliebiger Menge zu Wachstumsraten von 7,3 cm/Jahr (Duisburg) bis 7,5 cm/Jahr (Vohwinkel), das sind 135—152% des normalen Zuwachses. Diese Wachstumsgeschwindigkeit ließ sich auch durch zusätzliche Milchgaben nicht weiter steigern (Widdowson und Mc Cance). Offenbar ist bei 7—7,5 cm/Jahr das Maximum der Wachstumskapazität im Schulalter erreicht.

Kriegszeit

In beiden Weltkriegen sind die Kinder überall dort langsamer gewachsen, wo sich die Ernährungslage deutlich verschlechtert hat (Übersichten bei Hoppe, Markowitz). Die meisten Berichte über den Einfluß der Kriegsernährung auf Größe und Gewicht der Schulkinder geben kein klares Bild, da Vergleichszahlen aus den letzten Friedensjahren fehlen oder wegen der säkularen Veränderungen nur mit Vorsicht zu verwenden sind. Nur wenige Untersucher haben während der Kriegszeit die Schulkinder jährlich gemessen, so daß man das durchschnittliche Wachstum eines Geburtsjahrgangs in einem bestimmten Jahre berechnen kann, indem man von der Durchschnittsgröße der im Jahre n gemessenen Kinder von m Jahren die Durchschnittsgröße der im Jahre $n-1$ gemessenen Kinder von $m-1$ Jahren abzieht. Mit dieser Methode hat KENA-WICKSTRAND gezeigt, daß das Wachstum der finnischen Kinder während des finnisch-russischen Winterkrieges und in den Kriegsjahren bis 1944 deutlich vermindert war. Mit der gleichen Methode sind die Zahlen der Tabelle 56 gewonnen.

In Amsterdam betrug das jährliche Wachstum der $6^1/_2$—14 Jahre alten Knaben in den Jahren 1935—1940 durchschnittlich 4,7 cm, in den Jahren 1940—1945 4,3 cm, die Wachstumsrate der Mädchen gleichen Alters sank im selben Zeitraum von 4,9 auf 4,6 cm (NEURDENBURG). In Belgien herrschte die schwerste Unterernährung im Jahre 1942, das durchschnittliche Wachstum belgischer Schulkinder in Anderlecht betrug von 1942—1943 bereits wieder 5,6 cm/Jahr für die 6—15jährigen Knaben und 4,8 cm/Jahr für die Mädchen, von 1943—1944 5,7 cm/Jahr für die Knaben und 5,1 cm/Jahr für die Mädchen, obwohl 1944 die Größen und Gewichte von 1938—1939 noch nicht wieder erreicht waren (Zahlen von ELLIS, 1945). Werden die Kinder nach einer Periode der Unterernährung wieder besser ernährt, so kommt es rasch zu einem vor allem in den ersten Monaten über das normale Maß hinaus gesteigerten Längenwachstum (WIDDOWSON und MCCANCE). Dieses Aufholwachstum läßt sich auch an Leipziger, Stuttgarter und Hamburger Schulkindern demonstrieren (s. Tabellen 56—58, Abb. 44).

Tabelle 56. *Durchschnittliches jährliches Wachstum der Körperhöhe von Stuttgarter Volksschülern vom 8. bis zum 15. Lebensjahr.* (Nach Zahlen von C. GASTPAR und von PASCHLAU, 1963)

Zeit	Knaben (cm/Jahr)	Mädchen (cm/Jahr)
1913—1915	4,2	4,9
1914—1916	4,8	4,9
1915—1917	4,8	—
1916—1918	*2,6*	—
1917—1919	5,4	—
1918—1920	*4,0*	*4,7*
1919—1921	5,3	(6,1 ?)
1920—1922	5,0	5,5
1921—1923	4,8	5,2
1922—1924	5,0	5,1
1923—1925	5,9	5,8
1924—1926	4,9	5,3
1936—1938	4,5	4,5
1937—1939	5,0	4,9
1938—1940	4,6	4,7
1939—1941	(5,7 ?)	4,5
1940—1942	*3,1*	*4,1*
1941—1943	*3,6*	*4,4*
1942—1944	*3,6*	*4,1*
1943—1946	*4,1*	*4,4*
1945—1947	4,9	4,4
1946—1948	5,4	5,3
1947—1949	5,0	5,5
1948—1950	5,5	5,4

(Die eingeklammerten Zahlen beruhen auf auffallend unregelmäßigen Durchschnittswerten, die auf Rechen- oder Schreibfehler verdächtig sind.)

Tabelle 57. *Wachstum der Körperhöhe von Stuttgarter Volksschülern. Jährlicher Zuwachs 1936/37—1938/39 = 100*

	Knaben	Mädchen
1936/37 bis 1938/39	100	100
1940/41 bis 1943/44	72	89
1946/47 bis 1949/50	112	115

(Zahlen von PASCHLAU.)

Tabelle 58. *Aufholwachstum von Hamburger Volksschulkindern.* (Nach Zahlen der Gesundheitsbehörde Hamburg)

		Knaben (cm/Jahr)	Mädchen (cm/Jahr)
1947—1950	6— 9 Jahre	5,6	5,5
	7—10 Jahre	5,6	5,6
	8—11 Jahre	5,3	5,7
1950—1955	6—11 Jahre	5,0	5,3
1955—1960	6—11 Jahre	5,0	5,3

Messungen von Flüchtlingskindern in Schleswig-Holstein ergaben zwischen den Wintern 1946/47 und 1947/48 ein Aufholwachstum der 7—15jährigen Knaben von 6,4 cm/Jahr, der Mädchen von 7,0 cm/Jahr (LOHMANN, 1949).

Mechanismus des Aufholwachstums

Das Aufholwachstum nach Unterernährung läßt vermuten, daß der Organismus während des Nahrungsmangels durch einen homöostatischen Mechanismus versucht, das Wachstumsdefizit zu kompensieren, daß diese Kompensation aber erst wirksam werden kann, wenn ausreichend Nahrung angeboten wird. Vermutlich ist das Wachstumshormon der Hypophyse beteiligt. Bei 28 Kindern mit nichtbehandeltem chronischem Eiweißmangel (Kwashiorkor) haben Pimstone, Wittmann, Hansen und Murray mit einer immunologischen Methode 22,3±11,68 m µg/ml Hypophysenhormon im Plasma gefunden, bei behandelten Fällen 5,1±3,5 m µg/ml und bei Vergleichskindern 7,0±5,3 m µg/ml. Eiweißgaben führen bei Kwashiorkor zu einer sofortigen und größeren Gewichtszunahme als bei normalen Kindern. Glucosegaben senken die Konzentration des Wachstumshormons im Plasma, dieser Effekt ist bei unbehandeltem Eiweißmangel wesentlich geringer (Pimstone, Barbezat, Hansen und Murray).

Wachstum bei extremer Unterernährung. „Hospitalismus“

Die *Wirkung extremer Unterernährung auf das Wachstum* in den ersten Lebensjahren wird aus einem Vergleich der Spalten 1 und 2 mit 3 und 4 der Tabelle 59 deutlich. Dabei ist das Längen- fast im gleichen Ausmaß wie das Gewichtswachstum gehemmt, so daß gleichen Durchschnittsgrößen bei den unterernährten Kindern etwa gleiche Durchschnittsgewichte, jedoch ein fortgeschritteneres Alter entsprechen.

Nassau hat aus dem Berliner Kinderasyl die Gewichts- und Längenzunahmen der dort aufgenommenen Kinder mitgeteilt. Im Jahre 1919/20 nahmen die Kinder im ersten Lebensjahr nur 3285 g und 13,8 cm zu, diese Werte stiegen von Jahr zu Jahr mit der Besserung der Ernährung auf 5725 g und 19,8 cm im Jahre 1924/25, blieben damit aber immer noch weit hinter Vergleichszahlen von Kindern aus günstigerem Milieu zurück. Die Heimunterbringung als solche ("maternal deprivation") kann kaum hierfür verantwortlich gemacht werden, da Bothner, Karte und Schünemann bei gut ernährten, meist unehelichen Heimkindern als Folge des „Hospitalismus" zwar eine beträchtliche Verzögerung der psychomotorischen Entwicklung, aber etwa gleiche Größen und Gewichte wie bei Kindern unter optimalen häuslichen Pflegebedingungen fanden. Auf der anderen Seite ist vermutet worden, daß übermäßige psychische Anregungen das Wachstum fördern. Weder bei den Heimkindern von Bothner et al. noch bei den zu Hause aufgezogenen Kindern des Berichtes von Peatman und Higgons kommt eine solche Möglichkeit ernstlich in Betracht. Im letzteren Fall war Sorge dafür getragen, den Kindern reichlich Ruhe zu sichern und übermäßige oder schädliche Stimulation von ihnen fernzuhalten.

Zusätzliche Vitamingaben und Wachstum

Zusätzliche Gaben der Vitamine B_1, B_2, C und D haben bei etwa 600 5—14jährigen Kindern in England die Wachstumsgeschwindigkeit nicht nachweisbar beeinflußt (Bransby, Hunter, Magee, Milligan und Rodgers,

Tabelle 59. *Wachstum von Kleinkindern unter verschiedenen extremen Ernährungsbedingungen*

Alter Monate	(1) Peatman u. Higgons (1938) ♂		(2) Bothner, Karte u. Schünemann (1962) ♂ + ♀		(3) Davidsohn (1919) ♂		(4) Gribbon u. Ferguson (1921) ♂ + ♀		(5) Schlesinger (1926) ♂ + ♀	
	cm	kg	cm	kg	cm	kg	cm	kg	cm	kg
12	77	10,4	76	9,8	—	—	—	—	71	9,1
18	82	11,8	82	11,6	—	—	72	8,9	75	10,4
24	88	13,2	89	12,8	—	—	—	—	81	11,7
30	92	14,0	—	—	76	9,5	72	9,5	85	12,8
42	100	16,3	—	—	83	11,3	78	9,9	92	13,8
54	108	18,6	—	—	90	13,5	86	13,3	96	15,1
66	—	—	—	—	97	14,9	92	15,3	104	17,0

(1) = Bis zu 12 Monaten 110—165 Cal/kg/d, über 1 Jahr 77—132 Cal/kg/d, 130 ml Milch/kg/d.
Mit 3 Monaten 1 Eigelb, Fleisch und Leber ab 5 Monaten, über 1 Jahr ziemlich große Fleischmengen, täglich 1—2 Eier, häufig Käse, 473—710 ml Milch täglich zusätzlich zu Milch- und Eierspeisen.
(2) = Heimkinder unter pädiatrischer Aufsicht. Verzögerung der motorischen Entwicklung um 4—5 Monate, Entwicklungs-Quotient durchschnittlich 0,81.
(3) = Waisenkinder in Berlin. Kost unzureichend, Gewichtszunahme unter 50% der Norm.
(4) = Kinder von unterernährten Wiener Arbeiterfamilien. Minimale Eiweißzufuhr.
(5) = Frankfurter Kinder der Nachkriegszeit.

1944). Auch in anderen Untersuchungen wurde kein Effekt zusätzlicher Vitamingaben auf das Längen- oder Gewichtswachstum festgestellt.

Ernährung und Wachstum des Gehirns

Experimentelle, klinische und sozialpädiatrische Beobachtungen sprechen dafür, daß schwere Unterernährung vor und nach der Geburt die Entwicklung des Gehirns bleibend hemmt (DICKERSON, DOBBING und MCCANCE, 1967; STOCH und SMYTHE, 1963, 1967). Wenn die Myelinisierung abgeschlossen ist, also im Schulalter, scheint das Gehirn dagegen bemerkenswert resistent gegen Unterernährung zu sein.

Der Einfluß häufiger Infekte auf das Wachstum

QUIRSFELD hatte schon 1905 darüber berichtet, daß sich bei Kindern, die er vom Schuleintritt bis zum vollendeten 14. Lebensjahr jährlich gemessen hatte, kein Einfluß akuter Infektionskrankheiten auf das Längenwachstum feststellen ließ. Auch in anderen Untersuchungen wurden weder in der Körperhöhe noch im Gewicht oder in der Wachstumsgeschwindigkeit Unterschiede zwischen Gruppen von Kindern mit besonders vielen Krankheiten und solchen mit besonders wenigen festgestellt (EVANS; HARDY; MARTENS und MEREDITH; MEREDITH und KNOTT). Verschiedene chronische Krankheiten der Nieren, des Herzens und der Verdauungsorgane können das Wachstum erheblich beeinträchtigen, aber diese Krankheiten sind insgesamt so selten, daß sie für die Variabilität der Körpergröße der Bevölkerung praktisch keine Rolle spielen. In einer Untersuchung wurden scharlachleidende Kinder im Vergleich mit anderen Patienten sogar geringfügig größer gefunden. Die durchschnittlichen Unterschiede betrugen in den Altersklassen, in denen solche überhaupt vorhanden waren, meist nur 1—2 cm. Da das Material teils aus der Vorkriegszeit, teils aus der Nachkriegszeit stammte, ist unsicher, ob die beobachteten Unterschiede wirklich etwas mit der Scharlachempfänglichkeit zu tun hatten (KÜSTER und TRAUTSCH).

Klima

Trotz zahlreicher Versuche, klimatische Einflüsse auf Wachstum und Reifung zu erkennen, hat sich kein klares Bild ergeben, da rassische und sozial-ökonomische Faktoren von klimatischen schwer zu trennen sind. Untersuchungen an nordamerikanischen Kindern in Brasilien scheinen zu zeigen, daß Körperhöhe, Gewicht und Beinumfang im tropischen Klima geringer als in den USA sind, daß die Menarche nicht beeinflußt wird und daß der Durchbruch der bleibenden Zähne früher erfolgt (EVELETH). Das Tropenklima wirkt vermutlich teilweise über die Nahrungsaufnahme, die geringer als im kühlen Klima ist. Die Wirkung der Ernährung dürfte ihrerseits vom Klima abhängen, das den Calorienbedarf und die körperliche Aktivität beeinflußt. Untersuchungen über das langfristige Zusammenwirken dieser drei Faktoren fehlen.

Jahreszeit

Einige Kinder nehmen in der Körperlänge im Frühjahr mehr als in den anderen Jahreszeiten zu, im Gewicht mehr im Herbst und Winter (BRANSBY, 1945; PRADER, TANNER und v. HARNACK, 1963). Dieser Jahresrhythmus kommt auch in den Durchschnittszahlen mancher Untersucher deutlich zum Ausdruck (MALLING-HANSEN; NYLIN; SCHREINER u. SCHREINER; TAKAHASHI; WALLIS; WHITACRE). PORTER (1920) fand keinen Jahresrhythmus der Längenzunahme, aber zwischen Dezember und Juni eine etwa viermal größere Gewichtszunahme als zwischen Juni und Dezember.

Tabelle 60. *Längenwachstum in verschiedenen Jahreszeiten*

Alter	Knaben und Mädchen (Nach MCKAY und BROWN, 1931)			
	Jan. bis März (cm)	April bis Juni (cm)	Juli bis Sept. (cm)	Okt. bis Dez. (cm)
Kleinkinder	1,8	1,9	1,8	1,8
Alter	Knaben (Nach ORR und CLARK, 1930)			
7 Jahre	1,1	2,2	1,4	1,0
9 Jahre	1,3	1,9	1,1	0,9
11 Jahre	1,0	1,7	1,2	0,8

Der Jahresrhythmus des Längenwachstums ist vermutlich unabhängig von der aktivierenden Wirkung von ultraviolettem Licht auf die Vorstufen von Vitamin D, jedenfalls hat sich in Versuchen bei Schulkindern nie eine wachstumsfördernde Wirkung von Vitamin D nachweisen lassen (BRANSBY, BURN, MAGEE und MACKECKNIE, 1946; BRANSBY, HUNTER, MAGEE, MILLIGAN und RODGERS, 1944; SUTHERLAND, 1934). Welcher physiologische Mechanismus dem Jahresrhythmus des Wachstums zugrunde liegt, ist unbekannt, auch weiß man nicht, durch welchen Reiz er angeregt wird.

Psychische Einflüsse

WIDDOWSON (1951) hat beobachtet, daß das Gewichts- und Längenwachstum von Kindern in zwei Waisenhäusern von der Persönlichkeit der Heimleiterin abhing. Bei gleicher Ernährung führten Strenge und ständiges Schelten zu geringeren Zunahmen als liebevoller und fröhlicher Umgang mit den Kindern. Im Längenwachstum waren die Unterschiede freilich gering, und beide Gruppen von anfangs unterernährten, unterdurchschnittlich großen und schweren Kindern nahmen im Laufe eines Jahres überdurchschnittlich zu (6,7 bzw. 7,6 cm/Jahr), obwohl beide je ein halbes Jahr lang unter derselben strengen Heimleiterin zu leiden hatten.

ACHESON fand, daß Kinder in irischen Internaten im ersten Vierteljahr nach der Aufnahme im Durchschnitt an Gewicht verloren und sehr wenig an Länge zunahmen, im letzten Vierteljahr des 1. Jahres aber etwas überdurchschnittlich wuchsen (s. Tabelle 61).

Tabelle 61. *Längenzunahme von Kindern in irischen Internaten.* (Nach ACHESON)

Nach der Aufnahme	cm
1. Vierteljahr	0,56
2. Vierteljahr	0,89
3. Vierteljahr	0,99
4. Vierteljahr	1,57
5. Vierteljahr und weitere	1,40

SCHMID-MONNARD fand bei 6—7jährigen Knaben im 1. Schuljahr ein Längenwachstum von 4,2 cm und eine Gewichtszunahme von 1,5 kg, bei gleichaltrigen Knaben, die noch nicht zur Schule gingen, Zunahmen von 7,4 cm und 2,2 kg, bei den Schulmädchen 4,5 cm und 0,6 kg und bei den Mädchen, die noch nicht die Schule besuchten, 5,6 cm und 1,9 kg. Während der Schuljahre wachsen die Kinder in den Ferien rascher als in der Schulzeit (ALLEN, 1939; MATEEFF; MATTHIAS; WIDDOWSON und MCCANCE, 1944).

Bei der Beurteilung der Durchschnittsgröße von Schulanfängern ist allerdings besondere Vorsicht am Platz. Erstens kann die Altersklasse 6—7 Jahre vorwiegend mit Kindern zwischen $6^1/_2$ und 7 Jahren besetzt sein, wenn relativ junge Kinder häufig zurückgestellt werden oder wenn die Messungen erst mehrere Monate nach dem Stichtag für die Einschulung durchgeführt werden. Zweitens sind früheingeschulte Kinder auf kräftige körperliche Entwicklung, späteingeschulte auf verzögerte Entwicklung ausgelesen. So hat etwa WOLFF in Berlin, wo die Kinder besonders früh eingeschult worden sind, im Jahre 1931 die schulpflichtigen Mädchen von $5^1/_2$—6 Jahren durchschnittlich 112,0 cm groß, die Mädchen von 6—$6^1/_2$ Jahren 114,1 cm groß und die Mädchen von $6^1/_2$—7 Jahren 114,2 cm groß gefunden. Die Differenz zwischen diesen Werten ist deutlich geringer als das durchschnittliche Wachstum in einem entsprechenden Zeitraum.

Für die Hypothese, nach der die verschiedenartigsten psychischen Reize das Wachstum fördern, sind bisher keine soliden empirischen Grundlagen beigebracht worden. Direkte Argumente zugunsten dieser Hypothese werden oft durch Hinweise auf Wachstumsunterschiede zwischen Stadt- und Landkindern oder auf die säkulare Zunahme der Körperhöhe ersetzt. Die verglichenen Gruppen unterschieden sich hier nicht nur im Ausmaß der psychischen Reize, denen sie ausgesetzt sind, sondern in zahlreichen anderen Faktoren, so daß keinerlei Schluß auf die Wirkung der psychischen Reize möglich ist.

Mütterliche Pflege

Die Körperlänge von Säuglingen und Kleinkindern ist eng korreliert mit der Qualität der Pflege durch die Mutter (PATTON und FINDLAY). Besonders das Wachstum von Frühgeborenen und Zwillingen war deutlich von der mütterlichen Pflege abhängig (DRILLIEN). Als Kriterien wurden Sauberkeit der Wohnung, des Kindes und seiner Kleidung, Art der Ernährung und der Nahrung, Sauberkeitserziehung, Besuch der Mütterberatung und Beziehungen zwischen Mutter und Kind herangezogen. Es ist schwer zu beurteilen, welcher

Faktor entscheidend ist. PATTON und GARDNER haben 6 Kinder mit schwerem körperlichem und geistigem Entwicklungsrückstand beschrieben, die aus extrem ungünstigem Milieu kamen, in jeder Hinsicht verwahrlost und oft schwer mißhandelt worden waren. Die Autoren glauben, daß für den Wachstumsrückstand in erster Linie die psychischen Folgen der "maternal deprivation" verantwortlich waren, doch spielte nach der ganzen Schilderung auch Unterernährung eine beträchtliche Rolle. Die Kinder fingen sofort nach Einweisung in die Klinik an, mit Heißhunger zu essen! (s. auch PONTÉ, GAUDIER, FRANCHIMONT, NUYTS, RYCKEWAERT, DEBRUXELLES u. DECONINCK, 1970)

Soziale Bedingungen

Die durchschnittliche Größen- und Gewichtsentwicklung ist von der sozialen Lage abhängig. ZELLNER gibt die folgenden Daten, die allerdings für die Jahre 1919—1924 gelten und heute nicht mehr zutreffen.

Tabelle 62. *Größe und Gewicht von Mädchen*

Alter	Gruppe III		Gruppe I	
	cm	kg	cm	kg
2—3 Jahre	83,3	11,6	88,0	12,6
3—4 Jahre	90,2	13,0	97,7	14,9
4—5 Jahre	98,1	15,4	104,3	16,1
5—6 Jahre	105,2	16,9	110,9	18,4

Gruppe III. Kinder von Arbeitern, Handwerksgehilfen, einfachsten kaufmännischen Angestellten, uneheliche Kinder.

Gruppe I. Kinder von Akademikern, Großindustriellen, Großgrundbesitzern, selbständigen Kaufleuten und höheren Beamten.

Diese Zahlen zeigen, daß die 2—5jährigen Kinder der wohlhabenden Schicht den Kindern der ärmsten Schicht in Größe und Gewicht fast um 1 Jahr voraus waren.

CATHCART und MURRAY haben gezeigt, daß die durchschnittliche Körperhöhe mit den Ausgaben für Nahrungsmittel zunimmt:

Tabelle 63. *Körperhöhe und Gewicht in Abhängigkeit von den Ausgaben für die Nahrung*

Ausgaben für Nahrung pro Kopf und Woche	Prozent über Standard	
	Gewicht	Körperhöhe
Bis 9s	3,6	0,0
9s 1d bis 13s	10,6	2,5
13s 1d bis 18s	15,9	4,6
Über 18s	13,2	5,2

Tabelle 64. *Körperhöhe von Knaben verschiedener sozialer Herkunft*

Alter (Jahre)	Finanzielle Lage der Eltern		Ort, Autor
	Beste	Schlechteste	
6	112 cm	108 cm	Glasgow 1905, ELDERTON
10	131 cm	127 cm	
	Gute Wirtschaftslage	Vororte mit viel Arbeitslosigkeit	
6— 6½	117 cm	115 cm	Karlsruhe 1933/34, GEISSLER
10—10½	137 cm	134 cm	
	Wohngegend sozialwirtschaftlich überdurchschnittlich	unterdurchschnittlich	
6	119 cm	117 cm	Ottawa 1943—1945, HOPKINS
10	143 cm	140 cm	
	Gymnasiasten	Volksschüler	
7	118 cm	113 cm	Schlesien 1917, LUBINSKI
10	131 cm	128 cm	
	Kinder von Intellektuellen	Arbeiterkinder	
6	112 cm	105 cm	Spanien, Provinz Leon, MORROS SARDA (1934)
10	131 cm	128 cm	
	„reich“	„arm“	
7	120 cm	116 cm	Lausanne, NICEFORO (1905)
10	134 cm	129 cm	

Douglas und Blomfield haben in England in den Jahren 1948 und 1950 2jährige Kinder der wohlhabendsten Schicht 2,3 cm größer, 4jährige 3,4 cm größer als Kinder der ungelernten Arbeiter gefunden. Bei 3689 Kindern hatten sie gleichzeitig die Körperhöhe

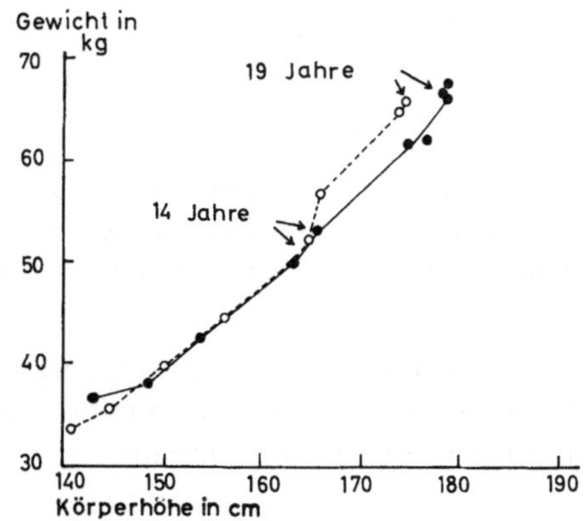

Abb. 40. Verhältnis von Gewicht und Körperhöhe bei Hamburger Arbeitersöhnen (•——•) und Gymnasiasten (○---○) (Zahlen von Ort)

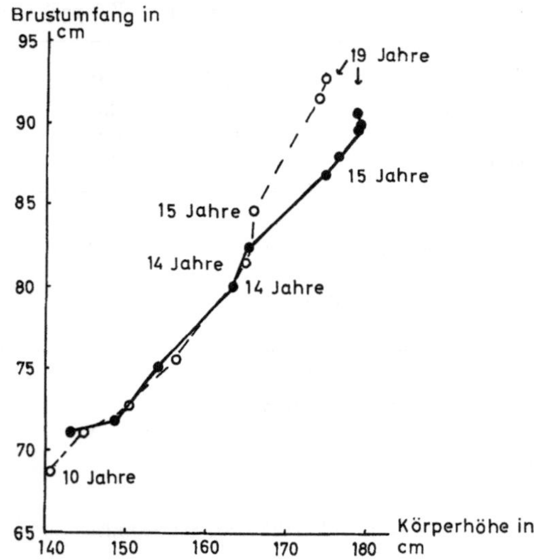

Abb. 41. Verhältnis von Brustumfang zu Körperhöhe bei Hamburger Arbeitersöhnen (•——•) und Gymnasiasten (○---○)

der Mutter bestimmt. Wenn nur Körperhöhen von Kindern gleich großer Mütter verglichen wurden, so waren die sozialen Unterschiede zwar geringfügig vermindert, aber immer noch hochgradig signifikant. Ähnlich hat Hoffmann (1933—1934) bei Schulanfängern in Kiel die Kinder von Arbeitslosen und Unterstützungsempfängern um 2,8 cm kleiner und um 1 kg leichter als die Kinder von Eltern mit Einkommen über 300 RM gefunden, während bei den Müttern der beiden Gruppen nur ein Unterschied von 1,3 cm und 0,2 kg bestand. Der Milchverbrauch war in der ersten Gruppe nur etwa halb so groß wie in der zweiten. Douglas fand aufgrund varianzanalytischer Berechnungen, daß bei Knaben zwischen 2 und 11 Jahren 58—84% der gesamten Varianz der Körperhöhe durch den kombinierten Einfluß von Beruf des Vaters, Familiengröße und Qualität der mütterlichen Fürsorge erklärt werden können, während bei Mädchen dieser Anteil der Variabilität zwischen 59 und 90% lag. Diese Zahlen erscheinen sehr hoch, so daß man auf eine ausführlichere Publikation gespannt sein darf.

Die sozialen Unterschiede in der Körperhöhe entwickeln sich schon in den beiden ersten Lebensjahren (Graffar). Überall, wo die Kinder der Wohlhabenden wesentlich größer als die der Armen waren, war dieser *Unterschied im Alter von 6 Jahren bereits ausgeprägt*, und er *blieb während der Schulzeit etwa konstant* (Tabelle 64, Milicer), ähnlich wie die säkulare Zunahme der Körperhöhe (s. S. 94).

Mit der Hebung und Angleichung des Lebensstandards der ärmeren Bevölkerung an den der wohlhabenderen haben sich auch die sozialen Unterschiede in der Körperhöhe verringert, doch sind sie nicht völlig verschwunden. In Hamburg hat Ort im Jahre 1961 Arbeiterkinder gemessen und zwischen dem 11. und dem 15. Lebensjahr 2—3,3 cm kleiner als die Hamburger Gymnasiasten des Jahres 1960 gefunden. Der Unterschied in der Körperhöhe nahm bis zum Alter von 18 Jahren auf 4,8 cm zu. Bis zum 15. Lebensjahr war zwischen Arbeitersöhnen und Gymnasiasten trotz dieses Größenunterschiedes kein Unterschied in der Körperform festzustellen, wenn man der Beurteilung das Verhältnis des Gewichtes oder des Brustumfanges zur Körperhöhe zugrunde legte. Vom 15. Lebensjahr an waren die Arbeitersöhne aber breiter und schwerer als die Gymnasiasten gleicher Körperhöhe (siehe Abb. 40 und 41). Vermutlich kommt hier die fördernde Wirkung körperlicher Arbeit auf die Breitenentwicklung zum Ausdruck. Auch im Erwachsenenalter bestehen noch deutliche soziale Unterschiede in der Körperhöhe (20jährige norwegische Rekruten 1962, Vater Fischer: 175,2 cm, Vater Akademiker: 179,3 cm; Udjus).

Kinderzahl

Je größer die Kinderzahl je Familie, um so langsamer verläuft die durchschnittliche körperliche und psychische Entwicklung der Kinder (s. Tabelle 65).

Die negative Korrelation zwischen Familiengröße und Körperhöhe (—0,03 bis —0,15) ist etwas niedriger als die zwischen Familiengröße und Testintelligenz (—0,11 bis —0,17), aber deutlich niedriger als die zwischen Familiengröße und Körpergewicht (—0,18 bis —0,20) (Scott). Noch im Erwachsenenalter sind die Unterschiede zwischen Einzelkindern und Kindern aus großen Familien nachweisbar. Französische Rekruten, die Einzelkinder waren, waren 2—3 cm größer und 1,5—2 kg schwerer als Rekruten aus Familien mit 9 oder mehr Kindern (Trémolières und Boulenger). Von den norwegischen Rekruten maßen die Einzelkinder durchschnittlich 178,0 cm, solche aus Familien mit 8 und mehr Kindern 175,3 cm (Udjus). Die Unterschiede beruhen vermutlich darauf, daß die Pflege- und Ernährungsbedingungen um so ungünstiger sind, je größer die Kinderzahl ist. Stukovsky, Valsik und Bulai-Stirbu haben in rumänischen Familien mit 1, 2, 3, 4 und mehr Kindern das folgende mediane Menarchenalter gefunden: 13,9, 14,1, 14,3 und 14,4 Jahre. Sie meinen, daß dieser Zusammenhang zwischen Kinderzahl und Geschlechtsreife, wie er ähnlich in Deutschland, England und der Slowakei gefunden wurde, sozialökonomische und Ernährungsbedingungen der Familie reflektiere.

In Berlin sind die Unterschiede in Körperhöhe und Menarchealter zwischen Kindern verschiedener sozialer Schichten nahezu ver-

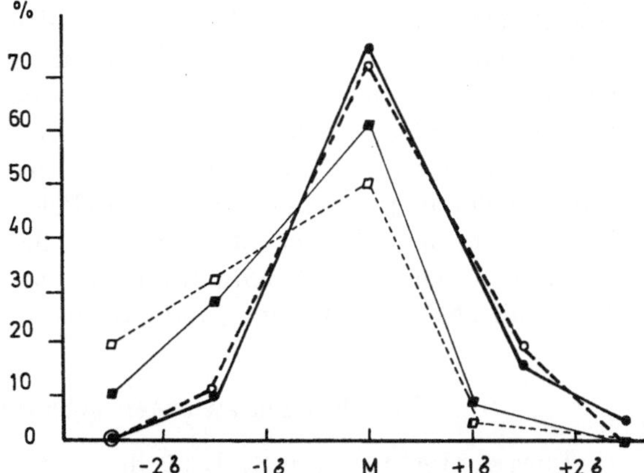

Abb. 42. Körperhöhenverteilung von West-Berliner Schulanfängern, Knaben und Mädchen (Scholz, 1969). •——• Soziale Gruppe A, Einzelkinder; o----o Soziale Gruppe C, Einzelkinder; ▪——▪ Soziale Gruppe A, 4 und mehr Kinder; ▫----▫ Soziale Gruppe C, 4 und mehr Kinder

schwunden, innerhalb der gleichen sozialen besteht aber noch ein deutlich hemmender Einfluß der Kinderzahl je Familie auf das Wachstum. Dabei sind Kinder aus kinderreichen Familien in bevorzugter sozialer Stellung kleiner und spätreifer als Einzelkinder aus sozial ungünstiger gestellten Familien (Scholz, 1968, 1969; s. Tabelle 66 und Abb. 42).

Tabelle 65. *Körperliche Entwicklung neunjähriger Knaben in Abhängigkeit von der Familiengröße* (Nach Benech, Mathieu und Schreider, 1960)

		Kinder je Familie			
		1	2	3	4 und mehr
Körperhöhe	cm	131,0	129,8	130,9	126,6
Gewicht	kg	28,4	27,2	27,6	25,9
Brustumfang	cm	64,8	64,1	63,7	62,9
Technische Intelligenz	Testpunkte	9,6	9,9	8,6	6,3

Tabelle 66. *Durchschnittliches Menarchealter bei Westberliner Mädchen der Geburtsjahrgänge 1947—1949* (Scholz, 1969)

Töchter von	Kinderzahl		
	1	2 und 3	4 und mehr
A. Akademikern, Angestellten, Beamten, Kaufleuten, Selbständigen Handwerkmeistern	12,9	13,0	13,3
B. Facharbeitern, Betriebshandwerkern	12,9	13,1	13,4
C. Berufstätigen mit unqualifizierter Beschäftigung, Dauerarbeitslosen, Rentnern	13,0	13,1	13,3

Stadt und Land

Im 19. Jahrhundert haben in vielen europäischen Ländern, allerdings nicht in England, die Stadtkinder die gleichaltrigen Landkinder in Körperhöhe und Gewicht übertroffen. Die Stadtkinder waren meist auch in der sexuellen Entwicklung etwas voraus. Diese Unterschiede sind in den meisten Ländern nahezu oder ganz verschwunden. Sie haben anscheinend mit den ungünstigeren Lebensbedingungen der Landbevölkerung zusammengehangen. In Polen ist auch nach 1950 bei Stadtmädchen die Menarche noch $1^1/_2$—2 Jahre früher als bei Landmädchen aufgetreten, und polnische Stadtkinder waren zwischen 3 und 7 Jahren etwa 4% größer und 6—7% schwerer, zwischen 7 und 16 Jahren sogar 9—12% größer und 3—8% schwerer (Milicer). Auch in Rumänien begannen noch in jüngster Zeit bei den Landmädchen die Menstruationen durchschnittlich um $^1/_2$—$1^1/_2$ Jahre später (14,4 Jahre) als bei Stadtmädchen (Rîmnicul Sărat: 13,8 Jahre, Brasov: 13,0), und die 11—13jährigen Landmädchen waren 2—4 kg leichter als die der Städte (Cristescu, Gramatopol-Roşca, Radu und Taller).

Beziehungen zwischen körperlicher und geistiger Entwicklung

Porter (1893) fand in St. Louis die geistig weiter entwickelten Schulkinder im Durchschnitt größer und schwerer, auch hatten sie einen größeren Kopf- und Brustumfang als die zurückgebliebenen. In einigen Untersuchungen wurde festgestellt, daß die Sitzenbleiber in Körperhöhe und Gewicht den etwa $^1/_2$—1 Jahr jüngeren Mitschülern entsprachen (s. Tabelle 67).

Tabelle 67. *Vergleich der Körpermaße von Repetenten und normalen Schülern*

		Normalschüler		Repetenten	
Mädchen					
Liefermann (1933)					
Durchschnittsalter		10,2 Jahre		11,1 Jahre	
Körperhöhe		133,3 cm		132,8 cm	
Gewicht		29,6 kg		29,5 kg	
Brustumfang		64,8 cm		64,4 cm	
Knaben					
	Alter	cm	kg	cm	kg
Paull (1930)	7—$7^1/_2$	120,1	22,0	115,7	20,6
Volksschüler	10—$10^1/_2$	134,2	29,2	130,6	26,6
Karlsruhe (1926/27)	13—$13^1/_2$	145,8	36,6	143,3	34,8

Hilfsschüler bleiben hinter den Volksschülern in der körperlichen Entwicklung zurück, doch scheinen diese Unterschiede in der Gegenwart geringer als früher zu sein (s. Tabelle 68).

Tabelle 68. *Durchschnittsgrößen und Gewichte von Hamburger Volksschülern und Hilfsschülern im Jahre 1960.* (Nach Zahlen der Gesundheitsbehörde der Freien und Hansestadt Hamburg)

Alter	Volksschüler		Hilfsschüler	
	cm	kg	cm	kg
8 Jahre	130,7	27,5	130,7	27,2
10 Jahre	140,5	33,5	138,9	32,2
12 Jahre	150,0	39,9	147,2	38,1
14 Jahre	163,4	51,1	160,0	47,9

Zahlreiche Untersucher haben die Korrelation zwischen dem Intelligenzquotienten und verschiedenen Körpermaßen und Entwicklungsmerkmalen berechnet. Die Tabellen 69, 70 und 71 geben einige Ergebnisse dieser Art wieder.

Die gefundenen Korrelationen sind meist niedrig, doch haben Untersuchungen an sozial heterogenem Material auch höhere Korrelationskoeffizienten ergeben. So fand Burt bei Londoner Kindern, von denen viele aus ungünstigem Milieu stammten, einen Wert von $r = +0{,}48$ für Knaben und von $r = +0{,}51$ für Mädchen, und Dawson bei Glasgower Kindern $r = +0{,}45$ für die Korrelation von Körperhöhe und Intelligenz. Je einheitlicher das soziale Milieu, desto unabhängiger scheint die körperliche Entwicklung von der geistigen zu variieren. Besch, Lenz und Maxwell haben die Frage geprüft, ob die Größenunterschiede zwischen den Partnern eines Zwillingspaares in der Regel mit Intelligenzunterschieden parallel gehen. Sie fanden bei 11jährigen schottischen Zwillingskindern gleichen Geschlechtes einen Korrelationskoeffizienten von $+0{,}24 \pm 0{,}04$ zwischen Körperhöhe und Testleistung, wenn die Werte für die Einzelindividuen miteinander korreliert wurden, dagegen

Tabelle 69. *Korrelationen der Test-Intelligenz mit Körpermaßen*

Autor	Untersuchte Gruppe	Korreliertes Maß	Korrelations-Koeffizient
Bayley (1940)	2—8jährige ♂	K. H.	+0,20
	2—8jährige ♀	K. H.	+0,22
Abernethy (1936)	8—12jährige ♂	K. H.	+0,26
	8—12jährige ♀	K. H.	+0,16
	Universitätsstudenten ♂	K. H.	−0,01±0,06
	Universitätsstudenten ♀	K. H.	+0,00±0,06
Harris (1931)	Studenten, USA	K. H.	+0,14±0,04
Severson (1922)	100 zehnjährige Kinder	K. H.	+0,21±0,06
		G.	+0,15±0,07
		K. U.	+0,17±0,07
Murdock und Sullivan (1923)	Privatschüler in Hawaii	K. H.	+0,14
	♂	G.	+0,16±0,04
	♀	G.	+0,13±0,04
	♂	K. U.	+0,20±0,04
	♀	K. U.	+0,27±0,03
Scottish Council for Research in Education (1949)	7380 elfjährige schottische Kinder	K. H.	+0,25±0,01
		G.	+0,19±0,01
Scott, Illsley u. Thomson (1956)	Primigravidae in Aberdeen		
	Klasse I+II	K. H.	+0,04
	Klasse III	K. H.	+0,16
	Klasse IV+V	K. H.	+0,25
Schreider (1956)	567 französische Rekruten, 20—22 Jahre	K. H.	+0,29
		G.	+0,13
Schreider (1956)	80 Otomi-Indianer (Analphabeten)	K. H.	+0,34
Udjus (1964)	4458 norwegische Rekruten	K. H.	+0,16
		G.	+0,08

K. H.: Körperhöhe; K. U.: Kopfumfang; G.: Gewicht.

Tabelle 70. *Korrelationen zwischen Test-Intelligenz und Merkmalen der körperlichen Entwicklung*

Autoren	Untersuchte Gruppe	Korreliertes Merkmal	Korrelationskoeffizient
Woodrow und Lowell (1922)	7jährige Kinder, USA	Carpalentwicklung 50♂	+0,15±0,10
		Carpalentwicklung 50♀	+0,23±0,09
Gates (1924)		Carpalentwicklung	+0,11
Severson (1922)	100 zehnjährige Kinder, USA	Carpalentwicklung	+0,38±0,06
Cattell (1928)	500 fünf- bis zehnjährige Kinder, darunter Schwachsinnige	„Anatomischer Index“*	+0,03
Konrad (1957)	155 achtjährige Volksschüler	Fläche des Capitatum	+0,10
		Fläche des Hamatum	+0,08
		Fläche der Radiusepiphyse	−0,04
Cattell (1928)	500 fünf- bis zehnjährige Kinder, darunter Schwachsinnige	Zahnzahl	+0,11±0,07
Perkins (1926)	555 Kinder aus Chikago, darunter 163 schwachsinnige mit I.O. unter 70	Zahnzahl	+0,47±0,02
Abernethy (1925)	120 Mädchen von 6—12 Jahren	Zahnzahl	−0,12±0,06
Woodrow und Lowell (1922)	7jährige Schulkinder, 50♂, 50♀	Zahnzahl ♂	+0,21±0,09
		Zahnzahl ♀	+0,12±0,09
Burt (1946)	Londoner Kinder 684♂	Zahnzahl ♂	+0,28±0,01
	631♀	Zahnzahl ♀	+0,14±0,01

* Summe der Durchmesser aller Carpalknochen geteilt durch den Durchmesser des Handgelenks.

Tabelle 71. *Korrelation zwischen Menarchealter und Intelligenzleistung.* (Nach FRANZBLAU, 1935; STONE und BARKER, 1934)

Gruppe	Anzahl	Korrelationskoeffizient
Amerikanerinnen dänischer Herkunft	9	$-0{,}08 \pm 0{,}04$
Amerikanerinnen italienischer Herkunft	38	$-0{,}17 \pm 0{,}04$
Däninnen	68	$-0{,}04 \pm 0{,}06$
Italienerinnen	50	$+0{,}10 \pm 0{,}05$
Studentinnen USA	594	$-0{,}18 \pm 0{,}04$ $-0{,}04 \pm 0{,}04$

nur von $+0{,}07 \pm 0{,}06$, wenn die Intelligenzunterschiede innerhalb der einzelnen Paare mit den Körperhöhenunterschieden korreliert wurden. Sie schließen daraus, daß bei gleichem Milieu praktisch keine Beziehung zwischen Intelligenz und Körperentwicklung besteht. Die statistische Korrelation in der Bevölkerung beruht vermutlich größtenteils darauf, daß die Intelligenz entscheidend für das soziale Milieu ist und dieses seinerseits die körperliche Entwicklung und auch wieder die Intelligenz beeinflußt. Zum gleichen Schluß sind LAYCOCK und CAYLOR (1964) durch einen Vergleich der Körperhöhe hochbegabter Kinder (I. Q. mindestens 120, durchschnittlich 141) mit derjenigen ihrer Geschwister, deren Testergebnisse mindestens 20 Punkte tiefer lagen (durchschnittlich 109), gekommen. Da keine signifikanten Unterschiede in den Körpermaßen bestanden, schlossen sich die Verfasser der Meinung von TERMAN an, daß die körperliche Überlegenheit der begabten Gruppe durch die durchschnittlich bessere Ernährung bedingt sei. Sie meinen: „Das begabte Kind kommt wahrscheinlich aus einem Heim, wo alle Kinder kräftiger wachsen".

Auch die von TERMAN ausgewählten hochbegabten Kinder in Kalifornien, die etwa den höchsten 0,4% der Intelligenzverteilung der Bevölkerung entsprachen und meist einen I. Q. über 140 hatten, waren in Körperhöhe, Gewicht und Muskelkraft zwar durchschnittlichen Kindern gleichen Alters voraus, nicht aber Privatschulkindern aus ausgesucht günstigem Milieu. Die Hamburger Hilfsschüler von 1960 sind Gymnasiasten gleichen Alters, die 1877 in Hamburg gemessen worden waren, um 8 bis 11 cm voraus.

Kinder von Eltern mit kräftiger Entwicklung von Skelet und Muskulatur (mit hoher „lean body mass") sind in ihrer frühen Entwicklung — im Kriechen, Umdrehen aus Rückenlage, Stehen, Bauen mit Klötzen, Zeichnen von Kreisen — auffallend deutlich Kindern von Eltern mit geringer fettfreier Körpermasse voraus (GARN, CLARK, LANDKROF und NEWELL, 1960; KAGAN und LEWIS).

Säkulare Zunahme von Körperhöhe und Gewicht

In den vergangenen 50—100 Jahren haben in den meisten zivilisierten Ländern die durchschnittlichen Größen und Gewichte der Kinder beträchtlich zugenommen. Größe und Gewicht haben bei Neugeborenen nicht in vergleichbarem Maße zugenommen wie im Säuglingsalter und späteren Kindesalter. TIMONEN, UOTILA, KUNSITO, VARA und LOKKI haben bei Neugeborenen in Helsinki in den Jahren 1957 bis 1958 sogar etwas niedrigere Durchschnittswerte gefunden als RITALA im Jahre 1931 (s. Tabelle 72).

Tabelle 72. *Größe und Gewicht finnischer Neugeborener*

		Größe, cm		Gewicht, g	
		1931	1957—58	1931	1957—58
Knaben	I p.	50,4	50,3	3371	3386
	II p.	50,7	50,5	3557	3508
Mädchen	I p.	50,1	49,5	3281	3254
	II p.	50,3	49,7	3426	3378

Diese Abnahme beruht vielleicht darauf, daß gegenwärtig allen finnischen Müttern beim Besuch von Zentren für Schwangerenfürsorge zur Toxämieprophylaxe calorienarme Kost verordnet wird. Die säkulare Wachstumssteigerung ist schon im Säuglingsalter deutlich, wie Tabelle 73 zeigt.

Tabelle 73. *Körperlänge amerikanischer Kinder. Durchschnittswerte aus 158 Publikationen.* (Nach MEREDITH)

	1850—1909 cm	1910—1925 cm	1926—1941 cm
Neugeborene	49,4	50,4	50,4
12 Monate	70,3	73,2	75,3
24 Monate	82,8	84,2	87,0

Die Säuglinge sind heute am Ende des 1. Lebensjahres nicht nur schwerer, sondern auch rund 5 cm länger als um die Jahrhundertwende (s. Tabelle 73 und 74).

Damit ist ein großer Teil der bei Schulbeginn feststellbaren säkularen Körperhöhenzunahme schon zu Beginn des 2. Lebensjahres erreicht (s. auch Abb. 43). In den vier ersten Schuljahren scheinen die Kinder der Gegenwart insgesamt nur um 1—2 cm mehr als die Kinder um die Jahrhundertwende zu wachsen (s. Tabelle 75), doch sind diese Zahlen mit Vorsicht zu betrachten, da es sich um „Querschnittskurven" handelt, die in Zeiten veränderlichen Wachstums kein zuverlässiges Bild von der Wachstumsgeschwindigkeit geben.

In einigen deutschen Städten wurden die Schulkinder jährlich gemessen, so daß man das

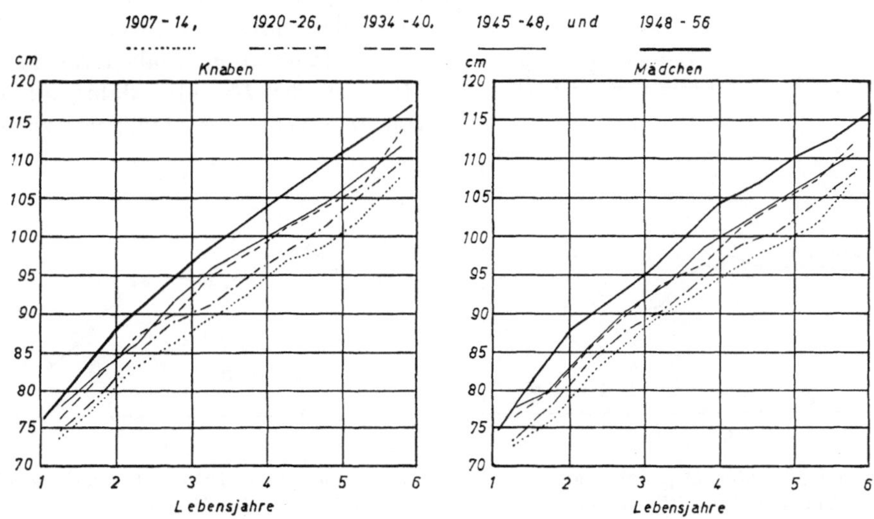

Abb. 43. Nach VOGT

Tabelle 74. *Durchschnittliche Körperlängen und -gewichte von männlichen Säuglingen*

	Frankfurt a. M. 1891[a]		Frankfurt a. M. 1951—1953[b]		München 1948—1956[c]		
Alter Monate	kg	cm	Alter Wochen	kg	Alter Monate	cm	kg
3	4,8	55,6	13.	6,0	3	61	5,8
6	6,8	63,0	26.	8,1	6	68	7,8
9	7,6	67,4	37.—40.	9,5	9	72	9,2
12	8,6	71,0	49.—52.	10,3	12	75	10,2
24	10,6	78,8			24	87	12,7

	Edinburgh 1926[d]		Edinburgh 1955[e]			Melbourne[f] 1926	1946
Alter Monate	kg	cm	kg	cm	Alter Wochen	kg	kg
3	5,0	58,1	5,4	60,2	9.—12.	5,0	5,1
6	6,5	62,9	7,8	66,0	21.—24.	6,9	7,2
9	7,7	67,5	9,3	71,5	33.—36.	8,2	8,7
12	9,0	70,0	10,3	75,1	45.—48.	8,8	10,0
42	13,4	91,0	15,3	99,5			
66	16,9	101,2	18,2	109,5			

[a] SCHMID-MONNARD. [b] HOLFELDER. [c] VOGT. [d] PATON und FINDLAY. [e] THOMSON. [f] KINCAID.

Wachstum jedes Jahrganges von Schulanfängern bis zum letzten Schuljahr verfolgen kann. Aus solchen „gemischten Längsschnittdaten", in denen die Schulanfänger eines bestimmten Jahres zum großen Teil mit den 7 Jahre später gemessenen 7 Jahre älteren Kindern identisch sind, ergibt sich kein Anhalt dafür, daß die Wachstumsgeschwindigkeit der Schulkinder in Deutschland seit Beginn der Zwanziger Jahre zugenommen hat, vielmehr scheint sich sogar eine Tendenz zur Abnahme der Wachstumsgeschwindigkeit anzudeuten (s. Abb. 44c). Das Kurvenbild wird allerdings durch die Wachstumshemmung in Notzeiten und die darauffolgende kompensatorische Wachstumssteigerung kompliziert. In Karlsruhe wurden die Volksschüler von 1922/23 bis 1933/34 jährlich gemessen. In diesem Zeitraum hatte die durchschnittliche Körperhöhe der $6^1/_2$—7 Jahre alten Knaben von 114,3 cm auf 118,3 cm, der 14—$14^1/_2$ Jahre alten Knaben von 148,5 cm auf 155,2 cm zugenommen.

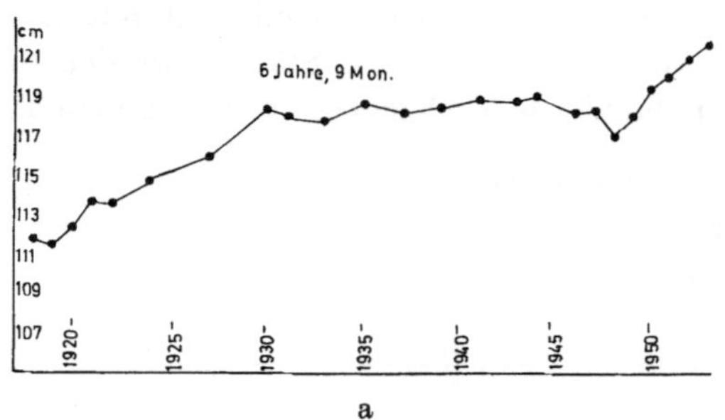

a

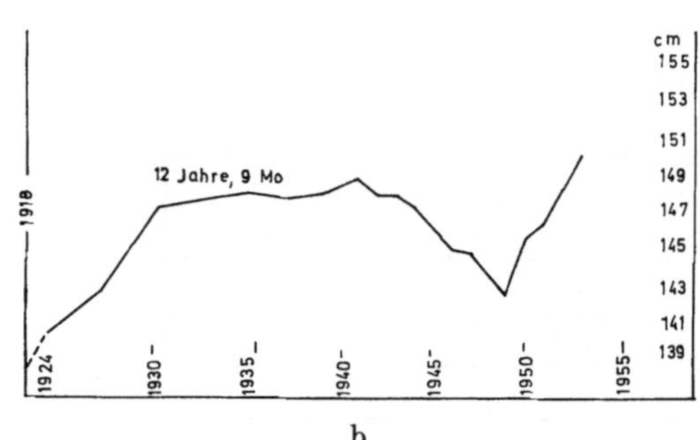

b

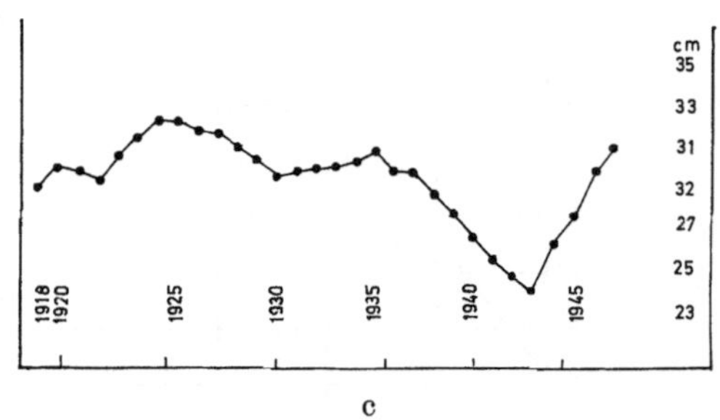

c

Abb. 44 a—c. a Körperhöhe $6^9/_{12}$ Jahre alter Leipziger Volksschüler 1918—1953. b Körperhöhe $12^9/_{12}$ Jahre alter Leipziger Volksschüler. c Wachstum von Leipziger Volksschülern vom Alter $6^9/_{12}$—$12^9/_{12}$ Jahre, beginnend in den auf der Abszisse angegebenen Jahren, endend 6 Jahre später

Tabelle 75. *Zunahme der Körperhöhe von Knaben*

Ort	Autoren	Verglichene Perioden	Zunahme von der 1. zur 2. Periode im Alter von		
		Jahr	6 Jahren cm	7 Jahren cm	10 Jahren cm
Barcelona	1. MARTINEZ VARGAS 2. PREVOSTI PELEGRIN	1904 1944—1945	—	+5	+6
Breslau	1. CARSTÄDT 2. WOLFF	1888* 1937—1938	+3	+4	+3
Canada	1. BOAS 2. BINNING	1892 1956	+7	+7	+9
Genf	1. MARTIN DU PAN 2. MARTIN DU PAN	1917 1960	—	+6	+7
Japan	1. HAGEN, PASCHLAU und PASCHLAU 2. HAGEN, PASCHLAU und PASCHLAU	1902 1958	+7	+8	+9
Oslo	1. KIIL 2. Statistisk Årbok	1920 1955	—	+8	+9
Prag	1. MATIEGKA 2. PROŠEK	1894/95 1949/50	+12	+12	+13
Stuttgart	1. PASCHLAU (1963) 2. PASCHLAU (1963)	1913/14 1958/59	—	+8	+10

* Jahr der Publikation. Die übrigen Zahlen geben die Jahre der Messung wieder.

Tabelle 76. *Wachstum von Volksschulkindern in Stuttgart.* (Daten von Paschlau)

Zeitraum	Knaben			Mädchen		
	Körperhöhe		Zuwachs	Körperhöhe		Zuwachs
	7 Jahre cm	14 Jahre cm	cm/7 Jahre	7 Jahre cm	14 Jahre cm	cm/7 Jahre
1915/16—22/23	115	148	33	116	150	34
1920/21—27/28	115	153	38	114	153	39
1925/26—32/33	119	154	35	119	156	37
1930/31—37/38	123	157	34	119	156	37
1935/36—42/43	125	157	32	125	157	32
1940/41—47/48	126	154	28	123	155	32
1945/46—52/53	121	158	37	121	157	36
1951/52—58/59	125	161	36	124	158	34

Tabelle 77. *Durchschnittliches Wachstum von Volksschülern aus Karlsruhe von 6—$6^1/_2$ bis zu 14—$14^1/_2$ Jahren* (Nach Geissler)

Zeitraum	cm/Jahr	Zeitraum	cm/Jahr
1922/23—23/24	5,1	1928/29—29/30	4,9
1923/24—24/25	5,2	1929/30—30/31	5,3
1924/25—25/26	5,2	1930/31—31/32	5,0
1925/26—26/27	5,2	1931/32—32/33	5,2
1926/27—27/28	5,1	1932/33—33/34	5,1
1927/28—28/29	5,2		

Wenn man die Daten als Querschnittsdaten liest, so ergibt sich 1922/23 eine Zunahme von 34,2 cm, 1933/34 von 36,9 cm, man könnte also denken, daß die Kinder 1933/34 zwischen dem 7. und 15. Lebensjahr etwas mehr gewachsen wären als 1922/23. Wenn man jedoch dieselben Jahrgänge in aufeinanderfolgenden Jahren vergleicht, also die $6^1/_4$jährigen von 1922/23 mit den $7^1/_4$jährigen von 1923/24 usw. und derart das durchschnittliche Wachstum sämtlicher Jahrgänge von 6—14 Jahren in einem bestimmten Jahr berechnet, so ergibt sich, daß dieses trotz der Zunahme der Körperhöhe konstant geblieben ist (Tabellen 76 und 77).

Für das Wachstum in den ersten 6 Lebensjahren liegen keine Daten vor, die eine genaue Analyse für die einzelnen Jahre gestatten, doch geben die Körperhöhendaten der Sechsjährigen einen Anhaltspunkt. Wenn man nämlich annimmt, daß die Körperlänge der Neugeborenen konstant bei 50,0 cm geblieben ist, und diesen Wert von der durchschnittlichen Körperhöhe 6- oder 7jähriger Kinder in den verschiedenen Jahren abzieht, so erhält man einen Wert, der, durch das Lebensalter dieser Kinder in Jahren geteilt, das jährliche Wachstum in den ersten 6 Lebensjahren ergibt. Der Fehler, der durch die Annahme des Konstantbleibens der Neugeborenenlänge entsteht, ist gering. Tatsächlich hat in dem fraglichen Zeitraum dieser Wert vielleicht um 0,5—1,0 cm zugenommen, was eine Korrektur des jährlichen Wachstums von 0,08—0,16 cm erfordern würde. In der folgenden Tabelle 78 sind einige auf die geschilderte Art gewonnene Daten für das

Tabelle 78. *Jährliches Wachstum der Körperlänge in den Jahren vor Schulbeginn. Knaben*

Geburtsjahrgang	Karlsruhe Geissler	Berlin Wolff	Stuttgart Paschlau
	0—$6^1/_4$ Jahre cm/Jahr	0—$6^1/_4$ Jahre cm/Jahr	0—$7^1/_4$ Jahre cm/Jahr
1916	10,2		9,5
1917	10,0		9,5
1918	10,1	9,3	9,5
1919	10,2	9,5	9,5
1920	10,3	9,6	9,8
1921	10,4	10,2	9,8
1922	10,3	10,1	10,2
1923	10,5	10,0	10,1
1924	10,6	10,1	10,2
1925	10,5	10,2	10,2
1926	10,5		10,3
1927	10,6		10,2
1951		10,8 (Schröder)	10,6 (1950)

Tabelle 79. *Durchschnittliches jährliches Wachstum während der drei Jahre maximalen Pubertätswachstums (Querschnittsdaten)*

Zeit	Alter beim Pubertätsmaximum	Körperhöhe bei Beginn	Ende	Zuwachs
	Jahre	cm	cm	cm/Jahr
Oberschüler in Stuttgart. (Nach PASCHLAU)				
1913/14	$13^3/_4$—$16^3/_4$	148	168	6,7
1958/59	$12^3/_4$—$15^3/_4$	151	171	6,7
Oberschülerinnen in Stuttgart				
1913/14	$11^1/_4$—$14^1/_4$	141	157	5,3
1958/59	$10^3/_4$—$13^3/_4$	145	160	5,0
Gymnasiasten in Hamburg. (Nach LENZ und ORT)				
1877	$13^1/_2$—$16^1/_2$	143	162	6,2
1957	$12^1/_2$—$15^1/_2$	153	172	6,3

jährliche Wachstum der Körperlänge in den ersten 6—7 Lebensjahren angegeben.

Diese Zahlen geben eine konkretere Vorstellung von der „Wachstumsbeschleunigung", d. h. von der Zunahme der Wachstumsgeschwindigkeit, als Durchschnittszahlen der Körperhöhe. Wenn in Stuttgart der Geburtsjahrgang 1916 in den ersten 7 Lebensjahren um 1,1 cm/Jahr weniger gewachsen ist als der Geburtsjahrgang 1950, so ergibt das im Alter von $7^1/_4$ Jahren eine Differenz von 8 cm. Diese Wachstumsbeschleunigung ist nicht gleichmäßig auf die ersten 6 oder 7 Lebensjahre verteilt, sondern auf die ersten 3 Jahre konzentriert (s. Tabelle 78). *Das Ausmaß des Pubertätswachstums ist offenbar seit dem vergangenen Jahrhundert* ebenso *konstant geblieben* wie das Wachstum in den ersten 6—7 Schuljahren.

Wenn wir das jährliche Wachstum während des Pubertätsmaximums bei früheren und modernen Daten bestimmen, so erhalten wir praktisch identische Werte (s. Tabelle 79).

Aus den Zahlen der Tabelle 79 geht gleichzeitig hervor, daß das Pubertätsmaximum des Längenwachstums heute in etwas jüngerem Alter, aber trotzdem bei einer etwas größeren Körperhöhe eintritt. Die Vorverlegung des Pubertätsmaximums führt dazu, daß der säkulare Vorsprung, den die Kinder im Volksschulalter haben, im Erwachsenenalter nicht voll erhalten bleibt. Da die Pubertät heute bei größerer Körperhöhe eintritt, geht der Wachstumsvorsprung der Kinder im Erwachsenenalter nicht ganz verloren. So waren die 10jährigen Stuttgarter Oberschüler 1958/59 um 8 cm größer als die 10jährigen Oberschüler von 1913/14, die 17jährigen aber nur noch 4 cm größer. Das Gesamtwachstum vom 11. Lebensjahr bis zum Abschluß des Längenwachstums ist heute geringer als früher. Bei den Stuttgarter Oberschülern hat es von 29 cm auf 25 cm abgenommen, bei den Oberschülerinnen von 27 cm auf 21 cm.

Die Zunahme der Körperhöhe jugendlicher, meist 20jähriger Männer seit 1900 geht aus der folgenden Tabelle 80 hervor.

Tabelle 80. *Durchschnittliche Körperhöhe von Rekruten.* (Nach HARBECK, ergänzt nach UDJUS, 1964)

Land	Jahr	cm	1900 cm	1957 cm
Bayern	1896	166,6	166,8	172,0
Dänemark	1855	165,5	169,0	176,0 (1964)
Deutschland			168,1	173,2
Frankreich	1836	164,2	165,5	170,5
Niederlande	1865	164,1	168,5	175,3
Norwegen	1855	168,0	170,4	177,2 (1961)
Schweden	1840	165,9	170,3	177,0 (1961)
Schweiz	1889	163,5	164,7	172,1

Diese Zahlen geben kein zutreffendes Bild von der säkularen Zunahme der Erwachsenengröße, da im 19. Jahrhundert ein beträchtlicher Prozentsatz der Rekruten noch nicht ausgewachsen war. So fand OPPERS (1963) in den Niederlanden zwischen 1820 und 1960 eine Zunahme der durchschnittlichen Körperhöhe der $18^3/_4$ Jahre alten Rekruten um 17 cm, im gleichen Zeitraum waren die 25jährigen vollausgewachsenen Milizsoldaten aber nur 6 cm größer geworden. Nach UDJUS kam das Wachstum norwegischer junger Männer um 1790 mit 29 Jahren, um 1860 mit 25 Jahren und 1960 mit 20 Jahren zum Abschluß.

In den USA war die Durchschnittsgröße der Rekruten in den Jahren 1957—1958 für „Weiße" 173,5 cm, für „Neger" 173,7 cm. Gegenüber den Rekruten des I. Weltkrieges hatte die durchschnittliche Körperhöhe um 3,0 cm zugenommen, gegenüber denen des II. Weltkrieges um 1,3 cm. Die Rekruten von 1957/58 waren durchschnittlich um 8,2 kg schwerer als die des I. Weltkrieges und um 3,2 kg schwerer als die des II. Weltkrieges (Karpinos). Bei Angehörigen der wohlhabenden Schichten in Denver, USA, hat McCammon weder im Zeitpunkt der Pubertät noch in der Erwachsenengröße zwischen den Geburtsjahrgängen der zwanziger- und ersten dreißiger Jahre und denen der späten dreißiger und vierziger Jahre irgendwelche Unterschiede feststellen können.

In vielen anderen Ländern hat die Körperhöhe seit dem Beginn des Jahrhunderts nicht oder jedenfalls nicht wesentlich zugenommen, wie die folgende Zusammenstellung nach Kenntner (1963) zeigt:

Tabelle 81. *Körperhöhe junger Männer*

Land	Um 1900	Um 1950
Vintschgau, Südtirol	171,6	170,0
Korea	162,7	160,0
Südchina	162,2	162,6
Indien	165,7	165,7
Türkei	166,0	165,2
Syrien	167,5	168,0
Senegal	171,0	171,5
Sudan	176,0	176,3
Elfenbeinküste	167,0	167,1
Haute Volte	171,1	171,0
Ecuador	162,0	162,0
Chile	166,0	164,0
Columbien	163,9	163,9
Grönland	162,1	161,5

Ursachen des gesteigerten Wachstums

Nicht in allen Ländern wurde eine Zunahme der Körperhöhe beobachtet, sie fehlt in Chile und in den meisten Ländern Afrikas, wo sie nur bei den wenigen Afrikanern beobachtet wurde, die unter ausreichenden Ernährungsbedingungen leben (Jürgens). Jede Diskussion der Ursachen der säkularen Wachstumssteigerung sollte von den folgenden Tatsachen ausgehen:

1. *Das Wachstum ist stark gesteigert im Säuglingsalter*, deutlich in den folgenden 2 bis 3 Lebensjahren, *nicht oder kaum noch in der Schulzeit* (Milicer, 1966).

2. *Bei der Arbeiterbevölkerung haben die Körperhöhen mehr zugenommen als bei den wohlhabenden Schichten*, so daß die sozialen Unterschiede geringer geworden sind.

3. *Die Wachstumssteigerung war bei städtischen und ländlichen Bevölkerungen etwa gleich groß.* Zwischen Kindern aus rein ländlichen Gegenden und Großstadtkindern bestehen keine Größenunterschiede, die mit den säkularen Unterschieden vergleichbar sind. Im allgemeinen unterscheiden sich städtische und ländliche Kinder in der durchschnittlichen Körperhöhe nur wenig, wobei teils Unterschiede zugunsten der städtischen, teils zugunsten der ländlichen Kinder gefunden werden, anscheinend in Abhängigkeit von den nach Land und Zeit wechselnden Unterschieden im Lebensstandard der beiden Gruppen.

4. Es besteht kein Anhalt für eine überdurchschnittliche Vermehrung großwüchsiger Individuen. Zwischen Körperhöhe und Kinderzahl je Familie wurden sogar fast durchweg negative Korrelationen festgestellt. Auch sind die Kinderzahlen der Arbeiterbevölkerung gewöhnlich größer als die der wohlhabenden, großwüchsigeren Schichten. Bei ehemaligen Studenten von Harvard, die später geheiratet hatten, wurde keine Korrelation ($r = 0{,}002$) zwischen Körperhöhe und Kinderzahl gefunden. Diese Gruppe war zwar 0,8 cm größer als die später ledig gebliebenen Studenten, aber auch dieser Unterschied ist viel zu klein, um zur Erklärung der säkularen Körperhöhenzunahme in Betracht zu kommen (Damon und Thomas, 1967).

5. Es besteht kein Anhalt für eine geringere Sterblichkeit großwüchsiger Individuen.

6. Die Körperhöhe von Mischlingen übertrifft nicht den Mittelwert der beiden Ausgangsrassen. Kinder aus Verwandtenehen sind im Durchschnitt praktisch gleich groß wie andere Kinder.

Die Argumente zugunsten der verschiedenen Hypothesen über die Ursachen des gesteigerten Wachstums in der Gegenwart sollen hier nicht im einzelnen erörtert werden, doch seien die am meisten diskutierten Hypothesen aufgezählt:

1. Fortschritte in der Ernährung der Säuglinge haben zu einem Rückgang der Ernährungsstörungen, einer Senkung der Säuglingssterblichkeit und gesteigerten Gewichts- und Längenzunahmen geführt. An diesen Fortschritten sind wirtschaftliche, technische und

wissenschaftliche Errungenschaften beteiligt, die eine regelmäßige Versorgung von Säuglingen und Kleinkindern mit bakteriell einwandfreier Kuhmilch ermöglicht haben. Dadurch wurde auch die um die Jahrhundertwende noch herrschende Angst vor künstlicher Ernährung und vor Überernährung allmählich überwunden (s. etwa LEVIN).

2. Die allgemeine Hebung des Lebensstandards hat auch im Schulkind- und Jugendalter eine Besserung der Ernährung mit sich gebracht. Dies scheint mehr für die Körperhöhenzunahme während des 19. Jahrhunderts in Betracht zu kommen, zu dessen Beginn chronische Unterernährung und Hungersnöte in verschiedenen europäischen Ländern noch häufig waren.

3. Die Prophylaxe und Bekämpfung der Rachitis und die vermehrte Sonnenbestrahlung durch leichtere Kleidung, Schwimmbäder und Sport haben wachstumsfördernd gewirkt.

4. In früheren Zeiten hat die Belastung der Kinder mit körperlicher Arbeit ihr Wachstum gehemmt.

5. Der Rückgang der Infektionskrankheiten hat zu besserem Wachstum geführt.

6. In früheren Zeiten haben überfüllte Wohnungen, ungünstige soziale Verhältnisse und die autoritative Einstellung von Eltern und Erziehern die kindliche Psyche bedrückt. Mit der Befreiung von diesem Druck ist im „Jahrhundert des Kindes" ein hemmender Einfluß auf das Wachstum fortgefallen.

7. Die Einführung des elektrischen Lichtes wirkte stimulierend auf Wachstum und geschlechtliche Reifung.

8. Die Summation psychischer Reize in der modernen Zivilisation fördert das Wachstum.

9. Sozialer Aufstieg, Selektion bei der Abwanderung vom Lande in die Stadt und Paarungssiebung sollen zu gesteigerter Körperhöhe der sozial gehobenen Schichten in der Stadt führen. Wenn diese Faktoren allerdings wirksam wären, so müßten sie bei der Landbevölkerung und bei den Arbeitern zu einer Abnahme der durchschnittlichen Körperhöhe geführt haben, nicht aber zu allgemeiner Wachstumssteigerung der Bevölkerung, es sei denn, sie seien mit biologischer Auslese zugunsten großwüchsiger Individuen verbunden, wofür aber jeder Anhalt fehlt.

10. Die Körperhöhenzunahme beruht auf einer zunehmenden Durchmischung der Bevölkerung, die früher in kleinere Inzuchtgruppen („Isolate") geteilt war. Hiergegen spricht jedoch, daß in abgelegenen Berg- und Landgebieten Skandinaviens, der Schweiz, Frankreichs und Italiens die Körperhöhenzunahme nicht geringer als in den Städten war. DE TONI (1969) hat speziell für Sardinien gezeigt, wo Einwanderung oder stärkere Durchmischung keine Rolle spielt, daß eine deutliche Zunahme der Körperhöhe im Gefolge der Besserung der sozial-ökonomischen Verhältnisse und der Ernährung auftrat.

11. Die Körperhöhenzunahme beruht auf einer — nicht näher präzisierten — Veränderung der genetischen Beschaffenheit der Bevölkerung.

12. Die Ursache der Körperhöhenzunahme ist noch unbekannt.

13. Die Körperhöhenzunahme beruht auf einem multifaktoriellen Geschehen.

Das Schwergewicht der Tatsachen spricht zugunsten der Hypothesen 1, 2 und vielleicht auch 3, 4 und 6. Die Hypothesen 7, 8 und 12 sind nicht widerlegt, doch fehlen stichhaltige empirische Gründe. Die Hypothesen 5, 9 und 10 lassen sich weitgehend ausschließen. Die Hypothesen 11 und 13 sind so allgemein gefaßt und nichtssagend, daß man kaum von einer Hypothese sprechen kann. Nichts spricht dagegen, daß die Zunahme der Körperhöhe ein milieubedingtes Phänomen ist. Auch die Meinung, daß eine nicht näher aufgegliederte Vielzahl von Ursachen wirksam sein müsse, ist schlecht begründet. Sie hat allenfalls den Vorteil — oder Nachteil — daß sie weder verifizierbar noch zu widerlegen ist. Man würde jedoch erwarten, daß die Einwirkung zahlreicher zusätzlicher Faktoren auf eine Variable zu einer Zunahme der Streuung führt. Die annähernd normale Verteilung von Wachstums- und Größendaten beruht zweifellos auf dem Zusammenwirken zahlreicher Faktoren, unter denen die Gene offenbar an erster Stelle stehen. Bei der säkularen Zunahme der Körperhöhe ist jedoch die ganze Verteilungskurve einheitlich in Richtung auf höhere Werte verschoben. Die Streuung hat dabei sogar im allgemeinen etwas abgenommen. Rein formal ist eine solche gerichtete Verschiebung einer Verteilungskurve sehr viel leichter durch einen einzigen Faktor zu erklären, der die ganze Bevölkerung getroffen hat, als durch zahlreiche Faktoren. Bei der Einwirkung zahlreicher neuer Faktoren hätte man in erster Linie eine Zunahme der Streuung zu erwarten, es sei denn, man macht die unwahrscheinliche Annahme, daß alle Faktoren zufällig in der gleichen Richtung und in der gleichen Stärke wirken. Für soziologische Probleme gilt der Satz von OGBURN und NIMKOFF: „Ein Phänomen kann eine große Anzahl konstanter Faktoren haben, gleichzeitig kann eine Veränderung in dem Phänomen eine sehr viel kleinere Anzahl kausaler Faktoren haben.“ Man sollte sich von dem Vorurteil freimachen, daß notwendigerweise eine kompliziertere Erklärung mit einer Vielzahl von Faktoren „wissenschaftlicher“ als eine einfache Erklärung sei. Eine terminologische Unklarheit hat dazu beigetragen, diese multifaktorielle „Hypothese“ zu stützen. Man hat auf die säkulare Zunahme der Körperhöhe das Wort „Acceleration“ angewandt, gleichzeitig aber unter demselben Begriff genetisch bedingte, individuelle und soziale Wachstumsunterschiede sowie solche zwischen Stadt- und Landkindern subsumiert, also fast sämtliche Unterschiede der Wachstumsgeschwindigkeit. Für die „Acceleration“ in diesem verschwommenen Sinne kommt natürlich eine Vielzahl von Ursachen in Betracht. Grundsätzlich anderer Natur ist aber die Frage, welche Ursachen die säkulare Zunahme der Körperhöhe hat.

Die Beurteilung des gesteigerten Wachstums

Die Zunahme der durchschnittlichen Körperhöhe und die Vorverlegung der sexuellen Reife werden meist günstig beurteilt, weil innerhalb einer gleichzeitig lebenden Gruppe von Kindern oder Jugendlichen die großwüchsigen und frühreifen auch in der geistigen und körperlichen Leistung und in der Reifung der Persönlichkeit den kleinwüchsigen und spätreifen im Durchschnitt etwas voraus zu sein pflegen. Auch haben die Rekrutenuntersuchungen in fast allen europäischen Ländern seit mehr als 100 Jahren gezeigt, daß in den Gegenden mit der geringsten Durchschnittsgröße der Prozentsatz der Militäruntauglichen am höchsten war und daß die Volltauglichen durchschnittlich am größten, die Dienstuntauglichen durchschnittlich am kleinsten sind (OPPERS; UDJUS). Daraus folgt allerdings nicht, daß auch die säkularen Veränderungen der körperlichen Entwicklung zu einer Besserung der körperlichen Tüchtigkeit und einer Förderung der seelischen Entwicklung geführt haben. In England hat die durchschnittliche Körperhöhe der Erwachsenen mindestens seit 1890 und bis 1960 zugenommen, und zwar um etwa 8 cm. Dabei hat das Gewicht wesentlich mehr zugenommen als aufgrund der Größenzunahme zu erwarten war. Diese Gewichtszunahme kann angesichts der Beziehungen zwischen Übergewicht und Sterblichkeit, vor allem an Coronarerkrankungen, nur als ungünstig betrachtet werden (KHOSLA und LOWE, 1968; MONTEGRIFFO, 1968), sie ist aber keine direkte Folge des gesteigerten Wachstums, sondern eine parallele Folge der reichlicheren Ernährung. Ungünstige Folgen des gesteigerten Wachstums wurden nicht nachgewiesen und erscheinen nach allen diesen Ergebnissen unwahrscheinlich. Beziehungen zwischen beschleunigtem Wachstum und verschiedenen funktionellen Störungen sind zwar wiederholt behauptet, aber nie überzeugend nachgewiesen worden. Kurzsichtige Kinder und Erwachsene wurden in mehreren Erhebungen wenige Zentimeter größer als normalsichtige gefunden, jedoch ist kein Körperhöhenunterschied mehr nachweisbar, wenn nur kurzsichtige und normalsichtige Personen der gleichen sozialen Schicht verglichen werden (GOLDSCHMIDT, 1966). (Kritische Diskussion weiterer Literatur zur Bewertung der „Acceleration“ bei LENZ und KELLNER, 1965.)

Literatur

ABERNETHY, E. M.: Relationships between mental and physical growth. Monogr. Soc. Res. Child. Develop. **1**, No 7 (1936).

— Correlation in physical and mental growth. J. educ. Psych. **16**, 539—546 (1925).

ACHESON, R. M.: The environment and the growth of children. Irish J. med. Sci. 6. Ser., 11—21 (1959).

AHLFELD, F.: Die Geburten älterer Erstgeschwängerter. Arch. Gynäk. **4**, 510 (1872).

AKERRÉN, Y., LINDSETH-DITLEFSEN, E.-M.: The sex quotient in premature infants. Acta Soc. Med. upsalien. **59**, 55—60 (1953).

ALBANESE, A. A.: Protein and amino acid requirements in mammals. New York: Acad. Press Inc. 1950.

ALLEN, J.: Influence of school routine on the growth and health of children. Lancet **1937 I**, **674** bis 675.

Allen, J.: Growth of children in day-schools. Lancet **1939** I, 1300—1301.

Anonymus: Menarche-alderen hos skolepiker in Oslò og sammenhengen mellom menarche-alder og fysisk Utvikling. Statist. Kvartalshefte **43**, 84—88 (1953). (Quart. Bull. of the Municipal Office of Statistics of Oslo.)

Antonov, A. N.: Children during the siege of Leningrad in 1942. J. Pediat. **30**, 250 (1947).

Backman, G.: Wachstumsdauer und Lebenslänge beim Menschen. Kungl. Fysiograf. Sallskap. Lund, Förhandl. **8**, No 10, (1938).

Balard, Chastrusse (ohne Initialen): Diminution du poids des nouveau-nés de l'agglomération bordelaise durant la période actuelle de restrictions. Bull. Acad. Méd. (Paris) **126**, 407—411 (1942).

Banerjee, A. R., Roy, S. K.: Preliminary study on the quantitative genetics in man: the effect of parity of the mother on the birth weight of the offspring. J. Ind. Pediat. Soc. **1**, 89—98 (1962).

Bayley, N.: Factors influencing the growth of intelligence in young children. Yearbook Nat. Soc. Stud. Educ. **39**, 49—70 (1940).

— Growth curves of height and weight by age for boys and girls, scaled according to physical maturity. J. Pediat. **48**, 187 (1956).

— Pinneau, S. R.: Tables for predicting adult height from skeletal age: Revised for use with the Greulich-Pyle hand standards. J. Pediat. **40**, 423—441 (1952).

Benech, A., Mathieu, B., Schreider, E.: Dimensions de la famille et caractéres biologiques des enfants. Biotypologie **21**, 4—36 (1960).

Besch, O. F., Lenz, W., Maxwell, J.: The correlation between mental and physical growth in twins. Brit. J. educ. psychol. **31**, 265—267 (1961).

Beskow, B.: Födelse- och tillväxtvikt hos nervösa barn under de första levnadsaren. Nord. Med. **39**, 1714, (1948).

Bielicki, T., Welon, Z.: Parent-child height correlations at ages 8 to 12 years in children from Wroclaw, Poland. Hum. Biol. **38**, 167—174 (1966).

Binning, G.: Earlier physical and mental maturity among Saskatoon public school children. Canad. J. publ. Hlth **49**, 9—12 (1958).

Blegen, D. S.: The premature child. The incidence aetiology, mortality and the fate of survivors. Acta paediat. (Uppsala) **42**, (1953).

Boas, F.: The growth of Toronto children. Report of Commissioner of Education (1896—1897) **2**, 1541—1599, Washington, 1898.

Boerma, J. (ed.): Medische ervaringen in Nederland tijdens de bezetting 1940—1945. Groningen: Wolter 1947.

Bojlén, Kn., Rasch, G., Weis Bentzon, M.: The age incidence of the menarche in Copenhagen. Acta obstet. gynec. scand. **33**, 405—433 (1954).

Bollert, Heise: Untersuchungen bei Neugeborenen in Berlin (West) 1958/59 unter spezieller Berücksichtigung ihres Gewichtes und ihrer Körpergröße. Berliner Statistik **1960**, 64—73.

Bothner, M., Karte, H., Schünemann, N.: Zur Frage des Hospitalismus im Kinderheim. Med. Welt **14**, 757—760 (1962).

Brandis, K.-D.: Der Geschlechtsunterschied der Geburtsgewichte und seine Abhängigkeit von der Geburtennummer. Diss. Med. Hamburg 1959.

Bransby, E. R.: The seasonal growth of children. Med. Offr **73**, 149—151, 157—159, 165—168 (1945).

— Burn, J. L., Magee, H. E., MacKecknie, D. M.: Daily vitamin supplement. Effect on health and growth of children. Brit. med. J. **1946 I**, 193.

— Hunter, J. W., Magee, H. E., Milligan, E. H. M., Rodgers, T. S.: The influence of supplements of vitamins A, B_1, B_2, C, and D on growth, health, and physical fitness. Brit. med. J. **1944 I**, **77—78.**

Broman, B., Dahlberg, G., Lichtenstein, A.: Height and weight during growth. Acta paediat. (Uppsala) **30**, 1 (1942).

Buffon, G. L. L.: Histoire Naturelle. Œuvres complètes. Paris 1803.

Burch, P. R. J., Rowell, N. R.: Menarche and menopause. Lancet **1963 II**, 784.

Burrell, R. J. W., Healy, M. J. R., Tanner, J. M.: Age at menarche in South African Bantu Schoolgirls living in the Transkei Reserve. Hum. Biol. **33**, 250 (1961).

Burt, C.: The backward child, 2nd ed. London: University Press, Ltd. 1946.

Carstädt, F.: Über das Wachstum der Knaben vom 6.—16. Lebensjahre. Schulgesundh.pflege **1**, 65 (1888).

Cathcart, E. P., Murray, A. M.: A study in nutrition. An inquiry into the diet of 154 families of St. Andrews. Spec. Rep. Ser. med. Res. Coun. (Lond.) No 151 (1931).

Cattell, P.: Dentition as a measure of maturity. Harvard Monographs in Education No 9. Cambridge: Harvard University Press 1928.

Cawley, R. H., McKeown, T., Record, R. G.: Parental stature and birth weight. Amer. J. hum. Genet. **6**, 448 (1954).

Clements, E. M. B.: The age of children when growth in stature ceases. Arch. Dis. Childh. **29**, 147 (1954).

— Davies-Thomas, E., Pickett, K. G.: Order of eruption of the permanent human dentition. Brit. med. J. **1953 I**, 1425.

Cristescu, M., Gramatopol-Rosca, M., Radu, E., Taller, L.: Sur la variabilité de certains caractères en rapport avec l'âge chronologique et l'âge physiologique des jeunes filles. Ann. Roum. Anthropol. **2**, 81—91 (1965).

Dahlberg, G., Maunsbach, A. B.: The eruption of permanent teeth in the normal population of Sweden. Acta genet. (Basel) **1**, 77—91 (1948).

Damon, A.: Stature increase among Italian-Americans: Environmental, genetic, or both? Amer. J. phys. Anthropol. **23**, 401—408 (1965).

— Thomas, R. B.: Fertility and physique — height, weight, and ponderal index. Hum. Biol. **39**, 5—13 (1967).

Davenport, Ch. B., Minogue, B. M.: The intelligence quotient and the physical quotient: their fluctuation and intercorrelation. Hum. Biol. **2**, 473—507 (1930).

DAVIDSON, H.: Die Wirkung der Aushungerung Deutschlands auf die Berliner Kinder mit besonderer Berücksichtigung der Waisenkinder der Stadt Berlin. Z. Kinderheilk. **21**, 349 (1919).

DAVIDSON, M., BAUER, C. H., DANN, M., LEVINE, S. Z.: The effect of protein and ash intake on weight gain in prematures. Amer. J. Dis. Child. **102**, 731—732 (1961).

DAWSON, S.: Intelligence and disease. Spec. Rep. Ser. med. Res. Coun. (Lond.) No 162 (1931).

DEAN, R. F. A.: Effect of undernutrition on size of baby at birth and on ability of the mother to lactate. Proc. roy. Soc. Med. **43**, 251—316 (1950).

DICKERSON, J. W. T., DOBBING, J., MCCANCE, R. A.: The effect of undernutrition on the postnatal development of the brain and cord in pigs. Proc. roy. Soc. Med. B **166**, 396—407 (1967).

DOLL, E. A.: Anthropometry as an aid to mental diagnosis. Publ. Training School at Vineland, N. J. **8**, 1 (1916).

DØSSING, J.: Gennemsnitsvaerdier for vaegt-højde-alder forhold hos drenge og piger i skolealderen. Ugeskr. Laeg. **112**, 1171 (1950).

— Determination of individual normal weights of school-children. København: E. Munksgaard 1952.

DOUGLAS, J. W. B.: Birth-weight and the history of breast-feeding. Lancet **1954 II**, 685.

— The height of boys and girls and their home environment. Mod. Probl. Pädiat. **7**, 178–182 (1962).

— BLOMFIELD, J. M.: Children under five. London: George Allen and Unwin Ltd. 1958.

DOWNS, E. F.: Nutritional dwarfing. A syndrome of early protein-calorie malnutrition. Amer. J. clin. Nutr. **15**, 275—281 (1964).

DUFFIELD, T. J., PARKER, S. L., BAUMGARTEN, L.: Birth weight and its relation to neonatal mortality: An analysis of data on live birth in New York City in 1939. Child **5**, 123 (1940).

ELDERTON, E. M.: Height and weight of school children in Glasgow. Biometrica **10**, 296 (1914).

ELGENMARK, O.: The normal development of the ossific centres during infancy and childhood. A clinical, roentgenologic and statistical study. Acta paediat. (Uppsala) **33** (1946), Suppl. 1, 1—79.

ELLIS, R. W. B.: Assessment of prematurity by birth weight. Crown-rump length, and head circumference. Arch. Dis. Childh. **26**, 411 (1951).

— Growth and health of Belgian children during and after the German occupation 1940—1944. Arch. Dis. Childh. **20**, 97 (1945).

EMERSON, H.: Seasonal variation in growth of schoolchildren. J. Amer. med. Ass. **89**, 1326 (1927).

EVANS, M. E.: Illness history and physical growth. II. A comparative study of the rate of growth of preschool children of five health classes. Amer. J. Dis. Child. **68**, 390 (1944).

FABER, H. K., SUTTON, T. L.: A statistical comparison of breast-fed and bottle-fed babies during the first year. Amer. J. Dis. Child. **40**, 1163 (1930).

FALKNER, F.: Deciduous tooth eruption. Arch. Dis. Childh. **32**, 386 (1957).

FERÁK, V., LICHARDOVA, Z., BOJNOVÁ, V.: Endogamy, exogamy and stature. Eugen. Quart. **15**, 273—276 (1968).

FINK, H.: Geburtsgewicht und physiologischer Geburtsgewichtsverlust der Neugeborenen in ihrer Beziehung zum Ernährungszustand der Mutter. Zbl. Gynäk. **70**, 481 (1948).

FLORY, C. D.: Osseous development in the hand as an index of skeletal development. Soc. Res. Child. Develop. **1**, No 3 (1936).

FOLL, C. V.: Physical development of schoolgirls in upper Burma. Arch. Dis. Childh. **33**, 452 (1958).

FRACCARO, M.: A contribution to the study of birth weight based on an Italian sample twin data. Ann. hum. Genet. **21**, 224 (1957).

FRANZBLAU, R. N.: Race differences on mental and physical traits: Studies in different environments. Arch. Psychol. **26**, 1 (1935).

FRIEDLAENDER, J. S., BAILIT, H. L.: Eruption times of the deciduous and permanent teeth of natives on Bougainville Island, Territory of New Guinea: A study of racial variation. Human Biol. **41**, 51—65 (1969).

FRIEND, G. E., BRANSBY, E. R.: Physique and growth of schoolboys. Lancet **1947 II**, 677.

FRY, E. I., CHANG, K. S. F., LEE, M. M. C., NG, C. K.: The amount and distribution of subcutaneous tissue in southern Chinese children from Hong Kong. Amer. J. Phys. Anthropol. **23**, 69—79 (1965).

FURUSHO, T.: Factors affecting parent-offspring correlations of stature. Jap. J. hum. Genet. **9**, 35—45 (1964).

— Relationship of the stature of the child to the distance between parental birthplaces. Jap. J. hum. Genet. **10**, 22—38 (1965).

GARN, S. M., CLARK, A. K., LANDKOF, L., NEWELL, L.: Parental body build and the developmental progress in the offspring. Science **132**, 1555 (1960).

— LEWIS, A. B., BLIZZARD, R. M.: Endocrine factors in dental development. J. dent. Res. **44**, 243—258 (1965).

— — KEREWSKY, R. S.: Genetic, nutritional, and maturational correlates of dental development. J. dent. Res. **44**, 228 (1965).

— — POLACHEK, D. L.: Sibling similarities in dental development. J. dent. Res. **39**, 170—175 (1960).

— — VICINUS, J. H.: Third molar polymorphism and its significance to dental genetics. J. dent. Res. **42**, 1344 (1963).

— ROHMANN, CH. G.: Parent-child similarities in hand-wrist ossification. Amer. J. Dis. Child. **103**, 603 (1962).

— — Interaction of nutrition and genetics in the timing of growth and development. Pediat. Clin. N. Amer. **13**, 353—379 (1966).

— — HERTZOG, K. P.: Apparent influence of the X chromosome on timing of 73 ossification centers. Amer. J. Phys. Anthrop. **30**, 123—128 (1969).

GASTPAR, A.: Soziale Hygiene und Schulalter. In: GOTTSTEIN, SCHLOSSMANN, TELEKY, Handbuch der sozialen Hygiene und Gesundheitsfürsorge, Bd. IV, S. 195. Berlin: Springer 1927.

GATES, A. I.: The nature and educational significance of physical status and of mental, physiological, social and emotional maturity. J. educ. Psychol. **15**, 329 (1924).

Ghosh, S., Bhardawaj, O. P., Varma, K. P. S.: A study of skeletal maturation of hand and wrist and its relationship to nutrition. Indian Pediatr. 3, 145—152 (1966).

Gibson, J. R., Dougray, T.: Period between ovulation and birth. Brit. J. prev. soc. Med. 7, 160(1953).

— McKeown, T.: Observations on all births (23970) in Birmingham, 1947. V. Birth weight related to economic circumstances of parents. Brit. J. Soc. Med. 5, 259 (1951).

Glazier, M. M.: Comparing the breast-fed and bottle-fed infant. New Engl. J. Med. 203, 626 (1930).

Goldschmidt, E.: Myopia and height. Acta ophthal. (Kbh.) 44, 751—761 (1966).

Gopalan, C.: Malnutrition among infants and young children in India. J. trop. Pediat. 3, 3 (1957).

Graffar, M.: Influence du milieu social sur la Croissance. Mod. Probl. Paediat. 7, 159 (1962).

Grahn, D., Kratchman, J.: Variation in neonatal death rate and birth weight in the United States and possible relation to environmental radiation, geology and altitude. Amer. J. human Genet. 15, 329—352 (1963).

Greulich, W. W.: A comparison of the physical growth and development of American-born and native Japanese children. Amer. J. phys. Anthrop. 15, 489 (1957).

— Pyle, S. I.: Radiographic atlas of skeletal development of the hand and wrist, 2nd ed. Stanford: University Press 1959.

Gribbon, M. R., Ferguson, M. J. H.: Nutrition in Vienna. A study of the food-supply and state of nutrition of the working classes in Vienna. Lancet 1921 II, 474.

Guerra, A. R., Jaureguy, M. A., Portillo, J. M.: Peso y talla de nuestros ninos de primera infancia. Arch. Pediat. Urug. 21, 173 (1950).

Härtig, H.: Über den Einfluß der Ernährung auf das Geburtsgewicht. Zbl. Gynäk. 77, 509 (1955).

Hagen, W., Paschlau, G., Paschlau, R.: Wachstum und Gestalt. Vergleichende Untersuchungen an deutschen und japanischen Schulkindern zum Thema der Akzeleration und des Habitus. Stuttgart: Thieme 1961.

Hamilton, W. J.: Phases of maturation and fertilisation in human ova. J. Anat. (Lond.) 78, 1 (1944).

Hammond, W. H.: Some observations on the conditions affecting the first year growth of babies. Med. Offr 88, 225 (1952).

— The determination of physical type in children. Hum. Biol. 25, 65 (1953).

Hansman, Ch. F., Maresh, M. M.: A longitudinal study of skeletal maturation. Amer. J. Dis. Child. 101, 305 (1961).

Harbeck, R.: Die Körpergrößen 20jähriger Männer. Wehrdienst u. Gesundheit 1, 308 (1960).

Hardy, M. C.: Frequent illness in childhood, physical growth and final size. Amer. J. phys. Anthrop. 23, 241 (1938).

Harnack, G.-A. v.: Wesen und soziale Bedingtheit frühkindlicher Verhaltensstörungen. Basel-New York: S. Karger 1953.

— Das übertragene, untergewichtige Neugeborene. Mschr. Kinderheilk. 108, 412 (1960).

Harnack, G.-A. v.: Allgemeine Wachstumsphysiologie (quantitative und morphologische Aspekte der Entwicklung). In: H. Wiesner, Einführung in die Physiologie des Kindes. Berlin-Göttingen-Heidelberg: Springer 1963.

Harris, D.: The relation to college grades of some factors other than intelligence. Arch. Psychol. No 131, p. 55. New York: Columbia University 1931.

Harris, L. E.: Infant feeding with and without added carbohydrate. Amer. J. Dis. Child. 82, 677 (1951).

Hatton, M. E.: A measure of the effects of heredity and environment on eruption of the deciduous teeth. J. dent. Res. 34, 397—401 (1955).

Hauser, G. A., Wenner, R.: Das Klimakterium der Frau. Ergebn. inn. Med. Kinderheilk. 16, 125 (1961).

Heidbreder, E.: Intelligence and the height-weight ratio. J. appl. Psychol. 10, 52 (1926).

Heierli, E.: Longitudinale Wachstumsstudie. Resultate von Länge, Gewicht und Kopfumfang in den ersten vier Lebensjahren. Helv. paediat. Acta 15, 311 (1960).

Hertig, T., Rock, J.: A series of potentially abortive ova recovered from fertile women prior to the first missed menstrual period. Amer. J. Obstet. Gynec. 58, 968 (1949).

Hewitt, D.: Some familial correlations in height, weight and skeletal maturity. Ann. hum. Genet. 22, 26 (1957).

Hitchings, F. W., Fitz, G. W.: Seasonal variations in growth of boys between the ages of seven and fourteen years. J. Boston Soc. Med. Sci. 5, 511—512 (1901).

Hoffmann, E.: Größe und Gewicht der 1933 in Kiel untersuchten Schulanfänger und deren Mütter in Beziehung zum Familieneinkommen. Arch. Soz. Hyg. 8, 376—384 (1933/34).

Holfelder, G.: Körpergewichte von Säuglingen einer Großstadt. Inaug.-Diss. Frankfurt a. M. Z. Kinderheilk. 78, 35 (1956).

Hollenweger-Mayr, B.: Die menschliche Schwangerschaftsdauer. Geburtsh. Gynäk. 132, 297 (1950).

Holt, L. E., Fales, H. L.: Observations on the health and growth of children in an institution. Amer. J. Dis. Child. 26, 1—22 (1923).

— McIntosh, R.: HOLT's diseases of infancy and childhood, 11th ed. New York and London: D. Appleton Century Comp. Inc. 1940.

Hopkins, J. W.: Height and weight of Ottawa elementary school children of two socio-economic Strata. Hum. Biol. 19, 68 (1947).

Hoppe, F.: Kriegsjugend und Hungerfolgen. Arch. soz. Hyg. 2, 534 (1927).

Hosemann, H.: Das Gesetz der Schwangerschaftsdauer. Zbl. Gynäk. 65, 129—133 (1941).

— Schwangerschaftsdauer und Neugeborenengewicht. Arch. Gynäk. 176, 109—121 (1949).

— Schwangerschaftsdauer und Neugeborenengröße. Arch. Gynäk. 176, 124—134 (1949).

— Schwangerschaftsdauer und Reifemerkmale des Neugeborenen. Arch. Gynäk. 176, 636—660 (1949).

HOSEMANN, H.: Normale und abnorme Schwangerschaftsdauer. In: SEITZ, Biologie und Pathologie des Weibes, Bd. VII, S. 845. Berlin: Urban u. Schwarzenberg 1952.

HOWARD, R. C., LICHTY, J. A., BRUNS, P. D.: Studies of babies born at high altitude. II. Measurement of birth, weight, body length and head size. Amer. J. Dis. Child. **93**, 670—674 (1957).

HUSSLEIN, H.: Geburtsgewicht in Mangelzeiten. Wien. klin. Wschr. **59**, 586 (1947).

HUXLEY, J.: Constant differential growth-ratios and their significance. Nature (Lond.) **114**, 895 (1924).

JELLIFFE, D. B.: Infant nutrition in the subtropics and tropics. World Health Organization. Palais des Nations, Geneva 1955.

JOHNSON, B. J.: Mental growth of children in relation to rate of growth in bodily development. New York: Dutton 1925.

KAGAN, J., LEWIS, M.: Studies of attention in the human infant. Merrill-Palmer Quart. **11**, 95 (1965).

KAISER, TH.: Vergleichende Untersuchungen über die Entwicklungsverhältnisse der Schulkinder in landwirtschaftlichen und industriellen Betrieben. Z. Schulgesundh. pflege u. soz. Hyg. **43**, 570 (1930).

KARLBERG, P., TERMAN, A.: Some physical measurements (weight, length, head circumference and chest circumference) in healthy Swedish children in the first two years of life. Acta paediat. **48**, Suppl. **117**, 128—138 (1959).

KARN, M. N., LANG-BROWN, H., MACKENZIE, H., PENROSE, L. S.: Birth weight, gestation time and survival in sibs. Ann. Eugen. (Lond.) **15**, 306 (1951).

KARPINOS, B. D.: Current height and weight of youths of military age. Hum. Biol. **33**, 335 (1961).

KAUP, I.: Ein Körperproportionsgesetz zur Beurteilung der Längen-, Gewichts- und Indexabweichungen einer Populationsaltersgruppe. Münch. med. Wschr. **68**, 976 (1921).

KAUPPINEN, M.: The correlation of maternal heart volume with the birth weight of the infant and prematurity. Acta obstet. et gynec. Scandinav., 1967, Supp. 6.

KEENE, H. J.: The relationship between 3rd molar agenesis and the morphologic variability of the molar teeth. Angle Orthodont. **35**, 895 (1925).

KEIBEL, F., MALL, F. P.: Manual of human embryology, vol. 2, p. 199. Philadelphia: Lippincott 1910.

KENA-WICKSTRAND, L.: Did the recent wars affect the children's growth in height? Ann. Med. intern. Fenn. **36**, 526 (1947).

KENNTNER, G.: Die Veränderungen der Körpergröße des Menschen. Eine biogeographische Untersuchung. Diss. Phil. Karlsruhe 1963.

KHOSLA, T., LOWE, C. R.: Height and weight of British men. Lancet **1968 I**, 742—745.

KIIL, V.: Fysisk utvikling hos natidens Oslo-gymnasiaster fra 7- til 19-ars-alderen. Avhandl. Norske Vid. Akad. Oslo, 1. Mat.-nat. Kl. **1941**, 1—30.

KINCAID, H. E.: The establishment of norms for heights and weights of infant and pre-school children in the City of Melbourne (1946). City of Melbourne, Dept. of Health, 1949.

KIRCHHOFF, H.: Der Einfluß endogener Faktoren (Ovarialinsuffizienz) und exogener Faktoren (Berufsarbeit) auf die Entstehung von Frühgeburten. Geburtsh. u. Frauenheilk. **7**, 78—86 (1947).

KJÖLSETH, M.: Untersuchungen über die Reifezeichen des neugeborenen Kindes. Mschr. Geburtsh. Gynäk. **38**, 216 (1913).

KLEIN, H., PALMER, C. E., KRAMER, M.: Studies on dental caries. II. The use of the normal probability curve for expressing the age distribution of eruption of the permanent teeth. Growth **1**, 385 (1937).

KLEINSCHMIDT, H.: Wachstum und Entwicklung des Kindes im Schulalter. Jkurse ärztl. Fortbild. **11**, 11 (1920).

KLOOSTERMAN, H. J.: Over intra-uterine groei en de intra-uterine groeicurve. Maandschr. Kindergeneesk. **37**, 209—225 (1969).

KLOSTERKÖTTER, W., KOCH, W.: Zur Frühgeburtenhäufigkeit bei berufstätigen Schwangeren. Arbeitsmed. Sozialmed. Arbeitshyg. **4**, 34—36 (1969).

KOCH, E. W.: Über die Veränderung menschlichen Wachstums im ersten Drittel des 20. Jahrhunderts. Ausmaß, Ursache und Folgen für den einzelnen und für den Staat. Leipzig: J. A. Barth 1935.

KONRAD, R. M.: Untersuchungen über die Beziehungen zwischen dem Stand der Ossifikation des Handwurzelskelets und der geistig-seelischen Reifung bei achteinhalbjährigen Knaben. Z. menschl. Vererb.- u. Konstit.-Lehre **34**, 171 (1957).

KÜSTER, F., TRAUTSCH, J.: Scharlachempfänglichkeit, Ernährung und Konstitution. Arch. Kinderheilk. **138**, 65 (1950).

LANG, K., RANKE, O. F.: Stoffwechsel und Ernährung. Lehrbuch der Physiologie. Berlin-Göttingen-Heidelberg: Springer 1950.

LAYCOCK, F., CAYLOR, J. S.: Physique of gifted children and their less gifted siblings. Child Develop. **35**, 63—74 (1964).

LEATHEM, J. H.: Nutritional effects on hormone production. J. animal Sci. **25** (1966), Suppl., 68—78.

LEGUAY, F.: Remarques sur l'alimentation du nourrison au Maroc. Soc. de Péd. de Paris, séance du 4 juillet 1950. Arch. franç. Pédiat. 8, 93—95 (1951).

LEIGHTON, G., CLARK, M. L.: Milk consumption and the growth of school children. Second preliminary report on tests to the Scottish Board of Health. Brit. med. J. **1929 I**, 23—25.

LENNÉR, A.: Untersuchungen über die Faktoren, die die Größe des neugeborenen Kindes beeinflussen. Acta obstet. scand. **24**, 1 (1943).

LENZ, W.: Wachstum, Körpergewicht und Körperlänge. Proportionen. Habitus. In: BROCK, J., Biologische Daten für den Kinderarzt, Bd. 1. Berlin-Göttingen-Heidelberg: Springer 1954.

— Besonderheiten des Wachstums im Säuglingsalter. I. Statistische und biologische Gesichtspunkte. Homo (Stuttg.) 8, 65—81 (1957). II. Abhängigkeit von Umwelt und Rasse. Homo (Stuttg.) 8, 207 (1958).

— Ursachen des gesteigerten Wachstums der heutigen Jugend. Wiss. Veröffentl. Dtsch. Ges. Ernährung, Bd. 4. Darmstadt: D. Steinkopff 1959.

— KELLNER, H.: Die körperliche Akzeleration. München: Juventa-Verlag 1965 (224 S.).

— ORT, B. W.: Das Wachstum von Hamburger Schülern in den Jahren 1877 und 1957. Medizinische **1959**, 2265—2271.

Levin, S.: Infant feeding as a faith. Amer. J. Dis. Child. **102**, 380—388 (1961).

Liefmann, E.: Körpermaße und Leistungsmessungen bei Kindern. Ein neues Verfahren der Berechnung. Z. Kinderheilk. **54**, 230 (1933).

Logan, W., Kronfeld, R.: Development of the human jaws and surrounding structures from birth to the age of fifteen years. J. Amer. dent. Ass. **20**, 379 (1933).

Lohmann, H.: Die Auswirkungen der Mangelernährung auf Größen- und Gewichtsentwicklung Schleswig-Holsteiner Kinder in den Jahren 1946 bis 1949. Inaug.-Diss. Med., Kiel, 1949.

Lotz, H.: Variation und Korrelation von Länge und Gewicht geschwisterlicher Neugeborener. Arch. Gynäk. **174**, 432 (1942).

Lowe, C. R.: Effect of mothers' smoking habits on birth weight of their children. Brit. med. J. **1959 II**, 673.

Lubinski, H.: Über Körperbau und Wachstum von Stadt- und Landkindern. Z. Kinderheilk. **15**, 264 (1919).

Mackay, D. H.: Skeletal maturation in the hand: a study of development in East Africa children. Trans. roy. Soc. trop. Med. Hyg. **46**, 135—150 (1952).

McCammon, R. W.: Are boys and girls maturing physically at earlier ages? Amer. Publ. Health Assoc. Meeting Nov. 11—14, 1963, Kansas City.

McCance, R. A.: Severe undernutrition in growing and adult animals. Brit. J. Nutr. **14**, 59 (1959).

McKay, H., Brown, N. A.: Seasonal variations in the rate of growth of preschool children. Ohio Agric. Exp. Sta. Bull. 482 (1931).

McKeown, T., Gibson, J. R.: Observations on all births (23970) in Birmingham, 1947. IV. Premature birth. Birt. med. J. **1951 II**, 513.

— Record, R. G.: Influence of pre-natal environment on correlation between birth weight and parental height. Amer. J. hum. Gen. **6**, 457 (1954).

Malling-Hansen, R.: Results of daily weighing of 130 pupils of the Royal Institution for the deaf and dumb at Copenhagen. Congr. Internat. des Scienc. Medicales, 8 Sess., Copenhague 1884.

Mann, H. C. C.: Diets for boys during the school age. Spec. Rep. Ser. med. Res. Coun. (Lond.) No 105 (1926).

Mansfeld, E.: Die Wachstumsbewegung der Schuljugend (die neuesten Größen- und Gewichtswerte der Stuttgarter Schuljugend im Vergleich mit im letzten Jahrzehnt gebräuchlichen Normtabellen). Bundesgesundheitsblatt **1961**, 203—205.

Markowitz, St. D.: Retardation in growth of children in Europe and Asia during world war II. Hum. Biol. **27**, 258 (1955).

Martens, E. J., Meredith, H. V.: Illness history and physical growth. I. Correlation in junior primary children followed from fall to spring. Amer. J. Dis. Children, *64*, 618—630 (1942).

Martin du Pan, R.: La croissance séculaire des enfants de Genève va-t-elle prendre fin? J. suisse Méd. **91**, 224 (1961).

Martinez Vargas, A.: En defensa de la raza. Discurso inaugural del Curso Académico 1918—19 de la Universidad de Barcelona. 1918.

Massé, G.: Comparaison de la maturation osseuse chez de jeunes enfants de Dakar (Sénégal) et de Boston (Etat-Unis). Mod. Probl. Pädiat. **7**, 199 (1962).

Massler, M., Schour, I., Poncher, H. G.: Developmental pattern of the child as reflected in the calcification pattern of the teeth. Amer. J. Dis. Child. **62**, 33—67 (1941).

Mateeff, D.: Wachstumsentwicklung bulgarischer Schüler während des Schuljahres und in den Ferien. Gesundh. u. Erziehg **51**, 137—150 (1938).

Matthias, E.: Die gegenwärtigen Erziehungs- und Unterrichtsmethoden im Lichte der Biologie. Teil I: Der Einfluß derselben auf die körperliche Entwicklung des Menschen. Bern: Paul Haupt 1922.

Mayer, J. B.: Die Einwirkungen des Hungerns auf das Kind. Mschr. Kinderheilk. **97**, 110 (1949).

Meredith, H. V.: Body size of contemporary groups of pre-school children studied in different parts of the world. Child. Develop. **39**, 335—377 (1968).

— Brown, A. W.: Growth in body weight during the first ten days of postnatal life. Hum. Biol. **11**, 24—77 (1939).

— Knott, V. B.: Illness history and physical growth. III. Comparative anatomic status and rate of change for schoolchildren in different long-term health categories. Amer. J. Dis. Child. **103**, 146 (1962).

— Meredith, E. M.: The stature of Toronto children half a century ago and today. Hum. Biol. **16**, 126—131 (1944).

Milicer, H.: The secular trend in growth and maturation as revealed by Polish data. T. soc. Geneesk. **44**, 562—568 (1966).

Milk and Nutrition: New experiments reported to the Milk Nutrition Committe. Part II. The effects of dietary supplements of pasteurised and raw milk on the growth and health of school children (Interim Report). Reading, Engl. 1938.

Millis, J.: A study of growth in the first year of Life of southern Indian infants born in Singapore. The influence of nutrition on the growth rate of Southern Indian infants born in Singapore. J. Pediat. **45**, 692—696, 697—706 (1954).

— Distribution of birth weight of Chinese and Indians infants born in Singapore: Birth weight as an index of maturity. Ann. hum. Genet. **23**, 164 (1959).

Möller, K. Z.: The initial loss in weight of prematurely born infants and their weight during the first two years of life. Acta paediat. (Uppsala) **35**, 236 (1948).

Montegriffo, V. M. E.: Height and weight of a United Kingdom adult population with a review of anthropometric literature. Ann. hum. Genet. **31**, 389—399 (1968).

Morros Sardá, J.: El crecimiento en la edad escolar. Datos comparativos de niñas y niños leoneses. Actas Mem. Soc. esp. Antrop. **13**, mem. 1—207 (1934).

Morton, N. E.: The inheritance of human birth weight. Ann. hum. Genet. **20**, 125 (1955).

Murdock, K., Sullivan, L. R.: A contribution to the study of mental and physical measurements in normal children. Amer. Phys. Educ. Rev. **28**, 209, 276, 328 (1923).

NASSAU, E.: Über Entstehung und Verhütung dystrophischer Zustände im zweiten Lebenshalbjahr. Jb. Kinderheilk. **109**, 300 (1925).

NEURDENBURG, M. G.: Onderzoek naar den Voedingstoestand von Schoolkinderen te Amsterdam 1935—1945. Mededeelingen van het Bureau Bedrijfscontrôle en Statistiek van den Gemeentelijken Geneeskundigen en Gezondheidsdienst van Amsterdam (1945).

NEWMAN, H. H., FREEMAN, F. N., HOLZINGER, K. J.: Twins: A study of heredity and environment. 369 pp. Chicago: Chicago University Press 1937.

NICEFORO, A.: Les classes pauvres, recherches anthropologiques et sociales. Paris 1905.

NORDMANN, I.: Über Riesenwuchs der Neugeborenen, seine Ätiologie und prognostische Bedeutung für Mutter und Kind. Inaug.-Diss. Med., Düsseldorf 1930.

NORVAL, M., KENNEDY, R. L. J., BERKSON, J.: Biometric studies of the growth of children of Rochester, Minnesota. Hum. Biol. **23**, 273—301 (1951).

NÜRNBERGER, L.: Wahrscheinlichkeitsrechnung und Erbanalyse bei gerichtlichen Vaterschaftsgutachten. Zbl. Gynäk. **49**, 1409 (1925).

NYLIN, G.: Periodical variations in growth, standard metabolism and oxygen capacity of the blood in children. Acta med. scand. **31**, 1 (1929).

OBERNDORFER, L., MEJIA, W., PALACIO DEL VALLE, G.: Anthropometric measurements of 1650 Newborn in Medellin, Colombia. J. trop. Pediat. **11**, 4—13 (1965).

OGBURN, W. F., NIMKOFF, M. F.: Sociology, 2nd ed. Boston 1950.

OPPERS, V. M.: Analyse van de acceleratie van de menselijke lengtegroei door bepaling van het tijdstip van de groeifasen. Diss. Med. Amsterdam 1963.

ORR, J. B.: Milk consumption and the growth of schoolchildren. Lancet **1928 I**, 202.

ORR, J. B., CLARK, M. L.: A report on seasonal variations in the growth of school children. Lancet **1930 II**, 365

— GILK, J. L.: Studies in nutrition. Spec. Rep. Ser. med. Res. Coun. (Lond.) No 155 (1931).

ORT, B.: Die Akzeleration in soziologischer Sicht. Hamburg 1961. (Unveröffentlichtes Manuskript.)

OTTO, W., NOACK, H.: Jahreszeitliche Schwankung der Körpermaße bei 100000 neugeborenen Berliner und Leipziger Kindern. Z. menschl. Vererb.- u. Konstit.-Lehre **34**, 250 (1957).

PARFIT, J.: A study of weight gain in the first year of life. Brit. J. soc. Med. **5**, 1 (1951).

PASCHLAU, G.: Persönl. Mitt. vom 5. 6. 1963.

PATERSON, D. G.: Physique and intellect. New York: Century 1930.

PATON, N., FINDLAY, L.: Poverty, nutrition and growth. Spec. Rep. Ser. med. Res. Coun. (Lond.) No 101 (1926).

PATTEN, B. M.: Human embryology. Philadelphia: Blakiston Co. 1946.

PATTON, R. G., GARDNER, L. I.: Growth failure in maternal deprivation. Springfield, Ill. 1963.

PAULL, H.: Körper-Konstitution und Begabung. Arch. Rassenbiol. **22**, 21 (1930).

PEATMAN, G., HIGGONS, R. A.: Growth norms from birth to the age of five years. A study of children reared with optimal pediatric and home care. Amer. J. Dis. Child. **55**, 1233 (1938).

PELLER, S., BASS, F.: Das intrauterine Wachstum und soziale Einflüsse. Z. Konstit.-Lehre **10**, 307—320 (1924).

PERKINS, J. F.: The relation of dentition to mental age. Ped. Sem. **33**, 387 (1926).

PFAUNDLER, M.: Körpermaß-Studien an Kindern. Berlin: Springer 1916.

PIMSTONE, B., BARBEZAT, G., HANSEN, J. D. L., MURRAY, P.: Growth hormone and protein-calorie malnutrition. Impaired suppression during induced hyperglycaemia. Lancet **1967 II**, 1333—1334.

PIMSTONE, B. L., WITTMANN, W., HANSEN, J. D. L., MURRAY, P.: Growth hormone and Kwashiorkor. Role of protein in growth-hormone-homoeostasis. Lancet **1966 II**, 779—780.

PONTÉ, C., GAUDIER, B., FRANCHIMONT, P., NUYTS, J. P., RYCKEWAERT, PH., DEBRUXELLES, P., DECONINCK, B.: Les retards de croissance par frustration. Etude de six cas. Pédiatrie **25**, 173—188 (1970).

POPENOE, P.: Inheritance of age of onset of menstruation. Eugen. News **13**, 101 (1928).

PORTER, W. T.: The physical basis of precocity and dullness. Trans. Acad. Sci. St. Louis (1893), 161.

— The seasonal variation in the growth of Boston school children. Amer. J. Physiol. **52**, 121—131 (1920).

POSPÍŠILOVÁ-ZUZÁKOVA, V., ŠTUKOVSKÝ, R., VALŠIK, J. A.: Die Menarche bei Weißen, Negerinnen und Mulattinnen von Habana (Cuba). Z. ärztl. Fortbild. **59**, 508—519 (1965).

PRADER, A., TANNER, J. M., HARNACK, G. A. v.: Catch-up growth following illness or starvation. An example of developmental canalization in man. J. Pediat. **62**, 646 (1963).

PRESCOTT, D. A.: The determination of anatomical age in school children and its relation to mental development. Harv. Monogr. Educ. Ser. **1**, No 5 (1923).

PREVOSTI PELEGRIN, A.: Estudio del crecimiento en escolares barceloneses. Antropologia, vol. VIII. Barcelona 1949.

PROŠEK, V.: Tělesný vyvoj mládeže obrazem životní úrovně lidu. Čas. Lék. čes. **91**, 2 (1952).

QUETELET, A.: Anthropométrie, ou mesure des différents facultés de l'homme. Bruxelles et Paris 1871.

QUIRSFELD, E.: Zur physischen und geistigen Entwicklung des Kindes während der ersten Schuljahre. Z. Schulgesundh.pflege **18**, 46 (1905).

RABINOWITZ, D., MERIMEE, T. J., MAFFEZZOLI, R., BURGESS, J. A.: Patterns of hormonal release after glucose, protein, and glucose plus protein. Lancet **1966 II**, 454—457.

REYNOLDS, E. L., ASAKAWA, T.: Skeletal development in infancy. Standards for clinical use. Amer. J. Roentgenol. **65**, 403 (1951).

RITALA, A. M.: Vererbung der Konstitution der Eltern auf das neugeborene Kind. Acta Soc. Med. „Duodecim", Ser. B **23** (1935).

ROBBINS, W. J.: Growth. New Haven, Conn.: Yale University Press 1928.

ROBINOW, M.: Appearance of ossification centers. Amer. J. Dis. Child. **64**, 229 (1942).

ROBSON, E. B.: Birth weight in cousins. Ann. hum. Genet. **19**, 262—268 (1955).

ROESSLE, R., ROULET, F.: Maß und Zahl in der Pathologie. Pathologie und Klinik in Einzeldarstellungen, Bd. V. Berlin u. Wien: Springer 1932.

ROHRER, F.: Eine neue Formel zur Bestimmung der Körperfülle. Corr.-Bl. Ges. Anthrop. **39**, 5 (1908).

RUSCH, H.: Über die physiologische Gewichtsabnahme beim Neugeborenen. Z. Geburtsh. Gynäk. **119**, 1 (1939).

RUSSOW, A.: Vergleichende Beobachtungen über den Einfluß der Ernährung mit der Brust und der künstlichen Ernährung auf das Gewicht und den Wuchs (Länge) der Kinder. Jb. Kinderheilk., N.F. **16**, 86 (1891).

SALBER, E. J.: The effect of sex, birth rank and birth weight on growth in the first year of life. Hum. Biol. **29**, 194—213 (1957).

SANDLER, H. C.: The eruption of the deciduous teeth. J. Pediat. **25**, 140 (1944).

SAWTELL, R. O.: Ossification and growth of children from one to eight years of age. Amer. J. Dis. Child. **37**, 61—87 (1929).

SCHAIBLE, G.: Ernährung und Geburtsgewicht. Dtsch. med. Wschr. **74**, 144 (1949).

SCHILDBACH, H. R.: Neue Erkenntnisse über die Dauer der Schwangerschaft beim Menschen mit Hilfe der Basaltemperaturmessung. Klin. Wschr. **31**, 654 (1953).

SCHIÖTZ, C.: Menarke. Undersökelser ved Oslo kommunale folkeskoler og höiere skoler 1928. Nord. med. T. **2**, 65 (1930).

SCHLESINGER, E.: Das Wachstum des Kindes. Berlin: Springer 1926.

SCHMID-MONNARD: Über den Einfluß des Militärdienstes der Väter auf die körperliche Entwicklung ihrer Nachkommenschaft. Verh. Ges. Kinderheilk. **9**, 55 (1891).

— Die chronische Kränklichkeit in unseren mittleren und höheren Schulen. Z. Schulgesundh.pflege **10**, 677 (1897).

SCHOLZ, D.: Längsschnittuntersuchungen über Beziehungen zwischen Wachstum, Menarchealter und Geschwisterzahl. Öff. Gesundh.-Dienst **31**, 366—373 (1969).

— Die Beziehungen zwischen der Geschwisterzahl, der Körperhöhe bei Schulbeginn und dem späteren Schulerfolg. Bundesgesundheitsblatt **12**, 186—190 (1969).

SCHREIDER, E.: Taille et capacités mentales. Etude expérimentale et statistique d'une corrélation apparement "simple". Biotypology **17**, 21 (1956).

SCHREINER, A., SCHREINER, K. E.: Undersøkelser av legemsutviklingen hos elever ved Kristiania Katedralskole i aaret 1918—19. Med. Rev. (Bergen) 251 (1922).

SCHULZ, D. M., GIORDANO, D. A., SCHULZ, D. H.: Weights of organs of fetusses and infants. Arch. Path. **74**, 244 (1962).

SCHULZE, H., WISSING, W.: Körperlänge und Körpergewicht der Düsseldorfer Jugend. Öff. Gesundheitswesen **31**, 250—267 (1969).

SCHWALM, H., KOLLER, S.: Variationsstatistische Fragen der Tragzeit beim Menschen im Vergleich zu einigen Tieren. Arch. Gynäk. **191**, 532 (1959).

SCOTT, E. M., ILLSLEY, R., THOMSON, A. M.: A psychological investigation of primigravidae. II. Maternal social class, age, physique and intelligence. J. Obstet. Gynaec. Brit. Emp. **93**, 338 (1956).

SCOTT, J. A.: Intelligence, physique, and family size. Brit. J. prev. soc. Med. **16**, 165 (1962).

Scottish Council for Research in Eduction: The trend of Scottish Intelligence: a comparison of the 1947 and 1932 surveys of the intelligence of eleven-year-old pupils. London: Univ. Press 1949.

SELANDER, P.: Mortality among premature infants. Acta paediat. (Uppsala) **38**, 570 (1949).

SEVERSON, S. O.: The relation of the anatomical age to the chronological, pedagogical and mental ages with special reference to sex differences. Proc. and Addr. Amer. Assoc. Study of Feeble-Minded (1922), p. 150—170.

SHAPIRO, S.: Influence of birth weight, sex, and plurality on neonatal loss in the United States. Amer. J. publ. Hlth **44**, 1142 (1954).

SHUTTLEWORTH, F. K.: Sexual maturation and the physical growth of girls age six to nineteen. Monogr. Soc. Res. Child. Develop. **2**, No 5, 253 S. (1937).

SIMPSON, A. S.: Med. Officer **87**, 16, 159 (1952).

SMITH, C. A.: Effects of maternal undernutrition on the newborn infant in Holland (1944—1945). J. Pediat. **30**, 229 (1947).

Statistisk Arbok for Oslo: 1957. Oslo 1958.

STEHLE, F.: Über Größenverhältnisse und Schwangerschaftsdauer der Zwillinge. Z. Geburtsh. Gynäk. **119**, 159—174 (1939).

STEWART, A., WESTROPP, C.: Breast-feeding in the Oxford child health survey. Part II. Comparison of bottle- and breast-fed babies. Brit. med. J. **11**, 305 (1953).

STEWART, H. L.: Duration of pregnancy and postmaturity. J. Amer. med. Ass. **148**, 1079–1083 (1952).

STOCH, M. B., SMYTHE, P. M.: Does undernutrition during infancy inhibit brain growth and subsequent intellectual development? Arch. Dis. Childh. **38**, 546—552 (1963).

— — The effect of undernutrition during infancy on subsequent brain growth and intellectual development. S. Afr. med. J. **41**, 1027 (1967).

STRATZ, C. H.: Der Körper des Kindes und seine Pflege, 3. Aufl. Stuttgart: Enke 1909.

STUART, H. C., REED, R. B., VALADIAN, I., CORNONI, J.: Growth of fat tissue. Med. Prob. Paediat. **7**, 71 (1962).

— STEVENSON, S. S.: Physical development. In: MITCHELL, NELSON: Textbook of pediatrics. Philadelphia 1950.

ŠTUKOVSKÝ, R., VALŠÍK, J. A., BULAI-ŞTIRBU, M.: Family size and menarcheal age in Constanza, Roumania. Hum. Biol. **39**, 277—283 (1967).

SUTHERLAND, R.: Vitamins A and D: Their relation to growth and resistance to disease. Brit. med. J. **1934 I**, 791.

SUTOW, W. W., TERASAKI, T., OHWADA, K.: Comparison of skeletal maturation with dental status in Japanese children. Pediatrics **14**, 327 (1954).

SYDOW, G. v.: The weight of healthy breast fed infants during the first year of life. Acta paediat. (Uppsala) **28**, 8 (1941).

TAKAHASHI, E.: Growth and environmental factors in Japan. Hum. Biol. **38**, 112—130 (1966).

TANNER, J. M.: Growth of bone, muscle and fat during childhood and adolescence. In: Growth and development of mammals. Proc. 14th Easter School Agr. Sci., Univ. Nottingham. London: Butterworth's 1968.

— HEALY, M. J. R., WHITEHOUSE, R. H., EDGSON, A. C.: The relation of body build to the excretion of 17-ketosteroids and 17-ketogenic steroids in healthy young men. J. Endocr. **19**, 87 (1959).

— ISRAELSOHN, W. J.: Parent-child correlations for body measurements of children between the ages one month and seven years. Ann. hum. Genet. **26**, 245—259 (1963).

— O'KEEFFE, B.: Age at menarche in Nigerian school girls, with a note on their heights an weights from age 12 to 19. Hum. Biol. **34**, 187—196 (1962).

— WHITEHOUSE, R. H.: Standards for subcutaneous fat in British children. Percentiles for thickness of skinfolds over triceps and below scapula. Brit. med. J. **1962 I**, 446.

— — HEALY, M. J. R.: A new system for estimating skeletal maturity from the hand and wrist, with standards derived from a study of 2,600 healthy British children .Parts I and II. Paris: Centre Intern. de l'Enfance 1962.

TERMAN, J. M.: Genetic studies of genius. I. Mental and physical traits of a thousand gifted children. Stanford Univ. Press 1925.

THOMSON, A. M.: Diet in pregnancy 3. Diet in relation to the course and outcome of pregnancy. Brit. J. Nutr. **13**, 509—525 (1959).

— Maternal stature and reproductive efficiency. Eugen. Rev. **51**, 157—162 (1959).

THOMSON, J.: Height, width and weight of five year old children. Hlth Bull. (Dept. of Health f. Scotland) **13**, 16 (1955).

— Growth from three to five years. Brit. J. prev. soc. Med. **10**, 128 (1956).

TIMONEN, S., UOTILA, U., KUUSISTO, P., VARA, P., LOKKI, O.: Effect of certain maternal, foetal and geographical factors on the weight and length of the newborn and on the duration of pregnancy. Ann. Chir. Gynaec. Fenn. **55**, 196—213 (1966).

— VARA, P., LOKKI, O., HIRVONEN, E.: Duration of pregnancy. Ann. Chir. Gynaec. Fenn. **54**, Suppl. 141, 1—33 (1965).

TONI, E. DE: Über die Wachstumsdynamik bei einer ungemischten ethnischen Gruppe. Pädiat. **5**, 23—31 (1969).

TOWNS, J., JOHNSON, J. M., ROCHE, A. F.: The age of menarche in Melbourne school-girls. Aust. paediat. **2**, 67—69 (1966).

TREMOLIÈRES, J., BOULENGER, J.-J.: Contribution á l'étude du phénomène de croissance et de stature en France de 1940 à 1948. Rec. Trav. Inst. nat. Hyg. (Paris) **4** (1), 117 (1950).

TSURUMI, M.: League of Nations Health Organisation C. H. 1173 (A), 1933.

TURBOTT, H. B., ROLLAND, A. F.: The nutritional value of milk. Evidence from Maori schoolchildren. N. Z. med. J. **31**, 109—111 (1932).

UDJUS, L. G.: Anthropometric changes in Norwegian men in the twentieth century. 249 p. Oslo: Univ. forlaget 1964.

UMLAND, K.: Beitrag zur Frage des Einflusses der mütterlichen Ernährung auf Gewicht, Größe und Tragezeit der Neugeborenen. Zbl. Gynäk. **70**, 465 (1948).

UNDEUTSCH, U.: Somatische Akzeleration und psychische Entwicklung der Jugend der Gegenwart. Studium gen. **5**, 286 (1952).

VAHLQUIST, B., MELLANDER, O., WICKLUND, H.: Breast milk and cow's milk in infant feeding. Ann. Paediat. Fenn. **3**, 513 (1957).

VAN'T LAND, D. G. M., HAAS, J. H. DE: Menarcheleeftijd in Nederland. Ned. T. Geneesk. **101**, 1425 (1957).

VLASTOVSKY, V. G.: The secular trend in the growth and development of children and young persons in the Soviet Union. Hum. Biol. **38**, 219—230 (1966).

VOGT, D.: Über den gegenwärtigen Stand der Akzeleration in Bayern. Arch. Kinderheilk. **159**, 141 (1959).

WAALER, G. H. M.: Über die normale Schwangerschaftsdauer und ihre Variationen sowie über die Länge und das Gewicht des Neugeborenen. Skr. norske Vidensk.-Akad., I. Mat.-nat. Kl., Nr 7, **2**, 645 (1933).

WALLIS, R. S.: How children grow. Iowa City, Univ. Ar. 137 p. Univ. of Iowa. Studies in Child Welfare **5**, No 1 (1931).

WATSON, E. H., LOWLEY, G. H.: Growth and development of children. Chicago: Year Book Publishers 1952.

WETZEL, N. C.: Growth. In: Medical physics, ed. O. GLASSER. Chicago, Ill. 1944.

WHITACRE, J.: Seasonal variations of growth in weight and height of Texas children. Texas Agric. Exp. Stat. Bull. **570**, 1 (1935).

WIDDOWSON, E. M.: Mental contentment and physical growth. Lancet **1951 I**, 1316.

— MCCANCE, R. A.: Growth at home and at school. Lancet **1944 II**, 152.

— — Studies on the nutritive value of bread and on the effect of variations in the extraction rate of flour on the growth of undernourished children. Spec. Rep. Ser. med. Res. Coun. (Lond.) No 287 (1954).

WILSON, D. C., SUTHERLAND, I.: The age of the menarche in the tropics (medical memorandum). Brit. med. J. **1953 II**, 607.

WINKLER, B.: Die Hamburger Geborenen nach Geburtsgewicht, Körpergröße und Lebensfähigkeit. Hamburg in Zahlen. **1963**, 157.

WOLFF, G.: Die Nachwirkung der Kriegshungerperiode auf das Schulkinderwachstum. Leipzig: L. Voss 1932.

WOLFF, J.: Über das Wachstum der heutigen Jugend. Arch. Kinderheilk. **126**, 130 (1942).

WOODROW, H., LOWELL, F.: Anatomic age and its relation to intelligence. Pedagog. Seminary **29**, 1—15 (1922).

YOUNG, H. B.: Body composition, culture, and sex: Two comments. Symp. Soc. hum. Biol. **7**, 139—159 (1965).

Das motorische Verhalten von Früh- und Neugeborenen

F. J. SCHULTE, Göttingen

Einleitung

Beim älteren Kind und beim Erwachsenen erfolgt, wie bei allen Säugetieren, die motorische Kontrolle auf verschiedenen Ebenen des Zentralnervensystems. Seit SHERRINGTONs grundlegenden Experimenten über die zentralnervösen Regulationen motorischer Akte haben sich viele Forscher besonders erfolgreich mit der Aufklärung der Rückenmarksfunktionen beschäftigt. Für unsere Untersuchungen an Neugeborenen ist das besonders vorteilhaft, da das motorische Verhalten des Neugeborenen vorwiegend oder sogar ausschließlich von den neuronalen Aktivitäten des Rückenmarkes und der Medulla oblongata geprägt wird. Allerdings muß man dabei immer wieder bedenken, daß unsere sehr unzureichenden Kenntnisse über die Neurophysiologie höherer motorischer Zentren sogar beim älteren Kind oder Erwachsenen eine Überschätzung spinalmotorischer Regulationsmechanismen bedingen könnte.

Die proprioceptiven Reflexe des Neugeborenen

Phasische T- und H-Reflexe. Ein kurzer Schlag auf die Sehne dehnt den Muskel und verursacht eine Erregung der Muskelspindeln, welche ihrerseits die spinalen α-Motoneurone aktivieren, wodurch eine kurze Muskelzuckung, der sog. T- (Tendon = Sehne) Reflex hervorgerufen wird. Die für diesen Reflex verantwortlichen Receptoren liegen aber im Muskelbauch selbst und nicht etwa in den Sehnen (HOFFMANN, 1922, 1934). Der gleiche Reflex kann durch einen elektrischen Nervenreiz auf den afferenten Nerven ausgelöst werden, er heißt dann H- (HOFFMANN) Reflex. Beide Typen des phasischen, proprioceptiven Reflexes kann man bereits beim Neugeborenen auslösen, vorausgesetzt, daß der Säugling nicht schläft, insbesondere, daß er sich nicht in dem sog. aktiven oder rapid eye movement (REM) Schlaf befindet. Sowohl bei Tieren als auch beim Menschen sind die proprioceptiven Muskeleigenreflexe abgeschwächt oder sogar aufgehoben während des aktiven Schlafes (HODES und GRIBETZ; HODES und DEMENT; GIAQUINTO et al., 1964a; PRECHTL et al., 1967). Diese Tatsache hat zu erheblichen Verwirrungen in den Lehrbüchern für Kinderheilkunde und in der Literatur über die Streckreflexe geführt. Da das Neugeborene etwa 16—18 Std am Tag schläft — je nach Konzeptionsalter 50—80% davon aktiver Schlaf —, werden viele Säuglinge zufällig während des Schlafes untersucht, und so mancher Autor hat irrtümlicherweise angenommen, daß ein bestimmter Prozentsatz von normalen Neu- und Frühgeborenen bestimmte Streckreflexe nicht aufweise. Auch das jüngste Frühgeborene, welches wir untersuchen konnten (25 Wochen Konzeptionsalter), hatte proprioceptive Eigenreflexe im Musculus quadriceps (SCHULTE et al., 1969). Die Reflexantwort bestand allerdings aus einer Gruppe von desynchronisierten Motoneuronentladungen (Abb. 45) und nicht aus einem einzelnen synchronisierten Summenaktionspotential des Muskels, wie man es gewöhnlich bereits bei reifen Neugeborenen ganz ähnlich wie bei älteren Kindern und Erwachsenen sieht.

Tonisch-myotatische Reflexe. Bei einem normalen erwachsenen Menschen führt die langsame gleichmäßige Muskeldehnung nicht zu einem verstärkten Widerstand gegen die passive Bewegung. Obgleich in diesem Fall ebenso wie beim Schlag auf die Sehne die Dehnungsreceptoren des Muskels aktiviert werden, bleiben ihre Impulse unterschwellig, d.h. sie sind nicht in der Lage, die spinalen Motoneurone zu aktivieren. Beim gesunden, reifen Neugeborenen kann man dagegen einen sog. tonisch-myotatischen Reflex, d.h. einen steigenden Widerstand gegen die passive Dehnung, in fast allen Flexormuskeln und auch in einigen Extensormuskeln auslösen (ANDRÉ-THOMAS und AJURIAGUERRA; ANDRÉ-THOMAS und SAINT ANNE-DARGASSIES; ANDRÉ-THOMAS et al., 1954; PEIPER, 1963). Eine große Zahl der sog. Primitivreflexe beruht auf dieser tonisch-myotatischen Reflexaktivität des Neugeborenen. Zum Beispiel führt die langsame Extension der Arme im Ellbogengelenk beim wachen, reifen Neugeborenen zu einem ziemlich plötzlichen Zurückschnellen in die übliche Beugeposition (Abb. 46). Zieht man ein gesundes Neugeborenes an den Händen zum Sitzen auf, so bleiben die Arme leicht gebeugt (Abb. 47). Auch die Handgreifreflexe kann man

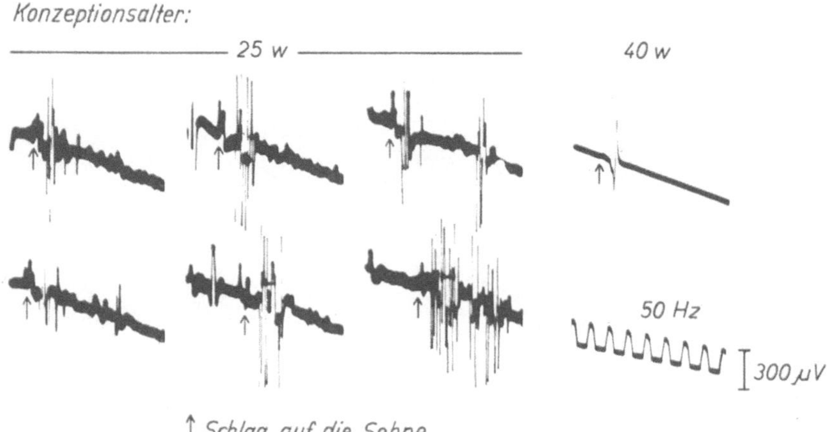

Abb. 45. Muskeleigenreflexe bei einem Frühgeborenen mit einem Konzeptionsalter von 25 Wochen und einem reifen Neugeborenen (M. quadriceps). Während man bei dem reifen Neugeborenen nach 40 Wochen Gestationszeit als Antwort auf die kurze Muskeldehnung ein synchrones Aktionspotential ableiten kann, besteht die Reflexantwort bei dem sehr unreifen Frühgeborenen in einer ganzen Gruppe von asynchronen Aktionspotentialen

Das „Recoil" der Unterarme

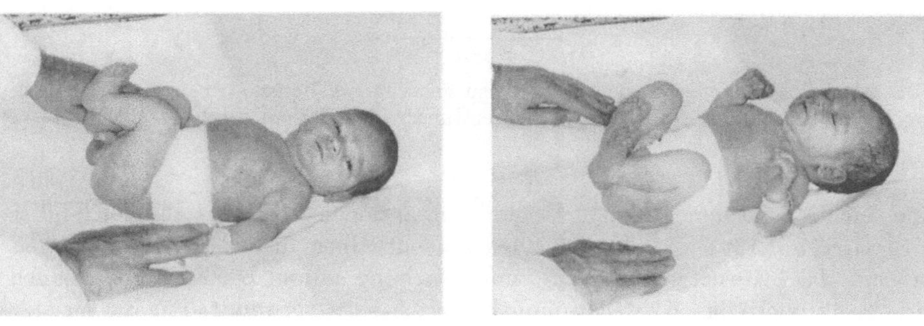

Biceps Aktivität:

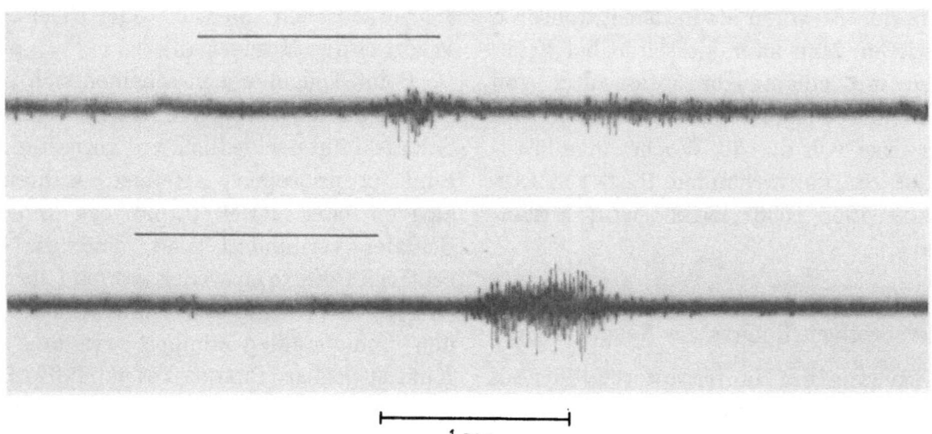

Abb. 46. Die Unterarme federn beim wachen, reifen Neugeborenen immer wieder in die Beugehaltung zurück. Dieser Vorgang ist mit einer aktiven Innervation der Beugemuskeln verbunden

Schulter-Zug-Reflex

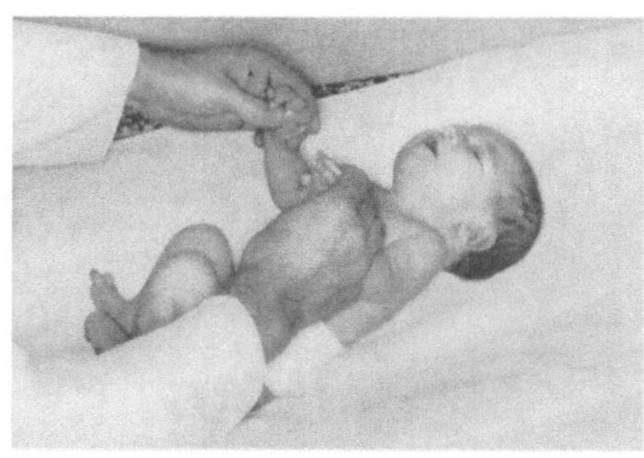

Biceps Aktivität:

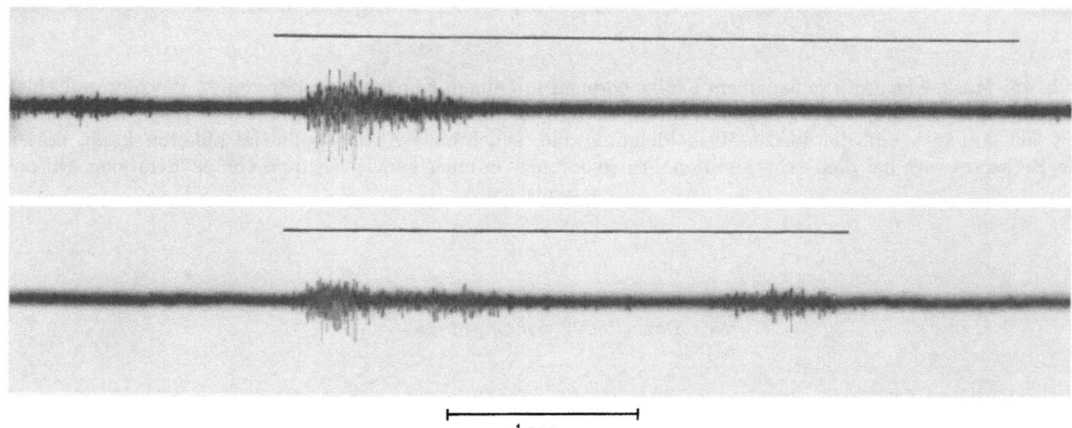

Abb. 47. Das wache, reife Neugeborene wird an den gebeugt gehaltenen Armen in die sitzende Position aufgezogen. Die Beugehaltung ist mit einer aktiven Innervation der entsprechenden Muskeln verbunden

durch eine leichte Streckung in den Fingergelenken verstärken. Läßt man beim stehenden Neugeborenen das Körpergewicht auf die Beine wirken, aktiviert das Kind gewöhnlich die Hüft- und Kniegelenksextensoren. Die tonisch-myotatischen Reflexe lassen sich etwas leichter in den Flexoren als in den Extensoren demonstrieren. Man kann sie selten bei Frühgeborenen mit einem Konzeptionsalter von weniger als 34 Wochen auslösen, aber sie sind normalerweise von der 36. Woche an mit zunehmender Stärke vorhanden (SAINT ANNE-DARGASSIES, 1955, 1966; AMIEL-TISON; MICHAELIS et al.).

Die exteroceptiven Reflexe des Neugeborenen

Die Erregung von Hautreceptoren führt auf dem Umweg über viele spinale Interneurone zu einer mehr oder weniger stereotypen Aktivierung von Motoneuronen; wir nennen das einen exteroceptiven polysynaptischen Reflex. Solche Reaktionen sind sehr zahlreich, und sie werden allenthalben bei der neurologischen Untersuchung sowohl bei Kindern als auch bei Erwachsenen verwandt. Für die meisten exteroceptiven Reflexe gilt, daß sie beim unreiferen Organismus mehr irradiieren als beim reifen ausgewachsenen Mensch oder Tier (BERGSTRÖM et al.; HOPF et al.).

Beim Neugeborenen scheinen sich proprioceptive und exteroceptive Reflexe während des Schlafes unterschiedlich zu verhalten. Während proprioceptive Reflexe während des aktiven oder REM (rapid eye movement) Schlafes vermindert sind, sind die exteroceptiven Reflexe entweder während des ruhigen (NON REM) Schlafes vermindert oder in beiden Schlafstadien ähnlich wie am wachen Kind auslösbar (PRECHTL et al., 1967; LENARD et al.). Insbesondere sind die sog. nociceptiven Reflexe — Bauchhaut- und Babinski-Reflexe — weitgehend unabhängig vom Verhaltenszustand des Kindes (LENARD et al., 1968).

Die *Palmar- und Plantar-Greifreflexe* wurden zuerst von ROBINSON (1891) bzw. VAN WOERKUM beschrieben und ausführlich von PEIPER (1963) untersucht. Die Reflexantwort kann schon beim Feten ausgelöst werden und ist bei jedem gesunden Früh- und Neugeborenen vorhanden (STIRNIMANN und STIRNIMANN; DIETRICH; POLLACK). Der afferente Reiz besteht aus einer Berührung der palmaren bzw. plantaren Oberfläche von Händen und Füßen (POECK). Das Kind schließt die Finger in folgender Reihenfolge: 3, 4, 5, 1, 2 (PRECHTL). Dieser exteroceptive Reflex kann leicht verstärkt werden durch einen zusätzlichen proprioceptiven Reiz, indem man die Fingerflexoren leicht streckt. Der Greifreflex ist während des Saugens verstärkt (PRECHTL).

Auch der *Fluchtreflex* kann bei jedem gesunden Früh- und Neugeborenen ausgelöst werden, und zwar von der gesamten Hautoberfläche. Eine semiquantitative Beurteilung ist möglich, wenn der Reiz auf die Fußsohle trifft (BABINSKI, 1922). Das Kind beugt die unteren Extremitäten in Knie-, Hüft- und Sprunggelenk für die ganze Zeit der Reizung (PEIPER, 1963). Bei Neugeborenen, die aus Beckenendlage geboren wurden, ist diese allgemeine Flexion der unteren Extremitäten oft nicht zu finden, paradoxerweise wird das Bein kräftig gestreckt (PRECHTL und KNOL).

Auch der *Babinski-Reflex* ist ein Teil des Fluchtreflexes. RICHARDS und IRWIN beschrieben sieben verschiedene Muster des Babinski-Reflexes mit allen Übergängen zwischen Flexion und Extension einer bis zu fünf Zehen. Um den Babinski-Reflex beim Neugeborenen auszulösen, muß man den Greifreflexstimulus vermeiden und die Fußsohlenhaut nur an ihrem lateralen und hinteren Anteil oder auch auf dem Fußrücken berühren. Im allgemeinen erhält man dann den bekannten Reflex mit Extension der großen Zehe und einer Spreizung aller übrigen Zehen. Die Bedeutung dieses Reflexes ist allerdings beim Neugeborenen ganz anders als bei älteren Kindern und Erwachsenen. WARTENBERG nahm an, daß die Spreizung der vier Zehen Teil eines alten Klettermusters ist, und SCHOCH (1948, 1950) hielt die Extension der ersten Zehe für einen Anti-Greifreflex. Dieser Autor hat auch die allgemein vorherrschende Meinung geäußert, daß das Babinski-Reflexmuster auch beim Neugeborenen ganz ähnlich wie bei abnormen Erwachsenen durch ein Fehlen der corticalen Kontrolle spinaler Motoneurone bedingt ist. Dieser Hypothese hat PEIPER widersprochen.

Der *Magnet-Reflex* wird durch einen leichten Druck auf die Fußsohle des gebeugten Beines ausgelöst. Die Antwort besteht aus einer allmählichen langsamen Streckung, die so lange dauert, wie der Untersucher den Kontakt mit der Fußsohle aufrechterhält (BALDUZZI). PEIPER (1963) hat darauf aufmerksam gemacht, daß man diesen Magnet-Reflex nur bei 20% der Neugeborenen auslösen kann, und auch LENARD et al. fanden diesen Reflex nur sporadisch.

Der *palmomentale Reflex* wurde zunächst von MARINESCO und RADOVICI beschrieben. Kratzt man mit dem Fingernagel leicht auf der Haut über dem Hypothenar des Kindes, kommt es zur Kontraktion der Kinnmuskulatur mit einem Anheben des Kinnes.

Der *Babkin-Reflex* (BABKIN, LIPPMANN) ist besonders stark bei Frühgeborenen auslösbar (PARMELEE, 1963). Wenn man auf die Handflächen des Kindes einen gleichmäßigen Druck ausübt, öffnet das Neugeborene seinen Mund, gelegentlich wird dabei der Kopf nach hinten überstreckt oder zur Seite gedreht.

Das *Schnutenphänomen* wurde zunächst von ESCHERICH beschrieben. Die Annahme einiger Autoren (THIEMICH), daß es sich hierbei um eine abnorme Reaktion bei Hypocalcämie handele, ist falsch, der Reflex kann bei jedem gesunden, reifen Neugeborenen ausgelöst werden (THOMSON, GAMPER und UNTERSTEINER, INGRAM). Ein kurzer Schlag auf die Unter- oder Oberlippe bedingt eine Protrusio. PRECHTL et al. (1967) haben elektromyographisch zeigen können, daß dieses Schnutenphänomen aus zwei Komponenten besteht: Die zunächst auftretende Reaktion ist ein proprioceptiver Reflex, während die nachfolgende und viel länger dauernde Kontraktion des Musculus orbicularis oris wahrscheinlich einen exteroceptiven Reflex darstellt.

Der *Such-* oder *Rooting-Reflex* wurde anscheinend zunächst von PEPSY beschrieben, später von verschiedenen Autoren ausführlich untersucht (s. PEIPER, 1963). Eine oberflächliche Berührung der circumoralen Haut bedingt eine Kopfwendung in Richtung auf den Berührungsreiz. Dabei wird der Mund u. U. geöffnet und der Kopf entweder nach hinten überstreckt oder nach vorne gebeugt. Dieser Reflex ist besonders gut auslösbar, wenn das Neugeborene hungrig ist (Prechtl und Scheidt, 1950, 1951). Sobald aber der Reiz schmerzhaft ist, wendet das Kind den Kopf in die entgegengesetzte Richtung (André-Thomas et al., 1954).

Der *Glabella-Reflex* ist bei jedem Neugeborenen jenseits der 32.—34. Woche des Gestationsalters auslösbar durch einen leichten Schlag auf die Glabellaregion (Robinson, 1966). Die Reizantwort besteht aus einem kurzen Lidschlag mit einem kurzfristigen, aber kräftigen Schließen der Augen (Kugelberg, Rushworth, Gandiglio et al., Fra und Gandiglio). Auch dieser Reflex besteht ganz ähnlich wie das Schnutenphänomen aus einer initial monosynaptischen und einer nachfolgenden etwas länger dauernden polysynaptischen Komponente.

Der *Blinzel-Reflex* ist in seiner motorischen Antwort dem Glabella-Reflex sehr ähnlich. Er wird durch eine kurze Berührung der Augenwimpern oder der Cornea und ebenso durch Schall- oder Lichtreize ausgelöst (Prechtl und Beintema). Eine tonisch anhaltende Kontraktion der Augenlider kann man durch eine unangenehme Reizung der Geschmacksnerven erzielen (Peiper, 1963).

Die *Lichtreaktion* der Pupillen, ebenfalls ein exteroceptiver Reflex, erscheint während der 29. und 30. Woche des Gestationsalters (Bolaffio und Artom, Robinson, 1966). Durch schmerzhafte Hautreize kann man bei reifen Neugeborenen eine Dilatation der Pupillen hervorrufen (Bartels, 1904; Bach; Peiper, 1926).

Die *Bauchhautreflexe* sind entgegen so vieler Lehrbuchmeinungen bei allen reifen Neugeborenen auslösbar, vorausgesetzt allerdings, daß das Kind nicht schreit (Harlem und Lönnum; Lenard et al.).

Der sog. *Galant-Reflex* (1917) kann bei allen reifen Neugeborenen und auch bei den meisten Frühgeborenen ausgelöst werden (Bertolotti; Isbert und Peiper). Eine Reizung der Hautoberfläche entlang einer Parallele zur Wirbelsäule führt zu einer Extension der unteren Rückenmuskulatur auf der Seite des Reizes. Gleichzeitig wird das kontralaterale Hüft- und Kniegelenk gestreckt.

Der *Cremasterreflex* ist — ebenfalls im deutlichen Gegensatz zu einer weitverbreiteten Lehrbuchmeinung — nur bei Neugeborenen Mädchen nicht auslösbar.

Der *Analreflex* mit einer deutlichen Retraktion der Analöffnung nach einem Hautreiz in der perianalen Region ist ein wichtiger Test bei der Untersuchung von Kindern mit Spina bifida.

Vlach (1966, 1968) hat einige grundsätzliche Richtlinien für das Auftreten zahlreicher exteroceptiver Reflexe beim Neugeborenen aufgestellt. Hautreize über den Flexoren aktivieren gewöhnlich die Motoneurone dieser Beugemuskeln. Die entsprechende Erregung der Extensormuskeln von der über ihnen gelegenen Haut ist kaum sichtbar. Ähnliche Ergebnisse wurden an neugeborenen Katzen erhoben (Ekholm). Für die Rumpf- und rumpfnahe Extremitätenmuskulatur liegen die reflexogenen Zonen über dem Muskelbauch. Für die distale Extremitätenmuskulatur dagegen liegen die reflexogenen Zonen über den Sehnen.

Komplexe motorische Verhaltensweisen des Neugeborenen

Wenn man ein Neugeborenes anhebt und mit den Fußrücken am Rand eines Tisches vorbeistreichen läßt, werden die Füße angehoben und danach auf die Oberfläche des Tisches aufgesetzt (St. Anne-Dargassies, 1954). Läßt man danach das Körpergewicht auf die Beine einwirken, wird ein proprioceptiver, tonisch-myotatischer Streckreflex in den Beinmuskeln hervorgerufen, die Extensoren werden aktiviert und damit die Beine versteift. Dieser Antigravitationsreflex ist in seiner Stärke noch sehr variabel, im allgemeinen aber beim reifen und gesunden Neugeborenen sicher auslösbar (Michaelis et al.).

Das *Schreiten*. Hält man das Kind aufrecht und läßt dabei die Fußsohlen eine Tischplatte berühren, vollführt das Neugeborene Schreitbewegungen, die sich gewöhnlich etwas überkreuzen (Peiper, 1928; Stirnimann). Ähnliche Bewegungen können beim Neugeborenen in jeder Körperhaltung auftreten, auch ohne daß die Fußsohlen eine Unterlage berühren (André-Thomas und St. Anne-Dargassies; Peiper, 1963).

Kriechen. Das wache, auf dem Bauch liegende Neugeborene vollführt Kriechbewegungen, die man durch eine leichte Unterstützung an den Fußsohlen verstärken kann (Blanton; Bauer; Stirnimann).

Der *asymmetrisch tonische Halsreflex*. Dieser Reflex wurde zunächst an Tieren von Magnus

Asymmetrischer tonischer Halsreflex

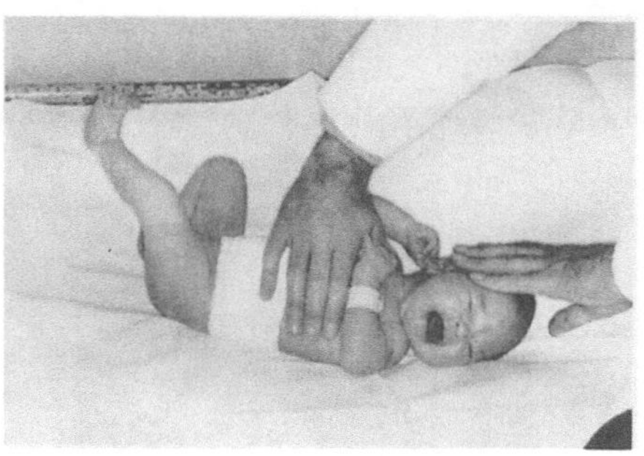

Quadriceps Aktivität:

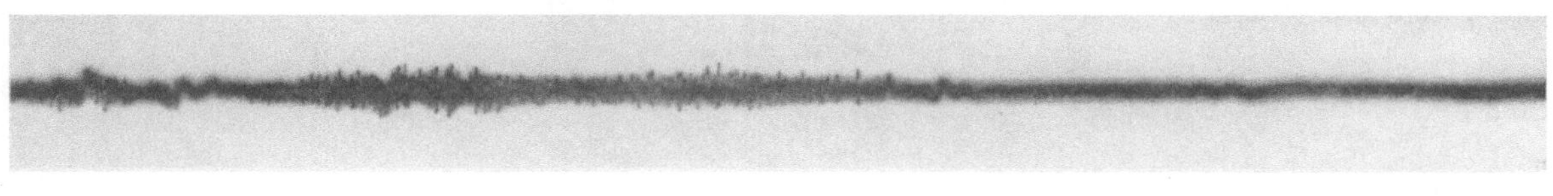

1 sec

Abb. 48. Wendet man den Kopf des reifen, wachen Neugeborenen bei fixiertem Rumpf nach seitwärts, so werden die Extremitäten (in diesem Fall nur die unteren) auf der dem Gesicht zugewandten Seite gestreckt

beschrieben, man kann ihn gelegentlich auch bei Neugeborenen beobachten (LANDAU, 1923, 1925; SCHALTENBRAND; ISBERT und PEIPER; BYERS; GESELL). Wendet man den Kopf des Kindes bei fixiertem Rumpf nach seitwärts, so werden die Extremitäten auf der dem Gesicht zugewandten Seite gestreckt, während die kontralateralen Extremitäten gebeugt bleiben. Im allgemeinen kann man diesen Reflex bei normalen reifen Neugeborenen nicht sehen. Elektromyographisch kann man aber eine Zunahme der Extensormuskelaktivität fast immer nachweisen (Abb. 48). Die Receptoren für diesen Reflex liegen sehr wahrscheinlich in Halsmuskeln und Gelenken.

Andere *Halsreflexe mit Wirkung auf die Rumpfmuskulatur*. Wendet man den Kopf eines reifen Neugeborenen mit einem Gestationsalter von mindestens 37—38 Wochen nach einer Seite, so folgt der Rumpf dieser Bewegung (ROBINSON, 1966).

Der *Moro-Reflex* ist eines der bekanntesten motorischen Phänomene beim Neugeborenen, obgleich wir die Neurophysiologie dieses Verhaltensmusters noch nicht ganz verstehen. Der Reflex wurde zunächst von MAGNUS und KEYN gesehen bei einer Dorsalextension des kindlichen Kopfes. MORO hat dann die motorische Reaktion nach dem allseits bekannten Schlag auf die Unterlage beschrieben. Heute benutzt man als relativ gut standardisierbare Auslösungsweise meist das kurze Zurückfallenlassen des Kopfes (PRECHTL und BEINTEMA). Es ist immer noch kontrovers, ob unter normalen Bedingungen die wichtigste Afferenzquelle für diesen Reflex in den Halsmuskeln (FREUDENBERG; ANDRÉ-THOMAS und HANON; ANDRÉ-THOMAS und ST. ANNE-DARGASSIES; PARMELEE, 1964) oder in den Labyrinthreceptoren gelegen sind (PEIPER, 1963; PRECHTL und LENARD).

Die Charakteristika des Moro-Reflexes sind abhängig vom Gestationsalter des Kindes (ST. ANNE-DARGASSIES, 1955, 1966; BABSON und MCKINNON; BRETT; SCHULTE et al., 1968). Bei Frühgeborenen mit einem Gestationsalter von weniger als 35 Wochen besteht die motorische Antwort lediglich in einer brüsken Extension und Abduktion der oberen Extremitäten. Die erst im späteren Alter nachfolgende Flexion und Adduktion erfolgt entweder mit einer starken Verzögerung oder nur sehr undeutlich und in einigen Fällen gar nicht. Nach der 35. Woche (Gestationsalter) entwickelt das

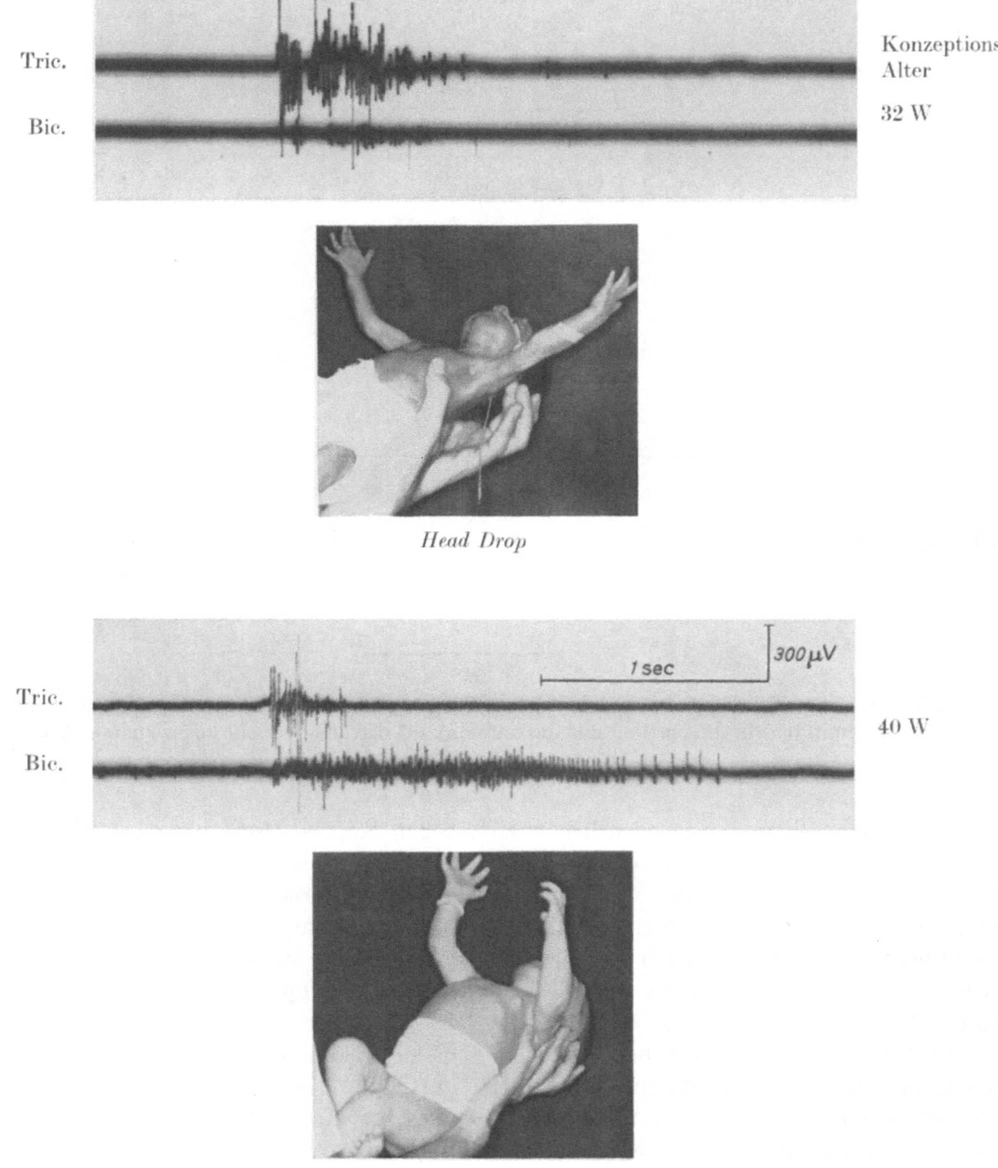

Abb. 49. Der Moro-Reflex, ausgelöst durch „head drop“ (Lichtmarke als Balken zwischen den beiden Ableitungen), besteht bei einem 32 Wochen alten Frühgeborenen nur in einer brüsken Streckung und Abduktion der Arme. Mit 40 Wochen Konzeptionsalter wird die Streckung abgekürzt durch die kurz nachher einsetzende und langdauernde tonische Beugeaktivität

Kind die charakteristische Beugehaltung des reifen Neugeborenen. Gleichzeitig nehmen beim Moro-Reflex Extension und Abduktion ab, während Flexion und Adduktion immer mehr die motorische Antwort bestimmen (Abb. 49). Wir glauben, daß die Zunahme der Flexorantwort beim Moro-Reflex durch eine Steigerung proprioceptiver Einflüsse zustande kommt. Während der initialen Moro-Extension werden die Flexormuskelspindeln aktiviert, welche ihrerseits die spinalen Motoneurone der gleichen Muskelgruppen erregen. SKOGLUND (1960a, b und c) konnte an neugeborenen Katzen zeigen, daß beim unreifen Tier die Muskelspindeln noch nicht tonisch aktiviert werden können, so daß ihm auch tonisch-myotatische Dehnungsreflexe noch weitgehend fehlen. Es ist nur wahrscheinlich, daß eine ähnliche Entwicklung auch im fetalen und neonatalen Nervensystem des Menschen vor sich

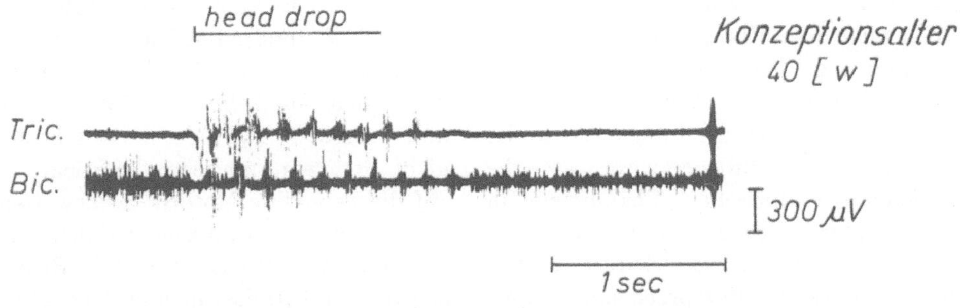

	N	Zahl der Kinder mit Rhythmen	Rhythmische EMG-Aktivität
Frühgeborene I 28—33 Wochen Konzeptionsalter	17	5 (29,4%) irregulär	14% irregulär
Frühgeborene II 36—37 Wochen Konzeptionsalter	17	4 (23,5%)	29%
Neugeborene 37—42 Wochen Konzeptionsalter	20	7 (35,0%)	25%
Neugeborene diabetische Mütter 36—41 Wochen Konzeptionsalter	13	8 (61,5%)	37%

Abb. 50. Bei übererregbaren Neugeborenen erfolgen die Entladungen der spinalen Motoneurone beim Moro-Reflex nicht tonisch, sondern rhythmisch, klonisch. Diese Kloni sieht man nur vereinzelt bei normalen Neu- und Frühgeborenen, häufig dagegen nach abnormer Schwangerschaft und/oder Geburt, insbesondere bei Kindern diabetischer Mütter

geht. Wir müssen annehmen, daß eine brüske Extension der oberen Extremitäten nur beim reifen Kind eine wesentliche Aktivierung der Flexormuskelspindeln und damit der Flexormotoneurone hervorruft. Beim unreifen, frühgeborenen Kind dagegen kommt es sehr schnell zu einer Akkommodation der Muskelspindelentladungen und damit nicht zu einer überschwelligen Erregung der Flexormotoneurone.

Rhythmische Motoneuronenaktivität. Bei einigen Neugeborenen erfolgt die motorische Moro-Antwort vorwiegend rhythmisch und nicht, wie bei der Mehrzahl der gesunden Neugeborenen, tonisch (Abb. 50). Gelegentlich kann man solche Rhythmen auch spontan beobachten, insbesondere wenn das Kind schreit. Wir wissen nicht mit aller Sicherheit, ob diese Rhythmen, die man außerdem an den Augenmuskeln und ganz besonders deutlich auch an der Kaumuskulatur beobachten kann, auf gleichen neurophysiologischen Mechanismen beruhen. Unsere experimentellen Erfahrungen beschränken sich auf jene Rhythmen innerhalb des Moro-Reflexes, und diese zeigen alle Charakteristika eines Klonus. Sie sind also eine rhythmische Folge von Eigenreflexen (Schulte und Schwenzel).

Beschleunigungsreflexe

Lineare Beschleunigung und Schwerkraft aktivieren die Maculareceptoren des Otholiten vorwiegend im Utriculus (Camis). Drehbeschleunigung in vertikaler, horizontaler und sagittaler Ebene aktiviert die Receptoren der Christa ampullaris der Bogengänge (Camis). Die entsprechenden Reflexantworten sind prinzipiell ähnlich bei Erwachsenen und Neugeborenen. Wird das Kind in aufrechter Position von einem sich drehenden Untersucher gehalten, wendet das Kind den Kopf und schließlich auch den Rumpf in die entgegengesetzte Richtung. Es tritt ein Nystagmus auf mit einer schnellen oder Refixationskomponente in Richtung der Drehung. Wenn die Drehung plötzlich abgebrochen wird, treten die entsprechenden motorischen Phänomene in entgegengesetzter Richtung auf (BARTELS, 1910; ALEXANDER; BÁRÁNY; SCHUR; DUENSING und SCHAEFER). Entsprechende Kopf-, Augen- und Rumpfbewegungen können bei Drehung um jede der drei Achsen beobachtet werden. Dieses sind brauchbare Tests, um beim Neugeborenen die vestibulären Funktionen zu testen, man muß aber wissen, daß die Reflexantworten beim schlafenden Kind schwach oder negativ sind (LAWRENCE und FEIND).

Auch die Reflexantworten nach calorischer Reizung der vestibulären Receptoren entsprechen der bei Erwachsenen.

Wendet man den Kopf eines Neugeborenen langsam nach einer Seite bzw. nach oben oder unten, wandern die Augen in die entgegengesetzte Richtung (Puppenaugenphänomen) (BARTELS, 1910; ESENTE). Ähnlich wie beim Moro-Reflex ist es immer noch nicht entschieden, ob für dieses motorische Verhalten Halsmuskel- oder vestibuläre Receptoren verantwortlich sind.

Hinweise für eine Kontrolle der neonatalen Motorik durch die Hirnrinde

PEIPER (1963) glaubte noch, daß das motorische Verhalten des Neugeborenen ausschließlich subcortical kontrolliert würde, aber er hat in seinen Beobachtungen und in seinen Diskussionen immer wieder nach Hinweisen für eine Beteiligung der Hirnrinde gesucht.

Elektroencephalographische Untersuchungen und das Studium der evozierten Potentiale haben inzwischen gezeigt, daß die bioelektrische Hirnrindenaktivität mit bestimmten Verhaltenszuständen korreliert. Wir wissen also sicher, daß die Hirnrinde zumindest in solchen Verhaltensweisen und Reizantworten mit einbegriffen ist.

Prä- oder perinatal entstandene Verletzungen der Hirnrinde, später radiologisch nachgewiesen, verursachen u. U. schon in der Neugeborenenperiode motorische Ausfälle, vorausgesetzt, daß das Kind sorgfältig untersucht wird.

Schließlich kann man beobachten, daß corticale Krampfpotentiale synchron und ihrer Lokalisation entsprechend (z.B. halbseitig) zu klonischen Muskelkontraktionen führt. Man muß zugeben, daß alle diese Hinweise noch nicht genügen, um einen corticalen Einfluß auf die neonatale Motorik zu beweisen. Wenn wir aber, wie heute allgemein üblich, annehmen, daß die Verhaltensweise das Resultat der neuronalen Aktivität in einer Unzahl von rückgekoppelten Erregungskreisen im Zentralnervensystem sind, so wäre es unlogisch, die sicheren Hinweise einer corticalen Nervenzellaktivität beim Neugeborenen als für sein motorisches Verhalten unbedeutend abzutun.

Klinische Anwendung unserer Kenntnisse über die neonatale Motorik

Eine systematische neurologische Untersuchung des Neugeborenen kann zwei Zwecken dienen:

1. Sie vermittelt Aufschlüsse über die neuronale Entwicklung beim Menschen. Auf diese Weise ermöglicht sie eine Aussage über das Entwicklungsalter eines vielleicht zu früh geborenen Kindes und erlaubt u. U. Rückschlüsse auf das Konzeptionsalter. Für Embryologen ist der Gedanke, daß sich die Entwicklung des Nervensystems in Abhängigkeit vom Konzeptionsalter vollzieht, selbstverständlich. Für die Pädiater ist die Beziehung zwischen Konzeptionsalter und dem neurologischen Verhalten von Früh- und Neugeborenen erst in den letzten Jahren, insbesondere durch die Arbeiten von ST. ANNE-DARGASSIES (1955, 1956), ROBINSON (1966), AMIEL-TISON u.a. offenbar geworden. Die unglückliche Definition der Frühgeburt nach dem Gewicht hat es über Jahrzehnte nahezu unmöglich gemacht, eine Beziehung zwischen Konzeptionsalter und Funktion zu finden. In den letzten Jahren hat sich hier ein Wandel vollzogen. Die Klassifizierung der Frühgeborenen nach dem von der Mutter angegebenen Konzeptionsalter hat sich, obgleich sie zugegebenerweise nicht ganz frei von Fehlern ist, auf allen modernen Frühgeborenenabteilungen durchgesetzt — ein später Triumpf MEINHARD VON PFAUNDLERS (SCHULTE et al., 1967).

Bei der Untersuchung neurophysiologischer Phänomene haben sich so enge Beziehungen zwischen dem Konzeptionsalter und der funk-

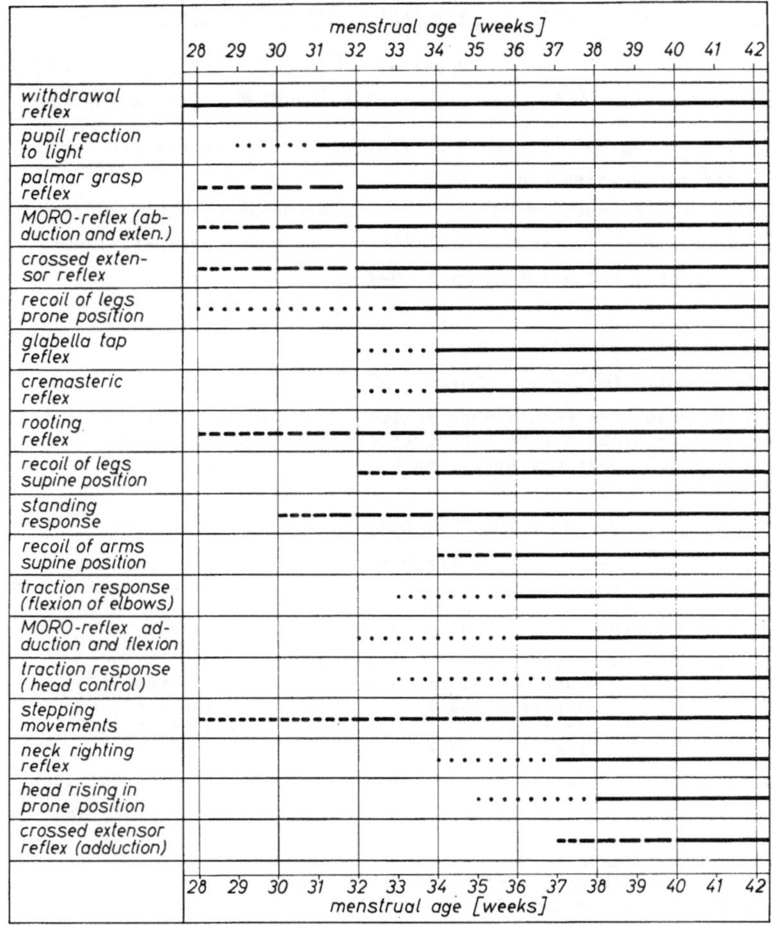

· · · · · · · not yet present in all cases
- - - — — developing from immature to mature pattern
———— fully developed

Data compiled by R. MICHAELIS according to AMIEL-TISON, BABSON and McKINNON, MICHAELIS, ROBINSON and ST. ANNE DARGASSIES

Abb. 51

tionellen Reife ergeben, daß einige Autoren die Bestimmung des Konzeptionsalters von Frühgeborenen aufgrund einer neurologischen Untersuchung für möglich halten. Nach unseren Erfahrungen zeigt sich dabei mehr und mehr eine interessante Schwierigkeit: Auf Unreife hindeutende Befunde sind oft mit den abnormen Verhaltensweisen reifer Neugeborener identisch. Das macht eine Altersbestimmung oft unmöglich und erschwert gleichzeitig die nosologische Beurteilung des Befundes. Das neurologische Verhalten, die Reflexe und Bewegungsautomatismen sind also bei normalen Früh- und Neugeborenen ein brauchbares Kriterium für die Reife und damit für das Konzeptionsalter (Abb. 51). Sie sind aber sehr vulnerabel. Selbst leichte abnorme Einflüsse wie Ikterus, Hypoxie, Geburtstrauma, Placentainsuffizienz u. a. verändern dieses Verhalten sofort. Die Neugeborenenreflexe sind ein empfindlicher Anzeiger für nicht optimale Einflüsse auf das kindliche Nervensystem. Eine Altersbestimmung aufgrund solcher Reflexe wird dadurch sehr problematisch, bei schwer abnormen Kindern sogar unmöglich.

2. Die neurologische Untersuchung des Neugeborenen kann andererseits, wenn das Konzeptionsalter des Kindes bekannt ist, neurophysiologische Anomalien aufdecken, sie kann u. U. sogar zu einer Diagnose führen, manchmal etwas zur Prognose aussagen und gegebenenfalls auch therapeutische Konsequenzen haben. Im allgemeinen ist die klinisch-neurologische Untersuchung des Neugebo-

Klinisch-neurologische Untersuchung des Neugeborenen am: 23.8.67

Name: K. Vorname: U. Klin. Nr.: 67663

Gestationsdauer+: 45/5 Wo. Konzeptionsalter++: 47 Wo. geb. am: 16.8.67

+vom 1. Tag der letzten Menstruation der Mutter bis zur Geburt,

++bis zur Untersuchung

Geburtsgewicht: 2400 g Untersuchungsgewicht: 2270 g

Körperlänge: 49 cm Kopfumfang: 33 cm Körpertemperatur: 36,8°

Untersuchungsort und -bedingungen: Stat. IV

Untersucher: Sch.

Wichtige Befunde an anderen Organsystemen:

Dysmatures Aussehen, Hämatokrit 66%

Alle Tests müssen am wachen aber ruhigen Kind durchgeführt werden. Falls dieser Zustand nicht sicher herbeigeführt werden kann, muß die Untersuchung wiederholt oder der abweichende Zustand (Schreien, Koma, Krämpfe) angegeben werden.

Spalte I: Symbolische Kurzbeschreibung, soweit möglich, wie folgt:

- \- Reaktion fehlt
- \+ schwach vorhanden
- ++ deutlich vorhanden (im allgemeinen = Normalbefund)
- +++ stark ausgeprägt
- ++/- rechts vorhanden, fehlt links

Spalte II: Charakterisierung der Befunde
wahrscheinlich normal (N) apathisch (APA)
hyperexcitabel (HES) hyperton (HPE)
hypoton (HPO) Hemisyndrom (HSY)
fokales Zeichen (FOK)

Spalte III: Falls möglich, Hinweise auf das Konzeptionsalter

Spalte IV: Falls notwendig, ausführliche Beschreibung oder Skizze

In der zusammenfassenden Beurteilung am Ende des Untersuchungsbogens wird angegeben, ob ein Verhaltenssyndrom (z. B. Apathie) vorliegt und wie stark es ausgeprägt ist durch einfaches Abzählen der entsprechend abnormen Reaktionsweisen.

1.) Vorzugshaltung des wachen Kindes in Rückenlage

	I	II	III	IV
Flexorhaltung: obere Extremität	+++	HPE	> 38 Wo.	Extensor HPE (rigide)
untere Extremität	∅	HPE		
Opisthotonus	∅	N		
Symmetrie	ja	N		

Abb. 52a

renen nur der erste Schritt zur Diagnose, da sie im pathologischen Fall meistens weitere Untersuchungen nach sich ziehen muß.

Die erste Funktionsprüfung des Zentralnervensystems sollte bereits unmittelbar nach der Geburt erfolgen in Form des Apgar- oder Saling-Indexes. Auch wenn das nicht geschehen ist, sollten wir immer daran denken, daß speziell beim Neugeborenen die Beurteilung von Atmung und Herzfrequenz eine neurologische Untersuchung mit vergleichsweise großer Aussagekraft darstellt. Reflexe, Bewegungsautomatismen und Verhaltensweisen können als Funktionstests verwandt werden, insbesondere seitdem für die Reize und die motorischen Antworten von H. F. R. PRECHTL und seinen Schülern quantitativ auswertbare Angaben gemacht wurden. Die

2.) Widerstand gegen passive Bewegung

	I	II	III	IV
Hals	++	N		
Unterkiefer	++	N		
Rumpf	++	N		
untere Extremitäten	++	N		
obere Extremitäten	+++	HPE		federnd

3.) Tonisch-myotatische Reflexe

	I	II	III	IV
d. unt. Extremitäten	++	N		
Recoil d. Unterarme	+++	HPE	>36 Wo.	schnelles Zurückfedern
Schulterzugreflex	+++	HPE	>36 Wo.	
Kopfkontrolle	++	N		

4.) Stellreflex

	I	II	III	IV
asymmetrischer ton. Halsreflex	++	N	>38 Wo.	
Magnusreflex	+	N		

5.) Phasische Eigenreflexe

	I	II	III	IV
Guadriceps	++	N		
Gastrocnemius	++	N		
Adduktoren	++	N		
Biceps brachii	++	N		
Triceps	++	N		
Masseter	++	N		

6.) Fremdreflexe

	I	II	III	IV
Palmar-Greifreflex	++	N		
seine ton.-myotat. Verstärkung	+++	HPE		
Plant. Greifreflex	++	N		
Babinski-Reflex	++	N		
Fluchtreaktion	++	N		
Bauchhautreflexe	++	N		
Cremasterreflex				♀
Analreflex	++	N		

Abb. 52b

Messung des Kopfumfanges, der Körperlänge und des Körpergewichtes gehören ebenso zur neurologischen Untersuchung wie die Transillumination des Schädels und die Beurteilung des Fundus bulbi. Bei der klinisch-neurologischen Untersuchung muß besonders darauf geachtet werden, daß sich das Kind in einem für die Untersuchung geeigneten Verhaltenszustand befindet. Man wird auch einen Erwachsenen nicht neurologisch untersuchen, wenn er schläft oder tobt. Auch das Neugeborene muß wach, aber ruhig sein. Ist dieser Zustand nicht zu erreichen, muß man die Abweichungen angeben; unter Umständen ist das dann ein aufschlußreicher Befund für sich.

Die Auswertung und Beurteilung der einzelnen Befunde ist der schwierigste und immer noch unsicherste Teil der klinisch-neurologischen Untersuchungen. Diese Schwierigkeit kann man umgehen, wenn man die Befunde zunächst nur beschreibt — ausführlich oder in Symbolen oder beides. Obgleich der klinischen Diagnostik im Augenblick damit wenig gedient ist, sollte man auf eine solche Kurz-

7.) Untersuchungen im Hirnnervenbereich

	I	II	III	IV
Öffnung der Lidspalten	+ +	N		
Augenstellung	O|O	N		= symmetrisch
Spontane Augenbewegungen	+ +	N		
Nachblicken	+ +	N		
Puppenaugenphänomen	+ +	N		
Pupillen	=O	N		= gleichweit, rund
Pupillenreaktion auf Licht	+ +	N	> 31 Wo.	
Blinzelreflex				
Licht	+ +	N		
Ton	+ +	N		
Corneareiz	+ +	N		
Glabellareflex	+ +	N		
Mimik	+ +	N		
Facialisphänomen	Ø	N		
Rooting	+ +	N		
Saugen	+ +	N		
Zungenbewegungen	+ +	N		leichtes Fibrillieren
Gaumensegelbewegungen	+ +	N		
Geschmacksreaktion (NaCl)	+ +	N		

8.) Komplexe Verhaltensweisen

	I	II	III	IV
Stehbereitschaft	+ +	N		
Stehbereitschaft mit Unterstützungsreaktion	+ + +	HPE		Extensor HPE (rigide)
Schreiten	+ +	N		
Kriechen	+ +	N		
Recurvation (Galant)	+ +	N		
gekreuzter Extensorreflex	Ø	N		
Moro-Reflex				
Ext. u. Abd.	+		> 38 Wo.	
Flex. u. Add.	+ + +	HPE		Flexor HPE
Spontanbewegungen	+ +			
Berührungsempfindlichkeit	+	N		
Paroxysmen	+	HES		anfallsweise Myoklonien

Abb. 52c

beschreibung nicht ganz verzichten, man kann dann Urteile später leichter revidieren. Leider ergibt sich aus dem Ablauf der Neugeborenenreflexe nur selten eine Diagnose, bestenfalls eine Vorstufe.

Wir können z.B. die Neugeborenen aufgrund ihrer Verhaltensweisen charakterisieren als hyperexcitabel oder apathisch, hypoton oder hyperton, und schließlich können wir Halbseiten- oder fokale Symptome feststellen. Trotz aller Mängel, die den Definitionen dieser abnormen Verhaltensweisen noch immer anhaften, glauben wir eine solche Charakterisierung empfehlen zu können (SCHULTE et al., 1965a).

Diese abnormen Verhaltensweisen können sogar quantifiziert werden. Je nachdem, wie viele der einzelnen Funktionstests apathisch oder

9.) Angaben über:

Große Fontanelle	2 x 2 cm, im Niveau, pulsiert
Andere Fontanellen und Schädelnähte	geschlossen
Schreien	o. B.
Nahrungsaufnahme	o. B.
Erbrechen	Ø
Stuhlgang	o. B.
Urinentleerung	o. B.
Sonstiges	Ø

10.) Apparative Untersuchung

Fundus bulbi: o. B.

Transillumination: Ø

11.) Zusammenfassende Beurteilung

Extensor HPE der unteren Extremitäten (2)
Flexor HPE der oberen Extremitäten (6)
Leichte Hyperexcitabilität (1)
Das Kind ist älter als 38 Wo. Konzeptionsalter

12.) Diagnose

Hypotrophie (< 5. Percentile)
Dysmaturität, Postmaturität (6 Wo.)
federnde Flexorhypertonie der oberen Extremitäten
rigide Extensorhypertonie der unteren Extremitäten
(Steißlage)

VKM 1015

Abb. 52d

hyperexcitabel verlaufen, hat das Kind eine in Zahlen definierbare leichte oder schwere Apathie bzw. Hyperexcitabilität. Eine solche Charakterisierung führt im Zusammenhang mit anderen Befunden u. U. zur Diagnose oder — das ist besonders wichtig — zu einer Beurteilung der Schwere einer Erkrankung.

Für den Kliniker ergibt sich im Anschluß an eine solche Untersuchung dann die Notwendigkeit, das Kind als normal, abnorm oder pathologisch einzustufen. Dieses sind schlecht definierte Begriffe, sie sind aber eine klinische Notwendigkeit. Als normal betrachten wir alle jene Befunde, die wir bei der Mehrzahl jener Neugeborenen erheben, deren Gestation, Geburt und postnatale Periode ohne Besonderheiten verlief. Die Aufstellung einer solchen „Kontrollgruppe" und damit die zahlenmäßige Definition der Norm gelingt kaum jemals ganz befriedigend. Abnorm ist jeder Befund, der nach der Häufigkeit oder nach dem Ausmaß seines Vorkommens in der eben definierten Kontrollgruppe „selten" ist. Es muß oft dem einzelnen Untersucher überlassen bleiben, das „selten" zu definieren. Häufig werden zwei Standardabweichungen vom Mittelwert — das entspricht ungefähr der 3er bzw. der 97er Percentile — als die Grenze der Norm bezeichnet. Für klinische Zwecke wird man besser bereits all jenen Befunden besondere Aufmerksamkeit zuwenden, die unter der 10er über der 90er Percentile der Norm liegen. Als pathologisch bezeichnen wir all jene Befunde, die eine Erkrankung anzeigen. Bei dieser Klassifizierung irren wir uns besonders in der Neugeborenenperiode aufgrund schlechter Beobachtungen und mangelnden Wissens häufig. Abgesehen von einigen sehr offenkundigen Befunden, z.B. Koma, Krämpfe, Enthirnungsstarre versuchen wir, diesen Begriff deshalb nur selten zu benutzen. Alle pathologischen Befunde sind abnorm, aber einige abnorme Befunde gibt es entsprechend der oben angegebenen Definition auch bei gesunden Kindern.

Die prognostische Bedeutung eines Befundes hat nichts mit der Definition abnorm oder pathologisch gemeinsam. Der tetanische Anfall ist ein abnormer und auch ein pathologischer Befund. Seine Prognose kann aber gut sein. Je exakter die Untersuchung in der Neugeborenenperiode war, desto sicherer gelingt eine Prognose über die weitere Entwicklung des Kindes. Trotz gegenteiliger Stimmen erfahrener Autoren können wir aufgrund unserer inzwischen mehrfach von verschiedenen Mitgliedern unserer Arbeitsgruppe nachkontrollierten Ergebnisse weiterhin folgendes aussagen: Ein Kind, das in der Neugeborenenperiode einen ganz normalen neurologischen Untersuchungsbefund aufwies, wird keine durch eine natale Encephalopathie verursachte Cerebralparese davontragen, auch wenn die Geburts- und Schwangerschaftsanamnese belastend war. Andererseits lassen Ausmaß und Zeitdauer der abnormen Befunde in der Neugeborenenperiode Rückschlüsse auf die wahrscheinlich zu erwartende Schwere der Residualsyndrome zu, allerdings kommen hier gelegentlich erfreuliche Ausnahmen vor. So stellen wir die Prognose aufgrund der neurologischen Untersuchung bei reifen Neugeborenen mit einem akuten Geburtstrauma eher zu ernst, bei Frühgeborenen oder bei Kindern mit chronischen Fetopathien eher zu günstig, da sich die chronischen Encephalopathien u. U. nur durch diskrete Abweichungen des motorischen Verhaltens anzeigen (SCHULTE et al., 1965b).

In Abb. 52 haben wir das im Augenblick bei uns in der Universitäts-Kinderklinik in Göttingen benutzte neurologische Untersuchungsschema für Neugeborene noch einmal abgebildet. Wenn bei der klinisch-neurologischen Untersuchung abnorme Befunde erhoben wurden, sind häufig, wenn pathologische Befunde erhoben wurden, immer weitere diagnostische Maßnahmen notwendig, deren Indikation und detaillierte Besprechung in anderen Kapiteln dieses Handbuches abgehandelt wurden. Außerdem habe ich selbst die hier beschriebenen Befunde, ihre weiteren Konsequenzen und die in diesem Kapitel nur teilweise diskutierten Hypothesen bereits früher ausführlich an anderer Stelle beschrieben (JOPPICH und SCHULTE; SCHULTE, 1968a u. b; SCHULTE et al., 1968b).

Literatur

ALEXANDER, G.: Die Reflexerregbarkeit des Ohrlabyrinthes am menschlichen Neugeborenen. Z. Sinnesphysiol., Abt. 2, **45**, 153—196 (1911).

AMIEL-TISON, C.: Neurological evaluation of the maturity of newborn infants. Arch. Dis. Child. **43**, 89—93 (1968).

ANDRÉ-THOMAS, AJURIAGUERRA, J.: Etude Sémiologique du Tonus Musculaire. Paris: Flammarion 1949.

— ANNE-DARGASSIES, S. ST.: Etudes neurologiques sur le nouveau-né et le jeune nourrisson. Paris: Masson & Cie. 1952.

— CHESNI, Y., AUTGAERDEN, S.: A propos de quelques points de semiologie nerveuse du nouveau-né et du jeune nourrisson. Exploration de quelques afférences. Reactio naux excitations digitales et palmaires. Rhythme; inhibitions de réflexes. Aptitude statique et locomotrice des membres supérieurs. Affect et affectivité. Presse méd. **62**, 41—44 (1954).

— HANON, F.: Les premiers automatismes. Rev. neurol. **79**, 641 (1947).

BABINSKI, J.: Réflexes de défense. Rev. neurol. **28**, 1049—1081 (1913).

BABKIN, P. S.: Jaw-rotating reflex of the head in infants. Zh. Nevropat. Psikhiat. **53**, 692 (1955).

BABSON, S. G., MCKINNON, C. M.: A preliminary report on the neuromuscular milestones in premature infant development. 13th Annual Meeting of the Western Society for Pediatric Research, Portland, Oregon.

BACH, L.: Pupillenlehre. Anatomie, Physiologie und Pathologie. Methodik der Untersuchung, S. 72. Berlin: S. Karger 1908.

BALDUZZI, O.: Die Stützreaktionen beim Menschen in physiologischen und pathologischen Zuständen. Z. ges. Neurol. Psychiat. **141**, 1—29 (1932).

BÁRÁNY, R.: Über einige Augen- und Halsmuskelreflexe bei Neugeborenen. Acta Oto-laryng. (Stockh.) **1**, 97—102 (1918).

BARTELS, M.: Pupillenverhältnisse bei Neugeborenen. Z. Augenheilk. **12**, 638—644 (1904).

BARTELS, M.: Das Puppenaugenphänomen. Z. Augenheilk. **12**, 638 (1910).

BAUER, J.: Das Kriechphänomen des Neugeborenen. Klin. Wschr. 1468 (1926).

BERGSTRÖM, R. M., HELLSTRÖM, P. E., STENBERG, D.: Über die Entwicklung der elektrischen Aktivität im Großhirn des intrauterinen Meerschweinchen-Fetus. Ann. Chir. Gynaec. Fenn. **51**, 460 (1962).

BERTOLETTI, M.: Etude sur la diffusion de la zone réflexogène chez les enfants; quelques remarques sur la loi à l'orientation des réflexes cutanés à l'état normal et à l'état pathologique. Rev. neurol. **12**, 1160—1166 (1904).

BLANTON, M. G.: The behaviour of the human infant during the first thirty days of life. Psychol. Rev. **24**, 456—483 (1917).

BOLAFFIO, M., ARTOM, G.: Richerche sulla fisiologia del sistema nervosa del feto umano. Arch. Sci. biol. (Bologna) **5**, 457—487 (1924).

BRETT, E. M.: Measurement of cerebrospinal fluid pressure in infants without puncture. Develop. Med. Child Neurol. 8, 207—210 (1966).

BYERS, R. K.: Tonic neck reflexes in children considered from prognostic standpoint. Amer. J. Dis. Child **55**, 696—742 (1938).

CAMIS, M.: The physiology of the vestibular apparatus (Creed, R. S., trans.). London: Oxford University Press 1930.

DIETRICH, H. F.: A longitudinal study of the Babinski and plantar grasp reflexes in infancy. Amer. J. Dis. Child. **94**, 265—271 (1957).

DUENSING, F., SCHAEFER, K. P.: Die Neuronenaktivität in der Formatio reticularis des Rhombencephalon beim vestibulären Nystagmus. Arch. Psychiat. Nervenkr. **196**, 265—290 (1957).

EKHOLM, J.: Postnatal changes in cutaneous reflexes and in the discharge pattern of cutaneous and articular sense organs: A morphological and physiological study in the cat. Acta physiol. scand. **297**, 1 (1967).

ESCHERICH, T.: Über die Saugbewegungen beim Neugeborenen. Münch. med.Wschr. **1**, 687—689 (1888).

ESENTE, L.: Physiologie de la vision chez le prématuré et le nourrisson normal, Paris p. 22 (1958).

FRA, L., GANDIGLIO, G.: Risposte faciali reflessi da percussione dei distretti mimici. Studio EMG. Boll. Soc. ital. Biol. sper. **42**, 978—980 (1966).

FREUDENBERG, E.: In: Pfaundler-Schloßmanns Handbuch der Kinderheilkunde, 4. Aufl., Bd. 1, S. 785. Berlin 1931.

GALANT, S.: Der Rückgratreflex. Diss. Basel 1917.

GAMPER, E., UNTERSTEINER, T. R.: Über eine komplex gebaute postencephalitische Hyperkinese und ihre möglichen Beziehungen zu dem oralen Einstellautomatismus des Säuglings. Arch. Psychiat. Nervenkr. **71**, 282—303 (1924).

GANDIGLIO, G., FRA, L., BERGAMASCO, B.: Risposte faciali reflessi da stimolazione elettrica delle tre branche terminal del trigemino. Studio EMG Boll. Soc. Ital. Biol. Sper. **42**, 385—388 (1965).

GESELL, A.: Tonic neck reflex in human infant, morphogenetic and clinical significance. J. Pediat. **13**, 455—464 (1938).

GIAQUINTO, S., POMPEJANO, O., SOMOGYI, J.: Supraspinal modulation heteronymous and of polysynaptic reflexes during natural sleep and wakefulness. Arch. ital. Biol. **102**, 245—281 (1964a).

— — — Descending inhibitory influence on spinal reflexes during natural sleep. Arch. ital. Biol. **102**, 282—307 (1964b).

HARLEM, O. K., LÖNNUM, A.: A clinical study of the abdominal skin reflexes in newborn infants. Arch. Dis. Child. **32**, 127—130 (1957).

HODES, R., DEMENT, W. C.: Depression of electrically induced reflexes in man during low voltage EEG sleep. Electroenceph. clin. Neurophysiol. **17**, 617—629 (1964).

— GRIBETZ, J.: H-reflex in normal human infants; depression of these electrically induced reflexes in sleep. Proc. Soc. exp. Biol. (N.Y.) **110**, 577 (1962).

HOFFMANN, P.: Untersuchungen über Eigenreflexe (Sehnenreflexe) menschlicher Muskeln. Berlin: Springer 1922.

— Die physiologischen Eigenschaften der Eigenreflexe. Ergebn. Physiol. **36**, 15—108 (1934).

HOPF, H. C., HUFSCHMIDT, H. J., STRÖDER, J.: Über die „Ausbreitungsreaktion" nach Trigeminusreifung beim Säugling. Ann. paediat. (Basel) **203**, 89—100 (1964).

INGRAM, T. T. S.: Little Club Summer Meeting, Groningen, 1960.

ISBERT, H., PEIPER, A.: Über die Körperstellung des Säuglings. Jb. Kinderheilk. **115**, 142 (1927).

JOPPICH, G., SCHULTE, F. J.: Neurologie des Neugeborenen. Berlin-Heidelberg-New York: Springer 1968.

KUGELBERG, E.: Facial reflexes. Brain **75**, 385—396 (1952).

LANDAU, A.: Über einen tonischen Lagereflex beim älteren Säugling. Klin. Wschr. **2**, 1253 (1923).

— Über motorische Besonderheiten des zweiten Lebenshalbjahres. Mschr. Kinderheilk. **29**, 555—558 (1925).

LAWRENCE, M. M., FEIND, C. R.: Vestibular responses to rotation in newborn infant. Pediatrics **12**, 300—305 (1953).

LENARD, H. G., BERNUTH, H. VON, PRECHTL, H. F. R.: Reflexes and their relationship to behavioural state in the newborn. Acta paediat. scand. **57**, 177 (1968).

LIPPMANN, C.: Über den Babkinschen Reflex. Dissertation, Leipzig 1958. Arch. Kinderheilk. **157**, 234 (1958).

MAGNUS, R.: Körperstellung. Berlin 1924.

— KLEYN, A. DE: Die Abhängigkeit des Tonus der Extremitätenmuskulatur von der Kopfstellung. Pflügers Arch. ges. Physiol. **145**, 455—548 (1912).

MARINESCO, G., RADOVICÍ, A.: Sur une réflexe cutané nouveau réflexe palmomentonier. Rev. neurol. **27**, 237—240 (1920).

MICHAELIS, R., SCHULTE, F. J., NOLTE, R.: Motor behaviour of small for gestational age newborn infants. J. Pediat. (in press) (1969).

MORO, E.: Das erste Trimenon. Münch. med. Wschr. **65**, 1147—1150 (1918).

PARMELEE, A. H.: The palmomental reflex in premature infants. Develop. Med. Child Neurol. **5**, 381—387 (1963).

— A critical evaluation of the Moro reflex. Pediatrics **33**, 773—788 (1964).

PEIPER, A.: Über das Pupillenspiel des Säuglings. Jb. Kinderheilk. **112**, 179—183 (1926).

— Die Hirntätigkeit des Säuglings. Berlin 1928.

— Die Eigenart der kindl. Hirntätigkeit. Leipzig 1963.

POECK, K.: Die Bedeutung der Reizqualität für die Greifreflexe beim menschlichen Neugeborenen und Säugling. Dtsch. Z. Nervenheilk. **192**, 317 (1968).

POLLACK, S. L.: The grasp response in the neonate; its characteristics and interaction with the tonic neck reflex. Arch. Neurol. (Chic.) **3**, 574 (1960).

PRECHTL, H. F. R.: Über die Kopplung von Saugen und Greifreflex beim Säugling. Naturwissenschaften **40**, 347 (1953).

— BEINTEMA, D.: The neurological examination of the newborn. London: William Heinemann Medical Books, Ltd. 1964.

— KNOL, A. R.: Der Einfluß der Beckenendlage auf die Fußsohlenreflexe beim neugeborenen Kind. Arch. Psychiat. Nervenkr. **196**, 542 (1958).

— LENARD, H. G.: Verhaltensphysiologie des Neugeborenen. In: LINNEWEH, F., Fortschritte der Paedologie, Bd. 2, S. 88—122. Berlin-Heidelberg-New York: Springer 1968.

— SCHEIDT, W. M.: Auslösende und steuernde Mechanismen des Saugaktes. I. Z. vergl. Physiol. **32**, 257—262 (1950).

— — Auslösende und steuernde Mechanismen des Saugaktes. II. Z. vergl. Physiol. **33**, 53—62 (1951).

RICHARDS, T. W., IRVIN, O. C.: Jowa studies in child welfare, 11, 1. Jowa 1935.

ROBINSON, L.: In: Darwinismus in the nursery. Nineteenth Century **30**, 831 (1891).

ROBINSON, R. J.: Assessment of gestational age by neurological examination. Arch. Dis. Childh. **41**, 437—447 (1966).

RUSHWORTH, G.: Observations on blink reflexes. J. Neurol. Physiol. **25**, 93—108 (1962).

ST. ANNE-DARGASSIES, S.: Methode d'examin neurologique sur la nouveau-né. Étud. néo-natal. **3**, 101 (1954).

— La maturation neurologique du prémature. Rev. neurol. **93**, 331—340 (1955).

— Neurological maturation of the premature infant of 28—42 weeks gestational age. In: Faulkner, F. (ed.), Human development. Philadelphia: W. B. Saunders Company 1966.

SCHALTENBRAND, G.: Normale Bewegungs- und Lagerreaktionen bei Kindern. Dtsch. Z. Nervenheilk. **87**, 23—59 (1925).

SCHOCH, E. O.: Über die stammesgeschichtliche Bedeutung und die biologische Zusammengehörigkeit der Fußsohlenreflexe. Grenzgeb. Med. **1**, 111 (1948).

— Die Fußsohlenreflexe als phytogenetisch bedingte Greif- und Loslaßreflexe. Homo (Stuttg.) **1**, 148—149 (1950).

SCHULTE, F. J.: Über die klinisch-neurologische Untersuchung des Neugeborenen. Mschr. Kinderheilk. **116**, 154—155 (1968a).

— Konzeptionsalter und neurologische Entwicklung des Neugeborenen. Mschr. Kinderheilk. **116**, 195 (1968b).

— LINKE, I., MICHAELIS, R., NOLTE, R.: Electromyographic analysis of the Moro-reflex in term, preterm and small-fordates newborn infants. Develop. Psychobiol. **1**, 41—47 (1968).

SCHULTE, F. J., LINKE, I., MICHAELIS, R., NOLTE, R.: Excitation, inhibition and impulse conduction in spinal motoneurones of preterm, term, and small-for-dates newborn infants. Ciba Foundation Study Group, London, 12.—16. Februar 1968; 1968b. In: R. J. ROBINSON (ed.), Brain and early behaviour. London-New York: Academic Press.

— MICHAELIS, R., FILIPP, E.: Neurologie des Neugeborenen. I. Ursachen und klinische Symptomatologie von Funktionsstörungen des Nervensystems bei Neugeborenen. Z. Kinderheilk. **93**, 242—263 (1965a).

— — — Zur Prognose von Funktionsstörungen des Nervensystems bei Neugeborenen. Z. Kinderheilk. **93**, 264 (1965b).

— — NOLTE, R.: Meinhard von Pfaundler and the history of small-for-dates infants. Develop. Med. Child. Neurol. **9**, 511 (1967).

— SCHWENZEL, W.: Motor control and muscle tone in the newborn period. Electromyographic studies. Biol. Neonat. (Basel) **8**, 198—215 (1965).

SCHUR, E.: Studien über das statische Organ normaler Säuglinge und Kinder. Z. Kinderheilk. **32**, 227—239 (1922).

SHERRINGTON, C. S.: Decerebrate rigidity and reflex coordination of movements. J. Physiol. (Lond.) **22**, 319 (1898).

SKOGLUND, S.: On the postnatal development of postural mechanisms as revealed by electromyography and myography in decerebrate kittens. Acta physiol. scand. **49**, 299—317 (1960a).

— The spinal transmission of proprioceptive reflexes and the postnatal development of conduction velocity in different hindlimb nerves in the kitten. Acta physiol. scand. **49**, 318—329 (1960b).

— The activity of muscle receptors in the kitten. Acta physiol. scand. **50**, 203—221 (1960c).

STIRNIMANN, F.: Das Kriech- und Schreitphänomen der Neugeborenen. Schweiz. med. Wschr. **68**, 1374—1376 (1938).

— STIRNIMANN, W.: Der Fußgreifreflex bei Neugeborenen und Säuglingen. Seine diagnostische Verwendbarkeit. Ann. paediat. (Basel) **154**, 249—264 (1940).

THIEMICH, M.: Über Tetanie und tetanoide Zustände im ersten Kindesalter. Jb. Kinderheilk. **51**, 222 (1900).

THOMSON, J.: On the lip-reflex of newborn children. Rev. Neurol. Psychiat. **1**, 145—148 (1903).

VLACH, V.: Exteroceptive trunk reflexes in the newborn infant. Čs. Neurol. **29**, 240—247 (1966).

— Some exteroceptive skin reflexes in the limbs and trunk in newborn. Clinics in developmental medicine. 27. Spastics International Medical Publications. London: W. Heinemann Books, Ltd. 1968.

— LENARD, H. G., KERR GRANT, P.: Exteroceptive and tendon reflexes in various behavioural states in the newborn infant. Biol. Neonat. (Basel) **11**, 159—175 (1967).

WARTENBERG, R.: Die Untersuchung der Reflexe. Zit. von A. PEIPER, Leipzig 1963. In: Die Eigenart der kindlichen Hirntätigkeit.

WOERKUM, W. VON: Sur la signification physiologique des réflexes cutanés des membres inférieurs; quelques considerations à propos de l'article de Marie et Fois. Rev. neurol. **20**, 285—291 (1912).

Statisch-motorische Entwicklung des Säuglings und Kleinkindes

I. Flehmig, Hamburg

Einleitung

Mit dem 10. Lebenstag ist die Neugeborenenperiode abgeschlossen. Von diesem Zeitpunkt an spricht man vom Säugling und vom 13. Lebensmonat an vom Kleinkind. Die statisch-motorische Entwicklung in dieser Periode bis hin zum Erwachsenenalter ist abhängig von der Reifung des Zentralnervensystems.

Der Ablauf dieser Entwicklung wird bestimmt durch genetisch festgelegte Entwicklungsmuster (pattern of behaviour) und äußere Umweltreize. Diese durch die Sinnesorgane aufgenommenen Reize werden vom Gehirn als einem Organ der Integration und Koordination mit automatisch ablaufenden komplexen Reaktionen beantwortet. Je nach dem Alter des Kindes ist diese Reaktion verschieden, sie erfolgt jedoch von Geburt an in einer festgelegten Reihenfolge. Sie ist charakterisiert durch die Entwicklung der Reflexmechanismen der Haltung und Haltungsbewahrung [nach Bobath u.a. 13, 73, 80, 90, 109, 118], die es dem Menschen ermöglicht, sich entgegen der Schwerkraft aufzurichten und sein Gleichgewicht zu bewahren.

Grundzüge der Entwicklung kindlicher Motorik

Die wesentlichen Faktoren der kindlichen Motorik sind:

1. Die Reflexmechanismen der Haltungsreaktionen. a) Stellreaktionen (Kopfkontrolle, Rotation etc.). b) Gleichgewichtsreaktionen.

2. Die Modifizierung der primitiven synergistischen Massenbewegungen zu spezialisierten Einzelbewegungen.

Der junge Säugling, der ohne die Fähigkeit sich entgegen der Schwerkraft zu bewegen und mit fast völligem Fehlen der Kopfkontrolle geboren wird, reagiert in allen Lagen mit einer symmetrischen Hypertonie aller Beugemuskeln. Mit zunehmender Reifung des Gehirns lernt er den Kopf zu heben und den Körper zu strecken. Mit sich verbessernder Kopfkontrolle und Streckung des Körpers erwirbt er die Fähigkeit der Rotation zwischen Kopf und Schulter und zwischen Schulter und Hüften. Die hinzukommende Stützfunktion der Arme und Beine bereitet die Gleichgewichtsreaktionen vor. Die sich einstellenden Gleichgewichtsreaktionen sind ein weiterer Entwicklungsschritt auf dem Wege zur Fähigkeit, sich entgegen der Schwerkraft aufrecht zu bewegen und alleine mit Rumpf und Beinen ohne Gebrauch der Hände, die damit für feinere Manipulationen frei werden, Gleichgewicht zu halten. Hand in Hand mit dieser kurz skizzierten Entwicklung der Aufrichtung und sich gegenseitig beeinflussend, geht die Differenzierung der Bewegungen. Aus der totalen Beugung der Arme und Beine entsteht durch sinnvolle Hemmung bestimmter Reflexe und Reaktionen und durch Auftreten neuer Reaktionen die Streck- und Greiffähigkeit der Arme bzw. der Hände und die Möglichkeit, die Beine und Füße zum Gehen zu gebrauchen. Diese Entwicklung vollzieht sich während der ersten 12—18 Monate. Der weitere Verlauf ist durch eine Verfeinerung und Differenzierung der Bewegungsmotorik gekennzeichnet, die durch eine sich stabilisierende Gleichgewichtskontrolle ermöglicht wird.

Untersuchungsmethoden statisch-motorischer Entwicklung im Säuglings- und Kleinkindesalter

Als bestes Mittel zur Prüfung der statisch-motorischen Entwicklung hat sich der Test bewährt. Diese Testverfahren entwickelten sich aus detaillierten Langzeituntersuchungen, die von Gesell und Amatruda [37] in USA zuerst 1941 veröffentlicht wurden. Die Standardisierung wurde unter Berücksichtigung der von den gleichen Autoren publizierten Zwischenergebnisse [34, 35, 38—45] im Laufe von 20 Jahren an einer großen Anzahl von Kindern erarbeitet.

Die genannten Autoren untersuchten im 1. Lebensjahr Säuglinge in Abständen von 4 Wochen, später dann in größeren Intervallen. Es wurden bis zum 5. Lebensjahr bei jedem Kind etwa 25 Einzeluntersuchungen durchgeführt. Gleichzeitig wurden Kinder untersucht, bei denen ein sicherer Cerebralschaden bestand.

Die Untersuchungen waren nicht zur Testung der Intelligenz gedacht, sondern sollten von einem objektiven Standpunkt her die Aspekte des Verhaltens in bezug auf die Reifung der Entwicklung aufzeigen. Es sollte vorwiegend die Reifung und Organisation des neuro-motorischen Systems beschrieben werden. Die Ergebnisse waren als Testgrundlage für den praktizierenden Arzt gedacht. Basierend auf diesen grundlegenden Untersuchungen, die einen Gesamtüberblick der frühkindlichen Entwicklung gaben, wurden dann auch Abweichungen von den dort dargelegten Entwicklungsnormen bei einer entsprechenden Gruppe von Kindern aufgezeigt.

Die angefertigten Protokolle und Krankengeschichten beinhalteten detaillierte Verhaltensprofile unter normierten natürlichen und klinischen Bedingungen.

Auf diese Weise entstanden Normen des Entwicklungsstandes für bestimmte Zeitabschnitte, die praktisch verwendbar gemacht wurden in Form von Entwicklungstesten. Ausgehend von einem Schlüsselalter (key-age), wurde die Variabilität nach oben und unten festgestellt.

Die nach den Veröffentlichungen von GESELL und AMATRUDA [37] entstandenen Entwicklungsteste, wie sie z.B. von ILLINGWORTH [54—60], KNOBLOCH et al. [60—68], PAINE [89], HELLBRÜGGE und PECHSTEIN [52], BÜHLER-HETZER [15, 15a], MATTHIAS [87] u. a. [51, 77, 84, 120] entwickelt wurden (um hier nur einige herauszunehmen), basieren zu einem großen Teil ebenfalls auf den genannten Autoren, wurden jedoch abgewandelt und neu standardisiert. Wir werden in einem Vergleich von drei der genannten Teste noch einmal darauf zurückkommen.

GESELL und AMATRUDA entwickelten vier Entwicklungsmuster des Verhaltens, die im folgenden z.T. wörtlich wiedergegeben werden:

1. Motorisches Verhalten (Grobmotorik).
2. Feinmotorik und Adaptation.
3. Sprache.
4. Sozialer Kontakt.

(Grobe und feinere Motorik überschneiden sich manchmal.)

1. Das motorische Verhalten (Grobmotorik) gibt einen Hinweis auf die Reifung des Zentralnervensystems. Vorwiegend wird die grobe Motorik und damit überschneidend die Feinmotorik beachtet: Haltungskontrolle, Kopfkontrolle, Sitzen, Stehen, Kriechen bzw. Krabbeln, Gehen; wie das Kind sich „es erfassend“ einem Objekt nähert, es ergreift und mit dem Objekt hantiert.

2. Die Feinmotorik und Adaptation führt zu einer genaueren diagnostischen Überprüfung. Es wird eine feinere senso-motorische Anpassung an Objekte und Situationen geprüft: Hand-Augen-Koordination beim Erfassen und Hantieren; die Fähigkeit sich der erlernten motorischen Funktion im Lösen praktischer Aufgaben zu bedienen; Anpassung an neue Situationen durch neue Probleme. Es zeigt sich, daß das Kind entsprechende Verhaltensmuster z.B. bei der Erforschung eines noch so simplen Gegenstandes wie einer Glocke entwickeln muß. Es wird lernen auf immer geschicktere Weise Entdeckungen zu machen.

3. Das Kind entwickelt unterschiedliche Muster zur Verbesserung der Funktion des Zentralnervensystems. Es wird der Ausdruck „Sprachverhalten“ im weitesten Sinne benutzt, um sichtbare und hörbare Formen der Kommunikation in Zusammenhang zu bringen, wie Gesichtsausdruck, Gesten, Haltungsbewegungen, Vokalisation, Worte, Sätze. Außerdem beinhaltet Sprachverhalten das Imitieren und Verstehen der Personen der Umwelt. Artikulierte Sprache ist eine sozialisierte Funktion, welche soziales Milieu verlangt, abhängig von senso-motorischen und corticalen Strukturen. Vorsprachliche Phasen bereiten auf sprachliche Phasen vor. Unartikulierte Laute und vokale Zeichen gehen den Worten voraus. Sie sind so eingeordnet und unausweichlich vorhanden, wie die motorischen und adaptativen Verhaltensphasen.

4. Der soziale Kontakt beinhaltet die persönlichen Reaktionen des Kindes auf die soziale Kultur, in der es lebt. Diese Reaktionen sind so mannigfaltig, wechselvoll und unvorhergesehen in ihrer Abhängigkeit zur Umgebung, daß es scheint, als ob sie nicht durch Entwicklungsdiagnostik erreichbar werden. Jedoch finden wir hier mehr als anderswo einen grundsätzlichen Ablauf von Verhaltensmustern durch sich endogen abspielende Wachstumsfaktoren. Kontrolle der Blase und des Darmes sind kulturelle Anforderungen, aber sie werden durch die Reifung des neuromotori-

schen Verhaltens erworben. Und so verhält es sich mit einer großen Anzahl kindlicher Fähigkeiten und kindlichen Benehmens: seine Nahrungsaufnahme, sein Sinn für Sauberkeit, sein Spielen; seine Kooperation und seine Reaktionen beim Trainieren von Fähigkeiten und sozialen Verhaltensnormen. Die individuelle Variation ist beim sozialen Kontakt am größten, aber sie haben die Grenzen im Bereich des Normalen.

Beim Säugling im 1. Lebensjahr sollte die Prüfung der statisch-motorischen Entwicklung nach einer möglichst immer einzuhaltenden Reihenfolge ablaufen. Die Untersuchung beginnt zuerst in Rückenlage, prüft dann die Fähigkeit, aus der Rückenlage zum Sitzen zu kommen, erst mit Hilfe des Untersuchers, dann ohne dieselbe. Die weitere Untersuchung erfolgt in Bauchlage, wobei eine passive Drehung entweder über die Hüfte oder die Schulter stattfinden sollte. In den ersten Monaten wird Stehen passiv geprüft, dann die Fähigkeit über den Vierfüßlerstand selbständig zum Stehen zu kommen. Die Alternative ist das Hochziehen an Gegenständen, wie z. B. an Möbeln oder am Laufstall.

Die weitere Prüfung nach Beendigung des 1. Lebensjahres geht über den sozialen Kontakt, den man allerdings so bald wie möglich aufnehmen muß ohne das Kind anzufassen. Zusätzlich zur Untersuchung sind Gegenstände notwendig, die das Kind zu Reaktionen reizen. Es sollten normierte Objekte sein. (Siehe Gesell und Amatruda [37], Paine et al. [89, 91] und Hellbrügge und Pechstein [52].)

Wie schon für die Neugeborenenuntersuchung von Prechtl und Beintema [107, 108) angegeben und für die Säuglingsuntersuchungen von Gesell et al. und Griffith [46] verlangt, sollte die Untersuchung in Ruhe, in einem warmen, nicht überheizten Raum stattfinden, der mit diffusem Licht beleuchtet ist. Die Atmosphäre muß für das Kind und den Untersucher so angenehm wie möglich sein.

Reflexe und Reaktionen

Nach Peiper (96, 98, 100, 101, 103) dienen die Receptoren des Lage- und Bewegungssinnes der Entwicklung statisch-motorischer Fähigkeiten. Es werden die Stellung der Glieder zueinander und — in aufgerichtetem Zustand — die Stellung des Kopfes, Körpers und der Glieder zur Richtung der Schwerkraft ständig überwacht und verbessert. Die Receptoren sind dabei die Drucksinnesorgane der Haut, die Proprioceptoren der Muskeln, Sehnen und Gelenke, die Augen und das Innenohr. Um die gleiche Aufgabe zu erfüllen, werden oft verschiedene Sinnesorgane gleichzeitig tätig, so daß viele Reaktionen mehrfach gesichert sind.

In der statisch-motorischen Entwicklung des Säuglings werden Gesetzmäßigkeiten sichtbar, die die Hirnentwicklung des Feten schon aufzeigen. In der Reihenfolge, wie sich einzelne Hirnanteile entwickeln, beginnt auch das Gehirn zu arbeiten. Man kann aus den Reflexen und Reaktionen des 1. Lebensjahres auf den Bauplan des Gehirnes schließen. Nach McGraw [84, 86] wird die allgemeine Hypothese der Zellreifung, daß die menschliche Hirnrinde zum Zeitpunkt der Geburt nicht voll arbeitet bestätigt. Die Verhaltenscharakteristika des Neugeborenen zeigen, daß sie unter der Dominanz subcorticaler Kerne stehen. Manche neuromuskulären Aktivitäten verbleiben unter diesem Einfluß, wie z. B. das Niesen, Husten, Gähnen. Sie sind bei der Geburt ausgereift und vorhanden und können später durch corticale Einflüsse gehemmt und provoziert werden.

Die subcorticalen Kerne reifen eher als die Cortex. Das Verhalten der Neugeborenen und Säuglinge ist darum charakteristisch für diese primitiven „Pattern". Manche dieser Muster verbleiben auch im späteren Alter unter ihrem Einfluß. Mit zunehmender Hirnreifung werden diese Verhaltensmuster gehemmt. Diese Entwicklung vollzieht sich anscheinend craniocaudal. Am deutlichsten kann dieser Prozeß am Auftreten und Verschwinden von Reflexen und Reaktionen gezeigt werden.

An wenigen Merkmalen soll das aufgezeigt werden [91]:

In der Tabelle 82 wird deutlich gemacht, daß das Auftreten und Verschwinden der Reflexe und Reaktionen variabel ist, so daß unterschiedliche Angaben verschiedener Autoren verständlich werden.

Die Reflexe und Reaktionen für die normale Entwicklung im 1. Lebensjahr ist wichtig. Die Tabelle 83 zeigt das Zusammenspiel mit der normalen motorischen Entwicklung.

Sie wurde aus Angaben von Gesell et al. [37], Illingworth [60, 61], Bobath [12,

14], PEIPER [96, 98, 99, 100, 102], ANDRÉ-THOMAS und SAINT-ANNE DARGASSIES [1, 2] und anderen Autoren [11, 17, 18, 21—27, 48—50, 53, 114—116, 125] sowie eigenen Erfahrungen zusammengestellt. Sie ist nicht standardisiert. Sie erlaubt jedoch einen schnellen Überblick. Ähnliche Tabellen wurden von GÖB [32], MILANI-COMPARETTI und GIDONI [81], DOBLER [24a] und VASELLA [125] veröffentlicht.

Tabelle 82. *Prozentsatz verschiedener kindlicher Reflexe bei normalen Säuglingen mit zunehmendem Alter* (Nach PAINE et al., 1964)

Alter in Monaten	Reflexe, die verschwinden			Reaktionen, die auftreten oder zunehmen				
	Moro	Asymmetrisch-tonischer Nacken-Reflex	Gekreuzte Adduktion bei Auslösung des PSR	Halsstellreflex auf den Körper	Stehbereitschaft	Landau	Sprungbereitschaft	Greifen
1	93	67	? [a]	13	50	0	0	0
2	89	80	? [a]	23	43	0	0	0
3	70	50	41	25	52	0	0	0
4	59	34	41	26	40	0	0	0
5	22	31	41	38	61	29	0	0
6	0	11	21	40	66	42	3	0
7	0	0	12	43	74	42	29	16
8	0	0	15	54	81	44	40	53
9	0	0	6	67	96	97	76	63
10	0	0	3	100	100	100	79	84
11	0	0	3	100	100	100	90	95
12	0	0	2	100	100	100	100	100
Ausmaß der bewerteten Reaktion	Extension, auch ohne Flexions-Phase	inkonstante spontane Haltung auch unter 3 sec	stark oder schwach	auslösbar, aber inkonstant	befriedigend oder gut	Kopf über der Horizontalen mit durchgebogenem Kreuz	komplett	Pinzettengriff (mit Pronation des Daumens)

[a] Unterschiedliche Auffassung und Erfahrung verschiedener Untersucher.

Erklärung der in der Tabelle 83 aufgeführten Reflexe und Reaktionen (siehe das motorische Verhalten von Früh- und Neugeborenen von F. J. SCHULTE).

Automatische Reaktion. Ein Neugeborenes dreht in Bauchlage den Kopf zur Befreiung der Atemwege zu einer (meistens immer gleichen) Seite. Es handelt sich um eine erste Streckung aus totaler Flexion.

Saug- und Schluckreflex. Nach PEIPER [100] beginnt das Neugeborene bei der ersten Nahrungsaufnahme zu saugen und gleich danach auch zu schlukken. Bei Brustnahrung scheinen diese Reflexe etwas länger erhalten zu bleiben.

Suchreflex [103, 105, 106]. Bei Hunger wendet das Kind auch ohne äußeren Reiz suchend den Kopf. Bei Berührung eines Mundwinkels mit dem Finger des Untersuchers oder einem Gegenstand (z.B. die Flasche) zur Richtung des Reizes (rooting reflex, réflexe des points cardinaux).

Magnetreflex [108]. In Rückenlage werden bei gebeugten Hüften und Knien (symmetrische Lage des Kopfes in Mittellinie) die Daumen des Untersuchers auf die Fußsohle gedrückt und langsam zurückgezogen. Der Kontakt zwischen Finger und Fußsohle bleibt erhalten, die Beine werden gestreckt, der Fuß bleibt am Finger „kleben".

Schreitreflex [47, 96, 97, 99]. Das Kind wird mit beiden Händen am Rumpf vertikal gehalten. Wird die Fußsohle des einen Beines auf die Unterlage gedrückt, beugt sich dieses Bein bei Berührung und das andere wird gestreckt. Dabei berührt dieses die Unterlage, beugt sich und das vorher gebeugte Bein wird gestreckt. Diese alternierende Bewegung vermittelt den Eindruck des Schreitens (marche automatique [1]). Der Oberkörper des Kindes wird dabei leicht nach vorne gehalten.

Glabellareflex [111]. Bei Druck auf die Mitte der Stirn werden die Augen geschlossen. Nach PRECHTL und BEINTEMA [108] werden Facialisparesen dadurch sichtbar.

Puppenaugenphänomen. Bei langsamer Drehung des Kopfes bewegen sich die Augen in der entgegengesetzten Richtung, bei schneller Bewegung kann ein Nystagmus provoziert werden. Nach ILLINGWORTH [59] werden Abducensparesen durch Asymmetrie erkennbar.

ATNR (Asymmetrisch-tonischer Nackenreflex) [36, 74]. Bei isolierter Drehung des Kopfes zu einer Seiten werden die Extremitäten der „Gesichtsseite" gestreckt und die der „Hinterhauptseite" gebeugt.

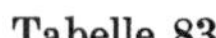
Tabelle 83

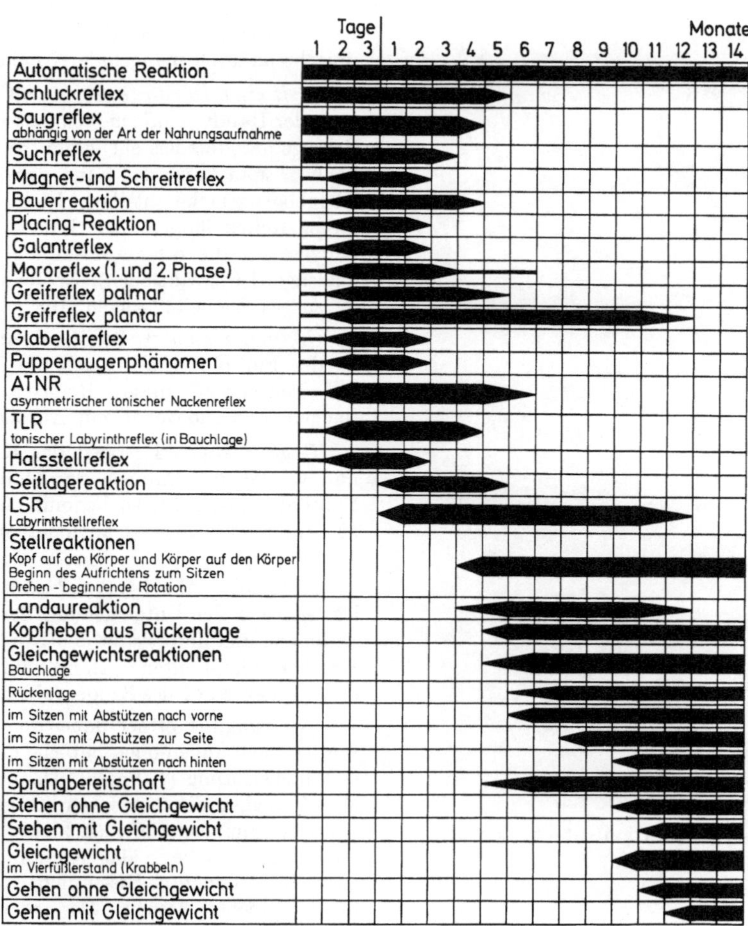

Placing-Reaktion (Abb. 53) [112, 127, 128]. Man hält das Kind unter den Armen mit den Füßen unterhalb der Tischkante. Durch langsames Anheben des Kindes zieht man unter leichter Berührung des Fußrückens diesen an der Unterkante des Tisches nach oben, woraufhin der Fuß über die Tischkante „steigt". Das gleiche kann man mit dem Handrücken provozieren. Diese Reaktion wird auch Steigreaktion genannt, da das Kind den Eindruck erweckt, es könnte über die Tischkante steigen.

Galantreflex [7, 29]. Wird paravertebral mit dem Finger entlang gestrichen, formt das Kind mit dem Körper einen Bogen. Die Konkavität ist zur Richtung des Stimulus gerichtet. Das Becken wird nach oben gezogen. Das gleichseitige Bein und der Arm strecken sich, die entgegengesetzten Extremitäten beugen sich. Dieser Reflex wird auch Rückgratreflex genannt.

Es handelt sich um die sog. „Fechterstellung". Eine Reaktion auf die Beine ist beim gesunden Säugling niemals stärker auslösbar. In den meisten Fällen besteht nur eine „Einwirkung" dieses Reflexes auf die Extremitäten. Er ist elektromyographisch jedoch nachweisbar. Persistiert er, wird eine Hand-Augen-Koordination verhindert. Man findet ihn bei cerebralbewegungsgestörten Kindern. Durch seine tonisch fixierte Haltung macht er jede Bewegung gegen die Schwerkraft unmöglich.

STNR (Symmetrisch-tonischer Nackenreflex). Bei Beugung des Kopfes werden die Arme im Ellenbogengelenk gebeugt und die Beine total gestreckt, bei Streckung des Kopfes werden die Arme total gestreckt und die Beine gebeugt. Persistierend verhindert dieser Reflex den Vierfüßlerstand und damit das Aufrichten zum Sitzen.

TLR (Tonischer Labyrinthreflex). Wenn das Kind auf dem Bauch liegt, besteht eine totale Beugung, der Kopf kann nicht zur Seite gelegt werden, die Atemwege werden nicht freigehalten. In Rückenlage besteht eine Streckung des Rumpfes und der Beine, die adduziert und innenrotiert sind. Die Arme sind gebeugt, die Hände gefaustet, die Schultern

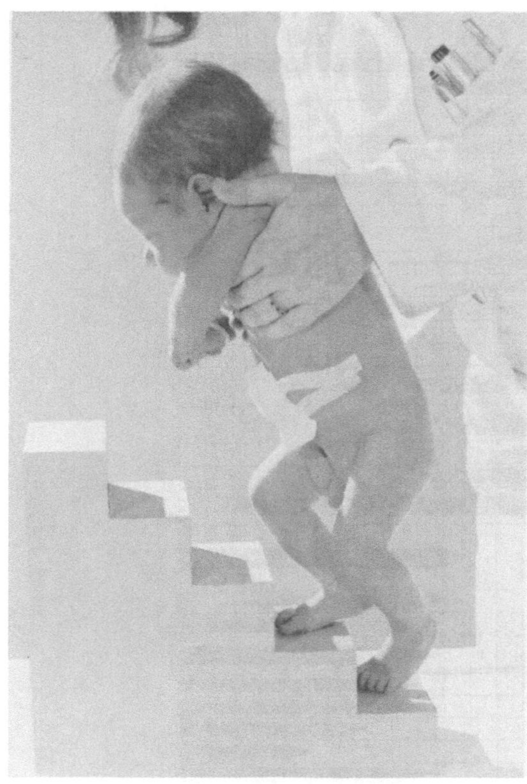

Abb. 53. Placing-Reaktion (Steigreaktion)

retrahiert. Der Kopf liegt in Opisthotonushaltung. In ganz geringer Ausprägung ist er beim normalen Säugling vorhanden. Er ist der beim cerebralbewegungsgestörten Kind häufigst sichtbare Reflex (beim Tetraspastiker). Er verhindert ein Aufrichten aus der Rückenlage, indem er den Kopf zurückhält und somit eine Kopfkontrolle verhindert. Da die Hüfte nicht gebeugt werden kann, ist ein Sitzen mit Gleichgewicht nicht möglich.

Halsstellreflex [117]. Der Untersucher dreht den Kopf des auf dem Rücken liegenden Kindes zur Seite. Der gesamte Körper folgt der Drehung, das Kind dreht sich en bloc. Bei Persistieren wird eine Rotation zwischen Kopf und Körper unmöglich und damit das Aufrichten aus der Rückenlage zum Sitzen über die Drehung.

Seitlagereaktion [95, 96]. Man hält das Kind mit beiden Händen in der Taille am Rumpf vertikal und verlagert es seitlich in die Horizontale. Dabei stellt sich der Kopf wieder im Raum ein, das obere Bein und der Arm werden gestreckt, die unteren Extremitäten gebeugt. Durch passives Kopfsenken fällt der Körper des Kindes zusammen. Man kann dieses Muster bei jeder Gleichgewichtsreaktion innerhalb des Körpers eines Erwachsenen beobachten.

LSR (Labyrinthstellreflex) [74, 95, 99, 101, 117]. Legt man das Kind auf den Bauch oder verändert man seine Lage im Raum, stellt sich der Kopf im Raum ein, das Kind hebt seinen Kopf. Man kann ihn auch in Hängelage auslösen. Er fehlt beim cerebralbewegungsgestörten Kind in manchen Fällen und verursacht dadurch mangelnde Kopfkontrolle.

Greifreflex palmar [8, 95, 98, 99, 110]. Bei Berührung der Handinnenfläche schließt sich die Hand fest. Solange der Reiz besteht, kann die Hand geschlossen bleiben. Man kann das Kind daran hochziehen, die Ellenbogengelenke bleiben leicht gebeugt. Bleibt dieser Reflex längere Zeit bestehen, kann das Abstützen auf die offene Hand nicht erfolgen (keine Gleichgewichtsreaktionen). Er verstärkt sich physiologischerweise beim Saugen [108].

Greifreflex plantar. Bei Berührung des Fußballens an der Fußsohle krallen sich die Zehen zusammen. Bei Persistieren dieses Reflexes ist Stehen mit flachem Fuß und Gehen mit Abrollen nicht möglich.

Bauerreaktion [4]. Liegt das Kind in Bauchlage und werden die Daumen des Untersuchers auf die Fußsohlen gedrückt, so beginnt der Säugling alternierend zu kriechen (manchmal auch ohne Stimulation).

Mororeflex (Abb. 54) [75, 78, 79, 83, 92, 119]. Man legt sich bei der Untersuchung das Kind auf einen Unterarm und unterstützt den Kopf mit der anderen Hand. Die kopfhaltende Hand wird dann nach unten bewegt, der Kopf des Kindes fällt in die offene Hand.

Der Säugling öffnet dabei den Mund, die Arme werden nach außen-oben bewegt, die Finger strecken sich fächerförmig (1. Phase). Dann schließt sich der Mund wieder, die Arme werden gebeugt und nach vorne zusammengeführt (2. Phase). Bei Persistieren dieses Reflexes kann das Kind nicht sitzen lernen, kann den Mund zum Essen nicht schließen und kann nicht sprechen lernen. Der Speichel wird nicht heruntergeschluckt, das Kind sabbert.

Bei Lage des Kopfes in Mittellinie bei der Auslösung des Reflexes, kann eine Asymmetrie einen Hinweis auf eine Parese einer Seite geben. Es ist jedoch darauf zu achten, daß das Kind nicht im ATNR gelegen hat, bei der Auslösung muß man abwarten können.

Landaureaktion [71, 72]. Hält man den Säugling horizontal unter dem Rumpf fest, und zwar schwebend, dann wird automatisch der Kopf gehoben und die Beine folgen der Streckung (cranio-caudal).

Bei plötzlicher Beugung des Kopfes entsteht eine totale Beugung des gesamten Körpers. Dieser Reflex muß für ein paar Monate im 1. Lebensjahr aufgetreten sein, da das Kind hiermit seine Stellung im Raum erfährt (Körperschema).

Sprungbereitschaft [117]. Man hält den Säugling mit beiden Händen in der Taille am Rumpf und nähert den Kopf relativ schnell der Unterlage. Bevor der Kopf auf die Unterlage kommt, werden die Arme wie zum Abstützen ausgestreckt (optische Sprungbereitschaft), der später die Gewichtsübernahme auf die Arme erfolgt. Wie die Stehbereitschaft, gehört die Sprungbereitschaft (parachute reaction) zu den Gleichgewichtsreaktionen und bleibt während des ganzen Lebens bestehen. „Typische" Radiusfrakturen sind die Folge dieser Reaktionen.

gaben der verschiedenen Untersucher finden. Erst um den 6. Lebensmonat finden sich Abweichungen. Die Ursache dafür ist in der Variabilität zu sehen, in der die Entwicklung normalerweise abläuft. Diese ist in den ersten

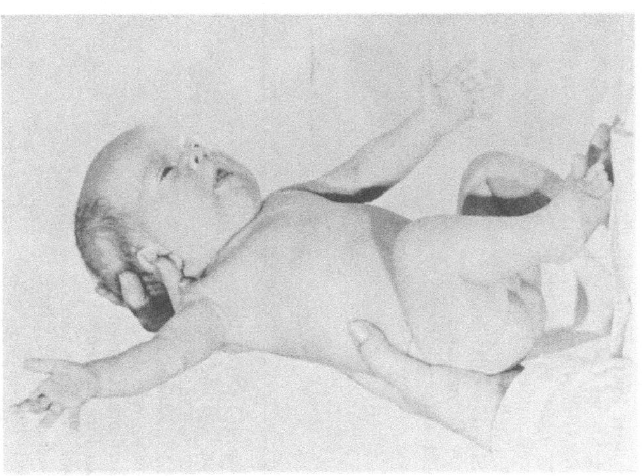

Abb. 54. Mororeflex 1. Phase

Vergleich der Entwicklungstabellen für das erste Lebensjahr

Aus den zahlreichen, in der Literatur angegebenen Testen für das 1. Lebensjahr, wurden drei von uns als Beispiele ausgewählt. Hierzu gehören der schon erwähnte Entwicklungstest von GESELL und AMATRUDA [37], der für die meisten Testungen beispielgebend war sowie die von ILLINGWORTH [58, 59] und HELLBRÜGGE und PECHSTEIN [52] angegebenen Untersuchungsverfahren. Zur besseren Übersicht wurden die Teste in Tabellenform (Tabelle 84) aufgeführt. Grundlage der Einteilung für alle Teste bilden die 4 Verhaltensmuster, wie sie von GESELL und AMATRUDA angegeben wurden (s. oben). Diese wählten „Schlüsselalter" (key ages), die nach „unten" und „oben" erweitert wurden. Für jede Altersgruppe wurden die Fähigkeiten eingetragen. Nicht mit einbezogen in diesen Vergleich wurde der Denver-Developmental-Screening-Test(DDST) [28]. Dieser für DENVER standardisierte Test wird weiter unten gesondert als Beispiel für einen standardisierten Entwicklungstest eingehender besprochen (Tabelle 84).

Der Vergleich zeigt, daß in den ersten Monaten sich kaum Unterschiede in den Angaben der verschiedenen Untersucher finden.

Lebensmonaten durch äußere Einwirkungen offenbar weniger beeinflußbar als später. Von diesem Alter an scheint sich das soziale Milieu auszuwirken. Eine Mutter, die sich mit ihrem Kind beschäftigt, kann Fähigkeiten, die durch die Reifung des Gehirns möglich geworden sind, aus dem Kind „herauslocken". Bei Vernachlässigung des Kindes durch das Elternhaus werden solche Fähigkeiten trotz vorhandener Reife des Zentralnervensystems nicht manifest.

Aus dem frühen Auftreten motorischer Fähigkeiten kann somit nicht unbedingt auf eine höhere Intelligenz geschlossen werden. Neben dem sozialen Milieu spielen offensichtlich genetische Faktoren eine Rolle. So konnte KNOBLOCH et al. [20, 33, 69, 70, 94] an Negern zeigen, daß deren motorische Entwicklung schneller als bei einer Vergleichsgruppe weißer Kinder ablief, ohne daß sich später Unterschiede in der Intelligenz zwischen den beiden Gruppen fanden. Aus diesem Grunde postuliert die Autorin, daß für die Testung der Intelligenz in diesem Alter sich die Prüfung der motorischen Fähigkeiten weniger eignet, als die der Adaptation. Immerhin ist es erwähnenswert, daß die üblichen Intelligenzteste, wie z.B. der Wechslertest [126] einen Handlungsteil aufweist, der in der Bewertung dem verbalen

Tabelle 84. *Vergleichende Entwicklungstabelle für das erste Lebensjahr.* (Nach GESELL und AMATRUDA, 1941; ILLINGWORTH, 1967; HELLBRÜGGE und PECHSTEIN, 1968)
Zeichenerklärung. ATNR = Asymmetrisch Tonischer Nacken-Reflex; TLR = Tonischer Labyrinth-Reflex; BL = Bauchlage; RL = Rückenlage; ML = Mittellinie.

Alter	Grobe Motorik	Feine Motorik und Adaptation	Sprache und sozialer Kontakt	Photo
1 Monat	*RL:* Kopf rollt zur Seite (ATNR), Hände leicht gefaustet, Beugetonus, gelegentlich Moro-Reflex *BL:* Beugetonus, Knie unter Abdomen, intermittierende Hüft- und Kniestreckung, Kopf zur Seite, kann für Augenblicke angehoben werden, vorwiegend seitlich *Hochziehen:* Kopf bleibt zurück *Aufsetzen:* Kopf fällt nach vorn, kann kurz angehoben werden, vorwiegend nach einer Seite *Aufstellen:* kurzfristige Gewichtsübernahme, fällt dann in sich zusammen *Reflexe:* TLR, Galantreflex, Placingreaktion, Schreitreflex, Greifreflexe (palmar und plantar), Magnetreflex, Bauerreaktion	Bewegte Gegenstände in der Sichtlinie werden wahrgenommen. Folgt mit den Augen bis zur ML. Greift bei Berührung mit 4 Fingern ohne Daumen = Affengriff. Läßt Gegenstand gleich wieder unabsichtlich fallen. Bei Geräuschen wird Aktivität vermindert. Reagiert auf extreme Licht- oder Geräuscheinwirkungen mit Stirnrunzeln, Schreien, Mororeflex	*Sprache:* Wenige Kehllaute, schnorchelnde Geräusche bei Nacht. Schreien vor den Mahlzeiten. Wird ruhig, wenn z.B. Glocke ertönt *Sozialer Kontakt:* Unbewegliches Gesicht, blickt manchmal Untersucher oder Mutter an, erschrickt leicht bei Geräuschen. Aktivität und Massenbewegungen werden bei Ablenkung vermindert. Läßt sich durch Aufnehmen, Streicheln, Stimmen, Stillen etc. beruhigen. Öffnet und schließt den Mund	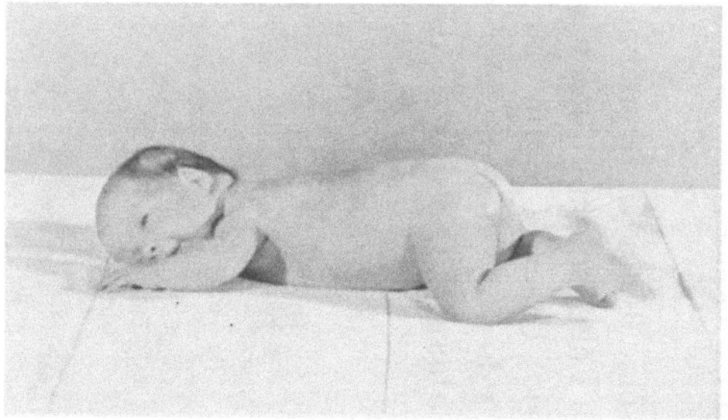
2 Monate	*RL:* Kopf vorwiegend zur Seite, in Ruhe ATNR sichtbar, Hände noch oft gefaustet, eine Hand am Mund. Strampelt heftig, symmetrisch, alternierend (reziprokes Strampeln), Streckung der Beine in ML *BL:* Beugetonus, stützt sich auf Unterarme, hebt Kopf in ML intermittierend an und kann ihn kurzfristig etwa 45° hochhalten *Hochziehen:* Kopf hängt weniger zurück, wackelig *Aufsetzen:* Kopf kann kurzfristig aufrecht gehalten werden, fällt dann nach vorn *Aufstellen:* Beim Belasten der Füße strecken sich die Beine, Zehen gekrallt, kurzfristige Gewichtsübernahme *Reflexe:* Mororeflex gelegentlich auch ohne auslösende Ursache auftretend	Bewegte Gegenstände werden über ML hinaus mit Augen verfolgt. Hält Klappern kurz fest (Rückbildung des Greifreflexes), Hände häufiger geöffnet. Verfolgt sich bewegende Personen, betrachtet Hand des Untersuchers, fixiert, konvergiert, fokussiert. Gesichtsmimik reagiert auf Geräusche (Glocke etc.)	*Sprache:* Spontane Lautbildung wird häufiger, Lautäußerungen, die kein Schreien mehr sind, treten auf, „Plaudern“. Einzelne Vokale wie ah, eh, uh... Reagiert mit Lauten, wenn man zu ihm spricht *Sozialer Kontakt:* Wacher Gesichtsausdruck, direkter Blick, lächelt gezielt. Beim Ansprechen Reaktion durch Fixieren des Blickes, flüchtiges Lächeln und lebhaftere Bewegungen. Betrachtet Untersucher und folgt seinen Bewegungen	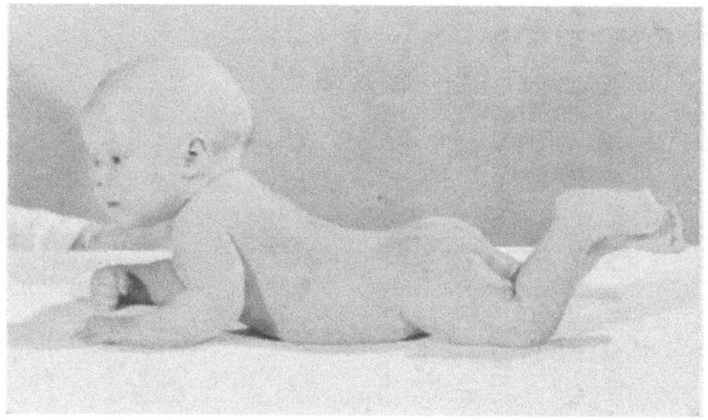

Alter	Grobe Motorik	Feine Motorik und Adaptation	Sprache und sozialer Kontakt	Photo
3 Monate	*RL:* Hebt Kopf in Mittellage, legt ihn jedoch zumeist auf die Seite. Rollt passiv von der Seite zur RL. Hände offen oder locker geschlossen *BL:* Hält Kopf für längere Zeit hoch. Stützt sich auf Unterarme ab. Hüften flach, Rücken konkav gebogen *Hochziehen:* Nur noch leichtes Kopfwackeln *Aufsetzen:* Gute Kopfkontrolle über $^1/_2$ min. Runder Rücken *Aufstellen:* Kurze Gewichtsübernahme, beim Belasten stemmt es sich mit gebeugten Hüften und Knien gegen die Unterlage, wobei ein Bein automatisch angehoben wird *Reflexe:* Keine tonischen Reflexe mehr	Schaut automatisch in ML. Folgt Gegenstand mit Blick bis 180°. Betrachtet Gegenstand nicht nur kurz. Kann Klapper ergreifen und für 1 min oder länger festhalten, bewegt sie, betrachtet seine Hände, hebt sie über den Kopf. Übergang zu aktivem Greifen	*Sprache:* Lacht laut beim Ansprechen, dreht Kopf zum Sprechenden, gurrt, quietscht auch spontan. Freude an spontaner Lautbildung *Sozialer Kontakt:* Schaut Untersucher fest an, stimmlich-sozialer Kontakt, zieht an Kleidern. „Soziales Lächeln" auch bei Fremden	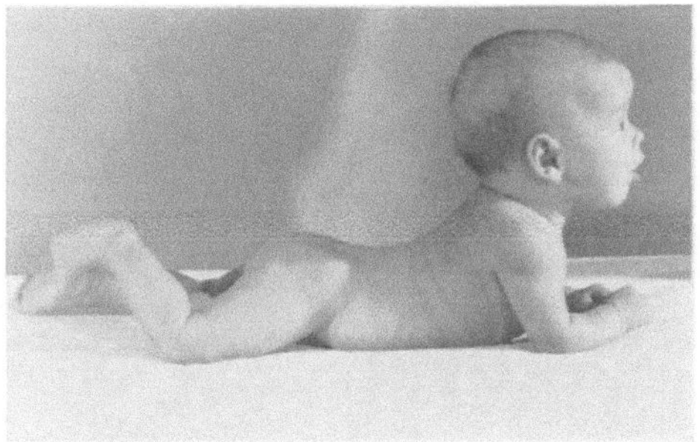
4 Monate	Symmetrische Haltung, ATNR nur noch schwach. Hände in ML, koordiniert mit Kopf- und Körperhaltung, greift, krallt. Massenbewegungen beim Betrachten eines hängenden Ringes *BL:* Kopf wird 90° angehoben und gehalten, hält sich auf Unterarmen. Beine gestreckt, kurz vor der Drehung. Schwimmbewegungen *Hochziehen:* Leichtes Zurückbleiben des Kopfes, der nur noch beim Bewegen wackelt *Sitzen:* 10—15 min im Kissen mit mäßiger Kopfkontrolle. Rücken im Lumbalbereich rund. Beine gestreckt *Aufstellen:* Belastet Füße mit Zehenspitzenstand kurz, Beugung der Zehen, Heben eines Fußes	Spielzeug wird sofort abgeblickt, Hände werden aktiv zum Greifen gebraucht. Spielzeug in der Hand betrachtet und zum Mund geführt. Hände frei in ML beweglich, schaut vom Objekt zur eigenen Hand und derjenigen des Untersuchers. Setzt Spielzeug in Bewegung	*Sprache:* Lacht laut, bei Erregung atmet es schwer. Freude an spontaner Lautbildung mit Silben, spontanes Quietschen *Sozialer Kontakt:* Spontanes Lächeln bei vertrauten Personen, freundlich auch zu Fremden, lacht laut beim Necken, freut sich beim Spielen und beim Anblick der Flasche, Widerstand beim Wegnehmen von Spielzeug	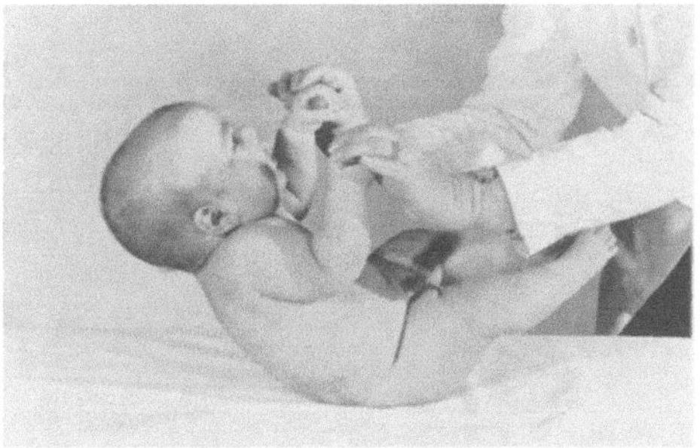

Tabelle 84 (Fortsetzung)

Alter	Grobe Motorik	Feine Motorik und Adaptation	Sprache und sozialer Kontakt	Photo
5 Monate	*RL:* Dreht sich von Seite zu Seite auch in die BL. Füße werden zum Mund geführt *BL:* Abstützen auf Hände und Arme *Hochziehen:* Kopf zwischen den Schultern, gute Kopfkontrolle *Sitzen:* Rücken gerade, Beine gestreckt *Aufstellen:* Übernimmt fast Körpergewicht	Greift beidhändig sicher Objekte, „Palmares Greifen" mit ganzer Handfläche. Daumen ausgestreckt. Spielzeug wird von einer Hand in die andere gegeben und zum Mund geführt. Spielt mit seinen Zehen, verfolgt mit Augen verlorengegangene Gegenstände. Ergreift einen Würfel bei Berührung	*Sprache:* Quiekt, bringt unartikulierte Laute heraus, gurrt, hört auf zu Weinen, wenn es Musik vernimmt. „Plaudert" allein *Sozialer Kontakt:* Lächelt seinem Spiegelbild zu, greift an die Flasche, unterscheidet freundlichen und strengen Ton von Sprache und Mimik. Beginnende Kontaktsuche, wendet sich sprechenden Stimmen zu, hört auf zu weinen, wenn man mit ihm spricht	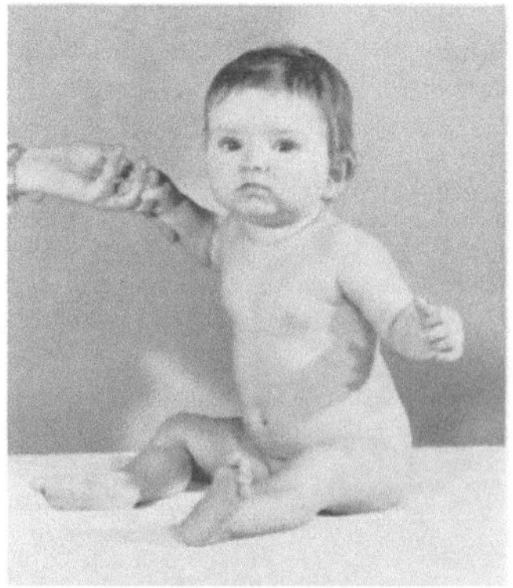
6 Monate	*RL:* Hebt Beine ausgestreckt, spielt bei angehobenem Kopf mit seinen Füßen, rollt in Seiten- und Bauchlage, bevorzugt diese Lagen gegenüber RL *BL:* Dreht sich mit ganzem Rumpf nach beiden Seiten. Übernimmt Körpergewicht mit beiden Händen, nicht mehr mit Unterarmen. Thorax und oberes Abdomen frei von Unterlage — Amphibienreaktion *Hochziehen:* Kind hilft mit, indem es sich an den Fingern des Untersuchers festhält *Sitzen:* Sitzt im Stuhl mit leichter Unterstützung unsicher, balanciert, stützt sich nach vorn ab, Rücken dabei wenig gekrümmt *Stehen:* Steht — an den Händen unterstützt — für einen Augenblick, übernimmt dabei fast das ganze Gewicht	Hält Flasche und greift seine Füße. Greift mit beiden Händen einen Würfel, wechselt zwischen beiden Händen und gibt ihn ab, wenn ihm ein anderer angeboten wird. Dreht Spielzeug zwischen den Händen und steckt es in den Mund	*Sprache:* Spontanes Babbeln, gurrt und juchzt, lallt Silben vor sich hin (la, wa, ta, ba, ka) singt, imitiert Husten und Herausstrecken der Zunge. Macht sich durch Silbenruflaute bemerkbar. *Sozialer Kontakt:* Trinkt aus an die Lippen gehaltener Tasse. Zeigt Freude und Mißfallen, unterscheidet Fremde: „Fremdelt", streckt sich nähernden Personen Arme entgegen, schmiegt sich an die Wange vertrauter Personen, versteht „Eia-Spiel"	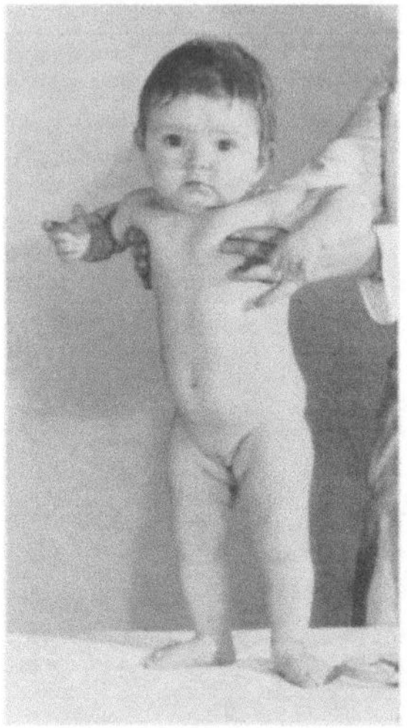

Alter	Grobe Motorik	Feine Motorik und Adaptation	Sprache und sozialer Kontakt	Photo
8 Monate	Sitzt ohne Unterstützung kurz (ca. 1 min) aufgerichtet. Dreht sich im Sitzen um seine eigene Achse. Macht Anstrengungen allein zu stehen. Beine übernehmen beim Stehen mit Unterstützung oder Festhalten an Gegenständen das Gewicht	Faßt mit einer Hand nach zwei Würfeln. Wenn einer schon gegriffen ist wird er so gehalten, daß auch der zweite noch aufgenommen werden kann. Greift nach allem Spielzeug in seinem Umkreis. Schaut wegfallendem Spielzeug nach. Ist mit den Händen sehr beschäftigt	*Sprache:* Kombiniert Silben: da-da, ba-ba. Imitiert Geräusche, hat Freude an Lautbildungen *Sozialer Kontakt:* Aktive Kontaktsuche, hat Angst vor fremden Personen Reagiert auf das Wort „Nein“	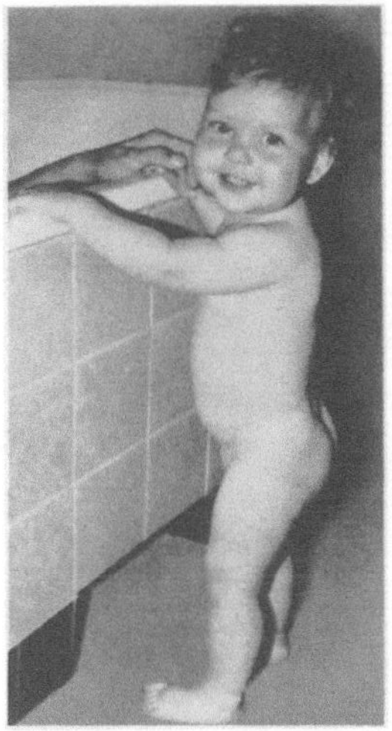
10 Monate	Sitzt längere Zeit mit gutem Gleichgewicht. Abstützen auch nach hinten möglich. Kann sich selbst Aufsetzen und vom Sitzen in BL zurückgehen. Zieht sich an Möbeln zum Sitzen hoch. Kriecht (robbt) auf dem Bauch vorwärts und um seine Achse. Stellt sich bei Unterstützung an den Händen von selbst auf. Steht mit ganzer Fußsohle, hebt ein Bein aktiv, fällt plötzlich in sich zusammen	Berührt mit Zeigefinger Details des Spielzeugs. Bringt Schnur durch einen Ring, bewegt Glocke hin und her. Versucht beim Trinken aus der Tasse mit beiden Händen zuzufassen. Nimmt sich z.B. ein Tuch vom Kopf	*Sprache:* Sagt „Mama“ und „Papa“ und meist noch ein zusätzliches Wort oder verschiedene Silben. Imitiert Laute. Reagiert auf seinen Namen, auf „Aufwiedersehen“ und „bitte-bitte“ *Sozialer Kontakt:* Schaut nach Gegenständen auch um die Ecke, zieht an den Kleidungsstücken anderer, um Aufmerksamkeit zu erregen. Hält Untersucher Gegenstand entgegen ohne loszulassen. Lauscht einer an sein Ohr gehaltenen Uhr. Ist verärgert, wenn Spielzeug fortgenommen wird. Macht mit Händen „bitte-bitte“	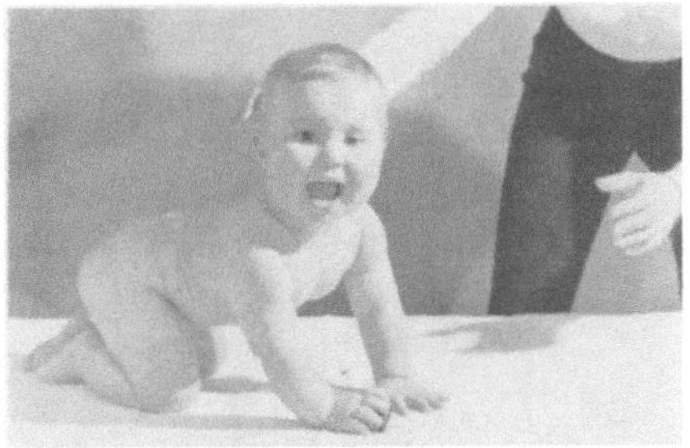

Anteil gleichgestellt wird. Dies erscheint uns berechtigt, da ohne Reifung der motorischen Funktionen keine sensorische Erfahrung gemacht werden kann. Wir finden diese Tatsache deutlich ausgeprägt bei den senso-motorischen Störungen der cerebralbewegungsgestörten Kinder.

Statisch-motorische Entwicklung im Kleinkindesalter (1.—5. Lebensjahr)

Die motorische Entwicklung des Kleinkindes vollzieht sich wesentlich ruhiger und langsamer als die Entwicklung während des 1. Lebensjahres.

Die vom Säugling bereits erworbenen Fähigkeiten müssen gefestigt werden, wie z.B. die Gleichgewichtsreaktionen und Gleichgewichtskontrolle.

Nach Illingworth [59] lernt das Kleinkind mit *13 Monaten* (Abb. 55) laufen und geht mit *15 Monaten* schon kriechend eine Treppe hoch. Es beginnt ohne Hilfe zu stehen, fällt nicht mehr so plötzlich hin. Dagegen kann es noch nicht um die Ecke gehen oder plötzlich in einer Bewegung innehalten. Im Gegensatz zu Illingworth geben Gesell und Amatruda an, daß diese Fähigkeiten schon vorhanden sein können.

Mit *18 Monaten* (Abb. 56) kann das Kind die Treppe ohne Hilfe herauf und herunter gehen, sich am Geländer festhaltend. An einer Hand gehalten, kann es Treppen steigen, wobei eine Treppenstufe mit beiden Füßen genommen wird. Es kann beim Gehen ein Spielzeug tragen, z. B. eine Puppe, kann sich auf einen Stuhl setzen und auf zwei Beinen hüpfen. Einen Ball vermag es ohne umzufallen zu werfen, manche Kleidungsstücke (Handschuhe, Socken) kann es schon selbständig ausziehen. Die Sauberkeitsentwicklung als Anzeichen der Sphinctercontrolle setzt jetzt ein. Hier finden sich Unterschiede zwischen Jungen und Mädchen; im allgemeinen sind letztere etwas eher sauber.

Tabelle 84 (Fortsetzung)

Alter	Grobe Motorik	Feine Motorik und Adaptation	Sprache und sozialer Kontakt	Photo
12 Monate	Kriecht viel auf Händen und Knien. Geht seitwärts am Gitter des Laufstalls und an Möbeln herum. Geht vorwärts, wenn ihm beide Hände gereicht werden	Ergreift einen Knopf mit gebeugtem Daumen und Zeigefinger: vollendete Oppositionsstellung. Nimmt kaum noch etwas in den Mund. Spielt mit Würfeln in richtiger Reihenfolge	*Sprache:* Spricht außer „Mama“ und „Papa“ noch zwei weitere Worte. Plappert kurze Silbensätze. Schüttelt Kopf für „Nein“ *Sozialer Kontakt:* Gibt Objekte an Untersucher zurück, läßt los. Hilft aktiv beim Trinken aus der Tasse, ißt Zwieback alleine. Macht bei Aufforderung spontan „Winke-Winke“. Zeigt Interesse an Bilderbüchern. Bewegt sich beim Singen von Reimen	

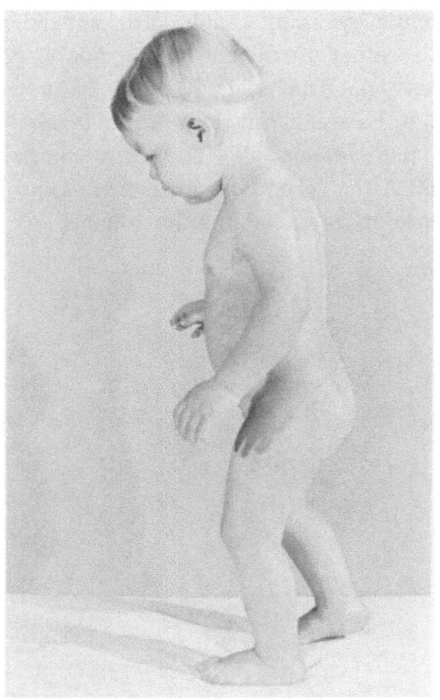

Abb. 55. 13 Monate

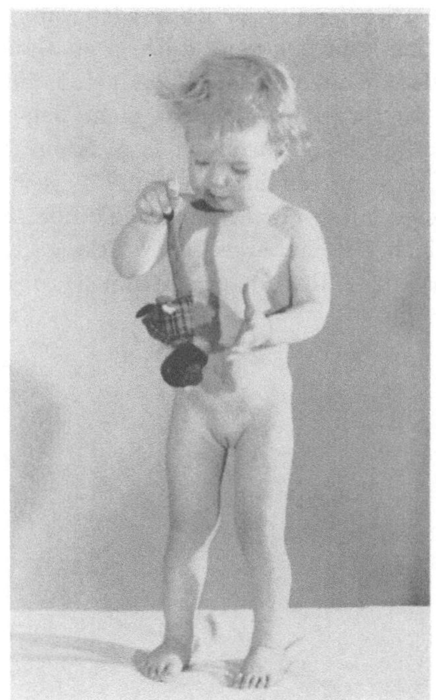

Abb. 56. 18 Monate

Die Sprachentwicklung ist zu diesem Zeitpunkt außer „Mama" und „Papa" nur auf einzelne Worte beschränkt.

Mit *2 Jahren* (Abb. 57) läuft das Kleinkind ohne hinzufallen, geht ohne Festhalten die Treppe herauf und herunter, nimmt jedoch eine Stufe immer noch mit beiden Füßen. Ein Ball kann, wenn auch noch ungeschickt, mit den Füßen vorwärts gestoßen werden. Es kann rückwärts gehen und ohne sich festzuhalten Gegenstände aus dem Stand aufheben. Die Feinmotorik hat sich so verbessert, daß es eine einzelne Seite eines Buches umblättern kann. Daumen und Zeigefinger können schon gut in Oppositionsstellung gebracht werden.

Das Spielen wird geordneter, wobei das Kind meist noch für sich alleine bleibt und anderen nur zuschaut.

Die Gleichgewichtskontrolle ist noch nicht vollständig, es ist jedoch fähig, kurzfristig auf einem Bein zu stehen. Beim Laufen kann es den Kopf drehen, wie es überhaupt viel herum-

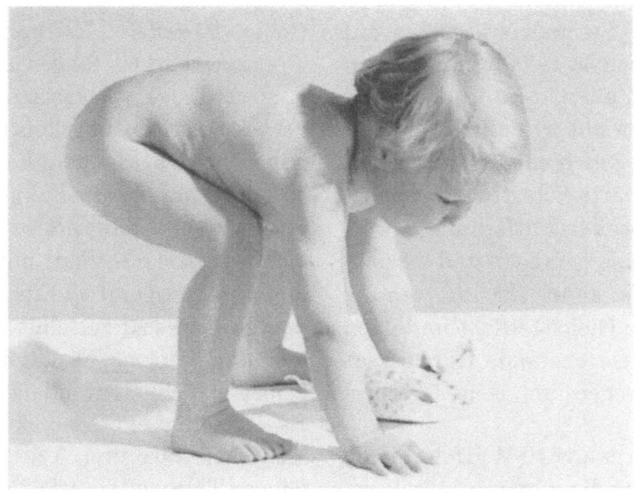

Abb. 57. 2 Jahre

läuft. Dies kann es jedoch nur langsam, da die Haltungskontrolle beim aufrechten Gang und die Beschleunigung zwei Fähigkeiten sind, die das Kind zusammen nocht nicht beherrscht. Es kann einen Turm aus 6 Würfeln bauen, drei Bewegungen imitieren und Papier nachahmend falten. Beim Anziehen findet es das Armloch. Die Sauberkeitsentwicklung ist, wenn es nachts einmal hochgenommen wird, eingetreten.

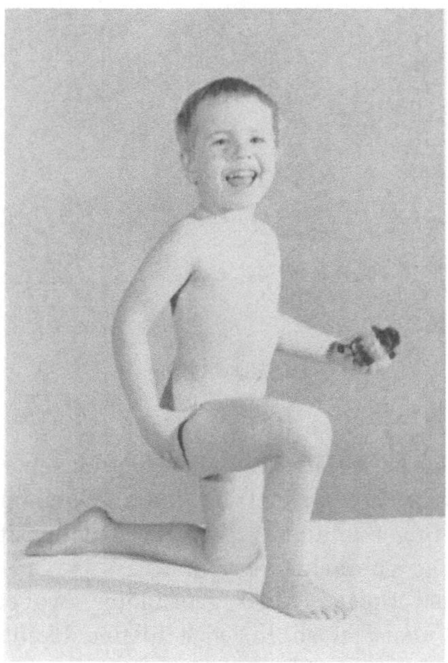

Abb. 58. 3 Jahre

Mit *3 Jahren* (Abb. 58) kann das Kind ohne Hilfe mit einem Fuß eine Stufe hinauf gehen und mit zwei Füßen für jede Stufe eine Treppe herunter gehen. Für Sekunden kann es auf einem Fuß stehen, auch ist es fähig mit nebeneinander gestellten Füßen, also auf kleiner Grundfläche Gleichgewicht zu halten. Es kann relativ gut auf einem Strich entlang gehen und ist in der Lage rückwärts Schritte zu machen.

Ein aus nicht zu weiter Entfernung geworfener Ball kann von ihm gefangen und zurückgeworfen werden. Es kann Dreirad fahren. Durch das verbesserte Gleichgewicht im Sitzen kann es entferntere Gegenstände durch Vorwärtsbeugen und Drehen um seine Körperachse ergreifen.

Es kann einen Turm aus 10 Würfeln bilden und ißt schon selbständig ohne zu kleckern. Ein Kreis und ein Kreuz kann von ihm abgezeichnet werden. Auch kann es sich einen Schuh selber anziehen und größere Knöpfe aufmachen. Aus drei Würfeln baut es eine Brücke. Es spielt mit der Puppe, bringt sie ins Bett und füttert sie. Das Kind imitiert in diesem Alter gerne Hausarbeit. Es kann schon seinen Vor- und Nachnamen sagen.

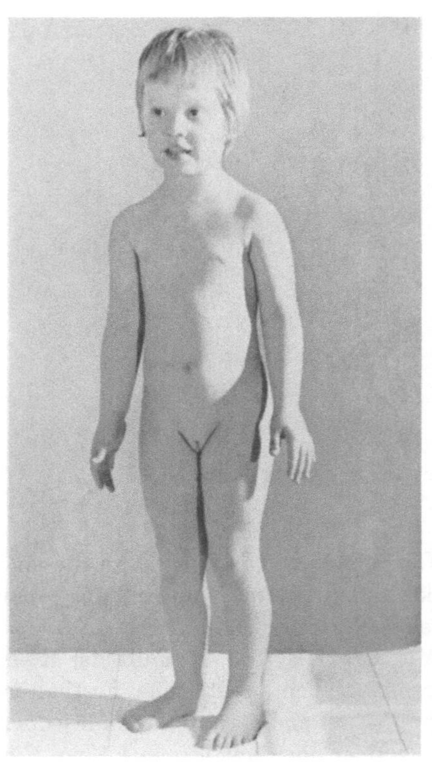

Abb. 59. 4 Jahre

Mit *4 Jahren* (Abb. 59) ist seine Motorik so ausgebildet, daß es für 10 sec auf einem Bein stehen und hüpfen kann und den Fuß beim Gehen abrollen. Es kann einen Ball mit großer Sicherheit fangen und zurückwerfen.

Durch das verbesserte Gleichgewicht und verbesserte Haltungskontrolle kann es jetzt mit mehr Grazie gehen. Es ist insgesamt unabhängiger. Motorische Fähigkeiten werden gerne gezeigt, so balanciert es z.B. gewagt auf Mauern etc. Es beginnt mit anderen zu spielen und wird kooperativ. Eine gefüllte Tasse kann es ohne etwas zu verschütten tragen. Es schaukelt ohne Angst. Es kann laufen und gehen, wobei es schnell wenden und stoppen kann. Es ist fähig ein Viereck zu kopieren, einen Menschen aus drei Teilen zu zeichnen und feinere Tätigkeiten, wie Perlen aufziehen, auszuführen. Das Anziehen fällt ihm leichter, es hilft schon bei der Hausarbeit, und zwar nicht nur imitierend. Die kurzfristige Trennung von der Mutter wird ihm schon möglich, so daß es im Kindergarten bleibt ohne zu weinen.

Mit *5 Jahren* (Abb. 60a u. 60b) ist seine Motorik im wesentlichen ausgereift. Das Gleichgewicht ist gut, seine Haltungskontrolle vollständig, so daß es sich wie ein Erwachsener bewegen kann. Es spielt und kommuniziert geordnet, kann einen Menschen aus sechs Teilen zeichnen, sich alleine anziehen und manchmal auch die Schnürsenkel der Schuhe zubinden. Es geht alleine auf die Toilette. Sein Sprachvermögen und Sprachverständnis ist fortgeschritten, es kann in einfachen Sätzen eine Unterhaltung führen. Aufforderungen kommt es sinngemäß nach. Seine Zeichnungen zeigen Komposition. Die Hand-Augen-Koordination ist vorhanden, das Kind hat ein gutes Körperschema entwickelt.

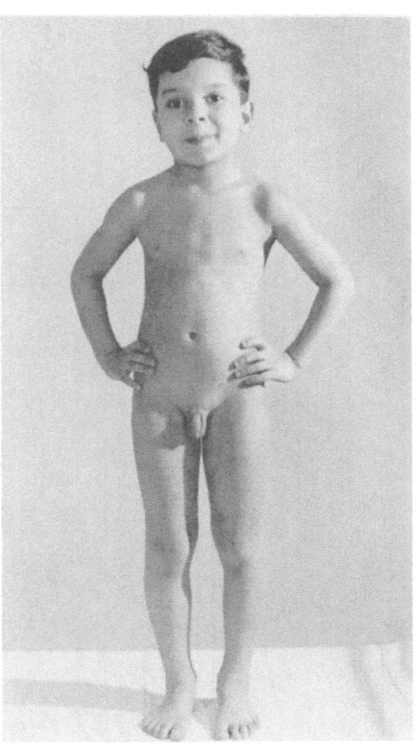

Abb. 60a. 5 Jahre

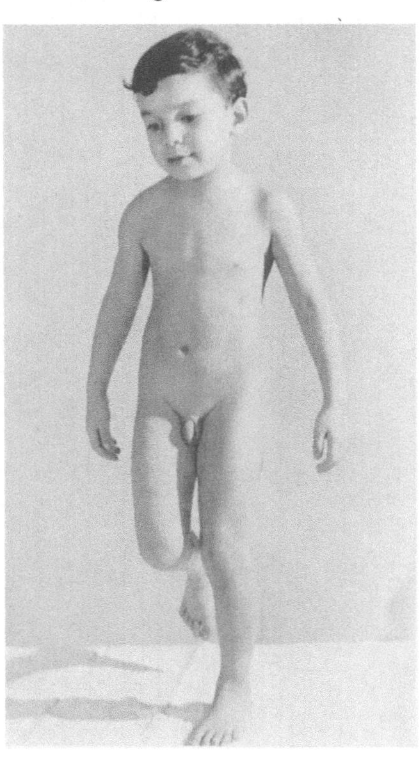

Abb. 60b. 5 Jahre

Der Denver-Developmental-Screening-Test als Beispiel eines standardisierten Entwicklungstestes

Sinn dieser Teststandardisierung war es, eine Methode für die Früherkennung entwicklungsverzögerter Kinder zu erstellen, die schnell ausführbar ist ohne dabei an Qualität zu verlieren. Zum anderen sollte durch diese Untersuchung festgestellt werden, ob es signifikante Unterschiede der Entwicklung bei Kindern verschiedener sozialer Klassen und verschiedenen Geschlechts gab.

Die Wichtigkeit eines solchen Testes schien FRANKENBURG und DODDS [28] im Hinblick auf eine Früherkennung von Schäden und deren Behandlung gegeben.

Aus 12 bereits entwickelten und gebräuchlichen Tests (s. unten), wurden 240 Merkmale entnommen und an 200 Kleinkindern und Kindern des Vorschulalters geprüft. Diese Merkmale wurden zunächst auf ihre Brauchbarkeit bei der Durchführung des Testes untersucht. 105 Merkmale wurden danach endgültig ausgewählt. Sie wurden bei 1036 Kindern aus der Bevölkerung von Denver angewandt. Es wurde versucht, die für diese Stadt repräsentativ rassisch-ethnologischen Bevölkerungsgruppe zu berücksichtigen. Die untersuchten Kinder hatten ein Alter von 2 Wochen bis zu 6,4 Jahren. Sie galten alle als normal. Kinder aus Risikogeburten oder mit postpartaler Schädigungsmöglichkeit wurden nicht berücksichtigt.

543 waren Jungen, 493 Mädchen. Die Kinder stammten aus privaten Haushalten, Babykrippen, Schulen etc.

Die Berufe der Eltern wurden bei der Auswahl der Kinder, und zwar im Verhältnis zur Prozentzahl in

DENVER DEVELOPMENTAL SCREENING TEST
Querschnittsnormen

Tabelle 85. Copyright 1967 by W. K. FRANKENBURG and J. B. DODDS

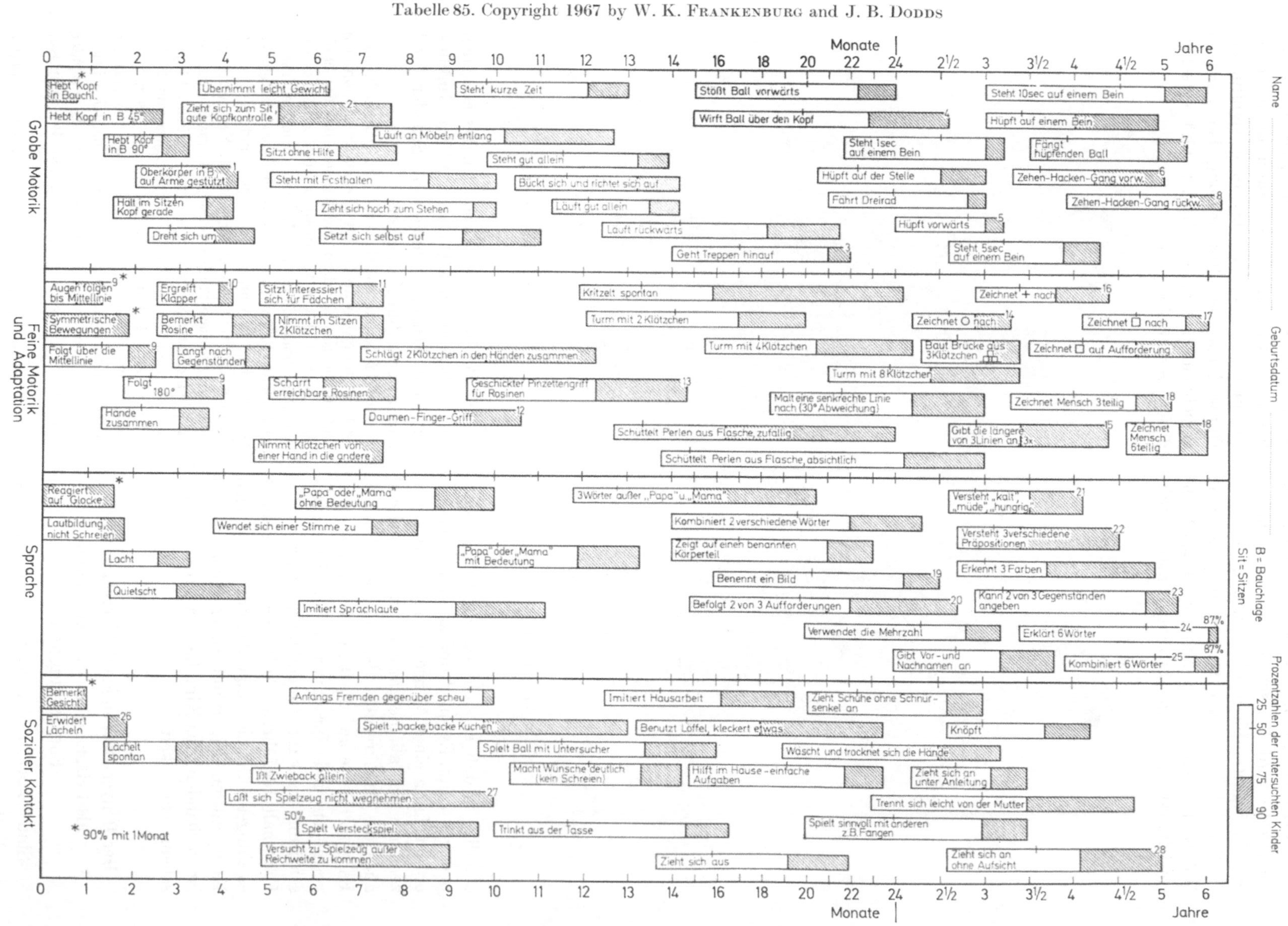

der Ortsbevölkerung von Denver beachtet. Bei der Gruppenbildung wurden die Altersunterschiede in der Zeit der schnelleren Entwicklung der ersten Lebensmonate sehr klein gewählt (10 Tage), später wurden die Abstände vergrößert.

Die Tabelle 85 zeigt einen Testbogen, der aus diesem Versuch entstanden ist. Er erlaubt einen schnellen Überblick über die zeitliche Streuung des Auftretens der einzelnen Merkmale. Ein Bogen, der als Untersuchungsformular dient, in den die jeweils erhobenen Befunde eingetragen werden können, ist im Denver-Developmental-Screening-Test (DDST) angegeben [28]. Durch Vergleich der Ergebnisse mit den Angaben in Tabelle 85 kann festgestellt werden, auf welche Perzentile die getesteten Merkmale fallen oder ob sie außerhalb der Perzentile liegen (angegeben sind die 25, 50, 75 und 90 Perzentile).

Die Untersuchung ergab, daß die Streuung der Entwicklung im ersten Jahr 1 Monat und mehr betrug, zwischen 1 und 2 Jahren 2 Monate und mehr, zwischen 2 und 3 Jahren 3 Monate und mehr, zwischen 3 und 4 Jahren 4 Monate und mehr, zwischen 4 und 5 Jahren 5 Monate und mehr und zwischen 5 und 6 Jahren 6 Monate und mehr.

Ein signifikanter Unterschied in der Entwicklung bei Mädchen und Jungen wurde nicht gefunden. Bei den vorhandenen geringen Unterschieden handelte es sich um Spielgewohnheiten, die für Jungen und Mädchen typisch sind (Fußballspielen, Seilhüpfen etc.).

Bei den verschiedenen sozialen Gruppen waren die Unterschiede in den ersten 2 Jahren gering, danach wurde insbesondere der Sprachschatz von Kindern, deren Väter den „white collar"-Berufen angehörten, größer.

Der DDST korreliert stark mit dem Revised Yale Developmental Schedule (RYDS); es handelt sich hierbei um einen modifizierten Gesell-Test mit Merkmalen aus dem Test von Merrill-Palmer, Stanford-Binet und Hetzer-Wolf.

Die stärkste Übereinstimmung mit dem RYDS bestand im grobmotorischen Bereich, der geringste im sozialen Kontakt. Der DDST ist kein Intelligenztest, sondern ein Entwicklungstest. Er dient dazu Entwicklungsverzögerung festzustellen, deren Ursache dann durch weitere Teste und Untersuchungen geklärt werden muß.

Bei Verzögerung nur weniger Entwicklungsmerkmale sollte der Test nach einiger Zeit (Monate) wiederholt werden, bevor die Diagnose einer Retardation gestellt wird.

Eine Standardisierung dieses Testes für andere Länder mit anderer Zusammensetzung der Bevölkerung wäre wünschenswert.

Die 12 angewandten ausgewerteten Teste:

1. Bayley Infant Scales of Development [5, 6].
2. Cattell Infant Intelligence Scale [16, 19].
3. Gesell Developmental Schedules [37, 39 bis 44].
4. Griffith Developmental Scale [46].
5. Hetzer-Wolf Babies Scales from the Vienna Test [15, 16].
6. Merrill-Palmer Scale of Mental Tests.
7. Revised Yale Developmental Scale.
8. Stanford-Binet Intelligence Scale [9, 10, 30, 31, 76, 121, 122].
9. Vineland Social Maturity Scale.
10. Lincoln-Oseretzky Motor Development Scale.
11. Communication Evaluation Chart.
12. The California Developmental Charts.

Funktion der statisch-motorischen Entwicklung für die Gesamtentwicklung des Säuglings und Kleinkindes

Die beschrieben Entwicklungstabellen zeigen den raschen Wandel der Motorik insbesondere während der Säuglingszeit auf. Sie ermöglichen es, ein Zustandsbild von einzelnen Entwicklungsschritten zu erfassen und bieten die Möglichkeit, Abweichungen von der Norm festzustellen. Es scheint darüber hinaus berechtigt, nach der Funktion der angeführten Reaktionen zu fragen und nicht nur ihr Auftreten bzw. Verschwinden zu beschreiben.

Was ist der „Sinn" von Stell- und Haltungsreflexen? Welche Funktion liegt den Gleichgewichtsreaktionen zugrunde? In diesem Zusammenhang muß noch einmal erwähnt werden, daß im Säuglingsalter die Trennung von motorischer und geistiger Entwicklung kaum durchführbar ist. Piaget [105] weist darauf hin, daß die geistige Entwicklung des Säuglings und Kleinkindes während der ersten 18 Monate von der Fähigkeit abhängt, sich normal zu bewegen.

Die normale motorische Entwicklung hat ihrerseits Rückwirkungen auf die Umgebung und ermöglicht es dieser bzw. stimuliert diese angemessen zu reagieren (naturgemäß handelt es sich hierbei um die Mutter). Aus diesem Wechselspiel von Aktion und Reaktion wächst der geistige Horizont des Kindes. Der entscheidende Schritt zu dieser „Horizonterweiterung“ ist die Aufrichtung des Körpers zu sehen. Die Stellreaktionen, die das Anheben des Kopfes und die Gesamtaufrichtung des Menschen ermöglichen, wie die Mechanismen der Haltungsbewahrung, stellen somit wesentliche Schritte für die Weiterentwicklung differenzierter motorischer Fähigkeiten und damit auch der geistigen Entwicklung des Menschen dar.

Literatur

1. ANDRÉ-THOMAS, A., SAINT-ANNE DARGASSIES, S.: Études neurologiques sur le nouveau-né et le jeune nourrisson. Paris: Masson 1952.
2. — CHESNI, Y., SAINT-ANNE DARGASSIES, S.: The neurological examination of the infant. London: The Spastic Society 1960.
3. BALDUZZI, O.: Die Stützreaktionen beim Menschen in physiologischen und pathologischen Zuständen. Z. ges. Neurol. Psychiat. **141**, 1—29 (1932).
4. BAUER, J.: Das Kriechphänomen des Neugeborenen. Klin. Wschr. **5**, 1468 (1926).
5. BAYLEY, N.: Mental growth during the first three years. Genet. Psychol. Monogr. **14**, 1 (1933).
6. — Value and limitations of infant testing. Children **5**, 129 (1958).
7. BERTOLOTTI, M.: Étude sur la diffusion de la zone réflexogène chez les enfants; quelques remarques sur la loi à l'orientation des reflexes cutanés à l'état normal et à l'état pathologique. Rev. neurol. **12**, 1160—1166 (1904).
8. BIEBER, J., FULTON, J. F.: Relation of the cerebral cortex to the grasp reflex and to postural and righting reflexes. Arch. Neurol. Psychiat. (Chic.) **39**, 433—454 (1938).
9. BINET, A., SIMON, T.: Le développement de l'intelligence chez les enfants. Ann. psychol. **14**, 1—94 (1908).
10. — — La mesure du développement de l'intelligence chez les jeunes enfants. Paris: Bonvellier & Cie. 1917.
11. BLANKENSTEIN, M. v., WELBERGEN, U. R., DE HAAS, J. H.: Le développement du nourrisson. Presses Universitaires de France 1962.
12. BOBATH, K., BOBATH, B.: Tonic reflexes and righting reflexes in the diagnosis and assessment of cerebral palsy. Cerebr. Palsy Bull. **16**, Nr. 5 (1955).
13. The motor deficit in patients with cerebral palsy, p. 54. London: Spastics Society 1967.
14. BOBATH, B.: Abnormal posteral reflex activity caused by brain lesions. London: William Heinemann Medial Books 1965.
15. BÜHLER, C.: The first year of life. New York: John Day 1930.
15a. — HETZER, H.: Testing children's development from birth to school age. London: Allen and Unwin 1935.
16. CATTELL, P.: The measurement of intelligence of infants an young children. New York: The Psychological Corporation 1947.
17. CARMICHEL, L.: A revaluation of the concepts of maturation and learning as applied to the early development of behaviour. Psychol. New. **43**, 450—470 (1936).
18. CARMICHAEL, C.: Manual of child psychology, II. edit. New York: Wiley 1956.
19. CAVANAUGH, M. C., et al.: Prediction from the catell infant intelligence scale J. cons. Psychol. **21**, 33 (1957).
20. CURTI, M. W., MARSHALL, F. B., STEGGERDE, M.: The Gesell schedules applied to one, two und three year old negro children of Jamaika. J. comp. Psychol. **20**, 125 (1935).
21. CALDWELL, B. M., DRACHMANN, R. H.: Comparability of three methods of assessing the developmental level of young infants. Pediatrics **34**, 51 (1964).
22. COGHILL, G. E.: Anatomy and the problem of behavior. Cambridge: Cambridge University Press 1929.
23. DARWIN, C.: A biographical sketch of an infant. Mind **2**, 285 (1877).
24. DENNIS, W.: On the possibility of advancing and retarding the motor development of infants. Psychol. Rev. **50**, 203 (1943).
24a. DOBLER, H.-J.: Biologische Reifung der neurologischen und statomotorischen Entwicklung. Fortschr. Med. Nr 1, 21—25 (1970).
25. DRILLIEN, C. M.: The growth and development of the prematurely born infant. Edinburgh: E. and S. Livingstone 1964.
26. — Longitudal study of the growth and development of prematurely and naturely born children. Part VII, Mental development 2—5 years. Arch. Dis. Child. **36**, 233 (1961).
27. FIORENTINO, MARY, R.: Reflex testing methods for evaluating C. N. S. development. Thomas 1968.
28. FRANKENBURG, W. K., DODDS, J. B.: Denver-developm.-screening test. J. Pediat. **71**, 181—191 (1967).
29. GALANT, S.: Der Rückgratreflex. Diss. Basel (1917).
30. GODDARD, H. H.: The Binet-Simon measuring scale for intelligence. Training School Bull. **8**, 56—62 (1911).
31. GOODEHOUGH, F. L.: Mental test. London: Staples 1950.
32. GÖB, A.: Die fortlaufende Überprüfung der frühkindl. Hirnschäden an der motorischen Entwicklung und dem Reflexverhalten. Z. Orthop. **103**, 2, 221—240 (1967).
33. GEBER, M., DEAN, R. F. A.: Gesell tests in African children. Pediatrics **20**, 1055 (1957).
34. GESELL, A.: How a baby grows. London: Hamish Hamilton Medical Books (1946).
35. — The otogenesis of infant behaviour. In: L. CARMICHEL (ed.), Manual of child psychology. New York: John Wiley (1946).

36. — Tonic neck reflex in human infant (morphogenetic and clinical significance). J. Pediat. **13**, 455 (1938).
37. — Amatruda, C. S.: Developmental diagnosis. Normal and abnormal child develop. New York: Hoeber 1941, 1954, 1956.
38. — Thompson, H.: The psychology of early growth. New York: Macmillan 1938.
39. — Studies in child development. New York: Harper 1948.
40. — et al.: An atlas of infant behaviour: A systematic delineation of the forms and early growth of human behaviour patterns, 922, New Haven: Yale Univ. Press 1934.
41. — Amatruda, C. S., Costner, B. M., Thompson, H.: Biographies of child develop. London: Hamish Hamilton 1939.
42. — The first five years of life. Harper & Brothers Publ. 1940.
43. — Reciprocal interweaving in neuro-muscular development.: A principle of spiral organisation shown in the patterning of infant behaviour. Jour. Comp. Neurol. **70**, 161—180 (1939).
44. — Infancy and human growth. New York: Macmillan 1928.
45. — The mentel growth of the pre-scholl child. New York: Macmillan 1925.
46. Griffiths, R.: The abilities of babies (a study in mental measurement), Univ. of London Press, London (1954).
47. Holt, K. S.: The planter response in infants and children. Cerebr. Palsy Bull. **3**, 449 (1961).
48. — Early motor development. Postural induced variations. J. Pediat. **57**, 571 (1960).
49. Hurlock, E. B.: Child development. New York: McGraw Hill Book Co. 1964.
50. Holden, R. H., Solomons, G.: (National collaborative study of infancy and childhood.) Relation between pediatric, psychological and neurol. examinations during the first year of life. Child Develop. **33**, 719—727 (1962).
51. Hauessermann, E.: Developmental potential of pre-school children. London: Grune & Stratton 1958.
52. Hellbrügge, Th., Pechstein, J.: Entwicklungsphysiologische Tabellen für das Säuglingsalter. Fortschr. Med. **11**, 481 (1968); **14**, 608 (1968). 2. ergänzte und verb. Aufl. 1969.
53. Joppich, G., Schulte, J. F.: Neurologie des Neugeborenen. Berlin-Heidelberg-New York: Springer 1968.
54. Illingworth, R. S.: Dissociation as a guide to developmental assessment. Arch. Dis. Child. **33**, 118 (1958).
55. — Birch, L. B.: The diagnosis of mental retardation in infancy. A follow-up study. Arch. Dis. Child. **34**, 269 (1954).
56. — The normal child. London: Churchill (1964).
57. — The predictive value of developmental tests in the first year, with special reference to the diagnosis of mental subnormality. J. Child. Psychol. Psychiat. **2**, 210 (1961).
58. — An introduction to developmental assessment in the first year. Little club Clinic in Devel. Med. 3. London: Heinemann 1962.
59. — The development of the infant and young child, normal and abnormal, 3rd edit. Edinburgh and London: Livingstone 1967.
60. — 0—5 years. Clinics in Devel. Med. 30 (1966).
61. Knobloch, H., Pasamanick, B.: The developmental behavioral approach to the neurol. examination in infancy. Child Develop. **33**, 181—198 (1962).
62. — — A developmental questionnaire for infants forty weeks of age an evaluation. Monograph of the Society for Research in Child Development, vol. XX, ser. 61, 2. Lafayette, Indiana: Child Development and Publications 1955.
63. — — Environmental factors affecting human development before and after birth. Pediatrics, **26**, 210 (1960).
64. — — Prediction from the assessment of neuromotor and intellectual status in infancy. In: Zubin, J. (ed.), Psychopathology of mental development. New York: Grune & Stratton (in press.) Presented at the 56th annual meeting of the American Psychopathol. Assoc. New York City, Feb. 18—20, 1966.
65. — — Sherard, E. S.: A developmental screening inventory for infants. Pediatrics **38**, 1095 (1966).
66. — — — Prediction from assessment of neuromotor and intellectual status in infancy. Proc. amer. psychopath. Ass. **56**, 387—400 (1967).
67. — — An evaluation of the consistency and predictive value of the 40 week Gesell development in schedule. In child development and child psychiatry. Washington, D.C.: Psychiatric Research Report 13, American Psychiatric association, 10—31, 1960.
69. Knobloch, H.: Precocity of African children. Pediatrics **22**, 601 (1958).
70. — Pasamanick, B.: Further observations on the behavioural development of negro children. J. genet. Psychol. **83**, 137 (1953).
71. Landau, A.: Über motorische Besonderheiten des zweiten Lebensjahres. Mschr. Kinderheilk. **29**, 555 (1925).
72. — Über einen tonischen Lagereflex beim Säugling. Klin. Wschr. **2**, 1253—1255 (1923).
73. Magnus, R., Rademaker, C. G. J.: Körperstellung, Gleichgewicht und Bewegung bei Säuglingen. In: Handbuch der normalen und pathologischen Physiologie, Bd. 15. Berlin: Springer 1930.
74. — Körperstellung. Berlin: Springer 1924.
75. — Kleijn, A. de: Die Abhängigkeit des Tonus der Extremitätenmuskulatur von der Kopfstellung. Pflügers Arch. ges. Physiol. **145**, 455—548 (1912).
76. McNemar, Q.: The revision of the Stanford-Binet scale. An analysis of the standardisation date. Boston: Houghton Mifflin 1942.
77. Maurer, K. M.: Intellectual status at maturity as a criterion for selecting items in preschool tests. Univ. of Minneapolis Institute of child welfare Monograph Series No 21. Minneapolis: Univ. of Minnesota Press 1953.
78. Mitchell, R. G.: The Moro reflex. Cerebr. Palsy Bull. **2**, 135 (1960).
79. Moro, E.: Das erste Trimenon. Münch. med. Wschr. **65**, 1147 (1918).

80. MILANI-COMPARETTI, A., GIDONI, E. A.: Pattern Analysis of motor development and its disorders. Develop. Child Neurol. **9**, 625—630 (1967).
81. — — Routine development examination in normal and retarded children. Devel. med. Child Neurol. **9**, 631 (1967).
82. MINKOWSKI, A., SAINT-ANNE DARGASSIES, S.: Le Rentissement de l'Anoxie Foetale sur le Système Nerveux Central. Rev. franç. Étud. clin. biol. **1**, 531 (1956).
83. MCGRAW, M. B.: The Moro reflex. Amer. J. Dis. Child **54**, 240 (1937).
84. — From reflex to muscular control in the assumption of an erect posture and ambulation in the human infant. Child Developm. **3**, 291 (1932).
85. — The neuromuscular maturation of the human infant. New York 1943.
86. — Neuromuscular mechanism of the infant. Amer. J. Dis. Child. **60**, 1031 (1940).
87. MATTHIASS, H. H.: Untersuchungstechnik und Diagnose der infantilen Cerebralparese im Säuglings- und Kindesalter. Stuttgart: Thieme 1966.
88. NORVAL, M. A.: Relationship of weight and length of infants at birth to the age at which they begin to walk. J. Pediat. **30**, 676 (1947).
89. PAINE, R. S.: Neurological examinations of infants and children. Pediat. clin. N. Amer. **7**, 471—510 (1960).
90. — et al.: Evolution of postural reflexes in normal infants and in the presence of chronic brain syndroms. Neurology (Minneap.) **14**, 1036 (1964).
91. — OPPÉ, T. E.: Neurological examination of children. Clinics in Dev. Med. 20/21. London: Heinemann 1966.
92. PAMELEE, A. H.: Critical evaluation of the Moro reflex. Pediatrics **33**, 773 (1964).
93. PASAMANICK, B.: A comparative study of the behavioral development of negro infants. J. Genet. Psychol. **69**, 3 (1946).
94. PEIPER, A., ISBERT, H.: Über die Körperstellung des Säuglings. Jb. Kinderheilk. **115**, 142—176 (1927).
95. — Die Herztätigkeit des Säuglings. Berlin: Springer 1928.
96. — Die Schreitbewegungen der Neugeborenen. Mschr. Kinderheilk. **45**, 444 (1929).
97. — Beiträge zur Neurologie des jungen Säuglings. Mschr. Kinderheilk. **49**, 265 (1931).
98. — Das Stehen im Säuglingsalter. Jb. Kinderheilk. **134**, 149 (1932).
99. — Instinkt und angeborenes Schema beim Säugling. Z. Tierpsychol. 8, 449—456 (1951).
100. — Eigenarten der kindlichen Hirntätigkeit, 2. Aufl. Leipzig: Thieme 1956.
101. — Die Schwerkraftreflexe des Säuglings. Abh. sächs. Akad. Wiss. Leipzig, math.-nat. Kl. **46**, Nr 4 (1959).
102. — Cerebral function in infancy and childhood. London: Pitman (1963).
103. PEPSY, S.: Cit. in K. C. PRATT: Murchisons handbook of psychology, 2nd. ed., Worcester, Mass.: Clark Univ. Press 1933.
104. PIAGET, I.: La Naissance de l'Intelligence chez l'Enfant. Neuchâtel, Schweiz: Delachaux et Niestlé, S. A. 1959.
105. PRECHTL, H. F. A., SCHEIDT, W. M.: Auslösende und steuernde Mechanismen des Säuglings. I. Z. vergl. Psychol. **32**, 257—262 (1950).
106. — — Auslösende und steuernde Mechanismen des Saugaktes. II. Z. vergl. Psychol. **33**, 53—62 (1951).
107. — Die Eigenart und Entwicklung der frühkindlichen Motorik. Klin. Wschr. **34**, 281—284 (1956).
108. PRECHTL, H. F. R., BEINTEMA, D.: The neurological examination of the full-term newborn infant. London: Spastics Society/Heinemann 1964.
109. ROBERTS, T. D. M.: Neurophysiology of postural mechanisms. London: Butterworths 1967.
110. ROBINSON, L.: In: darwinismus in the nursery. Nineteenth Century, **30**, 831 (1891).
111. ROBINSON, R. J.: Assessment of gestational age by neurological examination Arch. Dis. Child. **41**, 437—447 (1966).
112. SAINT-ANNE DARGASSIES, S.: Méthode d'examin neurologique sur le nouveau-né. Étud. néonatal. **3**, 101 (1954).
113. — Neurological development of the infant. The contributions of ANDRÉ-THOMAS. World Neurol. **1**, 71 (1960).
114. SHINN, M. W.: Notes on the development of a child. California: California Univ. Press 1893.
115. SHIRLEY, M. M.: The first two years of life. Minneapolis: Minneapolis Univ. Press 1931.
116. Symmes, E. F.: An infant testing service as an integral part of a child guidance clinic. Amer. J. Orthopsychiat. **3**, 409 (1933).
117. SCHALTENBRAND, G.: Normale Bewegungs- und Lagereaktion bei Kindern. Dtsch. Z. Nervenheilk. **87**, 23 (1925).
118. — The development of human motility an motor disturbances. Arch. Neurol. Psychiat. (Chic.) **20**, 720 (1928).
119. STIRNIMANN, F.: Über den Moroschen Umklammerungs-Reflex beim Neugeborenen. Ann. Paediat. (Buseg) **160**, 1 (1943).
120. STUART, H. C., PRUGH, D. G.: The healthy child. Cambridge Mass.: Havard Univ. Press 1960.
121. TERMAN, L. M.: The measurement of intelligence. Boston: Houghton, Mifflin 1916.
122. TERMAN, S. M., MERRILL, M. A.: Measuring intelligence. A guide the Administration of the New Revised Stanford Binet Tests of Intelligence. Boston, Houghton Mifflin Comp. 1937.
124. TORRES, F., BLAW, M. E.: Longitudinal-clinic correlations in children from birth to 4 years of age. Pediatrics **41**, 945—954 (1968).
125. VASSELLA, F.: Die neurologische Untersuchung des Säuglings u. Kleinkindes. Päd. Fortbildungsk. **24**, 1—22 (1968).
126. WECHSLER, D.: Wechsler intelligence scale for children. New York: The Psychological Corporation 1949.
127. ZAPELLA, M.: Placing reaction in the newborn. Develop. Med. Child Neurol. **5**, 497 (1963).
128. — FOLEY, J., COOKSON, M.: The placing and supporting reaction in children with mental retardation. J. ment. Defic. Res. 8, 1 (1964).

Endokrinologie in der Kinderheilkunde

Hypothalamus — Neurohypophyse

H. Rodeck, Datteln i. Westf.

Die letzten Jahrzehnte brachten eine erhebliche Ausweitung unserer Kenntnisse über Physiologie und Pathologie des hypothalamo-neurohypophysären Systems, als dessen Aufgaben vorzugsweise die Regulation des Wasserhaushaltes, die Anregung der Wehentätigkeit und gewisse Vorgänge bei der Lactation erkannt wurden.

A. Historisches

Die Geschichte unserer Kenntnisse des hypothalamo-neurohypophysären Systems ist eng verknüpft mit der geschichtlichen Entwicklung der Entdeckung des Diabetes insipidus. Die Kenntnis von Zusammenhängen zwischen Wasserhaushalt und hypothalamo-neurohypophysärem System ist noch nicht sehr alt. Erst gegen Ende des 17. Jahrhunderts unterschied Thomas Willis zwischen einem süßschmeckenden und einem geschmacklosen Harn. Wahrscheinlich gebrauchte Cullen als erster die Bezeichnungen Diabetes mellitus und Diabetes insipidus. Trotz zahlreicher experimenteller Erkenntnisse des 19. Jahrhunderts (Claude Bernard, Piqûre) und ausgezeichneter klinischer Darstellungen des Diabetes insipidus wurde der Zusammenhang des Leidens mit dem hypothalamo-neurosekretorischen System nicht erkannt. Vielmehr hielt man den Diabetes insipidus für ein Nierenleiden, später glaubte man lange Zeit, daß die Polyurie durch nervöse Reize auf die Nieren bedingt sei. Erst 1913 gelang von den Velden und Farini unabhängig voneinander der Nachweis der Wirksamkeit von Hypophysenhinterlappenextrakten auf den Wasserhaushalt. Sie waren in der Lage, durch Injektion von Hinterlappenextrakten alle Erscheinungen des Diabetes insipidus zum Verschwinden zu bringen. Viele Autoren glaubten nun, der Neurohypophyse in der ätiologischen Beurteilung dieses Leidens den ersten, wenn nicht sogar den einzigen Platz einräumen zu müssen. Bald wurden jedoch Beobachtungen mitgeteilt, nach denen auch bei Tumoren bzw. Traumen des Stiels der Neurohypophyse bzw. des Hypothalamus das Krankheitsbild auftrat. Das legte die Vermutung nahe, daß Hypothalamus und Neurohypophyse durch eine im Hypophysenstiel verlaufende Nervenfaserbahn miteinander verbunden seien. 1926 teilten Greving und Pines mit, daß sie einen Tractus supraoptico-hypophyseus nachgewiesen hätten. Die Nuclei supraoptici und paraventriculares wurden von ihnen eindeutig als die Zentren bezeichnet, von denen die Nervenfasern ihren Ausgang nehmen. Trendelenburg und Sato gelang 1928 der Nachweis von antidiuretisch wirksamem Hormon im Hypothalamus. 1938 stellten Fisher, Ingram und Ranson fest, daß experimentelle Läsionen der genannten hypothalamischen Kerngebiete neben einer Degeneration der Nervenfasern des Tractus supraoptico-hypophyseus auch das klinische Bild eines Diabetes insipidus zur Folge haben. Bereits Anfang der dreißiger Jahre wies E. Scharrer als erster darauf hin, daß diese Kerngebiete im Hypothalamus als eigentlicher Sekretionsort der Hypophysenhinterlappenhormone (HHLH) angeprochen werden müssen. Scharrer führte den Begriff der Neurosekretion ein und vermutete bereits damals enge Zusammenhänge zwischen Neurosekret und HHLH. Wegen ihrer unzureichenden Methodik fanden seine Arbeiten zunächst nicht genügend Beachtung. Schlagartig änderte sich die Situation, als es 1949 Bargmann mit Hilfe der von Gomori (1941) angegebenen oxydativen Färbemethode (Chromalaunhämatoxylin-Phloxin) gelang, das gesamte neurosekretorische System elektiv darzustellen. In den letzten Jahren konnten Du Vigneaud et al. nicht nur den chemischen Aufbau der HHLH Vasopressin — identisch mit dem antidiuretischen Hormon (ADH) — und Oxytocin mitteilen, ihnen gelang auch die Synthese dieser Peptid-Hormone. In jüngster Zeit wurden auch die entsprechenden Hormone bei niederen Wirbeltieren entdeckt.

B. Anatomie und Physiologie des neurosekretorischen Systems

Unter dem Begriff hypothalamo-neurohypophysäres System versteht man gemeinhin das neurosekretorische System, da bisher nur in diesem eindeutige morphologische und funktionelle Verbindungen zwischen Hypothalamus und Neurohypophyse nachgewiesen werden konnten. Ohne Zweifel hat der Hypothalamus zahlreiche weitere Zentren, die vorzugsweise als übergeordnete Regulationsorgane angesprochen werden müssen. Ihre genaue Lokalisierung und Zuordnung zu bestimmten physiologischen Funktionen ist nach wie vor jedoch nicht eindeutig möglich. Anscheinend erfährt der Hypophysenvorderlappen durch viele dieser Zentren eine übergeordnete Steuerung auf humoralem Wege.

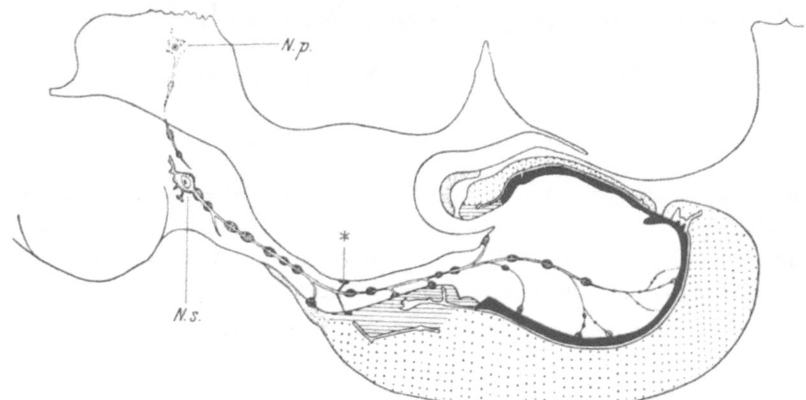

Abb. 61a. Schematische Darstellung des neurosekretorischen hypothalamo-neurohypophysären Systems beim *Hund*, paramedianer Sagittalschnitt (in Anlehnung an eine Abbildung von ROMEIS, aus BARGMANN, 1949). *N.p.* Nucleus paraventricularis; *N.s.* Nucleus supraopticus mit dem Tractus supraoptico-hypophyseus, der sich in der Neurohypophyse aufzweigt; * Sekret unmittelbar unter dem Ependym; *punktiert:* Adenohypophyse; *schwarz:* Pars intermedia

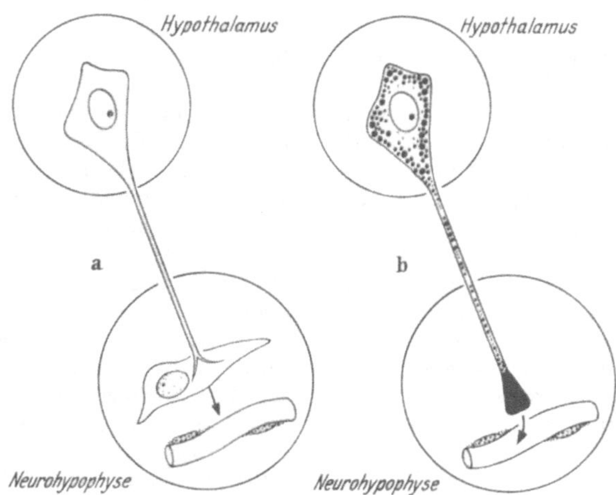

Abb. 61b. Gegenüberstellung der früheren und der heutigen Auffassung über Produktion und Abgabe der sog. Hypophysenhinterlappenhormone (nach LEVEQUE und SCHARRER, 1953). a) Nach der früheren Auffassung wird der Sekretionsreiz aus den hypothalamischen Kerngebieten über den Tractus supraoptico-hypophyseus auf die Pituicyten im Hypophysenhinterlappen übertragen, die ihrerseits die Hormone produzieren und ins Blut abgeben. b) Heutige Auffassung: 1. Neurosekret und Hormone werden in den Kerngebieten Nucleus supraopticus und Nucleus paraventricularis gebildet („Hypothalamushormone") und über die Axone des Tractus supraoptico-hypophyseus („neurosekretorische Bahn") zur Neurohypophyse („Depot- und Abgabeorgan") geleitet und dort perivasculär gelagert. Bei Bedarf erfolgt die Abgabe in die Blutbahn (BARGMANN et al., SCHARRER et al.). 2. Das gesamte Neuron wird als aktive Drüse für die Produktion von Neurosekret und sog. Hypophysenhinterlappenhormonen aufgefaßt („merokrine Drüse"). Als Hauptproduktionsstätte werden die perivasculären Nervenfaseraufsplitterungen in der Neurohypophyse angesehen (SPATZ et al.). 3. Die Hormon- und Neurosekretproduktion verläuft nach dem holokrinen Sekretionsmodus. Perlschnurartig aufgetriebene, neurosekrethaltige Faserverdickungen und Herringkörper sind als Ausdruck einer „physiologischen Degeneration" aufzufassen (E. HAGEN)

Hier soll nur das eindeutig definierte, in seinen morphologischen, funktionellen und klinischen Zusammenhängen gut erforschte neurosekretorische System interessieren (Abb. 61a u. b). Bei Säugetieren und Menschen sind die Areale der Nuclei supraoptici und Nuclei paraventriculares paarig im orolateralen Teil des Hypothalamus angelegt. Nucleus paraventricularis (beiderseits in der Wand des III. Ventrikels), Nucleus supraopticus (oberhalb des Chiasma opticum bzw. dieses und den Tractus opticus umgreifend) werden durch das im Hypophysenstiel verlaufende Faserbündel des Tractus paraventriculo-supraoptico-hypophyseus mit der Neurohypophyse verbunden. Die Zellen der Kerngebiete sind mehr oder weniger dicht gelagert und bilden zusammenhängende Zellgruppen (Abb. 62). Sie gehören zu den großzelligen Ganglienzellen und haben

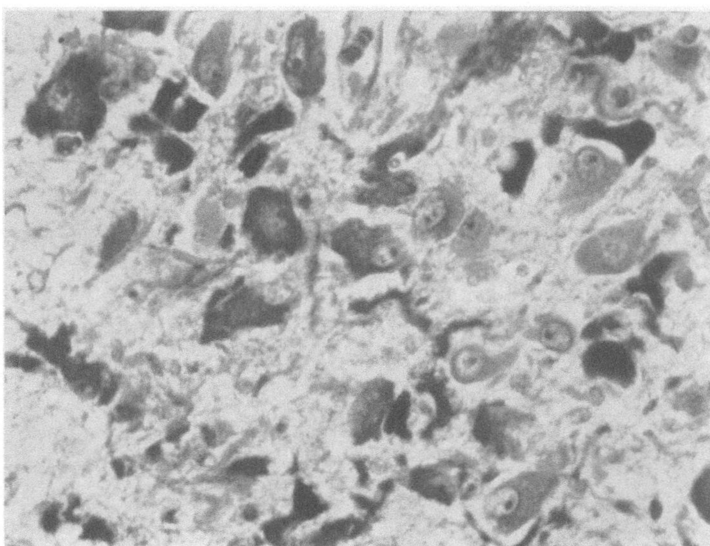

Abb. 62. Nucleus supraopticus des *Hundes*. Beachte die unterschiedliche Neurosekretbeladung der Ganglienzellen. Schnittdicke 8 μ, Chromalaunhämatoxylin-Phloxinfärbung nach GOMORI. Vergr. 500fach. (Aus RODECK, 1958c)

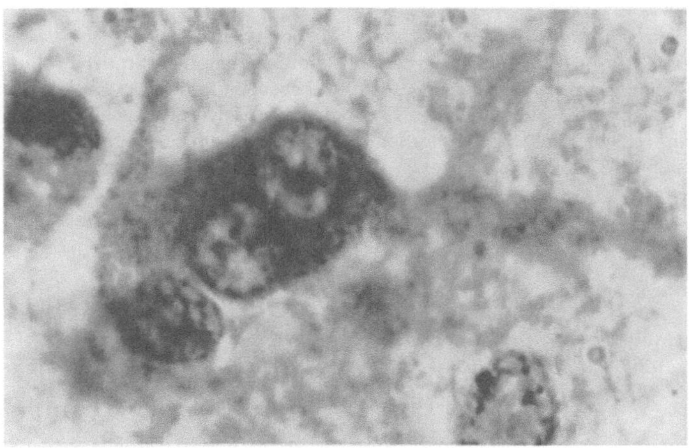

Abb. 63. Doppelkernige, neurosekrethaltige Ganglienzelle im Nucleus supraopticus des *Menschen*. Beachte die granuläre Struktur des Neurosekrets. 8 μ Schnittdicke, Chromalaunhämatoxylin-Phloxinfärbung nach GOMORI. Vergr. 1400fach (Ölimmersion). (Aus RODECK, 1958b)

eine ovale bzw. runde Form. Der in der Regel runde Zellkern hat eine deutliche Kernmembran und ein meist exzentrisch gelegenes Kernkörperchen. Die Zellen weisen einen unterschiedlichen Gehalt an Nissl-Substanz auf. Ihr Bestand an Neurosekret wechselt je nach ihrem Funktionszustand. Das Neurosekret hat eine granuläre Struktur (Abb. 63) und färbt sich bei Anwendung der von GOMORI (1941, 1950) angegebenen oxydativen Methoden dunkelblau-schwarz an. Es findet sich im Gesamtbereich der Neurone — also auch in den Nervenfasern. Dabei treten charakteristische, perlschnurartig an den Axonen aufgereihte Auftreibungen und Verdickungen unterschiedlichen Kalibers auf, die sog. Herring-Körper (Abb. 64). Besonders reich an Neurosekret ist in der Regel die Neurohypophyse. Bei einigen Species ist das Neurosekret diffus im Hinterlappen angeordnet, bei vielen Species, so auch beim Menschen, findet es sich besonders perivasculär angeordnet (Abb. 65). Im elektronenmikroskopischen Bild erkennt man im Bereich der neurosekretorischen Nervenfasern neben den körnchenartigen Mitochondrien offenbar von einer Membran umhüllte und mit einem elektronendichten Einschluß von rundlicher oder kantiger Gestalt versehene Gebilde. Da diese Granula nicht zu den obligaten Bestandteilen sonstiger markloser Nervenfasern gehören, wird allgemein angenommen, daß sie „neurosekretorische Elementargranula" (BARGMANN) darstellen (Abb. 66). Offensichtlich kondensieren derartige Elementargranula zu lichtmikroskopisch sichtbaren Neurosekretkörnchen (BARGMANN, KNOOP u. THIEL, 1957).

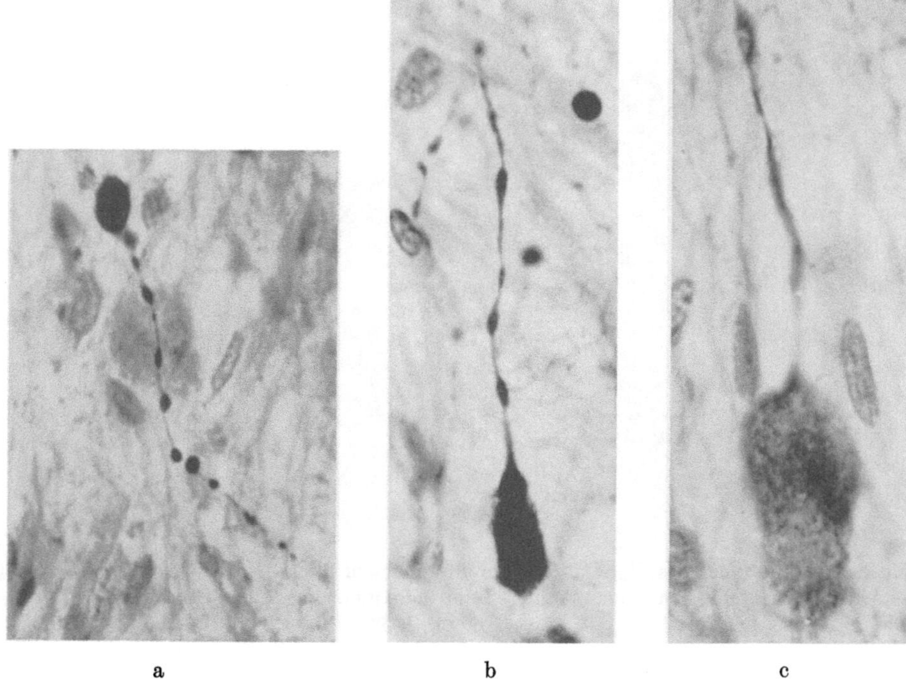

Abb. 64a—c. Neurosekretführende Fasern aus dem Hypophysenstiel des *Menschen*. a Ausgesprochene Perlschnurbildung, feine Axoplasmabrücken zwischen den kugeligen Faseranschwellungen. b Varicöse Anschwellungen, von denen die größte bereits als Herring-Körper imponiert. c Locker strukturierter Herring-Körper im Zusammenhang mit sekretorischer Nervenfaser. Varicöse Anschwellung und Herring-Körper stellen nur graduell unterschiedliche Faserverdickungen an umschriebener Stelle dar. Schnittdicke 7 μ. Chromalaunhämotoxylin-Phloxinfärbung nach GOMORI, Vergrößerung etwa 840mal. (Aus HILD, 1952)

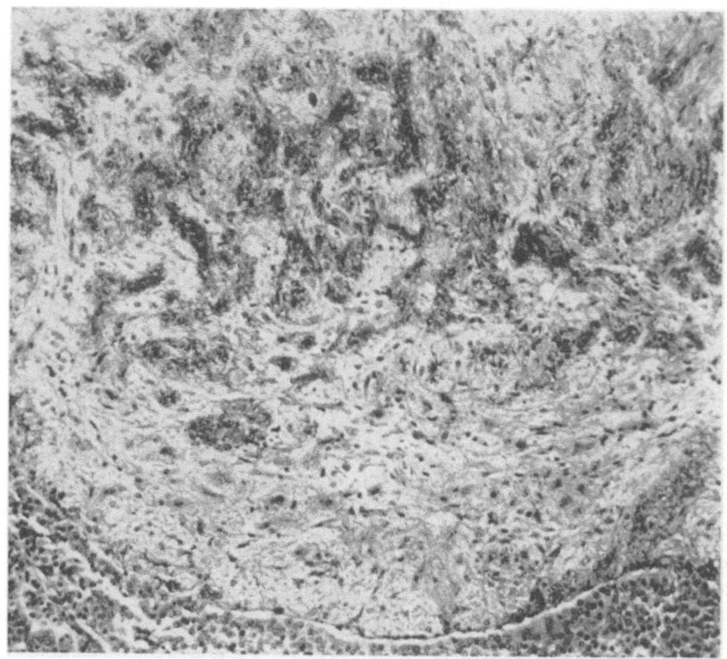

Abb. 65. Perivasculäre Neurosekretablagerungen in der Neurohypophyse des *Meerschweinchens*. Schnittdicke 7 μ, Chromalaunhämatoxylin-Phloxinfärbung nach GOMORI. Vergr. 125fach. (Aus RODECK, 1958b)

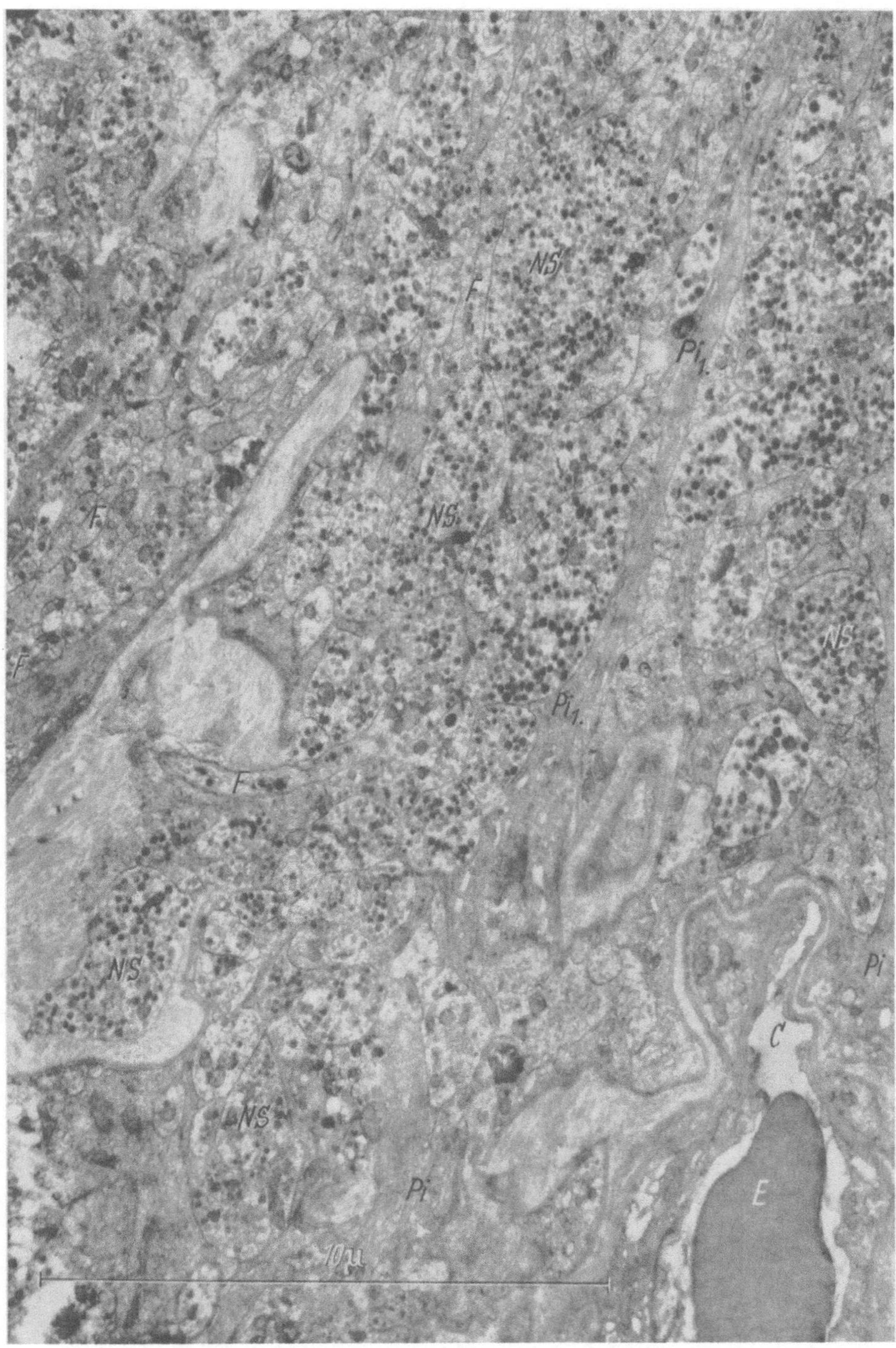

Abb. 66a. Übersicht bei relativ geringer elektronenmikroskopischer Vergrößerung (7800fach) über die *menschliche* Neurohypophyse. Große und kleine Auftreibungen (Herring-Körper) der Nervenfasern (*NS*), längs- und quergetroffene Nervenfasern (*F*). Elektronendichte Elementargranula in den meisten Herring-Körpern, aber auch in den nicht verbreiterten Nervenfasern. In der Capillare (*C*) ein Erythrocyt (*E*). Die Capillare ist von einem perivasculären Raum wechselnden Ausmaßes umgeben. Pituicytenfortsatz (*Pi*) mit Endigung nahe der Capillare. Pi_1 ist etwa 20 μ lang. (Aus Lederis, 1965)

In keinem anderen hypothalamischen Areal lassen sich Neurosekret bzw. HHLH nachweisen. Damit ergibt sich die Frage nach möglichen Zusammenhängen zwischen Neurosekret und HHLH. Zahlreiche tierexperimentelle Untersuchungen lassen keinen Zweifel daran, daß derartige Zusammenhänge sehr

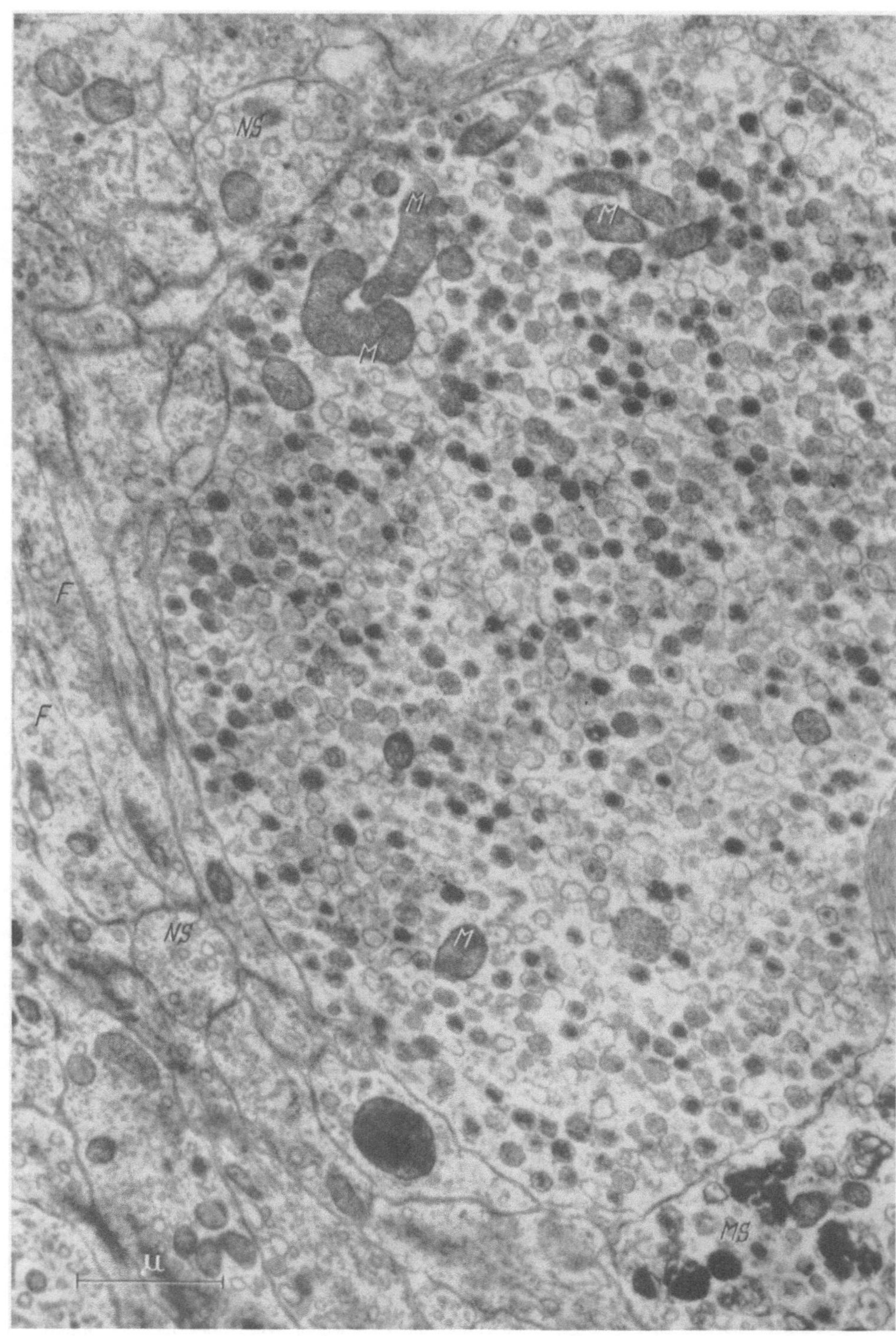

Abb. 66b. Herring-Körper in der *menschlichen* Neurohypophyse mit zahlreichen Elementargranula. *M* Mitochondrien. *MS* „modifizierte“ Nervenfaserauftreibung mit anscheinend stärkerer osmiophiler Membran (Myelin ?). Am linken Bildrand nichtaufgetriebene Nervenfasern (*F*) und kleinere Auftreibungen (*NS*), die hauptsächlich „leere“ Granula und kleine Bläschen enthalten. Vergr. 18000fach. (Aus Lederis, 1965)

eng sind. So verschwinden sowohl Neurosekret als auch HHLH (insbesondere Vasopressin) im Durstzustand bzw. bei Belastung der Versuchstiere mit hypertonischen Salzlösungen aus dem gesamten neurosekretorischen System. Auffällig ist jedoch nicht allein das gleichlaufende Verschwinden während der

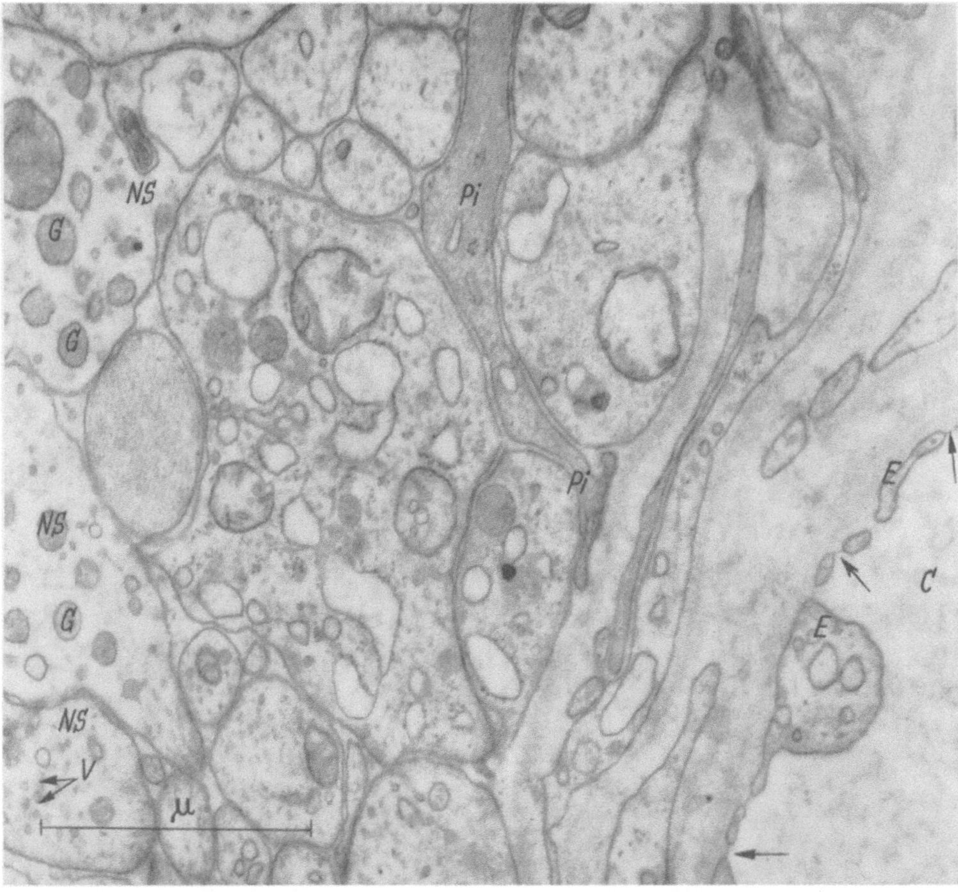

Abb. 66c. Perivasculärer Bezirk in der *menschlichen* Neurohypophyse. *C* Capillarlumen. *E* Endothelcytoplasma mit Fensterung (Pfeile). *Pi* Pituicytenfortsatz endend mit einem verbreiterten Fuß im perivasculären Raum. *NS* Auftreibungen von Nervenfasern mit Elementargranula (*G*) und kleinen Bläschen (*V*). Vergr. 31500fach. (Aus LEDERIS, 1965)

Belastung, sondern auch das parallele Wiederauftreten von Neurosekret und HHLH in der Rekonvaleszenz.

Vor wenigen Jahren wurde nachgewiesen, daß sich HHLH bei Anwendung der Gomori-Methoden in gleicher Weise anfärben lassen wie Neurosekret (RODECK, 1958/1959). Die Anfärbung beruht offensichtlich auf der Oxydation von Cystin und Cystein zu Cysteinsäure. Die HHLH, deren chemischer Aufbau durch die systematischen Arbeiten von DU VIGNEAUD et al. eindeutig aufgeklärt werden konnte, die man heute bereits synthetisch darstellen kann, sind reich an diesen Aminosäuren — wie auch ein anderes Polypeptidmolekül, das kürzlich gleichfalls in seinem chemischen Aufbau weitgehend aufgedeckte Insulin. So verwundert es nicht, daß auch das Insulin vorzüglich mit Hilfe der Gomori-Färbung anzufärben ist (RODECK, 1959). Die gleicherweise gute Anfärbung des Neurosekrets und der HHLH wirft die Frage auf, ob möglicherweise Neurosekret und HHLH chemisch identisch oder doch nahe verwandt sind. Andererseits ist jedoch auch ein hoher Cystein- bzw. Cystingehalt des chemisch noch nicht identifizierten Neurosekrets („Trägersubstanz" der HHLH nach SCHARRER und BARGMANN, „Muttermolekül" nach VAN DYKE, „Neurophysine" nach ACHER) zu diskutieren.

Möglicherweise darf man jedoch eine weitere Bestätigung, daß das aktive Hormon für die Anfärbbarkeit des Neurosekrets bei Anwendung oxydativer Färbemethoden verantwortlich ist, in dem Befund von VALTIN et al. (1965) sehen, daß bei Ratten mit hereditärem idiopathischen Diabetes insipidus sowohl das Vasopressin im neurosekretorischen System fehlt, als auch trotz Hypertrophie der neurosekretorischen Neurone eine spezifische Anfärbbarkeit des Neurosekrets nicht möglich ist — das antidiuretisch inaktive Sekret verhält sich bei den Diabetes insipidus-Ratten „gomori-negativ"!

Seit einigen Jahren vermutet man *„releasing factors"* (RF) im Hypothalamus, die die *glandotropen Hormone* der *Adenohypophyse* freisetzen. Die Produktionsstätten der releasing factors sind offensichtlich die kleinzelligen Ganglienzellareale. Die einzelnen releasing factors sind spezifisch, sie bewirken also immer nur die Freisetzung *eines* glandotropen Hormons. Vermutlich steuern sie nicht nur die Sekretion der Vorderlappenhormone, sondern ebenso auch deren

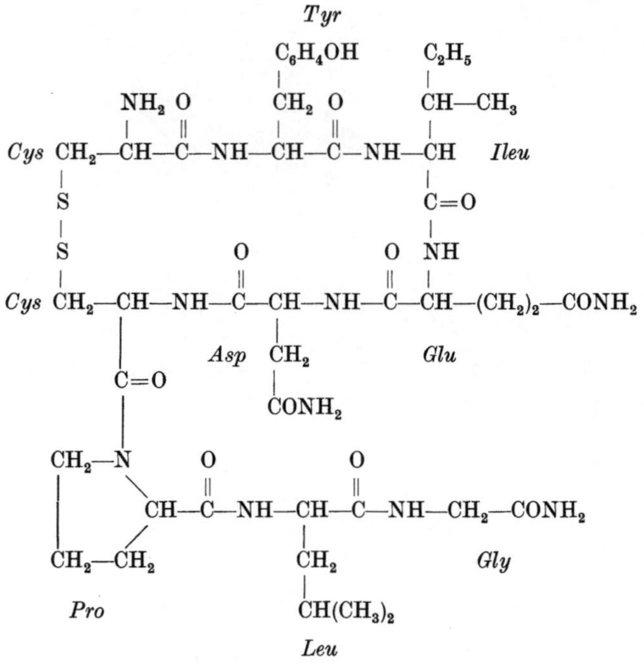

```
                         Tyr
                     C6H4OH       C2H5
                       |            |
         NH2 O        CH2  O       CH—CH3
          |  ||        |   ||       |
Cys CH2—CH—C—NH—CH—C—NH—CH       Ileu
     |                              |
     S                             C=O
     |                              |
     S            O              O NH
     |            ||             || |
Cys CH2—CH—NH—C—CH—NH—C—CH—(CH2)2—CONH2
          |          |
          |    Asp  CH2          Glu
         C=O         |
          |         CONH2
          |
     CH2—N        O           O
     |    \       ||          ||
     |     CH—C—NH—CH—C—NH—CH2—CONH2
     |    /          |
     CH2—CH2        CH2            Gly
                     |
      Pro           CH(CH3)2
                    Leu
```

Strukturformel von *Oxytocin*
[Cys (Cystein), Tyr (Tyrosin), Ileu (Isoleucin), Asp (Asparagin), Glu (Glutamin), Pro (Prolin), Leu (Leucin), Gly (Glykokoll)]

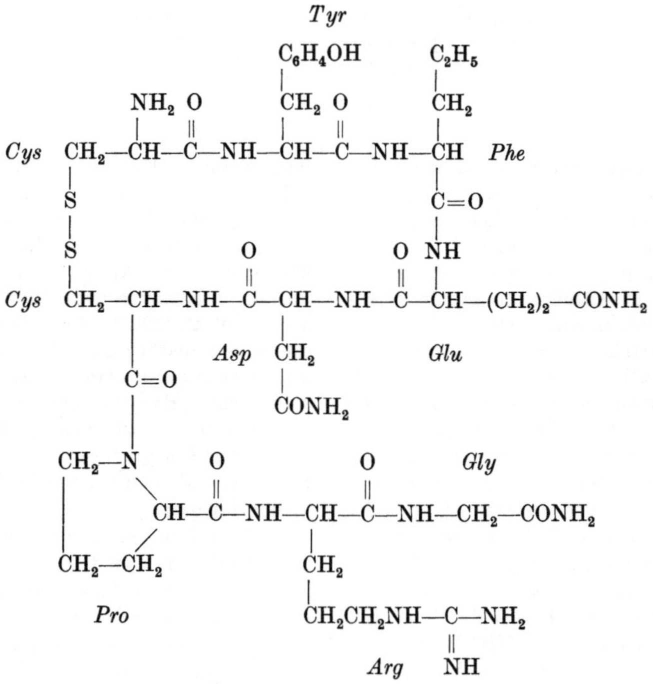

```
                         Tyr
                     C6H4OH       C2H5
                       |            |
         NH2 O        CH2  O       CH2
          |  ||        |   ||       |
Cys CH2—CH—C—NH—CH—C—NH—CH       Phe
     |                              |
     S                             C=O
     |                              |
     S            O              O NH
     |            ||             || |
Cys CH2—CH—NH—C—CH—NH—C—CH—(CH2)2—CONH2
          |          |
          |    Asp  CH2          Glu
         C=O         |
          |         CONH2
          |
     CH2—N        O           O      Gly
     |    \       ||          ||
     |     CH—C—NH—CH—C—NH—CH2—CONH2
     |    /          |
     CH2—CH2        CH2
                     |
      Pro           CH2CH2NH—C—NH2
                             ||
                      Arg    NH
```

Strukturformel von *Vasopressin*
[Phe (Phenylalanin), Arg (Arginin)]

Biosynthese. Die Funktionsgemeinschaft der Adenohypophyse mit dem Hypothalamus ist gegenüber der der Neurohypophyse grundverschieden: während die Neurohypophyse unmittelbar mit den entsprechenden großzelligen hypothalamischen Kerngebieten eine morphologische und funktionelle Einheit bildet, gelangen die Wirkstoffe des Hypothalamus für die Adenohypophyse in eigentümliche Gefäßschlingen *(„Spezialgefäße")*. Diese bilden mit den Blutgefäßen der Adenohypophyse ein Verbundnetz und stehen mit den Sinuscapillaren des Vorderlappens durch die sog. *„Portalgefäße"* in Verbindung. Die vom Hypothalamus in die Spezialgefäße abgegebenen releasing factors gelangen demnach nicht in den allgemeinen Kreislauf, sondern direkt in die Adenohypophyse. Oben wurde darauf hingewiesen, daß die releasing factors spezifisch sind. TRF setzt das thyreotrope Hormon (THS) frei, LRF das luteotrope Hormon, CRF das corticotrope Hormon (ACTH) und so fort. Eine exakte Angabe der chemischen Struktur der releasing factors kann noch nicht gemacht werden. Immerhin weiß man bereits, daß das isolierte Neurohormon TRF ein Polypeptid ist, dessen Molekülgröße erheblich kleiner ist als die des von ihm freigesetzten THS (Guillemin et al., 1965). Die Vorstellung von dem *dreistufig arbeitenden Endocrinium Hypothalamus — Adenohypophyse — periphere Inkretdrüsen* konnte durch die mühevollen Exstirpations- und Retransplantationsversuche von M. A. Greer und Szentagothai wesentlich gestützt werden. Dabei stellte sich heraus, daß zwei unterschiedliche Hypothalamusbezirke die Adenohypophyse steuern: das hypothalamische *kleinzellige neurosekretorische System* produziert die releasing factors, seine Regulation erfolgt möglicherweise durch ein *kompliziertes übergeordnetes Schaltsystem nervaler Zentren,* die mit ihren Steuerungsfunktionen in etwa für eine Sollwerteinstellung sorgen, d.h. eine Mittellage des Dreistufensystems garantieren.

Wie verläuft die ADH-Regulation des Wasserhaushaltes? Untersuchungen von Verney (1947/1948) ergaben, daß im Hypothalamus lokalisierte, nach Hild und Zetler (1953) möglicherweise mit den neurosekretorischen Ganglienzellen von Nucleus paraventicularis und Nucleus supraopticus identische *Osmoreceptoren* den aktuellen osmotischen Druck des Blutplasmas registrieren und je nach Erfordernis des Organismus eine mehr oder weniger ausgeprägte Freisetzung von ADH bewirken, das seinerseits durch entsprechende Wasserrückresorption im distalen Tubulusschenkel der Niere die Aufrechterhaltung eines exakt eingestellten osmotischen Drucks garantiert. In den letzten Jahren erbrachte die Entdeckung der Volumregulation eine außerordentliche Erweiterung unserer Kenntnisse von der Regulation des Wasserhaushaltes. Danach ist anzunehmen, daß Volumänderungen der Flüssigkeitsräume des Organismus wesentlich die ADH-Abgabe steuern. Während Epstein et al. (1951, 1957) *Volumreceptoren* im Hypothalamus lokalisieren, nehmen Gauer et al. (1954/1956) an, daß die Volumreceptoren (Dehnungsreceptoren) im linken Herzvorhof liegen. Der entsprechende Reiz soll von dort dem hypothalamo-neurohypophysären System zugeleitet werden. Nach dieser Vorstellung soll die ADH-Freigabe durch eine entsprechende Verstärkung bzw. Abschwächung die Diurese genau auf die gegebenen Voraussetzungen einstellen. Die Volumregulation soll die Osmoregulation durchbrechen.

Oben wurde bereits darauf hingewiesen, daß der Ansatzpunkt des ADH der distale Tubulusschenkel ist. Nach Wirz (1954) findet durch ADH gleichfalls eine Rückresorption von Wasser in den Sammelröhren statt. Die Rückresorption soll nach dem Gegenstromprinzip erfolgen, das durch die enge Nachbarschaft von Blutgefäß, Tubulus und Sammelrohr erreicht wird. Wirz nimmt einen direkten Angriffspunkt des ADH auf die Permeabilität der Nierenepithelien an.

In welchem Ausmaß wird die Wasserrückresorption durch ADH bestimmt? In den Nierenglomerula findet die im wesentlichen durch den Blutdruck bestimmte Filtration des „Primärharns" statt. Dabei bleiben die geformten Blutelemente und das Eiweiß in der Blutbahn, während Wasser und die gelösten Stoffe filtriert werden. Man nimmt beim Menschen für den Quadratmeter Körperoberfläche 100 Liter Primärharn in 24 Std an. Ein Erwachsener produziert demnach etwa 180 Liter/Tag. Die Menge der im Primärharn gelösten Stoffe beträgt 31 Osmol/m^2 Körperoberfläche, von denen 30 Osmol im proximalen Tubulus rückresorbiert werden. Diese Rückresorption vollzieht sich nach physikalisch-chemischen Gesetzen und erfordert keinen energetischen Aufwand („obligatorische" Rückresorption). Der dem distalen Tubulussystem zufließende Harn ist isotonisch. Die Menge beträgt pro Tag etwa 15 Liter Wasser und 1 Osmol, d.h. 3% der gesamten im Glomerulumfiltrat gelösten Stoffe. Im distalen Tubulusschenkel erfolgt der Ionenaustausch ohne Änderungen der Osmolarität. Für die Diurese ist er ein unwesentlicher Faktor. Im Gegensatz dazu ist die in diesem Tubulusabschnitt stattfindende „fakultative" Rückresorption von Wasser für das Ausmaß der Harnausscheidung von großer Bedeutung. Nur sie unterliegt der Steuerung durch das ADH. Die Zellen des distalen Tubulus entziehen dem aus den proximalen Tubulusabschnitten zufließenden isotonen Harn entgegen dem osmotischen Druck Wasser. Die ausgeschiedene Harnmenge des Erwachsenen beträgt 1 Liter mit 1000 mosM gelösten Stoffen. Im distalen Tubulusabschnitt werden demnach etwa 14 Liter rückresorbiert. Beim Diabetes insipidus ist lediglich eine Harnkonzentrierung bis auf 1 mosM je 10 cm^3 Wasser möglich. Für die Ausschwemmung der 1000 mosM gelöster Stoffe sind demnach 10 Liter Wasser erforderlich. Da das tägliche Harnvolumen beim Diabetes insipidus-Kranken von der Menge der gelösten Stoffe abhängt, steigt mit zunehmendem Salzangebot bei einem unveränderten spezifischen Harngewicht von etwa 1001 die Ausscheidung der Harnmenge an. — Bei maximaler ADH-Abgabe kann das Wasser im distalen Tubulusschenkel bis auf 0,66 cm^3/mosM reduziert werden. Dem entspricht bei einer mittleren Menge gelöster Stoffe ein Harnvolumen von 670 cm^3. Bleibt das Angebot gelöster Stoffe konstant, so ist die Harnmenge umgekehrt proportional der ADH-Abgabe. Bei Ausfall von ADH ist das Harnvolumen proportional der Menge der gelösten Stoffe. Das Angebot gelöster

Stoffe hängt von der Kost sowie von der Menge der abgebauten Körpersubstanzen ab. Durch entsprechende Diät ist eine Herabsetzung der Menge endogener gelöster Stoffe auf 200 mosM/Tag möglich. Die Ausscheidung dieser Menge erfordert ein Harnvolumen von nur 135 cm³ = minimal mögliche Harnmenge pro Tag. Durch die Menge der gelösten Stoffe wird somit die minimal und maximal erträgliche Wasseraufnahme bestimmt. Die Grenzen dieser Wasserzufuhr lassen sich unter Berücksichtigung der Wasserverluste (Perspiratio insensibilis) sowie des Oxydationswassers aus den osmotisch bestimmten Grenzen des Harnvolumens berechnen (Kerrigan et al., 1955). — Beim Menschen scheinen 0,2 mE ADH je kg Körpergewicht für das Aufrechterhalten einer ausreichenden fakultativen Wasserrückresorption zu genügen. Eine Steigerung dieser ADH-Menge führt lediglich zu einer Verlängerung der Wirkungsdauer, nicht dagegen zu einer verstärkten Diureseeinschränkung. Die Wirkungsdauer einer bestimmten ADH-Dosis wird durch gleichzeitige Elektrolytbelastung verkürzt.

Die Frage, ob ADH unter physiologischen Voraussetzungen einen direkten Einfluß auf die glomeruläre Filtration hat, wird heute allgemein verneint. Ebenso hat das Hormon offensichtlich keinen Einfluß auf den Ausfall der Clearance-Methoden. Die ohnehin immer schon umstittene Meinung einer Beeinflussung des Chloridhaushaltes dürfte inzwischen gegenstandslos geworden sein. Eine ADH-Wirkung auf die Chlorausscheidung konnte bei physiologischer Dosierung nicht mit Sicherheit nachgewiesen werden. Ebensowenig besteht ein exakter Anhalt für eine extrarenale Wirkung des Hormons auf den Elektrolythaushalt.

C. Die Entwicklung des hypothalamo-neurohypophysären Regulationssystems des Wasserhaushaltes

Neugeborene sind nicht in der Lage, ihren Harn in gleicher Weise zu konzentrieren wie Erwachsene. Es gibt hinsichtlich des Konzentrationsvermögens zum Zeitpunkt der Geburt allerdings große Unterschiede von Species zu Species. So erweisen sich die „*primären Nesthocker*“ (Maus, Ratte, Hund, Katze) als unreifer als die „*sekundären Nesthocker*“ (Mensch, Affe) oder die „*Nestflüchter*“ (Meerschweinchen). Auch die sonstigen Körperfunktionen sind bei den einzelnen Species zum Zeitpunkt der Geburt in ihrem „Reifegrad“ recht verschieden.

Während zahlreiche Autoren das neurosekretorische ADH-produzierende System bei ausgewachsenen Individuen der verschiedensten Species untersucht und beschrieben haben, gibt es nur relativ wenige Untersuchungen über die Entwicklung dieses Systems.

Das neurosekretorische System des *menschlichen Neugeborenen* ist gegenüber dem von Neugeborenen der primären Nesthocker zum Zeitpunkt der Geburt wesentlich weiter entwickelt. Die Ganglienzellen der neurosekretorischen Kernareale sind bereits bei Feten in der 15.—16. Schwangerschaftswoche gut auszumachen. Sie haben allerdings nur einen kaum ausgeprägten Cytoplasmamantel. Nissl-Substanz und

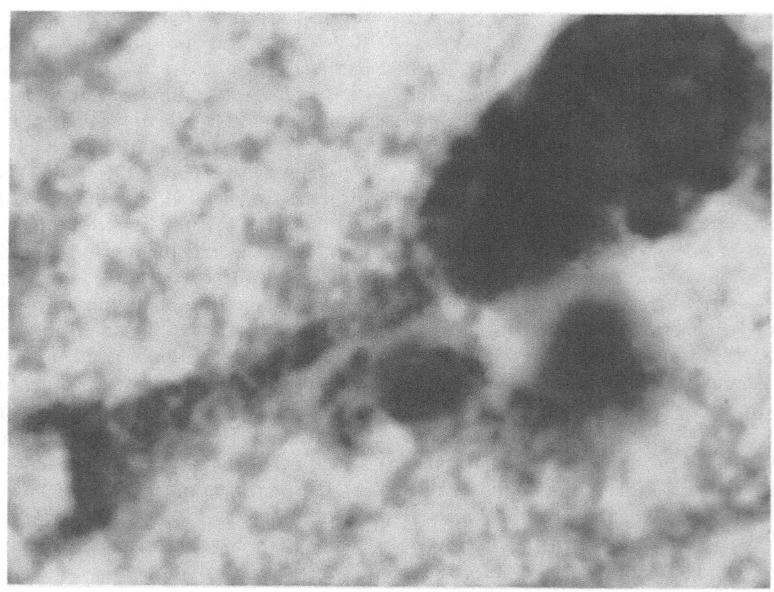

Abb. 67a. Ganglienzelle aus dem Nucleus paraventricularis eines *menschlichen Feten,* 20. Schwangerschaftswoche. Exzentrische Lage des Zellkerns, dunkelblaue Granula in besonderer Massierung im Perikaryon, aber auch im Dendriten. Chromalaunhämatoxylinfärbung, Vergr. 1415fach. (Aus Benirschke u. McKay, 1953)

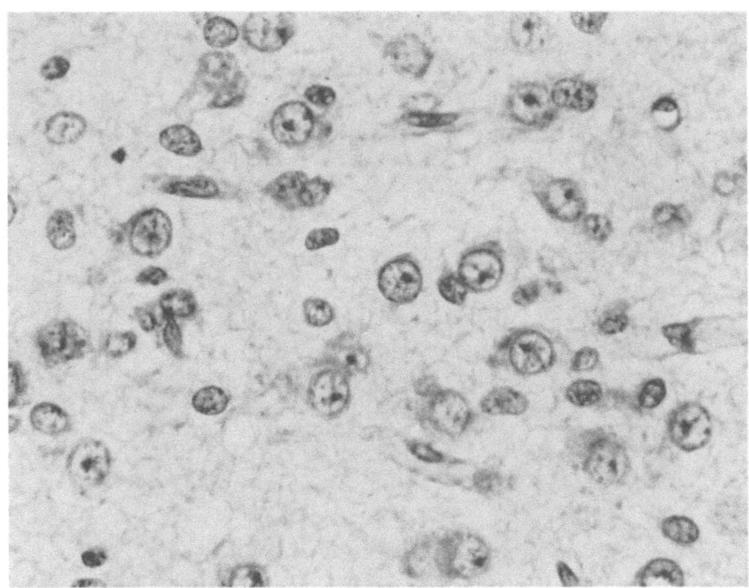

Abb. 67b. Nucleus supraopticus eines *menschlichen Feten*, 26. Schwangerschaftswoche. Unterschiedliche morphologische Entwicklung der Ganglienzellen sowohl hinsichtlich der Größe des Zellkerns als auch der Ausprägung des Cytoplasmas. Schnittdicke 8 μ, Chromalaunhämatoxylin-Phloxinfärbung nach GOMORI. Vergr. 590fach. (Aus RODECK, 1958b)

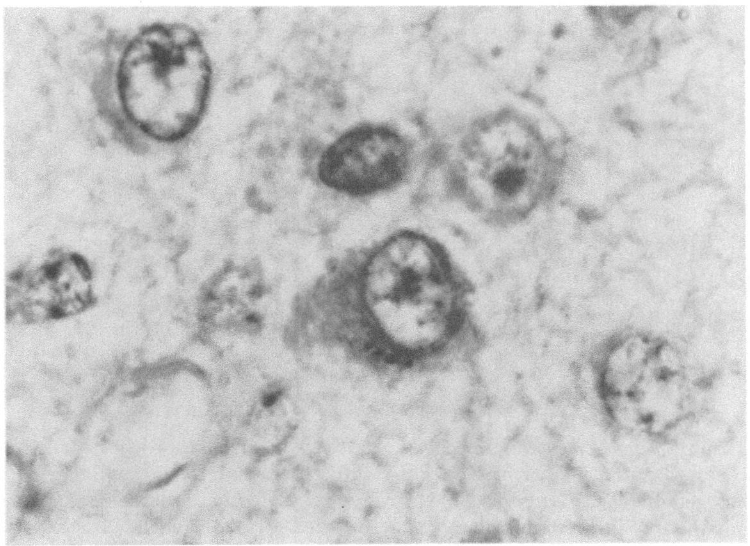

Abb. 67c. Zellen im Nucleus supraopticus eines *menschlichen Feten*, 26. Schwangerschaftswoche (gleicher Fet wie in Abb. 67b). Deutliche Neurosekretgranula im Perikaryon der in der Mitte abgebildeten Ganglienzelle. Methodik s. Abb. 67b. Vergr. 1420fach (Ölimmersion). (Aus RODECK, 1958b)

Neurosekret fehlen noch. Feten jenseits der 20. Schwangerschaftswoche zeigen in der Regel bereits eine beginnende Neurosekreteinlagerung (Abb. 67a). Das Neurosekret findet sich zunächst in äußerst feinen Granula im Perikaryon, breitet sich aber rasch auch in den Achsenzylindern aus. Die endgültige Differenzierung des Cytoplasmas erfolgt z.T. in der letzten Schwangerschaftszeit, z.T. auch erst nach der Geburt. Allerdings findet man selbst bei Feten der 26. Schwangerschaftswoche noch recht unreife cytoplasmaarme Ganglienzellen neben reiferen Nervenzellen (Abb. 67b). Die zunehmende Auffüllung der Achsenzylinder mit Neurosekret ist bei den reiferen Ganglienzellen mitunter recht deutlich (Abb. 67c). Gleichzeitig nimmt der Bestand an Nissl-Substanz in den Ganglienzellen zu. Aber selbst bei neugeborenen Säuglingen ist ein gleichmäßiger Reifegrad der Ganglienzellen keineswegs erreicht. Nach BENIRSCHKE und MCKAY (1953)

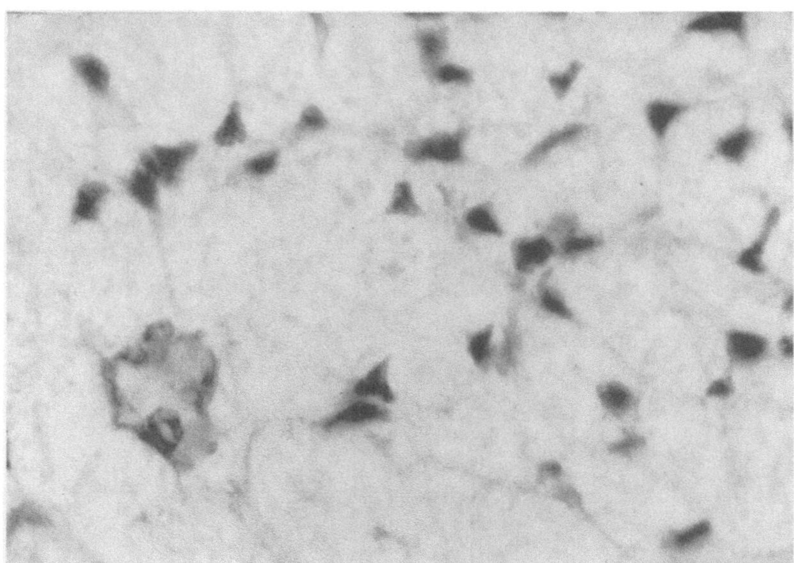

Abb. 68a. Neurohypophyse eines *menschlichen Feten*, 20. Schwangerschaftswoche. Reife Pituicyten, keine Neurosekretgranula. Chromalaunhämatoxylin, Vergr. 378fach. (Aus BENIRSCHKE u. McKAY, 1953)

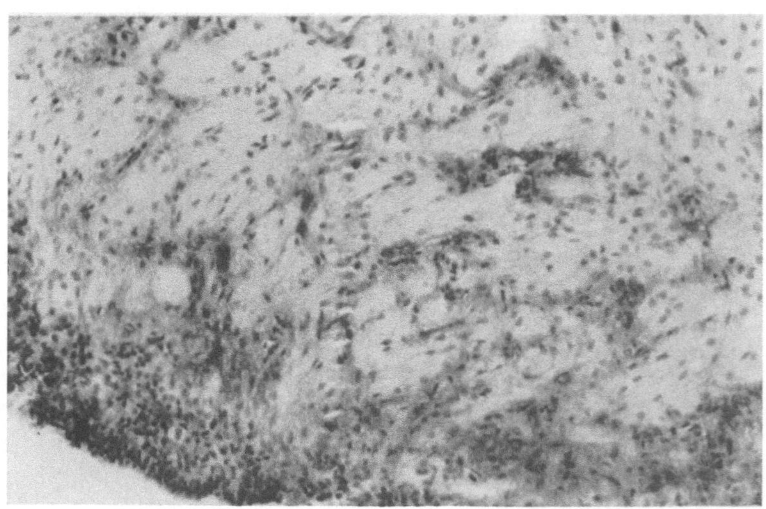

Abb. 68b. Neurohypophyse eines *menschlichen Feten*, 26. Schwangerschaftswoche (s. auch Abb. 67b und c). Erheblicher Neurosekretbestand, Anlagerung des Neurosekrets bereits in typischer Weise perivasculär, insbesondere an der gefäßreichen Grenze der Neurohypophyse zum Zwischenlappen. Schnittdicke 8 μ, Chromalaunhämatoxylin-Phloxinfärbung nach GOMORI. Vergr. 150fach. (Aus RODECK, 1958b)

geht der Neurosekretbesatz der Kerngebiete dem ersten Erscheinen des Neurosekrets in der Neurohypophyse zeitlich voran. Diese Autoren fanden Neurosekret im Hinterlappen in keinem Fall vor der 23. Schwangerschaftswoche (Abb. 68a). Bei diesen Feten findet sich das Neurosekret zunächst noch recht schütter diffus ausgebreitet. Bei Feten der 26. Schwangerschaftswoche beobachteten wir schon die auch für alle späteren Altersstufen charakteristische perivasculäre Anordnung des Neurosekrets (Abb. 68b). In der Folgezeit nimmt der Neurosekretbesatz kontinuierlich zu. Die zunächst noch feinen Neurosekretgranula kondensieren zu gröberen Neurosekrettropfen, den Herring-Körpern. Nicht selten findet man im Hypophysenstiel die Herring-Körper im Verlauf der Axone des Tractus schon recht ausgeprägt.

Nach der Geburt gleichen sich die Ganglienzellen in ihrem Reifegrad einander an. Die Ausprägung des Zelleibes geht rasch voran. Die Neurosekreteinlagerung in den Ganglienzellen nimmt zu. Die Nissl-Substanz wird dichter. Gegen Ende des ersten Trimenon können Säuglinge bereits neurosekretorische Ganglienzellen haben, die sich hinsichtlich Form, Größe und Differenzierung nicht wesentlich von den Nervenzellen Erwachsener unterscheiden (Abb. 69). Im allgemeinen ist auch die Neurosekretbeladung des

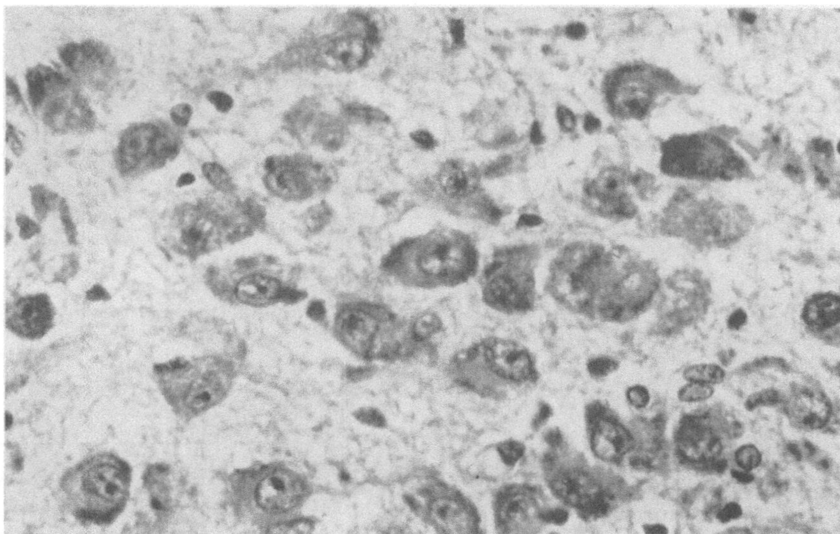

Abb. 69. Ganglienzellen im Nucleus supraopticus eines 14 Wochen alten *menschlichen Säuglings*. Reife Ganglienzellen, reicher Bestand an Nissl-Substanz, unterschiedliche Neurosekretbeladung. Schnittdicke 8 μ, Chromalaunhämatoxylin-Phloxinfärbung nach GOMORI. Vergr. 585fach. (Aus RODECK, 1958b)

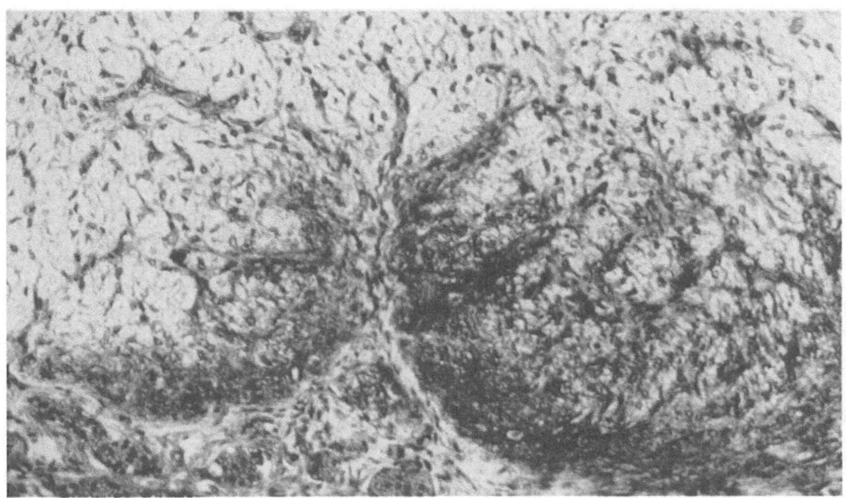

Abb. 70. Neurohypophyse eines reifen *menschlichen Neugeborenen*. Erhebliche Neurosekretanreicherung im Bereich der besonders gut vascularisierten sog. Verdichtungszonen. Schnittdicke 8μ, Chromalaunhämatoxylin-Phloxinfärbung nach GOMORI. Vergr. 150fach. (Aus RODECK, 1958b)

Hinterlappens zum Zeitpunkt der Geburt bereits recht ausgeprägt (Abb. 70). Eine wesentliche Änderung wird nicht mehr beobachtet. Allerdings sahen wir immer wieder Neurohypophysen, die nur wenig Neurosekret aufwiesen. Gleiches gilt auch für die Kerngebiete dieser Kinder. Auch das neurosekretorische System Erwachsener wird mitunter nahezu neurosekretleer gefunden. Gleiche Beobachtungen werden auch von anderen Autoren berichtet. Möglicherweise muß man dafür die vorangegangene Krankheit, die Länge und Ausprägung der Agonie, die verabreichten Medikamente und die bei der Obduktion bereits mehr oder weniger weit vorangeschrittene Autolyse verantwortlich machen. Neurosekret unterliegt sehr rasch autolytischen Prozessen.

Untersuchungen des ADH-Gehaltes im neurosekretorischen System während der Entwicklung ergänzen die morphologischen Befunde recht gut. Derartige Beobachtungen sind in erster Linie HELLER et al. (1944—1959) zu verdanken. Oben wurden bereits die Gründe für die auffallende Parallelität zwischen Neurosekretbestand und Gehalt an HHLH diskutiert. Die gute Übereinstimmung zwischen den morphologischen Befunden und den Hormonanalysen überrascht daher nicht. So konnte nachgewiesen werden, daß die Neurohypophyse von Neugeborenen nur über etwa ein Fünftel der antidiuretischen und oxitocischen Aktivität von Hinterlappengewebe Erwachsener verfügt (Bezugsgröße: Gewichtsmenge Trockensubstanz). Ähnlich lautende Befunde werden von

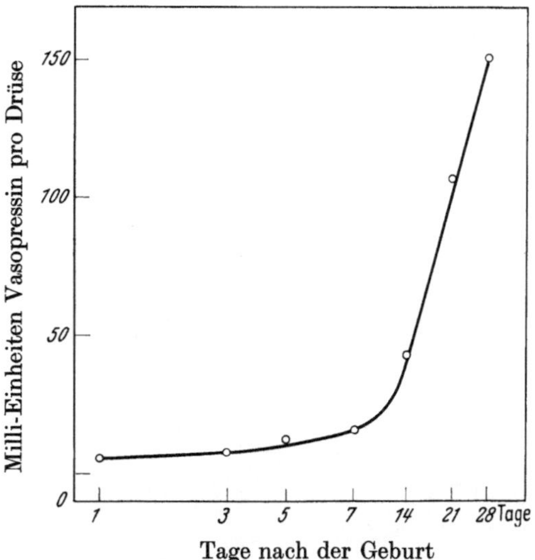

Abb. 71. Vasopressingehalt der *Rattenneurohypophyse* mit zunehmendem Alter. Die Drüsen ausgewachsener männlicher Kontrolltiere enthielten im Mittel 800 Milli-Einheiten. Auswertung am Rattenblutdruck. Die Abszisse ist logarithmisch. (Aus Heller, 1958)

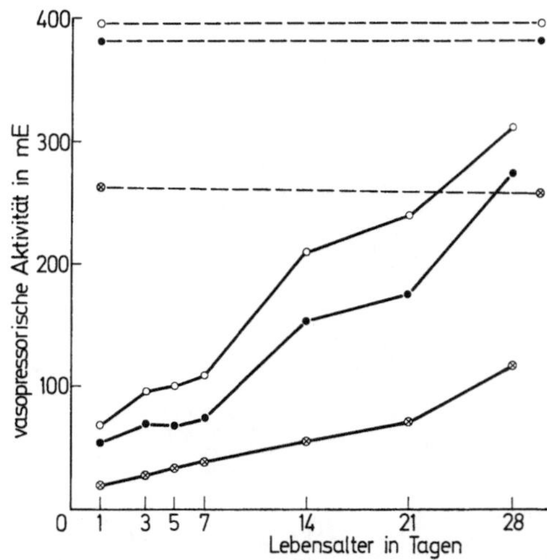

Abb. 72. Durchschnittliche vasopressorische Aktivität in der Neurohypophyse junger *Ratten* — bezogen auf Körpergewicht (○—○ mE/100 g), Nierengewicht (●—● mE/1 g) und Körperoberfläche (⊗—⊗ mE/100 cm²). Die durchbrochenen horizontalen Linien zeigen die Durchschnittswerte ausgewachsener Ratten an. (Aus Heller u. Lederis, 1959)

neugeborenen Ratten, Meerschweinchen, Katzen und Hunden mitgeteilt. Die Neurohypophysen neugeborener Ratten verfügen nur über Bruchteile der vasopressorischen Aktivität derer von ausgewachsenen Tieren. Zu der fast überstürzt raschen morphologischen Entwicklung des neurosekretorischen Systems nach dem Öffnen der Augen (bei Ratten etwa 12 bis 15 Tage nach der Geburt) paßt die auffallende Zunahme des Hormongehaltes von diesem Zeitpunkt an (Abb. 71). Bezogen auf 100 g Körpergewicht, 1 g Niere und 100 cm² Körperoberfläche liegt der Vasopressingehalt der Neurohypophyse neugeborener Ratten erheblich niedriger als bei ausgewachsenen Tieren (Abb. 72). — Die morphologischen Unterschiede verschiedener Species im Reifegrad finden eine gute Bestätigung bei Anwendung pharmakologischer Auswertungsmethoden des Hormongehaltes. So ist das menschliche Neugeborene[1] bezüglich der Ausbildung seines neurosekretorischen ADH-produzierenden Systems reifer als das Rattenneugeborene. Zwar ist auch bei menschlichen Neugeborenen der Vasopressingehalt des Hinterlappens pro mg Drüsensubstanz erheblich geringer als beim Erwachsenen, berechnet auf kg Körpergewicht ist dagegen kein so großer Unterschied wie bei Ratten festzustellen. In der Hypophyse menschlicher Feten, die jünger als 70 Tage alt waren, fanden Dicker und Tyler (1953) weder Vasopressin noch Oxytocin. Spuren von HHLH wurden erst nachgewiesen bei Feten zwischen 70 und 100 Tagen. Geringe, aber schon gut erfaßbare Aktivität wurde erst bei älteren Feten gefunden. Die oxitocische Aktivität bleibt erheblich hinter der vasopressorischen zurück. Vasopressorische und oxitocische Aktivität gleichen sich erst etwa zum Zeitpunkt der Geburt einander an. Tabelle 86 zeigt den Vasopressingehalt der Neurohypophyse von neugeborenen und ausgewachsenen Individuen verschiedener Species. Der Hormongehalt entspricht dem unterschiedlichen Reifegrad zum Zeitpunkt der Geburt.

Neben Hormonanalysen der Neurohypophyse gehören auch solche der hypothalamischen Kerngebiete zur Beurteilung des Reifezustandes des neurosekretorischen Systems. Derartige Bestimmungen wurden bisher nur beim Hund durchgeführt (Vogt, 1953). Neugeborene Hunde sind hinsichtlich ihres Reifegrades zwar auch als Nesthocker anzusprechen, sie werden jedoch wesentlich reifer als die Ratte geboren. Der Hund nimmt bezüglich seines Reifezustandes zwischen Mensch und Ratte eine Mittelstellung ein. Bei Hormonbestimmungen von Hypothalami etwa 10 Wochen alter Hunde fanden sich nur Bruchteile sowohl der Vasopressin- als auch der Oxytocinaktivität, verglichen mit den Werten ausgewachsener Tiere. Somit ist das gesamte neurosekretorische System sowohl morphologisch als auch funktionell zum Zeitpunkt der Geburt nicht voll ausgereift — wenn man es mit dem ausgewachsener Individuen vergleicht.

Die Labilität des jungen Säuglings gegenüber *osmotischen Belastungen* ist bekannt. Bei ungenügender Wasseraufnahme bildet sich infolge des fortlaufenden Wasserverlustes rasch eine lebensbedrohliche Exsiccose aus mit ihren verhängnisvollen Begleiterscheinungen (Turgorverlust, Bluteindickung,

[1] Die von menschlichem Leichengut erhaltenen Werte dürfen nur als orientierende Größen angesehen werden. Die HHLH unterliegen — wie auch das Neurosekret — leider rasch postmortalen autolytischen Prozessen. Zudem bewirken die meisten Medikamente sowie eine Hypoxie bzw. Acidose eine prompte ADH-Ausschüttung. Tierexperimente geben unter allen Umständen exaktere Resultate und sind für die Interpretation wertvoller.

Tabelle 86. *Vasopressorische Aktivität der Neurohypophyse von sehr jungen und ausgewachsenen Individuen verschiedener Species. Mittelwerte* ± *s.e.* (Nach HELLER u. LEDERIS, 1959)

Species	Lebensalter in Tagen	Zahl der untersuchten Neurohypophysen	mE/Neurohypophyse (Gesamtdrüse)	mE/mg Drüsengewebe	mE/100 g Körpergewicht
Sehr junge Individuen					
Meerschweinchen	1	5	398 ± 120	412 ± 65	496 ± 181
Mensch	bis 3	6	460 ± 107	32 ± 5,7	24 ± 4,4
Ratte	7	35	13,5[a] ± 1,7	59[a] ± 7,5	117[a] ± 49,5
Ausgewachsene Individuen					
Meerschweinchen		4	2325 ± 546	639 ± 123	513 ± 114
Mensch		5	15230 ± 2610	125 ± 42	23 ± 10
Ratte		16	850 ± 57	564 ± 86	400 ± 30

[a] Gewichtsmittelwerte.

Kreislaufzentralisation, Acidose, Durstfieber, Kollaps). Bei älteren Kindern bzw. Erwachsenen werden bei Durchführung eines Durstversuches regelmäßig große Mengen von ADH infolge der Reizung der Osmoreceptoren mobilisiert. Ein Teil des ADH wird dabei in der Leber inaktiviert — teilweise wird das Hormon durch die Niere ausgeschieden. Drei Tage alte Säuglinge zeigen demgegenüber nach 6—8stündigem Dursten eine nur geringfügige ADH-Ausscheidung mit dem Harn (AMES, 1953). Demnach ist zu vermuten, daß der neurohormonale Reflexbogen Osmoreceptoren-neurosekretorisches System zum Zeitpunkt der Geburt bereits vorhanden ist. Diese Vermutung wird durch Befunde von HELLER und LEDERIS (1958) gestützt: 4—8 Tage alte Ratten lassen im Durstversuch eine deutliche Abnahme des ohnehin geringen ADH-Gehaltes der Neurohypophyse erkennen. Ihren Harn können sie immerhin schon geringgradig konzentrieren. — Ausgewachsene Ratten zeigen nach Injektion von Nicotin eine ADH-Freisetzung mit entsprechender Einschränkung der Diurese und Ausscheidung eines konzentrierten Harns. Neugeborene Tiere lassen vor dem 3. Lebenstag eine derartige Reaktion vermissen. Erst nach diesem Zeitpunkt wird ein geringer Effekt deutlich. Quantitativ vergleichbar mit der Reaktion ausgewachsener Tiere wird die Nicotinwirkung allerdings erst bei 17—20 Tage alten Ratten. Dieses Datum erscheint besonders bemerkenswert, da um diese Zeit auch morphologisch ein auffallend rasches Reifen des neurosekretorischen Systems einsetzt.

Die Beobachtungen der ADH-Aktivität unter osmotischen Belastungen finden eine eindrucksvolle Bestätigung durch morphologische Untersuchungen des neurosekretorischen Systems unter Veränderung der normalen osmotischen Verhältnisse. Schon seit längerem weiß man, daß das neurosekretorische System älterer Tiere im Durstversuch bzw. bei Salzbelastung nach kurzer Zeit infolge der verstärkten ADH-Ausschwemmung kaum noch Neurosekret aufweist. Entsprechende Untersuchungen an jungen Ratten unterschiedlichen Alters ergaben, daß dieses System unter derartigen Belastungen sofort die weitere cytologische Entwicklung abstoppt (RODECK, 1962) (Abb. 73a—h). Der geringe Neurosekretbestand ist rasch erschöpft. Bereits nach wenigen Tagen sieht man schwere degenerative Zellveränderungen. Je jünger die Tiere sind, um so schwerer sind diese Veränderungen. Nach Normalisierung des Wasserhaushaltes tritt nur langsam eine Erholung ein. Die Entwicklung der neurosekretorischen Kernareale bleibt in der Folgezeit um etwa 10—14 Tage hinter der normaler Kontrolltiere zurück. Diese Befunde beweisen, daß nicht nur die Nebennierenrinde, deren Veränderungen man schon seit langem kennt, durch Exsiccose und Säuglingsintoxikation schwer geschädigt wird, sondern daß auch die hypothalamo-neurohypophysären Regulationszentren des Wasserhaushaltes in Mitleidenschaft gezogen werden. Anscheinend muß auch bei menschlichen Säuglingen die nach einer Exsiccose oft noch über längere Zeit beobachtete Labilität des Wasser-Salzhaushaltes auf die nur langsame Erholung dieser Zentren und der Nebennierenrinde bezogen werden.

Häufig begegnet man der Auffassung, daß der *Reifezustand der Sinnesorgane* für die Beurteilung des Reifegrades zum Zeitpunkt der Geburt wichtig sei. Im vorangehenden wurde dargelegt, daß auch der Reifezustand des neurosekretorischen ADH-produzierenden Systems bei primärem Nesthocker, sekundärem Nesthocker und Nestflüchter recht unterschiedlich ist. So mögen Versuche an neugeborenen Ratten erwähnenswert sein, bei denen beide Augen durch Enucleation entfernt wurden. Derartige Versuche gewinnen an Interesse, wenn man bedenkt, daß blindgeborene und sehr früh blindgewordene Kinder oft nicht lernen, sich auf einen 24 Std-Rhythmus einzustellen. Wesentlich häufiger als unter normal sehenden Kindern findet man unter ihnen Bettnässer. Entgegen allen Erwartungen erwies sich, daß bei geblendeten Tieren die Entwicklung des neurosekretorischen Systems nicht beeinträchtigt ist (RODECK, 1958). Die Neurosekretbeladung erfolgt zum gleichen Zeitpunkt und im gleichen Ausmaß wie bei gesunden

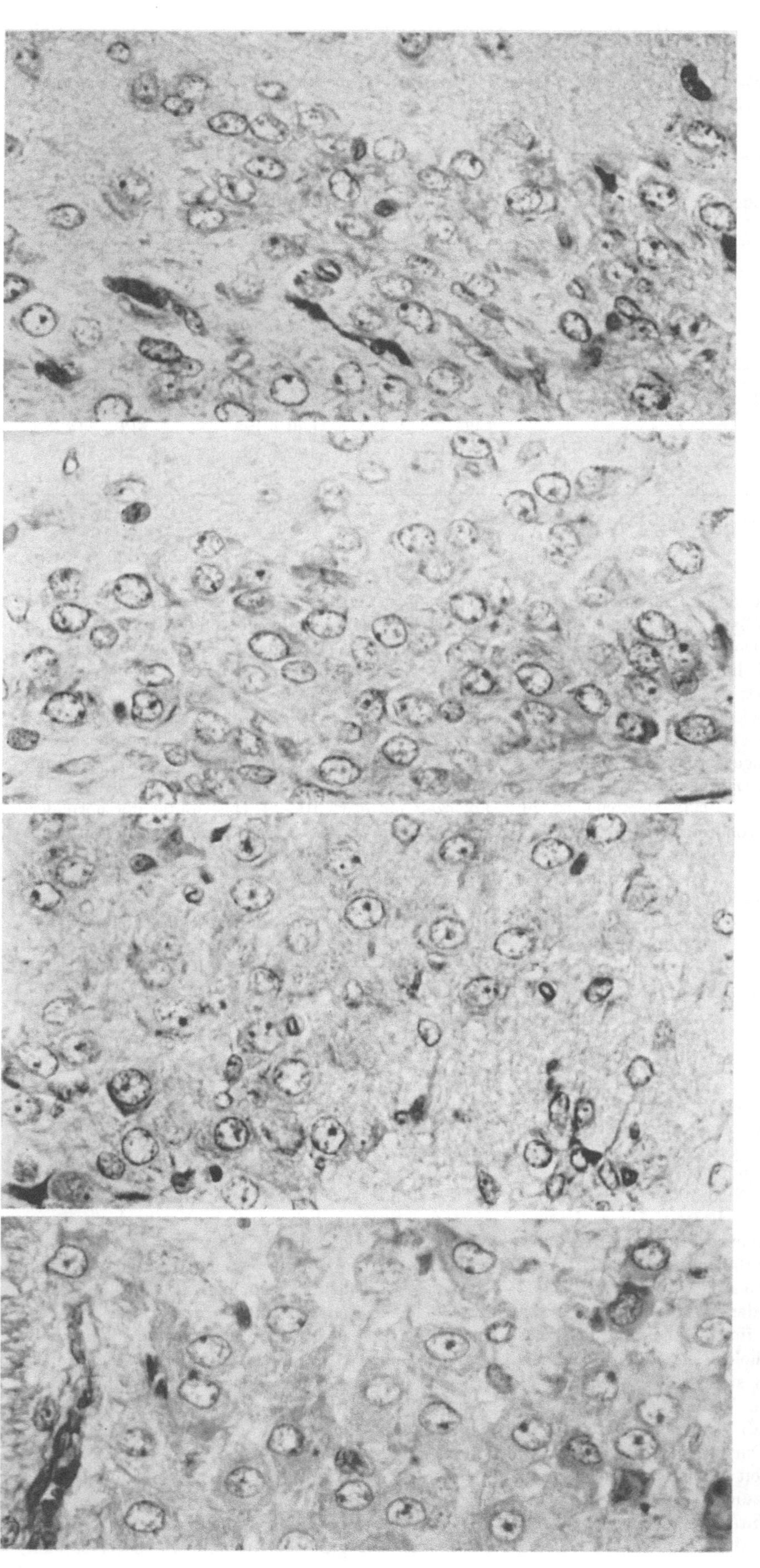

Abb. 73a—h. Einfluß der Dehydration auf das neurosekretorische System *sehr junger Ratten („Säuglinge“)*. Die Tiere waren bei Versuchsbeginn 5 Tage alt. Sie dursteten 3 Tage. *Kerngebiete:* Vergr. 600fach. *Neurohypophyse:* Vergr. 95fach. Schnittdicke 6 μ, Chromalaunhämatoxylin-Phloxinfärbung nach GOMORI. (Aus RODECK, 1962)

73a. Nucleus supraopticus einer 5 Tage alten *Ratte (Kontrolle)*. Kompakte Lagerung der nahezu „nackten“ Zellkerne

73b. Nucleus supraopticus einer 8 Tage alten *Ratte*, die unmittelbar nach 3 Dursttagen getötet wurde. Deutliche Vergrößerung der meisten Ganglienzellkerne. Einige Zellkerne zeigen eine Auflockerung der Kernmembran. Mangelhafte Cytoplasmaausbildung. Kein Anzeichen von Neurosekretbildung

73c. Nucleus supraopticus einer 15 Tage alteu *Ratte* (bei Durstbeginn 5 Tage alt, 3 Dursttage, getötet 7 Tage nach Freigabe des Flüssigkeitskonsums). Stark verzögerte Entwicklung. Verlangsamte Cytoplasmaausbildung. Sehr schütterer Besatz an Nissl-Substanz. Kein Neurosekret

73d. Nucleus supraopticus einer 35 Tage alten *Ratte* (bei Durstbeginn 5 Tage alt, 3 Dursttage, getötet 28 Tage nach Freigabe des Flüssigkeitskonsums). Ausreichende Cytoplasmaentwicklung, noch mäßiger Bestand an Nissl-Substanz. Nur einzelne Zellen zeigen eine geringgradige Neurosekretbildung

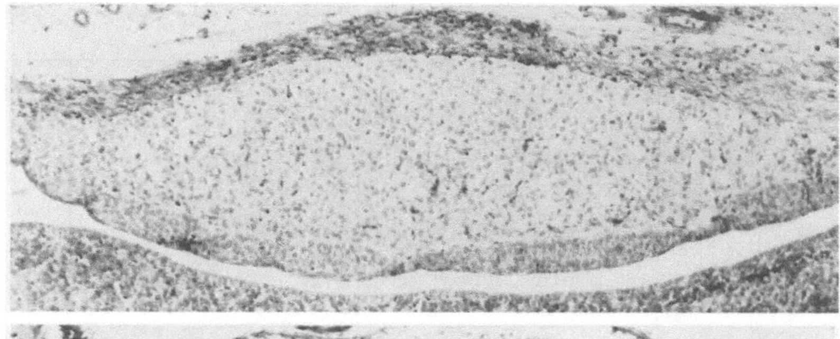

73e. Neurohypophyse einer 5 Tage alten *Ratte (Kontrolle)*. Neurosekretleere, aber bereits gut differenzierte Hypophyse. Reife Pituicyten

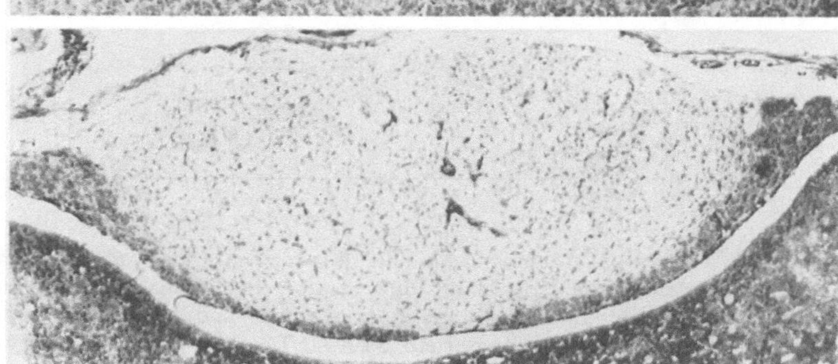

73f. Neurohypophyse eines 8 Tage alten Tieres (bei Durstbeginn 5 Tage alt, Tötung unmittelbar nach 3 Dursttagen). Kein Neurosekret, auffallend gute Vascularisierung

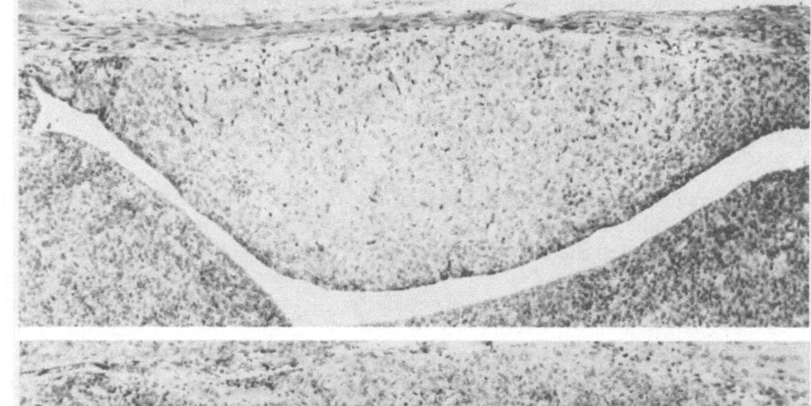

73g. Neurohypophyse einer 20 Tage alten *Ratte* (bei Durstbeginn 5 Tage alt, 3 Dursttage, getötet 12 Tage nach Freigabe der Wasseraufnahme). Feinstaubige, diffuse Neurosekreteinlagerung

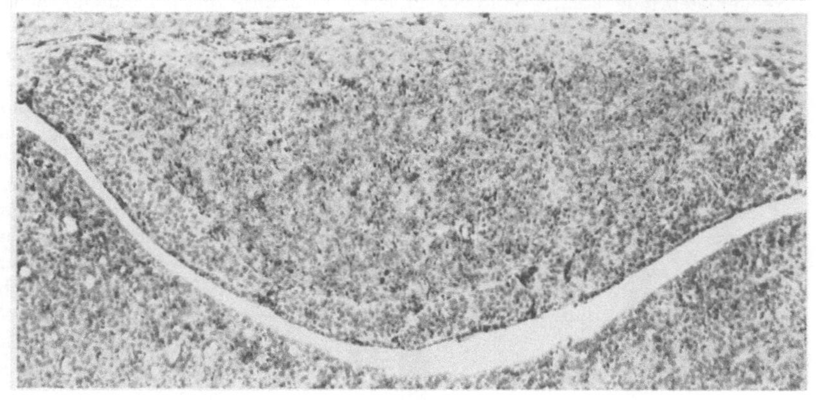

73h. Neurohypophyse einer 30 Tage alten *Ratte* (bei Durstbeginn 5 Tage alt, 3 Dursttage, getötet 22 Tage nach Freigabe des Flüssigkeitskonsums). Stärkere Kondensierung des Neurosekrets

Kontrolltieren. Nach diesen Untersuchungen und den klinischen Beobachtungen scheint der Gesichtssinn weniger für die termingerechte Ausbildung der Regulationszentren des Wasserhaushaltes als vielmehr für die Feineinstellung des jeweiligen Tonuszustandes dieser Zentren (24 Std-Diureserhythmus u. a.) bedeutsam zu sein.

Die Beobachtungen über die morphologische und funktionelle Unreife des neurosekretorischen Systems werfen die Frage nach dem Reifegrad des Erfolgsorgans des ADH, des *distalen Tubulusschenkels* der Niere, auf. Bei Neugeborenen und Säuglingen ist die Ansprechbarkeit des distalen Tubulusschenkels auf ADH bei Anwendung verschiedener Versuchsanordnungen eindeutig gegenüber der Reaktion dieses Nierenabschnittes von Erwachsenen herabgesetzt. Das gilt für alle bisher untersuchten Species. Neugeborene Ratten lassen auf exogen zugeführtes Vasopressin nur eine minimale Einschränkung der Wasserrückresorption erkennen (Abb. 74). Erst 3 Wochen alte Tiere zeigen einen ADH-Effekt, der etwa dem ausgewachsener Ratten nahekommt.

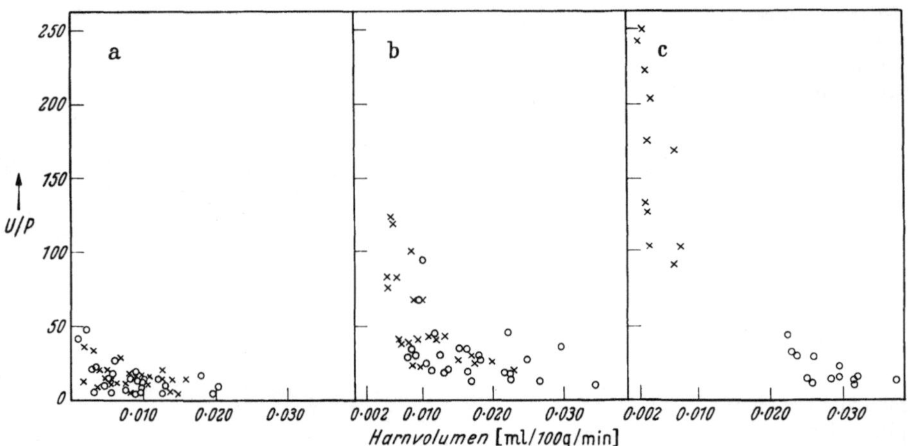

Abb. 74. Wirkung von Vasopressin auf die Harnkonzentration von 1—31 Tage alten *Ratten*. Der Quotient Inulin-Konzentration im Urin/Inulin-Konzentration im Plasma (U/P) diente als Maß der renalen Wasserresorption. Alle Tiere erhielten 4,5 ml Wasser peroral und 10 Milli-Einheiten Pitressin subcutan pro 100 g Körpergewicht. a 1—8 Tage alte Ratten. b 20—31 Tage alte Ratten. c Ausgewachsene Tiere. × Mit Pitressin injizierte Tiere; ∘ Kontrollen. Während sich in der ersten Gruppe die Quotienten der Pitressin-Tiere von den Werten der Kontrollen nicht unterscheiden, fallen manche der Quotienten der älteren Ratten bereits in den Bereich der ausgewachsenen Tiere. Die Versuchsanordnung war ungeeignet, den Beginn der Ansprechbarkeit auf ADH zu ermitteln. Die Ergebnisse dieser Versuche zeigen aber, daß der quantitative renale Effekt des Hormons erst ungefähr 3 Wochen nach der Geburt mit der Wirkung auf ausgewachsene Tiere vergleichbar wird. (Aus HELLER, 1958)

Untersuchungen der Nierenfunktion des menschlichen Feten führten MCCANCE und WIDDOWSON (1952) zu der Ansicht, daß die Niere vor der Geburt nahezu außerhalb der Kontrolle des ADH und der Hormone der Parathyreoidea und wahrscheinlich auch der Nebennierenrinde steht. BARNETT und VESTERDAL (1953) verglichen den ADH-Effekt von frühgeborenen Säuglingen und Erwachsenen. Die Versuchspersonen wurden zu Beginn des Versuches so stark mit Wasser

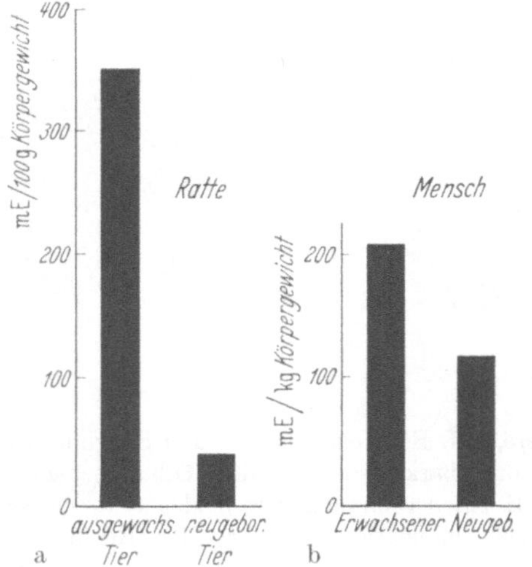

Abb. 75. a Vergleich der Harnkonzentration von Erwachsenen und Neugeborenen beim 24 Std-Durstversuch. b Vergleich der für die Ausscheidung von 1000 mMol gelöster Stoffe erforderlichen Harnvolumina von Erwachsenen und Neugeborenen. (Nach MCCANCE, 1950)

belastet, daß die Diurese als maximal angesehen werden konnte. Dieser Zustand wurde durch laufende dem Flüssigkeitsverlust durch Harn und Perspiratio insensibilis entsprechende i.v. Dauertropfinfusion von Wasser beibehalten. Nach Beigabe von ADH in die Infusionsflüssigkeit nahm die Diurese — bezogen auf die Körperoberfläche — bei Erwachsenen und Säuglingen im gleichen Ausmaß ab. Die osmotische Konzentration des Harns stieg an. Die Zunahme der molaren Konzentration war bei den frühgeborenen Säuglingen geringer und von kürzerer Dauer als bei Erwachsenen. Bei 4—8 Tage alten menschlichen Säuglingen führt eine Injektion von ADH-Extrakt zu einer wesentlich geringeren Steigerung der Harnkonzentration. Im Durstversuch zeigt sich ebenfalls das wesentlich geringere Konzentrationsvermögen des Säuglings im Vergleich zum Erwachsenen (Abb. 75a). Der Neugeborene benötigt für die Ausscheidung der gleichen Menge gelöster Substanzen ein erheblich größeres Harnvolumen (Abb. 75b). Auch der neugeborene Hund erweist sich bei Wasser- und ADH-Belastungen als recht unreif. Das neugeborene Meerschweinchen ist dagegen wesentlich reifer („Nestflüchter"). Der menschliche Säugling nimmt eine Mittelstellung ein.

Der große Wasserbedarf des Neugeborenen und des Säuglings ist aber nicht allein eine Folge der „Unreife" des neurosekretorischen Regulationssystems bzw. der noch nicht vollausgeprägten Nierenfunktion, sondern auch des relativ *großen Stoffumschlages*. Aufgrund der relativ größeren Körperoberfläche ist der Stoffwechsel des Neugeborenen wesentlich rascher. Der Calorienbedarf ist relativ größer. Die Folge ist ein verstärkter Wasserbedarf nicht nur für die relativ höheren Anforderungen des Allgemeinstoffwechsels, sondern auch zum Ausgleich des damit eng zusammenhängenden dauernden Wasserverlustes infolge der relativ größeren Perspiratio insensibilis.

Der erhebliche Wasserbedarf des jungen Säuglings ist demnach durch mehrere Faktoren bedingt. Neben die für Erwachsenen und Säugling recht unterschiedliche Voraussetzungen des Stoffwechsels tritt die morphologische und funktionelle „Unreife" der Niere und der Regulationszentren des Wasserhaushaltes. Darüber hinaus spielt auch eine gewisse „Unreife" weiterer endokriner Drüsen, insbesondere der Nebennierenrinde, eine Rolle (s. S. 262ff.). Somit scheint die Regulation des Wasserhaushaltes beim jungen Säugling — verglichen mit den Leistungen des erwachsenen Organismus — als „unreif". Dem Lebensalter des Kindes entsprechend ist sie jedoch als durchaus reif für die anfallenden Aufgaben anzusehen.

D. Pathologie und Klinik des Diabetes insipidus centralis (neurohormonalis)

Definition

Diabetes insipidus ist eine griechisch-lateinische Wortkombination. *Diabetes*[1] *(griech.)* bedeutet Harnruhr und soll die unaufhörliche und gleichmäßige Produktion ungewöhnlich großer Urinmengen charakterisieren. Das Attribut *insipidus*[2] *(lat.)* gibt Auskunft über den Geschmack des produzierten Urins. Diese sich auf den Geschmackssinn beziehende Benennung stammt aus der Zeit, als man noch nicht über chemische Untersuchungsmethoden des Urins verfügte, sondern eine Differentialdiagnose zum *Diabetes mellitus*[3], „Zuckerharnruhr", mit Hilfe der Zunge vornehmen mußte.

Der Diabetes insipidus centralis ist ein chronisches Leiden, dem Störungen des neurosekretorischen hypothalamo-neurohypophysären Systems zugrunde liegen. Danach ist die Produktion bzw. Abgabe des antidiuretischen Hormons ganz oder teilweise ausgefallen. Die Erkrankung ist durch Unvermögen zur Harnkonzentrierung und durch eine Polyurie von 4—20 Litern täglich mit entsprechender Polydipsie gekennzeichnet.

Neben dem *Ausfall der Hormonproduktion* wird gelegentlich auch eine *verstärkte Inaktivierung des Hormons* als möglicher ätiologischer Faktor diskutiert (Hankiss, 1958). Bei einer besonderen, in der Regel hereditären Form, *Diabetes insipidus renalis* bzw. *nephrogener Diabetes insipidus,* liegt die Ursache nicht in einem Mangel an ADH, sondern in einem Nichtansprechen der Tubulusepithelien auf in normaler Menge produziertes ADH.

Experimentelle Beobachtungen

Zum besseren Verständnis der pathologischen Anatomie und Physiologie des Diabetes insipidus erscheint es angebracht, in aller Kürze auf einige wichtige tierexperimentelle Befunde einzugehen.

Eine besondere Bedeutung kommt dabei den grundlegenden Arbeiten des Arbeitskreises von Ranson zu: Nach Läsionen im Hypothalamus bzw. nach Unterbrechung des Tractus supraoptico-hypophyseus von Katzen kam es bei einem Großteil der Tiere zur Ausbildung eines Diabetes insipidus. In der Regel ließen sich dabei deutlich voneinander abgrenzbare Phasen unterscheiden: Sehr rasch nach der Läsion wurde eine transitorische Polyurie beobachtet, die jedoch nur wenige Tage anhielt. Nach einigen Tagen, in denen Wasseraufnahme und Harnproduktion unauffällig waren, entwickelte sich das vollausgeprägte Krankheitsbild (Abb. 76). Die Versuche der Ransonschen Schule wurden inzwischen vielfach bestätigt. Offensichtlich führte bei diesen Versuchen die aufsteigende Degeneration zum Untergang der neurosekretorischen Kerngebiete. Da nicht alle neurosekretorischen Zellen ihre Achsenzylinder bis in die am weitesten distal gelegenen Partien der Neurohypophyse schicken, sondern die Endaufsplitterungen teilweise bereits im Infundibulum endigen, da zudem die aufsteigende Degeneration um so sicherer zum Zelltod führt, je näher die Läsion dem Kerngebiet liegt, ist verständlich, daß keineswegs in jedem Fall ein Diabetes insipidus auftrat bzw. die Ausprägung des Diabetes insipidus sehr unterschiedlich war.

Von Interesse sind in diesem Zusammenhang die Versuche von Heinbecker und White (1941), die die Menge der intakten Restzellen im Bereich der neurosekretorischen Kernareale mit dem Ausmaß des täglichen Harnvolumens in Beziehung setzen: je weniger funktionstüchtige Zellen sich fanden, um so stärker ausgeprägt war die Polyurie (Abb. 77). O'Connor (1947), der diese Versuche nachprüfte, fand darüber hinaus, daß das Ausmaß der Degeneration von der Stelle der Läsion abhängig ist: je näher den Kerngebieten, um so ausgeprägter der Zelluntergang in den neurosekretorischen Kernarealen (Abb. 78). Hild und Zetler (1953) sahen einige Tage nach Durchtrennung des Hypophysenstiels am proximalen Stumpf eine außerordentliche Anstauung von neurosekretorischem Material und Hypophysenhinterlappenhormonen (Abb. 79). Demgegenüber wies der abgetrennte Stumpf einschließlich der Neurohypophyse kein Neurosekret und nur noch eine geringgradige Aktivität von Hypophysenhinterlappenhormonen auf. Diese Versuche wurden inzwischen häufig wiederholt und immer wieder bestätigt. Danach ist anzunehmen, daß das hypothalamo-neurohypophysäre neurosekretorische System eine Regenerationsfähigkeit nach Tractusdurchschneidung und Hypophysektomie besitzt.

[1] δία = durch, βαίνω = gehen.
[2] in-sapere = nicht schmecken.
[3] mel (mellis) = Honig.

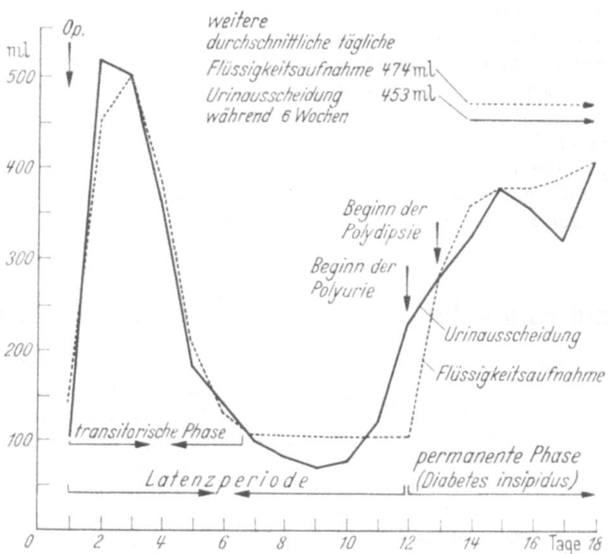

Abb. 76. Harnausscheidung und Wasseraufnahme in einem typischen Fall von experimentellem Diabetes insipidus (Hypophysenstieldurchtrennung) bei der *Katze*. (Aus FISHER, INGRAM und RANSON, 1938)

Voraussetzung ist natürlich, daß die Urspungskerne nicht der retrograden Degeneration anheimfallen. Die neurosekretorischen Fasern treten zu den nach Durchtrennung an der Läsionsstelle verstärkt auftretenden Capillaren in neue Beziehungen. BARGMANN spricht von einer „Ersatzhypophyse" und glaubt, etwas ähnliches auch bei vielen Fällen von transitorischem Diabetes insipidus des Menschen annehmen zu dürfen. Möglicherweise sind zudem — ganz abgesehen von der Hormonabgabe im Bereich der „Ersatzhypophyse" — ADH-Produktion und Freisetzung in den neurosekretorischen Kerngebieten noch möglich, wenn die Ganglienzellen weitgehend erhalten geblieben sind. Diese Vorstellung wird wesentlich durch die Tatsache gestützt, daß auch die Kerngebiete schon unter normalen Umständen ausgezeichnet vascularisiert sind. Man sieht also keineswegs immer im Tierexperiment trotz totaler Zerstörung von Hypophyse und neurosekretorischen Kernarealen das Auftreten eines Diabetes insipidus. Offensichtlich ist die volle Ausbildung des Krankheitsbildes nur möglich, wenn bei gleichzeitiger Ausschaltung der ADH-Produktion die

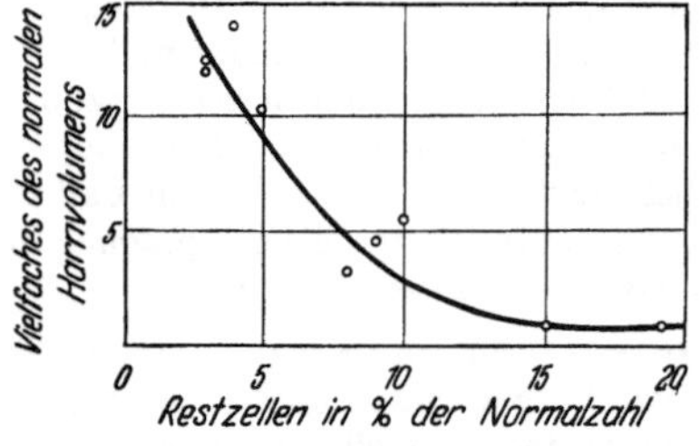

Abb. 77. Anzahl der Restzellen in den Nuclei supraoptici im Verhältnis zum Ausmaß der Polyurie nach Durchtrennung des Tractus supraoptico-hypophyseus bzw. nach Neurohypophysektomie. Abszisse: Ganglienzellen in Prozent der Norm. Ordinate: Harnvolumen bezogen auf die normale tägliche Harnausscheidung des jeweiligen *Hundes* (= 1). (Aus HEINBECKER und WHITE, 1941)

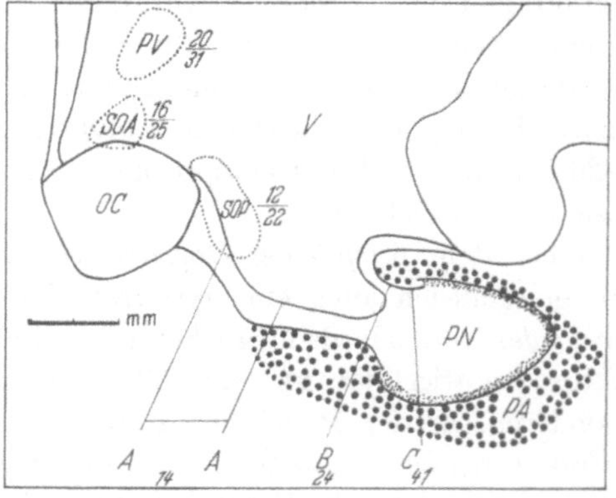

Abb. 78. Sagittalschnitt durch den Hypothalamus des *Hundes*. *OC* Chiasma opticum; *PN* Neurohypophyse; *PA* Adenohypophyse; *V* III. Ventrikel; *PV* Projektion des Nucleus paraventricularis; *SOA* bzw. *SOP* Projektion des vorderen bzw. hinteren Teiles des Nucleus supraopticus. Die Linien *AA*, *B*, *C* zeigen den Sitz der Durchtrennung des Tractus. Die unteren Zahlen geben die Durchschnittswerte der Zellzahl der Nuclei supraoptici in Prozent der Norm nach den jeweiligen Operationen an. Die Zahlen neben den Kernarealen geben den Anteil der überlebenden Zellen in Prozent der Norm in jedem Kerngebiet an; die obere Zahl stellt dabei den prozentualen Durchschnitt der Zellzahl von Tieren dar, deren Tractus bei *AA* durchschnitten war, die untere den Durchschnittswert der Zellzahl in Prozent der Norm nach Entfernung der Neurohypophyse (*B*). (Aus O'CONNOR, 1947)

Adenohypophyse intakt bleibt (VON HANN, 1918; CHESTER JONES, 1956/1957). Entfernt man bei Tieren mit vollausgebildetem Krankheitsbild die Adenohypophyse, so verschwinden Polyurie und Polydipsie weitgehend. Wenn man diesen Tieren Extrakte peripherer Inkretdrüsen, z.B. Schilddrüsenhormon bzw. Nebennierenrindenhormone, verabfolgt, steigt die Harnausscheidung wieder an (KELLER, 1937). Das früher angenommene diuretische Hormon der Adenohypophyse („Diuretin") existiert nicht. Vielmehr wirkt — in Abhängigkeit von den releasing factors — die Adenohypophyse vorzugsweise indirekt auf dem Wege über die Beeinflussung der peripheren Inkretdrüsen auf den Wasserhaushalt ein. Dabei kommt scheint uns der Hinweis, daß bei den Diabetes insipidus-Ratten der Kochsalzhaushalt ganz offensichtlich bei freiem Wasserkonsum nicht in Mitleidenschaft gezogen ist. Vielmehr läßt die ADH-Behandlung der Tiere den Schluß zu, daß das Hormon lediglich die *Wasser*rückresorption durch Veränderung der Permeabilität des Epithels im distalen Nephron reguliert.

Ätiologie und Pathogenese

Der Diabetes insipidus centralis beruht auf einer ungenügenden Wasserrückresorption im distalen Nierentubulus bzw. in den Sammel-

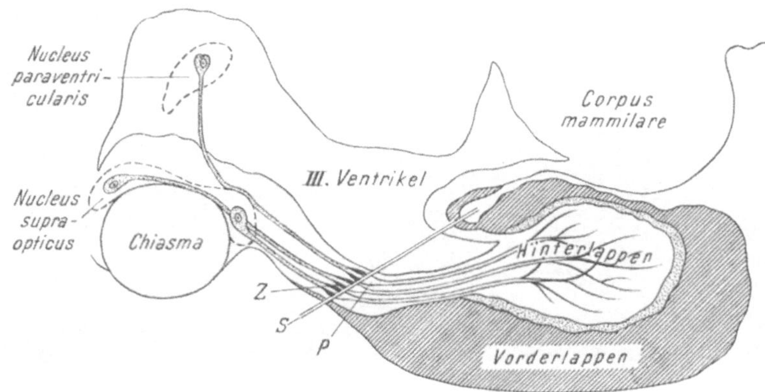

Abb. 79a. Schematische Darstellung der neurosekretorischen Bahn beim *Hund* mit der Lage des Operationsschnittes (*S*). *Z* Zentraler Stumpf des Tractus supraoptico-hypophyseus mit Andeutung der Neurosekretanstauung. *P* Peripherer Stumpf des Tractus. (Aus HILD und ZETLER, 1953)

offensichtlich der Schilddrüse und der Nebennierenrinde eine besondere Bedeutung zu.

Eine außerordentliche Bereicherung erfuhr die Erforschung des Diabetes insipidus erst kürzlich durch die Entdeckung einer hereditären idiopathischen Form des Leidens bei Ratten *(Brattleboro Strain)* (VALTIN et al.). Bei diesen Tieren findet sich eine erhebliche Reduktion an mit Aldehydfuchsin anfärbbarem Neurosekret. VALTIN et al. (1965) nehmen an, daß das angefärbte Material lediglich Oxytocin darstellt. Die Kerngebiete enthalten keineswegs kleine degenerierte Ganglienzellen, wie man aufgrund seltener autoptischer Befunde beim Menschen annahm, vielmehr sind sowohl Zellkerne, Kernkörperchen als auch Perikaryen hypertrophiert, möglicherweise weil sie den Mangel an ADH durch eine verstärkte Produktion von Trägersubstanz, Acetylcholin oder Axoplasma zu kompensieren versuchen, vielleicht aber auch weil sie ein inaktives Vasopressin ohne biologischen Effekt produzieren. Bei Diabetes insipidus-Ratten konnten kein aktives Vasopressin der Neurohypophyse und kein Vasopressin oder nur Spuren des Hormons im Hypothalamus gefunden werden. Der Oxytoxingehalt betrug etwa ein Drittel von Normaltieren. Bei heterozygoten klinisch gesunden Tieren war der Vasopressingehalt auf etwa zwei Drittel der Norm im Hypothalamus reduziert. Der Oxytoxingehalt erwies sich als normal. Von besonderem Interesse er-

rohren infolge Fehlens von ADH. Die Niere befindet sich dabei gewissermaßen im Zustand einer permanenten Wasserdiurese. Wahrscheinlich handelt es sich um eine Störung in der Produktion von ADH. Jedoch ist evtl. auch eine gehinderte Freisetzung des Hormons in Betracht zu ziehen. Zudem wird von einigen Autoren in seltenen Fällen ein Versagen der Osmoreceptoren diskutiert. Daß darüber hinaus auch eine verstärkte Inaktivierung des Hormons erwogen wird, wurde oben bereits angegeben.

Störungen der Diureseregulation treten auf, wenn mehr als 85% der Neurone des neurosekretorischen Systems ausfallen. Der vollausgebildete Diabetes insipidus resultiert erst bei einem Ausfall von über 95%. Für die Manifestation des vollausgebildeten Krankheitsbildes ist die Intaktheit übergeordneter Zentren (releasing factors) bzw. der Adenohypophyse und der von ihr gesteuerten peripheren Inkretdrüsen erforderlich. Der Ausfall der peripheren endokrinen Drüsen führt nicht nur zu einer

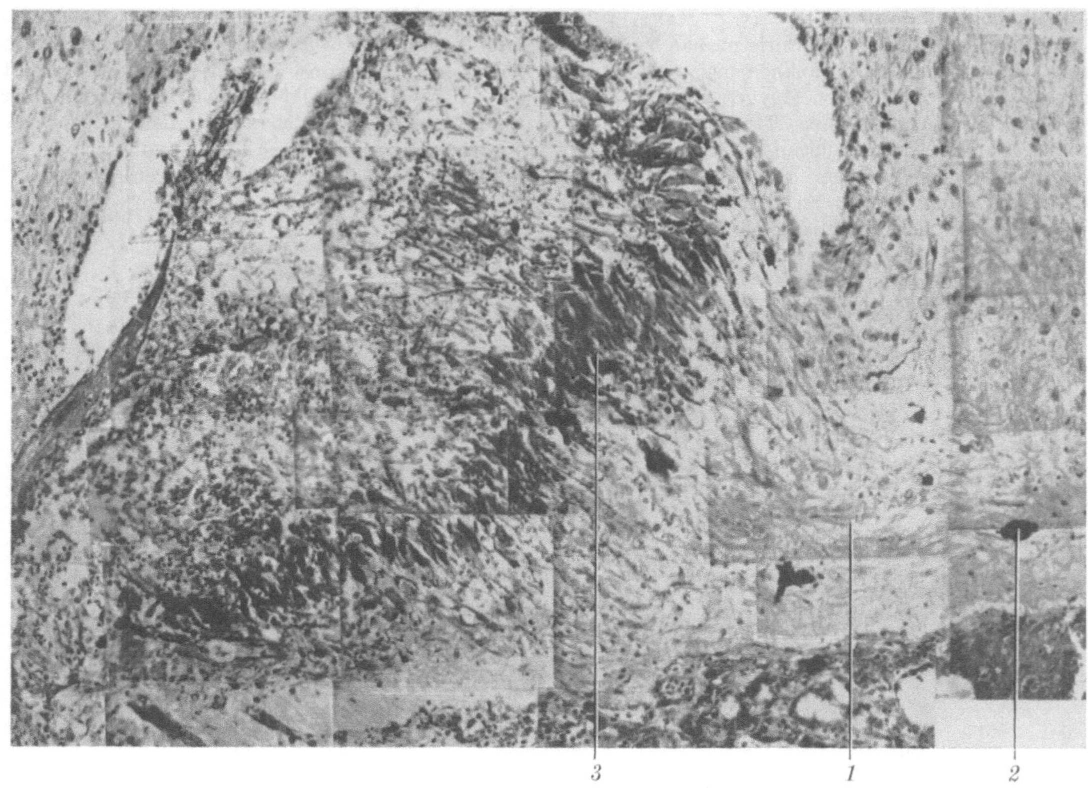

Abb. 79b. Durchtrennung des Hypophysenstiels. 4 Tage post operationem. Photomontage des Operationsgebietes. 360fache Vergr. Schnittdicke 7 μ. Gomorische Chromalaunhämatoxylin-Phloxinfärbung. Eine Auftrennung in 2 gesonderte Bilder wurde vorgenommen, da zwischen den beiden Stümpfen ein großes Blutcaogulum liegt. *Zentraler Stumpf. 1* Fasern von normaler Dicke; *2* Herring-Körper = umschriebene sekrethaltige Verdickungen; *3* Im zentralen Stumpf stark neurosekrethaltige verquollene Faserenden. (Aus Hild und Zetler, 1953)

direkten Beeinflussung der Diurese, sondern die in der Regel auftretende Reduzierung allgemeiner Stoffwechselprozesse verbunden mit verringerter Nahrungsaufnahme bewirkt für sich schon die Abnahme des Wasserumschlags. Der Diabetes insipidus centralis kann sowohl als Symptom im Gefolge einer Läsion des neurosekretorischen Systems („symptomatischer Diabetes insipidus") oder auch als Erkrankung eigener Art ohne Begleitkrankheiten („idiopathischer Diabetes insipidus") auftreten. Unter den hypothalamisch bedingten Krankheiten ist der Diabetes insipidus relativ häufig (Tabelle. 87).

Das Krankheitsbild des Diabetes insipidus neurohormonalis ist hinsichtlich der Ätiologie keineswegs einheitlich (Tabelle 88). Es stellt sich insbesondere bei den symptomatischen Formen mitunter als ein äußerst komplexes Geschehen dar. Dabei ist keineswegs nur immer das neurosekretorische ADH-produzierende System allein betroffen — in seltenen Fällen ist beim symptomatischen Diabetes insipidus offensichtlich auch das „Durstzentrum" (d.h. die Osmoreceptoren) in Mitleidenschaft gezogen. Bei gewissen symptomatischen, insbesondere durch Tumoren verursachten Formen, liegt möglicherweise auch eine Beeinträchtigung von höher gelegenen Zentren (Beeinträchtigung von releasing factors) bzw. der Adenohypophyse vor. So wird heute von einigen Seiten etwa folgende Einteilung der Regulationsstörungen des Wasserhaushaltes vorgeschlagen.

1. *Der gewöhnliche Diabetes insipidus neurohormonalis.* Darunter fallen die idiopathischen Fälle, zweifellos auch die meisten symptomatischen Fälle, d.h. die Fälle, bei denen lediglich das neurosekretorische System betroffen ist. Diese Form wird als Diabetes insipidus normochloraemicus bezeichnet. Es sei jedoch besonders darauf hingewiesen, daß auch diese Fälle eine Hyperchlorämie (bei starker Durstexsiccose) zeigen können, dann nämlich, wenn es infolge unzureichender Wasseraufnahme zu einer starken Dehydration kommt. Dabei wird immer hohes Fieber (= Exsiccosefieber) mit Zentralisation des Kreislaufs beobachtet. Das Fieber entsteht infolge reduzierter Perspiratio insensibilis. Das Blut ist dabei infolge „Eindickung" (Viscositätssteigerung) und infolge der Kreislaufzentralisation zu einer nennenswerten Was-

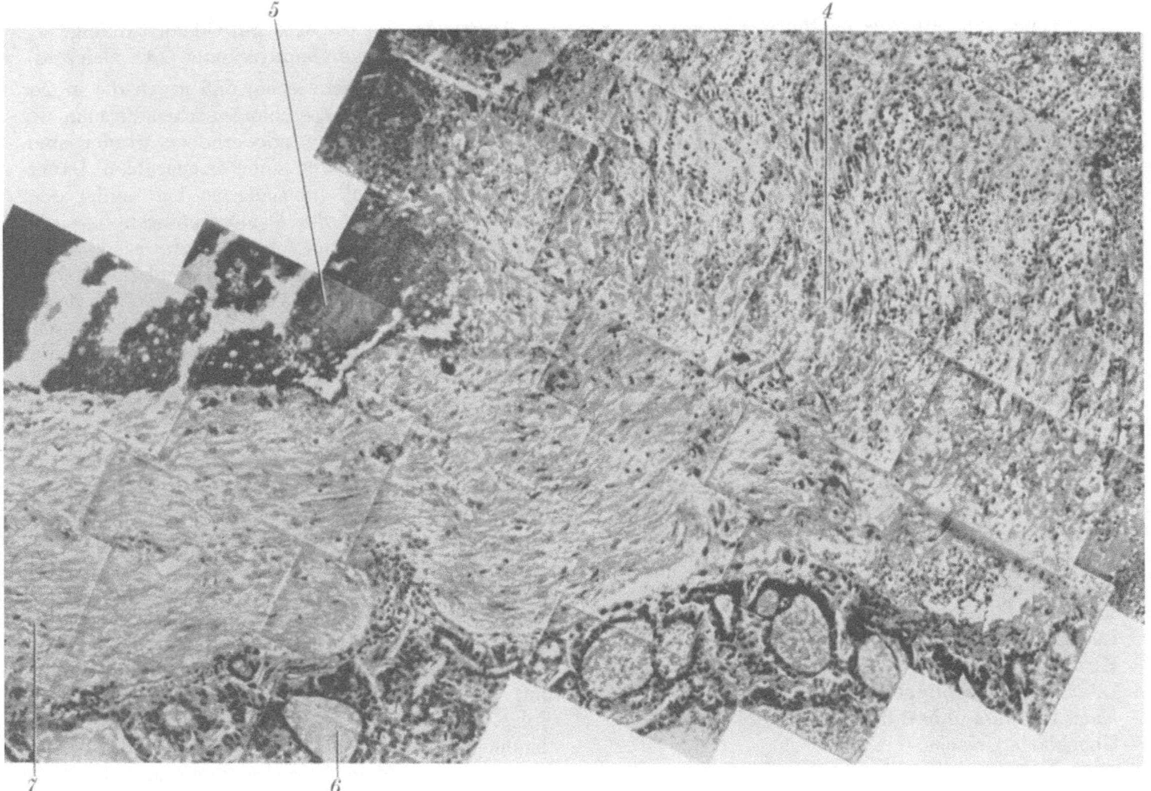

Abb. 79c. *Peripherer Stumpf.* Die Faserverläufe des Tractus in den beiden Abbildungen sind nicht völlig normal, da die Stümpfe bei der Operation etwas aus ihrer normalen Lage verdrängt wurden. *4* Im peripheren Stumpf angeschwollene Faserenden ohne Neurosekretgehalt; *5* Blutcoagulum; *6* Mittellappen der Hypophyse mit Follikeln; *7* Übergang des peripheren Stumpfes in den Hypophysenhinterlappen. (Aus Hild und Zetler, 1953)

Tabelle 87. *Hypothalamisch bedingte Krankheiten, geordnet nach Häufigkeit der Symptome und Auftreten des Erstsymptoms (60 Fälle).* (Nach H. G. Bauer, 1954)

Symptome	Anzahl der Fälle (gesamt)		Aufgetreten als Erstsymptom, Anzahl der Fälle
Sexuelle Störungen			
Pubertas praecox	24	43	21
Hypogenitalismus	19		
Diabetes insipidus		21	2
Psychische Veränderungen		21	7
Somnolenz		18	6
Fettsucht		15	1
Thermodysregulation		13	4
Magersucht		11	2
Krämpfe		9	1
Incontinentia alvi et urinae		5	—
Heißhunger		5	2
Anorexie		4	—
Dyshydrosis		4	—

serabgabe nicht mehr in der Lage. Längeres Bestehenbleiben eines solchen Zustandes ist aus osmotischen Gründen nicht mit dem Leben zu vereinbaren. Zudem kommt es bei starken Verschiebungen im Elektrolythaushalt zu einem Zusammenbruch der Membranpotentiale. Damit werden Erregungsbildung, Erregungsausbreitung und Erregungsrückbildung z. B. im Zentralnervensystem, im Herzen, in der Muskulatur erheblich beeinträchtigt. Eine Degeneration der lebenden Zelle ist die Folge. Selbst kurzdauernde Exsiccosen sind keineswegs ungefährlich. Sie führen insbesondere bei den gegenüber osmotischen Schwankungen so außerordentlich empfindlichen Hirnzellen zu schweren Degenerationsprozessen. Besonders bei Patienten im Kindesalter sind sie gefürchtet.

2. *Diabetes insipidus neurohormonalis hyperchloraemicus.* Das Krankheitsbild soll bei herabgesetzter Tätigkeit der Osmoreceptoren beobachtet werden.

3. *Diabetes insipidus neurohormonalis hyperchloraemicus occultus* infolge herabgesetzter Osmoreceptorentätigkeit und herabgesetzter Trinkmengen (Oligodipsie).

4. *Diabetes insipidus neurohormonalis normochloraemicus occultus* infolge Mangels an ACTH oder CRF (Corticotropic Releasing Factors) und an ADH.

Tabelle 88. *Ätiologie des Diabetes insipidus.* (Nach Rodeck, 1962)

	Zahl der Fälle
a) Nach der Zusammenstellung von Fink *(1928)*	
Hirntumoren	68
Lues	14
Trauma	11
Tuberkulom bzw. Meningitis tbc.	5
Andere entzündliche Prozesse	9
	107
b) Nach der Zusammenstellung von Jones *(1944)*	
Hirntumoren	13
davon mit Beteiligung der Hypophyse	11
mit Einschluß des Hypothalamus	2
Encephalitis	7
Xanthomatose	4
Trauma	3
Lues	3
Hirnblutung	2
Infarkt der Neurohypophyse	1
Nach Delirium unbekannter Genese	1
Ungeklärte Ursache	8
	55
c) Nach der Zusammenstellung von Blotner *(1951)*	
Idiopathisch (davon 3 evtl. psychogene Polydipsie, möglicherweise 6 nach Traumen)	50
Hirntumoren	36
Lues	7
Hereditär	3
Postencephalitisch	3
Xanthomatose	2
Myeloische Leukämie	2
Chorea	2
Lymphom	1
Schädelbruch	1
Cerebrale Arteriosklerose	1
Geburtsschädigung	1
Verkalkung der A. carotis interna	1
Nach Pockenschutzimpfung	1
Basilararachnoiditis	1
	112
d) Nach der Zusammenstellung von Rodeck *(1960)*	
Idiopathisch	29
Hirntumoren	7
Postoperativ	4
Trauma	9
Postencephalitisch	7
Durchblutungsstörung	4
Lues	1
Granulom	1
	62

5. *Primäre Oligurie* evtl. mit Ödemen (infolge Insuffizienz der Adenohypophyse oder CRF-Defektes).

Es sei nicht verschwiegen, daß gegen die immer wieder postulierten hyperchlorämischen Formen des Diabetes insipidus Einwände erhoben worden sind. Wenn es sich dabei um einen irreparablen Dauerzustand handeln soll (und der ist bei totaler oder partieller Zerstörung des Osmoreceptoren bzw. des „Durstzentrums" anzunehmen), dann ist ein derartiges Leiden aus osmotischen Gründen mit dem Leben kaum zu vereinbaren (s. oben). Es handelt sich ja nicht nur um eine ungenügende Wasseraufnahme infolge mangelnden Durstgefühls und damit um das Auftreten einer Hyperchlorämie (besser wäre im übrigen Hypernatriämie), sondern dabei wäre zudem eine Eindickung mit entsprechender Viscositätssteigerung des Blutes zu erwarten. Damit würde es zu einer dauernden Hyperosmolarität kommen. Diese sowie die Zentralisation des Kreislaufs würden eine starke Steigerung der Körpertemperatur (Durstfieber) im Sinne einer Continua bewirken, da dem Organismus eine sinnvolle Temperaturregulation infolge reduzierter Perspiratio insensibilis gar nicht mehr möglich wäre. Mit der Bluteindickung und der Zentralisation des Kreislaufs wären zudem eine extreme Hypoxie und Acidose verbunden. Ein rascher Tod wäre die Folge. Eine Zerstörung der Osmoreceptoren würde demnach nie ein chronisches Krankheitsbild nach sich ziehen können. Möglicherweise enden derartige Fälle gleich nach kompletter Ausschaltung der Osmoreceptoren bzw. des „Durstzentrums" ganz akut im Sinne eines „Zwischenhirngewitters". Hyperchlorämische Formen des Diabetes insipidus erscheinen demnach nur möglich bei einer nur geringgradigen Hyperosmolarität des Blutes.

1. *Der symptomatische Diabetes insipidus*

Beim symptomatischen Diabetes insipidus ist die Harnruhr lediglich ein Symptom für eine sonst sehr viel komplexere Erkrankung, die zu einer Ausschaltung bzw. Schädigung der neurosekretorischen hypothalamischen Kerngebiete, des Tractus bzw. der Neurohypophyse, geführt hat. Eine derartige Läsion kann verschiedene Ursachen haben. Relativ häufig tritt ein Diabetes insipidus als Folge von *Tumoren* im Hypothalamus-Hypophysenbereich auf (Tabelle 89). Sowohl Primärtumoren jeglicher Art als auch Metastasen können bei entsprechender Lokalisation zur Ausbildung eines Diabetes insipidus führen. Unter den Primärtumoren sind besonders das Kraniopharyngeom, unter den Metastasen besonders solche von Mamma- und Bronchuscarcinomen zu nennen.

Ein Diabetes insipidus wird gelegentlich nach *Hirntraumen* beobachtet. In den meisten Fällen geht nach einigen Wochen bzw. Monaten das Ausmaß von Polydipsie und Polyurie zurück („transitorischer Diabetes insipidus"). In

Tabelle 89. *Aufgliederung der 36 Diabetes insipidus-Fälle* BLOTNERS *(1951) mit Hirntumor*

	Zahl der Fälle
Supraselläre Cysten (Kraniopharyngeome)	16
Supraselläres Meningeom	1
Tumor des III. Ventrikels	1
Gliom des III. Ventrikels und des Chiasmas	4
Gliom des III. Ventrikels und des Chiasmas, gleichzeitig Pinealom (in einem Fall bestand eine Lues connata)	3
Pinealom	1
Hypophysenadenom zwischen den Chiasmaschenkeln	1
Hypophysentumor	1
Interpedunkuläre Cyste	1
Gliomatöse Cyste	1
Gliomatöse Cyste im Kleinhirn	1
Cyste in der Pars intermedia	1
Angiomatöser Tumor rechts vom Chiasma	1
Chromophobes Adenom des Hypophysenvorderlappens	2
Tumorverdacht	1

der Regel scheint der Rückgang des traumatischen Ödems die neurosekretorische Bahn wieder freizugeben. Möglicherweise führt auch eine Contusio bzw. Commotio cerebri zu vorübergehenden Störungen in der Neurosekret- bzw. ADH-Produktion. Wieweit die Ausbildung einer „Ersatzhypophyse" (STUTINSKY, BARGMANN) oberhalb der Läsion, d.h. Neurosekretanstau in den Neuronen mit Ausbildung neuer enger Beziehungen zwischen neurosekrethaltigen Nervenfaserendigungen und Capillaren, an dem Rückgang der klinischen Erscheinungen eines posttraumatischen Diabetes insipidus beteiligt sind, konnte beim Menschen noch nicht geklärt werden.

Als Folge einer *Encephalitis* ist der Diabetes insipidus nicht selten. Alle Formen dieser Erkrankung können bei Befall des neurosekretorischen Systems zur Ausbildung des Diabetes insipidus führen. Wesentlich für das Ausmaß der Polyurie ist dabei die Menge der untergegangenen neurosekretorischen Neurone.

Der Diabetes insipidus gehört zur klassischen Symptomtrias der *Hand-Schüller-Christianschen Erkrankung* (Diabetes insipidus, Exophthalmus, „Landkartenschädel") (Tabelle 90). Oft ist nicht allein die Neurohypophyse, sondern auch der Hypophysenstiel bzw. das Infundibulum von xanthomatösen Massen durchsetzt. Mitunter kommt es aber auch infolge Druck tumoriger Massen auf das neurosekretorische System zu einer entsprechenden Läsion. Auch andere Formen von Reticuloendotheliosen (eosinophiles Granulom, Abt-Letterer-Siwesche Erkrankung, Hautxanthomatosen u. dgl.) können bei entsprechender Lokalisierung die hypothalamo-neurohypophysäre Bahn unterbrechen und somit zum Krankheitsbild eines Diabetes insipidus führen.

In seltenen Fällen soll früher der Diabetes insipidus als Folge einer *Lues* (Zerstörung des neurosekretorischen Systems durch Gummata bzw. durch luische Encephalitis) aufgetreten sein. Auch das *Tuberkulom* soll in seltenen Fällen einen Diabetes insipidus ausgelöst haben.

Als weitere Krankheiten, die gelegentlich zum Auftreten eines Diabetes insipidus geführt haben, sind *Arteriosklerose, Hirnblutungen, Embolie, Leukämien, Besnier-Boeck-Schaumannsches Sarkoid, Ostitis deformans generalisata, Ostitis deformans Paget, Toxoplasmose* u.a. beschrieben worden.

Auch als Folge eines *psychischen Traumas* soll die Harnruhr aufgetreten sein. Es sei dahingestellt, ob es sich dabei wirklich um Fälle mit einem echten Diabetes insipidus centralis gehandelt hat. Wahrscheinlich lag solchen Fällen von „Diabetes insipidus" eine psychogene Polydipsie zugrunde.

Tabelle 90. *Zusammenstellung von 48 Fällen von Hand-Schüller-Christianschem Syndrom.* (Nach BÜRGER, 1944)

Gruppe	Zahl der Fälle	Landkartenschädel	Hautveränderungen	Drüsenbeteiligung	Leververgrößerung	Milzvergrößerung	Stauungspapille	Zahnausfall
I. Skeletveränderungen mit Exophthalmus und *Diabetes insipidus*	26	24	8	4	5	7	3	10
II. Skeletveränderungen und Exophthalmus	12	10	6	3	3	2	2	4
III. Skeletveränderungen und *Diabetes insipidus*	10	6	4	2	3	3	1	3

2. *Der idiopathische Diabetes insipidus*

Während der symptomatische Diabetes insipidus eindeutig auf Läsionen des neurosekretorischen Systems zurückzuführen ist, läßt sich der sog. idiopathische Diabetes insipidus ätiologisch mitunter nicht eindeutig klären. Mit der Diagnose idiopathischer Diabetes insipidus darf man sich erst zufrieden geben, wenn unter allen Umständen ein symptomatischer Diabetes insipidus ausgeschlossen werden kann. Leicht ist die Diagnose der idiopathischen Form, wenn ein deutlicher Erbgang des Leidens zu erkennen ist. Beim idiopathischen Diabetes insipidus ist in der Regel kein eindeutiger pathologisch-anatomischer Befund zu erheben. Leider liegen noch keine Untersuchungen beim Menschen mit Anwendung der Gomori-Methoden vor. Einige Autoren berichten von einer mehr oder weniger ausgeprägten Degeneration des neurosekretorischen Systems. Möglicherweise handelt es sich jedoch bei derartigen Fällen um Folgeerscheinungen nach unbemerkten Encephalitiden bzw. Traumen.

Ein geradezu klassisches Modell des idiopathischen Diabetes insipidus bietet der hereditäre Diabetes insipidus der Ratte *(Brattleboro Strain)* (s. oben). Wahrscheinlich liegt auch dem idiopathischen Diabetes insipidus des Menschen ein ähnlicher morphologischer Befund des neurosekretorischen Systems zugrunde (kein anfärbbares Neurosekret bei erhaltenen Neuronen).

Beginn, Disposition, Entwicklung

Der *idiopathische Diabetes insipidus* setzt in der Regel plötzlich ein. Gelegentlich findet sich die Angabe einer „Vorkrankheit" (Infektionskrankheiten, banale Infekte usw.). Der Beginn ist in jedem Lebensalter möglich. In den meisten Fällen tritt die Störung in der Kindheit auf — nach dem 20. Lebensjahr ist das Auftreten eines idiopathischen Diabetes insipidus höchst ungewöhnlich. Die Lebenserwartung ist im allgemeinen nicht gemindert. Männer werden doppelt so häufig befallen wie Frauen. Die körperliche, geistige und sexuelle Entwicklung ist dann nicht beeinträchtigt, wenn die Patienten ausreichend Wasser bekommen haben. Zu Beginn der Erkrankung wird häufig eine Gewichtsabnahme festgestellt (Ausschwemmung der Wasserdepots?). Das übrige Inkretsystem zeigt bei typischen idiopathischen Fällen keine Ausfallserscheinungen.

Bevorzugt ist allem Anschein nach die weiße, weniger die gelbe Rasse. Bei Negern ist der Diabetes insipidus ungewöhnlich selten. Juden neigen besonders zu Stoffwechselkrankheiten. Sie sollen in der Regel auch besonders häufig vom Diabetes insipidus befallen werden (Tabelle 91).

Tabelle 91. *Zusammenstellung der Fälle* Blotners *(1951) nach Nationalitäten*[a]

	Zahl der Fälle	In Prozent
Juden	35	31
Eingesessene Amerikaner	31	28
Iren	16	14,3
Italiener	10	9
Franzosen	4	3,6
Dänen	4	3,6
Griechen	3	2,7
Schotten	3	2,7
Litauer	2	1,8
Deutsche	1	0,9
Ungarn	1	0,9
Portugiesen	1	0,9
Argentinier	1	0,9

[a] Leider ist die Zusammenstellung nicht nach der Ätiologie des Diabetes insipidus differenziert.

Hereditäre Fälle des Diabetes insipidus sind insgesamt dem idiopathischen Diabetes insipidus zuzuordnen. Die Erbpathologie zeigt Sippen mit einfachem dominanten Erbgang, aber auch solche mit recessivem Erbgang. Zudem sind auch Sippen mit geschlechtsgebundenem recessiven Erbgang beschrieben worden, bei denen die Frauen phänotypisch gesund und lediglich die Männer befallen sind. Gerade die Fälle von hereditärem Diabetes insipidus centralis sind differentialdiagnostisch exakt von Fällen mit hereditärem Diabetes insipidus renalis abzugrenzen.

Der *symptomatische Diabetes insipidus* ist in allen seinen Erscheinungen von der Grundkrankheit her bestimmt. Nach Schädelhirntraumen kann der Beginn plötzlich sein. Meist verstreichen jedoch bis zur Ausbildung des vollentwickelten Krankheitsbildes einige Tage bis 2 Wochen. Bei Tumoren bzw. Encephalitis setzt die Regulationsstörung im Wasserhaushalt im allgemeinen schleichend ein. Die Lebenserwartung ist von der eigentlichen Ursache des Leidens abhängig. Beim symptomatischen Diabetes insipidus, insbesondere wenn er durch destruierende Prozesse im hypothalamo-hypophysären Bereich verursacht ist, finden sich häufig noch andere endokrine Störungen. Die körperliche, geistige und sexuelle Entwicklung bleibt in vielen Fällen zurück.

Symptomatologie

1. Allgemeine Symptomatologie

Die Symptomatologie des Leidens ist in erster Linie durch Polyurie und Polydipsie bestimmt. Beim symptomatischen Diabetes insipidus kommen dazu die charakteristischen Zeichen des Grundleidens.

Die Ausscheidung sehr großer Harnmengen (5—25 Liter) von sehr niedrigem spezifischen Gewicht führt — wenn die entsprechende Aufnahme von Wasser gewährleistet ist — zu keinen weiteren Störungen. So findet man bei Patienten mit Diabetes insipidus in der Regel keine pathologischen Werte im Blutchemismus. Der Kochsalzhaushalt ist bei allen Patienten mit freiem Wasserkonsum normal. Die Clearancebestimmungen ergeben normale Werte — abgesehen von der tubulären Rückresorption. Herz- und Kreislauferkrankungen sind nicht häufiger als bei anderen Menschen.

Das Bild ändert sich jedoch dramatisch, wenn dem unbehandelten Patienten die freie Wasseraufnahme verwehrt wird. In kurzer Zeit bildet sich eine schwere Exsiccose heraus. Dabei tritt infolge des Wasserverlustes rasch eine erhebliche Gewichtsabnahme auf. Fehlende Speichelsekretion, Tachykardie, Leibschmerzen, Obstipation, Erbrechen, intensive Kopfschmerzen, Durstfieber, motorische Unruhe, Verwirrtheitszustände, Kollaps, Kussmaulsche bzw. Cheyne-Stokes'sche Atmung lassen nicht lange auf sich warten. Ein Wasserentzug über längere Zeit ist mit dem Leben nicht zu vereinbaren. So zwingt die Polyurie den Patienten zur Polydipsie — der Kranke versucht, sich auf jede Weise Wasser zu beschaffen. Es wird von Patienten berichtet, die ihren eigenen Urin getrunken haben. Durch die fortwährende Not, das erforderliche Flüssigkeitsquantum zu bekommen, beurteilt der Kranke seine Umwelt im wesentlichen nach der Möglichkeit, immer eine ausreichende Wassermenge zu erhalten. Daß der fortwährende Zwang zu urinieren für sensible Patienten in bezug auf ihre soziale Einordnung äußerst schwierige Situationen mit sich bringt, leuchtet ohne weiteres ein. Infolge der durstbedingten Schlafstörungen sind die Patienten oft gereizt. So weisen viele Patienten deutlich neurasthenische Züge auf, die — das sei besonders betont — jedoch nicht primär auftreten, sondern in der Regel Folge der mit dem Leiden verbundenen psychischen Schwierigkeiten sind.

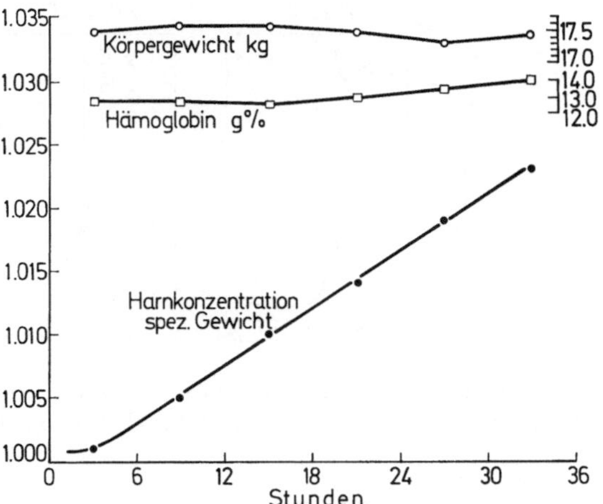

Abb. 80a. Durstversuch bei einem 4jährigen Mädchen mit *psychogener Polydipsie*. Das Mädchen durstete bei freier Nahrungsaufnahme 36 Std lang. Körpergewicht und Hämoglobinkonzentration bleiben konstant, während die Harnkonzentration (spez. Gewicht) langsam und gleichmäßig ansteigt. (Aus TALBOT, SOBEL, MCARTHUR und CRAWFORD, 1952)

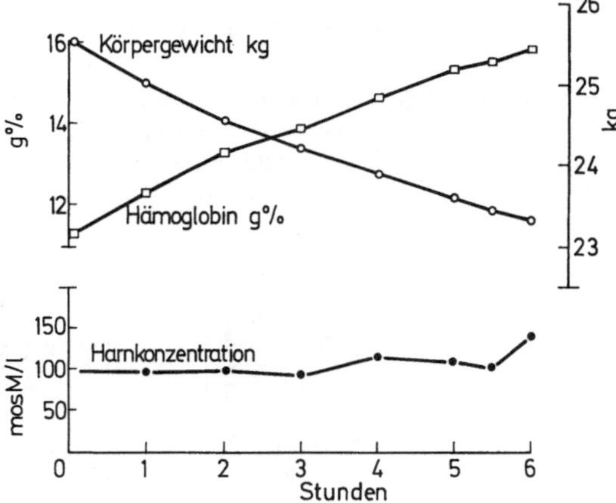

Abb. 80b. Durstversuch bei einem 10jährigen Knaben mit *Diabetes insipidus*. Das Kind durstete 6 Std lang. Das Körpergewicht fällt erheblich ab. Die Hämoglobinkonzentration steigt an. Die Harnkonzentration bleibt nahezu unverändert. (Aus TALBOT, SOBEL, MCARTHUR und CRAWFORD, 1952)

Bei einem destruierenden Prozeß im Bereich des hypothalamo-hypophysären Systems kann der Diabetes insipidus mit Gesichtsfeldstörungen, Hirndrucksymptomen sowie Zeichen von anderen hypothalamischen Syndromen einhergehen.

Symptome, die auf einen *Ausfall des Oxytocins* zurückzuführen sind, werden beim Diabetes insipidus in der Regel vermißt. Die Patientinnen gebären normal. Daß eine mitunter

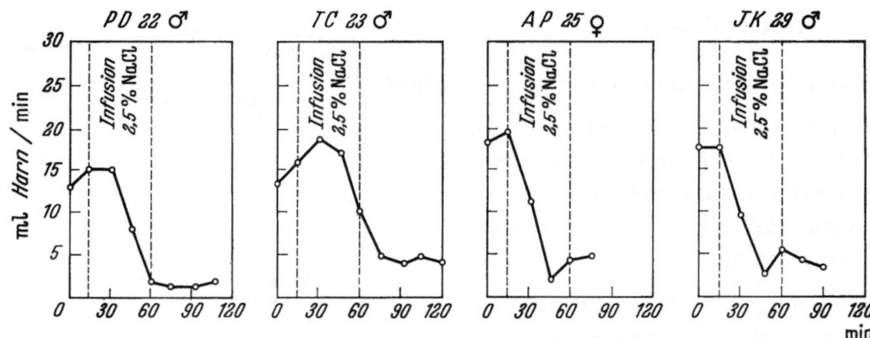

Abb. 81a. Harnausscheidung von vier *normalen Untersuchungspersonen* beim Carter-Robbins-Test. Beachte die erhebliche und prompt einsetzende Einschränkung der Harnproduktion. (Aus Carter und Robbins, 1948)

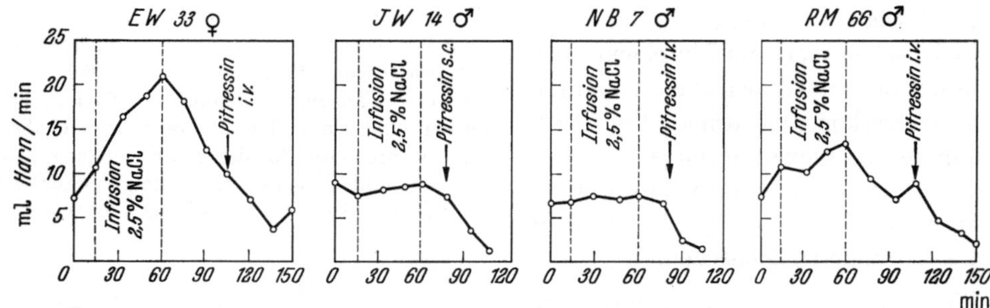

Abb. 81b. Verhalten der Harnausscheidung von vier an *Diabetes insipidus erkrankten Patienten* vor, während und nach intravenöser Verabreichung einer 2,5%igen Kochsalzlösung. Unter der Behandlung bleibt die Harnproduktion gleich bzw. steigt sogar noch an. Erst parenteral zugeführtes ADH führt eine Einschränkung der Diurese herbei. (Aus Carter und Robbins, 1948)

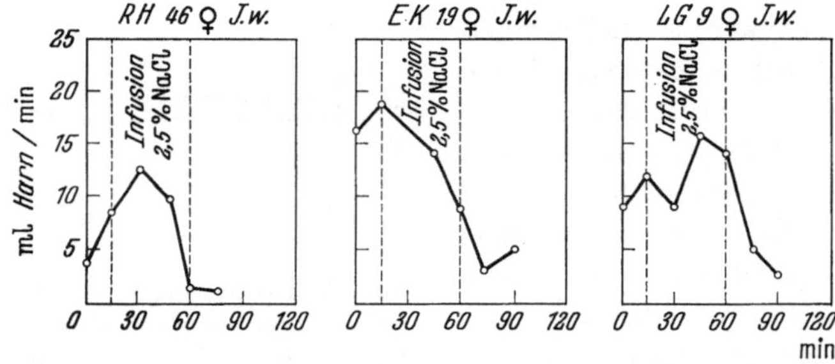

Abb. 81c. Harnausscheidung von 3 Patienten mit *psychogener Polydipsie* bei Durchführung des Carter-Robbins-Testes. Noch während der Infusion bzw. innerhalb der ersten Viertelstunde nach der Infusion kommt es zu einer beträchtlichen Verminderung der Harnproduktion pro Minute. (Aus Carter und Robbins, 1948)

beobachtete Wehenschwäche auf Oxytocinmangel beruht, wurde vermutet (Maranon, 1947), aber nicht bewiesen.

2. *Spezielle Symptomatologie (Laboratoriumsbefunde und Tests)*

Der wichtigste Befund ist die Ausscheidung einer großen Menge eines hellen zucker- und eiweißfreien Harns, dessen spezifisches Gewicht in der Regel 1005 nicht überschreitet. Die Kochsalzkonzentration ist extrem niedrig — auf die Gesamturinmenge bezogen ist die absolute Kochsalzausscheidung jedoch normal Die Ausscheidungsfunktionen der Niere sind — abgesehen von der Wasserausscheidung — nicht gestört. Der Blutchemismus ist bei behandelten Patienten bzw. bei Patienten mit freiem Wasserkonsum normal.

Der einfachste Test zur Feststellung eines Diabetes insipidus ist der *Durstversuch* (Abbildung 80). Bei Patienten mit Diabetes insipidus bleibt die Polyurie bis zur Exsiccose bestehen. Das spezifische Gewicht übersteigt in der Regel 1005 nicht — erst bei extremer Exsiccose kann es leicht ansteigen. Infolge des Wasserverlustes nimmt das Körpergewicht rasch ab. Als Zeichen einer Bluteindickung steigen die Erythrocytenzahl sowie der Hämoglobingehalt im Blut an. Zudem wird eine Hyperelektrolytämie (insbesondere Hypernatriämie und Hyperchlorämie) beobachtet. Patienten mit Diabetes insipidus renalis zeigen die gleichen Erscheinungen. Patienten mit chronischer Niereninsuffizienz können zudem noch Zeichen einer Urämie aufweisen. Gesunde bzw. Patienten mit psychogener Polydipsie reagieren mit Abnahme des Urinvolumens sowie mit Anstieg des spezifischen Gewichtes. Exsiccoseerscheinungen werden bei ihnen nicht gesehen.

Rascher und für den Patienten weniger beschwerlich sind Testversuche mit *Infusion hypertonischer Kochsalzlösung*, die auf VERNEYs Versuche zurückgehen (Hickey-Hare-Test, Carter-Robbins-Test) (Abb. 81). Infolge des Reizes der Osmoreceptoren wird beim Gesunden bzw. beim Patienten mit psychogener Polydipsie vermehrt ADH freigesetzt. Die Harnmenge sinkt ab, das spezifische Gewicht steigt an. Patienten mit Diabetes insipidus centralis zeigen keine Beeinflussung von Harnproduktion bzw. spezifischem Gewicht. Der Kranke mit Diabetes insipidus renalis läßt gleichfalls keine Beeinflussung wegen seiner unzureichenden Tubulusfunktion erkennen.

Wesentlich ist der *Pitressintest* zur Abgrenzung des zentralen Diabetes insipidus gegenüber dem Diabetes insipidus renalis. Parenteral appliziertes Vasopressin führt bei Patienten mit der zentralen Form (ebenso wie bei Gesunden bzw. Patienten mit neurotischer Polydipsie) zur Einschränkung der Harnflut und zu einem Anstieg des spezifischen Gewichtes des Urins (Abb. 82). Kranke mit Diabetes insipidus renalis lassen eine Reaktion auf exogen zugeführtes Pitressin vermissen.

Der *Nicotintest* beruht auf der Auslösung der ADH-Ausschüttung durch intravenös appliziertes Nicotin (Abb. 83). Eine differentialdiagnostische Aussage, die über den Hickey-Hare- bzw. den Carter-Robbins-Test hinausgeht, kann er nicht erbringen.

Der *Untersuchungsgang* berücksichtigt zunächst neben der Familienanamnese die Eigenanamnese. Bei Erheben des Allgemeinstatus

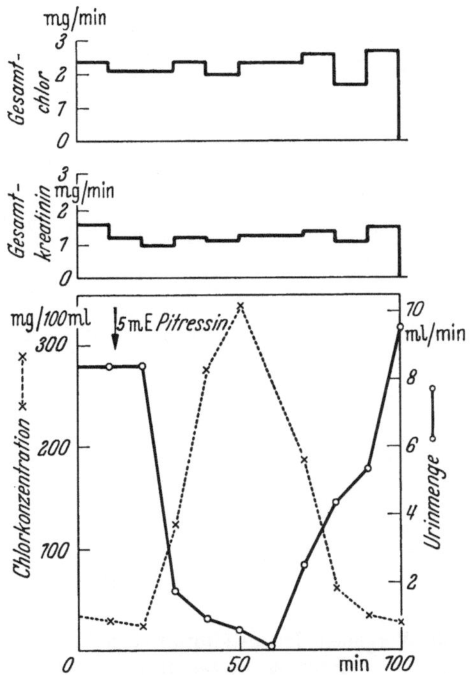

Abb. 82. Antidiuretische Wirkung einer intravenösen Injektion von 5 mE Pitressin auf eine *gesunde Versuchsperson* nach vorheriger Wasserbelastung. Beachte die erhebliche Einschränkung der Diurese und den Anstieg der Chloridkonzentration im Harn. Die absolute Chloridausscheidung sowie die glomeruläre Filtrationsrate (Kreatinin-Clearance) sind nicht beeinträchtigt. ADH beeinflußt lediglich die tubuläre Wasserrückresorption. (Aus LEWIS, 1953)

kommt der Untersuchung des Urins eine besondere Bedeutung zu (Zucker, Eiweiß). Bestimmung der 24 Std-Harnmenge sowie der Trinkmenge bei Normalkost und Getränken ad libitum sind ebenso wichtig wie die Bestimmung des spezifischen Gewichtes jeder Harnportion. Bei der differentialdiagnostischen Abgrenzung des Leidens sind an weiteren Untersuchungen zu fordern: Blutbild, Hämatokrit, Blutserumanalysen (Na, K, Cl, Harnstoff-N, Rest-N, Harnsäure), Blutzuckerbestimmungen. Als Testversuch sollten Durstversuch, intravenöse Kochsalzinfusion, Pitressintest evtl. Nicotintest durchgeführt werden. Auf keinen Fall darf die Untersuchung des Augenhintergrundes versäumt werden. In jedem Fall sollte zudem ein eingehender neurologischer Status erhoben werden. Röntgenaufnahmen des Schädels (a.p. und seitlich) sind ebenso zu fordern wie ein EEG. Gegebenenfalls muß ein Luftencephalogramm, evtl. ein Arteriogramm gemacht werden.

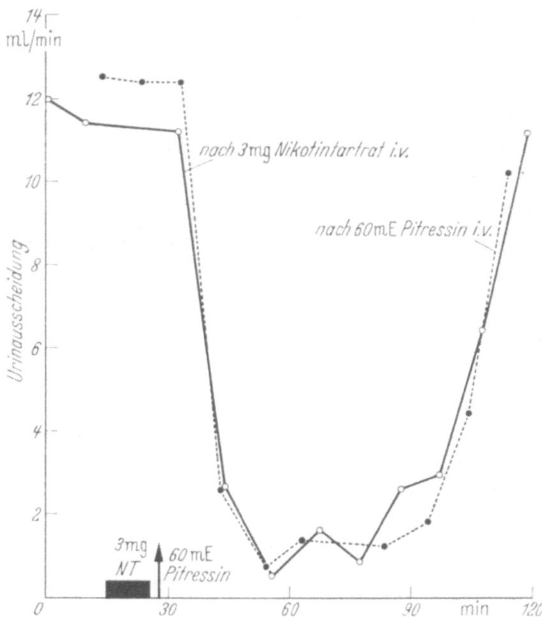

Abb. 83. Vergleich der antidiuretischen Wirkung von Hinterlappenhormon und Nicotin an der gleichen *gesunden Versuchsperson* nach vorheriger Wasserbelastung. (Aus Lewis, 1953)

Diagnose und Differentialdiagnose

Die *Diagnose* bereitet in der Regel sowohl beim Erwachsenen als auch beim Kind keine Schwierigkeiten. Im 1. Lebensjahr kommt die Erkrankung äußerst selten vor. Möglicherweise wird sie so selten diagnostiziert, da der Säugling seinen Wasserbedarf weder gezielt äußern, noch realisieren kann. Zudem bereitet die Diagnose Schwierigkeiten, da der Säugling ohnehin eine gegenüber dem älteren Kind bzw. dem Erwachsenen relativ große Wasseraufnahme hat. Einem Angebot von stärker konzentrierter Nahrung, z.B. Vollmilch, mit entsprechend stärkerem Anfall von harnpflichtigen Substanzen ist jedoch sein labiler Wasserhaushalt nicht gewachsen. Die Symptome sind neben der ausgeprägten Exsiccose und der damit in der Regel verbundenen Acidose Fieber (Durstfieber), encephalitische Zeichen wie schrilles Schreien, Kollapsneigung. Bei unzureichender Flüssigkeitszufuhr kommt es zu mehr oder weniger ausgeprägter Degeneration von Hirnzellen.

Polydipsie als Zwangstrinken, Polyurie über 3 Liter täglich und mangelndes Konzentrationsvermögen des Harns legen den Verdacht auf Diabetes insipidus nahe. Polydipsie und Polyurie bestehen in gleicher Weise bei Tage und während der Nacht. Wenn ein Kranker unbehandelt in der Lage ist, nachts durchzuschlafen, hat er keinen Diabetes insipidus. Die tägliche Urinmenge beträgt zwischen 3 und 25 Liter, bei den meisten Fällen zwischen 4 und 6 Liter täglich. Der Urin ist farblos. Auch bei längerem Stehen entwickelt sich kein ammoniakalischer Geruch. Das spezifische Gewicht liegt zwischen 1001 und 1005 — nur im Zustand extremer Exsiccose kann es bis 1008 ansteigen. Einzelne Autoren wollen ein Ansteigen bis 1010 beobachtet haben. Mundtrockenheit und Dehydrationserscheinungen treten nur bei ungenügender Flüssigkeitszufuhr auf.

Wegen der Wichtigkeit einer evtl. möglichen Kausaltherapie sowie auch der Prognose sollte man in jedem Fall versuchen, den symptomatischen vom idiopathischen Diabetes insipidus abzugrenzen.

Differentialdiagnostisch müssen alle Erkrankungen, die mit Polyurie einhergehen, in Betracht gezogen und abgegrenzt werden (Tabelle 92).

1. Die psychogene Polydipsie. Die Patienten weisen fast immer auch sonstige neurotische Zeichen auf. Die Harnmengen überschreiten in der Regel 3—5 Liter nicht. Die neurotische Polydipsie läßt sich durch den Durstversuch oder den Carter-Robbins-Test (Belastung mit intravenös applizierter hypertonischer Kochsalzlösung) vom Diabetes insipidus abgrenzen.

Tabelle 92. *Differentialdiagnose bei Polyurie*

		Harnmenge (Liter/Tag)	Maximal spez. Gewicht des Harns	Durst- und Konzentrationsversuch	Vasopressintest	Kochsalzbelastungsversuch	Carter-Robbins-Test	Bemerkungen
1	Diabetes insipidus neurohormonalis (centralis)	5—25 (gelegentlich mehr, „aufgepfropfte Zusatzpolydipsie“)	1008	—	+	—	—	Differenzierung in symptomatische bzw. idiopathische Form erforderlich
2	Diabetes insipidus renalis	3—15	bis 1010	—	—	—	—	hereditär-konnatales Leiden
3	Psychogene Polydipsie	bis 10	über 1010	evtl. normal	+	+	+	meist weitere Zeichen neurovegetativer Labilität
4	Chronische Nierenleiden mit Isosthenurie	bis 3	um 1010	—	—	—	—	oft Albuminurie, Erythrocyturie, Rest-N-Erhöhung Blutdruckerhöhung Augenhintergrundveränderungen
5	Hyperparathyreoidismus (in der Regel mit Schädigung des Nierenparenchyms)	bis 3	um 1010	—	—	—	—	Osteoporose, Hypercalcämie, Hypophosphatämie, Hypercalciurie (s. auch unter 4)
6	Diabetes mellitus	bis 3	bis 1040 (evtl. darüber)	+	+	+	+	Glucosurie

2. Der Diabetes mellitus. Die Harnmenge liegt unter 5 Liter. Glucosurie und hohes spezifisches Gewicht des Harns lassen den Diabetes insipidus ausschließen.

3. Der nephrogene Diabetes insipidus. Im Gegensatz zum zentralen Diabetes insipidus lassen Patienten mit diesem Krankheitsbild eine Reaktion auf parenteral appliziertes ADH vermissen — Harnmenge und niedriges spezifisches Gewicht bleiben unbeeinflußt.

4. Gewisse Formen der chronischen Nephritis sowie die Cystenniere. Die tägliche Harnmenge liegt unter 3 Liter. Oft bestehen Albuminurie und sonstige Zeichen einer gestörten Nierenfunktion. Infolge der Schädigung des Tubulusepithels fällt der Vasopressinversuch — wie beim nephrogenen Diabetes insipidus — negativ aus.

5. Der Hyperparathyreoidismus sowie andere Formen von Hypercalcämie (Vitamin D-Intoxikation usw.). Polyurie und Polydipsie sind nie so hochgradig wie beim Diabetes insipidus. Sie sind Folge der Nierenschädigung. Der Vasopressinversuch fällt daher negativ aus.

Pathologische Anatomie

Im allgemeinen ist beim *idiopathischen Diabetes insipidus* kein charakteristischer pathologisch-anatomischer Befund zu erheben — das gilt auch für das hypothalamo-neurohypophysäre System. Nur in einigen wenigen bisher bekanntgewordenen Fällen fand sich eine Degeneration mit Schwund der Ganglienzellen im Bereich der hypothalamischen Kernareale (möglicherweise Folgezustand nach klinisch nicht erkannter Encephalitis bzw. Trauma ?). Eine endgültige Stellungnahme über das Ausmaß der Schädigung im Bereich des neurosekretorischen Systems ist noch nicht möglich, da angesichts der Seltenheit des Leidens bisher noch keine ausreichenden pathologisch-anatomischen Unterlagen mit Anwendung spezifischer, das Neurosekret elektiv darstellender Färbemethoden vorliegen. Gleiches gilt für die Beurteilung der Frage, ob Vasopressin ungenügend produziert oder freigesetzt wird. Die Methoden des Nachweises von Vasopressin sind noch zu unsicher, um definitive Schlußfolgerungen aus den bisher vorliegenden spärlichen und zudem noch recht widersprechenden Ergebnissen zu ziehen. Die bisher bekanntgewordenen Sektionsprotokolle lassen jedoch mit Sicherheit die Aussage zu, daß die Kranken mit idiopathischem Diabetes insipidus nicht an der Regulationsstörung des Wasserhaushaltes gestorben sind.

Aufgrund der tierexperimentellen Befunde von Valtin et al. (1965) an Ratten mit hereditärem idiopathischen Diabetes insipidus *(Brattleboro Strain)* darf man den Schluß ziehen, daß auch bei den idiopathischen Fällen des Menschen die Neurosekretdarstellung infolge Fehlens von ADH (Vasopressin) nur äußerst schütter ist — es färbt sich nur Oxytocin an. Nach den Durchtrennungsversuchen des Hypophysenstiels (Hild und Zetler, 1953) war gleichfalls für die symptomatischen Fälle beim Menschen damit zu rechnen, daß distal von der Schädigung, d.h. unterhalb der Unterbrechung der neurosekretorischen Bahn, kein Neurosekret und damit auch kein ADH mehr vorhanden sind, während es oberhalb der Läsion — vorausgesetzt diese ist nicht in unmittelbarer Nähe der Kernareale (aufsteigende sekundäre Degeneration!) — zu einem Neurosekretanstau kommen kann. Inzwischen konnte denn auch Müller (1955) entsprechende Beobachtungen beim Menschen mit Unterbrechung der neurosekretorischen Bahn infolge Tumorwachstums mitteilen.

Die Fälle mit *symptomatischem Diabetes insipidus* sind zudem stets durch die typischen Befunde der Grundkrankheit charakterisiert.

Der Diabetes insipidus führt — das gilt sowohl für die symptomatischen Formen als auch für den idiopathischen Diabetes insipidus — auf keinen Fall zu pathologisch-anatomischen Veränderungen des Herz-Kreislaufsystems, der Nieren und der ableitenden Harnwege sowie des Magen-Darmtraktes.

Therapie

Die Behandlung des Leidens richtet sich beim symptomatischen Diabetes insipidus nach der Grundkrankheit.

Im übrigen beschränkt sich die Therapie auf diätetische Maßnahmen und Substitution des antidiuretischen Hormons. Vor allem sollte man die Patienten entsprechend ihrem Bedürfnis trinken lassen — das gilt besonders für Kinder, bei denen eine häufige Exsiccose wesentlich ernstere Folgen hat als bei Erwachsenen. Die Zufuhr an harnpflichtigen Substanzen muß durch geeignete Maßnahmen möglichst gering gehalten werden. Insbesondere ist die Kochsalzaufnahme einzuschränken. Auch die Eiweißaufnahme sollte — insbesondere bei Erwachsenen — eingeschränkt werden.

Viele Patienten weisen eine „aufgepfropfte Polydipsie" (Meyer-Bisch, 1928) auf. Sie trinken aus Gewohnheit mehr, als die Störung im hypothalamo-neurohypophysären System erfordert. Vor Einsetzen einer Hormontherapie sollte man versuchen, die Zusatzpolydipsie zu beseitigen und durch geeignete diätetische Maßnahmen Polydipsie und Polyurie zu reduzieren.

Die Substitutionstherapie wird meist mit *Schnupfpulvern* durchgeführt. Es handelt sich dabei in der Regel um getrockneten pulverisierten Hypophysenhinterlappenextrakt tierischer Herkunft (z.B. Pituigan) standardisiert auf 30 IE (= Voegtlin-Einheiten) in 0,05 g Schnupfpulver, 3—5mal täglich eine Prise intranasal; Tonephin: 10 IE Substanz werden mit Sacch. lactis verrieben (Tonephin-Substanz und Sacch. lactis im Verhältnis 1:5 oder 1:3). Die 10 IE sind zweckmäßigerweise auf 3—4 Gaben pro Tag zu verteilen. Auch *Injektionspräparate* aus Hinterlappenextrakten stehen zur Verfügung: Tonephin (1 ml = 5 IE), Injektion subcutan bzw. intramuskulär von $^1/_2$—1 Ampulle pro Tag; Pitressin (1 ml = 20 IE). Vielfach reicht eine Dosis von 0,25 ml (4 IE)/Tag aus (evtl. Wiederholung). Gebräuchlicher sind heute *Depotpräparate:* Pitressin-Tannat (1 ml = 5 IE). Es handelt sich um eine Suspension des Tannats von Vasopressin in Öl. Zur Behandlung genügt im allgemeinen eine Injektion von 0,6—1 ml (3—5 IE)/Tag. Die Wirkung einer einmaligen intramuskulären Injektion hält gewöhnlich 36—72 Std an. Als Initialdosis werden 5 IE (1 ml) empfohlen, da kleinere Dosen mitunter zunächst unwirksam sind. Das Auftreten allergischer Reaktionen ist bei der Behandlung mit Hinterlappen präparaten möglich, wird aber selten beobachtet.

In letzter Zeit hat sich auch die Anwendung der modernen Saluretica bewährt. Dabei scheint die Hyponatriämie zu einer Verminderung des Durstgefühls zu führen (Osmoreceptoren — Volumreceptoren!). Die Folge ist eine Einschränkung der Wasseraufnahme. Eine Kombination dieser Mittel mit der Hormontherapie ist durchaus zu empfehlen. Bei längerer Anwendung der Diuretica muß der Kaliumspiegel kontrolliert werden.

Eine exakte Dosierungsvorschrift ist bei der Art dieses Leidens nicht generell möglich. In jedem Fall ist individuell zu dosieren. Immer soll auf die Dauer mit Minimaldosen gearbeitet werden, die man für jeden Fall gesondert herausbekommen muß. Da eine befriedigende Einstellung oft erst nach einigen Wochen gelingt (s. dazu auch die Beobachtungen von VALTIN et al., 1965, an Ratten mit hereditärem Diabetes insipidus), darf man sich nicht allein an der Einschränkung von Polydipsie und Polyurie orientieren. Vielmehr hat man darauf zu achten, daß gerade zur Zeit der Einstellung die Dosis so gewählt wird, daß unerwünschte Nebenwirkungen, wie Nausea, Magen- und Darmkoliken und Diarrhoe, nicht auftreten.

Eine dauernde Substitutionstherapie wird keineswegs von allen Patienten gewünscht. Besonders diejenigen Kranken, die das Leiden von früher Jugend an haben, an die große Trinkmenge gewöhnt sind und sie daher nicht weiter störend finden, haben ihr Leben darauf ausgerichtet. Sie greifen nur zur Substitutionstherapie in besonderen Situationen, wo ihnen die freie Wasseraufnahme nicht möglich ist; etwa auf Reisen bzw. Veranstaltungen.

Prognose

Die Prognose ist bei den *symptomatischen Fällen* immer vom Grundleiden und der dabei anzuwendenden Therapie abhängig. Nur in seltenen Fällen, in denen die Schädigung des hypothalamo-neurohypophysären Systems noch nicht zu hochgradig ist, mag der Diabetes insipidus zurückgehen (z.B. Punktion einer Cyste bei Kraniopharyngeom). Bei einem posttraumatischen Diabetes insipidus kann die Polyurie unter Umständen wieder verschwinden („transitorischer Diabetes insipidus"). Der postencephalitische Diabetes insipidus ist irreversibel.

Wenn der destruierende Prozeß nicht weiter fortschreitet, ist auch beim symptomatischen Diabetes insipidus die Prognose quoad vitam gut. Ein Rückgang der Polyurie ist bei Vorliegen eines Tumors bzw. bei der Hand-Schüller-Christianschen Erkrankung immer suspekt auf eine Läsion der Adenohypophyse.

Beim *idiopathischen Diabetes insipidus* ist die Prognose quoad vitam gut. WEILL spricht von einem „gesunden Leiden".

E. Primäre Oligurie (Antidiabetes insipidus)

Die primäre, habituelle, essentielle oder funktionelle Oligurie (Antidiabetes insipidus) ist ein umstrittenes Krankheitsbild. Sie ist weit weniger bekannt als der Diabetes insipidus und scheint äußerst selten zu sein. Fälschlicherweise wird gelegentlich eine Überproduktion von ADH angenommen. Da der Nachweis einer überschüssigen ADH-Bildung bzw. Freisetzung noch nie schlüssig geführt worden ist, wird von vielen Autoren die Existenz der primären Oligurie für unwahrscheinlich gehalten.

Oben wurde darauf hingewiesen, daß es nur dann zu einer vollen Ausbildung des Diabetes insipidus kommt, wenn die Funktionen der Adenohypophyse nicht beeinträchtigt sind. Offensichtlich kann die primäre Oligurie nur dann auftreten, wenn bei erhaltener ADH-Produktion durch destruierende Prozesse, insbesondere Tumoren, die Adenohypophyse zerstört ist. Es handelt sich demnach nicht um eine Überproduktion bzw. um eine Freisetzung von zu viel ADH, sondern lediglich um eine normale oder möglicherweise sogar herabgesetzte ADH-Abgabe bei Fehlen der von der Adenohypophyse via periphere Drüsen ausgehenden und so indirekt auf die Diurese wirkenden Hormone. Möglicherweise sind jedoch auch übergeordnete Zentren geschädigt. Dabei wäre ein ungenügendes Freisetzen von releasing factors zu diskutieren. Die primäre Oligurie ist demnach wohl nur als symptomatische Erkrankung möglich — eine idiopathische primäre Oligurie gibt es offenbar nicht. Die Symptomatologie des Grundleidens steht daher im Vordergrund des klinischen Bildes. Möglicherweise wird darum das Leiden so selten erkannt.

Die Patienten zeigen ein äußerst geringes Flüssigkeitsbedürfnis und haben mitunter einen ausgesprochenen Ekel vor größeren Wasseraufnahmen. Die Urinproduktion ist dementsprechend gering, das spezifische Gewicht in der Regel hoch. Eine spezielle Therapie des Leidens gibt es nicht. Die Prognose ist vom Grundleiden abhängig.

Literatur

(Lediglich Zusammenfassungen und Monographien, Einzelarbeiten nur, soweit ihnen Abbildungen entnommen sind)

BAJUSZ, E.: Modern trends in neuroendocrinology. In: E. BAJUSZ (ed.), An introduction to clinical neuroendocrinology. Basel-New York: S. Karger 1967.

BARGMANN, W.: Das Zwischenhirn-Hypophysensystem. Berlin-Göttingen-Heidelberg: Springer 1954.

BENIRSCHKE, K., MCKAY, D. G.: The antidiuretic hormone in fetus and infant. Histochemical observations with special reference to amniotic fluid formation. Obstet. Gynec. **1**, 638 (1953).

BLAND, J. H.: Störungen des Wasser- und Elektrolythaushaltes. Diagnostik und Therapie. Stuttgart: Georg Thieme 1959.

BLOTNER, H.: Diabetes insipidus. New York: Oxford University Press 1951.

CARTER, A. C., ROBBINS, J.: The use of hypertonic saline infusions in the differential diagnosis of diabetes insipidus and psychogenic polydipsia. J. clin. Endocr. **7**, 753 (1947).

CRAWFORD, J. D., BODE, H. H.: Disorders of the posterior pituitary in children. In: L. I. GARDNER, Endocrine and genetic diseases of childhood. Philadelphia and London: W. B. Saunders Company 1969.

DICKER, S. E.: The mechanism of action of oxytocin and vasopressin and their analogues on the kidney of mammals. Biochem. Pharmacol. **12** (Suppl.), 94 (1963).

DIEPEN, R.: Hypothalamus. In: W. v. MÖLLENDORFF-W. BARGMANN, Handbuch der mikroskopischen Anatomie des Menschen, Bd. 4, Teil 7. Berlin-Göttingen-Heidelberg: Springer 1962.

DYKE, H. B. VAN, ADAMSONS, K., JR., ENGEL, S. L.: Aspects of the biochemistry and physiology of neurohypophyseal hormones. Recent Progr. Hormone Res. **11**, 1 (1955).

ELKINTON, J. R., DANOWSKI, T. S.: The body fluids. Baltimore: Williams & Wilkins Comp. 1955.

FIELDS, W. S., GUILLEMIN, R., CARTON, C. S. (eds.): Hypothalamic-hypophysial interrelationship. Springfield (Ill.): Thomas 1956.

FISHER, C., INGRAM, W. R., RANSON, S. W.: Diabetes insipidus and the neurohormonal control of water balance. A contribution to the structure and function of the hypothalamico-hypophyseal system. Ann Arbor (Michigan): Edward Broths., Inc. 1938.

FORSSMAN, H.: On hereditary diabetes insipidus. Acta med. scand. (Stockh.), Suppl. **159** (1945).

GAMBLE, J. L.: Chemical anatomy, physiology and pathology of extracellular fluid. Cambridge (Mass.): Harvard University Press 1954.

GAUER, O. H., HENRY, J. P.: Beitrag zur Homöostase des extraarteriellen Kreislaufs. Klin. Wschr. **1956**, 356.

GROLLMANN, A.: Clinical endocrinology and its physiologic basis. Philadelphia: Lippincott 1964.

HEINBECKER, P., WHITE, H. L.: Hypothalamico-hypophysial system and its relation to water balance in the dog. Amer. J. Physiol. **133**, 582 (1941).

HELLER, H. (ed.): The neurohypophysis. Proceedings of the Eighth Symposium of the Colston Research Society, held in the University of Bristol, April 9th—April 12th, 1956. London: Butterworths Sci. Publ. 1957.

— Die Hypophysenhinterlappen- und Nebennierenrindenhormone während der ersten Lebenszeit im Zusammenhang mit der Regulation des Wasserhausahaltes. Mschr. Kinderheilk. **106**, 81 (1958).

— GINSBURG, M.: Secretion, metabolism and fate of the posterior pituitary hormones. In: G. W. HARRIS and B. T. DONOVAN, The pituitary gland. London: Butterworths Sci. Publ. 1966.

— LEDERIS, K.: Maturation of the hypothalamo-neurohypophysial system. J. Physiol. (Lond.) **147**, 299 (1959).

HENNING, N.: Klinische Laboratoriumsdiagnostik. München-Berlin: Urban & Schwarzenberg 1960.

HILD, W.: Über Neurosekretion im Zwischenhirn des Menschen. Z. Zellforsch. **37**, 301 (1952).

— ZETLER, G.: Experimenteller Beweis für die Entstehung der sog. Hypophysenhinterlappenwirkstoffe im Hypothalamus. Pflügers Arch. ges. Physiol. **257**, 169 (1953).

HUNGERLAND, H.: Wasserhaushalt. In: J. BROCK, Biologische Daten für den Kinderarzt, Bd. II. Berlin-Göttingen-Heidelberg: Springer 1954.

— Harnorgane. In: J. BROCK, Biologische Daten für den Kinderarzt, Bd. II. Berlin-Göttingen-Heidelberg: Springer 1954.

— BRODEHL, J. (eds.): Kongenitale Störungen des Wasser- und Elektrolythaushaltes. Symposium Kassel-Wilhelmshöhe, 23./24. 2. 1961. Berlin-Göttingen-Heidelberg: Springer 1962.

JORES, A.: Krankheiten der Hypophyse und des Hypophysenzwischenhirnsystems. In: Handbuch der inneren Medizin, Bd. 7, Teil 1. Berlin-Göttingen-Heidelberg: Springer 1955.

KÜCHMEISTER, H.: Klinische Funktionsdiagnostik. Stuttgart: Georg Thieme 1958.

LABHART, A.: Klinik der inneren Sekretion. Berlin-Göttingen-Heidelberg: Springer 1957.

LEDERIS, K.: An electron microscopical study of the human neurohypophysis. Z. Zellforsch. **65**, 847 (1965).

LEVEQUE, T. F., SCHARRER, E.: Pituicytes and the origin of the antidiuretic hormone. Endocrinology (Springfield, Ill.) **52**, 436 (1953).

LEWIS, A. A. G.: The control of the renal excretion of water. Ann. roy. Coll. Surg. Engl. **13**, 36 (1953).

LINNEWEH, F. (ed.): Die physiologische Entwicklung des Kindes. Vorlesungen über funktionelle Pädologie. Berlin-Göttingen-Heidelberg: Springer 1959.

— (ed.) Die Prognose chronischer Erkrankungen. Berlin-Göttingen-Heidelberg: Springer 1960.

LISS, L.: Human hypothalamo-neurohypophysial system: histological characteristics and some aspects of histopathology. In: E. BAJUSZ (ed.), An introduction to clinical neuroendocrinology. Basel-New York: S. Karger 1967.

MARX, H.: Der Wasserhaushalt des gesunden und kranken Menschen. Berlin: Springer 1935.

— Innere Sekretion. In: Handbuch der inneren Medizin, 3. Aufl., Bd. 6, Teil 1. Berlin: Springer 1941.

MCCANCE, R. A.: Renal physiology in infancy. Amer. J. Med. **9**, 229 (1950).

MOLL, H. C., DAUGHERTY, G. W.: Stoffwechsel des Wassers und der Elektrolyte. In: N. ZÖLLNER THANNHAUSERs Lehrbuch des Stoffwechsels und der Stoffwechselkrankheiten. Stuttgart: Georg Thieme 1957.

NALBANDOW, A. V. (ed.): Advances in neuroendocrinology. Urbana: University of Illinois Press 1963.

O'CONNOR, W. J.: Atrophy of the supraoptic and paraventricular nuclei after interruption of the pituitary stalk in dogs. Quart. J. exp. Physiol. **34**, 29 (1947).

ORTHNER, H.: Pathologische Anatomie und Physiologie der hypophysär-hypothalamischen Krankheiten. In: Handbuch der speziellen pathologischen Anatomie und Histologie, Bd. 13, Teil 5. Berlin-Göttingen-Heidelberg: Springer 1955.

PETERS, J. P.: Water balance in health and disease. In: G. G. DUNCAN, Diseases of metabolism. Philadelphia: W. B. Saunders Comp. 1947.

RODECK, H.: Diabetes insipidus und primäre Oligurie (Antidiabetes insipidus). Ergebn. inn. Med. Kinderheilk., N.F. **6**, 185 (1955).

— Neurosekretion und Osmoregulation. I. u. II. Ärztl. Wschr. **12**, 433, 468 (1957).

— Das antidiuretische Hormon und seine Bedeutung für die Regulation des Wasserhaushaltes. I, IIa, IIb, IIIa, IIIb. Ärztl. Wschr. **12**, 881 (1957); **13**, 52, 75, 123, 152 (1958a).

— Neurosekretion und Wasserhaushalt bei Neugeborenen und Säuglingen. 36. Beiheft z. Arch. Kinderheilk. Stuttgart: Enke 1958b.

— Zusammenhänge zwischen Neurosekret und den sog. Hypophysenhinterlappenhormonen. I, II, III, IV. Z. ges. exp. Med. **130**, 247 (1958c); **132**, 113, 122, 225 (1959).

RODECK, H.: Untersuchungen über den Einfluß der Dehydration auf die postnatale Entwicklung der Regulationszentren des Wasserhaushaltes. Annales Nestle Sonderheft 1962.

— Die hypothalamo-neurohypophysäre Regulation des Wasserhaushaltes. In: H. WIESENER, Einführung in die Entwicklungsphysiologie des Kindes. Berlin-Göttingen-Heidelberg: Springer 1964.

— Tierexperimentelle Untersuchungen über den Einfluß der Durstexsiccose auf die Entwicklung des neurosekretorischen hypothalamo-neurohypophysären Systems. Acta neuroveg. (Wien) **29**, 1 (1966).

— Physiology and pathology of the hypothalamo-neurohypophyseal system. In: E. BAJUSZ, An introduction to clinical neuroendocrinology. Basel-New York: S. Karger 1967.

SARRE, H.: Nierenkrankheiten. Stuttgart: Georg Thieme 1958.

SCHARRER, E., SCHARRER, B.: Neuroendocrinology. New York: Columbia University Press 1963.

— — Neurosekretion. In: W. MÖLLENDORF-W. BARGMANN, Handbuch der mikroskopischen Anatomie des Menschen, Bd. IV, Teil 5. Berlin-Göttingen-Heidelberg: Springer 1954.

SCHOEN, R., SÜDHOFF, H.: Biochemische Befunde in der Differentialdiagnose innerer Krankheiten. Stuttgart: Georg Thieme 1960.

SCHWAB, M., KÜHNS, K.: Die Störungen des Wasser- und Elektrolytstoffwechsels. Berlin-Göttingen-Heidelberg: Springer 1959.

SMITH, H. W.: The kidney. Structure and function in health and disease. New York: Oxford University Press 1951.

— Salt and water volume receptors. Amer. J. Med. **23**, 623 (1957).

SZENTÁGOTHAI, J., FLERKÓ, B., MESS, B., HALÁSZ, B.: Hypothalamic control of anterior pituitary gland. Budapest: Akademia Kiadó 1962.

TALBOT, H. B., SOBEL, E. H., MCARTHUR, J. W., CRAWFORD, J. D.: Functional endocrinology from birth through adolescence. Cambridge (Mass.): Harvard University Press 1952.

WILKINS, L.: The diagnosis and treatment of endocrine disorders in childhood and adolescence. Springfield (Ill.): Ch. C. Thomas 1950.

Adenohypophyse und Hypothalamus

Z. LARON, Petah Tikva

Im folgenden Kapitel werden Physiologie und Klinik des Hypophysenvorderlappens und der benachbarten hypothalamischen Region erörtert. Die in den letzten Jahren erfolgte Verfeinerung von Laboratoriumsmethoden und die Reindarstellung einiger der hypophysären und hypothalamischen Hormone haben eine genauere Diagnosestellung und neue Behandlungsmethoden ermöglicht. Die grundlegenden physiologischen Vorgänge dieser Region sind allerdings bisher nur bei Versuchstieren untersucht worden; ihre Existenz beim Menschen bedarf noch der Bestätigung.

Im klinischen Teil werden besonders die im Kindesalter vorkommenden Erkrankungen besprochen, doch werden auch solche erwähnt, die beim Erwachsenen ausführlicher untersucht worden sind.

Anatomie

Der Hypothalamus ist die Region des Zentralnervensystems, die den Boden und die unteren Anteile der Seitenwände des 3. Ventrikels bildet. Er umfaßt mehrere Kerngruppen, die verschiedene lebenswichtige Funktionen ausüben und Auswirkungen auf das autonome Nervensystem und die Hypophyse haben. Einige seiner Reize werden durch Neurohormone übermittelt. Die Fortsätze der Nervenzellen, die in diesen Kernen liegen und die die „releasing factors" genannten Hormone abgeben, enden in der Eminentia medialis im Bereich des infundibulären Pfortadersystems.

Der Hypophysenvorderlappen. Die Hypophyse entsteht durch die Verschmelzung zweier hohler ektodermaler Fortsätze verschiedener Herkunft. Eine Ausstülpung im Bereich des Daches der Mundbucht (Rathkesche Tasche) wächst nach cranial und bildet den Hypophysenvorderlappen. Eine Aussackung des Bodens des 3. Ventrikels wächst diesem entgegen und bildet den Hypophysenhinterlappen. Die an den Hypophysenhinterlappen angrenzende Zellschicht des Vorderlappens wird zur „pars intermedia". Beim Menschen bildet eine dünne Zellschicht am vorderen Anteil des Hypophysenstieles die „pars tuberalis". Das Lumen der Rathkeschen Tasche obliteriert fast immer, doch können kleine Cysten bis ins Erwachsenenalter fortbestehen, z.T. unterhalb des Keilbeins. Dieses Gewebe kann nach einer Hypophysektomie eine gewisse sekretorische Funktion ausüben. Der Hypophysenvorderlappen macht etwa $^2/_3$ des Gesamtgewichts der Drüse aus. Die „pars intermedia" haftet in der Regel am neuralen Hypophysenhinterlappen.

Die Hypophyse wird mit Blut aus 2 Quellen versorgt: das arterielle Blut kommt aus den Ästen der Arteria hypophysaria superior, während das venöse Blut einem hypophysären Pfortadersystem entstammt, das aus Capillaren in der Gegend der Eminentia medialis gespeist wird. Das venöse Pfortadersystem bringt die Neurohormone vom Hypothalamus zum Hypophysenvorderlappen. Das venöse Blut der Hypophyse fließt in den Sinus cavernosus. Die nervale Versorgung des Hypophysenvorderlappens erfolgt vom Carotisplexus aus. Die Funktion und Bedeutung der nervalen Versorgung sind unklar.

Die Zellen des Hypophysenvorderlappens sind von vielen Autoren nach ihrem histologischen Aussehen und ihren Färbeeigenschaften unterschiedlich klassifiziert worden. RUSSFIELD, dessen Einteilung von der Mehrzahl akzeptiert wird, beschreibt folgende Zelltypen:

1. *Acidophile Zellen.* Runde oder ovale Zellen, deren Cytoplasma acidophile, Schiff-negative Granula enthält.
2. *Basophile Zellen.* Runde oder ovale Zellen, deren Cytoplasma basophile, Schiff-positive Granula enthält.
3. *Chromophobe Zellen.* Kleiner als die acidophilen und basophiler Zellen mit Kerngrenzen und einem granulafreien Cytoplasma.
4. *Amphophile Zellen* von unregelmäßiger Gestalt und Größe. Gelegentlich enthalten sie Granula, die sich rot oder orange anfärben und schwach Schiff-positiv sind. Größe, Zahl und Verteilung der Granula variieren. Sehr häufig findet sich ein großer Nucleolus.
5. *Hypertrophe amphophile Zellen.* Von den amphophilen Zellen durch Abnahme des Cytoplasmas und Vergrößerung des Kerns und Nucleolus abstammende Zellen.

Das zahlenmäßige Verhältnis der verschiedenen Zellarten beim gesunden Menschen ist nicht bekannt. Offenbar stellen die acidophilen Zellen den größten Anteil, an zweiter Stelle stehen die chromophoben Zellen. Die Verteilung dieser verschiedenen Zellarten ist nicht einheitlich. In einigen Erwachsenenhypophysen fand man die acidophilen Zellen im oberen Anteil der Drüse konzentriert, während die basophilen im unteren und vorderen Anteil gefunden wurden.

Physiologie

Folgende Hormone werden von den Zellen des Hypophysenvorderlappens sezerniert:

WH (STH)	Wachstumshormon, Somatotropin
Pr., LTH	Prolactin, luteotropes Hormon
ACTH	Adrenocorticotropes Hormon, Corticotropin
MSH	Melanocyten-stimulierendes Hormon (von der „pars intermedia" sezerniert. Die Möglichkeit, daß es auch vom Vorderlappen sezerniert wird, kann nicht ausgeschlossen werden)
TSH	Thyreotropes Hormon (Thyreoidea-stimulierendes Hormon)
FSH	Follikel-stimulierendes Hormon
LH, ICSH	luteinisierendes Hormon, Zwischenzellen-stimulierendes Hormon

Unitaristische und pluralistische Hypothese der Hormonsekretion des Hypophysenvorderlappens

Viele Versuche sind unternommen worden, um jeder Zellart spezifische hormonelle Funktionen zuzuordnen. Die Tatsache, daß es mehr vom Hypophysenvorderlappen sezernierte Hormone als Zellarten gibt, spricht für die Annahme, daß eine Zellart mehr als ein Hormon produziert. Mit Hilfe der kürzlich eingeführten Immun-Fluorescenztechnik konnte gezeigt werden, daß das Wachstumshormon und wahrscheinlich das Prolactin von den acidophilen Zellen gebildet werden. Die Glucoproteidstruktur des FSH, LH und TSH weist darauf hin, daß diese Hormone von den basophilen Zellen sezerniert werden, da diese Zellen Schiff-positive Granula enthalten. Der Befund einer erhöhten Anzahl basophiler Zellen bei manchen Fällen von Cushing-Syndrom weist diese Zellen auch als Ort der ACTH-Sekretion aus.

Die Abgabe dieser Hormone wird durch spezifische hypothalamische Neurohormone reguliert, wobei Rückkoppelungsmechanismen von großer Bedeutung sind. Die Blutkonzentration des von einem Zielorgan sezernierten Hormons und wahrscheinlich andere biochemische Reize spielen hier eine Rolle. Gelegentlich wird bei Patienten, bei denen es zu einer Unterfunktion eines spezifischen Zielorganes gekommen ist, eine Reaktion mehrerer Hormone beobachtet. Diese Tatsache läßt darauf schließen, daß eine bestimmte Zellart nicht nur mit einer vermehrten Abgabe desjenigen Hormones reagieren kann, das nicht mehr durch den Rückkoppelungsmechanismus gehemmt wird, sondern auch mit einer erhöhten Abgabe der übrigen von dieser Zelle sezernierten Hormone. Klinische Beispiele sind das Auftreten einer sexuellen Frühreife durch Gonadotropin- und Prolactinsekretion bei einigen Fällen von primärem Hypothyreoidismus mit vermehrter Thyreotropinsekretion, vermehrter Pigmentation (durch melanocytenstimulierende Hormone) beim Morbus Addison mit vermehrter ACTH-Sekretion und möglicherweise das Auftreten einer Gynäkomastie beim Klinefelter-Syndrom mit erhöhter Gonadotropinsekretion. Auch erscheint es möglich, daß die Gynäkomastie bei adoleszenten Jungen die Folge einer solchen auf andere Sektoren übergreifenden Hypophysenfunktion ist.

Für eine Verminderung einer bestimmten Zellart beim Fehlen eines spezifischen Hormons der Hypophyse gibt es nur wenige Hinweise. Bei einigen Fällen mit Morbus Addison ist eine Abnahme sowohl der basophilen als auch der acidophilen Zellen beschrieben worden.

Bei dieser Erkrankung sind auch abnorme Zellen beobachtet worden, die eine violette Verfärbung (Eisen-PAS) in der Nähe des Kernes zeigen. Diese sog. Crooke-Russel-Zellen dürfen nicht mit den Crookeschen hyalinisierten basophilen Zellen verwechselt werden, die beim Cushing-Syndrom beschrieben worden sind.

Wachstumshormon (WH)

Eigenschaften. Menschliches Wachstumshormon (HGH-human growth hormone) ist ein Polypeptid mit 188 Aminosäureresten (Li, Liu und Dixon). Sein Molekulargewicht wird auf 21500 geschätzt (Li und Starman). In der Elektrophorese löst es sich in verschiedene Bestandteile auf (Laron und Assa), die sämtlich biologisch aktiv sind (Laron, Assa und Menache). Das Wachstumshormon ist artspezifisch, nur das Wachstumshormon von Primaten ist beim Menschen biologisch wirksam (Beck, McGarry, Dyrenfurth und Venning).

Steuerung der Sekretion. Die Sekretion des Wachstumshormons durch die Hypophyse wird durch einen hypothalamischen „growth hormone releasing factor" (Deuben und Meites), durch Hypoglykämie und Anstrengung (Hunter und Greenwood, 1964b) stimuliert. Hyperglykämie und Corticosteroide hemmen die Abgabe des Wachstumshormons (Jansz, Doorenbos und Reitsma; Hartog, Gaafar und Fraser). Die biologische Halbwertszeit ($t\,^1/_2$) des endogenen Wachstumshormons beträgt 20—30 min (Glick, Roth und Lonergan).

Biologische Wirkung. Neben der Stimulierung der Eiweißsynthese und des Größenwachstums scheint das Wachstumshormon auch beim Erwachsenen eine wichtige Rolle im Stoffwechsel zu spielen, indem es dem Körper durch die Mobilisierung von freien Fettsäuren Energie liefert. Es ist möglich, daß diese Bereitstellung von Energie aus Fett durch Eiweißeinsparung das Wachstum steigert. Das Wachstumshormon führt zu einer Stickstoffretention, die mit einem Abfall der Harnstoff-Stickstoffserumkonzentration und manchmal mit einem Anstieg des anorganischen Serumphosphors und der alkalischen Phosphatase einhergeht. Erhöhte Mengen von Wachstumshormon können eine Hyperglykämie und sogar einen Diabetes herbeiführen. Die Entstehung einer hypophysären Insuffizienz durch Krankheit oder Hypophysektomie bessert einen Diabetes mellitus (sog. Houssay-Phänomen) auch beim Menschen (POULSEN). Das Wachstumshormon stimuliert jedoch auch die Insulinsekretion. Zudem bewirkt das Wachstumshormon eine Natrium- und Wasserretention und verstärkt die Calciumausscheidung mit dem Urin. Diese Wirkungen sind noch nicht völlig geklärt (RABEN).

Quantitative Bestimmungen. Die Serum- oder Plasmakonzentration vom WH wird mit sehr empfindlichen Radioimmunmethoden bestimmt (GLICK, ROTH, YALOW und BERSON; HUNTER und GREENWOOD, 1964a, LARON und MANNHEIMER, 1966). Bei Neugeborenen sind die Plasmaspiegel höher als normal und betragen 10 bis 50 mμg/ml. Bei Kindern scheinen die Tagesschwankungen, die mit dem Blutzuckerspiegel und körperlicher Belastung zusammenhängen, derart groß zu sein, daß Nüchternwerte bei Kindern oft niedrig oder unmeßbar sind. Daher empfiehlt sich die Bestimmung von Serum-WH sowohl vor als auch während der durch Insulin (GLICK, YALOW und BERSON) oder Tolbutamid (HUNTER und GREENWOOD, 1964) herbeigeführten Hypoglykämie, oder nach Stimulierung durch eine Arginin-Infusion (MERIMEE, LILLICRAP and RABINOWITZ, 1965). Diese Untersuchung bietet ein Maß für die Sekretionskapazität (Reserve) des Wachstumshormons. Bei Patienten mit einer vermehrten Sekretion von Wachstumshormon, wie z.B. beim hypophysären Riesenwuchs oder der Akromegalie, sollte die Wachstumshormonbestimmung vor und während einer durch Glucosegabe herbeigeführten Hyperglykämie durchgeführt werden. Normalerweise hemmt eine Hyperglykämie die Wachstumshormonsekretion, und der Wachstumshormonblutspiegel sinkt. Das Fehlen einer Abnahme des Wachstumshormons während einer Hyperglykämie läßt das Vorhandensein eines eosinophilen Adenoms vermuten. Es ist bemerkenswert, daß das Wachstumshormon im Serum Neugeborener bis auf die Werte erhöht ist, wie sie bei der Akromegalie beobachtet werden (LARON, MANNHEIMER, PERTZELAN und NITZAN, 1966).

Therapeutische Anwendung. Wachstumshormonpräparate werden durch Extraktion aus menschlichen Hypophysen hergestellt, die bei Autopsien gewonnen werden. Aus diesem Grund sind die für den klinischen Gebrauch zur Verfügung stehenden Mengen gering. Die zur Zeit verfügbaren Präparate schwanken in ihrer Stärke zwischen 1—2,5 USP E/mg. Wachstumsanregung: Dosen von 5—10 mg 2—3mal wöchentlich intramuskulär (RABEN; PRADER; LARON, ASSA und MATOTH). Idiopathische Hypoglykämie: 2,5—5 mg täglich, intramuskulär (SOYKA, MOLLIVER und CRAWFORD). Nach den Ergebnissen von Tierversuchen (LARON, ARIE und KENDE) erscheint das Wachstumshormon als ideales Mittel, die schädlichen Nebenwirkungen der Corticosteroide auf das Knochenwachstum und die Knochenstruktur zu neutralisieren.

Unerwünschte Nebenwirkungen. Längere Verabreichung von WH kann zur Bildung von Antikörpern führen (PRADER, SZÉKY, WAGNER, ILLIG, TOUBER und MAINGAY), die die biologische Wirkung aufheben. Bei Patienten mit einer hypophysären Insuffizienz kann es zu einem Diabetes mellitus mit Hyperglykämie, Glucosurie und Ketose kommen (IKKOS und LUFT).

Prolactin-Pr., Mammotropin-MH, Luteotropin-LTH

Eigenschaften. Erst kürzlich gelang es APOSTOLAKIS, eine hochaktive Prolactinverbindung, aus menschlichen Hypophysen herzustellen. Diese Verbindung verhält sich immunologisch ähnlich, aber nicht identisch wie menschliches Wachstumshormon (LARON und ASSA, 1965). Es ist sehr wahrscheinlich, daß diese beiden Hormone auch strukturell Gemeinsamkeiten aufweisen.

Biologische Wirkung. Die genaue biologische Wirkung von Prolactin beim weiblichen und besonders beim männlichen Geschlecht ist nicht bekannt. Bei Tieren, die mit Ovarialhormonen vorbehandelt worden sind, löst es die Lactation aus und unterhält sie. Das Prolactin hat eine lokale Wirkung auf den Kropf der Taube, der physiologischerweise eine ähnliche Rolle spielt wie die Brustdrüsen bei Säugetieren. Prolactin scheint auch eine luteotrope Wirkung auf die Ovarien auszuüben.

Adrenocorticotropes Hormon (ACTH), Corticotropin

Eigenschaften. Menschliches ACTH ist ein Polypeptid, das aus 39 Aminosäuren mit bekannter Reihenfolge besteht (LEE, LERNER und

BUETTNER-JANUSCH) (Abb. 84). Die Reihenfolge der ersten 24 Aminosäuren ist bei Mensch, Rind, Schaf und Schwein identisch, bei den restlichen bestehen geringfügige Unterschiede. Das Gesamtmolekül ist vor kurzem synthetisiert worden (SCHWYZER und SIEBER), doch wurde nachgewiesen, daß die Vollständigkeit des Moleküls für die bekannten biologischen ACTH-Wirkung auf die Corticosteroidproduktion sind. ACTH besitzt auch extraadrenale Wirkungen, wie z.B. eine adipokinetische Wirkung in vivo und in vitro. Es steigert die Glucoseaufnahme durch Fettgewebe, vergrößert die Glucosetoleranz, vermehrt die Insulinabgabe, vermindert die Harnstoffbildung aus Aminosäuren und stimuliert die Melanocyten.

1	2	3	4	5	6	7	8	9
SER.	TYR.	SER.	MET.	GLU.	HIS.	PHE.	ARG.	TRY.
10	11	12	13	14	15	16	17	18
GLY.	LYS.	PRO.	VAL.	GLY.	LYS.	LYS.	ARG.	ARG.
19	20	21	22	23	24	25	26	27
PRO.	VAL.	LYS.	VAL.	TYR.	PRO.	Asp.	ALA.	GLY.
28	29	30	31	32	33	34	35	36
GLU.	Asp.	GLUTA	SER.	ALA.	GLU.	ALA.	PHE.	PRO.
37	38	39						
LEU.	GLU.	PHE.						

Abb. 84. Struktur von menschlichem ACTH

Wirkungen nicht notwendig ist, so daß sogar ein Hepta-Dekapeptid die meisten der Wirkungen des Gesamtmoleküls besitzt (LI, CHUNG, RAMACHANDRAN und GORUP). ACTH ist weder biologisch noch immunologisch artspezifisch.

Steuerung der Sekretion. Die ACTH-Sekretion wird von mindestens 2 hypothalamischen Hormonen, sog. CRF (corticotropin releasing factors), stimuliert. Die β-Form ist strukturell mit Lysin-Vasopressin verwandt, während die α-Form mit dem α-MSH verwandt ist (SCHALLY, LIPSCOMB and GUILLEMIN). Die Sekretion von CRF wird durch Stress über eine nervöse Steuerung und durch einen Rückkoppelungsmechanismus über den Plasma-Cortisol-Spiegel reguliert (DAVIDSON und FELDMAN). Die biologische Halbwertszeit ($t\,{}^1/_2$) von ACTH beträgt 10—20 min.

Biologische Wirkungen. Die Hauptwirkung des ACTH ist die Stimulierung der Synthese und Freisetzung von Nebennierenrindenhormonen mit Ausnahme des Aldosterons, das es nur in geringerem Maße beeinflußt. ACTH bewirkt biochemische Veränderungen im Nebennierengewebe wie z.B. eine Vermehrung der oxydativen Phosphorylierung, eine vermehrte Proteinsynthese, eine Verarmung von Cholesterin und Ascorbinsäure sowie eine gesteigerte Glykolyse. Es ist nicht bekannt, ob diese Vorgänge primäre oder sekundäre Folgen der

Quantitative Bestimmung und Beurteilung der Sekretionskapazität. 1. Bei der von YALOW, GLICK, ROTH und BERSON (1964) beschriebenen Radioimmun-Methode wird ACTH direkt gemessen. Normale Nüchternwerte schwanken zwischen 0,15—0,38 ng/ml. Beim Cushing-Syndrom liegt die Konzentration bei 1—2 ng/ml, während sie beim primären Morbus Addison oder nach Adrenalektomie viel höher ist. Es handelt sich um eine neue Methode, für die noch keine ausreichenden Daten vorliegen.

2. Der Insulin-Test. Die Induzierung einer Hypoglykämie bewirkt eine Freisetzung von CRF und ACTH, die zu einer Steigerung der Cortisol-Synthese führt. Dies wird durch die Bestimmung der Plasma 11-OHCS vor und 1 Std nach der intravenösen Insulin-Gabe gemessen. So wird indirekt die ACTH-Reserve zusammen mit der HGH-Reserve bestimmt. Daher ist dies der praktischste Test.

3. Der *Metopiron-Test* (ACTH-Reserve-Test) (LIDDLE, ESTEP, KENDALL, WILLIAMS und TOWNES; GOLD, KENT and FORSHAM) ist zur Zeit die am häufigsten angewandte Methode. Es handelt sich um eine indirekte Bestimmung der ACTH-Sekretionskapazität. Sie basiert auf der Tatsache, daß Metopiron (Methopyrapone) die 11-β-Hydroxylierung und demzufolge die Cortisolsynthese hemmt. Der Cortisol-Plasmaspiegel fällt, die ACTH-Sekretion nimmt zu und führt zu einer vermehrten Abgabe von 11-Desoxycorticosteroiden (11-DOCS) durch die Nebennierenrinde, die das ACTH nicht hemmen. Der Anstieg dieser Steroide wird im Plasma oder Urin entweder direkt oder durch die Bestimmung der 17-ketogenen Steroide oder 17-OH-Corticosteroide gemessen. Dieser Test ist nur dann verwertbar, wenn vorher ein normales Ansprechen der Nebennierenrinde durch einen ACTH-Test gesichert worden ist. Da zugeführtes ACTH das körpereigene ACTH hemmt, soll zwischen

beiden Tests ein Intervall von mindestens mehreren Tagen liegen.

Ein normales Ansprechen liegt dann vor, wenn die erreichten Werte mindestens doppelt so hoch sind wie die Ausgangswerte. Nach KAPLAN ist dies jedoch nicht ausreichend. Nach ihm ist nur ein absolutes Ansteigen der Urin 17-OHCS um 6—7 mg über die Ausgangswerte Beweis einer normalen ACTH-Sekretionskapazität. Die Annahme erscheint gerechtfertigt, daß der absolute Anstieg bei Kindern proportional geringer ist. — Ein niedriger Ausgangswert zusammen mit einem geringen oder ohne jeglichen Anstieg weist auf eine ACTH-Insuffizienz hin. Ein hoher Ausgangswert ohne oder mit nur geringem Anstieg beweist eine fortwährende maximale Stimulierung des ACTH.

Eine genauere Auswertung des Tests ist möglich, wenn man die unter Metopiron vermehrt ausgeschiedenen Corticoide in 11-Oxy- und 11-Desoxycorticosteroide auftrennt, entweder durch Lösungsmittelverteilung (DOE et al., BIERICH et al.) oder auf chromatographischem Wege (BLUNCK und BIERICH). Der Anstieg der 11-Desoxycorticosteroide ergibt ein exakteres Maß für die corticotrope Stimulation der Nebennierenrinde als die Zunahme der Gesamtcorticoide.

Eine elegantere Methode zur Prüfung der ACTH-Sekretionskapazität besteht in der Bestimmung des Serum-ACTH-Spiegels vor und nach Metopirongabe.

4. Kürzlich ist ein weiterer Test veröffentlicht worden, der in der intravenösen Infusion eines CRF-Präparates und der Messung des Ansprechens der Nebennieren besteht (BERNARD-WEIL, GROS, JOLY und DAVID). Das Vasopressin hat sowohl bei Tieren als auch beim Menschen CRF-Aktivität; darum ist folgender Test der ACTH-Sekretionsfähigkeit entwickelt worden: 10 E Lysin-8-Vasopressin werden intravenös oder intramuskulär injiziert. Die 17- oder 11-OHCS im Plasma werden nach 1 bzw. 2 Std gemessen. Eine Verdoppelung des Ausgangswertes weist auf eine normale ACTH-Reaktion hin (GWINUP; LANDON, JAMES und STOKER).

5. Den einfachsten Index für die ACTH-Ausschüttung erhält man durch 6stündliche Messung der Plasma-Cortisol-Konzentration und der 24-Std-17-OHCS-Ausscheidung. Man sollte praktischerweise als erstes den Insulin-Toleranztest durchführen. Findet sich kein Anstieg der Plasma 11-OHCS oder nur eine subnormale Reaktion (d.h. höchster Wert unter 20 µg/100 ml; LARON, KARP, NITZAN und PERTZELAN, 1969), wird der Vasopressin-Test durchgeführt. Eine gute Reaktion weist auf eine hypothalamische Störung hin. Ein negativer Ausfall legt den Verdacht auf einen primär adrenalen Defekt nahe, und ein ACTH-Test (S. 281) ist dann indiziert.

Therapeutische Anwendung. Die meisten der im Handel befindlichen ACTH-Präparate stammen vom Schwein, einige sind bovinen Ursprungs. Einige der Präparate wirken schnell und sind für die intravenöse Anwendung geeignet, während andere langsam wirken und zum intramuskulären Gebrauch bestimmt sind. Kürzlich ist ein synthetisch hergestelltes β-24-Corticotropin (Ciba) in die Klinik eingeführt worden (KARL; WIEBEL und BIERICH). Das klinische Hauptanwendungsgebiet des ACTH ist zur Zeit die Nebennierenrindenfunktionsprüfung. ACTH wird selten als Ersatz für das körpereigene Hormon benutzt. Wird dies in ungenügender Menge produziert, werden die Nebennierencorticosteroide, die peroral genommen werden können, angewandt. In pharmakologischen Dosen wird ACTH manchmal bei Kollagenosen, beim nephrotischen Syndrom, bei allergischen Zuständen usw. benutzt.

Unerwünschte Nebenwirkungen. Die wiederholte Anwendung von tierischem ACTH führt zu anaphylaktischen Reaktionen: Übelkeit, Erbrechen, Urticaria, Schock und sogar Tod (KANTOR und LARON). Dies ist durch Verunreinigung mit artfremdem Eiweiß bedingt. Das synthetische ACTH scheint weniger allergieauslösend zu sein (MAEDER und SCHWARZSPECK).

1	2	3	4	5	6	7	8
ALA.	GLU.	LYS.	LYS.	ASP.	GLU.	GLY.	PRO.
9	10	11	12	13	14	15	16
TYR.	ARG.	MET.	GLU.	HIS.	PHE.	ARG.	TYR.
17	18	19	20	21	22		
GLY.	SER.	PRO.	PRO.	LYS.	ASP.		

Abb. 85. Struktur von menschlichem β-MSH

Melanocyten-stimulierendes Hormon (MS)

Eigenschaften. Menschliches β-MSH ist ein Polypeptid aus 22 Aminosäuren (HARRIS) (s. Abb. 85). Beim Rind und beim Schwein ist auch ein α-MSH isoliert worden, das bezüglich der ersten 13 Aminosäurereste eine strukturelle Verwandtschaft mit den ACTH zeigt. β-MSH hat mit dem ACTH nur eine Reihe von 7 Aminosäuren gemein. Ein Heptapeptid des MSH ist synthetisiert worden, das eine melanocytenstimulierende Wirkung besitzt.

Sekretion und biologische Wirkung. Es wird angenommen, daß das MSH in der pars intermedia der Hypophyse sezerniert wird. Seine genaue physiologische Rolle ist nicht klar, es scheint aber, daß eine vermehrte MSH-Sekretion für die Pigmentation beim Morbus Addison verantwortlich ist (LERNER und MCGUIRE).

Thyreotropin-TSH

Eigenschaften. TSH ist ein Glykoproteid, das Glucosamin und Galaktosamin enthält. Menschliches TSH verhält sich physikochemisch ähnlich wie bovines TSH (CONDLIFFE), was die biologische Wirksamkeit von bovinem TSH beim Menschen erklärt. Trotzdem ist eine immunologische Artspezifität nachgewiesen worden (UTIGER et al.). Eine „long acting thyroid stimulator" — LATS — genannte Substanz, die nicht mit dem TSH identisch ist, wurde im Serum thyreotoxischer Patienten gefunden (ADAMS, KENNEDY, PURVES und SIRETT). Die Existenz einer „Exophthalmus-produzierenden Substanz" — EPS — wird angenommen (TALLBERG).

Steuerung der Sekretion. Die Sekretion von TSH wird durch ein hypothalamisches Neurohormon — TRF (thyrotropin releasing factor) reguliert (JUTISZ, YAMAZAKI, BERAULT, SAKIZ und GUILLEMIN; SCHREIBER), das seinerseits neben der Steuerung durch das Zentralnervensystem durch den Plasmaspiegel der Schilddrüsenhormone über einen Rückkoppelungsmechanismus reguliert wird.

Biologische Wirkungen. TSH stimuliert die Synthese und Freisetzung von Thyroxin durch die Schilddrüse. Außerdem steigert es die Aufnahme von J^{131} und Phosphor durch die Schilddrüse und erhöht sowohl die Glucose- und Fettsäurenassimilation als auch die Zellatmung. Die Aufnahme von Phosphat durch die Schilddrüsenzelle in den fettlöslichen Komponenten wird stimuliert. Die Größe der Schilddrüse nimmt zu, die Gefäßversorgung und das Kolloid nehmen ab.

Die quantitative Bestimmung des TSH ist mit einer radiobiologischen Methode bei Hühnern versucht worden (KRAWCZUK, DZIERZANOWSKI und PROKOPCZUK). Bei pubertierenden Mädchen wurde eine erhöhte Aktivität festgestellt. Kürzlich ist eine Radioimmunmethode beschrieben worden (UTIGER). Erhöhte Blutspiegel werden nur bei primärem Hypothyreoidismus gefunden. Primärer und sekundärer Hypothyreoidismus werden gewöhnlich durch die J^{131}-Aufnahme durch die Schilddrüse vor und nach der i.m. Injektion von 2—3 Dosen à 50—100 IE von TSH (zweimal; am Vortage und am Morgen des Tests) unterschieden. Ein Anstieg der J^{131}-Aufnahme nach der Gabe von TSH zeigt das Fehlen einer körpereigenen TSH-Sekretion.

Eine indirekte Methode zur Feststellung der TSH-Sekretionskapazität der Hypophyse ist der TSH-Reservetest mit Carbimazol (STUDER) oder Tapazol. Man mißt die Radiojodaufnahme vor und 36 Std nach einer 7tägigen Gabe von Carbimazol (3 × 15 mg/Tag) oder Tapazol 3 × 20 mg/Tag. Die Hemmung der Thyroxinbildung durch Carbimazol führt zu einem Anstieg des körpereigenen TSH, das seinerseits einen Anstieg der Radiojodaufnahme im Vergleich zum Ausgangswert bewirkt. Bei hypophysärer Insuffizienz kommt es infolge des fehlenden Ansprechens des TSH nicht zu einem Anstieg der Radiojodaufnahme nach Carbimazolgabe; vielmehr kann es sogar zu einer Erniedrigung kommen.

Therapeutische Anwendung. Die zur Zeit zum klinischen Gebrauch erhältlichen Präparate sind tierischen Ursprungs und von nur geringem Reinheitsgrad. Obwohl sie beim Menschen eine biologische Wirksamkeit zeigen, ist ihre Anwendung auf die Testung der Radiojodaufnahmekapazität der Schilddrüse beschränkt.

Unerwünschte Nebenwirkungen. Wiederholte Gaben des tierischen Präparates können zur Bildung von Antikörpern und zur Resistenz führen. Auch anaphylaktische Reaktionen können verursacht werden (SPENCE und WITTS).

Gonadotropine

Follikelstimulierendes Hormon (FSH) und luteinisierendes Hormon oder zwischenzellenstimulierendes Hormon (LH oder ICSH).

Eigenschaften. Obwohl menschliches hypophysäres FSH in hochgereinigter Form gewonnen worden ist (REICHERT und PARLOW), hat man es bislang noch nicht vollständig vom LH trennen können. Die Gonadotropine sind Glykoproteide. Sie sind biologisch und sehr wahrscheinlich auch immunologisch artspezifisch (MCGARRY und BECK).

Steuerung der Sekretion. Die Sekretion wird durch hypothalamische Neurohormone stimuliert, und zwar einen FSH-releasing-factor (FSHRF) (IGARASHI und MCCANN) und einen LH-releasing-factor (LRF) (GUILLEMIN, JUTSZ und SAKIZ; MCCANN). Ein Rückkoppelungsmechanismus zwischen Oestrogenen und hypophysärem FSH (wahrscheinlich über das FSHRF) ist nachgewiesen worden (BOGDANOVE), doch scheint das Testosteron das hypophysäre FSH nicht zu hemmen. Die Regulation durch Rückkoppelung ist beim Manne bisher noch nicht erwiesen. Der Mechanismus, der in der Pubertät die Gonadotropinsekretion auslöst bzw. steigert, ist nicht bekannt. Daß die Hypophyse in der Lage ist, Gonadotropine vor dem erwarteten Pubertätsalter zu sezernieren, wird durch Kinder mit sexueller Frühreife aufgrund zentralnervöser Affektionen bewiesen, die zur Stimulation bestimmter hypothalamischer Zentren führen. Die Existenz einer „Gonadotropin-inhibiting substance" ist kürzlich postuliert worden (LANDAU, SCHWARTZ und SOFFER).

Biologische Wirkungen. FSH stimuliert den Primärfollikel des Ovars. Diese Wirkung wird durch das LH potenziert, das für die Ovulation verantwortlich ist. Obgleich die Bildung eines Corpus luteum allein unter Einwirkung von FSH und LH zustande kommen kann, scheint die Anwesenheit von Prolactin zur Fortsetzung der sekretorischen Aktivität des Corpus luteum notwendig zu sein. Es ist nachgewiesen worden, daß menschliches hypophysäres Gonadotropin die Basaltemperatur erhöht und die Oestrogen- und Pregnandiolausscheidung im Urin steigert (BETTENDORF, 1964).

Beim Mann stimuliert das FSH das Samenepithel, während LH-ICSH die Leydigschen Zwischenzellen zur Testosteronsekretion anregt.

Quantitative Bestimmung. Da reine Hormonpräparate fehlen, werden die Gesamtgonadotropine im Urin immer noch mit verschiedenen biologischen Methoden bestimmt, die weder empfindlich noch spezifisch sind (s. Bd. II/I, S. 575). Es wird allgemein anerkannt, daß Kinder bis 1—2 Jahre vor der Pubertät keine Gonadotropine ausscheiden. Einige Autoren haben mit Hilfe des empfindlichen HCG-Augmentationstests am Mäuseuterus das Vorhandensein von Gonadotropinen bei Kindern im Alter von 3—5 Jahren nachgewiesen (KNAPPE, DÖRNER und STAHL). Die FSH-Aktivitätseinheit basiert z. Z. auf dem HMG-24-Standard.

Kürzlich sind Radioimmun-Methoden entwickelt worden, doch ist die Sammlung weiterer Erfahrung notwendig (FRANCHIMONT, MIDGLEY und REICHERT; RYAN und FAIMAN; BUTT und LYNCH; GUYDA, JOHANSON, MIGEON und BLIZZARD).

Therapeutische Anwendung. Im Handel steht nur das HMG-Präparat Pergonal (SERONO) zur Verfügung.

Hypophyseninsuffizienz. Präparate menschlicher hypophysärer Gonadotropine, entweder aus Hypophysen (HPG oder HHG) oder aus dem Urin von Frauen in der Menopause (HMG) sind kürzlich erfolgreich bei der Behandlung von hypophysektomierten Frauen oder bei Patientinnen mit fehlender Gonadotropinausscheidung angewandt worden (BETTENDORF, 1963; RABAU, DAVID, INSLER, BER, SULIMOVICI und ESHKOL). Die bisherigen Ergebnisse zeigen, daß menschliche Gonadotropine multiple Ovulationen auslösen können, was zu einer hohen Frequenz von Zwillingen und Vierlingen führte (MILHAM). Diese Präparate sind nicht indiziert, um die Entwicklung der sekundären Geschlechtsmerkmale bei Kindern mit einer hypophysären Erkrankung zu unterstützen, sondern nur in Fällen, in denen eine Schwangerschaft gewünscht wird.

Indirekte und unspezifische Tests zur Prüfung der hypophysären Funktion

Insulin-Toleranz-Test (s. Bd. II/I, S. 590).

Patienten mit einer Unterfunktion der Hypophyse sind besonders hypoglykämiegefährdet und krampfen leicht, daher sollte die angewandte Insulindosis bei Patienten mit Verdacht auf einen Hypopituitarismus 0,05 E Altinsulin pro kg Körpergewicht anstatt der üblichen 0,1 E betragen. Bei normalen Personen wird die insulinbedingte Hypoglykämie, die nach 20—30 min ihren tiefsten Punkt erreicht, innerhalb von 90—120 min durch eine vermehrte Sekretion von Wachstumshormon, ACTH und Cortisol, Glucagon und Adrenalin kompensiert. Bei Patienten mit ungenügender Wachstumshormon- und ACTH-Sekretion wird die insulinbedingte Hypoglykämie nicht kompensiert und hält länger an. Dieser Zustand wird „hypoglycemia nonresponsiveness" genannt. Er tritt auch aus anderen Ursachen bei Stoffwechselerkrankungen wie der Glykogenspeicherkrankheit und der Lebercirrhose auf. Die Normalisierung der Reaktion nach mehrtägiger Behandlung mit Wachstumshormon oder ACTH oder mit beiden Hormonen zusammen beweist eine ungenügende Sekretion dieser Hormone.

Der Wasserversuch (s. Bd. II/I, S. 587).

Ein pathologisches Testergebnis, d. h. die Ausscheidung von weniger als der Hälfte der Trinkmenge innerhalb von 4 Std, weist auf eine Nebennierenrindeninsuffizienz hin. Wenn sich das Versuchsergebnis nach ACTH-Gabe normalisiert, läßt dies auf eine sekundäre Nebenniereninsuffizienz durch Fehlen von körpereigenem ACTH schließen.

Erkrankungen der Adenohypophyse und des Hypothalamus

Monohormonale Ausfälle

(partieller, isolierter, monotroper oder selektiver Hypopituitarismus)

Zum isolierten Ausfall eines einzelnen VL-Hormons — bei normaler Funktion der übrigen Hormone — kann es entweder infolge des Fehlens des übergeordneten Neurohormons oder des Fehlens der Zellen, die das Sekret normalerweise produzieren, oder durch einen Defekt in der Synthese des Hormons kommen. Da brauchbare Tests für die direkte Messung der einzelnen Hypophysenhormone und ihrer Neurohormone erst unvollständig entwickelt worden sind, ist es nicht möglich, alle monohormonalen Ausfälle mit Sicherheit nachzuweisen. Bis vor kurzem hing die Diagnose allein vom Nachweis der Unterfunktion der betreffenden Zieldrüse ab.

Hypogonadotroper Hypogonadismus = hypogonadotroper Eunuchoidismus

(s. auch S. 389).

Die unzureichende Sekretion von Gonadotropin ist die häufigste isolierte Insuffizienz der Adenohypophyse.

Ätiologie. Die Gonadotropinsekretion reagiert äußerst empfindlich auf Störungen des Zentralnervensystems. Im Verlauf einer progredienten Hypophyseninsuffizienz sind es die von den Gonadotropinen abhängigen Funktionen, die als erste gestört werden. Es ist bekannt, daß psychische Belastungen die Wirkung der FSH- und LH-releasing factors im Hypothalamus hemmen und so zu einer Amenorrhoe führen. Ein Hypogonadismus ist ferner häufig bei neurologischen Erkrankungen vorhanden, wie z.B. bei bestimmten Ataxien (Volpe, Metzler und Johnston); die Läsionen liegen dabei wahrscheinlich im Hypothalamus. Ein hypogonadotroper Hypogonadismus ist auch im Zusammenhang mit primärer Nebennierenrindeninsuffizienz beschrieben worden (Perlmutter, Numeroff und Manulkin). In den meisten Fällen bleibt die Ursache der Störung jedoch völlig unklar *(idiopathischer Eunuchoidismus)*.

Klinik. Vor der Pubertät kann die Diagnose nicht mit Sicherheit gestellt werden; in dieser Phase ist der hypogonadotrope Hypogonadismus physiologisch. Zum erwarteten Zeitpunkt der Pubertät treten die sekundären Geschlechtsmerkmale nicht auf. Diese Störung kommt bei Mädchen selten vor, doch sollte man daran denken, wenn im Alter von 12—13 Jahren noch keine Brustentwicklung aufgetreten ist. Bei Jungen bleibt das Peniswachstum aus, und die Gonaden nehmen nicht an Größe zu; man findet nur eine spärliche Scham- und Achselbehaarung, die durch die Nebennierenandrogene bedingt ist. Der Pubertätswachstumsspurt fehlt, doch wachsen die Kinder weiter, da sich die Epiphysenfugen nicht schließen; sie haben somit mit 16—18 Jahren eine normale Größe und relativ lange Extremitäten (eunuchoider Typ) (Abb. 86). Das Knochenalter ist retardiert, in der Regel unter 14 Jahren, die 17-Ketosteroid- und Oestrogenausscheidung ist reduziert, im Urin werden keine Gonadotropine gefunden.

Der echte hypogonydotrope Hypogonadismus muß von der nur temporären Pubertätsverzögerung exakt unterscheiden werden. In den meisten Fällen tritt diese kombiniert mit einer Verzögerung des Wachstums und der Skeletreifung familiär gehäuft als sog. konstitutionelle Entwicklungsverzögerung auf. In selteneren Fällen sind dagegen Längenwachstum und Knochenkernentwicklung normal — abgesehen von dem Minus, das durch die fehlende sexuelle Entwicklung bedingt ist. Die definitive Diagnose kann in solchen Fällen kaum vor dem 14.—16. Lebensjahr gestellt werden. Einfacher ist die Abgrenzung von einer primären Gonadeninsuffizienz, da im letzteren Fall normale oder erhöhte Gonadotropinmengen im Urin gefunden werden. Eine weitere differential-diagnostische Methode besteht in der Stimulierung der männlichen Gonaden mit HCG oder HMG (500—1000 E zweimal wöchentlich). Das Ansprechen der Gonaden sowohl hinsichtlich Größe als auch Funktion wird kontrolliert (17-Ketosteroide, Androsteron und Testosteron im Urin). Bei Mädchen kann man 3 Wochen lang HMG und dann eine Woche lang Progesteron geben. Das Auftreten einer Blutung beweist, daß die Gonaden intakt sind und daß körpereigenes Gonadotropin fehlt. Kallmann, Schoenfeld und Barrera beschrieben das gleichzeitige Auftreten eines Hypogonadismus mit einer Anosmie, Farbenblindheit und geistiger Retardierung. Infolge

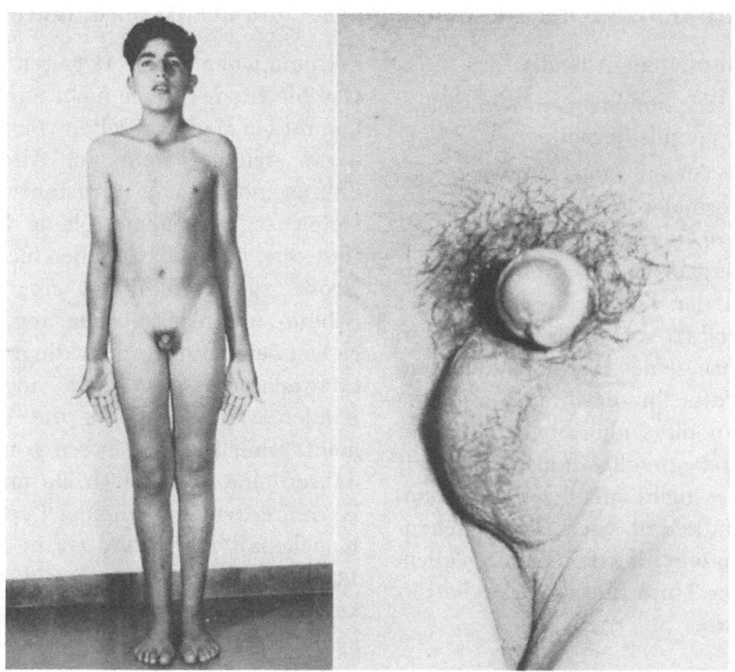

Abb. 86a u. b. B. M., $17^{8}/_{12}$jähriger Junge mit hypogonadotropem Hypogonadismus unbekannter Ursache. Länge 164 cm, Sitzhöhe 81 cm, Gewicht 58 kg. Keine Acne, kein Bartwuchs, wenig Achsel- und spärliche Schambehaarung. Penis 5,3 cm, Hodendurchmesser 2 × 1,3 cm, Volumen 2,5 ml. Knochenalter 14 Jahre. Wiederholt keine Gonadotropine im Urin. PBI 6 µg/100 ml. J^{131}-Aufnahme: 6 Std — 30%, 24 Std — 45%, Urin-17-KS 4—7 mg/24 Std. Insulintoleranz normal. HGH-Anstieg von 6 mµg/ml auf 20 mµg/ml während Hypoglykämie. Metopirontest normal. Wasserversuch normal. Unseres Erachtens beruht die vorhandene Schambehaarung auf Nebennierenandrogenen. Die Gabe von 1000 E HGH zweimal wöchentlich über mehrere Monate führte zu einer Zunahme der Hoden- und Penisgröße und der sekundären Geschlechtsmerkmale

völligen Fehlens der Gonadotropine ist die Reifungshemmung der Hoden in diesen Fällen extrem ausgeprägt (s. NOWAKOWSKI, S. 389).

Therapie. Wiederholte Injektionen von 500—1000 E HCG oder HMG i.m. zweimal wöchentlich sind zur anfänglichen Entwicklung der Gonaden nützlich, doch führt die Gabe von Sexualhormonen zu einer schnelleren Entwicklung der sekundären Geschlechtsmerkmale, die aus psychologischen Gründen wünschenswert ist (s. auch S. 411 ff.).

ACTH-Mangel

Ätiologie. Die zu einem isolierten Mangel der ACTH-Sekretion führende Störung besteht wahrscheinlich in einer ausgesprochen fokalen Läsion im Hypothalamus, die ein Fehlen von CRF bedingt, oder in einer biochemischen Störung in den ACTH-produzierenden Zellen. Beim progredienten Hypopituitarismus fällt die ACTH-Aktivität gewöhnlich als letzte aus (GANONG und HUME); es müssen 80% des Hypophysenvorderlappens zerstört sein, ehe man einen negativen Ausfall des Metopirontests erhält.

Klinik. Die Symptome sind die eines Mangels an Cortisol und Nebennierenrindenandrogenen wie Appetitlosigkeit, Schwäche, Gewichtsverlust, Hypotonie, Hypoglykämie mit profusen Schweißausbrüchen — und sogar Bewußtseinsverlust und Krämpfen. Die Scham- und Achselbehaarung kann verzögert auftreten oder ist nur spärlich vorhanden. Die Insulintoleranz ist abnorm niedrig (hypoglycemia nonresponsiveness).

Beim Wasserversuch besteht eine eingeschränkte Diurese, die Plasma- und Urin-17-OHCS und die 17-KS sind niedrig. Diese pathologischen Befunde können durch ACTH-Gabe normalisiert werden. Während des Insulin-Toleranztestes sieht man keinen oder nur einen unzureichenden Anstieg der Plasma 11-OHCS, d.h. sie bleiben unter 20 µg/100 ml. Der Metopirontest zeigt eine niedrige oder völlig fehlende ACTH-Reserve. Schilddrüsen- und

Gonadenfunktionen (nach der Pubertät) sind normal. Wachstumshormonspiegel sind in einem solchen Fall noch nicht publiziert worden. Der einzige im Kindesalter beschriebene Patient hatte mit $15^{6}/_{12}$ Jahren eine Größe von 143 cm (CLEVELAND, GREEN und MIGEON). Einer der erwachsenen Patienten war ebenfalls klein (147 cm) (ODELL, GREEN und WILLIAMS). Sobald CRF für den klinischen Gebrauch zur Verfügung stehen wird, wird man zwischen primärem und sekundärem Defekt der ACTH-Sekretion unterscheiden können.

Therapie. Logischerweise bestünde die korrekte Behandlung in der Gabe von CRF oder ACTH; doch sind ACTH-Injektionen weniger angenehm als die Verabreichung von Cortison oder seinen synthetischen Analoga, die peroral gegeben werden können. Die Dosis hängt vom gewählten Medikament ab (s. S. 289). Die gewöhnliche Substitutionsmenge entspricht 25 mg Cortison/m^2/Tag. Die meisten der Symptome werden durch Cortison beseitigt. Ob Störungen infolge des Fehlens der extraadrenalen Wirkungen des ACTH bestehen bleiben, ist unbekannt. Um in der Pubertät das Wachstum der Scham- und Achselbehaarung zu unterstützen, sollte eine androgene Substanz hinzugefügt werden. Diese Behandlung muß, besonders beim Mädchen, vorsichtig durchgeführt werden. Im Falle eines hypoglykämischen Schocks sollten Glucose intravenös und Cortison gegeben werden.

Isolierter Wachstumshormonmangel

Es ist gut möglich, daß ein isolierter Wachstumshormonmangel häufiger vorkommt als man gemeinhin annimmt (s. S. 190, genetischer Hypopituitarismus).

Ein Säugling mit Hypoglykämie und retardiertem Längenwachstum, bei dem man diese Diagnose vermutete, ist kürzlich von NADLER, NEUMANN und GERSHBERG beschrieben worden. Schilddrüsen- und Nebennierenfunktionen waren normal. Die Tolbutamid(Rastinon-)Toleranz war abnorm, der Patient hatte Krampfanfälle. Leider wurden keine Serum-HGH-Bestimmungen durchgeführt; die Hypoglykämie sprach aber gut auf HGH-Gabe an. — Da nicht feststeht, ob das Wachstumshormon für ein normales Wachstum im ersten Lebensjahr notwendig ist, sollte jeder Säugling mit Hypoglykämie, auch bei normaler Länge, auf ausreichende Wachstumshormonsekretion untersucht werden.

Isolierter Thyreotropinmangel

TSH-Mangel bei ausreichender Funktion der übrigen Hypophysenhormone ist bei Erwachsenen beschrieben worden (LOHRENZ, FERNANDEZ und DOE). Die klinischen Symptome entsprechen denen einer Hypothyreose. Die Diagnose sollte mit Hilfe des TSH-Reserve-Tests mit Carbimazol gestellt werden. Falls kein Anstieg der Radiojodaufnahme erfolgt, sollte exogenes TSH zugeführt werden; ein Anstieg der Radiojodaufnahme nach TSH bestätigt die Diagnose.

Der Ausfall eines einzelnen Hormons kann die erste Manifestation einer progredienten hypothalamischen oder hypophysären Erkrankung sein; daher sind wiederholte Untersuchungen aller Hypophysenhormone indiziert. Ein Mangel an ACTH und Gonadotropinen bei normaler thyreotroper Funktion ist beim Erwachsenen beschrieben worden (MADDOCK, LEACH, KLEIN und MYERS).

Plurihormonale Insuffizienz

Hypophysäre Insuffizienz von mehr als einem Hormon-Panhypopituitarismus

Die Diagnose einer Hypophyseninsuffizienz ist im Kindesalter schwierig. Man sollte sie bei der Differentialdiagnose des Kleinwuchses in Erwägung ziehen, muß aber bedenken, daß sie selten vorkommt.

Ätiologie. Die totale Hypophyseninsuffizienz kann verschiedene Ursachen haben: 1. Entwicklungsstörung; 2. Genetisch bedingtes familiäres Leiden; 3. Perinatale Zerstörung; 4. Idiopathische Störung; 5. Infektionen oder degenerative Erkrankungen der Hypophyse, des Hypothalamus oder Zentralnervensystems; 6. Traumen, die zu einer intrakraniellen Blutung oder zu einem Abriß des Hypophysenstiels führen; 7. Postpartale Infarzierung (Sheehan-Syndrom) und 8. Tumoren.

Die Häufigkeit der verschiedenen Arten in den wenigen bekannt gewordenen Untersuchungsreihen über hypophysäre Insuffizienz im Kindesalter ist in Tabelle 93 zusammengefaßt.

Tabelle 93. *Häufigkeitsverteilung der verschiedenen Formen der Hypophyseninsuffizienz im Kindesalter (m = männlich, w = weiblich)*

Autor	Idiopathisch (Perinatal-schaden ?)	Genetisch-familiär	Tumor	Trauma	Entwick-lungs-störung
v. d. Werff ten Bosch (1962)	18 (17 m, 1 w)		3	1	
de Gennes und Royer (1962)	18 (13 m, 5 w)		7 (4 m, 3 w)		
Kogut, Kaplan und Shimizu (1963)	13 (8 m, 5 w)		2		
Prader (1964)	25 (17 m, 8 w)	4	7	3	5
Bierich (1964)	21 (13 m, 8 w)	9	9		
Brasel, Wright, Wilkins und Blizzard (1965)	54 (42 m, 12 w)		19 (12 m, 7 w		2 (w)
Laron, Pertzelan und Knapp (unveröffentlicht)	41 (26 m, 15 w)	53 (24 m, 29 w)	10 (8 m, 2 w)	1 (w)	11 (4 m, 7 w)
Gesamtzahl 325 Fälle	190	63	57	5	18

Entwicklungsstörungen

Angeborenes totales Fehlen der Hypophyse oder eine Hypoplasie des Vorderlappens bei normal entwickeltem Gehirn kommen selten vor (Blizzard und Alberts; Brewer; Reid; Mosier; Ehrlich). Diese Kinder sterben kurz nach der Geburt; nur im von Ehrlich beschriebenen Fall erreichte das Kind ein Alter von 15 Monaten. Ohne Hypophyse geborene Kinder zeigen eine Fehlentwicklung der Nebennieren, der Schilddrüse und der Testes, was die Abhängigkeit der Entwicklung dieser Drüsen vom Hypophysenvorderlappen beweist. Auf die Kombination von medianen Gesichtsspalten und hypophysärem Zwergwuchs haben Knorr und Francés und Laron, Taube und Kaplan aufmerksam gemacht. Dystopien oder Ektopien des Hinterlappens können ebenfalls zu pathologischen Veränderungen des Vorderlappens führen (Priesel; Hedinger und Hürzeler). Dies kann auch bei Fehlbildungen des Hypothalamus vorkommen (Koch; Apitz). Fälle mit einer Anencephalie haben oft einen fast normalen Hypophysenvorderlappen (Kind).

Genetisch bedingter familiärer hypophysärer Zwergwuchs

Es handelt sich um eine seltene Störung, die in der Vergangenheit häufig fehldiagnostiziert worden ist. Die größte Serie (27 Fälle) wurde von Hanhart zusammengestellt. Einige der beschriebenen Familien konnten auf gemeinsame Vorfahren zurückverfolgt werden; die Erkrankung wird wahrscheinlich als recessive Anlage vererbt (Dibbern).

Der Befund hoher Konzentrationen von immunologisch wirksamem Wachstumshormon beim Vorliegen klinischer Zeichen eines Wachstumshormonmangels bei verschiedenen untersuchten Fällen (Laron, Pertzelan und Mannheimer, Laron, Pertzelan und Karp, 1968) läßt es möglich erscheinen, daß dieses Syndrom durch die Sekretion eines genetisch determinierten abnormen Wachstumshormonmoleküls verursacht wird. Allerdings ist auch ein hereditärer Wachstumshormonmangel bekannt (Pertzelan, Adam und Laron, 1968).

Manchmal, doch keineswegs immer, findet man eine hypoplastische Hypophyse (Dzierzynski) (Abb. 87). Es werden sowohl männliche als auch weibliche Geschwister befallen, doch überwiegt das weibliche Geschlecht. Das Geburtsgewicht kann normal sein oder auch unter 2000 g liegen; die Geburtslänge beträgt jedoch weniger als 49 cm. In zwei daraufhin untersuchten Fällen wurde ein normaler Karyotyp gefunden (Laron und Padeh, unveröffentlicht).

Klinik. Bald nach der Geburt werden ein relativ großer Kopf, kleine Genitalien, Schweißausbrüche und Tremor beobachtet. Die Säuglinge wachen nachts auf, schreien, schwitzen stark und lassen sich nur durch die Gabe von gesüßter Flüssigkeit beruhigen. Sie wachsen äußerst langsam, wobei die Extremitäten proportioniert und gerade sind; Hände und Füße

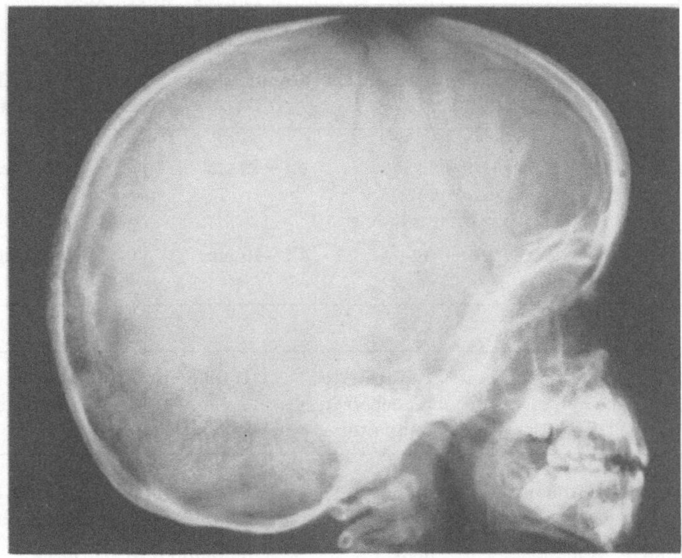

Abb. 87. Röntgenbild des Schädels von R. I., einem $6^{2}/_{12}$jährigen Mädchens mit familiärem hypophysärem Zwergwuchs. Beachte die offene große Fontanelle, die kleine Sella und die mangelnde Entwicklung der Gesichtsknochen

bleiben sehr klein (Acromikrie). Das Gesichtsskelet entwickelt sich langsam, was zur Ausbildung eines relativ großen Hirnschädels mit vorgewölbter Stirn und Sattelnase führt (Abb. 88). Die Vorwölbung der Stirnknochen über die Augen ist die Ursache des „Zeichens der untergehenden Sonne". Die oberflächlichen Kopfvenen sind oft erweitert. Bei einigen Kindern hört man ein systolisches Geräusch. Das Knochenalter nimmt nur sehr langsam zu; die große Fontanelle ist weit und schließt sich oft erst im Alter von 5—6 Jahren. Das Haar wächst langsam, ist weich und schütter und läßt große „Geheimratsecken" frei. Die Zähne kommen häufig erst mit 2 Jahren, werden oft braun und brechen leicht. Die Kieferknochen sind klein und bieten für die bleibenden Zähne nicht genügend Platz (Abb. 89). Die Kinder sitzen und laufen spät, doch ist ihre psychische Entwicklung normal. Sie fangen spät zu sprechen an und haben eine typisch hohe Stimme. Sie essen sehr wenig, sind aber relativ dick, besonders

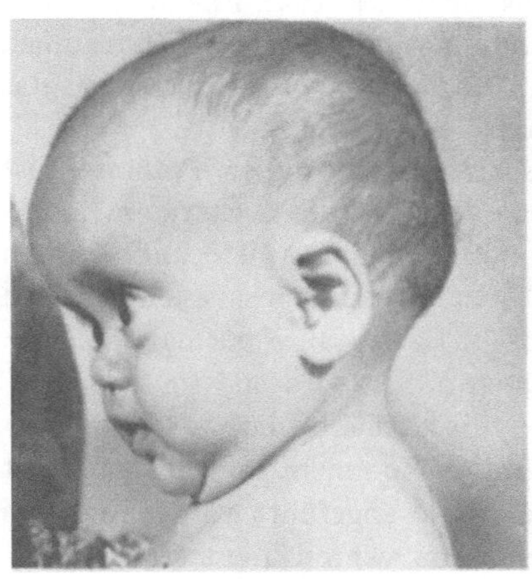

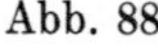

Abb. 88

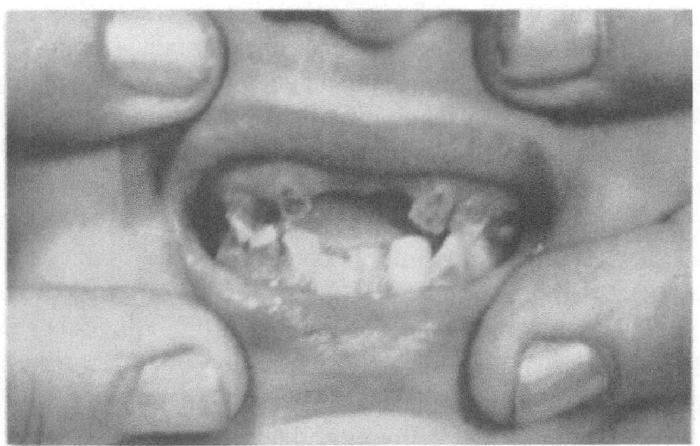

Abb. 89

Abb. 88. R. S. $1^{4}/_{12}$jähriges Mädchen mit familiärem hypophysärem Zwergwuchs. Beachte die vorgewölbte Stirn, das spärliche Haar, die Sattelnase und das kleine Kinn

Abb. 89. Verfärbung und Defekte der Milchzähne und unregelmäßige Anordnung der bleibenden Zähne bei M. L., einem 9jährigen Mädchen mit familiärem hypophysärem Zwergwuchs

Tabelle 94. *Symptome und Befunde des familiären hypophysäuren Zwergwuchses und des konstitutionellen Zwergwuchses*

Krankheit	Genetisch familiär	Geburtsgewicht	Geburtslänge	Akromikrie	Gleichzeitig vorhandene kongentiale Anomalien
Familiärer hypophysärer Zwergwuchs	ja	niedrig oder normal 1500—4000 g	42—49 cm	ja	manchmal
Konstitutioneller (primordialer) Zwergwuchs	ja oder nein	niedrig < 2500 g	42—49 cm	ja	häufig

Krankheit	Hypoglykämie	Retardiertes Knochen- und Zahnalter	Intelligenz	Wachstumsretardierung	Spontane Pubertät
Familiärer hypophysäurer Zwergwuchs	immer	immer	im Normbereich	gewöhnlich seit Geburt	meistens
Konstitutioneller (primordialer) Zwergwuchs	niemals	nein	manchmal subnormal	immer seit Geburt	immer

am Stamm. — Nach der Pubertät treten bei einigen Patienten sekundäre Geschlechtsmerkmale auf. Zwei der von HANHART beschriebenen weiblichen Zwerge brachten durch Kaiserschnitt normale Kinder zur Welt. Dies mag darauf hinweisen, daß der familiäre Typ des Hypopituitarismus nicht immer alle Hypophysenhormone betrifft, und sicherlich nicht alle in gleichem Maße.

Differentialdiagnose. Der genetische Hypopituitarismus — sowohl der HGH-Mangel-Typ als auch der Typ mit hohen immunoreaktiven Plasmawerten von biologisch aber inaktivem HGH — müssen vom konstitutionellen, nicht endokrin bedingten Zwergwuchs, der ebenfalls familiär auftreten kann, unterschieden werden. Die Hauptunterschiede sind in Tabelle 94 dargestellt. In beiden Fällen ist die Geburtslänge reduziert, doch kann das Geburtsgewicht beim hypophysären Zwergwuchs normal sein. Kinder mit Hypopituitarismus haben eine vorgewölbte Stirn und eine Sattelnase. Die hypoglykämischen Anfälle sind das erste auf einen Hypopituitarismus hinweisende Symptom. Spezielle endokrinologische Untersuchungen vervollständigen die Differentialdiagnose. Der kürzlich erfolgte Nachweis hoher Spiegel von immunologisch wirksamem Wachstumshormon bei einer gewissen Zahl von Familien mit genetischen Hypopituitarismus, kann sich als wichtiges diagnostisches Kriterium erweisen.

Durch Perinatalschaden bedingte Hypophyseninsuffizienz

Geburtskomplikationen, wie Gesichts-, Beckenend- und Fußlagen, die schnelle Manipulationen erfordern, können zu einer Hypophyseninsuffizienz führen, und zwar entweder durch einen echten Abriß des Stiels oder durch Druck, der temporäre Änderungen in der Zirkulation des hypophysären Pfortadersystems verursacht. Bei 60—80% der Patienten mit einer im späteren Leben diagnostizierten Hypophyseninsuffizienz fand man eine pathologische Geburt in der Anamnese (VAN DER WERFF TEN BOSCH; BIERICH; PRADER). Geburtstraumen stehen somit an der Spitze der Ursachen des hypophysären Zwergwuchses.

Das Geburtsgewicht dieser Patienten ist normal. Falls das Zentralnervensystem, abgesehen von der Hypophysenstörung, keinen Schaden erlitten hat, können sie auch während der ersten 1—2 Lebensjahre normal wachsen. In den meisten Fällen wird erst im 2. oder 3. Lebensjahr ein Zurückbleiben des Längenwachstums wahrgenommen. Diese Tatsache ist oft als Beweis dafür angeführt worden, daß das Wachstumshormon während der ersten Lebenszeit nicht für das normale Wachstum notwendig ist und daß bei erblichen Fällen, bei denen die Wachstumsretardierung bereits im Uterus beginnt, dies möglicherweise nicht durch das Fehlen von Wachstumshormon verursacht wird.

Neben den Zeichen des Wachstumshormonmangels wie gestörtes Längenwachstum und Hypoglykämie finden sich — in Abhängigkeit von Schweregrad der hypophysären Zerstörung — auch Zeichen eines Hypothyreoidis-

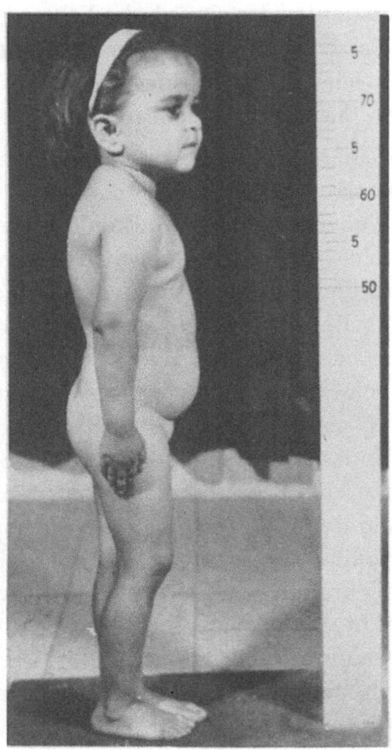

Abb. 90. I.R. $7^{3}/_{12}$jähriges Mädchen mit familiärem hypophysärem Zwergwuchs. Länge 79 cm, Gewicht 8870 g. Knochenalter $3^{8}/_{12}$ Jahre. Beachte die vorgewölbte Stirn, die ausgeprägten „Geheimratsecken", die Sattelnase und Stammfettsucht

mus und einer Nebenniereninsuffizienz sowie ein Nichteintritt der Pubertät. Von 75 überprüften Fällen wiesen 70% einen Gonadotropinmangel, 68% einen ACTH-Mangel und 50% einen TSH-Mangel auf (Brasel, Wright, Wilkins und Blizzard).

Idiopathische Hypophyseninsuffizienz

Bei manchen Kindern mit hypophysärer Insuffizienz ist die Ätiologie der Störung unbekannt; sie wird daher als idiopathisch eingeordnet.

Klinische Symptomatik. Bei den geburtstraumatisch bedingten und den idiopathischen Fällen liegen Körperlänge und Gewicht bei der Geburt gewöhnlich im Normbereich. Erst jenseits des 1. oder 2. Lebensjahres zeigen die

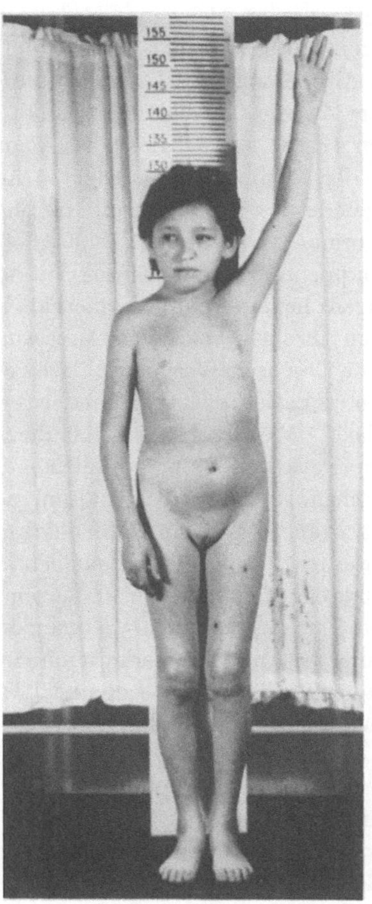

Abb. 91. R.I., $18^{3}/_{12}$jähriges Mädchen mit idiopathischem Hypopituitarismus. Länge 128 cm. Gewicht 26,5 kg. Knochenalter 11 Jahre. Keine sekundären Geschlechtsmerkmale. Nüchternblutzucker 82 mg pro 100 ml. Erhöhte Insulinempfindlichkeit. Serum-Natrium 135 mäq/l, Kalium 4,15 mäq/l. Anorganischer Serumphosphor 3 mg/100 ml. Eiweißgebundenes Jod 1,4 µg/100 ml. BEI 1,2 µg/100 ml. J^{131}-Aufnahme 20% nach 24 Std. Keine TSH-Reserve. Kein FSH-LH im Urin. Urin-17-KS 0,8 mg/24 Std, 17-OHCS 2 mg/24 Std. Nach Metopiron Anstieg auf 7 mg/24 Std (adäquate Reserve, aber niedrige Sekretion)

Kinder eine Retardierung des Wachstums. Gonadarche und oft auch Adrenarche treten nicht ein, der Pubertätswachstumsschub fehlt (Abb. 91). Da sich ihre Epiphysenfugen nicht schließen, wachsen sie während des gesamten Erwachsenenalters langsam weiter. Das Knochenalter liegt gewöhnlich zwischen 10 und 15 Jahren (auch im späteren Lebensalter), ihre Größe zwischen 100 und 140 cm. Hände und Füße sind klein (Akromikrie).

Beim Erwachsenen zeigt die Haut feine Fältchen um den Mund, die zerknittertem

Zigarettenpapier gleichen, so daß diese Patienten oft älter aussehen als es ihrem tatsächlichen Alter entspricht. Indessen können hypophysäre Zwerge tatsächlich ein hohes Alter erreichen (HAWLEY). Obgleich sie wenig essen, zeigt der Stamm eine leichte Adipositas (mangelnde Fettmobilisierung durch Wachstumshormon). Das Gesicht ist häufig rundlich und puppenhaft. Die Stimme ist hoch. Die Intelligenz liegt gewöhnlich innerhalb normaler Grenzen; ihre psychologische Anpassung innerhalb der Gesellschaft ist jedoch schwierig, und die älteren Patienten haben Minderwertigkeitskomplexe. Während der Kindheit leiden manche Patienten unter plötzlichen Schweißausbrüchen, kollabieren leicht und neigen zu Ohnmachten, falls nicht Kohlenhydrate zugeführt werden. Die Genitalien bleiben klein, der Penis ist sogar im Alter von 10 Jahren gewöhnlich nur 3 cm lang, und das Volumen des Testes ist kleiner als 1 ml. Das Verhalten in der Schule ist unterschiedlich. (FRÄNKEL und LARON).

Der Nüchternblutzucker bewegt sich zwischen 40 und 70 mg pro 100 ml, und es liegt eine erhöhte Insulinempfindlichkeit vor. Zeichen eines manifesten ACTH-Mangels, die sich in Symptomen einer Nebennierenrindeninsuffizienz äußern, sind nicht vorhanden, doch ist der Metopirontest in der Mehrzahl der Fälle pathologisch; bei den niedrigen Ausgangswerten dieser Kinder ist die Interpretation des Testes allerdings oft schwierig. Bei älteren Kindern ist schon aufgrund der deutlich verminderten 17-OHCS in Blut und Urin eine verminderte ACTH-Sekretion anzunehmen. Die Serumelektrolyte sind normal. Die Gesamteosinophilen des Blutes sind gelegentlich hoch. Der Wasserversuch kann bei kleinen Kindern nicht ohne weiteres durchgeführt werden; bei älteren ist er häufig pathologisch. Definitive Anzeichen für einen Hypothyreoidismus fehlen. PBI und BEI sind innerhalb normaler Grenzen, die Radiojodaufnahme liegt gewöhnlich im unteren Normbereich, manchmal deutlich tiefer und kann durch TSH-Injektionen erhöht werden. Bradykardie, Obstipation und Intelligenzstörungen fehlen, doch weisen die langsame motorische Entwicklung, die Retardierung des Zahn- und Knochenalters auf eine suboptimale TSH-Sekretion hin. Angaben über den TSH-Reserve-Test bei dieser Störung fehlen. Selten findet man einen manifesten Hypothyreoidismus mit einem Serumcholesterin von 200 bis 300 mg/100 ml und einem eiweißgebundenen Jod zwischen 2—3 μg/100 ml. Gonadotropine sind im Urin nicht nachweisbar. Wachstumshormonreserve ist reduziert.

Durch akute oder chronische Erkrankungen der Hypophyse, des Hypothalamus oder des Zentralnervensystems bedingter Hypopituitarismus

Beteiligung des Zentralnervensystems, des Hypothalamus oder der Hypophyse selbst bei Lues, Tuberkulose oder Sarkoidose ist als Ursache einer Hypophyseninsuffizienz beschrieben worden. Diese Krankheiten sind heutzutage selten. Vereinzelt sind Fälle mitgeteilt worden, bei denen eine Mycose oder Brucellose oder auch eine Sinus-cavernosus-Thrombose zu einer Hypophyseninsuffizienz geführt haben. Im Kindesalter kann eine Hand-Schüller-Christiansche Erkrankung sowohl den Hypophysenhinterlappen als auch den Hypophysenvorderlappen beeinträchtigen. Der Ausgang dieser Erkrankung ist letal. Gelegentlich kann eine akute Infektion mit Encephalitis den Hypothalamus und die Hypophyse mit einbeziehen und sogar zu einer Zerstörung der Sella führen (Abb. 92). Die Prognose ist in diesen Fällen gut.

Zwergwuchs mit hypophysär anmutendem Aspekt, verbunden mit Hepatomegalie, und bisweilen, cerebralen Krampfanfällen, wurde 1930 von MAURIAC bei Kindern mit schwerem, schlecht kontrolliertem Diabetes mellitus beschrieben. Im Zusammenhang mit der allgemeinen Verbesserung der hormonalen und diätetischen Therapie des Diabetes ist das *Mauriac-Syndrom* heute selten geworden. Die dabei auftretenden endokrinen Störungen sind, abgesehen von der Pankreasinsuffizienz, wahrscheinlich sekundärer Natur und durch die außerordentlichen Schwankungen im KH-Stoffwechsel bedingt, die für das Syndrom charakteristisch sind (s. auch Bd. 1, S. 540 und Bd. IV).

Akutes Trauma als Ursache einer hypophysären Insuffizienz

Ein stumpfes Trauma des Kopfes, mit oder ohne Schädelbruch, kann zu einer Blutung in den Hypothalamus oder die Hypophyse oder in beide führen und so eine hypophysäre Insuffizienz wechselndes Ausmaßes verursachen.

Infarkt der Hypophyse

Zu einer postportalen Nekrose der Hypophyse (Sheehan-Syndrom) kann es im jugend-

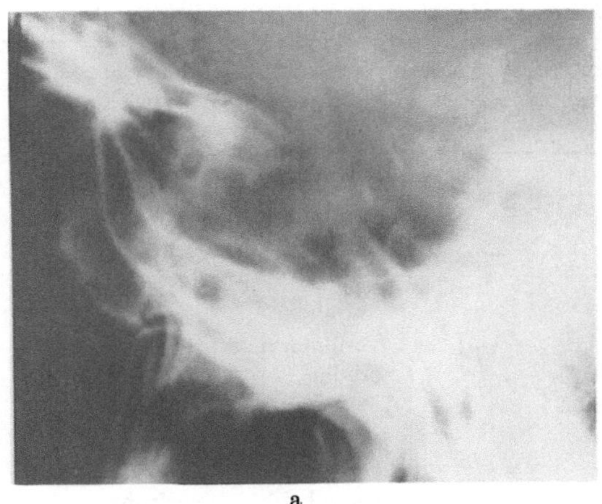

a

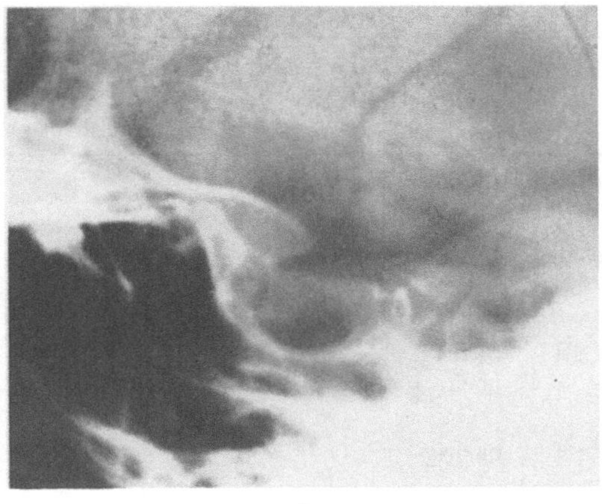

c

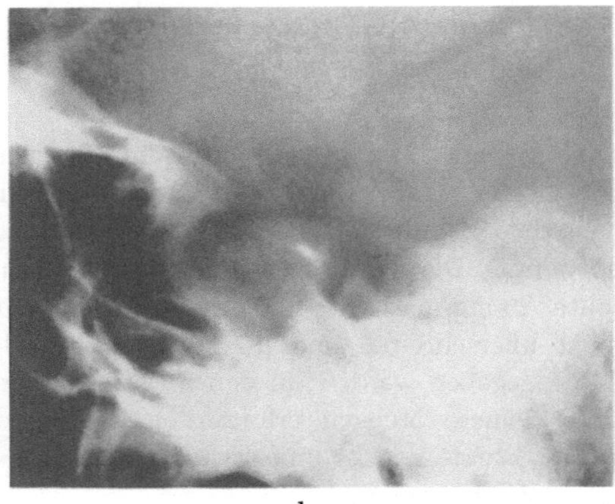

b

Abb. 92a—c. I.I., 24jähriger Mann mit infektiöser Encephalitis (unter Beteiligung der Hypophysenregion), die zu einer vorübergehenden Hypophyseninsuffizienz geführt hat. a 28. 5. 63. Röntgenaufnahme des Schädels: osteolytischer Prozeß im Bereich des Sellabodens und des dorsum sellae. Beachte die Abschattung der Keilbeinhöhle. b 14. 6. 63. Partielle Recalcifizierung der betroffenen Knochen. Beachte die Repneumatisation der Keilbeinhöhle. c 1. 9. 63. Vollständige Wiederherstellung der Sella. (Mit freundlicher Genehmigung von Dr. K. E. KATTAN und Dr. C. SOROKA, Röntgenabt. und Neurolog. Abt. des Beilinson Hospital, Tel Aviv, University Medical School)

lichen Alter kommen, wenn die Mutter sehr jung ist. Das erste Symptom bei den Patientinnen, die das akute Krankheitsbild überleben, ist die rasche Rückbildung der Brüste.

Diagnose der Hypophyseninsuffizienz

Langsames Wachstum bei proportionierten, leicht adipösen Kindern mit retardiertem Knochenalter und normaler Intelligenz sowie das Fehlen der sexuellen Entwicklung in der Pubertät sollten den Verdacht auf eine Hypophyseninsuffizienz aufkommen lassen. Die endgültige Diagnose wird durch den direkten oder indirekten Nachweis einer verminderten Sekretion hypophysärer Hormone bei Ausschluß einer primären Insuffizienz der entsprechenden Zielorgane gestellt (s. Tabelle 95).

Therapie. Die logisch richtige Therapie bei der Hypophyseninsuffizienz wäre die Zufuhr der fehlenden oder ungenügend sezernierten Hormone. Dies ist jedoch teils noch nicht möglich, teils aus praktischen Gründen (Injektionen) nicht angebracht. Allein das Wachstumshormon wird als solches gegeben, während die übrigen Inkrete durch die Hormone des Zielorgans oder ihrer synthetischen Analoga ersetzt werden.

Wird WH (HGH) über längerer Zeitabschnitte in Dosen zwischen 2—5 mg dreimal wöchentlich gegeben, kommt es zu einer Stimulierung, aber nicht zu einer Normalisierung des Längenwachstums (PRADER, ILLIG, SZÉKY und WAGNER; RABEN). Die Anwesenheit von Thyroxin ist für die Wirksamkeit von HGH notwendig. Kinder mit familiärer Hypophyseninsuffizienz sprechen ziemlich schlecht auf die Behandlung an (LARON, unveröffentlicht). Eine Behandlung mit 2 mg HGH i.m. pro Tag oder jeden 2. Tag verhindert gewöhnlich die hypoglykämischen Anfälle. Fehlt WH für die Therapie, so sind häufige kohlenhydratreiche Mahlzeiten, unter Umständen auch nachts, notwendig, um Hypoglykämien zu vermeiden — vor allem bei Säuglingen und Kleinkindern.

Anabole Steroide sind von begrenztem Wert und sollten nur gegeben werden, falls kein

Tabelle 95. *Symptome und Befunde in Relation zum Sekretionsgrad einiger Hypophysenvorderlappenhormone*

Hormon	Sekretionsgrad	Hypoglykämie	Hyperglykämie	Schwäche	Gewichtsabnahme	Adipositas	Wachstumsgeschwindigkeit	Sexuelle Entwicklung
WH	niedrig	+				+	vermindert	
	hoch		+				erhöht	meist retardiert
ACTH	niedrig	+		+	+			u.h. retardiert
	hoch		+			+	vermindert	
TSH	niedrig					(+)	vermindert	
	hoch			+	+		erhöht	in einzelnen Fällen verfrüht
FSH	niedrig						stetig, aber vermindert[a]	retardiert
	hoch						vermehrt[b]	verfrüht

[a] Nach der Pubertät.
[b] Bei normalen Gonaden; bei Gonadendysgenesie vermindert.

Wachstumshormon zur Verfügung steht. Fortlaufende Kontrollen des Knochenalters und die Beachtung von Virilisationszeichen ist notwendig. Nur gut bekannte Medikamente sollten angewandt werden, da diese Steroide schaden können, sofern sie das Knochenalter stärker beschleunigen als die Wachstumsgeschwindigkeit. Sexualhormone sind nur dann indiziert, wenn definitiv erwiesen ist, daß dem Patienten Gonadotropine fehlen und er somit nicht in die Pubertät kommen kann. Diese Behandlung sollte solange wie möglich hinausgezögert werden, mindestens bis zum Alter von 14 Jahren bei Mädchen und von 16 Jahren bei Jungen, um den Epiphysenschluß hintanzuhalten und eine maximale Körperlänge zu gewährleisten. Eine Behandlung mit Schilddrüsenhormon erscheint nur dann indiciert, wenn klinische und/oder Laborbefunde vorliegen, die auf einen Mangel an diesem Hormon hinweisen. Anfangs sollten nur sehr kleine Dosen entweder von Thyreoidea sicca (20 mg/Tag) oder dl-Thyroxin (0,2 mg/Tag) gegeben werden, da eine Zunahme des peripheren Stoffwechsels leicht eine latente Nebenniereninsuffizienz zur Manifestation bringen kann. Die Dosen sollten alle 1—2 Wochen bis zu einer normalen Substitutionsdosis, d.h. 100 bis 200 mg Thyreoidea sicca 0,4—0,8 mg dl-Thyroxin oder 0,05—0,15 mg l-Thyroxin gesteigert werden.

Beim Fehlen klinischer Zeichen einer Nebenniereninsuffizienz (ein pathologischer Metopirontest genügt nicht als Indikation) sollte weder Cortison noch eines seiner Analoga gegeben werden, da beim Hypopituitarismus bereits geringe Dosen das Wachstum hemmen (BLODGETT et al.). Gelegentlich wird Cortison nach dem Beginn der Schilddrüsenbehandlung notwendig. Die gesamte Tagesdosis an Cortison sollte 25 mg/m²/Tag oder dessen Äquivalent nicht überschreiten und in mehreren Einzeldosen gegeben werden; in den meisten Fällen sind kleinere Mengen erforderlich. Während Stress-Situationen ist eine Erhöhung der Cortisondosis notwendig.

Bei *akuter* Hypophyseninsuffizienz (infektiöse Erkrankungen, Trauma, Infarkt oder Operation) muß vor allem auf die Wiederherstellung der Nebennierenfunktion durch Gabe von Cortison (oder ACTH) und der Hypophysenhinterlappenfunktion durch Gabe von Pitressin Wert gelegt werden. Schilddrüsenhormon ist nicht immer notwendig; der Bedarf an Wachstumshormon ist in solchen Fällen noch nicht untersucht worden. Bei manchen dieser Patienten ist die Substitutionstherapie einzelner oder sämtlicher Hormone nur vorübergehend notwendig.

Überfunktion der Hypophyse, vermehrte Aktivität hypophysärer Hormone

Akromegalie und Gigantismus

Die *Akromegalie* ist Folge einer Überproduktion von Wachstumshormon. Die typische Form tritt fast ausschließlich nach dem Epiphysenschluß der langen Röhrenknochen auf, d.h. nicht im Kindesalter. Das entsprechende Krankheitsbild im Kindesalter ist der Gigantismus. Beide Krankheiten werden gewöhnlich, doch nicht ausschließlich durch eosinophile

Adenome der Hypophyse verursacht; auch amphophile oder spärlich granulierte Zellen können das vorherrschende Element der Tumoren bilden.

Eine Überproduktion von Wachstumshormon bei Kindern kann neben einem Gigantismus gelegentlich auch charakteristische akromegale Symptome bewirken, wie z.B. eine Prognathie oder distalwärts gerichtete Osteophyten an der Basis der Endphalangen (McLaren, Todd; De Majo und Onativia). Nur etwa 30 Fälle von Akromegalie sind im Alter unter 15 Jahren beschrieben worden. Die hauptsächlichen klinischen Zeichen und Symptome in der Reihenfolge ihrer Häufigkeit sind: Vergrößerung der Acren, Vergrößerung der Sella, Kopfschmerzen, Sehstörung, Asthenie, Libidoverlust, vermehrtes Schwitzen; Diabetes mellitus (Hamwi, Skillman und Tufts).

Hypophysärer Riesenwuchs (Gigantismus) ist durch ein schnelles Wachstum des Skelets und der mesenchymalen Stützgewebe ohne gleichzeitige Hyperaktivität der Schilddrüse, der Nebennieren oder Gonaden gekennzeichnet. Röntgenologisch stimmt das Knochenalter mit dem chronologischen Alter überein; gelegentlich findet man eine relativ große Sella. Gewöhnlich ist der Wachstumshormonblutspiegel hoch, manchmal auch das anorganische Serumphosphat. Die Glucosetoleranzkurve entspricht in rund einem Viertel der Fälle der eines Diabetikers; die Stoffwechselstörung kann insulinresistent sein.

Als *cerebraler Riesenwuchs* ist ein Krankheitsbild beschrieben worden, das mit nichtprogredienten zentralnervösen Störungen verbunden ist (Sotos, Dodge, Muirhead, Crawford und Talbot). Die Kinder zeigen während der ersten 4—5 Lebensjahre ein überschießendes Wachstum und haben große Füße und Hände sowie einen hohen Gaumen. Geistig sind sie retardiert; einige leiden unter cerebralen Anfällen. Im LEG findet man gelegentlich eine Erweiterung des Ventrikelsystems. Falls der erhöhte intrakranielle Druck die entsprechenden hypothalamischen Regionen beeinflußt, kann es zu einer Frühreife mit daraus folgender Acceleration des Knochenalters kommen. Es ist möglich, daß beim cerebralen Riesenwuchs vermehrt growth hormone-releasing factor sezerniert wird.

Die Differentialdiagnose der verschiedenen Riesenwuchsformen ist in Tabelle 96 aufgeführt.

Tabelle 96.

Ätiologie	Beginn	Lineares Wachstum	Neurologische Befunde	Geistige und motorische Entwicklung	Größe der Sella	Knochenalter	Serum-W.H.-Spiegel	Glucosetoleranz-Kurve	Serum-Phosphor-Spiegel
Riesenwuchs	Geburt bis Pubertät	ununterbrochen, stetig	normal oder Kopfschmerzen und Sehstörungen	normal	normal oder vergrößert	normal	hoch	normal oder diabetisch	normal oder hoch
Akromegalie	Erwachsenenalter[a]	Vergrößerung der Akren	Kopfschmerzen	normal	vergrößert ±	normal	hoch	normal oder diabetisch	hoch ±
Cerebraler Riesenwuchs	Geburt	Beschleunigung in den ersten 4—5 Jahren	Ataxie, motorische Retardierung, Anfälle ±	retardiert	normal	normal, später akzeler.	normal	normal	normal
Familiär	Geburt	stetig	keine	normal	normal	normal	normal	normal	normal

[a] bisweilen in der Adoleszenz.

Therapie. Im allgemeinen ist die Röntgenbestrahlung oder die Implantation von Radio-Yttrium in die Sella turcica indiziert, doch sollte sie in früher Kindheit möglichst nicht zur Anwendung gelangen, da Störungen der übrigen hypophysären Hormone eintreten können. Eine chirurgische Intervention ist indiziert, wenn ein erhöhter intrakranieller Druck und/oder ophthalmologische und neurologische Störungen vorliegen. Eine sorgfältig geplante Sexualhormongabe wird die Skeletentwicklung und damit den Schluß der Epiphysenfugen beschleunigen, was allerdings nicht ohne gleichzeitige Einleitung einer Frühreife möglich ist. Tägliche Gabe von 10—15 mg Methylestosteron in mehreren Dosen, wöchentliche Injektionen von 100 mg Testosteronpropionat oder monatliche Injektionen der neuren, länger wirksamen Testosteronpräparate (Depot) in Dosen von 200—250 mg kommen in Frage.

Kongenitale Thyreotoxikose

Es handelt sich um eine Störung bei Neugeborenen von Müttern mit einer durchgemachten oder manifesten Thyreotoxikose (Mahoney et al.; Adams et al.; Glass et al.), die wahrscheinlich auf einem transplacentaren Übertritt von TSH (Thyreotropin) und LATS (long acting thyroid stimulator) beruht (Autoren). Die klinischen Zeichen sind Tachykardie, Hunger, häufige Stuhlabgänge, Kropf und/oder Exophthalmus. Die Leber kann infolge einer Herzinsuffizienz vergrößert sein. Auch nach transplacentarem Übertritt von thyreostatischen Mitteln, die der Mutter gegeben werden, könnten diese die Synthese in der fetalen Schilddrüse hemmen und so direkt in die fetale TSH-Sekretion stimulieren. In diesen Fällen tritt lediglich ein Kropf auf, ohne daß thyreotoxische Symptome zu beobachten sind.

Therapie. Die Gabe von KJ, 15—30 g/Tag über mehrere Wochen wird in den meisten Fällen ausreichen, den euthyreoten Zustand wiederherzustellen. Bei vorausgegangener Thyreostaticatherapie der Mutter empfiehlt sich Trijodthyronin (10 μg täglich).

Chiari-Frommel-Syndrom

Es handelt sich um eine Galaktorrhoe, Amenorrhoe nach Schwangerschaft. Man nimmt an, daß beides auf eine vermehrte Prolactinsekretion bei gleichzeitigem Versagen der Gonadotropine zurückgeht; ein Hypophysentumor kann die Ursache sein.

Tumoren der Hypophyse

Craniopharyngeom (Adamantinom, Tumor der Rathkeschen Tasche, Erdheim-Tumor)

Der am häufigsten im Kindesalter angetroffene Hypophysentumor ist das Craniopharyngeom. Es ist auch die häufigste Ursache für einen tumorbedingten hypophysären Zwergwuchs.

Der Hypophysenvorderlappen entsteht aus der Rathkeschen Tasche bzw. dem Ductus pharyngicus, der vom Ursprung der Mundbucht zum Infundibulum hinwächst. Während dieser Wanderung können embryonale Reste einen cystischen Tumor bilden (Goldberg und Eshdough), der überall entlang dieser Strecke gelegen sein kann.

Das Craniopharyngeom wird meistens im Alter von 6—15 Jahren manifest, doch ist es auch schon bei 6 Monaten alten Säuglingen und bei Erwachsenen gefunden worden. Es kann entweder intra- oder extrasellär gelegen sein; die Art der auftretenden Symptome hängt von der Lokalisation, der Größe und der Dauer des Bestehens des Tumors ab. Zwischen kleinen Cysten, die eine dunkle, zähe Flüssigkeit enthalten, und großen soliden Tumoren, die aus säulenartigen, auf einer Basalmembran angeordneten Zellen bestehen und Adamantionen ähnlich sind, gibt es alle Übergänge.

Diagnose. Die anfänglichen Symptome sind infolge des Drucks der Cyste auf ihre Umgebung hauptsächlich neurologischer Art und je nach ihrer Lokalisation unterschiedlich. Die Entscheidung, ob eine endokrine Störung durch Zerstörung der Hypophyse oder durch eine Läsion im Hypothalamus verursacht wird, ist nicht immer möglich. Gewöhnlich sind warnende Zeichen schon früh vorhanden (Bernheim, Bertrand und Pellet), werden aber übersehen und erst nach dem Auftreten ernsterer Symptome, 1—5 Jahre später, wieder in Erinnerung gerufen. Die häufigsten neurologischen Symptome sind langanhaltende Kopfschmerzen und Sehstörungen, wobei letztere vom Grad des Drucks auf das Chiasma opticum abhängen. Eine Opticusatrophie kann vorhanden sein, doch kann auch eine Stauungspapille mit sekundärer Opticusatrophie vorliegen, die indirekt durch das Einwachsen des Tumors in den 3. Ventrikel mit folgendem erhöhten intrakraniellem Druck verursacht wird. Das Gesichtsfeld ist häufig eingeschränkt, doch ist dies manchmal bei jüngeren Kindern schwierig zu untersuchen. Somnolenz ist selten, Krämpfe kommen vor.

Die endokrinen Zeichen werden häufig lange Zeit übersehen. Eines der ersten Symptome ist eine Abnahme des Längenwachstums. Stammfettsucht, Fehlen der sexuellen Entwicklung in der Pubertät und Diabetes insipidus sind weitere Zeichen. Symptome einer Schilddrüsen- und Nebennierenunterfunktion sind selten, doch kann man bisweilen latente Störungen nachweisen, wenn man gezielt untersucht. Der Blutzucker ist gewöhnlich normal, doch hat man auch niedrige Werte gefunden. Eine Kachexie ist selten (INGRAHAM und SCOTT). Eine Pubertas praecox kann auftreten, wenn bestimmte Regionen des Hypothalamus betroffen sind. Beim Craniopharyngeom ist dieser Befund selten (DAVID, AJURIGUERRA und BONIS; JOLLY), während er nach operativer Zerstörung eher beobachtet werden kann (JOHNSON, FALLS und MEREDITH; KRAYENBÜHL und PRADER).

Eine Röntgenaufnahme des Schädels zeigt entweder eine abgeflachte Sella mit Zerstörung der Clinoidfortsätze oder eine erweiterte Sella. Ein charakteristischer Befund, der die Differenzierung dieses Tumors von anderen supra- oder intrasellären Tumoren gestattet, ist die Anwesenheit von Verkalkungsherden in den Wänden der craniopharyngealen Cysten (Abbildung 93). Ein LEG und die Carotisangiographie sind zur Lokalisation und Bestimmung der Ausdehnung u. U. nützlich. Das EEG kann pathologisch sein, ist es aber nicht notwendigerweise. Ein Gliom des Chiasma opticum oder des 3. Ventrikels, ein Hydrocephalus internus oder arteriovenöse Anomalien können manchmal ähnliche Symptome wie ein Craniopharyngeom verursachen.

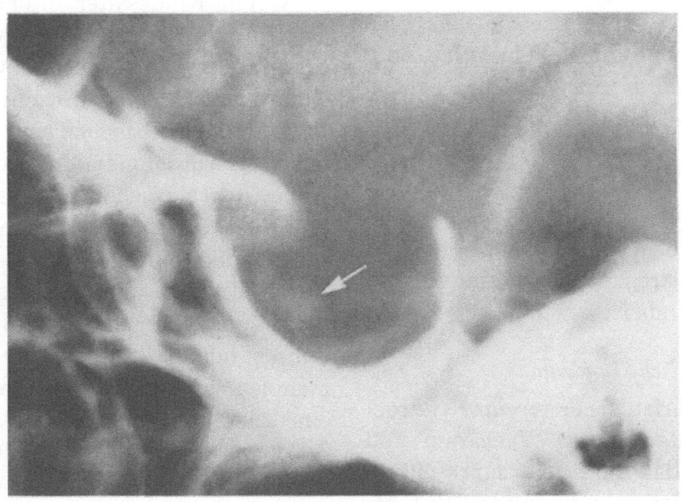

Abb. 93. Für ein Craniopharyngeom typische intraselläre Verkalkungen. Röntgenaufnahme der Sella von C. A., einem 6jährigen Jungen mit einem operativ bestätigten Craniopharyngeom

Die *Therapie* ist chirurgisch, da Craniopharyngeome nicht strahlensensibel sind. Die vollständige Excision der Cyste ist jedoch nicht immer möglich; Absaugen des Inhalts und Entfernung der Kapsel sind indiziert. Manchmal bildet sich die Cyste neu, und es ist bekannt, daß neurologische Symptome wiederkehren können. Vor und während der Operation muß der Patient Hydrocortison (oder ACTH) erhalten; die Serumelektrolyte und der Blutzucker sollten überwacht werden. Häufig kommt es durch die Operation zur Zerstörung von Vorderlappen- und Hinterlappengewebe sowie von hypothalamischen Gebieten, so daß die Hypophyseninsuffizienz stärker wird.

Nach der Operation kann sich das verbleibende normale Hypophysengewebe erholen. Da exzessive Gaben exogener Hormone dies verhindern, sollten die Patienten sorgfältig beobachtet und die Substitutionstherapie langsam eingesetzt werden. Das Cortison sollte kurz nach der Operation abgesetzt und nur dann erneut gegeben werden, wenn sichere Hinweise für eine corticotrope Insuffizienz vorliegen. Pitressin sollte nach der Operation injiziert werden; später kann es als Nasenspray, zum Schnupfen oder als Injektion gegeben werden. Anschließend sollte Wachstumshormon zugeführt werden, um das Wachstum zu stimulieren, eine Hyperglykämieneigung zu verhindern und, falls vorhanden, eine Adipositas zu reduzieren. Falls menschliches Wachstumshormon nicht zur Verfügung steht, kann ein Versuch mit den synthetischen anabolen Steroiden gemacht werden. Thyroxin oder Thyreoidea sicca sollte mit Vorsicht gegeben werden, da der erhöhte Grundumsatz eine latente Nebenniereninsuffizienz zur Manifestation bringen kann, besonders in den Fällen, bei denen Corticosteroide wegen ihres antagonistischen Effektes zum Wachstumshormon nicht gegeben worden waren. Sexualhormone sind im Pubertätsalter indiziert.

Fröhlich-Syndrom

FRÖHLICH beschrieb als erster ein Syndrom mit Adipositas, retardiertem Wachstum und kleinem Genitale, das durch ein supraselläres Craniopharyngeom verursacht wurde. Die Fettsucht ist stärker ausgeprägt als beim rein hypophysär bedingten Zwergwuchs und beruht auf Läsionen hypothalamischer Areale in der Wand des 3. Ventrikels, welche den Appetit kontrollieren. Da das Syndrom auch bei Tumoren beobachtet wird, die ausschließlich suprasellär lokalisiert sind und zu keiner Affektion der Adenohypophyse führen, muß man annehmen, daß der Ausfall hypophysärer Hormone bei diesen Patienten ebenfalls hypothalamisch bedingt, d.h. durch Läsionen der hypophysiotropen Area verursacht ist.

Eine mit kleinem Genitale kombinierte Fettsucht in der Präpubertät und Pubertät wird vielfach „adiposogenitales Syndrom“ genannt. Diese Bezeichnung ist rein deskriptiv und läßt ätiologisch viele Möglichkeiten offen; sie hat daher wenig praktischen Wert und stiftet eher Verwirrung. Bei den meisten adipösen Kindern sind die Genitalien im Fett eingebettet und erscheinen so täuschenderweise klein. Während der Pubertät sind der Wachstumsschub und die Entwicklung der sekundären Geschlechtsmerkmale gewöhnlich völlig normal; viele Kinder sind sogar übergroß („Adiposogigantismus“), was vermutlich mit der vermehrten Calorien- und Eiweißzufuhr in Zusammenhang zu bringen ist. Sind jedoch tatsächlich ein echter Hypogenitalismus und Hypogonadismus mit einer Fettsucht und einer Wachstumsverzögerung kombiniert, sollte die Möglichkeit einer Störung im Hypophysen-Hypothalamusbereich in Erwägung gezogen werden.

Basophiles Adenom
(s. auch Cushing-Syndrom, S. 289)

Ein im Kindesalter seltener Tumor. Er wird als Ursache mancher Fälle von Cushing-Syndrom angesehen (MARIE LEVEQUE et al.) und ist in einem kleinen Prozentsatz der Cushing-Patienten, bei denen eine Autopsie vorgenommen wurde, gefunden worden (MARGUTH). Außer den typischen Zeichen einer Nebennierenrinden-Überfunktion können sowohl Gesichtsfeldeinschränkungen als auch ein Wachstumsstillstand infolge vermehrter Cortisol-Sekretion vorliegen. Viele der in den letzten Jahren mitgeteilten basophilen Adenome kamen jedoch erst zur Manifestation, nachdem eine therapeutische Adrenalektomie durchgeführt worden war. Neben den typischen Zeichen einer Nebennierenrinden-Überfunktion können Gesichtsfeldausfälle und eine Hyperpigmentation vorkommen, die man bei der gewöhnlichen Nebennierenhyperplasie nicht findet (ZIMMERMANN).

Labormäßig sind folgende Tests von Nutzen: Bestimmung des Serum-ACTH, das beim basophilen Adenom erhöht ist, während der Wert bei primärer Nebennieren-Überfunktion niedrig ist, da die vermehrten Cortisolmengen die körpereigene ACTH-Produktion hemmen. Beim Vorliegen eines basophilen Adenoms findet man nicht die Tagesschwankungen der Plasma- und Urin-17-OHCS, wie sie regelmäßig bei normaler Homöostase vorkommen (DOE, VENNES und FLINK). Eine vermehrte ACTH-Sekretion kann eine vermehrte Abgabe von CRF anzeigen, die auf eine Störung im Hypothalamus zurückgeht. Diese Diagnose kann jedoch noch nicht mit Sicherheit gestellt werden. Die Brauchbarkeit des Vasopressintests zur Diagnostik hypophysärer Tumoren ist noch nicht gesichert. Bei den meisten Fällen von Cushing-Syndrom mit Nebennierenrindenhyperplasie führt die intravenöse Infusion von 25 E ACTH innerhalb von 6—8 Std zu einer stark vermehrten Ausscheidung der freien und Gesamt-17-OHCS im Urin; manchmal überschneiden sich jedoch die erhaltenen Werte mit denen, die man bei Fettsucht findet; daher ist der Test nicht immer von Nutzen. Von größtem Wert ist der Dexamethason-Suppressionstest, der im Falle eines autonomen Nebennierentumors negativ ausfällt (s. S. 295).

Therapie. Bei ausgedehnten Tumoren mit starker Selladestruktion und Gesichtsfeldveränderungen entschließt man sich im allgemeinen zur Hypophysektomie, während bei kleineren Geschwülsten die Radiotherapie, u. U. die Implantation von radioaktivem Yttrium oder Gold versucht werden sollte. Findet sich bei einem Cushing-Syndrom mit Nebennierenrindenhyperplasie kein Anhaltspunkt für einen Hypophysentumor, so sind die Erfolgsaussichten der Röntgenbestrahlung geringer als 30% (FORSHAM); in diesen Fällen ist die bilaterale Adrenalektomie vorzuziehen (s. S. 299).

Chromophobes Adenom

Im Gegensatz zum eosinophilen oder basophilen Adenom (Abb. 94) wächst das chromophobe Adenom schnell und führt zu einer Vergrößerung und Zerstörung der Sella. Es kann sich bis in den 3. Ventrikel ausdehnen. Es führt ausnahmslos zu neurologischen Zeichen und Sehstörungen. Gewöhnlich verursacht es keine Hypersekretion hypophysärer Hormone, doch ist wiederholt ein mit einem chromophoben Adenom kombiniertes Cushing-Syndrom beschrieben worden (DINGMAN und LIM). Im Kindesalter ist es selten. Beim Erwachsenen ist das chromophobe Adenom in Verbindung mit einer Galaktorrhoe und Amenorrhoe beobachtet worden (FORBES et al.). Ein durch ein hypophysäres Adenom verursachter Hyperthyreoidismus ist schon beim Kind beschrieben worden (NYHYN und GREEN). Hypophysäre Metastasen sind bisher (bei Erwachsenen) aufgrund folgender Tumoren mitgeteilt worden: Neuroblasten der Nebenniere, Magen-, Mamma- und Pankreascarcinome.

Therapie. Die Therapie der Wahl ist die operative Entfernung der Adenome mit nachfolgender Röntgenbestrahlung. Die Tumoren sind strahlensensibel.

Tumoren der Mittelhirnregion

Gliom des Chiasma opticum

Dieser Tumor ist im Kindesalter nicht ganz selten. Er wächst langsam und verursacht neben neurologischen Zeichen auch Sehstörungen wie eine bitemporale Hemianopsie infolge fortschreitender Antrophie der Sehnerven. Wenn der Tumor in den Hypothalamus und den 3. Ventrikel einwächst und so einen erhöhten intrakraniellen Druck verursacht, findet man eine Stauungspapille. Abhängig von den betroffenen hypothalamischen Regionen können sowohl Wachstumsstörungen, Frühreife oder Reifungsverzögerung vorhanden sein als auch andere hypothalamische Symptome, wie durch Polyphagie bedingte Adipositas, Somnolenz oder Fieber. Röntgenologisch kann man eine Vergrößerung des Foramen

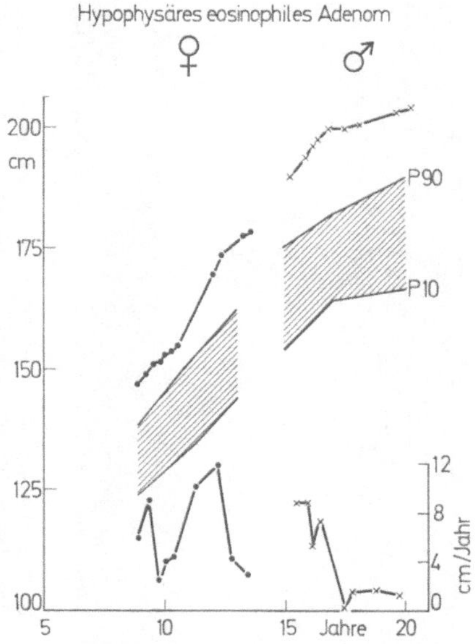

Abb. 94. Lineares Wachstum und Wachstumsgeschwindigkeit bei zwei Patienten mit einem eosinophilen Adenom. Das Mädchen wurde im Alter von $8^8/_{12}$, $12^3/_{12}$ und $12^{10}/_{12}$ Jahren operiert, wobei versucht wurde, den Hypophysentumor zu entfernen und den Druck auf die Sehnerven zu beseitigen. Der Junge wurde mit $15^7/_{12}$ Jahren operiert. (Mit freundlicher Genehmigung von Prof. A. QUERIDO und Dr. J. J. VAN DER WERFF TEN BOSCH, Abt. Klin. Endokr. u. Stoffw.)

opticum finden. Gliome können auch primär im Hypothalamus entstehen. Auch eine Neurofibromatose mit hypothalamischen Läsionen ist beschrieben worden. „Astrocytome“ des Hypothalamus könne zur Kachexie in den beiden ersten Lebensjahren führen (RUSSELL).

Tumoren des 3. Ventrikels, ob Gliome oder Teratome, führen zu einem Hydrocephalus und können, abhängig vom Druck auf den Hypothalamus oder seinem direkten Befall, alle oben aufgeführten endokrinologischen und neurologischen Symptome verursachen. In den letzten Jahren sind mehrere Hamartome des Hypothalamus mit begleitender sexueller Frühreife (s. S. 473) publiziert worden.

Eine *Sellavergrößerung*, die auf eine Überfunktion der Hypophyse hinweist, findet man bei unbehandeltem Hypothyreoidismus

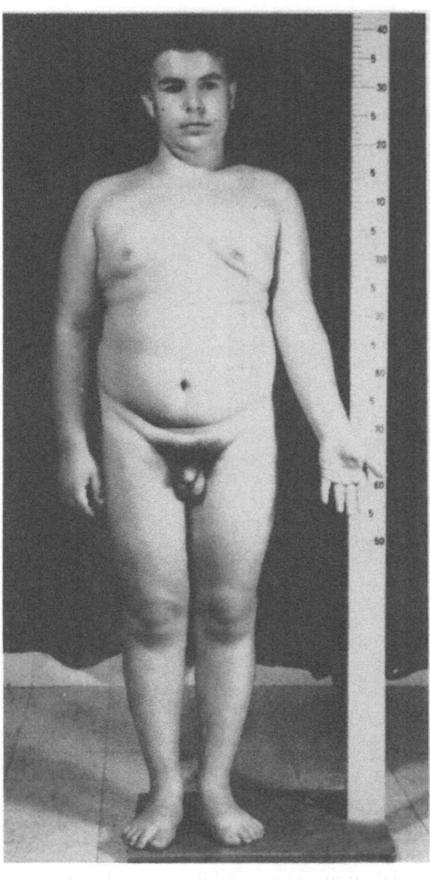

Abb. 95. Pubertas praecox bei einem Jungen (A.Z.), der im Alter von 6 Jahren wegen eines Glioms des Nervus opticus operiert wurde. Seit dem Alter von 1 Jahr war eine Sehstörung beobachtet worden. Im Alter von 11 Jahren beträgt das Volumen der Testes 10 ml. Urin-17-KS 5—7,0 mg/24 Std und Urin-Gonadotropine 12—24 ME/24 Std

(Hypersekretion von TSH) (Andersen). Gelegentlich tritt hierbei eine Pubertas praecox auf (van Wyk und Grumbach u.a.). Im Tierexperiment führte die Thyreoidektomie zur Bildung eines Hypophysentumors (Furth). Wie bereits erwähnt, kann sich nach einer Adrenalektomie ein basophiles Adenom mit Sellavergrößerung manifestieren.

Echte Pubertas praecox (s. S. 469ff.)

Eine prämature *Gonadarche* kann außer durch Tumoren der hypothalamischen Region (S. 473) oder der Zirbeldrüse (S. 213 u. 472) durch Viruserkrankungen mit oder ohne manifeste Encephalitis oder Meningitis verursacht werden. Ein Trauma, das die hypothalamische Region betrifft, kann zu vermehrter oder verfrühter Sekretion von Gonadotropin-freisetzenden Faktoren führen, ebenso ein Hydrocephalus des 3. Ventrikels. Die Diagnose einer echten Frühreife wird durch den Nachweis von Gonadotropinen im Urin in einem Alter, in dem sie normalerweise fehlen, gestellt.

Eine vorzeitige *Adrenarche*, d.h. das Auftreten sekundärer Geschlechtsmerkmale, die durch Nebennierenandrogene stimuliert werden, wie Achsel- und Schambehaarung, Präacne, Acne und eine leichte Vergrößerung der Clitoris oder des Penis, kann durch hypothalamische Läsionen ausgelöst werden. Auf welche Weise es dabei zur Stimulation der adrenalen Androgenenbildung kommt, ist noch ungeklärt. Bei echter cerebraler Frühreife pflegen Gonadarche und Adrenarche etwa gleichzeitig aufzutreten.

Bis vor kurzem stand keine spezielle Behandlung zur Hemmung der hypophysären Gonadotropine zur Verfügung. In den letzten Jahren wurde gefunden, daß bestimmte Gestagene die Frühreifesymptome jedenfalls teilweise zum Verschwinden zu bringen vermögen (s. S. 479).

Therapeutische Erfolge sind allerdings bisher nur bei Kindern mit idiopathischer Frühreife und mit McCune-Albright-Syndrom mitgeteilt worden. Wieweit diese Therapie auch bei Fällen mit organischen cerebralen Läsionen gelingt, muß noch abgewartet werden.

Literatur

Adams, D. D., Kennedy, T. H., Purves, H. D., Sirett, N. E.: Failure of TSH antisera to neutralise long-acting thyroid stimulator. Endocrinology **70**, 801 (1962).

— Lord, J. M., Stevely, H. A. A.: Congenital thyrotoxicosis. Lancet **1964 II**, 497.

Andersen, H. J.: Studies of hypothyroidism in children. Acta paediat., Suppl. 125 (1960).

Apitz, K.: Zur Pathogenese des hypophysären Kleinwuchses. Virchows Arch. path. Anat. **302**, 555 (1958).

Apostolakis, M.: The extraction of prolactin from human pituitary glands. Acta endocr. (Kbh.) **49**, 1 (1965).

Bayer, J. M.: Die Therapie des Cushing'-Syndroms. In: E. Klein, Hrsg., 11. Symposion Dtsch. Ges. Endokrinologie, Düsseldorf, 1964, S. 134. Berlin-Göttingen-Heidelberg: Springer 1965.

Beck, J. C., McGarry, E. E., Dyrenfurth, I., Venning, E. H.: Metabolic effects of human and monkey growth hormone in man. Science **125**, 884 (1957).

BERNARD-WEIL, E., GROS, C., JOLY, P., DAVID, M.: Exploration hypothalamo-hypophyso-cortico-surrénaliennes (ACTH, CRF, Su-4885) en pathologie neurologique et neuro-chirurgicale. Ann. Endocr. (Pris) **24**, 1061 (1963).

BERNHEIM, M., BETRAND, J., PELLET, H.: Les aspects endocriniens du crâniopharnigiome chez l'enfant. Arch. franç. Pédiat. **20**, 195 (1963).

BETTENDORF, G.: Human hypophyseal gonadotropin (HHG) and its clinical effects. Intern. J. Fertil. **9**, 351 (1964).

— Human hypophyseal gonadotropin in hypophysectomized women. Internat. J. Fertil. 8, 799 (1963).

BIERICH, J. R.: Ätiopathogenese und Klinik des hypophysären Zwergwuchses. In: E. KLEIN, Hrsg., 11. Symposion Dtsch. Ges. Endokrinologie, Düsseldorf, 1964, S. 56. Berlin-Göttingen-Heidelberg: Springer 1965.

BLIZZARD, R. M., ALBERTS, M.: Hypopituitarism, hypoadrenalism and hypogonadism in the newborn infant. J. Pediat. **48**, 782 (1956).

BLODGETT, F. M., BURGIN, L., LEZZONI, D., GRIBETZ, D., TALBOT, N. B.: Effects of prolonged cortisone therapy on the statural growth, skeletal maturation and metabolic status of children. New Engl. J. Med. **154**, 636 (1956).

BOGDANOVE, E. M.: Direct gonadopituitary feedback, an analysis of effects on intracranial estrogenic depots on gonadotropin secretion. Endocrinology **73**, 696 (1963).

BRASEL, J. A., WRIGHT, J. C., WILKINS, L., BLIZZARD, R. M.: An evaluation of seventy five patients with hypopituitarism beginnin in childhood. Amer. J. Med. **38**, 484 (1965).

BREWER, D.: Congenital absence of the pituitary gland and its consequences. J. Path. Bact. **73**, 59 (1957).

BUTT, W. R., LYNCH, S. S.: Some observations on the radioimmunoassay of follicle stimulating hormone. Proceedings of the International Symposium on "Protein and polypeptide hormones", Liege, May 19—25 1968. Internat. Congr. Series No. 161, Excerpta Medica Foundation, p. 134, 1968.

CLEVELAND, W. W., GREEN, O. C., MIGEON, C. J.: A case of proved adrenocorticotropin deficiency. J. Pediat. **57**, 376 (1960).

CONDLIFFE, P. G.: Purification of human thyrotropin. Endocrinology **72**, 893 (1963).

DAVID, M., AJURIGUERRA, J. DE, BONUS, A.: Les pubertés précoces des tumeurs cérébrales. Sém. Hôp. Paris **67**, 3935 (1957).

DAVIDSON, J. M., FELDMAN, S.: Cerebral involvement in the inhibition of ACTH secretion by hydrocortisone. Endocrinology **72**, 936 (1963).

DE MAYO, S. F., ONATIVIA, A.: Acromegaly and gigantism in a boy: comparison with 3 overgrown nonacromegalic children. J. Pediat. **57**, 382 (1960).

DEUBEN, R. R., MEITES, J.: Stimulation of pituitary growth hormone release by a hypothalamic extract in vitro. Endocrinology **74**, 408 (1964).

DIBBERN, H. H.: Familial occurrence of pituitary dwarfism. Inaugural dissertation. University of Zürich (1962).

DINGMANN, J. F., LIM, N. Y.: Cushing's syndrome due to an ACTH-secreting chromophobe adenoma. New Engl. J. Med. **267**, 696 (1962).

DOE, R. P., VENNES, J. A., FLINK, E. B.: Diurnal variation of 17-hydroxycorticosteroids, sodium, potassium, magnesium and creatinine in normal subjects and in cases of treated adrenal insufficiency and Cushing's syndrome. J. clin. Endocr. **20**, 253 (1960).

DZIERZANSKI, W.: Nanosomia pituitaria hypoplastica hereditaria. Z. Neurol. **162**, 411 (1938).

EHRLICH, R. M.: Ectopic and hypoplastic pituitary with adrenal hypoplasia case report. J. Pediat. **51**, 377 (1957).

FELBER, J. P.: ACTH antibodies and their use for a radioimmunoassay for ACTH. Experentia (Basel) **19**, 227 (1963).

FORBES, A. P., HENNEMAN, P. H., GRISWOLD, G. C., ALBRIGHT, F.: Syndrome characterized by galactorrhea, amenorrhea and low urinary FSH comparison with acromegaly and normal lactation. J. clin. Endocr. **14**, 265 (1954).

FRANCHIMONT, P.: Radio-immunoassay of gonadotropic hormones. Proceedings of the International Symposium, on "Protein and polypeptide hormones", Liège, May 19—25, 1968. Internat. Series No. 161, Excerpta Medica Foundation, p. 99, 1968.

FRANKEL, J. J., LARON, Z.: Psychological aspects of pituitary insufficiency in children and adolescents with special reference to growth hormone. Israel J. med. Sci. **2**, 953 (1968).

FRÖHLICH, A.: Ein Fall von Tumor der Hypophysis cerebriohne Acromegalie. Wien. klin. Rdsch. **15**, 883 (1901).

FURTH, J., DENT, J. N., BURNETT, W. T., GADSDEN, E. L.: The mechanism and the characteristics of pituitary tumors induced by thyroidectomy. J. clin. Endocr. **15**, 81 (1955).

GANONG, W. F., HUME, D. M.: The effect of graded hypophysectomy on thyroid, gonadal and adrenocortical function in the dog. Endocrinology **59**, 293 (1956).

GENNES, J. L. DE, ROYER, P.: Reévaluation, á l'occasion de la révision analytique de 26 cas, des aspects cliniques et biologiques des nanismes hypophysaires. Ann. Pédiat. (Paris) **38**, 240, 380 (1962).

GLASS, S. D., TOWNSLEY, J. T., GEPPERT, L. J.: Neonatal hyperthyroidism. J. Pediat. **64**, 906 (1964).

GLICK, S. M., ROTH, J., LONERGAN, E. T.: Survival of endogenous human growth hormone in plasma. J. clin. Endocr. **24**, 501 (1964).

— — YALOW, R. S., BERSON, S. A.: Immunoassay of human growth hormone in plasma. Nature (Lond.) **199**, 784 (1963).

— — BERSON, S. A.: Hypoglycemia: A potent stimulus to secretion of growth hormone. Science **140**, 987 (1963).

GOLD, E. M., KENT, J. H., FORSHAM, P. H.: Clinical use of a new diagnostic agent, methopyrapone (SU-4885), in pituitary and adrenocortical disorders. Ann. intern. Med. **54**, 175 (1961).

GOLDBERG, G. M., ESHBAUGH, D. E.: Squamous cell nests of the pituitary gland as related to the origin of craniopharyngioma. Arch. Path. **70**, 293 (1963).

GUILLEMIN, R., JUTISZ, M., SAKIZ, E.: Purification partielle d'un facteur hypothalamique (LRF) stimulant la sécrétion de l'hormone hypophysaire de lutéinisation (LH). C. R. Acad. Sci. (Paris) **256**, 504 (1963).

GUYDA, H. J., JOHANSON, A. J., MIGEON, C. J., BLIZZARD, R. M.: Determination of serum luteinizing hormone (SLH) by radioimmunoassay in disorders of adolescent sexual development. Pediat. Res. **3**, 538 (1969).

GWINUP, G.: Test for pituitary function using vasopressin. Lancet **1965 II**, 572.

HAHN, H. B., HAYLES, A. B., ALBERT, A.: Medroxyprogesterone and constitutional precocious puperty. Proc. Mayo Clin. **39**, 182 (1964).

HAMWI, G. J., SKILLMAN, T. G., TUFTS, K. C., JR.: Acromegaly. Amer. J. Med. **29**, 690 (1960).

HANHART, E.: Über heredodegenerativen Zwergwuchs mit Dystrophia adiposogenitalis. Arch. Klaus Stift.Vererb.-Forsch. **1**, 185 (1925).

— Zur mendelistischen Auswertung einer 33 Jahre langen Erforschung von Isolaten. Nobant'anni delle leggi mendeliane. Ed. L. GADDA, Roma. Instituto Gregorio Mendel (1956).

HARRIS, J. I.: Structure of a melanocyte- stimulating hormone form the human pituitary gland. Nature (Lond.) **184**, 167 (1959).

HARTOG, M., GAAFAR, M. A., FRASER, R.: Effect of corticosteroids on serum growth hormone. Lancet **1964 I**, 376.

HAWLEY, R. R.: A 67 year old pituitary dwarf. J. clin. Endocr. **23**, 1058 (1963).

HEDINGER, C., HÜRZELER, C.: Hypopituiterismus bei Dystopie des Hypophysenhinterlappens. Acta endocr. (Kbh.) **14**, 170 (1953).

HUNTER, W. H., GREENWOOD, F. C.: A radioimmunoelectrophoretic assay for human growth hormone. Biochem. J. **91**, 43 (1964a).

HUNTER, W. M., GREENWOOD, F. C.: Studies on the secretion of humanpituitary growth hormone. Brit. med. J. **1964**b **I**, 804.

IGARASHI, M., MCCANN, S. H.: A hypotalamic follicle stimulating hormone relensing factor. Endocrinology **74**, 446 (1964).

IKKOS, D., LUFT, R.: "Idiohypophseal" diabetes mellitus in two hypophysectomised women. Lancet **1960 II**, 897.

INGRAHAM, F. D., SCOTT, H. W., JR.: Craniopharyngioma in children. J. Pediat. **29**, 95 (1946).

JANSZ, A., DOORENBOS, H., REITEMA, W. D.: Effect of food intake on growth hormons level. Lancet **1963 I**, 250.

JOHNSON, A. C., FALLS, G., MEREDITH, J. H.: Suprasellar (Rathke's pouch) cyst: report of unusual case simulating successively rheumatic fever, encephalitis and brain stem tumor; prolonged postoperative recovery and development of pubertasprecox. J. Pediat. **38**, 380 (1951).

JOLLY, H.: Sexual precocity, p. 35. Springfield, Ill: C. C. Thomas 1955.

JUTISZ, M., YAMAZAKI, E., BÉRAULT, A., SAKIZ, E., GUILLEMIN, R.: Purification par chromatographie sur carboxyméthylcellulose d'un facteur hypothalamique (TRF) stimulant la sécrétion de l'hormone hypophysaire thyréotrope (TSH). C. R. Acad. Sci. (Paris) **256**, 2925 (1963).

KALLMANN, F. J., SCHOENFELD, W. A., BARRERA, S. E.: The genetic aspects of primary eunuchoidism. Amer. J. ment. Defic. **48**, 203 (1944).

KANTOR, S. Z., LARON, Z.: Anaphylactic reaction to ACTH: Report of a case with serological studies. Ann. paediat. (Basel) **201**, 381 (1963).

KAPLAN, N. M.: Assessment of pituitary ACTH secretory capacity with metopirone: (1) Interpretation. (2) Comparison with other tests. J. clin. Endocr. **23**, 945 and 953 (1953).

KARL, H. J.: Adrenacorticotrope Wirkung eines vollsynthetischen Tetracosapeptide beta 1—24 Corticotropin — beim Menschen. Klin. Wschr. **41**, 633 (1963).

KIND, C.: Das endokrine System der Anencephalen mit besonderer Berücksichtigung der Schilddrüse. Helv. paediat. Acta **17**, 244 (1962).

KNAPPE, G., DÖRNER, G., STAHL, F.: Nachweis hypophysärer Gonadotropine im Harn von Kindern. Klin. Wschr. **39**, 971 (1961).

KOCH, W.: Zur Frage der hypophysären Nanosomie. Verh. dtsch. path. Ges. **21**, 274 (1926).

KOGUT, M. D., KAPLAN, S. A., SHIMIZU, C. S. N.: Growth retardation: Use of sulfation factor as a bioassay for growth hormone. Pediatrics **31**, 538 (1963).

KRAWCZUK, A., DZIERZANOWSKI, E., PROKOPCZUK, J.: Evaluation du taux de l'hormone thyréotrope (TSH) dans le sang des jeunes filles en période pubertaire. Ann. Endocr. (Paris) **25**, 55 (1964).

KRAYENBUHL, H., PRADER, A.: Traitement endocrinien des troubles de la croissance chez des malades opérés d'un crâniopharyngiome. Neurochirurgie 8, 223 (1962).

LANDAU, B., SCHWARTZ, H. S., SOFFER, L. J.: Presence of a gonadotrophin inhibiting factor in urine of young children. Metabolism **9**, 85 (1960).

LANDON, J., JAMES, V. H. T., STOKER, D. J.: Plasmacortisol response to lysine-vasopressine. Lancet **1965 II**, 1156.

LARON, Z., ARIE, B. Z., KENDE, S.: Effectiveness of growth hormone to prevent alterations produced by 6-methylprednisolone (Medrol) on growing bone in rats. Endocrinology **72**, 470 (1963).

— ASSA, S.: Immunochemical studies of human pituitary growth hormone. Acta endocr. (Kbh.) **40**, 311 (1962).

— — Immunological investigations of a human prolactin preparation. Proceedings of the 2nd Internat. Congr. of Endocrinology. Amsterdam: Exerpta Medica 1965.

— — MATOTH, Y.: Biological, metabolic and growth promoting effect of human growth hormone. Harefua **64**, 1 (1963).

— — MENACHE, R.: Metabolic activity of individual electrophoretic fractions of human growth hormone. J. clin. Endocr. **23**, 315 (1963).

LARON, Z., GITTER, S.: Anabolic steroids — their clinical use and specific dangers in pediatrics Clin. Pediat. 2, 594 (1963).
— MANNHEIMER, S.: Measurement of human growth hormone. Description of the method and its clinical applications. Israel J. med. Sci. 2, 115 (1966).
— PERTZELAN, A., KARP, M.: Pituitary dwarfism with high serum levels of growth hormone. Israel J. med. Sci. 4, 883 (1968).
— — MANNHEIMER, S.: Genetic pituitary dwarfism with high serum concentration of human growth hormone. A new inborn error of metabolism? Israel J. med. Sci. 2, 152 (1966).
— RUMNEY, G., NAJI, N.: Effects of 17 alpha-hydroxy 6 alpha-methylprogesterone acetate (Dopo-Provera) on urinary gonadotrophins oestrogens in man. Acta endocr. (Kbh.) 44, 75 (1963).
— TAUBE, E., KAPLAN, I.: Pituitary growth hormone deficiency associated with cleft lip and palate. An embryonal developmental defect. Helv. paediat. Acta 24, 576 (1969).
LEE, T. H., LERNER, A. B., BUETTNER-JANUSCH, V.: Isolation and structure of human corticotropin (ACTH). J. Amer. chem. Soc. 81, 6084 (1959).
LERNER, A. B., MCGUIRE, J. S.: Effect of alpha and beta-melanocyte stimulating hormones on the skin colour of man. Nature (Lond.) 189, 176 (1961).
LI, C. H., CHUNG, D., RAMACHANDRAN, J., GORUP, B.: Synthesis of a hepta decapeptide possessing adrenocorticotropic, melanotropic and lipolytic activities. J. Amer. chem. Soc. 84, 2460 (1962).
— STARMAN, B.: Human pituitary growth hormone. IX. Molecular weight of the monomer. Biochim. biophys. Acta (Amst.) 86, 175 (1964).
LIDDLE, G. W., ESTEP, H. L., KENDALL, J. W., JR., WILLIAMS, W. C., JR., TOWNES, A. W.: Clinical application of a new test of pituitary reserve. J. clin. Endocr. 19, 875 (1959).
LOHRENZ, F. N., FERNANDEZ, R., DOE, R. P.: Isolated thyrotropin deficiency. Ann. intern. Med. 60, 990 (1964).
MADDOCK, W. O., LEACH, R. B., KLEIN, S. P., MYERS, G. B.: Selective pituitary failure: an example characterized by deficient ACTH and gonadotrophin secretion with intact thyrotrophin secretion. Amer. J. med. Sci. 226, 509 (1953).
MAEDER, E., SCHWARZ-SPECK, M.: Allergieteste mit natürlichem und synthetischem ACTH. Dermatologica (Basel) 129, 59 (1963).
MAHONEY, C. P., PYNE, G. E., STAMM, S. J., BAKKE, J. L.: Neonatal Grave's disease. Amer. J. Dis. Child. 107, 516 (1964).
MARGUTH, F.: Das hypophysäre Cushing-Syndrom. In: E. KLEIN, Hrsg., 11. Symposion Dtsch. Ges. Endokrinologie, Düsseldorf, 1964, S. 125. Berlin-Göttingen-Heidelberg: Springer 1965.
MARIE, J., LÉVÊQUE, B., GENNES, J. L. DE, HERRAULT, A., WATCHI, J. M., CORBIN, J., ROY, C.: La maladie de Cushing chez l'enfant. Ann. Pédiat. (Paris) 39, 101 (1963).
MARTIN, M. M., WILKINS, L.: Pituitary dwarfism: Diagnosis and treatment. J. clin. Endocr. 18, 679 (1958).
MAURIAC, P.: Hépatomégalie, nanisme, obesité dans le diabéte infantile; pathogénie du syndrôme. Presse méd. 54, 826 (1947).
MCCANN, S. M.: Recent studies on the regulation of hypophyseal luteinizing hormone secretion. Amer. J. Med. 34, 379 (1963).
MCGARRY, E. E., BECK, J. C.: Some studies with antisera to human FSH. Fertil. and Steril. 14, 558 (1963).
MCLAREN TODD, R.: Acromegaly in a girl of 8 years. Arch. Dis. Childh. 33, 49 (1958).
MIDGLEY, A. R., JR., REICHERT, L. E., JR.: Specifity studies on a radioimmunoassay for human follicle stimulating hormone. Proceedings of the International Symposium on "Protein and polypeptide hormones" Liege, May 19—25, 1968. Internat. Congr. Series, No. 161, Excerpta Medica Foundation, p. 117, 1968.
MILHAM, S., JR.: Pituitary gonadotrophin and dizygotic twinning. Lancet 1964 II, 566.
MOSIER, H. D.: Hypoplasia of the pituitary and adrenal cortex. J. Pediat. 48, 633 (1956).
NADLER, H. L., NEUMANN, L. L., GERSHBERG, H.: Hypoglycemia, growth retardation and probable isolated growth hormone deficiency in a 1 year old child. J. Pediat. 63, 977 (1963).
NYHAN, W. L., GREEN, M.: Hyperthyroidism in a patient with a pituitary adenoma. J. Pediat. 65, 583 (1964).
ODELL, W. D., GREEN, G. M., WILLIAMS, R. M.: Hypoadrenotropism. The isolated deficiency of adrenotropic hormone. J. clin. Endocr. 20, 1017 (1960).
PERLMUTTER, H., NUMEROFF, M., MANULKIN, T.: Primary adrenocortical insufficiency and hypogonadotropic eunuchoidism. Metabolism 10, 647 (1961).
PERTZELAN, A., ADAM, A., LARON, Z.: Genetic aspects of pituitary dwarfism due to absence or biological inactivity of growth hormone. Israel J. med. Sci. 4, 895 (1968).
POULSEN, J. E.: Roussay phenomenon in man: Recovery from retinopathy in a case of diabetes with Simmond's disease. Diabetes 2, 7 (1953).
PRADER, A.: Zur Behandlung des hypophysaeren Zwergwuchses. 11. Symposium der Deutschen Gesellschaft für Endokrinologie, Ed. E. Klein, S. 68—80. Berlin-Heidelberg-New York: Springer 1965.
— ILLIG, R., SZÉKY, J., WAGNER, H.: The effect of human growth hormone in hypopituitary dwarfism. Arch. Dis. Childh. 39, 535 (1964).
— SZÉKY, J., WAGNER, H., ILLIG, R., TOUBER, J. L., MAINGAY, D.: Acquired resistance to human growth hormone caused by specific antibodies. Lancet 1964 II, 378.
PRIESEL, A.: Über die Dystopie der Neurohypophyse. Virchows Arch. path. Anat. 266, 407 (1927).
RABAU, E., DAVID, A., INSLER, V., BER, R., SULIMOVICI, S., ESHKOL, A.: The clinical use of human gonadotropin extracts. Harefuah 67, 237 (1964).
RABEN, M. S.: Growth hormone. New Engl. J. Med. 266, 31 (1962).
REICHERT, L. E., JR., PARLOW, A. F.: Partial purification and separation of human pituitary gonadotrophins. Endocrinology 74, 226 (1964).

REID, J. D.: Congenital absence of the pituitary gland. J. Pediat. **56**, 658 (1960).
RUSSEL, A.: The diencephalic syndrome of emaciation. Arch. Dis. Childh. **26**, 274 (1951).
RUSSFIELD, A. B.: The adenohypophysis in analytical pathology, ed. R. C. MELLORS. New York: McCraw- — Hill Book, Co. 1957.
RAAN, R. J., FAIMAN, CH.: Radioimmunoassay of human follicle stimulating hormone, A comparison of several FSH antisera. Proceedings of the International Symposium on "Protein and polypeptide hormones", Liège, May 19—25, 1968. Internat. Congr. Series, No. 161, Excerpta Medica Foundation. p. 129, 1968.
SCHALLY, A. V., LIPSCOMB, H. S., QUILLEMIN, R.: Isolation and amino-acid sequence of α_2 — corticotropin releasing factor (α_2-CRF) form hog pituitary glands. Endocrinology **71**, 164 (1962).
SCHREIBER, V.: La regulation hypothalamique de l'hormone thyréotrope antehypophysaire. Ann. Endocr. (Paris) **25**, 385 (1964).
SCHWYZER, R., SIEBER, P.: Total synthesis of adrenocorticotrophic hormone. Nature (Lond.) **199**, 172 (1963).
SHEEHAN, H. L., HURDOCH, R.: Post-partum secresis of anterior pituitary pathological and clinical aspects. J. Obstet. Gynaec. Brit. Emp. **45**, 456 (1938).
SOTOS, J. F., DODGE, P. R., MUIRHEAD, D., CRAWFORD, J. D., TALBOT, N. B.: Cerebral gigantism in childhood. New Engl. J. Med. **271**, 109 (1964).
SOYKA, L. F., MOLLIVER, M., CRAWFORD, J. D.: Idiopathic hypoglycemia of infancy treated with human growth hormone. Lancet **1964 II**, 1015.
SPENCE, A. W., WITTS, L. J.: Substitution therapy in hypopituitarism. Quart. J. Med. **8**, 69 (1939).
STUDER, M.: Der TSH-Reservetest mit Carbimazol. Helv. med. Acta **29**, 275 (1962).
TALBERG, T.: Immunological and biological properties of exophthalmous producting substance (EPS). Ann. Med. exp. Fenn. **42**, Suppl. 2 (1964).
UTIGER, R. D.: Radioimmunoassay of human plasma thyrotropin. J. clin. Invest. **44**, 1277 (7965).
— ODELL, W. D., CONDLIFFE, P. G.: Immunologic studies of purified human and bovine thyrotropin. Endocrinology **73**, 359 (1963).
VOLPÉ, R., METZLER, W. S., MACALLISTER JOHNSTOHN, W.: Familial hypogonadotrophic eunuchoidism with cerebellar ataxia. J. clin. Endocr. **23**, 107 (1963).
WERFF TEN BOSCH, J. J. VAN DER: Hypofysaire dwerggroi. Ned. T. Geneesk. **106**, 1282 (1962).
WYK, J. J. VAN, GRUMBACH, M. M.: Syndrome of precocious menstruation and galactorrhea in juvenile hypothyroidism: an example of hormonal overlap in pituitary feedback. J. Pediat. **57**, 416 (1960).
ZIMMERMAN, H.: Klinik und Differentialdiagnose des Cushing-Syndroms. In: E. KLEIN, Hrsg., 11. Symposium Dtsch. Ges. Endokrinologie, Düsseldorf, 1964, S. 108. Berlin-Göttingen-Heidelberg: Springer 1965.

Epiphysis cerebri

H. RODECK, Datteln i. Westf.

Epiphyse

Anatomische und physiologische Vorbemerkungen

Nach wie vor muß gesagt werden, daß auch heute noch keine eindeutige Klarheit über die eigentliche Funktion der „Zirbeldrüse" (Corpus pineale, Epiphysis cerebri) beim Menschen besteht. Insbesondere kann auch nicht gesagt werden, inwieweit die Zirbel Funktionen einer Drüse mit innerer Sekretion hat bzw. wie diese Funktionen sich auswirken können.

Eine exakte Aufdeckung der Funktion des Pinealorgans ist bislang auch nicht bei Anwendung neuester morphologischer (licht- und elektronenmikroskopischer), entwicklungsgeschichtlicher, biochemischer, physiologischer, pharmakologischer und endokrinologischer Untersuchungen gelungen (International Roundtable-Conference on *The Structure and Function of the Epiphysis Cerebri*, Amsterdam, 10—13 July, 1963, edit. by J. ARIËNS KAPPERS and J. P. SCHADÉ. Amsterdam, London, New York: Elsevier Publ. Company 1965).

Die Beurteilung der Funktionen der Zirbel hat eine merkwürdige Geschichte. HEROPHILOS von Alexandria (325—280 v. Chr.) erwähnte die Epiphyse wohl als erster. Nach seiner Meinung sollte das Organ wie ein Sphincter den Gedankenstrom kontrollieren. GALEN (± 130—200 n. Chr.) nannte die Epiphyse wegen ihrer kegelförmigen Gestalt Conarium und sah sie als „Lymphdrüse" an. DESCARTES (1596—1650) hielt sie für den Sitz der Seele. Auch in der Folgezeit wurden der Zirbel Funktionen zugeschrieben, die alle rein spekulativer Art waren (z. B. Saugvorrichtung zur Liquorspeicherung). Als Reaktion auf eine derartige Überschätzung eines Organs darf man die Tatsache ansehen, daß der Zirbel später von vielen Autoren jegliche physiologische Bedeutung abgesprochen wurde.

Um die Jahrhundertwende änderte sich die Auffassung von der Funktion der Zirbel völlig, als durch klinische Beobachtungen und pathologische Befunde das Auftreten von Pubertas praecox in Verbindung mit pinealen Geschwülsten gebracht wurde (MARBURG, 1909/1913). Damit nahm die Begründung der Lehre vom Einfluß der Zirbel auf die primären und sekundären Geschlechtsorgane ihren Anfang — die

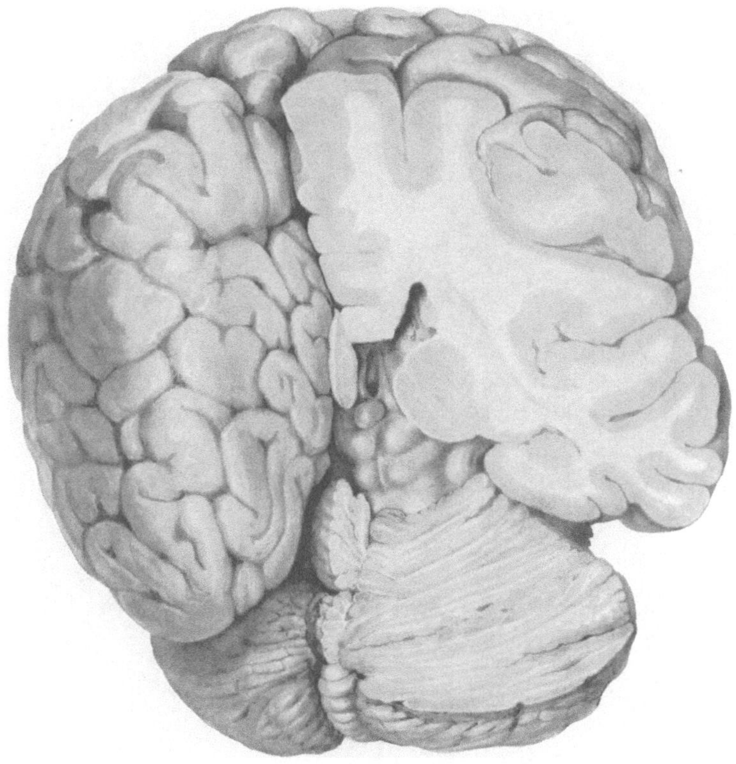

Abb. 96a. Gehirn eines 36jährigen Mannes. Epiphyse und Vierhügelregion in Aufsicht nach Abtragung von Teilen des Groß- und Kleinhirns. (Aus BARGMANN, 1943)

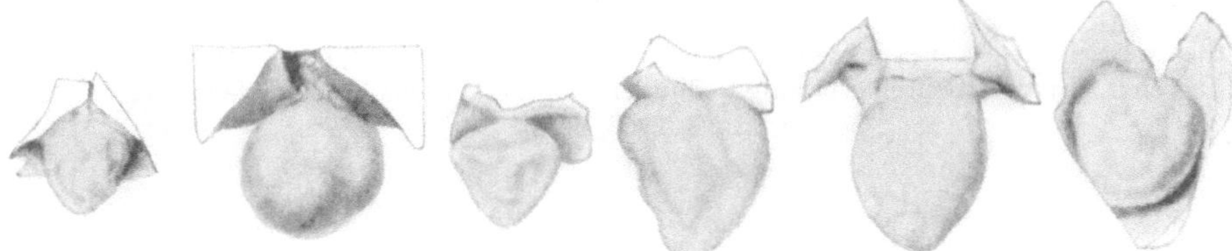

Abb. 96b. Epiphysen von Kindern in 2,5facher Vergrößerung, *a* Neugeborener, *b* 3 Monate alt, *c* 6 Monate, *d* 10 Jahre, *e* 12 Jahre, *f* 14 Jahre. (Aus PETER, 1936)

Zirbel wurde als übergeordnetes inkretorisches Organ angesehen. Von MARBURG (1913) u. BERBLINGER (1920, 1926) wurde der Epiphyse eine Hemmwirkung auf die Reifungsvorgänge der Keimdrüsen zugeschrieben. Die Theorie wurde von physiologischer Seite gestützt (FLEISCHMANN u. GOLDHAMMER, 1934), insbesondere von ENGEL (1935, 1936), der glaubte, in Zirbelextrakten ein antigonadotropes Hormon gefunden zu haben. Nach der Auffassung von BERBLINGER soll die überstürzte somatisch-sexuelle Entwicklung bei der „pinealen Pubertas praecox" auf das Fehlen der Organtätigkeit der Zirbel zurückzuführen sein. Er glaubte, das Pinealorgan stehe in einem Antagonismus zur Hypophyse. Nach Entdeckung des Sexualzentrums am Boden des III. Ventrikels kam die Vorstellung auf, dieses Zentrum würde durch Anomalien der Epiphysis cerebri beeinflußt und sei somit am „epiphysären Symptomkomplex" beteiligt. Die Vorstellung, daß die endokrine Funktion der Zirbel in einer Hemmwirkung der Sexualentwicklung bestehe, findet neuerdings wieder mehr Anhänger (KITAY, 1954; KITAY u. ALTSCHULE; BIERICH u. BRAUN; u.a.). Andererseits sei nicht verschwiegen, daß von mehreren Autoren eine wesentliche Bedeutung der Zirbel für das Zustandekommen einer Pubertas praecox verneint wird.

Die Zirbel wurde von MARBURG (1930) bei 54 Tierarten nachgewiesen. Das Organ findet sich bereits bei Wirbellosen. Es weist bei Reptilien einen eigenartigen Bau auf, der an ein Sinnesorgan („drittes Auge") erinnert. Interessant mag der Hinweis sein, daß nach Ansicht der meisten Autoren die Zirbel bei einigen Species fast jeder Tierklasse völlig fehlt. Bei den Säugetieren haben beispielsweise Dickhäuter und Wale keine Zirbel (JORES, 1949). Diese allgemeine Meinung wird jedoch neuerdings durch FRAUCHIGER (1963/1965) bestritten. Nach v. KUP sollen kurzlebige und sehr fruchtbare Tiere eine relativ kleine, langlebige und weniger fruchtbare Tiere dagegen eine relativ große Zirbel haben.

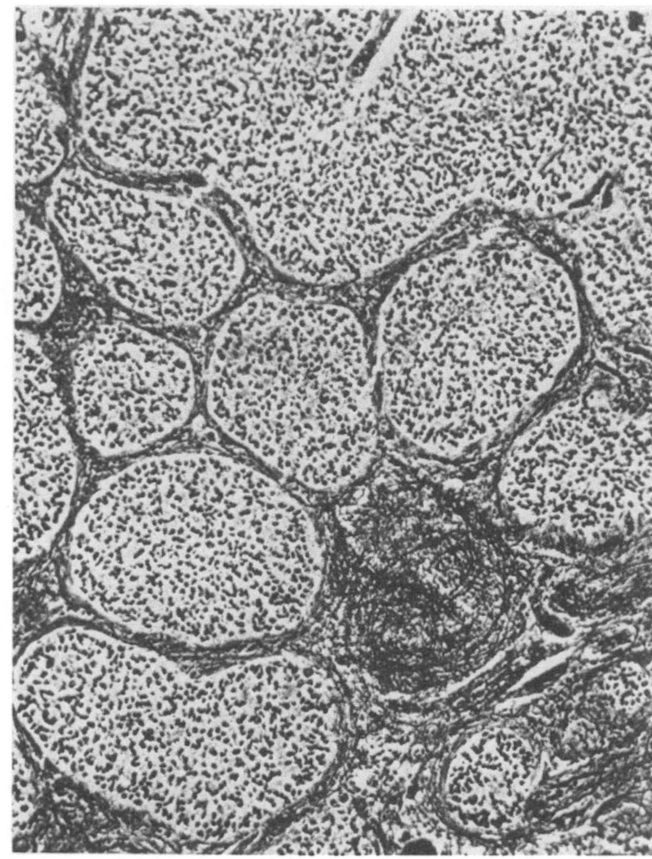

Abb. 97. Drüsige Struktur der Epiphyse des Menschen. Die einzelnen Läppchen werden durch bindegewebige Septen abgegrenzt. In den Septen verlaufen Blutgefäße und Nerven. Vergr. 30fach. (Aus SCHARENBERG u. LISS, 1963/1965)

Die Epiphysis cerebri des Menschen ist ein dorsales Anhangsorgan des Zwischenhirns (Abb. 96a). Sie weist in der Regel eine zapfenförmige Gestalt auf (Abb. 96b). Ihre Spitze ist dorsocaudal, ihre Basis nach vorn gerichtet. Die Zirbel liegt zwischen den Colliculi rostrales der Vierhügelplatte. In ihre breite Basis ragt von unten her der Recessus pinealis hinein, eine durch die obere und untere Lamelle begrenzte Ausweitung des III. Ventrikels. Die obere Lamelle verbindet die Basis der Zirbel mit dem Zwischenhirndach, sie läuft aus in die Zügel (Habenulae). Die untere Lamelle setzt sich in die Commissura caudalis fort. Die Zirbel wird von einer bindegewebigen Kapsel umschlossen, die mit Septen und einzelnen Faserzügen in das Innere eindringt. Damit gelangen zahlreiche Blutgefäße in das Organ. So bietet das Organ mit seinen Läppchen die morphologische Struktur einer Drüse mit innerer Sekretion (Abb. 97). Neben 3 Zellarten — Pinealzellen, Gliazellen und Bindegewebszellen — finden sich in reichem Maße marklose Nervenfasern, die von den beiden Commissuren und aus dem Plexus chorioideus stammen. Die dem Organ eigentümlichen Pinealzellen (Abb. 98a u. b) besitzen einen großen Kern, der in der Regel kugelige Einschlüsse aufweist. Die Kugeln werden in das Protoplasma entleert — ein Vorgang, den man als Kernextraktion bezeichnet und der als Besonderheit der Pinealzellen angesehen wird. Das Protoplasma dieser Zellen weist sternförmige Fortsätze mit kolbigen Enden auf, die sich vielfältig durchflechten. Die Fortsätze der Pinealocyten treten vielfältig mit der Adventitia der Gefäße in Verbindung (Abb. 99a, b, c). Die enge Beziehung der Pinealocyten mit den Gefäßen legt die Vermutung nahe, daß eine Sekretabgabe in die Blutbahn möglich ist. Die Frage, ob die Pinealzellen sekretorisch tätig sind, ist auch aufgrund ihrer Struktur — „secretion granules" (Abb. 100) — mit einer gewissen

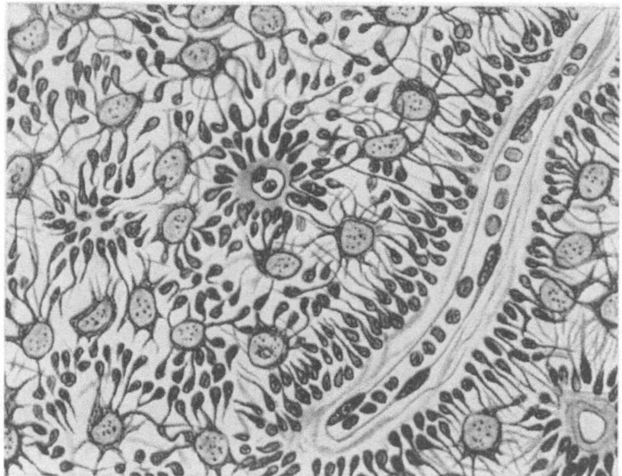

Abb. 98a. Pinealocyten aus der Epiphyse des erwachsenen Menschen. Rechts längsgetroffene Blutcapillare mit perivasculären Endkolben. (Aus HORTEGA, 1922)

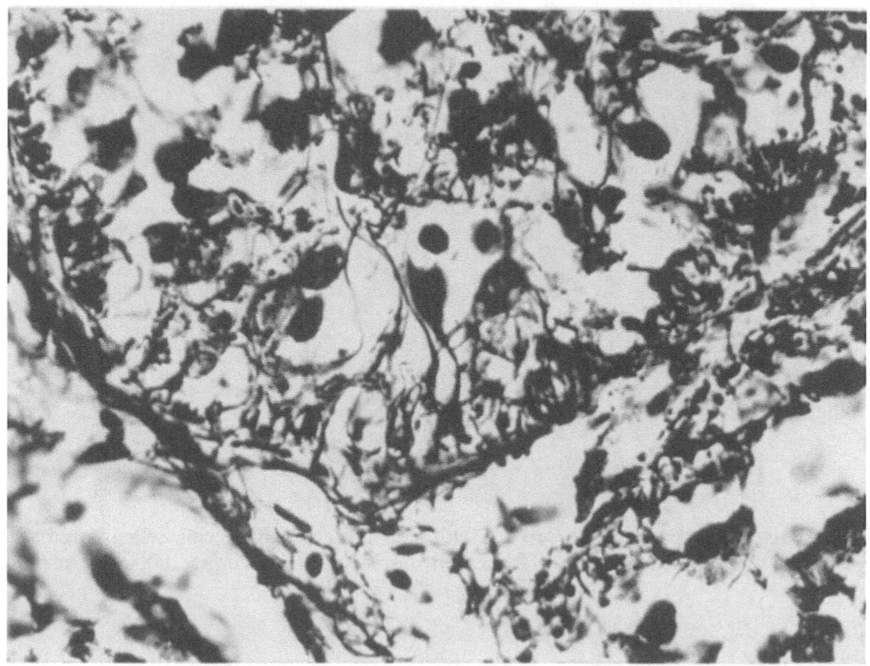

Abb. 98b. Randplexus eines Läppchens mit Pinealocyten. Typische keulenartige Auftreibungen. Vergr. 200fach. (Aus SCHARENBERG u. LISS, 1963/1965)

Wahrscheinlichkeit zu bejahen (SCHARENBERG u. LISS, 1963/1965). Mit zunehmendem Alter wird eine stärkere Pigmenteinlagerung beobachtet. Im Pinealorgan finden sich verschiedene Typen von Astroglia. Auffällig sind „Riesenastrocyten“ im Zentrum der Läppchen (Abb. 101). Elektronenmikroskopisch konnten in der Epiphyse „helle“ und „dunkle“ Zellen unterschieden werden (WARTENBERG u. GUSEK, 1963/1965). Es ist noch nicht klar, wie diese Zellen einzuordnen sind und welche Funktionen sie haben.

Für die menschliche Zirbel errechnete BERBLINGER (1930) aus 1288 Fällen ein durchschnittliches Gewicht von 0,159 g für das männliche und 0,154 g für das weibliche Geschlecht. Die Epiphyse des Neugeborenen ist 3—4 mm lang, etwa 2,5 mm breit und 2—2,5 mm hoch (PETER) (s. dazu Abb. 96b). Schon im 3.—4. Lebensjahr kann sie ihre endgültige Größe erreicht haben

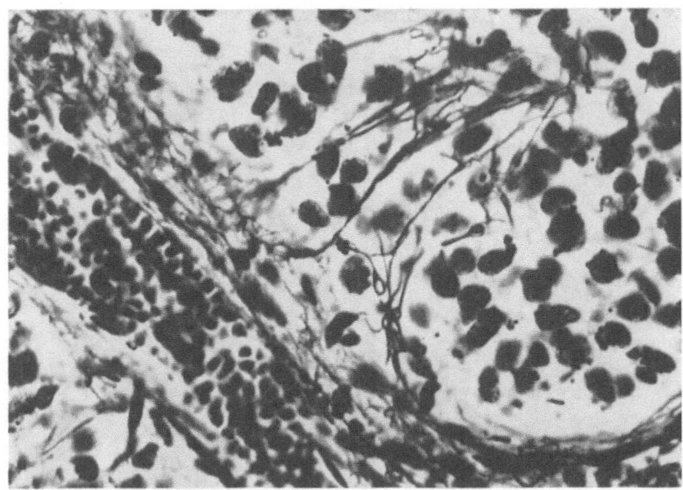

Abb. 99a. Im Septum verlaufen weitgestellte Blutgefäße, deren Adventitia zahlreiche miteinander verflochtene Zellen enthält. Einzelne Pinealocyten weisen lange Fortsätze auf, deren bürstenartige Endungen sich unter die Adventitiastruktur mengen. Vergr. 200fach. (Aus SCHARENBERG u. LISS, 1963/1965)

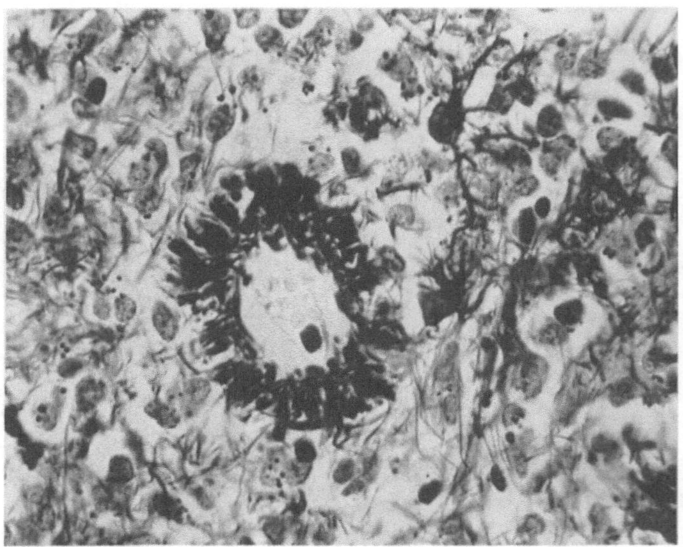

Abb. 99b. Perivasculärer Plexus, der eine Capillare mit einem dichten Ring von Zellen umgibt. Daneben unregelmäßig gestaltete Zellen in den tieferen Schichten des Läppchens. Vergr. 100fach. (Aus SCHARENBERG u. LISS, 1963/1965)

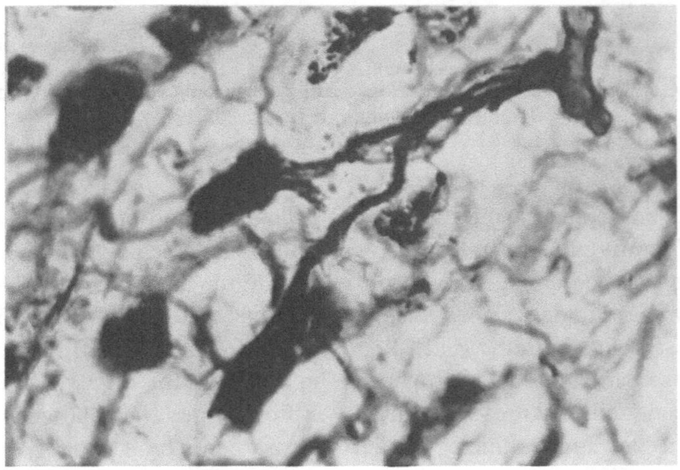

Abb. 99c. Zwei Pinealocyten, deren Fortsätze auf der Wand einer Capillare enden. Vergr. 300fach. (Aus SCHARENBERG u. LISS, 1963/1965)

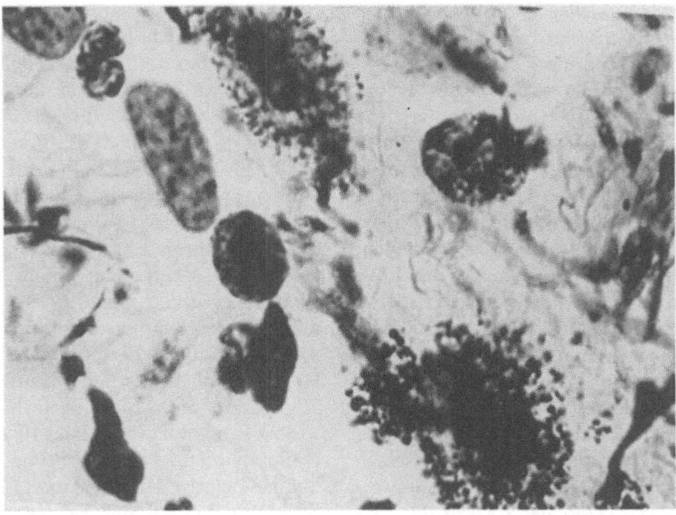

Abb. 100. Pinealocyten mit zahlreichen Sekretgranula. Vergr. 300fach. (Aus SCHARENBERG u. LISS, 1963/1965)

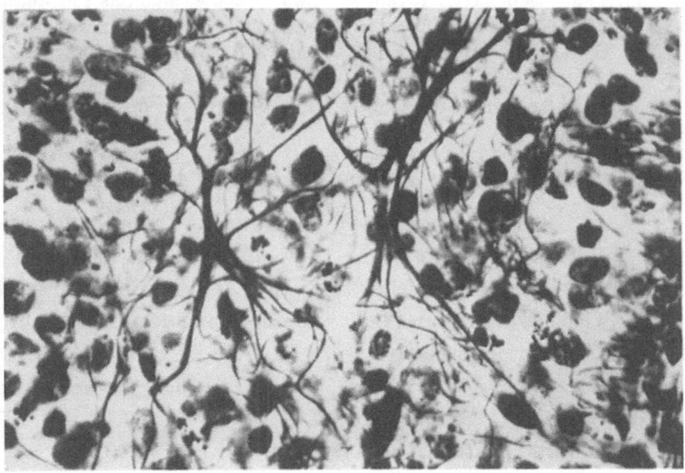

Abb. 101. Zwei Astrocyten im Zentrum eines Läppchens. Vergr. 200fach. (Aus SCHARENBERG u. LISS, 1963/1965)

(PETER, 1936). Für die Zirbel des Erwachsenen gibt RAUBER-KOPSCH (1940) eine Länge von 12 mm, einen transversalen Durchmesser von 8 mm und einen dorso-ventralen Durchmesser von 4 mm an. Nach BRANDENBURG stehen die verschiedensten Variationen — entgegen den Befunden von ASCHNER (1931) — in keinem Zusammenhang mit Alter, Geschlecht oder früher durchgemachten Graviditäten. Die mit dem Lebensalter auftretenden Gewichtsveränderungen sind inkonstant. Da Cysten und Kalkeinlagerungen recht häufig sind, geben derartige Gewichtsschwankungen keinen exakten Hinweis auf die Menge des vorhandenen Parenchyms. Ein völliger Parenchymschwund wurde noch nicht beobachtet (BERBLINGER, 1926; BENDA). Die von MARBURG behauptete Altersinvolution, die bereits mit dem 7. Lebensjahr einsetzen soll, wird von den meisten Autoren als unbewiesen angesehen. So weisen auch WILDI und FRAUCHIGER (1963/1965) aufgrund ihrer Untersuchungen an rund 300 menschlichen Epiphysen aller Altersstufen darauf hin, daß sie nur minimale histologisch faßbare Variationen hinsichtlich Geschlechts- und Altersdifferenzierung gefunden haben.

Die Problematik der Zirbelfunktion geht eindeutig sowohl aus der experimentellen Forschung als auch aus der klinischen Beobachtung hervor. Sie wurde erst kürzlich auf einer Round-table-Konferenz in Amsterdam (1963) recht deutlich.

Die zahlreichen *experimentellen* Veröffentlichungen lassen sich nach der Versuchsanordnung in 3 Hauptgruppen unterteilen: 1. Bestimmung des Keimdrüsengewichtes bzw. morphologische Studien des Keimdrüsenparenchyms nach Pinealektomie, 2. Versuche mit Injektion von Zirbelextrakten und 3. Versuche mit Implantation von kompletten Epiphysen bzw. von Zirbelgewebe. Die Fülle der Arbeiten verbietet eine ins einzelne gehende Erörterung der fast unübersichtlichen älteren Literatur, zumal ganz allgemein festgestellt werden kann, daß die Ergebnisse nicht nur durchaus verschieden, sondern mitunter sogar direkt konträr sind. Deutliche Hemmwirkung auf die Geschlechtsdrüsen wird ebenso angeführt wie eine nicht minder deutliche fördernde Wirkung auf die Geschlechtsdrüsen. Daneben gibt es jedoch zahlreiche ältere Veröffentlichungen, die eine eindeutige Wirkung im Tierexperiment überhaupt in Frage stellen. Nach neueren Untersuchungen soll die länger dauernde Verabreichung von Pinealextrakten bei Ratten das Gewicht der Ovarien reduzieren sowie zu einem Anoestrus führen, während Pinealektomie eine Gewichtssteigerung der Ovarien nach sich zieht (KITAY, 1954; KITAY u. ALTSCHULE; JOCHLE, 1956; IFT; WURTMAN u. AXELROD, 1963/1965). Neuerdings werden auch Wirkungen der Epiphyse nicht nur auf die Gonaden, sondern auch auf die Nebennierenrinde und die Schilddrüse sowie auf den Stoffwechsel diskutiert (THIÉBLOT u. LE BARS; FARELL, 1959/1960; FISKE et al.; CLEMENTI et al., 1963/1965; FORD, 1963/1965; JOUAN u. SAMPEREZ, 1963/1965; MILINE, 1963/1965; MOSZKOWSKA, 1963/1965; ROTH, 1963/1965; THIÉBLOT, 1963/1965; THIÉBLOT u. BLAISE, 1963, 1963/1965 u. a.). Die Effekte sollen zum großen Teil via Adenohypophyse auf die peripheren Inkretdrüsen bewirkt werden. Diese Wirkungen werden dem aus der Epiphyse durch LERNER et al. (1958/1959/1960) extrahierten *Melatonin*, einem Indol, zugeschrieben (WURTMAN und AXELROD, 1963/1965). Melatonin soll nur von der Epiphyse gebildet werden können. Der Ausgangsstoff ist Serotonin. Sowohl die Bildung von Melatonin als auch die Wirkung des Stoffes wird anscheinend durch *Licht* beeinflußt. In der Haut des Frosches veranlaßt Melatonin eine Kontraktion der Melanophoren. Seine Wirkung beim Menschen und beim Säugetier ist unbekannt. Neben Melatonin und Serotonin fanden sich in der Epiphyse ungewöhlich hohe Konzentrationen von Histamin, Acetylcholin, Noradrenalin und mehreren Indolen (LERNER, 1962). Zudem erwies sich das Pinealgewebe als äußerst stoffwechselaktiv, wie man aus der Aufnahme von Radiojod (J^{131}) und Radiophosphor (P^{32}) schließen darf. Auch aus diesen Beobachtungen glaubt LERNER eine innere Sekretion des Organs herleiten zu können.

Klinische Bilder und pathologische Anatomie

Die bisherigen *klinischen* Beobachtungen erlauben gleichfalls zum jetzigen Zeitpunkt noch keine abschließende Beurteilung der Zirbelfunktion. Alle Arten von Geschwülsten sind beschrieben, sowohl Primärtumoren (besonders Teratome, Pinealome, Gliome, aber auch Sarkome verschiedenen Aufbaues und Melanome) als auch metastatische Tumoren (Carcinome—insbesondere bei Mamma-Ca, Melanome, Sarkome). Bei 97 Fällen von primären Zirbelgeschwülsten, die BERBLINGER 1930 zusammenstellte, fanden sich 27 Fälle von Teratomen und Teratoiden, 26 Fälle von Pinealomen, 25 Fälle von Gliomen, 18 Fälle von Sarkomen einschließlich Melanomen, 1 Fall von Fibrom. Zu etwa 90% waren männliche Individuen betroffen. 1954 haben KITAY u. ALTSCHULE in ihrer Monographie eine statistische Zusammenfassung der aus der amerikanischen, europäischen und japanischen Literatur bekannten Zirbeltumorfälle veröffentlicht (Tabelle 97).

Schon die Nomenklatur der Pinealome von Tieren ist recht uneinheitlich (FRAUCHIGER et al., 1966). Für die Namensgebung der menschlichen Tumoren in und um die Epiphyse sieht es nicht besser aus. So betonen KITAY und ALTSCHULE (1954), daß die histopathologischen Beschreibungen sehr variieren und verwirrend sind und daß nicht weniger als 25 verschiedene Typen von Zirbeltumoren beschrieben seien.

Die Tumorsymptome gleichen denen der Geschwülste der Vierhügelregion. Durch relativ

Tabelle 97. *Zusammenstellung der Zirbeltumorfälle von* KITAY *und* ALTSCHULE *(1954)*

	Gesamtzahl	Männlich	Weiblich
Gesamtzahl der bekannten Zirbeltumorfälle	606		
davon sind in Einzelheiten beschrieben	475	360	115
Gesamtzahl der Zirbeltumoren, beobachtet bis zum 16. Lebensjahr	178	145	33
parenchymale Tumoren		72	19
nicht-parenchymale Tumoren		73	14
Zirbeltumoren in Verbindung mit Pubertas praecox	46	46	—
parenchymale Tumoren		10	—
nicht-parenchymale Tumoren		36	—

frühzeitige Verlegung des Aquäduktes entwickeln sich rasch ein mehr oder minder ausgeprägter Hydrocephalus internus, allgemeine Hirndrucksymptome und eine Stauungspapille. Durch Druck auf die benachbarten Regionen finden sich sowohl Störungen der Augenbewegungen und der Pupille (Druck auf die Corpora quadrigemina), Gehörstörungen (Beeinträchtigung des Lemniscus lateralis), cerebellare Symptome (Kompression des Nucleus ruber). Krampfanfälle vom Typ der „cerebellar fits", Schlafzustände, Bewußtlosigkeit und maniakalische Zustandsbilder sind relativ häufig. Fettsucht, aber auch extreme Magersucht sind gelegentlich beschrieben worden. Die Ausbildung eines Diabetes insipidus ist bei Übergreifen des Tumors auf das neurosekretorische System gelegentlich beschrieben.

Mitteilungen über das Auftreten von *Pubertas praecox* als Folge eines Tumors der Zirbel sind nicht selten. Pubertas praecox als Folge eines Zirbeltumors wird interessanterweise nur bei Knaben beschrieben. Die dem Lebensalter vorauseilende Entwicklung der Keimdrüse kann bis zu deren Reifung gehen. Sie ist fast immer mit einer vorzeitigen Ausprägung der sekundären Geschlechtsmerkmale und mit einem allgemeinen Körperwachstum verbunden. Bei vielen Patienten ist die Entwicklung der Sexualorgane dem ohnehin beschleunigten Körperwachstum noch voraus. Der bei Annäherung an das normale Pubertätsalter beobachtete vorzeitige Schluß der Epiphysenfugen führt jedoch auf die Dauer zum Zurückbleiben des Wachstums und zum Minderwuchs. Nach KITAY (1954) sollen vorzugsweise diejenigen Pinealtumoren eine Frühreife auslösen, die nicht aus Pinealocyten bestehen, sondern diese und damit das endokrin aktive Parenchym zerstören, während die eigentlichen Parenchymtumoren, bei denen die Funktion der Zirbel in mehr oder minder ausgeprägter Weise weiterbesteht, viel seltener eine Pubertas praecox bewirken. Der Autor nimmt daher an, daß die normale Funktion der Pinealis in einer *Hemmung* der sexuellen Entwicklung besteht. Bei Zerstörung der Pinealocyten infolge Tumorwachstum entfällt diese Hemmwirkung — eine Pubertas praecox wäre dann die Folge.

Den Beobachtungen von Pubertas praecox bei Zirbeltumoren stehen aber auch Mitteilungen von Epiphysentumoren ohne Pubertas praecox (in einigen Fällen sogar mit Hypogenitalismus) gegenüber. Eine Anzahl von Autoren beschreibt zudem Pubertas praecox bei Zwischenhirntumoren ohne Beteiligung der Zirbel.

Zusammenfassend ist demnach zu sagen, daß die klinischen Beobachtungen keine einwandfreie Möglichkeit bieten, zur Funktion der Zirbel Entscheidendes auszusagen (ROWNTREE, 1954). Allerdings darf der Kliniker feststellen, daß auch die experimentelle Forschung keine absolut klare Folgerung bezüglich der Funktion der Zirbel zuläßt. Der auffälligste Zug der Literatur über die experimentelle Erforschung der Zirbelfunktion ist die Tatsache, daß sie „umfangreich, verwirrend und nicht überzeugend" ist (MARTIN, 1940). Daran hat sich noch nicht viel geändert — OKSCHE (1963/1965): „... there have been so many hypotheses and ideas that an extremely confused picture of the problem of the pineal organ has developed". Zwar hat in jüngster Zeit eine großangelegte „Forschungswelle" sich des Pinealorgans angenommen. Die bisherigen Ergebnisse erlauben jedoch noch keine endgültige Stellungnahme.

Wie soll man sich heute zu der Frage einer Beeinflussung der Sexualentwicklung durch die Zirbel stellen? Wie sind die zweifellos bei Zirbeltumoren häufigen Fälle von Pubertas praecox zu erklären? In allen Fällen von Zirbeltumoren ist nach kurzer Zeit die Ausbildung eines Hydrocephalus zu beobachten. Zahlreiche Fälle von Pubertas praecox wurden inzwischen nach Ausbildung eines Hydrocephalus auch anderer Genese beschrieben. Nach heute allgemein akzeptierter Ansicht ist das ventromediale Feld des Tuber cinereum beim Menschen für die Keimdrüsenreifung unbedingt erforderlich (BUSTAMANTE, 1942/1943; SPATZ, 1951/1955). Die Ausweitung des III. Ventrikels ist mit einer Ausziehung und damit mit einer Reizung des Tuber cinereum verbunden. So glaubt LANGE-COSACK (1951/1952), daß infolge des chronischen Hirndrucks auf dem Wege über die Reizung des hypothalamischen Sexualzentrums eine Überaktivität der Adenohypophyse mit vermehrter Ausschüttung gonadotroper Substanzen resultiere. Die gleiche Autorin konnte zeigen, daß die Intaktheit des hypothalamischen Sexualzentrums Voraussetzung für die Auslösung der Pubertät ist. Auch ORTHNER kommt in seinem Handbuchartikel zu der Feststellung, daß die Mehrzahl der Fälle von pinealer Frühreife als Pubertas praecox durch

Hydrocephalus erklärt ist. Die allein auf das männliche Geschlecht beschränkte vorzeitige Geschlechtsreifung bei Zirbeltumoren läßt ihn jedoch auch „hormonell aktive, nur die männliche Geschlechtsentwicklung fördernde Geschwülste der Zirbelgegend" in Erwägung ziehen (s. auch STANGL). Andererseits wird jedoch keine Förderung der Geschlechtsentwicklung, sondern eine Aufhebung hemmender Impulse durch Zerstörung der Pinealocyten angenommen (früher schon von MARBURG, 1913; BERBLINGER, 1920, 1926; ENGEL, 1935, 1936; in der letzten Zeit von KITAY, 1954; KITAY und ALTSCHULE; BIERICH und BRAUN, 1965; u.a.).

Zusammenfassung

Eine eindeutige und verbindliche Erklärung der Zirbelfunktion ist noch nicht möglich. Beziehungen der Epiphyse zur geschlechtlichen Reifung beim männlichen Geschlecht sind denkbar. Die Theorie von einer antigonadotropen Wirkung der Epiphyse ist auch heute noch umstritten. Das Auftreten von Pubertas praecox bei Zirbeltumoren wird vorzugsweise auf die fast regelmäßig zu beobachtende Ausbildung eines Hydrocephalus internus occlusus, dagegen weniger auf den Zirbeltumor selbst bezogen. Die Frage „Ist die Zirbel eine inkretorische Drüse" ist sowohl von der Morphologie als auch der Physiologie mit einer gewissen Wahrscheinlichkeit zu bejahen — über die physiologischen Wirkungen dieses anscheinend endokrinen Organs besteht jedoch noch keine endgültige Klarheit.

Literatur

ASKENAZY, M.: Die Zirbel und ihre Tumoren in ihrem funktionellen Einfluß. Frankfurt. Z. Path. **24**, 58 (1920).

BARGMANN, W.: Die Epiphysis cerebri. In: Handbuch der mikroskopischen Anatomie des Menschen, Bd. 6/4. Berlin: Springer 1943.

BENDA, C.: Die Zirbeldrüse. In: Handbuch der inneren Sekretion, Bd. 1. Leipzig: Curt Kabitzsch 1932.

BERBLINGER, W.: Zur Frage der genitalen Hypertrophie bei Tumoren der Zirbeldrüse. Virchows Arch. path. Anat. **227**, Beih. (1920).

— Die Glandula pinealis (Corpus pineale). In: Handbuch der speziellen pathologischen Anatomie und Histologie, Bd. 8. Berlin: Springer 1926.

— Physiologie und Pathologie der Zirbel (Epiphysis cerebri). Ergebn. ges. inn. Med. **14**, 245 (1930).

BIERICH, J. R., BRAUN, W.: Endokrine Störungen bei Zwischenhirnerkrankungen. Verh. Dtsch. Ges. Inn. Med. 71. Kongr., S. 282 (1965).

BRANDENBURG, E.: Morphologische Beiträge zur Frage der endokrinen Funktion der Epiphyse. Endokrinologie **4**, 80 (1929).

BUSTAMANTE, M.: Experimentelle Untersuchungen über die Leistungen des Hypothalamus, besonders bezüglich der Geschlechtsreifung. Arch. Psychiat. Nervenkr. **115**, 419 (1943).

— SPATZ, H., WEISSCHEDEL, E.: Die Bedeutung des Tuber cinereum des Zwischenhirns für das Zustandekommen der Geschlechtsreifung. Dtsch. med. Wschr. **68**, 289 (1942).

CLEMENTI, F., FRASCHINI, F., MÜLLER, E., ZANOBONI, A.: The pineal gland and the control of electrolyte balance and of gonadotropic secretion: Functional and morphological observations. In: Structure and Function of the Epiphysis cerebri, edit. by J. ARIËNS KAPPERS and J. P. SCHADÉ. Amsterdam-London-New York: Elsevier Publ. & Co. 1965.

ENGEL, P.: Über die hormonalen Eigenschaften der Zirbeldrüse. Wien. klin. Wschr. **48**, 481 (1935).

— Über die antigonadotrope Wirkung des Epiphysans. Wien. klin. Wschr. **48**, 1160 (1935).

— Die physiologische und pathologische Bedeutung der Zirbeldrüse. Ergebn. inn. Med. Kinderheilk. **50**, 116 (1936).

FARELL, G.: Glomerulotrophic activity of an acetone extract of pineal tissue. Endocrinology **65**, 239 (1959).

— Epiphysis cerebri in the control of steroid secretion. Fed. Proc. **19**, 601 (1960).

FISKE, V. M., POUND, J., PUTNAM, J.: Effect of light on the weight of the pineal organ in hypophysectomized, gonadectomized, adrenalectomized or thiouracil-fed rats. Endocrinology **71**, 130 (1962).

FLEISCHMANN, W., GOLDHAMMER, H.: Nachweis einer oestrushemmenden Substanz in der Zirbeldrüse junger Rattenweibchen. Klin. Wschr. **13**, 415 (1934).

— — Zur Frage der hormonellen Wirkung der Zirbeldrüse. Klin. Wschr. **15**, 1047 (1936).

FORD, D. H.: Uptake of 131 J-labeled triiodothyronine in the pineal body as compared with the cerebral grey and other tissues of the rat. In: Structure and Function of the Epiphysis cerebri, edit. by J. ARIËNS KAPPERS and J. P. SCHADÉ. Amsterdam-London-New York: Elsevier Publ. & Co. 1965.

FRAUCHIGER, E.: Vergleichendes zum Fragenkreis über die Epiphyse. Psychiat. Neurol. Neurochir. **64**, 188 (1961).

— Altes und Neueres über die Zirbeldrüse. Schweiz. Arch. Tierheilk. **105**, 183 (1963).

— WILDI, E.: Zur pathologischen Anatomie tierischer Epiphysen. In: Structure and Function of the Epiphysis cerebri, edit. by J. ARIËNS KAPPERS and J. P. SCHADÉ. Amsterdam-London-New York: Elsevier Publ. & Co. 1965.

FRAUCHIGER, E., O'HARA, P. J., SHORTRIDGE, E. H.: Pinealome bei Tieren. Schweiz. Arch. Tierheilk. **108**, 368 (1966).

GAUPP, V.: Experimentelle Untersuchungen am Kaninchen zur Frage der Geschlechtsreifung. Mschr. Kinderheilk. **98**, 207 (1950).

HORTEGA, P. DEL RIO: Constitución histológia de la glándula pineal. Arch. de Neurobiol. **3**, 394 (1928).

IFT, J. D.: Effects of pinealectomy, a pineal extract, and pineal grafts on light-induced prolonged estrus in rats. Endocrinology **71**, 181 (1962).

JOCHLE, W.: Über die Wirkung eines Epiphysenextraktes (Glanepin) auf Sexualentwicklung und Sexualcyclus junger weiblicher Ratten unter normalen Haltungsbedingungen und bei Dauerbeleuchtung. Endokrinologie **33**, 287 (1956).

JORES, A.: Die Krankheiten der Zirbeldrüse. In: Handbuch der Neurologie, Bd. 15/VII/V. Berlin: Springer 1937.

— Klinische Endokrinologie. Berlin-Göttingen-Heidelberg: Springer 1949.

JOUAN, P., SAMPEREZ, S.: Etude de la sécrétion des corticostéroïdes et de l'hormone adrénocorticotrope hypophysaire chez le rat épiphysectomisé. In: Structure and Function of the Epiphysis cerebri, edit. by J. ARIËNS KAPPERS and J. P. SCHADÉ. Amsterdam-London-New York: Elsevier Publ. & Co. 1965.

KITAY, J. I.: Effect of pinealectomy on ovary weight in immature rats. Endocrinology **54**, 114 (1954).

— Pineal lesions and precocious puberty: A review. J. clin. Endocr. **14**, 622 (1954).

— ALTSCHULE, M. D.: The pineal gland. Cambridge (Mass.): Harvard University Press 1954.

KUP, J. v.: Der Zusammenhang zwischen der Zirbeldrüse und den anderen endokrinen Drüsen. Frankfurt. Z. Path. **50**, 152 (1937).

LANGE-COSACK, H.: Verschiedene Gruppen der hypothalamischen Pubertas praecox. I. Dtsch. Z. Nervenheilk. **166**, 499 (1951).

— Verschiedene Gruppen der hypothalamischen Pubertas praecox. II. Dtsch. Z. Nervenheilk. **168**, 237 (1952).

LERNER, A. B.: The Pineal. In: R. H. WILLIAMS, Textbook of Endocrinology. Philadelphia: Saunders 1962.

— CASE, J. D., HEINZELMAN, R. V.: Structure of melatonin. J. Amer. chem. Soc. **81**, 6084 (1959).

— — TAKAHASHI, Y.: Isolation of melatonin and 5-methoxyindole-3-acetic acid from bovine pineal glands. J. biol. Chem. **235**, 1992 (1960).

— — — LEE, T. H., MORI, W.: Isolation of melatonin, the pineal gland factor that lightens melanocytes. J. Amer. chem. Soc. **80**, 2587 (1958).

MARBURG, O.: Die Klinik der Zirbeldrüsenerkrankungen. Ergebn. inn. Med. Kinderheilk. **10**, 146 (1913).

— Die Physiologie der Zirbeldrüse. In: Handbuch der normalen und pathologischen Physiologie, Correlationen II. Bd. 16/1. Berlin: Springer 1930.

— Die Hirntumoren im Kindesalter. Wien. klin. Wschr. **48**, 257 (1935).

MARTIN, J.: Experimental and clinical observation on the syndrome of obstruction of the pineal gland. Arch. Neurol. Psychiat. (Chic.) **44**, 1146 (1940).

MILINE, R.: Contribution à l'étude du comportement corrélatif du complexe épithalamo-épiphysaire et de la zone glomérulaire des glandes surrénales sous l'influence de l'obscurité. In: Structure and Function of the Epiphysis cerebri, edit. by J. ARIËNS KAPPERS and J. P. SCHADÉ. Amsterdam-London-New York: Elsevier Publ. & Co. 1965.

MOSZKOWSKA, A.: Contribution à l'étude du mécanisme de l'antagonisme épiphyso-hypophysaire. In: Structure and Function of the Epiphysis cerebri, edit. by J. ARIËNS KAPPERS and J. P. SCHADÉ. Amsterdam-London-New York: Elsevier Publ. & Co. 1965.

OKSCHE, A.: Survey of the development and comparative morphology of the pineal organ. In: Structure and Function of the Epiphysis cerebri, edit. by J. ARIËNS KAPPERS and J. P. SCHADÉ. Amsterdam-London-New York: Elsevier Publ. & Co. 1965.

ORTHNER, H.: Pathologische Anatomie und Physiologie der hypophysär-hypothalamischen Krankheiten. In: Handbuch der speziellen pathologischen Anatomie und Histologie, Bd. 13, Teil V. Berlin-Göttingen-Heidelberg: Springer 1955.

PETER, K.: Paraganglien, Nebennieren, Zirbeldrüse und Hirnanhang. In: Handbuch der Anatomie des Kindes, Bd. II/4. München: J. F. Bergmann 1936.

QUAY, W. B.: Histological structure and cytology of the pineal organ in birds and mammals. In: Structure and Function of the Epiphysis cerebri, edit. by J. ARIËNS KAPPERS and J. P. SCHADÉ. Amsterdam-London-New York: Elsevier Publ. & Co. 1965.

RAUBER-KOPSCH: Lehrbuch der Anatomie des Menschen, Bd. II/2. Berlin-München-Wien: Urban & Schwarzenberg 1940.

ROTH, W. D.: Metabolic and morphologic studies on the rat pineal organ during puberty. In: Structure and Function of the Epiphysis cerebri, edit. by J. ARIËNS KAPPERS and J. P. SCHADÉ. Amsterdam-London-New York: Elsevier Publ. & Co. 1965.

ROWNTREE, L. G.: Zit. nach STANGL.

SCHARENBERG, K., LISS, L.: The histologic structure of the human pineal body. In: Structure and Function of the Epiphysis cerebri, edit. by J. ARIËNS KAPPERS and J. P. SCHADÉ. Amsterdam-London-New York: Elsevier Publ. & Co. 1965.

SPATZ, H.: Neues über die Verknüpfung von Hypophyse und Hypothalamus. Acta neuroveg. (Wien) **3**, 5 (1951).

— Neues über das Hypophysen-Hypothalamus-System und die Regulation der Sexualfunktionen. Regensburg. Jb. ärztl. Fortbild. **2**, 311 (1952).

— Das Hypophysen-Hypothalamus-System in seiner Bedeutung für die Fortpflanzung. Verh. anat. Ges. **51**, 46 (1953).

— Das Hypophysen-Hypothalamus-System in Hinsicht auf die zentrale Steuerung der Sexualfunktionen. In: 1. Symp. Dtsch. Ges. Endokrinol. Berlin-Göttingen-Heidelberg: Springer 1955.

STANGL, H.: Über Probleme einer Zirbelfunktion. Diss. München 1959.

THIÉBLOT, L.: Physiology of the pineal body. In: Structure and Function of the Epiphysis cerebri, edit. by J. ARIËNS KAPPERS and J. P. SCHADÉ. Amsterdam-London-New York: Elsevier Publ. & Co. 1965.

Thiéblot, L., Blaise, S.: Influence de la glande pinéale sur les gonades. Ann. Endocr. (Paris) **24**, 270 (1963).
— — Influence de la glande pinéale sur la sphère génitale. In: Structure and Function of the Epiphysis cerebri, edit. by J. Ariëns Kappers and J. P. Schadé. Amsterdam-London-New York: Elsevier Publ. & Co. 1965.
— Le Bars, H.: La glande pinéale ou épiphyse. Paris: Maloine 1955.
Wartenberg, H., Gusek, W.: Licht- und elektronenmikroskopische Beobachtungen über die Struktur der Epiphysis cerebri des Kaninchens. In: Structure and Function of the Epiphysis cerebri, edit. by J. Ariëns Kappers and J. P. Schadé. Amsterdam-London-New York: Elsevier Publ. & Co. 1965.
Weisschedel, E., Spatz, H.: Über die gonadotrope Wirksamkeit des Tuber cinereum bei Ratten. Dtsch. med. Wschr. **68**, 1221 (1942).
Wildi, E., Frauchiger, E.: Modifications histologiques de l'épiphyse humaine pendant l'enfance, l'âge adulte et le vieillissement. In: Structure and Function of the Epiphysis cerebri, edit. by J. Ariëns Kappers and J. P. Schadé. Amsterdam-London-New York: Elsevier Publ. & Co. 1965.
Wolfe, D. E.: The epiphyseal cell: an electron-microscopic study of its intercellular relationships and intracellular morphology in the pineal body of the albino rat. In: Structure and Function of the Epiphysis cerebri, edit by J. Ariëns Kappers and. J. P. Schadé. Amsterdam-London-New York: Elsevier Publ. & Co. 1965.
Wurtman, R. J., Axelrod, J.: The formation, metabolism, and physiologic effects of melatonin in mammals. In: Structure and Function of the Epiphysis cerebri, edit. by J. Ariëns Kappers and J. P. Schadé. Amsterdam-London-New York: Elsevier Publ. & Co. 1965.

Die Schilddrüse und ihre Erkrankungen

G.-A. von Harnack, Düsseldorf

Schilddrüsenphysiologie

Jod- und Schilddrüsenhormon-Stoffwechsel

Die Aufgabe der Schilddrüse ist es, Thyroxin und Trijodthyronin zu synthetisieren, in den Follikeln zu speichern und nach Bedarf an das Blut abzugeben. Zur Produktion der Hormone benötigt die Schilddrüse Jod. Der tägliche *Bedarf* beträgt beim Erwachsenen 100 bis 200 µg. Das mit der Nahrung zugeführte Jod wird als Jodid von der Darmwand aufgenommen und gelangt auf dem Blutweg zur Schilddrüse. Sie vermag das Jodid auf das Vielfache des Blutjodgehaltes zu konzentrieren. Das aufgenommene Jodid wird von der Schilddrüse in organische Bindung überführt. Zu diesem Zweck muß es offenbar zunächst durch ein Oxydasesystem zu elementarem Jod oxydiert werden. Das in Peptidbindung im Thyreoglobulin enthaltene Tyrosin wird zu Mono- und Dijodtyrosin jodiert (Abb. 102). Je zwei Moleküle Dijodtyrosin werden unter Freisetzung eines Alaninrestes zu L-3,5,3′,5′-Tetrajodthyronin (= Thyroxin) kondensiert; die Kopplung von Mono- mit Dijodtyrosin führt zum L-3,5,3′-Trijodthyronin. Thyroxin und 3,5,3′-Trijodthyronin sind die wesentlichen Schilddrüsenhormone. Es werden zwar noch weitere Jodverbindungen synthetisiert wie 3,3′-Dijodthyronin, 3,3′,5′-Trijodthyronin, Jodhistidine und andere, doch entfalten diese eine nur sehr geringe Hormonwirkung und werden rasch abgebaut.

Die synthetisierten Schilddrüsenhormone werden im Komplex des Thyreoglobulins im Follikelkolloid *gespeichert* und je nach Bedarf durch Proteasen hydrolytisch abgespalten und an das Blut abgegeben. Das Thyreoglobulin ist ein Glucoprotein mit einem sehr hohen Molekulargewicht (ca. 600000). Mit den Schilddrüsenhormonen werden gleichzeitig auch Mono- und Dijodtyrosine aus ihren Peptidbindungen freigesetzt. Sie erreichen aber nicht den Blutkreislauf, sondern werden durch ein dejodierendes Enzymsystem abgebaut. Auf diese Weise stehen das frei werdende Jod und Tyrosin der Schilddrüse zum Hormonaufbau erneut zur Verfügung.

Beim Erwachsenen werden täglich etwa 75—125 µg *Hormonjod* freigesetzt. Mehr als 80% liegt im Blut als Thyroxin vor, nur 5—10% als Trijodthyronin. Dieses hat eine rund fünfmal stärkere Wirkung als Thyroxin. Außerdem tritt die Wirkung schneller ein als beim Thyroxin. Qualitative Unterschiede lassen sich nicht sicher nachweisen. Ob die Hormone als solche ihre Wirkung entfalten oder erst in Form ihrer Abbauprodukte, ist nicht entschieden. Im Blut wird Thyroxin in Bindung an Proteine transportiert (Thyroxinbindendes Protein-TBP), welche dieselbe elektrophoretische Wanderungsgeschwindigkeit wie die α-Globuline haben [„Interalphafraktion" (Horst u. Rös-

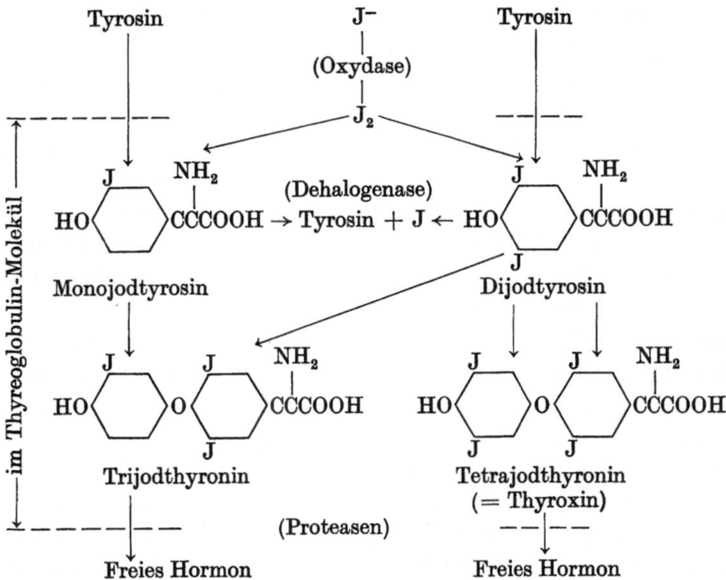

Abb. 102. Synthese der Schilddrüsenhormone

LER)], ein kleiner Teil wandert mit den Albuminen. Sogenanntes freies Thyroxin steht mit dem an die Interalphafraktion gebundenen Thyroxin im Gleichgewicht. Die Bindung des Trijodthyronins an die Plasmaproteine ist nur sehr labil. Möglicherweise ist seine raschere Wirksamkeit hierauf zurückzuführen.

Schilddrüsenhormone führen in vivo und in vitro zu einer Anschwellung und Vermehrung der *Mitochondrien*. Sie beeinflussen die Aktivität von mehr als 50 enzymatisch gesteuerten Prozessen; viele der betreffenden Enzyme sind in den Mitochondrien lokalisiert. In welcher Weise die Hormone auf die Mitochondrien einwirken, ist nicht bekannt; möglicherweise ändern sie die Zellpermeabilität oder haben Einfluß auf die Enzymstruktur durch Dissoziation von Untereinheiten. Ein Teil der Hormonwirkung kommt sicher auf *indirektem* Wege zustande. Bei Schilddrüsenunterfunktion z.B. ist die Umwandlung von Carotin in Vitamin A gehemmt, so daß dieses Enzym nicht ausreichend zur Verfügung steht. Bei Hyperthyreose verringert sich der Vitamin C- und Pyridoxingehalt im Blut durch Mehrverbrauch.

Schilddrüsenhormone haben vielfältige *physiologische Wirkungen*. Vor allem erhöhen sie die Sauerstoffaufnahme des Organismus, da sie den O_2-Verbrauch fast aller Gewebe steigern. Thyroxin und Trijodthyronin fördern den Protein-Anabolismus: Eiweiß wird in verstärktem Maße synthetisiert. Im Muskel begünstigen sie die Umwandlung von Kreatin in Kreatinin. Liegt eine Hormonüberproduktion vor, wird die Bildung von Kreatinphosphat beeinträchtigt, so daß die Muskelleistung sinkt. Den Lipoid-Katabolismus fördern die Schilddrüsenhormone in höherem Maße als die Synthese; daher schwindet die Hyperlipidämie bei Hypothyreose, wenn die Substitutionsbehandlung einsetzt. Die Glucoseresorption aus dem Darm wird gefördert und die Glucoseutilisation in der Peripherie beschleunigt. Vielfältig sind die Rückwirkungen auf Kreislauf, Wasser- und Elektrolythaushalt.

In der Körperperipherie werden die Schilddrüsenhormone weitgehend *dejodiert;* das freigesetzte Jodid kreist erneut im Blut und steht teilweise der Schilddrüse wieder zur Verfügung. Ein Teil des Thyroxins und Trijodthyronins wird von der Leber desaminiert, decarboxyliert bzw. an Glucuronsäure gekoppelt und mit der Galle in den Darm abgegeben, von wo ein Teil wiederum resorbiert wird (enterohepatischer Kreislauf des Thyroxins). Nur ein kleiner Teil des täglich ausgeschiedenen Jods verläßt den Körper mit dem Stuhl, 95% finden sich (als Jodid) im Urin.

Nur etwa 0,5 μg/100 ml des im Plasma kreisenden Jods liegt als Jodid vor. Der Anteil des mit den Plasmaproteinen präcipitierbaren Jods, des „*Proteingebundenen Jods*" (PBI) beträgt 3,5—8,0 μg/100 ml; es enthält neben den eigentlichen Schilddrüsenhormonen weitere jodierte Verbindungen. Als „Hormonjod im engeren Sinne" wird das „Butanol-extrahierbare Jod" (BEI) bezeichnet, dessen Normalwerte 3,0—7,0 µg/100 ml betragen (Klein). Eine Erhöhung des Wertes deutet im allgemeinen auf eine Überfunktion, eine Verminderung auf eine Unterfunktion der Schilddrüse hin.

Wachstum und Funktion der Schilddrüse unterliegen dem steuernden Einfluß des *thyreotropen Hormons* (TSH) des Hypophysenvorderlappens. HVL und Schilddrüse stehen in einem Reglergleichgewicht: Eine Erhöhung der Konzentration der Schilddrüsenhormone im Plasma vermindert die TSH-Produktion und umgekehrt. Das thyreotrope Hormon fördert nicht nur das Schilddrüsenwachstum, sondern steigert auch die Jodaufnahme der Schilddrüse und fördert die Synthese und Ausschwemmung der Schilddrüsenhormone. Ob TSH ein einheitliches Hormon ist, oder ob es sich aus mehreren Einzelkomponenten zusammensetzt, ist bisher nicht sicher entschieden. Im Tierversuch konnten Dobyns u. Wilson einen Exophthalmus-produzierenden Faktor (EPS) nachweisen, der ohne Wirkung auf die Schilddrüsenaktivität war. Die Funktion des Hypophysenvorderlappens wird ihrerseits durch hypothalamische Zentren gesteuert: In einem Bereich im vorderen Hypothalamus, der dem Wärmezentrum benachbart ist, wird der „Thyreotropin Releasing Factor" (TRF) gebildet. Auf diesem Wege gelangen offenbar regulative Impulse bei Temperaturschwankungen oder seelischen und körperlichen Belastungen an das Hypophysenvorderlappen-Schilddrüsensystem.

Neuere Forschungen haben ergeben, daß die Schilddrüse nicht nur Jodthyronine ans Blut abgibt, sondern auch die Produktionsstätte eines Hormons ist, welches in den Calciumstoffwechsel eingreift. Copp et al. nannten das von ihnen gefundene Hormon „*Calcitonin*". Es handelt sich um ein Polypeptid mit einem Molekulargewicht von 8700. Wenige µg des Hormons senken sofort nach intravenöser Gabe den Calcium- und Phosphatspiegel. Der Effekt kommt offenbar durch eine direkte Einwirkung auf den Knochen zustande, der Calcium und Phosphat anlagert. Die Bedeutung des Thyreocalcitonins für die menschliche Pathologie ist noch nicht zu übersehen (Ziegler u. Pfeiffer).

Fetale Schilddrüsenentwicklung

Die erste *Anlage* der Schilddrüse findet sich in der 3. Schwangerschaftswoche am Boden der entodermalen Mundbucht, von wo aus sie caudalwärts verlagert wird. Der zunächst noch bestehende vom Foramen caecum zum Schilddrüsenisthmus ziehende Ductus thyreoglossus bildet sich nach Abschluß des Descensus der Schilddrüsenanlage zurück. In der 6. Schwangerschaftswoche ist die Primitivform ausgebildet. im Alter von 12 Wochen sind die Sekundärfollikel sichtbar: Die Schilddrüse ist zu diesem Zeitpunkt funktionell aktiv.

Erst von der 5. Schwangerschaftswoche an zeichnet sich die Entwicklung der *fetalen Hypophyse* ab. In diesem frühen Stadium entwickelt sich die fetale Schilddrüse offenbar autonom ohne Beeinflussung durch die mütterlichen Hormone oder durch den fetalen Hypophysenvorderlappen. Die weitere histologische Ausreifung und das Ingangkommen der Schilddrüsenfunktion aber scheinen von der Funktionstüchtigkeit der fetalen Hypophyse abhängig zu sein, wie Tierversuche zeigen (Jost). Im Alter von 9 Wochen treten in der Adenohypophyse als erste Zellart β-Zellen auf. In der 10.—12. Schwangerschaftswoche beginnt die fetale Schilddrüse *Jod aufzunehmen*, wie Chapman et al. und Hodges et al. mit Hilfe von Radiojod feststellen konnten. Die Fähigkeit, Schilddrüsenhormone zu synthetisieren, bildet sich wahrscheinlich stufenweise aus. Die embryonale Hühnerschilddrüse gewinnt zuerst die Fähigkeit zur Synthese von Monojodtyrosin, dann von Dijodtyrosin und schließlich von Jodthyroninen (Trunnel u. Wade). Bei menschlichen Feten kann von der 13. Schwangerschaftswoche an in der Schilddrüse Thyroxin nachgewiesen werden.

Beziehungen zwischen mütterlicher und fetaler Schilddrüse

Der mütterliche Organismus versorgt den fetalen mit dem zur Hormonsynthese erforderlichen *Jod*, wenn es ihm selbst in ausreichender Menge zur Verfügung steht. Radiojod durchdringt ungehindert die Placentarschranke. Auch die mütterlichen *Schilddrüsenhormone* werden bis zu einem gewissen Grade durch die Placenta transportiert, allerdings geht der Transport langsam vor sich. Grumbach und Werner konnten zeigen, daß beim Neugeborenen nur $^{1}/_{5}$—$^{1}/_{10}$ der mütterlichen Hormonkonzentration erreicht wird, wenn der Mutter vor der Entbindung radiojodmarkiertes Trijodthyronin verabreicht wurde. So ist es zu erklären, daß euthyreotische Mütter ihr athyreotisches Kind in utero zwar vor den schlimmsten Auswirkungen des Schilddrüsenmangels bewahren können, daß aber der Ausgleich durch die mütterlichen Schilddrüsenhormone nicht vollständig ist: Die Skeletentwicklung (Dorff; Wilkins) und die Ausbildung des Zahnschmelzes (ANDERSEN) solcher Kinder sind leicht verzögert, die Ausreifung des Zentralnervensystems ist behindert.

Während der Schwangerschaft ist bei der Mutter das proteingebundene und das butanolextrahierbare Jod im Plasma erhöht, ohne daß eine hyperthyreotische Stoffwechsellage besteht. Bereits im 2. Schwangerschaftsmonat ist das *Thyroxin-bindende Protein* (TBP) auf das $2^{1}/_{2}$fache des Normalen angestiegen (SMITH u. MONTALVO). Dieser Anstieg hat seine Ursache in der gesteigerten Oestrogenproduktion, wie experimentell bewiesen werden konnte. Infolge der TBP-Erhöhung ist die Menge des die Stoffwechsellage bestimmenden freien Thyroxins vermindert. Nur dieses aber vermag auch die Placentarschranke zu durchdringen. Dadurch wird erklärt, warum bei Versuchen mit Isotopen die Thyroxinkonzentration beim Fetus niedriger gefunden wird als bei der Mutter. Da andererseits der normale Hormonspiegel des Feten nicht wesentlich unter demjenigen der Mutter liegt, kann man schließen, daß das im fetalen Blute kreisende Schilddrüsenhormon im wesentlichen aus der fetalen Schilddrüse stammt.

Mütterliches *thyreotropes Hormon* scheint unter normalen Bedingungen die Placentarschranke nicht überschreiten zu können. Im Tierversuch geht thyreotropes Hormon, das dem Muttertier gegeben wird, nicht auf den Fet über (PETERSON u. YOUNG), auch vermag mütterliches TSH den Funktionsausfall bei operativer Entfernung der fetalen Hypophyse nicht auszugleichen (JOST). Ist die mütterliche TSH-Produktion aber pathologisch gesteigert, so können thyreotropes Hormon oder andere die Schilddrüse stimulierende Faktoren auf den Fet übergehen, wie klinische Beobachtungen beweisen: Mütter, welche nach Thyroidektomie noch an einem Exophthalmus leiden, können Kinder mit Exophthalmus und Hyperthyreose zur Welt bringen (s. S. 246).

Wird die Mutter mit höheren Dosen von *Thyreostatica* behandelt, so kommt es zur fetalen Schilddrüsenhyperplasie — ein Beweis dafür, daß die Thyreostatica die Placenta durchdringen können (AARON et al.). Infolge der Blockierung der Thyroxinsynthese in der fetalen Schilddrüse kommt es wahrscheinlich kompensatorisch zu einer vermehrten Aktivität des fetalen Hypophysenvorderlappens.

Schilddrüsenfunktion beim Neugeborenen

Histologische Untersuchungen zeigen, daß unmittelbar nach der Geburt das bis dahin gespeicherte Kolloid die Schilddrüse zum großen Teil verläßt: Es kommt zu einer *Schilddrüsenhormonausschüttung*. Entsprechend steigt im Plasma des Neugeborenen der Hormonjodspiegel an. Am 5. Lebenstage wird der Höhepunkt erreicht; das Butanol-extrahierbare Jod (BEI) erreicht Werte zwischen 7 und 11 μg pro 100 ml (PICKERING et al.). Erst am 18. bis 20. Lebenstag ist der Ausgangswert des Nabelschnurblutes von 3—7 μg/100 ml wieder erreicht. Dieser Wert wird auch im weiteren Leben beibehalten. Auch die Radiojodaufnahmefähigkeit der Schilddrüse des Neugeborenen ist gegenüber der Norm vergrößert (VAN MIDDLESWORTH), allerdings wird der Höhepunkt rasch überschritten, und nach dem 5. Lebenstage ist die Jodavidität nicht mehr gesteigert (OGBURN et al.).

Die Erhöhung des BEI-Spiegels ist nicht nur auf eine vorübergehende Erhöhung des Thyroxin-bindenden Proteins nach der Geburt zurückzuführen (DOWLING et al.), sondern auf eine *echte Schilddrüsenhyperaktivität*. Diese scheint die Antwort des jungen Organismus auf den Zwang zur erhöhten Wärmeproduktion zu sein. Auf die Schilddrüsenüberfunktion weist der erhöhte Trijodthyroninspiegel im Plasma Neugeborener hin, der seinen Höhepunkt nach 2 Tagen erreicht (SPAFFORD et al.). Ein solcher Reaktionsablauf kommt nur zustande, wenn freies Thyroxin in vermehrtem Maße zur Verfügung steht (s. S. 245). Nach etwa 6 Wochen entspricht die Trijodthyroninaufnahme derjenigen der Erwachsenen (MARKS et al.).

Das *Schilddrüsengewicht*, das in kropffreien Gebieten beim Neugeborenen im Durchschnitt 2—3 g beträgt, fällt nach der Geburt zunächst ab und steigt dann nur langsam an. Mit 4 Jahren ist ein Gewicht von ca. 6 g erreicht; beim Erwachsenen außerhalb der Endemiegebiete wiegt die Schilddrüse im Durchschnitt 20 g. Unabhängig von der Größe der Schilddrüse schwankt ihre Radiojodaufnahme beim Kinde nach Abschluß der Neugeborenenperiode nur in engen Grenzen und unterscheidet sich nicht wesentlich von derjenigen des Erwachsenen (WIELAND).

Die Radiojoduntersuchung der Schilddrüsenfunktion

Unter den Untersuchungsmethoden der Schilddrüsenfunktion nimmt die Radiojodanwendung eine hervorragende Stellung ein. Sie gestattet nicht nur die Diagnose einer Unter- oder Überfunktion, sondern erlaubt darüber hinaus eine Aufgliederung der einzelnen Krankheitsbilder.

Gegen die Anwendung ionisierender Strahlen vor allem beim Kinde lassen sich mit Recht gewichtige Argumente vorbringen. Deshalb verzichten wir im allgemeinen auf eine Radiojoduntersuchung beim *Säugling* und greifen in fraglichen Fällen lieber einmal zur Probebehandlung, um nicht kostbare Zeit zu verlieren. Nicht erforderlich ist die Radiojoduntersuchung weiterhin in *klinisch eindeutigen Fällen* von Hypo- bzw. Hyperthyreose. Zur Klärung von Grenzfällen oder zur Beantwortung komplizierter Fragestellungen kann aber auf eine differenzierte Radiojoduntersuchung nicht verzichtet werden. Eine lebenslange Substitutionsbehandlung ist z.B. bei einer Hypo- oder Athyreose eine so schwerer Eingriff in die Existenz eines Patienten, daß man sie nur nach größtmöglicher Sicherung der Diagnose beginnen sollte. Auch kann das Strahlenrisiko heutzutage durch eine geeignete Versuchsanordnung denkbar niedrig gehalten werden.

Verwandt wird meist das *Radioisotop* ^{131}J mit einer physikalischen Halbwertszeit von 8 Tagen. Das Isotop $^{132}J'$ hat eine wesentlich kürzere Halbwertszeit und würde sich aus diesem Grunde gerade bei Kindern empfehlen, doch ist es wegen seiner kurzen Strahlungsdauer schwierig zu handhaben und nicht für alle Fragestellungen zu verwenden. Die Kinetik des Jodstoffwechsels eines Patienten wird durch die Gabe von radioaktivem Jod nicht beeinflußt, wenn die strahlende Substanz praktisch trägerfrei verabreicht wird, d.h. unter Zusatz nur weniger μg Trägerjodid. Die durchschnittliche tägliche Jodaufnahme eines Erwachsenen beträgt 150 μg. Die γ-Strahlung des ^{131}J läßt sich wegen ihrer größeren Reichweite gut nachweisen, während die β-Strahlung mit ihrer geringen Reichweite vor allem die Trägerin der biologischen Wirkung ist bzw. der therapeutischen Wirkung bei hoher Dosierung. Zu diagnostischen Zwecken werden bei Kindern wenige Millionstel Curie (μC) gegeben, nicht selten weniger als 1 μC.

Die Technik der Radiojoduntersuchung

Von den einzelnen Arbeitskreisen wurden Methoden der Radiojoduntersuchung angegeben, die z. T. stark voneinander abweichen. Eine gewisse Vereinheitlichung scheint sich in den letzten Jahren anzubahnen. Den folgenden Ausführungen liegt die Technik zugrunde, die von Horst et al. seit 1950 ausgearbeitet wurde und die er als *„Drei-Phasenstudium"* bezeichnet. Die initiale „Jodidphase" wird vor allem durch die Aufnahmemessung der Schilddrüse 2 Std nach Radiojodgabe charakterisiert, die „Hormonjodphase" durch die Messung des ^{131}J-Gehaltes des Serums nach 48 Std; sie umfaßt die Rate der Hormonsekretion und die Geschwindigkeit des Jodumsatzes in der Schilddrüse. Die „periphere Hormonjodphase" schließlich ist ein Maß für die Diffusion des sog. „freien Hormonjods" in die peripheren Gewebe.

2, 24 und 48 Std nach oraler Aufnahme der Radiojoddosis wird mit Hilfe eines Strahlenreceptors der *^{131}J-Gehalt der Schilddrüse* bestimmt. Die registrierte γ-Strahlung entstammt der Primärstrahlung des ^{131}J in der Schilddrüse, der in den Halsweichteilen erzeugten Streustrahlung und dem extrathyreoidalen ^{131}J in den Halsweichteilen. Das Einhalten von Standardbedingungen und die Verwendung von Korrekturfaktoren sind daher erforderlich. Die gemessenen Impulswerte werden mit den Impulsen eines unter gleichen geometrischen Bedingungen gemessenen Standards in Beziehung gesetzt und ergeben die ^{131}J-Aufnahme der Schilddrüse in Prozent der zugeführten Dosis.

Die durchschnittliche *Radiojodaufnahme* schilddrüsengesunder Kinder beträgt in Norddeutschland nach 2 Std 10—30%, nach 24 bzw. 48 Std 50—60%. Die von den verschiedenen Arbeitskreisen angegebenen Mittelwerte und Normalbereiche der ^{131}J-Aufnahme differieren in den einzelnen Ländern erheblich. Neben methodischen Unterschieden sind regionale Faktoren mitbestimmend: Der unterschiedliche Jodgehalt in Nahrung, Wasser und Luft sowie die unterschiedlichen Nahrungsgewohnheiten der Bevölkerung spielen eine Rolle. Bei jodreicher Ernährung liegen die Mittelwerte niedriger, bei jodarmer Ernährung höher als im Durchschnitt. In den USA werden als Mittelwerte der ^{131}J-Aufnahme nach 24 Std beim Gesunden 25—35% der Dosis angegeben.

Bei der *Hyperthyreose* ist die Radiojodaufnahme der Schilddrüse erhöht. Der maximale Aufnahmewert wird rasch erreicht, und es kommt schneller als beim Gesunden durch die beschleunigte Ausschüttung von radiojodmarkiertem Hormon zu einem Abfall der Schilddrüsenaktivität (Abb. 103). Bei der *Hypothyreose* sind die Aufnahmewerte vermindert. Eine Verminderung kann aber auch durch erhöhte Jodzufuhr, durch Schilddrüsenpräparate oder Thyreostatica zustande kommen.

Die *^{131}J-Ausscheidung im Urin* ist gewissermaßen das Negativ der Radiojodaufnahme der Schilddrüse. Sie läßt indirekt Rückschlüsse auf die Größe der Schilddrüsenaktivität zu. Als Routinemethode ist die Messung der Urinaktivität bei Kindern nicht geeignet wegen der Schwierigkeit, den Urin quantitativ zu gewinnen. Bei bestimmten Formen der Jodfehlverwertung jedoch kann die Urinuntersuchung wichtige Aufschlüsse geben, insbesondere wenn sie die Suche nach organischen ^{131}J-haltigen Verbindungen einschließt.

Setzt man die ^{131}J-Aufnahme der Schilddrüse nach 2 Std zu derjenigen nach 48 Std in Beziehung, so erhält man als Ausdruck für die Jodavidität der Schilddrüse den sog. *„Geschwindigkeitsindex"* (Horst). Die 2-Std-Aufnahme wird hierbei in Prozent der 48-Std-Aufnahme ausgedrückt. Ein Beispiel möge dies verdeutlichen: Die ^{131}J-Aufnahme einer Schilddrüse möge nach 2 Std 20%, nach 48 Std 50% betragen. Dann errechnet sich der Geschwindigkeitsindex der Radiojodaufnahme der Schilddrüse mit $\frac{20}{50} \cdot 100 = 40\%$

Beim Schilddrüsengesunden schwankt er zwischen 30 und 55%. Die Reproduzierbarkeit des Geschwindigkeitsindex ist besser als die der einfachen Aufnahmemessung, weil die meisten der in die ^{131}J-Messung eingehenden Fehler bei den beiden Messungen, die zur Bestimmung des Geschwindigkeitsindex notwendig sind, konstant bleiben und sich daher aufheben.

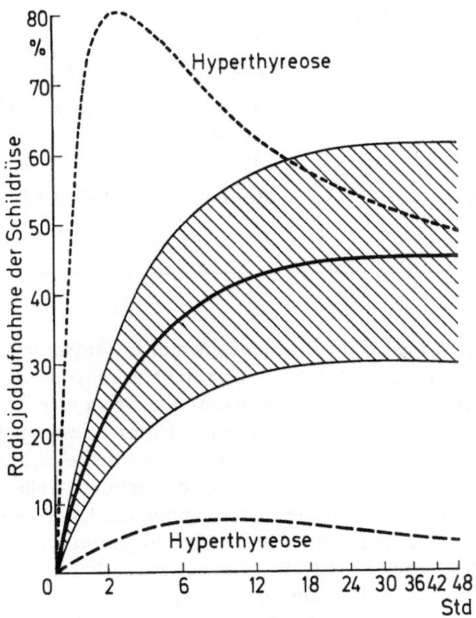

Abb. 103. Normalbereich und Mittelwerte der Radiojodaufnahme beim Schilddrüsengesunden. Typischer Verlauf bei Hyperthyreose und Hypothyreose

tät des Vollblutes wird gemessen, das Plasma abzentrifugiert und die Erythrocyten mehrfach in isotonischer Kochsalzlösung gewaschen. Aus der Aktivitätsmessung der Eythrocyten ergibt sich die von den roten Blutkörperchen aus dem Plasma aufgenommene Menge an radiojodmarkiertem Trijodthyronin. Offenbar entspricht die Trijodthyroninaufnahme der Erythrocyten dem freien (nicht an die Eiweißkörper gebundenen) Hormonjodanteil des Plasmas, das die Wirkung auf die Körperperipherie bestimmt. Aus dem Plasma von schilddrüsengesunden Erwachsenen werden

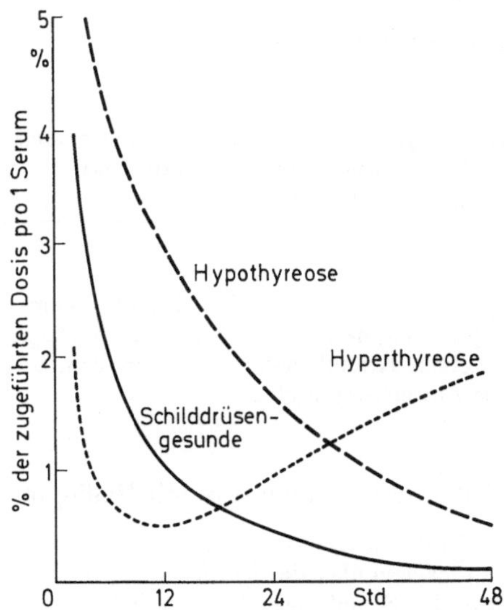

Abb. 104. Schematischer Verlauf des Gesamtradiojodgehaltes im Serum

48 Std nach Radiojodgabe wird der *Gehalt des Serums an Radiojod* bestimmt und in Prozent der zugeführten Dosis pro Liter Serum ausgedrückt. Die Normalwerte liegen zwischen 0,02 und 0,25% der Dosis pro Liter. Bei der Hyperthyreose ist der ^{131}J-Spiegel zu dieser Zeit bereits deutlich angestiegen (Abb. 104).

Durch Bestimmung des *proteingebundenen radioaktiven Jods* (PBI^{131}) nach 48 Std kann das mit ^{131}J-markierte Hormonjod quantitativ abgeschätzt werden. Der Anteil des proteingebundenen Radiojods im Serum an der Gesamtaktivität nach 48 Std beträgt bei Gesunden im Mittel 40%, bei Hyperthyreosen bis zu 96%.

Eine Bereicherung der diagnostischen Möglichkeiten stellt die Bestimmung der *Trijodthyronin-Aufnahme der Erythrocyten* mittels radiojodmarkierten Trijodthyronins dar (HAMOLSKY). Hierbei dienen die Erythrocyten als Modell für die Diffusion der Schilddrüsenhormone in die peripheren Gewebe („periphere Hormonjodphase"). Die Methode hat den entscheidenden Vorzug, daß die strahlende Substanz nicht dem Kinde einverleibt werden muß, sondern nur mit einer Plasmaprobe in vitro in Kontakt gebracht wird. Oxalat-Vollblut wird mit einer winzigen Menge trägerarmen, mittels ^{131}J-markierten Trijodthyronins versetzt und 2 Std bei 37° geschüttelt. Die Radioaktivi-

von den Erythrocyten 11—19% des zugefügten ^{131}J-Trijodthyronins aufgenommen. Beim Neugeborenen betragen die Normalwerte 20—30% (CHOW u. HUNTER). Bei der Hyperthyreose ist als Ausdruck der erhöhten Menge an zirkulierendem freiem Schilddrüsenhormon die Trijodthyroninaufnahme der Erythrocyten erhöht; im Gegensatz dazu ist die Trijodthyroninaufnahme bei der Hypothyreose vermindert. Die Methode wurde später verbessert durch Verwendung von *Kunstharzen* statt Erythrocyten (MITCHELL; STERLING u. TABACHNICK; LÜDERS u. SPIESS).

In der Tabelle 98 sind die Normalwerte der einzelnen Radiojod-Untersuchungsmethoden noch einmal zusammengefaßt.

Zusätzlich zu den genannten Verfahren werden im Einzelfall noch *spezielle Methoden* herangezogen. So kann mit Hilfe einer zweiten ^{131}J-Gabe nach Anwendung von *Trijodthyronin* in Zweifelsfällen die Diagnose einer Hyperthyreose gesichert werden. Durch Verwendung von *thyreotropem Hormon* ist es möglich, die Wirkung einer vorausgegangenen Schilddrüsenhormonmedikation auf die ^{131}J-Aufnahmefähigkeit der Schilddrüse aufzuheben; auch gelingt es mit Hilfe von thyreotropem Hormon, die primären von den sekundären (hypophysär bedingten) Hypothyreosen abzugrenzen. Durch die Gabe von *Kaliumjodid oder Thiocyanat* kann geprüft werden, in welchem Maße das

Tabelle 98. *Radiojoduntersuchung der Schilddrüsenfunktion*

	Unterfunktion	Normal	Überfunktion
^{131}J-Aufnahme der Schilddrüse			
nach 2 Std	unter 10%	10—30%	über 30%
nach 24 und 48 Std	unter 15%	30—60%	über 60%
2/48-Std-Geschwindigkeitsindex der ^{131}J-Aufnahme	unter 30% (bei verminderter TSH-Produktion)	30—55%	über 55%
^{131}J-Serumwert nach 48 Std in Prozent der Dosis/Liter Serum	uncharakteristisch	0,02—0,25	über 0,5
Davon in proteingebundener Form	unter 20%	durchschnittlich 40%	bis zu 95%
^{131}J-Trijodthyronin-Aufnahme der Erythrocyten nach 2 Std bezogen auf 100% Hämatokrit (in Prozent der Dosis)	unter 11	11—19	über 19

Radiojod in organische Bindung überführt wurde usw. Diese speziellen Methoden werden bei der Diagnostik der einzelnen Krankheitsbilder beschrieben, bei welchen sie Anwendung finden.

Lokalisationsdiagnostik mit Radiojod

Mit Hilfe der Szintigraphie ist es möglich, Aussagen zu machen über die *Lokalisation*, die *Größe* und die *Form* der Schilddrüse. Bei dieser Methode fährt der Strahlenreceptor zeilenförmig mit konstanter Geschwindigkeit die Halsregion ab und gibt an, wie hoch die Impulsrate der Gammastrahlung an den einzelnen Orten ist. Die gesunde Schilddrüse zeichnet sich durch eine gleichmäßige Verteilung der Aktivität im Parenchym aus. Sind im Szintigramm herdförmige Aussparungen zu erkennen, so spricht man von „kalten Bezirken" bzw. „kalten Knoten", wenn der Palpationsbefund eine entsprechende Prominenz erkennen läßt. In diesen Bezirken hat das Gewebe die Fähigkeit zur Radiojodaufnahme eingebüßt; neoplastische oder degenerative Veränderungen können die Ursache sein. Als „heiße Bezirke" werden Schilddrüsenanteile bezeichnet, deren Aktivität wesentlich höher ist als die des normalen Parenchyms; jodspeichernde Tumoren, insbesondere toxische Adenome, können hierfür verantwortlich sein. Ist an typischer Stelle keine Aktivität nachzuweisen, so kann eine Athyreose erst angenommen werden, wenn auch in den übrigen Halsregionen (vor allem am Zungengrund) kein jodspeicherndes Gewebe zu finden ist.

Hypothyreose

Einteilung der Hypothyreoseformen

Ätiologie und Pathogenese der Hypothyreose im Kindesalter sind nicht einheitlich. Die Ursache des Leidens liegt in der Schilddrüse selbst (primäre Hypothyreose) oder betrifft die thyreotrope Stimulation durch den Hypophysenvorderlappen (sekundäre Hypothyreose). Das Leiden kann angeboren oder erworben sein; es kann zu einer qualitativen Störung der Hormonsynthese kommen oder zu einer quantitativen Verminderung der Hormonproduktion; die Schilddrüse kann verkleinert sein oder vollständig fehlen. Eine tabellarische Übersicht soll dieses verdeutlichen.

Die Bezeichnung „Hypothyreose" wird in Tabelle 99 in *zwei Bedeutungen* verwandt. Im weiteren Sinne bezeichnet das Wort alle Formen der Schilddrüsen-Unterfunktion, im

Tabelle 99. *Formen der Schilddrüsenunterfunktion*

Primäre Hypothyreosen (thyreogen)

Angeborene Formen

Athyreose (Aplasie, Destruktion der Anlage)
Hypothyreose infolge anatomischer Anomalie
  Hypoplastische Schilddrüse an normaler Stelle
  Hypothyreose bei Schilddrüsendystopie
Genetisch bedingte Anomalie der Schilddrüsenhormon-Synthese
Endemischer Kretinismus

Erworbene Formen

Hypothyreose aus unbekannter Ursache
Hypothyreose als Thyreoiditis-Folge
Medikamentös bedingte Hypothyreose

Sekundäre Hypothyreose (Thyreotropin-Mangel)

Angeborene Form

Hypophysärer Minderwuchs mit TSH-Mangel

Erworbene Form

Destruierende Prozesse des Hirnstamms und des HVL

engeren Sinne die verminderte Schilddrüsenaktivität im Gegensatz zur Athyreose, die entweder durch eine Aplasie bedingt ist oder durch einen vollständigen Untergang der ursprünglich angelegten Schilddrüse. In gleicher Weise kann die Hypothyreose im engeren Sinne durch eine Dysplasie oder einen partiellen Untergang der angelegten Schilddrüse verursacht sein. Die Bezeichnung „Myxödem" wird besser vermieden, weil vor allem die leichteren Hypothyreoseformen nicht immer mit myxödematösen Veränderungen einhergehen. Im angelsächsischen Schrifttum findet man die Bezeichnung „sporadischer Kretinismus". Da Kretinismus im deutschen Sprachgebrauch *endemischer* Kretinismus bedeutet, hat sich die Bezeichnung nicht eingebürgert. Ihre Verwendung wäre auch nicht zweckmäßig, weil beim Kretinismus pathogenetisch extrathyreoidale Faktoren eine Rolle spielen.

Hypothyreose infolge Schilddrüsendysgenesie

Ätiologie. Die Ätiologie der Hypothyreose infolge anatomischer Anomalie ist *nicht bekannt*. Sicher handelt es sich nicht um ein erbliches Leiden mit dominantem oder recessivem Erbgang. Geschwistererkrankungen sind selten. Peristatische Faktoren wie Schilddrüsenerkrankungen der Mutter in der Schwangerschaft lassen sich nur vereinzelt als Ursache der angeborenen Schilddrüsenstörung nachweisen.

Wir wissen nicht, ob es sich in der Mehrzahl der Fälle um eine *primäre Hypo- oder Aplasie* (Agenesie) der Schilddrüse handelt, oder ob die Schilddrüse normal angelegt wurde und dann *schädigende Noxen* (noch unbekannter Art) auf sie einwirkten, so daß die Schilddrüse unvollständig descendierte oder nach abgeschlossenem Descensus sich nicht regelrecht entfaltete.

Auf die Möglichkeit einer Schadenseinwirkung könnten die Befunde von BLIZZARD et al. 1960 hinweisen. Sie untersuchten das Serum von 67 Müttern hypo- und athyreotischer Kinder und fanden in 11 Fällen gegen Schilddrüsengewebe gerichtete *Antikörper*, während in Kontrollfällen solche komplementbindende, agglutinierende und mittels Fluorescenztechnik nachweisbare Antikörper nur vereinzelt gefunden wurden. Bei zwei Müttern enthielt das Serum einen für Schilddrüsengewebe cytotoxischen Faktor, wie die Zugabe zu Gewebekulturen zeigte.

Diese Befunde könnten dafür sprechen, daß in der Genese der fetalen Hypo- und Athyreose eine mütterliche *Autoimmunisierung* gelegentlich eine Rolle spielt. Allerdings konnte dieser Mechanismus im Tierversuch niemals reproduziert werden. Gegen eine solche ursächliche Beziehung spricht auch die Tatsache, daß Mütter mit manifester Autoimmunisierung bei lymphocytärer Thyreoiditis im allgemeinen schilddrüsengesunde Kinder zur Welt bringen, obwohl sich sowohl im mütterlichen wie im kindlichen Blut hohe Antikörpertiter finden.

Drei Tatsachen weisen darauf hin, daß es sich bei den Hypo- und Athyreosen nicht um ein reines Zufallsgeschehen handelt, sondern daß *disponierende Faktoren* eine Rolle spielen.

1. Das *Geschlechtsverhältnis* der erkrankten Kinder beträgt in allen größeren Untersuchungsreihen rund 3 Mädchen auf einen erkrankten Knaben. Das Verhältnis ist in der gleichen Weise verschoben wie bei dem im höheren Lebensalter erworbenen Myxödem. Im Gegensatz dazu ist bei den erblichen Synthesestörungen der Schilddrüsenhormon-Produktion das Geschlechtsverhältnis ausgeglichen.

2. In der Verwandtschaft von hypo- und athyreotischen Kindern finden sich häufiger Schilddrüsenstörungen als in der Verwandtschaft von Kontrollpersonen. CHILDS wies in 24% schilddrüsenkranke Verwandte bei hypothyreotischen Probanden nach, bei Kontrollpersonen nur in 9%. Im Hamburger Beobachtungsgut betrug die *familiäre Belastung mit Schilddrüsenerkrankungen* 47% gegenüber 20% bei schilddrüsengesunden Vergleichskindern (v. HARNACK, 1957). Unter den Krankheiten waren euthyreote Strumen und Hyperthyreosen am häufigsten.

3. Schließlich wurde von SHEPARD u. GARTLER auf die eigenartige Tatsache hingewiesen, daß bei Patienten mit Athyreose der Prozentsatz derjenigen Menschen, welche nicht in der Lage sind, *Phenylthiocarbamid zu schmecken*, wesentlich größer ist als in der Durchschnittsbevölkerung und bei Patienten mit Störungen der Schilddrüsenhormon-Synthese. In der Zusammenstellung von FRAZER betrug der Prozentsatz der „Nicht-Schmecker"

bei Athyreotikern 75%, bei ihren Eltern 50% und bei Normalpersonen 29,4%. Wegen der chemischen Verwandtschaft des Phenylthioharnstoffs mit kropferzeugenden Substanzen (s. S. 252) wird die ursächliche Bedeutung von Kropfnoxen auch bei der sporadischen Athyreose diskutiert. Solche weitverbreiteten Noxen könnten bei Disponierten die Schilddrüse schädigen, während sie bei Gesunden unterschwellig bleiben.

Nach diesen Befunden wird man eine erbliche Disposition zur Hypo- bzw. Athyreoseentstehung annehmen müssen — ganz gleich, ob man einen embryonalen Entwicklungsdefekt postuliert oder einen progredienten Schilddrüsenuntergang während der Fetalzeit. Die erbliche Disposition folgt jedoch keiner einfachen Mendel-Regel.

Descendiert die Schilddrüse nicht oder nur unvollständig, liegt eine *Ektopie* vor. Solche Schilddrüsen finden sich am häufigsten am Zungengrund im Bereich des Foramen caecum. Sie können aber auch sublingual oder in der Mittellinie zwischen Zunge und Mediastinum entlang des Verlaufs des Ductus thyreoglossus, gelegentlich sogar intratracheal liegen. Meist sind sie hypoplastisch und können daher den Bedarf an Schilddrüsenhormon nicht decken. Da sie unter starker thyreotroper Stimulation stehen, vergrößern sie sich später oft und führen dann zu einem Schluck- oder Atemhindernis, das operativ entfernt werden muß. Gelegentlich wurde eine Autotransplantation der ektopen Schilddrüse versucht, entweder als freie Transplantation (JONES) oder unter Erhaltung der Gefäßversorgung ins submentale Gewebe (NEIMANN et al.). Von anderen Autoren wird die Entfernung der Zungenstruma wegen der Gefahr der malignen Entartung gefordert. Eine Dauersubstitution mit Schilddrüsenhormon ist ohnehin immer erforderlich.

Klinik

Symptomatologie. Das klinische Bild der Schilddrüsenunterfunktion ist allein von der *Menge* des (noch) zur Verfügung stehenden Schilddrüsenhormons abhängig und nicht von der *Art* der Störung. Eine Ausnahme macht nur die Kropfbildung bei den erblichen Synthesestörungen des Schilddrüsenhormons. Eine zusammenfassende Darstellung des Erscheinungsbildes ist daher gerechtfertigt.

Die angeborene Hypothyreose ist nur selten gleich bei der *Geburt* erkennbar. Meist entwickeln sich die Ausfallserscheinungen erst im Laufe einiger Wochen und Monate, bei der Athyreose früher als bei den verschiedenen Hypothyreoseformen.

Erste Hinweissymptome. In der Anamnese von hypothyreotischen Kindern fehlt niemals die Angabe, daß die Nahrungsaufnahme schon bald nach der Geburt Schwierigkeiten bereitet habe. Eine zunehmende *Trinkfaulheit* habe sich entwickelt, trotzdem aber habe das Kind niemals mager ausgesehen. Da Trinkschwierigkeiten ein sehr vieldeutiges Symptom sind, führen sie *allein* diagnostisch kaum jemals auf die richtige Fährte, sondern erst in Kombination mit anderen Krankheitserscheinungen. Zu diesen gehört die *allgemeine Trägheit und Schläfrigkeit* des jungen Säuglings. Zunächst sind die Eltern erfreut, daß die Nachtruhe von Anfang an gesichert ist, dann jedoch bereitet die Tatsache Sorgen, daß das Kind auch am Tage fast immer schläft. Ist es wach, so dämmert es friedlich vor sich hin, nur wenige Säuglinge zeichnen sich durch eine unzufrieden-gereizte Stimmung und häufiges Schreien aus.

Bei einem Teil der hypothyreotischen Säuglinge besteht ein *Icterus prolongatus*, der nicht auf eine Blutgruppeninkompatibilität zurückgeführt werden kann (AKERRÉN). Offenbar spielt die funktionelle Unreife der Leber und insbesondere die mangelhafte Fähigkeit zur enzymatischen Glucuronidkoppelung des Bilirubins die entscheidende Rolle. Im Blut ist das indirekte Bilirubin vermehrt, der Stuhl ist normal gefärbt, im Urin ist Bilirubin nicht nachweisbar. Unbehandelt kann die Hyperbilirubinämie mehrere Monate bestehenbleiben, nach dem Einsetzen der Substitutionstherapie sinkt der Bilirubinspiegel sofort zur Norm ab. Der Verdacht auf eine thyreogen-bedingte Hyperbilirubinämie muß bei längerer Ikterusdauer vor allem dann aufkommen, wenn das Geburtsgewicht der Kinder überdurchschnittlich war. Ein Teil der hypothyreotischen Kinder hat trotz normaler Dauer der Tragzeit ein *überhöhtes Geburtsgewicht*.

Tritt als weiteres Symptom eine chronische *Verstopfung* hinzu, so wird diese ursächlich zunächst auf die Verminderung der Nahrungszufuhr bezogen. Der größer werdende, sehr schlaffe Bauch, die Nabelhernie und die Nutzlosigkeit aller therapeutischen Bemühungen sollten nun aber zur Krankheitserkennung führen, zumal zu dieser Zeit der Gesichtsausdruck die pathognomonischen Züge anzunehmen beginnt. Ganz im Vordergrund können *Atemschwirigkeiten* stehen: Da die Nasenschleimhaut geschwollen ist, wird der Mund ständig leicht geöffnet, und das Kind ist anfällig für Infekte der oberen Luftwege.

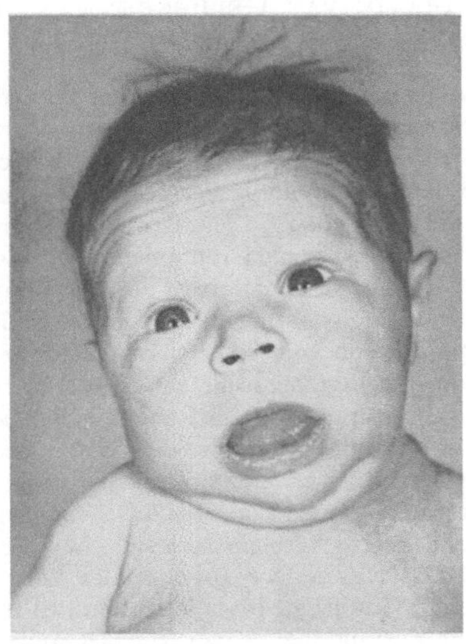

Abb. 105. Margot H. Im Alter von 2 Monaten ausgeprägte Zeichen einer Hypothyreose. Die distale Femurepiphyse ist noch unverkalkt. Nur geringfügige Radiojodaufnahme der Schilddrüse

Ist nun auch die *Haut* des Kindes marmoriert, fühlt sie sich kühl an, lernt das Kind nicht zu lächeln, bleibt es im *Wachstum zurück* — dann ist das Vollbild erreicht, und es ist höchste Zeit, mit der Behandlung zu beginnen. Es ist immer wieder erstaunlich, wie lange Eltern, aber auch hinzugezogene Ärzte, das Krankheitsbild verkennen können. Teilerscheinungen werden überbewertet (und therapeutisch angegangen), der charakteristische Gesamteindruck aber wird nicht wahrgenommen oder wird fehlgedeutet. Wertvolle Zeit geht für die Behandlung unwiderruflich verloren.

Das Vollbild der Erkrankung. Bekommt man ein athyreotisches Kind im Alter von 4—6 Monaten oder ein hypothyreotisches im Alter von etwa 12 Monaten zu Gesicht, so fällt auf den ersten Blick der *stumpfe Gesichtsausdruck* auf (Abb. 105). Der Mund ist groß und breit, die unförmige Zunge quillt hervor, da sie in der Mundhöhle nicht genügend Platz hat. Die Lidspalten sind eng, die Augenlider leicht geschwollen. Die Nase setzt breit und flach an, die Nasenlöcher sind nach vorn gerichtet. Der Augenabstand ist weit, die Stirn gerunzelt. Alle *Reaktionen des Kindes* laufen zeitlupenartig träge ab. Wird es bei der Untersuchung ausgezogen, so verzieht es erst nach einer ganzen Weile den Mund, und es dauert wiederum

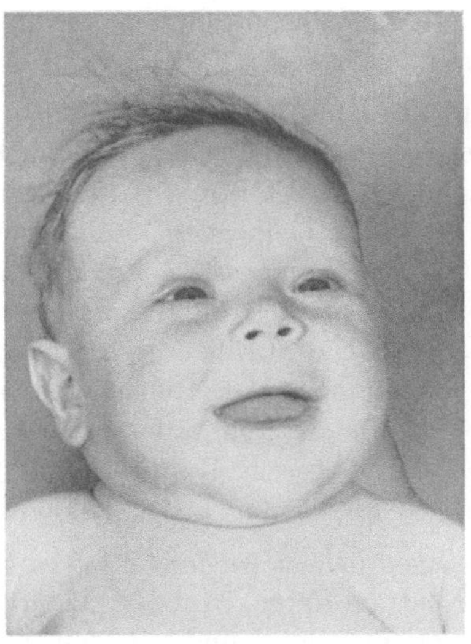

Abb. 106. Margot H. Im Alter von 4 Monaten Hypothyreosezeichen bereits geschwunden. Weiter erfreuliche Entwicklung. Mit 10 Jahren altersgemäße Skeletentwicklung, in Körpergröße und Gewicht entspricht das Kind einem $11^1/_2$jährigen Mädchen. Besucht die Volksschule

einige Zeit, bis kläglich-heiseres Schreien das Mißbehagen anzeigt. Zum Lächeln kann man das Kind kaum bringen.

Der *Kopf* erscheint groß im Vergleich zum Rumpf, die Fontanelle ist weit offen, die Schädelnähte klaffen, die Sagittalnaht reicht weit in die Stirn. Der *Hals* ist kurz und dick, der Kopf scheint dem Rumpf direkt aufzusitzen. Beiderseits des Halses erheben sich weiche supraclaviculäre Polster, welche der Kontur des Oberkörpers ein eigenartiges Gepräge geben. Palpatorisch findet sich kein Hinweis für Schilddrüsengewebe, die Trachea erscheint „nackt".

Die *Haut* ist trocken und schuppend, z.T. hyperkeratotisch, das Unterhautgewebe sulzig verdickt; es erscheint weich und schlaff, nicht so straff und prall wie bei gleichschweren adipösen Kindern. Die Hautfarbe wird durch die Anämie, die schlechte Hautdurchblutung und den Carotinikterus bestimmt; die Skleren bleiben weiß. Die *Extremitäten* sind kurz im Vergleich zum Rumpf, die Hände breit und schaufelförmig. Der *schlaffe Muskeltonus* und die hartnäckige Verstopfung führen zum Hängebauch. Auch die Extremitätenmuskeln sind hypoton, und nur selten ist ein *Hypertonus* der Muskulatur zu finden. Mit Debré spricht man von einer pseudohypertrophischen Myopathie; sie gibt dem Kinde einen athletischen Habitus.

Wird das Kind älter, so fällt die stark verzögerte *Dentition* auf. Die durchbrechenden Milchzähne fallen sehr rasch der Caries zum Opfer. Auch die bleibenden Zähne erscheinen verspätet. Das *Kopfhaar* wächst langsam, der Haarwuchs ist spärlich, die Haare sind struppig und glanzlos. Die Stirnhaargrenze reicht weit in die Stirn hinein. Am Rücken und an den Streckseiten der Extremitäten entwickelt sich dagegen bei längerem Bestehen des Leidens eine ausgedehnte lanugoartige Behaarung.

Das eigentliche *Myxödem-Koma* ist im Kindesalter extrem selten, wird aber bei unbehandelten Patienten im 2. und 3. Lebensjahrzehnt gelegentlich beobachtet. Auslösend kann kaltes Wetter sein: Es kommt zur Senkung der Körpertemperatur unter einen kritischen Punkt, der Patient wird somnolent, dann komatös. Die Patienten sind im Schock, der Blutdruck sinkt, es bestehen eine Hypoglykämie und eine Kohlensäureüberladung. Sinkt die Temperatur unter 30°, ist die Therapie machtlos. Sie besteht in der Zufuhr von Glucoselösung und großen Dosen Trijodthyronin. Nebennierenrindenhormone können zusätzlich gegeben werden. Die lebensrettende Gabe des schnellwirkenden Schilddrüsenhormons ist offenbar nur bei bestehender Angina pectoris gefahrvoll (Forester).

Immer mehr tritt im Krankheitsverlauf als führendes Symptom der *Kleinwuchs* in den Vordergrund. Da die Gesichtszüge kindlich wirken und auch die *kleinkindlichen Körperproportionen* beibehalten werden, wirkt das Kind bis zu einem gewissen Grade harmonisch retardiert. Erst wenn man das wahre Lebensalter kennt, kann man den Entwicklungsrückstand voll ermessen. Der Körperbau ist plump und gedrungen, die Arme und Beine wirken auffällig kurz für das Alter. Auch die *statische Entwicklung* verläuft stark retardiert: Zum Kopfheben, Kriechen, Sitzen, Stehen und freien Laufen kommt es wesentlich später als bei gesunden Kindern.

Die *Pubertät* tritt ohne Behandlung beim Athyreotiker nicht, beim Hypothyreotiker stark verzögert ein. Vereinzelt wurden jedoch Fälle beschrieben, bei denen es im unbehandelten Zustand zu einer *Pubertas praecox* kam (Bergstrand; van Gelderen; van Wyk u. Grumbach).

Im Alter von 5—12 Jahren beginnen die Mädchen zu menstruieren. In einem Falle kam es auch zu einer Galaktorrhoe. Die Schambehaarung fehlte noch, doch war die Brustentwicklung fortgeschritten, und der Uterus hatte in allen Fällen Erwachsenengröße erreicht. Die Sella erschien röntgenologisch stets vergrößert. Offenbar beantwortet die Hypophyse die Insuffizienz der von ihr abhängigen Schilddrüsenhormonproduktion mit einer verstärkten Sekretion nicht nur des thyreotropen, sondern auch anderer glandotroper Hormone: Dem Rückkoppelungsmechanismus fehlt in diesen seltenen Fällen die Spezifität. Nach Einsetzen der Substitutionsbehandlung mit Schilddrüsenhormonen sistierten die Blutungen rasch. Brüste und Uterus verkleinerten sich, und die Regelblutungen setzten später zu normaler Zeit ein. — Auch beim männlichen Geschlecht kann es im unbehandelten Zustand bei verzögerter Gesamtentwicklung zu einem unverhältnismäßig starken Wachstum von Penis und Testes kommen, die Schambehaarung fehlt jedoch. Nach Einsetzen der Substitutionsbehandlung verkleinert sich das Genitale, und die Schambehaarung erscheint (Hubble).

Skeletsystem. Die Knochen reifen beim hypothyreotischen Kinde außerordentlich langsam. Die *Verzögerung* beginnt schon *intrauterin.* Beim athyreotischen Säugling fehlt die Ossifikation derjenigen Epiphysenkerne, welche beim gesunden Neugeborenen im allgemeinen röntgenologisch sichtbar sind (distale Femur- und proximale Tibiaepiphyse). Je später die Behandlung einsetzt, desto größer wird die Diskrepanz zwischen chronologischem und Skeletalter. Ihren rechnerischen Ausdruck findet die Entwicklungsverzögerung im Vergleich mit Entwicklungsskalen, z.B. derjenigen von Greulich u. Pyle. Bei erworbener Hypothyreose gelingt es, den *Erkrankungsbeginn* mit dieser Methode ungefähr *zu datieren.*

Die präparatorischen Verkalkungszonen an den Metaphysen sind meist recht kalkdicht und scharf begrenzt. Wächst der Röhrenknochen unter der Ersatztherapie, so bleibt diese kalkdichte Platte noch längere Zeit als „Wachstumslinie“ im Röntgenbild sichtbar. In runden Knochen sind entsprechende Doppel-

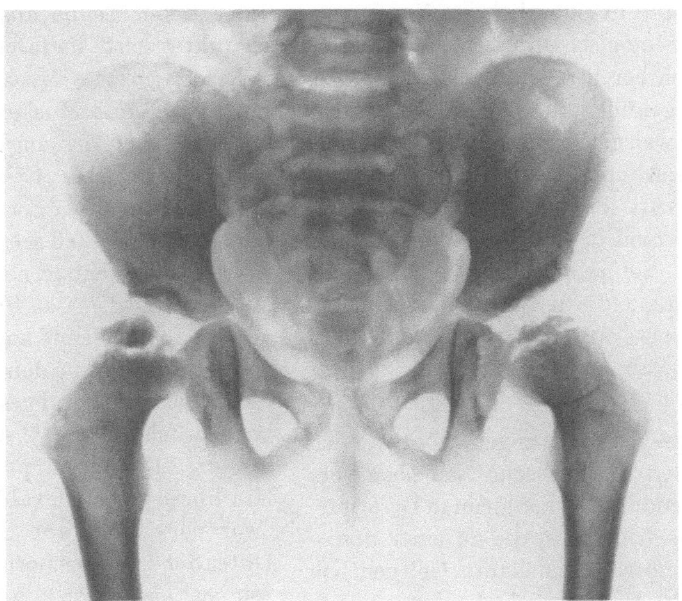

Abb. 107. Edith G. Sekundäre Hypothyreose bei hypophysärem Zwergwuchs. Im Alter von 9 Jahren vor Behandlungsbeginn: Epiphysendysgenesie beider Femurköpfe mit seitlicher Dislokation

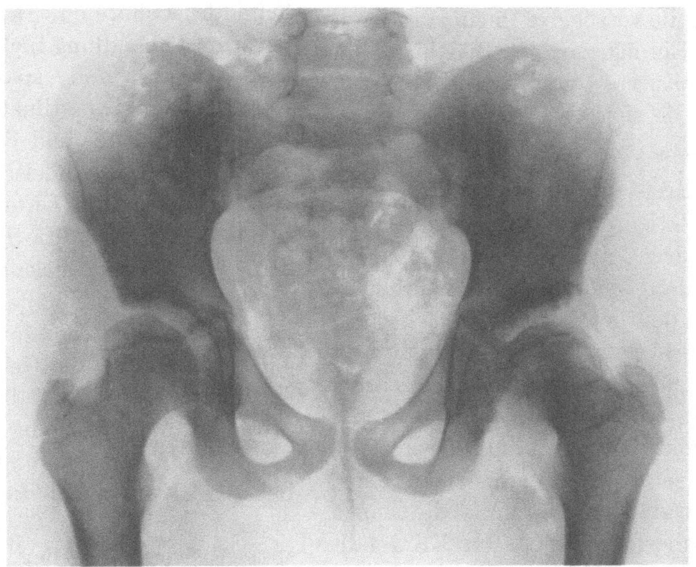

Abb. 108. Edith G. Gleichmäßige Verkalkung und scharfe Begrenzung der Femurköpfe im Alter von $11^1/_2$ Jahren

konturen von Kreisform zu sehen. Sehr bezeichnend für alle Formen der Hypothyreose ist die *Epiphysendysgenesie*.

Die präparatorische Umwandlung der Knorpelzellen im Epiphysengebiet schreitet zwar fort, doch bleibt die provisorische Kalkeinlagerung und erst recht die endgültige Verknöcherung lange Zeit aus. Die Verkalkung setzt multizentrisch ein. Steht die Epiphyse unter einem stärkeren mechanischen Druck, so kann es zur Kompression kommen.

Eine Epiphysendysgenesie ist am häufigsten an den *Femurköpfen* nachweisbar. Der Schenkelhals ist gewöhnlich breit und kurz, die metaphysäre Begrenzung wellig. Der Kopfkern scheint aus einer Schar von Kalkspritzern zu bestehen. Unter dem Druck des auf diesem Gelenk lastenden Gewichts kann es zu einer *Abflachung des Kopfes* kommen, schließlich zu einer Lateralisation (Abb. 107 und 108). Diese kann im allgemeinen vom eigentlichen „Epiphysengleiten" röntgenologisch unterschieden werden. Schwierigkeiten bereitet gelegentlich die Differenzierung gegenüber der Perthesschen Erkrankung, bei welcher der ursprünglich normal angelegte Femurkopf osteochondrotisch wird. Allerdings betrifft diese Krankheit meist nur eine Seite, während die „Kretinenhüfte" beidseitig besteht. Sie ist meist von Schmerzen begleitet, während die hypothyreotische Epiphysendysgenesie schmerzlos verläuft. In beiden Fällen kann eine Coxa vara zurückbleiben.

Gleichartige Veränderungen können sich auch an anderen Skeletabschnitten abspielen. Sehr bezeichnend ist die keilförmige Deformierung des *2. Lendenwirbels,* die zu einer dorsolumbalen Kyphose führen kann. Gelegentlich sind auch der 12. Brustwirbel oder der 1. und 3. Lendenwirbel betroffen bzw. mitbetroffen (Swoboda). An den Schädelknochen fallen die weiten Schädelnähte, die lange Zeit offene Fontanelle und die verzögerte Pneumatisierung der Basis auf. Ein eigenartiges Bild bietet die seltene generalisierte marmorknochenartige Osteosklerose, die sich unter der Behandlung zurückbildet (H. J. Andersen).

Herz und Kreislauf. Der *Puls* des hypothyreotischen Patienten ist meist langsam, der Blutdruck niedrig, die Blutdruckamplitude klein. Bei Kindern sind diese Veränderungen jedoch nicht so deutlich wie bei Erwachsenen. Über dem *Herzen* ist gelegentlich ein Systolicum zu hören mit Punctum maximum über dem zweiten Intercostalraum links. Ist dann im Röntgenbild auch ein großes (und schlaffes) Herz zu sehen, so liegt der Verdacht auf einen angeborenen Herzfehler nahe, zumal die Lippen leicht cyanotisch sein können. Im EKG fällt die Niederspannung auf, die nicht durch den erhöhten Hautwiderstand zu erklären ist, da sie auch bei Verwendung von Nadelelektroden nachweisbar bleibt. Nach Einsetzen der Schilddrüsenbehandlung schwindet das Herzgeräusch meist, die Ausschläge im EKG werden höher, und auch die gelegentliche Verbreiterung des QRS-Komplexes bildet sich zurück (Bernheim et al.).

Neurologische Befunde. Die myxödematösen Muskelveränderungen verursachen die *Verlangsamung des Reflexablaufes* bei der Hypothyreose. Der sog. Myxödemreflex kann an jeder tiefen Sehne ausgelöst werden und ist charakterisiert dadurch, daß auf eine annähernd normale Muskelkontraktion eine abnorm langsame Muskelerschlaffung folgt. Bei elektronischer Messung ließ sich ermitteln, daß das Intervall bei Gesunden nie größer als 0,46 sec war, während es bei Myxödempatienten 0,46—0,8 sec betrug. Auch bei hypothyreotischen Kindern fällt es pathologisch aus (Bowers et al.). Das Phänomen ist am besten an der Achillessehne auszulösen. Die Leitungsgeschwindigkeit in den peripheren Nerven ist nicht merklich herabgesetzt, die neurale Phase beansprucht nur 0,02 sec. Die Reflexverlangsamung ist daher hauptsächlich auf die muskuläre Phase des Reflexablaufes zu beziehen, und zwar vor allem auf die Muskel*entspannung.* Unter der Therapie normalisiert sich die Reflexzeit eher als andere klinische Zeichen der Hypothyreose.

Neurologische Ausfallserscheinungen sind besonders häufig bei vollständigem Mangel an Schilddrüsenhormon. Sie sind durch die Substitutionsbehandlung nicht ausgleichbar. Wilkins (1962) fand spastische Lähmungen, Krampfleiden, Koordinationsstörungen, grobschlägigen Tremor und Reflexsteigerungen bei 18% der frühbehandelten Kinder mit angeborener Athyreose. Unter den athyreotischen Kindern, bei denen die Behandlung erst nach dem 1. Lebensjahr einsetzte, fanden sich diese Zeichen in 37% der Fälle. Das Ende des Fetallebens und die ersten Monate des Extrauterinlebens sind für die Gehirnentwicklung eine kritische Phase. Steht in dieser Zeit Schilddrüsenhormon nicht oder in zu geringer Menge zur Verfügung, so kommt es zu irreparablen Schäden. Zwar kann die mütterliche Schilddrüsenproduktion den Feten vor den schlimmsten Auswirkungen der Athyreose bewahren, doch reicht die Menge des placentar übergetretenen Schilddrüsenhormons nicht zum vollen Ersatz aus, wie das erhöhte Geburtsgewicht und die verzögerte Skeletentwicklung der athyreotischen Neugeborenen anzeigen.

Die Folgen der Hirnschädigung zeigen sich auch *im Elektroencephalogramm,* das durch Amplitudenverminderung und Frequenzverlangsamung gekennzeichnet ist (d'Avignon u. Melin; Mai u. Schaper). Die niedrige Spannungskonzentration normalisiert sich zwar nach Therapiebeginn in kurzer Zeit, doch die verlangsamte Grundaktivität kann über Jahre bestehen bleiben. Daneben finden sich diffuse Dysrhythmien mit paroxysmalen Gruppen steiler Wellen, die manchmal unter der Behandlung an Deutlichkeit zunehmen (HORSTMANN u. MARTINIUS). Insbesondere bei Bestehen eines unkorrigierbaren Intelligenzmangels sind pathologische Hirnstrombilder — im Verein mit z.T. diskreten neurologischen Ausfallserscheinungen — häufig.

Psychische Befunde. Im unbehandelten Zustand bieten die Kinder mit Schilddrüsenunterfunktion ein recht gleichartiges psychopathologisches Erscheinungsbild, das allerdings im Einzelfall durch eine Reihe unterschiedlicher Symptome variiert wird. Im Vordergrund steht die *Antriebsstörung*. Die Kinder sind stumpf, teilnahmslos, ohne Interesse für ihre Umgebung. Schon im Säuglingsalter fallen sie wegen ihrer durch nichts zu erschütternden Ruhe auf. Später sind sie die „bravsten" Kinder, die man sich denken kann. Eine Mutter konnte bei ihren Einkäufen im Warenhaus ihr 4jähriges Kind neben dem Pförtner auf einen Stuhl setzen und sicher sein, es nach 1 Std unverändert dort wieder vorzufinden.

Hervorstechend bei allen Kindern — bis auf diejenigen, welche auf sehr niedriger Intelligenzstufe stehen — ist ihre *Gutmütigkeit* und ihr Gemütsreichtum. Sie sind anhänglich, zärtlichkeitsbedürftig und meistens heiterer Grundstimmung, die hochgradig Schwachsinnigen allerdings stumpf-indolent oder morosreizbar. Im Verein mit der motorischen Ungeschicklichkeit und der allgemeinen Verlangsamung bietet sich ein charakteristischer Eindruck dar, der fast uniform wirkt. *Störungen der Sprache* sind ungemein häufig. Eine verzögerte Sprachentwicklung wird fast immer gefunden, im späteren Alter und auch nach längerer substituierender Behandlung bestehen in vielen Fällen noch Störungen im Sinne von Agrammatismus, Stammeln und Stottern.

Die babyhafte Sprache und die übrigen kleinkindhaften Züge, verbunden mit dem herabgesetzten, doch meist stetigen Antrieb, dem geistigen und körperlichen Entwicklungsrückstand und der Gemüthaftigkeit der Kinder läßt ihren Gesamtzustand trotz seiner Abnormität in sich geschlossen und harmonisch erscheinen (v. HARNACK u. WALLIS).

Alle Grade der *Intelligenzminderung* werden bei hypothyreotischen Kindern angetroffen. Einige Wochen nach Therapiebeginn ist man häufig erstaunt, welche überraschenden geistigen Fortschritte ein bis dahin stumpfes, indolentes Kind macht. Der völlige Antriebsmangel ließ im unbehandelten Zustand die vorhandene intellektuelle Kapazität nicht erkennen. Der endgültige Behandlungserfolg in intellektueller Hinsicht ist 1—2 Jahre nach Einsetzen der Substitutionsbehandlung mit ziemlicher Sicherheit vorauszusehen. Prognostisch ungünstig ist vor allem die ziellose Unruhe eines Kindes ohne gleichzeitigen Funktionsgewinn.

Kinder mit Athyreose sind nur selten für den Volksschulbesuch geeignet, meist können sie in einer *Hilfs- oder Sonderschule* besser gefördert werden. Hypothyreotische Kinder sind gleich häufig in Hilfs- und Volksschulen anzutreffen, während bei sekundärer Hypothyreose und Schilddrüsenhormon-Synthesestörungen der Besuch einer Mittel- oder Oberschule keine Seltenheit ist.

Besondere Probleme ergeben sich, wenn die Frage der *Berufswahl* entschieden werden muß. Die berufliche Einordnung ist bei debilen Kindern schwieriger, als es das Ausmaß der Intelligenzminderung erwarten läßt. Das Fehlen jeder eigenen Lebensplanung, die Neigung zur Bequemlichkeit, verbunden mit der Scheu vor geregelter Arbeit, und die unernste Lebenshaltung stehen einer Berufsausbildung im Wege. In leichten Fällen empfiehlt sich nach Schulabschluß die Aufnahme in ein Berufsertüchtigungsheim und dergleichen.

Laboratoriumsdaten. Die universale Bedeutung des Schilddrüsenhormons für den ganzen Organismus macht verständlich, daß eine Hypothyreose zu zahlreichen biochemischen Veränderungen führen muß. Ein Teil von ihnen ist von diagnostischem Wert (s. S. 238).

Die herabgesetzte Osteoblastentätigkeit erklärt die verminderte Aktivität der alkalischen *Serum-Phosphatase*, die sich nach Einsetzen der Behandlung normalisiert. Im Serum ist der *Cholesterinspiegel* erhöht, obwohl die Syntheserate vermindert ist; noch stärker aber ist die Cholesterinausscheidung mit der Galle gedrosselt, so daß eine Cholesterinanstauung resultiert. Auch die *Gesamtlipide* im Serum sind erhöht. Die *Karotinoide* stauen sich im Serum, weil die Synthese zu Vitamin A beeinträchtigt ist.

Der Anteil der *Kreatinausscheidung* im Urin an der Kreatin-Kreatinin-Gesamtausscheidung macht beim gesunden Kinde 10—30% aus. Während dieser Anteil bei der Hyperthyreose erhöht ist, ist bei der Hypothyreose die Resynthese von Kreatin und Phosphat im Muskel so vollständig, daß der Kreatinanteil an der Gesamtausscheidung im Urin auf Werte unter 10% absinkt.

Das Knochenmark ist zellarm, hypoplastisch. Es besteht eine normochrome (seltener hypo- oder hyperchrome) *Anämie*, der Serum-Eisenspiegel kann erhöht sein infolge der mangelnden Eisenverwertung für die Hämoglobinsynthese. Im *weißen Blutbild* findet sich meist eine Lymphocytose. Die basophilen Zellen sind bei Hypothyreose vermehrt (bei Hyperthyreose vermindert). Der Nachweis ist nicht im Blutausstrich, sondern nur mit Hilfe der Zählkammermethode zu führen. In der Elektrophorese ist eine Erhöhung des α_2- und β-Globulins zu finden, die Blutkörperchensenkung ist beschleunigt.

Erworbene Hypothyreose

Eine erworbene Hypothyreose ist zu diagnostizieren, wenn die Symptome der Schilddrüsenunterfunktion erst nach einem längeren *Intervall* ungestörter Gesundheit auftreten. Da auch bei angeborener Hypothyreose die Krankheitserscheinungen schleichend beginnen, kann die sichere Abgrenzung beider Erscheinungsformen schwierig sein. Häufig ist die Betrachtung früherer Photographien des Kindes eine große Hilfe, denn man erkennt dann rückblickend doch schon leichte Hinweise auf die sich anbahnende Unterfunktion. Da die Veränderungen nach und nach einsetzten, blieben sie der Umgebung verborgen. Entscheidend für die Differenzierung kann die Bestimmung des *Skeletalters* sein.

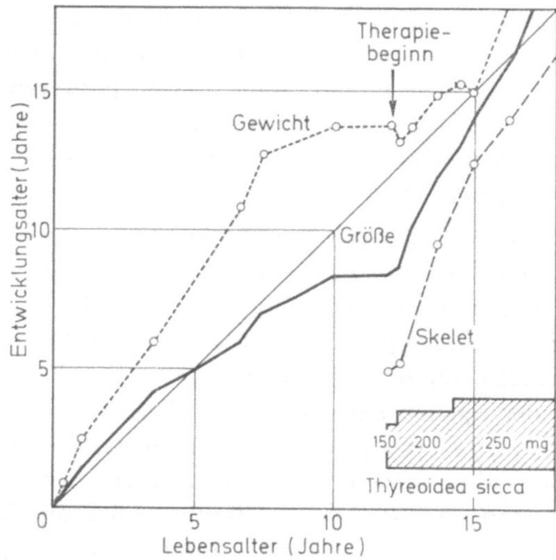

Abb. 109. Horst-Rainer T. Erworbene Hypothyreose. Unter Behandlung mit Thyreoidea sicca Normalisierung von Skelet-, Größen- und Gewichtsentwicklung. Normale Intelligenz

In Abb. 109 ist das Entwicklungsdiagramm eines Jungen wiedergegeben; das Tempo des Größenwachstums begann im 5. Lebensjahr nachzulassen, während das Gewicht stark zunahm. Mit 10 Jahren kam es zum vollständigen Wachstumsstillstand. Beim Behandlungsbeginn mit 12 Jahren betrug das Skeletalter 5 Jahre — ein Hinweis auf den Zeitpunkt des Krankheitsbeginns. Der Junge glich im weiteren Verlauf den somatischen und intellektuellen Rückstand vollständig aus.

Die *Ursache* der erworbenen Hypothyreose im Kindesalter ist ebensowenig bekannt wie diejenige des erworbenen Myxödems der späteren Lebensjahrzehnte. Chronisch entzündliche und degenerative Prozesse werden diskutiert. Besteht ein Struma, so kann an Autoimmunisierungsvorgänge gedacht werden, welche zur Destruktion funktionstüchtigen Schilddrüsengewebes führen (s. S. 256). Eindeutig ist der ätiologische Zusammenhang bei Strumektomien; rätselhaft kann zunächst das Geschehen nach operativer Entfernung eines Zungengrundtumors sein. Solche Tumoren können sich vom Ductus thyreoglossus herleiten und zu einer Behinderung der Atmung führen. Werden sie entfernt, zeigt sich möglicherweise durch die folgenden Ausfallerscheinungen, daß in ihnen das einzige funktionstüchtige Schilddrüsengewebe des Organismus enthalten war. Szintigraphisch läßt sich an typischer Stelle kein Schilddrüsengewebe nachweisen, es handelte sich um eine *Zungengrundschilddrüse* (NEIMANN et al., 1961 a).

Erworbene sekundäre Hypothyreosen infolge mangelnder thyreotroper Stimulation können die Folge destruierender Prozesse im Hirnstamm oder Hypophyse sein. Insbesondere die langsam wachsenden Craniopharyngeome führen zu dieser Ausfallserscheinung, meist in Kombination mit anderen Defekten.

In jedem Falle sind die *Symptome* der erworbenen Hypothyreose *diskret:* Eine zunehmende Kälteempfindlichkeit, eine unverhältnismäßige Gewichtszunahme bei mäßiger Nahrungsaufnahme, ein Trockenwerden der Haut, eine bisher nie zu verzeichnende Stuhlverstopfung, eine allgemeine Lustlosigkeit und Lethargie können die wenig spezifischen Zeichen einer absinkenden Schilddrüsenfunktion sein.

Angeborene hypophysär bedingte Hypothyreose

Die angeborene sekundäre Hypothyreose ist meist eine Teilerscheinung des hypophysären Minderwuchses (v. HARNACK u. BIERICH; SWOBODA u. ZWEYMÜLLER). Dieser stellt kein einheitliches Syndrom dar: Aktivitätsminderungen der verschiedenen Hypophysenvorderlappenhormone können in unterschiedlicher Kombination und wechselndem Ausmaß am Krankheitsbild beteiligt sein. Auf den Ausfall des Wachstumshormons weist unter anderem das pathologische Ergebnis der Insulinbelastung hin, auf die verminderte gonadotrope Stimulation, die verspätet einsetzende Pubertät, auf die verminderte adrenocorticotrope Aktivität, unter anderem die Reduktion der Corticoidausscheidung. Auf die Verminderung der thyreotropen Stimulation kann eine hypothyreotische Epiphysendysgenesie hinweisen; charakteristisch ist, daß das Skeletalter gelegentlich noch stärker retardiert ist als das Längenalter. Bewiesen wird der TSH-Mangel durch die *Radiojoduntersuchung:* Der Geschwindigkeitsindex der Schilddrüse ist verkleinert, die Radiojodaufnahme ist reduziert, läßt sich aber nach Anwendung von thyreotropem Hormon weitgehend normalisieren.

Technik. 2 und 24 Std nach einer ersten Radiojodgabe wird die Schilddrüsenaktivität gemessen. Anschließend wird an 3 Tagen thyreotropes Hormon s.c. zugeführt. Die tägliche Dosis beträgt bei Erwachsenen 50 USP-Einheiten TSH, die Kinderdosis kann sich nach der Körperoberfläche richten. Am 4. Tag wird die noch vorhandene Aktivität gemessen und eine zweite Radiojoddosis zugeführt zur Messung der 2- und 24-Std-Radiojodaufnahme der Schilddrüse. Bei primärer Hypothyreose läßt sich die unzureichende Radiojodaufnahme durch TSH nicht steigern, bei sekundärer, HVL-bedingter Hypothyreose normalisiert sich der ursprünglich erniedrigte Wert nach TSH-Gabe. Diese Testanordnung kann auch benutzt werden, um die aktivitätsmindernde Wirkung einer vorausgehenden Behandlung mit Schilddrüsenhormon aufzuheben. Es gelingt also, die wahre Ursache scheinbar pathologischer Aufnahmewerte aufzudecken.

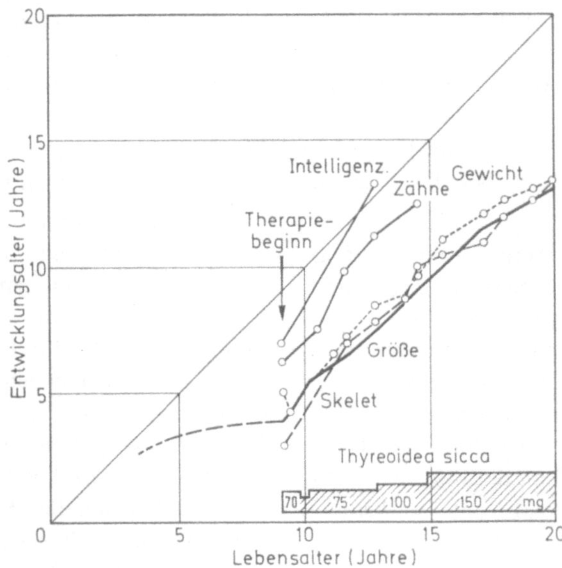

Abb. 110. Edith G. Sekundäre Hypothyreose bei hypophysärem Minderwuchs im Alter von 9 Jahren festgestellt. Radiojodaufnahme der Schilddrüse beweist die Verminderung der thyreotropen Stimulation. Nach 2 und 24 Std 8/16%, nach Gabe von TSH Anstieg auf 33/44%. Promptes Ansprechen auf die Behandlung mit Thyreoidea sicca

Den letzten Beweis für das Vorliegen einer sekundären Hypothyreose liefert die therapeutische Anwendung von *Schilddrüsenhormonen:* Es kommt zu einem steilen Anstieg der vorher flachen Wachstumskurve — ein Effekt, der bei hypophysärem Zwergwuchs ohne TSH-Mangel nicht eintritt (Abb. 110).

Hypothyreose infolge genetisch bedingter Anomalie der Schilddrüsenhormon-Synthese

Die kongenitale Anomalie der Schilddrüsenhormon-Synthese führt nur in etwa einem Viertel der Fälle schon in den ersten Lebensmonaten zu einer *manifesten Hypothyreose*. Da die Störung weniger tiefgreifend ist als diejenige, welche durch völliges Fehlen der Schilddrüse verursacht wird, tritt sie klinisch meist erst gegen Ende des 1. Lebensjahres oder noch später in Erscheinung. Wachstumsverzögerung und Rückstand der intellektuellen Entwicklung sind weniger ausgeprägt, die myxödematösen Veränderungen diskreter. Durch eine regelmäßige Substitutionsbehandlung mit genügend hohen Dosen von Schilddrüsenhormon läßt sich nicht nur der Wachstumsrückstand, sondern häufig auch die psychische Entwicklungsverzögerung ausgleichen — im Gegensatz zur Schilddrüsenhypoplasie, bei der dies nur ausnahmsweise gelingt.

Während bei der Hypothyreose infolge Schilddrüsenaplasie, Dysgenesie oder degenerativer Prozesse die Jodaufnahme der Schilddrüse aufgehoben oder zumindest vermindert ist, findet man bei den kongenitalen Anomalien der Hormonsynthese eine *normale oder erhöhte Radiojodaufnahme* (mit Ausnahme der 1. beschriebenen Störung). Trotzdem ist der Organismus nicht ausreichend mit wirksamen Schilddrüsenhormonen versorgt.

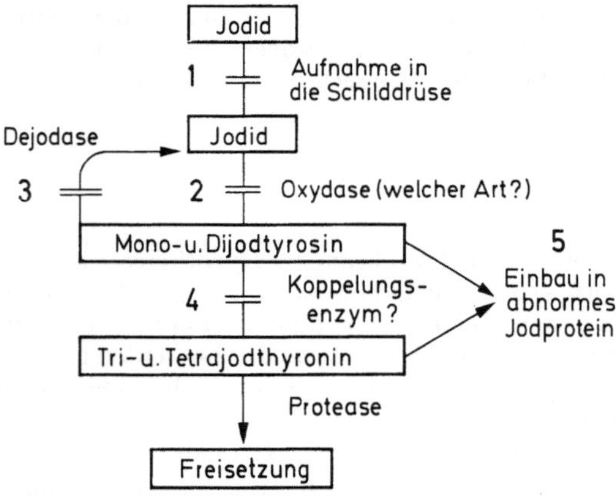

Abb. 111. Der Aufbau der Schilddrüsenhormone und seine Störungen. *1* Fehlen des Jodidkonzentrierungsvermögens, *2* Unfähigkeit, Jodid in organische Bindung zu überführen, *3* Unvermögen, Mono- und Dijodtyrosin zu dejodieren, *4* Unfähigkeit, Jodtyrosine zu Jodthyroninen zu koppeln, *5* Bildung eines atypischen Jodproteins

Obwohl die Störung der Hormonsynthese angeboren ist, entwickelt sich der *Kropf* meist erst im 3.—10. Lebensjahr. Selten einmal ist er angeboren, gelegentlich entwickelt er sich auch erst im 2. Lebensjahrzehnt. Die Struma ist immer bilateral, diffus oder knotig und kann ein beträchtliches Ausmaß erreichen, so daß es zu Kompressionserscheinungen kommt. Die histologische Untersuchung zeigt eine polymorphe Hyperplasie; das Bild ist so verschiedenartig, daß die Abgrenzung gegenüber einer malignen Umwandlung große Schwierigkeiten bereitet: Neben adenomatösen Wucherungen ohne Follikelbildung, atrophischen Zonen, kolloidarmen, inselartig angeordneten Follikeln finden sich fibrotische Veränderungen und gelegentlich lymphocytäre Infiltrationen. Metastasen wurden jedoch nie beobachtet.

Der Kropf entsteht infolge der *gesteigerten thyreotropen Stimulation*, welche auf den Mangel an zirkulierendem wirksamen Schilddrüsenhormon zurückzuführen ist. Diese Deutung erhält ihre Stütze durch die Beobachtung, daß eine Substitutionsbehandlung mit Schilddrüsenhormon zur Verkleinerung der Struma führt, die bei jedem Absetzen der Behandlung sofort wieder anschwillt.

Fünf Formen der Hormon-Synthesestörung können heute mit Sicherheit voneinander abgegrenzt werden (Abb. 111).

1. Fehlen des Jodid-Konzentrierungsvermögens

Die Voraussetzung für den Schilddrüsenhormon-Aufbau ist das Jodidkonzentrierungsvermögen der Schilddrüse. Wenige Autoren haben bisher über Patienten berichtet, bei denen ein kongenitaler Defekt der Fähigkeit zur Jodidkonzentrierung bestand (u.a. Stanbury u. Chapman; Wolff et al.). Eine ^{131}J-Aufnahme war auch nach hohen Gaben thyreotropen Hormons nicht nachweisbar, obwohl ein deutlich sichtbarer Kropf bestand. Jodid gelangt offenbar nur durch einfache Diffusion in die Schilddrüse, die „Jodpumpe“ fehlt. Aus diesem Grunde sollen bei dieser Form der Störung *Jodidgaben* zu einer Verbesserung der Stoffwechsellage und einer Verkleinerung der Struma führen. Bei allen anderen Formen der gestörten Hormonsynthese sind Jodidgaben unwirksam, nur eine Substitution mit Schilddrüsenhormonen führt zur Verkleinerung der Struma und einer Normalisierung der körperlich-seelischen Entwicklung.

2. Unfähigkeit, Jodid in organische Bindung zu überführen

Die Schilddrüse der Patienten, welche an dieser Störung leiden, nimmt das angebotene Jod rasch auf; wird aber 1—4 Std nach der Radiojodgabe 1 g Kaliumthiocyanat, Kaliumjodid oder Kaliumperchlorat gegeben, so *vermindert* sich die über der Schilddrüse gemessene Radioaktivität innerhalb kurzer Zeit ganz wesentlich (um mindestens 30%). Diese Tatsache beweist, daß das aufgenommene ^{131}J nicht in organische Bindung überführt wurde, weil es in dieser Form nicht ausgeschwemmt werden kann. Diese Art der Synthesestörung wurde bei mehr als 16 Patienten nachgewiesen (STANBURY u. HEDGE; HORST u. v. HARNACK; ROCHE et al., 1959a; HADDAD).

Es ist nicht sicher entschieden, ob die Störung auf dem Mangel einer Oxydase (Jodinase) beruht, welche Jodid in elementares Jod überführt, oder ob es sich um eine Störung des Enzymsystems handelt, welches den Jodeinbau ins Tyrosinmolekül bewirkt.

Kropf-Taubheits-Syndrom. Eine Verminderung der Fähigkeit, Jodid in organische Bindung zu überführen, liegt auch bei dem als „*Pendred-Syndrom*" bezeichneten Leiden vor. Allerdings handelt es sich hier nicht um einen vollständigen Defekt, sondern nur um eine Einschränkung der organischen Jodbindung (MORGANS u. TROTTER; FRAZER et al.), nach Kaliumjodid vermindert sich die Radioaktivität der Schilddrüse um 15—80% (Abb. 112). Daher leiden die Patienten häufig nicht an einer manifesten Hypothyreose; durch eine oft extreme Kropfbildung kann quantitativ wettgemacht werden, was qualitativ fehlt. Ob die Insuffizienz der Jodüberführung in organische Bindung bei hypothyreotischen Patienten mit Kropf und Schwerhörigkeit die *einzige* Störung ist, kann noch nicht sicher entschieden werden. Wir konnten zwei Patienten beschreiben, die im Urin abnorme Jodverbindungen ausschieden. Zusätzlich zur Jodeinbaustörung schien eine Abweichung in einem der späteren Syntheseschritte vorzuliegen (v. HARNACK et al., 1961).

Alle bisherigen Berichte und unsere eigenen Beobachtungen stimmen in folgendem überein: Die Patienten haben von Geburt an eine

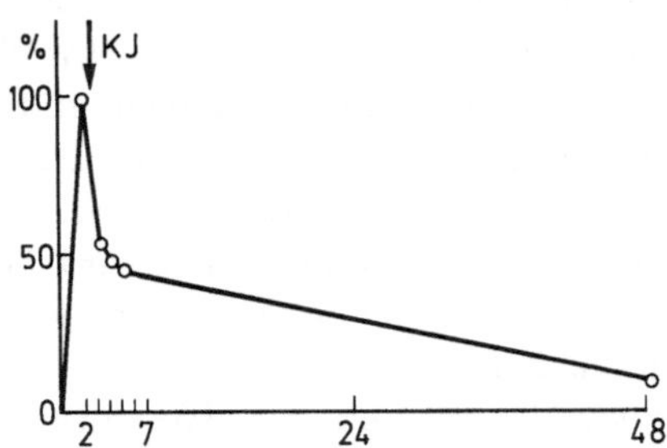

Abb. 112. Monika S. Kropf-Taubheitssyndrom. Unfähigkeit der Schilddrüse, Jodid in organische Bindung zu überführen. Zufuhr von 1 g Kaliumjodid 2 Std nach Radiojodgabe führt zur prompten Ausschüttung von rund 50% des aufgenommenen Radiojods

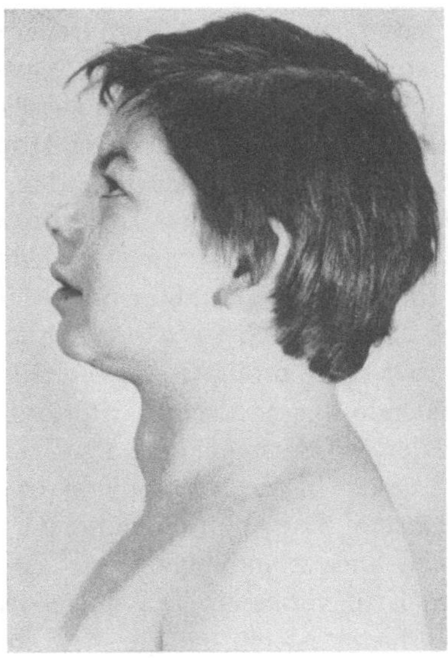

Abb. 113. Monika S. Kropf-Taubheitssyndrom, 14 Jahre alt. Im Alter von 8 Monaten Hypothyreose diagnostiziert. Unzureichend behandelt, jetzt seit 6 Monaten ohne Schilddrüsenhormon-Therapie: Kretinoider Ausdruck, Schilddrüsenvergrößerung. Taubheit des rechten Ohres, Innenohrschwerhörigkeit links

Innenohrschwerhörigkeit unterschiedlichen Grades. Während der ersten beiden Lebensjahrzehnte bildet sich ein *Kropf*, der durch die Gabe von Schilddrüsenhormonen verkleinert werden kann, und der nach partieller Thyreoidektomie zu Rezidiven neigt, wenn nicht substituiert wird. Die Hypothyreose ist kein obligates Symptom. Kropf und Taubheit kommen in den Familien fast immer kombiniert vor. Frauen und Männer sind etwa gleich häufig betroffen; die Patienten gehören (mit wenigen Ausnahmen) nur *einer* Generation an. Eine Patientin mit Kropf-Taubheitssyndrom ist in Abb. 113 dargestellt. Die Innenohrschwerhörigkeit kann *nicht die Folge* des Mangels an Schilddrüsenhormonen sein, da sie meist nachweisbar ist, *bevor* sich die ersten Hypothyreosezeichen entwickelt haben. Auch wird bei angeborener Athyreose eine Taubheit meist vermißt (s. S. 223). Es ist anzunehmen, daß die Jodeinbaustörung und die Hörstörung von demselben Gen abhängen. Familienbeobachtungen sprechen für eine autosomal-recessive Vererbung.

3. Unvermögen, Mono- und Dijodtyrosin zu dejodieren

Patienten mit diesem Syndrom wurden 1953 erstmals von McGirr u. Hutchison und von Horst u. Harnack beschrieben. Die Pathogenese konnte 1955 durch Horst und durch Stanbury et al. geklärt werden. In den folgenden Jahren wurde das Syndrom wiederholt nachgewiesen (Gardner et al., Choufoer et al.). Die Radiojodaufnahme der Schilddrüse ist stark erhöht, nach Gabe von Kaliumjodid erfolgt aber keine prompte Ausschüttung. Das entscheidende diagnostische Kriterium ist der Verlauf der ^{131}J-Ausscheidung im Urin: Mehr als 10 Tage nach einer Radiojodgabe ist der *^{131}J-Gehalt des Urins* stark erhöht, da ständig organische Jodverbindungen den Organismus mit dem Urin verlassen. Die Folge des ständigen Verlustes ist ein endogener Jodmangel, der zu den gleichen Erscheinungen führt wie der exogene Jodmangel.

Das Krankheitsbild wird auf eine Insuffizienz der von Roche et al. (1959b) beschriebenen Dejodierungsvorgänge zurückgeführt. Das bei der Proteolyse des Thyreoglobulins freiwerdende Mono- und Dijodthyrosin wird beim Gesunden intrathyreoidal dejodiert; das freiwerdende Jodid kann sofort wieder verwertet werden. Bei den genannten Patienten werden nach Gabe von ^{131}J-markiertem Dijodtyrosin im Urin ungewöhnlich große Mengen an ^{131}J-markiertem Dijodtyrosin ausgeschieden.

4. Unfähigkeit, Jodtyrosine zu Jodthyroninen zu koppeln

Bei dieser Störung werden in der Schilddrüse große Mengen von Monojodtyrosin und ausreichende Mengen von Dijodtyrosin gefunden; Jodthyronin ist aber nicht, oder nur in geringer Menge nachweisbar. Die Fähigkeit zur Dejodierung ist erhalten. Diese Form der Synthesestörung wurde bisher bei mindestens 19 Patienten gefunden (Stanbury et al., 1955; Lelong et al.; Werner et al.; Roche et al., 1953). Man nahm bisher an, daß ein Enzym bzw. Enzymsystem zur Jodtyrosinkoppelung erforderlich sei, doch konnte es bisher nicht nachgewiesen werden. Neuere Untersuchungen scheinen dafür zu sprechen, daß die Unfähigkeit zur Jodtyrosinkoppelung auf eine abnorme sterische Konfiguration des Thyreoglobulins dieser Patienten zurückzuführen ist. Thyroxin und Trijodthyronin werden im Serum nicht völlig vermißt. Anscheinend wird ein kleiner Teil aus dem reichlich vorhandenen Mono- und Dijodtyrosin nicht-enzymatisch gebildet.

5. Bildung eines atypischen Jodproteins

Bei den mit dieser Störung behafteten Patienten ist ein beträchtlicher Teil des im Plasma vorhandenen proteingebundenen Jods (PBI) *nicht butanollöslich*, während beim Gesunden rund 90% löslich sind. Auch durch ihre Besonderheit bei der Elektrophoreseuntersuchung (Wanderung mit dem Albumin und nicht in der Inter-α-Fraktion) und durch ihr Verhalten bei der Ultrazentrifugierung lassen sich die atypischen Jodproteine charakterisieren. Im Chromatogramm des Serums sind Jodtyrosine oder Jodthyronine nicht nachweisbar, wohl aber nach Trypsinhydrolyse des Serumeiweißes.

Wahrscheinlich handelt es sich um einen kongenitalen Defekt der Thyreoglobulin-Synthese. Während beim Schilddrüsengesunden das Thyreoglobulin die Schilddrüse nicht verläßt, wird bei diesen Patienten ein abnormes Jodprotein bzw. -polypeptid in die Blutbahn abgegeben. Die Gesamtmenge des proteingebundenen Jods im Serum kann normal oder auch erhöht und vermindert sein, auch im Urin ist diese Substanz nachweisbar. Mehr als 10 Mitteilungen über Störungen dieser Art liegen in der Literatur vor (Whitelaw et al.; de Groot et al.,; Werner et al.).

Sonstige Formen der Hormon-Synthesestörung

Die unter 1.—5. aufgeführten Störungen sind wahrscheinlich nicht vollständig. Die Forschung auf diesem Gebiet ist zur Zeit noch im Fluß. Es ist möglich, daß die bisherigen Vorstellungen z.T. korrigiert werden müssen und daß noch neue Störungsmöglichkeiten aufgedeckt werden, z.B. wurden Verminderungen und Erhöhungen des *Thyroxin-bindenden Proteins* (TBP) beschrieben, die möglicherweise genetisch bedingt sind (BEIERWALTES u. ROBBINS; TANAKA u. STARR). Da dem TBP eine wichtige Transportfunktion zukommt, ist die Versorgung des Organismus mit Schilddrüsenhormonen von der Intaktheit dieses Mechanismus abhängig.

Genetik der Anomalien der Hormon-Synthese

Durch zwei Eigenschaften unterscheiden sich die Hypothyreosen infolge Synthesestörung von den Hypothyreoseformen infolge anatomischer Dysgenesie: Durch die *familiäre Häufung* und durch das *ausgeglichene Geschlechtsverhältnis*. Während man bei Schilddrüsendysgenesie ein starkes Überwiegen des weiblichen Geschlechts findet, ist bei den Synthesestörungen das Verhältnis ausgeglichen. Unter 143 Kranken aus der Literatur, bei denen das Geschlecht angegeben ist, finden sich 71 weibliche und 72 männliche Individuen (v. HARNACK, 1962). Geschwistererkrankungen sind bei Patienten mit Fehlen oder Verkleinerung der Schilddrüse sehr selten, bei den Synthesestörungen aber häufig, fast immer gehören die Erkrankten innerhalb der Familie *einer* Geschwisterschaft an, die Eltern sind von dem Leiden nicht betroffen. Allerdings ist die Kropfhäufigkeit bei den Eltern und ihren Verwandten größer als in der allgemeinen Bevölkerung. Innnerhalb einer Familie wird immer nur die gleiche Synthesestörung gefunden — wenn auch verschieden stark ausgeprägt. Nur gelegentlich wurden Kombinationen von verschiedenen Störungsmechanismen beschrieben.

Von den unter 1, 4 und 5 genannten Formen sind nicht genügend Patienten bekannt oder die Störung ist biochemisch nicht sicher genug abgrenzbar, als daß Rückschlüsse auf den Vererbungsmodus möglich wären. Eingehende Familienuntersuchungen liegen bei der *Dejodierungsstörung* vor. MCGIRR und HUTCHISON beschrieben eine nomadisierende Kesselflickersippe, bei der in 5 Generationen die Häufigkeit konsanguiner Verbindungen außerordentlich hoch war. Die Eltern der Kranken waren in keinem Falle betroffen, durch eine Belastungsprobe konnte aber wahrscheinlich gemacht werden, daß sie heterozygote Träger des recessiven Gens waren. Diese Untersuchungsbefunde und die weiteren in der Literatur vorliegenden sprechen eindeutig dafür, daß es sich um eine autosomal recessive Vererbung handelt.

Das gleiche gilt für die Schilddrüsenstörung, bei der *Jodid nicht in organische Bindung* überführt werden kann. Auch bei diesen Patienten treten die Fälle in einer einzigen Generation auf, die Eltern sind häufig blutsverwandt und das Verhältnis der befallenen zu den nichtbefallenen Geschwistern nähert sich dem zu erwartenden Verhältnis 1:3. Allerdings sind die Heterozygoten bisher biochemisch nicht zu identifizieren.

Therapie der Hormon-Synthesestörungen

Die Behandlung besteht in einer *Substitutionstherapie* mit Schilddrüsenhormonen (mit Ausnahme der erstgenannten Störung). Nur wenn hierdurch keine ausreichende Verkleinerung der Schilddrüse zu erreichen ist (z. B. bei Knotenkröpfen mit starker bindegewebiger Umwandlung) und wenn Kompressionssymptome bestehen, ist eine operative Verkleinerung des Organs notwendig. Aber auch dann ist postoperativ die Fortsetzung der Substitutionsbehandlung erforderlich, damit Rezidive vermieden werden. Die Erkennung einer Hormon-Synthesestörung ist deshalb so wichtig, weil *Kropfoperationen* den Patienten meist *erspart* bleiben können. Wiederholt sahen wir, daß unnötige Strumektomien durchgeführt wurden. Insbesondere Strumarezidive müssen den Verdacht auf das Vorliegen einer Synthesestörung erwecken, sowie Kropfbildung im ersten Lebensjahr allgemein und insbesondere bei Knaben. Da die Auswirkungen auf den Gesamtorganismus diskret sein können, sollte in solchen Fällen sorgfältig nach Zeichen der Hypothyreose gefahndet werden. Ein körperlicher und psychischer Entwicklungsrückstand läßt sich dann durch Gaben von Schilddrüsenhormonen relativ rasch und vollständig ausgleichen.

Endemischer Kretinismus

Der endemische Kretinismus beruht auf einer irreversiblen Schädigung der fetalen Schilddrüse. Er kommt nur in Kropfendemiegebieten vor und führt zu Minderwuchs und Oligophrenie unterschiedlichen Grades. Endemischer Kropf und Kretinismus haben offenbar *dieselbe Ursache*. Seit Einführung der Jodkochsalzprophylaxe 1922 ging in der Schweiz die Kropfhäufigkeit stark zurück, und der endemische Kretinusmus starb aus; die Zahl der Taubstummen verminderte sich entscheidend (s. S. 252). Das Leiden tritt zwar familiär gehäuft auf, ist aber *nicht erblich bedingt*. Dafür spricht die Beobachtung, daß Mütter, welche in die Endemiegebiete einwandern, Kretins gebären können und daß bei Abwanderung Einheimischer aus den Endemiegebieten keine Kretins mehr geboren werden. Eugster konnte zeigen, daß ein konkordantes Auftreten von Kretinismus bei eineiigen Zwillingspaaren nicht häufiger ist als bei zweieiigen. Schließlich wurde ein gesundes Kind beschrieben, das der Verbindung zweier Kretingeschwister entstammte — eine Beobachtung, welche mit der Annahme einer erblichen Bedingtheit des Leidens unvereinbar ist (Dieterle). Als Ursache kommt ein absoluter oder relativer *Jodmangel* in erster Linie in Frage. Zusätzlich mögen noch andere exogene Faktoren eine Rolle spielen, wie strumigene Nährstoffe oder ein überreiches Calciumangebot in der Nahrung, welches die Jodverwertung beeinträchtigt.

Das Geschlechtsverhältnis ist beim Kretinismus ausgeglichen: Knaben erkranken ebenso häufig wie Mädchen. Die Patienten haben ein *charakteristisches Aussehen*. Im runden Gesicht ist die Nasenwurzel tief eingezogen; der kurze Schädel, das struppige, pelzmützenartige Kopfhaar, der „Karpfenmund", die trockene, gefältelte, oft bräunliche Haut lassen die Diagnose auf den ersten Blick zu. Ein Teil der Kretins hat einen Kropf; bei diesen Patienten sind die Ausfallserscheinungen meist schwächer ausgeprägt als bei den athyreotischen Kretins. Offenbar verhindern die geringen noch verfügbaren Hormonmengen die Entstehung schwerster Defekte. Man muß annehmen, daß die Schilddrüsenfunktion bei den athyreotischen Patienten intrauterin schon früh zum Erliegen kam. Die Mütter, welche infolge chronischen Jodmangels und kompensatorischer Kropfbildung selbst am Rande der Kompensation stehen, sind nicht in der Lage, den Bedarf des Feten auch nur teilweise zu decken. Aus diesem Grunde ist der Kretinismus häufig schon bei der Geburt zu diagnostizieren. Im Gegensatz dazu können die meist schilddrüsengesunden Mütter von Kindern mit *sporadischer Athyreose* die schlimmsten Auswirkungen des Schilddrüsenmangels beim Feten ausgleichen, da freies Thyroxin die Placentarschranke zu überschreiten vermag (s. S. 218). Die unterschiedliche Versorgung während der Fetalzeit erklärt die klinischen Unterschiede zwischen endemischem Kretinismus und sporadischer Athyreose (Tabelle 100). Der frühe Beginn des Leidens macht auch verständlich, warum die therapeutischen Möglichkeiten beim endemischen Kretinismus so eng begrenzt sind. Neurologische Ausfallserscheinungen finden sich bei beiden Leiden, sind bei sporadischer Athyreose meist jedoch weniger deutlich ausgeprägt. Eine *Schwerhörigkeit* kommt praktisch nur bei Kretinismus vor und wird bei sporadischer Athyreose vermißt. Nur bei dem genetisch bedingten Pendred-Syndrom ist die Hörstörung obligat (s. S. 233). Lenz entwik-

Tabelle 100. *Hypothyreose-Syndrome mit und ohne Taubheit*

	Kretinismus mit Schilddrüsen-atrophie	Kropf	Sporadische Athyreose	Pendred-Syndrom
Schilddrüse vergrößert	—	++	—	+
Jodmangel als Ursache	+	+	—	—
Hypothyreosezeichen (Minderwuchs, Oligophrenie)	++	+	++	(+)
Schwerhörigkeit	in 30—40% der Fälle		—	100%
Heredität	—	—	—	+

kelte eine Hypothese, um das Vorhandensein der Taubheit beim Kretinismus und beim Pendred-Syndrom und sein Fehlen bei der sporadischen Athyreose zu erklären. Er postuliert, daß der Einbau von *Jod* für die Entwicklung des *schallempfindenden Apparats* erforderlich ist: Beim Kretinismus fehlt Jod, beim Pendred-Syndrom das zum Jodeinbau erforderliche Enzymsystem; bei sporadischer Athyreose dagegen fehlt weder Jod noch das hypothetische Enzymsystem, die Symptome sind allein auf den Ausfall der Schilddrüse zurückzuführen. Von anderen Autoren wurden toxische Substanzen als Ursache der Hörstörung diskutiert, doch wird diese Erklärung den Gegebenheiten nicht in gleicher Weise gerecht.

Angeborene Hypothyreose durch Medikamente, welche die Mutter während der Schwangerschaft nahm

Wird die Mutter z. B. wegen Hyperthyreose oder Schilddrüsencarcinom in Unkenntnis der Gravidität mit *Radiojod* behandelt, so kann es infolge placentaren Übertritts zu einer Schädigung der fetalen Schilddrüse kommen (Fisher et al.). Diese Hypothyreoseform ist irreversibel, während sich die medikamentös ausgelösten Hypothyreosen des Neugeborenen spontan zurückzubilden pflegen. Dieselben Substanzen, welche beim Fetus einen Kropf erzeugen, können bei hoher Dosis und langer Einwirkungszeit auch zur Hypothyreose führen (s. S. 254). Insbesondere bei chronischer *Jodzufuhr* wurden häufiger Neugeborenenkröpfe beobachtet, die mit hypothyreotischen Symptomen einhergingen (Martin u. Rento). Die fehlende Verkalkung der distalen Femurepiphyse trotz normaler Tragzeit und normalen Geburtsgewichts wies auf den intrauterinen Beginn des Leidens hin. Die Erscheinungen bildeten sich ohne Therapie zurück.

Die Diagnose der Hypothyreose

Das Vollbild der Hypothyreose ist diagnostisch so eindeutig, daß man Laboratoriumsmethoden nicht heranzuziehen braucht. In Grenzfällen wird man zunächst die folgenden nicht eingreifenden Methoden anwenden:

1. Röntgenologische Bestimmung des *Skeletalters:* Gingen nicht schon therapeutische Versuche mit Schilddrüsenhormon voraus, liefert diese Untersuchung den wichtigsten Hinweis. Bei einer Athyreose bleibt die Skeletentwicklung praktisch stehen, bei einer Hypothyreose beträgt das Defizit gegenüber dem Lebensalter im weiteren Verlauf mehrere Jahre und ist stärker ausgeprägt als das Defizit des Längenalters.

2. Nachweis von *Epiphysenveränderungen:* Eine beiderseitige Epiphysendysgenesie findet sich am ehesten an den Hüftköpfen, seltener an anderen Epiphysen und kleinen Knochen. Typisch kann die keilförmige Deformierung des zweiten Lendenwirbels sein. Allen diesen Befunden kommt eine hohe pathognomonische Bedeutung zu.

3. Der *Cholesterinspiegel* im Serum ist jenseits des ersten Lebensjahres fast immer erhöht. Je älter das Kind ist, desto größer ist die diagnostische Bedeutung.

4. Das *proteingebundene Jod* im Serum ist unter 3,5 μg/100 ml vermindert. Die gleiche Bedeutung hat der Trijodthyronin-Aufnahmetest (wenn die technischen Voraussetzungen dazu gegeben sind).

5. Die *Grundumsatzbestimmung* scheitert bei jüngeren Kindern meist an dem Mangel an Einsicht. Ist die technische Durchführung möglich, so hat eine Grundumsatz*erniedrigung* eine hohe Beweiskraft. Ein normaler Grundumsatz schließt eine Hypothyreose nicht aus, eine Erhöhung kann unter Umständen auf die latente Erregung des Kindes zurückgeführt werden. Allerdings bereitet die Definition des Grundumsatz-„Sollwertes" angesichts des abnormen Körperbaus der Patienten Schwierigkeiten.

Es findet sich noch eine Reihe von weiteren biochemischen Abweichungen (s. S. 229), doch haben sie nur eine untergeordnete diagnostische Bedeutung (Verminderung der alkalischen Phosphatase im Serum, Erhöhung des Carotinspiegels u. a.). Haben die unter 1—5 genannten Hilfsmittel kein eindeutiges Bild ergeben, so bringt die *Radiojoduntersuchung* die Entscheidung. Die Verminderung der ^{131}J-Aufnahme der Schilddrüse zeigt den Grad der Funktionseinschränkung an (s. S. 220). Wird in den ersten Lebenswochen oder -monaten eine

Hypothyreose vermutet, so kann eine Diagnose „*ex juvantibus*" angezeigt sein, damit für die Therapie keine Zeit verlorengeht. Die Sicherung der Diagnose wird auf einen späteren Zeitpunkt verschoben, wenn eine Unterbrechung der Substitutionsbehandlung verantwortet werden kann. Wird das kurzwirkende Schilddrüsenhormon Trijodthyronin verwandt, braucht die Pause vor Durchführung der diagnostischen Maßnahmen nur kurz zu sein (1—2 Wochen).

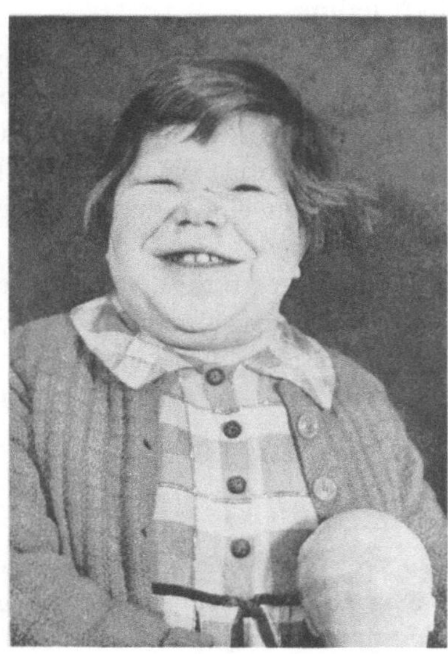

Abb. 114. Karin R. 22jähriges athyreotisches Mädchen. Bisher nur kurzdauernde Therapieversuche. In der Größe entspricht sie einer 6jährigen, in der Skeletentwicklung einer 7—8jährigen, in der Zahnentwicklung einer $9^1/_2$jährigen. Beschäftigt sich mit Puppen, Bilderlotto und Malen, spricht schwer verständlich

Differentialdiagnose. Am häufigsten wird die geistige und körperliche Entwicklungshemmung des hypothyreotischen Kindes auf eine *frühkindliche Hirnschädigung* oder eine *angeborene Debilität* bezogen. Zwar sind einzelne Symptome beiden Leiden gemeinsam, doch sollte das Gesamtbild der Hypothyreose diagnostisch auf die richtige Spur lenken. Leider wird das Leiden auch heute noch oft verkannt — kostbare Zeit geht für die Behandlung verloren.

Eine Verwechslung mit *Rachitis* ist im ersten Augenblick wegen der Wachstumsverzögerung und der mangelnden Skeletdifferenzierung möglich, doch sollten die charakteristischen rachitischen Veränderungen an den Metaphysen und die Erhöhung der alkalischen Phosphatase im Serum den Irrtum aufklären.

Die Verkennung des Gesichtsausdruckes und die fälschliche Annahme eines *Mongolismus* sollte nur beim Anfänger vorkommen. Das flache, rotwangige Gesicht mit der pathognomonischen Schrägstellung der Lidachsen und dem Epikanthus stehen in deutlichem Gegensatz zum ungestalten, stumpf-debilen Gesicht des Hypothyreose-Patienten. Beim *Gargoylismus* sind die Gesichtszüge zwar auch plump, doch fehlen alle Hypothyreosezeichen. Die Abgrenzung der *Chondrodystrophie* bereitet keine Schwierigkeiten: Die Intelligenz dieser Kinder ist normal, die Extremitäten sind noch wesentlich kürzer als bei Hypothyreose.

Beim älteren Kinde ist die Abgrenzung gegenüber dem *hypophysären Minderwuchs* manchmal schwierig, zumal dieser mit einer verminderten thyreotropen Aktivität einhergehen kann (s. S. 231). Am häufigsten wird bei einfacher *Adipositas* fälschlich eine Hypothyreose angenommen. Da die Nahrungsaufnahme angeblich gering ist, wird eine „Drüsenstörung" postuliert. Adipöse Kinder aber haben meist eine normale, wenn nicht erhöhte Körpergröße und ihre Skeletentwicklung ist eher beschleunigt, auch ist das Fettgewebe des Adipösen von festerer Konsistenz als das schwammige myxödematöse Unterhautzellgewebe des hypothyreotischen Kindes.

Prognose der Hypothyreose. Die Prognose der Hypothyreose hängt vom Ausmaß und vom Zeitpunkt der Schädigung sowie von der Qualität der Behandlung ab. *Ohne Behandlung* ist bei Athyreose eine hochgradige Idiotie die Folge. Stumpf und bewegungsarm dämmern die bedauernswerten Geschöpfe dahin. Noch im dritten Lebensjahrzehnt wirken sie wie greisenhafte Säuglinge. Hypothyreotische Kinder bleiben kleinkindhaft verspielt (Abb. 114). Meist erreichen die Kinder aber nicht das Erwachsenenalter. Sie sterben infolge Atembehinderung, Herzinsuffizienz oder an interkurrenten Infektionen.

Durch die Substitutionsbehandlung mit Schilddrüsenhormonen läßt sich der *körperliche Rückstand* in den meisten Fällen voll ausgleichen, wenn die Behandlung nicht zu spät einsetzt. Eine normale Erwachsenengröße erzielten wir bei Athyreotikern noch bei Beginn der Behandlung im zweiten Lebensjahr und bei Hypothyreotikern noch bei Behandlungsbeginn im fünften Lebensjahr (Abb. 115).

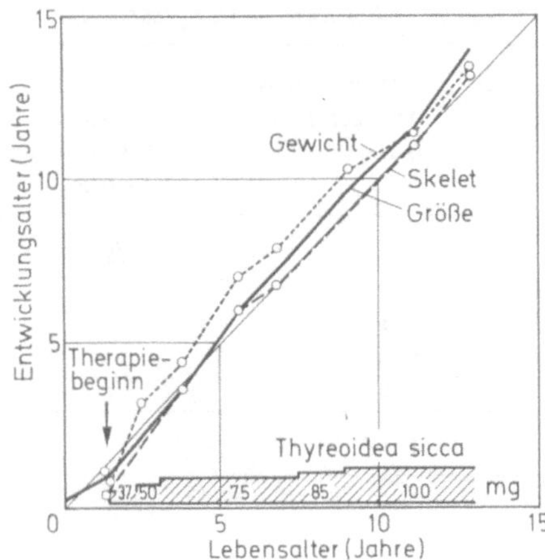

Abb. 115. Jutta W. Im Alter von 1 Jahr 4 Monaten Feststellung einer Athyreose. Auch nach Anwendung von thyreotropem Hormon keine Radiojodaufnahme nachweisbar. Unter konsequenter Substitutionsbehandlung völlig altersgemäße Entwicklung von Größe, Gewicht und Skelet. Besucht die Volksschule, gute Leistungen außer im Rechnen

Weniger günstig ist das Behandlungsresultat in *intellektueller Hinsicht*. Es ist bis zu einem gewissen Grade ebenfalls vom Behandlungsbeginn abhängig. In Abb. 116 ist die Beziehung zwischen Therapiebeginn und erreichtem Intelligenzniveau dargestellt. Fast 200 Fälle der Literatur, über die genauere Daten vorliegen, und die eigenen Patienten sind hier zusammengefaßt. Insgesamt haben nur 35% der Patienten mit angeborener Schilddrüsenunterfunktion eine altersentsprechende Intelligenz von 85% und darüber, wobei die Gruppe der Kinder mit einem Intelligenzquotienten unter 100 stärker besetzt ist als diejenige über 100%. Bei 21% liegen Intelligenzleistungen zwischen 70 und 84% vor, und 44% der Kinder sind als eindeutig schwachsinnig zu bezeichnen (Intelligenzquotient unter 70%). Bezeichnet man den Median der Intelligenzleistung in jeder Patientengruppe, so ergibt sich eine Korrelation mäßigen Grades zwischen *Therapiebeginn und durchschnittlicher Intelligenzleistung*. Sie ist desto besser, je früher die Behandlung einsetzte. Allerdings beträgt die Differenz in den Extremgruppen nur rund 15 Intelligenzpunkte. Die Erklärung für diesen Befund ist darin zu suchen, daß sich unter den früh behandelten Kindern überwiegend solche mit Athyreosen befinden: Kinder, deren Symptome so früh und so deutlich in Erscheinung traten, daß sie eher zum Arzt gebracht wurden als Kinder, welche an milderen Formen der Schilddrüsenunterfunktion litten (v. HARNACK, 1960).

Am günstigsten ist das Behandlungsresultat bei der rechts in der Abbildung verzeichneten Sondergruppe der Kinder mit *erworbener Hypothyreose*. Bei ihnen setzten die ersten Symptome erst nach dem 2.—3. Lebensjahr ein — der für die Gehirnreifung so wichtigen Lebensspanne. Die Intelligenzleistungen streuen mit einer Ausnahme innerhalb des Normalbereiches.

Schließlich sind von Bedeutung für das Behandlungsergebnis die *Intensität der Substitutionsbehandlung* und die Zuverlässigkeit, mit der sie durchgeführt wird. Eine Grenze wird allen therapeutischen Bemühungen durch das Bestehen irreversibler Cerebralschäden gesetzt.

Die *Sexualentwicklung* nimmt unter einer konsequenten Behandlung mit Schilddrüsenhormonen einen normalen Verlauf. Wiederholt

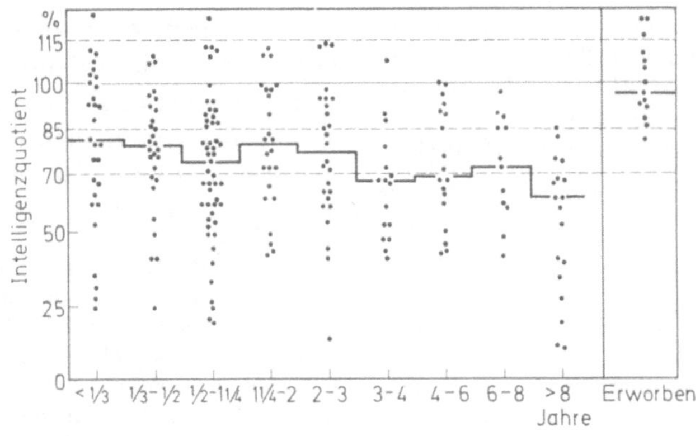

Abb. 116. Therapiebeginn und spätere Intelligenzleistung. Zusammenstellung von Daten aus der Literatur und eigenen Ergebnissen. Kennzeichnung des Medians in jeder Altersstufe

Tabelle 101. *Substitution mit Schilddrüsenhormonen bei Hypo- und Athyreose (Tagesdosis)*

Alter (Jahre)	Trijodthyronin (μg)		Thybon Tabletten zu 20 μg	Thyreoidea sicca (mg)		Thyreoid dispert Tabletten zu 5 E[a]	Anteil bezogen auf die Erwachsenendosis
1/2	20	=	1	40	~	3/4	1/5
1	25	=	1 1/4	50	=	1	1/4
3	33	~	1 1/2	66	~	1 1/4	1/3
7 1/2	50	=	2 1/2	100	=	2	1/2
12	66	~	3 1/2	133	~	2 1/2	2/3
Erwachsene	100	=	5	200	=	4	1

[a] Auch Tabletten zu 10 E erhältlich.

sind Schwangerschaften trotz des Bestehens einer angeborenen Hypothyreose beschrieben worden. Die Kinder waren mit wenigen Ausnahmen gesund (Warkany u. Selkirk; v. Harnack, 1957).

Therapie. Die Substitutionsbehandlung mit Schilddrüsenhormonen muß *so früh wie möglich* einsetzen und mit optimalen Dosen *so konsequent wie möglich* durchgeführt werden. Geschieht das, so ist die Hypothyreosebehandlung eine der erfreulichsten ärztlichen Aufgaben. In jedem neuen Fall wird der Arzt von der Begeisterung beeindruckt, mit der die Eltern von der Wandlung ihres Kindes berichten, und er versteht den Enthusiasmus der Ärzte, welche als erste die Wirkung der Hormontherapie erlebten[1].

Die Behandlung soll die ausbleibende Hormonproduktion der Schilddrüse so gut wie möglich ersetzen. Noch günstiger wäre der Ersatz des Organs selbst. In einem besonderem Falle waren wir dazu in der Lage: Ein Partner eines eineiigen Zwillingspaares litt an einer Hypothyreose; nur am Zungengrund war ein funktionell unzureichender Schilddrüsenrest nachweisbar. Wir transplantierten einen Teil der Schilddrüse des gesunden Partners auf den erkrankten (v. Harnack et al., 1958). Das Transplantat heilte ein. Nach 8 Jahren nahm es (24 Std nach Radiojodgabe) 23% der zugeführten Dosis auf, konnte somit einen wesentlichen Teil des Hormonbedarfs decken.

Für die Behandlung stehen Präparate aus *getrockneter Schilddrüsensubstanz* und *reine Hormonpräparate* zur Verfügung. Trijodthyronin wirkt rascher, kürzer und intensiver als Thyroxin, qualitativ sind Wirkungsunterschiede zwischen den Gesamtpräparaten und den Reinsubstanzen nicht mit Sicherheit nachweisbar. Da die Schilddrüsenpräparate billiger und ausreichend standardisiert sind, werden sie für die orale Dauertherapie im allgemeinen bevorzugt, im Gegensatz zum Trijodthyronin haben sie eine Depotwirkung, die therapeutisch erwünscht ist. Lediglich im Beginn der Behandlung ist bei hypo- und athyreotischen Säuglingen die Anwendung des schnellwirkenden Trijodthyronins zweckmäßig, damit nicht kostbare Zeit verlorengeht bis zum Wirkungseintritt des Medikamentes.

Die voraussichtlich optimale Dosis kann nach der *Oberflächen-Merkregel* bestimmt werden (v. Harnack, 1965). 100 μg l-Trijodthyronin entsprechen ungefähr der Wirkung von 300 μg l-Thyroxin und von 200 mg Thyreoidea sicca (Tabelle 101). Dies ist die Dosis, welche im allgemeinen den Tagesbedarf eines schilddrüsenlosen Erwachsenen deckt[2].

Wir verwenden Trijodthyronin im Behandlungsbeginn gewissermaßen als „*Starthilfe*“, da es die Anlaufzeit bis zur „Gewebssättigung“ verkürzt. Am ersten Tag geben wir ca. 1/4 der voraussichtlich optimalen Tagesdosis, am zweiten Tag die Hälfte, am dritten Tag 3/4 und erst dann die volle Trijodthyronin-

[1] Osler (1897): "Not the magic wand of Prospero or the brave kiss of the daughter of Hippocrates ever effected such a change as that which we are now enabled to make in these unfortunated victims, doomed heretofore to live in hopeless imbecility, an unspeakable affliction to their parents and to their relatives".

[2] Als synthetisches Hormonpräparat steht Novothyral zur Verfügung, das in einer Tablette 40 μg Trijodthyronin und 200 μg Thyroxin enthält. 2 Tabletten sind als Vollsubstitutionsdosis eines schilddrüsenlosen Erwachsenen anzusehen. Novothyral „mite“ — Tabletten eignen sich für die Kinderpraxis, weil sie nur ein Viertel des Wirkstoffgehaltes der normalen Tabletten enthalten (10 μg Trijodthyronin und 50 μg Thyroxin).

dosis. Abb. 117 veranschaulicht das Vorgehen an einem praktischen Beispiel. Wir beginnen nicht sofort mit der vollen Dosis, weil das hypothyreotische Funktionsgleichgewicht durch die plötzlich erhöhte Energieproduktion gestört würde und es vor allem zur akuten Nebennierenrindeninsuffizienz kommen könnte. Das gilt insbesondere für die sekundäre Hypothyreose, bei welcher gegenüber Schilddrüsenhormon eine besondere Empfindlichkeit besteht. Auch kardiale Schäden sind bei einer „Überfallsbehandlung“ zu befürchten. Bei dem geschilderten Vorgehen haben wir nie Zwischenfälle beobachtet.

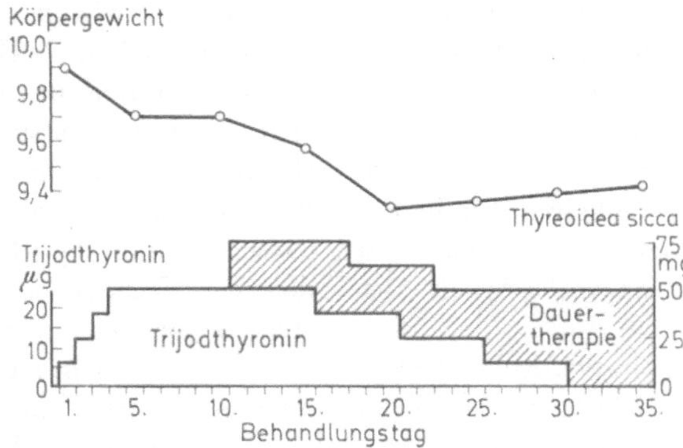

Abb. 117. Beispiel der Einleitung einer Substitutionsbehandlung bei einem einjährigen Kinde mit Hypothyreose: Im Beginn Trijodthyronin, dann Übergang auf Thyreoidea sicca

Nach 1—2 Wochen gibt man (zunächst zusätzlich) *Thyreoidea sicca*, welches in der Folgezeit das Trijodthyronin nach und nach ersetzt. Da die Wirkung des Thyreoidea sicca erst nach einer mehrtägigen Latenzzeit einsetzt, sind vorübergehend überhöhte Gesamtdosen zweckmäßig. Das Tempo des Medikamentwechsels und die Höhe der Tagesdosen richten sich nach der Auswirkung beim Kind. Am wertvollsten ist die Beobachtung der täglichen Gewichtsschwankungen, des Pulses und der Körpertemperatur. Die Trijodthyronin-Tagesdosis wird am besten auf 3—4 Einzelgaben verteilt. Die Tagesdosis an Thyreoidea sicca kann auf einmal gegeben werden. Die Dosis von 200 mg/Tag wird beim Erwachsenen selten, die Dosis von 300 mg nie überschritten. Nach der Pubertät sind oft 100 mg Thyreoidea sicca pro Tag ausreichend.

Bei der Bemessung der Dauertherapie ergeben sich manchmal Schwierigkeiten, wenn Zeichen der Unter- und Überdosierung *nebeneinander* bestehen. So können neben Schweißneigung, Unruhe oder Tachykardie als Überdosierungserscheinungen Interesselosigkeit und Obstipation eine höhere Dosis erforderlich machen. Die Stuhlverstopfung schwindet auch bei optimaler Therapie oft erst nach 2—4 Monaten; diätetische Hilfsmaßnahmen können daher zu Anfang angebracht sein.

Die Substitutionsbehandlung zerstört zunächst das in sich geschlossene seelische Gefüge des Kindes. Fast in allen Fällen wird anfangs darüber geklagt, daß die Kinder unruhiger, „nervöser“, konzentrationsunfähiger werden. Sie gehen durch eine *Phase der Beunruhigung* hindurch, die ein halbes, ja ein ganzes Jahr anhalten kann. Es kommt zu pädagogischen Schwierigkeiten, von denen früher nie die Rede war. Es ist, als ob die Kinder ihr Trotzalter nachholen müßten. Da sie sich nicht wie gesunde Kinder im Laufe einer längeren Zeit eine Balance erwerben konnten zwischen Selbstbehauptung und Fügsamkeit, müssen sich die Eltern in der ersten Behandlungszeit oft in Geduld üben. Auf diese pädagogischen Schwierigkeiten muß man die Eltern bei Therapiebeginn unbedingt vorbereiten, weil sie sonst — bestürzt durch das Ergebnis der begonnenen Behandlung — das Vertrauen zum Arzt verlieren und, ohne seinen weiteren Rat einzuholen, die Hormonbehandlung absetzen. Wir sahen wiederholt Kinder, die in dieser Weise anbehandelt worden waren und bei denen wertvolle Jahre verlorengingen. Man muß auch die Eltern darauf vorbereiten, daß die Schulleistungen *zunächst* nachlassen können, da die Konzentrationsfähigkeit vorübergehend leidet.

Erst später wirkt sich als Erfolg der Therapie die intellektuelle Leistungssteigerung aus, wenn sich die Kinder unter der optimalen Erhaltungsdosis beruhigt haben und die Antriebsproduktion stetiger geworden ist.

Behandlungs*pausen* sind unzweckmäßig. Nur während hohen Fiebers kann Thyreoidea sicca kurzfristig *abgesetzt* werden. Die erforderliche Dosis muß von Zeit zu Zeit *erhöht* werden. Gut beobachtende Eltern können die Dosis innerhalb der vom Arzt angegebenen Spanne je nach dem Verhalten des Kindes selbst variieren. Entscheidend für die Dosisbestimmung ist die Bewertung der Lebhaftigkeit des Kindes, seines Schlafbedürfnisses, seiner Stimmung und des Appetits. Die regelmäßige Verfolgung von Größe und Gewicht geben dem Arzt wichtige Hinweise. Unbefriedigende Behandlungserfolge auf somatischem Gebiet sind fast immer auf die Unzuverlässigkeit der Eltern zurückzuführen.

Vielfach lautet die therapeutische Anweisung, die Dosis müsse „dicht unter der Toleranzgrenze" liegen, da das Gehirn den relativ höchsten Bedarf an Schilddrüsenhormon habe. Vor einem solchen Vorgehen ist nach Wilkins' und unseren eigenen Erfahrungen zu warnen. Solche „gerade noch tolerierten Dosen" führen zu einer überstürzten Skeletreifung und verhindern dadurch die volle Ausschöpfung der vorhandenen Wachstumskapazität: Die normale Erwachsenengröße wird nicht erreicht. Unsere Anweisung lautet daher: *Es soll die größte jeweils verträgliche Dosis gewählt werden, welche das Längenwachstum optimal fördert, ohne die Skeletreifung zu überstürzen.* Wir glauben mit dieser Dosis auch die psychische Entwicklung des Kindes optimal fördern zu können. In intellektueller Hinsicht entsprechen die Resultate denen anderer Autoren (d'Avignon; Blizzard et al.; Money; Bernheim et al.).

Laboratoriumsmethoden vermögen zur individuellen Dosisbemessung kaum etwas beizutragen. Die Cholesterinbestimmung im Serum ist von geringem Wert, weil sich der Cholesterinspiegel nach Behandlungsbeginn rasch normalisiert. Steigt er (bei Unterbrechung der Behandlung) wieder an, sind regelmäßig schon klinische Zeichen der Hypothyreose vorhanden. Die Bestimmung des proteingebundenen Jods (PBI) zur Verlaufskontrolle ist bei Trijodthyroninbehandlung wertlos. Unter der Behandlung mit Thyreoidea sicca soll ein Wert zwischen 6 und 8 μg/100 ml Serum erzielt werden. Die Methode ist technisch aufwendig und steht daher nicht überall zur Verfügung.

Wenn es sich nach mehrjähriger konsequenter Substitutionsbehandlung herausstellt, daß die intellektuellen Fähigkeiten wegen irreparabler Hirnschäden nicht gefördert werden können, müssen folgenreiche Überlegungen angestellt werden. Insbesondere bei hochgradig debilen, sexuell umtriebigen Jugendlichen kann es zweckmäßig sein, die Behandlung auf ein erträgliches Minimum zu reduzieren, so daß eine Obstipation zwar verhindert, der seelische Antrieb jedoch gedrosselt wird. Aus Gründen der Pflegeerleichterung wird dann aus einem erethischen Idioten ein stumpfer, doch selbstzufriedener Mensch.

Hyperthyreose

Die Überfunktion der Schilddrüse wird als *Hyperthyreose* bezeichnet. Leichtere Verlaufsformen werden als „Hyperthyreoidismus" gelegentlich von der „Thyreotoxikose" abgegrenzt. Man spricht von „Morbus Basedow", wenn beim Vollbild der Erkrankung die „Merseburger Trias" vorliegt (Struma, Exophthalmus und Tachykardie). Da die einzelnen Formen nicht streng voneinander abzugrenzen sind, wird zweckmäßiger der übergeordnete Begriff „Hyperthyreose" verwandt. Beim *toxischen Adenom* handelt es sich um eine *lokalisierte* Schilddrüsenerkrankung mit gesteigerter Hormonproduktion; der Adenomknoten ist der hypophysären Regulation entzogen, die übrigen Schilddrüsenabschnitte schränken daher die Produktion von Schilddrüsenhormonen ein. Das toxische Adenom ist bisher im Kindesalter nicht beschrieben worden.

Während bei Erwachsenen Hyperthyreosen häufiger sind als Hypothyreosen, liegen die Verhältnisse bei Kindern umgekehrt. Im eigenen Krankengut und in dem von Wilkins kommt erst auf 7 Patienten mit Schilddrüsenunterfunktion einer mit -überfunktion. Das Geschlechtsverhältnis ist noch mehr zugunsten des weiblichen Geschlechts verschoben als bei Erwachsenen (7:1 in acht größeren Statistiken).

Ätiologie und Pathogenese. Die *Ursache* der Hyperthyreose ist unbekannt. Genetische Faktoren sind ohne Zweifel von Bedeutung. LEHMANN fand bei 2 von 3 eineiigen Zwillingspaaren eine konkordante Erkrankung an Hyperthyreose, jedoch nur bei 1 von 12 zweieiigen Zwillingspaaren. Welcher Art jedoch der Vererbungsmodus ist und welche Rolle ihm neben anderen ursächlichen Faktoren zukommt, ist noch nicht zu entscheiden.

Als *auslösende Ursachen* werden hormonale Gleichgewichtsstörungen in der Pubertät bei Mädchen genannt. Bei jüngeren Kindern wird auf den Zusammenhang zwischen Infektionskrankheiten und Krankheitsbeginn hingewiesen. Bei der Häufigkeit der „Kinderkrankheiten" und der „grippalen Infekte" hat aber die zeitliche Beziehung wenig Beweiskraft. In Einzelfällen scheint psychischen Traumen eine Bedeutung als auslösende Ursache zuzukommen. Vor einer Überbewertung solcher Faktoren ist aufgrund der Tatsache zu warnen, daß die Hyperthyreose bereits bei sehr jungen Kindern vorkommt.

Beim Gesunden wird die Schilddrüsenfunktion nach Art eines Rückkoppelungsmechanismus durch die Adenohypophyse geregelt. Dieser *Steuerungsmechanismus* ist bei der Hyperthyreose entweder auf ein flasches Niveau eingestellt oder einer der beiden Receptoren der gegensinnigen Regulationsimpulse ist für diese unempfindlich geworden. Da die Adenohypophyse ihrerseits durch den Hypothalamus gesteuert wird, liegt es nahe, die eigentliche Ursache dort zu suchen[1]. Morphologische Veränderungen lassen sich aber gewöhnlich weder im Diencephalon noch im Hypophysenvorderlappen nachweisen. Das thyreotrope Hormon ist im Blut nicht regelmäßig erhöht.

Die meisten Krankheitserscheinungen sind bei der Hyperthyreose auf die Überproduktion von Schilddrüsenhormonen zu beziehen. Der Exophthalmus wird jedoch nicht durch Thyroxin bzw. Trijodthyronin erzeugt. Seine Ausprägung entspricht in keiner Weise der Schwere der Hyperthyreose, es gibt sogar Exophthalmusfälle ohne Schilddrüsenüberfunktion. DOBYNS u. STEELMAN fraktionierten Hypophysenextrakte und erhielten so einerseits Extrakte mit sehr starker *thyreotroper Wirkung* (TSH im engeren Sinne), aber ohne exophthalmogene Wirkung, andererseits Extrakte mit starker *exophthalmogener Wirkung* und sehr geringer TSH-Wirkung (Exophthalmus Producing Substance = EPS). In jüngster Zeit wurde eine weitere thyreotrope Substanz nachgewiesen, welche nur bei pathologisch gesteigerter Schilddrüsenfunktion auftritt und eine Langzeitwirkung hat (Long-acting thyroid stimulator = LATS (ADAMS et al., s. auch S. 247).

In der vergrößerten Schilddrüse finden sich *mikroskopisch* vielgestaltige Follikel unterschiedlicher Größe. Das Epithel wandelt sich zylindrisch um, ist z. T. mehrschichtig und bildet papillenförmige Excrescenzen. Der Kolloidgehalt vermindert sich, es entstehen Randvacuolen. Die Schilddrüse ist stark vascularisiert, im Zwischengewebe finden sich häufig lymphocytäre Infiltrationen.

Klinik

Symptomatologie. Die *ersten Erscheinungen* der Erkrankung entwickeln sich meist allmählich. Den Lehrern fällt auf, daß die Leistungen in der Schule infolge Konzentrationsmangels nachlassen, die Mütter klagen darüber, daß die Kinder unruhig, reizbar und labil werden. Seltener ist die Gewichtsabnahme oder die Schilddrüsenvergrößerung das erste besorgniserregende Symptom. Ältere Kinder klagen über rasche Ermüdbarkeit, Herzklopfen, Kopfschmerzen oder Hitzeunverträglichkeit.

Die Diagnose Hyperthyreose ist auf Anhieb zu stellen, wenn es sich um das *Vollbild* der Erkrankung handelt. Die Augen des Patienten sind weit aufgerissen, das Gesicht ist gerötet, die Schilddrüse vergrößert (Abb. 118). Beim Händedruck fällt die warme und feuchte Beschaffenheit der Haut auf. Das Kind ist unruhig und wirkt ängstlich-getrieben.

Angesichts der Ruhelosigkeit, Hyperreagibilität und überwachen Aufmerksamkeit des Kindes in der Untersuchungssituation erscheinen die Klagen der Mutter glaubhaft, die von zunehmender psychischer Labilität des Kindes berichtet, von Ungeduld, Streitsucht, Wutanfällen, Weinerlichkeit und raschem Stimmungswechsel. Zur allgemeinen *Hypermotorik* kommt ein feiner Tremor, der sich am deutlichsten beim Ausstrecken der Arme und Spreizen der Finger zeigt; die geschlossenen

[1] Die seltenen Fälle von Hyperthyreose nach Encephalitis oder akuter CO-Vergiftung (RAAB) sowie die Fälle von Hyperthyreose bei suprasellärem Tumor (SECKEL) können ein Hinweis auf die hypothalamische Genese sein.

Lider zittern. Als Zeichen der gesteigerten vegetativen Erregbarkeit finden sich verstärkter Dermographismus, erhöhte Schweißneigung, lebhafte Reflexe und Temperaturerhöhungen.

In leichteren Fällen haben die *Augen* einen vermehrten Glanz, und es fällt eine gewisse Starre des Blickes auf, die auf eine Lidretraktion zurückzuführen ist. Der Exophthalmus kann seitendifferent ausgeprägt sein. Neben

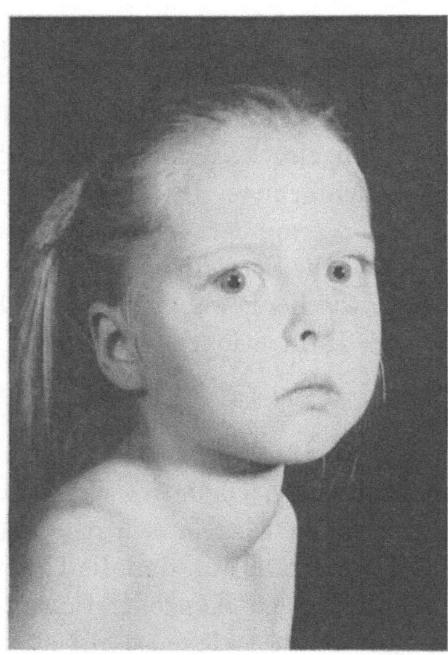

Abb. 118. Margot F. $4^3/_4$ Jahre alt, Hyperthyreose. Seit $^1/_2$ Jahr überlebhaft und leicht ermüdbar, sehr starker Appetit, Struma. In der Körpergröße entspricht sie einer $5^1/_4$jährigen, in der Skeletentwicklung einer 6jährigen. Grundumsatz +35%. Erhöhte und stark beschleunigte Radiojodaufnahme der Schilddrüse. Nach 2 und 24 Std 85/65%. Hohe Aktivität im Serum nach 48 Std: 9,4% der Dosis pro Liter Serum

der Protrusio bulbi fällt gelegentlich eine Konvergenzschwäche (Möbius) oder ein Zurückbleiben des Oberlides beim Blick nach unten auf (v. Graefe). Das Stellwagsche Zeichen, der seltene Lidschlag, ist bei Kindern kaum zu beobachten. Häufiger ist ein vermehrter Lidschlag.

Ein fortschreitender „maligner“ Exophthalmus ist im Kindesalter extrem selten. Es handelt sich hierbei um eine besondere Verlaufsform, bei der es zu Lid- und Bindehautödem, mangelndem Lidschluß, Parese der Augenmuskeln, schließlich Hornhautgeschwüren und Verlust des Sehvermögens kommen kann.

Die *Schilddrüse* ist mäßig vergrößert. Die Gefäßpulsation ist tastbar; bei der Auskultation sind bis in die Diastole reichende Geräusche nachweisbar. Die Schilddrüse läßt sich von ihrer Umgebung schwer abgrenzen, ihre Oberfläche erscheint meist glatt.

Die Pulsfrequenz beträgt meist über 120 pro Minute. Bedeutsam ist, daß die *Tachykardie* auch im Schlaf nicht schwindet. Der systolische Blutdruck ist erhöht; da der diastolische Wert unverändert bleibt oder abfällt, vergrößert sich die Blutdruckamplitude. Infolge des erhöhten Minutenvolumens und des beschleunigten Blutkreislaufes ist die Peripherie gut durchblutet, die Haut warm, das Gesicht gerötet. Über dem Herzen ist häufig ein *systolisches Geräusch* zu hören. Zeichen der Herzinsuffizienz, die das Schicksal des erwachsenen Hyperthyreotikers entscheiden können, werden im Kindesalter kaum jemals beobachtet.

Die *Darmperistaltik* kann periodisch oder über längere Zeit gesteigert sein, so daß die Stühle häufiger abgesetzt werden und von weicherer Beschaffenheit sind. Erbrechen und Leibschmerzen können sich gelegentlich hinzugesellen. Charakteristisch ist die Gewichtsabnahme trotz der Appetitsteigerung, die in Heißhunger ausarten kann, doch kommt bei hyperthyreotischen Kindern auch ausgesprochene Appetitlosigkeit vor.

Häufig ist die *Skeletentwicklung* beschleunigt (Crile u. Blanton; Schlesinger u. Fischer; McCormack u. Sheline), auch die Zähne des bleibenden Gebisses brechen vorzeitig durch, und die Kinder haben Übergröße. Allerdings ist die Entwicklungsbeschleunigung bei der Hyperthyreose kein regelmäßiges Symptom. McClintock et al. nehmen an, daß es zur Wachstums- und Differenzierungssteigerung nur kommt, wenn die Schilddrüsenerkrankung mindestens 6 Monate besteht. Infolge des vorzeitigen Epiphysenschlusses kann die endgültige Erwachsenengröße bei unzureichender Behandlung vermindert sein, meist jedoch erreichen die Patienten eine durchschnittliche Erwachsenengröße (Hayles et al.; v. Harnack, 1962). Im Gegensatz zur Wachstumssteigerung ist die sexuelle Reifung gelegentlich deutlich verzögert (Reilly); bei Mädchen können die bereits aufgetretenen Menstruationen unregelmäßig werden oder ganz ausbleiben.

Neben einer allgemeinen Ermüdbarkeit besteht häufig eine ausgesprochene *Muskelschwäche*, selten jedoch kommt es wie bei Erwachsenen zu myasthenieartigen Symptomen.

Gelegentlich fällt ein verstärkter *Haarausfall* auf.

Im Blutbild überwiegen die Lymphocyten; die Zahl der basophilen Zellen ist nur mit der Zählkammer sicher zu erfassen. Die Verminderung der Glucosetoleranz und die gelegentliche Glykosurie sind diagnostisch kaum von Bedeutung. Aus einer einmaligen Bestimmung des *Serumcholesterins* lassen sich keine sicheren Schlüsse ziehen. Im allgemeinen ist der Wert eher erniedrigt, doch sind die Grenzen zum Normalen fließend. Auch die Veränderungen im Kreatinstoffwechsel sind zu wenig spezifisch. Bei Hyperthyreose wird im Urin ein größerer Teil des Gesamtkreatins als Kreatin ausgeschieden als beim Gesunden ($>30\%$; s. auch S. 229).

Diagnose. Eine Bestimmung des *Grundumsatzes* kann versucht werden, da es sich meist um ältere Kinder handelt. Allerdings ist völlige körperliche und seelische Ruhe als Voraussetzung einer diagnostischen Verwertbarkeit bei den übererregten Kindern nicht immer zu erreichen. In etwa 15% der Fälle ist auch bei einwandfreier Technik keine eindeutige Stoffwechselsteigerung nachweisbar: Der Grundumsatz ist nicht über +15% gesteigert.

Die Konzentration des *proteingebundenen Jods* im Plasma übersteigt bei der Hyperthyreose den Wert von 8 µg/100 ml. Bevor das Ergebnis diagnostisch verwertet wird, muß sichergestellt sein, daß nicht eine exogene Jodzufuhr in den vorangegangenen Monaten zu einer Erhöhung des Wertes führte (jodhaltige Hustensäfte, Röntgenkontrastmittel u. a.).

Führen die beiden genannten Hilfsmittel nicht zur Klärung, wird eine *Radiojod*untersuchung vorgenommen. Während der Grundumsatz auch durch extrathyreoidale Ursachen gesteigert sein kann, gibt die Untersuchung mit ^{131}J einen direkten Einblick in die Kinetik des gesteigerten Jod- und Hormonumsatzes (siehe S. 220). Die Radiojodaufnahme der Schilddrüse ist beschleunigt und gesteigert, nach 48 Std findet sich eine stark erhöhte Aktivität im Serum, die auf den beschleunigten ^{131}J-Einbau ins Hormonmolekül schließen läßt. Im *Trijodthyronin-Belastungstest* läßt sich die gesteigerte Schilddrüsenaktivität nicht bremsen, da sie nicht mehr dem normalen Reglermechanismus unterworfen ist.

Technik. 2 und 24 Std nach einer ersten Radiojodgabe wird die Schilddrüsenaktivität gemessen. Anschließend werden täglich 75—150 µg Trijodthyronin an 8 Tagen gegeben. Am letzten Tag der Medikation erneute Radiojodgabe zur Messung der 2- und 24 Std-Radiojodaufnahme der Schilddrüse. Bei Gesunden und meist auch bei euthyreoten Strumaträgern fällt die Aufnahme auf rund 50% des Ausgangswertes ab. Bei einer Hyperthyreose ist die Radiojodaufnahme der Schilddrüse nach der zweiten ^{131}J-Gabe nur geringgradig oder gar nicht reduziert.

Bei einigen juvenilen Hyperthyreosen ist die Diskrepanz bemerkenswert zwischen der extremen Beschleunigung des Jodumsatzes und der milden klinischen Symptomatik. In solchen Fällen ist eine *Komponente der Jodfehlverwertung* anzunehmen: Die hohe Konzentration von Radiojod und proteingebundenem Jod im Serum steht im Gegensatz zu den nur mäßig ausgeprägten Krankheitszeichen. Es muß daher angenommen werden, daß die überstürzte Hormonsynthese nicht mehr in normalen Bahnen verläuft, weil die Kapazität des erforderlichen Enzymapparates überschritten ist. Therapeutisch empfiehlt sich bei diesen Kindern die Zugabe von Schilddrüsenhormon zur thyreostatischen Behandlung, um die in diesen Fällen übermäßige thyreotrope Stimulation zu bremsen und damit die Struma zu verkleinern (s. S. 254).

Differentialdiagnose. Die größten Schwierigkeiten bietet die Abgrenzung einer leichten Hyperthyreose von der *vegetativen Dystonie*. Meist handelt es sich um junge Mädchen, die wegen nervöser Erregbarkeit, Leistungsschwäche und den Zeichen einer neurozirkulatorischen Dystonie vorgestellt werden. Besteht dann auch noch eine „Pubertätsstruma", so kann die Unterscheidung erst mit Hilfe der Laboratoriumsdiagnostik möglich sein. Die Tabelle 102 stellt die wichtigsten Gesichtspunkte zusammen.

Gelegentlich muß die Entscheidung trotz des diagnostischen Aufwandes offenbleiben. Solche *Grenzfälle* wurden als „Pupertätsbasedowoid" bezeichnet. Die Diagnose sollte nach Möglichkeit vermieden werden, weil sich die therapeutische Einstellung den beiden abzugrenzenden Krankheitsbildern gegenüber unterscheiden sollte: Bei Hyperthyreose ist Schonung am Platze, bei vegetativer Dystonie Training; nur bei Hyperthyreose ist eine thyreostatische Behandlung sinnvoll und erlaubt. In allen Zweifelsfällen behandle man vorsichtshalber unspezifisch dämpfend-sedierend (v. HARNACK, 1962).

Tabelle 102. *Differentialdiagnose der Hyperthyreose gegenüber der vegetativen Dystonie*

	Vegetative Labilität	Hyperthyreose
Bevorzugte Temperatur	Wärme (Gefühl, stets zu frieren)	Kälte (Empfindlichkeit gegen Wärme)
Hände	feucht, kalt	feucht, warm
Tremor	gelegentlich Erregungszittern	feinschlägiger Tremor
Tachykardie	nur bei Erregung	auch nachts
Exophthalmus	nie	häufig
Grundumsatz	nur bei Hyperventilation erhöht	auch bei ruhiger Atmung erhöht
Radiojodaufnahme der Schilddrüse	gelegentlich erhöht	stark erhöht und beschleunigt
Serumaktivität 48 Std nach Radiojodgabe	nicht erhöht	erhöht
Radiojodaufnahme der Schilddrüse nach Trijodthyronin-belastung	vermindert	unverändert hoch

Differentialdiagnose. Stehen bei der Hyperthyreose einzelne Symptome im Vordergrund, so können diese zu differentialdiagnostischen Erwägungen Anlaß geben. Eine *Schilddrüsenvergrößerung* wird auch bei den angeborenen Synthesestörungen der Schilddrüsenhormone gefunden. Ist die Jodfehlverwertung bei diesem Leiden kompensiert, kann es zu Verwechslungen kommen, zumal die Radiojodaufnahme der Schilddrüse erhöht ist.

Ein *einseitiger Exophthalmus* findet sich bei raumfordernden Prozessen der Orbita, ein *beidseitiger* z.B. bei Leukämie (Hand-Schüller-Christianscher Erkrankung) oder Sympathicoblastom. Gelegentlich ist die besondere Art der Schädelbildung für die Protrusio bulbi verantwortlich (Morbus Crouzon oder familiäre Eigentümlichkeit).

Eine *Blutdruckerhöhung und Tachykardie* ist auch für das Phäochromocytom charakteristisch. Eine Grundumsatzerhöhung und ein Adrenalintremor können die differentialdiagnostischen Schwierigkeiten erhöhen. Die Hypertension ist jedoch durch Adrenolytica zu beseitigen.

Die bei Kindern besonders ins Auge springende *Hypermotorik* kann unter Umständen an eine Chorea minor denken lassen, zumal für diese Erkrankung Erregbarkeit und psychische Labilität ebenfalls charakteristisch sind. Die Bewegungsunruhe hat aber bei genauerer Betrachtung einen spezifischen Ablauf: Die Bewegungen sind ausfahrend, auf einzelne Körperabschnitte jeweils beschränkt und überfallartig einschießend.

Eine *Erhöhung des Grundumsatzes und Fieber* finden sich bei malignen Tumoren und infektiösen Erkrankungen. Fokalinfekte können subfebrile Temperaturen herbeiführen, eine vorhandene vegetative Labilität verstärken und so zu differentialdiagnostischen Schwierigkeiten Anlaß geben.

Besondere Verlaufsformen. *Hyperthyreotische Krise.* Die am meisten gefürchtete Komplikation einer Hyperthyreose ist die hyperthyreotische Krise. Auslösend wirkt meist ein interkurrenter Infekt oder (in früheren Zeiten) die Thyreoidektomie. Die Krise führt zu einer bedrohlichen Zunahme der durch die Schilddrüsenüberfunktion hervorgerufenen Funktionsstörungen: Das Gewicht sinkt rapide, der Appetit schwindet, die motorische Unruhe steigert sich, die innere Getriebenheit nimmt zu. Choreatiforme und psychotische Bilder werden beobachtet mit Delirien und Halluzinationen (Basedow-Psychose). Unter zunehmendem Fieber, Erbrechen und Durchfällen kann es zum Kollaps kommen und zum Tode infolge Herz- und Kreislaufversagens.

Angeborene Hyperthyreose. Eine Sonderstellung nimmt nach Ursache und Verlauf die angeborene Hyperthyreose ein. In allen beschriebenen Fällen litt die *Mutter* vor oder während der Schwangerschaft selbst an einer *Hyperthyreose.* Bei 7 von 12 Neugeborenen, über die berichtet wird, waren die klinischen Zeichen der Hyperthyreose bereits bei der Geburt nachweisbar (v. Harnack, 1957). Es handelte sich meist um Mütter mit einem ausgeprägten Exophthalmus, die nicht thyreostatisch behandelt worden waren. Zum Teil lag ein Zustand nach subtotaler Thyreoidektomie vor. Es muß angenommen werden, daß thyreotrop wirksame Substanzen durch die Placenta übergetreten waren, da einzelne Mütter keine hyperthyreotischen Symptome mehr hatten (d.h. keine Hyperthyroxinämie haben konnten), sondern nur noch an einem Exophthalmus litten. Ob das thyreotrope Hormon oder eine seiner Komponenten übertraten, kann noch nicht sicher entschieden werden. Neuere Untersuchungen sprechen dafür, daß vor allem der „Langzeitstimulator" anzuschuldigen ist, der "*Long-acting thyroid stimulator*" (LATS). ADAMS et al. konnten ihn im Blut der Mutter eines Kindes mit konnataler Hyperthyreose nachweisen. LATS ist wahrscheinlich ein Gammaglobulin und kann daher die Placentarschranke überschreiten. Die Dauer der Krankheitssymptome bei den Kindern entspricht im allgemeinen der Verweildauer mütterlicher Gammaglobuline im Blut des Kindes. ROSENBERG et al. und MCKENZIE konnten LATS auch im Blut hyperthyreotischer Neugeborener nachweisen.

Bei den erkrankten *Kindern* war der Exophthalmus im allgemeinen das am meisten auffallende Symptom; auch ein Kropf wurde selten vermißt. Die Heilung trat meist spontan und immer dauerhaft ein. Daher liegt die Annahme nahe, daß es sich nicht um eine eigene Krankheit des Kindes handelte, sondern um Erscheinungen, die durch die erhöhte thyreotrope Stimulation im mütterlichen Organismus induziert wurden und nach Fortfall dieses Stimulus abklangen.

Ein anderer pathogenetischer Mechanismus liegt bei Kindern solcher Mütter vor, die wegen ihrer Hyperthyreose mit großen Mengen *Thiouracil* behandelt wurden. Die Hypophyse des *Kindes* wurde in diesen Fällen zu verstärkter Aktivität angeregt durch Thiouracil, das durch die Placenta übertrat. Der Kropf bestand bei diesen Kindern schon bei der Geburt, die hyperthyreotischen Symptome entwickelten sich meist aber erst nach einer Latenzzeit von 3—40 Tagen, wenn die „Thiouracilbremse" der vergrößerten kindlichen Schilddrüse entfallen war. Auch in diesen Fällen war die Heilung dauerhaft, nur wenige Kinder (meist frühgeborene) kamen durch Kompressionserscheinungen ad exitum. Unter den Kindern mit angeborener Hyperthyreose überwiegen die Mädchen nicht (SKLARE).

Eine *Hyperthyreose in der Schwangerschaft* sollte nach Möglichkeit nur symptomatisch mit Sedativa behandelt werden. Thiouracilpräparate dürfen, wenn sie sich nicht vermeiden lassen, nur in beschränkter Dosis gegeben werden; dann ist bei den Kindern kein pathologischer Befund festzustellen oder höchstens eine mäßige Kropfbildung, die nach der Geburt rasch schwindet. Erhält die Mutter nach der Entbindung noch Thyreostatica, so darf sie nicht stillen, da die Thiouracilpräparate in die Milch übergehen. Bei schwersten Fällen von Hyperthyreose in der Schwangerschaft muß u. U. eine subtotale Thyreoidektomie vorgenommen werden. Eine Radiojodtherapie kommt wegen der möglichen Schädigung nicht in Frage.

Prognose. Da alle ausgeprägten Fälle von Hyperthyreose im Kindesalter erkannt werden, läßt sich über den Verlauf der unbehandelten Hyperthyreose nichts aussagen. Aus früherer Zeit liegen Berichte vor, die einen Verlauf mit *spontanen Remissionen* und wiederholten *Rezidiven* beschreiben. Diese Spontanschwankungen muß man auch bei der antithyreoidalen Therapie im Auge behalten. Auf Rezidive muß man jederzeit gefaßt sein; niemals kann man von „Heilung", sondern immer nur von „verlängerter Remission" sprechen. Je länger diese anhält, desto größer ist allerdings die Wahrscheinlichkeit eines dauerhaften Krankheitsstillstandes.

Ist der Patient euthyreotisch, so können noch nach vielen Jahren *Restsymptome* seiner Erkrankung festzustellen sein. In etwa 15% der Fälle von Hyperthyreose im Kindesalter ist noch bei den jugendlichen Erwachsenen ein residualer Exophthalmus nachweisbar (MCCLINTOCK et al.; HAYLES et al.; v. HARNACK, 1962b). Ein Teil der Patienten klagt noch über gelegentliche „Nervosität", Herzklopfen, Tremor und verstärkte Schweißneigung, ohne daß diese auf eine gesteigerte Schilddrüsenaktivität zurückgeführt werden könnten.

Therapie. Eine kausale Behandlung der Hyperthyreose gibt es nicht, da wir die Ursache der Erkrankung nicht kennen. Die heute verfügbaren Behandlungsmethoden greifen an der Schilddrüse an: Sie reduzieren die Überproduktion der Schilddrüsenhormone und beseitigen damit das entscheidende Symptom der Erkrankung. Dieses Ziel kann auf drei Wegen erreicht werden:

1. Operative Entfernung von Schilddrüsengewebe.

2. Physikalische Zerstörung durch ionisierende Strahlen.

3. Chemische Funktionsbeschränkung des Schilddrüsengewebes durch Thyreostatica.

Durch Abwägen der Erfolgschancen und der Behandlungsrisiken der einzelnen Methoden muß der für den Patienten optimale Weg gesucht werden.

Subtotale Thyreoidektomie. Die operative Verkleinerung der vergrößerten und überaktiven Schilddrüse ist eine therapeutische Maßnahme, die dem Patienten *sofort Erleichterung* verschafft. Sie ist angezeigt, wenn die Struma groß ist und lebenswichtige Organe komprimiert (bei der Hyperthyreose im Kindesalter außerordentlich selten!) oder wenn eine maligne Umwandlung nicht sicher auszuschließen ist und daher eine histologische Untersuchung gewünscht wird. Nach Abschluß der chirurgischen Behandlung bedarf der Patient im allgemeinen nicht mehr der ärztlichen Kontrolle. Mit durchschnittlich 90% guter und befriedigender Resultate erweist sich die subtotale Thyreoidektomie als eine sehr wirksame Behandlungsmethode.

Der wesentliche Nachteil der Operation besteht darin, daß sie *endgültige Verhältnisse* schafft. Aus diesem Grunde wird man vor allem bei Kindern mit der Operation zurückhaltend sein, da der zukünftige Bedarf an Schilddrüsenhormonen — vor allem während der Pubertät — nicht eindeutig vorauszubestimmen ist. Wird bei der Operation zu wenig Schilddrüsengewebe entfernt, so ist die Rezidivgefahr zu groß; wird zuviel Gewebe entfernt, so kommt es zur postoperativen Hypothyreose. Im allgemeinen besteht die subtotale Thyreoidektomie heute in der Entfernung von etwa 90% des Schilddrüsengewebes. Nur ein kleiner Anteil an der hinteren Kapsel in der Gegend der Epithelkörperchen wird belassen. Trotzdem kann es auch bei korrektem operativem Vorgehen zu einer vorübergehenden *parathyreopriven Tetanie* kommen, die wahrscheinlich auf eine passagere Durchblutungshemmung zurückzuführen ist. Seltener ist die Dauerschädigung der Epithelkörperchen. Auch Läsionen des *Nervus recurrens* kommen nur selten vor. Dagegen ist die Entstehung von störenden *Keloid*bildungen nicht immer zu vermeiden. Die bei Erwachsenen so gefürchtete Entwicklung eines progressiven Exophthalmus wird bei Kindern so gut wie nie beobachtet.

Die *Operationsmortalität* beträgt in größeren Kliniken unter 1% (Linder u. Freyschmidt). Da aber nicht jede Klinik über größere Erfahrungen verfügt, wird man im Durchschnitt mit mindestens 1% Operationstodesfällen rechnen müssen. Diese Tatsache muß betont werden, weil die beiden anderen therapeutischen Wege das Leben der Kinder praktisch nicht gefährden. In früheren Zeiten war das Operationsrisiko wesentlich größer. Seit der Einführung der Jodvorbehandlung durch Plummer (1923) wurden aber die Operationsgefahren wesentlich vermindert.

Jod in hoher Dosis hat eine thyreostatische Wirkung, allerdings hält seine Wirkung nicht lange an, so daß die Operation unbedingt 2—4 Wochen nach Beginn der *Jodvorbehandlung* durchgeführt werden muß. Man gibt zweckmäßig täglich dreimal 10 Tropfen der deutschen Lugolschen Lösung (Jodi puri 1,0, Kalii jodati 2,0, Aqua dest. ad 100,0). Die Tagesdosis von 40 mg Jod entspricht dem 200fachen des normalen Tagesbedarfs. Der Erfolg der Jodbehandlung zeigt sich nach durchschnittlich 2 Wochen: Die hyperthyreotischen Symptome schwinden, die Schilddrüse verkleinert sich, und die übermäßige Durchblutung des Organs bildet sich zurück. Dadurch vermindert sich die Blutungsgefahr bei der Operation. Noch günstiger ist die kombinierte Vorbehandlung mit Thyreostatica und Jod (Saxena et al.).

Trotz der verminderten Operationsmortalität ist die subtotale Strumektomie im Kindesalter nicht die Behandlung der ersten Wahl. Nach großen Statistiken muß postoperativ bei Kindern in 30—40% der Fälle mit einer *Hypothyreose* gerechnet werden. Die Zahl der notwendigen *Rezidivoperationen* wird mit 7—10% angegeben (McClintock et al.; Hayles et al.). Eine Hypothyreose ist zwar durch die Gabe von Schilddrüsenhormonen auszugleichen, doch stellt die lebenslange Substitutionsbehandlung eine schwerwiegende Belastung für den Patienten dar. Eine Rückfalloperation bietet technisch größere Probleme und ist mit einer höheren Komplikationsrate belastet.

Strahlentherapie mit Radiojod. Die „Radioresektion" der Schilddrüse ist ohne Zweifel die eleganteste und für den Patienten *angenehmste* Form der Hyperthyreosetherapie. Das oral zugeführte radioaktive Jodid wird innerhalb weniger Stunden zum größten Teil von der hyperaktiven Schilddrüse aufgenommen. Das ins Hormonmolekül eingebaute ^{131}J verläßt nach wenigen Wochen vollständig den Organismus. Die *Wirkung* des aufgenommenen Radiojods auf die Schilddrüse beruht überwiegend auf der Emission von β-Teilchen beim Zerfall des ^{131}J. Da ihre mittlere Reichweite weniger als 1 mm beträgt, fällt die Strahlenbelastung der benachbarten Organe (insbesondere der Epithelkörperchen) nicht ins Gewicht. Durch die Konzentration der Strahlenwirkung auf die Schilddrüse ist es möglich, so hohe Dosen anzuwenden, daß gezielt ein im voraus bestimmter Anteil des Schilddrüsengewebes ausgeschaltet werden kann. Die Behandlung läßt sich auch fraktioniert durchführen, wodurch die quantitative Abstufung des Verfahrens u. U. noch verfeinert wird. Da die hyperthyreotische Schilddrüse des Kindes histologisch im allgemeinen einen einheitlichen Aufbau hat, kommt es zu einer gleichförmig verteilten Destruktion des Gewebes im Sinne multipler, mikroskopisch kleiner Resektionen (HORST, 1960). Die überlebenden Zellen verlieren ihre proliferative Potenz und die Fähigkeit, jodhaltige Verbindungen im Übermaß zu synthetisieren.

Die Überfunktion kann durch die Radiojodtherapie fast immer beseitigt werden, Hypothyreosen und Rezidive treten nur selten auf. Trotzdem wird die Strahlenbehandlung im Kindesalter nur in Ausnahmefällen verwandt, weil das *Strahlenrisiko* heute noch nicht sicher bestimmt werden kann. Grundsätzlich bestehen drei Gefahren: Die Entstehung eines Schilddrüsencarcinoms, die Leukämiegefahr und die Möglichkeit von Mutationen in den Gonaden. Das ohnehin erhöhte Carcinomrisiko der hyperthyreotischen Schilddrüse wird durch eine Radiojodtherapie offenbar nicht nennenswert gesteigert, auch ein erhöhtes Leukämierisiko läßt sich aus den bisher vorliegenden Zahlen nicht errechnen (POCHIN). Trotzdem wird man wegen der möglichen Verursachung von genetischen Schäden die Radiojodresektion der Schilddrüse nur jenseits des 40. Lebensjahres einsetzen (KOGUT et al.).

Medikamentöse Behandlung. Die 1943 von ASTWOOD eingeführte Behandlung mit antithyreoidalen Substanzen hat insbesondere bei Kindern Vorzüge gegenüber der operativen und der Strahlenbehandlung, da sie steuerbar ist und keine endgültigen Verhältnisse schafft. Ihr Nachteil ist die lange Behandlungsdauer. Nach ihrem Wirkungsmechanismus sind zwei Gruppen von Substanzen zu unterscheiden: Kaliumperchlorat und Thiocyanat verhindern die *Jodaufnahme* in die Schilddrüse; die Abkömmlinge des Thioharnstoffs hemmen den *Jodeinbau* ins Hormonmolekül.

Kaliumperchlorat. Von den Substanzen, welche die *Jodaufnahme* hemmen, hat nur das Kaliumperchlorat ($KClO_4$) eine bleibende Bedeutung erlangt. Es verhindert mit seiner Wirkungsgruppe ClO_4 auf kompetitivem Wege die Jodination und schwemmt das in der Schilddrüse noch nicht organisch gebundene Jodid aus. Auf diese Weise wird der Schilddrüse das zum Thyroxinaufbau erforderliche Jod entzogen. Infolgedessen kann es zu einer Kompensationsbestrebung kommen: Die Schilddrüse schwillt vorübergehend noch stärker an.

Die *Dosierung* wird unterschiedlich angegeben. Während MORGANS u. TROTTER 400 mg täglich empfehlen, raten KLEINSORG u. KRÜSKEMPER zu einer Tagesdosis von 1600—2000 mg. HÖFER, SWOBODA u. ZIMPRICH geben bei Kindern in der Regel 400—600 mg täglich (siehe Tabelle 6). Die Tagesdosis muß möglichst gleichmäßig über den Tag verteilt werden, weil das Kaliumperchlorat rasch durch die Nieren ausgeschieden wird, aber ständig in ausreichender Menge vorliegen muß. Vier und mehr Einzeldosen werden empfohlen. Als deutsches Handelspräparat steht Irenat (Tropon) zur Verfügung; in 20 Tropfen sind 400 mg Perchlorat enthalten.

Jede *Jodgabe* kann den Behandlungseffekt aufheben. Jodhaltige Medikamente und Zahnpasten dürfen daher nicht verwandt werden. Die Dauertherapie wird mit der Hälfte oder einem Viertel der Anfangsdosis über mindestens 2 Jahre fortgeführt (Tabelle 6). An *Nebenwirkungen* wurden beobachtet (insbesonders bei hoher Dosierung): Arzneimittelexantheme, Nausea, Fieber, gastrointestinale Reizerscheinungen, Lymphknotenschwellungen, Leuko- und Thrombocytopenien (MORGANS u. TROTTER; KLEINSORG u. KRÜSKEMPER; KRÜSKEMPER).

Thioharnstoffabkömmlinge. Die Thyreostatica im engeren Sinne blockieren die Thyroxin- und Trijodthyroninsynthese in der Schilddrüse. Sie leiten sich vom Thioharnstoff ab (Abb. 119). Das Thiouracil hat sich als zu toxisch erwiesen; durch Substitution am C_4-Atom entstanden die weniger giftigen Methyl- und Propylthiouracile.

Nach den Beobachtungen von WILKINS und seinem Arbeitskreis (VAN WYK et al.) und nach eigenen Erfahrungen eignet sich das *Propylthiouracil* sehr gut zur Hyperthyreosebehandlung. Die konservative Therapie kann nach KUNSTADTER u. STEIN in 65—85% der Fälle mit Erfolg durchgeführt werden. Die Anfangsdosis für ältere Kinder beträgt nach den Angaben der Literatur zweckmäßig zwischen 100 und 250 mg pro Tag, aufgeteilt in 3 Einzeldosen (s. Tabelle 103). Nach einigen Wochen klingen die hyperthyreotischen Erscheinungen ab. Wenn die Kinder nahezu euthyreotisch sind, gibt man 50—125 mg täglich, die Erhaltungsdosis beträgt 25—75 mg. Für Methylthiouracil gelten die gleichen Dosisrichtlinien. Nach etwa 2 Jahren

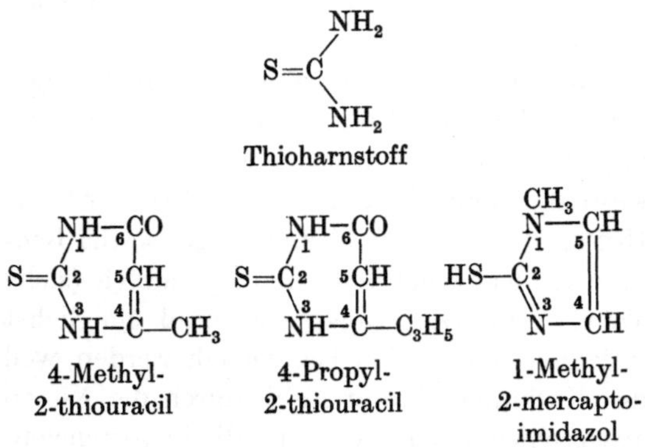

$S{=}C(NH_2)_2$

Thioharnstoff

4-Methyl-2-thiouracil — 4-Propyl-2-thiouracil — 1-Methyl-2-mercapto-imidazol

Abb. 119. Thyreostatica als Abkömmlinge des Thioharnstoffs

schleicht man sich vorsichtig aus. Treten Rezidive ein, so meist in den ersten Monaten nach Therapiebeendigung. Daher muß das Kind in dieser Zeit ständig überwacht werden. Auch während der Behandlung ist eine laufende Kontrolle erforderlich, da nicht selten *toxische Nebenerscheinungen* auftreten. Am meisten gefürchtet wird die Agranulocytose, die bei Erwachsenen vereinzelt zum Tode führte. Bei Kindern sind tödliche Komplikationen bisher nicht bekannt geworden. Trotzdem empfehlen sich regelmäßige Leukocytenkontrollen, damit ein Absinken der Granulocytenzahl rechtzeitig erkannt wird. Bei der klinischen Kontrolle ist auf toxische Exantheme, Fieber, Lymphknoten- und Milzvergrößerung sowie Magen-Darmstörungen zu achten. Die Nebenerscheinungen sind meist mild und zwingen selten zum Wechsel des Präparates. Die Häufigkeit der Nebenwirkungen wird mit 1—10% angegeben.

Die thyreostatische Behandlung von Kindern kann nur durchgeführt werden, wenn die Eltern zuverlässig sind. Im allgemeinen gelingt es, die Mutter durch den Hinweis, andernfalls sei eine Operation erforderlich, für die konservative Langzeitbehandlung zu gewinnen. Das beste *prognostische Zeichen* während der Therapie ist der Rückgang der Schilddrüsengröße. Verkleinert sie sich nicht, so kann zur Dämpfung der thyreotropen Stimulation Thyreoidea sicca oder Trijodthyronin hinzugefügt werden. Diese Zusatzbehandlung hat sich nach unserer Erfahrung vor allem bei denjenigen Fällen von Hyperthyreose bewährt, welche durch eine Jodfehlverwertungskomponente charakterisiert sind (s. S. 232). Eine zu hohe Thiouracildosis führt unter Umständen zur (reversiblen) Hypothyreose, darum muß sich die volle Aufmerksamkeit auf das Körpergewicht und den Allgemeinzustand des Kindes richten. Cholesterinbestimmungen können zur Beurteilung des Therapieeffektes herangezogen werden.

Sonstige Medikamente. Von einem Teil der Autoren werden die Imidazolpräparate, insbesondere das *Methylmercaptoimidazol* bevorzugt. Es kann eingesetzt werden, wenn Thiouracilpräparate Unverträglichkeitserscheinungen hervorrufen. Seltener wird in Deutschland das *Carbimazol* (Carbäthoxy-Methylmercaptoimidazol) verwandt. Nebenwirkungen treten bei beiden Medikamenten in etwa gleicher Häufigkeit wie bei den Thiouracilen auf.

Zur Unterstützung der Behandlung können — insbesondere im Beginn — *Sedativa* zusätzlich eingesetzt werden. Hierfür eignen sich Barbiturate oder vegetativ dämpfende Kombinationspräparate (z. B. Bellergal).

Eine *Jodbehandlung* ist indiziert bei der hyperthyreotischen Krise. Es muß unter Umständen intravenös zugeführt werden. Gleichzeitig ist durch i.v.-Dauertropf die Exsiccose zu bekämpfen. Thyreostatica, Sedativa, Herz- und Kreislaufmittel sind einzusetzen.

Tabelle 103. *Dosierung antithyreoidaler Medikamente bei Schulkindern*

	Initialdosis mg	Übergangsdosis mg	Erhaltungsdosis mg
Propylthiouracil (z. B. Propycil)	100—250	50—125	25—75
Methylmercaptoimidazol (z. B. Favistan)	20—50	10—25	5—15
Kaliumperchlorat (z. B. Irenat)	400—1000 (—2000)	200—500 (—1000)	100—300 (—1000)

Die euthyreote Struma

Unter einer euthyreoten Struma versteht man eine chronische Schilddrüsenvergrößerung, welche ohne Zeichen von Unter- oder Überfunktion einhergeht. Dieser „einfache Kropf" kann diffus oder knotenförmig sein. Einer solchen „regulativen" Struma, welche nur bei intaktem Hypophysenvorderlappen entstehen kann, steht die autonome Struma gegenüber, welche sich unabhängig von der thyreotropen Stimulation des Hypophysenvorderlappens entwickelt. Hierzu rechnen u.a. die malignen Neoplasmen.

Pathogenetische Übersicht. Hypophysenvorderlappen und Schilddrüse stehen nach Art eines Regelkreises in funktioneller Beziehung. Die Stärke der thyreotropen Stimulation ist abhängig von der Menge des im Blute kreisenden Schilddrüsenhormons. Dabei ist es gleichgültig, auf welche Weise es zu einem Über- oder Unterangebot von Thyroxin und Trijodthyronin gekommen ist. Tabelle 104 zeigt die pathogenetischen Möglichkeiten der Strumaentwicklung infolge Mangels an Schilddrüsenhormon bzw. vollwertigem Schilddrüsenhormon.

Ob es nun an Jod mangelt, ob die Aufnahme oder der Einbau des Jods gestört ist oder ob funktionsfähiges Gewebe untergeht — in jedem Fall resultiert eine unzureichende Hormonproduktion, und der Organismus versucht, den Mangel durch eine kompensatorische Hypertrophie und Hyperplasie der Schilddrüse wettzumachen. Gelingt der Ausgleich auf einer *neuen Regulationsebene*, sprechen wir von einer euthyreoten Struma; bleibt die Kompensation unzureichend, kommt es zur Hypothyreose jeden Schweregrades. Histologisch finden sich Zellvergrößerungen und Umwandlung des Follikelepithels von der flachkubischen zur Säulengestalt. Infolge der raschen Hormonabgabe kommt es nicht erst zur Kolloidspeicherung. Die gesteigerte Jod-Umsatzrate zeigt die erhöhte Schilddrüsenleistung an. Ist die Kropfentstehung als solche schon ein Zeichen dafür, daß die normalen Funktionsreserven der Schilddrüse verbraucht sind, so kann die spätere Hypothyreosenentstehung anzeigen, daß unter der maximalen thyreotropen Stimulation nun die letzten Kompensationsmaßnahmen erschöpft sind.

Tabelle 104. *Pathogenese der regulativen Struma*

1. Baustoffmangel (endemischer Kropf bei Jodmangel)
2. Störung der Jodaufnahme (z.B. durch Thiocyanat u.a.)
3. Jodeinbaustörung (z.B. durch Thiouracil u.a)
4. Jodfehlverwertung (genetisch bedingte Störung der Schilddrüsenhormon-Synthese)
5. Erhöhung des Thyroxinbindenden Proteins (z.B. in der Gravidität)
6. Verlust funktionstüchtigen Gewebes durch entzündliche, degenerative und Autoimmunvorgänge (z.B. Thyreoiditis, Hashimoto-Struma usw.)
7. Kombination der genannten Mechanismen
8. Unbekannte Ursachen (Pubertätskropf, sporadische euthyreote Struma)

Klinischer Befund

Eine kleine Struma ist nur tastbar, eine größere auch *sichtbar*. Insbesondere, wenn man den Patienten trinken läßt, sieht man die Bewegung der mäßig vergrößerten Struma beim Schluckakt. Zum *Palpieren* des Kropfes tritt man am besten hinter den Patienten und umgreift mit beiden Händen seinen Hals. Mit Mittel- und Zeigefinger lassen sich die Seitenlappen tasten, regelmäßig ist der rechte Seitenlappen stärker vergrößert als der linke. Der an der Trachea nach unten gleitende Finger gibt über die Beschaffenheit des Schilddrüsenisthmus Auskunft. Im Verlauf einer Behandlung werden *Größenvergleiche* erforderlich. Hierfür ist die einfache Halsumfangmessung unzureichend, da das Meßergebnis ganz davon abhängt, wo das Meßband anliegt, und nur sehr grobe Schwankungen der Schilddrüsengröße anzeigt. Besser ist die Ausmessung der Schilddrüse unter Verwendung der in Abb. 120 angegebenen Durchmesser. Am exaktesten ist der Vertikaldurchmesser zu erfassen, da man in der Fossa jugularis einen Fixpunkt hat und die obere Isthmusbegrenzung durch die direkt palpablen Trachealringe eindeutig festlegen kann. Die graphische Darstellung erlaubt außerdem die Aufnahme besonderer Tastbefunde wie z.B. einzeln abgrenzbarer Schilddrüsenknoten.

Kleinere Strumen bereiten keine *Beschwerden;* der Patient bemerkt sie selbst nicht, erst die Umgebung macht ihn darauf aufmerksam.

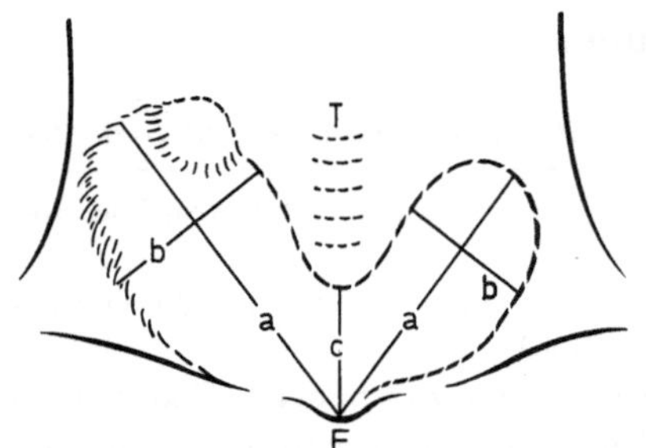

Abb. 120. Ausmessen einer vergrößerten Schilddrüse. *F* Fossa jugularis, *T* Trachea, *a* Längsdurchmesser, *b* Querdurchmesser der Seitenlappen, *c* Vertikaldurchmesser am Schilddrüsenisthmus

Mittlere Strumen können ein Druckgefühl hervorrufen; der Patient verträgt den Druck eines eng schließenden Kragens nicht. Große Kröpfe können die Trachea und gelegentlich auch den Oesophagus komprimieren und damit zu Atem- und Schluckstörungen führen. Eine Röntgenaufnahme der Halsregion in zwei Ebenen klärt den Befund, wobei ein Schluck Kontrastmittel die Lage der Speiseröhre deutlich macht. Retrosternale Strumen lassen sich auf einer Thoraxaufnahme vermuten und durch die Radiojod-Szintigraphie sichern.

Große Strumen lassen häufig ein mäßiges Schwirren erkennen, das durch die Kompression der umgebenden Weichteile und insbesondere der Carotiden hervorgerufen wird. In den ersten Jahren des Bestehens sind die Strumen meist weich und diffus, später härter und unter Umständen knotig.

Strumigene Nahrungsmittel und Medikamente

Eine große Zahl von Nahrungsmitteln und Medikamenten kann entweder allein oder in Kombination mit anderen kropffördernden Faktoren zur Strumabildung führen. Die Beobachtung, daß übermäßige *Kohlnahrung* einen Kropf verursacht, hat zur Entdeckung der therapeutisch verwendbaren Thyreostatica geführt (Astwood, 1943 und 1949). Der im Kohl enthaltene Stoff ist das Goitrin (Vinyl-Thiooxazolidin). Es gehört zur Gruppe der *Thioglykoside*, zu der weitere Verbindungen gehören, die in Rapsarten, Grünkohl und anderen Pflanzen zu finden sind, aber nicht so stark wirken. Zur Gruppe der *Thiocyanate* gehört das Glucobrassicin aus dem Wirsingkohl und weitere Verbindungen. Sie verhindern die Jodaufnahme durch die Schilddrüse, während die Thiouracil-Derivate den Einbau des Jods in die organischen Verbindungen hemmen.

Auch durch verschiedene *Medikamente* kann die Jodverwertung behindert werden. In erster Linie ist das Jod selbst zu nennen. In Form von Kalimjodid wird es z.B. bei Asthma bronchiale in größerer Menge über lange Zeit genommen und kann dann nach einigen Monaten zum Kropf führen (Falliers). Das Tuberkulostaticum Paraaminosalicylsäure (PAS), das Antirheumaticum Phenylbutazon (Butazolidin) und das zur Anämiebehandlung verwandte Kobaltchlorid sind wiederholt als strumigen beschrieben worden und können bei längerem Gebrauch sogar zum Vollbild des Myxödems führen. Seltener führen zum Kropf die antikonvulsiven Hydantoinverbindungen, Chlorochin, Sulfonamide (auch die als orale Antidiabetica verwandten), Resorcinsalbe, welche in chronisches Granulationsgewebe eingerieben wird (Krüskemper; Grab u. Oberdisse). Die kropferzeugende Wirkung ist allerdings schwach, so daß es nur gelegentlich und nur bei Kropfempfänglichen (vor allem Mädchen und jungen Frauen) zur Strumabildung kommt.

Bei ausschließlicher Eiweißzufuhr durch *Sojanahrung* (z.B. bei Milchallergie) wurde ebenfalls Kropfbildung beobachtet. Trotz hoher ^{131}J-Aufnahme der Schilddrüse ist das proteingebundene Jod im Serum erniedrigt. Offenbar kommt es zu einem Verlust von Thyroxin und anderen jodierten Verbindungen durch den voluminösen Stuhl. Sie stehen zur Resynthese von Schilddrüsenhormon nicht zur Verfügung: Es entwickelt sich ein endogen bedingter Jodmangel, der die gleichen Folge wie ein exogener Jodmangel hat (Shepard et al.; Hydovitz).

Endemischer Kropf

In vielen Teilen der Welt kommt Kropf endemisch vor. Meist handelt es sich um hochgelegene *Gebirgstäler* (Himalaja, Anden, Alpen, Pyrenäen, Karpathen), doch gibt es auch Endemiegebiete im *Flachland* (Gebiet der Großen Seen in den USA, Kongobecken, Finnland, Holland u.a.). In all diesen Gebieten ist die *Jodversorgung* der Bevölkerung *unzureichend:* Der Jodgehalt des Trinkwassers ist erniedrigt, und die örtlich produzierten Nahrungsmittel sind jodarm infolge des geringen Jodgehalts des Bodens. Zum Teil kommt es bei gerade ausreichendem Jodgehalt zu einer

Störung der Jodverwertung durch einen stark erhöhten Kalkgehalt des Wassers, durch nitratreiche Nahrung und andere Faktoren. Auf die zentrale Bedeutung des Jodmangels weist der entscheidende Rückgang der Kropfhäufigkeit bei ausreichender Jodprophylaxe eindrücklich hin (Schweiz, Michigan u.a.).

Der Jodmangel wirkt sich bei *beiden Geschlechtern* in unterschiedlicher Weise aus. Vor Einführung der Jodprophylaxe hatten unter den Schulanfängern in Michigan von den Jungen 20%, von den Mädchen 30% einen Kropf. Bei den Jungen nahm während der Pubertät die Kropfgröße und die Zahl der Kropfträger deutlich ab, während bei den Mädchen ein Anstieg zu verzeichnen war, so daß sich das Geschlechtsverhältnis bei den 17- und 18jährigen bis auf 1:6 verschob (ein männlicher Kropfträger auf 6 weibliche dieses Alters) (Wilkins).

Bei der *Radiojoduntersuchung* der endemischen Struma findet sich immer eine erhöhte Jodavidität der Schilddrüse: Die ^{131}J-Aufnahme ist gesteigert, der Jodumsatz beschleunigt. Die renale Jodausscheidung ist auf ein Minimum reduziert, der Gehalt des Serums an zirkulierenden Schilddrüsenhormonen meist noch normal. Im Thyreoglobulin ist der Gehalt an Jodthyroninen vermindert und das Verhältnis von Mono- zu Dijodtyrosin (das bei Gesunden etwa 1 beträgt) ist zugunsten des Monojodtyrosins verschoben (de Visscher et al.; Ermans et al.). Diese Befunde lassen den Versuch des Organismus erkennen, trotz verminderter (oder behinderter) Jodzufuhr durch gesteigerte Jodausnutzung den Bedarf an Schilddrüsenhormon zu decken.

Das *Optimum der Jodzufuhr* eines Erwachsenen liegt wahrscheinlich zwischen 100 und 200 μg Jod/Tag. Legt man als durchschnittlichen Salzverbrauch eines Erwachsenen 6 g pro Tag zugrunde, und fordert die Deckung der Hälfte des notwendigen Tagesbedarfs durch das aufgenommene Kochsalz, so ergibt sich eine geforderte Menge von 75 μg Jod/6 g Kochsalz oder 12,5 mg Jod/kg Kochsalz. Diese Menge entspricht 16 mg Kaliumjodid/kg Kochsalz. Ein Zusatz von 10—20 mg/kg wird im allgemeinen für optimal gehalten (Prader), in der Schweiz gelang es allerdings bereits mit einer Zugabe von 5 mg, die Kropfhäufigkeit wesentlich zu senken. Der Erfolg ist wahrscheinlich z.T. darauf zurückzuführen, daß es in den letzten Jahrzehnten in den meisten Kulturländern zu einer „Internationalisierung" der Nahrungsversorgung gekommen ist; damit ist die Versorgung mit Jod auch in den jodarmen Gebieten verbessert worden (u.a. Seefische). Mit der Abnahme der Zahl der Kropfträger ist der endemische Kretinismus in den Kulturländern so gut wie verschwunden. Zum Studium dieses Problems müssen Expeditionen nun den Kongo oder die Andengebiete bereisen (Dumont et al.).

Sporadischer Kropf (juvenile blande Struma)

Die sporadische Struma findet sich vor allem in der *Präpubertät und Pubertät*, und zwar ganz überwiegend bei Mädchen. Als Ursache dieser Kropfform kommt ein Jodmangel kaum jemals in Frage. Auch eine einseitige Ernährung läßt sich als Ursache der Kropfentstehung äußerst selten eruieren.

Nach beiden Weltkriegen wurde in mehreren Teilen Deutschlands eine „Kropfwelle" beobachtet, deren Entstehung nicht geklärt werden konnte. Als Ursache könnte man die überwiegende Ernährung mit Kohl annehmen, aber sie war offenbar nicht die (alleinige) Ursache, die Landbevölkerung (die sich im Durchschnitt besser ernähren konnte) war z.T. stärker befallen als die Stadtbevölkerung (Habermann; Klinke). Seit der Währungsreform im Jahre 1948 wird in der Bundesrepublik kein verstärkter Kropfbefall mehr beobachtet.

Sehr häufig wird der Pubertätskropf als eine Erfordernishyperplasie der Schilddrüse aufgefaßt: Ein *erhöhter Bedarf* an Schilddrüsenhormon während der puberalen Wachstumsphase (und auch in der Schwangerschaft) soll die Ursache des Kropfes sein. Diese Annahme ist schwer mit der Tatsache vereinbar, daß das Geschlechtsverhältnis so stark zugunsten des weiblichen Geschlechts verschoben ist, zumal bei Jungen, bezogen auf die Gewichtseinheit, eine *höhere* Stoffwechselaktivität zu finden ist als bei Mädchen. Außerdem ist bekannt, daß auch noch die Hälfte der normal funktionierenden Schilddrüse in der Lage ist, den Hormonbedarf des Organismus voll zu decken; die Steigerung der Stoffwechselaktivität in der Präpubertät und Pubertät dagegen ist nur geringfügig.

Die Ursache der Pubertätsstruma kann daher nicht die hypothetische Erfordernishyperplasie sein. In der Schwangerschaft kommt es ebenfalls gelegentlich zur Ausbildung einer diffusen Struma. Im Serum der Schwangeren wird eine *Erhöhung des proteingebundenen Jods* gefunden, ohne daß eine hyperthyreotische Stoffwechsellage besteht. Diese Tatsache ist durch den gleichzeitigen *Anstieg der Hormonbindungskapazität* des Serums zu erklären. Nur das nicht an das Thyroxinbindende Protein gebundene Hormon ist stoffwechselwirksam. Im Experiment sind zugeführte Oestrogene in der Lage, die Thyroxinbindungskapazität im Serum zu erhöhen (Dowling et al.).

Im Serum von jugendlichen Kropfträgerinnen sind jedoch die Verhältnisse nicht so eindeutig. Im Thyreoglobulin der Schilddrüse fand sich bei ihnen ein verminderter Gehalt an Jodthyroninen, und (wie bei der endemischen Struma) ein höherer Anteil von Monotyrosin als von Dijodtyrosin (Beckers u. de Visscher). Eine (passagere) *Jodfehlverwertung* des Pubertätskropfes muß daher diskutiert werden. Die vorliegenden Befunde könnten entweder für eine partielle Dejodierungsstörung oder eine Tyrosinkoppelungsinsuffizienz sprechen (siehe S. 234). Möglicherweise stellt die besondere *hormonelle Situation* der Präpubertät hierfür den erforderlichen Manifestierungsfaktor dar. Weitere Untersuchungen müssen abgewartet werden. Der häufige Nachweis von zirkulierenden Schilddrüsen-Antikörpern im Blut euthyreoter Kinder mit Kropf ist kein Beweis für die ätiologische Bedeutung der Antikörper; es könnte sich ebensogut um ein Begleitphänomen handeln (Leboef et al.).

Kleinere Pubertätsstrumen bedürfen keiner *Behandlung*, man kann unter Kontrolle der Schilddrüsengröße zunächst abwarten. Bei mittleren Strumen kann eine kosmetische Indikation zur Behandlung gegeben sein, zumal die Patientinnen den Arzt oft aus vorwiegend ästhetischen Gründen aufsuchen. Entscheidend für den Therapieentschluß ist die Überlegung, daß es mit einfachen Mitteln gelingt, die Überlastungssituation der unter erhöhter thyreotroper Stimulation stehenden Schilddrüse zu beseitigen. Damit wird einer später möglichen Dekompensation der Schilddrüse vorgebeugt. Dringend erforderlich ist die Behandlung selbstverständlich bei allen Kompressionssymptomen, um eine operative Verkleinerung der Schilddrüse nach Möglichkeit zu umgehen.

Die Behandlung besteht in der *Zufuhr von Thyreoidea sicca.* Beim Erwachsenen ist eine Dosis von 100—200 mg täglich erforderlich, die in der Pubertät nötigen Dosen sind nur um ein Geringes niedriger. Man beginnt zweckmäßig mit 50 mg täglich und steigert alle 3 Wochen, bis sich die Struma deutlich verkleinert. Die Behandlung muß oft mehrere Jahre beibehalten werden, wie ein probatorisches Absetzen der Medikation erkennen läßt. Da es sich um eine *orale* Medikamentzufuhr handelt, fällt die Therapie für die Patienten kaum ins Gewicht. Mehrere Autoren empfehlen Jodgaben oder Jodeinreibungen bei der Pubertätsstruma. Die Jodbehandlung wirkt aber weniger prompt. Da es sich nur in seltenen Fällen um einen Jodmangel handelt, ist die Zufuhr von Thyreoidinpräparaten sinnvoller und sicherer (Astwood et al., 1960). Kann die operative Behandlung nicht umgangen werden, so muß sich — unabhängig von Art und Ausmaß der Strumektomie — eine langjährige, wenn nicht lebenslange Rezidivprophylaxe mit Thyreoidea sicca anschließen (Klein, 1965).

Struma connata

Besteht schon beim *Neugeborenen* ein Kropf, so kommen alle in den vorigen Abschnitten genannten Ursachen in Frage: Im Endemiegebiet liegt ein Jodmangel vor; die Mutter kann Medikamente eingenommen haben, welche auf das Kind übergingen, oder es kann eine erbliche Störung der Schilddrüsenhormon-Synthese mit Kropfbildung vorliegen. In etwa einem Drittel der Fälle bleibt die Ursache ungeklärt (Bongiovanni et al.).

Unter den *Medikamenten*, welche die Placentarschranke überschreiten können, spielen die Thyreostatica die größte Rolle. Es handelt sich meist um Mütter, welche wegen einer Hyperthyreose gezwungen sind, Thiouracilpräparate oder andere Thyreostatica zu nehmen. Andere Mütter nahmen während der Schwangerschaft laufend Jodpräparate. Ist die intrauterine Schädigung der fetalen Schilddrüse weit fortgeschritten, kann es zur Hypothyreose des Kindes kommen (s. S. 237). Die Schilddrüsenvergrößerung erreicht unter Umständen ein extremes Ausmaß: Die Struma des Kindes kann ein Geburtshindernis darstellen. Nach der Geburt hält das Neugeborene den Kopf stark zurückgebeugt, um die Trachea zu strecken und ausreichend Luft durch die komprimierte Trachea zu bekommen. In solchen Fällen reicht gelegentlich die Zeit nicht mehr für eine medikamentöse Behandlung; die operative Durchtrennung des Schilddrüsenisthmus mit partieller Strumektomie ist die lebensrettende Maßnahme. In einer weniger bedrohlichen Situation gibt man 10 μg Trijodthyronin/Tag. Die Wirkung tritt rasch ein, und man kann das Mittel nach wenigen Tagen wieder absetzen. In leichten Fällen erübrigt sich jede Therapie, da die medikamentös verursachten Strumen nach Fortfall der auslösenden Noxe eine prompte Heilungstendenz haben.

Thyreoiditis

Die Entzündung einer vorher nicht erkrankten Schilddrüse bezeichnet man als Thyreoiditis. War die Schilddrüse vor Einsetzen der Entzündungszeichen bereits vergrößert, spricht man von Strumitis. Nach WEGELIN kann man die Schilddrüsenentzündungen folgendermaßen einteilen:

Tabelle 105. *Einteilung der Thyreoiditiden*

Unspezifische Schilddrüsenentzündungen

Akute und subakute Thyreoiditis
Eitrige Thyreoiditis
Nicht-eitrige Thyreoiditis (DE QUERVAIN)

Chronische Thyreoiditis
Lymphocytäre Thyreoiditis (HASHIMOTO)
Fibröse Thyreoiditis (eisenharte Struma RIEDEL)
Atrophische Thyreoiditis

Spezifische Schilddrüsenentzündungen
(Tuberkulose, Morbus Boeck, Lues, Typhus, Pilzerkrankungen u.a.)

Akute eitrige Thyreoiditis

Nach Pharyngitis oder sonstigen Infekten der oberen Luftwege kann es in seltenen Fällen zu einer akuten Thyreoiditis kommen, die durch *Staphylokokken* oder *Streptokokken* hervorgerufen wird. Die Schilddrüse schwillt an, die Haut über ihr wird heiß und rot, die Patienten klagen über Schmerzen im vorderen Halsbereich und halten den Hals steif. Als Allgemeinzeichen der Entzündug bestehen Fieber und eine Leukocytose mit Linksverschiebung; die Blutsenkung ist beschleunigt. Differentialdiagnostisch ist die Thyreoiditis von infizierten Halscysten abzugrenzen. Eine Radiojoduntersuchung ist im allgemeinen zur Klärung nicht erforderlich. Sie ergibt eine Verminderung der ^{131}J-Aufnahme, ohne daß Hypothyreosezeichen bestehen (RICHIE).

Therapeutisch ist die Anwendung von *Antibiotica* angezeigt. Trotzdem kann es zur Einschmelzung kommen, die eine Incision erfordert. Die Prognose ist gut; eine Hypothyreose als Folgezustand kommt praktisch nicht vor.

Akute und subakute nicht-eitrige Thyreoiditis (de Quervain)

Die Riesenzell-Thyreoiditis wird auch als pseudotuberkulös bezeichnet, weil sich histologisch neben perifollikulären Leukocyteninfiltrationen mehrkernige epitheliale Riesenzellen finden. Eine *virale Genese* wird diskutiert; wiederholt wurde ein Anstieg der komplementbindenden Antikörper gegen Mumps beobachtet. Es erkranken vor allem Frauen mittleren Alters, doch kommt die Erkrankung auch bei Jüngeren vor. Fieber, Unwohlsein, manchmal Nervosität sind Zeichen der Allgemeinreaktion, lokal besteht ein Druck- und Spontanschmerz. Therapeutisch ist die Cortisonanwendung versucht worden. Wenn nicht diskrete thyreotoxische Zeichen bestehen, kann die Schilddrüse durch Gaben von Thyreoidea sicca entlastet werden (LABHART).

Chronische lymphocytäre Thyreoiditis (Struma lymphomatosa Hashimoto)

Die lymphocytäre Thyreoiditis ist die bei weitem häufigste Form der Thyreoiditis. Sie wurde zuerst bei Frauen im Alter von 40—50 Jahren entdeckt. In den letzten Jahren wird sie in zunehmendem Maße auch bei Kindern beschrieben; von einigen Autoren wird vermutet, daß 40—50% der eutyreotischen Kinder mit Kropf eine chronisch-lymphocytäre Thyreoiditis haben (LEBOEUF u. BONGIOVANNI) Meist handelt es sich um Mädchen zwischen 6 und 15 Jahren. Die klinischen Symptome beschränken sich häufig auf eine langsam einsetzende progressive Schilddrüsenvergrößerung. Die Struma fühlt sich fest an, die Oberfläche hat gelegentlich eine körnige Beschaffenheit. Die meist indolente Schilddrüse kann zu Kompressionserscheinungen führen. An *Begleitsymptomen* wurden von Saxena u. Crawford sowie Nilsson u. Doniach unter 63 Kindern Hyperthyreosezeichen in 2 Fällen, diskrete Hypothyreosezeichen in 6 und Zeichen einer eindeutigen Unterfunktion in 7 Fällen gefunden.

Die Radiojodaufnahme der Schilddrüse ist im Beginn meist normal oder leicht erhöht. Durch Anwendung von thyreotropem Hormon läßt sich die Aufnahme nur in geringem Umfang steigern — ein Zeichen dafür, daß die Schilddrüse unter einer starken thyreotropen Stimulation steht und keine funktionelle Reserve besitzt. Während das proteingebundene Jod in normaler oder erhöhter Menge gefunden wird, ist der Butanol-extrahierbare Anteil, d.h. also die stoffwechselaktive Fraktion, eher vermindert, die Differenz beträgt mehr als 2 µg/100 ml. Die γ-Globuline des Serums sind meist erhöht, die Flockungsteste pathologisch (z.B. Cephalin- oder Thymoltest). Schilddrüsenantikörper werden oft gefunden, sind — in geringerer Zahl — aber auch bei anderen Schilddrüsenerkrankungen nachweisbar. So wurde der Boyden-Test von Saxena u. Crawford in 16 von 17 geprüften Fällen positiv befunden, allerdings mit einem niedrigen Titer.

Zu sichern ist die Diagnose durch die *histologische* Untersuchung, am einfachsten mit Hilfe der Nadelbiopsie. Regelmäßig besteht eine diffuse, interfollikuläre Infiltration mit Plasmazellen und Lymphocyten. Die hyperplastischen Schilddrüsenzellen werden acidophil, das Epithel degeneriert, die Follikel atrophieren, und es zeigt sich eine zunehmende Fibrose. Die regionalen Lymphknoten sind geschwollen.

Ätiologisch wird eine Autoimmunkrankheit vermutet. nachdem es Rose u. Witebsky im Tierversuch gelungen war, die Erkrankung durch Thyreoglobulininjektionen zu reproduzieren. Trotzdem bleibt ungeklärt, auf welche Weise die Krankheit in Gang gesetzt wird. Familiäre Schilddrüsenerkrankungen sind häufig, desgleichen Allergosen bei den Patienten selbst und ihren Angehörigen.

Die *Prognose* soll nicht günstig sein. Im Verlauf mehrerer Jahre kann sich eine schleichende Involution der Schilddrüse entwickeln.

Therapeutisch sind operative Eingriffe nur bei Kompressionserscheinungen angezeigt. Zu empfehlen ist eine Dauerbehandlung mit Schilddrüsenextrakt in einer Dosis, welche einer Vollsubstitution entspricht. Hierunter wird meist eine Verkleinerung, nur selten ein völliges Verschwinden der Struma beobachtet (Clayton u. Johnson). Berglund et al. machten einen Versuch mit Corticosteroiden.

Chronisch-fibröse Thyreoiditis (eisenharte Struma Riedel)

An einer Riedelschen Struma leiden im allgemeinen Frauen mittleren Alters und nur selten Kinder (Wilkins). Sie zeichnet sich durch knorpelharte Beschaffenheit und infiltratives Wachstum in die Umgebung aus, mit der darüber liegenden Haut ist sie jedoch nicht verbacken. Im Gegensatz zu den Schilddrüsencarcinomen sind die regionären Lymphknoten nie befallen. Mit der Zeit verursacht die Riedelsche Struma durch ihr dichtes fibröses Bindegewebe fast immer Kompressionserscheinungen an Trachea und Rekurrensnerven, und es kommt zur Hypothyreose. Die Ursache der Erkrankung ist nicht bekannt.

Chronisch-atrophische Thyreoiditis

Im Gegensatz zur hypertrophischen Riedel-Struma ist bei dieser sehr seltenen Erkrankung die Schilddrüse infolge Narbenschrumpfung verkleinert.

Spezifische Schilddrüsenentzündungen

Spezifische Infektionen der Schilddrüse sind insgesamt selten. Die tuberkulöse Erkrankung tritt in produktiver oder verkäsender Form in Erscheinung; sie kann zur Fistelbildung führen. Morbus Boeck, Lues, Typhus, Paratyphus oder Pilzerkrankungen sind nur ausnahmsweise einmal die Ursache einer spezifischen Thyreoiditis.

Schilddrüsentumoren

Benigne Tumoren

Einzelne Schilddrüsenknoten sind innerhalb einer vergrößerten Schilddrüse ein häufiger Tastbefund. Da in jedem Fall die Möglichkeit eines malignen Wachstums besteht, faß man leicht den Entschluß zu einer Probeexcision. Hierbei finden sich dann meist benigne Adenomknoten, die man nach dem Grade ihrer Differenzierung mit unterschiedlichen Bezeichnungen belegt: *Trabeculäre* Adenome haben das Aussehen von undifferenziertem embryonalen Schilddrüsengewebe; *tubuläre* Adenome entsprechen der fetalen Differenzierungsstufe; bei *mikro-* und *makrofollikulären* Adenomen finden sich Schilddrüsenfollikel unterschiedlicher Größe; bei *papillären Cystadenomen* sind die Follikel deutlich erweitert, das Epithel ist gewuchert (LABHART). Je differenzierter der histologische Aufbau ist, desto größer ist im allgemeinen die funktionelle Aktivität des Adenomgewebes. Bei der szintigraphischen Darstellung mit Radiojod imponieren ausdifferenzierte Adenome als „heiße" Knoten; das übrige Schilddrüsengewebe kann funktionell nahezu stillgelegt sein, erst nach Entfernung des Adenoms nimmt es seine volle Aktivität wieder auf. Sogenannte „kalte", d.h. nichtspeichernde Knoten müssen immer den Verdacht auf ein undifferenziertes Carcinom erwecken.

Die *Ursache* der Adenome ist nicht bekannt. Möglicherweise sind sie auf eine unterschiedliche Ansprechbarkeit des Schilddrüsengewebes auf eine erhöhte Thyreotropinstimulation zurückzuführen. Haben sie sich bis zu einer gewissen Größe entwickelt, ist ihre Funktion autonom, d.h. unabhängig vom Hypophysenvorderlappen. Durch Gabe von Trijodthyronin läßt sich ihre Aktivität nicht bremsen.

Maligne Tumoren

Schilddrüsencarcinome sind meist ein Zufallsbefund, da sie sehr spät erst Beschwerden bereiten und Allgemeinreaktionen hervorrufen. In der Schilddrüse finden sich bei der Palpation *harte, unregelmäßig geformte Knoten*, die mit der Umgebung verbacken sein können. Kompressionserscheinungen oder Hypothyreosezeichen fehlen. Bei der Radiojoduntersuchung speichern die Knoten kaum Jod. Den Verdacht auf ein Malignom erwecken vor allem die vergrößerten regionalen Lymphknoten.

Auf den malignen Charakter weisen *histologisch* die zahlreichen Mitosen und vor allem die Invasion der Gefäße und die Kapselinfiltration hin. Bei Erwachsenen ist das *capillare Carcinom* mit rund 60% das häufigste Malignom, bei Kindern macht es sogar 90% aller bösartigen Tumoren aus (POLLOCK u. JULER). Es ist die relativ gutartigste Carcinomform, so daß häufig Zweifel an der Malignität überhaupt auftauchen. Meist sind bei der Diagnosestellung die cervicalen Lymphknoten schon befallen; trotzdem schreitet die Krankheit kaum fort, Lymphknotenmetastasen können über Jahre im Wachstum stehen bleiben. Selbst beim Vorhandensein von Lungenmetastasen ist noch ein längeres Leben ohne Beschwerden möglich. Papilläre Carcinome können in reiner, aber auch in alveolär-follikulär gemischter Form vorkommen. Spindelzellcarcinome, kleinzellige oder anaplastische Carcinome werden nur ganz vereinzelt beobachtet. Sie sind ausgesprochen maligne und metastasieren rasch in Lunge, Knochen und Leber.

Als eine Ursache von Schilddrüsencarcinomen sind therapeutische *Röntgenbestrahlungen* während der frühen Kindheit vermutet worden. In der Anamnese von 286 Patienten mit Schilddrüsencarcinom fand sich in 80% eine Röntgenbestrahlung während der ersten Lebenszeit wegen Thymushyperplasie, adenoiden Wucherungen, Tonsillenhyperplasie oder Hämangiomen (WINSHIP u. ROSVOLL). Maligne Schilddrüsenerkrankungen scheinen in den USA wesentlich häufiger zu sein als in Europa, wo Röntgenstrahlen bei Kindern therapeutisch viel seltener angewandt wurden. Dagegen konnten CONTI et al. bei der Nachuntersuchung von über 1500 Personen im Alter von 10—20 Jahren, welche in den ersten Lebenstagen Röntgenbestrahlungen wegen angeblicher Thymushyperplasie erhalten hatten, keinen Fall von Malignom finden.

Die *Behandlung* des Schilddrüsencarcinoms besteht in einer möglichst vollständigen operativen Entfernung von Schilddrüse und Lymphknotenmetastasen. Die Gefahr eines Hypoparathyreoidismus und einer Recurrenslähmung ist bei diesem Vorgehen natürlich besonders groß, muß aber in Kauf genommen werden. Anschließend ist eine ständige Substitutionsbehandlung mit Schilddrüsenhormon erforderlich. Aberrierendes Schilddrüsengewebe oder spätere Metastasen können mit Radiojod vernichtet werden, wenn sie in der Lage sind, ^{131}J aufzunehmen. Wird vorher thyreotropes Hormon angewandt, kann die Radiojodaufnahmefähigkeit unter Umständen gesteigert werden, so daß sich die Wirksamkeit der Strahlendosis erhöht.

Literatur

AARON, H. H., SCHNEIERSON, S. J., SIEGEL, E.: Goiter in newborn infant due to mother's ingestion of propylthiouracil. J. Amer. med. Ass. **159**, 848 (1955).

ADAMS, D. D.: Bioassay of long-acting thyroid stimulator (L.A.T.S.); the dose-response relationship. J. clin. Endocr. **21**, 799 (1961).

— LORD, J. M., STEVELEY, H. A. A.: Congenital thyrotoxicosis. Lancet **1964 II**, 497.

AKERRÉN, Y.: Prolonged jaundice in the newborn associated with congenital myxedema. Acta paediat. (Uppsala) **43**, 411 (1954).

ANDERSEN, H. J.: Studies of hypothyroidism in children. Acta paediat. (Uppsala) **50**, Suppl. 125 (1961).

ASTWOOD, E. B.: The chemical nature of compounds which inhibit the function of the thyroid gland. J. Pharmacol. **78**, 79 (1943).

— The natural occurrence of antithyroid compounds as a cause of simple goiter. Ann. intern. Med. **30**, 1087 (1949).

— CASSIDY, C. E., AURBACH, G. D.: Treatment of goiter and thyroid nodules with thyroid. J. Amer. med. Ass. **174**, 459 (1960).

D'AVIGNON, M.: The prognosis of congenital hypothyreosis, judged from a larger material. Acta paediat. (Uppsala), Suppl. 103 (1955).

— MELIN, K.-A.: The electroencephalogram in congenital hypothyreosis. Acta paediat. (Stockh.) **38**, 37 (1949).

BANSI, H. W.: Krankheiten der Schilddrüse. In: G. v. BERGMANN, W. FREY und H. SCHWIEGK, Handbuch der inneren Medizin, 4. Aufl., Bd.VII, Teil 1. Berlin-Göttingen-Heidelberg: Springer 1955.

BECKERS, C., VISSCHER, M. DE: Thyroid proteins in sporadic nontoxic goiter. J. clin. Endocr. **23**, 149 (1963).

BEIERWALTES, W. H., ROBBINS, J.: Familial increase in the thyroxin-binding sites in serum alpha globulin. J. clin. Invest. **38**, 1683 (1959).

BERGLUND, G., BROXBERGER, O., ZETTERSTRÖM, R.: Hashimoto's disease in childhood. A clinical and immunological study of five cases. Acta paediat. (Basel) **49**, 663 (1960).

BERGSTRAND, C. G.: A case of hypothyroidism with signs of precocious sexual development. Acta endocr. (Kbh.) **20**, 338 (1955).

BERNHEIM, M., BERGER, M., BERTRAND, J., FREDERICH, A.: Le prognostic du myxoedème congénital. Presse méd. **69**, 2182 (1961).

BERNHEIM, M., JEUNE, M., MONNET, P., LARBRE, F., BERTRAND, J., VERNEY, R., CHARLEUX, J.: Les manifestations cardiovasculaires du myxoedème congénital. Pédiatrie **15**, 507 (1960).

BLIZZARD, R. M., CHANDLER, R. W., LANDING, B. H., PETTIT, M. D., WEST, C. D.: Maternal autoimmunisation to thyroid as a probable cause of athyrotic cretinism. New Engl. J. Med. **263**, 327 (1960).

— SMITH, D. W., WILKINS, L.: Mental attainments of one hundred twenty-eight hypothyroid children according to the type of disease and time of treatment. Amer. J. Dis. Child. **92**, 469 (1956).

BONGIOVANNI, A. M., EBERLEIN, M. D., THOMAS, P.Z., ANDERSEN, W. B.: Sporadic goiter of the newborn. J. clin. Endocr. **16**, 140 (1956).

BOWERS, C. Y., GORDON, D., SEGALOFF, A.: The myxedema reflex in infants and children with hypothyroidism. J. Pediat. **54**, 46 (1959).

CHAPMAN, E. M., CORNER, G. W., ROBINSON, D., EVANS, R. D.: The collection of radioactive iodine by the human fetal thyroid. J. clin. Endocr. **8**, 717 (1948).

CHILDS, B., GARDNER, L. I.: Etiologic factors in sporadic cretinism. An analysis of ninety cases. Ann. hum. Genet. **19**, part 2, 90 (1954).

CHOUFOER, J. C., KASSENAAR, A. A. H., QUERIDO, A.: Syndrome of congenital hypothyroidism with defective dehalogenation of iodotyrosines. J. clin. Endocr. **20**, 983 (1960).

CHOW, C. T. C., HUNTER, O. B.: Uptake of Triiodothyronine by red cells. Lanzet **1960 I**, 1406.

CLAYTON, G. W., JOHNSON, C. M.: Struma lymphomatosa in children. Report of 12 cases. J. Pediat. **57**, 410 (1960).

CONTI, E. A.,PATTON, G. D., CONTI, J. E., HEMPELMANN, L. H. Present health of children given X-ray treatment to the anterior mediastinum in infancy. Radiology **74**, 386 (1960).

COPP, D. H., CAMERON, E. C., CHENEY, B. A., DAVIDSON, A. G. F., HENZE, K. G.: Endocrinology **70**, 638 (1962).

CRILE, G., JR., BLANTON, J. L.: Exophthalmic goiter in a boy two and one-half years of age. Amer. J. Dis. Child. **53**, 1039 (1937).

DIETERLE, P.: Beitrag zur Kasuistik der Vererbungsfrage des endemischen Kretinismus. Untersuchungen an blutsverwandten kretinen Eltern und deren Nachkommen. Arch. Klaus-Stift. Vererb.-Forsch. **27**, 69 (1952).

DOBYNS, B. M., STEELMAN, S. L.: The thyroid stimulating hormone of the anterior pituitary as distinct from the exophthalmos producing substance. Endocrinology **52**, 705 (1953).

— WILSON, L. A.: An exophthalmos-producing substance in the serum of patients suffering from progressive exophthalmos. J. clin. Endocr. **14**, 1393 (1954).

DORFF, G. B.: Sporadic cretinism in one of twins. Amer. J. Dis. Child. **48**, 1316 (1934).

DOWLING, J. T., FREINKEL, M., INGBAR, S. H.: Thyroxine-binding by sera of pregnant women, newborn infants, and women with spontaneous abortion. J. clin. Invest. **35**, 1263 (1956).

DUMONT, J. E., ERMANS, A. M., BASTENIE, P. A.: Thyroidal function in a goiter endemic. IV. Hypothyroidism and endemic cretinism. J. clin. Endocr. **23**, 325 (1963).

ERMANS, A. M., BASTENIE, P. A., GALPERIN, H., BECKERS, C., SCHRIECK, H.-G. VAN DEN, VISSCHER, M. DE: Endemic goiter in the Uele region. II. Synthesis and secretion of thyroid hormones. J. clin. Endocr. **21**, 996 (1961).

EUGSTER, J.: Beobachtungen von Kretinismus an 24 Zwillingspaaren. Erbarzt **4**, 69 (1937).

— Endemic goitre and cretinism; investigation based on more than 15000 clinical observations. Transactions of the third internat. goitre conference, Washington 1938, p. 130.

FALLIERS, C. J.: Goiter and thyroid dysfunction. Amer. J. Dis. Child. **99**, 428 (1960).

FISHER, W. D., VOORHESS, M. L., GARDNER, L. I.: Congenital hypothyroidism in infant following maternal I^{131} therapy. J. Pediat. **62**, 132 (1963).

FORESTER, C. F.: Coma in myxedema. Arch. intern. Med. **111**, 734 (1963).

FRASER, G. R.: Cretinism and taste sensitivity to phenylthiocarbamide. Lancet **1961 I**, 964.

— MORGANS, M. E., TROTTER, W. R.: The syndrome of sporadic goitre and congenital deafness. Quart. J. Med., N.S. **29**, 279 (1960).

GARDNER, J. U., HAYLES, A. B., WOOLNER, L. B., OWEN, C. A.: Iodine metabolism in goitrous cretins. J. clin. Endocr. **19**, 638 (1959).

GELDEREN, H. H. VAN: Precocious menstruation in hypothyroidism. Arch. Dis. Childh. **37**, 337 (1962).

GLASS, S. D., TOWNSLEY, J. T., GEPPERT, L. J.: Neonatal hyperthyroidism. J. Pediat. **64** (1964).

GRAB, W., OBERDISSE, K.: Die medikamentöse Behandlung der Schilddrüsenerkrankungen. Stuttgart: Thieme 1959.

GROOT, L. J.DE, POSTEL, SH., LITVAK, J., STANBURY, J. B.: Peptide-linked iodotyrosines and iodo-thyronines in the blood of a patient with congenital goiter. J. clin. Endocr. **18**, 158 (1958).

GRUMBACH, M. M., WERNER, S. C.: Transfer of thyroid hormones across the human placenta at term. J. clin. Endocr. **16**, 1392 (1956).

HABERMANN, P.: Kropf und Landschaft. Dargestellt am Beispiel des heutigen Kropfvorkommens bei Schulkindern in der Umgebung Berlins. Leipzig: G. Thieme 1956.

HADDAD, H. M., SIDBURY, J. B.: Defect of the iodinating system in congenital goitrous cretinism. J. clin. Endocr. **19**, 1446 (1959).

HAMOLSKY, M. W., STEIN, M., FREEDBURG, A. S.: The thyroid hormone-plasma protein complex in man, a new in vitro method for study of "uptake" of labeled hormonal components by human erythrocytes. J. clin. Endocr. **17**, 33 (1957).

HARNACK, G.-A. VON: Angeborene Schilddrüsenstörungen, genetische und peristatische Entstehungsursachen. Dtsch. med. Wschr. **82**, 650 (1957).

— Hypothyreose. In: LINNEWEH, F. (Hrsg.), Die Prognose chronischer Erkrankungen. Berlin-Göttingen-Heidelberg: Springer 1960.

— Störungen der Schilddrüsenhormon-Synthese. In: LINNEWEH, F. (Hrsg.), Erbliche Stoffwechselkrankheiten, S. 395. München-Berlin: Urban & Schwarzenberg 1962a.

— Differentialdiagnose und Therapie der Hyperthyreose im Kindesalter. Mschr. Kinderheilk. **110**, 396 (1962b).

— Arzneimitteldosierung im Kindesalter. Voraussetzungen, Methoden und Ergebnisse systematischer Dosisbestimmungen. Stuttgart: Thieme 1965.

— BIERICH, J. R.: Hypophysärer Zwergwuchs und thyreotrope Insuffizienz. Z. Kinderheilk. **78**, 341 (1956).

— HORST, W., LENZ, W., ZUKSCHWERDT, L.: Homotransplantation von Schilddrüsengewebe bei einem eineiigen Zwillingspaar. Dtsch. med. Wschr. **83**, 549 (1958).

— LENZ, W., HORST, W.: Das erbliche Syndrom: Innenohrschwerhörigkeit und Jodfehlverwertung mit Kropf. Dtsch. med. Wschr. **86**, 2421 (1961).

— WALLIS, H.: Zur Psychopathologie der Hypothyreose im Kindesalter. Mschr. Kinderheilk. **108**, 373 (1960).

HAYLES, A. B., KENNEDY, R. L. J., BEAHRS, O. H., WOOLNER, L. B.: Exophthalmic goiter in Children. J. clin. Endocr. **19**, 138 (1959).

HODGES, R. E., EVANS, T. C., BRADBURY, J. T., KEETLES, W. C.: The accumulation of radioactive iodine by human fetal thyroids. J. clin. Endocr. **15**, 661 (1955).

HÖFER, R., SWOBODA, W., ZIMPRICH, H.: Hyperthyreose im Kindesalter. Österr. Z. Kinderheilk. **6**, 8 (1961).

HORST, W.: Radiojoddiagnostik von Struma und Schilddrüsenkrebs und Untersuchungen zur Frage einer Jodfehlverwertung in deren Pathogenese. Strahlentherapie, Sonderbd. **34**, 150 (1956). Jahrestagg. Dtsch. Zentralausschuß für Krebsbekämpfung, 26. 5. 1955.

— Klinische Radiojoddiagnostik der Schilddrüsenerkrankungen. In: Strahlenbiologie, Strahlentherapie, Nuklearmedizin und Krebsforschung, S. 785—930. Stuttgart: Thieme 1959.

— Strahlentherapie der Schilddrüsenerkrankungen mit Radiojod (J^{131}). Internist (Berl.) **1**, 373 (1960).

— HARNACK, G.-A. v.: Hypothyreosen im Kindesalter, die Differenzierung des hypothyreotischen Zustandsbildes beim Kinde durch ein spezielles Radiojodstoffwechselstudium. Dtsch. med. Wschr. **78**, 1259, 1292 (1953).

HORST, W., RÖSLER, H.: Der Transport des Hormonjods im menschlichen Serum untersucht mit Papierelektrophorese und Radiojod. (Zugleich ein Beitrag zur Frage der Existenz von sog. Zwischenfraktionen.) Klin. Wschr. **31**, 13 (1953).

HORSTMANN, W., MARTINIUS, J.: Das Hirnstrombild der kindlichen Hypothyreose unter Hormontherapie. Arch. Kinderheilk. **170**, 56 (1964).

HUBBLE, D.: Endocrine relations. Lancet **1955 I**, 1.

HYDOVITZ, J. D.: Occurrence of goiter in an infant on a soy diet. New Engl. J. Med. **262**, 351 (1960).

JONES, P.: Autotransplantation in lingual ectopia of the thyroid gland. Review of the literature andreport of a successful case. Arch. Dis. Childh. **36**, 164 (1961).

JOST, A.: Die experimentelle Analyse der foetalen Endokrinologie. Vortrag 3. Symposion der Dtsch. Endokrinol. Ges. Bonn 1955.

JÜNGST, B.-K., BALL, F.: Iatrogene Struma durch Behandlung mit Phenylbutazon. Arch. Kinderheilk. **172**, 176 (1965).

KLEIN, E.: Der endogene Jodhaushalt des Menschen und seine Störungen. Stuttgart: Thieme 1960.

— Strumen im Wachstumsalter. Internist (Berl.) **6**, 30 (1965).

KLEINSORG, H., KRÜSKEMPER, H.-L.: Erfahrungen mit der Perchlorat-Therapie der Hyperthyreosen. Dtsch. med. Wschr. **82**, 1491 (1957).

KLINKE, K.: Umfrage: Ist eine allgemeine Zunahme der Strumen im Kindesalter zu beobachten? Kinderärztl. Prax. **16**, 373 (1948).

KOGUT, M. D., KAPLAN, S. A., COLLIP, P. J., TIAMSIÇ, T., BOYLE, D.: Treatment of hyperthyroidism in children. Analysis of forty-five patients. New Engl. J. Med. **272**, 217 (1965).

KRÜSKEMPER, H.-L.: Funktionsänderungen der Schilddrüse als Arzneimittel-Nebenwirkungen. Dtsch. med. Wschr. **84**, 821 (1959).

— Akute generalisierte Lymphadenopathie als Nebenwirkung bei thyreostatischer Therapie mit Perchlorat. Dtsch. med. Wschr. **86**, 1873 (1961).

KUNSTADTER, R. H., STEIN, A. F.: Treatment of thyrotoxic children with thiourea derivates, long-term follow-up and recent experiences. Amer. J. Dis. Child. **90**, 373 (1955).

LABHART, A.: Die Schilddrüse. In: A. LABHART, Klinik der inneren Sekretion. Berlin-Göttingen-Heidelberg: Springer 1957.

LEBOEF, G., BONGIOVANNI, A. M., STEIKER, D. D., EBERLEIN, W. R.: Immunologic and thyroid function studies in euthyroid children with goiter. J. Pediat. **58**, 477 (1961).

— BONGIOVANNI, A. M.: Thyroiditis in childhood. Advanc. Pediat. **13** (1964).

LEHMANN, W.: Zwillings- und Familienuntersuchungen zur Erbpathologie der Hyperthyreose. Z. menschl. Vererb.- u. Konstit.-Lehre **22**, 182 (1938).

LENZ, W.: In: v. HARNACK et al. 1961.

LINDER, F., FREYSCHMIDT, P.: Die Behandlung von Schilddrüsenerkrankungen aus chirurgischer Sicht. Internist (Berl.) **1**, 359 (1960).

LÜDERS, D., SPIESS, H.: Eine extrakorporale Schilddrüsenfunktionsprüfung mit J^{131}-Trijodthyronin. Wiss. Ausstellung 61. Tagg. der Dtsch. Ges. Kinderheilk., Köln, 16.—18. 9. 1963.

MAI, H., SCHAPER, G.: Beitrag zur Klinik der Hypothyreose. Studie über die nach langdauernder Thyreoidinbehandlung erreichte Intelligenz und über das Verhalten des Hirnstrombildes. Ann. paediat. (Basel) **180**, 65 (1953).

MARKS, J., WOLFSON, J., KLEIN, R.: Neonatal thyroid function: Erythrocyte T_3 uptake in early infancy. J. Pediat. **58**, 32 (1961).

MARTIN, M. M., RENTO, R. D.: Iodide goiter with hypothyroidism in two newborn infants. J. Pediat. **61**, 94 (1962).

MARTIUS, C.: Die oxydative Phosphorylierung und ihre hormonelle Steuerung. Klin. Wschr. **35**, 223 (1957).

MCCLINTOCK, J. C., FRAWLEY, T. F., HOLDEN, J. H. P.: Hyperthyroidism in children: Observations in 50 treated cases, including an evaluation of endocrine factors. J. clin. Endocr. **16**, 62 (1956).

MCCORMACK, K. R., SHELINE, G. E.: Hyperthyroidism in young female twins. Acta Genet. med. (Roma) **10**, 70 (1961).

MCGIRR, E. M., HUTCHISON, J. H.: Radioactive-iodine studies in non-endemic goitrous cretinism. Lancet **1953 I**, 1117.

— — CLEMENT, W. E.: Sporadic goitrous cretinism, dehalogenase deficiency in the thyroid gland of a goitrous cretin and in heterozygous carriers. Lancet **1959 II**, 823.

MCKENZIE, J. M.: Neonatal Graves' disease. Amer. Thyroid A. Meeting, Chicago, Ill., 1963. Zit. n. GLASS, TOWNSLEY and GEPPERT.

MIDDLESWORTH, L. VAN: Radioactive iodide uptake of normal newborn infants. Amer. J. Dis. Child. **88**, 439 (1954).

MITCHELL, M. L.: Resin uptake of radiothyroxine from serum in thyroid disease and in pregnancy. J. clin. Endocr. **21**, 1448 (1961).

MONEY, J.: Psychologic studies in hypothyroidism, recommendations for case management. Arch. Neurol. Psychiat. (Chic.) **76**, 296 (1956).

MORGANS, M. E., TROTTER, W. R.: Treatment of thyrotoxicosis with Potassium perchlorate. Lancet **1954 I**, 749.

— — Association of congenital deafness with goitre. The nature of the thyroid defect. Lancet **1958 I**, 607.

NEIMANN, N., PIERSON, M., MARTIN, J.: Hypothyoïdes par troubles du développement et lésions inflammatoires du corps thyroïde. 18e Congr. Ass. Pédiatres Langue franc., Genève 1961; vol. 1, p. 89. Basel-New York: Karger 1961a.

— — WAYOFF, M., MARTIN, J., BERTHIER, X.: Le rôle de la dysgénésie thyroidienne dans les hypothyroidies tardives de l'enfant. Arch. franç. Pédiat. **18**, 213 (1961b).

NILSSON, L. R., DONIACH, D.: Auto-immune thyroiditis in children and adolescents: I. Clinical studies. Acta paediat. (Uppsala) **53**, 255 (1964).

OGBORN, R. E., WAGGENER, R. E., HOVE, E. VAN: Radioactive-iodine concentration in thyroid glands of newborn infants. Pediatrics **26**, 771 (1960).

OSLER, W.: Sporadic cretinism in America. Trans. Congr. Amer. Phycns Surg. **4**, 169 (1897).

PENDRED, V.: Deaf-mutism and goitre: Lancet **1896 II**, 532.

PETERSON, R. R., YOUNG, W. C.: The problem of placental permeability for thyrotropin, propylthiouracil and thyroxin in the guinea pig. Endocrinology **50**, 218 (1952).

PICKERING, D. E., KONTAXIS, N. E., BENSON, R. C., MEECHAN, R. J.: Thyroid function in the perinatal period. Amer. J. Dis. Child. **95**, 616 (1958).

PLUMMER, H. S.: Results of administering iodine to patients having exophthalmic goiter. J. Amer. med. Ass. **80**, 1955 (1923).

POCHIN, E. E.: Leukaemia following radioiodine treatment of thyrotoxicosis. Brit. med. J. **1960, II**, 1545.

POLLOCK, W. F., JULER, G.: Thyroid carcinoma in children. Amer. J. Dis. Child. **105**, 243 (1963).

PRADER, A.: Pathologie des Wachstums und der endokrinen Drüsen. In: G. FANCONI und A. WALLGREN, Lehrbuch der Pädiatrie, 7. Aufl. Basel-Stuttgart: B. Schwabe 1963.

RAAB, W.: Morbus Basedow nach Kohlenoxydvergiftung. Wien. klin. Wschr. **1934 II**, 1482.

REILLY, W. A.: Thyrotoxicosis. Amer. J. Dis. Childh. **60**, 79 (1940).

RICHIE, J. L.: Acute suppurative thyroiditis in a child. Amer. J. Dis. Child. **97**, 493 (1959).

ROCHE, J., JOSEPH, R., MICHEL, R., TUBIANA, M., JOB, J. C., RIBIERRE, M.: Hypothyroidie congénitale avec goitre par défaut de transformation de l'iode minéral en iode organique. Rev. franç. Étud. clin. biol. **4**, 27 (1959a).

— MICHEL, O., MICHEL, R., GORBMAN, A., LISSITZKY, S.: Sur la deshalogenation enzymatique des iodotyrosines par le corps thyroide et sur son rôle physiologique. II. Biochim. biophys. Acta (Amst.) **12**, 570 (1953).

— — TUBIANA, M.: Caractères de la thyroglobuline anormale extraite de certains goitres congénitaux avec troubles de l'hormonogénèse. Rev. franç. Étud. clin. biol. **4**, 1 (1959b).

ROSE, N. R., WITEBSKY, E.: Studies in organ specificity. V. Changes in thyroid glands of rabbits following active immunisation with rabbit thyroid extracts. J. Immunol. **76**, 417 (1956).

ROSENBERG, D., GRAND, M. J., SILBERT, O.: Neonatal hyperthyroidism. New Engl. J. Med. **268**, 292 (1963).

SAXENA, K. M., CRAWFORD, J. D.: Juvenile lymphocytic thyroiditis. Pediatrics **30**, 917 (1962).

— — TALBOT, N. B.: Childhood thyrotoxicosis: A long-term perspective. Brit. med. J. **1964 II**, 1153.

SCHLESINGER, B., FISHER, O. D.: Accelerated skeletal development from thyrotoxicosis and thyroid overdosage in childhood. Lancet **1951 II**, 289.

SCLARE, G.: Congenital hyperthyroidism. Biol. neonat. (Basel) **2**, 132 (1960).

SECKEL, H. P. G.: Growth and development in Graves' disease. Illinois med. J. **84**, 200 (1943).

SHEPARD, T. H., GARTLER, S. M.: Increased incidence of nontasters of phenylthiocarbamide among congenital athyreotic cretins. Science **131**, 929, (1960).

SHERARD, I. H., PYNE, G. E., KIRSCHVINK, J. F., MCLEAN, M.: Soybean goiter. New Engl. J. Med. **262**, 1099 (1960).

SMITH, J. D., MONTALVO, J. M.: Maternal-fetal relationships in normal and abnormal thyroid development of the newborn. Amer. J. med. Sci. **241**, 769 (1961).

SPAFFORD, N. R., CARR, E. A., LOWREY, G. H., BEIERWALTES, W. H.: I^{131} labeled triiodothyronine erythrocyte uptake of mothers and newborn infants. Amer. J. Dis. Child. **100**, 844 (1960).

STANBURY, J. B., CHAPMAN, E. M.: Congenital hypothyroidism with goiter, absence of an iodide concentrating mechanism. Lancet **1960 I**, 1162.

— HEDGE, A. N.: A study of a family of goitrous cretins. J. clin. Endocr. **10**, 1471 (1950).

— KASSENAAR, A. A. H., MEIJER, J. W. A., TERPSTRA, J.: The occurrence of mono- and diidotyrosine in the blood of a patient with congenital goiter. J. clin. Endocr. **15**, 1216 (1955).

— OHELA, K., PITT-RIVERS, R.: The metabolism of iodine in 2 goitrous cretins compared with that in two patients receiving methimazole. J. clin. Endocr. **14**, 171 (1954).

STERLING, K., TABACHNICK, M.: Resin uptake of I^{131}-Triiodothyronine as a test of thyroid function. J. clin. Endocr. Metab. **21**, 456 (1961).

SWOBODA, W.: Anguläre, dorsolumbale Kyphose als unbekanntes Skelettzeichen beim kongenitalen Myxödem. Fortschr. Röntgenstr. **73**, 740 (1950).

— ZWEYMÜLLER, E.: Über den thyreotropen Defekt bei dem sog. hypophysären Zwergwuchs. Helv. paediat. Acta **15**, 533 (1960).

TANAKA, S., STARR, P.: A euthyroid man without thyroxin-binding protein. J. clin. Endocr. **19**, 485 (1959).

TRUNNEL, J. B., WADE, P.: Factors governing the development of the chick embryo thyroid. J. clin. Endocr. **15**, 107 (1955).

VISSCHER, M. DE, BECKERS, C., CROMBRUGGHE, B. DE, HERVEG, J. P.: Is there any fundamental difference between endemic and sporadic non-toxic goitre? Acta endocr. (Kbh.) **45**, 365 (1964).

WARKANY, J., SELKIRK, T. L.: Discordant monozygotic twins: hypothyroidism. Amer. J. Dis. Child. **89**, 144 (1955).

WEGELIN, C.: Die Schilddrüse. In: F. HENKE und O. O. LUBARSCH, Handbuch der speziellen Anatomie und Histologie, VIII. Berlin: Springer 1928.

WERNER, S. C., ROW, V. V., RADICHEVICH, I.: Nontoxic nodular goiter with formation and release of a compound with the chromatographic mobility characteristics of triiodothyronine. J. clin. Endocr. **20**, 1373 (1960).

WHITELAW, M. J., THOMAS, S., REILLY, W. A.: A nongoitrous cretin with a high level of serum PBI and thyroidal I 131 uptake. J. clin. Endocr. **16**, 983 (1956).

WIELAND, E.: Pathologie der Schilddrüse. In: M. v. PFAUNDLER und A. SCHLOSSMANN, Handbuch der Kinderheilk., 4. Aufl., Bd. 1, S. 978. Berlin: F. C. W. Vogel 1931.

Wilkins, L.: The diagnosis and treatment of endocrine disorders in childhood and adolescence, 2. Aufl. Springfield: Thomas 1957.
— The effects of thyroid deficiency upon the development of the brain. Res. Publ. Ass. nerv. ment. Dis. **39**, 150 (1962).
Williams, R. H. (Hrsg.): Textbook of endocrinology, 3. Aufl. Philadelphia and London: W. B. Saunders 1962.
Winship, T., Rosvoll, R. V.: A study of thyroid carcinoma in children. Amer. J. Surg. **102**, 747 (1961).
Wolff, J., Thompson, R. H., Robbins, J.: Congenital goitrous cretinism due to the absence of iodide-concentrating ability. J. clin. Endocr. **24**, 699 (1964).
Woolner, L. B., McConahey, W. M., Bears, O. H.: Struma lymphomatosa (Hashimoto's thyreoiditis) and related thyroidal disorders. J. clin. Endocr. **19**, 53 (1959).
Wyk, J. J. van, Grumbach, M. M., Shepard, T. H. II, Wilkins, L.: The treatment of hyperthyroidism in childhood with thiouracil drugs. Pediatrics **17**, 221 (1956).
— — Syndrome of precocious menstruation and galaktorrhea in juvenile hypothyroidism: an example of hormonal overlap in pituitary feedback. J. Pediat. **57**, 416 (1960).
Ziegler, R., Pfeiffer, E. F.: Thyreocalcitonin. Dtsch. med. Wschr. **92**, 613 (1967).

Nebennierenrinde

J. R. Bierich, Tübingen

Zur Anatomie und Histologie der Nebennierenrinde

Beim erwachsenen Menschen liegen die Nebennieren in Höhe des 11. und 12. Brustwirbels retroperitoneal im Fettgewebe über den Nieren. Das Gewicht beider Organe zusammen beträgt im Mittel 11—12 g; rund vier Fünftel davon entfallen auf die Rinde, ein Fünftel auf das Mark. — Die Hauptarterien entstammen der Aorta, der Zwerchfell- und den Nierenarterien. Ihre Verzweigungen bilden in der Nebennierenkapsel einen Gefäßplexus, aus dem die Arteriolensysteme für die Rinde und das Mark gespeist werden. Die zahlreichen Capillaren besitzen gefensterte Epithelien, die an eine Basalmembran grenzen, welche die Parenchymstränge schlauchartig umgibt. Nerval werden die Gefäße vom Sympathicus her versorgt.

Das Parenchym der Nebennierenrinde des Erwachsenen ist dreischichtig. Der Hauptanteil, die Zona fasciculata, ist in radiär auf das Mark zulaufenden Strängen angeordnet. Peripher davon bilden die Epithelien — im Zusammenhang mit den korbförmig verlaufenden Gefäßen — nestartige Strukturen, die Zona glomerulosa. Auf der medialen Seite liegt die schmale Zona reticularis, die von der Fasciculata nur unscharf abgegrenzt ist. Am Volumen der Rinde hat die Zona glomerulosa einen Anteil von 15%, die Zona fasciculata von 78%, die Zona reticularis von 7% (Swinyard).

Cytologisch besteht die Nebennierenrinde aus polygonalen Epithelien mit großen runden Kernen; Epithelzellen und Kerne weisen in der äußeren Fasciculate ihren größten Durchmesser auf (sog. Spongiocyten), ebenso ist der Reichtum an freien Lipoidtröpfchen, welche vornehmlich Cholesterin enthalten, in der äußeren Fasciculate am größten. Die Zona reticularis ist arm an Lipoidtröpfchen, enthält dagegen reichlich Lipofuscin, ein braunes Pigment, das ebenfalls zu den Lipoiden gehört. Ein weiterer Unterschied ist die starke Konzentration an Enzymen und Ribonucleinsäure, die die Zona reticularis im Gegensatz zur Zona fasciculata aufweist (Symington et al.). Steroide sind in der Nebennierenrinde nur in Spuren nachweisbar. Bemerkenswert ist der hohe Gehalt an Ascorbinsäure.

Den drei morphologisch unterscheidbaren Schichten der Nebennierenrinde sollten nach früherer Auffassung auch physiologisch verschiedene Funktionen zukommen — der Zona glomerulosa die Bildung der Mineralocorticoide, der Zona fasciculata die Synthese der Glucocorticoide und der Zona reticularis die der Androgene und Oestrogene. Durch Untersuchungen aus den letzten Jahren ist die Zona glomerulosa tatsächlich als Produktionsstätte des Aldosterons bestätigt worden (Deane et al., Ayres et al., Giroud et al.). Fasciculata und Reticularis stellen dagegen wahrscheinlich eine funktionelle Einheit dar und bilden Glucocorticoide, Androgene und Oestrogene. Während Tonutti die Zona fasciculata als den Hauptort der synthetischen Leistungen, die Zona reticularis und glomerulosa dagegen als „Reservefelder" angesehen hat, die bei Bedarf in Arbeitsparenchym umgewandelt werden, betrachten Symington et al. aufgrund neuerer Studien die an Enzymen reiche Reticularis als die Bildungsstätte der Steroide. Die Zona fasciculata mit ihrem reichlichen Gehalt an Cholesterin sehen die Autoren als Stapelplatz für das Aufbaumaterial der Steroide an. Unter Stressbedingungen und nach ACTH-Applikation wird die Zona fasciculata infolge Anreicherung mit Enzymen cytologisch der Zona reticularis ähnlich.

Morphologische Daten für die Fetalperiode und das Kindesalter

Die erste Anlage der Nebennierenrinde findet sich beim 4 Wochen alten Fetus beiderseits der Mesenterialwurzel als Wucherung des Cölomepithels. Zu Beginn der geweblichen Differenzierung, die um die 9. Woche einsetzt, entwickelt sich eine retikulär angeordnete breite Innenzone (transitorischer oder fetaler Cortex i.e.S.), die aus großen polygonalen lipoidarmen Zellen zusammengesetzt ist. Cytologisch bieten die Epithelien Anhaltspunkte für eine intensive biologische Aktivität und für sekretorische Vorgänge (HETT, ROTTER, MOERI). Später tritt die Außenzone (permanenter Cortex) in Erscheinung, die aus stark lipoidhaltigen Epithelien mit kleinen Kernen besteht. Sie wächst vor allem in den letzten 10 Wochen der Fetalzeit heran, macht aber bei der Geburt noch nicht mehr als ein Fünftel der gesamten Rinde aus.

Insgesamt stellt die fetale Nebenniere ein überaus mächtiges Organ dar. Bis zum dritten Fetalmonat ist es größer als die Niere; noch beim Neugeborenen beträgt das Größenverhältnis Nebenniere zu Niere 1:3, beim Erwachsenen dagegen 1:28. Ursache dieser Größenverschiebung ist die Involution, die das Organ in der ersten Lebenszeit durchmacht. Das Gewicht der beiden Nebennieren, das bei der Geburt 7—8 g beträgt, sinkt im ersten Lebensjahr auf 3 g ab und erreicht erst mit der Pubertät das Geburtsgewicht wieder. Die ersten Anzeichen der Involution finden sich schon einige Zeit vor der Geburt; ihren Höhepunkt erreichen die Umbauvorgänge aber erst in der 5.—7. postnatalen Woche. Zu diesem Zeitpunkt zeigt die gesamte Innenzone das Bild der großtropfigen Verfettung und Degeneration.

Der Aufbau der bleibenden Rinde geht von der Außenzone aus, die nicht in den Involutionsprozeß einbezogen wird. Als erstes entwickelt sich die Zona fasciculata, die während der ganzen Kindheit das beherrschende Element bleibt. Die Zona reticularis erscheint zuerst im 3. Lebensmonat, wobei hervorzuheben ist, daß sie neu entsteht und nicht aus der fetalen Innenzone hervorgeht. Die Zona glomerulosa wird als regelmäßiger Rindenbestandteil erst vom 3. Lebensjahr an vorgefunden. Eine stärkere Ausdehnung erfahren die beiden letztgenannten Schichten aber erst mit der Pubertät, in deren Verlauf die Nebennierenrinde ihre Größe annähernd verdoppelt. Im Senium — und ebenso nach vorzeitigem Keimdrüsenausfall — bilden sich die Zona glomerulosa und reticularis zurück (STIEVE, LAESCHKE).

Zur physiologischen Chemie der Nebennierenrinde

Die Hormone der Nebennierenrinde gehören zu den Steroiden, d.h. Verbindungen, die das Skelet des Sterans bzw. des vollständig hydrierten Cyclopentanophenantrens besitzen. Vom Steran leiten sich das Pregnan, Androstan und Oestran ab, die Kerne der Hauptgruppen der Steroidhormone; das Pregnan stellt das Grundgerüst der Corticoide und Gestagene dar, das Androstan das der Androgene, das Oestran das der Oestrogene (Abb. 121).

Von den verschiedenen Modifikationen der Grundgerüste, die durch Einführung von Doppelbindungen, Isomerien und Substituenten theoretisch möglich sind, sehen wir bei den Nebennierenrindenhormonen nur bestimmte Formen realisiert. Die Ringe B, C und D

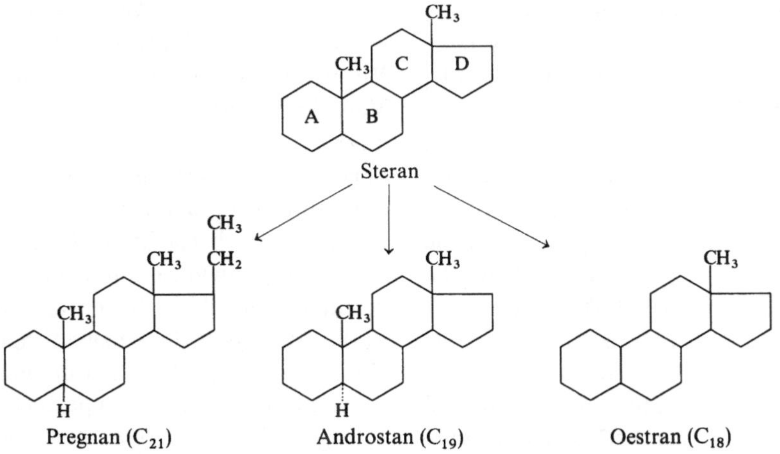

Abb. 121. Die Grundstrukturen der Steroidhormone

liegen stets in gesättigter Form vor, und der A-Ring weist eine 4:5-Doppelbindung auf. Von dieser Regel macht, abgesehen von den aromatisch gebauten Oestrogenen, die keine typischen Nebennierenhormone sind, nur das Dehydroepiandrosteron eine Ausnahme, das aber eher ein Synthesezwischenprodukt als ein Endprodukt darstellt. Die Verknüpfung der Ringe B, C und D erfolgt bei allen Hormonen in trans-Stellung. Als Bezugspunkt für die Stereoisomerie dient die an C 13 hängende anguläre Methylgruppe C 19, die diesseits der Molekül- bzw. Papierebene liegend gedacht wird, was als cis- oder β-Stellung bezeichnet wird. Bei β-ständigen Substituenten wird der Valenzstrich ausgezogen gezeichnet, bei α-ständigen punktiert. Die Verknüpfung der Ringe A und B kommt sowohl in cis- als auch in trans-Stellung vor, was im Formelbild aus der α- oder β-Stellung des H-Atoms an C 5 hervorgeht. Die 5β-ständigen C 21-Verbindungen heißen Pregnan-, die α-ständigen allo-Pregnan-Derivate; in der C 19-Gruppe hat das Androstan ein 5α-ständiges H-Atom; die isomere cis-Verbindung heißt Ätiocholan oder Ätian. Substituenten und Seitenketten werden bei den Hormonen in typischer Weise an C 3, C 11 und C 17 angetroffen. Die Seitenkette an C 17 liegt immer β-ständig vor, die Hydroxylgruppe an C 17 demgemäß α-ständig, während die Hydroxylgruppe an C 11 β-ständig orientiert ist. An C 3 kommen beide Richtungen vor.

Für die chemische Nomenklatur sind heute die 1957 aufgestellten Regeln der "International Union of Pure and Applied Chemistry" (IUPAC) bindend, die die bisher bei der Bezeichnung der Steroide herrschende Sprachverwirrung beseitigt haben. Allgemein gilt folgendes:

Die Lokalisation der Substituenten am Grundgerüst wird durch die vorangestellte Nummer des betreffenden C-Atoms bezeichnet. Es wird empfohlen, in eine Benennung nicht mehr als ein Suffix aufzunehmen, ausgenommen die Endungen -en und -yn, und die darüber hinaus vorhandenen Substituenten als Präfixe aufzuführen. Weitere Daten zur Nomenklatur finden sich in Tabelle 106.

Neben den chemischen Namen, aus denen die genaue Struktur des Moleküls hervorgeht, werden die sog. Trivialnamen gebraucht, die den Vorteil der Kürze haben. Trivialnamen des 3α, 11β, 17α, 21-Tetrahydroxy, 4:5-Pregnen 20-on sind z.B. Cortisol und Hydrocortison.

Tabelle 106. *Zur Nomenklatur der Steroide*

Gruppe	Präfix	Suffix
Doppelbindung, C:C	— (früher Δ)	en
Dreifachbindung C:C	—	yn
Hydroxyl, OH	Hydroxy-	ol (bzw. diol, triol)
Carbonyl, CO	Oxo- (früher Keto-)	on (bzw. dion, trion)
Chlorid	Chloro-	—
Fortfall einer gewöhnlich vorhandenen Gruppe	nor- (no radical)	—

Die Nebennierenrindenhormone

Von den mehr als 40 Steroiden, die man bisher aus Nebennierenextrakten isoliert hat, können nur diejenigen als echte Hormone angesehen werden, die als Sekretionsprodukte im Nebennierenvenenblut erscheinen. Über die auf diese Weise nachgewiesenen Verbindungen und ihre Sekretionsraten orientiert Tabelle 107, über die Strukturformeln Abb. 122.

Cortisol und Corticosteron sind die für den Kohlenhydrat- und Eiweißstoffwechsel der Säuger wichtigsten Corticosteroide; darüber hinaus sind sie für die normale Wasserdiurese unentbehrlich. Im Organismus stehen die beiden Hormone mit ihren 11-Dehydroverbindungen Cortison und Dehydrocorticosteron, die durch Oxydation aus ihnen hervorgehen, im Gleichgewicht. Mengenmäßig bilden Cortisol und Corticosteron mit rund 85% den Hauptanteil der von der Nebenniere sezernierten Steroide. Das quantitative Verhältnis der beiden Hormone, der sog. F/B-Quotient, variiert von Species zu Species. Während Kaninchen, Ratten und Mäuse vorwiegend oder ausschließlich Corticosteron sezernieren, ist bei Hunden, Katzen, Schafen, Hamstern, Meerschweinchen, Rhesusaffen und auch beim Menschen Cortisol das Hauptsekretionsprodukt. — Die beiden 11-Deoxyderivate des Cortisols und Corticosterons, Substanz S und Cortexon, sind als Synthesevorstufen dieser Hormone zu betrachten. In geringer Menge abgegeben, haben sie unter normalen Umständen keine biologische Bedeutung. Physiologisch ist das Aldosteron das einzige Mineralocorticoid. Unter pathologischen Bedingungen, nämlich beim adrenogenitalen Hypertensionssyndrom, gelangen dagegen große Mengen der beiden Substanzen ins Blut, wo sie durch Natrium-

Tabelle 107. *Die von der Nebennierenrinde sezernierten Steroide*

Biologische Aktivität	Aus dem Nebennierenvenenblut isolierte Steroide*	Sekretion in 24 Std (Erwachsene)
Metabolisch aktive Corticosteroide	Cortisol (H)	17—30 mg
	Corticosteron (H)	2—5 mg
	Aldosteron	50—200 μg
	Reichstein's Substanz S (H)	?
	Deoxycorticosteron	Spuren
Inaktiv	17α-Hydroxyprogesteron (H)	?
	5-Pregnenolon	0,5—0,8 mg
Gestagen	Progesteron (H)	0,4—0,8 mg
Androgen	Androstendion (H)	3—10 mg
	11β-Hydroxyandrostendion (H)	3—10 mg
	Dehydroepiandrosteron (H)	20—50 mg
	Dehydroepiandrosteronsulfat (H)	

* H = Aus menschlichem Nebennierenblut isoliert.

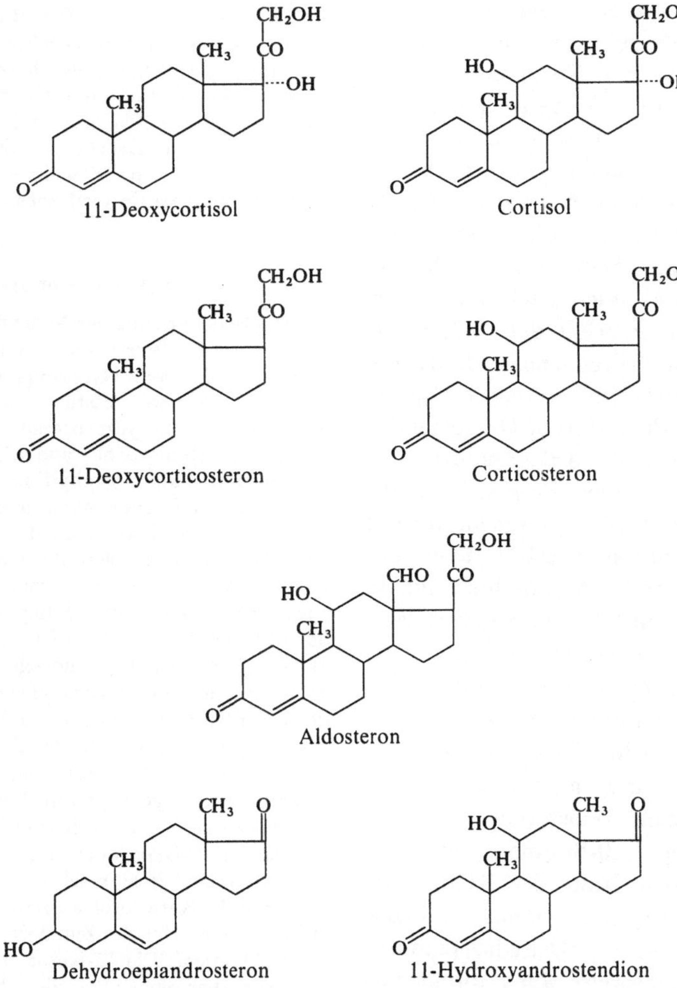

CH_2OH CO CH_3 OH CH_3 O
11-Deoxycortisol

CH_2OH CO HO CH_3 OH CH_3 O
Cortisol

CH_2OH CO CH_3 CH_3 O
11-Deoxycorticosteron

CH_2OH CO HO CH_3 CH_3 O
Corticosteron

CH_2OH CHO CO HO CH_3 O
Aldosteron

CH_3 O CH_3 HO
Dehydroepiandrosteron

HO CH_3 O CH_3 O
11-Hydroxyandrostendion

Abb. 122. Strukturformeln der Nebennierenrindenhormone

und Wasserretention Ödeme und Hypertension verursachen. Von den übrigen in Tabelle 107 aufgeführten Hormonen haben nur das Androstendion und 11β-Hydroxyandrostendion eine biologische Bedeutung; beides sind schwache Androgene. Darüber hinaus produziert die Nebennierenrinde auch Oestrogene in geringer Menge.

Biosynthese der Nebennierenrindenhormone

(s. auch Abb. 132, S. 312)

Das Hauptausgangsprodukt der Biosynthese ist in allen steroidbildenden endokrinen Organen das Cholesterin. In der Nebennierenrinde macht es den wesentlichsten Bestandteil der freien Lipoidtröpfchen aus. Die Abspaltung der Cholesterinseitenkette an C 20 erfolgt unter dem Einfluß des ACTH durch enzymatische Oxydation und führt zum 5-Pregnenolon. Experimentelle Arbeiten von Hechter et al. und Heard et al. haben Hinweise dafür erbracht, daß es neben der eben geschilderten Synthese der Nebennierenrindenhormone einen zweiten Aufbauweg gibt, bei dem kein Cholesterin entsteht. Einzelheiten über diesen Synthesemodus sind noch unbekannt. Die Annahme einer solchen Möglichkeit würde die Erklärung dafür bieten, daß eine gewisse „basale“ Sekretion von Nebennierenrindenhormonen auch nach Hypophysektomie, d. h. nach Fortfall des ACTH, erhalten bleibt. Vom 5-Pregnenolon führt der nächste Schritt zu dem ersten biologisch aktiven Stoff, dem Progesteron. Die folgenden Reaktionen bestehen in Anlagerungen von Hydroxylgruppen an das Progesteron, die durch drei spezifische Hydroxylasen katalysiert werden. Der Hauptweg verläuft über das 17-Hydroxyprogesteron, das anschließend an C21 und schließlich an C11 hydroxyliert wird und auf diese Weise Cortisol ergibt. Der zweite, beim Menschen mengenmäßig weniger bedeutende Weg verläuft über die direkte C21-Hydroxylierung des Progesterons zum Deoxycorticosteron und anschließend zum Corticosteron und zum Aldosteron.

Die androgenen C19-Steroide entstehen durch oxydative Abspaltung der C17-Seitenkette des 17-Hydroxyprogesterons und des 17-Hydroxypregnenolons. Dehydroepiandrosteron kann möglicherweise auch direkt aus Cholesterin entstehen, ohne daß C 21-Steroide als Zwischenprodukte gebildet werden. Interessant sind in diesem Zusammenhang Untersuchungsergebnisse von Lieberman und van de Wiele, nach denen der Organismus täglich rund 50 mg Dehydroepiandrosteron synthetisiert. Danach würde die Produktion des Dehydroepiandrosteron (und des als solches sezernierten Dehydroepiandrosteronsulfats) die des Cortisol übertreffen. — Als Ausgangssubstanz der adrenalen Oestrogene ist im wesentlichen das Androstendion anzusehen.

Der Transport der Hormone im Blut

Cortisol bildet rund 80% der gesamten 17-Hydroxycorticosteroide im Plasma; etwa die Hälfte liegt als biologisch aktives Hormon vor, der Rest als inaktiviertes Tetrahydrocortisol-Glucuronid. Dem Transport des in wäßrigem Milieu schwer löslichen freien Cortisols dient das Transcortin oder „Corticosteroid binding globulin“ (CBG), ein α-Globulin mit starker Affinität für Corticosteroide, an das der größte Teil des Cortisols gebunden ist (Daughaday; Sandberg u. Slaunwhite). Die Bindung an das CBG schützt das Hormon gleichzeitig vor der Metabolisierung in der Leber. Bestimmte hormonale Einflüsse, wie Oestrogenapplikation und Gravidität, erhöhen den CBG-Spiegel des Plasmas und damit den Cortisolspiegel auf ein Mehrfaches der Norm. Cushing-Symptome treten dabei nicht auf, da nur das nicht proteingebundene Cortisol hormonal aktiv ist.

Der Abbau der Hormone

Die Inaktivierung der Nebennierensteroide erfolgt zunächst durch Hydrierung des ungesättigten A-Ringes und Reduktion der 3-Oxogruppe zur Hydroxylgruppe. Aus dem Cortisol entstehen auf diese Weise die 5β-Steroide Tetrahydrocortisol und Tetrahydrocortison (bzw. „Urocortisol“ und „Urocortison“), ferner das 5α-Steroid allo-Tetrahydrocortisol, die zusammen rund 50% der Harnmetaboliten dieses Stoffes bilden. Eine weitere Reduktion an der 20-Oxogruppe führt zum Cortol und Cortolon, die rund 25% der Cortisolabbauprodukte im Harn ausmachen. Beim Kleinkind spielt ferner die Umwandlung in das wasserlösliche 6β-Hydroxycortisol eine wichtige Rolle. In gleicher Weise gehen aus den Androgenen gesättigte C 19-Steroide mit einer Hydroxylgruppe an C 3 hervor, doch werden hier bevorzugt 5α-Metaboliten gebildet. Als Hauptabbauprodukte des Androstendion erscheinen im Harn Androsteron und Ätiocholanolon; der Abbau des 11-Hydroxyandrostendion ergibt die entsprechenden an C 11 oxydierten Verbindungen.

Da die 17-Oxogruppe der Androgene im Abbau nicht verändert wird, erscheinen ihre Metaboliten als „neutrale 17-Ketosteroide (bzw. 17-Oxosteroide)“ im Harn, die mit Hilfe der Zimmermann-Reaktion erfaßt werden können. Die 17-Ketosteroide des Harns entstammen aber nicht allein dem Stoffwechsel der Androgene, sondern zum Teil auch dem der Corticoide.

Die C 21-Steroide mit sauerstoffhaltigen Gruppen an C 20 und C 17, vor allem Cortisol und Cortison, werden zu rund 10% durch oxydative Abspaltung der Seitenkette an C 17 in 17-Ketosteroide umgewandelt.

Die Metaboliten der Nebennierenrindenhormone erscheinen nur zu einem geringen Teil in freier Form im Urin; die Hauptmenge wird mit Glucuronsäure oder Schwefelsäure konjugiert. Diese Koppelung, die die Reduktion des A-Ringes und der 3-Oxogruppe zur Hydroxylgruppe voraussetzt, steigert die Wasserlöslichkeit und Ausscheidungsfähigkeit der Steroide beträchtlich. Zu der umstrittenen Frage der Altersabhängigkeit der enzymatischen Reduktion des A-Ringes sind in den vergangenen Jahren zahlreiche Untersuchungen vorgelegt worden (VISSER et al, TELLER, BLUNCK, GUPTA).

Zur Physiologie der Nebennierenrinde

Die physiologischen Wirkungen der Nebennierenrindenhormone

Die Nebennierenrinde sezerniert 3 Gruppen von Hormonen, die metabolisch von Bedeutung sind: Glucocorticoide, Mineralocorticoide und Androgene. Die von SELYE geprägten Namen Gluco- und Mineralocorticoide bezeichnen die Hauptangriffspunkte der beiden Hormongruppen im Stoffwechsel, beinhalten aber nicht, daß ihre Aktivität auf diese Gebiete beschränkt ist. Cortisol und Corticosteron z. B. entfalten im Elektrolythaushalt Wirkungen, die quantitativ keineswegs zu vernachlässigen sind.

Glucocorticoide

Kohlenhydrat- und Eiweißstoffwechsel. Unter den Effekten, die die Glucocorticoide im Kohlenhydratstoffwechsel entfalten, steht ihre Wirkung auf die Neubildung von Traubenzucker aus Eiweiß, auf die *Neoglucogenese* im Vordergrund. Der Aufbau von Proteinen wird gehemmt, der Abbau gefördert, die Stickstoffausscheidung im Harn steigt an. Unter der zusätzlichen Wirkung von Insulin nimmt gleichzeitig der Glykogengehalt der Leber beträchtlich zu. Wird die Kapazität des Pankreas überschritten, so tritt Glucosurie auf, in der Regel ohne Ketoacidose. Weitere diabetogene Effekte entfalten die Glucocorticoide möglicherweise in Verbindung mit dem Wachstumshormon, indem sie die Synthese spezifischer Plasmaproteine, von allem des Synalbumins stimulieren, das insulinantagonistisch wirkt. Durch Stimulierung der Glucose-6-Phosphataseaktivität fördern sie schließlich die Freisetzung von Glucose aus der Leber und erhöhen den Blutzucker.

Wirkungen auf den Fettstoffwechsel. Die nach langfristiger Verabreichung von Corticoiden und beim Morbus Cushing zu beobachtende Stammfettsucht ist in ihrer Genese noch unklar. Im Tierversuch läßt sich mit Cortison keine Fettsucht erzeugen. In vitro hemmt Cortison die Fettsäuresynthese aus Acetat. THORN et al. haben die naheliegende Hypothese aufgestellt, die Ursache der Cushing-Fettsucht sei in der erhöhten Insulinsekretion zu erblicken, die bei solchen Patienten ebenso wie bei Cortison-behandelten Tieren als Reaktion auf die hormonal induzierte Hyperglykämie nachweisbar ist. Als zweiter Faktor dürfte der Umstand hinzutreten, daß die Patienten ihre Fettdepots schonen, da ihnen als Energielieferant Glucose in reichlichen Mengen zur Verfügung steht. Untersuchungen KNORRs, der nach Corticoidtherapie eine Senkung des Plasmaspiegels der freien Fettsäuren festgestellt hat, stützen diese Auffassung. Möglicherweise wird diese Hemmung der Lipolyse ebenfalls durch die erhöhte Insulinsekretion hervorgerufen.

Wirkungen auf die Wasserausscheidung. Für die Wasserausscheidung sind die Glucocorticoide unentbehrlich. Patienten mit gestörter Cortisolsekretion vermögen größere Mengen von Wasser nicht in normaler Geschwindigkeit auszuscheiden (s. Wasserbelastungstest, S. 280). Frühere Annahmen, nach denen die Glucocorticoide die glomeruläre Filtration der Niere steigern und/oder die Produktion des Adiuretins in der Hypophyse hemmen sollten, haben sich nicht bestätigt. Ein peripherer Antagonismus gegenüber dem Adiuretin erscheint dagegen möglich, da nach Cortisol eine Hemmung der tubulären Wasserrückresorption zu beobachten ist. Darüberhinaus wird die Verteilung des Wassers zwischen intra- und extracellulärem Raum verändert; Cortisol bewirkt eine Verschiebung zugunsten des extracellulären Raumes. Damit wird der Niere eine erhöhte Wassermenge angeboten.

Wirkungen auf das Bindegewebe. Die Wirkungen der Glucocorticoide auf das Mesenchym unterscheiden sich nach Art, Differenzierung und

Reaktionszustand der betreffenden Gewebe (s. STUDER). Undifferenziertes Mesenchym wird stärker beeinflußt als reifes, kollagene Fasern mehr als elastische, proliferierendes Gewebe mehr als ruhendes. Von wenigen Ausnahmen, wie z.B. dem Knochenmark, abgesehen, hemmen die Glucocorticoide — in Übereinstimmung mit ihren Effekten im Proteinstoffwechsel — die Bildung mesenchymalen Gewebes. Durch Anwendung von Cortisol wird das Wachstum von Fibroblastenkulturen reduziert, die Heilung von Verletzungen verzögert und der Aufbau von Granulationsgewebe um experimentell implantierte Fremdkörper verhindert. Besonders intensiv sind die Effekte des Hormons an entzündlich verändertem Gefäßbindegewebe (antiphlogistische Wirkung). Permeabilitätssteigerung und Dilatation der Gefäße infolge der schädigenden Wirkung der Entzündungsprodukte werden durch Cortisol herabgesetzt. Hyperämie, Exsudation und Leukocyteninfiltration treten infolgedessen nur beschränkt in Erscheinung. In den späteren Stadien der Entzündung fehlt der Aufbau eines Granulationswalls, die Phagocytose der eingedrungenen Keime ist herabgesetzt, bei Anwendung hoher Cortisondosen ist auch die Antikörpersynthese reduziert. — Die günstige Wirkung der Corticoide auf allergische Entzündungen beruht auf den gleichen Prinzipien; darüberhinaus vermindern die Hormone die Histaminsynthese.

Hämatologische Wirkungen. Die Verabreichung von Cortisol führt zu folgenden Veränderungen des peripheren Blutbildes: Kräftiger Leukocytenanstieg mit relativer und absoluter Vermehrung der Neutrophilen; relative und absolute Lymphopenie; Eosinopenie. Leukocytose und Neutrophilie sind die Folgen einer Stimulation des Knochenmarks, ebenso wie die gleichzeitig auftretende Reticulocytose und Polyglobulie und die Thrombocytose. Die Lymphopenie beruht in erster Linie auf einer herabgesetzten Neubildung; in geringem Maße ist auch eine vermehrte Zerstörung der Lymphocyten in Lunge, Leber und Milz beteiligt. Die Eosinophilie wird allein durch erhöhten peripheren Abbau verursacht. Steroide ohne Hydroxylgruppe an C17, z. B. Corticosteron, haben keinen eosinopenischen Effekt.

Wirkungen auf das Skelet. Am wachsenden Knochen reduziert Cortisol die Proliferation von Knorpelzellen, was zu einer Verschmälerung der Epiphysenfugen und zum Wachstumsstillstand führt. In der Knochenmatrix werden die Osteoblastenaktivität und der Einbau von Eiweiß herabgesetzt. Die Osteoporose, die als Folge jeder langdauernden Corticoidtherapie auftritt, gehört zu den ernstesten Nebenerscheinungen der Steroidtherapie und ist oft schwer zu beeinflussen. — Wie aus neueren Untersuchungen hervorgeht, beeinflussen die Corticoide — abgesehen von der katabolischen Schädigung der Knochenmatrix — auch den Mineralstoffwechsel des Knochens ungünstig. Unter Cortisolverabreichung geht die intestinale Calciumresorption zurück, die renale Ausscheidung von Calcium steigt an, und die Calciumablagerung im Knochen nimmt ab.

Wirkungen auf das Zentralnervensystem. Bei Nebennierenrindeninsuffizienz findet sich im Elektroencephalogramm regelmäßig eine Verlangsamung des Hirnwellenrhythmus, die durch Cortisol aufgehoben werden kann. Überreichlich zugeführtes Cortisol führt hingegen zu einer Erregbarkeitssteigerung des Gehirns; die Krampfschwelle beim Elektroschock wird erniedrigt.

Sowohl bei Nebennierenrindeninsuffizienz als auch bei Morbus Cushing und langdauernder Corticoidtherapie werden psychische Störungen beobachtet, die in das endokrine Psychosyndrom M. BLEULERs einzuordnen sind. In schweren Fällen kommen auch amnestische Syndrome vor, selten einmal echte Psychosen, — meistens von kurzer Dauer und mit guter Prognose (BLEULER u. STOLL).

Wirkung auf die Kreislauforgane. Hinsichtlich der Beziehungen der Nebennierenrinde zum Blutdruck, die von der Hypotonie bei Morbus Addison und der Hypertonie bei Morbus Cushing her bekannt sind, ist vor allem der Synergismus zwischen Cortisol und Noradrenalin zu nennen. Nur in Gegenwart von Cortisol läßt sich mit Noradrenalin eine Blutdrucksteigerung erzielen. Offenbar sensibilisiert das Steroid die Arteriolen für die pressorische Wirkung des Noradrenalins. Außerdem fördert Cortisol die Synthese des Angiotensinogens. Ein erhöhter Plasmaspiegel an Angiotensin II steigert den Blutdruck teils durch unmittelbare Einwirkung auf die Arteriolen, teils durch eine vermehrte Produktion von Aldosteron. Schließlich ist beim Morbus Cushing eine Tendenz zur Entwicklung arteriosklerotischer Gefäßveränderungen beobachtet worden, deren Genese noch unklar ist.

Wirkungen auf den Magendarmtrakt. Cortisol steigert die Salzsäure- und Pepsinogensekretion im Magen, was entsprechende Beschwerden verursachen kann. Die Uropepsinausscheidung im Harn steigt an. Bei länger dauernder Corticoidtherapie treten Magen- und Duodenalulcera gehäuft auf. Auch die Gallensekretion wird durch Corticoide gefördert.

Wirkungen auf die Stressresistenz. Die Schutzlosigkeit von Addisonpatienten und nebennierenlosen Tieren gegenüber schweren körperlichen Belastungen ist seit langem bekannt. Wie die Arbeiten von SELYE gezeigt haben, spielt die Nebennierenrinde in der Abwehr von Stress-Situationen eine bedeutende physiologische Rolle. Die durch das Hypophysennebennierensystem vermittelte Resistenzsteigerung ist komplexer Natur und beruht auf einer Reihe verschiedener Wirkungen, unter denen die verbesserte Verfügbarkeit von Glucose und die Tonisierung des Kreislaufs von Bedeutung sind. Hinzu tritt die Veränderung der Reaktionslage gegenüber entzündlichen bzw. infektiösen Erkrankungen, bei denen nicht nur die schon erörterte Milderung lokaler entzündlicher Prozesse, sondern auch eine beträchtliche Dämpfung der Allgemeinreaktion des Organismus zu beobachten ist. Obgleich im Lebenserhaltungstest beim adrenalektomierten Tier die Mineralocorticoide die stärksten Potenzen aufweisen, haben bezüglich der Resistenzsteigerung gegenüber Stress allein die Glucocorticoide eine günstige Wirkung.

Mineralocorticoide

Aldosteron ist das wichtigste natürliche Mineralocorticoid. Quantitativ spielt daneben nur noch das Cortisol eine Rolle, dessen Tagesproduktion von rund 20 mg beim Erwachsenen etwa 50 μg Aldosteron, d.h. einem Viertel bis Drittel der täglich sezernierten Menge, entspricht. Der hauptsächliche Angriffspunkt der Mineralocorticoide sind die distalen Tubuli der Nieren. Hier fördern sie die Rückresorption von Natrium im Austausch gegen Kalium und Wasserstoff, wodurch eine Tendenz zu Hypernatriämie und Hypokaliämie entsteht; im Urin wird Kalium vermehrt ausgeschieden. In unphysiologisch großen Mengen führt Aldosteron zur hypokaliämischen Alkalose. Ähnliche Vorgänge wie an der Niere spielen sich auch in den Schweiß- und Speicheldrüsen und in der Darmschleimhaut ab. Auch hier bewirkt Aldosteron eine Vermehrung der Kaliumexkretion.

Androgene

Von den adrenalen Androgenen üben Androstendion und 11-Hydroxyandrostendion anabolische und androgene Wirkungen mäßigen Grades aus. Die Potenzen des quantitativ bedeutendsten 17-Ketosteroids der Nebennierenrinde, des Dehydroepiandrosterons, sind außerordentlich gering. Während des Kindesalters werden Androstendion und 11-Hydroxyandrostendion nicht gebildet; ihre Produktion beginnt erst im Verlauf der Geschlechtsreifung. Beim weiblichen Geschlecht, das über keine testiculäre Androgenbildung verfügt, ist die Nebennierenrinde zeitlebens die einzige Quelle der Androgene, abgesehen von minimalen aus den Ovarien stammenden Mengen. — Die Hormone stimulieren die Proteinsynthese, u. a. in Knochen und Muskulatur, und äquilibrieren zusammen mit den gonadalen Androgenen und dem Wachstumshormon die katabolischen Effekte der Glucocorticoide. Beim weiblichen Geschlecht stimulieren sie das Wachstum der Scham- und Achselbehaarung. Untersuchungen der letzten Jahre haben ergeben, daß die intravenöse Verabreichung von Ätiocholanolon, einem biologisch sonst inerten 17-Ketosteroid, Hyperpyrexie verursacht (KAPPAS et al., SEGALOFF et al.) Die Verbindung ist im Harn einiger Patienten mit periodischem Fieber in vermehrten Mengen gefunden worden.

Die Steuerung der Sekretion der Nebennierenrindenhormone

Die Höhe des Plasmaspiegels der Nebennierenrindenhormone ist einerseits von der Produktionsrate der Hormone abhängig, andererseits von der Geschwindigkeit ihrer Inaktivierung durch Bindung an Plasmaeiweiß, chemischen Abbau, Konjugation und Ausscheidung. Die letztgenannten Vorgänge sind variablen Einflüssen, wie z. B. der Stoffwechselaktivität der Leber, unterworfen, die ihrerseits zum Teil wiederum hormonal gesteuert sind. Der Mechanismus, mit dessen Hilfe die verschiedenen Einflüsse so integriert werden, daß ein konstanter mittlerer Hormonspiegel gewährleistet wird, ist vornehmlich die gesteuerte Sekretion der Hormone.

Die Sekretion der Glucocorticoide, der Androgene und des Aldosterons werden von verschiedenen übergeordneten Systemen reguliert.

Glucocorticoide

Der adäquate Stimulator für die Ausschüttung der Glucocorticoide ist das adrenocorticotrope Hormon der Hypophyse, das ACTH (hinsichtlich chemischer Struktur und Bildungsstätte s. S. 180 u. 183). Die Wirkungen des ACTH auf die Nebennierenrinde sind die folgenden: Ausschüttung der in geringen Mengen gespeicherten Hormone; sofortige Steigerung der Steroidsynthese durch beschleunigte Konversion von Cholesterin zu 5-Pregnenolon; Abnahme des Cholesteringehalts; Abnahme des Ascorbinsäuregehalts; Proliferation der Nebennierenrinde, verbunden mit vermehrter Synthese von Ribonucleinsäure, Eiweiß und Enzymen.

Die Frage nach dem primären Angriffsort des ACTH an der Nebennierenrinde ist noch nicht endgültig beantwortet. Untersuchungen von Hechter u. Lester ließen vermuten, daß die Hormone die Permeabilität der Zellmembranen verändern. Ferner nimmt der Gehalt der Zellen an DNA und RNA unter ACTH deutlich zu. Darüberhinaus scheint das ACTH in der Nebennierenrindenzelle jedoch — ähnlich wie Adrenalin und Glucagon in Muskel und Leber — eine Aktivierung der Phosphorylase zu bewirken, die zu Glykogenolyse, vermehrtem Auftreten von Glucose-6-Phosphat und zum Ingangsetzen des Pentosephosphatcyclus führt (Haynes; Haynes et al.). Das hierbei entstehende NADPH dient möglicherweise als Wasserstoffdonator für die Reaktion mit molekularem Sauerstoff, wobei starke Energien freiwerden, die der Steroidbiosynthese zunutze kommen. Die Folge der zu Beginn des Steroidaufbaus eingreifenden Wirkung des ACTH ist der vermehrte Anfall von 5-Pregnenolon, des gemeinsamen Vorläufers aller Hormone. Auf den weiteren Ablauf der Synthese hat das ACTH keinen Einfluß; das Spektrum der schließlich sezernierten Endprodukte wird unter physiologischen und pathologischen Bedingungen von dem Enzymmuster der Nebennierenrinde bestimmt.

Die ACTH-produzierenden Zellen der Adenohypophyse unterliegen wie alle endokrinen Systeme des Organismus ständig sowohl stimulierenden wie hemmenden Einflüssen, die zu einer im Lauf des Tages rhythmisch wechselnden Tätigkeit dieser Zellen mit einem Maximum an Aktivität in den Morgenstunden und einem Minimum zwischen 19—24 Uhr führen. Nach den Untersuchungen von di Raimondo et al. und Nugents et al. gibt die Hypophyse unter Ruhebedingungen täglich weniger als 1 I.E. ACTH ab. Wird die Hypophyse ausgeschaltet, so verfällt die Nebennierenrinde nach kurzer Zeit der Atrophie. Die Hypophyse ist ihrerseits Teil eines größeren Reglersystems, zu welchem außerdem bestimmte Zwischenhirnzentren, die Formatio reticularis und das limbische System gehören. Hypothalamus und Hypophyse sind durch den Corticotropin Releasing Factor (CRF) miteinander verbunden, ein Sekret hypothalamischer Neurone, das ins Portalsystem der Adenohypophyse abgegeben wird. Die Aktivität der hypothalamischen Zentren unterliegt dem dämpfenden Einfluß der Formatio reticularis und des limbischen Systems.

Rückkoppelungsmechanismus. Unter Ruhebedingungen wird die Abgabe von ACTH durch den sog. Rückkoppelungsmechanismus (feed back- oder Servo-mechanism) reguliert, der Hypophyse und Nebennierenrinde zu einem Regelkreis vereinigt. Übersteigt der Corticoidspiegel im Plasma die Norm, so wird die ACTH-Abgabe gehemmt, sinkt er unter die Norm, so wird sie enthemmt bzw. erhöht. Diese Regulation erfolgt sowohl auf der Ebene des Zwischenhirns als auf der der Hypophyse. Von den Hormonen der Nebennierenrinde ist es allein das Cortisol, das derartige Hemmeffekte entfalten kann. Die inhibitorische Wirkung von Steroiden ohne 17-Hydroxylgruppe — Corticosteron, Desoxycorticosteron, Progesteron, 17-Ketosteroide — ist quantitativ zu vernachlässigen, mit Ausnahme des Aldosterons, das eine gewisse Suppression bewirkt. Die meisten synthetischen Corticoide weisen dagegen Hemmeffekte auf, die um ein Vielfaches größer sind als die des Cortisols.

Stressmechanismus. In Stress-Situationen steigen die Corticoide und das ACTH im Plasma weit über die in Ruhe gefundenen Werte an, und der Rückkoppelungsmechanismus tritt außer Funktion. Die durch den Stress ausgelösten cerebralen Impulse heben die Drosselung des Hypothalamus durch die Formatio reticularis und das limbische System auf und aktivieren die Adenohypophyse maximal.

Die Regulation der Sekretion von Androgenen und Oestrogenen

Welcher Stimulus es ist, der die mit der Pubertät einsetzende Bildung von Androgenen und Oestrogenen in der Nebennierenrinde anregt, ist bis heute unklar. Die Anhaltspunkte für die Existenz eines zweiten ACTH (TALBOT et al.) oder die Rolle des Prolactins (WILKINS) sind gering. Die heute vorliegenden Befunde sprechen am ehesten für das luteinisierende Hormon (LH) der Hypophyse, mit dem es mehreren Autoren gelungen ist, die 17-Ketosteroidausscheidung bei Frauen zu erhöhen (BOTELLA-LLUSIA, BORELL, BIERICH, 1959). Die erzielten Mehrausscheidungen betrugen aber immer nur wenige Milligramm und lagen damit erheblich niedriger als die Mehrausscheidung nach ACTH. Die Befunde legen u. E. die Annahme nahe, daß das LH in der Nebennierenrinde lediglich eine Veränderung des Enzymmusters bewirkt, welche den Weg von Pregnenolon über das Dehydroepiandrosteron zu den Androgenen und Oestrogenen eröffnet, daß es jedoch nicht wie an den Keimdrüsen die de novo-Synthese der Steroide stimuliert.

Die Regulation der Aldosteronsekretion

Produktion und Ausscheidung von Aldosteron steigen unter ACTH nur kurzfristig und in mäßigem Umfang an, wahrscheinlich im Zusammenhang mit der vermehrten Synthese von Vorläufern des Hormons. Hypophysektomie hat keine dauernde Verminderung der Aldosteronausschüttung zur Folge. Das eigentlich aldotrope Hormon ist das Angiotensin II, das durch die Fermente Renin und „Converting Enzyme" aus seiner inaktiven Vorstufe, dem α-Globulin Angiotensinogen, über die Zwischenstufe Angiotensin I freigesetzt wird. Den Anstoß zur Angiotensinbildung gibt die Sekretion des Renin, das in den Granula der juxtaglomerulären Apparate der Nieren gebildet wird. Diese haben die Fähigkeit, die Veränderungen der Nierendurchblutung zu registrieren, die für die Ausschüttung des Aldosterons bestimmend sind (HARTCROFT u. HARTCROFT; BIRON et al.; LARACH et al.; CARPENTER et al.; DAVIS et al.; MULLER, 1962a).

Als adäquater physiologischer Reiz für die Aldosteronsekretion wurde bis vor kurzem in erster Linie die Verminderung des Plasmavolumens angesehen, sei es durch Blutverlust oder Dehydration, sei es durch Kochsalzverluste oder Transsudat- und Ödembildung. Aufgrund neuerer Untersuchungen (THURAU, EIGLER, BRITTON u.a.) betrachtet man heute die Senkung der Natriumkonzentration an der Macula densa am Anfangsteil des distalen Tubulus als den wirksamen Stimulus der Aktivierung des Renin-Angiotensin-Aldosteron-Systems (WERNING u. SIEGENTHALER). — Darüber hinaus wird die Aldosteronsekretion noch auf direktem Wege durch den Plasma-Kaliumspiegel oder den Na/K-Quotient im arteriellen Blut der Nebenniere beeinflußt (URQUHART et al.; DENTON).

Ob dem von FARRELL et al. dargestellten Adrenoglomerulotropin, das aus der Epiphyse und den umgebenden Zwischenhirngebieten von Tieren isoliert wurde, tatsächlich eine physiologische Bedeutung zukommt, ist umstritten (s. MULLER, 1962b).

Zur Physiologie der Nebennierenrinde im Kindesalter

Fetalzeit. In der Fetalzeit ist die Nebennierenrinde ein außerordentlich voluminöses Organ, das nach den bisher vorliegenden Untersuchungen Steroide nicht allein produziert, sondern auch sezerniert. Besonders frühzeitig und reichlich werden anscheinend Androgene hervorgebracht. Cortisol ist in Nebennieren von Feten aus dem 5. Lunarmonat zuerst nachgewiesen worden. Die Hyperaktivität und Vergrößerung der Nebennierenrinde, die beim kongenitalen adrenogenitalen Syndrom bereits im 3. Fetalmonat besteht, spricht dafür, daß ein aktiver Rückkoppelungsmechanismus, für den eine körpereigene Cortisolproduktion Voraussetzung ist, schon zu diesem früheren Zeitpunkt vorhanden ist. Hinsichtlich der Steuerung der fetalen Nebennierenrinde herrscht bisher noch keine Klarheit. Verschiedentlich ist angenommen worden, daß das Choriongonadotropin der Placenta das trope Hormon für die fetale Nebennierenrinde sei, welches in der 2. Graviditätshälfte durch das luteinisierende Hormon der fetalen Hypophyse abgelöst werde (Rotter; Moeri; Gardner; Benirschke et al.). Der erwähnte Rückkoppelungsmechanismus weist jedoch auf eine körpereigene ACTH-Sekretion hin (Bierich, 1962; Lanman). Das spezifische Sekretionsspektrum des fetalen Cortex, d. h. die intensive Androgenproduktion ist möglicherweise durch den zusätzlichen Einfluß der Gonadotropine zu erklären (s. S. 271). — Zu welchem Zweck die Androgene produziert werden, bleibt vorläufig offen. Möglicherweise handelt es sich nur um die Begleiterscheinung der genannten Gonadotropinsekretion, die primär anderen Zielen dient.

Neugeborenenperiode. Postnatal verfällt die fetale Nebennierenrinde der Involution, und die Sekretion der Androgene versiegt. Offenbar hört der Faktor, der die Proliferation und Funktion der fetalen Rinde stimuliert, zur Zeit der Geburt auf, wirksam zu sein. Solange wir indessen nicht wissen, um welches Hormon es sich hier handelt, sind auch die Vorstellungen über die Genese der Involution spekulativer Natur.

Klinisch bedeutungsvoll ist die Frage, ob beim Neugeborenen eine „physiologische Nebennierenrindeninsuffizienz" vorliegt; das morphologische Bild der in Involution begriffenen Nebenniere legt eine solche Annahme nahe. Tatsächlich hat R. Klein (1954a u. b) im Blut von Neugeborenen keine nachweisbaren Mengen von *Corticoiden* aufgefunden. Bierich et al. (1959) fanden zwischen dem 2. und 5. Lebenstag leicht erniedrigte Werte.

Neuere Untersuchungen haben ergeben, daß die Cortisolproduktionsrate von Kindern im Alter von 1—6 Tagen unter Bezug auf die Körperoberfläche sogar höher liegt als bei Erwachsenen (Kenny et al., 1963; Aarskog, Kenny et al., 1966a u. b), was als Ausdruck der adrenalen Belastung durch die Umstellung auf das extrauterine Dasein interpretiert wird. Untersuchungen, die 1969 von Cathro et al. publiziert wurden, haben ferner gezeigt, daß die Corticosteroidausscheidung gesunder Frühgeborener und ausgetragener Neugeborenen unter Stress-Bedingungen — jeweils auf die gesamte Gruppe der Kinder bezogen, bei großer individueller Variation — signifikant anstieg. Im allgemeinen kann die Nebennierenrinde des Neugeborenen demnach als suffizient betrachtet werden. — Anders verhält es sich mit dysmaturen Kindern. Kenny und Preeyasombat fanden 1967 bei 8 dysmaturen Neugeborenen mit symptomatischer Hypoglykämie viermal verminderte Cortisolproduktionsraten. Ebenso zeigte eine Gruppe dysmaturer Neugeborener, die Cathro et al. untersuchten, unter Stress-Bedingungen keine signifikante Steigerung ihrer Corticosteroidausscheidung. Bei Auftreten von Hypoglykämien bei dysmaturen Kindern stellt die therapeutische Verabreichung kleiner Dosen von Cortisol demzufolge eine ätiologisch gut begründete Behandlung dar.

Die Regulierung der Plasmaelektrolyte wird bis zur Geburt vorwiegend von der Placenta besorgt; eine körpereigene Aldosteronsekretion ist daher noch nicht erforderlich. Die äußerst spärliche pränatale Entwicklung der Zona glomerulosa steht mit der Annahme einer sehr begrenzten Funktion dieser Schicht in Einklang. Welche Kapazität die adrenale Elektrolytregulation des Neugeborenen besitzt, ist bisher noch ungenügend bekannt. Zu der limitierten Leistungsfähigkeit des Organismus bei der Regulation der Elektrolyte trägt, abgesehen von der unreifen Nierenfunktion, vielleicht noch die Existenz eines natriumexkretorischen Faktors bei (Klein, 1953, 1960; Lanman, Bierich u. Grüttner; Muller u. Gautier).

Kindheit. Die Leistungsfähigkeit der kindlichen Nebennierenrinde unterscheidet sich hinsichtlich der Glucocorticoide nicht von der des Erwachsenen. Die adrenale Fähigkeit, Salzverluste durch kompensatorische Erhöhung der Aldosteronsekretion auszugleichen, ist im 1. Lebensjahr beschränkt, scheint im 2. Jahr jedoch die Kapazität des Erwachsenen zu erreichen. C19-Steroide mit anabolen und androgenen Eigenschaften werden während der Kindheit nur in geringem Maße, Dehydroepiandrosteron nur in Spuren und nicht regelmäßig gebildet. Offenbar wird der Bedarf an stickstoffretinierenden Wirkstoffen durch das Wachstumshormon ausreichend gedeckt.

Pubertät. Die Adrenarche, d. h. die Produktion adrenaler Androgene und Oestrogene, setzt im Verlauf der Geschlechtsreifung ein. Zur gleichen Zeit tritt anatomisch die Zona reticularis in Erscheinung. Die frühere Annahme, nach der der Reticularis die Synthese der Androgene und Oestrogene zufallen sollte, hat der Auffassung Platz gemacht, daß die beiden inneren Zonen eine funktionelle Einheit darstellen. Die an Enzymen reiche Reticularis wird vorwiegend als Produktions- und Sekretionsort der Hormone angesehen, während die Fasciculata als ruhende Zone betrachtet wird, in der das Aufbaumaterial der Steroide gestapelt ist (s. S. 263). Die Synthese der Glucocorticoide auf der einen Seite, der Androgene und Oestrogene auf der anderen, ist nicht in verschiedenen Zonen lokalisiert, sondern geht in denselben Zellen vor sich, in der Richtung bestimmt durch die jeweils vorhandenen Enzyme. Die Adrenarche ist als ein Vorgang zu verstehen, bei dem aufgrund übergeordneter hormonaler Induktion der Aufbau neuer Enzyme erfolgt, die die Konversion der Steroidvorläufer zu Androgenen und Oestrogenen bewirken.

Biologisch manifestiert sich die Adrenarche durch das Auftreten mäßig ausgeprägter androgener Merkmale. Beim Mädchen, bei dem die Nebennieren fast die alleinige Quelle der Androgene darstellen, ist es vor allem die Schambehaarung (Pubarche); beim Jungen werden die adrenalen Wirkstoffe von den testiculären Androgenen überdeckt.

Literatur: s. S. 317.

Nebennierenrindeninsuffizienz

Die mit einer Unterfunktion der Nebennierenrinde einhergehenden Krankheiten werden in akute und chronische Formen eingeteilt. Die chronische Form, der Morbus Addison, ist im Erwachsenenalter die weitaus häufigste adrenale Erkrankung; im Kindesalter überwiegen die akuten Insuffizienzzustände, vor allem im Rahmen fulminanter Infektionen. Noch häufiger ist das adrenogenitale Syndrom, das auf einem genetisch bedingten Enzymdefekt der Nebennierenrinde beruht. Diese Störung soll wegen ihrer klinischen Sonderstellung in einem speziellen Abschnitt abgehandelt werden (s. S. 304ff.). — Je nachdem ob die Nebennierenrinde direkt geschädigt ist oder durch eine Erkrankung der Hypophyse in Mitleidenschaft gezogen wird, wird von primärer oder sekundärer Nebennierenrindeninsuffizienz gesprochen. An dieser Stelle sollen vornehmlich die primären Insuffizienzzustände abgehandelt werden. Hinsichtlich der hypophysär bedingten Störungen s. S. 188ff.

Angeborene Formen der Nebennierenrindeninsuffizienz

Die angeborenen Formen der Nebenniereninsuffizienz gliedern sich in die pränatal entstandenen anatomischen Fehlbildungen und Enzymdefekte und die unter der Geburt erworbene Nebennierenapoplexie. Obgleich die Fähigkeit zur Corticosteroidbildung in jedem Fall von vornherein minimal ist oder fehlt, treten die ersten klinischen Symptome bei den pränatal entstandenen Störungen meistens erst 1—3 Wochen nach der Geburt in Erscheinung. Anorexie, Erbrechen, mangelhafte Gewichtszunahme, Exsiccose und Kreislaufschwäche sind die Hauptsymptome — alles unspezifische und vieldeutige Krankheitszeichen, die es begreiflich machen, daß diese Erkrankungen oft nicht in vivo erkannt werden. Die Nebennierenapoplexie bietet dagegen ein akutes Bild. Die Hauptsymptome Kreislaufkollaps, Cyanose und Tachypnoe treten im allgemeinen innerhalb der ersten 2 Lebenstage auf.

Kongenitale Nebennierenhypoplasie

Kongenitale Anlagestörungen kommen bei allen endokrinen Drüsen vor, betreffen die Nebennieren aber außerordentlich selten. In den vergangenen 20 Jahren sind 25 Fälle publiziert worden (Sikl; Deamer u. Silver; Geppert et al.; Provenzano; Welsh u. Mehlin; Williams u. Robinson; Harlem u. Myrhe; MacMahon et al.; Alitovskaja u. Zhukovetz; Boyd u. MacDonald; Mitchell u. Rhaney; Stempfel u. Engel; O'Donohoe u. Holland; Uttley). Sechsmal waren jeweils 2 Geschwister erkrankt — eine Tatsache, die genetische Faktoren höchstwahrscheinlich macht. In 16 Fällen handelte es sich bemerkenswerterweise um Knaben.

Der *pathologisch-anatomische Befund* ist charakteristisch: In den winzigen Nebennieren herrscht bei normaler Ausbildung des Marks anstelle der gewohnten Zonierung der Rinde eine unregelmäßige Struktur vor.

Das Parenchym besteht aus auffällig großen Spongiocyten. Die Zellen weisen Zeichen aktiver biologischer Funktion auf. Die permanente Rinde ist meistens nicht ausgebildet.

Klinisch fallen gewöhnlich zuerst Gewichtsstillstand und Trinkschwäche auf, zugleich oder kurz danach Erbrechen, das häufig so in den Vordergrund tritt, daß an eine Pylorusstenose oder andere Passagehindernisse gedacht und operiert wird (Mitchell u. Raney; Boyd u. MacDonald; Harlem u. Myrhe; Deamer u. Silver). Biochemisch finden sich Hyponatriämie, Hypochlorämie, Verminderung des Plasmabikarbonats und Hyperkaliämie. Die Hämokonzentration ist erhöht. Die Ausscheidung von Corticoiden und 17-Ketosteroiden im Harn ist minimal. Der Verlauf wird durch Exsiccose, Marasmus und Kreislaufschwäche bestimmt. Die meisten bisher beobachteten Kinder haben das erste Trimenon nicht überlebt.

Zur Therapie s. S. 287ff.

Dem Krankheitsbild der *primären* Nebennierenhypoplasie steht die angeborene *sekundäre* Hypoplasie gegenüber, die durch anatomische Defekte im Bereich des Zwischenhirns und der Adenohypophyse bedingt ist.

Nebennierenrindeninsuffizienz bei kongenitaler Lipoidhyperplasie der Nebenniere

Die Grundlage dieses in seiner Pathogenese erst kürzlich aufgeklärten seltenen Syndroms ist ein angeborener Enzymdefekt, der die Biosynthese der Steroide in der Nebennierenrinde und den Keimdrüsen blockiert (Prader und Siebenmann). Die Störung wird autosomal recessiv vererbt. Charakteristisch ist, daß die Eltern von 5 der bisher publizierten 8 Fälle blutsverwandt waren. *Pathologisch-anatomisch* erscheinen die Nebennieren stark vergrößert und schwefelgelb gefärbt. Histologisch fehlt in der gewucherten Rinde die normale Zonierung. Die Zellen sind mit Lipoiden, vornehmlich mit Cholesterin, vollgestopft.

Die *klinischen Erscheinungen* entsprechen dem allgemeinen Bild der schweren Nebenniereninsuffizienz, ebenso die Elektrolytverhältnisse im Plasma. Eingehende Steroidanalysen liegen bisher nicht vor. Prader u. Gurtner fanden in ihrem Falle sehr niedrige 17-Ketosteroide im Harn, O'Doherty ermittelte niedrige 17-Hydroxycorticosteroide und 17-Ketosteroide, die nach ACTH-Gabe nicht zunahmen. Alle bisher mitgeteilten Fälle kamen im Alter von 1 Tag bis 8 Monaten unter Addison-Symptomen ad exitum (Tilp; Brutschy; Zahn; Prader u. Gurtner; Sandison; Prader u. Siebenmann; Dhom; O'Doherty). Von den 8 heute bekannten Fällen waren 4 chromosomal und gonadal männlich und 4 weiblich. Während bei den Mädchen das Genitale normal weiblich entwickelt war, bestand bei den Knaben ein *Pseudohermaphroditismus masculinus;* trotz vorhandenen Testes waren die äußeren Geschlechtsorgane völlig weiblich gebildet. Wahrscheinlich sind aufgrund des Enzymdefektes im Steroidstoffwechsel die Hodenzwischenzellen nicht zur Bildung von Androgenen befähigt (Prader).

Aus der starken Anhäufung von Cholesterin in den Nebennieren ist zu schließen, daß der Aufbau der Steroide schon auf sehr früher Stufe gestört ist. Vermutlich beruht die Erkrankung auf dem Fehlen eines der Enzyme, die die Konversion des Cholesterins zum 5-Pregnenolon katalysieren (Bierich). Die Hyperplasie der Nebennierenrinde ist durch die Steigerung der corticotropen Aktivität der Hypophyse verursacht, die infolge der Nebennierenrindeninsuffizienz enthemmt ist.

Differentialdiagnostisch ist die Störung von der kongenitalen Nebennierenhypoplasie und dem kongenitalen isolierten Hypoaldosteronismus abzugrenzen. Von den Kindern mit kongenitalem adrenogenitalem Salzverlustsyndrom unterscheiden sich die Patienten mit Lipoidhyperplasie durch ihr stets weiblich gebildetes äußeres Genitale, während die erstgenannten Kinder entweder normale Knaben oder weibliche Pseudohermaphroditen sind.

Zur Therapie s. S. 287ff.

Genetisch bedingter kongenitaler Hypoaldosteronismus

Hypoaldosteronismus mit im übrigen normaler Nebennierenrindenfunktion ist bei Erwachsenen in den letzten Jahren mehrfach beschrieben worden. Ob diese Erkrankungen primär adrenaler Natur oder durch Störungen der übergeordneten Regulationssysteme, insbesondere des Renin-Angiotensin-Mechanismus, bedingt sind, ist noch eine offene Frage. In allen Fällen handelte es sich um erst im Erwachsenenalter aufgetretene, nicht kongenitale Leiden.

Bei den bisher beobachteten Kindern mit isoliertem Hypoaldosteronismus liegen dagegen angeborene, offenbar recessiv erbliche Störungen vor. 1961 haben ROYER et al. über zwei Geschwister mit den seit der ersten Lebenszeit bestehenden Krankheitszeichen Erbrechen, Exsiccose, Hyponatriämie und Hyperkaliämie berichtet. Im Urin wurden nur Spuren von Aldosteron gefunden. Die Ausscheidung von 17-Hydroxycorticosteroiden und 17-Ketosteroiden war gering, nahm aber nach ACTH-Gaben in normaler Weise zu. Auffällig und mit dem Hypoaldosteronismus allein nicht erklärbar ist die gesteigerte Insulinempfindlichkeit eines der Kinder.

Ein ähnliches, möglicherweise identisches Krankheitsbild ist vor kurzem von VISSER u. COST bei drei blutsverwandten Kindern eingehend untersucht worden. Die klinischen Symptome der schon im Säuglingsalter erkrankten Kinder waren dieselben wie bei den von ROYER et al. mitgeteilten Fällen. Die Ausscheidung der 17-ketogenen Steroide, der 17-Hydroxycorticosteroide und 17-Ketosteroide war normal; Aldosteron war im Urin dagegen nicht nachweisbar. Die chromatographische Analyse der C_{21}-Corticoide ergab eine beträchtliche Vermehrung von Corticosteron und 11-Dehydrocorticosteron und ihren Tetrahydroderivaten, während Cortisol und seine Metaboliten in normalen Mengen gefunden wurden. — Pathologisch-anatomisch zeigten die Nebennieren eines der Säuglinge anstelle der normalen Zona glomerulosa pseudotubuläre und z. T. adenomatös veränderte Strukturen. — Die Autoren kommen zu folgenden Schlüssen: 1. Im Gegensatz zu den verschiedenen Formen des AGS ist die Produktion von Cortisol ungestört. 2. Die Synthese des Aldosterons ist auf der Stufe des Corticosterons blockiert; Corticosteron fällt in vermehrten Mengen an, weil einer der beiden nächsten Syntheseschritte, entweder die Hydroxylierung an C_{18} oder die Konversion der C_{18}-Hydroxylgruppe zum Aldehyd, unmöglich ist. Die Autoren nehmen einen 18-Hydroxylase-defekt an.

Inzwischen haben ULICK et al. in Buffalo bei einem ähnlichen Fall zusätzliche biochemische Informationen gewonnen. Die Bestimmung der Sekretionsraten ergab für das Aldosteron eine beträchtliche Verminderung, für das 18-Hydroxycorticosteron dagegen eine Erhöhung. Der diesem Fall von Salzverlustsyndrom zugrunde liegende Enzymdefekt muß dementsprechend ein Mangel an 18-Hydroxysteroid-dehydrogenase sein.

Differentialdiagnostisch muß der kongenitale Hypoaldosteronismus gegen die übrigen Formen der angeborenen Nebennierenrindeninsuffizienz — Nebennierenhypoplasie, Lipoidhyperplasie der Nebenniere, adrenogenitales Salzverlustsyndrom — abgegrenzt werden.

Therapeutisch genügt die Verabreichung von Mineralocorticoiden (s. S. 287). Cortisonpräparate sind überflüssig.

Nebennierenblutungen beim Neugeborenen

Geringgradige Blutungen in die Nebennieren werden bei Neugeborenensektionen häufig, bei mikroskopischer Untersuchung fast regelmäßig gefunden. Während kleinere Hämorrhagien klinisch keine Rolle spielen, gefährden große doppelseitige Blutungen das Neugeborene durch die eintretende Nebenniereninsuffizienz und unter Umständen durch Verblutung.

Häufigkeit. Bei 240 Neugeborenenautopsien beobachtete LESSER 9mal ausgedehnte, in 6 Fällen beiderseitige Extravasationen in die Nebennieren. MAGNUS fand makroskopische Blutungen bei 8 von 124 Sektionen Neugeborener und Totgeborener. Bei 113 Sektionen, die SCHÖNBERG bei Kindern durchführte, die in den ersten 10 Tagen gestorben waren, wurden stärkere Nebennierenblutungen in 28 Fällen festgestellt. Betrachtet man die Totgeborenen als Gruppe für sich, so liegt die Frequenz erheblich höher; von 30 Totgeborenen, die MACDOWELL untersuchte, wiesen 11 ausgedehnte Extravasate der Nebennieren auf.

Pathologische Anatomie. Die Blutungen beginnen in der Regel im Mark; schon unter normalen Umständen ist ja das Mark und der umgebende innerste Abschnitt der Rinde beim Neugeborenen besonders blutreich und weist kleine Hämorrhagien auf. Kommt eine solche Blutung nicht zum Stillstand, so spielt sich die weitere Entwicklung in folgenden Stadien ab (DIETRICH u. SIEGMUND): I. Umschriebene Blutungen ohne Gewebszerstörung. II. Hämorrhagische Infarzierung des ganzen Organes ohne Gewebszerstörung. III. Destruktive Blutungen mit Gewebszerstörung. IV. Deletäre Blutungen, bei denen die Nebenniere in einen blutgefüllten Sack umgewandelt ist.

Wird die Kapsel der Nebennieren gesprengt, so erfolgt die Hämorrhagie in das Nierenlager, wobei die Niere durch Kompression mitunter stark verformt wird. In derartigen Fällen kann das Hämatom häufig als Tumor palpiert werden. Bei fortbestehender Blutung kommt es zum Einriß des Peritoneums und zur tödlichen Blutung in die Bauchhöhle.

Ätiopathogenese. Am Zustandekommen der Nebennierenblutungen ist eine Reihe von Faktoren beteiligt, deren Bedeutung von Fall zu Fall variiert. Welche Komponente ausschlaggebend ist, läßt sich im Einzelfall oft schwer sagen. Prädisponierend sind folgende Faktoren.

1. Die erhöhte Blutungsbereitschaft des Neugeborenen und vor allem des Frühgeborenen, einerseits aufgrund der Aktivitätsminderung der Gerinnungsfaktoren II, VII, IX und X, andererseits aufgrund der herabgesetzten Capillarresistenz und erhöhten Capillarpermeabilität;

2. als lokal disponierender Faktor die besondere Architektur der Nebenniere; die Konsistenz des Parenchyms ist außerordentlich locker, da es von einem dichten Gefäßnetz durchzogen ist;

3. die Tatsache, daß der venöse Abfluß der Nebennierengefäße direkt in die großen Abdominalvenen, rechts in die Vena cava, links in die Vena renalis mündet, so daß die Nebennieren von Rückstauungen im Venensystem unmittelbar betroffen werden (Lepage).

Auslösend wirken alle Faktoren, die während der Geburt den Abfluß aus der Vena cava caudalis behindern.

1. Schwere, langdauernde Geburten. Der erhöhte Druck, unter dem der kindliche Körper aufgrund der Uteruskontraktionen steht, führt zur Absperrung der venösen Abflüsse.

2. Pathologische Geburtslagen, besonders Beckenendlagen, die überzufällig häufig mit Nebennierenblutungen verbunden sind (Levinson). Sie gehen mit insuffizienter Wehentätigkeit, verlängerter Austreibung und erhöhtem Druck innerhalb des relativ spät austretenden Thorax einher.

3. Asphyxie und Apnoe, die häufig in der Vorgeschichte dieser Patienten vorkommen, großenteils in Verbindung mit den vorgenannten Faktoren.

4. Druckerhöhung im Bereich der Rumpfmitte bei Geburtsverzögerung und -stillstand. Die Leber wird gegen die Vena cava gepreßt und schnürt sie ab. Rechtsseitige Nebennierenblutungen sind daher häufiger als linksseitige.

5. Außer diesen Faktoren kann noch die Erhöhung der Gefäßpermeabilität infolge Toxämie der Mutter eine Rolle spielen. Nebennierenhämorrhagien treten gehäuft bei Kindern eklamptischer Frauen auf.

Auch bei unkomplizierten Geburten kommen jedoch Nebennierenblutungen vor, vor allem bei Frühgeborenen. In solchen Fällen können nur die pathologische Gefäßfragilität und die Verminderung der Gerinnungsfaktoren verantwortlich gemacht werden. Daß schon die gestörte Gerinnung allein als Ursache genügen kann, zeigt das Auftreten von Nebennierenapoplexien unter der Therapie mit Antikoagulantien, das in jüngster Zeit mehrfach beobachtet worden ist (Domart et al.; Ahrens).

Klinik

Das klinische Bild wird wie bei allen akuten Nebenniereninsuffizienzen vom Kreislaufkollaps beherrscht, der in einem Zeitraum von wenigen Stunden bis zu 4 oder 5 Tagen nach der Geburt auftritt. Gleichzeitig beobachtet man erhebliche Tachypnoe und Nasenflügeln, was dem Syndrom die Bezeichnung „Pseudopneumonie" eingetragen hat (Goldzieher und Gordon). In der Mehrzahl der Fälle besteht Fieber. Ein Teil der Kinder erbricht vom ersten Tage an, z. T. im Bogen. In der Regel weisen die geschwächten und apathischen, oft somnolenten Kinder eine ausgeprägte Exsiccose auf.

Die Kombination von Kollaps und Tachypnoe ohne entsprechenden Lungenbefund muß den Verdacht auf Nebennierenapoplexie wekken. Meistens wird die Situation jedoch verkannt und als Folgeerscheinung eines cerebralen Geburtstraumas, eventuell mit Aspiration, aufgefaßt — eine Annahme, die angesichts der oft schweren und langdauernden Geburten naheliegt. Weitaus die meisten Fälle werden erst bei der Autopsie diagnostiziert. Der Hauptgrund für die Fehldiagnose ist die Unkenntnis des in Rede stehenden Syndroms. Bisweilen kann die Verdachtsdiagnose der akuten Nebennierenblutung durch Palpation eines ein- oder beidseitigen Tumors am oberen Nierenpol bestätigt werden. Im übrigen ist die Sicherung der Diagnose eine biochemische Aufgabe. Charakteristische Befunde sind: Hyponatriämie, Hypochlorämie, verminderte Bikarbonatkonzentration und Hypoglykämie, Hyperkaliämie, Rest-N-Erhöhung und erhöhte Hämokonzentration. Die regelmäßig bestehende Acidose erklärt die „pseudopneumonische" Tachypnoe, die Hypoglykämie — zu einem Teil — die Somnolenz bzw. den komatösen Zustand der Kinder.

Bei vollständigem Ausfall der Nebennieren ist die *Prognose* der Erkrankung infaust, sofern die Diagnose nicht rechtzeitig gestellt und die Therapie eingeleitet wird. Kliniker, die mit dem Krankheitsbild vertraut sind, haben jedoch mehrfach über in vivo diagnostizierte Fälle und zum Teil über Heilungen berichtet (GOLDZIEHER u. GORDON; JAUDON). Unvollständige Zerstörungen der Nebennieren können zur partiellen bzw. latenten Insuffizienz verschiedener Ausprägung und u. U. zur späteren Manifestation von Addisonkrisen führen (VICTOR; HEPNER; LANG).

Zur Therapie s. S. 288.

Morbus Addison

Historisches. Das Krankheitsbild der chronischen Nebennierenrindeninsuffizienz wurde 1855 von THOMAS ADDISON beschrieben und auf eine Zerstörung der Nebennieren zurückgeführt. Die Annahme, daß es der Ausfall der Rinde sei, der die Symptomatik bedingt, und nicht, wie lange Zeit vermutet, der des Marks, ist zuerst von MARCHAND ausgesprochen worden, hat aber erst in den zwanziger Jahren unseres Jahrhunderts volle Anerkennung und Bestätigung gefunden. 1930 standen die ersten Nebennierenrindenextrakte zur Verfügung. 1932 führte LOEB die Kochsalzbehandlung in die Therapie der Erkrankung ein. Einen weiteren großen Fortschritt bedeutete die Einführung des synthetischen Desoxycorticosteronacetats. 1950 erschien das Cortison auf dem Markt.

Häufigkeit. Der Morbus Addison ist eine seltene Erkrankung. In größeren Statistiken kommt durchschnittlich 1 Fall auf 5000 Krankenhauseinweisungen. Im Krankengut der Zürcher Medizinischen Poliklinik von 1951 bis 1956, das 66841 Patienten umfaßte, wurde die Diagnose Morbus Addison 8mal gestellt, was einer Frequenz von 1:8355 entspricht (LABHART). Während in einigen Zusammenstellungen das männliche Geschlecht stark überwiegt (PASCHKIS, THORN et al.), haben andere Autoren beide Geschlechter gleichmäßig betroffen gefunden (SOFFER et al., FORSHAM). Eine Prädilektion bestimmter Rassen besteht nicht. Das Leiden ist eine Erkrankung der mittleren Lebensjahre; Kinder sind äußerst selten betroffen. Dies hängt damit zusammen, daß vom anatomischen Beginn der Nebennierenaffektion bis zur klinischen Manifestation der Insuffizienz, die erst bei einem Ausfall 9/10 der Nebennierenrinde eintritt, in der Regel viele Jahre vergehen. In dem kombinierten Krankenmaterial der Universitätskliniken von Zürich und Baltimore wurden unter 143000 Patienten nur 2 Addisonkranke im Alter unter 15 Jahren gezählt. Mehrfache Erkrankungen in einer Familie sind überzufällig häufig beobachtet worden, sowohl bei Erwachsenen (FLEMING, CROOM, WAKEFIELD u. SMITH, CURSCHMANN, MOEHLIG, BERLIN, BIE, BROCHNER-MORTENSEN, DE COCK et al.; MEAKIN et al.; SMITH u. HIGGINS) als auch bei Kindern (HARNAPP; BRIGGS et al.; SHEPARD et al.). In diesen Fällen handelte es sich stets um idiopathische Nebennierenatrophien, nicht um tuberkulöse Infektionen.

Schon 1885 haben MONTI u. WEICHSELBAUM 11 kindliche Fälle von Morbus Addison zusammengestellt. 1931 berichtete THOMAS über 60 publizierte Fälle, bei denen die Diagnose allerdings zum Teil zweifelhaft war. 1946 hat JAUDON 59 Fälle im Alter bis zu 15 Jahren zusammengestellt, vorwiegend aus dem englischsprachigen Schrifttum. Seither sind 60 weitere Fälle mitgeteilt worden. Die Tatsache, daß in den letzten 20 Jahren mehr Fälle als vorher insgesamt veröffentlicht worden sind, ist aber nicht auf eine reelle Erhöhung der Krankheitsfrequenz zurückzuführen. Infolge des Rückgangs der Tuberkulose, die früher die Hauptursache des Morbus Addison war, wird das Leiden sogar eher seltener geworden sein. Aufgrund der Verbesserung der endokrinologischen Diagnostik wird die Krankheit jedoch heute häufiger diagnostiziert.

Ätiologie und Pathogenese. Bis in die dreißiger Jahre hinein war die Tuberkulose unbestritten die Hauptursache des Morbus Addison. In einer pathologisch-anatomischen Analyse von 566 Addison-Fällen aus den Jahren 1900—1933 registrierte GUTTMAN in 68% eine Tuberkulose, in 19% eine Atrophie und in den restlichen 13% ausgefallene seltene Erkrankungen.

Bedingt durch den allgemeinen Rückgang der Tuberkulose nimmt heute die idiopathische Nebennierenrindenatrophie ätiologisch den ersten Platz ein. In einer amerikanischen Untersuchungsreihe aus den Jahren 1941—1946 waren 60% der zur Autopsie gelangten Fälle durch eine Atrophie und 40% durch eine Tuberkulose verursacht (FRIEDMANN). Die gleiche Verschiebung findet sich auch beim kindlichen Morbus Addison. Von den 59 Fällen der Statistik von JAUDON waren 53 durch eine Tuberkulose bedingt. Von den 62 Fällen, die wir aus den Jahren 1946—1962 zusammengestellt haben, waren bei 58 hinreichende ätiologische Anhaltspunkte zu ermitteln. Nur in 3 Fällen, von denen 2 zur Autopsie kamen, konnte eine Tuberkulose mit Sicherheit diagnostiziert werden, in einem 4. Fall war sie wahrscheinlich. Bei den übrigen 54 Kindern war eine Tuberkulose unwahrscheinlich; autoptisch wurde in allen 25 Fällen dieser Gruppe, die zur Sektion kamen, eine beiderseitige Nebennierenrindenatrophie festgestellt.

Pathoanatomie. Die dem Morbus Addison zugrunde liegenden pathologischen Prozesse betreffen immer beide Nebennieren; eine manifeste Nebennierenrindeninsuffizienz tritt erst bei einem Ausfall von 90% des Parenchyms auf. *Tuberkulöse Infektionen* erfolgen hämatogen, entweder von einem Primärkomplex oder von einem sekundären Herde aus, welcher in der Lunge oder, recht häufig, im Urogenitaltrakt gelegen ist. Oft finden sich massiv käsige Einschmelzungen der Nebenniere, die das Mark einschließen und bisweilen auf die Umgebung übergreifen.

Bei der *idiopathischen Nebennierenrindenatrophie* (Schrumpfnebenniere, adrenal cytotoxic necrosis, adrenocortical contraction) ist fast ausschließlich die Rinde betroffen. Zu Beginn ist das Parenchym von Lymphocyten, Plasmazellen und Monocyten durchsetzt, die das Gewebe im weiteren Verlauf allmählich verdrängen. Das erhaltene Parenchym bildet kompensatorisch gewucherte Nester von Zellen, deren vergrößerte Kerne und Vacuolen auf eine gesteigerte ACTH-Stimulation schließen lassen. Im Endstadium ist der gesamte Cortex durch fibröses Bindegewebe ersetzt. Ursächlich ist der Prozeß noch ungeklärt. Im allgemeinen wurde die Atrophie bisher als Endstadium verschiedener infektiös-toxischer und degenerativer Schädigungen angesehen (Hedinger, Fassbender, Dietrich und Siegmund). Kovacz hat ein selektives Cytotoxin verantwortlich machen wollen. Neue Erkenntnisse lassen an immunpathologische Vorgänge denken. Das gleichzeitige Vorkommen von Nebennierenrindenatrophie und Schilddrüsenveränderungen im Sinne einer Hashimotoschen Thyreoiditis ist seit langem bekannt. Da bei dieser Form der Thyreoiditis eine Autoimmunisation im Spiele zu sein scheint (Witebsky et al., Blizzard, Roitt u. Doniach, Rosenberg, Balfour et al.), lag es nahe, auch beim Morbus Addison danach zu fahnden. In der Tat ist der Nachweis zirkulierender Antikörper gegen Nebennierenrinde bei verschiedenen Addisonpatienten geglückt (Anderson et al., Burnet, Mead, Blizzard et al., Witebsky). Ferner ist es gelungen, bei gegen Nebennierengewebe immunisierten Nagetieren adrenale Veränderungen zu erzeugen, die denen beim Morbus Addison ähnlich sind (Colover u. Glynn, Milcou et al., Kracht et al.). Wie weit diesen Befunden eine allgemeinere Bedeutung zukommt, ist noch unklar.

Extraadrenal findet man pathologisch-anatomisch die Folgeerscheinungen des chronischen Ausfalls der Corticosteroide, namentlich eine allgemeine Hyperplasie des lymphatischen Gewebes, einschließlich des Thymus, ferner eine Vermehrung der amphophilen Zellen der Adenohypophyse (Ezrin et al., Siebenmann); in diesen Zellen erblickt man heute die Produzenten des ACTH. Oft wird außerdem eine Hyalinisierung der basophilen Zellen, die sog. Crookeschen Veränderungen, beobachtet.

Klinik

Symptomatologie. Über die Häufigkeit der wichtigsten Addison-Symptome orientiert Tabelle 108, die einer Zusammenstellung von Thorn u. Jenkins entnommen ist. Die Angaben betreffen erwachsene Patienten mit dem Vollbild der Krankheit, haben jedoch für das Kindesalter die gleiche Geltung.

Tabelle 108. *Häufigkeit der Hauptsymptome bei 125 Fällen von Morbus Addison.* (Nach Thorn u. Jenkins)

	%
Körperschwäche	99
Hautpigmentierung	98
Schleimhautpigmentierung	82
Gewichtsverlust	97
Appetitlosigkeit, Übelkeit und Erbrechen	90
Hypotonie (unter 110/70)	87
Leibschmerzen	34
Salzhunger	22
Diarrhoe	20
Verstopfung	19
Vitiligo	6

Allgemeine Schwäche, Hautpigmentierung und Gewichtsverlust sind obligate Zeichen, die auch bei Kindern in praktisch allen Fällen gefunden werden; ebenso werden gastrointestinale Störungen in annähernd gleicher Frequenz registriert (Jaudon).

Die *Adynamie* betrifft den somatischen Bereich ebenso wie den seelischen. Körperlich fällt zunächst rasche Ermüdbarkeit auf. Leichte Anstrengungen werden mühevoll und langsam bewältigt und führen schnell zur Erschöpfung. In fortgeschrittenen Fällen können selbst Tätigkeiten, wie Aufrichten, Sitzen und Sprechen unmöglich sein. Die Muskulatur ist schlaff und zuweilen vollkommen atonisch.

Psychisch äußert sich die Adynamie in Antriebsschwäche, Teilnahmslosigkeit und Mangel an Konzentration. Angaben über Schulversagen sind in den Anamnesen oft zu finden. Weitere typische Alterationen sind Reizbarkeit und negativistisch gefärbte oder depressive Verstimmtheit. Über eine besonders schwere Dysphorie, die zu Suicidversuchen führte, haben WHITAKER et al. berichtet. Bei kleinen Kindern manifestieren sich diese Störungen vornehmlich als Weinerlichkeit und „Bockigkeit". Derartige „Erziehungsschwierigkeiten" können zunächst im Vordergrund des Bildes stehen und diagnostisch in die Irre führen.

Die *Hyperpigmentation* beim Morbus Addison ist durch eine vermehrte Ablagerung des normalen Hautpigments Melanin bedingt und daher von einer Hautbräunung aus anderen Ursachen nicht ohne weiteres zu unterscheiden. Alle Umstände, die die Melaninbildung physiologischerweise verstärken, fördern sie beim Morbus Addison in gesteigertem Maße. Bei brünetten Individuen nimmt die Pigmentierung stärkere Grade als bei blonden an, an der Sonne ausgesetzten Hautpartien ist sie ausgeprägter als an unbelichteten Stellen; sie bevorzugt die Mamillen und die Anogenitalgegend, wo die Verfärbungen oft eine tiefbraune, manchmal fast schwarze Tönung annehmen. Solche Befunde lassen keinen Zweifel daran aufkommen, daß es sich um pathologische Veränderungen handelt. Richtungweisend ist ferner die braune Verfärbung der Hautfalten an den Hand- und Fingergelenken. In einigen Fällen ist über eine zunehmend dunklere Färbung des Haupthaares und der Sekundärbehaarung berichtet worden. Pathognomonisch sind schließlich die Schleimhautpigmentationen. Sie bevorzugen die Mucosa des Mundraumes, vor allem der Wangen, und variieren im Farbton zwischen braun und blau-schwarz, in der Größe zwischen einem Reiskorn und einem Zehnpfennigstück. Da die Hyperpigmentierung durch eine erhöhte Sekretion von ACTH und MSH bedingt ist, wird sie nur bei der primären Nebennierenrindeninsuffizienz gefunden und fehlt bei den hypophysär bedingten Formen, was für die Differentialdiagnose von ausschlaggebender Bedeutung ist.

Die Abnahme bzw. mangelnde Zunahme des Körpergewichtes bei der chronischen Nebennierenrindeninsuffizienz hat mehrere Ursachen: 1. die Anorexie, 2. die mit Erbrechen und Durchfällen einhergehenden gastrointestinalen Störungen und 3. die Dehydratation infolge der laufenden NaCl-Verluste im Harn. Die Anorexie ist eines der konstantesten Symptome und kann wegen ihrer Hartnäckigkeit den Verdacht auf eine Anorexie nervosa erwecken, wie uns eine eigene Beobachtung gezeigt hat. Übelkeit und Erbrechen sind Beschwerden, die bei Kindern so gut wie immer und damit häufiger als im Erwachsenenalter vorkommen. Ihr Auftreten ist keineswegs auf die eigentlichen Addison-Krisen beschränkt.

Wenn auch die Mehrzahl der erkrankten Kinder zu klein und leicht ist, ist doch eine erhebliche Abmagerung kein obligates Symptom des Leidens. Der Grad der Magerkeit ist vom Gewicht beim Beginn der Erkrankung abhängig; normalgewichtige Patienten kommen daher durchaus vor. In der Regel läßt sich aber im Verlauf der Krankheit ein Gewichtsverlust konstatieren. Die Dehydratation geht mit einer Verminderung des zirkulierenden Blutvolumens einher, die die im Röntgenbild nachweisbare Kleinheit des Herzens zur Folge hat und die Hauptursache der *Hypotonie* darstellt. Zusätzliche Ursachen des niedrigen Blutdruckes sind das Fehlen des für die pressorische Wirkung des Noradrenalins notwendigen Cortisols und die Schlaffheit der Muskulatur, derzufolge der venöse Rückfluß zum Herzen mangelhaft ist. Klinisch manifestiert sich die Hypotonie vor allem als orthostatische Kreislaufschwäche.

Einen Hinweis auf die Hyponatriämie ergibt der oft bestehende *Salzhunger* der Patienten. Die Kinder bevorzugen salzige und stark gewürzte Speisen und Suppen.

Neben den Störungen im Elektrolyt- und Wasserhaushalt ist es die mangelhafte Zuckerneubildung, die gerade bei Kindern oft gefährliche Situationen heraufbeschwört. Infekte und Nahrungsverweigerung können *hypoglykämische Anfälle* auslösen, die sich in Somnolenz, Koma und/oder Krämpfen äußern (JAUDON, GREENBERG, ALITOVSKAJA, SZCZEPANSKA, SHEPARD et al., BURDICK). Diese Zustände werden häufig fehlgedeutet und können bei längerer Dauer in bleibende Demenz ausgehen (GREENBERG, SZCZEPANSKA).

Da bei der Stress-Abwehr vornehmlich Glucocorticoide erforderlich sind, können hypoglykämische Episoden auftreten, ohne daß gleichzeitig Veränderungen im Mineralhaushalt beobachtet werden. Gleichwohl kommen akute Addison-Krisen, bei denen sämtliche Funktionen der Nebennierenrinde versagen, oft vor und bilden, bei Kindern viel häufiger als bei Erwachsenen, den Anlaß zur ersten

Krankenhauseinweisung (Greenberg, Mozziconacci, Welch, Alitovskaja, White u. Sutton, Bickel, Laplane, Shepard et al., Prader et al.).

Die Addison-Krise

Daß die Krise kein Initialsymptom der Erkrankung ist, geht aus den so gut wie immer nachweisbaren Pigmentationen hervor. Die Krise stellt vielmehr den akuten Zusammenbruch des chronisch-kranken Organismus dar, dessen Funktionen bereits zuvor erheblich eingeschränkt waren. Den Anlaß zur Auslösung der Katastrophe bilden vor allem akute Infektionen, seltener starke körperliche Anstrengungen oder operative Eingriffe. Meistens handelt es sich um banale Virusinfekte.

Die bisher aufgezählten Addison-Symptome nehmen in der Krise an Intensität zu. Die Anorexie geht in völlige Nahrungsverweigerung über; Übelkeit, Erbrechen und Leibschmerzen steigern sich in solchem Maße, daß — im Zusammenhang mit dem schlechten Allgemeinzustand und dem nicht selten vorhandenen Fieber — öfters der Verdacht auf eine akute abdominelle Erkrankung erhoben wird. Gleichzeitig bestehen die Zeichen des Kreislaufversagens — rascher fadenförmiger Puls, kalte Acren und zunehmende Cyanose —, die sich schnell zum Vollbild des Kollaps steigern können. Am Herzen selbst kann neben der Tachykardie eine Arrhythmie feststellbar sein, die durch die Hyperkaliämie verursacht wird. Extrem hohe Kaliumwerte im Serum können den Herzstillstand bewirken. Überhaupt ist für den Ausgang der Krise vornehmlich das Verhalten der Kreislauforgane maßgebend.

Als Folgeerscheinungen der Dehydratation sind neben der Hypotonie die Verminderung des Hautturgors und das Einsinken der Augäpfel nachweisbar. Auffällig ist ferner die extreme Kraftlosigkeit der Kinder, die auch ohne Vorliegen eines Komas oft nicht in der Lage sind zu sprechen.

Laboratoriumsbefunde (s. auch Bd. II/1, S. 587 ff.). Zur Diagnostik des Morbus Addison verwendete man früher eine Anzahl klinischer Funktionsprüfungen, bei denen die Leistungsfähigkeit des Kohlenhydrat- und Elektrolytstoffwechsels durch entsprechende Belastungen untersucht wurde. Ein Teil dieser Tests, wie z. B. die Insulinbelastung und der Kepler-Power-Wilder-Test, bei dem Natrium entzogen und Kalium verabreicht wurde, brachte die Gefahr der Provokation akuter Krisen mit sich und hat mehrfach katastrophale Folgen gezeitigt. Diese Tests sind daher als obsoleth zu betrachten. Aber auch die übrigen klinischen Funktionsprüfungen sind inzwischen durch die genauer beurteilbaren Methoden der direkten Hormonbestimmung weitgehend überholt.

Glucocorticoidaktivität der Nebennierenrinde. Metabolisch findet das Fehlen der Glucocorticoide seinen Niederschlag in Veränderungen des Kohlenhydratstoffwechsels und des Flüssigkeitshaushalts. Charakteristisch für die mangelhafte Neoglucogenese sind folgende Befunde.

1. Subnormale Nüchternblutzuckerwerte, die in ca. einem Drittel der Fälle gefunden werden.

2. Ein flacher Anstieg der Blutzuckerkurve nach Glucosebelastung; auch dieser Befund stellt ein wenig zuverlässiges Kriterium dar.

3. Erhöhte Insulinsensibilität. Die Prüfung der Insulintoleranz ist wegen der erwähnten Gefahren bei Nebennierenrindeninsuffizienz jedoch abzulehnen.

Als „Screening-Tests" sind die *Prüfungen der Wasserausscheidungsfähigkeit* brauchbar, wie sie im ersten Teil des Robinson-Power-Kepler-Tests oder im Wassertest von Gabrilove und Soffer, der unserem Volhardschen Wasserversuch entspricht, vorliegen (s. Bd. II). Wegen seiner Einfachheit hat besonders der Wassertest weite Verbreitung gefunden.

Eosinophilensturz nach ACTH. Die eosinopenische Wirkung der Corticoide bzw. des ACTH wurde von Thorn et al. zur Grundlage von Nebennierenfunktionsprüfungen gemacht. Das einfachste Verfahren, der sog. Thorn-Test, besteht in der Zählung der Eosinophilen vor und 4 Std nach i.m.-Injektion von 25 E ACTH. Ein Abfall der Eosinophilen von 50% oder mehr schließt eine NNR-Insuffizienz weitgehend aus; geringere Abnahmen beweisen sie nicht mit Sicherheit und erfordern genauere diagnostische Maßnahmen.

Anstelle der Injektion mittlerer Standard-Dosen von ACTH ist man heute zur Verabreichung von Höchstdosen übergegangen. Unter maximaler corticotroper Stimulation wird die äußerste Leistungsfähigkeit der Nebennierenrinde, die sog. aktuelle Funktionsreserve, bestimmt. Bei gesunden Individuen erfolgt ein mittlerer Eosinophilensturz von −95% (Jenkins et al., Bierich u. Kersten). Bei Addison-Patienten beträgt der Abfall im Mittel nur 2%; die Vertrauensgrenzen liegen bei +53 und −65% (Jenkins et al.). Im Prinzip ist es gleichgültig, ob das ACTH als Dauertropfinfusion intravenös oder als Depot-hormon intramuskulär gegeben wird. Die intramuskuläre Applikation besitzt den Vorteil größerer Einfachheit und den Nachteil, in seltenen Fällen allergische Nebenreaktionen zu verursachen. Obgleich diese Untersuchung den Thorn-Test an Genauigkeit übertrifft, kann sie ebenfalls nur als Screening-Test ohne letzte Beweiskraft betrachtet werden, sofern nicht gleichzeitig die Bestimmung der Nebennierenrindenhormone in Blut oder Urin erfolgt (s. u.).

Bestimmung der Harn- und Blutsteroide. Die älteste und einfachste Methode der Harnsteroidbestimmung ist die Analyse der 17-Ketosteroide, mit denen die Derivate der Androgene und eines kleinen Teiles der Glucocorticoide erfaßt werden. Bei Kindern, die noch keine Androgene produzieren, liegen die 17-Ketosteroide so niedrig, daß sie für die Diagnose einer Nebennierenrindenunterfunktion gewöhnlich nicht brauchbar sind.

Besser geeignet ist die Bestimmung der 17-Hydroxycorticosteroide nach SILBER u. PORTER oder REDDY et al., der 17-ketogenen Steroide nach NORYMBERSKY et al. und der gesamten 17-Hydroxycorticosteroide nach APPLEBY et al., in denen nur die Derivate der Glucocorticoide gemessen werden. Diese drei heute am weitesten verbreiteten Methoden sind ausreichend spezifisch für die zu bestimmenden Steroidgruppen und haben sich gut bewährt. Seit kurzem liegen auch für das Kindesalter die Normalwerte hierfür vor (s. Bd. II/1, S. 595). Wie aus den Diagrammen hervorgeht, ist die Streubreite der Norm beträchtlich.

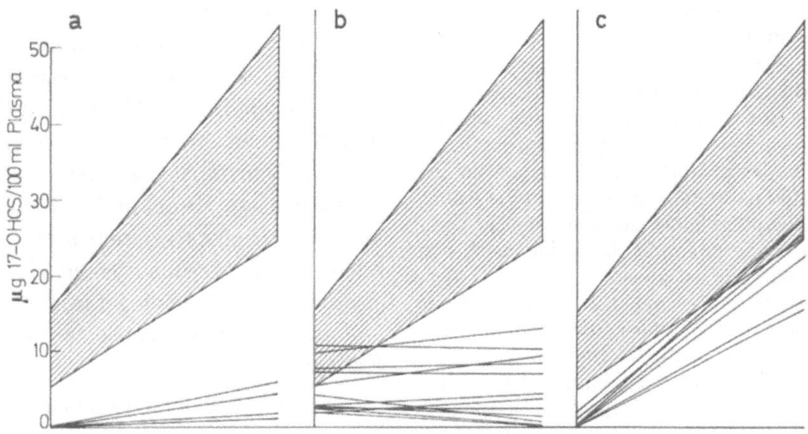

Abb. 123a—c. ACTH-Tests bei Kindern mit NNR- und HVL-Erkrankungen. a Morbus Addison, b kongenitales adrenogenitales Syndrom, c Hypophysenvorderlappeninsuffizienz. ACTH-Test: 60 E Depot-ACTH pro m² i.m. Blutentnahme auf 17-OHCS vor und 4 Std nach ACTH-Injektion. Graue Felder: Normalwerte (m $\pm$ 2σ)

Signifikant erniedrigte Werte können daher nur bei weit fortgeschrittenen Fällen von Nebenniereninsuffizienz erwartet werden; Harnsteroidwerte innerhalb der Norm sind auch bei Kindern mit gesicherter Unterfunktion der Nebennierenrinde schon gefunden worden (LANG, MONZZICONACCI). Aus diesen Gründen ist die zusätzliche Prüfung der *funktionellen Reserve* der Nebennierenrinde erforderlich. Die corticotrope Stimulation kann, wie erwähnt, mit Hilfe der intravenösen Dauerinfusion oder der intramuskulären Injektion von Depot-ACTH durchgeführt werden. Bei gesunden Kindern ist ein Anstieg von 200—500% gegenüber der Vorperiode zu erwarten, während bei Patienten mit Nebennierenrindeninsuffizienz weniger als +100% erreicht werden.

In letzter Zeit sind viele Laboratorien zur Bestimmung der freien 17-Hydroxycorticosteroide *im Plasma* übergegangen, deren Analyse beträchtlich verfeinert wurde. Die Normalwerte sind in Bd. II aufgeführt. Die Prüfung der aktuellen Funktionsreserve mittels der Plasma-17-Hydroxycorticosteroide ist unkomplizierter und dauert kürzer als mit Hilfe der Harnsteroidbestimmung. In Abb. 123 sind die Resultate derartiger ACTH-Tests bei den verschiedenen Formen der Nebennierenrindenunterfunktion aufgezeichnet, die sich auf diese Weise differenzieren lassen. Für das Vollbild der primären Nebennierenrindeninsuffizienz ist eine starke Verminderung der Ausgangswerte und der fehlende Anstieg nach ACTH charakteristisch. Auch bei der sekundären Nebennierenrindeninsuffizienz sind die Ruhewerte erniedrigt. Der Anstieg des Corticoidspiegels nach ACTH beweist jedoch die Ansprechbarkeit der Nebennierenrinde und das Vorhandensein einer — allerdings subnormalen — aktuellen Funktionsreserve. Nach corticotroper Stimulation von 2—3 Tagen Dauer lassen sich völlig normale Endwerte erzielen; die sog. potentielle Funktionsreserve ist in diesen Fällen normal.

Die biochemische Diagnose eines *beginnenden* oder *latenten* Morbus Addison beruht auf dem Nachweis der fehlenden aktuellen Funktionsreserve. Die basalen Werte der Plasma- und Harnsteroide sind normal bzw. an der unteren Grenze der Norm. Infolge der ständigen Stimulation durch die erhöhte endogene ACTH-Ausschüttung ist die Funktion der von dem Zerstörungsprozeß verschonten Teile der Nebennierenrinde maximal gesteigert, so daß die zusätzliche Gabe von ACTH keine weitere Erhöhung mehr hervorruft.

Mineralocorticoidaktivität. Serumelektrolyte. Hyponatriämie und Hyperkaliämie sind charakteristische Befunde bei Nebennierenrindeninsuffizienz; Werte unter 130 mäq/l Natrium und über 5 mäq/l Kalium sprechen für Morbus Addison. Derartige Verschiebungen sind aber nicht obligat. Die die Natriumverluste begleitende Wasserausscheidung verursacht oft eine so starke Dehydratation, daß der Plasma-Natriumspiegel im Normbereich bleibt. Der konstantere Befund ist die Hyperkaliämie. Am aufschlußreichsten ist der Natrium-Kalium-Quotient, der schon erniedrigt sein kann, wenn die Einzelwerte für Natrium und Kalium noch normal sind. Der Durchschnittswert für den Quotienten beträgt 32; Zahlen unter 30 sind auf Nebenniereninsuffizienz verdächtig.

Harn- und Speichelelektrolyte. Der Nachweis einer vermehrten Natriumausscheidung im Harn bei konstanter Natriumeinfuhr ist charakteristisch für Nebenniereninsuffizienz. Da er eine mehrere Tage dauernde Bilanzuntersuchung voraussetzt, ist er für die Schnelldiagnose ungeeignet. Die stichprobenartige, u. U. qualitative Feststellung einer deutlichen Chloridausscheidung bei niedrigem Serumchlorid kann als diagnostischer Hinweis dienen. Die Bestimmung des Natrium-Kalium-Quotienten im Speichel ist auch ohne besondere Diät möglich und u. U. aufschlußreich (s. Bd. II).

Robinson-Power-Kepler-Test. Der Test, der sich aus der Prüfung der Wasserausscheidungsfähigkeit und einer abgekürzten Bestimmung der Chlorid- und Harnstoffclearance zusammensetzt, hat vorwiegend historische Bedeutung. Die drei verwendeten Untersuchungen sind im einzelnen nicht exakt; das Verfahren hat eine große Fehlerbreite.

Hämokonzentration. Die als Folge der Kochsalz- und Wasserverluste eintretende Bluteindickung kann an den Werten für Hämoglobin, Erythrocytenzahl und Hämatokrit abgelesen werden, die in der Regel erhöht sind. Da beim Morbus Addison gewöhnlich eine mittlere Anämie besteht, entsprechen die gefundenen Zahlen allerdings nicht der tatsächlichen Eindickung. Zum Vergleich empfiehlt es sich, auch den Plasmaeiweißgehalt zu bestimmen.

Das *Elektrokardiogramm* spiegelt vor allem in der Krise die Hyperkaliämie wider, die in den hohen spitzen T-Wellen zum Ausdruck kommt.

Säurebasenhaushalt. Die genannten Elektrolytverschiebungen gehen mit einer gewöhnlich leichten und kompensierten, in der Krise dagegen beträchtlichen Acidose mit entsprechender Verminderung des Plasmabicarbonats einher. Die Veränderungen sind einerseits durch die starken Natriumverluste im Harn bedingt, die die Chlorverluste übertreffen, andererseits durch das Abwandern intracellulärer H-Ionen in den extracellulären Raum.

Diagnose. Aus dem pädiatrischen Schrifttum geht hervor, daß die Diagnose des Morbus Addison im Kindesalter oft verspätet, in vielen Fällen erst in der Krise oder gar erst post mortem gestellt wird. Hierfür sind 2 Gründe maßgeblich. Einerseits ist der Kinderarzt mit der Symptomatik des seltenen Krankheitsbildes zu wenig vertraut, so daß an den Morbus Addison nicht gedacht wird. Andererseits wird der Verdacht auf eine Nebenniereninsuffizienz fallengelassen, wenn die üblichen Tests nicht durchgängig pathologische Resultate zeitigen, wobei häufig inadäquate Methoden und unzuverlässige Parameter, wie z. B. die Harn-17-Ketosteroide, herangezogen werden. In der Tat sind die meisten Hauptsymptome, nämlich Schwäche, Anorexie, Erbrechen, Gewichtsabnahme und Hypotonie unspezifische und vieldeutige Krankheitszeichen. Das *gleichzeitige Auftreten* und die *Schwere* dieser Symptome ist jedoch für keine andere Erkrankung so charakteristisch wie für den Morbus Addison und muß den Verdacht in diese Richtung lenken. Der nächste Schritt ist die Suche nach den pathognomonischen Haut- und Schleimhautpigmentationen. Pigmentationen sind zwar meistens nachweisbar, werden aber in vielen Fällen erst erkannt, wenn danach gefahndet wird, namentlich bei dunkelpigmentierten Individuen und Rassen.

Der wesentliche Fortschritt der Diagnostik betrifft die Labormethoden. Für die Sicherung der Diagnose stehen in erster Linie die beschriebenen Hormonuntersuchungen zur Verfügung, die die früher üblichen Funktionstests verdrängt haben. Sofern Veränderungen im Elektrolythaushalt nachweisbar sind, kommt auch ihnen wesentliche diagnostische Bedeutung zu; negative Befunde schließen eine Nebenniereninsuffizienz indessen nicht unbedingt aus.

Sonderformen des Morbus Addison

Das Syndrom Hypoparathyreoidismus, Nebennierenrindeninsuffizienz und Moniliasis

Wie eine Reihe anderer endokriner Krankheitsbilder ist auch dieses Syndrom zuerst von Albright und seinen Mitarbeitern in Boston beschrieben worden (Sutphin, Albright u. MacCune, 1943). Später sind weitere 10 Fälle mit dieser Symptomentrias publiziert worden (Talbot et al., Papadatos u. Klein, Craig et al., Cabot Case, MacLean, Whitaker et al., Sobel, Forbes, Hiekkala), ferner 7 Fälle, die nur die Kombination von Nebenschilddrüsen- und Nebenniereninsuffizienz aufwiesen (Leonard, Leifer u. Hollander, Di George u. Paschkis, Hansen, Carter et al., Williams u. Wood). In einer Reihe von Fällen erkrankten mehrere Geschwister, wobei entweder das Vollbild oder Teile des Syndroms in Erscheinung traten (Di George u. Paschkis, Hiekkala). In der Regel tritt zuerst der Hypoparathyreoidismus auf, während die Nebenniereninsuffizienz erst im Abstand von einigen Jahren folgt. Eine Ausnahme macht nur einer der Fälle von Di George u. Paschkis. Durch das Hinzukommen der Nebenniereninsuffizienz wird die Tetanie oft gebessert, während die Cortisontherapie eine Verschlechterung mit sich bringt (Craig et al., Leonard, Di George u. Paschkis, Forbes, Papadatos u. Klein, Carter et al., Prader et al.). Dies steht im Einklang mit der Beobachtung von Hypercalcämie bei Patienten mit Morbus Addison und den auf S. 268 genannten Wirkungen des Cortisols aus dem Calciumstoffwechsel. Für die Erkrankung der endokrinen Drüsen spielt die Moniliasis keine ursächliche Rolle. Die Pilzinfektion war bei den bisher beobachteten Patienten auf Haut, Nägel und Schleimhäute begrenzt; auch die vorliegenden autoptischen Befunde ergaben an den inneren Organen keinen pathologischen Befund. Daß sich eine Moniliasis auf eine Nebenschilddrüseninsuffizienz aufpfropft, ist keine seltene Beobachtung (SUTPHIN et al., LACHMANN).

Ein weiteres Symptom, dem man bei dem in Rede stehenden Syndrom häufig begegnet, sind profuse Durchfälle mit voluminösen, stinkenden Stühlen, die an Cöliakie erinnern (CRAIG et al., COLLINS-WILLIAMS, WILLIAMS u. WOOD, DI GEORGE u. PASCHKIS, KLEIN, WHITAKER et al.). Die Ursache und der Zusammenhang mit den anderen Störungen sind unklar. Wie KLEIN angibt, sollen sich die Durchfälle bessern, wenn zur Behandlung der Tetanie Vitamin D in großen Dosen verabfolgt wird.

Pathologisch anatomisch liegen der Insuffizienz der Nebenschilddrüsen und Nebennieren Atrophien zugrunde; die adrenalen Veränderungen entsprechen der idiopathischen Nebennierenatrophie beim Morbus Addison. Wahrscheinlich sind es ätiopathogenetisch gleichartige, vermutlich autoimmunisatorische Vorgänge, die sich an beiden Organen und zusätzlich u. U. an der Schilddrüse manifestieren. Familiär gehäuftes Vorkommen ist sowohl bei der isolierten Nebennierenrindenatrophie als auch bei dem in Rede stehenden Syndrom mehrfach gesehen worden. Isolierte Erkrankungen von Nebenniere oder Nebenschilddrüsen sind jedoch auch in Familien beobachtet worden, bei denen sonst die vollständige Symptomentrias vorlag (CRAIG et al., DI GEORGE u. PASCHKIS, HIEKKALA).

Das Syndrom Nebennieren- und Schilddrüseninsuffizienz (Schmidt-Syndrom)

Auch die gleichzeitige Atrophie von Nebennierenrinde und Schilddrüse scheint überzufällig häufig vorzukommen (SCHMIDT, WELLS, ANDERSON et al., BLOODWORTH et al., KRACHT et al.). Der pathologische Befund an den Schilddrüsen entspricht dabei der chronischen Thyreoiditis vom Typus Hashimoto. Das Organ ist anfangs entzündlich vergrößert, das Zwischengewebe histologisch von Lymphocyten und Plasmazellen infiltriert (Struma lymphomatosa); später atrophiert die Schilddrüse. Nachdem die ätiologische Bedeutung autoimmunisatorischer Vorgänge für die Hashimotosche Thyreoiditis bekannt ist, liegt es nahe, für den gleichzeitig ablaufenden, histologisch ähnlichen Prozeß an der Nebennierenrinde dieselbe Ursache anzunehmen.

Über ein reines thyreosuprarenales Syndrom *im Kindesalter* haben bisher nur GODWIN und ZAINO berichtet, über die Kombination mit Hypoparathyreoidismus WHITAKER et al. und CARTER et al. Klinische Hinweise auf eine Hypothyreose fanden sich, in geringer Ausprägung, allein in dem letztgenannten Fall. In den beiden anderen wurden nur autoptisch Veränderungen an der Schilddrüse gefunden.

Andere Kombinationen

Gleichzeitige Erkrankung an Morbus Addison und Diabetes mellitus scheint nicht öfter vorzukommen als bei der Häufigkeit des Diabetes aufgrund eines zufälligen Zusammentreffens erwartet werden kann. STANTON et al. haben 1954 47 solche Fälle aus dem Schrifttum zusammentragen können, darunter eine bei einem Kind beobachtete Erkrankung.

Die Kombination von Morbus Addison und sklerosierender Encephalomyelitis ist überzufällig häufig beobachtet worden. Insgesamt finden sich im Schrifttum 10 publizierte Fälle — alles männliche Patienten, die im Alter zwischen 7 und 18 Jahren infolge ihrer unaufhaltsam fortschreitenden Hirnsklerose verstarben. Verschiedentlich waren mehrere Geschwister, bisweilen auch entferntere Verwandte von dem gleichen Leiden betroffen, so daß die Annahme einer genetisch fixierten Anlage sowohl für die progrediente Nebennierenatrophie als für die Hirnsklerose naheliegt. A. Fanconi et al. vermuten einen rezessiv geschlechtsgebundenen Erbgang. In der Arbeit von A. Fanconi et al. findet sich eine Übersicht aller bisher veröffentlichten Fälle.

Familiärer Addison ohne Hypoaldosteronismus

In den letzten Jahren sind Berichte über Morbus Addison bei Geschwistern erschienen, bei denen ein stärkerer Ausfall der Mineralocorticoide vermißt wurde (STEMPFEL et al., SHEPARD et al., ROYER et al.). Von den bisher publizierten 6 Fällen können die von STEMPFEL et al. mitgeteilten außer Betracht bleiben, da sie vermutlich auf einer kongenitalen Nebennierenhypoplasie beruhen. Von den vier übrigen Fällen sind nur bei zweien eingehende klinische Untersuchungen und nur bei einem Aldosteronbestimmungen durchgeführt worden. Bei diesem von SHEPARD et al. mitgeteilten Fall war die Ausscheidung der Glucocorticoide schwer gestört, die Aldosteronausscheidung und der Elektrolytstoffwechsel dagegen nicht. Die Autopsie der Schwester, die unter Addison-Erscheinungen verstorben war, hatte eine typische Nebennierenrindenatrophie ergeben, die die Innenzonen völlig zum Verschwinden gebracht, doch auch die Zona glomerulosa ergriffen hatte, von der jedoch einige Zellinseln noch nachweisbar waren. Von einer isolierten Erkrankung der Cortisol-produzierenden Innenschichten kann demnach auch hier keine Rede sein, höchstens von einem Fortschreiten des pathologischen Prozesses von innen nach außen. Dissoziationen zwischen der Störung der Gluco- und Mineralocorticoidaktivität sind beim Morbus Addison aber ohnehin bekannt (FORSHAM).

Nebennierenrindeninsuffizienz bei perakuten Infektionen

Wie auf andere plötzliche Belastungen des Organismus reagiert das Hypophysennebennierenrindensystem auch auf akute Infektionskrankheiten mit einer starken Steigerung der Hormonproduktion. Als Auslöser wirken neben den Entzündungsprodukten des Makroorganismus in erster Linie die Toxine der Mikroorganismen.

Die von der Nebenniere sezernierten Hormone wirken antiphlogistisch, antitoxisch und antipyretisch (s. S. 268) und dämpfen auf diese Weise die Allgemeinreaktion des Körpers. Nach Selyes Lehre vom allgemeinen Adaptations-Syndrom verleihen sie dem Organismus nach dem Initialstadium der Erkrankung (der „Alarmreaktion") eine erhöhte Resistenz gegenüber dem Angreifer. Die biologische Bedeutung der Steroide im Ablauf der Infektionskrankheit geht u.a. aus der Beobachtung von adrenalektomierten Tieren und Addisonpatienten hervor, deren Sterblichkeit bei Infektionskrankheiten stark erhöht ist.

Im Rahmen des allgemeinen Adaptations-Syndroms soll das Stadium der Resistenz bisweilen durch ein „Erschöpfungsstadium" abgelöst werden (Selye); infolge überstarker endogener corticotroper Stimulation soll es zur Schädigung und zum funktionellen Ausfall der Nebennierenrinde kommen. In Anbetracht der verbreiteten Verwendung von ACTH bilden einem derartigen Vorgang entsprechende pathologische Befunde bei Patienten, die mit maximalen ACTH-Dosen behandelt wurden, jedoch eine außerordentliche Seltenheit. Ferner haben Untersuchungen des Corticoidspiegels im Plasma, die in den letzten Jahren an zahlreichen Patienten mit perakuten Infektionen durchgeführt worden sind (Melby u. Spink, Cooperative Study 1964), auch bei Schwerstkranken und Sterbenden die im Stress zu erwartenden hohen Werte gezeigt. Die Bedeutung eines Nebennierenversagens für den deletären Ausgang perakuter Infektionen ist in der Vergangenheit sicher überbewertet worden.

Perakute Meningokokkensepsis. Besonders massive Veränderungen der Nebenniere, vor allem beiderseitige hämorrhagische Infarzierungen, sind bei Patienten gefunden worden, die an perakuter Meningokokkensepsis verstorben waren. Die Kombination von foudroyanter Allgemeininfektion (meistens Meningokokkensepsis) und einer „Nebennierenapoplexie" wird als Waterhouse-Friderichsen-Syndrom bezeichnet. Für das Zustandekommen der Hauptsymptome Prostration, Kreislaufkollaps, Koma und Purpura wurde dem akuten Nebennierenversagen früher eine erhebliche Bedeutung zugemessen. Friderichsen selbst hat noch 1955 die Nebenniere in den Mittelpunkt der Pathogenese gestellt und die Nebenniereninsuffizienz für den tödlichen Ausgang der Krankheit verantwortlich gemacht. Diese Auffassung läßt sich schon angesichts der Tatsache nicht aufrechterhalten, daß die perakute Meningokokkensepsis häufig zum Tode führt, ohne daß hämorrhagische Nebenniereninfarkte vorliegen, ja ohne daß die Nebennieren überhaupt signifikante Veränderungen aufweisen (Williams, Ferguson u. Chapman, H. M. Thomas, Kern, Thomison u. Shapiro). Nach heutiger Auffassung kommt das Primat in der Pathogenese dem Kreislaufkollaps infolge Endotoxinvergiftung zu, wobei das generalisierte Shwartzman-Phänomen vermutlich die entscheidende Rolle spielt (Margaretten u. MacAdams, Bohle u. Krecke, May, Stuber u. Hitzig).

Durch Injektion kleinster Dosen von Meningokokkentoxin ist es im Tierversuch gelungen, Kreislaufschocks zu erzeugen, die denjenigen bei der perakuten Meningokokkensepsis in allen Einzelheiten entsprechen (Ebert et al., Weil et al.). Die heute vorliegenden pathologisch-anatomischen Befunde zeigen eine Reihe von Übereinstimmungen mit den tierexperimentellen Beobachtungen beim generalisierten Shwartzman-Phänomen, wie sie von Stetson und von Thomas und seinem Arbeitskreis gemacht worden sind (Stetson, Thomas u. Good, 1952a und b; Good u. Thomas, 1952, 1953): intravasale Fibrinthromben in vielen Gebieten des Körpers (Ferguson u. Chapman, Margaretten u. MacAdams, Bohle u. Krecke), Endothelläsionen und Plättchenthromben in den Hautcapillaren, die die Ursache der ischämischen Nekrosen und der charakteristischen Hautblutungen bilden (Hill u. Kinney) sowie in einigen Fällen Nierenrindennekrosen (Margaretten u. MacAdams). In Analogie zum generalisierten Shwartzman-Phänomen ergibt sich für die Pathogenese folgender Ablauf: Bei wiederholter Invasion gramnegativer Erreger kommt es durch Endotoxinfreisetzung zu schweren Gefäßendothelschädigungen, zur nachfolgenden Kontaktaktivierung bestimmter Gerinnungsfaktoren und Bildung von Mikrothromben in der peripheren Strombahn. Die hämodynamische Folge der Gefäßblockade ist ein therapieresistenter Spannungskollaps mit Ansammlung des Blutes im Splanchnicusbereich — einem Gebiet, in dem Endothelläsionen und Fibrinthromben vermißt werden. Die an zahlreichen Stellen ablaufenden Gerinnungsvorgänge bewirken eine Verbrauchskoagulopathie und Verbrauchsthrombocytopenie, die in der zweiten Phase der Krankheit zur Gerinnungsunfähigkeit des Blutes und zur hämorrhagischen Diathese führt. Die in einem Teil der Fälle auftretende Infarzierung der Nebennieren ist eine Folge der Blutungsneigung, die sich an diesen stark durchbluteten und toxisch vorgeschädigten Organen bevorzugt manifestiert.

Aus dem Gesagten ergibt sich, daß das führende pathogenetische Moment der Kreislaufkollaps ist, hervorgerufen durch die mikrothrombotische Blockade der peripheren Strombahn. Die Nebennierenveränderungen sind sekundäre Erscheinungen, die vor allem in der zweiten Phase der Krankheit auftreten. Wie das große Sektionsmaterial von THOMISON u. SHAPIRO zeigt, kommen an den Nebennieren alle Grade der Schädigung vor, von vollständigen hämorrhagischen Infarzierungen bis zu leichtesten, funktionell nicht ins Gewicht fallenden Epithelschädigungen. Dem entsprechen auch die Resultate der Corticosteroid-Bestimmung im Plasma, die nur in einem Bruchteil der Fälle verminderte Konzentrationen gezeigt haben (KELLEY; KLEIN; CORRIGAN et al.). *Schwere Läsionen der Nebennieren sind also nicht obligat.* Fehlen sie, so ist der Kreislaufkollaps allein als durchaus hinreichende Todesursache anzusehen; sind sie vorhanden, so können sie zusätzliche Bedeutung erlangen. In der Variabilität der Nebennierenbefunde ist vermutlich die Erklärung dafür zu suchen, warum die Therapie mit Corticoiden zuweilen erfolgreich ist, oft aber völlig versagt.

Im *klinischen Bilde* sind die Erscheinungen des Kreislaufkollaps und des Nebennierenversagens oft nicht scharf voneinander abzugrenzen; die exakte Feststellung einer Nebenniereninsuffizienz bereitet Schwierigkeiten; Adynamie, Hypotension, Schock, erhöhte Hämokonzentration und Acidose sind unspezifische Symptome, die eine adrenale Störung nicht beweisen. Auch die oft feststellbare Hypoglykämie (BAMATTER, MAGNUSSON) ist unspezifisch und findet sich in gleicher Weise bei anderen toxischen Infektionen. Eosinophilenzahlen im Blut von über 75/mm^3 machen eine Nebennierenrindeninsuffizienz wahrscheinlich (FALOON et al., HODES et al., FRIDERICHSEN, CRISCIONE). Deutlich erniedrigte Natrium-Kalium-Quotienten weisen auf einen Aldosteronmangel hin.

Die Therapie hat mehrere Ansatzpunkte. 1. Die Behandlung der *Infektion* mit Antibiotica (s. dieses Handb. Bd. V, S. 525ff.). 2. Die durch die Blockade der peripheren Strombahn durch Mikrothromben verursachte *Kreislaufstörung* spricht auf die gebräuchlichen Kreislaufmittel in der Regel nicht oder nur anfangs an, solange die Thrombosierung noch unvollständig ist. Im Tierversuch läßt sich das lokale und generalisierte Shwartzman-Phänomen durch Verabfolgung von Heparin, das die Thrombenbildung verhindert, vermeiden (GOOD u. THOMAS). Beim Waterhouse-Friderichsen-Syndrom ist ein derartiger Versuch erstmalig von STUBER u. HITZIG gemacht worden, die bei einem Patienten einen guten, allerdings temporären Erfolg erzielten. Das Kind kam später ad exitum; die Sektion deckte ausgedehnte Nebennierenblutungen auf. Inzwischen liegen jedoch Mitteilungen über insgesamt 10 geheilte Fälle von Waterhouse-Friderichsen-Syndrom vor, die sämtlich Heparin erhielten (ABILDGAARD et al., CORRIGAN et al.; LO et al.; MACGEHEE et al.; TÖNZ u. AUFDERMAUR). HITZIG hat eine Dosierung von 15000 IE/m^2 in 24 Std empfohlen; ein Drittel davon soll initial rasch injiziert werden. Die Therapie mit Streptokinase, die die Wiederauflösung der Mikrothromben zum Ziel hat, befindet sich noch im Versuchsstadium (LASCH; KÜNZER).

Zur Behebung des Kreislaufkollaps ist von verschiedenen Autoren das Noradrenalin empfohlen worden (UHL; GRIFFIN u. DAESCHNER; LANMAN; FRIDERICHSEN; GRASER; HITZIG). Nach den experimentellen Ergebnissen von THOMAS und von ZWEIFACH et al. ist vor dem Noradrenalin zu warnen, da die kombinierte Wirkung der Endotoxine und des Noradrenalins eine verstärkte Vasoconstriction hervorruft. Auch klinisch steht die endotoxinbedingte periphere Vasoconstriction und damit die Kreislaufzentralisation schon zu Beginn der Erkrankung im Vordergrund, zu einer Zeit also, wo die Thrombosierung der kleinen Gefäße erst beginnt. Die Verabreichung von Noradrenalin ist in solchen Fällen absolut kontraindiziert; therapeutisch muß vielmehr die Öffnung der peripheren Strombahn angestrebt werden, was, wie eigene Erfahrungen erweisen, in einem Teil der Fälle mit α-Receptorenblockern wie Hydergin und Alupent tatsächlich gelingt. Da der Erweiterung der Strombahn ein Blutdruckabfall folgt, muß der Blutdruck — am besten durch zentrale Venendruckmessung — fortlaufend registriert und ein entsprechend vermehrtes Volumen an Flüssigkeit bzw. Plasmaexpander infundiert werden (Bierich).

3. Die Behandlung mit *Nebennierenhormonen* ist umstritten. Während zahlreiche Autoren die Corticoide empfohlen und über gute Erfolge damit berichtet haben (Nelson u. Goldstein, Hodes et al., Baumann u. Pearson, Griffin u. Daeschner, v. Rechenberg, Lanman, Friderichsen, Criscione), halten May und Stuber u. Hitzig ihre Anwendung für überflüssig und sogar riskant, weil die Hormone in Analogie zu den Experimenten von Thomas eine beschleunigt auftretende Shwartzman-Reaktion hervorrufen könnten. In der Tat ist es Thomas bei Cortison-vorbehandelten Tieren schon mit einer einzigen Endotoxininjektion gelungen, ein generalisiertes Shwartzman-Phänomen zu erzeugen. Hinsichtlich der Verwendung der Nebennierenrindenhormone bei Waterhouse-Friderichsen-Syndrom bilden diese Ergebnisse jedoch aus folgenden Gründen keine Kontraindikation: 1. Anders als im Tierexperiment wird das generalisierte Shwartzman-Phänomen bei der perakuten Meningokokkensepsis nicht erst durch das Cortison provoziert. Vielmehr läuft es schon in vollem Umfang ab, wenn die Steroidbehandlung begonnen wird. 2. Eventuelle weitere Auswirkungen der generalisierten Shwartzman-Reaktion können durch die Heparinbehandlung völlig verhindert werden. 3. Die genannten Tierversuche von Thomas sind mit pharmakologischen Cortisondosen (20 mg/kg Kaninchen) durchgeführt worden. Bei der Behandlung des Waterhouse-Friderichsen-Syndrom handelt es sich dagegen nur um eine Substitution der körpereigenen Cortisolproduktion. Die Cortisonbehandlung eines beiderseitigen Nebennierenausfalls ist nicht nur mit größter Wahrscheinlichkeit unschädlich, sondern u. E. auch absolut dringlich. Prompte Besserungen und Heilungen sind nach Cortison mehrfach beschrieben worden (s. o.). Der Grund, warum die Gesamtmortalität der perakuten Meningokokkensepsis nach der Einführung der Corticoide nicht stärker gesunken ist, ist einerseits darin zu sehen, daß viele Kinder innerhalb von 1—2 Std nach der Klinikaufnahme, ehe ein Erfolg der therapeutischen Maßnahmen erwartet werden kann, sterben, andererseits darin, daß die primäre Todesursache der endotoxinbedingte Kreislaufkollaps ist.

Hinsichtlich der therapeutischen Einzelheiten s. S. 288.

Toxische Diphtherie. Das Auftreten schwerer Nebennierenalterationen bei toxischer Diphtherie ist seit den Tierexperimenten Behrings bekannt. Ähnliche Veränderungen wurden beim Menschen von Beitzke, Thomas, Moltschanoff, Dietrich u. Siegmund und Liebegott beschrieben. In den hyperämischen Nebennieren finden sich ausgedehnte Hämorrhagien, die u. U. zum völligen Untergang der betroffenen Parenchymabschnitte führen. Typisch sind ferner vacuoläre, in extremen Fällen pseudotubuläre Degenerationen der Rindenzellen, die auch ohne gleichzeitige Parenchymblutungen beobachtet werden. Derartige Veränderungen sind jedoch keineswegs immer vorhanden. Bamberger u. Zell fanden sie in weniger als der Hälfte ihrer Gravissima-Fälle. In dem großen Sektionsmaterial der Hamburger Universitäts-Kinderklinik von 1946—1948 waren sie nur in knapp einem Drittel der toxischen Diphtherie nachweisbar (Bierich). Schon hieraus geht hervor, daß der letale Ausgang der Krankheit meistens durch andere Faktoren bedingt ist.

Welche klinische Bedeutung der Schädigung der Nebennieren zukommt, ist unklar. Zeitweise hat man die Adynamie, die Hypotonie und die gastrointestinalen Symptome als Zeichen einer Nebennierenrindeninsuffizienz betrachtet; Symptome, die nach heutiger Auffassung unmittelbar durch die Toxinwirkung am Kreislaufapparat zu erklären sind. Auch die für eine adrenale Unterfunktion herangezogenen Ergebnisse der Laboratoriumsuntersuchungen — Verminderung des Plasmavolumens und des NaCl-Spiegels, erhöhte Werte für Harnstoff und u. U. Kalium im Plasma — sind unspezifische Veränderungen, die eher durch die in allen Körpergebieten manifeste schwere Permeabilitätsstörung der Zellmembranen und die dadurch bedingte Transmineralisation als durch die Läsion der Nebenniere zu erklären sind. Zu dieser Auffassung passen die Tierversuche von Atlas et al. und Tonutti, in denen versucht wurde, mit Diphtherietoxin vergiftete Meerschweinchen durch Cortison zu schützen. Dabei gelang es, die Nebenniere vor der Vergiftung zu bewahren, was vermutlich auf die Ruhigstellung durch das Cortison zurückzuführen ist; nur die funktionell aktive Nebennierenrinde kann durch Toxine geschädigt werden (Tonutti). Trotz intakter Nebennierenrinde starben die Tiere jedoch.

Wie weit die maligne Diphtherie regelhaft eine Nebennierenrindenschädigung bewirkt und in welchem Umfang derartige Läsionen gegebenenfalls das klinische Bild bestimmen, ist heute noch ungewiß. Steroiduntersuchungen in Blut und Urin fehlen, da die maligne Diphtherie seit der Einführung exakter Hormonbestimmungsmethoden außerordentlich selten geworden ist.

In den dreißiger Jahren ist vielfach versucht worden, die toxische Diphtherie mit Nebennierenrindenhormonen zu behandeln, wobei sowohl Cortexon als auch Rindenextrakte zur Verwendung gekommen sind. Zahlreiche Angaben über Erfolge (Bamberger u. Zell, Messer, Bernhardt u.a.m.) standen schon damals solche über Versager gegenüber (Werner, Steinhardt u. Türk, Baumann, Otto, Dieckhoff u. Schüler, Engelhardt, Gleiss und Niggemeyer). Nach heutigen Kenntnissen sind die damals verwendeten Extraktmengen durchgehend als zu gering zu betrachten. Erfahrungen über die Cortisonbehandlung der toxischen Diphtherie liegen wegen des Rückgangs der Diphtherie in den vergangenen 15 Jahren nur in sehr beschränktem Umfang vor. Die günstigen Wirkungen der Glucocorticoide, die von Kossler, Mizuhara, Karpinski, Binçer u. Zielinskiej und Deutsch u. Rissmann angegeben worden sind, müssen mit Kritik betrachtet werden. Das jeweils beobachtete Krankengut ist klein, die Einstufung als toxische Diphtherie z.T. unpräzise, die Behandlung nicht alternierend. Das gleiche gilt für die Publikationen, die zu einer negativen Beurteilung der Corticoidtherapie gelangen (Bokkenheuser, Singh u. Tandon, Czickeli). Aufgrund der heute vorliegenden klinischen Untersuchungsergebnisse ist ein Urteil über den Wert der Corticoidbehandlung noch nicht möglich.

Die Therapie der Nebennierenrinden-insuffizienz

Chronische Nebennierenrindeninsuffizienz

Beim Morbus Addison besteht ein Defizit sowohl an Glucocorticoiden als auch an Mineralocorticoiden. Beide Mängel lassen sich heute in optimaler Weise ausgleichen, so daß die Lebenserwartung der Patienten bei Einhalten der ärztlichen Vorschriften nicht getrübt ist und die Lebensweise annähernd normal sein kann. Die Ziele der Behandlung sind die Wiedererlangung von Körperkraft, Aktivität, Wohlbefinden und Appetit, die Wiederherstellung von Körpergewicht, Plasmavolumen und Blutdruck und die Normalisierung der Serumelektrolyte, des Blutzuckers und des roten Blutbildes.

Mineralocorticoide. Die Wiederherstellung normaler Elektrolyt- und Flüssigkeitsverhältnisse ist die Basis der Therapie des Morbus Addison. Die dafür in Betracht kommenden Mittel sind das 9α-Fluorocortisol, das Cortexon und das Aldosteron. — Für die *perorale* Therapie ist allein das *9α-Fluorocortisol* geeignet, das bei Erwachsenen in Dosen von 0,10—0,15 (—0,20) mg gegeben wird. Der Berechnung der für Kinder erforderlichen Mengen kann man eine Dosierung von 0,10 mg pro m^2 zugrunde legen. Zu hohe Dosen bewirken Ödembildung und Hypertension (Leith u. Beck, Owen et al.). Während der Einstellung sind daher täglich Kontrollen von Gewicht und Blutdruck und 1—2mal wöchentlich von Hämatokrit und Serumelektrolyten notwendig.

Cortexon (Desoxycorticosteron) ist in drei Darreichungsformen im Handel, von denen heute nur noch die beiden parenteralen Präparate Interesse haben; die Linguetten sind durch das vorteilhaftere und billigere 9α-Fluorocortisol überholt worden. Desoxycorticosteronacetat (DOCA) in öliger Lösung entfaltet nur eine kurzfristige Wirkung und ist für die tägliche Injektionsbehandlung bestimmt, wie sie vor allem zu Beginn der Therapie durchgeführt wird, wenn die notwendige Erhaltungsdosis ermittelt werden soll. Thorn et al. empfehlen hierfür beim Erwachsenen folgendes Vorgehen: Unter Kontrolle von Blutdruck, Körpergewicht und Hämatokrit werden zunächst 2,0 mg DOCA täglich intramuskulär injiziert. Alle 3 Tage wird die Dosis um 0,5 mg gesteigert, bis die ersten Überdosierungserscheinungen (fortlaufende Gewichtszunahme, Ödeme) auftreten; danach erfolgt Dosisreduktion um täglich 0,5 mg bis zur Gewichtskonstanz und schließlich Ersatz von 0,5 mg DOCA durch 3 g Kochsalz, das der im übrigen normalen Kost zugesetzt wird. Die ermittelte Dosis bedarf u.U. einer Korrektur, wenn im weiteren Verlauf zusätzlich Cortison verabreicht wird. Erwachsene brauchen im allgemeinen 2—5 mg DOCA täglich, Kinder zwischen 1—3 mg.

Die Cortexon-Dauerbehandlung erfolgt am besten mit den langfristig wirkenden Kristallsuspensionen der *Desoxycorticosteronester* der *Trimethylessigsäure* und *Oenanthsäure*. Hinsichtlich der Dosis wird üblicherweise davon ausgegangen, daß ein einmalig injiziertes Depot von 30 mg während des folgenden Monats täglich 1 mg DOC in Freiheit setzt; der zuvor ermittelte tägliche DOC-Bedarf ist also mit 30 zu multiplizieren. Wie die Erfahrung zeigt, hält das Depot jedoch in der Regel nur für 2—3 Wochen vor, so daß 1. mindestens alle 3 Wochen injiziert werden muß und 2. die Kochsalzzulage in der 3. Woche um 1—2 g täglich zu erhöhen ist. In der ersten Woche wird dagegen meistens mehr DOC als berechnet freigesetzt, so daß die Kochsalzzulage etwas reduziert werden muß. Erwachsene erhalten alle 3 Wochen zwischen 25—75 mg eines der DOC-Depot-Präparate, Kinder nach Maßgabe der Körperoberfläche weniger. Der Vorteil dieser Injektionsbehandlung gegenüber der peroralen

Therapie mit 9α-Fluorocortisol liegt darin, daß sich die Patienten regelmäßig beim Arzt einfinden müssen, so daß eine optimale Behandlung und adäquate Kontrolle gewährleistet ist.

Die Injektionsbehandlung mit DOC-Estern hat die früher vielgeübte Therapie mit den subcutan implantierten DOCA-Tabletten, deren Einpflanzung jedesmal einen chirurgischen Eingriff bedeutete, vollkommen abgelöst. Die Tabletten zur Implantation werden heute nicht mehr hergestellt.

Das *Aldosteron* hat sich in der peroralen Darreichungsform nicht bewährt, da seine intestinale Resorption schlecht ist. Intravenös oder intramuskulär verabfolgt, entfaltet es als physiologisches Mineralocorticoid nicht die unerwünschten Nebenwirkungen, die u. U. schon bei geringer Überdosierung von 9α-Fluorocortisol und Cortexon beobachtet werden; Ödeme und Hypertension treten nur selten auf. Die Regulierung des gestörten Wasser- und Salzhaushaltes bei der Addison-Krise ist daher mit Aldosteron einfacher und gefahrloser als mit den künstlichen Mineralocorticoiden (s. u.). Für die Dauerbehandlung des Morbus Addison sind dagegen 9α-Fluorocortisol und Cortexon einfacher und vorteilhafter.

Glucocorticoide. Die Nebennierenrinde des gesunden Erwachsenen sezerniert täglich 20 bis 25 mg Cortisol; mit 25—37,5 mg Cortison per os gelingt es, den totalen Ausfall der Nebennierenrinde vollkommen zu kompensieren. Das Präparat wird, in 3 Einzeldosen aufgeteilt, zusammen mit den Hauptmahlzeiten eingenommen, da es in dieser Form kaum Reizungen der Magenschleimhaut hervorruft. 50—60% der Dosis wird morgens um 8—9 Uhr verabreicht, um den natürlichen Rhythmus der Cortisolsekretion nachzuahmen. Die Berechnung der für Kinder erforderlichen Dosen erfolgt entsprechend der Körperoberfläche; die Ausscheidung der Cortisolmetaboliten im Harn, als Maß für die Hormonproduktion gewertet, bleibt pro m^2 Körperoberfläche während des ganzen Lebens gleich. Nebenerscheinungen sind außerordentlich selten, da es sich um einen physiologisch vorkommenden Stoff handelt. Eine Überdosierung macht sich am ehesten an dem Auftreten eines Mondgesichts bemerkbar, noch bevor Übergewicht und Adipositas deutlich werden. Länger dauernde Überdosierungen führen im Kindesalter zur Wachstumsverzögerung.

Durch das Cortison werden Körperkraft, Antrieb, Aktivität, Appetit und Gewicht des Addison-Kranken wiederhergestellt. Darüber hinaus erhöht das Hormon die Stress-Resistenz des Patienten, die mit der Cortisolsekretion bekanntlich eng verbunden ist. Bei Belastungen des Organismus — körperlichen und seelischen Anstrengungen, erschöpfend heißem Wetter, Infektionen, Unfällen und Operationen — ist es daher notwendig, die Cortisondosierung heraufzusetzen. Je nach Schwere der Belastung muß die 2—7fache Dosis verabreicht werden. Eine gleichzeitige Steigerung der Mineralocorticoide ist dagegen nicht erforderlich.

Es besteht keine Indikation, die physiologischen Glucocorticoide Cortisol und Cortison durch die synthetisch erzeugten Steroidderivate zu ersetzen, die in der antirheumatischen und antiphlogistischen Therapie verwendet werden. Diese Präparate entbehren die natriumretinierende Potenz des Cortisons, die bei der Addison-Behandlung günstig ist, und entfalten z. T. unerwünschte Nebenwirkungen.

Akute Nebennierenrindeninsuffizienz

Unter Stress-Bedingungen sezerniert die Nebennierenrinde Cortisolmengen, die das 2—7fache des Ruhewertes betragen, während die Aldosteronsekretion nicht wesentlich zunimmt. In der Addison-Krise und bei perakuten Allgemeininfektionen mit vermuteter Nebennierenrindenschädigung ahmt man diesen physiologischen Vorgang nach und setzt den Tropfinfusionen wasserlösliche Cortisolpräparate zu. Besser als das in 50%igem Alkohol gelöste freie Cortisol, das nur stark verdünnt injiziert werden kann, eignen sich die Diphosphat- und Hemisuccinatester des Cortisols, die schlagartig in großen Dosen verabfolgt werden können. Je nach Alter des Kindes werden hiervon zu Beginn der Behandlung 20—50 mg gespritzt, in den folgenden 24 Std stündlich 5 mg. Zusätzlich wird ein Depot von 25—50 mg Cortisonacetat intramuskulär gesetzt, dessen Injektion am 1. Tag u. U. alle 6 Std wiederholt wird. Die Zugabe von Mineralocorticoiden ist unter diesen Umständen überflüssig und wegen der Ödemgefahr riskant; die Natrium-retinierende Potenz von 50 mg Cortisol entspricht derjenigen von 1 mg Cortexon. Erst wenn im Verlauf der in den nächsten Tagen erfolgenden Dosisreduktion eine Menge von 50 mg Cortisol täglich unterschritten wird, wird ein Mineralocorticoid zugesetzt. Ausnahmen bilden u. U. schwerste Elektrolytverschiebungen, denen mit Aldosteron begegnet werden kann. — Die allmähliche Verminderung der täglichen Corticoidmengen, die anfangs intravenös und intramuskulär, später peroral verabreicht werden, erfolgt nach Maßgabe des Kreislaufverhaltens, des Allgemeinbefindens und der Eosinophilenziffern im Blut.

Nebennierenrindeninsuffizienz nach Cortison-Therapie und nach Entfernung einseitiger Nebennierentumoren mit Cushing-Symptomatik

Die prolongierte Therapie mit Cortison und seinen Derivaten führt über eine Inaktivierung des Hypophysenvorderlappens zur Atrophie und Insuffizienz der Nebennierenrinde, wobei allein die Produktion der Glucocorticoide, nicht aber die des Aldosterons gehemmt wird. Die Insuffizienz manifestiert sich im Augenblick des Absetzens des Cortisons und tritt vor allem dann in Erscheinung, wenn der Organismus stärkeren Belastungen ausgesetzt wird. Von verschiedenen Autoren sind Todesfälle im Anschluß an Operationen mitgeteilt worden, die nach längerdauernder Steroidbehandlung vorgenommen worden waren (Fraser et al., Salassa et al.). Der Grad der sich entwickelnden Insuffizienz hängt mehr von der Dauer der Therapie als von den verwendeten Steroiddosen ab (Bierich et al.). Überschreitet die Steroidbehandlung 6 Wochen, so ist eine Nebennierenrindeninsuffizienz anzunehmen. Bis zu 1 Jahr nach prolongierten Corticoidkuren muß mit Unterfunktionszuständen und mangelhafter Stress-Adaptation gerechnet werden.

Eine weitere Form der sekundären Nebennierenrindenatrophie und -insuffizienz, die nach dem gleichen pathogenetischen Prinzip entsteht, wird bei Patienten beobachtet, bei denen wegen eines tumorbedingten Cushing-Syndroms die einseitige Adrenalektomie vorgenommen wird. Bis zur Einführung des Cortisons war die Mortalität dieser Operation außerordentlich hoch.

Zur Behandlung der genannten Formen von sekundärer Nebennierenrindeninsuffizienz eignet sich das im folgenden aufgeführte Schema, das seit Jahren an der Hamburger Universitäts-Kinderklinik in Gebrauch ist. Die angegebenen Steroiddosen gelten für Cortisolpräparate und für Erwachsene, die Berechnung für Kinder erfolgt entsprechend der Körperoberfläche. Am Tage der Operation (1. Tag) werden $^1/_2$ Std vor Narkosebeginn 100 mg, in der Folge alle 6 Std 50 mg Cortisonacetat gespritzt. Treten während der Operation Symptome des Kreislaufversagens auf, so wird zusätzlich Cortisol i.v. injiziert. Die gesamte Tagesdosis beträgt 250 mg Cortisoläquivalente. Am 2. Tag erhält der Patient 150 mg, am 3. Tag (bei peroraler Unverträglichkeit auch am 4. Tag) 100 mg Cortisoläquivalente i.m. in 4 Einzeldosen. Kontrolle von Puls, Blutdruck und Bluteosinophilen, die nicht mehr als 50 pro mm³ betragen sollen! Am 4. Tag werden 4×25 mg Cortisoläquivalente per os gegeben, die bis zum 9. Tag nach Möglichkeit weiter abgebaut werden. Am 8. und 9. Tag werden nur noch morgens um 9 Uhr 25 mg verabreicht. Anstelle des Cortisols können auch andere Glucocorticoide verwendet werden. In Tabelle 109 ist die Wertigkeit gleichgroßer Dosen der verschiedenen in Betracht kommenden Steroide verzeichnet.

Tabelle 109. *Wertigkeit gleichgroßer Dosen verschiedener Glucocorticoide*

Cortisol	1
Cortison	0,8
Prednison	3,5
Prednisolon	4
Triamcinolon	5
6-Methylprednisolon	5

Literatur: s. S. 319.

Überfunktionszustände der Nebennierenrinde

Cushing-Syndrom

Unter der Bezeichnung Cushing-Syndrom werden verschiedene Krankheiten zusammengefaßt, deren klinisches Bild durch eine pathologisch vermehrte Sekretion von Glucocorticoiden, vornehmlich von Cortisol, charakterisiert ist. Ein solcher „Hypercortisolismus" kann durch autochthone Geschwülste der Nebennierenrinde oder durch eine bilaterale Nebennierenrindenhyperplasie infolge erhöhter corticotroper Stimulation verursacht sein. Die klinische Symptomatik der zweiten Form entspricht dem von H. Cushing 1932 gezeichneten Krankheitsbild, das mit doppelseitiger Hyperplasie und Überfunktion der Nebennierenrinde einhergeht. Nach heutiger Auffassung handelt es sich in der Regel um ein primär hypothalamisches Krankheitsbild. Das gemeinsame pathophysiologische Element beider Krankheitsformen ist die vermehrte Cortisolsekretion, die auch dem klinischen Erscheinungsbild ein mehr oder minder einheitliches Gepräge gibt. Aus diesem Grunde sollen sowohl die primär adrenal bedingten als auch die sekundären Formen des Cushing-Syndroms an dieser Stelle abgehandelt werden.

Historisches. Klinische und pathologisch-anatomische Beobachtungen hormonal aktiver Nebennierenrindentumoren mit Cushing-Symptomatik sind schon lange vor Cushings Publikation aus dem Jahre 1932 mitgeteilt worden. Der erste bei einem Kind beobachtete Fall findet sich in der britischen Literatur (Cooke, 1796). Der Autor beschrieb ein 7jähriges Mädchen mit enormer Fettsucht, Übergröße und Hirsutismus, bei dessen Sektion ein großer retroperitonealer Tumor festgestellt wurde. Die ersten kasuistischen Zusammenstellungen finden sich bei Kehrer (1937) und Marks u. Thomas (1940). Die klassische Beschreibung der mit einer beiderseitigen Nebennierenrindenhyperplasie einhergehenden Erkrankung verdanken wir Harvey Cushing (1932), der sie pathogenetisch auf ein basophiles Vorderlappenadenom zurückgeführt hat. Heute wissen wir, daß wir es mit keinem pathogenetisch einheitlichen Syndrom zu tun haben und daß die primär hypophysär bedingten Fälle die Ausnahme bilden. In der großen Mehrzahl der Fälle handelt es sich um eine hypothalamische Regulationsstörung, bei der der Rückkoppelungsmechanismus, der die diencephale CRF-Sekretion mit dem Plasmacortisolspiegel in Beziehung bringt, auf einem überhöhten Niveau arbeitet. Diese Erkenntnisse wurden namentlich von Liddle und seinen Mitarbeitern (1960) erarbeitet.

Vorkommen und Häufigkeit. Von den 143 bisher publizierten Fällen von Cushing-Syndrom im Alter unter 15 Jahren waren 97 durch maligne und benigne Nebennierenrindengeschwülste verursacht, 46 durch eine bilaterale Nebennierenrindenhyperplasie bzw. -Überfunktion. Erhebungen zur Morbidität haben in Baltimore 5 Fälle auf 73000, in Zürich 6 Fälle auf 70000 pädiatrische Klinikeinweisungen ergeben, d.h. durchschnittlich 8 Fälle auf 100000 Klinikeinweisungen (Prader). Bei den Tumoren handelte es sich 61mal um Mädchen und 36mal um Knaben; wie beim Erwachsenen betrifft diese Krankheitsform auch im Kindesalter vorwiegend das weibliche Geschlecht. Bei annähernd der Hälfte traten die ersten Krankheitserscheinungen schon in den ersten beiden Lebensjahren auf.

Die Feststellung, daß ein Drittel der kindlichen Fälle zum Typus der bilateralen Nebennierenrindenhyperplasie gehört, steht im Widerspruch zu der bisher von pädiatrischer Seite im allgemeinen vertretenen Auffassung, nach der das sekundäre Cushing-Syndrom im Kindesalter nur ausnahmsweise vorkommen soll. Im Gegensatz zum Erwachsenenalter, in dem das Geschlechtsverhältnis der weiblichen zu den männlichen Patienten rund 4:1 beträgt, waren in dem publizierten pädiatrischen Krankengut Knaben und Mädchen gleich häufig betroffen.

Pathoanatomie. *Tumoren.* Die Adenome sind runde oder ovoide, weiß, gelb oder braun gefärbte Geschwülste mit einem Gewicht zwischen 5 und 100 g, die von einer bindegewebigen Kapsel umschlossen sind. Sie setzen sich vorwiegend aus feingranulierten, sog. kompakten Zellen zusammen, die fasciculataartig oder alveolär angeordnet sind. Die Kerne sind gewöhnlich größer als normal, zuweilen vesiculär. Die Carcinome sind in der Regel größer und zeigen vielfach nekrotische Partien, was bei den Adenomen selten vorkommt. Oft penetrieren sie ihre Kapsel und wachsen in die Umgebung ein, u.a. in die Vena cava caudalis. Weitere Unterscheidungsmerkmale gegenüber den Adenomen sind die starke Vascularisation, der Reichtum an Mitosen sowie das häufige Vorkommen auffällig großer Riesenzellen mit hyperchromatischem Kern (Symington et al.). Die Differenzierung benigner und maligner Tumoren gelingt aber nicht immer aufgrund morphologischer Kriterien; bisweilen überraschen gutartig erscheinende Geschwülste durch ausgedehnte Metastasenbildung.

Eine Sonderform des Cushing-Syndroms, die das Kindesalter bevorzugt, obwohl sie auch in diesem Lebensabschnitt zu den Raritäten zählt, ist die *bilaterale kleinknotige Adenomatose* der Nebennierenrinde. Im pädiatrischen Schrifttum finden sich 5 publizierte Fälle (Chute et al., Mosier et al., Rose et al., Goldblatt u. Snaith, Kümmerle et al.). Klinisch imponiert das Krankheitsbild analog der bilateralen Rindenhyperplasie und im Gegensatz zur Mehrzahl der sonst beobachteten Adenome als reiner Hypercortisolismus ohne Virilismus. Pathologisch anatomisch handelt es sich um autonom wachsende Tumoren, welche die körpereigene ACTH-Sekretion zurückdrängen, so daß die adenomfreie Rinde atrophiert. Therapeutisch kommt nur die beidseitige Adrenalektomie in Betracht.

Bilaterale Nebennierenrindenhyperplasie. Kennzeichnend für die gesamte Gruppe des sekundären Cushing-Syndroms ist die diffuse bilaterale Nebennierenrindenhyperplasie. Die gewöhnliche Zonierung der Rinde ist mehr oder weniger zugunsten der abnorm verbreiterten Fasciculata aufgehoben. Das Bild entspricht der progressiven Transformation Tonuttis, wie sie nach längerdauernder ACTH-Einwirkung zustande kommt. Cytologisch ist die Fasciculata durch große lipoidreiche Spongiocyten charakterisiert. Nicht selten finden sich, unscharf abgegrenzt in dem hyperplastischen Rindengewebe, kleine Adenome, denen keine Autonomie zukommt. — Eine eindeutige Gewichtsvermehrung und/oder histologisch verifizierbare Hypertrophie ist indessen keine conditio sine qua non für die Zuordnung zum sekundären Cushing-Syndrom. Zahlreiche Fälle lassen morphologische Hinweise auf eine erhöhte corticotrope Stimulation vermissen (Symington et al., Dhom).

Die Veränderungen des Hypophysenvorderlappens beim sekundären Cushing-Syndrom sind nicht einheitlich. Zweifellos werden kleine basophile und gemischtzellige Adenome mit basophilen Anteilen wesentlich (mehr als fünfmal) häufiger als bei endokrin Gesunden vorgefunden, seltener chromophobe und eosinophile Adenome. In rund 40% der Fälle werden jedoch derartige Tumoren vermißt. Die von Crooke beschriebenen hyalinisierten basophilen Zellen sind nicht für das sekundäre Cushing-Syndrom spezifisch, sondern sind auch bei primär adrenalen Formen beobachtet worden.

Untersuchungen der vergangenen 10 Jahre machen es wahrscheinlich, daß ein großer Teil der Adenome nicht, wie Cushing angenommen hatte, primär hypophysäre Neoplasmen und damit die primäre Ursache der Krankheit darstellt, sondern regulierten geschwulstartigen Hyperplasien entspricht, deren Ursache in einer Mehrsekretion des hypothalamischen Corticotrophin Releasing Factor (CRF) zu sehen ist. Hierfür spricht u.a. die häufige Entstehung derartiger Adenome nach einer therapeutisch durchgeführten Adrenalektomie, die zu einer verstärkten Entzügelung der CRF-Sekretion führt (Nelson et al., Salassa et al.).

In seltenen Fällen ist das mit einer bilateralen Nebennierenrindenhyperplasie kombinierte Cushing-Syndrom mit Tumoren außerhalb der Hypophyse und der Nebennieren verbunden. Kracht u. Hanschmann haben 1961 49 derartige Tumorsyntropien zusammengestellt; vornehmlich handelte es sich um folgende Neoplasmen (in der Reihenfolge ihrer Häufigkeit):

1. Thymus- bzw. Mediastinaltumoren.
2. Maligne und benigne Bronchialgeschwülste.
3. Pankreascarcinome.

Auch im Kindesalter sind derartige Tumorsyntropien beobachtet worden. Zweimal handelte es sich um Thymuscarcinome (Leyton et al., Burgstedt), dreimal um Tumoren, die ihren Ausgang von Nebennierenmarkgewebe nahmen — ein Phäochromocytom (Neff et al.), ein Sympathicoblastom (Kaplan) und ein Neuroblastom (Kogut u. Donell).

Pathogenese. Die Symptome des Cushing-Syndroms werden durch die hormonalen Wirkungen der von den Nebennieren in unphysiologisch großen Mengen abgesonderten Steroide verursacht und lassen sich in die Zeichen erhöhter Glucocorticoidsekretion und Androgensekretion aufgliedern. Die Zusammenhänge zwischen der Symptomatik und der Art der vermehrt produzierten Hormone werden im folgenden Abschnitt erörtert (s. S. 293). Bei der Tumorform des Cushing-Syndroms reflektiert das klinische Bild unmittelbar das Spektrum der von Fall zu Fall qualitativ unterschiedlich sezernierten Steroide.

Die Ätiologie des sekundären durch eine bilaterale Nebennierenrindenhyperplasie gekennzeichneten Cushing-Syndroms ist bisher noch unklar. Hinsichtlich der Pathogenese verfügen wir heute jedoch über gut fundierte Vorstellungen. Maßgeblich für die klinische Symptomatik ist der Hypercortisolismus, der durch die erhöhten Werte für das Plasmacortisol und die Harncorticoide sowie durch die vermehrten Cortisolsekretionsraten nachgewiesen ist. Der bereits von Cushing postulierten Vorstellung, daß die Hyperplasie und Überfunktion der Nebennierenrinde durch vermehrte Sekretionsprodukte der Adenohypophyse bzw. ihrer basophilen Adenome verursacht würden, stand lange Zeit der fehlende Nachweis einer erhöhten ATCH-Sekretion entgegen. In den letzten

Jahren ist dieser Nachweis mit Hilfe verfeinerter Bestimmungsverfahren von verschiedenen Arbeitsgruppen erbracht worden (Davies; Fujita et al., Ney et al.). Die wesentlichsten Erkenntnisse auf diesem Gebiet verdanken wir der Arbeitsgruppe um G. Liddle (Liddle, 1960; Williams et al., 1961; Ney et al., 1963). Mittels des von ihnen entwickelten Dexamethasonhemmtests (s. S. 295), der es ermöglicht, die ACTH-abhängige Cortisolsekretion der Nebennierenrinde durch Suppression der Hypophyse zu unterdrücken, zeigten die Autoren, daß die vermehrte Cortisolabgabe bei sekundärem Cushing-Syndrom durch exogene Steroide hemmbar ist — in der Regel allerdings erst durch abnorm hohe Dosen. Hieraus geht hervor, daß der Rückkoppelungsmechanismus zwischen Adenohypophyse (bzw. Hypothalamus) und Nebennierenrinde 1. funktioniert und daß er 2. mit einer pathologisch erhöhten Sollwerteinstellung arbeitet. Vergleichende Bestimmungen des ACTH-Spiegels im Plasma bei Addison-Kranken und bei adrenalektomierten Patienten mit sekundärem Cushing-Syndrom, die alle mit gleichen Cortisondosen substituiert wurden, haben eine Normalisierung der zuvor erhöhten Spiegel bei den Addison-Kranken ergeben, während die Cushing-Patienten trotz der Substitution erhöhte Werte aufwiesen. Inzwischen ist der Nachweis erhöhter ACTH-Konzentrationen im Plasma auch bei nicht-adrenalektomierten Cushing-Patienten gelungen; gegenüber Mittelwerten von 0,25 mμg ACTH/100 ml bei Gesunden fanden Ney et al. bei 9 Cushing-Patienten einen Mittelwert von 0,62 mμg/100 ml. Der ACTH-Spiegel war indessen nicht bei allen Patienten erhöht; für die übrigen Fälle postulierten die Autoren — in Analogie zur Starre des Tagesprofils des Plasmacortisolspiegels — eine ebenso kontinuierliche, nicht rhythmisch variierende Sekretion des ACTH, welche zwangsläufig zu einer vermehrten Gesamtproduktion von ACTH und Cortisol führen würde. Diese Sekretionsstarre ist inzwischen von Retiene et al. bestätigt worden.

Da die Adenohypophyse bei der Regulation durch Rückkoppelung nur eine untergeordnete Rolle spielt, ist anzunehmen, daß die pathologisch verminderte Suppression der ACTH-Abgabe durch endogene und exogene Corticoide auf einer Störung suprasellärer Regelmechanismen beruht. Ob diese Störung in der hypophyseotropen Area des Hypothalamus oder in höher gelegenen Gebieten zu suchen ist, ist noch nicht geklärt.

Die seltenen Beobachtungen von Cushing-Syndrom mit bilateraler Nebennierenrindenhyperplasie bei Tumoren außerhalb der Hypophyse und der Nebennieren sind auf S. 291 erwähnt worden. Die Prädominanz ganz spezifischer Geschwülste (Thymuscarcinome, Bronchialcarcinome vom oat cell-Typus, Pankreascarcinome), die überdies insgesamt selten sind, spricht ebenso wie die wiederholte Beobachtung von Heilungen und Remissionen des Cushing-Syndroms nach der Entfernung derartiger Tumoren gegen ein zufälliges Zusammentreffen und für einen kausalen Zusammenhang der beiden Erkrankungen. In der Tat ist es in letzter Zeit in einigen Fällen gelungen, aus derartigen Tumoren und aus dem Plasma der Patienten Proteine mit ACTH-artiger Wirkung zu isolieren (Meador et al., 1962; Liddle et al. (1965). Für die Tumorsyntropie vom Typus des im Kindesalter dreimal vorgefundenen Nebennierenmarktumors sind die Zusammenhänge noch völlig dunkel.

Klinik

Symptomatologie. Sämtlichen Formen des Cushing-Syndroms sind die Zeichen des Hypercortisolismus gemeinsam, welche in Tabelle 110 aufgeführt sind. Bei der bilateralen Nebennierenrindenhyperplasie stehen sie im Vordergrund des Krankheitsbildes. Bei den Tumoren kommen zusätzlich in gut $^2/_3$ der Fälle deutliche Symptome einer Virilisierung (s. Tabelle 110), seltener einer Feminisierung hinzu, so daß ein Mischbild von Cushing- und adrenogenitalem Syndrom entsteht, in dem bisweilen die Zeichen der Vermännlichung vorherrschen. Angaben über die Häufigkeit der Kardinalsymptome finden sich in Tabelle 111, die nach den Daten der im Schrifttum mitgeteilten Fälle zusammengestellt wurde.

Fettsucht. Das führende Symptom, das in keinem Fall vermißt wird, ist die Adipositas. Kennzeichnender als ein exzessives Übergewicht ist die Verteilung der Fettpolster, die Brust, Bauch, Nacken und Gesicht bevorzugen und die Extremitäten weitgehend frei lassen. In 20% der Fälle ist die Adipositas freilich generalisiert. Pathognomonisch ist das sog. Mondgesicht der Kranken — die roten Paus-

Tabelle 110. *Ursachen der Cushingsymptome*

Zeichen vermehrter Glucocorticoidsekretion	Zeichen vermehrter Androgensekretion
Diabetesartige Veränderungen des KH-Stoffwechsels	Hirsutismus
Fettsucht (Mondgesicht, Büffelnacken)	Acne
Hypertension	Tiefe Stimme
Plethora	Clitorisvergrößerung bei Mädchen Penisvergrößerung bei Jungen
Symptome gesteigerten Proteinabbaus: Kleinwuchs Striae rubrae Muskelschwäche Osteoporose	

backen und das runde Kinn. Die Wangenrötung wird einerseits durch die Polycythämie bewirkt, andererseits durch zahlreiche Teleangiektasien, die sich auf der verdünnten transparenten Haut finden.

Hypertension kommt im Kindesalter ebenso häufig wie beim Erwachsenen vor. Sie ist eine Folge der *Plethora* und der Cortisol-induzierten Sensibilisierung der Gefäßwände gegen vasopressorische Wirkstoffe. Die in manchen Fällen gefundene Hypernatriämie (und Hypokaliämie), die, verbunden mit vermehrtem Plasmavolumen, ebenfalls zur Hypertension beiträgt, geht auf die erhöhte Sekretion von Cortisol zurück; Aldosteron wird nicht in vermehrten Mengen sezerniert.

Folgeerscheinungen des gesteigerten Eiweißkatabolismus sind der *Kleinwuchs*, die *Striae rubrae*, die *Osteoporose* und die *Muskelschwäche*. Rund die Hälfte der Patienten sind ausgesprochen minderwüchsig, d. h. ihre Größe liegt unterhalb derjenigen des 10%-Perzentils normaler Kollektive. Die charakteristischen breiten, purpurnen Striae sind besonders an Brust, Unterbauch, Hüften und Oberarmen lokalisiert und oft von Ekchymosen begleitet. Sie

Tabelle 111. *Häufigkeit der Kardinalsymptome des Cushing-Syndroms*

Symptome	%
Fettsucht	100
Hypertension	89
Hirsutismus	83
Virilisierung der äußeren Genitalien	66
Kleinwuchs	56
Striae rubrae	36
Osteoporose	23
Diabetes, manifest	20
Diabetes, latent	80

entstehen infolge der durch die Adipositas bewirkten Dehnung der zarten und zerreißlichen Cutis. Rückenschmerzen und Kyphose sind Symptome einer Osteoporose, die vornehmlich Wirbelsäule und Rippen betrifft und zu Fischwirbelbildung und Kompressionsfrakturen führen kann. Striae und Osteoporose sind beim tumorbedingten Cushing-Syndrom wesentlich seltener als bei der Nebennierenrindenhyperplasie. Offenbar verhindern die von den Nebennierentumoren sezernierten Androgene den für den reinen Hypercortisolismus typischen exzessiven Katabolismus. Die Muskelschwäche erklärt sich einerseits aus der zunehmenden Atrophie der Muskulatur, andererseits durch die oft vorhandene intracelluläre Kaliumverarmung.

Virilisierungserscheinungen leichter Art werden bei der Mehrzahl aller Kinder mit Cushing-Syndrom vorgefunden, ausgeprägtere Zeichen der Vermännlichung dagegen nur bei den Nebennierenneoplasmen, die mit deutlich erhöhter Androgenproduktion einhergehen. Die häufigsten Symptome der Virilisierung sind die Acne und der Hirsutismus, d. h. das vorzeitige und vermehrte Auftreten von Scham-, Achsel- und Bartbehaarung. Hiervon zu unterscheiden ist die einfache Hypertrichose, d. h. das vermehrte Wachstum von Lanugohaaren an Stirn, Rücken und Oberarmen, das bei manchen Cushing-Kranken ebenso wie bei mit Corticoiden behandelten Kindern beobachtet werden kann und kein Zeichen vermehrter Androgensekretion darstellt. Vermännlichungserscheinungen der äußeren Genitalorgane trifft man bei etwa $^2/_3$ der Tumorfälle an. Beim Knaben bestehen sie in einer vorzeitigen Entwicklung von Penis und Scrotum, beim Mädchen in einer Vergrößerung der Clitoris und einer polsterartigen Vorwölbung der großen Labien. Bei der bilateralen Nebennierenrindenhyperplasie des Kindesalters zeigen die äußeren Genitalorgane in 10—15% der Fälle Vermännlichungserscheinungen leichten Grades (Fritzenkötter).

Psychische Veränderungen sind nicht selten. Während die intellektuellen Fähigkeiten kaum in Mitleidenschaft gezogen werden, können Antrieb und Stimmung in verschiedener Weise erheblich gestört sein. Vornehmlich begegnet man einer introvertierten und apathischen Haltung, die sich bis zum Stupor steigern kann; die Kinder liegen bewegungslos da, eine Kontaktaufnahme ist kaum möglich. Gereiztheit und Mißlaunigkeit werden häufig hervorgehoben. Die Stimmungslage kann aber auch euphorisch oder manisch gefärbt sein oder im Charakter wechseln. In seltenen Fällen sind Verwirrtheitszustände und Halluzinationen beobachtet worden. Ein feststehendes psychopathologisches Bild läßt sich nicht definieren.

Verlauf. Während der Morbus Cushing mit Nebennierenrindenhyperplasie schleichend beginnt und zunächst meistens für eine harmlose Fettsucht gehalten wird, dauert es bei den Nebennierenrindentumoren, vor allem den Carcinomen, nur wenige Monate, bis sich das Vollbild der Erkrankung entwickelt hat. Remissionen fehlen, die Erscheinungen sind progredient. Infektionskrankheiten gegenüber sind die Kinder aufgrund der Corticoid-bedingten Resistenzlosigkeit besonders anfällig; vor der Antibiotica-Ära war die Mortalität an akuten Infektionen, Sepsis und Tuberkulose hoch. Apoplektische Insulte infolge Plethora und Hypertension spielen im Kindesalter keine Rolle; ebenso führt der Diabetes, der nur selten mit einer Ketoacidose einhergeht, kaum zu ernsthaften Komplikationen. Die Gefahren drohen bei der primär adrenalen Form in erster Linie von den Geschwülsten und ihren Metastasen.

Laboratoriumsdiagnostik. In der Diagnostik und Differentialdiagnostik des Cushing-Syndroms taucht eine Reihe von Fragen auf, die sich auf klinischem Wege allein nicht beantworten lassen, sondern spezielle Laboruntersuchungen erfordern. Das am häufigsten vorkommende Problem ist die exakte Abgrenzung von Adipositas und Cushing-Syndrom. Steht ein Cushing-Syndrom außer Zweifel, so muß geklärt werden, ob die Ursache ein Carcinom, ein Adenom oder eine bilaterale Nebennierenrindenhyperplasie ist.

Die verfügbaren Untersuchungsmethoden lassen sich in drei Gruppen unterteilen, a) einfache Tests, deren positiver Ausfall den Verdacht auf ein Cushing-Syndrom nahelegt, b) spezifische Verfahren zur Bestimmung der basalen Hormonproduktion der Nebennieren, die die Feststellung erlauben, ob ein Hypercortisolismus vorliegt oder nicht, c) Stimulations- und Hemmtests, die die Unterscheidung von Carcinomen, Adenomen und Hyperplasien ermöglichen.

Hinweisende Befunde. Charakteristisch ist eine Polycythämie von $5^1/_2$—$6^1/_2$ Mill. Erythrocyten/mm^3, Leukocytenzahlen zwischen 12000 und 20000 und eine relative Lymphopenie unter 15%. Die Zählung der Eosinophilen, die am exaktesten direkt in der Zählkammer erfolgt, ergibt meistens Werte unter 50 Zellen/mm^3. Störungen des Kohlenhydratstoffwechsels, in erster Linie eine überhöhte Glucosebelastungskurve mit negativem Staubeffekt, sind beim kindlichen Cushing-Syndrom in rund 80% der Fälle nachweisbar; erhöhte Nüchternblutzuckerwerte werden seltener beobachtet. Ebenso wie der Nachweis einer hypokaliämischen Alkalose sind die Veränderungen im Zuckerhaushalt nur im positiven Falle von diagnostischem Wert; ihr Fehlen spricht nicht gegen Cushing-Syndrom.

Bestimmung der basalen Corticoidsekretion. Die morgendlichen Werte für die *17-Hydroxycorticosteroide im Plasma* liegen in der Regel oberhalb der Vertrauensgrenzen ($m + 2\sigma$) bzw. über 20 µg/100 ml. Besonders typisch ist die Auslöschung des Tagesrhythmus der Corticosteroide; der normale tiefe Abfall des Hormonspiegels in den Abendstunden fehlt, da die Tumoren nicht dem periodischen Einfluß der Hypophyse unterliegen und beim sekundären Cushing-Syndrom der normale Rhythmus der ACTH-Sekretion ausgelöscht ist.

Harncorticoide. Von den zuverlässigen Methoden zur Bestimmung der Cortisolmetaboliten im Harn sind die Messung der Porter-Silber-Chromogene und die der gesamten 17-Hydroxycorticosteroide nach Appleby et al., deren normale Werte in Bd. II, S. 595, angegeben sind, die geläufigsten. Werte, die deutlich oberhalb der Vertrauensgrenze liegen, sprechen für Cushing-Syndrom. Hochnormale und nur leicht erhöhte Werte finden sich auch bei Fettsüchtigen, bei denen ein mäßiger sekundärer Hypercortisolismus nachgewiesen worden ist (Karl u. Raith, Schteingart et al.). Nach Forsham können bei Adipösen 17-Hydroxycorticoidwerte bis zu 0,12 mg pro kg Körpergewicht gefunden werden. Unseres Erachtens sollte man aber auf jeden Fall einen Suppressionstest durchführen, wenn Ergebnisse aus diesem Grenzbereich erhalten werden. Die Bestimmung der gesamten 17-Hydroxycorticosteroide unterstützt das Ergebnis der Porter-Silber-Methoden; öfters finden sich noch eindeutiger erhöhte Werte, da mit diesem Verfahren auch die an C 20 reduzierten Cortisolderivate erfaßt werden, die beim Cushing-Syndrom häufig unverhältnismäßig stark vermehrt erscheinen.

Diagnostisch wertvoller als die Veränderungen der Porter-Silber-Chromogene oder der Gesamt-17-Hydroxycorticosteroide ist bei Cushing-Patienten die erhöhte Ausscheidung von *freiem Cortisol*, das entsprechend dem erhöhten Cortisolspiegel im Plasma in stark vermehrten Mengen im Harn erscheint. Cope u. Black und Touchstone et al. haben Steigerungen der Harncortisolwerte auf das Achtfache der Norm und mehr beobachtet. Auch die Bestimmung der freien 17-Hydroxycorticosteroide gibt einen guten Parameter der Nebennierenrindenfunktion ab und ist beim Cushing-Syndrom diagnostisch von Wert (SCHTEINGART).

In den letzten Jahren ist in zunehmendem Umfang die Bestimmung der Cortisolsekretionsrate in die Diagnostik des Cushings-Syndroms einbezogen worden (COPE u. BLACK, COPE u. PEARSON, KARL). Für das Kindestalter liegen noch keine Untersuchungen mit dieser Methodik vor.

17-Ketosteroide. Die Ausscheidung der 17-Ketosteroide pflegt bei Kindern mit Nebennierenrindencarcinomen ziemlich regelmäßig, wenngleich nicht ausnahmslos auf ein Mehrfaches des Normalen gesteigert zu sein; es sind Werte bis zu 850 mg/tgl. gefunden worden (CROOKE u. CALLOW). Nur stark erhöhte Werte können diagnostisch verwendet werden; normale oder gering erhöhte Werte erlauben keine sicheren diagnostischen Schlüsse und lassen einen Nebennierenrindentumor nicht ausschließen. COPE u. BLACK haben bei Cushing-Patienten, deren Erkrankung nicht durch ein Carcinom verursacht war, die 17-Ketosteroidausscheidung im Mittel auf das 1,4fache des Normalen erhöht gefunden. Weitere Informationen lassen sich durch die Chromatographie der 17-Ketosteroide erhalten. Eine deutliche Vermehrung der 3β-Fraktion, die in der Regel auf einem erhöhten Anfall von Dehydroepiandrosteron beruht, beweist eine unreife maligne Geschwulst. Demgegenüber haben JAILER et al. bei bilateraler Nebennierenrindenhyperplasie eine exzessive Ausscheidung von 11-Oxy-17-Ketosteroiden gefunden, während die 11-Deoxy-17-Ketosteroide nicht erhöht waren. Ähnliche Veränderungen, die ja vor allem auf eine vermehrte Cortisolsekretion hinweisen, sind bisweilen jedoch auch bei Tumoren vorgefunden worden (KOVACIC et al.).

Stimulations- und Hemmtests. Diese Tests gestatten die Beurteilung der corticotropen Aktivität der Adenohypophyse, die bei Morbus Cushing erhöht, bei Nebennierenrindentumoren vermindert ist. Schon die gewöhnliche Stimulation mit ACTH pflegt gute Anhaltspunkte zu liefern. Beim Morbus Cushing i.e.S. ist die Ansprechbarkeit der hypertrophischen Nebennierenrinde auf ACTH gesteigert, bei adrenalen Carcinomen erfolgt dagegen kein Steroidanstieg, da der Tumor selbst refraktär gegen ACTH und die übrige Nebennierenrinde atrophisch ist. Anders ist es bei den Adenomen, von denen ein Teil ACTH-abhängig ist. Hier resultieren in der Regel mäßig erhöhte Anstiege der Steroide im Plasma und Urin. Beim Metopiron-Test erfolgt die Stimulation nicht durch exogenes, sondern endogenes ACTH, das sowohl bei Carcinomen als bei Adenomen in vermindertem Maße sezerniert wird. Der Test liefert daher bei allen Geschwülsten pathologisch verminderte Resultate. Beim Cushing-Syndrom mit Nebennierenrindenhyperplasie fallen die Ergebnisse wechselnd aus; es sind sowohl normale als auch erhöhte Resultate mitgeteilt worden (LIDDLE et al., TAMM u. FRAHM, BIERICH, BLUNCK et al.).

Der *Hemmtest mit Dexamethason*, den wir in seiner heutigen Form LIDDLE und seinen Mitarbeitern verdanken, ist ein ausgezeichnetes Untersuchungsverfahren, das für die Differenzierung von Adipositas, Morbus Cushing und Nebennierenrindengeschwülsten von großem Wert ist. Der Test umfaßt 3 Perioden: I. eine Kontrollperiode von 2×24 Std, II. eine 2 Tage lang dauernde Suppression mit Dexamethason, das bei Erwachsenen mit einer Körperoberfläche von 1,7 m² in Dosen von 0,5 mg alle 6 Std verabreicht wird; III. während der 2 folgenden Tage wird die Suppression mit 2,0 mg in 6stündigen Intervallen fortgesetzt. Bei gesunden Probanden und Fettsüchtigen fallen die Harncorticoide schon in der zweiten Periode um 50% oder mehr ab, bei Patienten mit Cushing-Syndrom dagegen nicht. Liegt ein Morbus Cushing mit bilateraler Nebennierenrindenhyperplasie vor, so erfolgt in der Regel der Abfall der Corticoide unter der erhöhten Dexamethason-Dosis der dritten Versuchsperiode. Fälle mit Nebennierenrindentumoren bleiben dagegen im allgemeinen unbeeinflußt. Ausnahmen bilden die Carcinomfälle von JACKSON und SACREZ, bei denen während der Suppression eine beträchtliche Senkung der 17-Hydroxycorticoidausscheidung beobachtet wurde.

Diagnose und Differentialdiagnose. Fast in keinem Fall von Cushing-Syndrom sind die in Tabelle 111 aufgeführten Symptome vollzählig anzutreffen. Nach FORSHAM ist die Diagnose in Betracht zu ziehen, wenn von den folgenden Symptomen mindestens 3 vorhanden sind: Muskelschwäche und Muskelschwund, Stammfettsucht, rote Striae, Ekchymosen, Osteoporose, Diabetes mellitus apertus oder latens, Hypertension. Die *Verdachtsdiagnose* ist für den Erfahrenen oft auf den ersten Blick zu stellen, — vor allem nach der kennzeichnenden und ungewöhnlichen Form der Adipositas mit Bevorzugung von Gesicht, Nacken, Brust und Bauch, mit der die dünnen und muskelschwachen Extremitäten kontrastieren, und der Rötung der pausbäckigen Wangen, die durch das Sichtbarwerden des cutanen Gefäßnetzes infolge der Hautatrophie zustande kommt. Durch die Feststellung erhöhter Corticoid- und 17-Ketosteroidwerte wird der Verdacht zur Gewißheit.

Differentialdiagnostisch muß die Erkrankung vor allem von der gewöhnlichen kindlichen Fettsucht abgegrenzt werden, die ja häufig für ein Cushing-Syndrom gehalten wird. Konzentration der Fettansammlungen am Rumpf mit Ausbildung von Striae distensae und mäßige Hypertension geben nur allzuleicht zu dieser Verwechslung Anlaß. Schon eine exakte klinische Untersuchung läßt jedoch in der Regel ein Cushing-Syndrom ausschließen. Bei gewöhnlicher Adipositas sind die Striae schmal und rosa, nicht breit und purpurn und von

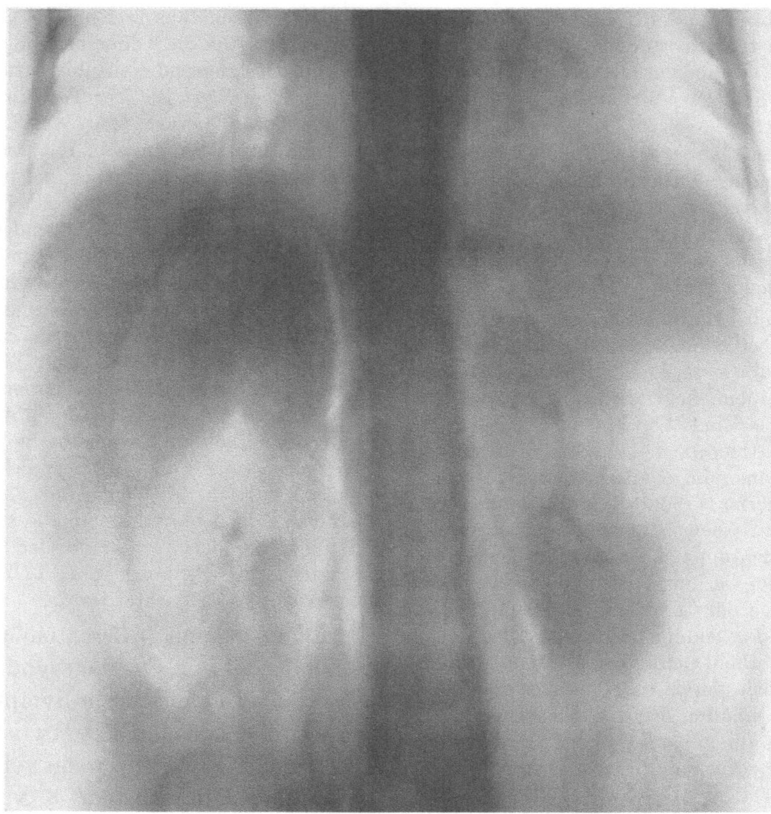

Abb. 124. Darstellung eines mandarinengroßen, rechtsseitigen NNR-Adenoms mittels präsacraler Lachgasinsufflation, Pyelographie und Tomographie. Dreijähriges Mädchen mit kombiniertem Cushing- und adrenogenitalem Syndrom. (Aus BIERICH, 1956)

Ekchymosen begleitet. Der Blutdruck pflegt nach Bettruhe bei korrekter Messung mit genügend breiter Manschette nur gering erhöht zu sein; die Patienten sind eher übergroß als zu klein. Eine sichere Unterscheidung erlauben die Steroiduntersuchungen. Zwar können auch bei der gewöhnlichen Adipositas erhöhte Corticoidwerte im Harn gefunden werden; nach Suppression mit Dexamethason fallen sie jedoch prompt auf niedrige Werte ab.

Zur Entscheidung, ob ein als solches diagnostiziertes Cushing-Syndrom auf einer bilateralen Nebennierenrindenhyperplasie, einem Adenom oder einem Carcinom beruht, sind weitere Testuntersuchungen wie ACTH- und Metopironbelastung und vor allem der Suppressionstest mit erhöhten Dexamethasondosen erforderlich (s. S. 295). Mit einem Drittel aller Fälle im Alter unter 15 Jahren stellt das sekundäre Cushing-Syndrom mit Nebennierenrindenhyperplasie keine solche Rarität dar wie bisher angenommen.

Selten einmal — unter Bezug auf die gesamte Ziffer der Cushing-Erkrankungen im Kindesalter aber ebenso häufig wie bei den Erwachsenen — ist die bilaterale Nebennierenrindenhyperplasie mit extrahypophysären Tumoren verbunden (s. S. 291). Bei Kindern sind bisher Thymus-, Hoden und Nebennierenmarktumoren beobachtet worden. Wird eine bilaterale Nebennierenrindenhyperplasie festgestellt, so muß deshalb auch auf diese Organe geachtet werden.

Die Lokalisation der Geschwulst. Ist nach den klinischen und biochemischen Untersuchungen ein Tumor anzunehmen, so erhebt sich die Frage nach seinem Sitz. Größere Tumoren können u. U. palpiert werden. Im übrigen ist die Lokalisierung vor allem eine röntgenologische Aufgabe. In manchen Fällen geben sich die Tumoren durch ihren Eigenschatten oder durch Kalkeinlagerungen zu erkennen; bei größeren Geschwülsten zeigt das Pyelogramm eine caudale Verlagerung einer Niere oder Verdrängungserscheinungen an den Nierenkelchen. Kleinere Tumoren werden am besten mit Hilfe der Gasinsufflation dargestellt. Dabei bedient man sich heute der von RUIZ-RIVAS und

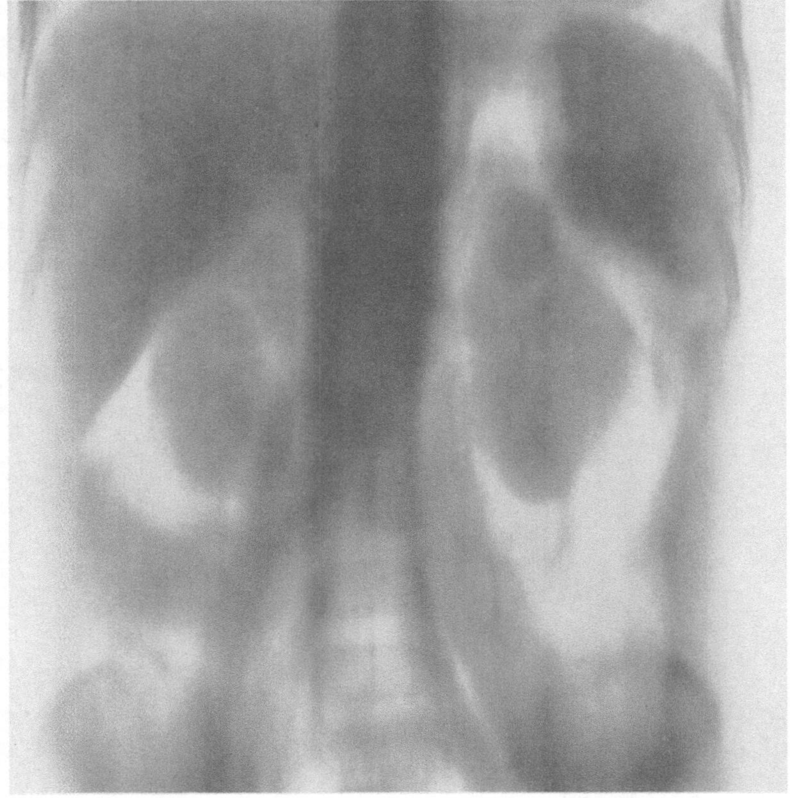

Abb. 125. Röntgendarstellung eines linksseitigen virilisierenden NNR-Adenoms mittels Sauerstoffinsufflation und Tomographie. (Aus BIERICH, 1958)

BLACKWOOD eingeführten präsacralen Insufflation. Das mit der früher geübten direkten perirenalen Gaseinblasung verbundene Risiko der Embolie ist bei der präsacralen Methode minimal. Um optimale Bilder zu erhalten, wird die Insufflation am besten mit der Pyelographie und der Tomographie verbunden. Abb. 124 und 125 demonstrieren Ergebnisse eines derartigen Vorgehens und zeigen, daß sich auch kleinere Geschwülste deutlich darstellen lassen. Die abdominelle Aortographie, die in der Diagnostik der Nebennierentumoren des Erwachsenen vielfach verwendet wird, findet seit einigen Jahren auch in die Pädiatrie zunehmend Eingang (LUDIN; ROSSI; BRUNS).

Therapie

Nebennierenrindentumoren. Ist die Lokalisierung des Tumors gelungen, so muß möglichst rasch operiert werden; die Mehrzahl der Geschwülste sind Carcinome, die zu frühzeitiger Metastasierung neigen. Die Frage nach dem besten operativen Zugang zur Nebenniere wird unterschiedlich beantwortet. SOBEL et al. empfehlen die Eröffnung des Abdomens durch einen breiten supraumbilikalen Schnitt, der die Inspektion des gesamten Bauchraumes einschließlich der Ovarien und eventueller akzessorischer Nebennieren gestattet. CAHILL et al. und BROSTER et al. haben früher ebenfalls die Laparotomie empfohlen, führen sie heute jedoch im wesentlichen nur noch zu diagnostischen Zwecken durch. Die meisten Autoren benutzen auch für die Exploration jetzt den dorsalen Zugang, wobei eine beidseitige Incision u. U. in Kauf genommen wird. Für Krankheitsbilder mit Cushing-Symptomatik, deren Ursache aufgrund der biochemischen und röntgenologischen Untersuchungen nicht zu eruieren ist, gelten die Richtlinien der Mayo-Clinic (SPRAGUE et al.): Findet sich auf der zuerst eröffneten Seite ein Tumor, so wird er entfernt. Findet sich eine atrophische Nebenniere, so ist ein Tumor der kontralateralen Nebenniere anzunehmen; die Incisionswunde wird geschlossen und die Gegenseite eröffnet. Erweist sich die Nebenniere der zuerst eröffneten Seite als hypertrophisch oder normal groß, so ist eine Geschwulst als Ursache der Erkrankung unwahrscheinlich. Die Neben-

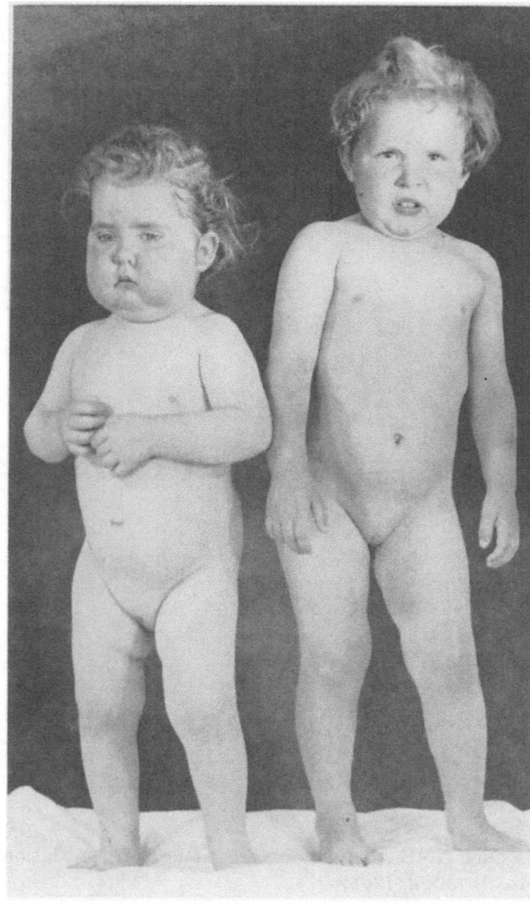

corticotrope Stimulation empfohlen, die der vielfach geübten Beendigung einer langfristigen Cortisontherapie mit ACTH-Gaben entspricht. Da der limitierende Faktor für die Wiedererholung der Nebenniere nicht die atrophierte Nebenniere selbst, sondern die inaktivierte Hypophyse ist, welche nicht nur durch die Corticoide, sondern auch durch ACTH gehemmt wird, erscheint es richtiger, das System

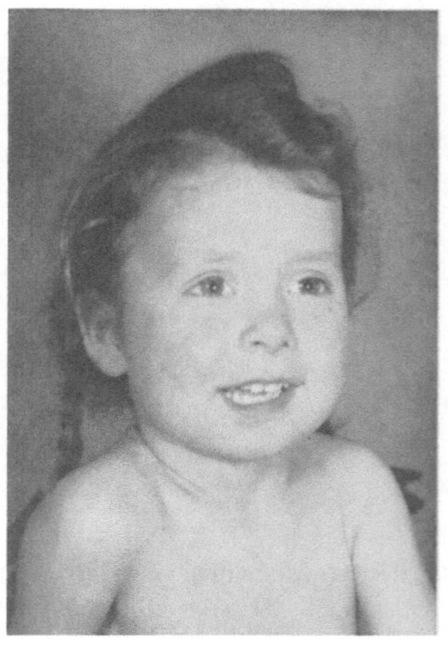

a b

Abb. 126. a Cushing-Syndrom mit leichter Virilisierung bei einem 3jährigen Mädchen mit NNR-Adenom; rechts gleichaltrige Kontrolle. b Dasselbe Kind 4 Monate nach der operativen Entfernung des Tumors

niere wird entfernt, die kontralaterale Nebenniere subtotal oder total reseziert. — Auch bei retroperitonealem Eingehen macht die Beurteilung, ob die Nebenniere normal, vergrößert oder verkleinert ist, übrigens häufig Schwierigkeiten.

Bis zur Einführung des Cortisons betrug die Operationsmortalität für die Adrenalektomie bei tumorbedingtem Cushing-Syndrom zwischen 40—50%. Seitdem eine effektive postoperative *Steroidsubstitution* möglich geworden ist, stellt der Eingriff kein allzu großes Risiko mehr dar. Ein geeignetes Therapieschema findet sich auf S. 289. Die der Operation vorangehende Stimulation der atrophischen Nebenniere mit ACTH ist nicht zu empfehlen, da nicht vorauszusehen ist, wie weit das Wachstum des Tumors u. U. dadurch angeregt wird. Von Forsham u.a. wird eine postoperative zu reaktivieren, indem man durch allmählich abfallende Steroiddosen eine „kontrollierte Hyposteroidämie" erzeugt (Bierich et al., 1962). Bei der Mehrzahl der Patienten ist die atrophierte Nebenniere innerhalb von 4—5 Wochen wiederhergestellt, und die Substitutionstherapie kann abgeschlossen werden. Zuweilen beansprucht die Regeneration jedoch viele Monate, und in seltenen Fällen ist die Inaktivierung des Hypophysennebennierenrindensystems irreversibel, so daß die Patienten dauernd substituiert werden müssen (Bierich et al., 1962; Forsham).

Bei Kindern mit einem Nebennierenadenom bringt die Operation heutzutage in der Regel die vollständige Heilung (Weidener u. Towery, Puzynski u. Biehusen, Fritzenkötter). Ein Beispiel einer erfolgreichen operativen Behandlung demonstriert die Abb. 126.

Doch auch über operativ geheilte Carcinomfälle liegen aus den letzten 15 Jahren mehrere Berichte vor. Voraussetzung ist die frühzeitige Erkennung und die radikale Operation. In Fällen, bei denen die vollständige Entfernung der Geschwulst nicht gelingt, ist eine anschließende Röntgennachbestrahlung angezeigt. Sind bereits Metastasen nachweisbar, so ist ein Versuch mit o-p-DDD, einem Isomeren des Insecticids DDD gerechtfertigt. Die Substanz wirkt spezifisch auf gesundes und tumoröses Nebennierenrindengewebe, dessen Funktion und Proliferation bei niedriger Dosierung gehemmt wird, während bei hoher Dosierung Zellnekrosen auftreten. Toxische Allgemeinwirkungen wie Nausea, Erbrechen, Gastritis, Schwäche und psychische Depression können bei den erforderlichen Dosen oft nicht vermieden werden (Bergenstal et al., 1960).

Eine Hemmung der Steroidbiosynthese, verbunden mit einer entsprechenden Besserung der Cushing-Symptome, läßt sich ferner durch das Triparanol erzielen, das die Synthese des Cholesterins, der Muttersubstanz der Nebennierensteroide, blockiert (Melby et al.).

Nebennierenrindenhyperplasie. Bis vor 15 Jahren lag der Ansatzpunkt der Therapie stets an der Hypophyse. Handelt es sich um größere Hypophysentumoren, namentlich um chromophobe Adenome mit Visusveränderungen, so ist die Hypophysektomie die Methode der Wahl. Die ursprünglich allgemein an erster Stelle angewandte Radiotherapie (Röntgenbestrahlungen mit 4000—5000 r) bietet nach Liddle in ca. 40% der Fälle Aussicht auf Erfolg. Nach Überprüfung der veröffentlichten Untersuchungsserien von Patienten ohne Hinweis auf einen Hypophysentumor gibt Forsham Erfolge in rund 30% an. Bestrahlungen mit Cobalt 60 sollen bis zu 60% Erfolge bringen (Forsham).

Unter dem Eindruck der schlechten Resultate der bisherigen Therapie begann man Mitte der 40er Jahre in den USA und später in England mit der therapeutischen Adrenalektomie, die anfangs subtotal, später — nach Beobachtung der häufigen Rezidive — total durchgeführt wurde (Priestley et al., Walters, Sprague et al., Mannix et al., Zukschwerdt et al.). Dieses Verfahren, das von den meisten Zentren heute als die Methode der Wahl betrachtet wird, beseitigt den Hypercortisolismus, der den klinischen Symptomen zugrunde liegt, radikal, wobei man aber das Cushing-Syndrom gegen einen lebenslang dauernden Morbus Addison eintauscht. Infolge der heute gegebenen Möglichkeiten der Substitution mit peroral gut wirksamen Corticosteroiden führt die Nebennierenrindeninsuffizienz aber zu einer vergleichsweise nicht allzu schweren Belastung. Die Vorteile der totalen beidseitigen Adrenalektomie sind 1. die Rezidivfreiheit, 2. die Erhaltung der Adenohypophyse. Eine hypogonadotrope Sterilität wird vermieden; bei Kindern bleibt auch das somatotrope Wachstumspotential erhalten.

Wie sich jedoch gezeigt hat, bringt auch die Adrenalektomie unter Umständen unerwünschte Komplikationen mit sich. Salassa et al. und Nelson et al. haben bei adrenalektomierten Cushing-Patienten in einem Zeitraum von meist 1—3 Jahren nach der Operation in einer Reihe von Fällen die Entwicklung intrasellärer Tumoren beobachtet, die klinisch mit erheblichen braunen Hautpigmentationen („Hyperpigmentationssyndrom") und z.T. mit Hirntumorsymptomen einhergingen. ACTH und MSH waren im Plasma stark erhöht, was die Pigmentierungen erklärt. Solche Tumoren sind inzwischen bei 14 von 89 adrenalektomierten Cushing-Patienten beobachtet worden, welche präoperativ keine Symptome einer Hypophysengeschwulst aufwiesen (Zukschwerdt et al.); sie müssen offenbar auf die Entzügelung der suprasellären Regulationszentren infolge des Fortfalles der körpereigenen Cortisolsekretion zurückgeführt werden, die zu einer vermehrten CRF-Sekretion führt. Bierich, Blunck et al. versuchen, der Entstehung derartiger Geschwülste dadurch zuvorzukommen, daß sie die adrenalektomierten Patienten anstatt mit Cortison mit Dexamethason substituieren, einem Steroid, das im Rückkoppelungsmechanismus eine unverhältnismäßig starke Hemmwirkung auf den Hypothalamus und die Hypophyse ausübt. Nachteilig wirkt sich dabei der stark wachstumshemmende Effekt des Dexamethasons aus. Rausch-Stroomann et al. haben mit einem anderen stark supprimierenden Corticosteroid sogar nicht-adrenalektomierte Patienten mit Erfolg behandeln können. — An anderen Zentren wird versucht, die Adrenalektomie zu vermeiden und durch Implantation von radioaktivem Gold oder Yttrium eine

„partielle Hypophysektomie“ zu erzielen und gleichzeitig die Entstehung reaktiver Geschwülste zu verhindern. Zahlenmäßig liegen zur Zeit noch keine ausreichenden Erfahrungen über dieses Verfahren vor.

Vorgehen bei der Adrenalektomie. Für die Adrenalektomie stehen verschiedene Operationsmethoden zur Verfügung — ventrale (transthorakale und transabdominale) und dorsale. Der dorsale Zugang erfordert bei der bilateralen Nebennierenrindenhyperplasie die Eröffnung durch beiderseitige Flankenschnitte, welche früher in 2 Sitzungen in einem Intervall von mehreren Wochen vorgenommen wurde. Die Fortschritte der Substitutionstherapie und die bessere Beherrschung der Kreislaufverhältnisse ermöglichen heute die einzeitige Operation, die an zahlreichen Kliniken durchgeführt wird. Kann die Frage, ob dem Krankheitsbild ein Tumor oder eine bilaterale Hyperplasie zugrunde liegt, präoperativ nicht sicher beantwortet werden, so wird von manchen Autoren der Bauchschnitt bevorzugt, der eine bessere Übersicht vermittelt und den direkten Vergleich der beiden Nebennieren erlaubt (CLAUSEN; FLANDREAU; MANNIX et al.).

Die Behandlung mit Nebennierenrindensteroiden kann nach dem auf S. 289 wiedergegebenen Schema erfolgen; sie sollte stets allein mit Cortison oder Hydrocortison vorgenommen werden, da diese beiden Steroide im Gegensatz zu den synthetischen Analoga eine ausreichende Mineralocorticoidaktivität besitzen. Im Zuge der allmählichen Reduktion der Cortisondosen auf den normalen Tagesbedarf wird dieser Effekt jedoch zu gering, so daß zusätzliche Gaben von Mineralocorticoiden notwendig werden. Vorteilhaft ist das 9α-Fluorocortisol in Dosen von 0,05 bis 0,1 mg/m^2, da es peroral gut wirksam ist.

In manchen Fällen führt die Reduktion der Glucocorticoide in dem in unserem Schema angegebenen Tempo zu Entzugserscheinungen temporärer Art, zu dem sog. steroid withdrawal syndrome (AMATRUDA et al.), das sich in Kopfschmerzen, Anorexie, Nausea, Erbrechen, Schmerzen in Muskulatur und Gelenken, Apathie und depressiver Stimmung äußert. Bei diesen Patienten, die durch den langdauernden erhöhten Cortisolspiegel im Blut und Geweben falsch adaptiert sind, ist eine langsamere „Entwöhnung“ am Platze. Echte Cortisolmangelzustände lassen sich an abnorm erhöhten Eosinophilenzahlen im Blut sowie an Hypotonie und Pulsfrequenzsteigerung erkennen. Die Ermittlung der richtigen Steroiddosis für die Dauertherapie erfolgt nicht allein mittels der eben genannten Kriterien; es ist zu verlangen, daß die Kinder langsam, aber stetig an Gewicht abnehmen und das verzögerte Wachstum wieder aufholen; ferner muß sich der Blutdruck normalisieren.

Literatur: s. S. 324.

Aldosteronismus

Das Gegenstück zum Hypercortisolismus bzw. Cushing-Syndrom ist der Hyperaldosteronismus bzw. Aldosteronismus, bei dem die pathologisch veränderten Nebennieren vermehrt Aldosteron sezernieren. Der erste Fall der Erkrankung ist 1954/55 von dem amerikanischen Internisten und Endokrinologen CONN publiziert worden, der die Existenz eines derartigen Krankheitsbildes schon 1949 vorausgesagt hatte. In den seitdem vergangenen 10 Jahren sind rund 150 weitere Fälle veröffentlicht worden, so daß das Syndrom nicht als Rarität betrachtet werden kann. Die klinischen Hauptsymptome sind Hypertonie, muskuläre Paresen oder Lähmungen und in vielen Fällen Polyurie, die häufigsten labor-chemischen Befunde Hyposthenurie, Hypokaliämie, Hypernatriämie und metabolische Alkalose. Ätiologisch lassen sich folgende Formen auseinanderhalten.

I. Primärer Aldosteronismus infolge eines oder mehrerer Nebennierenrindenadenome (Conn-Syndrom i. e. S.).

II. Primärer Aldosteronismus infolge eines Nebennierenrindencarcinoms.

III. Aldosteronismus bei bilateraler Nebennierenrindenhyperplasie oder morphologisch normalen Nebennieren mit Beginn im Kindes- oder jugendlichen Alter. — Hiervon abzutrennen ist der Aldosteronismus bei Nebennierenrindenhyperplasie, Hyperplasie des juxtaglomerulären Apparates und Hyperangiotensinämie, der sekundärer Natur ist.

IV. Aldosteronismus bei Nebennierenrindenhyperplasie oder morphologisch normalen Nebennieren mit Beginn im Erwachsenenalter.

V. Aldosteronismus bei kongenitaler Nebennierenrindenhyperplasie infolge partiellen 17-Hydroxylasedefekts.

Im Kindesalter sind nur die Formen I, III und V beobachtet worden, die im folgenden eingehender erörtert werden.

Primärer Aldosteronismus infolge Nebennierenrinden-Adenoms

CONN u. CONN haben 1961 über insgesamt 108 Fälle von primärem Aldosteronismus infolge von Nebennierenrindenadenom berichtet, von denen sie selbst 9 diagnostiziert hatten. Seither ist eine Reihe weiterer Fälle publiziert worden, u.a. 9 Fälle von SMITHWICK et al. und 15 Fälle von HÖKFELT. Das Prädilektionsalter liegt zwischen 30—50 Jahren; 70% der Patienten gehören zu dieser Altersgruppe. Bisher sind nur 2 Patienten beschrieben, die jünger als 16 Jahre waren (ÖRNDAHL et al., CAVELL et al.). Wie beim tumorbedingten Cushing-Syndrom überwiegt das weibliche Geschlecht deutlich. Das vollständige klinische Syndrom besteht aus folgenden Symptomen: Dauernde oder episodenhaft auftretende Adynamie, periodische Lähmungen, tetanische Zustände, Polyurie und Polydipsie, Parästhesien und Kopfschmerzen. Physikalisch ist in allen Fällen eine Hypertension, z.T. mit außerordentlich hohen systolischen und diastolischen Blutdruckwerten, nachweisbar, die jedoch nicht mit einem Papillenödem einhergeht. Die charakteristischsten laborchemischen Befunde gehen aus einer Tabelle von CONN u. CONN hervor.

Tabelle 112. *Klinisch-chemische Befunde bei primärem Aldosteronismus infolge Nebennierenrindenadenoms.* (Nach CONN u. CONN)

	Mittelwert	Streuung
Serum (mäq/l)		
K	2,3	1,4—3,2
Na	146	137—160
CO_2	34	25—51
Aldosteron (µg/die)		
Harnausscheidung	48	1,5—190
Sekretionsrate	1066	510—1690

Die Gesamtheit der aufgeführten Krankheitszeichen wird in etwa einem Drittel aller Fälle vorgefunden; bei den meisten Patienten findet sich nur ein Ausschnitt der komplexen Symptomatik. Die Feststellung einer Hypertension unklarer Genese sollte deshalb u. a. immer an einen primären Aldosteronismus denken lassen und zu entsprechenden Untersuchungen, vor allem des Kalium-, Natrium- und Bikarbonatspiegels im Serum, Anlaß geben.

Pathoanatomie. Die beim Conn-Syndrom gefundenen Adenome, die sog. Aldosterome, sind gutartige, in der Regel kleine Geschwülste; in rund zwei Drittel der Fälle lag das Gewicht unter 6 g. Im allgemeinen handelte es sich um unilateral lokalisierte Tumoren, die auf der linken und rechten Seite etwa gleich häufig gefunden worden sind; in 10% der Fälle hat man multiple Geschwülste in einer oder beiden Nebennieren gefunden. Histologisch entspricht der Aufbau häufiger der Zona glomerulosa, seltener der Zona fasciculata.

Pathogenese der Symptome. Die meisten Krankheitserscheinungen sind Folgen des Kaliummangels, nicht der Natriumretention. Ödeme gehören nicht zum typischen Bild der Erkrankung, obwohl das Gesamtkörpernatrium beträchtlich vermehrt ist. Die Zunahme des Natriums erfolgt vorwiegend intracellulär (AYRES et al.), wo das Ion zusammen mit H-Ionen an die Stelle von K-Ionen tritt, so daß eine intracelluläre Acidose entsteht. Die wichtigste Folge der Natriumretention ist die Hypertension, deren Genese komplex und noch unvollständig geklärt sind. Von Bedeutung ist das erhöhte zirkulierende Plasmavolumen und die erhöhte Natriumkonzentration in den glatten Muskelzellen der Arterienwände (EPSTEIN). Aufgrund der aktiven Ausscheidung des Kaliums durch die Nieren und der daraus resultierenden negativen Kaliumbilanz besteht nicht nur eine Hypokaliämie, sondern auch eine den ganzen Organismus betreffende Hypokalie, die die Ursache der Adynamie und der periodisch auftretenden Muskelparesen darstellt. Im EKG sind die Zeichen einer Kaliumverarmung des Herzmuskels regelmäßig nachweisbar. Die extracelluläre Alkalose entsteht einerseits durch das Abwandern von H-Ionen aus dem Plasma in den intracellulären Raum, wie es bei jeder Kaliumverarmung zu beobachten ist, andererseits infolge des erhöhten Natriumspiegels im Plasma. Stärkere H-Ionen-Verluste im Urin treten bemerkenswerterweise nicht auf; der Urin reagiert stets neutral oder alkalisch. Da die renale Absonderung des Kaliums in diesen Fällen ein aktiver Vorgang ist, wird das Ion im Gegensatz zu Kaliummangelzuständen anderer Ursache nicht tubulär gegen H-Ionen ausgetauscht. Eine weitere Folgeerscheinung der Hypokalie ist die Schädigung der Nierentubuli, die sog. „clear cell nephrosis", die ihren klinischen Ausdruck in der Vasopressin-resistenten Isosthenurie und Polyurie findet und häufig mit Albuminurie und rezidivierenden Pyelonephritiden einhergeht. Im allgemeinen handelt es sich um reversible Veränderungen, die nach der Exstirpation des Aldosteroms verschwinden.

Aldosteronismus infolge bilateraler Nebennierenrindenhyperplasie

1962 haben van Buchem et al. erstmalig über einen Fall von Hyperaldosteronismus infolge bilateraler Nebennierenrindenhyperplasie berichtet. Die Symptomatik der Erkrankung ihres 17jährigen Patienten entsprach weitgehend dem Bilde des primären Aldosteronismus bei Nebennierenrindenadenom — mit dem Unterschied, daß die Hypertension angesichts eines ausgeprägten Fundus hypertonicus mit Papillödem als maligne betrachtet werden mußte. Die ersten Krankheitssymptome datierten aus frühester Jugend. Der Junge war zu klein und in der Entwicklung retardiert, was die Autoren auf den langdauernden intracellulären Kaliummangel zurückführten, der den Aufbau von Zellprotoplasma einschränke. Die bilaterale subtotale Adrenalektomie führte zur Heilung und trotz der langen Krankheitsdauer zur vollständigen Rückbildung aller Symptome.

Inzwischen sind weitere 7 Fälle von Hyperaldosteronismus mit ähnlichen Befunden publiziert worden (Holten u. Peterson, Maisterrena et al., Bartter u. Biglieri, Therian et al., Kretchmer et al., Genest et al., Moran et al.). Von den bis jetzt veröffentlichten 8 Fällen waren 5 männlichen und 3 weiblichen Geschlechts, was im Gegensatz zu der Gynäkotropie des Conn-Syndroms steht. Das Alter variierte zur Zeit der Diagnosestellung zwischen 8—23 Jahren; die ersten Krankheitszeichen ließen sich jedoch bei fast allen Patienten bis in die frühe Kindheit zurückverfolgen. Conn hat deshalb die Bezeichnung „kongenitaler Aldosteronismus" vorgeschlagen. Bei der Hälfte der Fälle bestand eine *maligne* Hypertension. Die Aldosteronausscheidung betrug 18—125 μg/die, im Mittel 48 μg. Alle 8 Patienten wurden bilateral total oder subtotal adrenalektomiert; 4 Patienten wurden vollständig geheilt, 3 gebessert.

Pathoanatomie und Pathogenese. In 5 Fällen wurde eine beiderseitige, z. T. noduläre Hyperplasie der Nebennierenrinde nachgewiesen, die vornehmlich die Zona fasciculata betraf; in 3 Fällen waren die Nebennieren makroskopisch und mikroskopisch unauffällig. — Der Befund einer bilateralen Nebennierenrindenhyperplasie macht die primär adrenale Entstehung des Krankheitsbildes unwahrscheinlich und läßt ursächlich — in Analogie zur Nebennierenrindenhyperplasie beim Morbus Cushing und zur Schilddrüsenhyperplasie beim Morbus Basedow — in erster Linie an eine Steigerung der übergeordneten Stimulation der Hormonsekretion denken. Als Vermittler aldotroper Impulse kommen 3 Hormone in Betracht (s. S. 271): das Adrenoglomerulotropin von Farrell, das in der Epiphyse entstehen soll; das ACTH, dessen Sekretion für eine optimale Aldosteronproduktion Voraussetzung ist, und das Angiotensin, das, durch den Einfluß des Renins freigesetzt, eine starke aldotrope Wirkung ausübt. Die Bedeutung des sog. Adrenoglomerulotropins ist sehr fraglich. Für eine vermehrte Sekretion von ACTH, die als primum movens zum Hypercortisolismus und nicht zum Aldosteronismus führen würde, liegen keine Anhaltspunkte vor; als sekundäre Erscheinung ist sie jedoch maßgeblich für die Pathogenese des im nächsten Abschnitt beschriebenen Syndromes. Eine gesteigerte Reninsekretion ist nicht wahrscheinlich; New (1966) hat bei dem zuerst von Kretchmer et al. publizierten Patienten, der mit 17 Jahren ein Rezidiv seines Aldosteronismus bekam, sehr niedrige Reninwerte gefunden. Bei den übrigen Patienten sind Reninbestimmungen nicht durchgeführt worden. Die Pathogenese des kongenitalen Aldosteronismus ist heute noch unklar.

Aldosteronismus bei kongenitaler Nebennierenrindenhyperplasie infolge partiellen 17-Hydroxylasedefekts

Die Charakteristica dieses 1966 von Sutherland et al. und 1967 von New und

Peterson beschriebenen Krankheitsbildes sind die folgenden:

1. Benigne Hypertension.

2. Mäßige hypokaliämische Alkalose und Hypervolämie.

3. Niedriger Reninspiegel im Plasma, der nach NaCl-Entzug nicht ansteigt.

4. Mäßig erhöhte Aldosteronausscheidung;

5. Erhöhte ACTH-Konzentration im Plasma.

6. 17-Hydroxycorticosteroide, freies Cortisol und 17-Ketosteroide im Harn im unteren Normbereich; zögernder Anstieg unter ACTH.

7. Prompte Unterdrückung der Aldosteronproduktion durch kleine Dosen synthetischer Corticosteroide.

8. Starker Abfall des erhöhten Blutdrucks unter synthetischen Corticosteroiden.

Die charakteristische Syntropie von erhöhter Aldosteronausscheidung und vermindertem Reninspiegel im Plasma simuliert einen primären Aldosteronismus, der jedoch im Gegensatz zu den vorgenannten Formen durch Dexamethasen hemmbar ist. Ob das vermehrt sezernierte Aldosteron die klinische Symptomatik beherrscht, ist indessen zweifelhaft. Die 17-Hydroxycorticosteroide, das freie Cortisol und das Aldosteron im Harn sanken bei dem Jungen von New u. Peterson unter Metopiron stark ab, während der Blutdruck unverändert hoch blieb. Es ist sehr wahrscheinlich, daß die Hypertension vornehmlich durch vermehr sezerniertes Desoxycorticosteron verursacht wurde — wie das auch beim vollständigen 17-Hydroxylaseblock der Fall ist (Göbel et al.; New, 1970). — Als pathologisches Substrat der Erkrankung wurde in einem der Fälle von Sutherland et al. eine Nebennierenhyperplasie gefunden.

Die sekundären Formen des Aldosteronismus, die durch eine erhöhte Aldosteronausscheidung und gleichzeitig erhöhte Renin- und Angiotensinkonzentrationen im Plasma gekennzeichnet sind, sind weder Erkrankungen der Nebennierenrinde, noch überhaupt primäre Endokrinopathien; sie sollen deshalb in dem hier gegebenen Rahmen nicht abgehandelt werden. Lediglich auf das Bartter-Syndrom, das in diesem Handbuch sonst nicht besprochen wird, soll hingewiesen werden.

Hyperplasie des juxtaglomerulären Komplexes mit Hyperaldosteronismus und hypokaliämischer Alkalose

Unter dieser Bezeichnung haben Pronove, MacCardle u. Bartter (1960) und Bartter et al. (1962) ein neues Syndrom beschrieben, das die Autoren bisher bei 3 Kindern beobachtet haben. Außerdem haben Conn und Conn einen ähnlichen Fall erwähnt. Bei den Patienten handelte es sich um drei zwergwüchsige Kinder und einen verzögert gewachsenen Mann, bei denen die Erkrankung schon in früher Kindheit in Erscheinung getreten war. Die zur Behandlung führenden Symptome waren Brechattacken, Bauchschmerzen, Polyurie und Exsiccose, Anorexie, Adynamie sowie tetanische und epileptiforme Krämpfe. Klinisch wurden eine schwere Hypokaliämie und Hypokalie, eine mäßige Hyponatriämie und Hypochlorämie, erhöhte Alkalireserve und metabolische Alkalose sowie eine Pitressin-resistente Hyposthenurie und Polyurie gefunden. Die gleichzeitig festgestellte vermehrte Aldosteronausscheidung im Harn konnte durch erhöhte Kochsalzzufuhr und i.v. Verabreichung von Albumin nicht beeinflußt werden. Die bei einem Patienten subtotal entfernten Nebennieren zeigten eine deutliche Hyperplasie der Zona glomerulosa. Nierenbiopsien von 3 Fällen ergaben eine charakteristische, z.T. extreme Hyperplasie der juxtaglomerulären Komplexe, daneben Atrophien zahlreicher Glomerula. Da der juxtaglomeruläre Apparat der Entstehungsort des Renins ist, nehmen die Autoren eine gesteigerte Reninproduktion an, von der in der Folge eine vermehrte Angiotensinbildung zu erwarten wäre. In den drei von Bartter et al. untersuchten Fällen wurde tatsächlich ein stark erhöhter Angiotensinspiegel im Serum nachgewiesen. Da der das Syndrom begleitende Aldosteronismus und die Hyperangiotensinämie nicht zum Hochdruck führten und Injektionen von Renin und Angiotensin nur eine subnormale Blutdruckzunahme bewirkten, vermuten die Autoren als primären Defekt eine herabgesetzte Ansprechbarkeit der Gefäße auf Angiotensin. Diese soll zu einer vermehrten Bildung von Renin in den juxtaglomerulären Apparaten führen, die die gesteigerte Angiotensinproduktion und in der Folge die vermehrte Aldosteronsekretion nach sich zieht. Nach neueren Untersuchungen liegt dem Syndrom jedoch wahrscheinlich primär eine renale Störung mit vermehrten Natriumverlusten und gestörter Macula densa-Funktion zugrunde (Cannon et al.).

Diagnose und Differentialdiagnose des Hyperaldosteronismus. Die Trias benigne Hypertension (mit systolisch und diastolisch erhöhtem Blutdruck), Hypokaliämie (unter 3 mäq/l) und Hyposthenurie-Polyurie erweckt den Verdacht auf primären Aldosteronismus. Andere häufige Symptome sind Parästhesien und manifeste oder latente tetanische Zeichen. Wichtig ist ferner die Feststellung eines um 30—50% erhöhten Plasmavolumens, die öfter als der Nachweis einer Hypernatriämie (über 146 mäq/l) gelingt, sowie der Nachweis einer metabolischen Alkalose und neutraler oder alkalischer pH-Werte im Harn. In 90% der Adenomfälle kann eine Vermehrung von freiem Aldosteron im Urin ermittelt werden; in den restlichen 10% finden sich normale Werte, doch ist die Sekretionsrate des Aldosterons, die im Plasma gemessen wird, erhöht, und die Exkretion erfolgt offenbar vorwiegend als Konjugat des Tetrahydroaldosterons (ULICK et al.). Die Entscheidung, ob ein Krankheitsbild durch eine gesteigerte Aldosteronsekretion verursacht ist oder nicht, kann aber auch ohne komplizierte Steroidbestimmungen mit Hilfe des Spirolakton-Tests durchgeführt werden.

Nach FORSHAM bestimmt man beim nüchternen erwachsenen Patienten das Serum-Kalium, verabreicht 3 Tage lang 4×300 mg eines Spirolaktons, z.B. Aldakton, und bestimmt am 4. Tag morgens nüchtern erneut das Kalium im Serum. Da die Spirolaktone die Aldosteronwirkung an den Nierentubuli blokkieren, erfolgt in Fällen von Hyperaldosteronismus eine prompte Normalisierung des Serum-Kaliums (s. auch BIGLIERI et al.).

Bei nachgewiesenem primären Aldosteronismus ist eine Unterscheidung der Tumor- und der Hyperplasie-bedingten Formen, wie sie bei Cushing-Syndrom unschwer durchgeführt werden kann, ohne Operation heute noch nicht sicher möglich. Krankheitsbeginn in früher Kindheit spricht eher für Nebennierenhyperplasie (sog. „kongenitaler Aldosteronismus" von CONN), ebenso der Nachweis einer malignen Hypertension, die bei den Adenomfällen nicht beobachtet wird.

Bei der Unterscheidung primärer und sekundärer Aldosteronismusformen können nur die mit Hochdruck verbundenen Krankheiten ernsthafte Schwierigkeiten bereiten, während Erkrankungen wie Lebercirrhose, Nephrose und Herzinsuffizienz, die ebenfalls mit vermehrter Aldosteronsekretion einhergehen, differentialdiagnostisch keine Rolle spielen. Im Gegensatz zu den renalen Hochdruckkrankheiten pflegen die glomeruläre Durchblutung und Filtrationsleistung und ebenso die Rest-N-Substanzen im Serum beim primären Aldosteronismus normal zu bleiben. Die Hypokaliämie ist mit Werten zwischen 1,4—3,2 mäq/l beim primären Aldosteronismus in der Regel ausgeprägter als beim sekundären Aldosteronismus (3,1—4,2 mäq/l), obgleich die Aldosteronausscheidung im Harn meistens geringer ist (CONN u. CONN). Ein verminderter Natrium- und Bikarbonatspiegel im Serum spricht für sekundären Aldosteronismus. Von entscheidender Bedeutung ist die Bestimmung des Renins im Plasma, das bei primären Aldosteronismus niedrig, bei sekundärem erhöht ist.

Therapie

Die Behandlung besteht bei den Adenomen der Nebennierenrinde in der Entfernung des Tumors, bei den Hyperplasien, sofern es sich nicht um Dexamethasonempfindliche Fälle handelt (s. S. 303), in der bilateralen Adrenalektomie. Die Operationsfähigkeit der Patienten wird durch vorherige Wiederauffüllung der Kaliumreserven wesentlich gebessert, wozu sich eine kombinierte Behandlung mit Spirolaktonen und Kaliumchlorid gut eignet. Die medikamentöse Vorbereitung der Operation entspricht derjenigen beim Cushing-Syndrom, doch ist meistens nur eine kurze Nachbehandlung mit Cortison notwendig. Um eine Übersicht über beide Nebennieren gleichzeitig zu gewinnen, ist die Laparotomie empfehlenswerter als der Zugang vom Rücken her. Die Auffindung der manchmal sehr kleinen Tumoren und die Unterscheidung von einer knotigen Hyperplasie kann Schwierigkeiten bereiten; zuweilen ist eine Mobilisation und Incision der Nebennieren nötig.

Die Erfolgsaussichten der Operation sind gut. Die Entfernung der Adenome führt stets zur Normalisierung des Mineralhaushalts. Hinsichtlich der Hypertension wird eine Normalisierung in 66%, eine Besserung in 20% der Fälle beobachtet. Auch bei den Hyperplasien ist die Prognose, wie erwähnt, günstig.

Literatur: s. S. 325.

Das adrenogenitale Syndrom

Das adrenogenitale Syndrom (AGS) ist eine Störung, bei der Genitalsphäre und allgemeiner Habitus durch vermehrt sezernierte Nebennierenrindenandrogene in männlicher Richtung verändert werden. In Abhängigkeit vom Geschlecht der Patienten und vom Zeitpunkt des

Tabelle 113

Geschlecht	Manifestationsalter	Pathologischer Befund	Klinisches Bild
männlich	kongenital	Nebennierenrindenhyperplasie	Macrogenitosomia praecox
männlich	postnatal	Hyperplasie oder Tumor	Macrogenitosomia praecox
weiblich	kongenital	Nebennierenrindenhyperplasie	Pseudohermaphroditismus femininus
weiblich	postnatal	Hyperplasie oder Tumor	Virilismus u. Pseudopubertas praecox

Beginns der abnormen Androgensekretion entsteht eine Reihe verschiedener Krankheitsbilder (Tabelle 113).

Das pathoanatomische Substrat ist entweder eine doppelseitige Nebennierenrindenhyperplasie oder benigne oder maligne Tumoren. Während bis in die 40er Jahre hinein eine Reihe verschiedener Krankheitsbezeichnungen nebeneinander verwendet wurden, hat sich im deutschen Sprachgebrauch jetzt der Terminus „adrenogenitales Syndrom" allgemein durchgesetzt; im angloamerikanischen Schrifttum wird für die hyperplasiebedingten Formen daneben der Name „virilizing adrenal hyperplasia" oder „congenital adrenal hyperplasia" gebraucht. Da die Nebennierenrinde nicht allein Androgene, sondern zugleich Oestrogene, Gestagene, Gluco- und Mineralocorticoide synthetisiert, ist es ohne weiteres verständlich, daß auf dem Boden autochthoner Geschwülste oft Krankheitsbilder entstehen, die nicht dem reinen AGS entsprechen, sondern mit Cushing-Symptomen und/oder — seltener — feminisierenden Symptomen einhergehen.

Historische Daten. Pathogenetische Beziehungen zwischen dem Pseudohermaphroditismus femininus und der dabei festgestellten Hyperplasie der Nebennierenrinde wurden zuerst 1891 von MARCHAND vermutet. 1910 prägte APERT den Begriff „suprarenaler Virilismus". Wichtige Aufschlüsse verdanken wir CALLOW und der Arbeitsgruppe von BROSTER, die die vermehrte Ausscheidung von Androgenen und 17-Ketosteroiden im Harn konstatierten. 1949/50 beschrieben WILKINS et al. die erfolgreiche Therapie des kongenitalen AGS mit Cortison. Zur Aufklärung der Pathogenese haben BARTTER et al. (1950) wesentliche Beiträge geleistet. Die Analyse und die Zuordnung bestimmter Enzymdefekte zu den verschiedenen klinischen Formen des kongenitalen AGS verdanken wir vor allem BONGIOVANNI u. EBERLEIN.

Häufigkeit. Das AGS ist im Kindesalter die häufigste adrenale Erkrankung. Mit einem Krankheitsfall auf 5000 Neugeborene entspricht die Frequenz der kongenitalen Form der Erkrankung ungefähr derjenigen der Mucoviscidosis (PRADER). Entgegen früheren Angaben werden Knaben und Mädchen gleich oft betroffen. Allerdings wird die Diagnose häufiger und frühzeitiger beim Mädchen gestellt, da das zwittrige Genitale dieser weiblichen Pseudohermaphroditen bei der Geburt nicht zu übersehen sind, während die Knaben anfangs meistens keine Besonderheiten aufweisen. Weitaus den größten Anteil der Fälle machen Kinder mit unkompliziertem AGS, d.h. mit reiner Virilisierung, aus. Rund 30% der Patienten leiden an einem Salzverlustsyndrom. Diesen beiden Krankheitsformen gegenüber tritt das adrenogenitale Hypertensionssyndrom nur äußerst selten auf, und auch die Tumorfälle sind Raritäten.

Vererbung. Das kongenitale AGS bzw. die verschiedenen Typen dieser Erkrankung sind wie die meisten angeborenen Stoffwechselleiden autosomal recessive Erbkrankheiten. Dementsprechend ist die Erkrankung mehrerer Geschwister ein häufiges — das Auftreten des Syndroms in verschiedenen Generationen dagegen ein seltenes Vorkommnis. Das häufigere Betroffensein des weiblichen Geschlechts wird, wie erwähnt, nur vorgetäuscht; eine echte Mädchenwendigkeit besteht nicht.

Die hyperplasiebedingten Formen des AGS. Das unkomplizierte kongenitale AGS

Klinisches Bild. Allen Formen des kongenitalen AGS gemeinsam ist die bereits *im Fetalleben einsetzende Virilisierung*, die sich beim weiblichen Neugeborenen als Pseudohermaphroditismus, beim männlichen Kinde gelegentlich als Makrogenitosomie kundgibt, sowie die maskuline Scheinfrühreife, die sich vom 3. Lebensjahr an manifestiert. Diese von PRADER als „androgenes Syndrom" bezeichnete Symptomatik stellt beim unkomplizierten AGS die einzigen Krankheitserscheinungen dar.

Die beim Mädchen mit adrenalem Pseudohermaphroditismus beobachteten Genitalveränderungen gehen aus dem folgenden Schema (Abb. 127) und den Abb. 128a—e hervor, die die typischsten Befunde zeigen. Zwischen einer mäßigen Clitorishypertrophie als einzigem Befund und einer völlig maskulinen Umformung des Genitale mit Verschluß der Genitalspalte durch ein Scrotum gibt es alle Übergänge. Das Ausmaß der Virilisierung hängt von der Intensität der fetalen Androgensekretion ab. Die leichten und die extrem schweren Grade der Virilisierung sind selten; am häufigsten kommen Formen vor, wie sie in Abb. 128 b, c und d wiedergegeben sind. Das innere Genitale ist bemerkenswerterweise stets normal.

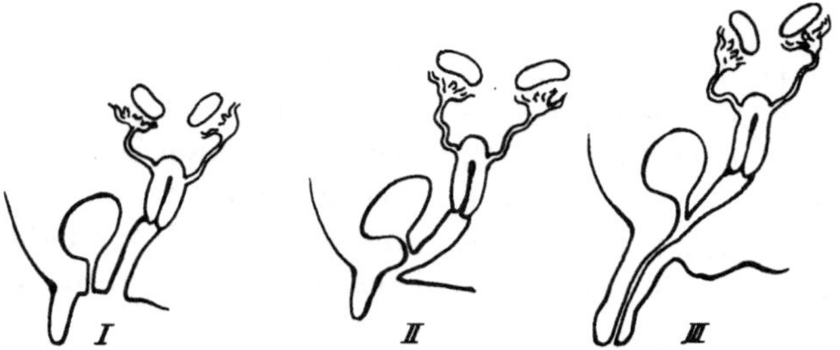

Abb. 127. Schema der Genitalveränderungen beim kongenitalen AGS. *I.* Normales Vestibulum; nur die Clitoris ist vergrößert. *II.* Vagina und Urethra münden gemeinsam im Sinus urogenitalis; Clitorisvergrößerung. *III.* Der Sinus urogenitalis ist zu einem Kanal ausgezogen, der die penisartig vergrößerte Clitoris durchbohrt

Die *postnatale Entwicklung* der Kinder mit kongenitalem AGS ist durch die progrediente Virilisierung von Genitalsphäre und Habitus gekennzeichnet, weiterhin durch die Beschleunigung des Größenwachstums. Die Vergrößerung des Penis ist beim Knaben nach dem 2. Lebensjahr kaum mehr zu übersehen; gleichzeitig entfaltet sich das Scrotum. Die Hoden selbst bleiben dagegen klein, abgesehen von seltenen Ausnahmen, in denen aberrierendes Nebennierenrindengewebe auch an dieser Stelle auftritt und wuchert. Auch beim Mädchen bleiben die Keimdrüsen infantil, und eine echte isosexuelle Reifung kommt nicht zustande. Wird das Mädchen nicht mit Corticosteroiden behandelt, so schreitet die Virilisierung fort; die Clitoris vergrößert sich weiter, und die Labia majora nehmen mehr und mehr das Aussehen eines zweigeteilten Scrotums an. Um das 3. Lebensjahr tritt bei beiden Geschlechtern die Schambehaarung auf, etwa 3 Jahre später die Axillärbehaarung, um das 10. Lebensjahr der erste Bartflaum.

Auch der Gesamthabitus wird durch die Androgene in charakteristischer Weise geprägt, vornehmlich das Skelet und die Muskulatur. Das Längenwachstum der Röhrenknochen läuft beschleunigt ab; bis zum 10./11. Jahr sind die Patienten größer als ihre Altersgenossen. Da aber die Reifung der Knochen noch stärker als das Längenwachstum stimuliert wird, erreichen die Patienten schon mit 10 Jahren ein Knochenalter von 17—18 Jahren. Bei diesem Stand der Ossifikation verschließen sich die Epiphysenfugen, und das Längenwachstum des Körpers hat ein Ende. Nach anfänglichem Großwuchs ist die definitive Körpergröße der Patienten vermindert; in der Regel liegt sie zwischen 140 und 155 cm. Die Abb. 129 a und b, die Aufnahmen zweier Geschwister mit unbehandeltem kongenitalen AGS wiedergeben, zeigen den kräftigen untersetzten Körperbau, der bei dem Mädchen ebenso viril wie bei dem Jungen ist. Gleichzeitig ist die athletische Muskulatur erkennbar, die dem Typus die Bezeichnung „kindlicher Herkules" eingetragen hat; diese Muskelhypertrophie kommt durch die unter der Wirkung der Androgene erhöhte Synthese von Eiweiß und Phosphokreatin zustande. Ferner lassen die Abbildungen an den Mammillen und den Aerolae mammae Pigmentationen erkennen — einen regelmäßigen Befund im Rahmen der Addison-artigen Hyperpigmentierung beim kongenitalen AGS, welche bisweilen schon beim Neugeborenen nachweisbar ist.

Spätmanifestation. Bei der großen Mehrzahl der Patienten mit hyperplasiebedingtem AGS fällt der Krankheitsbeginn in das Fetal-

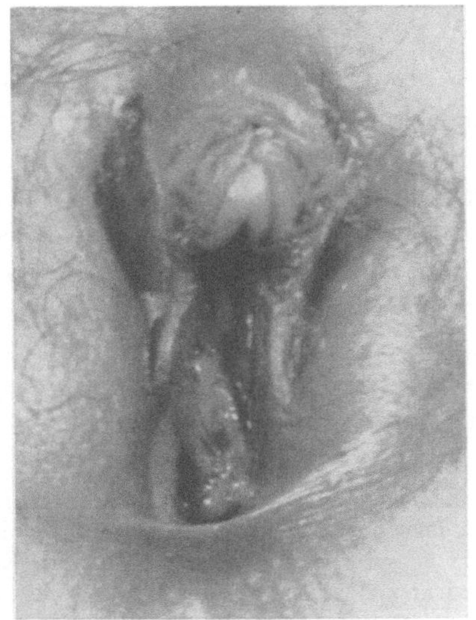

a

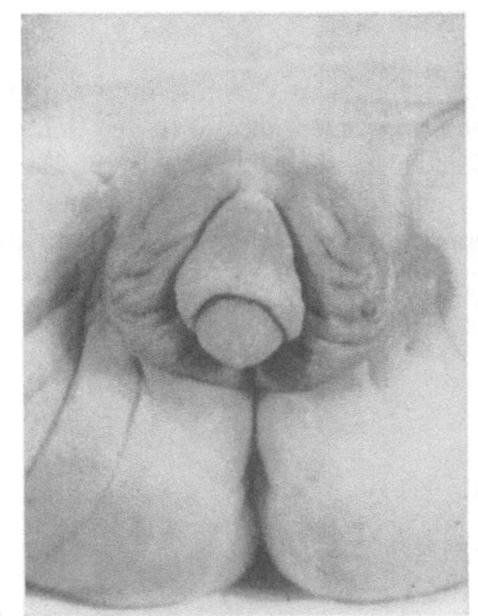

c

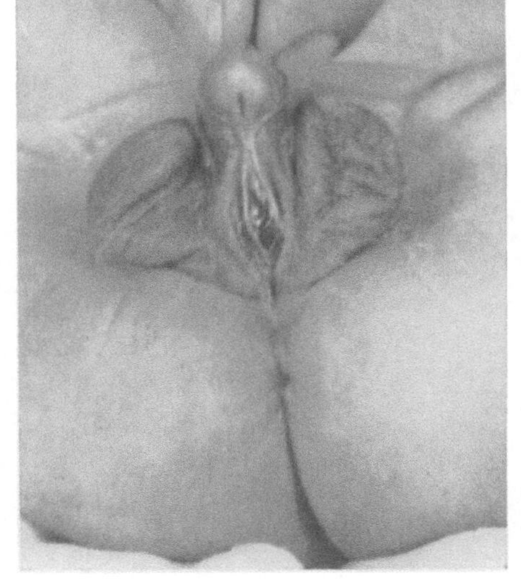

d

Abb. 128a—e. Typische Genitalveränderungen bei kongenitalem, adrenogenitalem Syndrom. (a—d aus BIERICH, 1956 und 1958; e aus PRADER, 1958.) a Clitorisvergrößerung; Vestibulum regelrecht (dreijähriges Mädchen). b Clitorisvergrößerung mit ausgeprägtem Präputium. Urethra und Vagina münden gemeinsam als Canalis urogenitalis (11jähriges Mädchen). c und d Penisartig vergrößerte Clitoris, auf deren Unterseite der Canalis urogenitalis mündet; ausgeprägtes Präputium. Die großen Labien sind scrotumartig umgebildet (6 Monate, weiblicher Säugling). e Völlig vermännlichtes Genitale eines $4^3/_4$jährigen Mädchens, das als Knabe erzogen wird

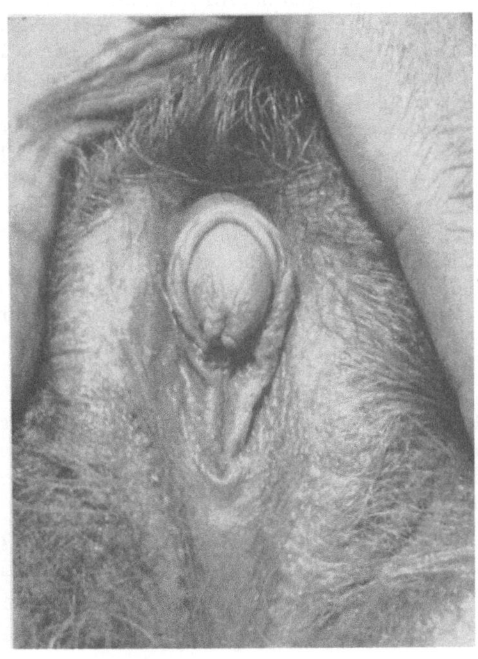

b

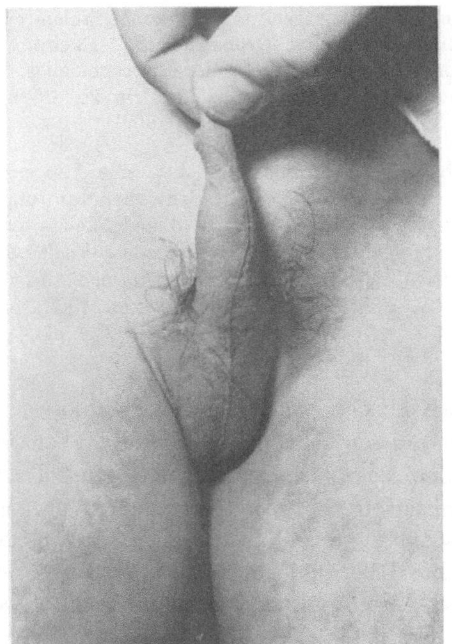

e

leben. In einzelnen Fällen kommt die Störung jedoch erst einige Jahre nach der Geburt oder zur Zeit der Geschlechtsreifung zur Manifestation. Stets ist in solchen Fällen zunächst an Nebennierenrindentumoren zu denken, die mit

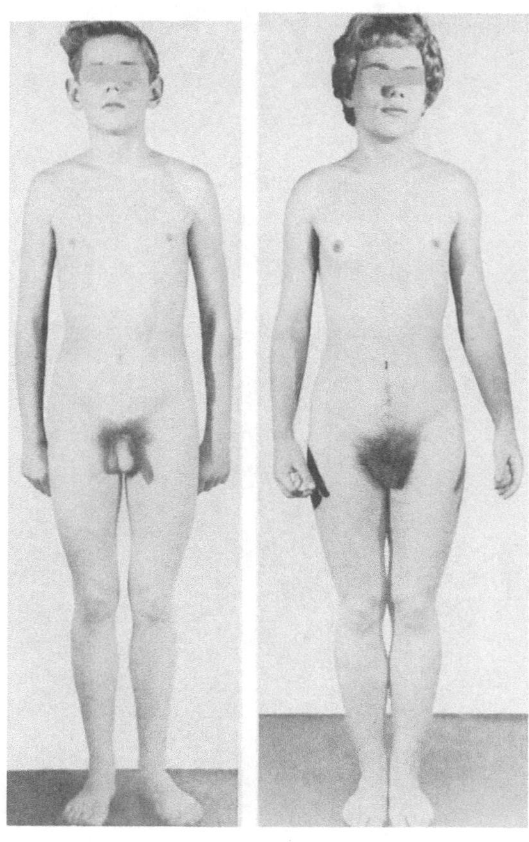

a b

Abb. 129a. 12jähriger Junge mit kongenitalem, adrenogenitalen Syndrom. Größe 157 cm (+13 cm), Skeletalter 16 Jahre. Athletischer Bau: goldenes Sportabzeichen. 17-Ketosteroide im Urin 25—35 mg tgl. (Aus Bierich, 1962)

Abb. 129b. 13jähriges Mädchen mit kongenitalem adrenogenitalen Syndrom, Schwester des Jungen in Abb. 129a. Größe 159 cm (+5 cm); Skeletalter >18 Jahre, Epiphysenfugen geschlossen. Virile Statur, kräftige Muskulatur. 17-Ketosteroide im Urin, 26—30 mg tgl. (Aus Bierich, 1962)

biochemischen Methoden ausgeschlossen werden müssen, ehe die Diagnose Nebennierenrindenhyperplasie gestellt wird (s.u.). Tritt die Virilisation zuerst während der Kindheit in Erscheinung, so kann es sich um besonders leichte Fälle von kongenitalem AGS handeln, deren Erkennung im Neugeborenenalter wegen der Geringfügigkeit der Genitalveränderungen nicht oder nur schwer möglich war. Bei den zur Zeit der Geschlechtsreifung auftretenden Fällen scheint die Pubertät bzw. die sie begleitende Adrenarche die Voraussetzung für die Manifestation der bis dahin latenten Stoffwechselstörungen zu bilden. Diskrete Hinweise auf eine vorbestehende subklinische Störung sind aber auch in diesen Fällen öfters zu erhalten. Die differentialdiagnostische Abtrennung vom Hirsutismus ist nur auf biochemischem Wege möglich.

Hirsutismus. Unter der Bezeichnung Hirsutismus versteht man zunächst eine dem männlichen Behaarungstyp entsprechende verstärkte Sexual-, Körper- und Gesichtsbehaarung beim weiblichen Geschlecht, im Gegensatz zur Hypertrichose, bei der nur die Körperbehaarung vermehrt ist. Der klinische Begriff Hirsutismus schließt neben diesem Hauptsymptom weitere fakultative Virilisierungserscheinungen, wie Acne, geringe Clitorishypertrophie und Cyclusstörungen, ein, doch sind diese Symptome bei weitem nicht so ausgeprägt wie beim kongenitalen AGS. Das Leiden ist überaus häufig; die Literaturangaben schwanken zwischen einigen Promille und 15% der weiblichen Bevölkerung (V. Zerssen et al., Vague et al.; Ferriman et al.). Die Bedeutung genetischer Faktoren geht aus der oft beobachteten familiären Häufung hervor. Bei mehr als der Hälfte der Patientinnen beginnt die verstärkte Behaarung zwischen dem 16. und 20. Lebensjahr, meist wenige Jahre nach der Menarche.

Man unterscheidet einen idiopathischen, einen ovariellen und einen adrenalen Hirsutismus. Der idiopathische Typ i.e.S. stellt eine konstitutionelle Abartigkeit der Haarfollikel dar, die auf normale Androgenmengen verstärkt anspricht. Der ovarielle Typ entspricht dem mit polycystischen Ovarien verbundenen Stein-Leventhal-Syndrom. Als adrenalen Hirsutismus bezeichnet man alle Fälle, bei denen Symptome einer Nebennierenfunktionsstörung nachweisbar sind. Die 17-Ketosteroide im Harn sind entweder quantitativ leicht vermehrt, und/oder ihre Zusammensetzung ist in charakteristischer Weise verändert (s. u.). Auch das Testosteron ist im Plasma und im Urin erhöht. Die Pathogenese ist noch nicht endgültig geklärt. Hinweise auf eine Störung der Cortisolsynthese werden gewöhnlich vermißt. Neuere Untersuchungen lassen es jedoch als möglich erscheinen daß in einem Teil der Fälle vollkompensierte Enzymdefekte vorliegen, die mit demjenigen beim kongenitalen AGS verwandt sind. Die biochemischen Zusammenhänge werden auf S. 313 kurz besprochen.

Da der Hirsutismus erst während oder nach der Pubertät in Erscheinung tritt, scheinen die physiologischerweise in der Pubertät an den Nebennieren und den Keimdrüsen ablaufenden biochemischen Veränderungen die auslösende Rolle zu spielen.

Pathoanatomie. Das anatomische Substrat des kongenitalen AGS ist die doppelseitige Nebennierenhyperplasie, die in ihrem Ausmaß mit der Schwere der Erkrankung korreliert.

Die stärkste Vergrößerung findet sich bei den Fällen mit Salzverlustsyndrom. Der histologische Aufbau der Nebennierenrinde variiert mit dem Alter; bei Säuglingen und Kleinkindern stellt die Zona fasciculata das vorherrschende Element dar, bei größeren Kindern und Erwachsenen eine zentral davon gelegene Schicht mit retikulärem Aufbau, die wahrscheinlich teils aus der inneren Fasciculata, teils aus der primären Retikularis hervorgeht (SIEBENMANN). Architektur und Cytologie der gesamten Nebennierenrinde spiegeln die chronische corticotrope Stimulation des Organs wider (SYMINGTON et al.; TONUTTI et al.). In der Adenohypophyse weist die Vermehrung der amphophilen Zellen auf die verstärkte Absonderung von ACTH hin (SIEBENMANN).

Pathogenese. Den kongenitalen Formen des AGS liegen Defekte verschiedener für die Cortisolsynthese erforderlicher Enzyme zugrunde. Die Grundstörung ist eine mangelhafte Bildung von Cortisol. Der Plasmaspiegel der Corticosteroide ist niedrig; im Harn werden die Metaboliten des Cortisols in verminderter Menge ausgeschieden.

Diese Situation führt zu einer kompensatorisch erhöhten Sekretion von ACTH in der Hypophyse. Ein erhöhter ACTH-Spiegel im Plasma ist von mehreren Autoren nachgewiesen worden.

Infolge der gesteigerten corticotropen Stimulation hypertrophiert die Nebennierenrinde unter vermehrter Bildung von Enzymmaterial und produziert große Mengen von Steroiden, die unter normalen Umständen zu Cortisol weiter aufgebaut werden. Der genannte enzymatische Block läßt jedoch nur eine geringe Umwandlung zu Cortisol zu und führt zur Aufstauung von Cortisolvorläufern. Ein Teil dieser Metaboliten wird zu C19-Steroiden von geringer androgener Wirksamkeit abgebaut und trägt zu der hohen 17-Ketosteroidausscheidung im Harn bei. Ein wesentlicher Teil der Virilisation verursachenden C19-Steroide entsteht wahrscheinlich auf dem gewöhnlichen Wege der Androgensynthese via 5-Pregnenolon-Dehydroepiandrosteron; auch der Ablauf dieser Syntheseschritte wird ja durch die gesteigerte ACTH-Sekretion stimuliert. Nach neueren Untersuchungen spielt vor allem das adrenal gebildete, aus Androstendion entstehende Testosteron bei der Virilisation eine bedeutende Rolle (VISSER et al.).

Die vermehrt gebildeten Androgene und die aus ihnen hervorgehenden Oestrogene hemmen die Bildung und die Abgabe der hypophysären Gonadotropine, wodurch die mangelhafte Reifung der Keimdrüsen bedingt ist. Dieser pathogenetische Mechanismus trifft für alle hyperplasiebedingten Formen des AGS zu. Die biochemischen Unterschiede der Einzelformen des Syndroms sollen nach der Schilderung der entsprechenden klinischen Bilder kurz besprochen werden.

Das adrenogenitale Salzverlust-Syndrom

Das Salzverlustsyndrom ist die bedrohlichste Komplikation des AGS; ohne adäquate

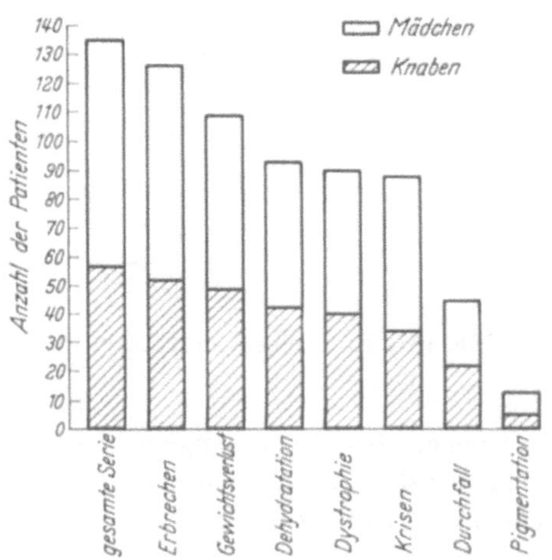

Abb. 130. Häufigkeit der Symptome des adrenogenitalen Salzverlustsyndroms bei 135 Säuglingen (57 ♂, 78 ♀). (Nach IVERSEN, 1955)

Therapie führt es fast immer zum Tode. In den meisten Fällen liegt eine kombinierte Nebennierenrindeninsuffizienz vor, die sowohl die Gluco- als auch die Mineralocorticoid-Aktivität betrifft. Im Vordergrund der klinischen Erscheinung stehen die Auswirkungen des gestörten Mineralhaushalts.

Die Hauptsymptome gehen, geordnet nach ihrer Häufigkeit, aus Abb. 130 hervor. An der Spitze steht das Erbrechen, das in einem Drittel der Fälle spastischen Charakter hat (Pseudopylorusstenose). Gewichtsverlust und Exsiccose sind durch Erbrechen, mangelhafte Nahrungsaufnahme und bisweilen Durchfälle bedingt, ferner durch die renalen Wasserverluste, die die vermehrte Kochsalzausscheidung begleiten. Die bestehende Kreislaufinsuffizienz wird durch eine Verminderung der zirkulierenden Plasmamenge im Sinne eines Volumenmangelkollaps verursacht. Hinzu treten kardiale Störungen, die mit den Mineralverschiebungen, vor allem dem erhöhten Plasmakaliumspiegel, in Verbindung stehen. Herzrhythmusstörungen und Cyanose weisen in diese Richtung; sehr hohe Kaliumspiegel können zum Herzblock führen.

Wird die Erkrankung nicht erkannt oder unzureichend behandelt, so gehen die Kinder nach wochen- bis monatelangem Siechtum zugrunde, meistens unter dem Bilde einer plötzlichen Dekompensation, die der Krise beim Morbus Addison entspricht und wie diese häufig durch akute interkurrente Infektionen ausgelöst wird. Hyperpyrexie, Kreislaufversagen, vertiefte Cyanose und schwere Arrhythmie kennzeichnen den Zustand.

Die Laboratoriumsuntersuchungen ergeben als Zeichen der Exsiccose hohe Hämoglobin- und Hämatokritwerte. Das Ionogramm zeigt eine Verminderung des Natriums und des Bikarbonats im Plasma sowie eine Vermehrung des Kaliums. Ausgeprägte Hyperkaliämien lassen sich leicht aus dem EKG ablesen; die P-Wellen sind abgeflacht, der QRS-Komplex verbreitert, die T-Wellen hoch und spitz. Extreme Kaliumerhöhungen führen zur völligen Deformierung der Stromkurve, wie das Beispiel in Abb. 131 zeigt. Im Harn wird trotz niedriger Natriumwerte im Plasma Kochsalz in beträchtlichen Mengen ausgeschieden, was sich durch einen deutlich positiven qualitativen Chloridnachweis in einfacher Weise erkennen läßt.

Pathogenese. Die das unkomplizierte kongenitale AGS charakterisierenden Veränderungen, vor allem die zugrunde liegende Störung der Cortisolsynthese, sind beim Salzverlustsyndrom besonders stark ausgeprägt. Die Nebennieren sind weit stärker vergrößert als bei den anderen Formen des Syndroms; die Genitalorgane sind hochgradiger virilisiert. Im Harn werden nur außerordentlich geringe Mengen von Cortisolmetaboliten nachgewiesen, während die Ausscheidung der Derivate kompensatorisch vermehrt gebildeter Cortisolvorläufer, vor allem die Exkretion von Pregnantriol, sehr hoch ist. Auch die Aldosteronsynthese ist inadäquat. Bei beschränkter Natriumzufuhr steigt die Ausscheidung des Hormons nicht oder nur unzureichend an; dementsprechend kann Kochsalz nur ungenügend retiniert werden (Blizzard et al.). Der basale Enzymblock, der hochgradige Mangel an 21-Hydroxylase, verhindert sowohl die Synthese des Cortisols als des Aldosterons (Bongiovanni u. Eberlein, Kowarski et al.; Bryan et al.; New et al.).

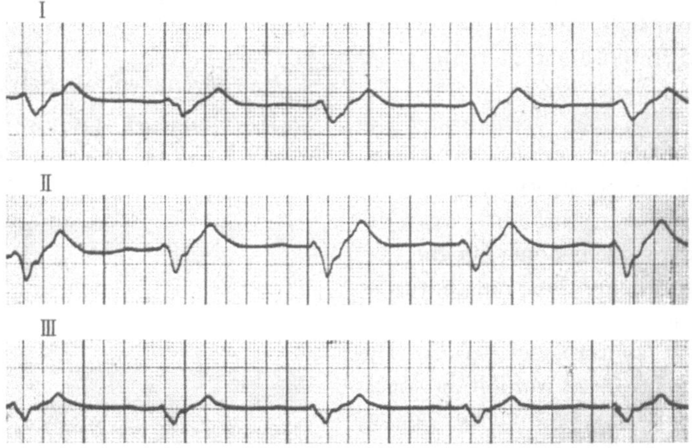

Abb. 131. EKG eines 7monatigen Säuglings mit Salzverlustkrise. Hyperkaliämie von 6,7 mäq/l

Während Bongiovanni und Eberlein den Unterschied zwischen unkompliziertem AGS und adrenogenitalem Salzverlustsyndrom mit einem quantitativ stärkeren Defekt der 21-Hydroxylase bei letzterem erklären, nehmen Bryan et al. und Degenhart et al. zwei qualitativ verschiedenartige biochemische Störungen an. Nach diesen Autoren ist beim unkomplizierten AGS nur die 21-Hydroxylierung des 17-Hydroxyprogesterons, beim Salzverlustsyndrom zusätzlich die des Progesterons beeinträchtigt. Tatsache ist, daß die beiden klinisch unterschiedlichen Syndrome auch genetisch different sind. In ein und derselben Familie wird jeweils nur einer der beiden Krankheitstypen beobachtet.

Der 21-Hydroxylasedefekt ist allerdings nicht die einzige biochemische Störung, die man bei Kindern mit Salzverlustsyndrom gefunden hat. 1961 hat BONGIOVANNI bei einigen Kindern eine zweite Biosynthesestörung entdeckt, bei der der enzymatische Block einen der ersten Schritte des Steroidaufbaus betrifft. Wahrscheinlich liegt ein Mangel an 3β-Hydroxysteroidhydrogenase vor (s. unten). Der Enzymdefekt ist nicht allein auf die Nebennierenrinde beschränkt, sondern betrifft beim Knaben auch die Zwischenzellen des Hodens, die daher kein Testosteron zu produzieren vermögen. Da demzufolge in der Fetalzeit die Virilisierung des Genitales ausbleibt, kommt es zur Entwicklung eines Pseudohermaphroditismus masculinus.

Ob die Kochsalzverluste der Patienten, abgesehen von diesen Störungen des Hormonaufbaues zusätzlich noch durch ein aktives Prinzip, durch die vermehrte Abgabe eines natriumdiuretischen Faktors erhöht werden (KOWARSKI et al.), ist bis heute eine offene Frage. Daß die Nebennierenrinde ein derartiges Prinzip, daß ACTH-abhängig gebildet wird, hervorbringt, ist wahrscheinlich. Die aldosteronantagonistische Wirkung des Progesterons ist seit längerem bekannt (LANDAU u. LUGIBIHL). Wie JACOBS et al. (1961) nachgewiesen haben, übt aber auch das 17-Hydroxyprogesteron, das beim AGS unter ACTH-Einfluß in großen Mengen produziert wird, eine Natrium-diuretische Wirkung aus.

Mit dem Vorhandensein eines solchen Faktors wäre die Beobachtung in Einklang zu bringen, daß Stress- und ACTH-Applikation bei diesen Kindern im Gegensatz zu gesunden Individuen eine erhöhte Natriumexkretion bewirken und daß die Patienten ein Vielfaches der üblichen Dosen an DOCA tolerieren (BIERICH u. GRÜTTNER).

Das kongenitale AGS mit Hypertension

Das adrenogenitale Hypertensionssyndrom kommt im Vergleich zum unkomplizierten AGS sehr selten vor. Bisher sind rund 25 Beobachtungen publiziert worden. Klinisch findet man, abgesehen von den Zeichen der Virilisation, Blutdruckwerte zwischen 150/100 und 210/150 mm Hg. Als Folge der Hypertension können Herzinsuffizienzen und Apoplexie auftreten, bei reichlicher Kochsalzzufuhr auch Ödeme. Die klinischen Erscheinungen werden durch die vermehrte Absonderung von 11-Deoxycortisol und 11-Deoxycorticosteron verursacht, die anstelle der normalen Steroide Cortisol und Corticosteron gebildet werden (EBERLEIN u. BONGIOVANNI, 1955). Dem Krankheitsbild liegt ein Mangel des Enzyms 11-Hydroxylase zugrunde, das die Einführung der Hydroxylgruppe am C-Atom 11 bewerkstelligt.

Nebennierenrindenhyperplasie mit periodischem Fieber. GONZALES u. GARDNER und BONDY et al. haben 2 Patienten beschrieben, bei denen sich das klinische Bild des AGS mit periodisch auftretenden Fieberschüben und Kopf- und Bauchschmerzen kombinierte. Die Verabreichung von ACTH verschlimmerte die Beschwerden, Cortison besserte sie. Biochemisch war die Störung durch den Nachweis von freiem Ätiocholanolon in Blut und Harn gekennzeichnet. Daß parenteral verabreichte Ätiocholanolon Fieber, Schüttelfrost, Kopf- und Muskelschmerzen hervorruft, ist seit 1957 bekannt (KAPPAS et al., SEGALOFF et al.). Auf welche Weise in diesen Fällen 1. der vermehrte Anfall endogenen Ätiocholanolons und 2. die fehlende Konjugation dieses Steroids erklärt werden kann, ist noch unbekannt.

Biochemische Veränderungen

Die heutigen Kenntnisse über die Enzymdefekte bei den angeborenen Hormonstoffwechselstörungen sind in Abb. 132 schematisch zusammengefaßt. Bei dem häufigsten Krankheitsbild dieser Gruppe, beim *unkomplizierten AGS*, ist die Einführung der Hydroxylgruppe am C-Atom 21 behindert. Exogen zugeführtes 17-Hydroxyprogesteron wird nicht wie sonst über Substanz S zu Cortisol weiter verarbeitet, sondern — nach Reduktion in der Leber — als Pregnantriol ausgeschieden; ein gewisser Anteil erscheint nach Abspaltung der Seitenkette an C 17 vorwiegend als Ätiocholanolon im Harn. Die Metaboliten der Cortisolvorläufer werden in stark erhöhten Mengen im Urin vorgefunden, 1. weil ihre weitere Konversion blockiert ist, 2. weil die Synthesen unter gesteigerter corticotroper Stimulation ablaufen. Auf diese Stimulation ist auch der erhöhte Anfall genuiner Androgene zurückzuführen, die die Virilisierung der Patienten bewirken.

Beim *unkomplizierten AGS* ist der Mangel an 21-Hydroxylase auf dem Wege über die vermehrte ACTH-Sekretion kompensiert; der Organismus verfügt über ausreichende Mengen von Corticosteroiden. Beim *Salzverlustsyndrom* mit 21-Hydroxylasemangel ist die Produktion von Cortisol und Aldosteron trotz einer aufs höchste gesteigerten ACTH-Sekretion und maximaler Nebennierenrindenhyperplasie un-

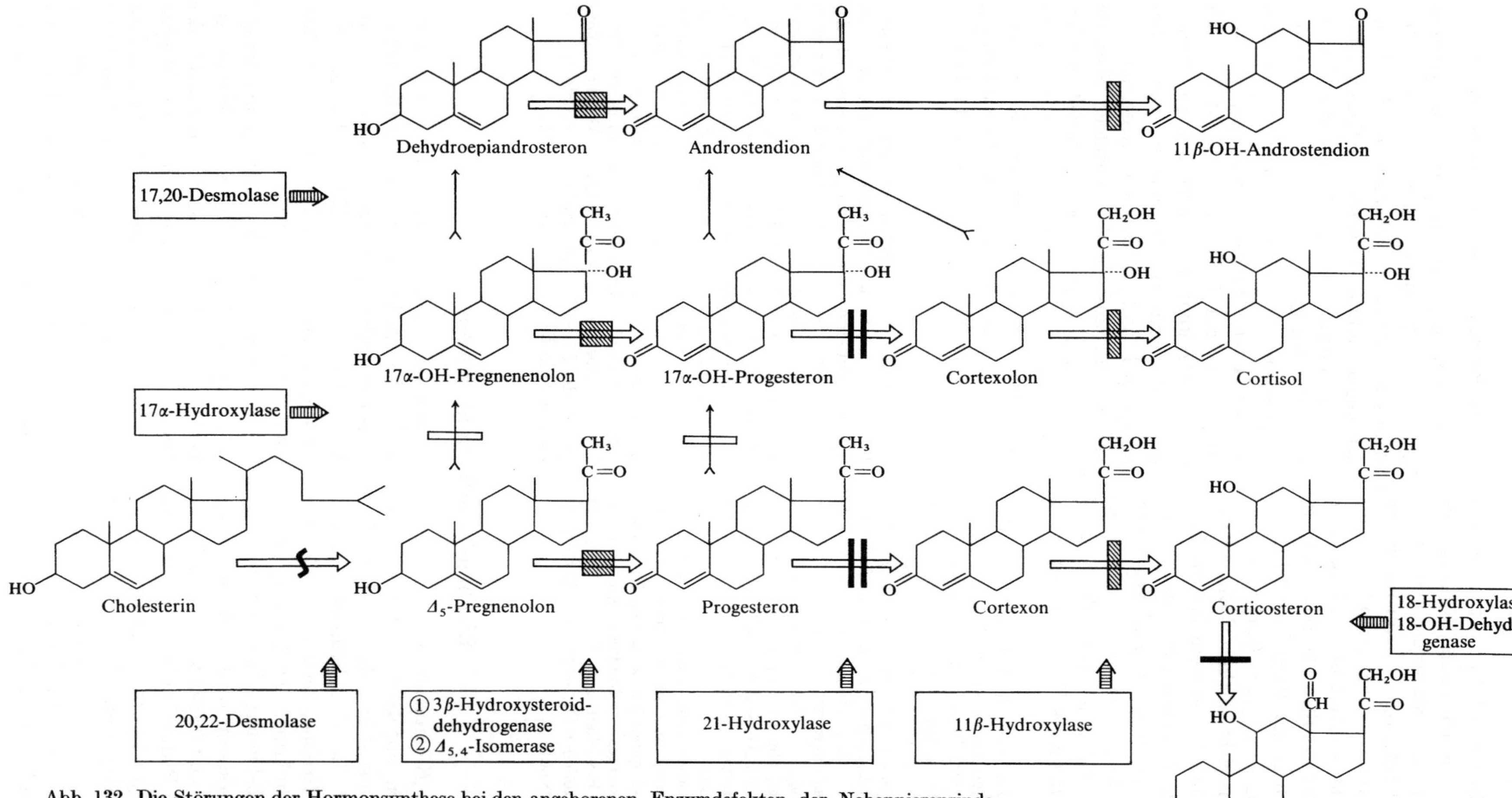

Abb. 132. Die Störungen der Hormonsynthese bei den angeborenen Enzymdefekten der Nebennierenrinde.

Block bei Lipoidhyperplasie; AGS Typ Bongiovanni; unkompliziertes AGS und adrenogenitales Salzverlustsyndrom; adrenogenitales Hypertensionssyndrom; kongenitaler Hypoaldosteronismus; 17α-Hydroxylasedefekt (Biglieri-Syndrom; New-Peterson-Syndrom)

genügend. Die 21-Hydroxylase scheint so gut wie völlig zu fehlen. Die Ausscheidung von Pregnantriol ist maximal gesteigert, diejenige der Abbauprodukte von Cortisol und Aldosteron ist minimal.

Bei dem *Salzverlustsyndrom, Typ Bongiovanni*, ist die Konversion der 3β-Hydroxysteroide zu 3-Ketosteroiden blockiert. Im Harn finden sich anstelle der sonst weit überwiegenden 3α-Steroide sowohl in der Reihe der C21- als der C19-Steroide nur 3β-Verbindungen. Als C19-Steroid ist das leicht nachweisbare Dehydroepiandrosteron charakteristisch.

Beim *adrenogenitalen Hypertensionssyndrom* verläuft die Biosynthese bis zum 11-Deoxycortisol und 11-Deoxycorticosteron ungestört; die Konversion zu Cortisol und Corticosteron, die die Hydroxylierung an C-Atom 11 voraussetzt, ist dagegen gehemmt. Dem Syndrom liegt ein Mangel an 11-Hydroxylase zugrunde.

Die dem *adrenalen Hirsutismus* zugrunde liegenden biochemischen Veränderungen sind bis jetzt noch unvollständig geklärt. Wahrscheinlich gibt es verschiedene Hormonbildungsstörungen, die zu demselben klinischen Bild führen. So haben GREEN et al. mehrere Mädchen beobachtet, bei denen nach normaler weiblicher Entwicklung und normaler Periode mit 15—20 Jahren ein Hirsutismus auftrat, dem biochemisch Veränderungen im Sinne eines leichten adrenogenitalen Hypertensionssyndroms zugrunde lagen. Die biochemischen Befunde, die am häufigsten zu erheben sind, bestehen jedoch in einer leichten Vermehrung der 17-Ketosteroide und des Testosterons im Harn, meistens auf Werte, die denjenigen erwachsener Männer entsprechen sowie in bestimmten qualitativen Veränderungen dieser Steroide, in einem vermehrten Anteil von Dehydroepiandrosteron sowie von Androsteron und — in geringerem Umfang — Ätiocholanolon. Vor kurzem haben COX u. SHEARMAN bei mehreren Patienten eine stark vermehrte Ausscheidung von 5-Pregnenolon feststellen können. Diese Verbindung ist ebenso wie Dehydroepiandrosteron ein 3β-Steroid. Es erscheint möglich, daß bei einem Teil der Patientinnen mit adrenalem Hirsutismus ebenso wie beim Salzverlustsyndrom Typ Bongiovanni ein enzymatischer Block vorliegt, der die Oxydation der 3β-Hydroxy- zu 3-Ketosteroiden behindert — nur daß der Block viel leichter und voll kompensiert ist (s. auch HENI u. GÖBEL).

Bei dem Gros der Patientinnen mit adrenalem Hirsutismus können jedoch wie erwähnt keine Störungen der Cortisolbiosynthese nachgewiesen werden. Vielmehr ist anscheinend primär das Spektrum der von der Nebennierenrinde gebildeten Steroide bei normaler Corticosteroidproduktion zugunsten der C19-Steroide verschoben — was sich besonders unter Stress-Bedingungen auswirkt, die mit einer erhöhten ACTH-Ausschüttung verbunden sind. Die Testosteronproduktion dieser Patientinnen läßt sich durch ACTH stärker als bei normalen weiblichen Individuen stimulieren und kann durch Dexamethason in kleinen Dosen normalisiert werden. Die Rolle emotionaler Faktoren (Stress) wird von mehreren Autoren hervorgehoben (BUSH u. MAHESH, v. ZERSSEN et al., LLOYD et al.). Therapeutisch leistet die kontinuierliche Verabreichung kleiner Prednisondosen Gutes.

Das adrenogenitale Syndrom infolge Tumoren der Nebennierenrinde

Im Gegensatz zu anderen Geschwülsten kommen Nebennierenrindentumoren bevorzugt im Kindesalter vor, besonders bei Kleinkindern. Schon bei Säuglingen sind Tumoren beobachtet worden (DOBBERTIN; WEBER u. MENTEN; LOWREY u. BROWN; BIERICH, 1951; BERNHEIM u. FRANÇOIS). In Tabelle 114 sind die bis 1958 veröffentlichten Nebennierenrindentumoren im Kindesalter zusammengestellt. In allen Altersgruppen war das weibliche Geschlecht häufiger betroffen als das männliche. In mehr als der Hälfte der Fälle waren lediglich Zeichen einer Virilisierung nachweisbar.

Die Symptomatik des tumorbedingten AGS unterscheidet sich nicht prinzipiell, sondern nur graduell von der des angeborenen AGS. Beim Mädchen fehlen die tiefgreifenden Genitalveränderungen, die beim kongenitalen AGS angetroffen werden; oft besteht nur eine mäßige Clitorishypertrophie. Häufig schreitet die Virilisierung aber rascher fort, vor allem wenn ein Carcinom vorliegt. Der Hirsutismus ist in manchen Fällen ausgeprägter als beim kongenitalen AGS; die Sekundärbehaarung kann geradezu fellartig entwickelt sein.

In seltenen Fällen sind auch Symptome einer Feminisierung beobachtet worden, im

Tabelle 114. *Übersicht der NNR-Tumoren im Kindesalter*

	alle Gruppen	Tumoren mit sexuell prägenden Eigenschaften				Tumoren mit (u. a.) Cushing-Symptomatik				Aldosteronismus
		total	Virilisierung	Feminisierung	Virilisierung und Feminisierung	total	nur Cushing-Symptome	Cushing-Symptome und Virilisierung	Cushing-Symptome, Virilisierung und Feminisierung	
♂	40	28	27	1	0	12	3	9	0	0
♀	96	51	49	0	5	40	3	30	7	2
total	136	82	76	1	5	52	6	39	7	2

Kindesalter, abgesehen von 4 Knaben (Wilkins; Snaith; Mosier u. Goodwin; Fontaine et al.), nur bei Mädchen. Im Gegensatz zum Erwachsenenalter handelt es sich dabei nicht notwendig um maligne Geschwülste.

Viel häufiger ist die Kombination von adrenogenitalem und Cushing-Syndrom. Je nach dem Verhältnis der produzierten Androgene und Corticosteroide dominiert klinisch das eine oder andere Syndrom (s. S. 293).

Pathoanatomie. Die Mehrzahl der Nebennierenrindentumoren bei Kindern sind maligner Natur; die Relation von Carcinomen und Adenomen beträgt rund 2:1. Ausgangspunkt ist öfter die linke als die rechte Nebenniere, selten einmal aberrierendes Rindengewebe. Die Größe der Geschwülste schwankt beträchtlich. Von 54 Tumoren, die Goldstein et al. aus der Literatur zusammenstellten, waren 33 palpabel; das Gewicht variierte zwischen 10 und 2000 g. Die Carcinome metastasieren vorzugsweise in die Lunge und Leber. Histologisch macht die Beurteilung der Gutartigkeit der Tumoren zuweilen außerordentliche Schwierigkeiten; Metastasenbildung von Neoplasmen, die strukturell einen durchaus benignen Eindruck machten, ist öfters beschrieben worden.

Biochemische Veränderungen. Die Ausscheidung der 17-Ketosteroide überschreitet bei den Adenomen den Bereich der Werte, die man beim kongenitalen AGS findet, meistens nicht wesentlich. Für die Carcinome ist eine starke Exkretion typisch, doch nicht obligat. Kennzeichnend ist die vermehrte Ausscheidung von 3β-Steroiden; häufig bestehen die 17-Ketosteroide überwiegend aus Dehydroepiandrosteron. Es besteht ein relativer Mangel an 3β-Hydroxysteroiddehydrogenase; die Biosynthese bleibt auf unreifer Vorstufe stehen (Dorfman). Oft findet man eine vermehrte Oestrogenausscheidung. Bei Mischbildern von adrenogenitalem und Cushing-Syndrom sind auch die Derivate der C21-Steroide im Harn vermehrt.

Therapie

Die Behandlung des kongenitalen AGS mit Corticosteroiden, deren Einführung wir Wilkins und seiner Schule verdanken, ist eine der dankbarsten ärztlichen Aufgaben. Wie die Insulinbehandlung des Diabetes ist sie eine echte Substitutionstherapie. Der Bedarf des Organismus an Corticosteroiden wird gedeckt; infolgedessen hört die pathologisch gesteigerte ACTH-Sekretion und damit auch die vermehrte Produktion von Androgenen und Oestrogenen auf. Damit fällt die Drosselung der hypophysären Gonadotropinsekretion fort, und eine normale sexuelle Entwicklung wird möglich. — Die von Wilkins empfohlene intramuskuläre Behandlung mit Cortison, die Injektionen in 2—3-tägigen Intervallen erfordert, gestattet es, mit relativ kleinen Steroiddosen auszukommen. Noch sparsamer ist die Therapie mit langfristig wirkenden Cortisonestern (Prader, 1953). Im allgemeinen ziehen die Patienten der Injektionsbehandlung jedoch die perorale Therapie mit synthetischen Corticoiden vor.

Während man lange Zeit dem Prednison und ähnlichen nicht natürlich vorkommenden Corticoiden den Vorzug gegeben hat, ist man in den letzten Jahren an den meisten pädiatrisch-endokrinologischen Zentren wieder zur Behandlung mit Hydrocortison zurückgekehrt. Blunck und Bierich haben als Anhaltspunkt eine Tagesdosis von 20—30 mg/m² angegeben.

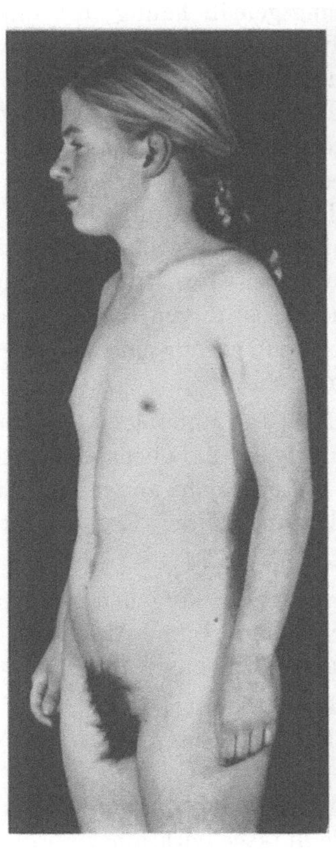

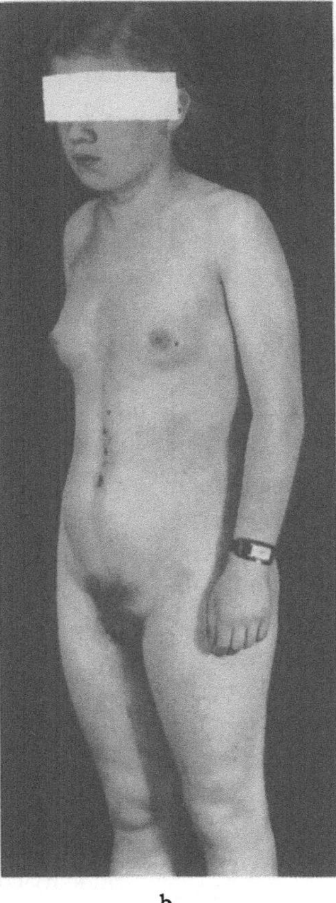

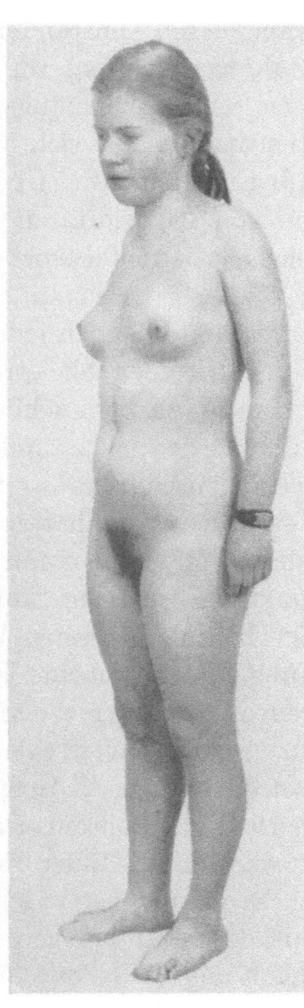

a b c

Abb. 133a—c. Sexuelle Entwicklung unter der Therapie mit Cortison. 11jähriges Mädchen mit kongenitalem AGS. a Unbehandelt; b nach 4monatiger Cortisontherapie; c nach $2^1/_4$jähriger Therapie. (Aus BIERICH, 1956)

Um den physiologischen Sekretionsrhythmus der Nebennieren nachzuahmen, wurde empfohlen, rund $^2/_3$ der Gesamtdosis morgens, $^1/_3$ nachmittags zu verabreichen. ZURBRÜGG glaubt bei einer Verteilung von 50% morgens, 25% am frühen Nachmittag und 25% kurz vor Mitternacht sogar mit 15 mg/m²/Tag auskommen zu können. Sicher ermöglichen es derartige differenzierte therapeutische Regimes, mit geringeren Steroidmengen als früher auszukommen und auf diese Weise Cushing-Symptome und Minderwuchs besser zu vermeiden.

Um die erhöhte Androgenproduktion schnell und kräftig zu unterdrücken, gibt man während der ersten drei Behandlungstage gewöhnlich das Dreifache, während der folgenden 3 Tage das Zweifache der angegebenen Dosen. Als Maßstab des therapeutischen Erfolgs dient die Normalisierung der 17-Ketosteroidausscheidung. Kinder im Alter von 8 Jahren und mehr sollen nicht mehr als 6, später 8—10 mg 17-Ketosteroide täglich ausscheiden. Bei Kleinkindern läßt sich die Ausscheidung im allgemeinen nicht unter 2—3 mg senken; in diesem Alter stellt die Gesamtentwicklung, vor allem das in kürzeren Intervallen zu kontrollierende Längen- und Knochenalter, ein besseres Kriterium dar. Die klinischen Effekte der Therapie lassen sich, ausgehend von der Altersstufe der Patienten, folgendermaßen umreißen. Bei Kindern jenseits von etwa 8 Jahren, die bereits deutliche allgemeine Virilisierungserscheinungen aufweisen, kommt es bald zum Verschwinden von Acne, Seborrhoe und Hautpigmentationen sowie — im Laufe von einigen Monaten bis zu 1—2 Jahren — zur Rückbildung der Hypertrichose. Die psychischen Spannungen und die Launenhaftigkeit lassen nach. Viele Kinder, vor allem Mädchen, blühen seelisch auf. Ist bei Behandlungsbeginn das Skeletalter von 11—12 Jahren überschritten, so pflegt innerhalb weniger Monate eine echte sexuelle Reifung einzusetzen (Abb. 133). Die Menarche kann unter diesen Umständen schon im Alter von 8 Jahren auftreten. Im Anfang sind die Blutungen oft unregelmäßig; bei einem Teil der Patientinnen stellt sich auch später keine regelmäßige Periode ein. Über das Zustandekommen von Graviditäten ist im Schrifttum mehrfach berichtet worden (GANS u. SER; LARON; MASON; SWYE u. BONHAM); viele Schwangerschaften enden jedoch mit Aborten. Bei fortgeschrittener Skeletreifung kann die Steroidtherapie an dem schließlichen Minderwuchs der Patienten — infolge vorzeitigen Epiphysenfugenschlusses — nichts mehr ändern. Wesentlich vorteilhafter ist es, wenn man die Kinder schon in den ersten Lebensmonaten in Behandlung nehmen kann. Bei richtig dosierter Therapie verlaufen Wachstum, Knochenreifung und allgemeine Entwicklung von vornherein in normaler Weise, und es kommt nicht zur Ausprägung irreversibler Vermännlichungserscheinungen. Auch die Pubertät setzt zur richtigen Zeit ein. Nach unserer Auffassung sollen alle Kinder mit kongenitalem AGS, auch die Knaben, von Anfang an der Corticoidtherapie unterzogen werden. Nur die Frühbehandlung führt mit einiger Sicherheit zu regelrechtem Wachstum und zur Entwicklung normaler sexueller Funktionen.

Die Therapie des Salzverlustsyndroms erfordert außer der Gabe von Corticosteroiden die Applikation von Natriumsalzen und von natriumretinierenden Hormonen. Der zusätzliche Kochsalzbedarf variiert zwischen 1—3 g, sofern gleichzeitig Mineralocorticoide gegeben werden. Die Behandlung mit Mineralocorticoiden erfolgt in derselben Weise wie bei der chronischen Nebenniereninsuffizienz (s. S. 287). Für die Dauertherapie mit intramuskulären Injektionen eignen sich am besten die Cortexon-Depot-Präparate, die Kristallsuspensionen von Deoxycorticosterontrimethylacetat oder -oenanthal enthalten. Da die Präparate etwa alle 3 Wochen injiziert werden müssen, bleibt das Kind auf diese Weise zwangsläufig in ärztlicher Kontrolle. Die perorale Behandlung, die u. E. vorzuziehen ist, kann heute in einfacher Form mit 9α-Fluorocortisol durchgeführt werden (s. S. 287). Das Aldosteron hat sich bei peroraler Verwendung nicht bewährt und steht daher heute nur als Injektionspräparat zur Verfügung.

Die richtige therapeutische Einstellung der Kinder mit Salzverlustsyndrom gehört zu den schwierigsten Aufgaben der Pädiatrie. Sie mißlingt erfahrungsgemäß häufig; oft muß man die erforderlichen Hormondosen lange und mit großer Geduld austesten. Der häufigste Fehler ist der, daß Kinder, die nicht optimal gedeihen, zu viel Glucocorticoide erhalten, so daß zu der vorgegebenen Störung zusätzlich eine Iatrogene tritt. Die Gedeihstörung beruht primär meistens auf einer mangelhaften Einstellung des Elektrolythaushaltes. Mit einer Steigerung der Cortisondosis ist diesen Kindern nicht geholfen; sie bekommen nur ein Cushingoid und hören auf zu wachsen.

Der Bedarf an Mineralocorticoiden und Kochsalz pflegt im 2. Lebensjahr zurückzugehen. Vom 4. Lebensjahr an ist eine Therapie in dieser Richtung in der Regel nicht mehr erforderlich.

Das therapeutische Vorgehen bei der *akuten Salzverlustkrise* läßt sich in 3 Abschnitte unterteilen (BLUNCK und BIERICH, 1969):

1. Schockbekämpfung — d.h. Beseitigung der oft extremen Exsiccose, Acidose und Hyponatriämie;

2. Zufuhr der fehlenden Gluco- und Mineralocorticoide in rasch wirksamer Form;

3. Bekämpfung der lebensbedrohlichen Hyperkaliämie.

Ad 1. Es wird sofort eine i.v. Dauertropfinfusion angelegt. In den ersten 45 min werden pro kg Körpergewicht 12 ml der folgenden Lösung infundiert:

4 ml Rheomacrodex 10% mit 5% Sorbit
1,5 ml Natriumbicarbonat 1-molar
1,5 ml Glucoselösung 10%
5 ml Tham-Lösung 0,3-molar.

Besteht nach der Infusion noch immer eine Störung der peripheren Durchblutung (Zentralisation, Hyperthermie), so ist eine pharmakologische Öffnung der peripheren Strombahn (Hydergin, Alupent) indiziert, die am besten unter Kontrolle des zentralen Venendrucks erfolgt. Für die weitere Flüssigkeits- und Elektrolytbehandlung sind Blutdruck, Hämatokrit und Ionogramm maßgeblich. Vor der Fortsetzung der Infusion NaCl-reicher Gemische muß bei gleichzeitiger Gabe potenter Mineralocorticoide (s. u.) gewarnt werden, da ein Hirnödem entstehen kann.

Ad 2. a) Glucocorticoide. Wasserlösliche Hydrocortisonpräparate werden anfangs in

Dosen von 60 mg/m^2, dann in 6stündigen Intervallen in Dosen von 20—40 mg/m^2 injiziert.

b) Mineralocorticoide. Wasserlösliche DOC-Präparate (Percorten wasserlöslich) werden zunächst in Dosen von 30—50 mg/m^2(!) i.v. injiziert. Je nach Verlauf und Ausfall des Ionogramms können kleinere Dosen (um 10 mg/m^2) in 2—4stündigen Abständen nachgegeben werden. Die wasserlöslichen DOC-Präparate werden im Organismus sehr rasch abgebaut.

Ad 3. Einläufe mit dem Kationenaustauscher Resonium A; i.v. Gaben von Calcium gluconicum.

Die Chance, Kinder mit *tumorbedingtem AGS* zu heilen, ist nur bei benignen Geschwülsten gut, bei Carcinomen der Nebennierenrinden dagegen ausgesprochen schlecht (GOLDSTEIN et al.). Gelingt es, die Geschwulst vollständig zu entfernen, so bilden sich die Symptome der Virilisierung in 3—6 Monaten zurück. Handelt es sich um rein virilisierende Tumoren, so ist eine hormonale Substitution während und nach der Operation im allgemeinen nicht nötig. Besteht dagegen die Kombination mit einem Cushing-Syndrom, so ist mit der Atrophie der kontralateralen Nebenniere zu rechnen, deren Funktion ersetzt werden muß (s. S. 289).

Literatur

Anatomie, Physiologie, Biochemie

AARŠKOG, D.: Cortisol in the newborn infant. Acta paediat. (Uppsala), Suppl. **158** (1965).

AYRES, P. J., GOULD, R. P., SIMPSON, J.D., TAIT, J. F.: The in vitro demonstration of differential corticosteroid production within the ox adrenal gland. Biochem. J. **63**, 19 (1956).

BENIRSCHKE, K., BLOCH, E., HERTIG, A.T.: Concerning the function of the fetal zone of the human adrenal gland. Endocrinology **58**, 598 (1956).

BIERICH, J. R.: Die Nebennierenrinde. In: LINNEWEH, R. (Hrsg.), Die physiologische Entwicklung des Kindes. Berlin-Göttingen-Heidelberg: Springer 1959.

— Das adrenogenitale Syndrom. In: Die Intersexualität (Hrsg. C. OVERZIER). Stuttgart: G. Thieme 1961.

— GRÜTTNER, R.: Beiträge zur hormonalen Regulation des Wasserhaushalts. Mschr. Kinderheilk. **106**, 101 (1958).

— VOSS, G., OTTO, E.: Untersuchungen zur postnatalen Involution der Nebennierenrinde und ihrer klinischen Bedeutung. Mschr. Kinderheilk. **107**, 112 (1959).

BIRON, P., KOIW, E., NOWACZYNSKI, W., BROUILLET, J., GENEST, J.: The effects of intravenous infusions of valine-5 angiotensin II and other pressor agents on urinary electrolytes and corticosteroids, including aldosterone. J. clin. Invest. **40**, 338 (1961).

BLEULER, M., STOLL, W. A.: Psychological manifestations of hyper- and hypoactivity of the adrenal cortex. Handbuch der experimentellen Pharmakologie, Ergänzungswerk, ed. by O. EICHLER and A. FARAH, vol. XIV, part. 1, p. 638. Berlin-Göttingen-Heidelberg: Springer 1962.

BLUNCK, W.: Die α-ketolischen Cortisol- und Corticosteronmetaboliten im Urin von Kindern. Habil.-Schr. Hamburg, 1967. Fortschr. Med. **85**, 1017 (1967); Acta endocr. (Kbh.) Suppl. 1968.

BORELL, K.: The effect of large doses of human chorionic gonadotrophin on the excretion of neutral 17-Ketosteroids in women. Acta endocr. (Kbh.) **17**, 13 (1954).

BOTELLA-LLUSIA, J.: Die Nebenniere als akzessorische Sexualdrüse. Dtsch. med. J. **4**, 10 (1953).

CARPENTER, C. C., DAVIS, J. O., AYERS, C. R.: Concerning the role of arterial baroreceptors in the control of aldosterone secretion. J. clin. Invest. **40**, 1160 (1961).

CATHRO, D. M., FORSYTH, C. C., CAMERON, J.: Adrenocortical response to stress in newborn infants. Arch. Dis. Childh. **44**, 88 (1969).

DAUGHADAY, W. H.: Binding of corticosteroids by plasma proteins. III. The binding of corticosteroids and related hormones by human plasma and plasma protein fractions as measured by equilibrium dialysis. J. clin. Invest. **37**, 511 (1958).

DAVIS, J. O., HARTROFT, P. M., TITUS, E. O., CARPENTER, C. C. C., AYERS, C. R., SPIEGEL, H. E.: The role of the renin-angiotensin system in the control of aldosterone secretion. J. clin. Invest. **41**, 378 (1962).

DEANE, H. W.: Physiological regulation of the zona glomerulosa of the rat's adrenal cortex, as revealed by cytochemical observations. In: R. C. CHRISTMAN (ed.), Pituitary-adrenal function, p. 31—38. Washington, D.C.: Amer. Ass. Adv. Sci. 1951.

DENTON, D. A., GODING, J. R., WRIGHT, R. D.: Control of adrenal secretion of electrolyte-active steroids. Brit. med. J. **1959 II**, 447.

GARDNER, L. I., WALTON, R. L.: Plasma 17-ketosteroids of full-term and premature infants. J. clin. Invest. **33**, 1642 (1954).

GIROUD, C. P. J., STACHENKO, J., VENNING, E. H.: Secretion of aldosterone by the zona glomerulosa of rat adrenal glands incubated in vitro. Proc. Soc. exp. Biol. (N.Y.) **92**, 154 (1956).

GUPTA, D.: The excretion of steroids by prepubertal children durin growth. Ann. paediat. (Basel) **204**, 414 (1965).

HARTROFT, W. S., HARTROFT, P. M.: New approaches in the study of cardiovascular disease: aldosterone, renin, hypertensin and juxtaglomerular cells. Fed. Proc. **20**, 845 (1961).

HAYNES, R. C., Jr.: The activation of adrenal phosphorylase by the adrenocorticotropic hormone. J. biol. Chem. **233**, 1220 (1958).

— KORITZ, S. B., PÉRON, F. G.: J. biol. Chem. **234**, 1421 (1959).

HEARD, R. D. H.: Chemistry and metabolism of the adrenal cortical hormones. In: G. PINCUS and K. V. Thimann (eds.), The hormones, vol. 1, p. 549—629. New York: Academic Press 1948.

HECHTER, O., LESTER, G.: Cell permeability and hormone action. Recent Progr. Hormone Res. **16**, 139 (1960).

— PINCUS, G.: Genesis of adrenocortical secretion. Physiol. Rev. **34**, 459 (1954).

KAPPAS, A., PEARSON, O. H., WEST, C. D., GALLAGHER, T. H.: A study of "idiopathic hirsutism" J. clin. Endocr. **16**, 517 (1956).

KENNY, F. M., MALVAUX, P., MIGEON, C. J.: Cortisol production rate in newborn babies, older infants and children. Pediatrics **31**, 360 (1963).

— — PREEYASOMBAT, C., SPAULDING, J., MIGEON, C. J.: Cortisol production rate in the perinatal period: normal newborns and abnormal conditions. Excerpta med. (Amst.) Int. Congr. Ser. **111**, 175 (1966).

— PREEYASOMBAT, C., MIGEON, C. J.: Cortisol production rate. II. Normal infants, children and adults. Pediatrics **37**, 34 (1966).

— — Cortisol production rate. VI. Hypoglycemia in the neonatal and postnatal period, and in association with dwarfism. J. Pediat. **70**, 65 (1967).

KLEIN, R.: Adrenocortical control of sodium and potassium excretion in newborn period. J. clin. Invest. **30**, 318 (1951).

— Neonatal adrenal physiology. Pediat. Clin. N. Amer. **1**, 321 (1954).

— Evidence for and against the existence of a salt-losing hormone. J. Pediat. **57**, 452 (1960).

— FORTUNATO, J., PAPADATOS, C.: Free blood corticoids in the newborn infant. J. clin. Invest. **33**, 35 (1954).

— ROVNANEK, A.: ACTH response in newborn infants. Adrenal function in infants and children, ed. by L. I. GARDNER. New York: Grune & Statton 1956.

KNORR, D.: Über das Verhalten der freien Fettsäuren des Blutes im Kindesalter. III. Das Verhalten des Nüchternwertes unter Glucocorticoidbehandlung. Klin. Wschr. **39**, 1144 (1961).

— Untersuchungen zur Altersabhängigkeit der Ausscheidung einzelner chromatographisch getrennter Steroide während des Kindes- und Reifungsalters. Fortschr. Pädol. **1**, 109 (1965).

LANMAN, J.: Adrenal function in premature infants. Pediatrics **11**, 120 (1953); **12**, 62 (1953).

LANMAN, J. T., SILVERMAN, L. M.: In vitro steroidogenesis in the human neonatal adrenal gland, including observations on human adult and monkey adrenal glands. Endocrinology **60**, 433 (1957).

LARAGH, J. H., ANGERS, M., KELLY, W. G., LIEBERMAN, S.: Hypertensive agents and pressor substances. The effect of epinephrine, norepinephrine, angiotensin II and others on the secretory rate of aldosterone in man. J. Amer. med. Ass. **174**, 234 (1960).

LIEBERMAN, S., VANDE WIELE, R.: Dehydroepiandrosterone, its origin and importance as a precursor of urinary 17-ketosteroids. Proc. 4th intern. Congr. Biochem., vol. IV, p. 153. London: Pergamon Press 1959.

MOERI, E.: Les surrénales chez le foetus, le nouveau-né, le nourisson et l'enfant. Acta endocr. (Kbh.) 8, 259 (1951).

MULLER, A. F.: Regulation der Aldosteronsekretion. Verh. Dtsch. Ges. inn. Med. 1962, S. 599.

— Water balance in heart insufficiency. Schweiz. med. Wschr. **92**, 836 (1962).

— GAUTIER, A.: Etude de l'élimination de l'aldosterone et du sodium chez le nouveau-né. Helv. paediat. Acta **13**, 1 (1958).

NUGENT, C. A., EIK-NES, K., SAMUELS, L. T., TYLER, F. H.: Changes in plasma levels of 17-hydroxycorticosteroids during the intravenous administration of adrenocorticotropin (ACTH). IV. J. clin. Endocr. **19**, 334 (1959).

RAIMONDO, V. DI, ORR, R. H., ISLAND, D., FORSHAM, P. H.: Kinetics of human adrenal cortical activity. J. clin. Invest. **34**, 930 (1955).

ROTTER, W.: Die Entwicklung der fetalen und kindlichen Nebennierenrinde. Virchows Arch. path. Anat. **316**, 590 (1949).

SANDBERG, A. A., SLAUNWHITE, W. R.: Transcortin: Characteristics and levels in various conditions. J. clin. Endocr. **19**, 496 (1959).

SEGALOFF, A., BOWERS, C. Y., GORDON, D. L., SCHLOSSER, J. V., MURISON, P. J.: Hormonal therapy in cancer of the breast. XII. The effect of etiocholanolone therapy on clinical course and hormonal excretion. Cancer (Philad.) **10**, 1116 (1957).

STOLL, W. A.: Das endokrine und das amnestische Psychosyndrom bei Morbus Addison. In: H. NOWAKOWSKI (Hrsg.), Hormone und Psyche. Die Endokrinologie des alternden Menschen, S. 13—17. Berlin-Göttingen-Heidelberg: Springer 1958.

SWINYARD, C. A.: Volume and cortico-medullary ratio of the adult human suprarenal gland. Anat. Rec. **76**, 69 (1940).

SYMINGTON, T., CURRIE, A. R., O'DONNELL, V. J., GRANT, J. K., OASTLER, E. G., WHYTE, W. G.: Hyperplasia and tumours of the human adrenal cortex: histology, enzymic changes and corticoid production. Ciba Found. Coll. Endocr. **12**, 102 (1958).

TALBOT, N. B., WOOD, W., CAMPBELL, A. M., CHRISTO, E., ZYGMUNTOWICZ, A. S.: Concerning the probability that there are at least two adrenocorticotropic hormones in the human. Proc. 2nd Clin. ACTH Conf. Philadelphia: Blakiston 1951.

TELLER, W. M.: Die Ausscheidung von C19- und C21-Steroiden im Harn unter normalen und pathologischen Bedingungen der Entwicklung und Reifung. Z. ges. exp. Med. **142**, 222 (1967).

TONUTTI, E.: Zur Histophysiologie der Nebennierenrinde. Z. mikr.-anat. Forsch. **51**, 346 (1942).
— Die Umbauvorgänge in den Transformationsfeldern der Nebennierenrinde als Grundlagen der Nebennierenarbeit. Z. mikr.-anat. Forsch. **52**, 32 (1942).
URQUHART, J., DAVIS, J. O., HIGGINS, J. T.: The effects of alteration of plasma sodium and potassium concentration on aldosterone secretion. J. clin. Invest. **42**, 597 (1963).
VISSER, H. K. A., CRIGLER, J. F., GOLD, N. I.: Effect of age on the metabolism of steroid hormones. Abstract 241, X. Internat. Congr. Pädiatrie, Lissabon, 1962.
WILKINS, L.: The diagnosis and treatment of endocrine disorders in childhood and adolescence; 2nd ed. Springfield, Ill.: Ch. Thomas Publ. 1957.

Nebenniereninsuffizienz

ABILDGAARD, CH. F., CORRIGAN, J. J., SEELER, R. A., SIMONE, J. V., SCHULMAN, J.: Meningococcemia and intravascular coagulation. Pediatrics **40**, 78 (1967).
AHRENS, B.: Symmetrische Nebennierenapoplexie nach Anticoagulantientherapie. Vortr. Vereinigung Path. Anat. Hamburgs, 22. 6. 1964.
ALITOVSKAJA, N., ZHUKOVETZ, A. V.: Zwei Fälle von Addisonscher Krankheit im Kindesalter. Pediatrija (Mosk.) **36**, 53 (1958).
ANDERSON, J. R., GOUDIE, R. B., GRAY, K. G., TIMBURG, G. C.: Auto-antibodies in Addison's disease. Lancet **1957 I**, 1123.
ANDREWES, F. W.: A case of acute meningococcal septicaemia. Lancet **1906 I**, 1172.
BAMATTER, F.: Fulminante Meningokokkensepsis. Zur Ätiologie des Syndroms von Waterhouse-Friderichsen. Jahrb. Kinderheilk. **142**, 199 (1934).
BAMBERGER, PH., ZELL, W.: Vitamin C- und Cortidynbehandlung der malignen Diphtherie. Z. Kinderheilk. **58**, 307 (1937).
BAUMANN, F., PARSON, D. E., LEVIN, M.: Adrenal cortical steroids in the management of a case of meningococcemia. J. Pediat. **43**, 575 (1953).
BAUMANN, TH.: Frustrane Therapie der toxischen Diphtherie mit Nebennierenrindenextrakten. Verh. Dtsch. Ges. inn. Med., Wiesbaden 1938.
BEITZKE, H.: Die Biologie der Nebennierensysteme. Berl. klin. Wschr. **1909**, No. 39, 1769.
BERLIN, R.: Addison's disease: familial incidence and occurrence in association with pernicious anemia. Acta med. scand. **144**, 1 (1952).
BERNHARDT, H.: Über die Beeinflussung diphtherischer Kreislaufschwäche durch Nebennierenrindenhormon und Vitamin C. Dtsch. med. Wschr. **1936 II**, 1123.
BICKEL, H., STAMM, O.: Über einen Fall von Morbus Addison im Kindesalter infolge Nebennierencirrhose. Helv. paediat. Acta **3**, 53 (1948).
BIE, J.: Addison's disease in children; occurrence in 2 sisters. Nord. Med. **55**, 193 (1956).
BIERICH, J. R.: Das adrenogenitale Syndrom im Kindesalter. Ergebn. inn. Med. Kinderheilk., N.F. **9**, 510 (1958).
BIERICH, J. R.: Diskussionsbemerkung a. d. Tagg d. Süddtsch. Kinderärzte, Mannheim, 23./24. V. 1970.
— Unveröffentlicht.
— KERSTEN, I.: Untersuchungen zur Prüfung der Nebennierenrindenfunktion mit Depot-ACTH. Klin. Wschr. **37**, 914 (1959).
— SCHÖNBERG, D., ECKLER, E.: Untersuchungen zur Dynamik des Hypophysen-Nebennierenrindensystems. Dtsch. med. Wschr. **87**, 884 (1962).
BINCER, F., ZIELIŃSKIEJ, W.: Leczenie Kortizonern ciężkich uszkodzeń uktadn krazenia + blonicy. Kardiol. pol. **1**, 167 (1958).
BLIZZARD, R. M., CHANDLER, R. W., KYLE, M. A., HUNG, W.: Adrenal Antibodies in Addison's disease. Lancet **1962 II**, 901.
BLOODWORTH, J. M. B., KIRKENDALL, W. M., CARR, T. C.: Addison's disease associated with thyroid insufficiency and atrophy (Schmidt-Syndrome). J. clin. Endocr. **14**, 551 (1954).
BOCKENHEUSER, V.: Analysis of 519 cases of diphtheria in Johannesburg 1951—1952. S. Afr. med. J. 1955, 461.
BOHLE, A., KRECKE, H. J.: Über das Sanarelli-Shwartzman-Phänomen (sog. generalisierte Shwartzman-Phänomen) des Menschen. Klin. Wschr. **37**, 803 (1959).
BOYD, J. R., MCDONALD, A. M.: Adrenal cortical hypoplasia in siblings. Arch. Dis. Childh. **35**, 561 (1960).
BRIGGS, J. N., GOODWIN, J. F., WILSON, A.: Addison's disease occurring in two brothers. Brit. med. J. **1951 I**, 115.
BROCHNER-MORTENSEN, K.: Familial occurrence of Addison's disease. Acta med. scand. **156**, 205 (1956).
BRUTSCHY, P.: Hochgradige Lipidhyperplasie beider Nebennieren. Frankfurt. Zbl. allg. Path. path. Anat. **24**, 203 (1920).
BURDICK, W. F., WARTHEN, R. O., CASSIDY, J. E., WELSH, W. W.: Addison's disease in a five and one-half year old boy. Amer. J. Dis. Child. **80**, 975 (1950).
BURNET, F. M.: The new approach to immunology. New Engl. J. Med. **264**, 24 (1961).
Cabot Case 40361. New Engl. J. Med. **251**, 442 (1954).
CAREY, T. N.: Adrenal hemorrhage with purpura and septicemia with recovery; case report. Ann. intern. Med. **13**, 1740 (1940).
CARTER, A. C., KAPLAN, S. A., MAYO, A. P. DE, ROSENBLUM, D. J.: An unusual case of idiopathic hypoparathyroidism, adrenal insufficiency and metastatic calcification. J. clin. Endor. **19**, 1633 (1959).
COCK, D. J. DE, GRAEFF, J. DE, SMEENK, S., QUERIDO, A.: Chronische, primaire bijnierinsufficientie. N. T. Geneesk. **101**, 2426 (1957).
COLLINS-WILLIAMS, C.: Idiopathic hypoparathyroidism with papilledema in a boy 6 years of age: report of a case associated with moniliasis and celiac syndrome and brief review of the literature. Pediatrics **5**, 998 (1950).
COLOVER, J., GLYNN, L. E.: Experimental isoimmune adrenalitis. Immunology **2**, 172 (1958).

Cooperative Study Group: The effectiveness of hydrocortisone in the management of severe infections. J. Amer. med. Ass. **183**, 462 (1963).

Corrigan, J. J., Rag, W. L., May, N.: Changes in the blood coagulation system associated with septicemia. New Engl. J. Med. **279**, 851 (1968).

Craig, J. M., Schiff, L. H., Boone, J. E.: Chronic moniliasis associated with Addison's disease. Amer. J. Dis. Child. **89**, 669 (1955).

Criscione, C.: Die Behandlung des Waterhouse-Friderichsenschen Syndroms mit der Kombination Penicillin-Erythromycin plus Cortison (Beitrag zur Funktion der NNR). Aggiorn. pediat. **7**, 149 (1956).

Croom, D. H.: Addisonism as a family disease. Lancet **1909 I**, 603.

Curschmann, H.: Über familiären Morb. Addison und Addisonismus. Wien. med. Wschr. **90**, 927 (1940).

Czickeli, H.: Beitrag zur heutigen Behandlung der Diphtherie unter besonderer Berücksichtigung der Kortikosteroide. Münch. med. Wschr. **103**, I, 426 (1961).

Daniels, W. B.: Meningococcic bacteremia. Arch. intern. Med. **81**, 145 (1948).

Deamer, W. C., Silver, H. K.: Abnormalities in the secretion of the adrenal cortex during early life. J. Pediat. **37**, 490 (1950).

Deutsch, J., Rissmann, E. F.: Zur heutigen Behandlung der Diphtherie unter besonderer Berücksichtigung der Kortikosteroide. Münch. med. Wschr. **102**, II, 2406 (1960).

Dhom, G.: Zur Morphologie der kongenitalen Nebennierenrindenhyperplasie beim männlichen Scheinzwitter. Zbl. allg. Path. path. Anat. **97**, 346 (1958).

Dieckhoff, J., Schüler, K.: Zur Behandlung der toxischen Diphtherie mit C-Vitamin und Nebennierenrindenhormonen. Klin. Wschr. **1938**, 936.

Dietrich, A., Siegmund, H.: Die Nebenniere und das chromaffine System. In: Henke-Lubarsch, Handbuch der speziellen pathologischen Anatomie und Pathologie, Bd. VIII. Berlin: Springer 1926.

Domart, A., Wolfromm, R., Hazard, J.: An unusual case of adrenal insufficiency: bilateral hemorrhage of the adrenal capsules in the course of anticoagulant treatment. Presse méd. **69**, 489 (1961).

Ebert, R. V.: A study of hypotension (shock) produced by meningococcus toxin. Circulat. Res. **3**, 378 (1955).

Engelhardt, H.: Zur Therapie der malignen und toxischen Diphtherie mit Nebennierenextrakt und Vitamin C. Z. Kinderheilk. **60**, 660 (1939).

Ezrin, C., Wilson, W. D., Dawson, J. W., Hill, F. M.: The cytology of the adenohypophysis in various disorders of the adrenal cortex. J. clin. Endocr. **16**, 937 (1956).

Faloon, W. W., Reynolds, R. W., Beebe, R. T.: Use of direct eosinophil count in diagnosis and treatment of Waterhouse-Friderichsen syndrome. New Engl. J. Med. **242**, 441 (1950).

Fanconi, A., Prader, A., Isler, W., Lüthy, F., Siebenmann, R.: Morbus Addison mit Hirnsklerose im Kindesalter. Helv. paediat. Acta **18**, 480 (1963).

Fassbender, H. G.: Pathologische Anatomie der endokrinen Drüsen. In: E. Kaufmann, Lehrbuch der speziellen pathologischen Anatomie, 11. u. 12. Aufl., Bd. I/2. Berlin: W. de Gruyter & Co. 1956.

Ferguson, J. H., Chapman, O. D.: Fulminating meningococcic infections and the so-called Waterhouse-Friderichsen-syndrome. Amer. J. Path. **24**, 763 (1948).

Flemming, R. A., Miller, J.: A family with Addison's disease. Brit. med. J. **1900 I**, 1014.

Forbes, G. B.: Clinical features of idiopathic hypoparathyroidism in children. Ann. N.Y. Acad. Sci. **64**, 432 (1956).

Forsham, P. H.: The adrenals. In: Textbook of endocrinology, ed. b. R. H. Williams, 4th ed., Philadelphia and London: W. B. Saunders Comp., 1968.

Fraser, Ch. G., Preuss, F. S., Bigford, W. D.: Adrenal atrophy and irreversible choc, associated with cortisone therapy. J. Amer. med. Ass. **149**, 1542 (1952).

Friderichsen, C.: Nebennierenapoplexie bei kleinen Kindern. Jb. Kinderheilk. **87**, 109 (1919).

— Waterhouse-Friderichsen syndrome (W.-F. S). Acta endocr. (Kbh.) **18**, 482 (1955).

Friedman, N. B.: Pathology of the adrenal gland in Addison's disease with special reference to adrenocortical contraction. Endocrinology **42**, 181 (1948).

George, A. M. di, Paschkis, K.: The syndrome of Addison's disease, hypoparathyroidism and superficial moniliasis. Amer. J. Dis. Child. **94**, 47 6(1957).

Geppert, L. J., Spencer, W. A., Richmond, A. M.: Adrenal insufficiency in infancy. J. Pediat. **37**, 1 (1950).

Glanzmann, E.: Beitrag zur Klinik, Hämatologie und Pathologie des Syndroms von Waterhouse-Friderichsen. Jb. Kinderheilk. **139**, 49 (1933).

Gleiss, J., Niggemeyer, H.: Die Behandlung der toxischen und schweren Diphtherie mit Nebennierenrindenhormon. Arch. Kinderheilk. **137**, 168 (1949).

Godwin, R., Zaino, E. C.: Addison's disease in a ten year old boy with struma lymphomatosa. Arch. Pediat. **97**, 18 (1962).

Goldzieher, M. A., Gordon, M. B.: The syndrome of adrenal hemorrhage in the new-born. Endocrinology **16**, 165 (1932).

Good, R. A., Thomas, C.: Studies on the generalized Shwartzman reaction. II. J. exp. Med. **96**, 625 (1952).

— — Studies on the generalized Shwartzman reaction. IV. Prevention of the local and generalized Shwartzman reactions with heparin. J. exp. Med. **97**, 871 (1953).

Graser, F.: Zur Frage der Kreislaufbeeinträchtigung bei der foudroyanten Meningokokkensepsis. Mschr. Kinderheilk. **105**, 67—70 (1957).

Greenberg, R. A.: Addison's disease in children. J. Pediat. **52**, 54 (1958).

Griffin, J. W., Daeschner, C. W.: Meningococcal infections; with particular reference to fulminating meningococcemia (Waterhouse-Friderichsen-syndrome) treated with cortisone and norepinephrine. J. Pediat. **45**, 264 (1954).

GUTTMAN, P. H.: Addison's disease: statistical analysis of 566 cases and a study of the pathology. Arch. path. **10**, 742, 895 (1930).

HANSEN, A. E.: Diskuss.bemerkung zu Di GEORGE u. PASCHKIS, s. d.

HARLEM, O. K., MYRHE, E.: Congenital adrenal hypoplasia. Amer. J. Dis. Child. **94**, 696 (1957).

HARNAPP, G. O.: Morbus Addison beim Kinde. Mschr. Kinderheilk. **66**, 213 (1936).

HEDINGER, C.: In: Die Nebennierenrinde; in: A. LABHART: Klinik der inneren Sekretion. Berlin-Göttingen-Heidelberg: Springer 1957.

HEPNER, F.: Akute Nebenniereninsuffizienz 4 Jahre nach Geburtstrauma. Arch. Kinderheilk. **90**, 10 (1930).

HERRICK, W. W.: Textbook of pathology. W. BOYD, 4th ed., 1943, p. 857.

HIEKKALA, H.: Persönl. Mitteilung 1961.

HILL, W. R., KINNEY, T. D.: The cutaneous lesions in acute meningococcemia: Clinical and pathological study. J. Amer. med. Ass. **134**, 513 (1947).

HITZIG, W. H.: Therapie des Waterhouse-Friderichsen-Syndroms. Dtsch. med. Wschr. **95**, 642 (1970).

HODES, H. C., MOLOSHOK, R. E., MARKOWITZ, M.: Fulminating meningococcemia treated with Cortisone; use of blood eosinophil conat as a guide to prognosis and treatment. Pediatrics **10**, 138 (1952).

JAUDON, J. C.: Addison's disease in children. J. Pediat. **28**, 737 (1946).

— Diagnosis and treatment of adrenal insufficiency in infants. In: Progress in clinical endocrinology (ed. S. SOSKIN). New York: Grune & Stratton 1950.

JENKINS, D., FORSHAM, P. H., LAIDLOW, J. C., REDDY, W. J., THORN, G. W.: Use of ACTH in the diagnosis of adrenal cortical insufficiency. Amer. J. Med. **18**, 3 (1955).

KARPINSKI, W.: Die Behandlung der malignen Diphtherie mit Corticosteroiden. Medizinische **1957**, 318—320.

KELLEY, V. C.: Adrenal function in infants and children. 13th M. & R. Pediatric Research Conference, 1954, p. 95.

KERN, F.: Über perakute Meningokokkensepsis bei Geschwistern. Helv. med. Acta, Ser. A, **22**, 626 (1955).

KLEIN, R.: Adrenal function in infants and children. 13th M. & R. Pediatric Research Conference, 1954, p. 36.

— Diskussionsbemerkung zu DI GEORGE u. PASCHKIS, s. d.

KNORR, D.: Über das Verhalten der freien Fettsäuren des Blutes im Kindesalter. III. Das Verhalten des Nüchternwertes unter Glucocorticoidbehandlung. Klin. Wschr. **39**, 1144 (1961).

KOSZLER, V.: Ein Vorschlag zur Behandlung der toxischen Diphtherie. Öst. Z. Kinderheilk. **10**, 270 (1954).

KOVÁCZ, W.: Zur Nebennierenpathologie. Beitr. path. Anat. **79**, 213 (1928).

KRACHT, J., FISCHER, K., MÖBIUS, G.: Durch Autoaggression hervorgerufene Veränderungen der Nebenniere. Verh. dtsch. Ges. Path. **46**. Tagg, S. 152 (1962).

KÜNZER, W.: Diskuss.bem. a. d. Tagg. d. Süddtsch. Kinderärzte, Mannheim, 23./24. V. 1970.

LABHART, A.: Die Nebennierenrinde. In: A. LABHART: Klinik der inneren Sekretion. Berlin-Göttingen-Heidelberg: Springer 1957.

LACHMANN, A.: Hypoparathyroidism in Denmark: clinical study. Acta med. scand., Suppl. **121**, 1—269 (1941).

LANG, K.: Zum Bilde der Nebennierenverkalkung im Kindesalter. Mschr. Kinderheilk. **107**, 67 (1959).

LANMAN, J. T.: Adrenal steroids in meningococcemia. J. Pediat. **46**, 724 (1955).

LAPLANE, R., FRITEL, D.: Pigmentation cutanéomuqueuse, seule manifestation d'une maladie d'Addison jusqu'à sa période ultime; dosage de l'hormone melanotrope. Arch. franc. Pédiat. **5**, 282 (1948).

LASCH, G. H., HEENE, D., MUELLER-ECKHARDT, CH.: Pathophysiologie und Klinik der hämorrhagischen Diathesen. In: BEGEMANN, H., J. RASTETTER, W. KABOTH (Hrsg.), Klinische Hämatologie. Stuttgart 1970.

LEIZER, E., HOLLANDER, W.: Idiopathic hypoparathyroidism and chronic adrenal insufficiency: report of a case. J. clin. Endocr. **13**, 1264 (1953).

LEITH, W., BECK, J. C.: 9α-Fluorohydrocortisone alone and combined with hydrocortisone in the management of chronic adrenal insufficiency. J. clin. Endocr. **17**, 280 (1957).

LEONARD, M. F.: Chronic idiopathic hypoparathyroidism with superimposed Addison's disease in a child. J. clin. Endocr. **6**, 493 (1946).

LEPAGE, F., BOESWILLWALD, M., FAURE, L.: Sept cas d'hémorrhagies des surrénales chez le nouveau-né. Bull. Féd. Soc. Gynéc. Obstét. franç. **8**, 37 1956).

LEVINSON, S. A.: Suprarenal hemorrhages in the new-born. Amer. J. Surg. **29**, 94 (1935).

LIEBEGOTT, G.: Studien zur Orthologie und Pathologie der Nebennieren. Beitr. path. Anat. **109**, 93 (1944).

LO, S. S., HITZIG, W. H., FRICK, P. G.: Arbeit im Druck; zit. nach W. H. HITZIG, Dtsch. med. Wschr. **95**, 643 (1970).

MAGNUS, L.: Nebennierenblutungen bei Neugeborenen. Berl. klin. Wschr. **1911**, No. 25.

MAGNUSSON, J. A.: Zur Kenntnis der Blutzuckerregulation bei akuter Nebenniereninsuffizienz bei Kindern. Acta paediat. (Basel) **15**, 153, 396 (1934).

MARGARETTEN, W., MCADAMS, A. J.: An appraisal of fulminant meningococcemia with reference to the Shwartzman phenomenon. Amer. J. Med. **25**, 868 (1958).

MAY, CH. D.: Circulatony failure (shock) in fulminant meningococcal infection. Pediatrics **25**, 316 (1960).

MCDOWELL, H. C.: Post mortem findings in the new born. N. Y. St. J. Med. **23**, 143 (1923).

MCGEHEE, W. G., RAPAPORT, S. I., HJORT, P. F.: Intravascular coagulation in fulminant meningococcemia. Ann. intern. Med. **67**, 250 (1967).

MCLEAN, M. M.: Chronic idiopathic hypoparathyroidism associated with monoliasis. Arch. Dis. Childh. **29**, 419 (1954).

MCMAHON, H. E., WAGNER, R., WEINER, D. B.: Acute adrenal insufficiency due to congenital defect. Amer. J. Dis. Child. **94**, 282 (1957).

MEAD, R. K.: Autoimmune Addison's disease. Report of a possible case. New Engl. J. Med. **266**, 583 (1962).

MEAKIN, J. V., NELSON, D. H., THORN, G. W.: Addison's Disease in two Brothers. J. clin. Endocr. **19**, 726 (1959).

MELBY, J. C., SPINK, W. W.: Comparative studies on adrenal cortical function and cortisol metabolism in healthy adults and in patients with shock due to infection. J. clin. Invest. **37**, 1791 (1958).

MESSER, H.: Beitrag zur Nebennierenrindentherapie bei Diphtherie. Dtsch. med. Wschr. **1936**, II, 1131.

MILCOU, ST. M., POP, A., CUPULESCOU, A., TAGA, M.: L'Autoimmunisation experimentale de la surrénale chez le lapin. Ann. Endocr. (Paris) **20**, 799 (1959).

MITCHELL, R. G., RHANEY, K.: Congenital adrenal hypoplasia in siblings. Lancet **1959 I**, 488.

MIZUHARA, T.: The combination of cortisone with the usual treatment if malignant diphtheria. J. jap. Ass. infect. Dis. **29**, 433 (1955). [Japanisch.]

MOEHLIG, R. C., STEINBACH, A. L.: Cortisone interference with calcium therapy in hypoparathyroidism. J. Amer. med. Ass. **154**, 42 (1954).

MOLTSCHANOFF, W.: Zur Frage über die Rolle der Nebennieren in der Pathologie und Therapie der Diphtherie und anderer Infektionskrankheiten. Jb. Kinderheilk. **76** (1912); Erg.-Heft S. 200.

MOZZICONACCI, P., L'HIRONDEL, J., GIRARD, F., ATTAL, C.: Maladie d'Addison familiale avec insuffisance surrénale dissociée. Ann. Pédiat. **36**, 265 (1960).

NELSON, J., GOLDSTEIN, N.: Nature of the Waterhouse-Friderichsen-syndrome. Report of a case with successful treatment with cortisone. J. Amer. med. Ass. **146**, 1193 (1951).

NEWMAN, L. R.: Waterhouse-Friderichsen-syndrome: Report of case with successful treatment with cortisone. J. Amer. med. Ass. **146**, 1193 (1951).

O'DOHERTY, N. J.: Lipoid adrenal hyperplasia. Guy's Hosp. Rep. **113**, 368 (1964).

O'DONOHOE, N. V., HOLLAND, P. D. J.: Familial congenital adrenal hypoplasia. Arch. Dis. Childh. **43**, 717 (1968).

OTTO, H.: Über die Wirksamkeit von Nebennierenrinde und Ascorbinsäure bei maligner Diphtherie. Klin. Wschr. **17**, 1653 (1938).

OWEN, J. A., ENGEL, F. L., WEBSTER, TH. B.: 9α-Fluorohydrocortisone-induced hypertension in a male infant with adrenogenitalism, and in 6 adults with Addison's disease. J. clin. Endocr. **17**, 272 (1957).

PAPADATOS, C., KLEIN, R.: Addison's disease in a boy with hypoparathyroidism. J. clin. Endocr. **14**, 653 (1954).

PASCHKIS, K.: Zit. bei A. LABHART, s. d.

PRADER, A., GURTNER, H. P.: Das Syndrom des Pseudohermaphroditismus masculinus bei kongenitaler Nebennierenhyperplasie ohne Androgen-Überproduktion (adrenaler Pseudohermaphroditismus masculinus) Helv. paediat. Acta 8, 136 (1953).

PRADER, A., SIEBENMANN, R. E.: Nebenniereninsuffizienz bei kongenitaler Lipoidhyperplasie der Nebennieren. Helv. paediat. Acta **12**, 569 (1957).

— UEHLINGER, E., ILLIG, R.: Hypercalcämie bei Morbus Addison im Kindesalter. Helv. paediat. Acta **14**, 607 (1959).

PROVENZANO, R. W.: Adrenocortical hypoplasia in the newborn infant. New Engl. J. Med. **242**, 87 (1950).

RECHENBERG, H. U. VON: Zur Frage der Terminologie der perakuten Meningokokkeninfektionen. Schweiz. med. Wschr. **85**, 502 (1955).

ROITT, J. M., DONIACH, D.: Autoimmunity and disease. Scientific base of Medicine, Annual Reviews, 1965, p. 110.

ROSENBERG, J. N., BASTOMSKY, C. H.: Thyroid. Ann. Rev. Physiol. **27**, 71 (1965).

ROYER, P., LESTRADET, H., MENIBUS, C. H. DE, VERMEIL, G.: Hypoaldostéronisme familial chronique a début néonatal. Ann. Pédiat. (Paris) **8**, 133 (1961).

SALASSA, R. M., BENNETT, W. A., KEATING, F. R., JR., SPRAGUE, R. G.: Postoperative adrenal cortical insufficiency; occurrence in patients previously treated with cortisone. J. Amer. med. Ass. **152**, 1509 (1953).

SANDISON, A. T.: Form of lipoidosis of adrenal cortex in infant. Arch. Dis. Childh. **30**, 538 (1955).

SCHMIDT, M. B.: Eine biglanduläre Erkrankung (Nebennieren und Schilddrüse) bei Morbus Addisonii. Verh. dtsch. path. Ges. **21**, 212 (1926).

SHEPARD, T. H., LANDING, B. H., MASON, D. G.: Familial Addison's disease. Case report of two sisters with corticoid deficiency unassociated with hypoaldosteronism. Amer. J. Dis. Childh. **97**, 154 (1959).

SIEBENMANN, R. E.: Die kongenitale Lipoidhyperplasie der Nebennierenrinde mit Nebennierenrinden-Insuffizienz. Schweiz. Z. allg. Path. Bakt. **20**, 77 (1957).

ŠIKL, H.: Addison's Disease due to congenital Hypoplasia of the Adrenals in an Infant aged 33 days. J. Path. Bact. **60**, 223 (1948).

SINGH, D., TANDON, O. P.: Cortisone in diphtheria. J. Indian med. Ass. **33**, 368 (1959).

SMITH, T. W., HIGGINS, A. R.: Addison's disease in two brothers, with serum hepatitis in one. Milit. Surg. **110**, 180 (1952).

SOBEL, E.: Persönl. Mitteilung 1959.

SOFFER, L. J., DORFMAN, R. I., GABRILOVE, J. I.: The human adrenal gland. Philadelphia: Lea & Febiger 1961.

STANTON, E. R., JONES, H. W., MARBLE, A.: Addison's disease and coexisting diabetes mellitus and report of case in 10-year-old boy. Arch. inern. Med. **93**, 911 (1954).

STEINHARDT, TH., TÜRK, E.: Zur Pankortextherapie der schweren Diphtherie. Arch. Kinderheilk. **111**, 193 (1937).

STEMPFEL, R. S., ENGEL, F. L.: A congenital familial syndrome of adrenocortical insufficiency without hypoaldosteronism. J. Pediat. **57**, 443 (1960).

STETSON, C. A., JR.: Endotoxins and bacterial allergy. In: Cellular and humoral aspects of the hypersensitive states, ed. by H. S. LAWRENCE. New York: Hoeber 1959.

Stuber, H. W., Hitzig, W. H.: Zur Pathogenese und Therapie des Waterhouse-Friderichsen-Syndroms. Schweiz. med. Wschr. **91**, 1612 (1961).

Sutphin, A., Albright, F., McCune, D. J.: Five cases of idiopathic hypoparathyroidism associated with moniliasis. J. clin. Endocr. **3**, 625 (1943).

Szczepánska, H., Sapiecha, J.: Addison's disease with hypofunction of the parathyroid glands. Clin. Infect. Dis. Childh. **34**, 498 (1959).

Talbot, N. B., Butler, A. M., McLachlan, E. A.: The effect of testosterone and allied compounds on the mineral, nitrogen and carbohydrate metabolism of a girl with Addison's disease. J. clin. Invest. **22**, 583 (1943).

Thomas, E.: Über die Nebenniere des Kindes und ihre Veränderungen bei Infektionskrankheiten. Beitr. path. Anat. **50**, 283 (1911).

— Drüsen mit innerer Sekretion. In: Handbuch allgemeine Pathologie und pathologische Anatomie des Kindesalters. Hrsg. H. Brüning u. E. Schwalbe, Bd. 2/1. Wiesbaden: J. F. Bergmann 1912.

— Pathologie der Nebennieren. In: Handbuch der Kinderheilkunde. Hrsg. v. M. v. Pfaundler u. A. Schlossmann, Bd. I, S. 969ff. Berlin: F. C. W. Vogel 1931.

Thomas, H. M., Jr.: Treatment of fulminating meningococcic infections. Bull. U.S. Army med. Dept. **73**, 78 (1944).

Thomas, L.: The role of epinephrine in the reactions produced by the endotoxins of gram-negative bacteria. I. J. exp. Med. **104**, 865 (1956).

— Floyd, W. D., Floyd, J.: Studies on the generalized Shwartzman reaction. III. Lesions of the myocardium and coronary arteries accompanying the reactor in rabbits prepared by infection with group A streptococci. J. exp. Med. **97**, 751 (1953).

— Good, R. A.: The effect of cortisone on the Shwartzman reaction. J. exp. Med. **95**, 409 (1952).

— — Studies in the generalized Shwartzman reaction. I. J. exp. Med. **96**, 605 (1952).

Thomison, J. B., Shapiro, J. L.: Adrenal lesions in acute meningococcemia. Arch. Path. **63**, 527 (1957).

Thorn, G. W.: The diagnosis and treatment of adrenal insufficiency, 2nd ed. Springfield, Ill.: Ch. C. Thomas 1951.

— Forsham, P. H., Frawley, T. F., Hill, S. R., Roche, M., Stehaelin, D., Wilson, D. L.: The clinical value of ACTH and cortisone. New Engl. J. Med. **242**, 783 (1950).

— — Prunty, F. T. G., Hills, A. G.: Test for adrenal cortical insufficiency: response to pituitary adrenocorticotropic hormone. J. Amer. med. Ass. **137**, 1005 (1948).

— Jenkins, D.: Disease of the adrenal cortex. In: Principles of internal medicine, ed. T. R. Harrison et al., 3rd ed.. New York, Toronto, London: Blakiston Div. McGraw-Hill Bode Comp., Inc. 1958.

Tilp, A.: Hochgradige Verfettung der Nebennieren eines Säuglings. Verh. dtsch. path. Ges. **16**, 305 (1913).

Tönz, O., Aufdermaur, F.: Erfolgreiche Behandlung eines Waterhouse-Friderichsen-Syndroms mit Heparin. Schweiz. med. Wschr. **97**, 1611 (1967).

Tonutti, E.: Experimentelle Untersuchungen zur Pathophysiologie der Nebennierenrinde. Verh. dtsch. Ges. Path. **36**, 123 (1953).

Uhl, S. M.: Norepinephrine in the treatment of acute meningococcemia with shock (Waterhouse-Friderichsen-syndrome) and an evaluation of adrenocortical function. New Engl. J. Med. **249**, 229 (1953).

Ulick, S., Gautier, E., Vetter, K. K., Markello, J. R., Yaffe, S., Lowe, Ch. U.: An aldosterone biosynthetic defect in a salt losing disorder. J. clin. Endocr. **24**, 669 (1964).

Uttley, W. S.: Familial congenital adrenal hypoplasia. Arch. Dis. Childh. **43**, 724 (1968).

Victor, M.: Über plötzliche Todesfälle im Säuglingsalter als Folge von akuter Nebenniereninsuffizienz. Z. Kinderheilk. **30**, 44 (1921).

Visser, H. K. A., Cost, W. S.: A new hereditary defect in the biosynthesis of aldosterone: Urinary C21-corticosteroid pattern in three related patients with a salt loosing syndrome, suggesting an 18-oxidation defect. Acta endocr. (Kbh.) **47**, 589 (1964).

Wakefield, E. G., Smith, E. E.: Addison's disease, suprarenalopathies, sclerosis of the glands of internal secretion. Amer. J. med. Sci. **174**, 343 (1927).

Waterhouse, R.: A case of suprarenal apoplexy. Lancet **1911 I**, 577.

Weil, M. H., McLean, L. D., Visscher, M. B., Stink, W. W.: Studies on the circulatory changes in the dog produced by endotoxin from gram-negative microorganisms. J. clin. Invest. **35**, 1191 (1956).

Wells, H. G.: Addison's disease with selective destruction of the suprarenal cortex. Arch. Path. **10**, 499 (1930).

Welsh, J. B., Mehlin, G. B.: Congenital adrenal aplasia. Amer. J. Dis. Child. **87**, 319 (1954).

Werner, S.: Zur Therapie der malignen Diphtherie mit Vit. C u. NNR-Extrakt. Klin. Wschr. **17**, 17 (1938) I.

Whitaker, J. A., Landing, B. H., Esselborn, V. M., Williams, R. R.: The syndrome of familial juvenile hypoadrenocorticism, hypoparathyroidism and superficial moniliasis. J. clin. Endocr. **16**, 1374 (1956).

White, F. P., Sutton, L. E.: Addison's disease in a negro child. J. Pediat. **37**, 778 (1950).

Williams, A., Robinson, M. J.: Addison's disease in infancy. Arch. Dis. Childh. **31**, 265 (1956).

Williams, E.: Meningococcal infections in infancy and childhood. Med. J. Aust. **2**, 557 (1942).

— Wood, C.: The syndrome of hypoparathyroidism and steatorrhoea. Arch. Dis. Childh. **34**, 302 (1959).

Witebsky, E.: Immunologie und klinische Bedeutung der Autoantikörper. Verh. dtsch. Ges. inn. Med. **68**, 349 (1962).

Zahn, J.: Über Intersexualität und Nebennierenhyperplasie. Schweiz. med. Wschr. **1948**, 480.

Zweifach, B. W., Nagler, A. L., Thomas, L.: The role of epinephrine in the reactions produced by the endotoxins of gram-negative bacteria. II. J. exp. Med. **104**, 881 (1956).

Cushing-Syndrom

Amatruda, Th. T., Hallingsworth, D., D'Esopo, N. D., Upton, G. V., Bondy, Ph. K.: A study of the mechanism of the steroid withdrawal syndrome. J. clin. Endocr. **20**, 339 (1960).

Bergenstal, E. M., Hertz, R., Lipsett, M. G., Mog, R. H.: Chemotherapy of adrenal cortical cancer with o,p-DDD. Ann. intern. Med. **53**, 672 (1960).

Bierich, J. R.: Fortschritte der Endokrinologie unter pädiatrischem Aspekt. Unter besonderer Berücksichtigung kybernetischer Probleme. Mschr. Kinderheilk. **114**, 180 (1966).

— Blunck, W., Bay, V., Fritzenkötter, H.: Über das Cushing-Syndrom im Kindesalter. In Vorbereitung.

Broster, C. R., Allen, Ce., Vines, H. W. C., Patterson, I., Greenwood, A. W., Marrian, G. F., Butler, G. C.: The adrenal cortex and intersexuality. London: Chapman & Hall 1938.

Bruns, H. A.: Radiological diagnosis of suprarenal tumors in childhood. Ann. Radiol. **13**, 189 (1970).

Burgstedt, H. J.: Thymuscarcinom und Cushing-Syndrom. Mschr. Kinderheilk. **104**, 395 (1956).

Cahill, G. F., Mellicow, M. M., Darby, H. H.: Adrenal cortical tumors. Surgery **74**, 281 (1942).

Chute, A. L., Robinson, G. C., Donohue, W. L.: Cushing's syndrome in children. J. Pediat. **34**, 20 (1949).

Clausen, E. G.: Pheochromocytoma in children. Amer. J. Surg. **94**, 409 (1957).

Cooke, E.: Zit. bei Marks, Thomas, Warkany.

Cope, C. L.: Adrenal steroids and disease. London: Pitman 1964.

— Black, E. G.: The reliability of some adrenal function tests. Brit. med. J. **1959 II**, 1117.

— Pearson, A.: Zit. bei C. L. Cope.

Cushing, H.: The basophil adenomas of the pituitary body and their clinical manifestations (Pituitary basophilism). Bull. Johns Hopk. Hosp. **50**, 137 (1932).

Davies, B. M. A.: In: Currie, A. R., Symington, T., Grant, J. K.: The human adrenal cortex. Baltimore: The Williams & Wilkins Co. 1962.

Dhom, G.: Die Nebenniere im Kindesalter. Berlin-Heidelberg-New York: Springer 1965.

Flandreau, R. H., Glushien, A. S.: Bilateral pheochromocytoma. Arch. Surg. **76**, 62 (1958).

Forsham, P. H.: The adrenals. In: Textbook of endocrinology, ed. by R. H. Williams, 4th ed. Philadelphia-London-Toronto: W. B. Saunders Co. 1968.

Fritzenkötter, H.: Ein Beitrag zum Cushing-Syndrom im Kindesalter. Doktordissertation Hamburg 1971.

Fujita, T., Ibayashi, H., Motohashi, K., Uchikawa, T., Okinaka, Sh.: Clinical applications of urinary ACTH assay. J. clin. Endocr. **23**, 143 (1963).

Goldblatt, E., Snaith, A. H.: A case of Cushing's syndrome in an infant. Arch. Dis. Childh. **33**, 540 (1958).

Jailer, J. W., Van de Wiele, R., Christy, N. P., Lieberman, S.: Studies in Cushing's syndrome. III. Urinary 17-ketosteroids in patients with hyperplasia. J. clin. Invest. **38**, 357 (1959).

Kaplan, L. J., Sokoloff, S., Murray, F., Stevenson, D.: Sympathicoblastoma with metastases, associated with the clinical picture of Cushing's syndrome. Arch. Neurol. Psychiat. (Chic.) **62**, 696 (1949).

Karl, H. J.: Das Cushing-Syndrom. Internist (Berl.) **5**, 1 (1964).

— Raith, L.: Cortisolsekretion und Cortisolabbauprodukte im Urin bei Fettsüchtigen im Vergleich zu Normalpersonen. Klin. Wschr. **39**, 702 (1961).

Kehrer, E.: Endokrinologie für den Frauenarzt. Stuttgart: F. Enke 1937.

Kogut, M. D., Donnell, G. N.: Cushing's syndrome in association with renal ganglioneuroblastoma. Pediatrics **28**, 566 (1961).

Kovacic, N., Mantinovic, J., Prosenjak, M.: Qualitative differences in urinary 17-ketosteroid excretion in patients with Cushing's syndrome. Acta endocr. (Kbh.) **24**, 393 (1957).

Kracht, J., Hantschmann, N.: Tumorsyntropien des Cushing-Syndroms. Acta endocr. (Kbh.) **38**, 490 (1961).

Kümmerle, F., Reisert, P. M., Krainick, H. G., Horstmann, W.: Endokrinologie und Chirurgie des Hypercorticismus im Kindesalter. Dtsch. med. Wschr. **87**, 784, 815 (1962).

Leyton, O., Turnbull, H. M., Bratton, A. B.: Primary cancer of the thymus with pluriglandular disturbance. J. Path. Bact. **34**, 635 (1931).

Liddle, G. W.: Test of pituitary-adrenal suppresibility in the diagnosis of Cushing's syndrome. J. clin. Endocr. **20**, 1539 (1960).

— Givens, J. R., Nicholson, W. E., Island, D. P.: The ectopic ACTH syndrome. Cancer Res. **25**, 1057 (1965).

— Williams, W. C., Jr., Walser, A.: Die Bedeutung von ACTH für die Pathogense der Cushingschen Erkrankung. Schweiz. med. Wschr. **90**, 1325 (1960).

Ludin, H.: Angiographische Nebennierendarstellung. Fortschr. Röntgenstr. **99**, 654 (1963).

Mannix, H., Jr., Karl, R., Glenn, F.: Adrenalectomy for Cushing's syndrome. Amer. J. Surg. **99**, 449 (1960).

Marks, T. M., Thomas, J. M., Warkany, J.: Adrenocortical obesity in children. Amer. J. Dis. Childh. **60**, 923 (1940).

Meador, C. K., Liddle, G. W., Island, D. P., Nicholson, W. E., Lucas, C. P., Nuckton, J. G., Luetscher, J. A.: Cause of Cushing's syndrome in patients with tumors arising from "non endocrine" tissue. J. clin. Endocr. **22**, 693 (1962).

Melby, J. C., Cyr, M. St., Dale, S. L.: Investigations on reduction in adrenal steroid hormone production by inhibitor of cholesterol biosynthesis. J. Lab. clin. Med. **56**, 927 (1960).

Neff, F. C.: Adrenal tumor in female infant with hypertrichosis, hypertension, over development of external genitalia, obesity, but absence of breast enlargment. J. clin. Endocr. **2**, 125 (1942).

Nelson, D. H., Meakin, J. W., Thorn, G. W.: ACTH-producing pituitary tumors following adrenalectomy for Cushing's syndrome. Ann. intern. Med. **52**, 560 (1960).

NEY, R. L., SHIMIZU, N., NICHOLSON, W. E., ISLAND, D. P., LIDDLE, G. W.: Correlation of plasma ACTH concentration with adrenocortical response in normal human subjects, surgical patients, and patients with Cushing's disease. J. clin. Invest. **42**, 1669 (1963).

PRADER, A.: Adrenogenitales Syndrom, adrenogenitales Salzverlustsyndrom und Cushing-syndrom im Kindesalter. Schweiz. med. Wschr. **86**, 289 (1956).

PRIESTLY, J. T., RANDALL, R. V., SPRAGUE, R. G., WALTERS, W., SALASSA, R. M.: Subtotal adrenalectomy for Cushing's syndrome. Ann. Surg. **134**, 464 (1951).

PUZYNSKI, D. L., BIEHUSEN, F. C.: Adrenocortical adenoma with Cushing's syndrome and virilism in a 5-year old child. J. Pediat. **60**, 836 (1962).

RAUSCH-STROOMANN, J.-G., PETRY, R., TRENKER, G.: Die Behandlung des Cushing-Syndroms aufgrund von Nebennierenrinden-Hyperplasie mit 6-Dehydro-16-methylenhydrocortison. Dtsch. med. Wschr. **93**, 2324 (1968).

RETIENE, K., ESPINOZA, A., ABDEL RAHMAN, Y., MARX, K. H., PFEIFFER, E. F.: Untersuchungen über den Transport und die Tagesrhythmik von endogenem ACTH im Blut bei Stoffwechselgesunden und Cushing-Kranken. 10. Symposion d. Dtsch. Ges. f. Endokrinologie. Wien 1963. Berlin-Göttingen-Heidelberg-New York: Springer 1964.

ROSE, E. K., ENTERLINE, H. T., RHOADS, J. E., ROSE, E.: Adrenal cortical hyperfunction in childhood; report of a case with adrenocortical hyperplasia and testicular adrenal rests. Pediatrics **9**, 475 (1952).

ROSSI, P.: Arteriography in adrenal tumors. Brit. J. Radiol. **41**, 81 (1968).

SALASSA, R. M., KEARNS, T. P., KERNOHAN, J. W., SPRAGUE, J. W., MCCARTY, C. S.: Pituitary tumors in patients with Cushing's syndrome. J. clin. Endocr. **19**, 1523 (1959).

SOBEL, E. H., LEE, C. M., ESSELBORN, V. M., CLARK, L. C.: Functioning adrenal tumors in childhood. Amer. J. Dis. Child. **86**, 733 (1953).

SPRAGUE, R.: Cushing's syndrome with special reference to bilateral adrenalectomy. Proc. roy. Soc. Med. **46**, 1070 (1953).

SYMINGTON, T.: Morphology and secretory cytology of the human adrenal cortex. Brit. med. Bull. **18**, 117 (1962).

WALTERS, W., SPRAGUE, R. G.: Hyperfunctioning tumors of the adrenal cortex. J. Amer. med. Ass. **141**, 653 (1949).

WEIDNER, M. G., JR., TOWERY, B. T.: Adrenal corticaladenoma, associated with Cushing's syndrome in infancy. Surgery **39**, 492 (1956).

WILLIAMS, W. C., ISLAND, D., OLDFIELD, R. A. A., LIDDLE, G. W.: Blood corticotrophin (ACTH) levels in Cushing's disease. J. clin. Endocr. **21**, 426 (1961).

ZUKSCHWERDT, L., GIEBEL, M. G., OETJEN, H., TAMM, J.: Zur chirurgischen Behandlung des Cushing-Syndroms infolge bilateraler Nebennierenhyperplasie. Schweiz. med. Wschr. **92**, 667 (1962).

Aldosteronismus

BARTTER, F. C., BIGLIERI, E. G.: Primary aldosteronism: clinical staff conference at Nat. Inst. of Health. Ann. intern. Med. **48**, 647 (1958).

— PRONOVE, P., GILL, J. R., MCCARDLE, R. C.: Hyperplasia of the juxtaglomerular complex with hyperaldosteronism and hypocalcemic alkalosis. Amer. J. Med. **33**, 811 (1962).

BIGLIERI, E. G., HERRON, M. A., BRUST, N.: 17-Hydroxylation deficiency in man. J. clin. Invest. **45**, 1946 (1966).

— SLATON, P. E., FORSHAM, P. H.: Useful parameters in the diagnosis of primary aldosteronism. J. Amer. med. Ass. **178**, 19 (1961).

BUCHEM, F. S. P. VAN, DOORENBOS, H., ELINGS, H. S.: Conn's syndrome, caused by adrenocortical hyperplasia. Pathogenesis of signs and symptoms. Acta endocr. (Kbh.) **23**, 313 (1956).

CANNON, P. J., LEEMING, J. M., SOMMERS, S. C., WINTERS, R. T., LARAGH, J. H.: Juxtaglomerular cell hyperplasia and secondary hyperaldosteronism (Bartter's syndrome). A reevaluation of the pathophysiology. Medicine (Baltimore) **47**, 107 (1968).

CAVELL, G., SANDEGARD, E., HÖKFELT, B.: Primary aldosteronism do to an adrenal adenoma in a 3 year old child. Acta paediat. (Uppsala) **53**, 205 (1964).

CONN, J. W.: Primary aldosteronism, a new clinical syndrome. Brit. med. J. **1954 II**, 1414; J. Lab. clin. Med. **45**, 3 (1955).

— CONN, E. S.: Primary aldosteronism versus hypertensive disease with secondary aldosteronism. Recent Progr. Hormone Res. **17**, 389 (1961).

FORSHAM, P. H.: The adrenals. In: WILLIAMS, R. H., (ed.): Textbook of endocrinology; 4th ed. Philadelphia-London-Toronto: W. B. Saunders Co. 1968.

GENEST, J., KOIW, E., BEAUREGARD, P., NOWACZYNSKI, W., SANDOR, T., BROUILLET, J., BOLTÉ, E., VERDY, M., MARC-AURELE, J.: Electrolyte and corticosteroid studies in a 9 year old girl with primary aldosteronism and malignant hypertension. Metabolism **9**, 624 (1960).

GÖBEL, P., KLAUS, D., SIEBNER, H., SCHMIDT, U., SCHÜRHOLZ, J., MINSSEN, M.: Syndrom des 17α-Hydroxylasemangels mit testikulärer Feminisierung. Therapiewoche **17**, 2031 (1967).

HÖKFELT, B.: Der primäre Aldosteronismus. Verh. dtsch. Ges. inn. Med. **68**, 616 (1962).

HOLTEN, C., PETERSON, V. P.: Malignant hypertension with increased secretion of aldosterone and depletion of potassium. Lancet **1956 II**, 918.

KRETCHMER, N., DICKINSON, W. A., MCNAMARA, H., KARL, R.: Aldosteronism in a nine year old child. Padiatrics **23**, 1115 (1959).

MAISTERRENA, J., GONZALEZ DEL COSSIO, A., FLETCHER, P. E.: Adrenalectomia en un Caso de Hipertension arterial severo par probable Aldosteronismo. Rev. Invest. clin. **9**, 255 (1957).

MORAN, W., GOETZ, F., MELBY, J., ZIMMERMAN, B., KENNEDY, B. J.: Primary hyperaldosteronism without adrenal tumor. Amer. J. Med. **28**, 638 (1960).

New, M. J.: Recurrence of "Primary" hyperaldosteronism in a boy partially adrenalectomized for primary hyperaldosteronism. Abstract Congress Amer. Pediat. Soc. 1966, p. 53.

— Male pseudohermaphroditism due to 17-hydroxylase deficiency. Abstract IXth Ann. Meet.-Europ. Soc. Paediat. Endocrinol. Lyon 1970.

— Peterson, R. E.: A new form of congenital adrenal hyperplasia. J. clin. Endocr. **27**, 300 (1967).

Orndahl, G., Hökfelt, B., Ljunggren, E., Hood, B.: Two cases of primary aldosteronism. Comments on differential diagnosis and difficulties in screening. Acta med. scand. **165**, 445 (1959).

Pronove, P., McCardle, R. C., Bartter, F. C.: Aldosteronism, hypokalemia, and a unique renal lesion in a 5 year old boy. Acta endocr. (Kbh.), Suppl. **51**, 167 (1960).

Smithwick, R. H., Kinsey, D., Whitelaw, G. P.: Surgical treatment of hypertension-primary aldosteronism. New Engl. J. Med. **266**, 160 (1962).

Sutherland, D. J. A., Russ, J. C., Laidlaw, J. C.: Hypertension, increased aldosterone secretion and low plasma renin activity relieved by Dexamethasone. Canad. med. Ass. J. **96**, 1109 (1966).

Therien, B., Mellinger, R. C., Caldwell, J. R., Howard, Ph. J.: Primary aldosteronism due to adrenal hyperplasia. Occurrence in a boy aged 10 years. Amer. J. Dis. Child. **98**, 90 (1959).

Ulick, S., Laragh, J. H., Lieberman, S.: The isolation of a urinary metabolite of aldosterone and its use to measure the rate of secretion of aldosterone by the adrenal cortex of man. Trans. Ass. Amer. Phycns **71**, 225 (1958).

Adrenogenitales Syndrom

Apert, E.: Dystrophies en relation avec des lésions des capsules surrénales. Bull. Soc. Pediatrie, Paris, **12**, 501 (1910).

Bartter, F. C., Albright, F., Forbes, A. P., Leaf, A., Dempsey, E., Carroll, E.: The effects of adrenocorticotropic hormone and cortisone in the adrenogenital syndrome associated with congenital adrenal hyperplasia. J. clin. Invest. **30**, 237 (1951).

Bernheim, M., François, R.: Les syndromes corticosurrénaux acquis de l'enfance. Pédiatrie **8**, 359 (1953).

Bierich, J. R.: Über das adrenogenitale Syndrom im Kindesalter. Ann. paediat. (Basel) **177**, 241 (1951).

— Das adrenogenitale Syndrom im Kindesalter. Ergebn. inn. Med. Kinderheilk., N.F. **9**, 509 (1958).

— Grüttner, R.: Beiträge zur hormonalen Regulation des Wasserhaushalts. Mschr. Kinderheilk. **106**, 101 (1958).

Blizzard, R. M., Liddle, G. W., Migeon, Cl., Wilkins, L.: Aldosterone excretion in virilizing adrenal hyperplasia. J. clin. Invest. **38**, 1442 (1959).

Blunck, W., Bierich, J. R.: Diagnose und Therapie des Salzverlustsyndroms. Mschr. Kinderheilk. **117**, 425 (1969).

Bondy, Ph. K., Cohn, G. C., Herrmann, W., Grispell, K. R.: The possible relationship of etiocholanolone to periodic fever. Yale J. Biol. Med. **30**, 395 (1958).

Bongiovanni, A.: Unusual steroid pattern in congenital adrenal hyperplasia: Deficiency of 3β-hydroxy-dehydrogenase. J. clin. Endocr. **21**, 860 (1961).

— Eberlein, W. R.: Defective steroidal biogenesis in congenital adrenal hyperplasia. Pediatrics **21**, 661 (1958).

Broster, L. R., Allen, Cl., Vines, H. W. C., Patterson, J., Greenwood, A. W., Marrian, G. F., Butler, G. C.: The adrenal cortex and intersexuality. London: Chapman & Hall 1938.

Bryan, G. T., Kliman, B., Bartter, F.: Impaired aldosterone production in "salt losing" congenital adrenal hyperplasia. J. clin. Invest. **44**, 957 (1965).

Bush, J., Mahesh, V. B.: Adrenocortical hyperfunction with sudden unset of hirsutism. J. Endocr. **18**, 1 (1959).

Callow, R. K.: Isolation of the male hormone present in the urine of a patient with an adrenal tumor. Chem. and Ind. **55**, 1030 (1936).

Cox, R. J., Shearman, R. P.: Abnormal excretion of pregnanetriolone and Δ^5-pregnentriol in the Stein-Leventhal syndrome. J. clin. Endocr. **21**, 586 (1961).

Degenhart, H.-J., Visser, H. K. A., Rineke, W., Croughs, W.: Aldosterone and cortisol-secretion rates in infants and children with congenital adrenal hyperplasia suggesting different 21-hydroxylation defects in "salt losers" and "non-salt-losers". Acta endocr. (Kbh.) **48**, 587 (1965).

— — Vilmink, R., Frankena, L.: Production and excretion of testosterone in children with congenital adrenal hyperplasia and precocious puberty. Acta endocr. (Kbh.) Suppl. **100**, 51 (1965).

Dobbertin, X.: Beitrag zur Kasuistik der Geschwülste. Beitr. path. Anat. **1900**, 42.

Dorfman, R. J.: Adrenocortical steroids in humans. Ciba Found. Colloq. on Endocr. **8**, 980 (1955).

Eberlein, W. R., Bongiovanni, A. M.: Congenital adrenal hyperplasia with hypertension; unusual steroid pattern in blood and urine. J. clin. Endocr. **15**, 1531 (1955).

Ferriman, D., Thomas, P. K., Purdie, A. W.: Constitutional virilism. Brit. med. J. **1957 I**, 1410.

Fontaine, R., Klein, M., Bollack, C., Gandar, R., Weill, A.: Puberté précoce et pseudohermaphroditisme chez le garçon. Ann. Endocr. (Paris) **15**, 613 (1954).

Gans, F., Ser, J.: Normal pregnancy and delivery in female pseudohermaphroditism. Acta endocr. (Kbh.) **30**, 424 (1959).

Goldstein, A. E., Rubin, S. W., Askin, J. A.: Carcinoma of adrenal cortex with adrenogenital syndrome in children. Amer. J. Dis. Child. **72**, 563 (1946).

Gonzales, R. F., Gardner, L. J.: Congenital adrenal hyperplasia with associated episodes resembling histamin poisoning. Pediatrics **17**, 524 (1956).

Green, O. C., Migeon, C. J., Wilking, L.: Urinary steroids in hypertensive form of congenital adrenal hyperplasia. J. clin. Endocr. **20**, 929 (1960).

HENI, F., GÖBEL, P.: Familiärer postpubertaler Hirsutismus. Endokrinologie **37**, 230 (1959).

JACOBS, D. R., POLL, J. VAN DER, GABRILOVE, J. C., SOFFER, C. J.: 17α-Hydroxyprogesterone — a salt-losing steroid: Relation to congenital adrenal hyperplasia. J. clin. Endocr. **21**, 909 (1961).

KAPPAS, A., HELLMAN, C., FUKUSHIMA, D. K., GALLAGHER, T. F.: The pyrogenic effect of etiocholanolone. J. clin. Endocr. **17**, 451 (1957).

KOWARSKI, A., FINKELSTEIN, J. W., SPAULDING, J. S., HOHNAN, G., MIGEON, C. J.: Aldosterone secretion rate in congenital adrenal hyperplasia. A discussion of the theories on the pathogenesis of the salt-losing form of the syndrome. J. clin. Invest. **44**, 1505 (1965).

LANDAU, R. C., LUGIBIHL, K.: Inhibition of the sodium-retaining influence of aldosterone by progesterone. J. clin. Endocr. **18**, 1237 (1958).

— — The catabolic and natriuretic effects of progesterone in man. Recent Progr. Hormone Res. **17**, 249 (1961).

LARON, Z.: Observations on a baby born to a mother with congenital adrenal hyperplasia. Amer. J. Dis. Child. **98**, 162 (1959).

LOWREY, G. H., BROWN, TH. G.: Precocious sexual development. J. Pediat. **38**, 325 (1951).

MARCHAND, F.: Über allgemeine Hyperplasie der Nebennieren bei Pseudohermaphroditismus femininus. Festschrift Virchow Bd. I, S. 554. Berlin 1891.

MASON, A. S.: Pregnancy in adrenal pseudohermaphrodite treated with cortisone. Brit. med. J. **1961** I, 1003.

MOSIER, H. D., GOODWIN, W. E.: Feminizing adrenal adenoma in a 7 year old boy. Pediatrics **27**, 1016 (1961).

NEW, M. J., MILLER, B., PETERSON, R. E.: Aldosterone excretion in normal children and in children with adrenal hyperplasia. J. clin. Invest. **45**, 412 (1966).

PRADER, A.: Wirkungsstärke und Wirkungsdauer eines neuen Cortison-Depot-Präparates beim kongenitalen adrenogenitalen Syndrom. Acta endocr. (Kbh.) **14**, 341 (1953).

— Die Häufigkeit des kongenitalen adrenogenitalen Syndroms. Helv. paediat. Acta **13**, 426 (1958).

SEGALOFF, A., BOWERS, C. G., GORDON, D. L., SCHLOSSER, J. V., MURISON, P. J.: Hormonal therapy in cancer of the breast. XII. The effect of etiocholanolone therapy on clinical course. Cancer (Philad.) **10**, 1116 (1957).

SIEBENMANN, R. E.: Zur Morphologie des Hypophysenvorderlappens beim kongenitalen adrenogenitalen Syndrom. Schweiz. med. Wschr. **86**, 1256 (1956).

— In: A. LABHART, Klinik der inneren Sekretion, Kap. VII. Berlin-Göttingen-Heidelberg: Springer 1957.

SNAITH, A. H.: A case of feminizing adrenal tumor in a girl. J. clin. Endocr. & Metab. **18**, 318 (1958).

SWYER, G. J. M., BONHAM, D. G.: Successful pregnancy in female pseudohermaphrodite. Brit. med. J. **1961** I, 1005.

SYMINGTON, T., CURRIE, A. R., O'DONNELL, V. J., GRANT, J. U., OASTLER, E. G., WHYTE, W. G.: Ciba Coll. Endocr. **12**, 102 (1958).

TONUTTI, E., BAYER, J. M., SPIEGELHOFF, W.: Beitrag zur Kenntnis der Struktur der Nebennierenrinde beim connatalen adrenogenitalen Syndrom. Endokrinologie **40**, 310 (1961).

VAGUE, J., TÉMIME-MORHANGE, A., GARNIGUES, J., BERTHET, J., FAVIER, G., TEITELBAUM, M., PAGAN, H., MURATORE, R.: Die Hypertrichosen, ihre Entwicklung und ihr Mechanismus. 6. Symposion d. Dtsch. Ges. f. Endokr., Hrsg. H. NOWAKOWSKI. Berlin-Göttingen-Heidelberg: Springer 1960.

WEBER, E. J., MENTEN, M. L.: Histologic studies on a virilizing tumor of the adrenal cortex. Amer. J. Path. **24**, 293 (1948).

WILKINS, L.: A feminizing adrenal tumor causing gynecomastia in a boy of 5 years contrasted with a virilizing tumor in a 5 year old girl. J. clin. Endocr. **8**, 111 (1948).

— The diagnosis of the adrenogenital syndrome and its treatment with cortisone. J. Pediat. **41**, 861 (1952).

— BONGIOVANNI, A. M., CLAYTON, G. W., GRUMBACH, M. M., WYK, J. W. VAN: Virilizing adrenal hyperplasia: its treatment with cortisone and the nature of the steroid abnormalities. Ciba Found. Colloqu. Endocr. **8**, 960 (1955).

— LEWIS, R. A., KLEIN, R., ROSENBERG, E.: The suppression of androgen secretion by cortisone in a case of congenital adrenal hyperplasia. Bull. Johns Hopk. Hosp. **86**, 249 (1950).

ZERSSEN, D. v., MEYER, A.-E., AHRENS, D.: Klinische, biochemische und psychologische Untersuchungen an Patienten mit gewöhnlichem Hirsutismus. Dtsch. Arch. klin. Med. **206**, 334 (1960).

ZURBRÜGG, R. P.: Das kongenitale adrenogenitale Syndrom. Päd. Fortbildungskurse. Bd. 25, S. 76. Basel-New York: Karger 1969.

Das Nebennierenmark

H. ZEISEL, Würzburg

In der Nebenniere der Säugetiere und des Menschen sind Rinde und Mark zu einem einzigen Organ vereinigt, während bei niederen Wirbeltieren die beiden Drüsen als „Interrenalorgan“ und „Suprarenalorgan“ anatomisch getrennte Einheiten bilden. Das Mark gehört zum System des Sympathicus und ist wie dieser neurogenen Ursprungs. Es stellt ein Nebenorgan dieses Systems, ein chromierbares Paraganglion, dar, das Paraganglion suprarenale bzw. adrenale (COHN, POLL, WATZKA u.a.). Die vom Mark ins Blut abgegebenen Wirkstoffe Adrenalin, Noradrenalin und Dopamin sind cyclische Amine, die sich vom Brenzkatechin ableiten und Katechinamine (angelsächsisch Katecholamine) genannt werden.

Außer dem adrenalen Paraganglion sind beim Kinde, je jünger, um so ausgeprägter, noch zahlreiche weitere chromierbare Paraganglien im Bereich des Bauchsympathicus anzutreffen. Das größte ist das Paraganglion abdominale aorticum (ZUCKERKANDL). Nach dem 2. Lebensjahr erfolgt eine weitgehende Rückbildung der sympathischen Paraganglien, abgesehen vom Nebennierenmark, welches an Umfang zunimmt. Aber auch sonst sind im Bereich des Sympathicus chromaffine Zellelemente eingestreut, so daß die Masse dieses Gewebes beim Kinde beträchtlich ist. Von ihm werden Katechinamine abgegeben; von den sympathischen Nervenendigungen wird als typischer Sympathicusstoff das Noradrenalin freigesetzt (v. EULER, 1956).

Historisches. Die früheste Darstellung der Nebennieren (NN) erfolgte durch B. EUSTACH im Jahre 1552; 1856 zeigte VULPIAN die Färbbarkeit der Markzellen mit Eisenchlorid und Jod auf; 1865 demonstrierte HENLE die Färbbarkeit der Markelemente mit Chromsalzen; COHN entschied sich 1898 für die Bezeichnung „chromaffin“. Nachdem eine Anfärbung auch durch andere Stoffe möglich wurde, trat PØLL 1900 für die Bezeichnung „phäochrom“ ein.

REMAK dürfte 1847 wohl als erster den Zusammenhang mit dem Sympathicus gesehen haben und reihte das Organ daher unter die „Nervendrüsen“ ein. BALFOUR wies 1876 darauf hin, daß in der NN zwei Organe vereint sind. Er führte die Begriffe „Interrenalorgan“ für die Nebennierenrinde (NNR) und „Suprarenalorgan“ für das Nebennierenmark (NNM) ein. COHN prägte 1902 den Namen Paraganglien. Als solche bezeichnete er die knotenförmigen Anlagerungen von chromaffinen Zellen im Verlauf der sympathischen Nervenstränge. Die zwei größten dieser Gebilde erhielten einen Eigennamen: Paraganglion suprarenale (= Marksubstanz der NN) und Paggl. (aorticum) abdominale = „Zuckerkandlsches Organ“.

OLIVER und SCHÄFER isolierten 1894 aus dem NNM ein wirksames Prinzip, TAKAMINE und ALDRICH isolierten 1901 den Wirkstoff Adrenalin. STOLZ glückte 1904 die Synthese; damit war das erste Mal ein Hormon synthetisch hergestellt worden.

Es zeigte sich, daß der Markwirkstoff nicht das wirksame therapeutische Prinzip bei der von ADDISON 1855 beschriebenen durch Zerstörung der Nebennieren bedingten „Bronzekrankheit“ ist. Adrenalin entfaltete jedoch ebenfalls beträchtliche Wirkungen. Es führte bei Belastung zur „Alarmreaktion“ (ELLIOTT, 1912) und setzte in Notfallssituationen „Notfallsfunktionen“ (CANNON, 1914) in Gang. Der Sympathicus und seine Paraganglien ermöglichen somit Anpassungsvorgänge des Organismus.

Die Geschichte der NN-Marktumoren geht auf das Jahr 1864 zurück, in dem VIRCHOW ein adrenales Neuroblastom beschrieb; er klassifizierte es als Gliom. COHN berichtete 1894 von einem primären Nebennierensarkom und auch die Beschreiber des klassischen klinischen Bildes mit Metastasierung in Leber und Knochen, PEPPER (1901) und HUTCHINSON (1907) sprachen von Sarkomen. 1910 erkannte WRIGHT, daß es sich hier um Zellen handelte, welche dem Sympathicus entstammten, und setzte sich für die Bezeichnung Neuroblastom ein. Das Phäochromocytom wurde 1886 von FRÄNKEL als beiderseitiger Nebennierentumor bei der Autopsie eines 18jährigen Mädchens beschrieben. MANASSE zeigte 1896 die Chromaffinität der Tumorzellen auf. 1912 setzte sich PICK für die Benennung des Tumors nach dem vorherrschenden Zelltyp, dem Phäochromocyten, ein.

Anatomie, Histologie und Histochemie sowie Physiologie des Nebennierenmarkes. Das NNM liegt im Zentrum der Nebenniere und ist allseitig von der Rinde umschlossen. Die Zellelemente des Markes liegen trabekelförmig um die von der Rinde her einmündenden Gefäße. Histochemisch sind zwei verschiedene Zellelemente im Mark nachweisbar (KLEIN und KRACHT): die A-Zellen, die das Adrenalin bilden, und die NA-Zellen, die das Noradrenalin produzieren. Die Katechine sind an Zellgranula fixiert (KRONBERG und SCHÜMANN).

Das beim jungen Feten im Vergleich zur Rinde nur spärliche Mark nimmt laufend an Umfang zu. Die Daten in Tabelle 115 entstammen den Angaben von SWINYARD.

Das Volumen des NN-Markes ist also bereits beim Feten relativ so groß wie beim Erwachsenen und ist relativ größer beim älteren Säugling und Kleinkind.

Der Adrenalinanteil am Gesamtkatechinamingehalt des Markes beträgt beim Erwachsenen 80%. Beim Feten und Kinde ist er gering, um so geringer, je jünger der Proband ist. HÖCKFELT vermerkt: 0 beim Feten von 3 Monaten,

Tabelle 115. *Volumen des Markes beider Nebennieren im Laufe der Entwicklung*

Alter	pränatal				postnatal							
Monate	3,5	5,0	6,5	10,0	1 Wo.	5	3 Mo.	1 J.	3	13	17	30
NNM-Volumen mm³ absolut	0,72	4,12	27,2	35,8	36,4	50,0	99,2	173,0	362,6	445,6	591,6	700
pro kg Körpergewicht	14,4	10,4	30,0	10,4	11,0	12,4	17,66	16,30	25,2	10,36	10,4	10,8

30% bei der Geburt und 60% im Alter von 2 Jahren. Noch geringer ist der Adrenalinanteil nach den Befunden von WEST: 6% bei Säuglingen bis zu 6 Monaten und 30—40% bei Kindern im Alter von 6 Monaten bis 2 Jahren. Wesentlich höher wird mit 33% der Adrenalinanteil am Gesamtkatechingehalt beim NN-Mark des Feten von GREENBERG und LIND angegeben. — DOPA und Dopamin wurden im NN-Mark nicht aufgefunden.

WEST et al. extrahierten beim jungen Säugling aus dem Paraganglion abdominale (ZUCKERKANDL) fast zehnmal mehr Katechinamine als aus dem NN-Mark. Es wurde nur Noradrenalin aufgefunden. In diesem Lebensabschnitt dominiert also das extraadrenale chromaffine Gewebe als Katechinproduktionsstätte. Die Adrenalinabgabe bleibt aber im wesentlichen auf die typischen, in diesem Alter erst in geringer Anzahl vorhandenen A-Zellen des NN-Markes und einige kleine periadrenale Paraganglien beschränkt.

Im Zentralnervensystem sind Areale anzutreffen, deren Gehalt an Noradrenalin und Adrenalin bzw. Dopamin recht hoch ist (VOGT, CARLSSON et al.). Dopamin soll auch reichlich in bestimmten Zellelementen vorliegen, welche in keinem Zusammenhang mit dem Sympathicus stehen (FALCK et al.). Ein System von chromaffinen Zellelementen in der Haut haben ADAMS-RAY und NORDENSTAM aufgezeigt.

Die Katechinaminausscheidung im Harn des Kindes ist absolut geringer, aber relativ größer als beim Erwachsenen. Nur das Adrenalin läßt Schlüsse auf das Ausmaß der Hormonproduktion im NN-Mark zu. Es wird, das Neugeborene ausgenommen, beim jungen Kinde in relativ größerer Menge eliminiert als das in späteren Lebensabschnitten der Fall ist. Noradrenalin stammt auch aus extraadrenalen Quellen im Bereich des Sympathicus. Die Vanillinmandelsäure ist ein Abbauprodukt beider Katechinamine.

Die durch die beiden Katechinamine im Körper induzierten Reaktionsabläufe sind in der Tabelle 117 aufgezeigt. Darüber hinaus ist eine fibrinolytische, diuretische und auch lipolytische Wirkung vorhanden. Letztere führt zu einem Anstieg der nichtveresterten Fettsäuren im Plasma.

Die Anregung zur Abgabe von Hormonen erhält die Markzelle entweder durch die sehr reichlich in sie einmündenden präganglionären Fasern des Sympathicus oder durch auf dem Blutweg herbeitransportierte Wirkstoffe direkt (z.B. Histamin, KCl u.a.). Die vegetativen Zentren erhalten ihre Impulse aus der Körperperipherie auf neuralem oder humoralem Wege. Außerdem sind es emotionale Situationen, welche in der Zentralarea den Anlaß zur Stimulierung des Sympathicus abgeben. Bei letzterem Anlaß kommt es im Mark nur zu einer Abgabe von Adrenalin. Diese erfolgt auch bei Insulinhypoglykämie und unterbleibt, wenn die neurale Versorgung der Nebennieren unterbrochen wird.

Tabelle 116. *Katechinamine und Vanillinmandelsäure im Harn des Kindes und Erwachsenen* (Nach ZEISEL und ZEISEL u. KUSCHKE)

Alter	1 Wo.	5	3 Mo.	1 J.	3	13	30
Absolut, μg/24 Std							
Gesamtkatechinamine	1,87	3,2	6,4	7,0	9,2	15,7	20,3
Vanillinmandelsäure	150,0	190,0	300,0	660,0	600,0	1300,0	3200,0
Adrenalin in % der Gesamtkatechinamine	0—10	12,5	11	11,5	13	18	19,3%
Relativ (pro kg K.G.) μg/24 Std							
Adrenalin	0—0,07	0,10	0,14	0,10	0,09	0,06	0,05
Noradrenalin	0,59	0,65	0,98	0,78	0,6	0,28	0,22
Vanillinmandelsäure	50,0	54,0	60,0	83,0	46,0	32,0	40,0

Tabelle 117. *Wirkungen des zirkulierenden Noradrenalins und Adrenalins.* (Nach v. EULER u. STRÖM)

Ort der Einwirkung	Reaktion auf	
	Noradrenalin	Adrenalin
Isoliertes Herz	Positiv inotrop	und chronotrop
Herzfrequenz in vivo	Bradykardie	Tachykardie
Mittlerer arterieller Blutdruck	Anstieg	leichter Anstieg oder Abfall
Skeletmuskel	Vasoconstriction	Vasodilatation
Leber	Vasoconstriction	Vasodilatation
Haut	Vasoconstriction	
Niere	Vasoconstriction	
Schweißdrüsen	Aktivierung	
Darm-muskulatur	Erschlaffung	
Pupillen	Dilatation, schwache	Dilatation
Zentral-nervensystem	ohne Effekt	Erregung
Blutzucker	leichter Anstieg	Anstieg
Grundumsatz	leichter Anstieg	Anstieg
Bluteosinophile	leichter Abfall	Abfall

CANNON hat 1914 von „Notfallsfunktionen des sympathico-adrenalen Systems" gesprochen. Er meinte damit Leistungen dieses Systems, welche dem Organismus Anpassung und Überleben ermöglichen, sei es, daß Muskelarbeit, niedriger Blutdruck, Asphyxie, Kälte, Infektionen, Erregung oder Schmerz die Noxe darstellen.

Auch beim Kinde ist das NN-Mark an derartigen Regulationsvorgängen beteiligt. KÄRKI zeigte auf, daß hier wie beim Erwachsenen am Tage die Katechinaminausscheidung höher ist als in der Nacht. Neugeborene reagieren nach GREENBERG et al. mit Vermehrung der Katechinaminausscheidung bei Orthostase (Nor- wie auch Adrenalin), bei der durch Insulin induzierten Hypoglykämie (Adrenalin) und nach SCHIFF et al. auch bei Einwirkung von Kältereizen (20—27° C Außentemperatur). Im letzteren Falle wurde weniger die Adrenalin- als die Noradrenalin- und Dopaminausscheidung vermehrt gefunden, und der Anstieg des O_2-Verbrauches sowie der nichtveresterten Fettsäuren im Plasma war sehr deutlich. Nur ganz junge Frühgeborene der Gewichtsklasse < 1500 g ließen die „Notfallsfunktionen" vermissen, und ihre Rectaltemperatur sank ab. Die Hypoxie dagegen stellt beim Neugeborenen keinen Stimulus des sympathico-adrenalen Systems dar, oder der Regler ist hier auf ein höheres Niveau eingestellt (STERN et al.).

Chemie und Biochemie der Markhormone sowie Pharmakologie der Sympathomimetica und -lytica. Der Aufbau der Katechinamine ist aus Tabelle 118 zu ersehen. Die Entstehung des Noradrenalins aus Dioxyphenylserin ist ebenfalls aufgezeigt worden.

Der Abbau der Katechinamine erfolgt enzymatisch unter Bildung mehrerer Produkte (AXELROD). Liegt in der Produktionsstätte der Vorläufer DOPA reichlich vor und unterbleibt seine Transformation in Katechinamine, was bei Neoplasmen der Fall ist, dann unterliegt er selbst auch Abbauvorgängen.

Die *Nachweismethoden* erstrecken sich in den Körperflüssigkeiten auf die Bestimmung der Katechinamine und im Harn auch auf die des Vorläufers DOPA sowie auf die der Abbauprodukte Metakatechine und Phenolcarbonsäuren. Dazu s. SCHWENK in Bd. 2/I, S. 607 bis 612 dieses Handbuches.

Tabelle 118. *Schema des Aufbaues der Katechinamine*

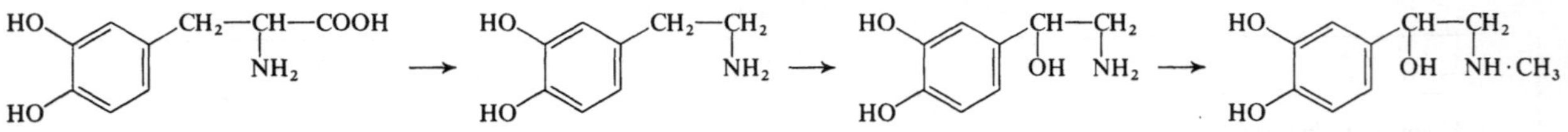

HO, HO-Phenyl—CH_2—CH(NH_2)—COOH	→ HO, HO-Phenyl—CH_2—CH_2(NH_2)	→ HO, HO-Phenyl—CH(OH)—CH_2(NH_2)	→ HO, HO-Phenyl—CH(OH)—CH_2(NH·CH_3)
DOPA	Dopamin	Noradrenalin	Adrenalin
Dioxyphenylalanin	Dioxyphenyläthylamin	Dioxyphenyloxyäthylamin	Dioxyphenyloxyäthylmethylamin
	Synonyma		
	Oxytyramin	Arterenol Norepinephrin	Epinephrin Epirenin Suprarenin Paranephrin

Tabelle 119. *Teilschema des Abbaues der Katechinamine*

Enzym II Abbauprodukt Phenolcarbonsäure	Hormon	Enzym I Katechin-O-Methyl-Transferase Abbauprodukt Metakatechin	Enzym II Aminoxydase + Aldehyddehydrogenase Abbauprodukt Phenolcarbonsäure
← $(HO)_2C_6H_3$–CH(OH)–COOH 3,4-Dihydroxy-Mandelsäure	$(HO)_2C_6H_3$–CH(OH)–CH_2–NH·CH_3 Adrenalin →	CH_3·O(HO)C_6H_3–CH(OH)–CH_2–NH·CH_3 Methyl-Adrenalin (Metanephrin) →	CH_3·O(HO)C_6H_3–CH(OH)–COOH 3-Methoxy-4-Hydroxy-Mandelsäure (Vanillinmandelsäure)
← (3,4-Dihydroxy-Mandelsäure)	$(HO)_2C_6H_3$–CH(OH)–CH_2–NH_2 Noradrenalin →	CH_3·O(HO)C_6H_3–CH(OH)–CH_2–NH_2 Methyl-Noradrenalin (Normetanephrin) →	(3-Methoxy-4-Hydroxy-Mandelsäure)
$(HO)_2C_6H_3$–CH_2–COOH 3,4-Dihydroxy-Phenylessigsäure ←	$(HO)_2C_6H_3$–CH_2–CH_2–NH_2 Dopamin →	CH_3·O(HO)C_6H_3–CH_2–CH_2–NH_2 Methyl-Dopamin (Metadopamin) →	CH_3·O(HO)C_6H_3–CH_2–COOH 3-Methoxy-4-hydroxy-Phenylessigsäure (Homovanillinsäure)
Transaminase	Vorläufer		Transaminase
$(HO)_2C_6H_3$–CH_2–C(=O)–COOH 3,4-Dihydroxy-Phenylbrenztraubensäure ←	$(HO)_2C_6H_3$–CH_2–CH(NH_2)–COOH DOPA →	CH_3·O(HO)C_6H_3–CH_2–CH(NH_2)–COOH Methyl-DOPA →	CH_3·O(HO)C_6H_3–CH_2–C(=O)–COOH 3-Methoxy-4-hydroxy-Phenylbrenztraubensäure

Endogen entstandene (Phenylketonurie, Tyrosylurie) wie auch exogen zugeführte Phenolkörper (z. B. Salicylsäure, Kaffee, Obst und Gemüse) können beim Erwachsenen und Kinde die Bestimmung erschweren, ja unmöglich machen. Gegebenenfalls ist der Harn eines gesunden altersgleichen Kontrollkindes, welches denselben Kostplan hat, mitzuuntersuchen.

Die von den beiden Katechinaminen induzierten biologischen Abläufe in Organen und Organsystemen werden durch die vorliegenden α- und (oder) β-Receptoren des sympathischen Systems vermittelt (AHLQUIST). In vielen Organen sind beide Arten von Receptoren vertreten, aber die glatte Muskulatur ist überwiegend durch α-Receptoren versorgt, für welche das Noradrenalin den Überträgerstoff darstellt. Die erregenden Effekte des Sympathicus werden über die α-Receptoren vermittelt; für die Hemmwirkungen, so auch die periphere Vasodilatation, sind die β-Receptoren verantwortlich. Eine Ausnahme bildet das Herz, in welchem die β-Receptoren die positiv ino-, chrono- und bathmotrope Wirkung des Adrenalins vermitteln. Adrenalin ist ein typischer Stimulator der β-Receptoren, aber es „paßt als Schlüssel auch in das Schloß der α-Receptoren“, so daß in Organen, wo diese reichlich vorhanden, von ihm auch erregende Effekte erzielt werden. Die für das Adrenalin typische periphere Vasodilatation wird erst dann offensichtlich, wenn die α-Receptoren der Gefäße medikamentös ausgeschaltet werden.

Pharmakologie der Katechinamine, der Sympathomimetica, Antisympathotonica und Sympatholytica. Man nützt therapeutisch die vasopressorische Aktivität des Noradrenalins (Arterenol) beim paralytischen Kollaps und die broncholytische des Adrenalins (Suprarenin) beim Bronchialasthma, seine starke Wirkung auf nomotope und heterotope Reizbildung beim Herzstillstand und die hyperglykämisierende bei Hypoglykämie, wenn in diesen Situationen nicht dem Sympathomimeticum Isoproterenol (= Isoprenalin, Isopropylnoradrenalin, Aludrin) oder dem isomeren Orciprenalin, Alupent mit reiner Wirkung auf β-Receptoren, der Vorzug gegeben wird. Dieses Pharmakon ist aus dem Adrenalin durch Verlängerung der Seitenkette entstanden. Die vasoconstrictorischen Substanzen, die anstelle des Noradrenalins treten können, werden durch Veränderungen am Ring oder (und) der Seitenkette hergestellt. Ein Teil dieser Vasoconstrictoren wirkt nur bei parenteraler Zufuhr (z. B. Novadral), andere hingegen haben auch bei peroraler Zufuhr einen guten Effekt (z. B. Effortil). — Nach therapeutischen Dosen von Sympathotonica kann es bei Patienten, die als Thymolepticum einen Monaminoxydase- (= MAO-) Hemmstoff erhalten, zu schweren Blutdruckkrisen kommen.

Sind die Receptoren am Organ blockiert (Sympatholytica), dann bleiben die humoral aus den Paraganglien herangeführten oder von den sympathischen Nervendigungen lokal freigesetzten Katechinamine ohne Effekt. Handelt es sich um α-Receptorenblockierende Substanzen (Phenoxybenzamin-Dibenzylin, Phentolamin-Regitin, Azapetin-Ilidar u.a.m.), dann unterbleibt der vasoconstrictorische Effekt des Noradrenalins und Adrenalins. Letzteres kann in solcher Situation jetzt über die noch erregbaren β-Receptoren zur Vasodilatation führen (Adrenalinumkehr). Die β-Receptoren-blockierenden Substanzen (Propranolol-Dociton, Inderal u.a.m.) unterbinden den vom Adrenalin sonst über die β-Receptoren in Organen erzielten Effekt. — Antisympathotonica setzen den Tonus des sympathischen Nervensystems durch unzureichende Freisetzung von Katechinaminen herab. Zu einer Entspeicherung der Katechinamingranula und Behinderung des Speichervermögens in der postganglionären sympathischen Nervenfaser führen mehrere Pharmaka (Reserpin, Guanethidin, Iproveratril u.a.m.). Ganglienblocker unterbinden die ganglionäre Übertragung. Auch die vegetativen Areale des Zentralnervensystems können durch entsprechende Substanzen gehemmt werden; eine derartige Wirkung hat das Alkaloid Reserpin, welches in der Peripherie zu den wirksamsten „Antispeicher“-Substanzen gehört und auch im NNM die Bildung und Freisetzung der Katechinamine behindert. — Bemerkenswert ist der Weg zum Herabsetzen des Sympathicotonus durch Synthese eines „falschen Noradrenalins“. Das zugeführte α-Methyldopa wird zu α-Methylnoradrenalin aufgebaut, und dieses tritt in den sympathischen Nervenendigungen anstelle des Noradrenalins als Wirkstoff auf. Es wirkt dabei aber viel schwächer.

Pathologie und Pathophysiologie des NN-Markes. Das häufigste pathologisch anatomische Substrat im Bereich des NN-Markes beim Kinde ist der autochthone Tumor. Am häufigsten ist das Neuroblastom, gefolgt vom Ganglioneurom, und relativ selten das Phäochromocytom vorzufinden. Neurolemmome und Neurofibrome bzw. -sarkome sind seltener anzutreffen.

Das kleinzellige nichtchromaffine *Neuroblastom* ist, wenn es im NN-Mark oder sonst im Bereich des Sympathicus vorgefunden wird und „Pseudorosetten“ aufweist, gut zu diagnostizieren. Bioptisches Material, welches von anderen Standorten (Metastasen) stammt, ist nicht immer klar zu beurteilen. Der typische Befund von „Pseudorosetten“ ist indessen nicht immer zu erheben, und Fehldeutungen als andere Typen von undifferenzierten Rundzellentumoren einschließlich Retinoblastom und in Afrika auch Burkitt-Tumor, sind nicht selten. GRANT und PULVERTAFT weisen darauf hin, daß mittels Gewebekultur aus dem durch Aspiration aus Tumor bzw. Knochenmark gewonnenen Material die Diagnose binnen 24 Std

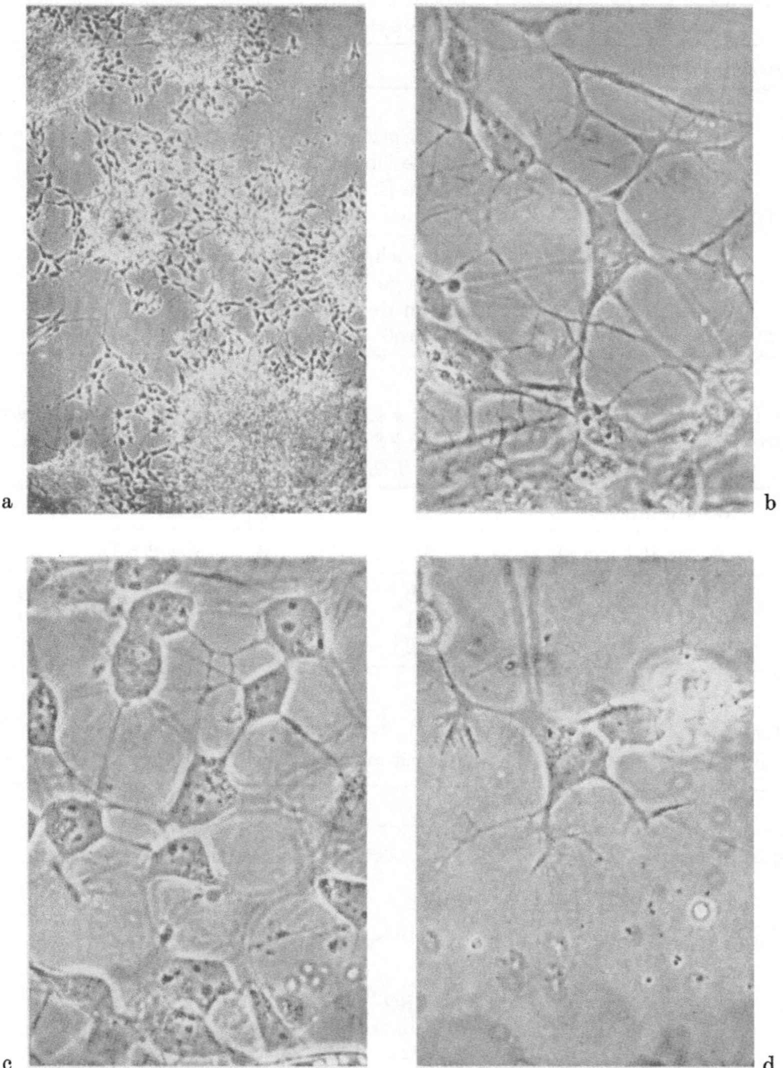

Abb. 134a—d. Neuroblastom. a Gewebekultur (× 100); b und c Fibrillenbildung (× 1000); d Endplatten (× 1000). (Aus GRANT, H., and R. J. V. PULVERTAFT, 1966)

gestellt werden kann: Die Zellelemente bilden beim Neuroblastom deutliche Neuriten aus, die gegenseitig Kontakt aufnehmen. Bei Langzeitkulturen (7 Tage bis zu einem Jahr) ist Reifung und Transformation zu Ganglienzellen beobachtet worden (GOLDSTEIN et al.).

Der chromaffine Tumor, das *Phäochromocytom*, weist beim Kinde seltener reichlich Granula auf, als das in dieser Situation beim Erwachsenen der Fall ist. Die in den Zellen gebildeten Katecholamine werden nicht gespeichert, sondern rasch aus den Zellen eliminiert; ihre Durchsatz- bzw. Umsatzrate ist hoch. Die Tumoren sind beim Kinde kleiner als beim Erwachsenen, und der Anteil von Adrenalin an den Gesamtkatechinaminen ist gering (s. Tabelle 120).

Beide Tumorarten geben vermehrt Katechinamine ab. Beim Neuroblastom wird reichlich Dopamin gebildet, aber dieses nur zum Teil in Noradrenalin und Adrenalin transformiert. Im Harn dieser Kinder ist vor allem der Metabolit Homovanillinsäure (HVS) stark erhöht. Beim Phäochromocytom sind vor allem die aus Noradrenalin bzw. Adrenalin herrührenden Metanephrine und die Vanillinmandelsäure (=VMS) vermehrt. Sehr oft werden aber auch andere Abbauwege beschritten (Tabelle 122) — für die Neuroblastome bevorzugt diejenigen im Teil A, für die Phäochromocytome die-

Tabelle 120. *Anatomische und biochemische Typisierung von 32 benignen Phäochromocytomen beim Erwachsenen und Kinde.* (Nach Crout u. Sjoerdsma sowie Rosenthal et al.)

Anzahl	Erwachsene	Kinder	Wesen	Klinik
32	26	6		
Typus I	16	6	1. Geringe Speicherung von Katecholaminen im Tumor, aber hohe Umsatzrate	Dauerhochdruck
			2. Adrenalin-Gehalt gering	
	< 50 g	< 25 g	3. Tumor klein	
Typus II	10	—	1. Hohe Speicherung von Katecholaminen im Tumor, aber geringe Umsatzrate	RR-Paroxysmen
			2. Adrenalin-Gehalt höher	
	> 50 g	> 25 g	3. Tumor groß	

Tabelle 121. *Vanillinmandelsäure (VMS), Metanephrin (MN = Methyl-Adrenalin) und Normetanephrin (NMN = Methyl-Noradrenalin) sowie Homovanillinsäure (HVS) im Harn des gesunden Kindes.* (Nach Clark et al.). *M = Mittelwerte, M + 2 S.D. = obere Grenze der Norm*

Harn/24 Std mg	0—4 Jahre		4—8 Jahre		8—12 Jahre		über 12 Jahre	
	M	M + 2 S.D.	M	M + 2 S.D.	M	M + 2 S.D.	M	M + 2 S.D.
VMS	1,1	2,3	2,5	4,9	3,7	5,9	4,8	7,4
MN + NMN	0,4	0,8	0,6	1,4	0,8	1,6	1,0	1,6
HVA	1,5	2,5	3,4	8,2	4,7	9,3	6,8	13,0

Tabelle 122. *Schema des Abbaues der Katecholamine bei Neuroblastom, Ganglioneurom und Phäochromocytom*

Die Wege 1 und 2 sind in der Regel sehr breit, aber auch die Wege 3 und 3a können hier stark betont sein.

A	B
N-Acetyl-dopamin	N-Acetyl-noradrenalin
↑ ③	↑ ③
Dopamin	Noradrenalin/Adrenalin
↓ ①	↓ ①
Metadopamin	Metanephrin
↓ ②	↓ ②
Homovanillinsäure	Vanillinmandelsäure → Vanillinsäure
↓ ③a	↓ ③a
Dihydroxyphenyl-essigsäure	Dihydroxymandelsäure
	Protocatechusäure
	p-Hydroxybenzoesäure
	o- und m-Hydroxyhippursäure

jenigen im Teil B der Tabelle. Überschneidungen sind aber möglich (Karlson et al., Kraupp et al., Sack u. Koll).

Der Nachweis dieser Vielzahl von Phenolcarbonsäuren gelingt nur mittels Chromatographie und muß Speziallaboratorien überlassen werden.

Eine *Hyperplasie* des NN-Markes mit großen Zellelementen und großen Kernen sowie Auftreten von Riesenzellen vermerken Drake et al. am Sektionsgut von Kindern und Erwachsenen, vor allem bei Hirntumoren, Diabetes, Adipositas, Thyreotoxikose und essentieller Hypertonie. Klein und Kracht fanden im Tierexperiment bei Langzeitbelastung eine deutliche Vacuolisierung der NN-Markzellen als Substrat vermehrter Katechinaminabgabe.

Das NN-Mark fehlt bei *Aplasie* oder nach chirurgischer Entfernung der Nebennieren. Entzündungen, Blutungen und hierher metastasierte Neoplasmen können zur Destruktion des Organs führen.

Eine Überfunktion des NN-Markes kann auch vorliegen, wenn von ihm durch Druck aus der Umgebung (Lipome, Cysten u. a. m.) laufend oder paroxysmal Katechinamine abgegeben werden (Lange). — Eine Überfunktion des sympathico-adrenalen Systems resultiert ferner, wenn der Abbau der Katechinamine e medico durch Monoaminoxydasehemmstoffe blockiert wird. In dieser Situation werden Paroxysmen durch die mit der Nahrung zugeführten Amine wie Tyramin (reichlich in manchen Käsesorten, im Wein u. a. m.) und Histamin (im Wein, Bier, Hefeextrakten, Sauerkraut) ausgelöst (L. A. in Lancet 1965). In Normalsituationen werden diese wie auch die anderen alimentären Amine (Brenzkatechin- und Tryptamine in Bananen, Schokolade, Citrusfrüchten), wenn nicht in sehr großer Menge aufgenommen, von der Monoaminoxydase der Darmschleimhaut inaktiviert.

Ein klinischer Hyperadrenalismus wird auch dann anzutreffen sein, wenn vermehrt Katechinamine an extraadrenalen Stellen im Körper gebildet oder von außen zugeführt werden. Dasselbe ist der Fall bei übermäßiger Zufuhr von Sympathomimetica.

Ein relativer Hyperadrenalismus liegt dann vor, wenn eine Überempfindlichkeit der sympathischen Receptoren gegenüber zirkulierenden Katechinaminen besteht. Das ist dann der Fall, wenn nach anatomischer (Sympathektomie) oder pharmakologischer Blockade der Terminalstrecke des neuralen Sympathicus (in den Ganglien oder postsynaptischen Strecke und deren Speicher) die Receptoren von dieser Seite her keine Impulse erhalten.

Die Unterfunktion des NN-Markes ist bei Fehlen oder Destruktion des Organs offensichtlich. Sie liegt aber auch dann vor, wenn die Markzellen durch Pharmaka entspeichert worden sind und Katechinamine fehlen oder bei Zufuhr von α-Methyldopa, indem aus ihm ein „falscher Überträgerstoff" = α-Methylnoradrenalin gebildet wird. — Eine adrenergische Unterfunktion wird auch dann anzutreffen sein, wenn Katechinamine aus dem NNM für Regulationsvorgänge wegen Fehlens des Reflexmechanismus nicht abgegeben werden können. Schließlich wird klinisch eine Unterfunktion auch dort vermerkt, wo die Receptoren auf die Wirkstoffe nicht ansprechen. Das ist bei Acidose und pharmakologischer Receptorblockade (α- oder β-Receptoren bzw. beide) der Fall.

Eine relative Unterfunktion des Sympathicus resultiert, wenn nach Entfernung eines Phäochromocytoms die Receptoren der Peripherie plötzlich auf das gewohnte Übermaß von Katechinaminen verzichten müssen. Der Blutdruck fällt stark ab, und es bedarf in der Regel sehr großer Mengen von Noradrenalin über längere Zeit, um ihn zu stabilisieren.

Seit langem wird im Schrifttum erörtert, wie weit bei der Schizophrenie Metabolite der Katechinamine auftreten könnten, welche eine chemische Verwandtschaft mit Mescalin aufweisen und dessen psychomimetische Wirkung besitzen könnten. Die Untersuchungen konzentrierten sich auf den Nachweis *einer* solchen Substanz, nämlich des 3,4-Dimethoxy-phenyläthylamin (in der angelsächsischen Literatur als D.M.P.E. bezeichnet) in Körperflüssigkeiten und im Harn schizophrener Patienten. Die Befunde über den „pink spot" (= rosa Fleck) im Chromatogramm des Harnes dieser Patienten waren widersprechend, so daß das Interesse abflaute. Die Problematik wurde aber vor kurzem wieder aktualisiert, s. Bourdillon et al.

Tabelle 123. „*Pink spot*" *als fraglicher Metabolit der Katechinamine mit psychomimetischer Wirkung des Mescalins bei Schizophrenie*

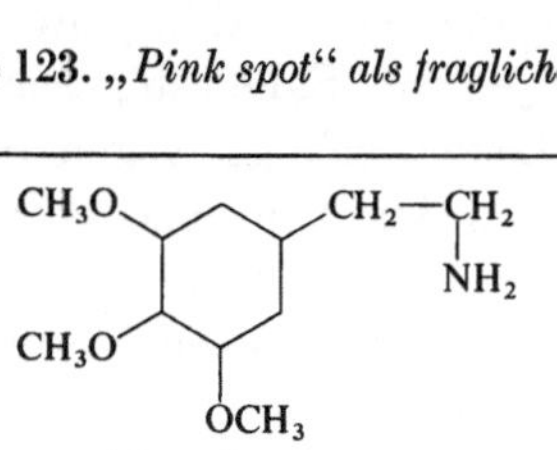

Mescalin	Metadopamin	3,4-Dimeta-phenyl-äthylamin «pink spot» (D.M.P.E.)
CH_3O, CH_3O, OCH_3; $CH_2—CH_2—NH_2$	CH_3O, HO; $CH_2—CH_2—NH_2$	CH_3O, CH_3O; $CH_2—CH_2—NH_2$

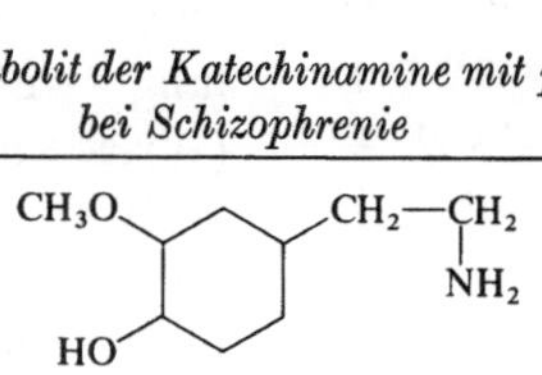

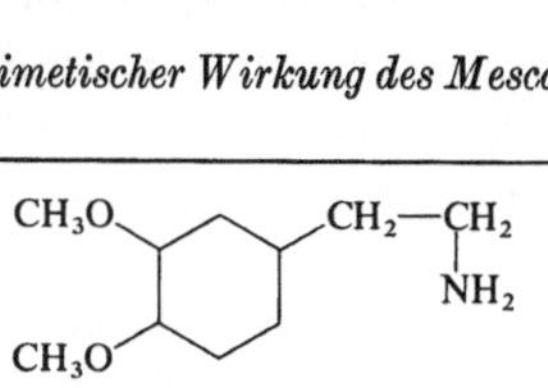

Klinik der NN-Markerkrankungen.
Neuroblastom

Der häufigste Tumor im Bereich des NN-Markes ist beim Kind das *Neuroblastom* (Neuroblastoma sympathicum, Sympathogoniom, Sympathicoblastom). Dieses Malignom kann im gesamten Bereich des Sympathicus entstehen, doch überwiegt die Lokalisation im Bauch- bzw. Retroperitonealraum; das NN-Mark ist der Hauptsitz des Tumors. Das geht klar aus der Auswertung von 1030 Beobachtungen des Weltschrifttums hervor, die von K. D. Bachmann vorgenommen wurde.

Tabelle 124. *Topik des Neuroblastoma sympathicum.* (Nach K. D. Bachmann)

Lokalisation des Primärtumors		
Nebennieren	691	67,1%
Bauch- u. Beckensympathicus	204	19,8%
Brust- u. Halssympathicus	135	13,1%
	1030	100,0%

Tumortopik in den Nebennieren

Nebenniere	rechts	links	beiderseits	unbekannt
691	307	279	43	62

Symptomatologie und Diagnostik. Es erkranken vor allem Säuglinge und Kleinkinder. Das Neuroblastom kann bereits beim Feten und Neugeborenen als ausgedehnter Tumor mit Metastasen in Leber und Lymphknoten, auch in der Placenta, vorliegen, ohne daß eine Metastasierung über diese Schranke hinaus in die Mutter zu verzeichnen wäre (Strauss und Driscoll). Beckwith und Perrin weisen darauf hin, daß sie bei Routineuntersuchungen von Nebennieren junger Säuglinge mikroskopisch Neuroblastome in einer Häufigkeit vorfanden, die 40mal höher als zu erwarten ist. Es muß also angenommen werden, daß das Gros dieser „in situ neuroblastomata“ schwindet, bevor sie klinisch evident werden. — Geschwistererkrankungen sind selten, aber gelegentlich beschrieben worden (Willich und Buschmann, Chatten und Voorhess).

Im gleichen Lebensabschnitt tritt auch das maligne Nephroblastom (Wilms-Tumor) bevorzugt auf. So ist die Forderung, bei jeder Routineuntersuchung des Säuglings und Kleinkindes das Abdomen (vor allem die Nierengegend) zu palpieren, voll berechtigt.

Das Neuroblastom metastasiert sehr rasch, beim jungen Säugling gelegentlich nur in die Haut; weit häufiger ist die Metastasierung in Leber und Lymphknoten. Beim Kleinkind erfolgt die Metastasierung bevorzugt ins Skelet; häufig ist dabei die Schädelkalotte (Orbitaldach-Exophthalmus) betroffen (Gross et al., Weicker). In knapp der Hälfte der Fälle von metastasierendem Neuroblastom ist das Knochenmark befallen, so daß die Knochenmarkspunktion für die Diagnostik von großer Bedeutung ist. Im Gegensatz zum Wilms-Tumor sind Metastasen in der Lunge selten vorzufinden.

Das Neuroblastoma sympathicum muß heute als endokrin aktiver Tumor angesehen werden, denn im Tumor und im Harn der Kinder werden Katecholamine, deren Vorläufer und Abbauprodukte nachgewiesen (Mason et al., Voorhess u. Gardner, v. Studnitz, Käser et al., Williams u. Greer, Clark et al.). Dopamin und sein Metabolit, die Homovanillinsäure, werden fast regelmäßig vermehrt aufgefunden, ebenso die Vanillinmandelsäure. Hypertonie und profuses Schwitzen wurden bei Neuroblastom-Kindern beschrieben, Durchfälle sollen recht häufig zu beobachten sein.

Die **Diagnostik** hat davon auszugehen, daß jedes Neoplasma im Oberbauchbereich beim jungen Kind ein adrenales Neuroblastom sein kann und jeder im Bereich des Abdomens oder anderenorts tastbare Tumor oder radiologisch aufgefundene Rundschatten ein derartiges Neoplasma oder seine Metastase darstellen können. Deutliches Schwitzen und Durchfälle verstärken den Verdacht. Biopsie, Knochenmarkspunktion und Bestimmung der Katecholamine und deren Abbauprodukte im Harn ermöglichen eine Abgrenzung gegenüber anderen neoplastischen oder chronisch entzündlichen Veränderungen.

Die Therapie besteht in der chirurgischen Entfernung des Tumors (Kopp et al.). Sofern das Neuroblastom noch nicht metastasiert hat, ist es chirurgisch wie ein „akuter Notfall“ zu behandeln, d. h. innerhalb von 24 Std nach Diagnosestellung zu operieren. Röntgenbestrahlung wird in jedem Falle angeschlossen (Wittenborg). Leider gelingt wegen des invasiven Wachstums der Neuroblastome auch bei Solitärtumoren die Totalexstirpation nicht immer; in der Regel handelt es sich außerdem um metastasierende Tumoren, so daß eine cytostatische Behandlung durchgeführt werden muß. Man verabfolgt Cyclophosphamid (Endoxan) entweder 5—10 mg/kg K.G./Tag i.v. 10 Tage lang, danach weiter oral die Hälfte der Dosis, oder besser in Form der verträglicheren i.v. Stoßtherapie mit 15 mg/kg K.G. alle 2 Wochen. Auf Knochenmarksdepressionen ist genau zu achten. In den letzten Jahren wird zunehmend Vincristin verwendet (WINDMILLER), auch dieses am besten in Form intravenöser Stöße von 0,05 mg/kg K.G. alle 2 Wochen — je nach Verträglichkeit bis zu 6 Injektionen insgesamt. An toxischen Nebenwirkungen wird beobachtet: Nausea und Erbrechen, Bauchschmerzen und Obstipation sowie vor allem neuromuskuläre Störungen; es treten Muskelschwäche und Parästhesien auf, die auch nach Absetzen des Mittels nur langsam (in Monaten) zurückgehen und sogar irreversibel sein können (SUTOW). Nicht außer acht gelassen werden dürfen ferner die immundepressiven Wirkungen, die den Cytostatica ebenso eigen sind wie einer hochdosierten Röntgentherapie. Sie müssen durch Gammaglobulin (Gammavenin) und wiederholte Bluttransfusionen ausgeglichen werden, mit denen gleichzeitig die oft bestehende bzw. therapeutisch verursachte Anämie behoben wird. — Die von BODIAN inaugurierte hochdosierte Vitamin B_{12}-Behandlung hat sich nicht bewährt.

Die *Prognose* des Neuroblastoms ist dubios, doch heute nicht mehr aussichtslos. Kinder mit Fernmetastasen überleben das auf die Diagnosestellung folgende Jahr in der Mehrzahl nicht. Wird die Diagnose jedoch frühzeitig gestellt, so bestehen durchaus Chancen, daß Metastasen noch fehlen und therapeutisch eine vollständige Heilung erzielt wird. Je jünger das Kind bei der Diagnosestellung ist, desto besser sind seine Aussichten, zu überleben (BACHMANN, KOOP u.a.). Auch bei ausgedehntem Primärtumor und massiver Metastasierung (außerhalb des Skelets) sind in seltenen Fällen Spontanheilungen beobachtet worden (MÜLKE u. HORNSTEIN).

COLLINS errechnet bei behandelten malignen embryonalen Tumoren eine „Risikoperiode". Sie ergibt sich aus dem Alter des Kindes bei der Diagnosestellung und den 9 Monaten der intrauterinen Entwicklung. Damit von einer guten Prognose bzw. von Heilung gesprochen werden kann, ist zu fordern, daß ein einjähriges Neuroblastomkind 12 + 9 Monate übersteht. Auf diesen Zeitraum sind die therapeutischen Bemühungen und die Rezidivprophylaxe auszurichten.

Ganglioneurom

Im Gegensatz zum Neuroblastom ist das *Ganglioneurom* eine reifzellige und gutartige Geschwulst. Nicht selten findet man aber in zunächst als benigne angesprochenen Tumoren bei genauer histologischer Untersuchung doch undifferenzierte Neuroblasten, so daß von *Ganglioneuroblastomen* gesprochen werden muß. WILLIAMS u. GREER weisen darauf hin, daß Katecholamine und deren Vorläufer und Metaboliten auch bei Ganglioneuromen im Harn aufzufinden sind, so daß eine Abgrenzung gegenüber dem Neuroblastom auf diese Weise nicht möglich ist. Häufig werden bei Ganglioneurompatienten Durchfälle beobachtet. — Die Therapie soll wie beim Neuroblastom durchgeführt werden.

Phäochromocytom

Das *Phäochromocytom* ist der klassische humoral aktive Tumor des sympathico-adrenalen Systems. Der auch als chromaffines Paragangliom bezeichnete Tumor kann überall im Bereich des Sympathicus vorkommen und wurde sogar im Bereich des Glomus caroticum, welcher vor allem ein parasympathisches Paraganglion darstellt (WATZKA), aufgefunden (GLENNER et al.).

Das Phäochromocytom ist beim Kinde seltener als beim Erwachsenen und ganz selten beim jungen Kinde anzutreffen (HUME, FARQUHAR, 1958; TEVETOGLU u. LEE, STACKPOLE et al.). Es weicht beim Kinde in der Symptomatologie in vielen Zügen vom Phäochromocytom des Erwachsenen ab (Tabelle 125).

Das Phäochromocytom ist beim Kinde wie beim Erwachsenen vor allem im Gebiet des Abdomen anzutreffen (SYMINGTON und GOODALL, v. EULER und STRÖM, SACK u. KOLL); sein Hauptsitz ist das Nebennierenmark. Die Multiplizität (NN beiderseits, NN und anderenorts, multiples außerhalb der NN) von Tumoren beim Phäochromocytom des Kindes beträgt mit 39% etwa das Vierfache der beim Erwachsenen; sie ist für den Operateur von großer Bedeutung. Der Tumor ist beim Kinde eher kleiner und die Hormonabgabe ist kontinuierlicher, so daß der Dauerhochdruck häufiger anzutreffen ist. Es wird eher Noradrenalin als Adrenalin produziert. Mit der Neurofibromatose ist es beim Erwachsenen (4,8%) häufiger verbunden als beim Kinde (1,4%).

Tabelle 125. *Altersverteilung und Lokalisation des Phäochromocytoms beim Kinde.* (Nach HUME)

Altersverteilung

Alter (Jahre)	0—5	6—10	11—16	Gesamt
Anzahl	10	22	51	83

Topik des Phäochromocytoms

Adrenal			Extraadrenal					Gesamt
Nebennieren			Abdomen			Thorax	anderenorts	
re.	li.	bds.	re.	li.	bds.			
25	11	15	1	6	3	1	—	—
und auch anderenorts			multipel			—	—	—
4	3	3	2	1	—	—	1	—
29	14	18	3	7	3	1	1	76
61 (80,2%)			15 (19,8%)					76 (100%)

Das *maligne metastasierende Phäochromocytom* (-blastom) wird beim Kinde nicht häufig verzeichnet. PALMIERI et al. werteten 59 als maligne bezeichnete Phäochromocytome des Weltschrifttums nach den Kriterien von DAVIS et al. aus und konnten darunter nur 35 sichere Malignome feststellen. Im Kindesalter war dieser Tumor besonders selten.

Alle Fälle hatten praktisch eine weit zurückreichende Anamnese, so daß angenommen werden muß, daß zuerst ein benignes Phäochromocytom vorlag, das nach Jahrzehnten maligne wurde.

DAVIS et al. akzeptieren die Diagnose ,,Malignes Phäochromocytom" nur dann, wenn Metastasen an solchen Stellen vorliegen, wo sonst aberrierendes endokrines Gewebe nicht gefunden wird; weiterhin muß die inkretorische Funktion in den Metastasen nachzuweisen sein. SACK und KOLL vermerken aber, daß beim malignen Phäochromocytom die endokrine Aktivität verloren gehen kann und dann, wie bei allen anderen Malignomen, nur die Kachexie vorliegt. KARLSON et al. weisen darauf hin, daß in solcher Situation das acetylierte Dopamin die Wirkung von Adrenalin bzw. Noradrenalin stark abschwächen bzw. sogar blockieren kann.

Die Symptomatologie des Phäochromocytoms ist durch die dauernd oder stoßweise vermehrt abgegebenen Katechinamine bedingt. Der *Anfall* wird subjektiv als äußerst bedrohlich empfunden; Kopfschmerzen, Unruhe, Angst, Druck und Enge in der Brust, Herz-

Tabelle 126. *Alters- und Geschlechtsverteilung sowie Topik des Primärtumors beim malignen Phäochromocytom.* (Nach PALMIERI et al.)

Altersverteilung							Geschlechtsverteilung
Alter (Jahre)	bis 10	bis 20	bis 30	bis 50	bis 81	Gesamt	
Anzahl	0	3	7	16	9	35	19 ♂ u. 16 ♀

Topik des Primärtumors

Adrenal	Extradrenal		
24	11		
	ZUCKERKANDL 2	sympath. Ganglien 8	Harnblase 1

klopfen, Schmerzen im Oberbauch, Übelkeit und Erbrechen werden vermerkt. Die Kinder sind blaß, die Pupillen weit, es tritt profuser Schweiß auf. Gleichzeitig sind Blutdruckkrisen bis 200 mm Hg und darüber zu registrieren. Danach folgt extreme Schwäche.

Die Paroxysmen können wiederholt an einem Tag oder auch nur einige Male im Jahr auftreten. Weitere Symptome wie Polyurie und -dipsie, Albuminurie, Obstipation, Hyperglykämie und Glykosurie, ferner Leukocytose und Eosinopenie können hinzukommen.

Das Gros der Phäochromocytom-Kinder weist jedoch einen *Dauerhochdruck* auf. Aber auch in dieser Situation sind Paroxysmen wie oben mit weiterer Blutdrucksteigerung immer wieder zu beobachten. Sehr häufig liegen hier Retinopathie (77%) und Visusstörungen (44%) vor.

Beim Erwachsenen kann gelegentlich bei Phäochromocytomen, die Adrenalin produzieren, die paroxysmale Hypertension im „Anfall" fehlen und sogar durch eine paroxysmale Hypotension ersetzt werden. Beim Phäochromocytom-Kinde fehlen derartige Beobachtungen.

Die Diagnostik erfährt heute ihre beweisende Ergänzung durch den Nachweis der auf das 10—100fache vermehrt im Harn eliminierten Katechinamine und ihrer Abbauprodukte, vor allem der Metanephrine und der Vanillinmandelsäure. Bei der Dauerhochdruckform ist so der pharmakologische Lysistest mit dem α-Receptorenblocker Phenoxybenzamin (Regitin 3 mg/m² Oberfläche i.v. nach LABHART) entbehrlich, ebenso der Provokationstest mit Histamin (0,02 mg/m² Oberfläche i.v.) oder Tyramin (ENGELMANN u. SJOERDSMA), wo es bei Vorliegen eines Phäochromocytoms in 2—4 min nach der Injektion zur Blutdruckkrise, Anstieg der Katechinamine und deren Abbauprodukten in Blut und Harn für 2—4 Std kommen kann. Der Histamin-Provokationstest wäre nur dann beim Kinde indiziert, wenn aufgrund der Anamnese ein paroxysmal sezernierendes Phäochromocytom anzunehmen wäre und eine Vermehrung von Katechinaminen und deren Abbauprodukten im Intervall nicht vorliegen würde. Regitin ist für den Fall einer schweren Blutdruckkrise bereitzuhalten.

Sehr große Schwierigkeiten bereitet die *Lokalisation des Tumors*, denn der Tumor ist beim Kinde klein und sehr häufig in der Mehrzahl vorhanden. Die Pyelographie gibt in den seltensten Fällen Hinweise. Noch eher kommt es zu Hinweisen beim „Tumordrucktest", denn nach Palpation des Abdomens, bei der Defäkation oder Miktion kann es bei einem retro- oder intraabdominalen Phäochromocytom zu einem Anfall kommen. Eine genauere Lokalisation ist möglich, wenn durch einen in die Cava inf. (gegeb. auch sup.) eingeführten Katheter unter Röntgenkontrolle Blut aus verschiedenen Höhen entnommen und die Katechinamine bestimmt werden (EULER u. STRÖM). Plötzliches Ansteigen der Werte zeigt die Lage des Tumors an; Plateaubildung über weite Strecken ist ein Hinweis auf mehrere verstreut vorliegende Tumoren. FLEISCHER et al. weisen darauf hin, daß sie bei einem Kinde mit multiplen Tumoren mit diesem Vorgehen erst Erfolg hatten, als sie auch die Vena azygos katheterisierten. Darüber hinaus sind die retroperitoneale Gasinsufflation (s. S. 296) und die Aortographie (s. S. 297) zur Lokalisation der Geschwulst heranzuziehen.

Differentialdiagnostisch ist beim Kinde vornehmlich der Dauerhochdruck bei Störungen im Bereich der Ausflußbahn des Herzens und im Bereich der Niere abzugrenzen. In beiden Situationen wird eine Erhöhung der Katechinamine und ihrer Abbauprodukte vermißt. — Bei Paroxysmen bleibt festzustellen, ob es sich nicht um iatrogene Zustandsbilder handelt. Einmal können hohe Dosen von peroral wirksamen Sympathicomimetica dazu führen. Weiterhin ist Käse, der reich an Tyramin ist, ebenso Sauerkraut, das reichlich Histamin enthalten kann, in der Lage, bei einem Kinde, das Monoaminoxydasehemmstoffe (Iproniacid, Marsilid) erhält, einen Anfall zu erzeugen. Schließlich kann beim Abusus von Amphetaminen (Weckaminen) wie Pervitin u.a. ein „Hypersympathismus" auftreten.

Die Therapie besteht in der chirurgischen Entfernung des Tumors. Ohne Behandlung kommt es zu schweren Veränderungen des Herzkreislaufsystems mit Kardiopathie, Infarkt, apoplektischem Insult und Visusbeeinträchtigung.

Beim operativen Vorgehen liegen die Gefahren einmal in den Blutdruckkrisen, welche durch Atropin, Relaxantien, Narkose und Manipulation am Tumor ausgelöst werden. Vor Beginn der Narkose wird deshalb Regitin injiziert (0,08 mg/kg i.v.), auch gegebenenfalls nachinjiziert und so der Blutdruck unter Kontrolle gebracht. Treten dabei kardiale Arrhythmien auf, dann muß ein β-Receptorenblocker (Propranolol-Inderal, Dociton) verabreicht werden (Buist et al.). Die zweite Gefahr, der nach Tumorentfernung praktisch immer einsetzende Blutdruckabfall, wird durch eine Noradrenalin-Tropfinfusion (4—8 mg/1000 ml, Tropfenzahl nach Bedarf, im allgemeinen 0,1—1,0 µg/kg und Minute) abgefangen. Es werden oft sehr große Mengen benötigt. In den seltenen Noradrenalin-refraktären Fällen muß Vasopressin oder besser Hypertensin (3—10 µg/min) zur Anwendung kommen. Wegen des häufigen Vorliegens von mehreren Tumoren beim Phäochromocytom des Kindes ist es zweckmäßig, bei retroperitonealer Lokalisation des Tumors den transabdominalen Zugang zu wählen. So verschafft man sich eine gute Übersicht über den Bauchsympathicus. — Müssen wegen der Tumoren die Nebennieren in toto entfernt werden, dann ist eine Substitution mit Corticosteroiden unerläßlich.

Klinisch imponiert als Überfunktionszustand des sympathico-adrenalen Systems die *Feersche vegetative Neurose* des älteren Säuglings und Kleinkindes.

Synonyma. Selter sprach 1913 von einer Trophodermatoneurose, Swift 1914 vom Erythrödem, Westow 1920 von Acrodynie und Clubbe von „pink disease". Erythrodermia-Polyneuritis, Dermato-Polyneuritis, epidemisches Erythem und Pellagra-acrodynia sind weitere Synonyma.

Die appetitlosen, reizbaren, stark schwitzenden Kinder haben kalte, rote Hände und Füße mit starkem Juckreiz und Schmerzen sowie groblamellös schuppender Haut an den Acren. Es liegt eine Tachykardie und eine mäßige Hypertonie vor, die Pupillen sind stark erweitert. Hyperglykämie und Glykosurie werden registriert. Therapeutisch sind Ganglienblocker und Sympathicolytica von Erfolg, so daß pathogenetisch eine Überaktivität des sympathico-adrenalen Systems berechtigt zur Diskussion steht. Farquhar et al. fanden eine leicht vermehrte Katechinaminausscheidung bei diesen Kindern, doch wurde dieser Befund anderenorts vermißt (Burn et al.).

Es besteht somit auch die Möglichkeit, daß ein gesteigertes Ansprechen der Receptoren auf in normaler Menge zirkulierende Katechinamine vorliegt. Ätiologisch könnten dafür mehrere Noxen, z.B. das Quecksilber, verantwortlich zeichnen. v. Euler (1952) fand übrigens bei Thalliumvergiftungen eine leicht vermehrte Katechinaminausscheidung im Harn.

Hyperadrenalismus

Ein *sekundärer Hyperadrenalismus* ist für eine Reihe der Krankheitszeichen bei *Hyperinsulinismus* verantwortlich, nämlich für die Unruhe, das Schwitzen und die Blässe. Dieselben Symptome stellen sich bei i.v. Verabreichung von Insulin ein und entsprechen auch hier einer nachweisbar erhöhten Sekretion von Adrenalin. Bei adrenalektomierten Patienten werden diese Erscheinungen nach i.v. Gabe von Insulin vermißt (Luft u. v. Euler).

Familiäre Dysautonomie

Erkrankungen an *familiärer Dysautonomie* (Riley-Day-Syndrom) haben wiederholt Anlaß zur differentialdiagnostischen Abgrenzung gegenüber dem Phäochromocytom und der Akrodynie gegeben. Die Symptomatologie dieses vor allem bei jüdischen Kindern anzutreffenden, wohl autosomal recessiven Leidens umfaßt: unzureichende bis fehlende Tränensekretion, gestörten Schluckreflex mit häufigem Erbrechen, kalte, cyanotische Hände und Füße, excessive Schweiße, orthostatische Hypotonie und paroxysmale (vor allem emotionale) Hypertonie, relative Schmerzunempfindlichkeit und unzureichende motorische Koordination. Der Regitintest wurde wiederholt als positiv registriert, sofern der Blutdruck durch Erregung gesteigert war. Die Katechinamine sind aber bei der Dysautonomie nicht vermehrt.

Smith et al. weisen darauf hin, daß die Ausscheidung von Vanillinmandelsäure bei diesen Kindern vermindert ist, daß aber auf verabreichtes Noradrenalin eine überschießende Blutdrucksteigerung und Tachykardie eintritt. Nachdem sie den intradermalen Histamintest bei diesen Kindern atypisch (ohne Reflexerythem um die Quaddel) fanden und er nach Verabreichung von Metacholin typisch wurde, postulieren sie eine Störung im Bereich des Acetylcholins. Dieses ist ja der Überträgerstoff im Bereich des Parasympathicus und präsynaptisch auch im Bereich des Sympathicus. Dieser wäre dadurch beim neuralen Reflexvorgang nicht reaktionsfähig (orthostatische Hypotonie). Dagegen können aber die α- und β-Receptoren des Sympathicus von den im NN-Mark dieser Kinder bei emotionalem Stress abgegebenen Katechinaminen auf dem Blutweg erreicht werden (paroxysmale Hypertonie). Eine sichere Klärung der Pathogenese dieses eigenartigen Zustandsbildes erfolgte bis heute aber noch nicht.

Hypoadrenalismus

Unterfunktionszustände des NN-Markes (Hypoadrenalismus) müßten beim Fehlen des

Organs manifest werden. In der Tat ist die Adrenalinausscheidung im Harn nach Adrenalektomie weitgehend reduziert, doch wird ein typisches Ausfallssyndrom vermißt. Es ist aber anzunehmen, daß die vom Adrenalin normalerweise bedingten Regulationsmechanismen in dieser Situation unzureichend bleiben. Das dürfte auch für den Morbus Addison zutreffen, sofern er mit einer totalen Zerstörung der NN einhergeht, wie z. B. bei tuberkulösen Destruktionen der NN.

Eine unzureichende Adrenalinabgabe aus dem NN-Mark wurde von Broberger et al. bei 3 Kindern mit *idiopathischer Spontanhypoglykämie* (McQuarrie's Syndrom) aufgefunden. Unter Insulinbelastung kam es zu keiner vermehrten Adrenalinausscheidung im Harn. Auch die sonst dabei auftretenden Symptome des Hyperadrenalismus (Schwitzen, Tachykardie usw.) fehlten. Unter Dauerbehandlung mit Ephedrin (2×5 mg täglich) blieben die Kinder anfallsfrei. Madsen weist darauf hin, daß seit der Erstmitteilung weitere 13 Fälle im Weltschrifttum hinzugekommen sind, und teilt selbst einen Fall mit. Die Hypoglykämien sollen bei diesen Kindern im allgemeinen im Alter von 3—4 Jahren schwinden, wurden aber bisweilen noch bis zum Alter von 9 Jahren beobachtet.

Hypoadrenalismus unter dem Bild der *orthostatischen hypodynamen Regulationsstörung* wurde von Luft und v. Euler bei Erwachsenen und von Parks et al. bei Erwachsenen und Kindern aufgezeigt. Bei Orthostase trat ein prompter Abfall des systolischen und diastolischen Blutdrucks ein, während die Pulsfrequenz unverändert blieb. Die sonst prompte Adrenalinabgabe nach Insulin — wie Histaminzufuhr — wurde in diesen Fällen vermißt. Das Syndrom wurde bei Patienten mit Veränderungen im Hirn (Tumor, Encephalitis) vorgefunden, so daß anscheinend das Umschalten des zentripetalen Reizes nicht erfolgte und das Freisetzen von Katechinaminen unterblieb. — Parks et al. haben von einer *idiopathischen autonomen Degeneration* gesprochen. Sympathomimetica, welche indirekt durch Freisetzen von Katechinaminen wirken, z. B. Ephedrin und Amphetamin, waren in diesen Fällen unwirksam, während Derivate der Noradrenalingruppe ihre volle Wirkung entfalteten.

Ein *akuter Hypoadrenalismus* wird klinisch bei schweren *infektiös-toxischen Krankheitsprozessen* durch Tonusverlust der Blutgefäße offensichtlich. Nach Auffüllung des Kreislaufvolumens kommt Noradrenalin zur Anwendung; 1—2 Ampullen Arterenol (Lösung 1:1000) in 500 ml physiologischer Kochsalzlösung werden mittels i.v. Tropf, 0,1—1,0 μg pro kg/min verabreicht; Novadral ist zehnmal höher zu dosieren. Gleichzeitig können wasserlösliche Corticosteroide verabreicht werden, da die Ansprechbarkeit der Peripherie auf pressorische Substanzen dadurch erhöht wird. Die Wirkung bleibt aus, wenn eine Acidose vorliegt; bevor sich ein Erfolg einstellen kann, muß sie durch Natriumbicarbonat oder Tris-Puffer behoben werden. Bleiben diese Maßnahmen ohne Erfolg, dann ist mit der Zufuhr von direkt an der Gefäßmuskulatur angreifenden Wirkstoffen nicht zu zögern und Hypertensin im i.v. Tropf zu verabreichen (3 bis 10 μg/min). — Ist ein anaphylaktisches Schocksyndrom mit Bronchospasmus und gegebenenfalls unzureichender primärer Herzleistung vorhanden, dann ist zusätzlich Adrenalin oder Isoprenalin zu verabreichen.

Wie beim Erwachsenen, so ist auch beim Kinde heute die „Unterfunktion des sympathico-adrenergischen Systems e medico“ nicht selten zu beobachten. Man findet es unter der Therapie mit Neuroplegica, Tranquillantien, Ganglienblockern oder Antihistaminica bzw. Antihypertonica und auch von α- oder β-Receptorenblockern. Im Falle einer Intoxikation mit den genannten Pharmaka ist die erforderliche Stimulation des adrenergischen Systems unterschiedlich zu handhaben. Waren Receptorenblocker verwendet worden, dann müssen an der Muskulatur angreifende vasopressorische Wirkstoffe (Hypertensin) zugeführt werden. Ist das nicht der Fall, dann kommen Noradrenalin bzw. Adrenalin oder direkt angreifende Sympathomimetica (Novadral, Effortil u.a.m.) zur Anwendung. Hinsichtlich der Dosierung bleibt zu berücksichtigen, daß bei Behinderung der Erregbarkeit der postsynaptischen Strecke des neuralen Sympathicus durch Pharmaka die Receptoren eine erhöhte Empfindlichkeit gegen die verabreichten zirkulierenden Sympathotonica aufweisen. Es ist falsch, wenn in solcher Situation Sympathotonica bzw. -mimetica verabreicht werden, welche indirekt (tyramin-ähnlich) wirken, d.h. Noradrenalin in der Terminalstrecke des sympathischen Nervensystems freisetzen müssen, damit ein Erfolg erzielt wird; in der genannten Situation sind hier die Katechinaminspeicher nämlich leer.

Literatur

Adams-Ray, J., Nordenstam, H.: Un système de cellules chromaffines dans la peau humaine. Lyon chir. **52**, 125 (1956).

Alquist, R. P.: A study of the adrenotropic receptors. Amer. J. Physiol. **153**, 586 (1948).

Armstrong, M. D., McMillan, A.: Identification of a major urinary metabolite of norepinephrine. Fed. Proc. **16**, 146 (1957).

Axelrod, J.: Metabolism of epinephrine and other sympathomimetic amines. Physiol. Rev. **39**, 751 (1959).

Bachmann, K. D.: Das Neuroblastoma sympathicum-Klinik und Prognose von 1030 Fällen. Z. Kinderheilk. **86**, 710 (1962).

Beckwith, J. B., Perrin, E. V.: In situ neuroblastomas: a contribution to the natural history of neural crest tumors. Amer. J. Path. **43**, 1089 (1963).

Bodian, M.: Neuroblastoma. Pediat. Clin. N. Amer. **6**, 449 (1959).

Bourdillon, R. E., Clark, C. A., Ridges, A., Sheppard, P. M., Harper, P., Leslie, A.: Nature (Lond.) **208**, 453 (1965).

Broberger, O., Jungner, I., Zetterström, R.: Spontaneous Hypoglykämia in children. J. Pediat. **55**, 713 (1959).

Buist, N. R. M., Mijer, F., O'Brien, D.: Treatment of pheochromocytoma with a β-adrenergic blocking agent. Arch. Dis. Childh. **41**, 435 (1966).

Burn, G. P., Ounsted, Ch., Smallpeice, V.: Pink disease (lettres to the editor). Lancet **1953 I**, 195.

Carlsson, A., Lindquist, M., Magnusson, T., Waldeck, B.: On the presence of 3-Hydroxytyramine in brain. Science **127**, 471 (1958).

Chatten, J., Voorhess, M. L.: Neuroblastoma in four children born of a mother with excessive Catecholamine excretion. J. Pediat. **69**, 973 (1966).

Clark, A. C. L., Moore, A. E., Niall, M.: Metabolites of catecholamines in the urine. Aust. paediat. J. **1**, 42 (1965).

Collins, V. P.: The treatment of Wilmstumor. Cancer (Philad.) **11**, 89 (1958).

Crout, J. R., Sjoerdsma, A.: Turnover and metabolism of catecholamines in patients with pheochromocytoma. J. clin. Invest. **43**, 94 (1964).

Davis, P., Peart, W. S., Van't Hoff, W.: Malignant Phaeochromocytoma with functioning metastases. Lancet **1955 II**, 274.

Drake, R. L., Hibbard, J. S., Hellwig, C. A.: The adrenal medulla in various diseases. Arch. Path. **37**, 351 (1944).

Engelmann, K., Sjoerdsma, A.: A new test for pheochromocytoma. J. Amer. med. Ass. **189**, 81 (1964).

Euler, U. S. von: Some aspects of the clinical physiology of noradrenaline. Scand. J. clin. Lab. Invest. **4**, 4 (1952).

— Noradrenaline. Springfield, Ill.: Thomas 1956.

— Floding, I.: Diagnosis of pheochromocytoma by fluorimetric estimation of adrenaline and noradrenaline in urine. Scand. J. clin. Lab. Invest. 8, 288 (1956).

Euler, U. S. von, Ström, G.: Present status of diagnosis and treatment of pheochromocytoma. Circulation **25**, 5 (1957).

Falk, B., Hillarp, N. A., Torp, A.: A new typ of chromaffin cells, probably storing dopamine. Nature (Lond.) **183**, 267 (1959).

Farquhar, J. W.: Phaeochromocytoma in childhood; case report and a brief review of 56 others recorded in the literature. J. roy. Coll. Surg. **3**, 301 (1958).

— Crawford, T. B. B., Law, W.: Urinary sympathin excretion of normal infants and of infants with pink disease. Brit. med. J. **1956 II**, 276.

Fleischer, D. S., Voci, G., Cressor, S., Karafin, L.: Preoperative localisation of pheochromocytoma. J. Pediat. **64**, 711 (1964).

Glenner, G. G., Crout, J. R., Roberts, W. C.: A functional carotid-body-like tumor secreting levarterenol. Arch. Path. **73**, 230 (1962).

Goldstein, M. N., Burdman, J. A., Journey, L. J.: Longterm tissue culture of neuroblastomas. J. nat. Cancer Inst. **32**, 165 (1964).

Grant, H., Pulvertaft, R. J. V.: Differential diagnosis of neuroblastoma and Burkitt's tumour. Arch. Dis. Childh. **41**, 193 (1966).

Greenberg, R. E., Lind, J.: Catecholamines in tissues of the human fetus. Pediatrics **27**, 904 (1961).

— — Euler, U. S. v.: Effect of posture and insulin hypoglycämia on catecholamine excretion in the newborn. Acta paediat. (Uppsala) **49**, 780 (1960).

Gross, R. E., Farber, S., Martin, L. W.: Neuroblastoma sympatheticum. A study and report of 217 cases. Pediatrics **23**, 1179 (1959).

Höckfelt, B.: Noradrenaline and adrenaline in mammalian tissues. Acta physiol. scand. **25**, Suppl. 92 (1951).

Hume, D. M.: Pheochromocytoma in the adult and in the child. Amer. J. Surg. **99**, 458 (1960).

Kärki, N. T.: The urinary excretion of noradrenaline and adrenaline in different age groups, its diural variation and the effect of muscular work on it. Acta physiol. scand. **39**, Suppl. 132, (1956).

Käser, H., Bettex, M., Studnitz, W. v.: Further observations on the determination of catecholamine metabolites in tumours of sympathetic nervous system. Arch. Dis. Childh. **39**, 168 (1964).

Karlson, P., Sekeris, C. E., Herrlich, P.: Über neue Dopaminmetaboliten im Harn beim bösartigen Phäochromocytom. Dtsch. med. Wschr. 88, 1873 (1963).

Klein, U., Kracht, J.: Über Hormonbildungsstätten im Nebennierenmark. Endokrinologie **35**, 18 (1958).

Koop, C. E., Kiesewetter, W. B., Horn, R. C.: Neuroblastoma in childhood. Surgery **38**, 272 (1955).

Kraupp, O., Stormann, H., Bernheimer, H., Obenaus, H.: Vorkommen und diagnostische Bedeutung von Phenolsäuren im Harn beim Phäochromocytom. Klin. Wschr. **37**, 76 (1959).

KRONBERG, G., SCHÜMANN, H. J.: Über Speicherung von Adrenalin und Noradrenalin in den chromaffinen Granula des NN-Markes und den Einfluß des Reserpins und Insulins. Naunyn-Schmiedebergs Arch. exp. Path. Pharmak. **234**, 278 (1957).

LABHART, A.: Klinik der inneren Sekretion. Berlin-Göttingen-Heidelberg: Springer 1957.

LANGE, H. P.: Über ein Lipom der Nebenniere mit Phäochromocytomsymptomatik. Dtsch. med. Wschr. **91**, 254 (1966).

Leading Article: Pressor attacks during treatment with monoamine-oxidase inhibitors. Lancet **1965 I**, 945.

LUFT, R., EULER, U. S. VON: Postural hypotension. J. clin. Invest. **32**, 1065 (1953).

MADSEN, A.: Spontaneous hypoglycaemia with convulsions and deficient adrenaline reaction. Acta paed. scand. **54**, 483 (1965).

MASON, G. A., MERCER-HART, J., MILLAR, E. J., STRANG, L. B., WYNNE, N. A.: Adrenaline-secreting neuroblastoma in an infant. Lancet **1957 II**, 322.

MÜLKE, G., HORNSTEIN, O.: Spontan regressiver Verlauf eines Neuroblastoma sympathicum mit Hautmetastasen (Typ Smith). Z. Kinderheilk. **83**, 40 (1959).

PALMIERI, G., IKKOS, D., LUFT, R.: Malignant Pheochromocytoma. Acta endocr. (Kbh.) **36**, 549 (1961).

PARKS, V. J., SANDISON, A. G., SKINER, S. L., WHELAN, R. F.: Sympathomimetic drugs in orthostatic hypotension. Lancet **1961 I**, 1133.

RILEY, C. M.: Familial dysautonomia. Advanc. Pediat. **9**, 157 (1957).

ROSENTHAL, M., GREENBERG, R., GOLDSTEIN, R., KATHAN, R., CADKIN, L.: Catecholamine metabolism in a pheochromocytoma. Amer. J. Dis. Child. **122**, 389 (1966).

SACK, H., KOLL, J. F.: Das Phäochromocytom. Ergebn. Inn. Medizin u. Kinderheilk. Berlin-Göttingen-Heidelberg: Springer 1963.

SCHIFF, D., STERN, L., LEDUC, J.: Chemical thermogenesis in newborn infants: catecholamine excretion and the plasma non-esterified fatty acid response to cold exposure. Pediatrics **37**, 577 (1966).

SMITH, A. A., HIRSCH, J., DAMIS, J.: Responses to infused metacholin in familial dysautonomia. Pediatrics **36**, 225 (1965).

STACKPOLE, R. H., MELICOW, M. M., USON, A. C.: Pheochromocytoma in children. J. Pediat. **63**, 315 (1964).

STERN, L., GREENBERG, R. E., LIND, J.: Catechinamine excretion in the newborn period: Effect of short periods of induced hypoxia. Acta paediat. (Uppsala) **50**, 497 (1961).

STERN, L., LIND, J., LEDUC, J.: Hypoxia as a stimulus to urinary catecholamine excretion in the newborn. Acta paediat. (Uppsala) **53**, 13 (1964).

STRAUSS, L., DRISCOL, STR. G.: Congenital Neuroblastoma involving the placenta. Pediatrics **34**, 23 (1964).

STUDNITZ, W. VON: Über die Ausscheidung der 3-Methoxy-4-hydroxyphenylessigsäure (Homovanillinsäure) beim Neuroblastom und anderen neuralen Tumoren. Klin. Wschr. **40**, 163 (1962).

SUTOW, W. W., and Committee: Vincristine sulfate therapy in children with metastatic soft tissue sarcoma. Pediatrics **38**, 465 (1966).

SWINYARD, C. A.: Growth of the human suprarenal glands. Anat. Rec. **87**, 141 (1943).

SYMINGTON, T., GOODALL, A. L.: Studies in phaeochromocytoma: pathological aspects. Glasgow med. J. **34**, 75 (1953).

TEVETOGLU, F., LEE, C. H.: Adrenal pheochromocytoma simulating diabetes insipidus. Report of a case and review of the other pediatric cases. Amer. J. Dis. Child. **91**, 365 (1956).

VOGT, M.: Sympathomimetic amines in the central nervous system. Brit. med. Bull. **13**, 166 (1957).

VOORHESS, M. L., GARDNER, L. I.: Urinary excretion of norepinephrine, epinephrine and 3-methoxy-4-hydroxymandelic acid by children with neuroblastoma. J. clin. Endocr. **21**, 321 (1961).

WATZKA, M.: Die Paraganglien. In: Handbuch der mikroskopischen Anatomie des Menschen, Bd. VI/4. Berlin: Springer 1943.

WEICKER, H.: Klinik und Therapie der Sympathogoniome. Mschr. Kinderheilk. **98**, 3 (1950).

WEST, G. B.: Comparative pharmacology of the suprarenal medulla. Quart. Rev. Biol. **30**, 116 (1955).

— SHEPHERD, D. M., HUNTER, R. B.: Adrenaline and Noradrenaline concentrations in adrenal glands at different ages and in some diseases. Lancet **1951** II, 966.

WILLIAMS, C. M., GREER, M.: Homovanillic acid and vanilinmandelic acid in diagnosis of Neuroblastoma. J. Amer. med. Ass. **183**, 836 (1963).

WILLICH, E., BUSCHMANN, O.: Das Neuroblastoma sympathicum. Basel-New York: S. Karger 1964.

WINDMILLER, J., and Committee: Vincristine sulfate in the treatment of neuroblastoma in children. Amer. J. Dis. Child. **111**, 75 (1966).

WITTENBORG, M. H.: Roentgentherapy in neuroblastoma. Radiology **54**, 679 (1950).

ZEISEL, H.: Abbauprodukte der Catechinamine im Harn des Kindes. Z. Kinderheilk. **86**, 89 (1961).

— KUSCHKE, H. J.: Die Katechinamine Noradrenalin und Adrenalin im Harn des Kindes und Erwachsenen. Klin. Wschr. **37**, 1168 (1959).

Die Nebenschilddrüsen

W. Swoboda, Wien

Einleitung

Die Nebenschilddrüsen sind zumeist vier kleine anatomisch, nicht aber funktionell getrennte Drüsenkörper in enger topographischer Beziehung zur Schilddrüse. Wegen der funktionellen Einheit kann man mit Berechtigung auch von einer *Glandula parathyreoidea* sprechen. In der deutschen Nomenklatur ist ferner die Bezeichnung *Epithelkörperchen* noch immer gebräuchlich.

Die wichtigste Funktion der Nebenschilddrüsen ist ihre Beteiligung an der Aufrechterhaltung des Calciumspiegels im Blutplasma und in der Extracellulärflüssigkeit innerhalb der engen Grenzen von 9—11 mg-%. Dieser Regulation dient primär das Mineralsalzdepot des Skeletes, wobei allein schon durch physikalisch-chemische Mechanismen der Calciumionen-Austausch zwischen den Knochenmineralien und der Extracellulärflüssigkeit, somit wahrscheinlich ohne hormonalen Einfluß, vor sich geht. Die Parathyreoidea arbeitet gleichsam auf der nächst höheren Ebene, und die inkretorische Aktivität der Nebenschilddrüsen wird durch die Höhe des ionisierten Plasmacalciums kontrolliert bzw. beeinflußt. *Blut-Kalkspiegel und Nebenschilddrüsenaktivität stehen in einem funktionellen Wechselspiel.* Gleichzeitig beeinflußt die Parathyreoidea auch die Homoiostase des ionisierten Phosphates, wobei teils direkte Beziehungen zum Phosphatstoffwechsel bestehen, teils Rückwirkungen auf dem Umweg über den Calciumstoffwechsel anzunehmen sind.

Der von den Drüsen erzeugte Wirkstoff wird als *Parathormon* bezeichnet. Die Frage, ob die Nebenschilddrüsen nur eine wirksame Substanz erzeugen, ist auch heute noch nicht definitiv entschieden. Unsere heutigen Kenntnisse unterstützen die Auffassung von *einem einzigen Hormon.* Die Parathyreoidea stellt somit im Rahmen der Gesamtregulation des Calcium-Phosphatstoffwechsels zweifellos den entscheidenden regulativen Faktor dar.

Historischer Überblick. Die erste genaue Beschreibung des Organs mit eindeutiger Isolierung der Drüsen vom benachbarten Schilddrüsengewebe mit gleichzeitiger Namensgebung („Parathyreoidea") erfolgte 1880 durch Sandström. Der tierexperimentelle Nachweis, daß die den Chirurgen schon lange bekannt gewesene Tetanie nach Schilddrüsenoperationen durch gleichzeitige Exstirpation der Nebenschilddrüsen verursacht wird, stammt von Vassale und Generali. Allgemeine Anerkennung erlangte diese Erkenntnis aber erst durch die Untersuchungen von Erdheim, der überdies aufgrund von Skeletuntersuchungen als erster einen Zusammenhang von Nebenschilddrüsenfunktion und Mineralstoffwechsel vermutete. Den schlüssigen Beweis dafür erbrachten sodann MacCollum und Voegtlin durch die regelmäßige Feststellung einer Hypocalcämie nach Parathyreoidektomie. Schließlich stellte Greenwald die Tatsache sicher, daß die renale Phosphatausscheidung von den Nebenschilddrüsen kontrolliert wird. Die Wechselwirkungen zwischen Nebenschilddrüsenvergrößerung und Knochenkrankheiten blieben lange ungeklärt, weil Erdheim aufgrund seiner Osteomalaciestudien die Drüsenhyperplasie als eine Folge der Osteopathie auffaßte. Askanazy hatte dagegen autoptisch erstmals ein Nebenschilddrüsenadenom bei Ostitis fibrosa cystica gefunden und die Knochenkrankheit als Folge des Tumors betrachtet. Mandl, einem Schüler Erdheims, gelang später die erste operative Entfernung eines Nebenschilddrüsenadenoms mit darauffolgender Abheilung der Recklinghausenschen Osteopathie. Jaffe et al. erbrachten sodann den umgekehrten Beweis, indem sie durch wiederholte Zufuhr eines 1925 von Collip isolierten Parathyreoideaextraktes beim Tier eine fibröse Osteodystrophie erzeugen konnten.

Die weitere Nebenschilddrüsenforschung wurde von Albright und seiner Bostoner Schule stark vorangetrieben. Ihnen ist vor allem Verständnis bezüglich der verschiedenen *Manifestationsformen des Hyperparathyreoidismus* zu verdanken. Seit dieser Zeit stehen einander allerdings zwei Theorien über den primären Wirkungsmechanismus des Parathormons gegenüber. Einserseits wird der primäre Angriffspunkt am Knochen postuliert (Collip et al.; Jaffe et al.), andererseits am Tubulusapparat der Niere (Albright). In der Folgezeit wurden die Widersprüche zwischen den beiden Theorien durch die Annahme der Existenz von zwei Nebenschilddrüsenhormonen zu überbrücken versucht (u.a. Eger, 1954; Wernly). Diese Auffassung erhielt eine starke Stütze durch die Entdeckung eines blutcalciumsenkenden Stoffes durch Copp und Cheney, das sie als *Calcitonin* bezeichnen. Unterdessen ist allerdings sichergestellt, daß dieser Stoff tatsächlich von der Schilddrüse produziert wird (*Thyreocalcitonin* von Hirsch et al.).
In jüngster Zeit haben die von der Arbeitsgruppe um Rasmussen durchgeführten Forschungsarbeiten auf dem Parathyreoideagebiet gewaltige Fortschritte gebracht, wie etwa die Reindarstellung des Parathormons (Rasmussen und Craig) und auch des Thyreocalcitonins (Tenenhouse et al.).

Auf pädiatrischem Gebiet wandte sich das Interesse mehr den verschiedenen Formen des Hypoparathyreoidismus (vgl. A. Fanconi, 1969) und den reaktiven Funktionsänderungen der Nebenschilddrüsen bei Knochen- und Nierenkrankheiten zu (vgl. Fanconi, 1955). Die Neugeborenentetanie bzw. „Spasmophilie" (Bakwin; Willi) wurde im Lichte der Erkenntnisse der Parathyreoideaforschung analysiert, ebenso in jüngerer Zeit die Wechselwirkungen zwischen mütterlicher und fetaler Regulation des Calcium-Phosphatstoffwechselsunter physiologischen und pathologischen Voraussetzungen (vgl. SWOBODA, 1959). Der persistierende „idiopathische" Hypoparathyreoidismus wurde in seinen wesentlichen Merkmalen erkannt, so daß er aus dem Sammeltopf des Symptomenkomplexes der kindlichen Tetanie-Epilepsie herausgehoben und auch wirksamer behandelt werden konnte (vgl. JESSERER, 1958). Kürzlich konnte schließlich auch ein transitorischer Hypoparathyreoidismus als Ursache für das Auftreten der sog. Frühspasmophilie junger Säuglinge weitgehend sichergestellt werden (FANCONI und PRADER). Aber auch die theoretischen Überlegungen hinsichtlich der problematischen Frage des Pseudohypoparathyreoidismus durch mangelhaftes Ansprechen der Nierentubuli auf den Hormonstimulus (ALBRIGHT et al., 1942) waren für die Kinderheilkunde von besonderem Interesse.

Zusammenfassend kann gesagt werden: Während in den vorangegangenen Jahrzehnten viele klinische Beobachtungen über die Nebenschilddrüsenkrankheiten gemacht und vorwiegend hypothetische Vorstellungen auf pathogenetischem Gebiet gewonnen wurden, sind in den letzten Jahren substantielle Erkenntnisse auf biochemischem Gebiet niedergelegt worden. Die Aufklärung der noch immer vorhandenen Widersprüche auf einigen Teilgebieten wird allerdings erst dann zufriedenstellend gelöst werden können, wenn das Parathormon und seine allfälligen Ant- und Protagonisten quantitativ einwandfrei und direkt nachweisbar sein werden. Die diesbezüglichen Bestimmungsmethoden waren bisher für den Nachweis im Blutplasma zu wenig empfindlich. Mit Hilfe der bei anderen Proteohormonen bewährten radioimmunologischen Methodik sind aber auch beim Parathormon bereits die ersten brauchbaren Resultate erzielt worden (SHERWOOD et al.).

Embryologie. Die morphologische Abtrennung der Nebenschilddrüsenanlagen aus dem 3. und 4. Kiementaschenpaar läßt sich beim menschlichen Embryo bereits in der 5.—7. Entwicklungswoche nachweisen. Zwischen 6. und 21. Woche kann man eine celluläre Differenzierung erkennen (TONUTTI und FETZER). Über die funktionelle Leistung der fetalen Nebenschilddrüsen ist allerdings nichts Sicheres bekannt. Die celluläre Struktur der Nebenschilddrüsen des Neugeborenen wurde vergleichsweise als inaktiv bezeichnet (KAPLAN). Mit Rücksicht auf das relativ niedrige Molekulargewicht des Parathormons wäre es denkbar, daß ein Übertritt durch die Placentarbarriere in beiden Richtungen erfolgen kann. Die eindeutig vorhandenen *Wechselwirkungen zwischen mütterlichen und fetalen Nebenschilddrüsen* dürften aber in erster Linie durch die jeweilige Situation des Calciumblutspiegels in den beiden Organismen hervorgerufen werden. Die Beobachtungen pathologischer Zustände der Nebenschilddrüsentätigkeit bei Schwangeren und das Studium an den von ihnen geborenen Kindern lassen nämlich Rückschlüsse insofern zu, als es bei Hyperparathyreoidismus der Mutter zu Hypoparathyreoidismus des Kindes kommen kann (BRUCE und STRONG; BUCHS, 1961; FRIDERICHSEN; TALBOT et al.; VAN ARSDEL; WALTON) bzw. auch zum umgekehrten Vorgang (GERLOCZY und FARKAS).

Anatomie. Beim Menschen findet man in der Regel vier Epithelkörperchen, die im Erwachsenenalter ein durchschnittliches Gesamtgewicht von nur 170 mg aufweisen. Vermehrung in der Zahl der Drüsenkörper (bis zu 12) wurde von WERNLY bei mehr als 10% der autoptischen Untersuchungen festgestellt. Während das Nichtauffinden von Epithelkörperchen bei der Autopsie früher als mangelhafte Exploration gedeutet wurde, erscheinen die jüngsten Untersuchungsergebnisse von GEERTINGER von größter Bedeutung. In darauf gerichteten Studien an 82 Fällen von *„unerwartetem, plötzlichem Tod im Säuglingsalter"* war 28mal überhaupt keine Parathyreoidea zu finden. In 32 weiteren Fällen wurde aberrantes Thymusgewebe gemischt mit Nebenschilddrüsengewebe festgestellt. Diese histologischen Befunde ließen sich im Tierexperiment bei den Neugeborenen von calcium- und phosphatfrei ernährten Ratten reproduzieren. Eine kasuistische Mitteilung ähnlicher Art wurde übrigens schon 1927 von BÖTTIGER und WERNSTEDT publiziert.

Die Topographie der Drüsenkörper ist sehr variabel, was durch die entwicklungsgeschichtliche Wanderung der Drüsenanlagen verständlich wird. Die aus dem dritten Kiemenbogen stammenden Anlagen wandern nach caudal, und es wurden Drüsenkörper sogar noch am Perikard aufgefunden.

Histologie. Das Parenchym der Nebenschilddrüsen setzt sich aus *drei Zellarten* zusammen, den Hauptzellen, den wasserhellen Zellen und den oxyphilen Zellen. EGER (1954) nimmt eine bestimmte Reihenfolge der Differenzierung aus einem einheitlichen Grundelement in der folgenden Art an:

dunkle Hauptzelle
↓↑
aktivierte Hauptzelle → dunkle oxyphile Zelle
↓↑
kleine wasserhelle Hauptzelle → oxyphile Zelle → helle oxyphile Zelle
↓
große wasserhelle Zelle

Die dunklen Hauptzellen stellen offenbar den Ruhetyp der inkretorisch differenzierten Zellen dar, während sich die Zunahme der hormonalen Aktivität in einer protoplasmatischen Aufhellung mit gleichzeitiger Größenabnahme der Zellkerne manifestiert. Die großen wasserhellen Zellen werden als verbrauchte Zellen angesehen. Die Stellung der oxyphilen Zellen ist noch ungeklärt. Sie kommen beim Neugeborenen überhaupt nicht und im Kindesalter nur selten vor. EGER hält sie für Involutionsgebilde. Die *funktionelle Aktivität* der Nebenschilddrüsen wurde aus dem histologischen Bild aufgrund der Zunahme heller Zellen beurteilt. Aber auch die Kern-Plasma-Relation wurde als brauchbarer Index angegeben (EGER; HANSSLER).

Eine umfangreiche Studie über die Situation an den *Nebenschilddrüsen von Neugeborenen* stammt von MOSCA. Bei termingerecht geborenen Kindern wurde regelmäßig eine „Ruhestruktur" der Zellen gefunden. Im Laufe der ersten Lebenswoche war in zahlreichen Fällen eine Aufhellung des Zellbildes zu beobachten, was eine Aktivitätssteigerung der Drüsen als Antwort auf extrauterine Stress-Einwirkungen wahrscheinlich macht. Bei Frühgeborenen waren die Abweichungen von der Ruhestruktur nicht oder nur andeutungsweise zu finden, obwohl analoge oder stärkere „Stress"-Anamnesen vorlagen. Diese Befunde könnten als Reaktionsschwäche der Nebenschilddrüsen bei funktioneller Unreife des Organismus aufgefaßt werden und sich in unsere Vorstellungen über die Neugeborenen-Hypocalcämie gut einfügen (vgl. S. 362).

Physiologie

Das Nebenschilddrüsenhormon

Die Beurteilung der physiologischen Wirksamkeiten der Nebenschilddrüsen basierte ursprünglich auf dem Nachweis der klinischen und biochemischen Veränderungen nach Entfernung der Drüsen bzw. bei Bestehen von Tumoren derselben. 1925 wurde von COLLIP der erste *Rohextrakt aus bovinen Nebenschilddrüsen* hergestellt („Collip-Hormon"). Damit ließ sich eindeutig nachweisen, daß der Nebenschilddrüsenextrakt auf humoralem Wege die Calcium-Homoiostase beeinflußt. Die biochemische Untersuchung des Hormones wurde erst in jüngster Zeit intensiviert (vgl. umfassende Übersicht von J. A. FISCHER); mit modernen Extraktionsmethoden konnte ein *sehr hoher Reinheitsgrad* es Hormones erzielt werden (RASMUSSEN und CRAIG). Danach handelt es sich beim aktiven Prinzip des Rinder-Nebenschilddrüsenhormons um ein Protein mit einem Molekulargewicht von etwa 9500, das aus *einer einzigen Kette von 5 Polypeptiden* besteht. Die Aminosäurensequenz ist noch nicht aufgeklärt. Dieses bisher reinste und wirksamste tierische Hormon zeigt speziell in seinem Polypeptid Nr. 4 auch beim Menschen sowohl die calciummobilisierende wie die phosphaturische Wirksamkeit.

Das bovine Nebenschilddrüsenhormon, im deutschen Sprachgebrauch häufig als *Parathormon*, im Englischen dagegen zumeist als *„parathyroid hormone"* bezeichnet, wird schon seit langer Zeit *in Handelspräparaten* angeboten. Schwierigkeiten in der Reinigung der Extrakte und der biologischen Standardisierung sind der Grund dafür, daß zahlreiche pharmazeutische Erzeugnisse offenbar nur wenig wirksam und daher untereinander nicht vergleichbar sind (vgl. hierzu Bd. II/2, S. 280). Ein ml des Parathyroid Extract U.S.P. (entsprechend 100 iE) ist imstande, den Blutkalkspiegel eines 10—12 kg schweren Hundes nach subcutaner Injektion innerhalb von 16—18 Std um 1 mg-% zu erhöhen. Bei oraler Gabe sind Nebenschilddrüsenpräparate völlig unwirksam. Bei wiederholter Verabreichung durch Injektion wird die Wirksamkeit, vermutlich durch Antikörperbildung, häufig abgeschwächt.

Auch das *Thyreocalcitonin* konnte bald nach seiner Entdeckung rein dargestellt und als *Poly-Peptidkette* mit einem Molekulargewicht von 8700 identifiziert werden (TENENHOUSE et al.).

Wirkungsweise

Die Wirkungen des Parathormons sind in erster Linie auf die Aufrechterhaltung des Plasmaspiegels an ionisiertem Calcium gerichtet und beeinflussen überdies die Phosphatausscheidung durch die Niere. Die Nebenschilddrüsen müssen daher *in engen Wechselbeziehungen* zu allen jenen Organen stehen, die gleichfalls in diesen Regelkreis eingeschaltet sind, also *zum Skelet* als dem wichtigsten Speicherorgan für die beiden chemischen Substanzen, *dem Darmkanal* als Aufnahme- und teilweise Ausscheidungsorgan und *der Niere* als wichtigstes Exkretionsorgan, vor allem für Phosphat. Besonders enge Beziehungen sind ferner *zum Vitamin D* nachgewiesen und bezüglich des *Thyreocalcitonins* mit Sicherheit zu erwarten. Die physiologischen Wirkungen des Parathormons beim Menschen sind infolge dieser ungemein komplexen Zusammenhänge nur schwer isoliert zu erfassen, und ihre Klassifizierung hat daher zu zahlreichen gegensätzlichen Auffassungen Anlaß gegeben. Mit Sicherheit kann man aber *zwei grundlegende Wirkungen des Hormons* nachweisen und sowohl im Tierversuch wie beim Menschen regelmäßig reproduzieren. Es sind dies *der calciummobilisierende Effekt* und *der phosphaturische Effekt*.

Calciummobilisation aus dem Knochen. Zufuhr von Nebenschilddrüsenextrakt verursacht Freisetzung von Knochenmineralsalzen aus dem Skelet. Bei Implantation von Nebenschilddrüsengewebe in die Hirnoberfläche von Tieren war die stärkste Stimulierung der Osteoclasten in der nächsten Umgebung des Implantates eindeutig nachweisbar (BARNICOT). Untersuchungen mit modernen biophysikalischen Methoden (ENGFELDT und ZETTERSTRÖM) haben die früheren Erkenntnisse bestätigt und gezeigt, daß Parathormon die Freisetzung des Calciums aus altem wie neugebildetem Knochen beschleunigt. Die Frage, wie diese Freisetzung erfolgt, ist noch nicht befriedigend beantwortet. Es scheint jedoch sicher, daß sie *nur in Anwesenheit von Vitamin D* eintritt. Eine weitere Voraussetzung ist ferner, daß das Parathormon in irgendeiner Weise an der Oberfläche der Knochenkristalle zur Wirkung gelangt. NEUMAN et al. nehmen an, daß durch das Parathormon *die Citratbildung im* Knochen ansteigt und dabei die Löslichkeit des Calciums in der umgebenden Flüssigkeit erhöht wird. Nach einer anderen Vorstellung greift das Parathormon *primär an der Knochengrundsubstanz* an, indem die Mucopolysaccharide freie Säuregruppen erhalten und dadurch die Calciummobilisierung bewerkstelligen (ENGEL). DULCE und SIEGMUND glauben, daß die Freisetzung von H-Ionen aus Kohlensäure und die Ansäuerung des Milieus durch die vom Parathormon stimulierte Tätigkeit der Osteoclasten erfolgen.

Phosphaturischer Effekt. Die Freisetzung des Calciums aus dem Knochen geht zwangsläufig mit einer *Freisetzung von Phosphaten* einher. Diese chemische Forderung konnte mit Hilfe der Isotopentechnik auch sichergestellt werden (TALMAGE et al.). Der Phosphoranstieg im Serum wird aber durch einen phosphaturischen Effekt kompensiert, der von vielen Autoren gleichfalls als *eine primäre Wirkung des Parathormons* auf eine tubuläre Partialfunktion der Niere zurückgeführt wird. Diese bereits sehr frühzeitig gemachte Beobachtung (GREENWALD) wurde mit einer *verminderten tubulären Rückresorption des Phosphates* aus dem Primärharn erklärt (HARRISON und HARRISON; HIATT und THOMPSON). Neuerdings machen die Untersuchungen von RASMUSSEN aber eine *tubuläre Phosphatsekretion* als Wirkung des Parathormons sehr wahrscheinlich.

Die Existenz eines speziellen phosphaturischen Effektes des Parathormons wurde immer wieder in Zweifel gezogen, vor allem weil die diesbezüglichen Versuchsergebnisse oft nicht einwandfrei reproduzierbar waren. Dies dürfte aber durch die Unzuverlässigkeit der Parathormonpräparate bedingt gewesen sein, denn mittels genauer Clearance-Untersuchungen bei gleichzeitig maximaler Phosphatanflutung und anschließender Parathormonzufuhr, also unter strengsten Belastungsbedingungen für die Nieren, ließ sich noch immer eine Zunahme der Phosphaturie hervorrufen (JACOBS und VERBANCK). Dieser Effekt ist *nicht an die Anwesenheit von Vitamin D gebunden.* Er ist nach RASMUSSENs Vorstellungen *„gen-unabhängig“* und kann daher *schneller wirksam werden als der calciummobilisierende Effekt.* Auch im Tierexperiment war die direkte phosphaturische Wirkung, indem nur eine Niere mit Parathormon durchströmt wurde, eindeutig zu sichern (LEVINSKY und DAVIDSON), wobei die Möglich keit einer vermehrten tubulären Phosphatsekretion noch zur Diskussion steht (NICHOLSON).

Neben diesen beiden Hauptwirkungen des Parathormons standen *weitere wahrscheinliche Effekte,* wie ein direkter Einfluß auf die *renale Calciumausscheidung* und vor allem eine direkt positive Beeinflussung der *intestinalen Calciumabsorption* (RASSMUSSEN, 1959), vorerst noch nicht so stark im Vordergrund des Interesses. Sichergestellt ist ferner eine Art unspezifische Wirkung, nämlich ein *diuretischer Effekt* durch verminderte tubuläre Wasserrückresorption sowie eine auf dem gleichen Prinzip beruhende *Hyperaminoacidurie.*

Der Streit um *die Reihenfolge des Ablaufes der beiden Hauptwirkungen* des Parathormons hat die Forscher durch Jahrzehnte hindurch stark beschäftigt. Die kanadische Schule nach COLLIP hielt den calciummobilisierenden Effekt für das primum movens, die Bostoner Schule um ALBRIGHT den phosphaturischen.

Folgt man der Auffassung von RASMUSSEN, einem der besten zeitgenössischen Kenner der Materie, dann kann man über die physiologische Wirkungsweise des Parathormons *nach dem heutigen Stand unseres Wissens zusammenfassend folgendes* sagen (RASMUSSEN und DE LUCA): Durch ein Absinken des Plasmaspiegels an Calciumionen werden die Nebenschilddrüsen zur vermehrten Hormonabgabe stimuliert. Das Parathormon kommt mindestens an drei Stellen und vermutlich etwa gleichzeitig zur Wirkung: Am Knochen, an der

Niere und an der Darmschleimhaut. Freisetzung von Calcium aus den Knochenmineralien, vermehrte Calciumrückresorption in der Niere und gesteigerte Calciumabsorption im Darm zielen auf die Normalisierung des Blutkalkspiegels hin, worauf nach dem Rückkoppelungsprinzip die Hormonausschüttung wieder gesenkt wird. Hinsichtlich des Plasmagehaltes an Phosphationen tritt gleichzeitig eine Zunahme durch den Zufluß aus den Knochenmineralien und ein vermehrter Abfluß durch den phosphaturischen Effekt des Parathormons ein. Da letzterer an Wirksamkeit überwiegt, sinkt der Serumphosphorwert vorübergehend leicht ab.

Durch diese Vorstellungen ist die Gesamtregulation des Calcium-Phosphorstoffwechsels allerdings noch nicht hinreichend gesichert bzw. erklärt. Denn selbst bei vollkommenem Fehlen von Nebenschilddrüsen wird ein bestimmter, verminderter Plasmaspiegel an ionisiertem Calcium aufrechterhalten. Im Zuge solcher Experimente gelangte Copp zur Entdeckung des Calcitonins. Durch diese Tatsache wird auch verständlich, daß Patienten mit schwerster Hypoplasie oder gar Aplasie der Epithelkörperchen jahrzehntelang leben können (Jesserer, 1958). Hypothetische Erklärungsmöglichkeiten lassen sich vor allem aus den modernen Auffassungen über die Mineralisationsvorgänge im Skelet und über die Wirkungsweise des Vitamin D ableiten (siehe folgender Abschnitt).

Die Nebenschilddrüsen im Rahmen der Gesamtregulation des Calcium-Phosphatstoffwechsels

Die Knochenmineralsalze, lange Zeit als amorphe Einlagerungen angesehen, spielen seit den neueren Erkenntnissen mittels biophysikalischer Untersuchungsmethoden (Neuman und Neuman) eine zentrale Rolle in den Vorstellungen über die Aufrechterhaltung der Calcium-Phosphor-Homoiostase. 99% des beim Erwachsenen rund 1 kg betragenden Gesamtcalciumgehalts des Körpers befinden sich im Knochen. Durch die Kristallstruktur des Knochensalzes Hydroxyapatit ist eine *enorme Oberfläche* sichergestellt (100 m² pro Gramm Kristall!), an der verschiedenartige Ionen adsorbiert und substituiert werden können. Die Kristalle sind von einer Wasserschicht (Hydrationshülle) umgeben, durch die die Ionenaustauschvorgänge vor sich gehen. Zahlreiche Fremdionen können auf diese Weise in die Kristallformationen ein- bzw. aus ihnen austreten. Dabei gehen diese rein physikalisch gesteuerten Vorgänge an der Kristalloberfläche wesentlich schneller vor sich als im Kristallkern. Infolge des biologischen Vorganges eines während des ganzen Lebens ablaufenden Knochenumbaues erfolgt überdies noch eine ständige Rekristallisation, die die Kristallkerne besser zugänglich macht. *Das schnell austauschbare Calcium an den Kristalloberflächen* wird für den Erwachsenen auf 5 g geschätzt. Es steht im dauernden Austausch mit dem rund 1 g betragenden ionisierten Calcium der Extracellulärflüssigkeit. Die Calciumkonzentration der letzteren wird innerhalb enger Grenzen durch Freisetzung oder Ablagerung von Calciumionen an der Oberfläche der Knochenkristalle reguliert. *Das Gleichgewicht ("steady state") zwischen Ablagerung und Resorption* spielt bei der Regulierung des Plasmacalciumspiegels wahrscheinlich eine wichtigere Rolle als die Calciumaufnahme im Darm und die Calciumausscheidung durch die Niere. Es ist anzunehmen, daß diese biophysikalisch gesteuerten Vorgänge an den Kristalloberflächen prinzipiell *nicht an die Anwesenheit des Parathormons gebunden* sind. Die Freisetzung der Calciumionen kann entweder durch Koppelung an Citrat, das erforderlichenfalles in verstärktem Maße im Knochen gebildet wird, erfolgen; oder es kommt zu einer Verschiebung im pH der Mucopolysaccharide an den Osteoidsäumen der Knochenbälkchen, wo Calciumionen in einer Chelatbindung reichlich vorhanden sind, um einerseits in den Extracellulärraum abgegeben oder andererseits der Bildung von Hydroxyapatitkristallen zur Verfügung gestellt zu werden (Eger, 1965).

Das Eingreifen des Parathormons in den vorstehend geschilderten biophysikalischen Vorgang erfolgt wahrscheinlich auf dem nächsthöheren Niveau. Mit Rücksicht auf die eigenartigen Konzentrationsverhältnisse der Extracellulärflüssigkeit (*übersättigte* Calcium-Phosphatlösung!) wurde die Hypothese aufgestellt, daß das Parathormon die besonderen Bedingungen, welche die Ablagerung von Calcium aus der benachbarten übersättigten Körperflüssigkeit verhindern, aufrechterhält. In dieser

Hinsicht können die Nebenschilddrüsen mit Recht als übergeordneter Regulator des Blutcalciumspiegels angesehen werden.

Das Vitamin D ist in seiner Rückwirkung auf die Nebenschilddrüsentätigkeit ebenfalls *von entscheidender Bedeutung*. Unsere gesicherten Kenntnisse sind in dieser Hinsicht aber recht bescheiden. Ziemlich sicher dürfte allerdings sein, daß das *Parathormon nur bei Anwesenheit von Vitamin D* seine volle Wirksamkeit entfalten kann (ARNAUD et al.; HARRISON und HARRISON). Dies gilt sowohl für den calciummobilisierenden Effekt aus dem Skelet wie für die Steigerung der Calciumabsorption im Darm. Beides wird bei Fehlen von Vitamin D unbefriedigend oder gar nicht bewerkstelligt. Diese Tatsache kann auch klinisch zur Erklärung des funktionellen Versagens eines reaktiven Hyperparathyreoidismus zur Verhinderung der rachitogenen Tetanie herangezogen werden. BERNSTEIN et al. konnten die Hypocalcämie bei einem Patienten mit Steatorrhoe nicht mit Parathormon allein, sondern erst nach Zugabe von Vitamin D beheben. *Offenbar genügen schon kleinste Vitamin D-Mengen zur Ermöglichung der normalen Parathormonwirksamkeit*. Umgekehrt ließ sich zeigen, daß die Toleranz für letale Dosen von Parathormon im Tierversuch um ein Vielfaches ansteigt, wenn die Ratten Vitamin D-frei ernährt wurden.

Die Parathormonwirkung auf den *Knochen* wird vom Arbeitskreis um RASMUSSEN aufgrund der Studien auf Mitochondrienebene als Vitamin D- und gen-abhängig bezeichnet. Es war nämlich möglich, durch Vorbehandlung mit Actinomycin D, einem Ribonucleinsäure-Hemmstoff, den calciummobilisierenden Effekt des Parathormons im Tierversuch zu unterdrücken (RASMUSSEN et al., 1964) (s. Abb. 135). An den Knochenmineralen greift das Vitamin D direkt an. Wahrscheinlich schon bei kleinen, sicher aber bei großen Dosen kommt es zur Resorption von Knochenbälkchen, dadurch zu direktem Einfluß auf die Knochenstruktur einerseits, aber auch auf das Gleichgewicht zwischen Plasma- und Knochencalcium andererseits. Dieser Vitamin D-Effekt ist nicht von den Nebenschilddrüsen abhängig (CRAWFORD et al.). Er wird als Erklärung *für die therapeutische Wirksamkeit von Vitamin D* bzw. Dihydrotachysterin beim Hypoparathyreoidismus angesehen.

Auch an der *Niere* tritt das Vitamin D mit dem Parathormon in eine Wechselwirkung. Die Calciumrückresorption wird durch das Vitamin D vermindert, möglicherweise durch Hemmung des Parathormoneffektes an dieser Stelle. In großen Dosen steigert Vitamin D die renale Phosphatausscheidung, die Wirkung ist synergistisch mit jener des Parathormons. Allerdings gilt diese Vitamin D-Wirkung nicht bei Vorliegen einer Rachitis, wo Vitamin D durch verstärkte intestinale Calciumabsorption den sekundären Hyperparathyreoidismus dämpft und damit auch die renale Phosphatausscheidung wieder senkt (HARRISON und HARRISON; STALDER).

Für das Bestehen einer zentralnervösen Steuerung der gesamten Calcium-Phosphat-Regulation (FANCONI, 1952) liegen keine schlüssigen Beweise vor. Die Stellung der Nebenschilddrüsen im Rahmen des innersekretorischen Gesamtapparates ist noch nicht ganz klar. Eine Abhängigkeit der Parathyreoidea vom Hypophysenvorderlappen bzw. Hypothalamus wird heute abgelehnt. Dagegen müssen indirekte Wechselwirkungen mit anderen endokrinen Drüsen, die wie die Gonaden und Nebennierenrinde mit Mineralisationsvorgängen im Zusammenhang stehen, angenommen werden. Die Schilddrüse nimmt seit der Entdeckung des Thyreocalcitonins eine besondere Stellung ein, deren genaue Position den Forschungen der nächsten Zukunft überlassen bleiben muß.

Was die im Zusammenspiel der Wirkungen und Rückwirkungen bereits ausführlich erwähnten Organe Skelet und Niere betrifft, so ist darauf hinzuweisen, daß chronische Krankheiten der genannten Organe zwangsläufige Rückwirkungen auf die Nebenschilddrüsenfunktion ausüben können. Dies gilt speziell für die Gruppe der sog. metabolischen Osteopathien, für gewisse chronische Nephropathien und schließlich auch für manche Fälle von chronischer Enteropathie (Malabsorptionssyndrome).

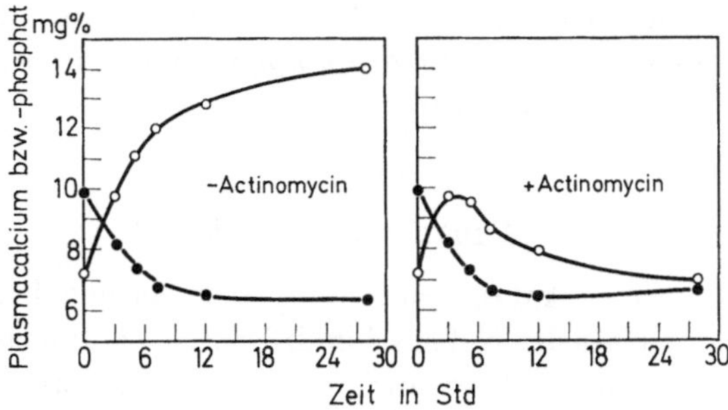

Abb. 135. Veränderungen des Serumcalciums (Kreise) und des Serumphosphors (Punkte) nach Verabreichung von 200 γ Parathormon bei 150 g schweren Ratten. Links die Kontrolltiere, rechts Ratten, die 2 Std vor der Injektion des Hormons 1 γ Actinomycin D pro g Körpergewicht erhalten haben. (Nach RASMUSSEN et al., 1964). Copyright 1970 by the American Association for Advancement of Science

Pathophysiologie

Abnormes funktionelles Verhalten der Nebenschilddrüsen kann *primär* durch dauernde Verminderung oder dauernde Vermehrung der Hormonproduktion charakterisiert sein. Dabei handelt es sich nicht mehr um transitorische regulative Vorgänge, sondern um eine persistierende pathologische Regulationsstörung. Zeitliche und quantitative Schwankungen in der Hormonbildung können zwar vorkommen, doch ist man trotzdem berechtigt, in solchen Fällen von einem *primären Hypoparathyreoidismus* bzw. von einem *primären Hyperparathyreoidismus* zu sprechen.

Andererseits aber kennt man krankhafte Zustände, die erst *sekundär* auf eine gestörte Nebenschilddrüsentätigkeit zurückzuführen sind und primär von einer anderen Stelle des Calcium-Phosphat-Regulationssystems ausgelöst werden, z. B. von der Niere oder dem Skelet. Solche bisher nur in Richtung der Überfunktion erfaßten Nebenschilddrüsenstörungen werden als *sekundärer Hyperparathyreoidismus* bezeichnet. Dabei ist der Übergang vom physiologischen, transitorischen Regulationsvorgang (Adaptationsvorgang) zu den eindeutig pathologischen Auswirkungen der persistierenden Dysregulation *(Adaptationskrankheiten)* sehr eindrucksvoll.

Schließlich sei an dieser Stelle noch auf die vorläufig hypothetische Möglichkeit von sog. *Endorganfehlern* hingewiesen, bei denen als Erklärung für das Versagen des vermutlich normal gebildeten, normal wirksamen Hormons ein Nicht-Ansprechen am Erfolgsorgan postuliert wird („non-response" Störung). Dieser Mechanismus wird beim Krankheitsbild des *sog. Pseudo-Hypoparathyreoidismus* in Betracht gezogen (vgl. S. 359).

Funktionsdiagnostik

Eine exakte Beurteilung der hormonalen Aktivität der Nebenschilddrüsen im jeweiligen Funktionszustand sowie bei bestimmten Stoffwechselstörungen oder Krankheiten wäre nur durch den direkten Nachweis der von den Drüsen abgegebenen bzw. *im Plasma zirkulierenden Hormonmenge* („Sekretionsrate") möglich. Die radioimmunologische Methodik läßt brauchbare Resultate in naher Zukunft erwarten. Solange dieser *direkte Weg aber noch nicht allgemein gangbar* ist, müssen indirekte Methoden herangezogen werden. Da aber die regulativen Einwirkungen auf den Calcium-Phosphatstoffwechsel, wie in den früheren Abschnitten eingehend dargestellt, überaus komplex sind, bestehen für die *Bewertung einer Nebenschilddrüsen-Funktions-Diagnostik beim Menschen größte Schwierigkeiten.* Im Tierversuch kann durch die Parathyreoidektomie wenigstens eine klare Ausgangssituation geschaffen werden. Ferner muß betont werden, daß durch das Wechselspiel der Regulationsfaktoren *die Gesamtsituation ständigen Änderungen unterworfen* ist, worunter die Reproduzierbarkeit der gefundenen Versuchsergebnisse leidet und die Beurteilung noch mehr erschwert wird. Die Möglichkeiten der klinischen Funktionsdiagnostik sind in diesem Handbuch, Bd. II/2, S. 612ff., in den Einzelheiten der Methodik geschildert. Ferner sei auf eine unterdessen erschienene eingehende Darstellung von KAISER verwiesen.

An dieser Stelle soll nur die *Verwertbarkeit der Teste in der klinischen Diagnostik* besprochen werden.

Bewertung der Calcium- bzw. Phosphatwerte in Blutplasma, Urin und Stuhl

Die einmalige oder wiederholte Erhebung der genannten Befunde stellt *eine Art statischer Funktionsdiagnostik* dar. Sie erfaßt den Gesamtkomplex der Calcium-Phosphatregulation in einem gegebenen Augenblick oder Zeitraum und läßt daher nur grobe Rückschlüsse auf den Funktionszustand der Nebenschilddrüsen zu.

Im Plasma. Die *Phosphatwerte* zeigen große altersmäßige Schwankungen und sind überdies von so vielen außerhalb des Nebenschilddrüseneinflusses, vielfach sogar außerhalb der Mineralstoffwechselregulation gelegenen Faktoren abhängig, daß sich daraus allein überhaupt keine brauchbaren Schlüsse ableiten lassen.

Die *Calciumwerte* eignen sich etwas besser, speziell wenn es sich um eine wiederholt festgestellte Hypocalcämie handelt. Dies deutet immer darauf hin, daß die Nebenschilddrüsen entweder insuffizient sind oder daß ihr funktioneller Kompensationsversuch aufgrund anderer Fehler im Gesamtregulationssystem erfolglos bleibt. Es sei in diesem Zusammenhang daran erinnert, daß mit den üblichen Labormethoden das *Gesamtcalcium* im Plasma bestimmt wird, andererseits aber natürlich nur *das ionisierte Calcium* durch die Nebenschilddrüsen reguliert wird. Bezüglich der Hypercalcämie ist zu betonen, daß sie in der klinischen Pädiatrie weit häufiger durch andere Ursachen als durch einen primären Hyperparathyreoidismus bedingt ist (vgl. S. 370).

In Stuhl und Urin. Eine verläßliche Bewertung setzt verständlicherweise eine exakte *Bilanzstudie* mit Erfassung der gesamten Calcium- bzw. Phosphoreinfuhr und -ausfuhr voraus, wobei auch der Zeitraum der Untersuchung nicht zu kurz gewählt werden sollte (nicht unter 3 Tagen). Besonders gilt das für die technisch nicht ganz einfache Bestimmung der Ausscheidungen im Stuhl.

Die *Phosphatausscheidung* durch die Niere schwankt innerhalb weiter Normalgrenzen, so daß auch bei gleichbleibender Nahrung und aus dem 24 Std-Harn keine sehr verläßlichen Rückschlüsse auf den Funktionszustand der Nebenschilddrüsen möglich sind. Nach SCHAAF und KYLE kann man in einem 4 Std-Versuch den Exkretionsindex für Phosphat als Maßstab für die augenblicklichen Nebenschilddrüsenaktivität heranziehen, weil normalerweise rund 90% des glomerulär filtrierten Phosphats tubulär wieder rückresorbiert werden, bei Hyperparathyreoidismus dagegen viel weniger.

Die *Calciumausscheidung* durch die Niere bewegt sich in viel engeren Grenzen. Normalwerte für Kinder wurden von ROYER erst kürzlich festgelegt. Da die renale Calciumabgabe aber von verschiedenen außerhalb der Nebenschilddrüse gelegenen Faktoren mit abhängig ist, kann man selbst einer exakten Bestimmung der Calciurie nur begrenzten Wert zur Beurteilung der Nebenschilddrüsenfunktion zumessen. Die Bestimmung der renalen Kalkausscheidung mittels der *Sulkowitch-Probe* vermittelt nur eine grob-quantitative Information.

Bewertung des Phosphatdiurese-Tests ELLSWORTH-HOWARD

Der Test dient der Feststellung einer Nebenschilddrüsen-Unterfunktion und basiert auf dem Nachweis einer verstärkten renalen Phosphatausscheidung nach intravenöser Gabe von Parathormon. Die Phosphaturie ist um so stärker ausgeprägt, je niedriger der Ausgangswert zu Beginn des Versuches ist. Da bei Hypoparathyreoidismus im unbehandelten Zustand eine ausgesprochene Hypophosphaturie besteht, ist das Versuchsergebnis in diesen Fällen besonders eindrucksvoll, auch wenn man die diuresesteigernde Wirkung des Parathormons mitberücksichtigt (TALBOT et al.) (vgl. Abb. 139). Letztere ist bei intramuskulärer Gabe des Hormones offenbar viel weniger deutlich (CALCAGNO und LOWE).

Die *widersprechenden Resultate des Testes* haben die Ansichten über die Nebenschilddrüsen-Pathophysiologie beträchtlich beeinflußt und verwirrt: BUCHS und GOPPELSREUTER fanden normalerweise *negative Resultate bei Kindern unter 5 Jahren!* Die Brauchbarkeit dieser „dynamischen Funktionsprobe“ leidet vor allem unter der Tatsache, daß nur wenige kommerzielle Nebenschilddrüsenpräparate die angegebene Wirksamkeit aufweisen und daß die Aktivität von einer Charge zur anderen beträchtlich schwanken kann. Für vergleichbare Studien wird daher verlangt, daß der Test gleichzeitig und mit der gleichen Charge des gewählten Präparates auch an einem gesunden Kontrollpatienten durchgeführt werde. Begreiflicherweise kann dieser theoretisch berechtigten Forderung in der Praxis nur selten entsprochen werden. FRANÇOIS et al. verbesserten die Reproduzierbarkeit des Testes durch eine einfache Modifikation, indem das Parathormon an 5—7 Tagen hintereinander gegeben wird (400 internationale Einheiten/m^2 Körperoberfläche/Tag intramuskulär). Dadurch konnte eine scheinbare Endorganresistenz der Nierentubuli durchbrochen werden. Auf eine (allerdings einmalige) Beobachtung von akutem Hyperparathyreoidismus bei einem Kind, das nach Verabreichung von täglich 500 iE Parathormon durch 6 Tage hindurch mit schweren toxischen, hypercalcämischen Erscheinungen erkrankte (LOWENBURG und GINSBERG), soll in diesem Zusammenhang hingewiesen werden.

Bewertung des Hypercalcämietests nach HOWARD, HOPKINS und CONNOR

Die Überlegung der Autoren war, durch künstliche Hebung des Blut-Calciumspiegels die Nebenschilddrüsenaktivität zu unterdrücken. Der Effekt dieser Maßnahme wird wieder an den Veränderungen der renalen Phosphatausscheidung, teilweise auch an der Änderung des Plasmaphosphatspiegels beurteilt. Beim Normalen sinkt die Phosphatausscheidung im Urin um 20—50% ab, während der Serumphosphor um mindestens 1 mg-% ansteigt. Bei Hyperparathyreoidismus bleibt diese Verschiebung aus. GOLDSMITH und FORLAND konnten quantitative Unterschiede des Testes bei erwachsenen Patienten mit Hyperparathyreoidismus und Fällen von Sarkoidose differentialdiagnostisch verwerten. Die Brauchbarkeit des Testes leidet unter dem Umstand, daß seine Ergebnisse offenbar mehr vom augenblicklichen Zustand der Skeletmineralisation als vom Funktionszustand der Nebenschilddrüsen abhängig sein dürften (ROYER). Das Resultat reflektiert demnach wieder die Situation des Gesamtregulationssystems. Bei zu starkem Anstieg der Calciumionen im Blutplasma besteht überdies die Möglichkeit der Bildung eines nicht mehr ultrafiltrablen Calcium-Phosphorkomplexes, wodurch die Verwertbarkeit der gefundenen Zahlen in Frage gestellt wird.

Bewertung der Hypocalcämieteste nach KAISER und PONSOLD

Bei intravenöser Gabe von Äthylendiamintetraessigsäure (ÄDTE oder EDTA) kommt es zur Bindung des ionisierten Calciums an diese. In der Folge tritt eine Stimulierung der Nebenschilddrüsen ein. Beim Gesunden wird der auf die Injektion folgende Abfall des Blutcalciums innerhalb von 12 Std wieder behoben. Wegen der Gefahr der Auslösung einer manifesten Tetanie erscheint der Test im Kindesalter als zu gefährlich. Ein ähnlicher Versuch, der auf den gleichen Überlegungen beruht, wird mit Natriumphytat durchgeführt (SMITH et al.).

Bewertung von Phosphatbelastungs- und Phosphatentziehungstesten

Die orale Verabreichung von Phosphatsalzen ist für eine Bewertung der Nebenschilddrüsenfunktion ungeeignet, weil die intestinale Absorption zu sehr schwankt. Aber auch bei der intravenösen Verabreichung von Phosphatpuffern („Phosphat-Loads") ist nach heutiger Auffassung eine isolierte Beurteilung der Nebenschilddrüsenfunktion nicht möglich (STEENDIJK).

Der Phosphatentziehungstest nach CHAMBERS et al. soll sich für die Feststellung eines primären Hyperparathyreoidismus eignen, weil ernährungsbedingte Schwankungen bei maximaler Parathormonwirksamkeit nicht auftreten. Die Phosphaturie bleibt auf einem Maximum. Für die Kinderheilkunde ist die Bedeutung des Tests durch die Seltenheit von Nebenschilddrüsenadenomen eingeschränkt. Beim sekundären Hyperparathyreoidismus versagt der Test.

Bewertung des Cortison-Belastungstestes

Verabreichung von Cortison führt bei Hypercalcämien verschiedener Genese zum Absinken des Blutkalkspiegels und zu Hypercalciurie. Dieser Effekt tritt aber *nicht* beim primären Hyperparathyreoidismus ein, weshalb sich dieser Test zur Abgrenzung der parathyreogenen Hypercalcämie von anders verursachten Zuständen ähnlicher Symptomatik (z.B. Vitamin D-Intoxikation) eignet.

Bewertung des Skeletröntgenbefundes

Die radiographische Beurteilung einer Nebenschilddrüsenfunktionsstörung aufgrund der Folgeerscheinungen am Knochen ist im Kindesalter, insbesondere bei leichteren Graden und geringer Dauer der Krankheit, wenig verläßlich. Dies gilt speziell für alle Formen des Hypoparathyreoidismus. Aber auch bei den Überfunktionszuständen variieren die röntgenologischen Veränderungen sehr stark von Fall zu Fall, weshalb sie nur selten für die Frühdiagnostik brauchbar sind. In der Regel treten sie erst nach längerem Bestehen der Krankheit in Erscheinung.

Bewertung des Knochenbiopsiebefundes

Die Trepanationsbiopsie des Knochens am Beckenkamm nach NOTTER und LABHART ist eine relativ einfache Methode zur Klärung generalisierter Osteopathien bzw. von Störungen des Calciumphosphorstoffwechsels. Während man eine Nebenschilddrüsenunterfunktion auf diese Art kaum jemals nachweisen kann, läßt sich der primäre Hyperparathyreoidismus durch das charakteristische histologische Bild einer Rosettenform der osteoclastischen Knochenresorption (UEHLINGER) in der Regel eindeutig bestätigen. Im Gegensatz dazu findet man beim renalen, sekundären Hyperparathyreoidismus häufig gemischte histologische Bilder von Osteoporose, Osteomalacie und Fibroosteoclasie, aus denen die komplexe Pathogenese solcher Knochenveränderungen abzuleiten ist.

Nebenschilddrüsenunterfunktion

Die Nebenschilddrüseninsuffizienz des Kindesalters manifestiert sich in der Regel als *idiopathischer Hypoparathyreoidismus mit chronischem Verlauf.* Eine Sonderform stellt das bezüglich seiner Existenzberechtigung derzeit in lebhafter Diskussion stehende Krankheitsbild des *Pseudo-Hypoparathyreoidismus* dar. Hinsichtlich der parathyreogenen Pathogenese noch nicht völlig geklärt und nosologisch nicht einheitlich ist die *Gruppe der hypocalcämischen Neugeborenentetanie und der sog. Frühspasmophilie.* A. FANCONI und PRADER sprechen von *transitorischem kongenitalem Hypoparathyreoidismus.* Der Gesamtkomplex des Hypoparathyreoidismus im Kindesalter wurde von A. FANCONI (1969) sorgfältig abgehandelt.

Idiopathischer Hypoparathyreoidismus

Unter idiopathischem Hypoparathyreoidismus versteht man eine in der Regel *chronische, „cryptogenetische" oder primäre Nebenschilddrüseninsuffizienz* auf der Grundlage eines organischen oder/und funktionellen Defektes aus unbekannter Ursache. Diese Insuffizienz kann sich als isoliertes Krankheitsbild in Form einer parathyreogenen Tetanie manifestieren, wobei sie in ihrem Ablauf beim Kind einige vom Erwachsenenalter abweichende Merkmale aufweist (vgl. FALK; FORBES; HARRISON; STRÖM und WINBERG). Sie kann auch mit anderen äußeren oder inneren Störungen vergesellschaftet auftreten.

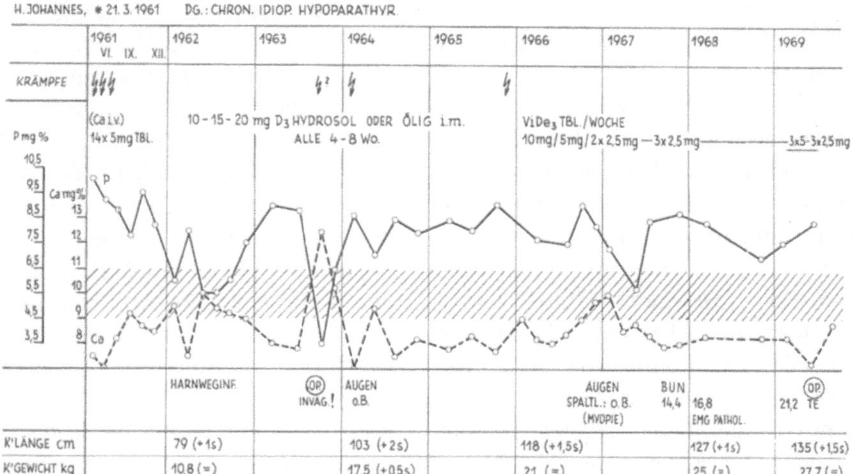

Abb. 136. Männlicher Patient mit Beginn eines chronischen idiopathischen Hypoparathyreoidismus im 3. Lebensmonat. Keine anhaltende Normalisierung des Serum-Ca wie beim kongenitalen transitorischen Hypoparathyreoidismus, sondern Übergang in eine chronische Form. Die Abbildung zeigt trotz Dauermedikation von Vitamin D eine leichte Hypocalcämie und Hyperphosphatämie meistens ohne klinische Symptomatik. Gutes Längenwachstum, gute geistige Entwicklung

Historische Daten. Aufgrund der Erkenntnisse Erdheims wurde das heterogene Bild der „Tetanie" ursprünglich auch für das Kindesalter grundsätzlich aus einer Nebenschilddrüseninsuffizienz erklärt. Die Studien über die Pathogenese der rachitogenen Tetanie ließen die Bedeutung der Nebenschilddrüsen dann wieder in den Hintergrund treten. Aber in der Folge (1939) wurde die Existenz eines chronischen idiopathischen Hypoparathyreoidismus als Ursache einer bereits im Kindesalter auftretenden Tetanie einwandfrei sichergestellt (Drake et al.). In den folgenden Jahren häuften sich die Beobachtungen solcher Fälle von pädiatrischer Seite (Übersicht von Bronsky et al., 1958). Überdies wurde die auffallende Kombination von chronischem Hypoparathyreoidismus mit Moniliasis und Nebenniereninsuffizienz gefunden (Sutphin et al.). Von Birk und Mlczoch liegt eine Zusammenstellung von 26 Fällen aus 6 Familien vor. Hypoparathyreoidismus wurde aber gelegentlich mit perniziöser Anämie (Quinto et al.; Visakorpi und Gerber), ferner mit Cytomegalie kombiniert gefunden (Curtis et al.).

Disposition. Der chronische Hypop. des Kindes gehört zu den *selteneren Endokrinopathien*, ist aber weitaus häufiger als etwa der primäre Hyperparathyreoidismus. Im großen pädiatrisch-endokrinologischen Krankengut Wilkins beträgt die Frequenz des ersteren etwas mehr als 1% aller beobachteten innersekretorischen Störungen. Die klinische Manifestation dieser Form des Hypop. erfolgt vorwiegend *im frühen Kindesalter*, doch sind genaue zeitliche Angaben in dieser Hinsicht wegen der sehr wechselnden Symptomatik oft nicht zu erhalten. Ebenso wie bei dem im Kindesalter extrem seltenen *postoperativen* Hypop. muß nämlich auch bei der idiopathischen Form angenommen werden, daß die Insuffizienz klinisch über lange Zeit latent verlaufen kann und die Krankheit sich erst aufgrund besonderer Belastungen manifestiert. Die entscheidende Bedeutung auslösender Ursachen wie Infektionskrankheiten wird allerdings durchaus nicht allgemein anerkannt (Ström und Winberg). Übergangsformen von Neugeborenentetanie bzw. Frühspasmophilie in chronischen Hypop. kommen nicht ganz selten vor (Abb. 136). Die 1962 von Yonis et al. gefundenen acht derartigen Fälle aus der Literatur haben sich seither vermehrt (vgl. Swoboda u. Wagner). Vielleicht sind Neugeborene diabetischer Frauen nicht nur zur hypocalcämischen Neugeborenentetanie, sondern auch zum persistierenden Hypop. disponiert (Kunstadter et al.). Seit der ersten Beobachtung von Bruce und Strong über die *Nebenschilddrüseninsuffizienz bei dem Kind einer an primärem Hyperp. leidenden Mutter* muß dieser Konstellation zunehmende Beachtung geschenkt werden, da der chronische Hypop. des Säuglings öfters, gelegentlich auch mit Geschwisterhäufung (Buchs, 1961), einen solchen Ursprung haben dürfte. Eine Geschlechtsdisposition im strengen Sinne besteht offenbar nicht. Familiäre Häufung ist relativ selten (Buchs; A. Fanconi et al.) und scheint häufiger bei jenen Fällen vorzukommen, die mit Moniliasis kombiniert sind (HIEKKALA; BIRK und MLCZOCH).

Pathobiologie. Die Ätiologie des chronischen idiopathischen Hypop. ist im Einzelfall als ungeklärt zu betrachten. Eine Möglichkeit ist die angeborene Aplasie bzw. Hypoplasie der Epithelkörperchen, wie dies in einigen Fällen frühzeitig (YONIS et al.) oder erst im späteren Erwachsenenalter (JESSERER, 1951) festgestellt werden konnte. Sie kann auch kombiniert mit Thymusaplasie vorkommen (DI GEORGE). Eine andere Möglichkeit wären die schon lange bekannten, perinatal erfolgenden Blutungen in die Nebenschilddrüse, wie sie vor allem von pathologisch-anatomischer Seite mehrfach beschrieben wurde (u.a. ERDHEIM; MOSCA). Die Frage, ob sich auf der Grundlage dieser Blutungen am überlebenden Kind eine chronische Nebenschilddrüseninsuffizienz entwickeln kann, bleibt jedoch ungeklärt. Eine weitere Möglichkeit wären entzündliche Prozesse der Parathyreoidea. Unter Berücksichtigung des recht unterschiedlichen Manifestationsalters der Krankheit muß man diese Möglichkeit, vorerst auch ohne gesicherte klinische und histologische Unterlagen, in Betracht ziehen (JESSERER, 1958). Chronischer Hypop. nach Operationen oder Strahlenschäden ist im Kindesalter eine extreme Rarität (DRAKE et al.), er kann natürlich nicht als idiopathisch bezeichnet werden. Theoretisch wäre eine chronische Hypocalcämie auch als Folge anhaltender Überproduktion des blutkalksenkenden Thyreocalcitonins denkbar. Dafür fehlen zur Zeit aber noch beweisende Unterlagen (vgl. A. FANCONI et al.).

Pathophysiologisch ist der chronische Hypop. durch vier metabolische Kardinalsymptome gekennzeichnet: *Hypocalcämie, Hyperphosphatämie, Hypocalciurie* und *Hypophosphaturie.* Während über die Reihenfolge des Auftretens der biochemischen Eigenheiten unmittelbar nach Parathyreoidektomie je nach den beiden auf S. 347 skizzierten Theorien Meinungsverschiedenheiten bestehen, ist an der Tatsache des Dauerzustandes dieser metabolischen Situation beim Vorliegen eines chronischen Hypop. nicht zu zweifeln. Zufuhr von Nebenschilddrüsenhormonen behebt alle vier Veränderungen wieder. Das Auftreten dieser biochemischen Merkmale ist unter Berücksichtigung der physiologischen Wirkungsweise des Parathormons verständlich: Verminderte intestinale Kalkaufnahme im Darm und verminderte Calciumfreisetzung im Knochen führen die Senkung des ionisierten Calciums im Blutplasma und damit indirekt (oder auch durch direkten Einfluß am Tubulusapparat der Niere) eine verminderte Calciumausscheidung im Urin herbei. Der Anstieg des anorganischen Plasmaphosphates muß als Folge einer durch den Parathormonmangel verminderten Phosphatausscheidung durch die Niere aufgefaßt werden. Die pathophysiologischen *Folgen einer chronischen Hypocalcämie charakterisieren als manifeste oder latente Tetanie das klinische Bild des Hypop.*

Im histologischen Bild des Knochens läßt der Parathormonmangel keine regelmäßigen Folgen erkennen. Warum es bei längerdauerndem Bestehen eines Hypop. zur Ausbildung intracerebraler Kalkeinlagerungen kommt, ist bisher nicht befriedigend geklärt worden. Durch die neuesten Forschungen auf diesem Gebiete mit der Aufstellung des Begriffes der „Calciphylaxie“ durch SELYE wurde die Frage der Gewebsverkalkungen wieder in den Vordergrund wissenschaftlicher Betrachtungen geschoben, ohne daß diese Frage allerdings dadurch gelöst werden konnte. Ähnlich ist es auch mit der Kataraktbildung. Die Linse speichert den Kalk nämlich trotz vermindertem Calciumgehalt des Kammerwassers. Bei in vitro-Versuchen konnte CLARK feststellen, daß sich der Kalkgehalt solcher Linsen verminderte, wenn sie mit Nebenschilddrüsenextrakt inkubiert wurden.

Ein sekundärer Hypop. als Kompensationsvorgang bei chronischen Störungen oder Krankheiten außerhalb der Nebenschilddrüsen, analog dem sekundären Hyperp., ist bisher nicht bekanntgeworden.

Symptomatologie. *Klinische Symptomatik.* Die ersten der im Vordergrund der Symptomatik stehenden neurologischen Erscheinungen bei der Nebenschilddrüseninsuffizienz des Kindes sind in der Regel *cerebrale Krampfanfälle.* Im Gegensatz zum Erwachsenen sind diese im Kindesalter *viel häufiger epileptiform,* wogegen die klassischen tetanischen Erscheinungen, wie Carpopedalspasmen und Laryngospasmus, weit seltener beobachtet werden (einmal unter sechs Patienten von HARRISON). Die *Häufigkeit der Anfälle* wechselt von Fall zu Fall stark, es können jahrelange anfallsfreie Intervalle vorkommen. Die *Art der Anfälle* muß überdies nicht gleichbleiben, zumal *psychische Begleiterscheinungen* im frühen Kindesalter in der Regel stärker in den Vordergrund treten als später. Man beobachtete Pavor nocturnus, hysteriforme und psychotische Verwirrtheitszustände, Absencen, Chorea, psychomotorische Attacken und Dämmerzustände (u.a. McKINNEY; SIMPSON). *Intelligenzdefekte* und psychische Torpidität dürften zwar keine Frühsymptome darstellen, sie traten früher aber wegen der verzögerten Therapieeinleitung relativ frühzeitig auf („hypoparathyreotischer Kretinismus"). Vor allem bei Patienten, die nicht behandelt wurden, ist das *Längenwachstum der Knochen* verzögert, so daß auch die Körperlänge als Ganzes zurückbleibt. Am deutlichsten ist der Wachstumsrückstand an den kurzen Röhrenknochen von Händen und Füßen (*Brachydaktylie*).

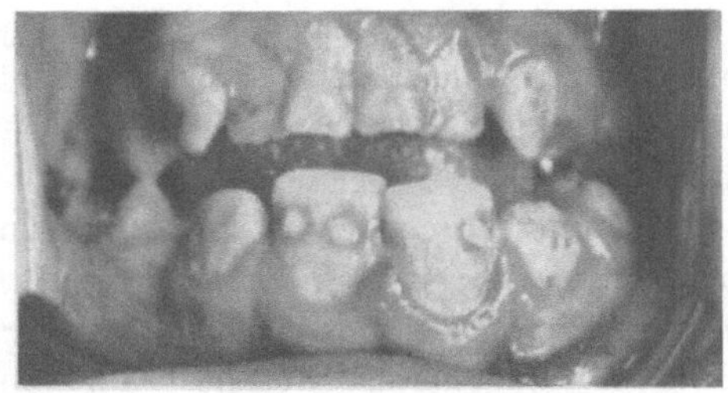

Abb. 137. Schmelzdefekte der Zähne bei 7jährigem hypoparathyreotischem Knaben. Als Säugling chronische Hypocalcämie mit rezidivierenden tetanischen Krämpfen. (Nach G. FANCONI, 1955)

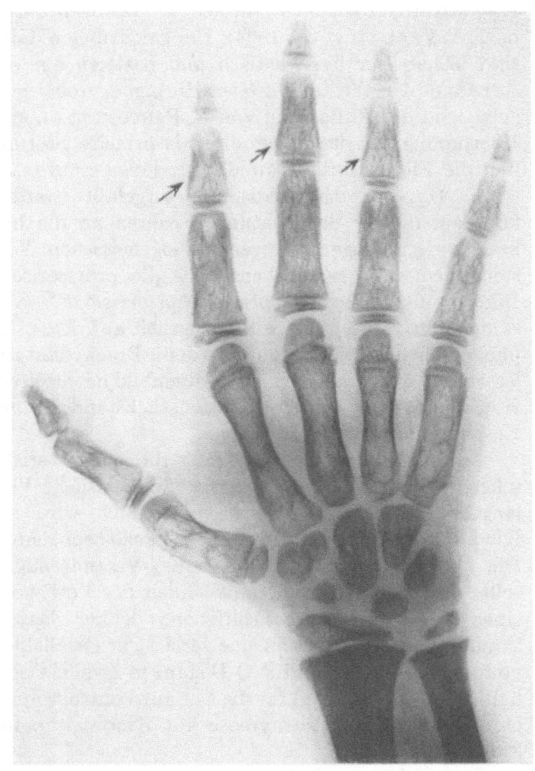

Abb. 138. Röntgenbild der Hand. Brachymetakarpie IV. Corticalisatrophie und subperiostale Erosionen an den Phalangen. (Nach FANCONI et al., 1964)

Neben den neurologischen Symptomen stehen *trophische Störungen an Organen ektodermaler Herkunft* im Vordergrund: Dystrophie der Finger- und Zehennägel, Schmelzdefekte an den Zähnen (Abb. 137), Haarausfall, Katarakt, Ödeme, wobei speziell das Gesicht pastös aussehen kann. Die mehrmals beobachteten Stauungspapillen im Augenhintergrund werden auf Neigung zu Hirnödem zurückgeführt. Auffallend ist die *Bereitschaft zu Pilzinfektionen der Haut*, gelegentlich auf der Grundlage eines Ekzems. Die pathogenetischen Zusammenhänge in der Ausbildung dieser Vielzahl trophischer Störungen sind ungeklärt. Hinsichtlich der Moniliasis wird angenommen, daß die Stoffwechselsituation als solche das Pilzwachstum fördert. Schließlich findet man *metastatische Weichteilverkalkungen*, insbesondere in den Stammganglien des Gehirns, seltener an anderen Körperstellen. HARRISON (1956) betont die Häufigkeit von Durchfällen bei seinen Patienten.

Technische Befunde. *Röntgenologisch* findet man bei der *Schädeluntersuchung* häufig symmetrische Verkalkungen entsprechend den Stammganglien. Aus strahlenphysikalischen Gründen ist dieser Befund aber nicht immer zu erheben, obwohl nach FALK histologisch schon nach wenigen Jahren der Erkrankung intensive Calcifikationen nachweisbar sein können. Das Bestehen einer Sprengung der Schädelnähte, offenbar infolge eines Hirnödems, kann die Differentialdiagnose sehr verwirren (STRÖM und WINBERG). Metastatische Weichteilverkalkungen außerhalb des Schädelbereiches werden in der Regel erst bei gezielten Untersuchungen oder als Zufallsbefunde erfaßt. *Am Skelet* wirkt sich die chronische Mineralstoffwechselstörung nicht einheitlich aus. Theoretisch wäre eine generalisierte Osteosklerose als Folge des verminderten Knochenumbaues zu erwarten. Dieser Befund ist aber eine Rarität; häufiger findet man nur dichtere metaphysäre Abschlußzonen an den langen Röhrenknochen als Zeichen des verzögerten Knochenabbaues. G. FANCONI (1952) hielt bei Säuglingen die Bildung periostaler Begleitlinien, speziell an der Außenseite der Femurdiaphysen, für einen typischen Befund des Hypoparathyreoidismus. An den Zähnen äußert sich dieser gelegentlich in Form von Sklerose der Alveolarcompacta, manchmal auch von Pulpaverkalkungen. Paradoxerweise fand man aber auch Zeichen von Osteoklasie (Abb. 138) in Fällen von einwandfreiem

Hypoparathyreoidismus (bisher 9 Beobachtungen nach A. FANCONI et al., 1964). Die Erklärungen dafür sind bisher sehr hypothetisch und basieren auf der Annahme der Wirkung zweier Hormone, wobei entsprechend der Auffassung von A. FANCONI et al. eine Überproduktion des Calcitonins als primäre Störung und die Fibroseklasie sekundär als Folge eines reaktiven Hyperparathyreoidismus aufgefaßt werden könnten. Solche Beobachtungen rühren an die bisherigen Grundlagen unserer pathogenetischen Vorstellungen und zeigen ebenso wie die provisorische Bezeichnung „*Hypo-Hyperparathyreoidismus*" (COSTELLO und DENT) unsere Unsicherheit auf. Die morphologischen Veränderungen der Brachydaktylie lassen sich natürlich auch im Röntgenbild nachweisen. Häufig ist auch ein Ossifikationsrückstand in der Epiphysenbildung festzustellen.

Das Elektrokardiogramm läßt die charakteristischen Zeichen der Hypocalcämie, eine deutliche Verlängerung der P-Q-Zeit, erkennen. Auch wird bei Kindern oft eine auffallend spitze T-Zacke beobachtet. Die Entdeckung derartiger EKG-Veränderungen sollte daher immer an die Möglichkeit des Vorliegens einer Nebenschilddrüseninsuffizienz denken lassen. Während JESSERER (1958) eine verläßliche Parallelität vou Blutkalkspiegel und P-Q-Distanz in Zweifel zieht, hält SCHÄFER das EKG für die Verlaufskontrolle einer chronischen Hypoparathyreose im Kindesalter für gut geeignet.

Das Elektroencephalogramm zeigt meist uncharakteristische Veränderungen und nur selten Krampfpotentiale, die teils lokalisiert, teils diffus und nach Wirksamwerden der Therapie reversibel sind (GOTTA und ODORIZ). Im Gegensatz zu den EKG-Veränderungen sind jene im EEG offenbar nicht vom aktuellen Grad der Hypocalcämie abhängig.

Auch im *Elektromyogramm* werden pathologische Veränderungen gefunden, die nach Wirksamwerden der Therapie weitgehend rückbildungsfähig sind.

Biochemische Befunde. Von den *biochemischen Befunden* sind die Werte für das Calcium und das anorganische Phosphat im Serum von entscheidender diagnostischer Bedeutung. In den Perioden mit manifesten Krämpfen, zuweilen aber auch in den Latenzzeiten, findet man eine *Hypocalcämie wechselnden Grades*, in Kombination mit einer mehr oder weniger deutlichen *Hyperphosphatämie*. Letztere muß immer unter Berücksichtigung der starken Altersabhängigkeit des Serumphosphorspiegels im Kindesalter beurteilt werden. Da die Nierenfunktion beim unkomplizierten chronischen Hypop., abgesehen von den Calcium- und Phosphat-Clearencewerten, nicht nennenswert beeinträchtigt ist, findet man im übrigen normale biochemische Blutbefunde. *Im Urin* ist die Ausscheidung von Calcium und Phosphat vermindert, demnach die *Sulkowitch-Probe* im unbehandelten Zustand meist negativ. Bei der Lumbalpunktion wurde in mehreren Fällen erhöhter Druck gefunden. Dies scheint mit der Tendenz zur Stauungspapille (Hirnödem ?) parallel zu gehen. Calcium- und Phosphatgehalt des Liquor cerebrospinalis weichen nicht von der Norm ab (STRÖM und WINBERG).

Diagnose und Differentialdiagnose. Die Diagnose des chronischen idiopathischen Hypop. stützt sich auf das Vorliegen einer *Krampfkrankheit in Kombination mit Hypocalcämie* und Hyperphosphatämie unter Ausschluß einer Nierenkrankheit (DRAKE et al.). Allerdings muß eindringlich darauf hingewiesen werden, daß die Serumcalciumwerte stark fluktuieren und trotz Bestehen eines Hypop. im unteren Normalbereich liegen können. Für die Diagnose fortgeschrittener, unbehandelter Fälle kommen noch die früher angeführten Symptome hinzu (Kleinwuchs, Debilität, intrakranielle Verkalkungen, Katarakt, Nagel- und Zahnanomalien).

Die *latente Krampfbereitschaft* ist bekanntlich durch die klassische *mechanische und elektrische Übererregbarkeit der motorischen Nerven* gekennzeichnet: Trousseausches Phänomen (Pfötchenstellung der Hand bei Kompression des Plexus brachialis am Oberarm), Chvosteksches Phänomen (Zuckung der gleichseitigen Gesichtsmuskulatur nach Beklopfen des Stammes des N. facialis vor dem Kiefergelenk), Lust-Ibrahimsches Phänomen (Hebung des lateralen Fußrandes beim Beklopfen des N. peroneus unterhalb des Fibulaköpfchens) und Erbsches Phänomen (Herabsetzung der galvanischen Erregbarkeit der motorischen Nerven, vgl. Tabelle 127).

Zur Vermeidung der früher häufigen folgenschweren Spätdiagnose (z.B. bei einem Patienten von STEINBERG und WALDRON erst 31 Jahre nach Auftreten der ersten Symptome!) ist zu fordern, daß *bei jeder Krampfkrankheit des Kindes Blutcalciumbestimmungen* durchgeführt werden. Hinsichtlich der Kalkausscheidung im Urin ist zu berücksichtigen, daß die Sulkowitch-Probe nur eine grobe Information darstellt.

Zur Sicherung der Diagnose wird im Sinne einer funktionellen Diagnostik vielfach der *Phosphaturie-Test nach* ELLSWORTH und HOWARD empfohlen. Sein positiver Ausfall führt beim chronischen Hypop. zu einer sehr ausgeprägten Zunahme der Phosphatausscheidung im Urin (vgl. Abb. 139). Die Beurteilung eines negativen Resultates ist dagegen problema-

Tabelle 127. *Galvanische Erregbarkeit motorischer Nerven (Erbsches Phänomen)*

	Normalwerte in Milliampere			Tetanie
	Erwachsene	Säuglinge	Neugeborene	
Kathodenschließungszuckung (KSZ)	über 0,9	1,5	2,5	0,1
Anodenschließungszuckung (ASZ)	1,5—2	2,5	3,0	0,3
Anodenöffnungszuckung (AÖZ)	2,5—3	3,5	5,0	0,5
Kathodenöffnungszuckung (KÖZ)	über 5	über 5	über 5	3,0 (unter 5)

tisch, weil das Ansprechen der Nierentubuli offenbar stark dosisabhängig ist und bei Modifikation des Versuches in solchen Fällen doch ein positives Ergebnis zustande kommen kann (vgl. hierzu die Bemerkungen auf S. 351).

Die *differential-diagnostischen Überlegungen* können in diesem Rahmen nur einerseits die klinisch besonders wichtige Frage der Abgrenzung der Epilepsie und andererseits die Abtrennung des idiopathischen Hypop. von den übrigen Formen der hypocalcämischen Tetanie *(relative Nebenschilddrüseninsuffizienz)* berücksichtigen, wobei der Pseudo-Hypoparathyreoidismus in einem folgenden Kapitel gesondert besprochen wird. Hinsichtlich der Differentialdiagnose des klinischen Gesamtkomplexes „Tetanie im Kindesalter" sei auf das Buch von JESSERER (1958) und auf die Übersicht von A. FANCONI (1969) verwiesen.

Epilepsie: Sie stellt die weitaus *häufigste Fehldiagnose* dar. Da sowohl klinische Symptomatik wie EEG nur selten eine verläßliche Unterscheidung gestatten, muß vor allem in therapieresistenten Fällen von „sog. Epilepsie" an die Möglichkeit einer Nebenschilddrüseninsuffizienz gedacht werden. Weit zweckmäßiger ist aber eine routinemäßige Stoffwechseluntersuchung aller Kinder mit Krampfkrankheiten, weil sonst wertvolle Zeit für die Einleitung einer adäquaten, wirksamen Therapie vergeht.

Neugeborenentetanie bzw. „*Frühspasmophilie*" s. S. 362.

Rachitogene Tetanie: Diese zeigt eine deutliche Altersdisposition (3. Lebensmonat bis 2 Jahre) und in der Regel eine stärker ausgeprägte jahreszeitliche Disposition (Frühjahr) als der Hypop. Serumchemisch findet man dabei meist einen normalen oder *verminderten Phosphatwert*, die alkalische Phosphatase ist erhöht. Das Knochenröntgenbild zeigt die noch floride oder in erster Abheilung begriffene Rachitis. Eine Spezialform aus der Gruppe der sog. „resistenten Rachitis", die von PRADER et al. herausgehobene „*Pseudo-Mangelrachitis*" ist im Gegensatz zu den gewöhnlichen Fällen von resistenter Rachitis durch eine ausgesprochene Tetaniebereitschaft gekennzeichnet. Aber auch diese Fälle haben einen niedrigen Serumphosphatspiegel und im Röntgenbild die typischen Rachitiszeichen.

Tetanie bei Nierenerkrankungen: Hypocalcämie tritt einerseits als regulative Gegenmaßnahme bei der hyperphosphatämisch-acidoti-

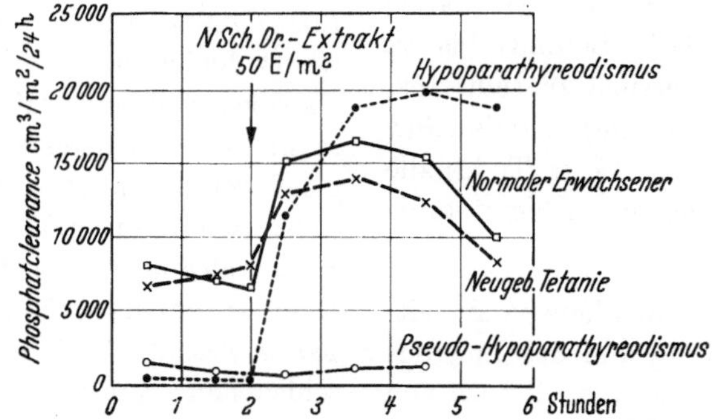

Abb. 139. Wirkung einer intravenösen Parathormoninjektion auf die endogene Phosphatclearance bei verschiedenen Formen von Hypoparathyreoidismus (Phosphaturietest nach ELLSWORTH und HOWARD). (Nach TALBOT et al., 1954)

schen Niereninsuffizienz auf. Diese Form läßt sich durch den Nachweis der gleichzeitig vorhandenen *Hyperazotämie* und der schwer gestörten Nierenfunktionsproben leicht ausschließen. Andererseits wird eine hypocalcämische Tetanie nicht selten im Verlaufe der kindlichen *Nephrose* beobachtet (Amini). Die tetanischen Anfälle treten dabei in der Regel nach spontanen oder medikamentös ausgelösten Durchfällen auf (intestinaler Calciumverlust). Die charakteristischen Harn- und Serumveränderungen ermöglichen die Differentialdiagnose ohne weiteres.

Sonstige Hypocalcämien: Persistierende Hypocalcämie infolge von Mangelernährung kommt unter normalen Lebensbedingungen in Mitteleuropa wohl kaum noch vor. Hypocalcämie infolge chronischer Verdauungsinsuffizienz, etwa bei unkompensierter Cöliakie oder nach ausgedehnten Darmresektionen, ist wohl selten, muß aber berücksichtigt werden. An die Möglichkeit der Bindung des ionisierten Calciums im Plasma durch Medikamente muß auch im Kindesalter zuweilen gedacht werden, zumal die Äthylendiamintetraessigsäure (ÄDTE oder EDTA) als Antidotum bei Schwermetallvergiftungen verwendet wird und die Gabe eines Kationenaustauschers bei Nephrose zu Tetanie führte (Macaulay und Watson).

Verlauf. Unerkannt und unbehandelt führt der chronische Hypop. zu dem von Schüpbach und Courvoisier als „*hypoparathyreotischer Kretinismus*" charakterisierten *Schadensbild:* Kleinwuchs mit plumpen Händen und Füßen, Schwachsinn in Kombination mit rezidivierenden Krampfanfällen, Sehstörung bzw. Blindheit. Bei rechtzeitiger Therapieeinleitung wird die Ausbildung aller genannten Symptome vermieden. Bei verspätetem Einsetzen der Behandlung scheinen einige Schäden (Hautveränderungen, Katarakt, EEG-Befund) bis zu einem gewissen Grad reversibel zu sein. Insgesamt ist der *Krankheitsverlauf grundsätzlich als chronisch* zu betrachten. Akute Todesfälle im Status convulsivus oder durch Herztetanie sind selten (Falk).

Die Prognose hängt nicht allein vom Zeitpunkt der Diagnosestellung und des Behandlungsbeginnes ab, sondern wohl auch noch von anderen, bisher wenig geklärten Faktoren. Denn nur so ist es erklärlich, daß Patienten mit relativ unbefriedigender medikamentöser Versorgung durch viele Jahrzehnte und mit wenig Beschwerden leben können (Fall Escherich bei Jesserer, 1951).

Während typische *Komplikationen* beim Hypop. nicht bekannt sind, besteht *Syntropie mit bestimmten anderen Krankheitserscheinungen.* Die Disposition zur *Soormykose* wurde bereits angeführt. Auch *Steatorrhoe* wird mehrmals erwähnt (Tyabi und Keele; Visakorpi und Gerber), auch in Kombination mit Darmmotilitätsstörungen. Ihre primäre oder sekundäre Rolle im Rahmen dieser Kombination ist dabei nicht geklärt. *Störungen anderer endokriner Drüsen* gemeinsam mit Hypop. scheinen mit einer überzufälligen Häufigkeit vorzukommen. Schon in der Einleitung erwähnt wurde die Kombination mit M. Addison. Ferner wurden einige Symptome auf eine gleichzeitige Hypophysenschwäche zurückgeführt bzw. autoptisch eine HVL-Insuffizienz nachgewiesen (Falk). Auch die Kombination von Hypop. mit Hypothyreose (Cohen und Donell) und mit zusätzlicher Nebenniereninsuffizienz (Carter et al.) wurde beschrieben.

Therapie. Obwohl eine Nebenschilddrüseninsuffizienz in logischer Weise durch *Zufuhr von Nebenschilddrüsenhormon* zu substituieren wäre, spielt diese Behandlungsmöglichkeit in der Therapie des chronischen Hypop. *keine praktische Rolle.* Die kommerziell erhältlichen Präparate dieser Art sind zum überwiegenden Teil heute noch unzureichend gereinigt, unbefriedigend standardisiert und überdies teuer (vgl. Bd. II/2, S. 280ff.). Außerdem werden bei wiederholter Verabreichung gegen dieses Proteohormon vermutlich häufig Antikörper gebildet. Als wirksame Substanzen zur Wiederherstellung eines normalen Blutkalkspiegels haben sich aber *Dihydrotachysterin (DHT)* und *Vitamin D (Calciferol)* gut bewährt. Es hat sich gezeigt, daß die beiden Substanzen sowohl in der Rachitistherapie wie auch in ihrem blutkalksteigernden Effekt annähernd gleichwertig sind (Swoboda, 1959). Möglicherweise ist die durch Vitamin D hervorgerufene Hypercalcämie etwas haltbarer als die nach DHT (Harrison, 1956). Da die *Vitamin-D-Präparate* wesentlich billiger als DHT und in verschiedenen Zubereitungen für verschiedenartige Applikation erhältlich sind, werden sie *heute bevorzugt in der Behandlung des chronischen Hypop.* verwendet.

Der *Behandlungsbeginn* soll nach JESSERER (1958) mit einer hochdosierten peroralen oder rasch wirksamen Injektionsmenge (Vitamin-D-Hydrosol) von 20—40 mg(!) Vitamin D_3 oder D_2 oder DHT erfolgen. Es ist darauf hinzuweisen, daß *bei der Initialdosis praktisch keine Gefahr der Überdosierung* besteht. Nach Normalisierung des Blutkalkspiegels durch tägliche Gaben von 5—10 mg kann auf eine *Erhaltungsdosis* übergegangen werden, die von Fall zu Fall ausgetestet werden muß. Bei den schwersten Fällen sind Tagesdosen von 1—3 mg (=40000—120000 i.E.) oder entsprechend höhere Mengen 1—2mal wöchentlich notwendig. Bei leichten Fällen kann hingegen eine Injektion pro Monat oder gar alle 2—3 Monate in der Höhe von 10 bis 30 mg genügen. Es ist wichtig zu wissen, daß die öligen Vitamin-D- bzw. DHT-Lösungen bei intramuskulärer Verabreichung eine Depotwirkung entfalten und sich daher für die Dauerbehandlung mancher Fälle, nicht aber zur Erzielung einer Initialwirkung eignen (JESSERER, 1955). Eine derartige Therapie verlangt nicht nur rechtzeitigen Einsatz, sondern ebenso eine *sorgfältige biochemische Kontrolle* zur Vermeidung von Überdosierungsfolgen. Denn der endogen fixierte Ablauf einer Nebenschilddrüseninsuffizienz ist im Einzelfall niemals im voraus zu beurteilen, so daß *Dosishöhe und Applikationsintervalle aufgrund der Calciumstoffwechsellage jeweils immer neu fixiert* werden müssen. Die Überprüfung der Kalkstoffwechselsituation mit der Sulkowitch-Probe im Harn hat nur bedingten Wert, weil sorgfältige Studien gezeigt haben, das Blutkalkspiegel und Harnkalkausscheidung sich nicht immer gleichsinnig verschieben (ROYER). *Regelmäßige Bestimmungen des Serumcalciums sind daher in allen Fällen von Dauerbehandlung obligatorisch.*

Medikamentöse Calciumzufuhr ist als dringliche Maßnahme bei akuten tetanischen Erscheinungen indiziert. Bei der peroralen Verabreichung sollte ein gut dissoziierbares Calciumsalz, z.B. Calciumchlorid ($CaCl_2$) oder Caplex, verwendet werden. Calciumchlorid wird jungen Kindern am besten in einer 10%igen wäßrigen Lösung mit einem Geschmackskorrigens bzw. mittels Schlundsonde gegeben. Die Tagesdosis sollte zwischen 2 g (beim Säugling) und 5 g (bei älteren Kindern) Calciumchlorid liegen (entsprechend 20—50ml der 10%igen Lösung). Bei Überschreitung dieser Mengen besteht die Gefahr der Entstehung einer bedenklichen *Acidose.* Eine leichte Acidose wirkt bekanntlich bei hypocalcämischer Stoffwechsellage im Sinne einer Erhöhung des ionisierten Calciumanteiles im Plasma günstig. Von Calcium gluconicum kann nur bei wiederholten intravenösen Gaben eine nennenswerte Wirkung erwartet werden, denn 1 g davon liefert nur 90 mg ionisiertes Calcium! (Einzeldosen 10—20 ml der 10%igen Lösung.) Nach Behebung der akuten Hypocalcämie sorgt die oben beschriebene Erhaltungstherapie mit Vitamin D bzw. DHT für eine ausreichende intestinale Kalkaufnahme und Stabilisierung des Blutkalkspiegels. Ein entsprechendes Calciumangebot in der Nahrung ist dabei natürlich Voraussetzung. Ein spezielles therapeutisches Problem bieten die mit Nebenniereninsuffizienz kombinierten Fälle von Hypop., weil durch die notwendige Corticoidsubstitution die Hypocalcämie verstärkt werden kann. Besonders sorgfältige Elektrolyt-Kontrolle ist in solchen Fällen geboten.

Pseudohypoparathyreoidismus

Unter Pseudohypoparathyreoidismus versteht man seit ALBRIGHT et al. (1942) ein klinisch wie biochemisch weitgehend dem gewöhnlichen chronischen Hypop. entsprechendes, in der Regel genetisch bedingtes Krankheitsbild, bei dem aber die sonst beobachtete Wirkung einer Parathormoninjektion, nämlich eine ausgeprägte Phosphaturie, nicht eintritt *(negativer Ellsworth-Howard-Test).* Bei der operativen Inspektion eines der drei zuerst beschriebenen Patienten wurde ein histologisch normales Epithelkörperchen gefunden, woraus man den Schluß zog, daß es sich nicht um einen Hormonmangel, sondern um einen *Fehler am Endorgan der Hormonwirkung, dem Tubulusapparat der Niere,* handeln müßte *(„nonresponse"-Störung).* Außer der Symptomatik einer Nebenschilddrüseninsuffizienz findet man beim Ps. aber auch häufig noch Begleitanomalien, von denen die Verkürzung *einzelner* Mittelhand-, seltener Mittelfußknochen besonder charakteristisch ist *(Brachymetakarpie).*

Historische Daten. Die von ALBRIGHT et al. (1942) postulierte Störung wurde in ihren theoretischen

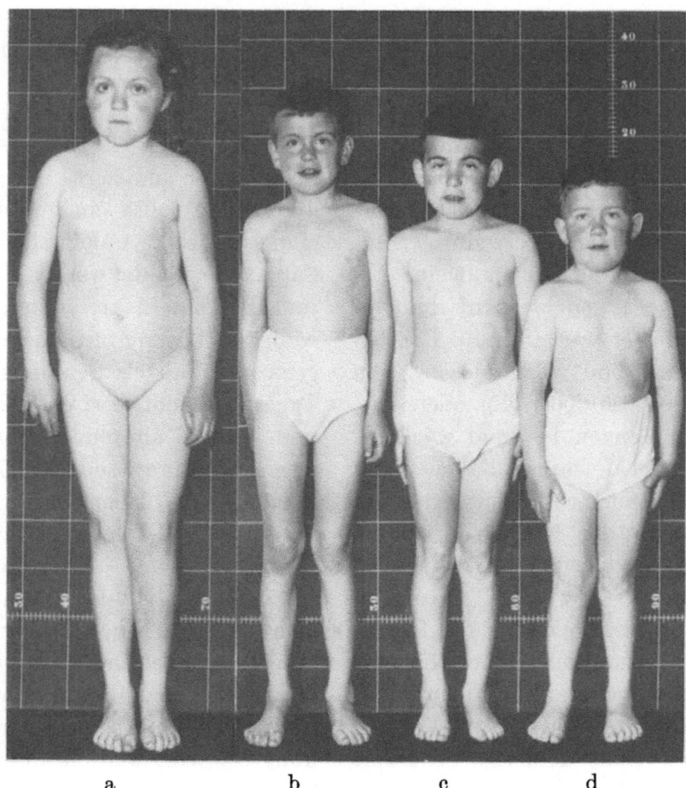

a b c d

Abb. 140a—d. Drei Geschwister mit klinischem Pseudohypoparathyreoidismus. a Vreni. b Der mittlere, gesunde Bruder. c Ruedi, der älteste Bruder. d Willi, der jüngste Bruder. (Nach FANCONI et al., 1964)

Grundlagen vor allem von der Albrightschen Schule sorgfältig bearbeitet (vgl. ELRICK et al.). Die Konzeption einer pleiotropen Genmutation mit der Möglichkeit inkompletter Vererbung wurde vorerst allgemein akzeptiert, und es wurden mehrfach Beispiele des Voll- bzw. Teilsyndromes von Ps. beschrieben (MACGREGOR und WHITEHEAD). Als logische Folgerung der Vermutung eines unregelmäßigen Erbmechanismus war die Existenz von Fällen mit gewöhnlichem idiopathischem Hypop. und Ps. leicht zu deuten, andererseits aber auch die Möglichkeit des Auftretens der Begleitanomalien allein ohne Tetaniesymptome theoretisch zu erwarten. Dieses letztere, als „*Pseudo-Pseudohypoparathyreoidismus*" benannte Krankheitsbild wurde auch tatsächlich gefunden (ALBRIGHT, FORBES und HENNEMAN, 1952). Seither wird über dieses Thema viel diskutiert. KESSLER und MARTINI fassen den Ps.Ps. als inkomplette Variante des Ps. im Rahmen einer Krankheitseinheit auf, die sie als „*Albrights hereditäre Osteodystrophie*" bezeichnen und die vom idiopathischen Hypop. vollkommen zu trennen sei. Auch sonst wurde später die bestehende Albrightsche Theorie von verschiedenen Seiten angezweifelt (A. FANCONI et al., 1964; ROBINSON et al.; SCHÜPBACH und COURVOISIER). JESSERER (1959) empfiehlt bis zum schlüssigen Nachweis funktionstüchtiger Nebenschilddrüsen in solchen Fällen eher von „*kryptogenetischer Nebenschilddrüseninsuffizienz im Rahmen multipler Abartungen*" zu sprechen. SCHWARZ (ausführliche Kasuistiken und Lit.!) lehnt die bisherigen Bezeichnungen als nicht stichhaltig ebenfalls ab und spricht von einer nosologischen Einheit mit charakteristischen Gestaltveränderungen und fakultativen Mineralverschiebungen. Er schlägt die Bezeichnung „*hereditärer brachymetacarpaler Kleinwuchs*" vor.

Disposition. Die als Ps. bezeichneten Fälle wurden bisher seltener beobachtet als Patienten mit echtem chronischem Hypop. Allerdings hängt die Klassifizierung offensichtlich vom individuellen Standpunkt ab. Das Alter bei Diagnosestellung ist in den mitgeteilten Fällen von Ps. durchwegs höher, und das weibliche Geschlecht ist eindeutig stärker betroffen. Familiäres Auftreten ist häufig (vgl. Abb. 140).

Pathobiologie. Es wurde angenommen, daß im Rahmen einer genetisch verankerten komplexen Störung die Tubuluszellen der Niere für die Einwirkung des normalen Parathormones unempfindlich seien. Aufgrund dieser „Endorganschwäche" entsteht eine Hyperphosphatämie und in deren Folge eine Hypocalcämie. Die Sicherung dieser Annahme ist derzeit nur durch den Phosphaturietest nach Parathormongabe möglich. Leider ist dieser *Ellsworth-*

Howard-Test schlecht reproduzierbar und wenig verläßlich. Sein Ergebnis hängt nicht nur von der Wirksamkeit des verwendeten Präparates, dessen Dosierung und Applikationsform sowie der Versuchsdauer ab, sondern offenbar auch von der Zeitdauer des Bestehens der Hypocalcämie, im allgemeinen also vom Alter der Patienten. Die Wirkung des Parathormons ebenso wie die des DHT oder Vitamin D scheint um so geringer zu sein, je länger die Hypocalcämie schon bestand und unbehandelt geblieben ist (JESSERER, 1959). Dementsprechend handelt es sich auch bei den mitgeteilten Fällen von Ps. überwiegend um ältere Kinder, und es ist ganz selbstverständlich, daß in diesen Fällen die körperlichen Symptome eines unbehandelten Hypop. bereits im höheren Grade ausgebildet sein konnten. Die pathogenetische Erklärung der Entstehung korrelierter Bildungsfehler ist aufgrund der Mineralstoffwechselstörung praktisch unmöglich. Eine definitive Klärung der Frage hinsichtlich Existenz und Pathogenese des umstrittenen Krankheitsbildes muß der Zukunft überlassen werden, bis es möglich sein wird, den Nachweis des effektiv wirksamen Parathormonspiegels im Blute solcher Patienten zu führen.

Symptomatologie. Klinische Anfallssymptomatik und blutchemische Situationen stimmen beim Ps. mit jener des chronischen Hypop. praktisch überein. Im Gesamtbild fallen beim Ps. noch die *kleinwüchsig-gedrungene Gestalt* mit rundem Gesicht und Bewegungsarmut, die teils symmetrisch, teils unsymmetrisch ausgebildeten *Verkürzungen von Mittelhand- bzw. Mittelfußknochen* (speziell des IV. und V. Strahles, selten der Phalangen) und die ektopischen, vorwiegend subcutanen Kalkablagerungen auf. Auch die geistige Retardation im Verein mit Kalkeinlagerungen des Gehirns ist hochgradig. Die Knochenveränderungen wurden von amerikanischer Seite als „dyschondroplastisch" bezeichnet. Beteiligung anderer Skeletabschnitte bzw. eine Manifestation als Systemerkrankung nach Art einer Osteochondrodystrophie wurden nur selten beschrieben (GARCEAU und MILLER). Über die Zahnveränderungen bei Ps. berichtete zusammenfassend RITCHIE.

Diagnose und Differentialdiagnose. Die Diagnose eines Ps. wurde bisher bei Zusammentreffen der typischen biochemischen und klinischen Symptome einer Nebenschilddrüseninsuffizienz mit dem negativen Ausfall des Ellsworth-Howard-Testes gestellt, wobei letzterer zur Vermeidung der erwähnten Unsicherheiten womöglich modifiziert, d.h. vor allem über einen längeren Zeitraum ausgedehnt und unbedingt wiederholt werden sollte (vgl. S. 351). Das Vorhandensein der äußerlichen Begleitanomalien unterliegt von Fall zu Fall so starken Variationen, daß dieses Kriterium nur schwer verwertbar ist.

Die differentialdiagnostische Abgrenzung des Ps. von der idiopathischen chronischen Nebenschilddrüseninsuffizienz kann schwierig bzw. unmöglich sein. Auf die geradezu unüberwindlichen Schwierigkeiten dieser Art im frühen Kindesalter weist BUCHS (1961) ausdrücklich hin. Auch genetische Untersuchungen lassen im Stich, wurden doch in der gleichen Sippe manchmal verschiedene Formen dieser Krankheitsgruppe beobachtet (BUCHS, 1955; JESSERER, 1959).

Der *Pseudo-Pseudohypoparathyreoidismus* ist durch das Fehlen von Hypocalcämie und Hyperphosphatämie einschließlich der klinischen Folgezustände der Mineralstoffwechselstörung bei Vorhandensein für den Ps. typischen Begleitanomalien, insbesondere der Brachymetakarpie, charakterisiert. Da jegliche biochemische Störung fehlt, ist auch der Ausfall des Phosphaturie-Testes normal. Die Einbeziehung des Begriffes der Parathyreoidea in die Nomenklatur ist, weil unzutreffend und irreführend, als unglücklich zu bezeichnen. Überschneidungen der Symptomatik mit anderen sog. „degenerativen Syndromen" sind auffallend, besonders mit den verschiedenen Spielarten der *Gonadendysgenesie.* Überwiegend handelt es sich bei den publizierten Fällen von Ps.Ps. um Mädchen. Ausführliche Darstellung der Problematik bei G. SCHWARZ.

Verlauf. Unbehandelt führt der sog. Ps. genau so wie die gewöhnliche chronische Nebenschilddrüseninsuffizienz zu allen bleibenden Veränderungen des chronischen Hypop. (ALEXANDER und TUCKER). Auch die Syntropie mit anderen endokrinen Störungen ist bekannt, und Kombinationen des Ps. mit M. Addison, Diabetes, Diabetes insipidus und Hypothyreose sind beschrieben (BERARDINELLI; MOEHLIG und GERISCH; TURNER und TAKAMURA). Auch in der Prognose besteht Übereinstimmung. Die mineralchemischen Schäden sind durch entsprechende Therapie vermeidbar. Für die Behandlung gelten die beim chronischen Hypop. gegebenen Richtlinien. Die Begleitanomalien einschließlich des Kleinwuchses dürften genetisch determiniert und damit praktisch unbeeinflußbar sein.

Hypocalcämische Neugeborenentetanie und Frühspasmophilie

Unter *Neugeborenentetanie* versteht man cerebrale Krämpfe der ersten Lebenstage von verschiedener gradueller Ausbildung und zeitlicher Dauer, ohne daß deren tetaniformer Charakter sehr deutlich ausgebildet zu sein braucht, weshalb von Willi auch die Bezeichnung „Neugeborenenspasmophilie" vorgezogen wurde. In der Regel besteht *dabei eine markante Hypocalcämie*. Die leichten Formen manifestieren sich nur undeutlich und innerhalb von einigen Lebensstunden bis zu wenigen Lebenstagen. In den schwereren Fällen ist die klinische Symptomatik stärker ausgeprägt und kann über viele Tage anhalten, wobei ein fließender Übergang zum Bild der sog. Frühspasmophilie möglich ist.

Unter *Frühspasmophilie* wurde und wird z.T. heute noch in der deutschsprachigen Nomenklatur eine zu tetaniformen Manifestationen disponierende, mit Hypocalcämie einhergehende nervöse Erregungsbereitschaft der ersten Lebenswochen bis -monate verstanden. Sie kann aus einer Neugeborenentetanie hervorgehen oder auch nach einem mehr oder weniger langen symptomlosen Intervall in der frühesten Lebensperiode auftreten (2.—3 Lebensmonat). Wesentlich hinsichtlich der Begriffsbestimmung dieses Krankheitsbildes ist jedenfalls der Hinweis, daß ein *Zusammenhang mit einer rachitogenen Tetanie dabei nicht eindeutig gesichert ist*. Im übrigen deckt sich der Terminus Spasmophilie mit den Begriffen „latente Tetanie" und „Prätetanie".

Historische Daten. Spasmophilie ist eine in der deutschsprachigen Medizin offenbar schon seit langer Zeit verwendete ausdrucksvolle Bezeichnung für cerebrale Krämpfe bzw. Krampfbereitschaft im Kindesalter. Wahrscheinlich war es Schlesinger (1891), der die Begriffsbestimmung dieser Bezeichnung durch die Gleichstellung mit der „latenten Tetanie" klarer umriß. Die Existenz einer tetaniformen Spasmophilie des Neugeborenen wurde trotz einer einschlägigen Beobachtung von Kehrer (1913) noch lange angezweifelt (Dollinger). Heute besteht jedoch kein Zweifel darüber, daß dieses Krankheitsbild auch in Kombination mit Hypocalcämie durchaus nicht selten auftritt (Bakwin; Willi). In jüngster Zeit haben Fanconi u. Prader das Krankheitsbild wieder intensiv bearbeitet und dabei die Existenz einer transitorischen Nebenschilddrüseninsuffizienz sehr wahrscheinlich machen können. Da sich die klinische Symptomatik dieser Krampfzustände im frühesten Säuglingsalter von dem Erscheinungsbild der klassischen Tetanie ziemlich deutlich unterscheidet, wurde die Bezeichnung „Spasmophilie" von zahlreichen pädiatrischen Autoren bis heute bewußt beibehalten.

Disposition. Die Zahl der Beobachtungen von Fällen mit Neugeborenentetanie zeigte seit jeher *auffallende regionale und zeitliche Schwankungen* (Spätwintergipfel). Daraus ist abzuleiten, daß verschiedene Faktoren am Auftreten der Störung beteiligt sein müssen, aber wohl auch, daß die Beurteilung der Symptomatik und der Diagnostik individuellen Einflüssen unterliegen dürfte. Aus einer Übersicht von Saville und Kretchmer geht für reife Neugeborene eine *durchschnittliche Frequenz* spasmophiler Symptomatik von 1—1,5$^0/_{00}$ hervor. Bei *Frühgeborenen* (Gittleman et al.) ist die Disposition zur Ausbildung einer Neugeborenentetanie beträchtlich höher, und auch im Zusammenhang mit *Schwangerschaftstoxikosen* wurde sie gehäuft beobachtet (Lubenstein). Eine *Geschlechtsbevorzugung* dürfte insofern vorgetäuscht werden, als männliche Neugeborene infolge der höheren Frequenz an Hirnläsionen etwas häufiger zu Krämpfen disponieren (Dodd und Rapoport). Über eine *familiäre Komponente*, die vermutlich nur für den Typus der Frühspasmophilie von nennenswerter Bedeutung sein dürfte, berichtete unter anderem Buchs. Von großem Interesse sind die jüngsten Untersuchungen Geertingers über die *Korrelation von plötzlichem Tod im Säuglingsalter* und Aplasie bzw. Dysplasie der Nebenschilddrüsen (vgl. S. 345).

Pathobiologie. Bei der Spasmophilie bzw. Tetanie in der Neugeborenenperiode bilden Reifungsstörungen oder *Läsionen im Zentralnervensystem einerseits und Regulationsfehler des Calcium-Phosphatstoffwechsels andererseits* die wichtigsten ätiopathogenetischen Grundlagen. Durch das Zusammenwirken dieser Faktoren ist im Gesamtbild der Störung die jeweilige Rolle des Einzelfaktors schwer abzuschätzen. Es liegen heute Untersuchungsergebnisse vor, welche die Einflüsse der zugeführten Milchart, der Vitamin-D-Versorgung der Schwangeren, der Nierenfunktion, der Nebennierenfunktion zusätzlich zu den regulativen Auswirkungen der Nebenschilddrüsentätigkeit auf die Calcium-Phosphatstoffwechselregulation des Neugeborenen bzw. jungen Säuglings beleuchten (vgl. Swoboda, 1962).

Verhalten von Serumcalcium und -phosphat in der Neugeborenenperiode. Aufgrund einer ganzen Reihe von übereinstimmenden Unter-

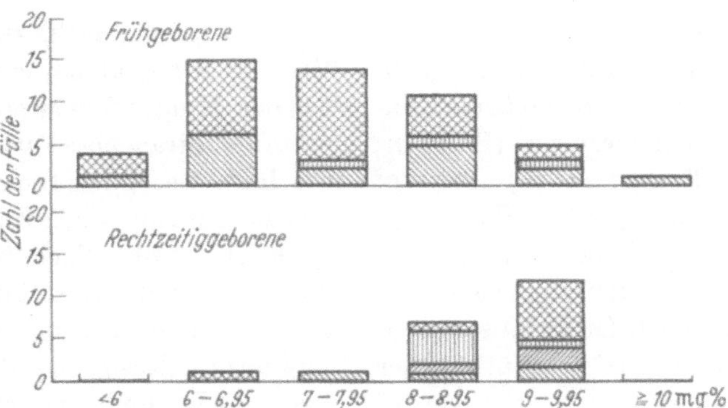

Abb. 141. Minimalwerte des Serumcalciums in der Neugeborenenperiode (nach BRUCK und WEINTRAUB). Werte unter 8 mg-% sind bei Reifgeborenen selten, bei Frühgeborenen häufig. Zeichenerklärung: ▒ Kuhmilch, ▒ Kuh- und Frauenmilch, ▒ Frauenmilch, ▒ ohne Milchzufuhr

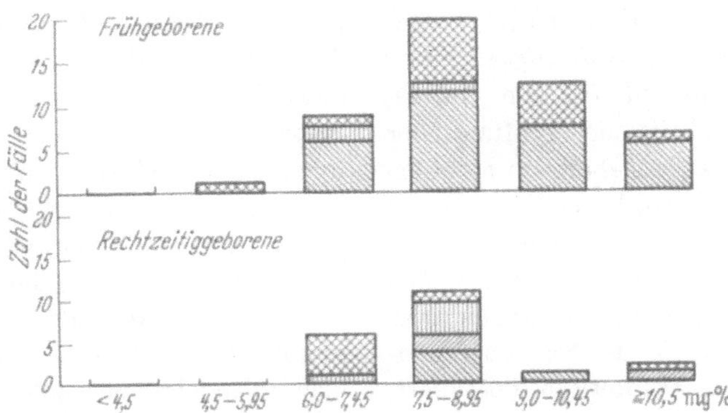

Abb. 142. Maximalwerte des Serumphosphats in der Neugeborenenperiode (nach BRUCK und WEINTRAUB). Kein Unterschied zwischen Reif- und Frühgeborenen. Zeichenerklärung wie Abb. 141

suchungsergebnissen (u.a. BAKWIN; BRUCK und WEINTRAUB; DENZER et al.; GITTLEMAN et al.; SAVILLE und KRETCHMER) ist ein Abfall des Serumcalciums in den ersten Lebenstagen ein sehr häufiges, fast regelmäßiges Ereignis. Man kann daher geradezu von einer „*physiologischen Hypocalcämie des Neugeborenen*" sprechen. Kritische Werte unter 8 mg-% findet man bei reif geborenen Kindern nach GITTLEMAN et al. nur in etwa 1,2% der Fälle. Hingegen ist bei Frühgeborenen der Calciumabfall häufiger und stärker, wie dies aus Abb. 141 hervorgeht. Bei 66 Frühgeborenen in der Untersuchungsserie von GITTLEMAN trat in der Hälfte aller Fälle eine Hypocalcämie unter 8 mg-% auf, wobei eine *positive Korrelation mit dem Geburtsgewicht* bestand. Das *Serumphosphat* zeigt bei den gleichen Kindern in den ersten Lebenstagen oft einen leichten Anstieg von 1—3 mg-% über den in dieser Altersstufe an und für sich schon hohen Normalbereich. Die Unterschiede zwischen reif und unreif Geborenen sind in dieser Hinsicht nur geringfügig (vgl. Abb. 142).

Diese neonatalen Serumcalcium- und -phosphatverschiebungen wurden von amerikanischen Autoren (BAKWIN; GARDNER) in Zusammenhang mit der *Art der Ernährung des Neugeborenen* gebracht: Danach trete die Neugeborenentetanie *bei Verabreichung der phosphatreichen Kuhmilch häufiger* auf als bei Fütterung von Frauenmilch. Allerdings läßt sich durch diese Theorie die Hypocalcämie der ersten 2 Lebenstage nicht erklären. Die Analyse von 125 Fällen von Neugeborenentetanie durch SAVILLE und KRETCHMER scheint die Widersprüche aber aufgeklärt zu haben: Die Autoren fanden nämlich je einen Häufigkeitsgipfel tetanischer Manifestationen am 1. Lebenstag und einen zweiten um den 5.—6. Lebenstag. Für diesen zweiten, etwas niedrigeren Gipfel ließ sich ein deutlicher Zusammenhang mit der verabreichten Kuhmilch nachweisen, während das Auftreten der Symptomatik am 1.—2. Lebenstag eine ebenso eindeutige Korrelation mit Schwangerschafts- und Geburtskomplikationen zeigte.

Als *pathogenetische Erklärung* der Neugeborenentetanie wurde vor allem die Möglichkeit einer *transitorischen Nebenschilddrüseninsuffizienz* in Betracht gezogen (BAKWIN; GARDNER; JONXIS; TALBOT et al.). BAKWIN spricht von einem physiologischen Hypoparathyreoidismus, der als Rebound-Phänomen nach der Trennung der ursprünglichen Einheit: Mutter-Fetus auftritt. Dieser Zusammenhang ist durch die Kombination „mütterlicher Hyperp. — Neugeborenenhypop." (bisher 17 Kinder nach A. FANCONI, 1969) eindeutig gesichert. Die Anpassung der eigenen Regulationsmechanismen des Kindes erfolgt in der Regel innerhalb weniger Tage, wodurch wieder ein normaler Blutkalkspiegel hergestellt wird (GARDNER). Die *Schnelligkeit dieser Adaptationsvorgänge* spricht für die Auffassung, daß eine funktionelle Reifung der Nebenschilddrüsen des Neugeborenen nicht erfolgen muß, daß die Parathyreoidea bei der Geburt somit als ausgereift angesehen werden kann. Eine organische *Schädigung der Epithelkörperchen durch den Geburtsstress* wurde zwar als auslösende Ursache für die Neugeborenentetanie immer wieder theoretisch postuliert, aber nach übereinstimmender Auffassung können die offenbar ziemlich häufig auftretenden *Blutungen in die Nebenschilddrüsen* von Neugeborenen nicht ohne weiteres in einen kausalen Zusammenhang mit dem Auftreten tetanischer Erscheinungen gebracht werden. Man fand solche Blutungen nämlich bei Neugeborenen mit und ohne Tetanie gleich oft (BAKWIN), und überdies entstehen sie wahrscheinlich erst einige Tage nach der Geburt (MOSCA). Andererseits wurde die *renale Ausscheidungsinsuffizienz für Phosphat* als zentraler auslösender Faktor in die Betrachtungen zur Pathogenese der Neugeborenentetanie gestellt. Gegen diese Auffassung spricht allerdings der Umstand, daß die Verschiebungen des Serumphosphats viel weniger stark ausgeprägt sind als die des Calciums und daß DODD und RAPOPORT bei 33 Fällen von Neugeborenentetanie mit Hypocalcämie nur in einem Drittel der Fälle Serumphosphatwerte über 8 mg-% fanden. Die Brücke zwischen tubulärer Partialinsuffizienz der Niere und Nebenschilddrüsenfunktion würde durch die Möglichkeit des Vorliegens eines transitorischen Pseudo-Hypoparathyreoidismus hergestellt. Diese Vorstellungen stehen und fallen mit der *Bewertung des Phosphaturietestes nach* ELLSWORTH *und* HOWARD. Von TALBOT et al. sowie von GARDNER wurde bei der Neugeborenentetanie eine Reaktionsweise auf intravenöse Parathormongabe ähnlich wie beim Gesunden festgestellt (s. Abb. 139), was die Annahme einer Endorganschwäche ausschließen würde. Nach BUCHS und GOPPELSREUTER sind die Resultate des Phosphaturietestes bis zum 5. Lebensjahr übrigens besonders unzuverlässig, so daß die genannten theoretischen Vorstellungen offen bleiben müssen.

Ein dritter wichtiger Faktor für die Manifestation einer Neugeborenentetanie liegt zweifellos in der besonderen Disposition bzw. einer allfälligen *Schädigung des Gehirns*. DOLLINGER und auch WILLI stellten diesen Faktor ganz in den Vordergrund ihrer Vorstellungen, und aus den Untersuchungen von SAVILLE und KRETCHMER geht seine Bedeutung bei der Frühestmanifestation am 1.—2. Lebenstag deutlich hervor. Sicher ist ferner, daß bei kompliziertem Geburtsverlauf (Steißlage, Zangengeburt, Kaiserschnitt) die Frequenz der hypocalcämischen Neugeborenentetanie stark zunimmt. Auch die stärkere Beteiligung männlicher Neugeborener spricht für die Bedeutung der zentralnervösen Komponente. Ob es sich in diesen Fällen, wie einige Autoren (FANCONI, 1952; GARDNER; URBAN) annehmen, um eine *zentrale Störung in der Calcium-Phosphor-Regulation* handelt, ist ungeklärt.

In letzter Zeit wurde die neonatale Hypocalcämie mit einem *Hyperadrenocorticismus der Mutter* in pathogenetischen Zusammenhang gebracht. Cortison senkt den Blutcalciumspiegel, und im letzten Trimenon der Gravidität ist die mütterliche Corticoidproduktion bekanntlich sehr hoch. Durch Übertragung der Steroidhormone auf die Frucht könnte es zu einem Blutcalciumabfall kommen. Auf diese Weise könnte auch das häufige Auftreten von *Neugeborenentetanie bei Kindern diabetischer Mütter* (CRAIG et al.; GITTLEMAN et al., ZETTERSTRÖM und ARNHOLD) durch den Hypercorticismus einer in schlechter Stoffwechselkorrektur befindlichen Schwangeren erklärt werden.

Zusammenfassend ist somit zur Frage der Pathogenese der hypocalcämischen Neugeborenentetanie zu sagen, daß es sich um *ein komplexes Geschehen* handeln muß. An der Regulationsstörung scheinen Nebenschilddrüsen, Nieren, Ernährungsform sowie Vitamin-D-Versorgung und Corticosteroidsituation der Mutter-Fetus-Einheit in wechselndem Grade beteiligt zu sein. Überdies stellt eine herabgesetzte zentralnervöse Reizschwelle das geeignete Wirkungsfeld für die Manifestation der hypocalcämischen Krämpfe dar.

Bei der *Pathogenese der sog. Frühspasmophilie* kann es sich einerseits um die protrahierte Verlaufsform der Neugeborenentetanie handeln, bei der die angegebenen Faktoren aus verschiedenen Gründen langsamer als gewöhnlich ihre Wirksamkeit verlieren. Andererseits aber läßt sich gerade aus diesen relativ seltenen Fällen erkennen, daß es auch bei der Tetanie der frühesten Kindheit nicht nur eine Form gibt, sondern mehrere unterschiedliche Krankheitsbilder. Die genaue Abklärung jedes einzelnen Falles ist gerade bei den hypocalcämischen Krämpfen im ersten Lebenstrimenon von großer Bedeutung. Denn es kann ein gutartiger Verlauf eintreten, wie beim Typus des kongenitalen *transitorischen Hypoparathyreoidismus der jungen Säuglinge* von A. FANCONI und PRADER. Oder es können sich dahinter auch die Anfänge eines chronischen idiopathischen Hypoparathyreoidismus verbergen, wie dies mehrmals beobachtet und publiziert wurde.

Symptomatologie. Die klinische Symptomatik der Neugeborenentetanie (BAKWIN; DODD und RAPOPORT; WILLI) ist vieldeutig. Es können schon *in den ersten Lebenstagen Krämpfe* verschiedenen Grades auftreten, *oder es besteht nur Krampfbereitschaft*, und manifeste Krämpfe werden erst nach einigen Lebenstagen durch interkurrente Ereignisse ausgelöst. Im Intervall sind solche Neugeborene meist *unruhig, schreckhaft, zittrig oder steif, seltener ungewöhnlich ruhig.* Die Stimme wurde häufig als heiser, pfeifend oder meckernd angegeben. Die Atmung ist in der Regel beschleunigt, und oft besteht Cyanose. Auch Fieber und Erbrechen können auftreten. Die eigentlichen Anfälle sind durch mehr oder weniger ausgedehnte Muskelzuckungen, Muskelstarre bzw. generalisierte Konvulsionen charakterisiert. Vielfach ist *nur das Gesicht* von den Zuckungen betroffen, *Carpopedalspasmen und Laryngospasmus sind selten* (SCHNEEGANS et al.). Häufigkeit und Dauer der Krampfanfälle sind sehr variabel, gelegentlich gibt es Zustände nach Art eines Status eclampticus.

Bei der sog. Frühspasmophilie sind die Symptome ähnlich, allerdings treten bei den Anfällen doch *die klassischen tetanischen Manifestationen bereits häufiger* auf, so daß Krampfstellungen von Händen und Füßen und krähender Schrei auch der Mutter bereits auffallen können. Dementsprechend lassen sich auch im Intervall vielfach die mechanischen Zeichen der neuromuskulären Übererregbarkeit und die charakteristischen elektrischen Befunde nachweisen (vgl. S. 357).

Diagnose und Differentialdiagnose. Die Diagnose basiert außer auf der wenig verläßlichen klinischen Symptomatik auf dem *Nachweis der Hypocalcämie.* Durch die moderne Mikromethoden ist dies leicht möglich. Wiederholungen der Untersuchung in kurzen Abständen sind wegen der Schwankungen des Serumcalciumspiegels angezeigt. Auch das EKG kann die Diagnose stützen (HAUSER), wenn es die charakteristische Verlängerung des P-Q-Intervalles zeigt. GRIFFIN beobachtete in zwei Fällen von Neugeborenentetanie einen AV-Block. Das Elektroencephalogramm wird kaum diagnostisch verwertbar sein, ein Elektromyogramm ist in dieser Altersklasse nur schwer erzielbar.

Differentialdiagnostisch ist vor allem eine gewisse Altersdisposition gut verwertbar (vgl. Abb. 143). Dabei ist die Abgrenzung der gut-

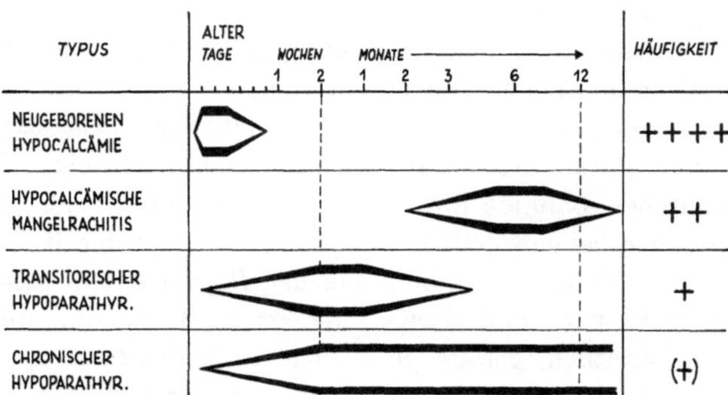

Abb. 143. Altersdisposition der hypocalcämischen Krämpfe im Säuglingsalter (Nach A. FANCONI)

artigen Neugeborenentetanie und des transitorischen Hypoparathyreoidismus der (Frühspasmophilie) beim jungen Säugling von einem *persistierenden chronischen Hypoparathyreoidismus* von größter Bedeutung. Die Unterscheidung ergibt sich aus dem sorgfältig überprüften Verlauf der Anfälle. Daher erhebt sich die *Nierenschäden*, die manchmal schon nach einigen Lebensmonaten zu den typischen biochemischen Veränderungen im Blutplasma führen (Phosphatanstieg, Calciumabfall, Reststickstoff- und Chloridanstieg, Acidose) und dann zum Auftreten tetanischer Krämpfe führen können (Snelling). Die blutchemi-

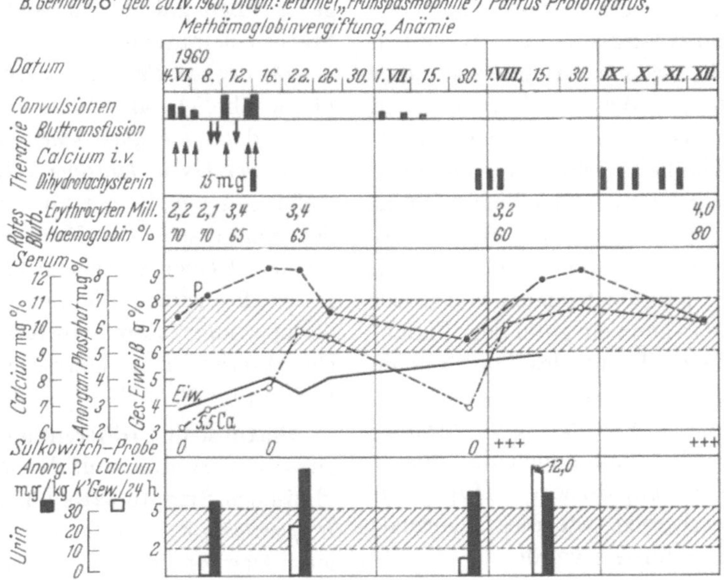

Abb. 144. Kurvenmäßige Übersicht des Ablaufes der biochemischen Befunde und der Therapie bei dem eigenen Patienten mit „Frühspasmophilie" bzw. nach neuer Terminologie „transitorischer kongenitaler Hypoparathyreoidismus". (Ergänzung: Serumchemismus *ohne* Therapie seit Dezember 1960 unverändert normal!)

Forderung, daß junge Säuglinge mit hypocalcämischen Krämpfen nicht aus den Augen verloren und noch nach Sistieren der klinischen Symptome *durch längere Zeit hindurch serumchemisch überprüft* werden müssen.

Bei der nur noch in Gebieten mit allgemeiner hochgradiger Mangelernährung vorkommenden „*Kalkmangeltetanie*" des frühesten Kindesalters liegt die Ursache in der unzureichenden Kalkzufuhr in Kombination mit einem Vitamin D-Mangel, unter Umständen auf dem Umweg über die gravide Frau (Liu et al.; Snapper). Die biochemischen Befunde unterscheiden sich nicht von jenen bei gewöhnlicher Neugeborenentetanie, das Skeletröntgenbild zeigt jedoch osteomalacische bzw. rachitische Veränderungen, was bekanntlich gerade in diesem Alter sehr ungewöhnlich ist.

Nicht ganz selten sind schwere *angeborene*

schen Untersuchungen dürfen sich daher bei Fällen von Frühspasmophilie nicht auf den Blutkalkwert allein beschränken.

Normocalcämische Tetanieformen sind beim jungen Säugling *sehr selten* (Griffith). In diesen Fällen ist eine schwere Hirnläsion als ätiologische Grundlage anzunehmen. Der Nachweis kann in solchen Fällen mittels Pneumencephalographie und Angiographie geführt werden.

Verlauf und Prognose. Die meisten Fälle von hypocalcämischer Neugeborenentetanie verlieren ihre mehr oder weniger deutlich ausgeprägte Symptomatik der ersten Lebenstage *in der Regel mit und ohne Therapie innerhalb der ersten Woche* und nur selten später. *Die Prognose ist somit günstig*, was aufgrund unserer heutigen Vorstellungen von der Pathogenese des Zustandes und der Erkenntnis, daß die meisten Neugeborenenhypocalcämien klinisch symptomlos verlaufen, durchaus verständlich ist. Bei protrahiertem Verlauf, bei Rezidiven nach Absetzen einer allenfalls begonnenen Therapie und bei Auftreten der Symptomatik jenseits der Neugeborenenperiode muß man eher vom Symptomenkomplex einer Frühspasmophilie sprechen, wobei wegen der Verschiedenheit der zugrunde liegenden möglichen Ursachen die Prognose nicht einheitlich gestellt werden kann. *Hinsichtlich der Funktionstüchtigkeit der Nebenschilddrüsen muß mit allen Möglichkeiten gerechnet werden:* mit akutem Tod im tetanischen Anfall (TETZNER), vielleicht auch mit „plötzlichem und unerwartetem Tod" (GEERTINGER), mit Fortdauer einer in Wirklichkeit cryptogenetischen Nebenschilddrüseninsuffizienz in der Form eines chronischen Hypoparathyreoidismus und schließlich mit der günstigen Prognose einer verzögerten, aber schließlich doch suffizienten funktionellen Anpassung der Parathyreoidea im Sinne des transitorischen kongenitalen Hypoparathyreoidismus junger Säuglinge (vgl. Abb. 143). Bezüglich der *Spätprognose* ist bemerkenswert, daß SCHNEEGANS et al. bei Nachuntersuchungen von Patienten, die eine Neugeborenentetanie durchgemacht hatten, in der Präpubertät Symptome von latenter Tetanie, speziell bei elektromyographischer Untersuchung, fanden.

In der folgenden Kasuistik (SWOBODA, 1962) wird ein Beispiel für den Ablauf des offenbar nicht so seltenen Typus eines transitorischen Säuglingshypoparathyreoidismus gegeben (Abb. 144).

Kasuistik. Bei einem $5^1/_2$ Wochen alten Knaben, der nach komplizierter Entbindung geboren worden war, trat unmittelbar nach dem Abstillen eine Methämoglobinvergiftung mittleren Grades durch nitrithaltiges Brunnenwasser auf, die mit tonisch-klonischen Krämpfen vergesellschaftet war. Behebung der Methämoglobinämie durch hohe Vitamin C-Gaben, der hypocalcämischen Krämpfe durch Calciuminjektionen. Wiederauftreten der Krämpfe nach *Citratbluttransfusion*(!) und wirksame Hebung des Blutkalkspiegels durch Dihydrotachysterin per os mit gleichzeitiger Normalisierung der Harnkalkausscheidung. Unter *Kuhmilchernährung*(!) Auftreten neuerlicher hypocalcämischer Krämpfe 4 Wochen später, weshalb einige weitere „Stoßdosen" von Dihydrotachysterin gegeben wurden und sowohl klinische Symptomatik wie biochemische Befunde sich normalisierten. Kein weiteres Rezidiv mehr in den folgenden 3 Jahren ohne Fortsetzung der Therapie.

Therapie. Die ausgezeichnete *Wirksamkeit von Calciumgaben* bei der Neugeborenentetanie ist anerkannt. Freilich besteht kein Zweifel darüber, daß *in vielen Fällen eine ausreichende Spontanreparationsneigung* vorhanden ist. Mit Rücksicht auf die nur geringen Risiken einer Calciumtherapie wird sie jedoch auch heute noch als Methode der Wahl angesehen (FANCONI, 1955). Die von DODD und RAPOPORT (1949) gegebenen Empfehlungen können weiterhin als Richtschnur gelten: Womöglich *perorale Zufuhr von Calciumchlorid,* das wegen seiner weit höheren Dissoziation wirksamer ist als organische Kalkpräparate. Tagesdosis anfangs 1—2 g (Frühgeborene 0,5—1 g) und Reduzierung der Dosis nach 3 Tagen auf die Hälfte, um die Verstärkung der Acidose hintanzuhalten. Die Beendigung der Zufuhr richtet sich nach dem Verhalten des Blutkalkspiegels. Die beste Applikationsweise ist eine 10%ige wäßrige Lösung von $CaCl_2$ gemischt mit Milch. Verabreichung nötigenfalls mit Schlundsonde. *Ersatztherapie* in dringlichen Situationen und bei oraler Unverträglichkeit: 0,5—1,0 g Calcium gluconicum (= gleich 5 bis 10 ml der 10%igen Lösung) intravenös, gegebenenfalls mehrmals täglich. Intramuskuläre Gaben von Calciumpräparaten sind von fraglichem, sicher wesentlich geringerem Nutzen.

Bei den protrahiert verlaufenden Formen des Typus „Frühspasmophilie" kommt dazu noch die Behandlungsmöglichkeit mit höheren Vitamin D- bzw. Dihydrotachysterindosen (DHT) dazu, analog der Therapie beim idiopathischen chronischen Hypoparathyreoidismus (vgl. S. 358). Auch bei Verdacht auf einen von der Mutter her übertragenen Vitamin D-Mangel ist antirachitische Behandlung indiziert. Neben den auf Normalisierung des Blutcalciumspiegels hinzielenden therapeutischen Maßnahmen darf die Dämpfung der zentralnervösen Übererregbarkeit nicht vernachlässigt werden. Hierfür eignet sich bei den jungen Säuglingen besonders das Phenobarbital (2—3mal täglich 15 mg). Diese Behandlung gilt nicht allein für die normocalcämische Form der Neugeborenentetanie, sondern als symptomatische Unterstützung auch für die hypocalcämischen Tetanieformen zur Unterdrückung der spasmophilen Symptomatik.

Nebenschilddrüsen-Überfunktion

Hier unterscheidet man zwischen einem primär durch Überproduktion des Parathormons ausgelösten Krankheitsbild, dem *primären Hyperparathyreoidismus*, und einer reaktiven hormonalen Überfunktion der Nebenschilddrüsen als Antwort auf andersartige Grundkrankheiten: dem *sekundären Hyperparathyreoidismus*. Obwohl letzterer kein Krankheitsbild sui generis ist, wird aus Gründen des funktionellen Zusammenhanges im vorliegenden Kapitel auch auf diese Situation aus dem Blickwinkel der Nebenschilddrüsen eingegangen.

Primärer Hyperparathyreoidismus

Der primäre Hyperparathyreoidismus beruht im allgemeinen auf einer *tumorigen Vergrößerung* eines (seltener mehrerer) Epithelkörperchens. Überwiegend handelt es sich dabei um gutartige *Adenome, selten um hormonell aktive Carcinome* („Parastruma maligna"). Die Existenz eines primären „idiopathischen" Hyperparathyreoidismus infolge von Hormonüberproduktion *bei allgemeiner Nebenschilddrüsenhyperplasie* kann heute als allerdings seltener Zustand gesichert gelten. Es sind einige wenige Fälle von generalisierter Epithelkörperchenhyperplasie mit den klinischen Zeichen eines schweren Hyperparathyreoidismus bei jungen Säuglingen publiziert worden (Fretheim und Gardborg; Hillman et al.; Pratt et al.), ein weiteres Kind stammt überdies von einer 20 Jahre lang an idiopathischem Hypoparathyreoidismus leidenden Mutter (Gerloczy und Farkas).

Historische Daten. Anspach und Clifton sammelten 1939 14 Fälle bei Kindern aus der Weltliteratur und fügten zwei eigene Fälle hinzu. Wegen der Mangelhaftigkeit der in den zitierten Arbeiten angegebenen biochemischen Daten dürfte aber diese Zahl zu hoch gewesen sein. Senna et al. gaben 1963 eine Übersicht über die Fälle von Nebenschilddrüsenadenomen im Kindesalter (23 Fälle).

Disposition. Die Häufigkeit des primären Hyperparathyreoidismus im Kindesalter tritt im Vergleich zum Erwachsenenalter stark zurück. So verfügt Wilkins in seinem großen einschlägigen Krankengut über keine eigene Beobachtung. Daß auch beim Kind ähnlich wie beim Erwachsenen (einer unter 10 Nierensteinträgern nach Labhart) rein renale Typen des primären Hyperparathyreoidismus vorkommen, ließ sich bisher noch nicht sicherstellen. Während die adenombedingten Fälle erst im späteren Kindesalter beobachtet wurden, manifestierte sich der Hyperplasietypus schon oft beim jungen Säugling, einmal auch bei Geschwistern, die von blutsverwandten Eltern stammten (Hillman et al.). Soweit bei dem kleinen Krankengut beurteilbar, dürfte für das Kindesalter nicht die vom Erwachsenen her bekannte Bevorzugung des weiblichen Geschlechtes bestehen.

Pathobiologie. Die Zellen der meist solitären Nebenschilddrüsenadenome sind manchmal nur schwer hinsichtlich ihrer Benignität zu bewerten. Selbst ihre Unterscheidung von Schilddrüsenzellen kann Schwierigkeiten machen. Beim generalisierten Hyperplasietypus findet man das Bild der sekretorisch aktiven Zellformen (s. S. 345).

Unter den *pathophysiologischen Fernwirkungen* der Parathormon-Überproduktion ist die *Fibroosteoclasie* von besonderer Bedeutung, weil die Osteopathie bei fortgeschrittener Krankheit das Bild am sichersten charakterisiert. Uehlinger (1963) bezeichnet das histologische Bild des hyperparathyreoten Knochenabbaues als pathognomonisch. Die Auswirkungen eines verstärkten Parathormoneinflusses auf das Skelet sind klinisch und experimentell gründlich studiert worden, da *der sehr verschieden starke Ausbildungsgrad von Knochenveränderungen* bei den Fällen von Hyperparathyreoidismus nicht verständlich war. Die besonders intensiven Tierexperimente von Gaillard zeigten neben der bekannten Verminderung der Osteoblasten und Vermehrung der Osteoclasten mit Auflösung der Knochenmatrix auch eine Hemmung der enchondralen Knochenbildung mit Proliferation von Bindegewebe. Es wird vermutet, daß sich unter dem Einfluß des Parathormons *die Osteoblasten nicht nur in Osteoclasten, sondern auch in Fibroblasten umwandeln* können. Berücksichtigt man ferner den Umstand, daß außer dem Parathormon noch eine Reihe anderer Faktoren das Verhältnis der verschiedenen Zellarten des Knochens zueinander beeinflußt, dann ist die Variabilität der Knochenveränderungen bei Hyperparathyreoidismus leichter verständlich. Osteoporose und Frakturbereitschaft beruhen beim Hyperparathyreoidismus offenbar nicht auf einer abnormen Mineralisation des Skeletes, sondern auf dem Überwiegen der osteoclastischen über die osteoblastische Gewebeaktivität. In den leichteren Formen der Krankheit kann dieses Mißverhältnis fehlen und die Osteopathie daher weniger ausgeprägt sein. Man sollte aber keinesfalls eine Unterscheidung des Hyperparathyreoidismus in Formen mit und Formen ohne Knochenbeteiligung treffen (RASMUSSEN, 1961).

Die Frage der *Entstehung des sog. renalen Typus eines primären Hyperparathyreoidismus mit Nephrocalcinose* bzw. Osteopathie ist im Lichte der modernen Kenntnisse von den Mineralaustauschvorgängen im Skelet etwas klarer als die *Theorie von* ALBRIGHT. Die Anhänger dieser Auffassung, wonach das Parathormon primär auf die Calcium-Phosphat-Homoiostase Einfluß nimmt und alle anderen Veränderungen sekundärer Natur sind, halten es nämlich für gegeben, daß bei ausreichender Calcium- und Phosphorzufuhr der renale Verlust an diesen Stoffen so weitgehend gedrosselt werden kann, daß keine Osteoclasie ausgelöst wird *(„primärer Hyperparathyreoidismus ohne Knochenkrankheit")*. Nach dieser Vorstellung ist die Ausbildung eines ossären oder renalen Typus des Hyperparathyreoidismus durch die negative oder positive Calciumbilanz des Patienten bedingt. „Gewöhnlich hängt es einfach davon ab, ob der Patient Milch trinkt oder nicht!" (ALBRIGHT und REIFENSTEIN).

Biochemisch sind folgende Kardinalsymptome zu finden: Hypophosphatämie, Hypercalcämie, Hypercalciurie und Hyperphosphaturie. Die *Hypophosphatämie* wird als Folge der phosphaturischen Wirkung des Parathormons aufgefaßt. Pathologische Folgen für den Gesamtorganismus aufgrund der Störungen im Phosphatstoffwechsel sind nicht sichergestellt. Hypophosphatämie kommt jedoch theoretisch als ursächlicher Faktor bei verzögertem Längenwachstum im Kindesalter in Betracht. Die *Hypercalcämie* ist durch die verstärkten osteoclastischen Vorgänge, sehr wahrscheinlich aber auch durch erhöhte intestinale Calciumabsorption bedingt. Parathormon und Vitamin D haben in dieser Hinsicht gleichartige Wirksamkeit. Die *Hypercalciurie* ist einerseits durch die Hypercalcämie und das damit zwangsläufig erhöhte glomeruläre Calciumfiltrat verursacht, zusätzlich vermutlich aber auch durch verminderte tubuläre Calciumrückresorption. *Gemeinsam mit der Hyperphosphaturie* ist die Hypercalciurie für das häufige *Auftreten von Nierensteinen* beim primären Hyperparathyreoidismus verantwortlich zu machen. Sekundär kommt es in solchen Fällen dann zu einer mehr oder weniger schweren, progredienten Nierenfunktionsstörung bis zum komplexen Nierenversagen.

Symptomatologie. Die klinischen Symptome lassen sich gruppieren in solche, die

a) von der Hypercalcämie,

b) von der Hypercalciurie-Hyperphosphaturie,

c) von den Knochenveränderungen

herrühren. Die Hypercalcämie *führt zu Appetitlosigkeit, Erbrechen, Obstipation, Durst und Gewichtsabnahme.* Die depressive Wirkung auf die neuromuskulären Verbindungen verursacht Muskelhypotonie, Bradykardie und gelegentlich Herzarrhythmie. Die renalen Ausscheidungsfehler führen zu *Verkalkungen im Nierenparenchym bzw. zu Nierensteinbildung,* meistens zu Calciumoxalat- oder Calciumphosphatsteinen. Die Folge davon sind Hämaturie und chronische Harnweginfektion. Eine Polyurie ist teils auf die sekundäre Schädigung der Tubuli, teils auf einen direkten diuretischen Effekt des Parathormons zurückzuführen. Die *Knochenveränderungen* und der Zeitpunkt ihres Auftretens scheinen weitgehend von der Ernährungsweise des jeweiligen Patienten abzuhängen. Die milchreiche Kost des Kindes führt daher eher zur Hypercalciurie und erst spät oder gar nicht zu einer erkennbaren Fibroosteoclasie. Letztere kündigt sich durch unklare *Schmerzen in den Gliedmaßen und im Rumpf* an. An den Beinen können stärkere *Deformierungen und Spontanfrakturen* auftreten, in erster Linie genua valga. Auch Skoliosen kommen vor.

Röntgenologisch wechselt der Befund je nach dem Stadium der Krankheit und von Fall zu Fall. Beim Kind ist eine allgemeine Verminderung von Knochengewebe (Osteopenie) eher zu erwarten als das klassische Bild der Ostitis fibrosa cystica (SENNA et al.). An den Röhrenknochenenden findet man oft Querbänder mit verminderter Schattendichte, somit eine recht unspezifische Veränderung. Die osteoclastischen Lacunen erkennt man meistens erst bei Lupenbetrachtung in Form von kleinen *Usuren an der Corticalis.* Bevorzugte Skeletabschnitte sind kurze Röhrenknochen der Hände und Füße, Zahnalveolenwand, gelegentlich auch lange Röhrenknochen. Die Beteiligung von Wirbelkörpern und Schädeldach ist im Gegensatz zum Erwachsenen beim Kind extrem selten. Große Schwierigkeiten in der Beurteilung des Skeletröntgenbildes machen jene Fälle, bei denen *rachitische Veränderungen im Vordergrund* stehen (Wood et al.) oder in Kombination vorliegen (Rajasuriya et al.). Das *EKG* zeigt die für jede Art von Hypercalcämie charakteristische Verkürzung des P-Q-Abschnittes.

Die *biochemischen Befunde im Blutplasma* und Harn sind sehr charakteristisch. Die Serum-Calciumwerte liegen zwischen 11 und 17 mg-%, wobei der ionisierte Calciumanteil von der Erhöhung betroffen ist. Der *Harnbefund* hängt von Grad und Stadium des Nierenschadens ab. Anfangs wird die Hypercalcämie renal bewältigt und abgeleitet, die Sulkowitch-Probe ist hochpositiv. Bei zunehmender Nierenschädigung aber kommt es zu einer allgemeinen renalen Ausscheidungsstarre, die auch das Calcium betrifft. Später führt die komplexe und fortschreitende Nephropathie in Kombination mit sekundärer Harnweginfektion zur *Niereninsuffizienz mit Anstieg des Serum-Phosphats und des Reststickstoffs.* In diesem Stadium koppeln sich dann die Zeichen von primärem und sekundärem (renalem) Hyperparathyreoidismus. Die Höhe der *Phosphatasenaktivität* im Serum steigt parallel zum Grad der Knochenbeteiligung.

Diagnose und Differentialdiagnose. Die Diagnose des primären Hyperparathyreoidismus stützt sich vorerst auf die am Beginn allerdings reichlich unklare klinische Symptomatik, sodann im Verdachtsfall auf den Nachweis der angeführten biochemischen und radiographischen Befunde. Von den Laboruntersuchungen bleiben *wiederholte Bestimmungen von Serumcalcium und Serumphosphor* die einfachsten und wichtigsten. In Zweifelsfällen sollte ein *Calcium-Toleranztest* versucht werden (vgl. S. 351). Durch den Ellsworth-Howard-Test sind keine sicheren Informationen zu erlangen: die ohnehin maximale Phosphaturie kann nicht mehr gesteigert werden. Eine *Cortisonbelastung* führt im Gegensatz zu andersartigen Hypercalcämien nicht zum Absinken des Plasmacalciumspiegels. Schließlich gelang es kürzlich, Nebenschilddrüsenadenome mit ^{75}Se-Methionin radioaktiv zu markieren und so zu lokalisieren (Potchen u. Daely). Der radioimmunologische Nachweis des Parathormonspiegels im Blutplasma verspricht für die Zukunft eine eindeutige Klärung.

Die *Differentialdiagnose* ist durch den Umstand erschwert, daß nicht nur die klinischen, sondern auch die Laboratoriumsbefunde vieldeutig sind. Im Kindesalter wird eine *Hypercalcämie weitaus häufiger durch Vitamin D-Intoxikation* als durch Hyperparathyreoidismus hervorgerufen. Die Skeletröntgenbefunde unterscheiden sich dabei wohl meistens, aber nicht immer. Gleiches gilt auch für die *maligne Form der idiopathischen Hypercalcämie.* Blutcalciumsteigerung findet man ferner bei der *Sarkoidose.* Im Gegensatz zum Hyperparathyreoidismus scheinen alle anderen Formen von Hypercalcämie auf die Verabreichung von Corticoiden günstig anzusprechen (Labhart, 1962). Eine isolierte Hypercalciurie ohne gleichzeitige Blutcalciumsteigerung kommt bei der im Kindesalter seltenen *idiopathischen Hypercalciurie* vor, ferner bei der weniger seltenen *renaltubulären Acidose* und schließlich bei schweren *Osteoporosen verschiedener Genese.* Die Differentialdiagnose der Knochenveränderungen im Röntgenbild ist gleichfalls schwierig. Man kann weitgehende Übereinstimmung zwischen primärem und allen Formen von sekundärem Hyperparathyreoidismus finden. Sogar bei Hypoparathyreoidismus wurden die für Hyperparathyreoidismus charakteristischen Röntgenveränderungen am Skelet beobachtet (A. Fanconi et al.). Osteopenische Systemerkrankungen wie Osteogenesis imperfecta oder alle Arten von Osteoporose zeigen Normalwerte oder gegenteiliges Verhalten bezüglich der Blutcalcium- und Blutphosphatwerte. Normaler Blutchemismus gilt im besonderen für die sog. *polyostotische fibröse Knochendysplasie* von Jaffé und Lichtenstein, eine Osteopathie, die früher oft, aber unberechtigt als „lokalisierte Form" eines primären Hyperparathyreoidismus aufgefaßt wurde. Sie hat mit einer Nebenschilddrüsenstörung nichts zu tun.

Verlauf und Prognose. Ohne Behandlung verstärken sich die Knochen- und Nierensymptome. Letztere sind, da meistens irreversibel, von größter prognostischer Bedeutung. Sie führen mit oder ohne sichtbare Steinbildung zur komplexen Niereninsuffizienz. Die Folge kann ein reaktiver, sekundärer Hyperparathyreoidismus sein. Die *Kombination der beiden Typen von Hyperparathyreoidismus* führt zu einer Summierung der Knochenveränderungen, jedoch zu gegensätzlichen Folgen in den chemischen Werten von Serum und Urin. Ohne Kenntnis der Vorgeschichte ist in den fortgeschrittenen Fällen eine befriedigende Klärung der Situation nicht möglich.

Als *Komplikationen* sind beim primären Hyperparathyreoidismus des Erwachsenen peptische *Magengeschwüre* mit unklarem pathobiologischem Zusammenhang sowie *Pankreatitis,* zuweilen mit Steinbildung, bekannt. Letztere verdient in Analogie zu der Erzeugung einer Pankreatitis im Rahmen der Calciphylaxie-Experimente von SELYE besonderes Interesse. Auffallenderweise sind dagegen *metastatische Weichteilverkalkungen* beim primären Hyperparathyreoidismus viel seltener als beim sekundären, renalen Hyperparathyreoidismus. Multiple endokrine Adenome (Parathyreoidea, Hypophysenvorderlappen, Pankreas) sind als familiäre Erkrankung bisher nur bei Erwachsenen beschrieben (MOLDAWER).

Therapie. Die Behandlungsmethode der Wahl ist die *Exstirpation des Tumors* bzw. in den seltenen Fällen von allgemeiner Drüsenhyperplasie eine *subtotale Resektion* der Nebenschilddrüsen. Wegen der vielen anatomischen Varianten erfordert die Operation große Erfahrung und Sorgfalt. Genaue postoperative Überwachung des Mineralstoffwechsels ist wegen der Gefahr des akuten Auftretens einer Tetanie im Sinne eines „Rebound-Phänomens" geboten. Sie kommt vor allem bei Patienten mit ausgeprägten Knochenveränderungen vor, weil nach der Operation die Remineralisation intensiv einsetzt. Ausreichende Calciumzufuhr in Kombination mit Vitamin D ist indiziert. Die Rückbildungstendenz aller Symptome nach Adenomentfernung ist gut. Die Knochenschmerzen verschwinden sehr schnell, und auch die Deformierungen bessern sich spontan. Orthopädische Eingriffe sollen daher hinausgeschoben werden. Röntgenologisch bessern sich in erster Linie die allgemeine Osteoporose und die Feinstruktur der Spongiosa. Dagegen bleiben die cystoiden Veränderungen auch nach Normalisierung der Nebenschilddrüsenfunktion meist röntgenologisch bestehen. Gleiches gilt für die Nierensteine, die nur eine geringe Rückbildungsneigung zeigen. Am schlechtesten reversibel ist eine präoperativ bereits gestörte Nierenfunktion.

Rein theoretisch kann erwartet werden, daß *mit der Entdeckung des Thyreocalcitonins eine biologische Möglichkeit zur Behandlung* des Hyperparathyreoidismus zur Verfügung stehen wird. Zur Zeit liegen aber darüber noch keine publizierten Erfahrungen vor.

Sekundärer Hyperparathyreoidismus

Unter sekundärem Hyperparathyreoidismus versteht man *keine Krankheitseinheit, sondern eine reaktive Nebenschilddrüsenüberfunktion, die durch eine primär in den Nieren oder im Skelet lokalisierte Störung* ausgelöst wird. Es handelt sich somit vorerst um einen *adaptativen Regulationsvorgang* aller vorhandenen Epithelkörperchen zum Zwecke der Aufrechterhaltung eines geordneten Calcium-Phosphatstoffwechsels. In weiterer Folge kann es jedoch vor allem am Skelet zu Folgeerscheinungen der hormonellen Überfunktion kommen, die jenen beim primären Hyperparathyreoidismus weitgehend ähneln. Selten entwickelt sich aus einer solchen allgemeinen Drüsenhyperplasie auch einmal ein Nebenschilddrüsenadenom (HUBBLE). Aus Analogiegründen zum primären Hyperparathyreoidismus wird der Begriff des sekundären Hyperparathyreoidismus an dieser Stelle und in diesem Zusammenhang kurz abgehandelt, obwohl es sich streng genommen um andere Grundkrankheiten handelt, bei denen die Nebenschilddrüsen lediglich sekundär verändert werden. Auf die entsprechenden Abschnitte in den anderen Teilen dieses Handbuches muß daher verwiesen werden. An dieser Stelle wird auf eine genaue Besprechung der primären Krankheitsbilder verzichtet und darauf nur so weit eingegangen, als dies für das Verständnis der Vorgänge an den Nebenschilddrüsen notwendig ist. Die regulativen Wechselbeziehungen von Skelet-Niere-Darm-Vitamin D und Nebenschilddrüsen wurden bereits früher besprochen (vgl. S. 349).

Historische Daten. Die Vorstellung vom renal ausgelösten sekundären Hyperparathyreoidismus basieren vor allem auf den Arbeiten von ALBRIGHT und REIFENSTEIN. Die Kombination von sog. „renaler Rachitis" bei Kindern bzw. von renaler Fibroosteoclasie oder Osteodystrophie mit Hyperplasie der Nebenschilddrüsen wurde durch die gründlichen Untersuchungen von PAPPENHEIM und WILLENS sowie von GILMOUR und MARTIN in ihren Prinzipien klargestellt.

Disposition. Entsprechend der relativen Häufigkeit von chronischen Nierenkrankheiten einerseits und protrahierten rachitischen Knochenerkrankungen aller Art andererseits, sind die *Fälle von sekundärem Hyperparathyreoidismus im Kindesalter ungleich häufiger* zu finden als jene von primärem Hyperparathyreoidismus.

Sekundärer Hyperparathyreoidismus bei chronischer Nephropathie

Nach der Theorie von ALBRIGHT wird der sekundäre Hyperparathyreoidismus bei glomerulär-tubulärer Niereninsuffizienz von der progressiven Hyperphosphatämie, die zu einer Senkung des Serumcalciums zu führen droht, gemeinsam mit der zunehmenden metabolischen Acidose ausgelöst. Letztere führt zum renalen Verlust an Calciumionen, da diese als Pufferbasen benötigt werden. Die Filtrationsschwäche der Niere verhindert aber die phosphaturische Wirksamkeit der Nebenschilddrüsenüberfunktion und steigert den anfänglich sinnvollen Regulationsversuch zu einer dauernden Überfunktion und damit zu einer *Adaptationskrankheit.* Vor allem aufgrund der Beobachtung, daß am Knochen meistens osteomalacische und fibroosteoclastische Veränderungen kombiniert sind, wurde die *Albrightsche Theorie in letzter Zeit einer Kritik unterzogen* (AMANN; STANBURY und LUMB). Bei ausgeprägter Acidose wurden vorwiegend osteomalacische Knochenbefunde erhoben, wogegen die Fibroosteoclasie und die Nebenschilddrüsenhyperplasie eine Abhängigkeit vom Grad der Hypocalcämie zeigten (AMANN). STANBURY und LUMB sehen auch bei der azotämischen, hyperphosphatämischen Osteonephropathie eine *mangelhafte intestinale Kalkaufnahme als entscheidende auslösende Ursache* für die Ausbildung des Hyperparathyreoidismus an. Im Zuge der Niereninsuffizienz sei die Wirkungsschwelle des Vitamin D in der Darmschleimhaut erhöht.

Biochemisch kann man den sekundären renalen Hyperparathyreoidismus im Blutplasma nicht ohne weiteres nachweisen, weil durch die Grundkrankheit *der Phosphatspiegel ansteigt* und das *Calcium in der Regel niedrig* ist. Immer ist allerdings der *Reststickstoff mehr oder weniger stark erhöht.* Der Hyperparathyreoidismus kann, solange die Hormonproduktion nicht exakt zu messen ist, nur an den Knochenveränderungen gesichert werden. Die starken individuellen Unterschiede in der Ausbildung der sekundären hyperparathyreotischen Skeletveränderungen bei Nierenkrankheiten sind ursächlich derzeit ebensowenig aufgeklärt wie die Unterschiede in der quantitativen Verteilung von osteomalacischen zu fibroosteoclastischen Veränderungen. Zur Erklärung könnte auch noch eine Behinderung der Freisetzung von Calciumionen aus den von osteoiden Säumen umgebenen Knochenbälkchen herangezogen werden (FOURMANN).

Als *renale Grundkrankheit* kommen für das Kindesalter in erster Linie *angeborene Mißbildungen* oder schon *intrauterin erworbene fortschreitende Nephropathien* in Betracht, speziell die *interstitielle Nephritis mit Ausgang in Zwerg- oder Schrumpfnieren.* Die klinische Symptomatologie ist in erster Linie durch die renalen Störungen gekennzeichnet. Nicht selten kann eine äußerlich erkennbare *Skeletbeteiligung der urämischen Symptomatik vorausgehen* und schon im frühen Kindesalter manifest werden (Kleinwuchs, Gliedmaßenverkrümmungen). Auf dem Röntgenbild sieht man vor allem bei jüngeren Kindern Rachitisbefunde, später und vor allem bei Vergrößerung der Röntgenbilder gelegentlich auch die für Osteoclasie charakteristischen Veränderungen. Häufig deckt die Röntgenuntersuchung auch *metastatische Weichteilverkalkungen* auf.

Verlauf und Prognose des renalen Hyperparathyreoidismus sind abhängig von der Grundkrankheit. Die Knochenveränderungen sind sowohl klinisch (Knochenschmerzen) als auch röntgenologisch durch *höhere Dosen von Vitamin D* günstig zu beeinflussen (RUPP und SWOBODA; STANBURY und LUMB). Die Vitamin D-Behandlung erfordert aber sorgfältige Überwachung und eine zeitliche Begrenzung, da sie eine zusätzliche Gefahr für die Niere darstellt und auch die Weichteilverkalkungen dadurch stark zunehmen können. In der Diät solcher Patienten ist erhöhte Calciumzufuhr bei verminderter Phosphatzufuhr, am besten als Calciumlactat oder Calciumcitrat, angezeigt.

Sekundärer Hyperparathyreoidismus bei chronischen Osteo- und Enteropathien

Diese Art der Nebenschilddrüsenüberfunktion kommt vornehmlich *bei den verschiedenen Spielarten der Rachitis bzw. Osteomalacie* vor. Auf die Hyperplasie der Epithelkörperchen bei der floriden Vitamin D-Mangelrachitis wurde seitens der Pathologen schon vor langer Zeit hingewiesen (PAPPENHEIM und MINOR), als deren letaler Ausgang noch häufiger vorkam. Auch experimentelle Daten dieser Art liegen vor (WILDER et al.). Aus den histologischen Befunden wurde auf eine Funktionssteigerung der Nebenschilddrüsen geschlossen und diese als *Kompensationsversuch gegen das drohende Absinken des Blutcalciumspiegels* aufgefaßt. Diese Erklärung erweist sich als brauchbar für die *in der Regel erfolgreiche Verhinderung einer Tetanie bei florider Rachitis.* Einigermaßen beweisend bleibt jedoch auf klinischem Boden bis zum Nachweis des erhöhten Parathormonblutspiegels vorerst nur der Nachweis von *Skeletveränderungen, die für Hyperparathyreoidismus sprechen.* Solche Befunde sind aber bei Rachitis nur selten nachzuweisen. Um so wertvoller sind die wenigen positiven Berichte dieser Art wie etwa der von ILLIG et al.

Sekundärer Hyperparathyreoidismus wurde ferner auch in Kombination mit Sprue bzw. lange bestehender Cöliakie beschrieben (DAVIES et al.) sowie mehrmals bei Fällen von genuiner resistenter Rachitis (s. bei SWOBODA, 1962). Aus dem Gesagten ergibt sich, daß offenbar die *mangelhafte Calciumabsorption im Darm* als primäre Entstehungsursache für diese metabolischen Osteopathien aufzufassen ist und daß dadurch indirekt in einem individuell verschiedenen Grad ein sekundärer Hyperparathyreoidismus resultieren kann.

Folgen für die Nierenfunktion lassen sich ebenfalls über eine verstärkte Parathormonwirksamkeit deuten. Dies gilt z.B. für die *Phosphaturie bei der floriden Vitamin D-Mangelrachitis* ebenso wie für den von FANCONI so bezeichneten „*renalen Phosphatdiabetes*“ bei der genuinen resistenten Rachitis. Auch durch die Höhe der Hydroxyprolinausscheidung im Urin ließen sich Rückschlüsse auf die Nebenschilddrüsenaktivität ziehen: Sie war bei normocalcämischer Rachitis hoch, bei hypocalcämischer Rachitis, nach Calciuminfusion oder nach Vitamin D-Gabe niedrig (GILLY und FILLIAT). Bezüglich der Klinik der hier nur im Hinblick auf den Hyperparathyreoidismus erwähnten metabolischen Osteopathien sei auf das einschlägige Kapitel in diesem Handbuches verwiesen.

Literatur

ALBRIGHT, F., BURNETT, C. H., SMITH, P. H., PARSON, W.: Pseudohypoparathyroidism. An example of "Seabright-Bantam-Syndrome". Report of three cases. Endocrinology **30**, 922 (1942).

— FORBES, A. P., HENNEMANN, P. H.: Pseudopseudohypoparathyroidism. Trans. Ass. Amer. Phycns **65**, 337 (1952).

— REIFENSTEIN, E. C.: The parathyroid gland and metabolic bone disease. Baltimore: William & Wilkins Comp. 1948.

ALEXANDER, S. B., TUCKER, H. S. G.: Pseudohypoparathyroidism. Report of a case with late manifestations. J. clin. Endocr. **9**, 862 (1949).

AMANN, C.: Renale Fibroosteoclasie und Osteomalacie bei interstitieller Nephritis. Virchows Arch. path. Anat. **335**, 46 (1962).

AMINI, A.: Tetanie bei Nephrose. Mschr. Kinderheilk. **99**, 331 (1951).

ARNAUD, C. D., FISCHER, V. A., RASMUSSEN, H.: The role of the parathyroids in the phosphaturia of vitamin D deficiency. J. clin. Invest. **43**, 1256 (1964).

ASKANAZY, M.: Über Osteitis deformans ohne osteides Gewebe. Arb. path. Anat. Bakt. Tübingen **4**, 398 (1904).

BAKWIN, H.: Tetany in newborn infants. J. Pediat. (St. Louis) **14**, 1 (1939).

BARNICOT, N. A.: The local action of parathyroids and other tissues on the bone in intracerebral grafts. J. Anat. (Lond.) **82**, 233 (1948).

BERARDINELLI, W.: Pseudohypoparathyroidism with decreased glucose-tolerance and diabetes insipidus. Acta endocr. (Kbh.) **7**, 7 (1951).

BERNSTEIN, D., KLEEMANN, C. R., MAXWELL, H. H., DOWLING, J. T.: Steatorrhoea, functional hypoparathyroidism and metabolic bone defect. Arch. intern. Med. **109**, 43 (1962).

BIRK, W., MLCZOCH, F.: Zur Problematik des Syndroms von familiärer Moniliasis, M. Addison und Hypoparathyreoidismus. Wien. Z. inn. Med. **44**, 520 (1963).

BÖTTIGER, E., WERNSTEDT, W.: Tödlich verlaufener Fall von Spasmophilie bei einem Brustkind mit Anomalien der Thymus und der Parathyreoidea. Acta paediat. (Uppsala) **6**, 373 (1927).

BRONSKY, D., KUSHNER, D. S., DUBIN, A., SNAPPER, I.: Idiopathic hypoparathyroidism and pseudo hypoparathyroidism. Medicine (Baltimore) **37**, 317 (1958).

BRUCE, J., STRONG, J. A.: Maternal hyperparathyroidism and parathyroid deficiency in the child. Quart. J. Med., N.S. **24**, 307 (1955).

Bruck, E., Weintraub, D. H.: Serum calcium and phosphorus in premature and full-term children. A longitudinal study in the first 3 weeks of life. Amer. J. Dis. Child. **90**, 653 (1955).

Buchs, S.: Familiärer Hypoparathyreoidismus. Ann. paediat. (Basel) **184**, 364 (1955).

— Angeborener Hypoparathyreoidismus von drei Brüdern infolge von Hyperparathyreoidismus der Mutter. Schweiz. med. Wschr. **91**, 660 (1961).

— Goppelsreuter, Th.: Über die Phosphatausscheidung nach Parathormon in den verschiedenen Lebensaltern. Mod. Probl. Pädiat. **1**, 812 (1954).

Calcagno, P. L., Lowe, C. U.: Sites of action of parathyroid hormone. Studies on pseudohypoparathyroidism. Amer. J. Dis. Child. **88**, 369 (1954).

Carter, A. C., Kaplan, S. A., Demayo, A. P., Rosenblum, D. J.: An unusual case of idiopathic hypoparathyroidism, adrenal insufficiency, hypothyroidism and metastatic calcifications. J. clin. Endocr. **19**, 1633 (1959).

Chambers, E. L., Gordon, G. S., Goldmann, L., Reifenstein, E. C.: Tests for hyperparathyroidism: Tubular reabsorption of phosphate, phosphate deprivation and calcium infusion. J. clin. Endocr. **16**, 1507 (1956).

Clark, J. H.: The effect of the parathyroid hormone on the permeability of the lens capsule to calcium. Amer. J. Physiol. **126**, 136 (1939).

Cohen, M. L., Donnell, G. N.: Pseudohypoparathyroidism with hypothyroidism. J. Pediat. (St. Louis) **56**, 369 (1960).

Collip, J. B.: The extraction of parathyroid hormone which will prevent or control parathyroid tetany and which regulates the level of blood calcium. J. biol. Chem. **63**, 395 (1925).

— Pugsley, L. I., Selye, H., Thomson, D. L.: Observations concerning the mechanism of parathyroid hormon action. Brit. J. exp. Path. **15**, 335 (1934).

Copp, D. H., Cameron, E. C., Cheney, A., Davidson, A. G. F., Henze, K. G.: Evidence for calcitonin — a new hormone from the parathyroid that lowers blood calcium. Endocrinology **70**, 638 (1962).

Costello, J. M., Dent, C. E.: Hypo-hyperparathyroidism. Arch. Dis. Childh. **38**, 397 (1963).

Craig, J. M., Schiff, L. M., Boone, J. E.: Chronic hypoparathyroidism, moniliasis associated with Addison's disease. Amer. J. Dis. Child. **89**, 669 (1955).

Craig, W. S.: Clinical signs of neonatal tetany; with special reference to their occurence in newborn babies of diabetic mothers. Pediatrics **22**, 297 (1958).

Crawford, J. D., Gribetz, D., Diner, W. C., Hurst, P., Castleman, B.: The influence of vitamin D on parathyroid activity and the metabolism of calcium and citrate during calcium deprivation. Endocrinology **61**, 59 (1957).

Curtis, J. C., Dodge, W. F., Daeschner, C. W.: Cytomegalic inclusion disease associated with hypoparathyroidism. Pediatrics **29**, 52—60 (1962).

Davies, D. R., Dent, L. E., Willcox, A.: Hyperparathyroidism and Steatorrhoea. Brit. med. J. **1956 II**, 1133.

Delaitre, R., Varlet, Ph., Fournier Ramette, E.: Tétanie à début néonatal liée à une hypoparathyroïdie. Arch. franç. Pédiat. **20**, 189 (1963).

Denzer, B. S., Reiner, M., Weiner, S. B.: Serumcalcium in the newborn. Amer. J. Dis. Child. **57**, 809 (1939).

Di George, A. M.: Disk.-Bemerk. J. Pediat. **67**, 907 (1965).

Dodd, K., Rapoport, S.: Hypocalcemia in the neonatal period. A. clinical study. Amer. J. Dis. Child. **78**, 537 (1949).

Dollinger, A.: Geburtstrauma und Zentralnervensystem. Ergebn. inn. Med. Kinderheilk. **31**, 373 (1927).

Drake, T. G., Albright, F., Bauer, W., Castleman, B.: Chronic idiopathic hypoparathyroidism. Report of 6 cases with autopsy findings in one. Ann. intern. Med. **12**, 1751 (1939).

Dulce, H. J., Siegmund, P.: Chemische Physiologie und chemische Pathologie des Knochens. Stuttgart: G. Thieme 1967.

Eger, W.: Die Stellung der Epithelkörperchen im innersekretorischen System. Dtsch. med. Wschr. **1954**, 1425.

— Pathologische Anatomie der Osteoporose unter besonderer Berücksichtigung der Mineralstoffwechselvorgänge im Knochengewebe. Verh. dtsch. Ges. inn. Med. **71**, 533 (1965).

— van Lessen, H.: Beiträge zu einer funktionellen Deutung der Zelltypen menschlicher Epithelkörperchen mit Wertung ihres Verhaltens bei einzelnen Krankheitszuständen. Beitr. path. Anat. **114**, 323 (1954).

Ellsworth, R., Howard, J. E.: Studies on the physiology of the parathyroid glands. VII. Some responses of normal human kidneys and blood to intravenous parathyroid extract. Bull. Johns Hopk. Hosp. **55**, 296 (1934).

Elrick, H., Albright, F., Bartter, F. C., Forbes, A. P., Reeves, J. D.: Further studies on pseudohypoparathyroidism: report of four new cases. Acta endocr. (Kbh.) **5**, 199 (1950).

Engel, M. B.: Mobilization of mucoprotein by parathyroid extract. Arch. Path. **53**, 339 (1952).

Engfeldt, B., Zetterstrom, R.: Biophysical and chemical investigation on bone tissue in experimental hyperparathyroidism. Endocrinology **54**, 506 (1954).

Erdheim, J.: Tetania parathyreopriva. Mitt. Grenzgeb. Med. Chir. **16**, 632 (1906).

Falk, W.: Klinische Beiträge zur Diagnose und Differentialdiagnose des chronischen idiopathischen Hypoparathyreoidismus im Kindesalter. Arch. Kinderheilk., **164**, 135 (1961).

Fanconi, A.: Hypoparathyreoidismus im Kindesalter. Ergebn. inn. Med. Kinderheilk., N.F. **28**, 54 (1969).

— Heinrich, H. G., Prader, A.: Klinischer und biochemischer Hypoparathyreoidismus mit radiologischem Hyperparathyreoidismus. Helv. paediat. Acta **19**, 181 (1964).

— Prader, A.: Transient congenital idiopathic hypoparathyroidism. Helv. paediat. Acta **22**, 342 (1967).

Fanconi, G.: Zur Lokalisation der Störungen chemischer Regulationen. Helv. paediat. Acta **7**, 309 (1952).

FANCONI, G.: Die Nebenschilddrüsen. In: Handbuch der inneren Medizin, 4. Aufl., Bd. VII/1. Berlin-Göttingen-Heidelberg: Springer 1955.
— Physiologie und Pathologie des Calcium- und Phosphatstoffwechsels. Helv. paediat. Acta **16**, 293 (1961).
— GIRARDET, G.: Familiärer persistierender Phosphatdiabetes mit D-Vitamin-resistenter Rachitis. Helv. paediat. Acta **7**, 14 (1952).
FISCHER, J. A.: Die Wirkungsweise des Parathormons. Schweiz. med. Wschr. **96**, 273 (1966).
FORBES, G. B.: Clinical features of idiopathic hypoparathyroidism in children. Ann. N.Y. Acad. Sci. **64**, 432 (1956).
FOURMAN, P.: Calciumstoffwechsel und Knochenkrankheiten. Stuttgart: G. Thieme 1963.
FRANÇOIS, R., FREDERICH, A., HERMIER, M., PELLET, H., PICAUD, J., RUITON-UGLIENGO, A.: Hypoparathyroïdie chronique chez une enfant présentant un syndrome morphologique de pseudohypoparathyroïdie. Pédiatrie (Lyon) **20**, 437 (1965).
FRETHEIM, B., GARDBORG, O.: Primary hyperparathyroidism in an infant. Report of a Case. Acta chir. scand. **129**, 557 (1965).
FRIDERICHSEN, C.: Hypocalcämie bei einem Brustkind und Hypercalcämie bei der Mutter. Mschr. Kinderheilk. **75**, 146 (1938).
GAILLARD, P. J.: The influence of parathormone on cartilage and bone in vitro. Acta physiol. pharmacol. neerl. 8, 287 (1959).
GARCEAU, G. J., MILLER, W. E.: Osteochondrodystrophy as a result of or in relation to pseudhypoparathyroidism. J. Bone Jt Surg. A **38**, 131 (1956).
GARDNER, L. I.: Tetany and parathyroid hyperplasia in the newborn infant. Influence of dietary phosphate load. Pediatrics **9**, 543 (1952).
— Endocrine and genetic diseases of childhood. Philadelphia-London: W. B. Saunders 1969.
GEERTINGER, P.: Pludselig uvented spaedbarnsdöd i Köbenhavn. Diss. Copenhagen 1966.
GERLOCZY, F., FARKAS, K.: Hyperparathyreoidism eines Neugeborenen bei chronischem Hypoparathyreoidismus der Mutter. Acta med. Acad. Sci. hung. **4**, 73 (1953).
GILLY, R., FILLIAT, M.: L'hydroxyproline urinaire dans le rachitisme par avitaminose-D de l'enfant. Influence des parathyroïdes sur son élimination. Pédiatrie **22**, 4, 411 (1967).
GILMOUR, J. R., MARTIN, W. J.: The weight of the parathyroid glands. J. Path. Bact. **44**, 431 (1937).
GOLDSMITH, R. S., FORLAND, M.: Rapid calcium infusion test for hyperparathyroidism. Arch. intern. Med. **113**, 550 (1964).
GOTTA, H., ODORIZ, J. B.: The electroencephalogramme in hypoparathyroidism with tetany and epilepsy. J. clin. Endocr. 8, 674 (1948).
GREENWALD, I.: The effect of parathyroidectomy upon metabolism. Amer. J. Physiol. **28**, 103 (1911).
GRIFFIN, J. H.: Neonatal hypocalcemia and complete heart block. Amer. J. Dis. Child. **110**, 672 (1965).
GRIFFITH, J. P. C.: Blood calcium in spasmophilia. Spasmophilic manifestations in an infant of five weeks. J. Amer. med. Ass. **86**, 828 (1926).
HANSSLER, H.: Untersuchungen an den Nebenschilddrüsen. Über die Beziehungen zwischen Funktion und Zellstruktur. 52. Tagg Dtsch. Ges. Kinderheilk., Bayreuth, 1952.
HARRISON, H. C., HARRISON, H. E., PARK, E. A.: Vitamin D and citrate metabolism. Amer. J. Physiol. **192**, 432 (1958).
HARRISON, H. E.: Idiopathic hypoparathyroidism. Pediatrics **17**, 442 (1956).
— HARRISON, H. C.: The renal excretion of inorganic phosphate in relation to the action of vitamin D and parathyroid hormone. J. clin. Invest. **20**, 47 (1941).
HAUSER, F.: Hypocalcämische Neugeborenentetanie. Ann. paediat. (Basel) **170**, 329 (1948).
HIATT, H. H., THOMPSON, D.: The effect of parathyroid extract on renal function in man. J. chir. invest. **36**, 557 (1957).
HIEKKALA, H.: Idiopathic hypoparathyroidism, adrenal insufficiency and moniliasis in children. Ann. Paediat. Fenn. **10**, 213 (1964).
HILLMAN, D. A., SCRIVER, C. R., PEDVIS, S., SHRAGOVITCH, I.: Neonatal familial primary hyperthyroidism. New Engl. J. Med. **270**, 483 (1964).
HIRSCH, P. F., VOELKEL, E. F., MUNSON, P. L.: Thyrocalcitonin: Hypocalcemic hypophosphatemic principle of the thyroid gland. Science **146**, 412 (1964).
HOWARD, J. E., HOPKINS, T. R., CONNOR, T. B.: On certain physiologic responses to intravenous injection of calcium salts into normals, hyperparathyroid and hypoparathyroid persons. J. clin. Endocr. **13**, 1 (1953).
HUBBLE, D.: Discussion on skeletal manifestations of general disease. Proc. roy. Soc. Med. **51**, 475 (1958).
ILLIG, R., UEHLINGER, E., PRADER, A.: Sekundärer Hyperparathyreoidismus bei Vitamin D-Mangel-Rachitis. Helv. paediat. Acta **14**, 566 (1959).
JACOBS, E., VERBANCK, M.: The renal action of parathyroid hormone in man. Acta med. scand. **145**, 143 (1953).
JAFFE, H. L., BODANSKY, A.: Experimental fibrous osteodystrophy (ostitis fribrosa) in hyperparathyroid dogs. J. exp. Med. **52**, 669 (1930).
JESSERER, H.: Das Krankheitsbild der kryptogenetischen Nebenschilddrüseninsuffizienz. Dtsch. med. Wschr. **76**, 1552 (1951).
— Über die Wirkungsunterschiede verschiedener Lösungen von Vitamin D_2 und D_3 bei peroraler, intravenöser und intramuskulärer Zufuhr. Wien. klin. Wschr. **67**, 49 (1955).
— Die Tetanie. Stuttgart: G. Thieme 1958.
— Gibt es einen Pseudohypoparathyreoidismus? Eine kritische Analyse der bisherigen Erfahrungen. Klin. Wschr. **37**, 394 (1959).
JONXIS, J. H. P.: Phosphate metabolism in rickets and tetany. Helv. paediat. Acta **14**, 491 (1960).
KAISER, W.: Klinische Funktionsprüfungen der Nebenschilddrüsen. Wiss. Z. Univ. Halle, math.-nat. Reihe **11**, 1105 (1962).
— PONSOLD, W.: Über die Möglichkeit der Diagnose der relativen Nebenschilddrüseninsuffizienz durch Infusion von Äthylendiamintetraacetat. Klin. Wschr. **37**, 1183 (1959).
KAPLAN, E.: Parathyroid gland in infancy. Arch. Path. (Chic.) **34**, 1042 (1942).

Kehrer, E.: Über Tetanie Neugeborener. Jb. Kinderheilk. **77**, 629 (1913).

Kessler, G. F., Martini, G. A.: Über den Pseudo-Pseudohypoparathyreoidismus (Albrights hereditäre Dystrophie). Med. Klin. **60**, 725 (1965).

Kunstadter, R. H., Oh. W., Tanman, F., Cornblath, M.: Idiopathic hypoparathyroidism in the newborn. Report of two cases born of diabetic mothers. Amer. J. Dis. Child. **105**, 499 (1963).

Labhart, A.: Hyperparathyreoidismus. Urol. int. (Basel) **13**, 317 (1962).

Lederer, R.: Über Bronchotetanie. Z. Kinderheilk. **7**, 1 (1913).

Levinsky, N. G., Davidson, D. G.: Renal action of parathyroid extract in the chicken. Amer. J. Physiol. **191**, 530 (1957).

Liu, S. H., Chu, H. I., Su, C. C., Yu, T. F.: Calcium and phosphorus metabolism in osteomalacia. IX. Metabolic behavior of infants fed on brestmilk from mothers showing various states of vitamin D nutrition. J. clin. Invest. **19**, 327 (1940).

Lowenburg, H., Ginsberg, T. M.: Acute hypercalcemia: report of a case. J. Amer. med. Ass. **99**, 1166 (1932).

Lubenstein, H.: Tetany in newborn twins coincident with maternal toxemia. J. Pediat. (St. Louis) **35**, 210 (1949).

Macaulay, D., Watson, G. H.: Tetany following cation exchange resin therapy. Lancet **1954 II**, 70.

MacCallum, W. G., Voegtlin, C.: On the relation of tetany to the parathyroid glands and to calcium metabolism. J. exp. Med. **11**, 118 (1909).

Mandl, F.: Klinisches und Experimentelles zur Frage der lokalisierten und generalisierten Ostitis fibrosa. Langenbecks Arch. klin. Chir. **143**, 1, 245 (1926).

McGregor, M. E., Whithead, T. P.: Pseudohypoparathyroidism. Description of 3 cases and critical appraisal of earlier accounts of disease. Arch. Dis. Childh. **29**, 398 (1954).

McKinney, A. S.: Idiopathic hypoparathyroidism presenting as chorea. Neurology (Minneap.) **12**, 485 (1962).

McLean, F. C., Hastings, A. B.: Clinical estimation and significance of calcium-ion concentration in the blood. Amer. J. med. Sci. **189**, 601 (1935).

Michaux, L., Gallot, H. M., Buge, A., Koupernik, C., Sevestre, P.: Arrieration mentale avec tetanie, comitialité, cataracte calcifications cerebrales, densifications osseuses et dysmorphie. Arch. franç. Pediat. **13**, 450 (1956).

Moehlig, R. C., Gerisch, R. A.: Pseudohypoparathyroidism with decreased glucose tolerance. J. clin. Endocr. **10**, 1609 (1950).

Moldawer, M.: Multiple endocrine tumors and Zollinger-Ellison syndrome in families. Metabolism **11**, 153 (1962).

Mosca, L.: Le paratiroidi del neonato umano. Biol. lat. (Milano) **8, 1331** (1955).

Neuman, W., Neuman, M.: The chemical dynamics of bone mineral. Chicago: University Press 1958.

Neuman, W. F., Firschein, H., Chen, P. S., Jr., Mulryan, B. J., Distefano, V.: On the mechanism of action of parathormone. J. Amer. chem. Soc. **78**, 3863 (1956).

Nicholson, T. F.: The mode and site of the renal action of parathyroid extract in the dog. Canad. J. biochem. Physiol. **37**, 113 (1959).

Notter, B., Labhart, A.: Die Knochenbiopsie. Beschreibung einer einfachen Technik. Schweiz. med. Wschr. **83**, 1263 (1953).

Pappenheim, A. M., Minor, J.: Hyperplasia of the parathyroids in human rickets. J. med. Res. **42**, 391 (1921).

— Wilens, S. L.: Enlargement of the parathyroid glands in renal disease. Amer. J. Path. **11**, 73 (1935).

Potchen, E. S., Dealy, J. B.: Szintigraphie der Nebenschilddrüse mit Se^{75}-l-Selenmethionin. J. nucl. Med. **4**, 203 (1963).

Pratt, E. L., Geren, B. B., Neuhauser, E. B. D.: Hypercalcemia and idiopath. hyperplasia of the parathyroid glands in an infant. J. Pediat. (St. Louis) **30**, 388 (1947).

Quinto, M., Leikin, S., Hung, W.: Pernicious anemia in a young girl associated with idiop. hypoparathyr. familial Addison's disease and moniliasis. J. Pediat. (St. Louis) **64**, 241 (1964).

Rajasuriya, K., Peiris, O. A., Ratnaike, V. T., Fonseka, C. P.: Parathyroid adenomas in children. A case report and a review of current literature. Amer. J. Dis. Child. **107**, 442 (1964).

Rasmussen, H.: The influence of parathyroid function upon transport of calcium in isolated sacs of rat small intestine. Endocrinology **65**, 517 (1959).

— Parathyroid hormone. Nature and mechanism of action. Amer. J. Med. **30**, 112 (1961).

— Arnaud, C., Hawker, C.: Actinomycin D and the response to parathyroid hormone. Science **144**, 1019 (1964).

— Craig, L. C.: Isolation and characterisation of bovine parathyroid hormone. J. biol. Chem. **236**, 759 (1961).

— De Luca, H. F.: Calcium Homeostasis. Ergebn. Physiol. **53**, 108 (1963).

Ritchie, G. M.: Dental manifestations of pseudhypoparathyroidism. Arch. Dis. Childh. **40**, 565 (1965).

Robinson, P. K., Carmichael, E. A., Cumings, J. N.: Idiopathic hypoparathyroidism. A study of 3 cases. Quart. J. Med., N.S. **23**, 383 (1954).

Royer, P.: Explorations biologiques du métabolisme calcique chez l'enfant. Helv. paediat. Acta **16**, 320 (1961).

Rupp, W., Swoboda, W.: Therapeutische Möglichkeiten bei chronischer Niereninsuffizienz mit Wachstumsstörung im Kindesalter. Wien. klin. Wschr. Nr 35/36, 695—697 (1955).

Sandström, I. V.: Über eine neue Drüse beim Menschen und verschiedenen Säugetieren. (Schwedisch). Upsala Läk.-Fören. Förh. **15**, 441 (1880).

Schaaf, M., Kyle, L. H.: Measurement of percent renal phosphorus reabsorption in the diagnosis of hyperparathyroidism. Amer. J. med. Sci. **228**, 262 (1954).

Schäfer, H.: Das EKG als Kontrolluntersuchung bei Tetanie im Kindesalter. Z. Kinderheilk. **68**, 446 (1950).

Schlesinger, H.: Über einige Symptome der Tetanie. Z. klin. Med. **19**, 468 (1891).

SCHNEEGANS, E., NEUMANN, G., ISCH-TREUSSARD, C., LEVY-SILAGY, J.: Evolution des tétanies nonrachitiques à début néonatales. Arch. franç. Pédiat. **21**, 250 (1964).

SCHÜPBACH, A., COURVOISIER, B.: Existe-t-il un pseudohypoparathyroidisme? Schweiz. med. Wschr. **79**, 887 (1949).

SCHWARZ, G.: Pseudohypoparathyr. u. Pseudo-Pseudohypop. Hereditärer brachymetacarpaler Kleinwuchs. Berlin-Göttingen-Heidelberg: Sprin-York: Springer 1964.

SELYE, H.: Calciphylaxis. Chicago: Chicago University Press 1962.

SENNA, M. L., BILBO, R. E., SMITH, D. W.: Parathyroid adenoma in a child. J. Pediat. (St. Louis) **62**, 876 (1963).

SIMPSON, J. A.: The neurological manifestations of idiopathic hypoparathyroidism. Brain **75**, 76 (1952).

SMITH, F. G., ZIKE, K.: Idiopathic hypoparathyroidism in neonatal period. Amer. J. Dis. Child. **105**, 182 (1963).

SMITH, J. W. G., DAVIES, R. H., FOURMAN, P.: Calcium deprivation in hypoparathyroidism. A method of diagnosis using sodium phytate. Lancet **1960 II**, 510.

SNAPPER, I.: Osteomalacia in North China: Its relationship to pregnancy and lactation. Ann. N.Y. Acad. Sci. **64**, 351 (1956).

SNELLING, C. E.: Disturbed kidney function in the newborn infant associated with decreased calcium: phosphorus ratio. J. pediat. **22**, 559 (1943).

STALDER, G.: Endogene Phosphat-Clearance bei Vitamin D-Mangelrachitis und rachitogener Tetanie. Ihre Beeinflussung durch Vitamin D_2. Int. Z. Vitaminforsch. **27**, 382 (1957).

STANBURY, S. W., LUMB, G. A.: Metabolic studies of renal osteodystrophy. Medicine (Baltimore) **41**, 1 (1962).

STEENDIJK, R.: Skeletal calcification and phosphate metabolism. These, Amsterdam 1959.

STEINBERG, H., WALDRON, B. R.: Idiopathic hypoparathyroidism: An analysis of 52 cases. Medicine (Baltimore) **31**, 133 (1952).

STRÖM, L., WINBERG, J.: Idiopathic hypoparathyroidism. Acta paediat. (Uppsala) **43**, 574 (1954).

SUTPHIN, A., ALBRIGHT, F., MCCUNE, D. J.: Five cases (three in siblings) of idiopathic hypoparathyroidism associated with moniliasis. J. clin. Endocr. **3**, 625 (1943).

SWOBODA, W.: Die Nebenschilddrüsen. In: Die physiologische Entwicklung des Kindes. Hrsg. v. F. LINNEWEH. Berlin-Göttingen-Heidelberg: Springer 1959.

— Die Wirksamkeit von Dihydrotachysterin bei Vit.-D-Resist. Rachitis und Mangelrachitis. Helv. paediat. Acta **14**, 472 (1959).

— Neugeborenen- und Frühspasmophilie. In: H. HUNGERLAND u. J. BRODEHL, Kongenitale Störungen des Wasser- und Elektrolythaushaltes. Berlin-Göttingen-Heidelberg: Springer 1962.

— Vitamin-D-refratäre Rachitis. In: Erbliche Stoffwechselkrankheiten. Hrsg. von F. LINNEWEH. München-Berlin: Urban & Schwarzenberg 1962.

SWOBODA, W., WAGNER, EDDA: Chronischer Hypoparathyreoidismus im Kindesalter. Wien. klin. Wschr. **81**, 873 (1969).

TALBOT, N. B., SOBEL, E. H., MCARTHUR, J. W., CRAWFORD, J. D.: Functional endocrinology from birth through adolescence. Cambridge, Mass.: Harvard Univ. Press 1954.

TALMAGE, R. V., TOFT, R. J., BUCHANAN, G. D.: Relationship of the parathyroids to bone phosphorus. Endocrinology **65**, 1 (1960).

TENENHOUSE, A., ARNAUD, C. D., RASMUSSEN, H.: The isolation and characterization of Thyrocalcitonin. Proc. nat. Acad. Sci. (Wash.) **53**, 818 (1965).

TEZNER, O.: Therapeutische Versuche mit Strontiumsalzen bei Säuglingstetanie nebst klinischem Bericht über zwei Fälle von Tetanie ohne Rachitis. Mschr. Kinderheilk. **35**, 37 (1927).

TONUTTI, E., FETZER, S.: Probleme der fetalen Endokrinologie. Berlin-Göttingen-Heidelberg: Springer 1956.

TURNER, R. W., TAKAMURA, T.: Pseudohypoparathyroidism and hypothyroidism. Ann. intern. Med. **56**, 276 (1962).

TYABI, H., KEELE, D.: Hypoparathyroidism. Report of two cases in sisters, one with steatorhea and intestinal pseudo-obstruction. Amer. J. Roentgenol. 88, 432 (1962).

UEHLINGER, E.: Die Kinetik des Calciumstoffwechsels. Verh. dtsch. Ges. Path. **1963**, 69.

URBAN, N.: Beitrag zum Problem der Neugeborenentetanie. Kinderärztl. Prax. **21**, 252 (1953).

VAN ARSDEL, P. P., JR.: Maternal hyperparathyroidism as a cause of neonatal tetany; case report and review of 29 cases of parathyroid adenoma. J. clin. Endocr. **15**, 680 (1955).

VASSALE, G., GENERALI, F.: Fonction parathyroidienne et fonction thyroidienne. Arch. ital. Biol. **33**, 154 (1900).

VISAKORPI, J. K., GERBER, M.: Hypoparathyroidism with steatorrhoea in a 5 year old girl. Ann. Paediat. Fenn. **9**, 128 (1963).

WALTON, R. L.: Neonatal tetany in two siblings: Effect of maternal hyperparathyroidism. Pediatrics **13**, 227 (1954).

WERNLY, M.: Parathyreoidea. In: Klinik der inneren Sekretion. Hrsg. v. A. LABHART. Berlin-Göttingen-Heidelberg: Springer 1957.

WILDER, R. M., HIGGINS, G. M., SEARD, C.: Parathyroid enlargement in rickets and osteomalacia. Ann. intern. Med. **7**, 1059 (1934).

WILKINS, L.: The diagnosis and treatment of endocrine disorders in childhood and adolescence, H 3. Aufl. Springfield, Ill.: Ch. C. Thomas 1964.

WILLI, H.: Die Neugeborenen-Spasmophilie. Mschr. Kinderheilk. **80**, 309 (1939).

WOOD, B. S. B., GEORGE, W. H., ROBINSON, A. W.: Parathyroid adenoma in a child presenting as rickets. Arch. Dis. Childh. **33**, 46 (1958).

YONIS, Z., GARTY, R., CASPER, J., BENBASSAT, M.: Primary hypoparathyroidism in an infant. Amer. J. Dis. Child. **104**, 307 (1962).

ZETTERSTRÖM, R., ARNHOLD, R. G.: Impaired calciumphosphate homeostasis in newborn infants of diabetic mothers. Acta paediat. (Uppsala) **47**, 107 (1958).

Männliche Keimdrüse*

H. NOWAKOWSKI, Hamburg

I. Einleitung

Entwicklung des Hodens

Normalerweise liegen bei ausgetragenen neugeborenen Knaben in 96% der Fälle beide Hoden im Scrotum. Ein Hodenhochstand findet sich in 4% der Fälle (SCORER), am Ende des 1. Lebensjahres jedoch nur in 0,7%. Hoden, welche bis zum 1. Lebensjahr noch nicht ins Scrotum descendiert sind, pflegen dies später selten oder nie zu tun (s. auch S. 405).

Die normale Lage der Hoden im Scrotum ist schon in der Vorpubertät für deren normale Entwicklung und spätere Funktion von ausschlaggebender Wichtigkeit. Überholt ist die Vorstellung, daß man bei ausbleibendem Descensus mit den therapeutischen Maßnahmen bis zum Pubertätsbeginn warten kann.

Die Vergrößerung der Hoden vor der Pubertät besteht weniger in differenten histologischen Veränderungen als vielmehr in einer kontinuierlichen Zunahme des Längen- und Dickenwachstums der Tubuli contorti. In den ersten 6 Lebensjahren besteht deren Epithel aus indifferenten Zellen, die sich später zu Sertoli-Zellen entwickeln, während die Vorstufen des Keimepithels in diesem Alter nur verhältnismäßig spärlich anzutreffen sind. Vom 6. Lebensjahr ab ist eine Lumenbildung deutlich und das Tubulusepithel wird zweischichtig. In den folgenden Jahren ist eine kontinuierliche Zunahme des Tubulusdurchmessers und der mitotischen Aktivität des Keimepithels deutlich. Am Ende des 10.—11. Lebensjahres besteht das Tubulusepithel aus mehreren Schichten. Die Entwicklung und Entfaltung der Leydigzellen im spärlich entwickelten intertubulären Raum setzt erst mit Beginn der Pubertät unter dem Einfluß der von der Hypophyse sezernierten Gonadotropine ein. Damit synchron verläuft die weitere Reifung der Tubuli. Bis zur Entwicklung der vollen Geschlechtsreife der Hoden vergehen im allgemeinen einige Jahre (TONUTTI et al.).

Hormone des Hodens

Im menschlichen und tierischen Hoden können eine Reihe von Steroidhormonen nachgewiesen werden, die wichtigsten sind das schon 1935 von DAVID et al. aus dem Stierhoden isolierte Testosteron, *das* männliche Sexualhormon, ferner Oestron und Oestradiol. Es dauerte fast 30 Jahre, bis es möglich wurde, Testosteron im Plasma und Harn quantitativ zu bestimmen. In der kurzen Zeit, die seither vergangen ist, haben sich unsere Kenntnisse über die Biosynthese und den Stoffwechsel des Testosterons unter normalen und pathologischen Bedingungen in ungeahnter Weise erweitert.

Testosteron

Biosynthese. In Abb. 145 sind die wichtigsten Biosyntheseschritte, die zum Testosteron führen, dargestellt. Sie führen vom Cholesterol über das Pregnenolon und Progesteron zum Androstendion, zum anderen über das Dehydroepiandrosteron (DHA) und Androstendiol zum Testosteron. Bis zur Pubertät ist die Testosteronbiosynthese minimal, das Verhältnis Testosteron zu Androstendion stark zugunsten des letzteren verschoben. Mit Einsetzen der Pubertät wird unter dem Einfluß des hypophysären ICSH (= Interstitial cell hormone) vermehrt Testosteron synthetisiert und die bisherige Testosteron-Androstendion-Relation verschiebt sich zugunsten des Testosterons. Durch künstliche Zufuhr von ICSH als HCG (= Human chorionic gonadotrophin) ist es möglich, den präpuberalen Hoden zu vermehrter Testosteronproduktion zu stimulieren (s. Abb. 146). Die Applikation des HCG muß allerdings über einen längeren Zeitraum erfolgen, da der Hoden darauf nur verhältnismäßig langsam reagiert.

Testosteron wird aber nicht nur vom Hoden, sondern auch (in wesentlich geringerer Menge) von der Nebennierenrinde und der Körperperipherie aus bestimmten Vorläufern gebildet. Leber, Nieren und Muskulatur stellen die wichtigsten Umwandlungsstätten der Steroidvorläufer zum Testosteron dar. In Abb. 147 ist der Testosteron-Stoffwechsel mit den wichtigsten Ausscheidungsprodukten im Harn dargestellt, woraus ersichtlich ist, daß die Leber DHA (Dehydroepiandrosteron) in Testosteron umzu-

* Prof. Dr. A. JORES zum 70. Geburtstag gewidmet.

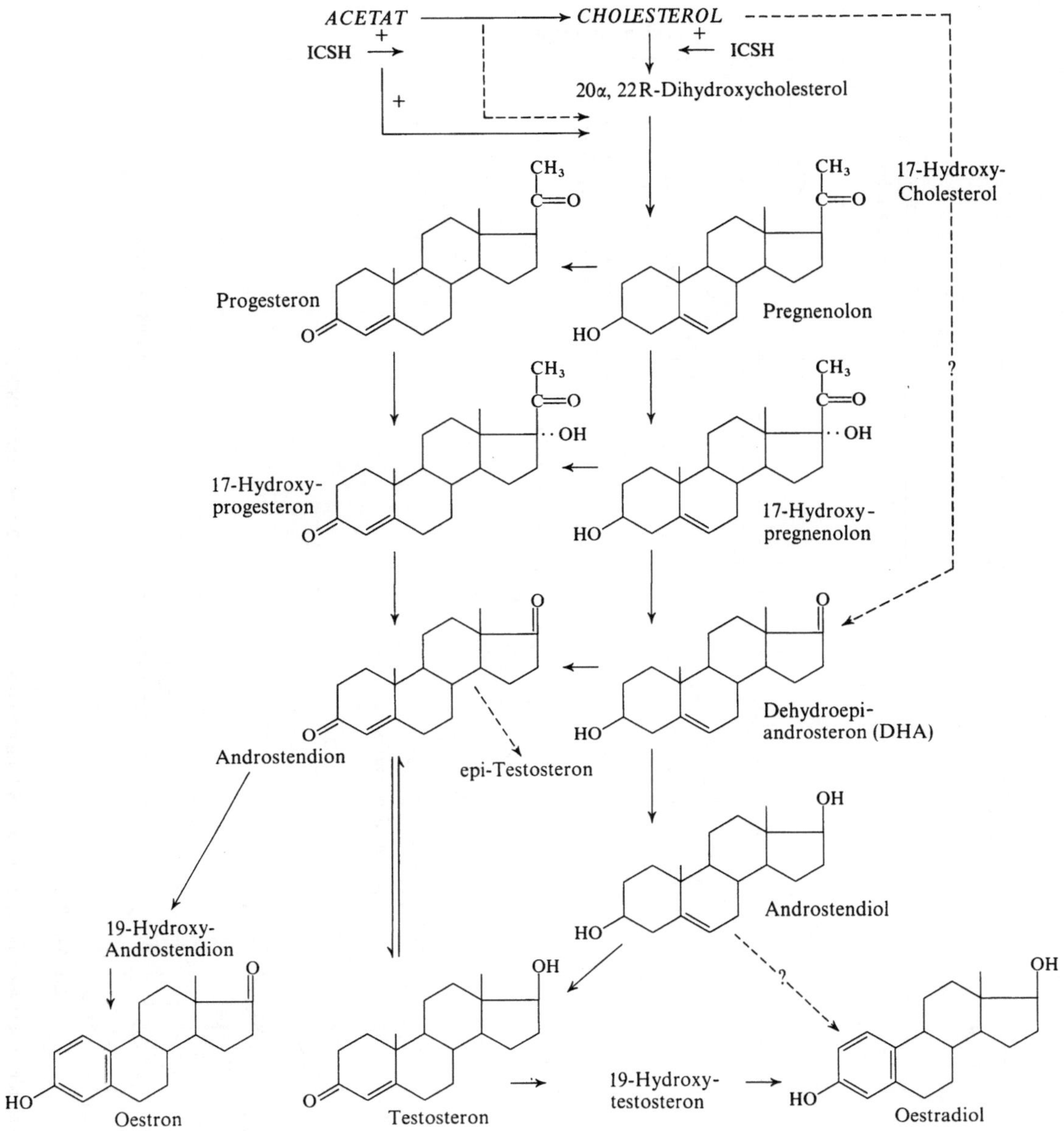

ACETAT → *CHOLESTEROL*
ICSH +
ICSH +
20α, 22R-Dihydroxycholesterol
17-Hydroxy-Cholesterol
Progesteron
Pregnenolon
17-Hydroxy-progesteron
17-Hydroxy-pregnenolon
Androstendion
epi-Testosteron
Dehydroepi-androsteron (DHA)
Androstendiol
19-Hydroxy-Androstendion
Oestron
Testosteron
19-Hydroxy-testosteron
Oestradiol

Abb. 145. Biosynthese des Testosterons. (Nach TAMM, 1966)

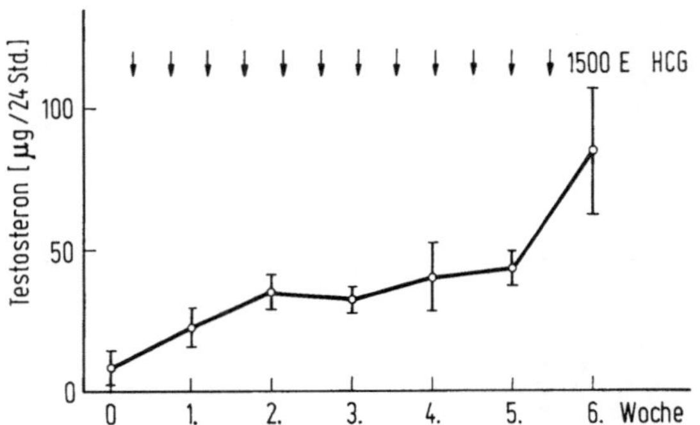

Abb. 146. Testosteronproduktion des präpuberalen Hodens unter HCG-Stimulation. (Nach KNORR, 1966)

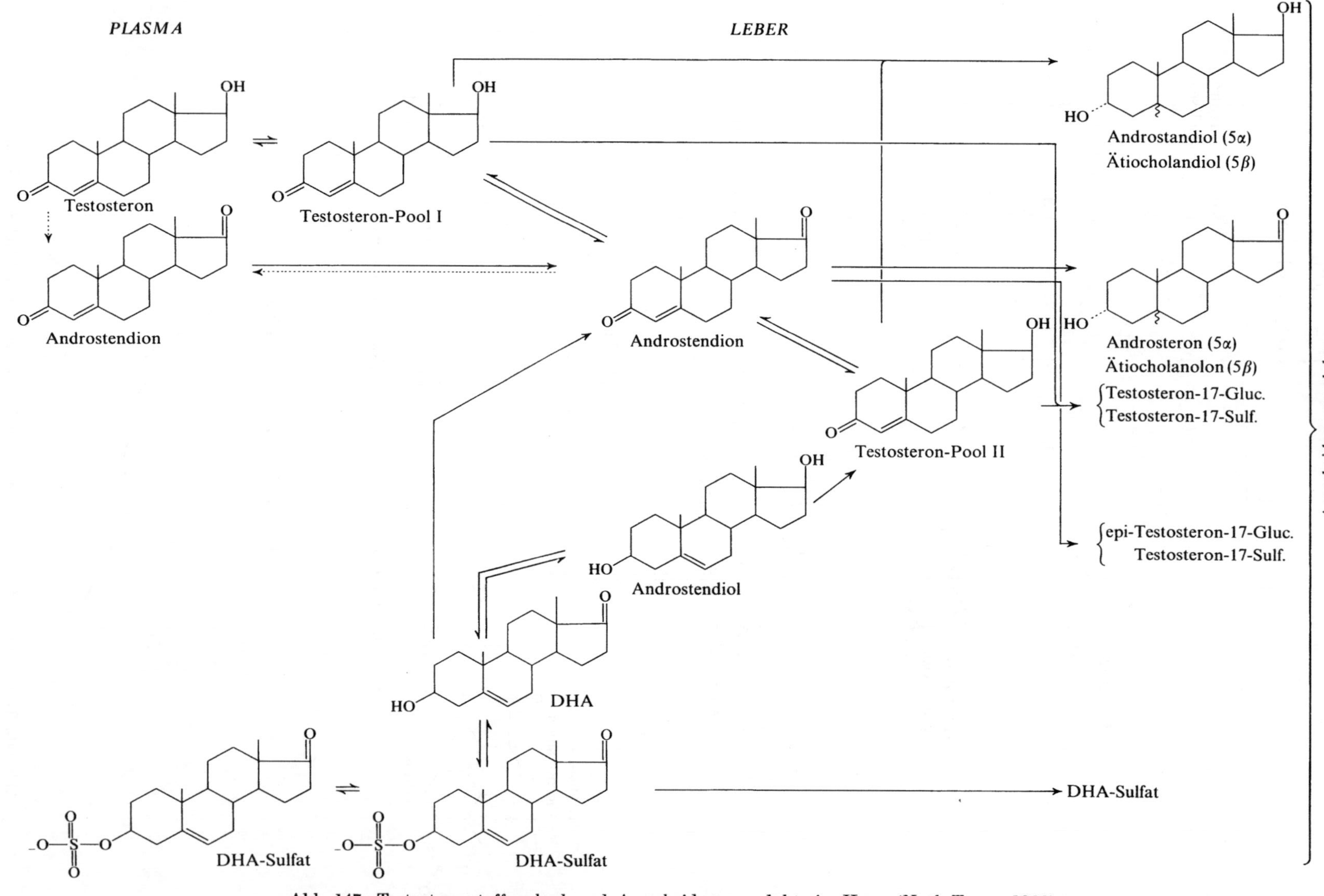

Abb. 147. Testosteronstoffwechsel und Ausscheidungsprodukte im Harn. (Nach Tamm, 1966)

wandeln vermag, das an Glucuronsäure gekoppelt inaktiv im Harn ausgeschieden wird. Dieses Testosteron-17-Glucuronid leitet sich also vom Plasmatestosteron *und* dem in der Leber gebildeten Testosteron her. Da der von der Leber konvertierte Testosteronanteil relativ gering ist, stellt die quantitative Testosteronbestimmung im Harn einen ziemlich zuverlässigen Index des vom Hoden sezernierten Testosterons dar. Allerdings werden davon nur 0,5—1 % zum Testosteron-Glucuronid metabolisiert und im Harn ausgeschieden, etwa 0,1% als Testosteron-Sulfat. Die übrigen im Harn erscheinenden Testosteron-Metaboliten sind das Androsteron und Ätiocholanolon (25—33%), das Androstandiol und Ätiocholandiol (7%), das Oestron (0,22%) und Oestradiol (0,13%). 50% der Testosteron-Metaboliten sind mit den üblichen Hydrolyseverfahren nicht aus dem Harn extrahierbar (Tamm).

Da sich das im Harn ausgeschiedene Androsteron und Ätiocholanolon nur zum Teil vom Testosteron ableiten, der größere Teil hingegen vom DHA der Nebennierenrinde abstammt, kann die quantitative Bestimmung der Gesamt-17-Ketosteroide im Harn wie auch die des Androsterons und Ätiocholanolons niemals einen brauchbaren Parameter der Testosteronproduktion abgeben.

Außer dem Testosteron erscheint im Harn noch sein biologisch inaktives 17α-Epimer (Epitestosteron) als 17α-Glucuronid. Inwieweit dieses nur ein peripheres Stoffwechselprodukt darstellt oder direkt vom Hoden sezerniert wird, ist noch nicht ganz geklärt.

Bestimmungsmethoden

Testosteron im Harn. In Tabelle 128 (nach Vermeulen) sind die mit verschiedenen Methoden gewonnenen Normalwerte der Harntestosteronausscheidung aufgeführt. Es handelt sich um verhältnismäßig komplizierte, zeitraubende und auch kostspielige Verfahren, die für eine Routine-Diagnostik noch wenig geeignet sind. Gleiches gilt für die jüngst entwickelten Protein-Bindungsmethoden (Diczfalusy, 1970) Das von Voigt et al. (1964) entwickelte Verfahren zur Harntestosteronbestimmung hat sich als weniger kompliziert und sehr verläßlich in seiner Aussage erwiesen. Die damit gewonnenen Normalwerte sind in Tabelle 129 wiedergegeben und zeigen eine deutliche Altersabhängigkeit der Harntestosteronwerte. Das Maximum liegt zwischen dem 20.—30. Lebensjahr und sinkt dann kontinuierlich ab. Zwischen dem 6.—7. Lebensjahrzehnt entsprechen die Testosteronwerte denen der Pubertät und Adoleszenz. Davor ist die Ausscheidung von Testosteron im Harn gering, wie aus Abb. 148 (nach Knorr) zu entnehmen. Nach diesen Unter-

Tabelle 128. *Testosteronausscheidung im Harn bei Männern*

Autor	Testosteron μg/24 Std
Schubert u. Wehrberger (1960)	50 (n = 1)
Camacho u. Migeon (1963)	46,1—106,0
Futterweit et al. (1963)	109 (n = 1)
Vermeulen u. Verplancke (1963)	15—90 (n = 12) ($\overline{m}$ = 40)
Horton et al. (1963)	50—93 (n = 6) ($\overline{m}$ = 75)
Schubert u. Frankenberg (1964)	10—75 (n = 9) ($\overline{m}$ = 34)
Futterweit et al. (1964)	38—332
Ibayashi et al. (1964)	19—200 ($\overline{m}$ = 130 ± 15,3) + 215—393 (n = 4)
Sandberg et al. (1964)	20—180 (n = 18)
Brooks (1964)	30—120 (n = 9)
Rosner et al. (1965)	30—40 Jahre: 27—143 (n = 20) ($\overline{m}$ = 88) 17—24 Jahre: ($\overline{m}$ = 151 ± 22)
Zurbrugg et al. (1965)	42—79 (n = 3)
Lim u. Dingmann (1965)	30—86 (n = 27) ($\overline{m}$ = 49,7)
Vermeulen et al. (1965)	30—351,8 (n = 50) ($\overline{m}$ = 124,2)

Tabelle 129. *Testosteronausscheidung im Harn in verschiedenen Lebensaltern bei Männern* (Morer-Nowakowski, 1965)

Altersgruppen Jahre	Probandenzahl	Mittlere Testosteronausscheidung und Streuung (S_D) in μg/24 Std
10—13 (Kinder)	4	3,4
14 (Pubertätsbeginn)	2	34,6
15—20	5	37,9 ± 9,0
21—30	10	71,7 ± 21,9
31—40	10	60,0 ± 26,9
41—50	7	46,1 ± 11,6
51—60	8	37,0 ± 7,8
61—70	6	31,2 ± 7,2
71—80	5	37,6 ± 13,4
81—90	2	28,5

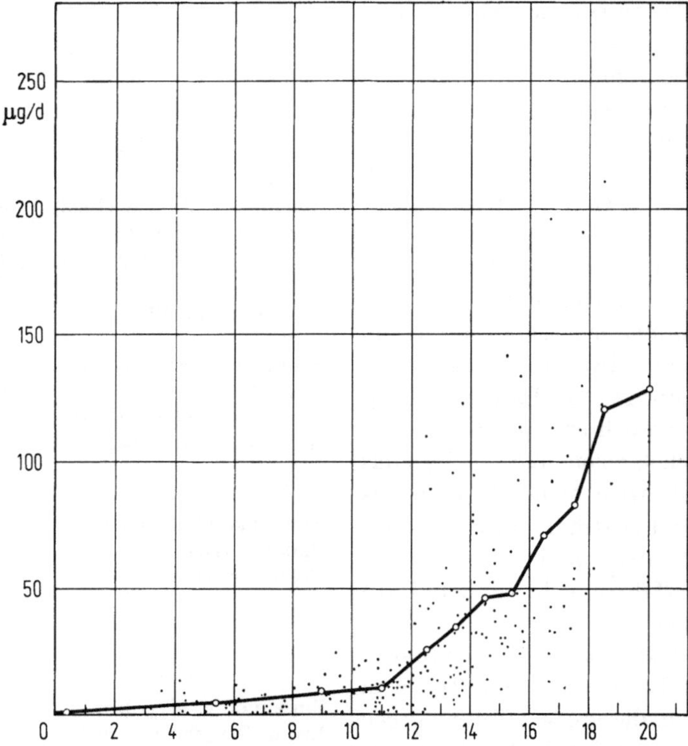

Abb. 148. Einzelwerte und Mittelwerte der Testosteronausscheidung im Urin in Abhängigkeit vom Lebensalter von insgesamt 204 männlichen gesunden Probanden. (Nach KNORR, 1967)

suchungen (Methode Vermeulen und Plancke) beträgt der Mittelwert in der Vorpubertät (4—8 Jahre) 4,0 µg/Tag, erreicht mit 10—11 Jahren 10 µg/Tag, um von da ab kontinuierlich bis zum Maximalwert der Geschlechtsreife anzusteigen.

Testosteron im Plasma. Im Gegensatz zum Harntestosteron zeigen die Plasmatestosteronwerte bis zum 80. Lebensjahr keine Altersabhängigkeit, sind also weitgehend konstant (s. Tabelle 130). Studien der Testosteronproduktionsraten — der verläßlichste Index der Testosteronproduktion — zeigen demgegenüber eine sichere Altersabhängigkeit. Diese Diskrepanz der Harn- und Plasmatestosteronwerte erklärt sich aus der herabgesetzten MCR (Metabolische Clearancerate) älterer Männer.

Tabelle 130. *Plasmatestosteronspiegel in verschiedenen Lebensaltern bei Männern.* (Nach KENT u. ACONE)

Alter Jahre	N	Mittelwert µg/100 ml	Standard-abweichung	Streuung
20—29	13	0,66	0,19	0,38—1,10
30—39	11	0,56	0,19	0,36—0,95
40—49	8	0,47	0,09	0,33—0,61
50—59	9	0,59	0,20	0,36—0,94
60—69	12	0,59	0,18	0,24—0,83
70—79	10	0,58	0,17	0,35—0,85
80—93	5	0,28	0,13	0,16—0,46

Im Plasma ist das Testosteron an ein spezifisches Trägerglobulin gebunden. Es ist nicht bekannt, ob dieses gebundene Testosteron biologisch inaktiv ist oder ob es spezifische Erfolgsorgane stimulieren kann. Im Gewebe wird Testosteron in ein noch wirksameres Androgen, das Dihydrotestosteron, konvertiert, das an die Kerne der Zellen gebunden wird und so als das wirklich effektive Androgen erscheint.

Oestrogene

Außer Testosteron werden im Hoden normalerweise kleine Mengen von Oestrogenen gebildet, vor allem Oestron und Oestradiol, die im Harn nachweisbar sind. Bemerkenswerterweise findet man bei neugeborenen Knaben nur Oestriol, aber kein Oestron und Oestradiol, welche erst zwischen dem 9.—12. Lebensjahr im Harn auffindbar sind (TILLINGER et al.). Die Ausscheidung der Oestrogene in diesem Alter ist allerdings sehr gering und liegt unter 1,0 µg/Tag. Die im geschlechtsreifen Alter im Harn ausgeschiedenen Mengen sind in Tabelle 131 angegeben. Die Plasmakonzentrationen betragen 6,4 ± 1,5 ng/100 ml Oestron und 2,1 ± 0,52 ng/100 ml Oestradiol (BAIRD, 1968), sind also ebenfalls minimal. Die nachweisbaren Oestrogene leiten sich vom Testosteron und Androstendion ab. Durch Zufuhr von HCG kommt es zu vermehrter Ausscheidung im Harn. Man hat versucht, auf dieser Tatsache einen Funktionstest der Leydigzellen aufzubauen, der aber keine größere praktische Bedeutung besitzt. Hinsichtlich der Bestimmungsmethoden der Harnoestrogene sei auf LORAINE und BELL (1966) verwiesen.

Tabelle 131. *Oestrogenausscheidung im Harn geschlechtsreifer Männer.* (Nach BROWN, zitiert nach LORAINE u. BELL, 1966)

Gesamtausscheidung	10,3 μg (6—17,8 μg)
davon	
a) Oestradiol	3,5 μg (0,8—11,0 μg)
b) Oestron	5,4 μg (3,0— 8,2 μg)
c) Oestriol	1,5 μg (0 — 6,3 μg)

Gonadotrope Hormone

Vom Vorderlappen der Adenohypophyse werden 3 gonadotrope Hormone sezerniert:

1. FSH = follikelstimulierendes Hormon;
2. ICSH (oder LH) = zwischenzellstimulierendes oder luteinisierendes Hormon;
3. LTH = luteotropes Hormon = Prolactin.

Die eigentlichen gonadotropen Hormone sind das FSH und ICSH (respektive LH). Für eine normale Hodenfunktion sind FSH und ICSH von Wichtigkeit, über die biologische Bedeutung des LTH beim Mann ist nichts Genaueres bekannt. FSH ist in erster Linie für Wachstum und Reifung der Tubuli contorti und des Keimepithels verantwortlich, ICSH dagegen stimuliert die Leydigzellen und greift damit entscheidend in die Biosynthese des Testosterons ein (s. S. 378 und Abb. 145). ICSH besitzt allerdings indirekt auch einen Einfluß auf die Spermiogenese, da das Testosteron seinerseits diese stimulieren kann (sog. „androgene Kontaktwirkung" nach TONUTTI).

Hinsichtlich des Gonadotropingehalts menschlicher Hypophysen sei auf die Befunde von RYAN (1962) verwiesen. Danach sind schon bei Kindern unter 5 Jahren geringe ICSH-Aktivitäten in der Hypophyse nachweisbar, die aber biologisch offenbar noch keine größere Bedeutung besitzen.

Nachweis von gonadotropem Hormon im Harn und Plasma. FSH und ICSH werden im Harn ausgeschieden und können hier quantitativ mit biologischen Methoden nachgewiesen werden. Die gebräuchlichen Verfahren (Einzelheiten s. APOSTOLAKIS und VOIGT, 1965; sowie LORAINE und BELL, 1966) messen die gesamte gonadotrope Aktivität und gestatten damit wichtige Aussagen über die gonadotrope Funktion des Hypophysenvorderlappens. Für die Klinik der Hodenerkrankungen ist diese Möglichkeit von eminenter Wichtigkeit. Die Ergebnisse werden in HMG-Einheiten (Human Menopausal Gonadotrophin)pro 24 Std ausgedrückt. Hinsichtlich der Normalwerte im Harn und Plasma sei auf Tabelle 132 (nach APOSTOLAKIS und VOIGT) verwiesen. Daraus geht hervor, daß bei Kindern vor dem 10. Lebensjahr im Harn und Plasma keine gonadotropen Hormone nachweisbar sind. Sie treten bei Knaben etwa gleichzeitig mit der Vergrößerung der Hoden auf. GREULICH et al. untersuchten die Gonadotropinausscheidung bei Knaben in ihrer Relation zum Reifegrad der sekundären Geschlechtsmerkmale. Die Ergebnisse sind in Tabelle 133 niedergelegt, wobei gleichzeitig auch die Androgen- und Oestrogenwerte in ihrer Relation zu den verschiedenen Reifegruppen erkennbar sind. Die den einzelnen Reifegruppen entsprechenden Lebensalter sind ebenfalls angegeben.

Tabelle 132. *Gonadotropingehalt in Plasma und Urin von normalen, nicht schwangeren Personen.* (Nach APOSTOLAKIS und VOIGT, 1965)

	Kinder	Erwachsene Männer	Frauen		
			follikuläre und luteale Phase	Cyclusmitte	in der Menopause
Plasma HMG E/100 ml	< 3	< 3	< 3	bis 20	17—59
Urin HMG E/24 Std	< 2	4—20	4—20	bis 40	35—158

Tabelle 133. *Relation der Hormonausscheidungen zu den Reifegruppen bei Knaben.* (Nach TANNER)

Reifegruppen[a]	1	2	3	4	5
Androgen in mg Androsteron	0,41	0,66	1,00	1,97	2,88
Oestrogen in mg Oestron	0,70	1,14	1,67	3,78	4,59
Gonadotropin (Mäuse-Uterus-Einheiten)	< 3	< 3	etwa 3	etwa 5	etwa 7
Lebensalter (Jahre)		13	14	$14^3/_4$	$15^1/_2$

[a] Reifegruppen, eingeteilt nach der Entwicklungsstufe der sekundären Geschlechtsmerkmale.

Reifegruppe 1 bezeichnet den präpuberalen, d.h. kindlichen Zustand, 2 den Wachstumsbeginn von Penis und Hoden, 3 das weitere Wachstum von Penis, Hoden und Scrotum, in Reifegruppe 4 beginnt die Schambehaarung und mit 5 ist die Erwachsenengröße von Penis, Scrotum und Hoden erreicht (nach TANNER, 1962).

Radioimmunologische Bestimmungen von FSH und ICSH im Plasma sind seit einigen Jahren möglich. Sie erlauben die getrennte Erfassung von FSH und ICSH und haben zu weiteren Erkenntnissen über die Physiologie und Pathophysiologie der Hoden geführt. Der Arbeits- und Zeitaufwand für diese Methoden ist allerdings sehr groß, so daß sie nur in entsprechend eingerichteten Speziallaboratorien durchführbar sind (weitere Einzelheiten s. SOLBACH, 1969, 1970; SCRIBA und SCHWARZ, 1970).

Normale Pubertätsentwicklung

In Abb. 149 ist in einem Diagramm (nach TANNER) die Reihenfolge der puberalen Entwicklungsvorgänge dargestellt. Daraus geht hervor, daß die Hodenreifung der Entwicklung der Sekundärmerkmale (Schambehaarung, Peniswachstum etc.) und dem puberalen Wachstumsschub vorangeht. Nach der Entwicklungsstufe der sekundären Geschlechtsmerkmale lassen sich verschiedene Reifungsgruppen unterscheiden, die in direkter Relation zur Quantität des Testosterons stehen (s. Tabelle 133). In der Abb. 149 sind auch die Altersspannen für den Beginn und Abschluß der einzelnen Reifungsstufen vermerkt, welche die großen zeitlichen Schwankungen hinsichtlich Beginn und Ende der normalen Pubertät erkennen lassen. Sie zu kennen ist von größter praktischer Wichtigkeit, weil damit exakte Richtlinien für die Definition von retardierter oder vorzeitiger Pubertät gegeben sind.

Ein sehr wichtiger Indicator der physiologischen Reife ist ferner das Skeletalter. Nach allem, was bis heute darüber bekannt ist, wird dieses, wie die Reife eines Kindes überhaupt, genetisch gesteuert. Man weiß, daß die Pubertät dann einsetzt, wenn bestimmte Reifungsprozesse, die bei der Geburt oder vorher begannen, zum Abschluß gelangt sind. Kommt es aus irgendwelchen Gründen zu einer Verzögerung derselben, was sich an einer gleichfalls

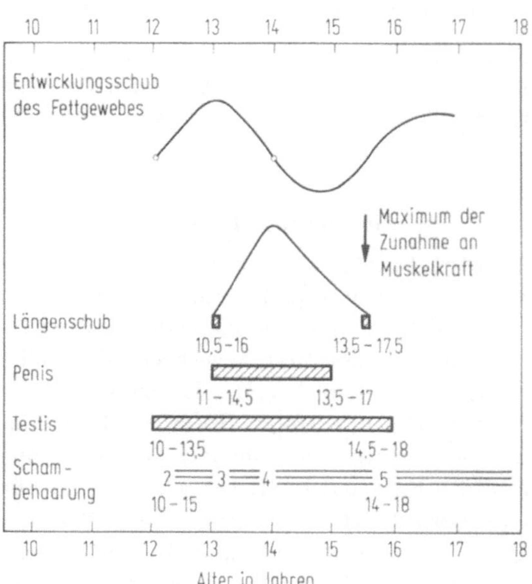

Abb. 149. Reihenfolge der puberalen Entwicklungsvorgänge bei Knaben. (Nach TANNER)

retardierten Skeletreife ablesen läßt, so bleibt die Pubertät aus. In diesen Fällen wird offenbar auch kein gonadotropes Hormon in ausreichender Menge vom Hypophysenvorderlappen sezerniert. Gelingt es aber, z.B. durch Stimulierung der testiculären Testosteronproduktion mittels HCG oder durch anabole Steroide die Skeletreife dem chronologischen Alter anzugleichen, so tritt häufig die Pubertät spontan ein. Auf dieses Problem wird bei Besprechung der sog. konstitutionellen Entwicklungsverzögerung noch näher eingegangen.

Klinik

Hypogonadismus in der Pubertät und Adoleszenz

Pubertas tarda ohne und mit Minderwuchs infolge konstitutioneller Reifungsverzögerung

Das Ausbleiben der Pubertät ohne und mit Minderwuchs bedeutet immer ein alarmierendes Symptom. Sind nach dem 15. Lebensjahr überhaupt noch keine Zeichen der sexuellen Reifung vorhanden, so besteht zunächst immer der Verdacht auf das Vorliegen einer echten Endokrinopathie als Ursache. Konstitutionell bedingte Reifungsverzögerungen ohne Minderwuchs kommen überaus selten vor. In Abb. 150 ist ein solcher Fall dargestellt. Es handelt sich um einen 15 Jahre, 9 Monate alten normal großen Jüngling mit geringfügig retardierter Skeletreife und fehlender Gonadotropinausscheidung im Harn. 12000 IE HCG brachten die Pubertät nicht in Gang, sie trat jedoch spontan mit 20 Jahren ein und führte zu voller Geschlechtsreife. Die Ursache solcher Entwicklungsverzögerungen ist unbekannt. BIERICH (1961) vermutet einen temporären Defekt der Gonadotropinbildung, wobei fließende Übergänge zum sog. ICSH-Mangel (Pasqualini-Syndrom; s. dort) bestehen sollen. Es gibt jedoch auch Fälle, wo die Pubertät nicht ohne weiteres spontan eintritt, die Abgrenzung von einer echten Endokrinopathie bereitet hier besondere Schwierigkeiten.

Die zweite Gruppe von Reifungsstörungen in der Adoleszenz findet man bei jenen Jugendlichen, wo sich sexueller Infantilismus mit einem Minderwuchs kombinieren (konstitutionelle Entwicklungsverzögerung i. e. S., GIERTHMÜHLEN, 1970). Vielfach wird hier die falsche Diagnose des idiopathischen hypophysären Zwerg- oder Kleinwuchses gestellt.

Die Abb. 171a zeigt einen Patienten im Alter von 17 Jahren, der wegen ausbleibender Pubertät mit Kleinwuchs überwiesen wurde. Charakteristisch ist dabei die Syntropie von proportioniertem Minderwuchs, retardierter Skeletreife und sexuellem Infan-

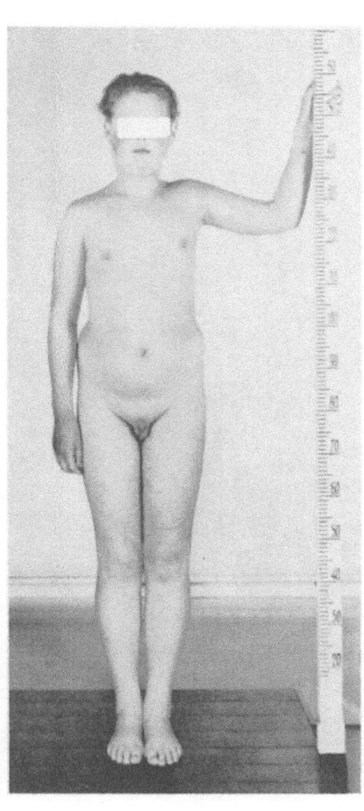

a

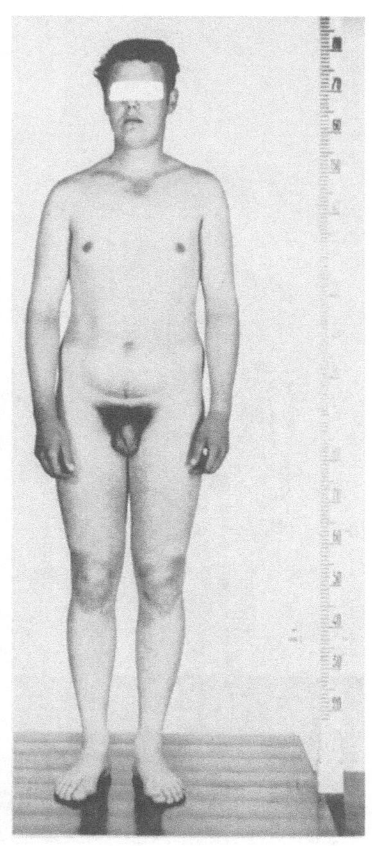

b

Abb. 150. a 15 Jahre 9 Monate alter Knabe mit konstitutioneller Reifungsverzögerung ohne Minderwuchs. b Derselbe Patient mit 22 Jahren: normale körperliche und sexuelle Entwicklung nach spontanem Pubertätseintritt mit 20 Jahren

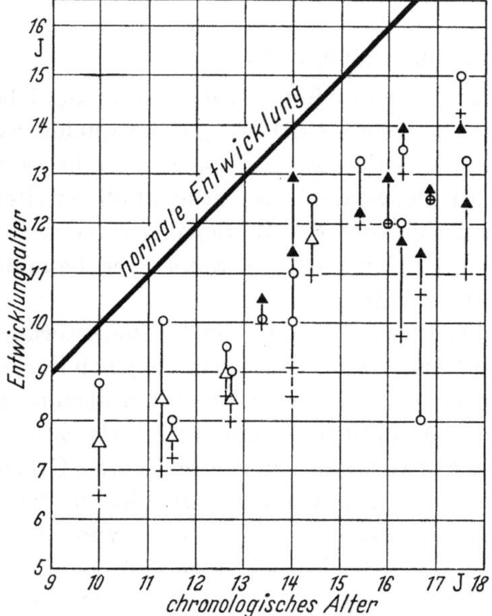

Abb. 151. Skeletalter, (○) Längenalter (+) und sexueller Reifezustand (▲ präpuberal, △ im Gang befindliche Pubertät) von Kindern mit konstitutioneller Entwicklungsverzögerung. (Nach Bierich, 1961)

tilismus bei fehlender Gonadotropinausscheidung im Harn. Die Sella zeigt immer einen Normalbefund. Es fehlen die Zeichen der adrenocorticotropen oder thyreotropen Insuffizienz, für die Diagnose des echten idiopathischen hypophysären Kleinwuchses als obligat anzusehende Defekte.

Wie aus dem von Bierich publizierten Diagramm (Abb. 151) von 16 solcher Patienten im Alter von 10—18 Jahren zu ersehen ist, setzen bei der Mehrzahl die Pubertät und der Wachstumsschub spontan ein, wenn ein gewisser Reifegrad des Skelets erreicht ist. Im Grunde bedürfen daher diese Jugendlichen keiner Hormonbehandlung. Eine andere Frage ist, wie lange man damit warten soll. Da diese Patienten unter dem Minderwuchs und der ausbleibenden Pubertät sehr leiden, was zu depressiven Reaktionen, schulischem Versagen und anderen psychischen Fehlhaltungen führen kann, sollte man in solchen Fällen rechtzeitig mit der Hormontherapie beginnen. Auf die Möglichkeiten der Pubertätseinleitung und Förderung des Längenwachstums in diesen

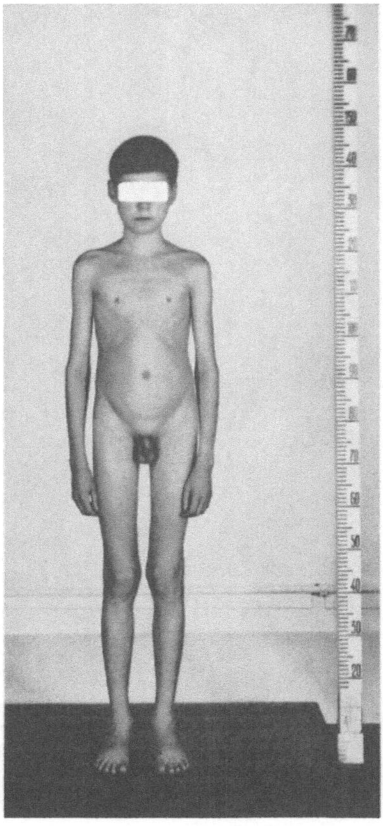

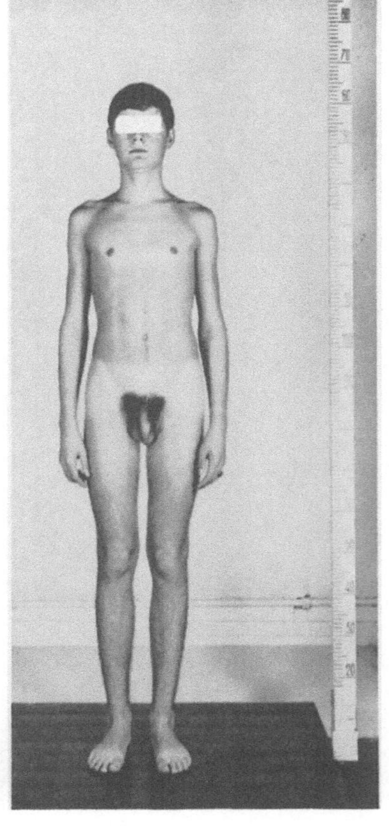

a b

Abb. 152. a 17 Jahre 4 Monate alter Jüngling mit symptomatischer Pubertas tarda und Minderwuchs infolge Ileitis terminalis (Datum der Aufnahme: 11. 10. 65). b Spontaner Pubertätseintritt und Wachstumsschub nach operativer Behandlung des Grundleidens (Datum der Aufnahme: 20. 10. 67)

Fällen wird bei Besprechung der Therapie eingegangen werden (S. 412).

Symptomatische Pubertas tarda

Eine häufige Ursache des verzögerten Pubertätseintritts bilden chronische Erkrankungen, wie z. B. die Cöliakie, das Crohn-Syndrom, der Diabetes mellitus, kongenitale Herzfehler, usw. Auch eine chronische Corticoidmedikation (wie z. B. bei Asthma bronchiale) kann zu verzögerter Pubertät und Minderwuchs führen.

Ein eindrucksvolles Beispiel stellt der 17 Jahre 4 Monate alte Patient (Abb. 152a) dar, der an einer Ileitis terminalis litt, die lange Jahre nicht erkannt wurde. Die körperliche Entwicklung verlief bis zum 12. Lebensjahr normal, dann traten kolikartige Bauchschmerzen mit zeitweiligem Erbrechen und Durchfällen auf. Von diesem Zeitpunkt ab Stillstand der körperlichen Entwicklung und ausbleibende Pubertät. Bei der stationären Aufnahme fehlten bei dem 149 cm großen Patienten alle Pubertätszeichen, die Hoden waren klein, das Skeletalter erheblich retardiert, im Harn kein gonadotropes Hormon nachweisbar. Die Operation deckte eine frische Ileitis terminalis auf, die zu einem großen Konglomerattumor im kleinen Becken geführt hatte. Es wurde eine Anastomose zwischen oberem Ileum und unterem Colon durchgeführt. Danach rasche Besserung des Allgemeinzustandes und Pubertätseintritt innerhalb eines Jahres nach der Operation (s. Abb. 152b).

Pubertas tarda infolge Endokrinopathien

Primäre Hodenerkrankungen

Anorchie und Hodendysgenesie. Eine verzögerte oder ausbleibende Pubertät infolge primärer Hodenerkrankungen ist selten. Traumatische Schädigungen beider Hoden sind schon intra partum (z. B. bei verschleppter Steißlage, NOWAKOWSKI, 1955) und auch in der Vorpubertät nach Samenstrangtorsion und doppelseitiger Orchidopexie möglich. Auf die Hodenatrophie nach operativer Behandlung des Kryptorchismus wird auf S. 410 näher eingegangen (vgl. auch Abb. 170 u. 178). Eine andere Ursache der ausbleibenden Pubertät stellen Anorchie und Hodendysgenesie dar; meist handelt es sich um Patienten, bei denen ein bilateraler Kryptorchismus diagnostiziert wird.

Bei dem 15 Jahre 9 Monate alten Jüngling (Abb. 153) wurde mit 11 Jahren wegen des „Kryptorchismus" der linke Leistenkanal freigelegt, aber kein Hoden gefunden. Bei weiterer operativer Exploration bis zum unteren Nierenpol waren weder Hoden noch Samenstrang auf der linken Seite nachweisbar. Bei der ersten klinischen Untersuchung mit 13 Jahren fehlten alle Pubertätszeichen. Das Scrotum war leer, die Skeletreife retardiert, die Gonadotropinausscheidung aber schon eindeutig erhöht. Bei einer Nachuntersuchung im Alter von $15^3/_4$ Jahren (s. Abb. 153) war der Patient 12 cm spontan gewachsen, eine spärliche Schambehaarung hatte sich ausgebildet, woraus der Schluß gezogen wurde, daß zumindest rechts noch ein partiell funktionstüchtiger Hoden vorlag, der noch zu einer, wenn auch defizitären Testosteronbildung in der Lage war. Möglicherweise lag hier ein dysgenetischer Hoden rechtsseitig vor, ein nicht seltenes Vorkommen beim echten Kryptorchismus (s. S. 406).

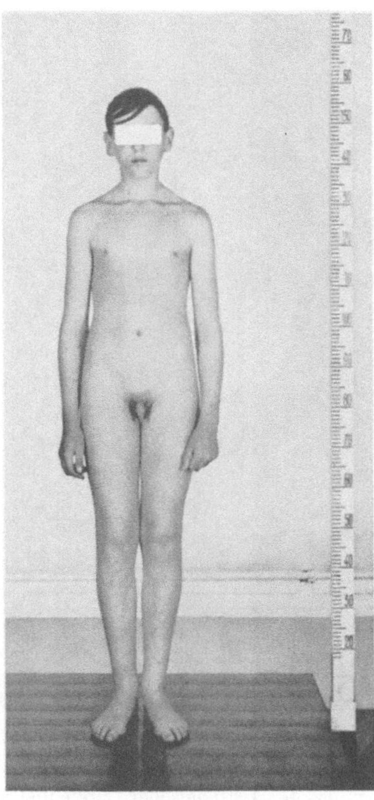

Abb. 153. 15 Jahre 9 Monate alter Patient mit retardierter Pubertät bei linksseitiger Anorchie und rechtsseitigem Hodenhochstand (vermutlich Hodendysgenesie)

Die Diagnose der seltenen Anorchie ist in der Vorpubertät durch HCG-Belastung bei gleichzeitiger Kontrolle der Testosteronausscheidung im Harn möglich. Beim normalen Hoden kommt es zu signifikantem Anstieg des Testosterons im Harn, der bei Fehlen der Gonaden ausbleibt (KNORR, 1966; s. auch Abb. 146).

Die Prognose hinsichtlich der späteren körperlichen Entwicklung ist bei den genannten Fällen immer ungünstig. Unbehandelt entwickeln sich früheunuchoide Symptome, das klinische Bild ist dann dem eines Frühkastraten identisch. Die seltenen Fälle von sog. funktioneller präpuberaler Kastration (Nowakowski, 1959) gehören in diese Gruppe, man findet hierbei doppelseitige dysgenetische Scrotalhoden. Therapeutisch kommt bei bilateraler Anorchie oder Hodendysgenesie nur eine rechtzeitige Substitution mit Testosteron in Betracht, wenn man die Entwicklung früheunuchoider Erscheinungen verhindern will. Hinsichtlich der Dosierung des Testosterons wird auf S. 417 verwiesen.

del Castillo-Syndrom (Sertoli-Zell-Syndrom — sog. Germinalzellaplasie). Als Sonderform der primären Hodenerkrankungen muß das von del Castillo et al. erstmalig beschriebene Syndrom angesehen werden, dessen wesentliches Charakteristikum das nahezu völlige Fehlen des Keimepithels in den Samenkanälchen ist, die in diesen Fällen fast nur von Sertoli-Zellen ausgekleidet sind. In der Regel wird dieses Krankheitsbild erst im Erwachsenenalter diagnostiziert; Anlaß zur Untersuchung bildet dann die Infertilität infolge totaler Aspermie. Die Hodengröße entspricht im Erwachsenenalter der Norm, der äußere Aspekt ist unauffällig, die Pubertätsentwicklung in den meisten Fällen normal. Die Ausscheidung von Gonadotropinen liegt im Normbereich oder ist erhöht. Der Chromatinbefund ist negativ, der Karyotyp männlich. Eine Ausnahme bildet der von Therkelsen veröffentlichte Fall mit chromatinpositivem Befund und der Gonosomenkonstellation XX.

Gelegentlich kann aber bei dem Sertoli-Zell-Syndrom die Pubertätsentwicklung ausbleiben, wie aus Abb. 154a ersichtlich, die einen 23jährigen Patienten mit typischen früheunuchoiden Symptomen (Hochwuchs, Überlänge der Extremitäten, kein Stimmbruch, fehlende Bartbehaarung, spärliche Scham- und Achselbehaarung) demonstriert. Penis, Scrotum und Hoden zeigen eine fast altersentsprechende Entwicklung. Histologisch findet man etwas unterentwickelte Tubuli mit mäßig verdickter Basalmembran, deren Epithel fast ausschließlich aus Sertoli-Zellen besteht. Nur ganz vereinzelt erkennt man hier und da Spermatogonien. Das intertubuläre Bindegewebe ist spärlich, stellenweise sieht man einzelne offenbar in Rückbildung befindliche Leydigzellen (Abb. 154b). Die Gonadotropinausscheidung im Harn lag in diesem Falle im Normbereich. Die Prognose hinsichtlich der Fertilität ist bei diesen Patienten immer infaust. Bestehen Zeichen des Testosterondefizits, so ist eine rechtzeitige Testosteronsubstitution notwendig.

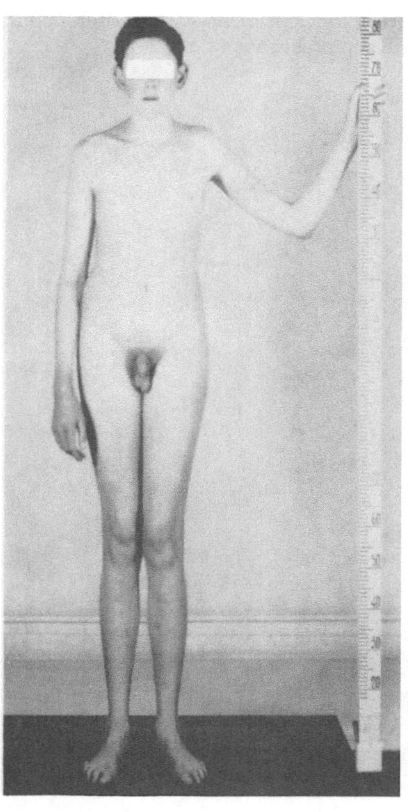

a

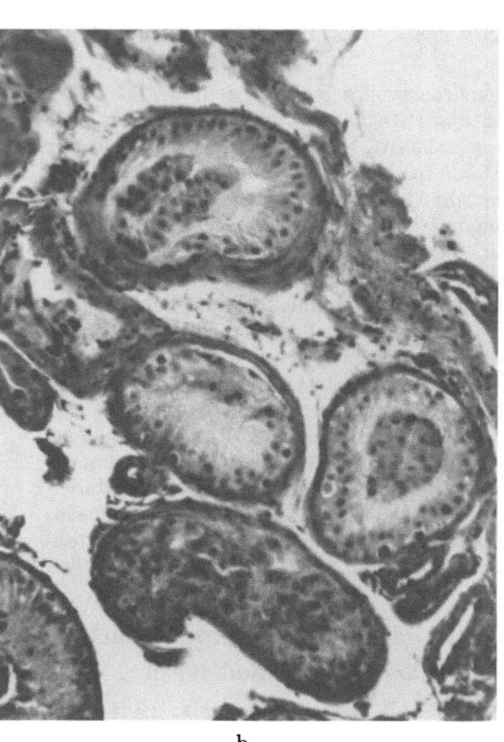

b

Abb. 154. a 23jähriger Mann mit del Castillo-Syndrom und Früheunuchoidismus ohne ausgeprägten sexuellen Infantilismus. b Histologischer Hodenbefund: fast normal große Tubuli contorti, welche bis auf einzelne Spermatogonien nur Sertolizellen enthalten. Peritubuläre Fibrose, reife Leydigzellen fehlen

Sekundäre Hodenerkrankungen

Beim sekundären Hypogonadismus, wo ausschließlich die Pubertätsentwicklung, mit anderen Worten also nur die Hoden*reifung* gestört ist, handelt es sich um einen partiellen Defekt der hypophysären Gonadotropinproduktion verschiedener Ursache. Daher steht in diesen Fällen der sichere Nachweis, daß kein gonadotropes Hormon im Harn ausgeschieden wird, im Vordergrund der diagnostischen Bemühungen. Da vor dem 13. Lebensjahr bei Knaben physiologischerweise kein gonadotropes Hormon im Harn nachzuweisen ist (NATHANSON, 1941; GREULICH et al.; LORAINE u. BELL, 1966), kann ein partieller Defekt der hypophysären Gonadotropinbildung erst danach objektiv erfaßt werden. Nach JOHNSENs Untersuchungen soll das Fehlen gonadotroper Hormone im Harn bei Knaben jenseits des 14. Lebensjahres immer als pathologisch anzusehen sein.

Partielle Defekte der hypophysären Gonadotropinproduktion treten isoliert oder in Verbindung mit anderen Ausfällen troper Hormone der Hypophyse auf (z. B. beim hypophysären Zwergwuchs). Im ersten Fall ist das führende Symptom die Gonadenstörung, die sich bei Fehlen weiterer hypophysärer Hormone (STH, ACTH, TSH) mit Kleinwuchs, sekundärer Nebennierenrinden- respektive Schilddrüsenunterfunktion kombinieren kann. — Im folgenden werden vor allem die isolierten Defekte der Gonadotropinbildung und nur ganz kurz der idiopathische hypophysäre Zwergwuchs besprochen, letzterer nur deswegen, weil seine differentialdiagnostische Abgrenzung von den konstitutionellen Reifungsverzögerungen mit Minderwuchs praktisch bedeutsam ist.

Bei den partiellen Defekten der Gonadotropinbildung lassen sich nur ganz selten organische Erkrankungen der intra- oder extrasellären Hypophyse (z. B. Tumoren) klinisch nachweisen. Wenn es der Fall ist, pflegen meist noch andere Defekte von seiten der Hypophysenvorderlappenfunktion vorzuliegen. In der überwiegenden Mehrzahl der Fälle ist aber die Ursache unbekannt, die Bezeichnung „idiopathisch“ für die ganze Gruppe trägt diesem Sachverhalt am besten Rechnung.

In prognostischer Hinsicht erscheint die Tatsache von Bedeutung, daß es offensichtlich verschiedene Grade der defekten Gonadotropinbildung gibt, die weniger in den Ergebnissen der Hormonanalysen, d. h. also der Gonadotropinbestimmungen im Harn respektive im Plasma, als im Grad der testiculären Reifungshemmung zum Ausdruck kommen. Den extremsten Fall repräsentieren Patienten mit idiopathischem Eunuchoidismus und Anosmie (Abb. 158a), den leichtesten Grad defekter Gonadotropinbildung das Syndrom der „fertilen Eunuchen“ (Abb. 158c).

Idiopathischer Eunuchoidismus mit Anosmie. *(Dysplasia olfacto-genitalis, de Morsier-Kallmann-Syndrom.)* Vom idiopathischen Eunuchoidismus mit FSH- und ICSH-Mangel läßt sich eine Sondergruppe abgrenzen, bei der hypogonadotroper Hypogonadismus mit Anosmie infolge angeborenen Olfactoriusdefektes kombiniert ist. Diese Fälle stellen, wie gesagt, den extremsten Grad von Reifungshemmung der Testikel infolge totalen Ausfalls der hypophysären Gonadotropine dar. Das Krankheitsbild ist deswegen wichtig, weil die Diagnose leicht zu stellen ist, wenn man nur daran denkt (Anosmie!) und weil die Prognose in therapeutischer Hinsicht sehr schlecht ist (s. Therapie).

Merkwürdigerweise hat man in der neueren Literatur diesen Fällen bislang wenig Beachtung geschenkt, obgleich es sich um ein endokrines Syndrom handelt, das schon vor 114 Jahren beschrieben wurde. Auf das Zusammentreffen von Eunuchoidismus und angeborenem Olfactoriusdefekt hatte WEIDENREICH schon 1914 hingewiesen; er zitierte unter 11 ihm in der Literatur bekannt gewordenen Fällen von Riechnervenmangel 3 Eunuchoide einschließlich seiner eigenen Beobachtungen. Die Erstbeschreibung dieses Syndroms von Agenesie des Lobus olfactorius mit Eunuchoidismus stammt von SAN JUAN aus dem Jahre 1856. DE MORSIER zitiert 1955 31 Fälle von Olfactoriusdefekt, von denen 50% eine Genitalstörung aufwiesen. Die von KALLMANN und BARRERA publizierten Fälle sind darin nicht einbegriffenWahrscheinlich ist der Anteil Eunuchoider noch wesentlich höher, da in zahlreichen Fällen von Anosmie auf die endokrine Symptomatik nicht geachtet wird. ALTMANN und KÖHNE sowie SOHVAL und SOFFER beschrieben die Hoden genauer. Histologisch fanden sie immer eine hochgradige Reifungshemmung; Leydigzellen waren nie erkennbar. Hieraus hat man schon früher geschlossen, daß weder FSH noch ICSH gebildet wird. KÖHNE hat als einziger die Hypophyse histologisch untersucht und sah außer einer Basophilenvermehrung keine weiteren Besonderheiten. Die histologische Untersuchung des Zwischenhirns in Serienschnitten ergab in seinem Fall im Bereich des markarmen Hypothalamus keine pathologischen Veränderungen der Tuberkerne. DE MORSIER fand dagegen bei einem 2 Monate alten Kind mit Olfactoriusdefekt eine Atrophie der lateralen Tuberkerne. Leider enthält die Arbeit KÖHNEs keine Abbildungen; da er aber normale Hirnschnitte zur Kontrolle benützte, erscheinen

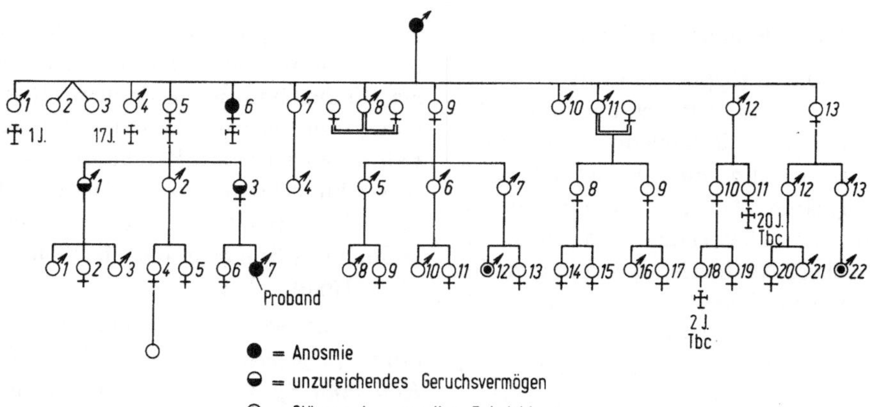

Abb. 155. Stammbaum eines Patienten mit idiopathischem Eunuchoidismus und Anosmie. (Nowakowski u. Lenz)

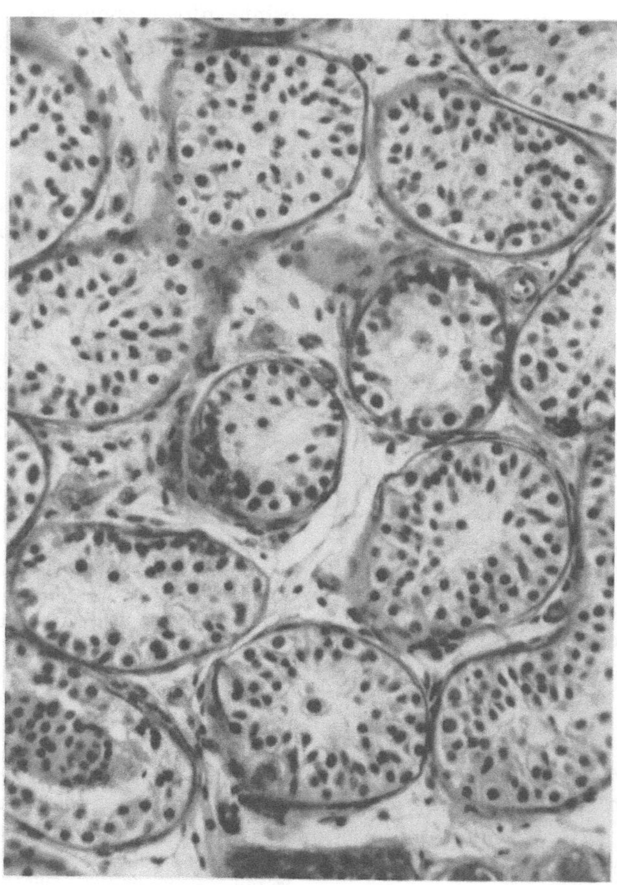

Abb. 156. Histologischer Hodenbefund eines 35jährigen Patienten mit idiopathischem Eunuchoidismus ohne Anosmie: hochgradige Reifungshemmung der Samenkanälchen keine reifen Leydigzellen

seine Angaben ziemlich eindeutig. De Morsier und Gauthier (1963) führen den Eunuchoidismus auf die Atrophie der Tuberkerne zurück, halten also die hypothalamische Genese des Hypogonadismus am wahrscheinlichsten.

Die Olfactoriusdefekte betreffen meist vordere Anteile des zentralen olfactorischen Systems, also im Bereich des Bulbus, Tractus olfactorius und des Trigonum olfactorium, während die hinteren Anteile (Area perforata anterior, Area parolfactoria, Gyrus subcallosus) keine Defekte aufweisen.

Hensold hat über 8 eigene Beobachtungen berichtet. Alle waren chromatin-negativ, in 2 Fällen, bei denen Chromosomen-Analysen durchgeführt werden konnten, fanden sich 46 Chromosomen mit der Geschlechtschromosomen-Konstitution XY. Gonadotropine waren in keinem Falle im Harn nachweisbar. Histologisch zeigten alle das gleiche typische Bild (Abb. 159a): extremste Reifungshemmung des tubulären und inkretorischen Anteils. Klinisch fallen die Patienten in der Adoleszenz durch die ausbleibende Pubertät und die komplette Anosmie auf, wie die beiden 17 und 18 Jahre alten Brüder der Abb. 179, bei denen gleichzeitig ein doppelseitiger Kryptorchismus vorlag, der mit 13 resp. 14 Jahren operativ behandelt wurde. Die familiäre Häufung ist, wie diese beiden Fälle und der Stammbaum eines anderen Patienten (s. Abb. 155) demonstrieren, nicht selten. NOWAKOWSKI und LENZ beobachteten außerdem 2 erwachsene Halbbrüder mit dem gleichen Syndrom. Bei dem einen bestand gleichzeitig noch eine einseitige Nierenaplasie und Taubstummheit. Bei dem Patienten der Abb. 158a, der ebenfalls an diesem Syndrom litt, hatte auch die Mutter eine Anosmie. In Abb. 174 handelt es sich um das gleiche, in diesem Fall mit HCG behandelte Syndrom.

Idiopathischer Eunuchoidismus ohne Anosmie (FSH- plus ICSH-Mangel). Das Wesen der Erkrankung ist der völlige Mangel an FSH- und ICSH-Produktion durch den Hypophysenvorderlappen, was naturgemäß das normale Wachstum der Hoden verhindert. Im Erwachsenenalter ist die Diagnose verhältnismäßig einfach, die Patienten weisen die charakteristischen früheunuchoiden Symptome auf, die Hoden sind klein und bieten histologisch das Bild der extremen Reifungshemmung (vgl. Abb. 156). Bei gleichzeitig bestehenden doppelseitigen Hodenhochstand — ein seltenes Vorkommnis — stützt sich die Diagnose im Erwachsenenalter dann auf die klinischen Symptome (Früheunuchoidismus) und den fehlenden Gonadotropinnachweis im Harn oder Plasma.

In der Adoleszenz sind diese Fälle durch extreme Unterentwicklung des äußeren Genitale, wie es Abb. 157a und b demonstrieren, auffällig. Bei dem 16 Jahre 4 Monate alten Knaben in war das Scrotum leer, beide Hoden lagen im Leistenkanal, das Skeletalter war unter 13 Jahren, im Harn kein gonadotropes Hormon nachweisbar. Wegen des Hodenhochstandes waren zwei Kuren mit HCG im 13. und 14. Lebensjahr erfolglos durchgeführt worden. Eine operative Korrektur der Lageanomalie der Hoden wäre selbstverständlich sinnlos, da sie nur Teilsymptom einer übergeordneten hypophysären Störung ist.

HELLER und NELSON charakterisieren diese Fälle von Früheunuchoidismus durch den Hodenbefund, die fehlende Ausscheidung gonadotroper Hormone im Harn und das Fehlen einer Gynäkomastie. Die Hoden dieser Patienten lassen sich durch Gaben von HCG zum Wachs-

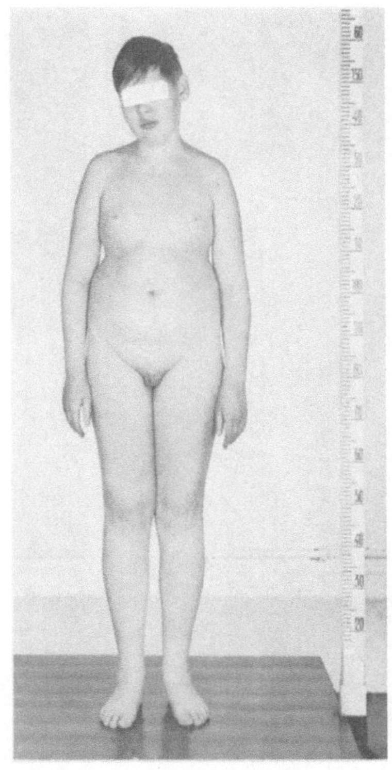

a

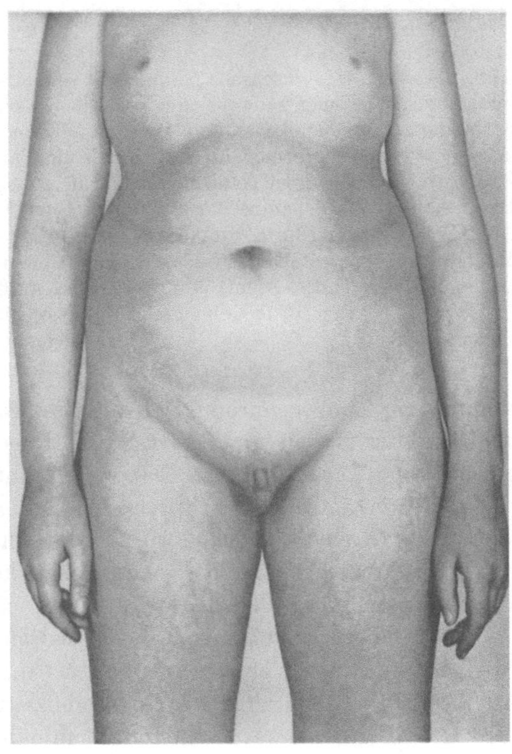

b

Abb. 157. a 16 Jahre 4 Monate alter Knabe mit idiopathischem Eunuchoidismus und doppelseitigem Hodenhochstand. b Extremste Unterentwicklung des äußeren Genitale

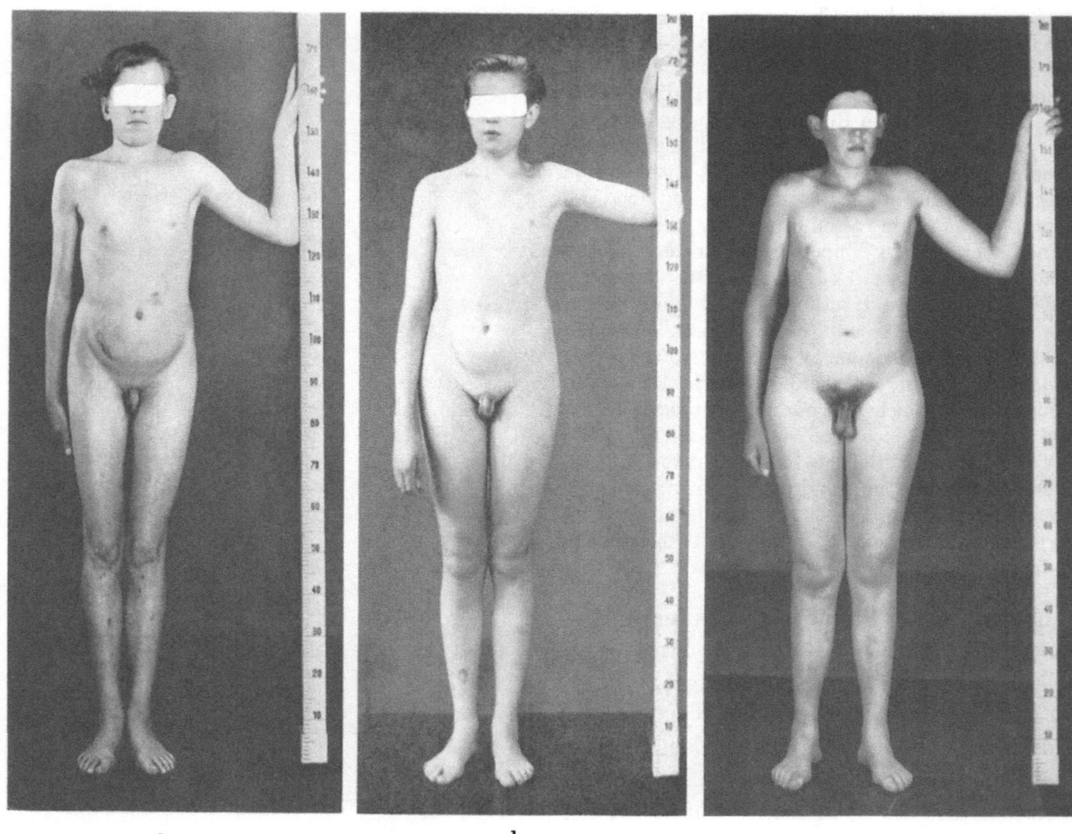

a b c

Abb. 158a—c. Drei erwachsene Männer mit sekundärem Hypogonadismus und früheunuchoiden Symptomen infolge ausgebliebener Pubertät mit partiellem Defekt der Gonadotropinbildung. a 25jähriger Mann mit idiopathischem Eunuchoidismus und Anosmie (Hodenbefund s. Abb. 159a): ausgeprägter sexueller Infantilismus, kein gonadotropes Hormon im Harn, fehlende Bart-, spärliche Achsel- und Schambehaarung. b 21jähriger Patient mit sexuellem Infantilismus und früheunuchoiden Symptomen (Überlänge der Extremitäten, fehlende Bart-, Achsel- und Schambehaarung) infolge Gonadotropinmangels (Hodenbefund s. Abb. 159b; Therapieerfolg Abb. 174) Übergangsform zum sog. fertilen Eunuchen (s. Abb. 158c). c Sog. „fertiler Eunuch". 23jähriger Mann mit Hypogenitalismus (kleiner Penis) ohne ausgeprägten Hypogonadismus (d.h. fast normaler Hodengröße, Hodenbefund s. Abb. 159c) und normal großem Scrotum. Schambehaarung vorhanden, von femininem Typ. Früheunuchoide Proportionen, keine Bartbehaarung, kein Stimmbruch. Therapieergebnis s. Abb. 176 u. 177

tum und zur Androgenproduktion anregen, was als indirekter Beweis für die Diagnose „hypogonadotrop" gewertet wird. Dieser Typ mit partieller gonadotroper Insuffizienz des Vorderlappens der Adenohypophyse wurde von Heller und Nelson als „hypogonadotroper Eunuchoidismus" und von Howard et al. als „idiopathischer Eunuchoidismus mit niedriger FSH-Ausscheidung" bezeichnet. McCullagh, Albert et al. haben ähnliche Fälle publiziert. Auf Grund der schweren Reifungshemmung des tubulären und inkretorischen Hodenanteils wird ein totaler Mangel an FSH und ICSH angenommen. (s. Abb. 156). Es muß allerdings hervorgehoben werden, daß das Ausmaß der Entwicklungshemmung der Hoden in diesen Fällen nicht so ausgeprägt ist, wie beim echten Kallmann-Syndrom (vgl. hierzu Abb. 159a).

Von den Fällen von idiopathischem Eunuchoidismus mit und ohne Anosmie sind jene Formen eines partiellen Defekts der Gonadotropinbildung zu unterscheiden, wo die Hoden einen wesentlich höheren Grad der Reifung als bei den erstgenannten Syndromen erreichen (vgl. Abb. 159b und c). Im Harn solcher Patienten fehlen gonadotrope Hormone oder sind nur in geringer Menge vorhanden. Auf Grund der Hodenhistologie und der Hormonbefunde muß man aber schließen, daß das Ausmaß des Defektes hinsichtlich der Gonadotropinproduktion hier wesentlich geringer als beim idiopathischen Eunuchoidismus ist. Es er-

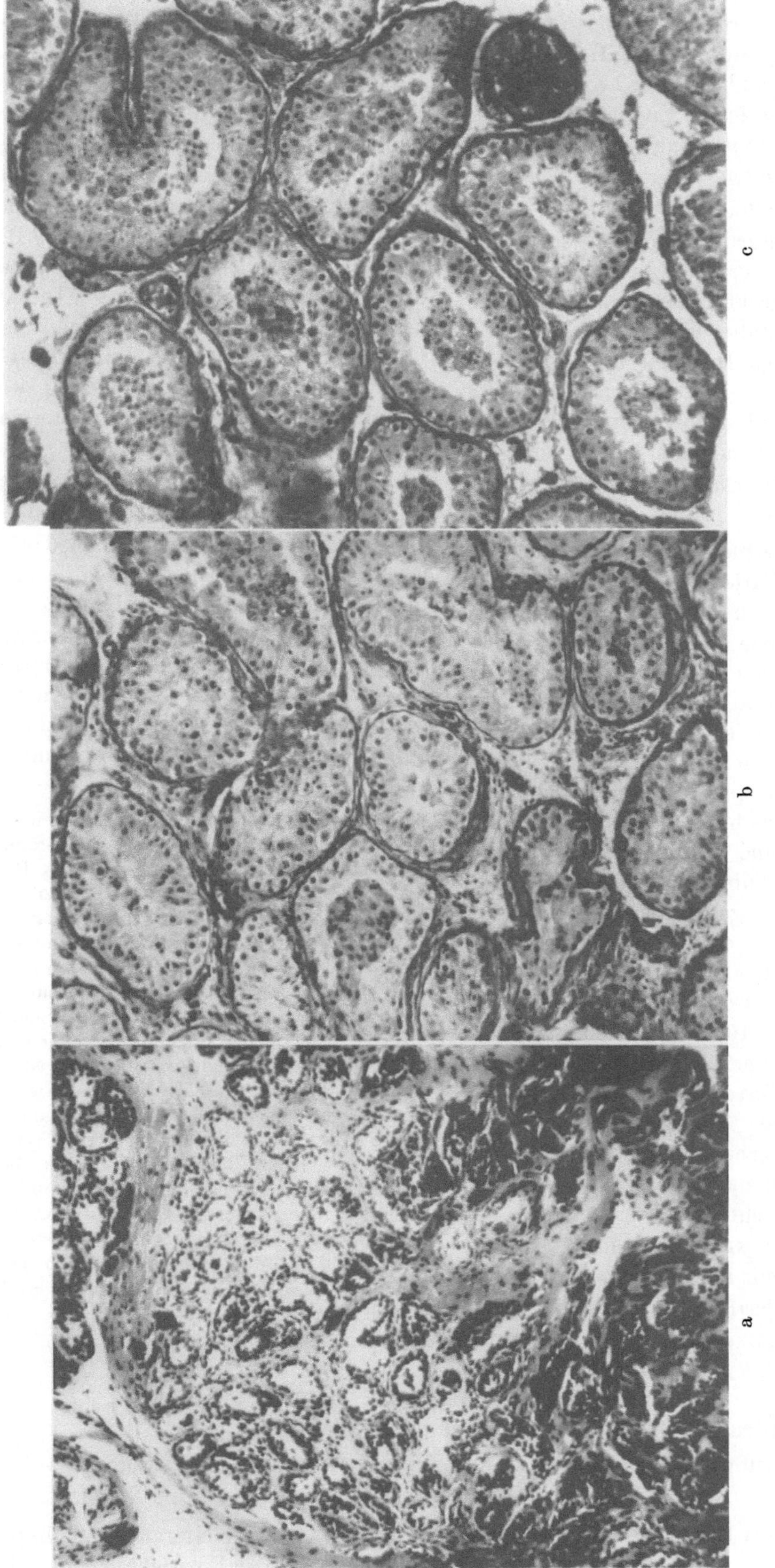

Abb. 159a—c. Hodenbefunde bei sekundärem Hypogonadismus. a Extremste Reifungshemmung bei idiopathischem Eunuchoidismus mit Anosmie (s. Abb. 158a). b u. c Fast normale Größe der Tubuli contorti mit zum Teil mehrschichtigem Keimepithel, allerdings ohne reife Spermien. Im intertubulären Bindegewebe keine reifen Leydigzellen nachweisbar (s. hierzu Abb. 158b u. c)

scheint vom praktischen Gesichtspunkt daher zweckmäßig, 2 weitere Untergruppen zu unterscheiden: 1. ein Syndrom mit FSH- und ICSH-Mangel, 2. ein anderes mit vorwiegendem ICSH-Mangel (sog. fertile Eunuchen). Bei dem ersten fehlen Gonadotropine im Harn, bei dem zweiten lassen sich dagegen in der Regel kleine Mengen nachweisen.

Die erste Untergruppe repräsentiert der Patient in Abb. 158b: er ist 21 Jahre alt, hat eine normale Körpergröße, aber keine Pubertätszeichen, das Skeletalter ist retardiert (unter 14 Jahre), gonadotrope Hormone im Harn waren nicht nachzuweisen. Histologisch (Abb. 159b) normalgroße Tubuli, mehrschichtiges Keimepithel, intertubulär keine reifen Leydigzellen vorhanden. Der histologische Hodenbefund entspricht dem der Abb. 159c.

Sogenannte „fertile Eunuchen“. Den 2. Typ demonstriert der Patient der Abb. 158c. Solche Kranke zeigen noch andere Besonderheiten, welche eine klinische Abgrenzung insbesondere vom idiopathischen Eunuchoidismus ohne Schwierigkeiten erlauben. Es besteht hier nämlich eine auffallende Dissoziation zwischen Penis- und Hodengröße, d.h. ein Hypogenitalismus ohne ausgeprägten Hypogonadismus. Dem entspricht das histologische Bild der Hoden, die durch eine weitgehende Entfaltung und Reifung der Tubuli, aber ein Fehlen von reifen Leydigzellen gekennzeichnet sind (Abbildung 159c). Fälle dieser Art sind erstmalig durch Pasqualini, McCullagh et al.(1953), später von Landau, Conti, Albert et al. (1953), und Nowakowski (1959) beschrieben worden. Allen Patienten gemeinsam ist der Früheunuchoidismus, die Dissoziation von Penis- und Hodengröße nebst typischem histologischen Hodenbild. Im Ejaculat werden gelegentlich subnormale Spermienzahlen gefunden. Es gibt verschiedene Bezeichnungen für dieses Krankheitsbild: Pasqualini spricht von hypoandrogenem Syndrom mit normaler Spermiogenese, McCullagh von fertilen Eunuchen und Landau von Hypogonadismus mit Spermatogenese. Die FSH-Ausscheidung im Harn ist annähernd normal, die ICSH-Ausscheidung war in 3 von McCullagh et al. untersuchten Fällen erniedrigt, zweimal dagegen normal. Auf Grund dieser Hormonanalysen, dem histologischen Hodenbefund, vor allem auch wegen des guten Ansprechens auf HCG (s. Abb. 176 u. 177) vertritt die Mehrzahl der Untersucher heute die Meinung, daß ein isolierter Mangel in ICSH bei weitgehender Erhaltung der FSH-Produktion die Ursache dieses Syndroms sei. Die Ätiologie des Leidens ist unklar. Die Kenntnis dieser Gruppe mit partiellen Defekten der Gonadotropinbildung ist deswegen wichtig, weil man mit HCG im späteren Alter eine normale Fertilität herbeiführen kann.

Idiopathischer hypophysärer Zwergwuchs (s. auch S. 538). Diese Sonderform der Hypophysenvorderlappeninsuffizienz bedarf spezieller Erörterung, weil hier zu den besprochenen Störungen der Gonadotropinbildung noch Ausfälle von seiten anderer troper Hormone des Hypophysenvorderlappens hinzutreten, vor allem der Mangel an somatotropem Hormon, wodurch es klinisch zu einer Mischform von hypophysärem Hypogonadismus mit Klein- bzw. Zwergwuchs kommt.

Verhältnismäßig einfach ist die Abtrennung jener Fälle, wo sich eindeutige pathologische Veränderungen im Sellabereich nachweisen lassen, wie z.B. bei den Craniopharyngeomen (sog. Tumorformen). Die Diagnose einer hypophysären Wachstumsstörung bereitet aber Schwierigkeiten, wenn Tumorzeichen im Bereich des Hypophysen-Hypothalamus-Systems fehlen. Sie läßt sich nur dann sichern, wenn außer der Wachstumsstörung und Retardation der Skeletreifung Ausfallserscheinungen anderer peripherer endokriner Organe nachweisbar sind. Am häufigsten ist die Kombination der idiopathischen hypophysären Wachstumsstörung mit einer gonadotropen und adrenocorticotropen Insuffizienz, wogegen ein Thyreotropinmangel seltner zur Beobachtung gelangt. Besonders schwierig ist die Diagnose eines idiopathischen hypophysären Zwergwuchses vor der Pubertät und seine Abgrenzung gegenüber der konstitutionellen Reifungsverzögerung mit Minderwuchs (s. S. 385). Der Nachweis einer adrenocorticotropen Insuffizienz kann in diesem Alter für die Differentialdiagnose von besonderer Wichtigkeit werden (Prader, 1954).

Echtes, chromatinpositives Klinefelter-Syndrom (s. auch S. 661)

(Seminiferous tubule dysgenesis; Puberal seminiferous tubule failure; Sklerosing tubular failure; Primary microorchidism)

1942 beschrieben Klinefelter et al. eine Gruppe steriler Männer, die folgende Symptome aufwiesen: bilaterale Hodenhypoplasie, Aspermie, normale Entwicklung der Sekundär-

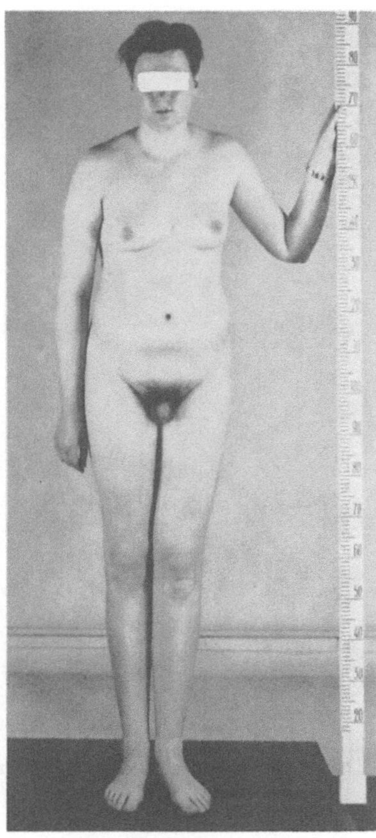

Abb. 160. 16jähriger Patient mit echtem, chromatinpositivem Klinefelter-Syndrom, doppelseitiger Gynäkomastie und niedriger Intelligenz. Normale Pubertät, Penis und Scrotum altersentsprechend entwickelt, Hoden bohnengroß (s. Abb. 161)

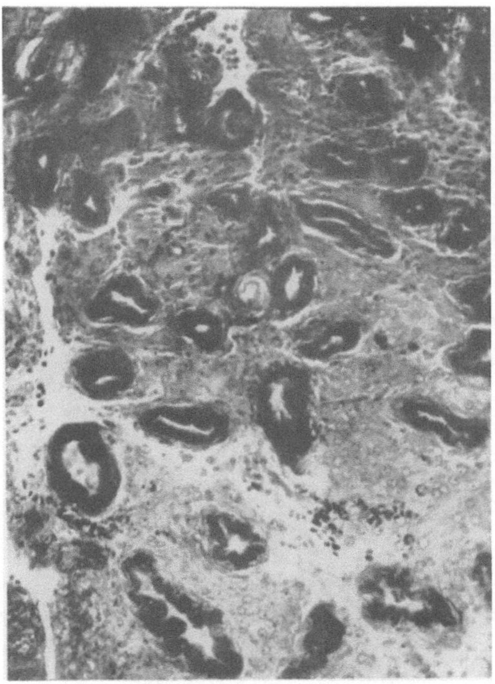

Abb. 161. Histologischer Hodenbefund eines 16jährigen Patienten mit echtem Klinefelter-Syndrom (Abb. 160): charakteristische Tubulussklerose, intertubuläre Bindegewebsvermehrung und Leydigzellhyperplasie

merkmale, doppelseitige Gynäkomastie und eine hohe Ausscheidung von Harngonadotropinen. Die Hodenbiopsien zeigten schwerste degenerative Tubulusveränderungen (Tubulussklerose), völliges Fehlen von Samenzellen und eine Leydigzellhyperplasie. 1956 zeigten PLUNKETT und BARR, daß die überwiegende Mehrzahl solcher Patienten einen chromatinpositiven Befund aufweisen und vermuteten, daß diese 2 X-Chromosomen besitzen. 1959 haben dann JACOBS und STRONG tatsächlich zeigen können, daß Patienten mit echtem Klinefelter-Syndrom 47 Chromosomen aufweisen und daß das überzählige Chromosom ein X-Chromosom ist. Die Geschlechtschromosomenkonstitution der Individuen wäre demnach XXY (MILLER, 1964; LENZ, 1964; C. BROWN et al., 1964; TURPIN u. LEJÉUNE, 1965). Diese Feststellung wurde von vielen anderen Untersuchern bestätigt. Das allen Patienten mit XXY-Konstitution gemeinsame Symptom ist die bilaterale Hodenhypoplasie. Bei jedem Patienten mit sehr kleinen Hoden muß daher an ein echtes Klinefelter-Syndrom gedacht und die Untersuchung des Geschlechtschromatins in Blut- und Mundschleimhautabstrichen gefordert werden. Bei positivem Chromatinbefund ist die Diagnose sicher und es bedarf eigentlich keiner weiteren diagnostischen Maßnahmen. Die Diagnose echtes Klinefelter-Syndrom kann mit Hilfe der Chromatinbefunde schon vor der Pubertät, ja sogar schon bei neugeborenen Knaben gestellt werden.

Ein chromatinpositiver Befund bei neugeborenen Knaben fand sich in 30 von 14256 untersuchten Fällen, was einer Häufigkeit von 2,06 auf 1000 entspricht (C. BROWN et al., 1964). Chromosomenanalysen der Edinburgher Gruppe in 16 von 21 chromatinpositiven Fällen ergaben: XXYY (1), XY/XXY-Mosaik (5) und in den übrigen 10 die Geschlechtschromosomenkonstitution XXY.

Der Anteil chromatinpositiver Fälle unter schwachsinnigen Anstaltsinsassen ist wesentlich höher: unter 6281 schwachsinnigen Männern war ein chromatinpositiver Befund 61mal nachweisbar, was einer Häufigkeit von 9,71 auf 1000 entspricht, also dem 5fachen bei Neugeborenen (C. BROWN et al.). Hieraus ergibt sich eine eindeutige Beziehung zwischen Anomalien

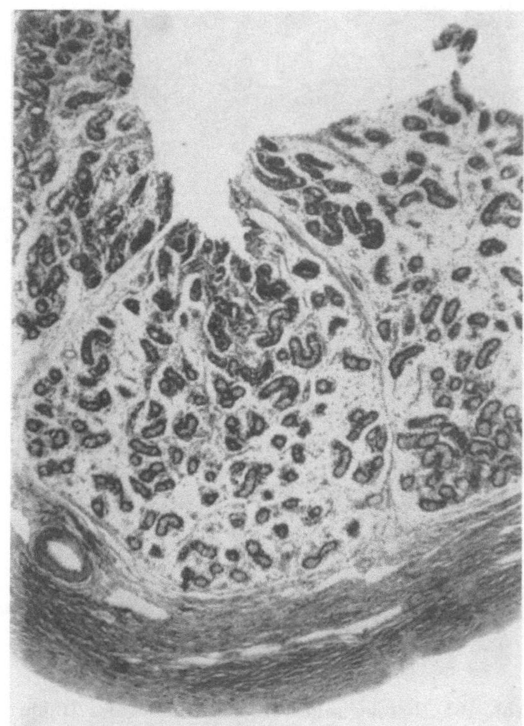

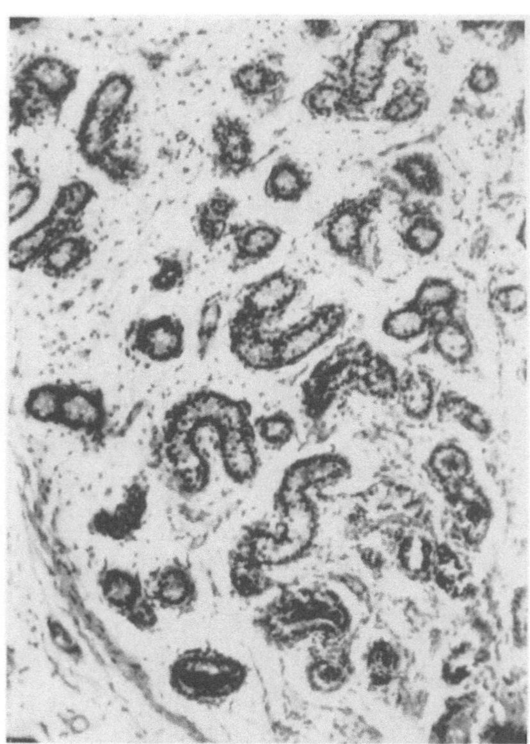

Abb. 162a u. b. Histologischer Hodenbefund eines 8jährigen Knaben mit echtem Klinefelter-Syndrom, doppelseitigem Kryptorchismus und Pterygium-Syndrom (Fall Lenz u. Stoeckenius, s. Abb. 165—167). Das Präparat wurde anläßlich der Orchidopexie gewonnen

der Geschlechtschromosomen bei männlichen Individuen und intellektueller Minderbegabung. Die Angaben über die Häufigkeit chromatinpositiver Knaben unter Hilfsschülern schwanken zwischen 4,5 und 23,81 auf 1000 (C. Brown et al.). Wodurch diese erhebliche Diskrepanz bedingt ist, läßt sich im Augenblick schwer beurteilen.

Sehr hoch ist auch der Anteil chromatinpositiver männlicher Patienten in den Fertilitäts-Sprechstunden. Ferguson-Smith et al. (1957) konnten von 126 Patienten mit Azoospermie resp. schwerer Oligospermie bei 91 Fällen den Chromatinbefund bestimmen, der 10mal positiv ausfiel, woraus zu schließen ist, daß 1—2% aller Männer, die den Arzt wegen Infertilität konsultieren, ein echtes Klinefelter-Syndrom haben.

Außer der bilateralen Hodenhypoplasie werden als weitere fakultative klinische Symptome bei Erwachsenen beschrieben: eine Aspermie (95%), bilaterale Gynäkomastie (50%), Osteoporose, niedrige Intelligenz und hohe Ausscheidung von Gonadotropinen im Harn.

Die Pubertätsentwicklung ist in der Mehrzahl der Fälle nicht gestört. Dies zeigt die Abb. 160, wo alle Zeichen der normalen Pubertätsentwicklung vorhanden sind. Auch die Skeletreifung ist dann nicht wesentlich gestört.

Der Hoden ist zum Zeitpunkt der Pubertät offenbar noch in der Lage, genügend Testosteron zu produzieren, um eine normale geschlechtliche Entwicklung zu ermöglichen.

Die histologischen Hodenbefunde sind schon in der Adoleszenz sehr charakteristisch, wie aus Abb. 161 ersichtlich ist, die von einem 16jährigen Patienten (der Abb. 160) stammt. Man erkennt die erhebliche Tubulussklerose, das Fehlen jeglichen Keimepithels in den Samenkanälchen und die Vermehrung des intertubulären Bindegewebes mit Leydigzellhyperplasie, Vergleicht man damit das Hodenbild eines 8jährigen, der neben dem echten Klinefelter-Syndrom noch ein Pterygium aufwies (Abb. 162a und b, Fall von Lenz und Stoeckenius, Abb. 21), so fällt schon in der Präpubertät eine Entwicklungsstörung auf, die sich einmal in der enormen Vermehrung des intertubulären Bindegewebes, dann aber auch darin zeigt, daß die Tubuli kein Lumen und nur eine einschichtige Zelllage aufweisen. Normalerweise liegen in diesem Alter die Samenkanälchen dicht beieinander; vom 6. Lebensjahr an treten die ersten Anzeichen der Lumenbildung auf, wobei das Tubulusepithel meist schon eine zweischichtige Kernlage aufweist (Tonutti et al., 1960).

Die sexuelle Entwicklung von Patienten mit Klinefelter-Syndrom *nach* abgeschlossener Pubertät verläuft nicht wie bei normalen Männern. Es ist typisch, daß die volle maskuline Prägung nur selten erreicht wird. Der Bartwuchs ist meist spärlich, die Schambehaarung hat einen femininen Typ und eine

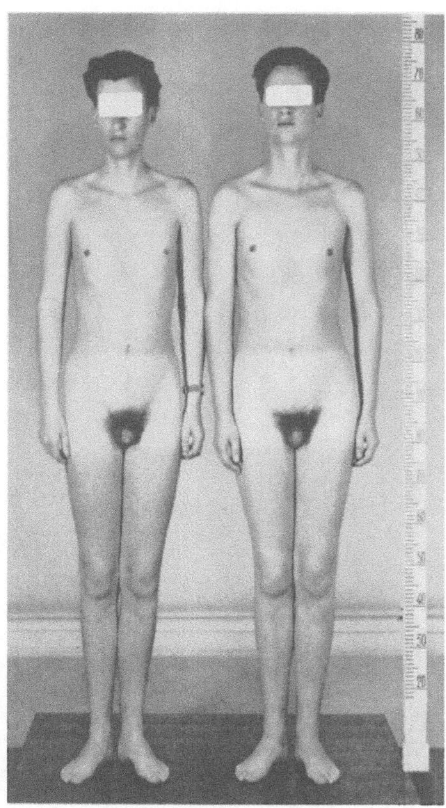

Abb. 163. Eineiige Zwillinge mit echtem chromatinpositivem Klinefelter-Syndrom und doppelseitigem Kryptorchismus (Fall NOWAKOWSKI, LENZ, BERGMAN, REITALU, 1963). Ergebnisse der Chromosomenanalysen s. Tabelle 134, Tripelmosaik XY/XXY/XXxY (siehe Abb. 164). Das überzählige Chromosom ist mit großer Wahrscheinlichkeit ein deletiertes x-Chromosom (s. REITALU, 1968).

Brustbehaarung fehlt fast immer. Sicher ist dies das Resultat der defizitären Testosteronproduktion, was bei der Schwere der Hodenveränderungen auch nicht weiter erstaunlich ist. LIM und DINGEMANN untersuchten die Testosteronausscheidung von 9 Patienten mit Klinefelter-Syndrom im Alter zwischen 23 bis 62 Jahren und stellten fest, daß diese bei allen Patienten signifikant verringert war. Plasmatestosteronbestimmungen von PAULSEN et al. (1968) hatten das gleiche Ergebnis. Mit zunehmendem Alter wird die Testosteronproduktion deutlich geringer. Späteunuchoide Züge machen sich daher früh bemerkbar und fehlen vom 40. Lebensjahr an fast nie. Mit zunehmendem Alter steigt die Häufigkeit der Osteoporose an (von 40 Patienten, die NOWAKOWSKI et al. (1959) untersuchten, hatten 13 eine radiologisch eindeutig verifizierte Osteoporose des Stammskelets und diese fast regelmäßig bei den älteren Patienten]. Die Infertilität ist nahezu obligat, Potenzstörungen treten vom 30. Lebensjahr ab gehäuft auf.

Eine familiäre Häufung des Krankheitsbildes ist nicht beobachtet worden, dagegen sind eineiige Zwillingspaare beschrieben (NOWAKOWSKI et al., 1963). Die Abb. 163 zeigt eineiige Zwillinge mit echtem Klinefelter-Syndrom im Alter von 20 Jahren, die körperlich in allen untersuchten erbbiologischen Merkmalen übereinstimmten. Im Alter von 7 Jahren wurde bei ihnen wegen doppelseitigen Kryptorchismus eine Orchidopexie durchgeführt. Sie hatten eine niedrige Intelligenz (I. Q. 76 respektive 74) und besuchten die Hilfsschule. Der Chromatinbefund war positiv. Die Chromosomenanalyse (s. Tabelle 134) ergab in den Blut- und Hautkulturen 3 Zellinien mit 46, 47 und 48 Chromosomen. Nach den Untersuchungen REITALUs (1968) liegt ein Triplemosaik vor, wobei es sich bei dem 48. Extrachromosom (s. Abb. 164) mit allergrößter Wahrscheinlichkeit um ein abnorm kleines X-Chromosom handelt. Das Triplemosaik hätte demnach die Konstitution XY/XXY/XXxY. Die Chromosomenanalyse bei den Eltern ergab 46 Chromosomen mit der Geschlechtschromosomenkonstitution XY beim Vater und XX bei der Mutter.

Ein weiteres wichtiges Merkmal von Patienten mit echtem Klinefelter-Syndrom ist die intellektuelle Minderbegabung; diese findet sich in 25% der chromatinpositiven Patienten, welche wegen Kinderlosigkeit die Fertilitäts-Sprechstunden aufsuchen. Zentralnervöse Störungen, die sich mit Hilfe des EEGs objektivieren lassen, werden häufiger beobachtet

Tabelle 134. *Ergebnisse der Chromosomenanalysen an 2 eineiigen Zwillingen (Blut und Hautkulturen). In der Fibroblastenkultur wird deutlich, daß der überwiegende Teil der Körperzellen 47 Chromosomen, ein Teil aber auch 48 Chromosomen enthält*

	Blutkultur					Hautkultur				
	45	46	47	48	Σ	45	46	47	48	Σ
Zwilling 1		3	55	2	60		1	35	2	38
Zwilling 2		3	52	1	56		2	30	6	38
Vater	2	51			53		37			37
Mutter	3	53			56		8			8

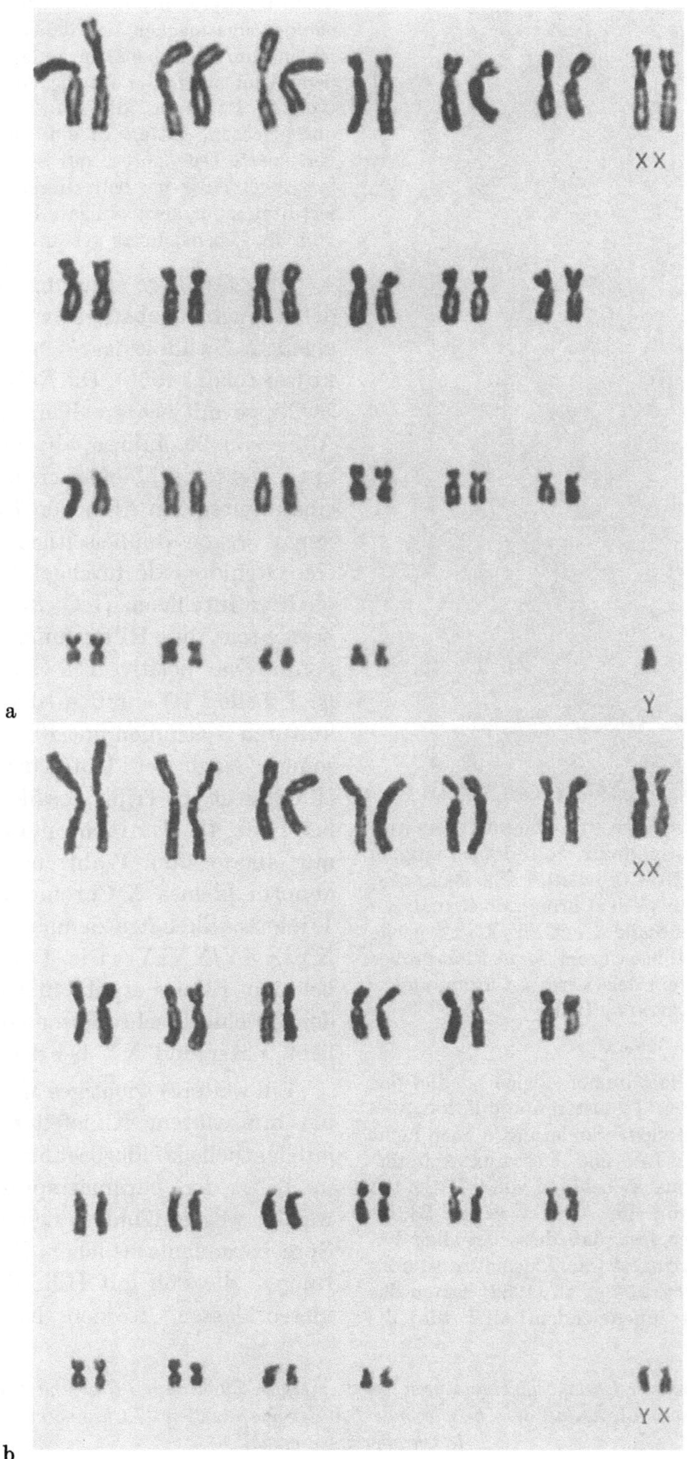

Abb. 164. Chromosomenbefund eines eineiigen Zwillings mit echtem Klinefelter-Syndrom und dem Tripelmosaik XY/XXY/XXxY (vgl. Abb. 153 u. Tabelle 134)

(Dummermuth, 1961). Der Intelligenzdefekt ist unter chromatinpositiven Männern wesentlich häufiger als in der Durchschnittsbevölkerung. Er kann sich bei Knaben in den ersten Schuljahren bemerkbar machen, so daß die Überweisung in eine Hilfsschule notwendig wird.

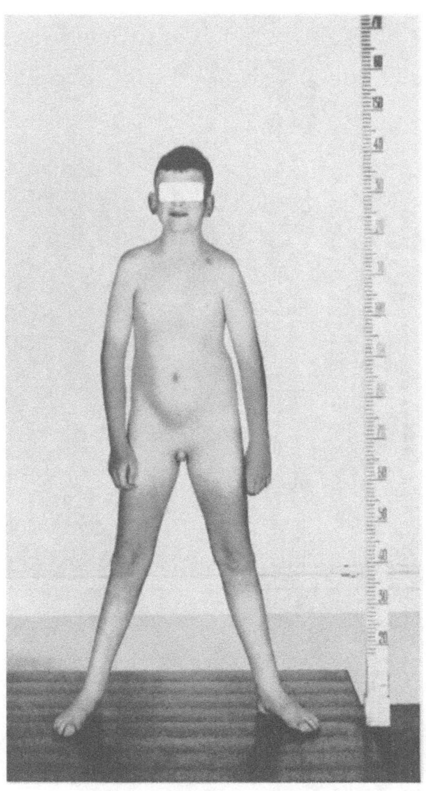

Abb. 165. 10 Jahre 9 Monate alter intellektuell minderbegabter Knabe mit echtem Klinefelter- und Pterygium-Syndrom. Zustand nach Orchidopexie mit 8 Jahren wegen doppelseitigen Hodenhochstandes (Fall LENZ-STOECKENIUS)

Von männlichen Hilfsschülern und schwachsinnigen Anstaltsinsassen sind 1% chromatinpositiv. Der XXY-Zustand schließt aber keineswegs normale Intelligenz aus. Bei Patienten mit Klinefelter-Syndrom, die mehr als 2 X-Chromosomen besitzen (XXXY, XXXXY usw.) nimmt die Häufigkeit und Schwere der intellektuellen Defekte deutlich zu (LENZ, 1961).

Eine Sondergruppe bilden Patienten mit doppelter respektive dreifacher Mosaikstruktur, bei denen also 2 respektive 3 verschiedene Zellpopulationen nebeneinander bestehen (z.B. XXY/XXYY oder XXXY/XXXXY/XXXXXY).

Ein Doppelmosaik XXY/XXXY repräsentiert der von LENZ und STOECKENIUS 1965 veröffentlichte Fall eines 8jährigen Knaben mit Klinefelter- und Pterygium-Syndrom (Abb. 165). Es war möglich, diesen Fall später nachzuuntersuchen und nach Kenntnis der Chromosomenanalysen noch einmal den Chromatinbefund in den Zellen der Mundschleimhaut zu überprüfen und den Intelligenzquotienten zu bestimmen. In einem Teil der Zellen fanden sich 2 Chromatinkörperchen (s. Abb. 166); die Bestimmung des Intelligenzquotienten nach dem Hamburg-Wechsler-Intelligenztest ergab einen IQ von 82. Hinsichtlich der histologischen Hodenbefunde sei auf Abb. 162a und b verwiesen. — Ein Triplemosaik repräsentieren die beiden Zwillingsbrüder der Abb. 163. Auch hier bestand eine niedrige Intelligenz. Den Extremfall eines Triple-

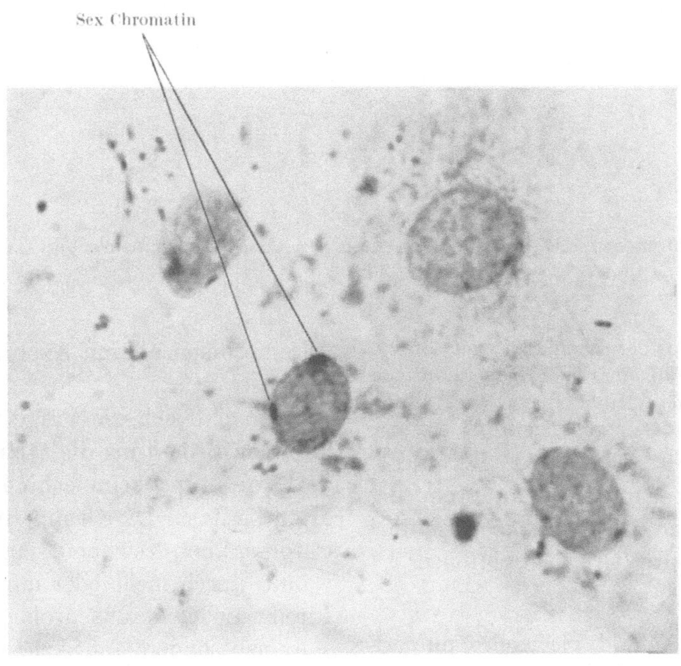

Abb. 166. Chromatinbefund an den Kernen der Mundschleimhaut eines Mosaikfalles (Doppelmosaik XXY/XXXY) von Klinefelter-Syndrom (s. Abb. 165, Fall LENZ-STOECKENIUS). Unterhalb der Kernmembran sind 2 Chromatinkörper deutlich erkennbar. Vergr. 1650fach

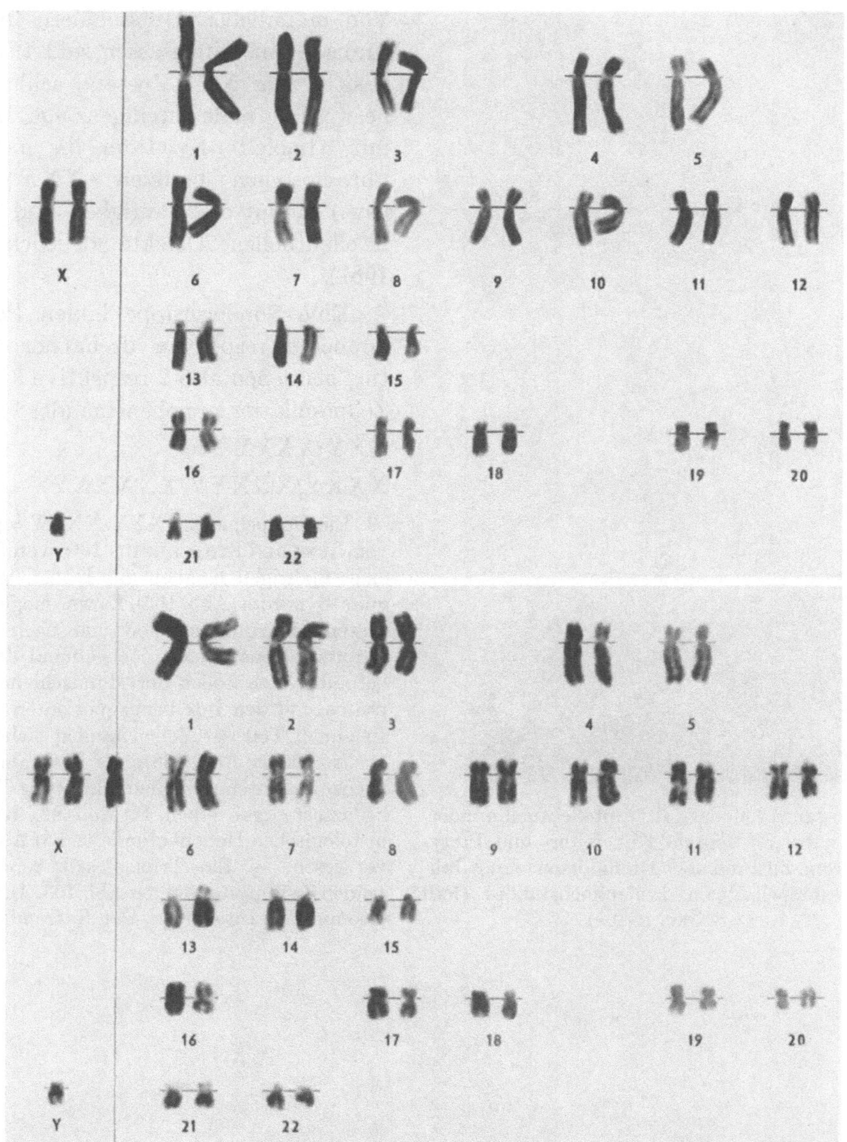

Abb. 167. Chromosomenbefunde des Patienten der Abb. 165: Doppelmosaik XXY/XXXY

mosaiks stellt zweifellos der schon 1960 von Anders et al. beschriebene Fall eines 8jährigen idiotischen Knaben mit multiplen Mißbildungen wie Mikrocephalie, bilateraler radioulnarer Synostose, extremer Myopie und bilateralem Kryptorchismus dar.

Die bislang bekannten Varianten des Karyotyps XXY sind in Tabelle 135 aufgeführt und lassen sich in drei Gruppen einteilen:

1. 1 Karyotyp;
2. doppeltes, drei- und vierfaches numerisches Mosaik und
3. numerisches und strukturelles Mosaik, d.h. Kombination von Abweichungen der Chromosomenzahl mit Anomalien der Chromosomenstruktur.

Man hat sich die Frage vorgelegt, welche klinische Bedeutung die zahlreichen Varianten des Karyotyps beim echten Klinefelter-Syndrom besitzen. Die Gruppe mit mehr als 2 X-Chromosomen zeichnet sich, wie bereits erwähnt, durch mehr oder minder ausgeprägten Intelligenzdefekt aus, wobei noch Mißbildungen, insbesondere am Skeletsystem (proximale radioulnare Synostosen) hinzutreten können. Je größer die Zahl der X-Chromosomen, um so schwerer der Intelligenzdefekt.

Tabelle 135. *Geschlechtschromosomenkonstitution beim Klinefelter-Syndrom.* (REITALU, 1968)

		Geschlechtschromosomenkonstitution			
1 Karyotyp		XXY XXYY XXXY XXXYY XXXXY			
Numerisches Mosaik	Doppelt	XX XY XY XXY XXXY XXXX	XXY XXY XXXY XXYY XXXXY XXXXY		
	Dreifach	XY XX XY XO XX XXXY XXXY	XXY XXY XXY XY XY XXXXY XXXXY	XXYY XXXY XXXY XXY XXY XXXXYY XXXXXY	
	Vierfach	XXY	XY	XX	XO
Numerisches und strukturelles Mosaik	Doppelt	XXY	XXxY		
	Dreifach	XY XxY	XXY Xx	XXxY XY	

Die Verdoppelung oder Verdreifachung des Y-Chromosoms allein, sog. „YY-Syndrom" (Lancet, 1966; KEUTEL, 1969), ohne Vermehrung der X-Chromosomen bietet klinisch ein anderes Bild als beim echten Klinefelter-Syndrom: es fehlt die für letzteres obligate Gonadenstörung. Dagegen sind auffälliges asoziales Verhalten und eine Tendenz zum Hochwuchs charakteristisch. Das YY-Syndrom findet sich unter geistig anomalen, asozialen und hochwüchsigen Männern häufiger als in der Durchschnittsbevölkerung (KEUTEL, 1969).

Bei einer Vermehrung von X- und Y-Chromosomen (XXYY und XXXYY) steht klinisch das Bild des chromatinpositiven Klinefelter-Syndroms im Vordergrund, hinzu treten die genannten Merkmale des YY-Syndroms.

Bei den Mosaikstrukturen hängt die klinische Symptomatik mit großer Wahrscheinlichkeit von der Quantität der dominierenden Zelllinie und vom Zeitpunkt der Embryonalentwicklung ab. Je früher der Mosaizismus in der fetalen Entwicklung zur Wirkung gelangt, um so ausgeprägter ist sein Einfluß auf das klinische Bild. Das folgende Beispiel mag dies erläutern: Beim Vergleich von 2 Patienten mit der Mosaikstruktur XXY/XX/XY/XO bot der eine (Patient Hö.) das typische Bild des Klinefelter-Syndroms mit Debilität, bei dem anderen (Patient M. J.; Fall SIEBNER et al., 1964) handelte es sich dagegen um einen $11^1/_2$ Jahre alten männlichen Pseudohermaphroditen mit Gonadendysgenesie. Die Tabelle 136 gibt eine Übersicht über die Chromosomenbefunde bei beiden Fällen im Detail, aus der der prozentuale Anteil der verschiedenen Zellinien ersichtlich ist. Dabei zeigt sich, daß bei dem Klinefelter-Patienten Hö. 64,2% der Körperzellen, beim Fall M. J. nur 7,9% die XXY-Konstitution enthielten. Bei der XO-Linie ist es dagegen genau umgekehrt (Hö. 3,7%, M. J. 56,6%; weitere Einzelheiten s. BERGMAN et al., 1969).

Aber schon das Auftreten einer zweiten Zellpopulation verändert, wie Untersuchungen von NOWAKOWSKI et al. (1966) ergeben haben, das klinische Bild. In Tabelle 137 sind die Ergebnisse von Chromosomenanalysen und Intelligenztests bei 19 Klinefelter-Patienten wiedergegeben.

Die Patienten wurden dem Alter nach aufgeführt. Das Paar eineiiger Zwillinge (G./W. v. R., s. Abb. 163)

Tabelle 136. *Chromosomenbefunde bei 2 Patienten mit der Mosaikstruktur XXY/XX/XY/XO.* (Bergman et al., 1969)

	Patient Hö. (Nowakowski et al., 1960)		Patient M. J. (Siebner et al., 1964)	
	Zahl der Zellen	Zellen in %	Zahl der Zellen	Zellen in %
Abweichung	—		2	2,6
47/XXY	52	64,2	6	7,9
46/XX	16	19,8	18	23,7
46/XY	6	7,4		
45/XO	3	3,7	43	56,6
Abweichung	4	4,9	7	9,2
Total	81	100,0	76	100,0

Tabelle 137. *Spearman's Rang Korrelation zwischen prozentualer Häufigkeit eines 48. Chromosoms in Fibroblasten- und/oder Blutkulturen bei 19 Patienten mit echtem (chromatinpositivem) Klinefelter-Syndrom*

Name	Alter	Kultur	n	%48	IQ	R_1	R_2	d	d^2
H.-P.K.	15 (16)	s	53	0,0	78	2,5	5	−2,5	6,25
G./W.v.R.	18 (18)	s	76	10,5	75	17	4	13	169,00
F.K.	20 (17)	b	74	0,0	100	2,5	15	−12,5	156,25
K.K.	20 (18)	s/b	150	0,7	97	5	12,5	−7,5	56,25
U.v.G.	21 (21)	s	62	9,7	80	16	7	9	81,00
K.L.	21 (20)	s	72	26,4	89	19	9,5	9,5	90,25
H.M.	21 (21)	s	51	2,0	97	11	12,5	−1,5	2,25
P.C.	22 (19)	b	54	0,8	115	6	19	−13	169,00
H.T.	26 (24)	b	73	1,4	89	9	9,5	−0,5	0,25
F.L.	27 (26)	b	86	0,0	99	2,5	14	−11,5	132,25
G.W.	29 (24)	b	68	1,5	79	10	6	4	16,00
G.G.	29 (31)	s	75	6,7	90	14	11	3	9,00
W.Sch.	30 (28)	b	100	1,0	61	8	2	6	36,00
H.W.	36 (34)	s/b	119	5,0	112	12	18	−6	36,00
F.B.	37 (38)	s	86	9,3	60	15	1	14	196,00
W.H.	39 (37)	b	48	0,9	102	7	16	−9	81,00
H.P.	39 (38)	b	73	0,0	105	2,5	17	−14,5	210,25
W.J.	43 (45)	s	32	6,3	88	13	8	5	25,00
B.P.	53 (54)	s	56	14,3	71	18	3	15	225,00

$N = 19\ \bar{X}_a = 28{,}7;\ \bar{X}_n = 74{,}1;\ \bar{X}_{IQ} = 88{,}8;\ \sum d^2 = 1\,697{,}00;\ df = 17.$

$$\varrho = 1 - \frac{6 \sum d^2}{N(N2-1)} = 1 - \frac{10\,182}{6\,840} = 1 - 1{,}49 = 0{,}49;\ \varrho = 0{,}49;\ P < 0{,}05.$$

wurde wegen der genetischen Identität als ein Fall gerechnet. In diesem Fall wurde von beiden Patienten der Mittelwert des prozentualen Anteils an Zellen mit 48 Chromosomen und des IQ berechnet. Auf diese Weise reduzierte sich die Zahl der Fälle für die Korrelationsberechnung auf 19 Patienten. Von allen Patienten lagen Chromosomenanalysen aus Blut- resp. Fibroblastenkulturen vor, ebenso von jedem der IQ, der nach dem Hamburg-Wechsler-Intelligenztest bestimmt wurde. Für die Chromosomenanalysen wurden vorzugsweise Patienten mit hochnormalem IQ (über 100) oder sehr niedrigem IQ (weniger als 80) ausgewählt. Die erste Ziffer der zweiten Kolumne bezeichnet das Alter zum Zeitpunkt der Chromosomenanalyse, die in Klammern stehende das Alter bei der Intelligenzprüfung; s bedeutet Hautkultur, b Blutkultur. In der folgenden Kolumne sind die ausgezählten Zellen vermerkt, im Mittel sind es 74 Zellen. Es folgt der prozentuale Anteil an Zellen mit 48 Chromosomen, der von 0—26,4% schwankt. Die Varianz des IQ ergibt sich aus der folgenden Reihe. R_1 bezeichnet den Rang des prozentualen Anteils an 48 Chromosomen, R_2 den des IQ; d entspricht der Differenz von R_1 und R_2.

Aus diesen Daten läßt sich ersehen, daß die vermutete Korrelation von IQ und dem Auf-

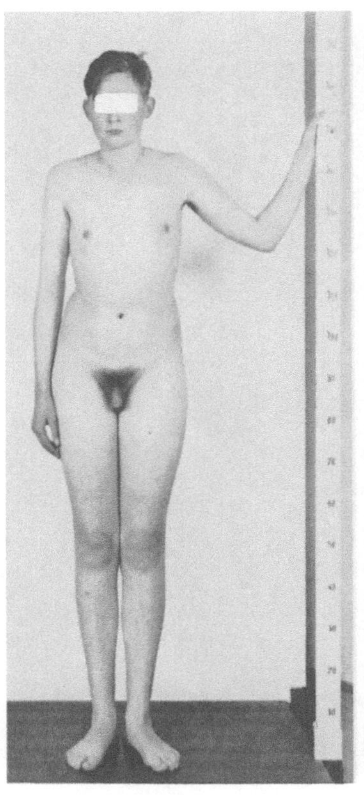

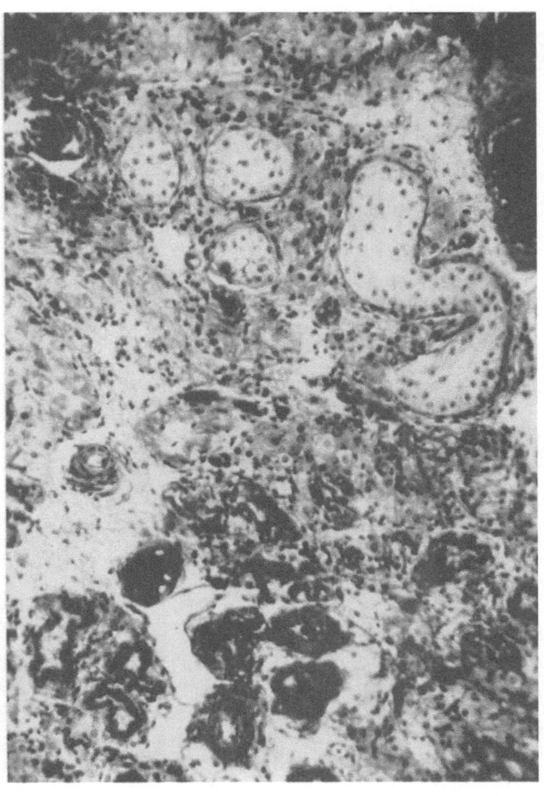

a b

Abb. 168. a 30jähriger Patient mit echtem, chromatin-positivem Klinefelter-Syndrom. XX-Typ [Fall BERGMAN, NOWAKOWSKI u. REITALU, Hereditas **64**, 148 (1970)]. b Histologischer Hodenbefund: zahlreiche sklerosierte Tubuli neben normal großen, nur von Sertolizellen ausgekleideten. Intertubuläre Leydigzellhyperplasie. Vergr. 160fach

treten des 48. Chromosoms auf dem 5%-Niveau statistisch zu sichern ist. Der mittlere IQ der gesamten Gruppe (= 89) wird in 7 von 10 Fällen erreicht oder sogar überschritten, die in weniger als 2% der Körperzellen ein 48. Chromosom aufweisen. Auf der anderen Seite wird er nur in 4 von 9 Fällen erreicht, die in den Körperzellen einen höheren Anteil von Zellen mit 48 Chromosomen besitzen. Die Befunde bestätigen also die ursprüngliche Annahme, daß der Grad des Intelligenzdefekts bei Patienten mit echtem Klinefelter-Syndrom durch das Auftreten einer Zellpopulation mit einem 48. Chromosom eindeutig akzentuiert wird. Diese Fälle sind also gewissermaßen das „missing link" zu jenen eingangs erwähnten mit höhergradigen Formen des Schwachsinns infolge alleiniger Vermehrung der X-Chromosomen.

Die Natur des 48. Extrachromosoms konnte nicht eindeutig geklärt werden, da keine autoradiographischen Analysen desselben bei der untersuchten Patientengruppe erfolgen konnten. Nach den jüngsten Untersuchungen REITALUs (1968) ist es überaus wahrscheinlich, daß bei allen Fällen eine Deletion eines X-Chromosoms besteht.

In Tabelle 135 ist eine sehr seltene Variante des Klinefelter-Syndroms mit nur 46 Chromosomen und der Geschlechtschromosomen-Konstitution XX nicht aufgeführt. Bis heute sind etwa 11 Fälle publiziert. Klinisch unterscheiden sich diese Männer nicht von Klinefelter-Patienten mit der XXY-Konstellation (s. Abb. 168). Bei einigen hat man Mosaikstrukturen, z. B. XX/XXY oder XX/XY, nachweisen können. Andererseits sind sichere Fälle bekannt, in denen alle untersuchten Gewebe (einschließlich Hoden) nur 2 X-Chromosomen enthielten (DE LA CHAPELLE et al., 1964). In DE LA CHAPELLEs Fall zeigte die Untersuchung der Xg^a-Blutgruppe in der Familie, daß die beiden X-Chromosomen von der Mutter stammten. Dies

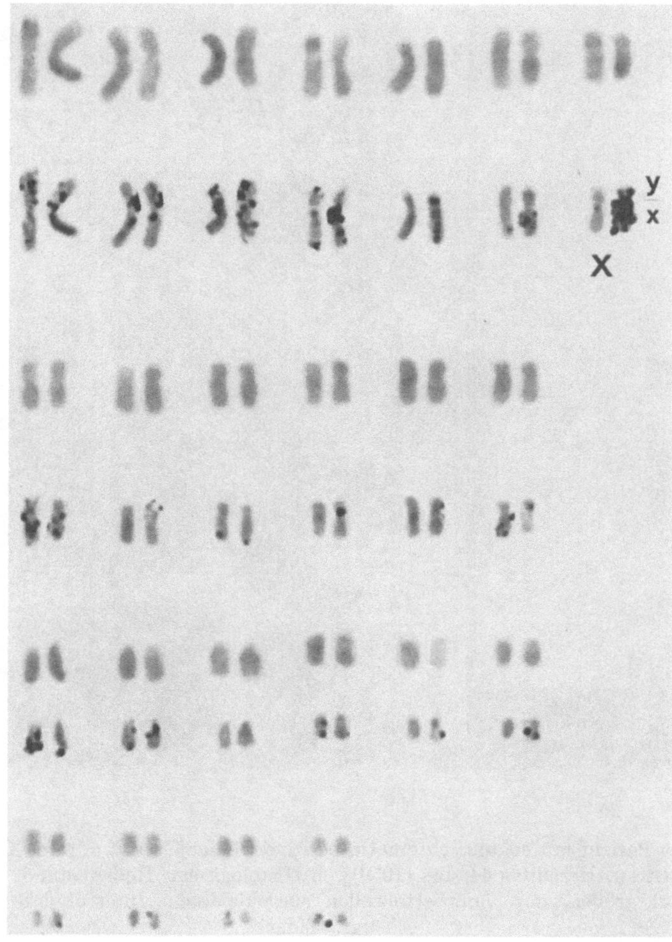

Abb. 169. Autoradiographie der Chromosomen eines Patienten mit chromatinpositivem Klinefelter-Syndrom und XX-Karyotyp (Abb. 168a u. b). Der kurze Arm des inaktiven X-Chromosoms zeigt nur eine sehr geringe Markierung. Eine Translokation des Y- an des inaktive X-Chromosom ist anzunehmen. (Weitere Einzelheiten s. Text)

weist darauf hin, daß eine Zellinie mit einem Y-Chromosom vorhanden, aber nicht auffindbar war, oder daß das Y-Chromosom verlorengegangen ist, respektive an ein anderes X-Chromosom transloziert wurde. Für die letztere Annahme sprechen eigene Untersuchungen mit Bergman und Reitalu (1970). Sie wurden bei einem 30jährigen Patienten mit den typischen Zeichen des echten chromatinpositiven Klinefelter-Syndroms durchgeführt (s. Abb. 168). Beide Hoden waren bohnengroß, histologisch das typische Bild der Tubulusatrophie mit interstitieller Leydigzellhyperplasie. Die Chromosomenanalyse ergab bei zweimaliger Kontrolle den 46/XX-Karyotyp (s. Abb. 169). Autoradiographische Studien der beiden X-Chromosome und der Vergleich mit denen von XXY-Patienten ergab ein unterschiedliches Verhalten der kurzen Arme des inaktiven X-Chromosoms. Letzteres verhielt sich hinsichtlich der Replikation wie das Y-Chromosom der XXY-Patienten, woraus der Schluß zu ziehen ist, daß hier eine Translokation des Y- an das X-Chromosom erfolgt sein muß.

Ferguson-Smith (1966) hat die Vermutung ausgesprochen, daß eine solche Translokation des Y-Chromosoms die zunächst unverständliche Tatsache, daß Männer mit Klinefelter-Syndrom nur 2 X-Chromosome besitzen, erklären könnte. Die angeführten autoradiographischen Studien stützen diese Hypothese. Man muß ferner annehmen, daß durch diese Translokation des Y-Chromosoms an das X keine Inaktivierung des ersteren erfolgte, sondern daß dessen geschlechtsdeterminierende Rolle erhalten geblieben ist.

Hodenhochstand

Definition. Hinsichtlich der exakten Nomenklatur des Descensusstörungen herrscht bedauerlicherweise keine völlige Übereinstimmung. Unter dem Begriff des „Hodenhochstandes" subsummiert man alle Fälle, in denen sich der Hoden nicht in seiner physiologischen Lage, d.h. im unteren Teil des Scrotums befindet. Je nach der Position der Gonaden auf dem normalen Descensuswege unterscheidet man eine abdominale (Bauchhoden) und eine inguinale Form (Leistenhoden). Der geringere Grad dieser Hemmungsmißbildung ist die Retentio testis inguinalis (der eigentliche Leistenhoden), im Gegensatz zur Retentio testis abdominalis. Nur im zweiten Fall dürfte man von „Kryptorchismus" im wahren Sinne des Wortes sprechen. Doch wird dieser Begriff im angelsächsischen Schrifttum üblicherweise als Synonym für alle Descensustörungen gebraucht. — Als *ektopische* Hoden bezeichnet man solche, die vom normalen Descensuswege abweichen. Je nach Lage der Hoden unterscheidet man eine Ectopia cruralis, perinealis, scrotofemoralis und interstitialis.

Vom echten Hodenhochstand muß der sog. Testis mobilis bzw. *retraktile Testis* (Wanderhoden, Pendelhoden), auf den zuerst D. BROWNE hingewiesen hat, scharf abgegrenzt werden. Hierunter versteht man Hoden, die in normaler Weise ins Scrotum descendiert sind (normal entwickelte Scrotaltasche!), aufgrund gesteigerter Cremasteraktivität jedoch häufig temporär bis vor den äußeren Leistenring emporsteigen. Da ihre Anhangsgebilde in normaler Länge entwickelt sind, lassen sich diese Testikel manuell ohne Schwierigkeiten ins Scrotum bringen, wo sie jedenfalls zeitweise verbleiben. Anatomisch handelt es sich oft um auffällig kleine Hoden, welche, mitbedingt durch einen offen gebliebenen Processus vaginalis besonders beweglich sind; histologisch weisen sie keinen pathologischen Befund auf. Eine Behandlung erübrigt sich.

Als *Gleithoden* bezeichnet man dagegen Testikel, die nicht vollständig descendiert sind und ihren Platz dauernd außerhalb und oberhalb des Scrotums vor dem äußeren Leistenring einnehmen. Sie lassen sich unter fühlbarem Gegenzug in die zugehörige in der Regel nicht voll entfaltete Scrotalloge ziehen, von wo sie nach dem Loslassen sofort wieder in ihre Ausgangsposition emporsteigen. Wird der Gleithoden unbehandelt in seiner pathologischen Lage belassen, so kommt es ebenso zur Sterilität, wie beim Leistenhoden. Die Verabreichung von Gonadotropin-Präparaten führt in diesen Fällen meistens zum Descensus (DEMMING, KNORR).

Über die Häufigkeit des retraktilen Testis, den CHARNY u. WOLGIN unter dem Begriff des „Pseudokryptorchismus" zusammenfassen, sind die Ansichten sehr geteilt. Zweifellos ist die Erkennung oder Nichterkennung retraktiler Hoden von der Sorgfalt des Untersuchers abhängig, denn es gibt eine Reihe von Vorbedingungen, wie man vorgehen muß, um einen retraktilen Hoden sicher vom echten Hodenhochstand zu unterscheiden. So tritt häufig der Hoden erst bei horizontaler Lage ins Scrotum herab, während er in aufrechter Stellung nicht oder aber nur im Leistenkanal palpabel ist. BROWNE selbst glaubt, daß 80% aller nichtscrotal liegenden Hoden retraktile Testikel sind, BEVAN schätzt den Anteil auf 20%. KNORR (1964) findet unter 156 Testikeln in Fehlstellung 17mal einen Gleithoden (11%), LARON und LEVY bei 326 Knaben 149mal einen mobilen Testis (46%), COUR-PALAIS in 73%. Es wird sich zeigen, daß für zwei Hauptprobleme des Hodenhochstandes, den sog. Spontandescensus und die Wahl der Therapie, diese klare Unterscheidung von retraktilem Hoden und echtem Hodenhochstand eminent wichtig ist.

Spontandescensus. Es gibt Autoren, welche meinen, der Spontandescensus sei häufig — diese vertreten die Auffassung, man könne mit den therapeutischen Maßnahmen abwarten —, andere hingegen glauben das Gegenteil. Wie aus der Tabelle 138 (nach SCORER) zu ersehen ist, findet sich bei ausgetragenen Neugeborenen ein Hodenhochstand in 4% und sinkt bis zum

Tabelle 138. *Häufigkeit des Hodenhochstandes.* (Nach SCORER)

Alter	Hodenhochstand in %
Frühgeborene	33
Ausgetragene Neugeborene	4
Ausgetragene nach 1 Monat	1,8
Ausgetragene nach 1 Jahr	0,7
Erwachsene	0,5

Tabelle 139. *Häufigkeit des Hodenhochstandes bei verschiedenen Untersuchern*

Untersucher	% der Häufigkeit und Alter (Jahre)			
	5	8	> 11	Durchschnitt
WARD and HUNTER (1960)	1,15	2,40	4,05	2,5
East Anglian Society of M.O.H. (1957)	6,3	6,86	5,28	6,1
COUR-PALAIS (1966):				
1. Untersuchung	3,18	2,73	2,70	2,90
2. Untersuchung	0,76	0,95	0,64	0,78

I. J. COUR-PALAIS, Lancet 1966/I: 1403

Ende des ersten Lebensjahres auf 0,7%. Im Erwachsenenalter liegt die Häufigkeit des Hodenhochstandes bei 0,5%. Der einseitige Hodenhochstand ist dabei 3—5mal häufiger als der doppelseitige.

Nach den Untersuchungen von WARD und HUNTER wird dagegen der Prozentsatz nichtdescendierter präpuberaler Hoden mit 2,5%, von der East Anglian Society of Medical Officers of Health sogar mit 6,1% angegeben (s. Tabelle 139).

Vergleicht man damit die Häufigkeit des Hodenhochstandes im Erwachsenenalter, so wäre danach der Spontandescensus tatsächlich sehr häufig. Von Interesse sind daher die Ergebnisse von COUR-PALAIS, die in Tabelle 139 wiedergegeben sind. Bei 4580 Knaben im Alter von 5—11 Jahren wurde bei der ersten schulärztlichen Untersuchung 132mal ein nicht descendierter Hoden (= 2,9%) festgestellt, bei der Nachuntersuchung ergab sich jedoch, daß davon nur 36 echt dystopische Hoden waren (0,78%), bei den übrigen handelte es sich um retraktile Testikel; auf die Frage der Gleithoden wird von COUR-PALAIS nicht eingegangen. Diese Zahlen entsprechen denen von SCORER am Ende des ersten Lebensjahres, woraus der Schluß zu ziehen wäre, daß ein Spontandescensus nur selten eintritt.

Ursachen des Hodenhochstandes. In zahlreichen Untersuchungen ist nachgewiesen, daß beim Hodenhochstand in einem relativ hohen Prozentsatz eine primär schon defekte Gonade vorliegt. CHARNY und WOLGIN sahen solche dysgenetischen Hoden in 20% ihrer Fälle. Das histologische Bild derselben ist ziemlich gleichförmig: neben Abschnitten mit altersentsprechendem Tubulusdurchmesser, aber reduziertem Keimepithel sieht man kleinere Kanälchen, die von nicht differenzierbaren Zellen erfüllt sind. Bei jüngeren Individuen fehlen Leydigzellen, bei älteren dagegen sind diese deutlich vermehrt. Eine primär defekte Gonade ist immer zu vermuten, wenn der Kryptorchismus nur Teilsymptom anderer Erkrankungen, z.B. endokriner [idiopathischer Eunuchoidismus (s. Abb. 157, 179), hypophysärer Zwergwuchs], hämatologischer (FANCONIS Panmyelopathie) oder chromosomaler (echtes Klinefelter-Syndrom (s. Abb. 163 und 165 und anderer Formen der Intersexualität] ist.

Neben der primären Fehlbildung der Hoden spielen sicher auch andere Faktoren, wie Anomalien des Mesorchium und peritoneale Adhäsionen, also mehr mechanische Bedingungen für den ausbleibenden Descensus eine wichtige Rolle. Auch eine mangelhafte Gonadotropin bildung der Placenta wird als Ursache diskutiert.

Folgeerscheinungen des unbehandelten doppelseitigen Hodenhochstandes. Für eine normale spätere Funktion der Hoden ist deren Lage im Scrotum unerläßlich. Das wichtigste Indiz der intakten *endokrinen* Funktion in der Adoleszenz ist der normale Eintritt und Ablauf der Pubertät, der intakten *Tubulus*funktion die spätere Fertilität. Die exakte Beurteilung der Hodenfunktion ist mit Hilfe von Hodenbiopsien und Hormonanalysen, wie Gonadotropin- und Testosteronbestimmung, im Erwachsenenalter auch durch Spermaanalyse, ohne weiteres möglich.

Beim primär nicht fehlgebildeten Leistenhoden ist, wie allgemein bekannt, zunächst das Epithel der Samenkanälchen und erst verhältnismäßig spät die endokrine Funktion der Leydigzellen betroffen. Nach den Untersuchungen von SCOTT und eigenen Beobachtungen (ARNDT, 1959) findet man bei doppelseitigem unbehandelten Hodenhochstand regelmäßig eine Aspermie, d.h. es besteht eine komplette Sterilität. Der Pubertätsablauf ist dagegen bei Doppelseitigkeit ungestört und damit verläuft die körperliche Entwicklung zum Manne normal. Nach abgeschlossener Geschlechtsreife kommt es infolge fortschreitender Atrophie der Gonaden bei doppelseitigem Leistenhoden fast regelmäßig zu vorzeitigem Erlöschen der Testosteron-Produktion. ENGBERG hat die Androgenausscheidung im Harn von Männern mit unbehandeltem doppelseitigem Hodenhochstand untersucht und festgestellt, daß diese eindeutig erniedrigt ist. Es kommt dadurch bei älteren Kryptorchen zur Entwicklung typischer späteunuchoider Bilder. Die Gonadotropinausscheidung ist in solchen Fällen im allgemeinen erhöht, mit Ausnahme jener, wo der Kryptorchismus Teilsymptom eines sekundären hypophysären Hypogonadismus ist (z.B. Abb. 157 und Abb. 179).

Tritt bei doppelseitigem unbehandeltem Hodenhochstand keine Pubertät ein und entwickeln sich typische früheunuchoide Symptome, so besteht der dringende Verdacht auf eine doppelseitige Hodendysgenesie oder Anorchie (s. Abb. 153), einen hypophysären Hypogonadismus im Sinne des idiopathischen Eunuchoidismus oder einen echten hypophysären Zwergwuchs. Die Differentialdiagnose zwischen normalem und defektem bzw. sogar fehlendem Hoden ist schon in der Vorpubertät durch die Belastung mit HCG bei gleichzeitiger Kontrolle der Testosteronausscheidung im Harn möglich. Wie KNORR (1966) zeigen konnte, kommt es bei Knaben in der Vorpubertät mit normalen nichtdescendierten Hoden zu signifikantem Anstieg der Testosteronausscheidung — letztere kann Werte erreichen wie bei Erwachsenen —, die aber nach Beendigung der HCG-Zufuhr sofort zur Norm zurückkehren. Bleibt ein solcher Anstieg aus, so ist eine defekte Gonade oder eine Anorchie nahezu sicher. Weder eine Hormonbehandlung noch eine operative Maßnahme werden hier zu einem funktionell befriedigenden Ergebnis führen können. Die Diagnose eines hypophysären Hypogonadismus, die sich allein auf die fehlende Gonadotropinausscheidung im Harn stützen kann, ist in der Vorpubertät praktisch unmöglich.

Bei unbehandeltem einseitigen Hodenhochstand (s. Tabelle 140) findet man auffälligerweise nur in $^1/_3$ der Fälle eine normale Fertilität, woraus man schließen muß, daß auch der

Tabelle 140. *Fertilität bei unbehandeltem einseitigem Hodenhochstand.* (SCOTT, 1962)

Autor	Zahl der Fälle	Zahl der Fertilen
MCCOLLUM (1935)	7	7
WANGENSTEEN (1935)	5	3
HANSEN (1949)	35	13
MACK (1953)	37	7
SCOTT (1962)	41	12
	125	42

Scrotalhoden defekt angelegt ist, oder daß andere Anomalien im Bereich der ableitenden Samenwege bestehen (HANLEY, 1962).

Therapie. Die Frage der optimalen Behandlung des nichtdescendierten Hodens ist von einer Reihe von Vorbedingungen abhängig, über die, wie z.B. hinsichtlich der relativen Häufigkeit des retraktilen Hodens und des Spontandescensus immer noch keine Einigung zu erzielen war. Statistiken über Erfolge der Hormontherapie sind nur beschränkt verwertbar, wenn nicht die Häufigkeit des retraktilen Hodens genügend Berücksichtigung fand.

THOMPSON und HECKEL vertreten die Meinung, daß unter HCG nur jene Hoden descendieren, welche normalerweise spontan ins Scrotum hinabgestiegen wären. Diese Behauptung ist im Lichte der neueren Untersuchungen über den Spontandescensus als problematisch zu betrachten. Da ferner die zeitliche Distanz zwischen Behandlung und endgültigem funktionellen Resultat naturgemäß groß ist, gibt es leider nur wenige prospektive Studien, d.h. solche, bei denen der Therapeut auch gleichzeitig Nachuntersucher war. Eine Großzahl der Analysen der Erfolge von operativen oder hormonalen Methoden und deren Vergleich ist leider retrospektiv und enthält oft eine negative Auswahl.

Als Beispiel einer solchen retrospektiven Studie seien die Resultate von SEGUY und GUILLON aus Paris erwähnt, welche 220 Kryptorche aus der Fertilitäts-Sprechstunde vergleichend analysierten (Tabelle 141). Danach sieht es so aus, als ob im Hinblick auf die Fertilität bei doppelseitigem Hodenhochstand unter konservativer Therapie maximal nur 10% eine Normospermie resp. mäßige Oligospermie erreichen. Die Ergebnisse der operativen Behandlung sind noch schlechter. Das steht im Widerspruch zu GROSS und JEWETT, welche über 79% Erfolge nach chirurgischer Behandlung berichten. BRUNET et al. die eine prospektive Studie hormonal behandelter Fälle publi-

Tabelle 141. *Hodenhochstand*

	Azoospermie	Normospermie oder mäßige Oligospermie (30—60 Mill./ml)
Doppelseitiger Hodenhochstand		
operiert	43%	2% (Oligospermie)
Spontandescensus oder nach Hormontherapie	38%	10%
Einseitiger Hodenhochstand		
operiert	25%	27%
Spontandescensus oder nach Hormontherapie	17%	24%

Seguy, E. J. N.: Diss. Paris (1961).
Guillon, G.: Path. Biol. **11**, 1231 (1963).

zierten, die sie nach 10 Jahren und später nachuntersuchten, glauben in 70% über befriedigende Resultate der Hormontherapie berichten zu können.

Das wichtigste Kriterium des therapeutischen Erfolges ist die erreichte funktionelle Integrität der Hoden im Hinblick auf ihre exkretorische und inkretorische Funktion. Der makroskopische Befund, d.h. die normale Lage des Hodens im Scrotum, seine normale Größe und Konsistenz bedeuten vom Funktionellen her gesehen wenig, denn ein solcher „Normalbefund" kann mit Sterilität einhergehen, auch wenn keine Mißbildungen im Bereich der ableitenden Samenwege vorliegen.

Objektive Kriterien der Hodenfunktion und damit der Erfolgsbeurteilung therapeutischer Maßnahmen sind neben einem makroskopischen Normalbefund folgende:

1. Die normale Spermienquantität und Qualität und evtl. die erwiesene Fertilität. Für eine normale Zeugungsfähigkeit hat die amerikanische Sterilitätsgesellschaft folgende Kriterien aufgestellt:

a) Menge des Ejaculats 1,5—5,0 ml;

b) Zahl der Spermien über 40 Mill./ml bzw. über 125 Mill. im Gesamtejaculat;

c) 2 Std nach der Gewinnung sollen noch 60—70% der Spermien eine gute Eigenbeweglichkeit besitzen;

d) im Spermiogramm nicht mehr als 20% pathologische Formen (Husslein u. Eisenhut, 1966).

2. Eine normale chemische Zusammensetzung des Spermaplasmas (Mann, 1964).

3. Eine normale Testosteron- und Gonadotropinausscheidung im Harn (Morer u. Nowakowski, 1965; Apostolakis u. Voigt, 1965).

4. Ein normaler histologischer Hodenbefund.

Nur wenige Nachuntersucher haben diese Kriterien zur Grundlage ihrer Erfolgsbeurteilung in prospektiven Studien benützen können. Hinzu kommt, daß es den Nachuntersuchern selten gelingt, sich ein verläßliches Urteil über das funktionelle Ergebnis des behandelten Kollektivs zu verschaffen, weil nach eigenen Erfahrungen höchstens $^1/_4$—$^1/_5$ der hormonal oder operativ behandelten Patienten zu späteren Kontrollen erscheinen. Noch geringer ist dann meist der Anteil derer, die sich zu subtilen Analysen, wie den oben angegebenen, bereitfinden.

Aus diesen Gründen ist die Zahl jener Arbeiten, die eindeutige Schlüsse hinsichtlich des Wertes konservativer oder chirurgischer Maßnahmen zulassen und vor allem einen Vergleich unterschiedlich behandelter Kollektive nach biostatistischen Regeln gestatten, verschwindend gering.

Hinsichtlich des Zeitpunktes der einzusetzenden Behandlung besteht wohl allgemeine Übereinstimmung darüber, daß diese *vor* dem 10. Lebensjahr erfolgen sollte, da sich nach den Untersuchungen von Robinson und Engle, Nelson u.a. am nicht descendierten Hoden bereits vom 6. Lebensjahr an eine deutliche Entwicklungsverzögerung und vom 11.—12. Lebensjahr an eine deutliche Tendenz zur Tubulussklerose nachweisen läßt. Nach Charny et al. (1952) sieht man die Entwicklungsverzögerungen allerdings erst vom 10. Lebensjahr an. Auf jeden Fall ist aber dieser Prozeß irreversibel und daher besteht die Tendenz, die ersten therapeutischen Maßnahmen mit dem 6. Lebensjahr einzuleiten. Nur Fälle von Hodenektopie oder von Kryptorchismus mit manifester Hernie sollten schon im Kleinkindesalter operativ behandelt werden. Der Ansicht Brownes, daß retraktile Hoden überhaupt keiner Behandlung bedürfen, widerspricht Knorr mit der einleuchtenden Begründung, daß auch ein retraktiler Testis bei zu langem Verweilen in unphysiologischer Position regressive Veränderungen in oben beschriebenem Sinne erleiden kann. Weitgehende Übereinstimmung besteht heute wohl auch darüber, daß an erster Stelle die Behandlung mit Choriongonadotropin (HCG) stehen und eine operative Korrektur erst nach Versagen der endokrinen Therapie erfolgen soll.

Hormontherapie

Choriongonadotropine (HCG). Die ersten klinischen Resultate über die erfolgreiche Behandlung des Kryptorchismus mit HCG stammen von Schapiro (1931, 1935). Seither sind zahlreiche Arbeiten erschienen, welche die ersten Beobachtungen von Schapiro, nach denen durch HCG in einem hohen Prozentsatz der Fälle der Descensus eintritt, bestätigen. Knorr (1964) und Bierich (1967) geben Erfolgsquoten von 50% und mehr an; als Kriterium dient der erfolgte Descensus, die normale Lage der Hoden im Scrotum und deren altersentsprechende Größe und Konsistenz. Die verabreichte Gesamtdosis liegt zwischen 12000—18000 IE, die Behandlungsdauer beträgt 6 Wochen. Andere Untersucher (Thompsen und Heckel, Rea) geben nur eine 20%ige Erfolgsquote an. Laron und Levi hingegen sahen bei 97 Patienten ihrer Serie nur in 2 Fällen einen Descensus. Die Dosierung lag hierbei insgesamt bei 10000—12000 IE. Die schlechten Behandlungsergebnisse dieser Autoren hängen u.a. damit zusammen, daß sie alle Fälle ihrer Serie mit mobilen Testikeln *nicht* mit HCG behandelten.

Die Nebenwirkungen der HCG-Behandlung sind relativ gering. Eine auf den Hodenhochstand wirksame Dosis ohne Nebenwirkungen gibt es nicht. Unter der Behandlung kommt es zur Aktivierung der Testosteronproduktion, die am Ende der Behandlungsperiode Werte wie beim geschlechtsreifen Manne erreichen kann, was sich klinisch im Auftreten vermehrter Erektionen, in einer Hyperämie des äußeren Genitale und gelegentlich sogar in einem Sprossen der Schambehaarung äußern kann. Diese Nebenwirkungen sind aber auf den Behandlungszeitraum beschränkt und müssen in Kauf genommen werden. Nach Beendigung der Hormonzufuhr hört die Testosteronproduktion wieder auf. Zu einer Vorverlagerung des Pubertätsbeginns durch solche Behandlung kommt es nicht, wie Knorr (1964) an einem eineiigen Zwillingspaar eindeutig nachweisen konnte. Höhere HCG-Dosen sind nicht angebracht, da die Nebenwirkungen dadurch in unerwünschtem Ausmaße gesteigert werden. Eine Gefahr der Hodenschädigung durch höhere Dosen oder längere Behandlungsdauer ist allerdings, wie vielfach behauptet wird, *nicht* gegeben. Darüber existieren sehr sorgfältige Untersuchungen (Turner et al., 1964).

Nachuntersuchungen über die erreichte Fertilität nach erfolgreicher HCG-Behandlung gibt es nur wenige. Die prospektiven Studien von Brunet et al. wurden schon erwähnt. Von 24 vorher von diesen Autoren mit HCG behandelten Patienten mit doppelseitigem Hodenhochstand waren 19, das sind 70%, fertil; der Nachweis gründete sich auf Spermaanalysen und die erwiesene Vaterschaft. 14 Patienten wurden davon nur mit HCG allein, die übrigen bis auf einen mit Hormonen und nachfolgender Orchidopexie behandelt. Von den 14 allein mit Hormonen behandelten Patienten wurde bei 2 Fällen die Fertilität durch die erwiesene Vaterschaft ohne Ejaculatuntersuchung festgestellt. Legt man das Kriterium der Fertilität und das Ergebnis der Ejaculatanalysen unter Berücksichtigung der obengenannten Kriterien der amerikanischen Sterilitätsgesellschaft zugrunde so hatten in dieser Serie allerdings nur 7 von 12 behandelten Fällen eine Normospermie, die übrigen eine Oligospermie. Scott hat alle Fälle der Literatur und die eigenen zusammengestellt, insgesamt 23, wobei nach HCG-Behandlung 18mal eine volle Fertilität erreicht wurde. Von 14 von Bierich et al. (1965) nachuntersuchten Patienten mit doppelseitigem Hodenhochstand, die vor dem 10. Lebensjahr mit HCG behandelt wurden, hatten dagegen später nur 3 eine Normospermie, 9 eine Oligospermie und 2 eine komplette Aspermie. Die Tatsache, daß der Hoden unter HCG descendiert, bedeutet also im späteren Leben keineswegs eine volle Fertilität.

In Anbetracht der Tatsache, daß die HCG-Behandlung nur geringfügige Nebenwirkungen aufweist und vermutlich einen hohen Anteil nicht diagnostizierter mobiler Testikel descendieren läßt, ist sie als Erstbehandlung durchaus zu empfehlen. Kommt es nach Abschluß der Hormontherapie nicht zum Descensus, so ist die Operation anzuschließen. Wer die Hormonbehandlung übernimmt, trägt in den erfolglosen Fällen auch die Verantwortung für eine rechtzeitige Durchführung der Operation.

Testosteron. Da die Wirkung des HCG über eine Aktivierung der Leydigzellen und damit der Testosteronproduktion erfolgt, hat man auch Behandlungsversuche mit Testosteron unternommen (Literatur s. CHARNY u. WOLGIN) und auch damit einen Descensus herbeiführen können. Gegen diese Behandlung sind Bedenken anzumelden, weil es sehr leicht zu verfrühten Pubertätserscheinungen kommt, da Kinder besonders empfindlich auf exogenes Testosteron reagieren. Die HCG-Behandlung dürfte daher als der physiologischere Weg anzusehen sein.

Operative Behandlung. Neben der Hormonbehandlung steht die operative Behandlung des Leistenhodens. Die verbreitete Methode ist die Orchidopexie nach BEVAN-KEETLY-TOREK, von der eine Vielzahl von Modifikationen bekannt ist. Was die Ergebnisse angeht, so sind die Resultate genau wie bei der Hormontherapie nicht einheitlich, zum Teil sicher durch die unterschiedlichen Kriterien bedingt, welche die Untersucher für ihre Erfolgsbeurteilung benützten. Das wichtigste Kriterium ist zweifellos die durch den operativen Eingriff im geschlechtsreifen Alter erreichte funktionelle Integrität der Hoden. Auf Grund der doppelten Hodenfunktion muß man unter allen Umständen die exkretorische Leistung (Spermabildung und Zeugungsfähigkeit) von der endokrinen Funktion unter Berücksichtigung der für jede Partialfunktion adäquaten Funktionsteste (Sperma- und Hormonanalysen, normaler Pubertätsablauf) streng unterscheiden.

In Tabelle 142 sind die Ergebnisse der operativen Behandlung des doppelseitigen Hodenhochstandes verschiedener Autoren zusammengestellt. Danach waren 44% fertil, nach Ausschluß jener Fälle, wo sich die Fertilität nur auf die erwiesene Vaterschaft gründete, 37%. Betrachtet man die Resultate genauer, so findet man neben sehr günstigen (MCCOLLUM, GROSS und JEWETT) ausgesprochen schlechte (HANSEN, REA, SCOTT). Bei 33 doppelseitig operierten Kryptorchen, die wir selbst nachuntersuchen konnten, von denen in 21 Fällen das Ejaculat analysiert wurde, fanden wir 17mal eine Aspermie und 4mal eine Oligospermie (NOWAKOWSKI, 1959). Drei weitere Patienten mit eunuchoiden Erscheinungen waren zur Ejaculatproduktion überhaupt nicht mehr in der Lage. Nur 2 Patienten waren fertil, sofern man die erwiesene Vaterschaft dafür zugrunde legt, denn Ejaculatuntersuchungen wurden von diesen Patienten verweigert.

Tabelle 142. *Fertilität bei bilateralem Hodenhochstand nach präpuberaler Orchidopexie.* (SCOTT, 1962)

Autor	Zahl der Fälle	Zahl der Fertilien
MCCOLLUM (1935)	22	15
HANSEN (1949)	25	2
REA (1951)	8	—
BRUNET et al. (1958)	6	3
BERGSTRAND u. QUIST (1960)	25	14
MAITLAND (1953)	7	2[a]
HAND (1955)	27	15[a]
GROSS u. JEWETT (1956)	16	12[a]
SCOTT (1962)	12	2
	148	65

[a] Erwiesene Vaterschaft.

Es wäre nicht richtig, die unterschiedlichen Resultate allein auf eine unterschiedliche Operationstechnik zurückzuführen. Man sollte berücksichtigen, daß beim echten Hodenhochstand, wie schon erwähnt, in einem nicht geringen Prozentsatz der Fälle eine primär defekte Gonade vorliegt, was zu den schlechten Gesamtresultaten sicher mit beiträgt. Zugunsten dieser Auffassung sprechen auch die Ergebnisse der einseitig behandelten Kryptorchismusfälle, in denen nicht nur der Leistenhoden, sondern auch der Scrotalhoden primär eine Schädigung aufweist. Es ist ferner zu bedenken, daß der operative Eingriff als solcher je nach der angewandten Technik für den Hoden ein schweres Trauma darstellt. Wie CHARNY u. WOLGIN zeigen konnten, kommt es mit den konventionellen Verfahren post operationem in 20% zur kompletten Atrophie, und wenn beide Hoden atrophieren, so bedeutet das praktisch die Kastration mit allen ihren klinischen Folgen. Beispiele dieser Art zeigen Abb. 170 und 178.

Aus diesem Grunde sollte an Stelle der bislang praktizierten Orchidopexie schonendere operative Verfahren, wie z.B. die Funiculo-Orchidolyse treten (OBERNIEDERMAYR u. MAIER).

Die Ergebnisse der Operation bei einseitigem Hodenhochstand sind hingegen wesentlich günstiger, der Prozentsatz mit normaler Fertilität liegt bei 78%, unbehandelt wird nur $^1/_3$ später fertil (SCOTT, 1962).

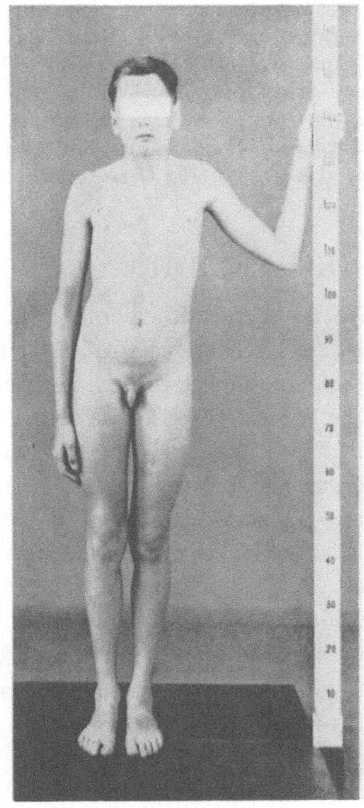
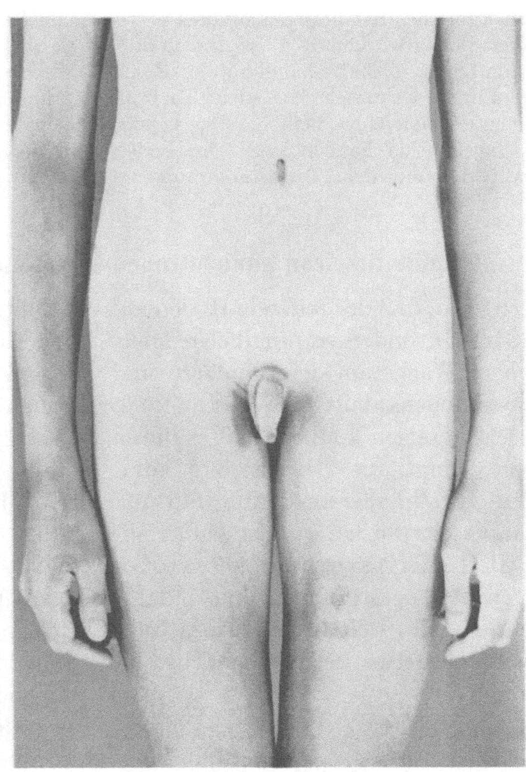

Abb. 170. 15 Jahre 6 Monate alter Knabe mit ausbleibender Pubertät infolge doppelseitiger Hodenatrophie nach Orchidopexie

Therapie des Hypogonadismus

Für die Behandlung des Hypogonadismus stehen zwei Hormone respektive Hormongruppen zur Verfügung

1. Gonadotropin-Präparate, und zwar

a) das Choriongonadotropin (HCG), gewonnen aus dem Harn schwangerer Frauen, welches vorwiegend ICSH-Aktivität besitzt und

b) das HMG (= Human menopausal gonadotrophin), aus dem Harn klimakterischer Frauen gewonnen mit vorwiegender FSH-Aktivität und

2. das Testosteron.

Schwangerenharnpräparate wurden von SCHAPIRO bereits in den dreißiger Jahren in die Behandlung der männlichen Keimdrüsenstörungen eingeführt. Der Beweis jedoch, daß HCG die Leydigzellreifung und -funktion bei unterentwickelten menschlichen Hoden stimuliert, wurde aber erst 1948 von HELLER und NELSON erbracht. Seither gehört HCG zum wesentlichen therapeutischen Rüstzeug bei sekundären Störungen der Hodenfunktion. HELLER und NELSON konnten zugleich den Nachweis erbringen, daß reines FSH — sie benützten solches tierischer Provenienz — bei Menschen die Spermiogenese bis zur vollen Reife zu stimulieren vermag. Neuerdings stehen auch Gonadotropinpräparate menschlicher Provenienz, aus dem Harn klimakterischer Frauen gewonnen, mit vorwiegender FSH-Aktivität zur Verfügung (HMG-Leo; Pergonal), wodurch eine wichtige Lücke in der Behandlung genital unterentwickelter Männer mit partiellen Störungen der Gonadotropinbildung geschlossen wurde. Es hat sich erwiesen, daß die Kombination von HCG und HMG in diesen Fällen die wirksamste Behandlung darstellt, die wir gegenwärtig besitzen.

Das Testosteron dient im wesentlichen zur Substitution bei defizitärer Testosteronproduktion. Hauptindikationsgebiete sind die primären Hodenerkrankungen.

Nach der Entdeckung des Testosterons durch LAQUEUR und seine Mitarbeiter 1935 standen verhältnismäßig bald Testosteronester für die parenterale und perlinguale Applikation zur Verfügung. 1939 lagen bereits die ersten klinischen Erfahrungen mit dem Testosteronpropionat vor. 1940 konnte Foss das Methyltestosteron mit Erfolg in die Behandlung des Eunuchoidismus einführen. Da es sich aber bei der Therapie praktisch immer um eine jahre-, manchmal sogar jahrzehntelange Substitution handelt, war eine konsequente Substitution mit dem Testosteronpropionat und Methyltestosteron unbefriedigend. Auch die 1948 in die Therapie eingeführten Kristallsuspensionen brachten keinen wesentlichen Fortschritt. Eine neue Ära eröffnete sich mit der Entdeckung langwirkender Depotester vor etwa 18 Jahren; bahnbrechend waren in dieser Hinsicht in Deutschland die Arbeiten Junkmanns, der das Testosteron-Oenanthat entwickelte.

Indikation von gonadotropen Hormonen (HCG und HMG)

Es ist erwiesen, daß der reifende Hoden auf Gaben von HCG besonders empfindlich reagiert und mit einem Wachstum des tubulären und inkretorischen Hodenanteils antwortet. Knorr (1966) hat ferner zeigen können, daß es durch HCG-Zufuhr gelingt, die Testosteronproduktion erheblich zu stimulieren (s. Abb. 146 und S. 378). Hieraus leiten sich die günstigen Erfahrungen der HCG-Therapie bei allen konstitutionell bedingten Reifungsstörungen ohne und mit Minderwuchs ab. Ein weiteres wichtiges Indikationsgebiet stellt ferner der Hodenhochstand dar (s. S. 409).

Die Wirkung von HCG auf den sekundären Hypogonadismus ist dagegen auf ganz bestimmte Indikationen beschränkt. Der Erfolg ist vom Grad der erreichten Hodenreifung abhängig: je unreifer, um so schlechter sind die Behandlungsaussichten. Im allgemeinen gelingt es in solchen Fällen bei alleiniger HCG-Therapie nur, die Leydigzellfunktion und damit die Entwicklung der sekundären Geschlechtsmerkmale zu stimulieren, weniger dagegen das Tubuluswachstum. Je weiter die Entwicklung des Hodenparenchyms vorangeschritten ist, um so günstiger sind die Behandlungsaussichten. Im günstigsten Fall ist eine normale sexuelle Reifung und spätere Fertilität zu erzielen. Die Kombination von HCG und HMG gibt allerdings heute die Chance, auch in den ungünstig gelagerten Fällen das Wachstum des exkretorischen und inkretorischen Hodenanteils ausreichend zu stimulieren. Nach Absetzen der Gonadotropinzufuhr stellt sich allerdings der frühere Zustand weitgehend wieder her.

Konstitutionelle Reifungsverzögerung ohne und mit Kleinwuchs

Es wurde bereits darauf hingewiesen, daß in der überwiegenden Mehrzahl der Fälle von konstitutioneller Reifungsverzögerung ohne Kleinwuchs mit einem spontanen Pubertätseintritt zu rechnen ist, wenn man lange genug wartet. Das ist aber aus psychologischen Gründen nach dem 17. Lebensjahr kaum möglich, so daß im allgemeinen zu diesem Zeitpunkt eine Behandlung mit HCG einsetzen sollte. Die Dosierung liegt pro Woche bei 2000—4000 IE., die Behandlungsdauer erstreckt sich über mehrere Monate. Eine Gesamtdosis von 25000—50000 IE ist meist ausreichend. Es ist empfehlenswert, 3 Monate lang zu behandeln und nach Abschluß des ersten Hormonstoßes den Erfolg abzuwarten. Tritt er nicht ein, kann die Behandlung in gleicher Weise nach Ablauf einer Behandlungspause von 2—3 Monaten in gleicher Gesamtdosis wiederholt werden.

Auch Patienten mit konstitutioneller Reifungsverzögerung und Kleinwuchs (konstitutionelle Entwicklungsverzögerung i. e. S.) pflegen auf die HCG-Therapie günstig zu reagieren, wie die folgende Beobachtung beweist:

Der Patient kam im Alter von 17 Jahren wegen eines sexuellen Infantilismus mit Kleinwuchs in die Klinik. Das Skeletalter war deutlich retardiert (weniger als 13 Jahre), im Harn kein gonadotropes Hormon nachweisbar. 2 Jahre nach Beginn der HCG-Behandlung ist es zu voller Pubertätsentwicklung und einem puberalem Wachstumsschub von 13 cm gekommen. Die verabreichte Gesamtdosis betrug 32000 IE. Eine Nachuntersuchung 12 Jahre später zeigte eine völlig normale körperliche Entwicklung und eine normale Fertilität des 29jährigen (s. Abb. 171).

Diese günstigen Behandlungserfolge mit HCG bei allen konstitutionell bedingten Entwicklungsverzögerungen lassen sich eigentlich nur mit der bestehenden Tendenz zur Spontanpubertät erklären. Die Stimulierung der Testosteronproduktion führt neben der sexuellen Reifung zunächst zu beschleunigter Skeletentwicklung und allgemeiner Reifungsstimulierung und diese wiederum ist offenbar ein Aktivator der hypophysären Gonadotropinbildung, die von einem bestimmten Zeitpunkt ab spontan einsetzt und, wie die mitgeteilte Beobachtung zeigt, auch weiter anhält.

Die lange Zeit geäußerten Bedenken, daß eine längerdauernde Behandlung mit Choriongonadotropinen irreparable Hodenschädigungen herbeiführen

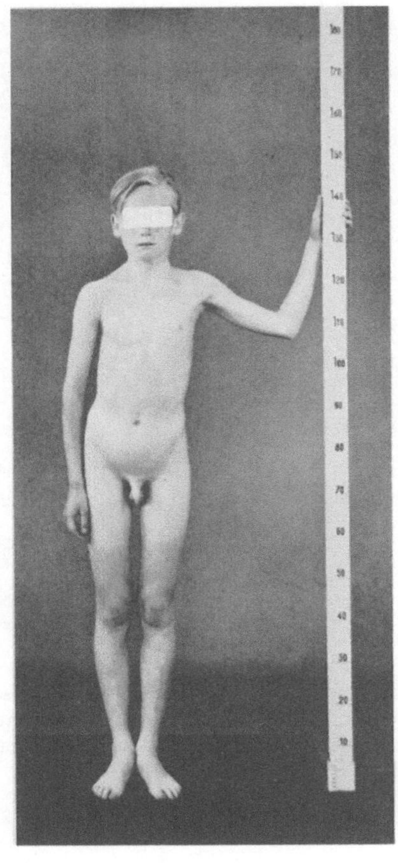

a

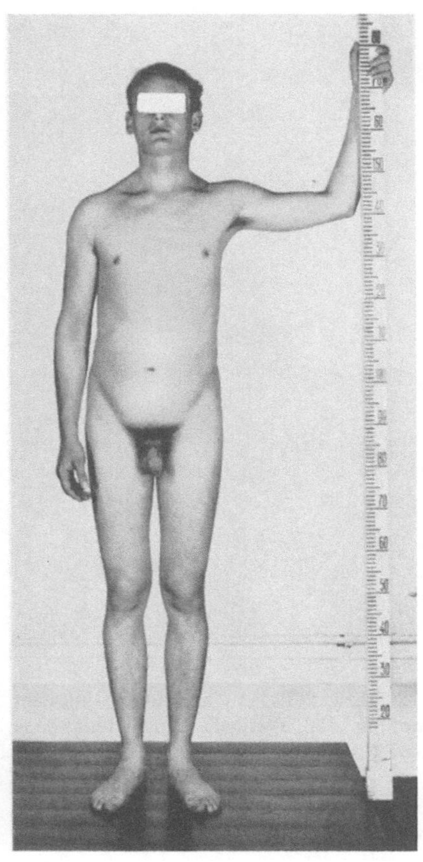

b

Abb. 171. a 17 Jahre alter Patient mit konstitutioneller Reifungsverzögerung und Minderwuchs. Behandlung mit 32000 IE HCG, danach Pubertätseintritt und Wachtsumsschub um 13 cm. b Zustand des gleichen Patienten 12 Jahre nach der Behandlung: Körpergröße 177 cm, normale Körperproportionen, sekundäre Geschlechtsmerkmale altersentsprechend entwickelt, Hoden von normaler Größe. Fertilität erwiesen

könne, müssen aufgrund umfassender Untersuchungen von TURNER, ZANARTU und NELSON als gegenstandslos angesehen werden. Die Autoren haben 178 Patienten, die wegen retardierter Pubertät mit und ohne Kleinwuchs mit Choriongonadotropinen behandelt worden waren, nachuntersucht, um evtl. Hodenschäden zu objektivieren. Diese Nachuntersuchungen erfolgten 1—20 Jahre nach der Hormontherapie. Die überwiegende Mehrzahl, und zwar 164 Patienten, hatte keine nachweisbaren Hodenschäden. HCG fördert also die Entwicklung unreifer Testikel, vorausgesetzt, daß richtig dosiert und lange genug behandelt wird.

Es muß jedoch festgehalten werden, daß eine längerdauernde HCG-Behandlung mit der daraus resultierenden vermehrten Testosteronsekretion ebenso wie die Applikation von Testosteron selbst zu einer dissoziierten Skeletentwicklung führt; die Knochenkernentwicklung und damit schließlich der Epiphysenfugenschluß wird stärker beschleunigt als das Längenwachstum, so daß es bei einer solchen Behandlung u. U. zur Verminderung der eigentlich zu erwartenden Körpergröße kommt. Demgegenüber bewirken die modernen synthetischen Anabolika eine gleichmäßige Beschleunigung von Ossifikation und Längenwachstum der Knochen und sind deshalb ohne Gefährdung der definitiven Körpergröße zu verwenden. Die Pubertät setzt auch unter Anabolikaeinfluß ein, sobald ein Skeletalter von 12—13 Jahren erreicht ist.

HCG und HMG bei sekundären Hodenerkrankungen

Idiopathischer Eunuchoidismus mit und ohne Anosmie. Die jahrelangen Erfahrungen mit HCG beim idiopathischen Eunuchoidismus zeigen, daß es bei entsprechender Dosierung und Behandlungsdauer gelingt, ein gewisses Wachstum der Gonaden zu erzwingen und eine Stimulierung der Leydigzellen zu eigener Testo-

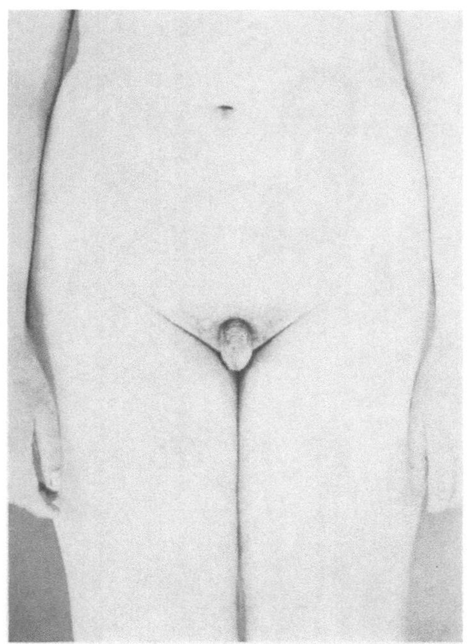

a

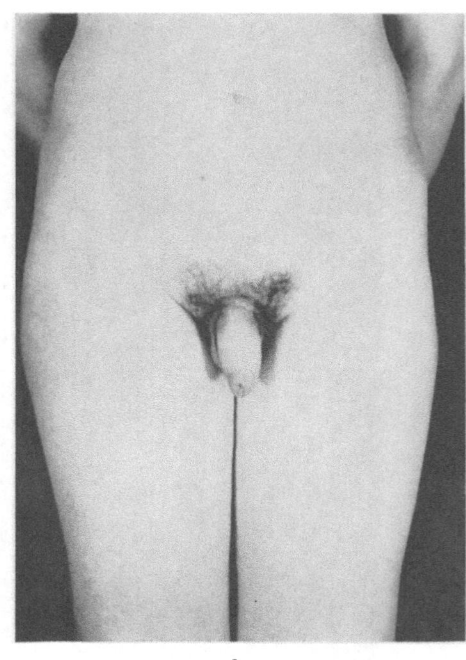

b

Abb. 172. a 26jähriger Patient mit idiopathischem Eunuchoidismus und Anosmie. Histologisch schwerste Reifungshemmung der Testikel. b Ergebnis einer 2jährigen HCG-Behandlung mit insgesamt 308000 IE: Penis- und Scrotumwachstum, Zunahme der Scham-, Achsel- und Bartbehaarung. Nur geringfügige Vergrößerung der Hoden

steronproduktion und damit auch eine Entwicklung der sekundären Geschlechtsmerkmale zu erreichen, daß aber die Testosteronproduktion sofort aufhört, wenn die Gonadotropinzufuhr beendet ist. Je unreifer der Hoden, um so ungünstiger die Prognose in therapeutischer Hinsicht. Ganz besonders schwierig zu behandeln sind die Fälle von idiopathischem Eunuchoidismus mit Anosmie.

Das Ausmaß der möglichen sexuellen Stimulierung durch alleinige HCG-Behandlung ist in Abb. 174 bei einem 26jährigen Patienten mit idiopathischem Eunuchoidismus und Anosmie mit hochgradigster Reifungsstörung der Testikel zu erkennen, der in 2 Jahren insgesamt 308000 IE HCG erhielt. Penis und Prostata entwickelten sich zu normaler Größe, Bart-, Achsel- und Schambehaarung waren fast normal und die Potenz war während der Behandlung intakt. Die Stimulierung des Hodenwachstums war allerdings minimal. Nach Beendigung der HCG-Zufuhr hörten Potenz und Ejaculation sofort wieder auf.

Durch die Kombination von HCG und HMG ist es, wie JOHNSEN (1966) gezeigt hat, möglich, auch bei sehr ausgeprägter Reifungshemmung der Testikel diese bis zur normalen Größe wachsen zu lassen. Die dazu notwendigen Dosen sind allerdings sehr hoch und die Behandlungsdauer relativ lang. JOHNSEN hat in einem Fall von idiopathischem Eunuchoidismus 324500 IE HCG und 17380 IE HMG innerhalb von 4 Jahren verabreicht, dadurch allerdings eine normale Hodengröße und Hodenfunktion erreicht. Mit Beendigung der Gonadotropinzufuhr trat funktionell wieder der Zustand wie vor Beginn der Therapie ein.

Eine Fertilität ist bei idiopathischem Eunuchoidismus (ohne Anosmie) auch durch alleinige HCG- und Testosteronzufuhr möglich, wie die folgende Beobachtung zeigt.

Es handelt sich um einen 20jährigen Patienten mit hochgradigem sexuellen Infantilismus und rechtsseitigem Kryptorchismus (Abb. 173a), der 12 Jahre konsequent mit Hormonen behandelt wurde. Bei wiederholter Kontrolle vor der Therapie war kein gonadotropes Hormon im Harn nachweisbar. Nach $^{1}/_{2}$jähriger erfolgloser Serumgonadotropinbehandlung (1951/52) Übergang auf HCG: in 2 Jahren 7 Monaten (1952—1955) insgesamt 353000 IE, danach Pubertätseintritt, Wachstumsschub, Hodendescensus rechts, normale Hodengröße links und im Ejaculat 33,6 Mill. Spermien/ml. Unter einer nachfolgenden Substitution mit Testosteron perlingual sanken die Spermienzahlen auf niedrigere Werte ab. Von 1957—1960 keine Behandlung. Vom Dezember 1960 ab erhielt er in Abständen von 3 Wochen 250 mg Testoviron-Depot Schering (Testosteronoenanthat): danach Anstieg der Spermienzahlen auf maximal 17,4 Mill./ml (davon

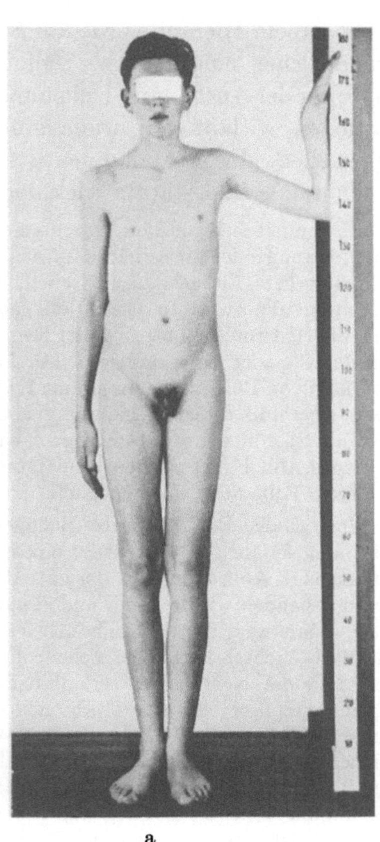

a

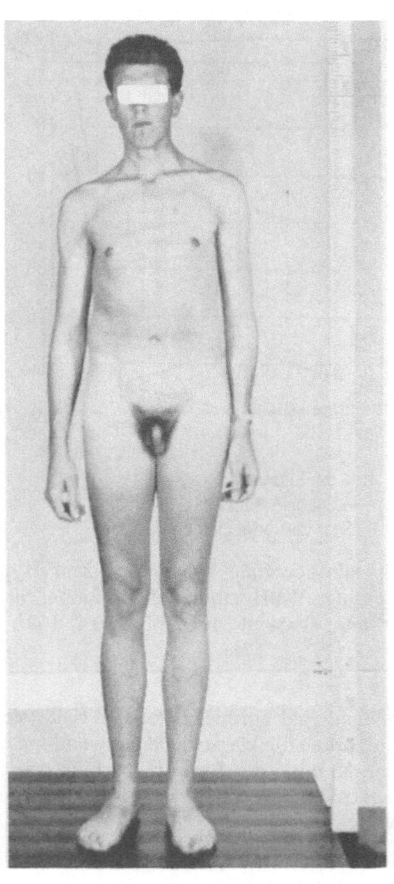

b

Abb. 173. a 20jähriger Patient mit idiopathischem Eunuchoidismus mit extremster Unterentwicklung von Penis und Scrotum (vgl. dazu auch Abb. 158a u. b), erbsgroßer Testikel, einseitiger Hodenhochstand. b Ergebnis nach 12jähriger Behandlung mit Serumgonadotropin, HCG und Testosteron: der 32jährige zeigt eine altersentsprechende körperliche Entwicklung. Fertilität mit 35 Jahren erwiesen. (Weitere Einzelheiten s. Text)

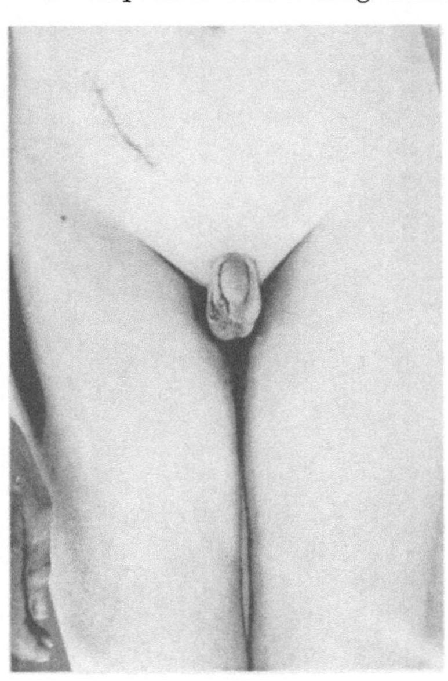

a

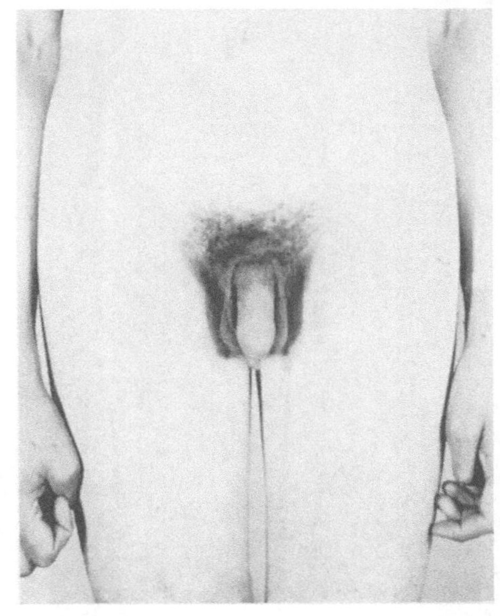

b

Abb. 174. a u. b. Effekt einer HCG-Behandlung (Gesamtdosis 118000 IE bei einem 22jährigen Patienten mit FSH- und ICSH-Mangel (s. Abb. 158b u. 159b): normale Entwicklung von Penis, Scrotum und Hoden (Ergebnis der Ejaculatanalysen s. Abb. 175)

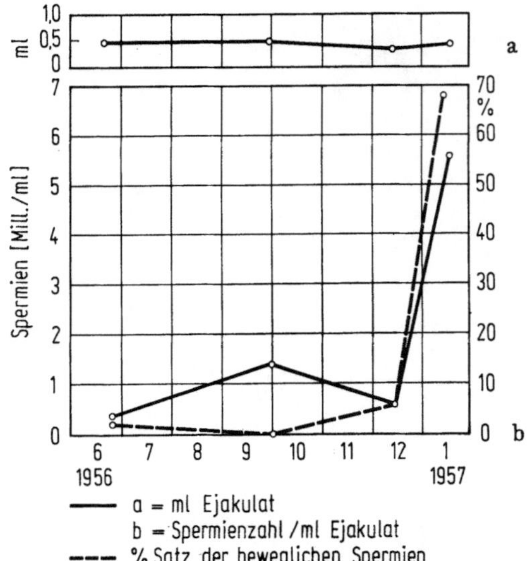

Abb. 175. Ejaculatkontrolle bei sekundärem Hypogonadismus infolge FSH- und ICSH-Mangel nach HCG-Behandlung (Patient der Abb. 158b, 159b u. 174)

50% unbeweglich), bei normaler Potenz. 1963 (siehe Abb. 173b) entsprach die körperliche Entwicklung der eines normalen Mannes, der Epiphysenschluß war inzwischen eingetreten. 1965 Heirat, 1966 wurde ein gesunder Sohn gezeugt.

Es gibt nun eine Gruppe partieller Störungen der Gonadotropinbildung mit günstigerer Prognose: es sind jene, wo die Hoden mikroskopisch einen wesentlich höheren Reifegrad als beim idiopathischen Eunuchoidismus erreicht haben. Hierauf wurde auf S. 392 bereits ausführlicher eingegangen. Gelingt die Diagnose vor der Ausbildung früheunuchoider Proportionen, so läßt sich, wie aus der Abb. 174 zu ersehen, durch konsequente HCG-Zufuhr eine normale Pubertätsentwicklung nachholen.

Es handelt sich um den Patienten der Abb. 158/159 b, dessen Hoden im Verhältnis zu den Patienten mit idiopathischem Eunuchoidismus einen relativ hohen Reifungsgrad aufwies. In diesem Fall gelang es außerdem, die Hodenreifung bis zu voller Funktionstüchtigkeit der Gonaden zu stimulieren. Der Patient erhielt innerhalb von 13 Monaten insgesamt 118000 IE HCG. Nach Abschluß dieser Behandlung konnten bereits 5,5 Mill. Spermien pro ml im Ejaculat nachgewiesen werden (s. Abb. 175). Spätere Ejaculatkontrollen waren in diesem Falle nicht mehr möglich.

Noch eindrucksvoller ist das Behandlungsresultat bei einem 24jährigen Patienten, einem sog. fertilen Eunuchen (s. Abb. 158/159c), der mit HCG und Testosteron behandelt wurde. Penis und Hoden hatten sich in $3^1/_4$ Jahren zu normaler Größe entwickelt (Abb. 176) und Bart-, Achsel- und Schambehaarung entsprachen gleichfalls der Norm. Das Verhalten der Spermienzahlen unter der Therapie ergibt sich aus Abb. 177. Unter kombinierter HCG- und Testosterontherapie Anstieg der Spermienzahl auf über 80 Mill./ml, danach wieder Abfall auf etwa 10 Mill. und später ohne jede Behandlung erneuter Anstieg auf 160 Mill./ml. Der gleiche Effekt kann in solchen Fällen auch durch alleinige Testosteronzufuhr erreicht werden.

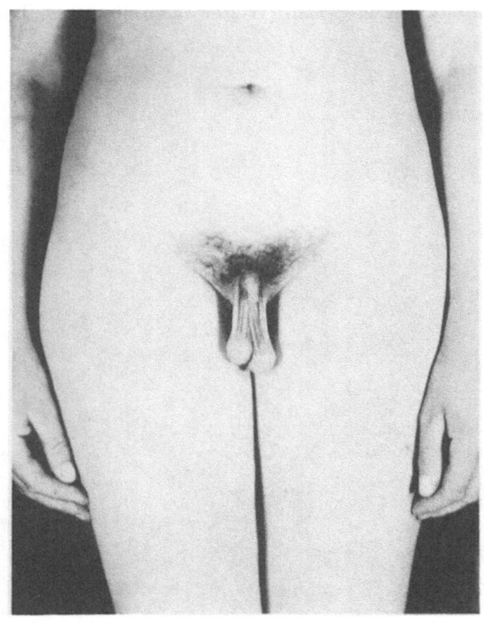

a

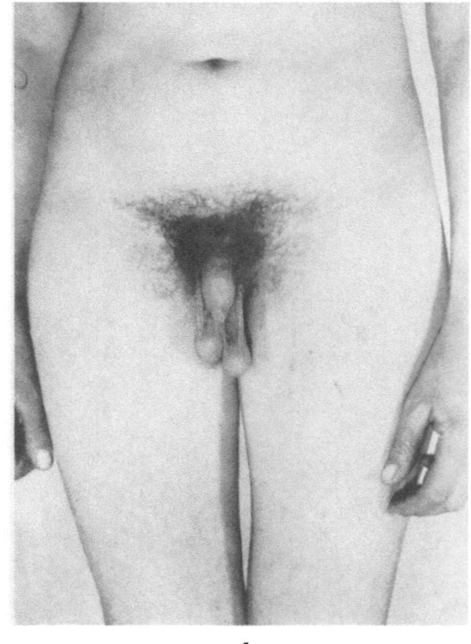

b

Abb. 176. a u. b Behandlungsergebnis nach 2jähriger kombinierter Behandlung mit HCG und Testosteron bei einem Fall von Pasqualini-Syndrom (Patient der Abb. 158c u. 159c; s. auch Abb. 177)

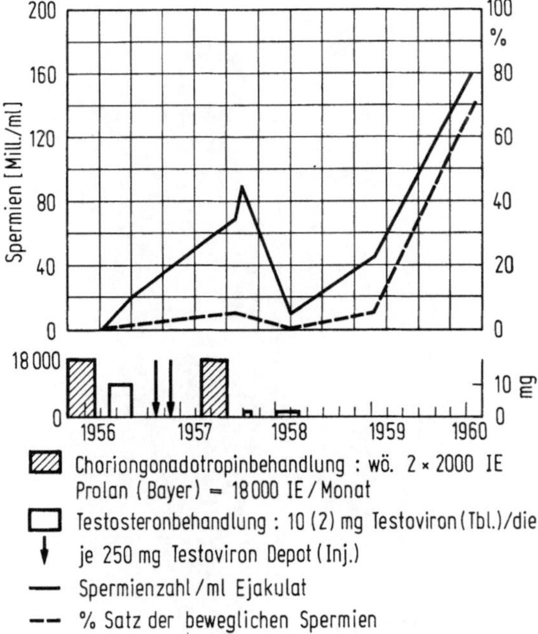

Abb. 177. Verhalten der Spermienzahlen eines Patienten mit Pasqualini-Syndrom (ICSH-Mangel) bei kombinierter Behandlung mit HCG und Testosteron (Fall der Abb. 158c u. 159c und Abb. 176)

Indikationen des Testosterons

Testosteron ist, wie gezeigt, zunächst bei allen primären Hodenerkrankungen mit Testosterondefizit indiziert, ferner aber auch bei sekundärem Hypogonadismus, wenn mit HCG allein keine Wirkung zu erreichen ist. Es gelingt mit Testosteron in der Adoleszenz, vorausgesetzt daß ausreichend dosiert wird, die Pubertätsreife nachzuholen und das retardierte Skeletwachstum bis zur völligen Reife zu bringen, sodaß die Entwicklung früheunuchoider Proportionen in jedem Fall verhindert wird.

Dies demonstrieren die Abb. 178 und 179 nach 1- und $4^1/_2$- bzw. 5jähriger Testosterondauersubstitution. Im 1. Fall handelt es sich um einen 17jährigen Jüngling, wo im 15. Lebensjahr wegen Kryptorchismus eine Orchidopexie durchgeführt wurde, die zu doppelseitiger Hodenatrophie und Ausbleiben der Pubertätsentwicklung führte. Nach 12 Monate dauernder Testosteronbehandlung (250 mg Testosteronoenanthat in 6wöchentlichen Abständen) deutliche Pubertätsentwicklung.

Die Abb. 179 demonstriert 2 Brüder mit idiopathischem Eunuchoidismus und Anosmie (vgl. Text, S. 389) nach 5 Jahre langer konsequenter Substitution mit 250 mg eines Testosteron-Depotpräparates (Sustanon) in monatlichen Abständen. Die sexuelle und körperliche Entwicklung entspricht absolut dem Lebensalter, nur die Hodengröße blieb unverändert.

Die Entwicklung der Skeletreifung während einer $4^1/_2$jährigen Testosterondauersubstitution

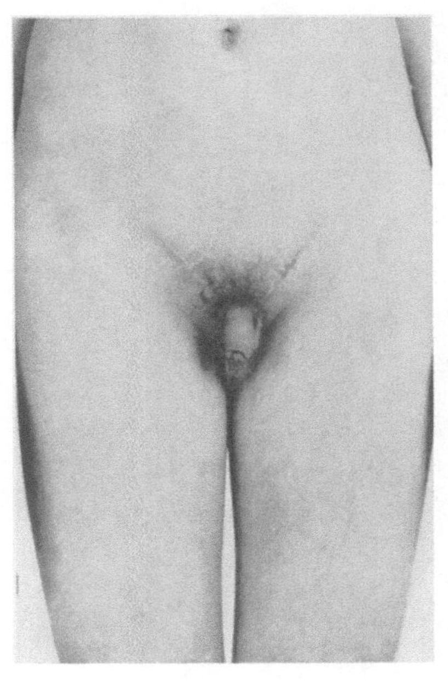

a

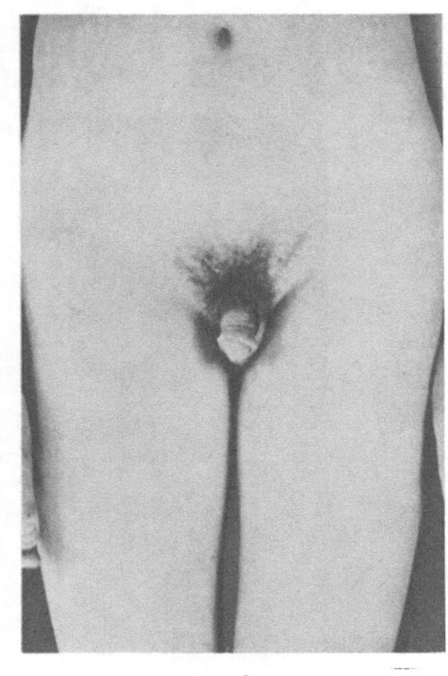

b

Abb. 178a u. b. Wirkung einer 12 Monate dauernden Substitution mit Testosteronoenanthat bei einem 18jährigen Patienten mit doppelseitiger Hodenatrophie nach Orchidopexie. a Vor der Therapie, b nach der Therapie

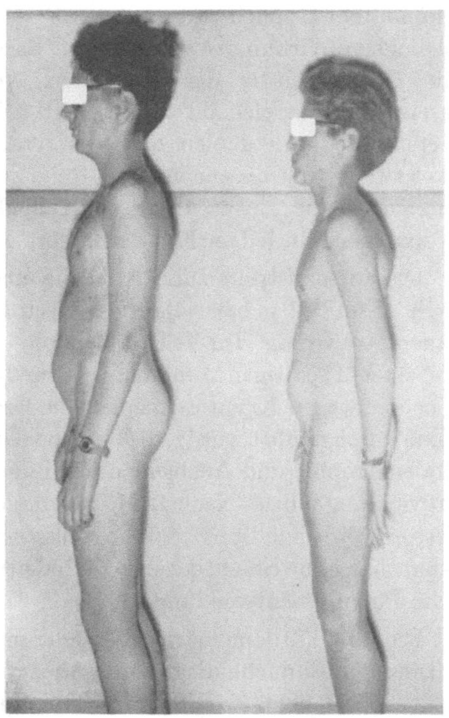

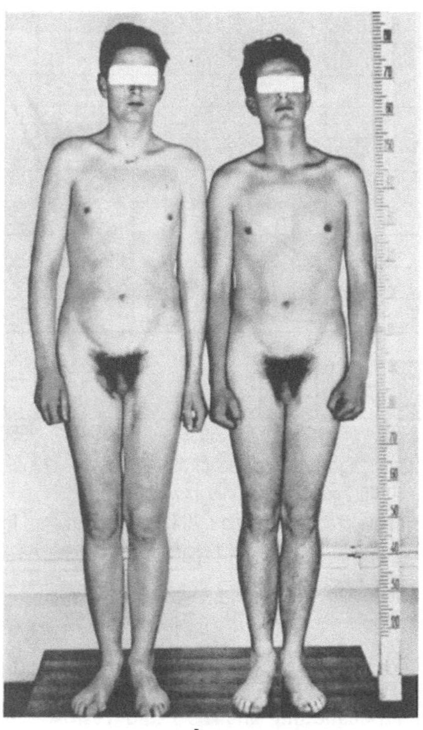

a b

Abb. 179a u. b. Wirkung einer 5 Jahre dauernden Substitutionsbehandlung mit einem Depottestosteronpräparat (250 mg i.m./Monat) bei 2 Brüdern mit idiopathischem Eunuchoidismus, Anosmie und doppelseitigem Hodenhochstand (Zustand nach doppelseitiger Orchidopexie). a Vor der Therapie, b nach der Therapie

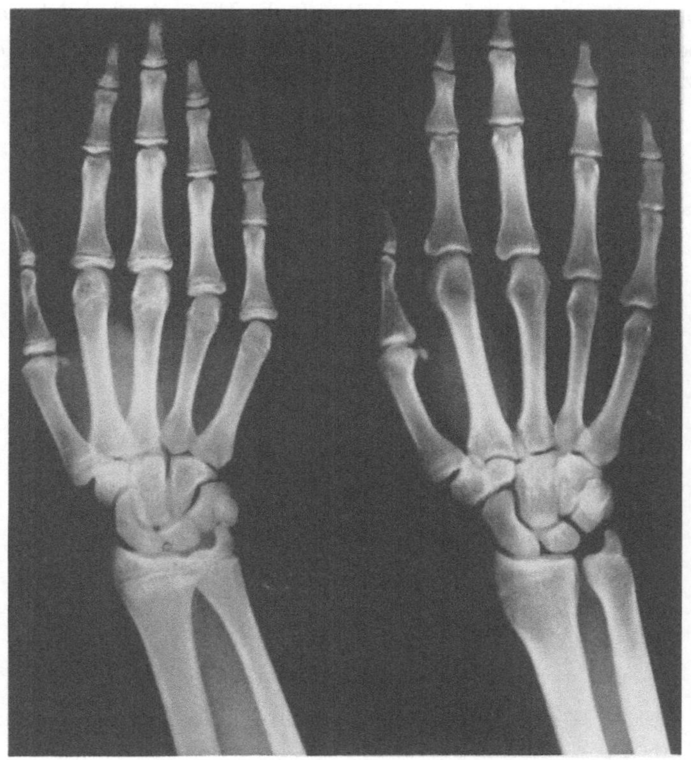

a b

Abb. 180a u. b. Wirkung einer 5 Jahre dauernden Substitutionsbehandlung mit Testosteron (250 mg/Monat) auf die Skeletreifung bei einem 17 Jahre alten Patienten mit idiopathischem Eunuchoidismus. a Vor der Therapie, b nach der Therapie mit 250 mg Testosteronoenanthat monatlich demonstriert die Abb. 180. Sie stammt von einem 17jährigen mit idiopathischem Eunuchoidismus und läßt erkennen, daß ein normaler Epiphysenschluß unter der Substitution erfolgte und daß dadurch die Entwicklung früheunuchoider Proportionen sicher verhindert werden kann.

Ist es aber bereits zu früheunuchoiden Erscheinungen gekommen, so gelingt es nur, das Peniswachstum und die Entwicklung der Sekundärbehaarung zu stimulieren und den Epiphysenschluß herbeizuführen. Bezüglich der Skeletveränderungen ist zu sagen, daß bei bestehender Androgenmangel-Osteoporose durch ausreichende Substitution das Fortschreiten der Osteoporose verhindert wird, eine Rückbildung einmal bestehender osteoporotischer Veränderungen dadurch aber nicht möglich ist.

Literatur

ALBERT, A.: Male hypogonadism. VII. The testis in partial gonadotrophic failure during puberty (lack of luteinizing hormone only). Proc. Mayo Clin. **30**, 31 (1955).

ALTMANN, F.: Über Eunuchoidismus. Virchows Arch. path. Anat. **276**, 455 (1930).

ANDERS, G., PRADER, A., HAUSCHTECK, E., SCHÄRER, K., SIEBENMANN, R. E., HELLER, R.: Multiples Sex-Chromatin und komplexes chromosomales Mosaik bei einem Knaben mit Idiotie und multiplen Mißbildungen. Helv. paediat. Acta **15**, 515 (1960).

APOSTOLAKIS, M., VOIGT, KL. D.: Gonadotropine. Stuttgart: Thieme 1965.

ARNDT, J. A.: Die Folgen der Orchidopexie auf die Hodenfunktion. Diss. Hamburg 1959.

BAIRD, D. T.: A method for the measurement of estrone and estradiol 17β in peripheral human blood and other biological fluids. J. clin. Endocr. **28**, 244 (1967).

BERGMAN, S., NOWAKOWSKI, H., REITALU, J.: Cytological and clinical observations in XXY/XX/XY/XO mosaicism. Hereditas (Lund) **61**, 276 (1969).

— — — A Klinefelter patient with XX constitution. Hereditas (Lund) **64**, 148 (1970).

BERGSTRAND, C. G., QUIST, O.: In: LINNEWEH, F., Die Prognose chronischer Erkrankungen. Berlin-Göttingen-Heidelberg: Springer 1960.

BEVAN, A. O.: Surgical treatment of undescended testicle. J. Amer. med. Ass. **41**, 718 (1903).

BIERICH, J. R.: Störungen der sexuellen Reifung. Mschr. Kinderheilk. **109**, 140 (1961).

— Moderne Gesichtspunkte zum Problem des Hodenhochstandes. Internist (Berl.) 8, 42 (1967).

— SCHIRREN, C., SCHUBERT, W.: Studies on HCG treated boys with undescended testes. Acta endocr. (Kbh.), Suppl. **101**, 16 (1965).

BROWN, J. B.: In: LORAINE, J. A., and E. T. BELL, Hormone assays and their clinical application. 2. Aufl. Edinburgh-London: E. and S. Livingstone 1966.

BROWNE, D.: Treatment of undescended testicle. Brit. med. J. **1938 II**, 168.

— Treatment of undescended testicle. Proc. roy. Soc. Med. **42**, 643 (1949).

BRUNET, J., MOWBRAY, R. R. DE, BISHOP, P. M. F.: Management of the undescended testis. Brit. med. J. **1958 I**, 1367.

CASTILLO, E. B. DEL, TRABUCCO, A., BALZE, F. A. DE LA: Syndrome produced by the absence of the germinal epithelium without impairment of the Sertoli and Leydig cells. J. clin. Endocr. **7**, 493 (1947).

CHAPELLE, A. DE LA, HORTLING, H., NIEMI, M., WENNSTRÖM, J.: XX sex chromosomes in a human male. First case. Acta med. scand., Suppl. **412**, 25 (1964).

CHARNY, CH. W., CONSTON, A. S., MERANZE, D. R.: Development of the testis. A histologic study from birth to maturity with some notes on abnormal variations. Fertil. and Steril. **3**, 461 (1952).

— WOLGIN, W.: Cryptorchism. New York: Paul B. Hoeber 1957.

CONTI, C., MARESCOTTI, V., FABRINI, A.: Ipogonadismo leydigiano postpuberale. Folia endoc. (Pisa) **5**, 261. Ref. Kongreßbl. **141**, 164 (1952).

COUR-PALAIS, I. J.: Spontaneous descent of the testicle. Lancet **1966 I**, 1403.

COURT BROWN, W. M., HARNDEN, D. G., JACOBS, P. A., MACLEAN, N., MANTLE, D. J.: Abnormalities of the sex chromosome complement in man. H. M. Stationery Office 1964.

DAVID, K., DINGEMANSE, E., FREUD, J., LAQUEUR, E.: Über kristallinisches männliches Hormon aus Hoden (Testosteron), wirksamer als aus Harn oder aus Cholesterin bereitetes Androsteron. Hoppe-Seylers Z. physiol. Chem. **233**, 281 (1935).

DEMMING, C. L.: Symposion über den Kryptorchismus; Indikationen für eine hormonelle Behandlung. Trans. Amer. Ass. gen.-urin. surg. **48**, 59 (1956).

DICZFALUSY, E. (ed.): Steroid assay by protein binding. Acta endocr. (Kbh.) **64**, Suppl. 147 (1970).

DOERR, H. K.: Über die Vererbung von Leistenhoden bei Haustieren und Menschen. Diss. Berlin (1940).

DUMMERMUTH, G.: EEG-Untersuchungen beim jugendlichen Klinefelter-Syndrom. Helv. paediat. Acta **16**, 702 (1961).

ENGBERG, H.: Testis endocrine funktion ved kryptorchisme. Kopenhagen: E. Munksgaard 1948.

— Investigation on the endocrine function of the testicle in cryptorchism. Proc. roy. Soc. Med. **42**, 652 (1949).

FERGUSON-SMITH, M. A.: X-Y chromosomal interchange in the aetiology of true hermaphrodism and of XX Klinefelter's syndrome. Lancet **1966 II**, 475.

— LENNOX, B., MACK, W. S., STEWART, J. S. S.: Klinefelter's syndrome. Frequency and testicular morphology in relation to nuclear sex. Lancet **1957 II**, 167.

Gierthmühlen, F. W.: Die Klinik der konstitutionellen Entwicklungsverzögerung. Diss. Hamburg 1971.

Greulich, W. W., Dorfman, R. I., Catchpole, H. R., Solomon, C. I., Culotta, S. C.: Somatic and endocrine studies of puberal and adolescent boys. Monogr. Soc. Res. Child Develop. **7**, 85 (1942).

Gross, R. E., Jewett, Th. C.: Surgical experiences from 1222 operations for undescended testis. J. Amer. med. Ass. **160**, 634 (1956).

Guillon, G.: Diskussionsbemerkung. Path. et Biol. **11**, 1231 (1963).

Hand, J. R.: Undescended testes: Report of 153 cases with evaluation of clinical findings, treatment and results on followup to thirty-three years. Trans. Amer. Ass. gen.-urin. Surg. **47**, 9 (1955).

Hanley, H. G.: Congenital anomalies. Proc. roy. Soc. Med. **55**, 1044 (1962).

Hansen, T. S.: Fertility in operatively treated and untreated cryptorchidism. Proc. roy. Soc. Med. **42**, 645 (1949).

Heller, C. G., Nelson, W. O.: Classification of male hypogonadism and a discussion of the pathologic physiology, diagnosis and treatment. J. clin. Endocr. **8**, 345 (1948).

Hensold, H.: Klinik und Ätiologie des idiopathischen Eunuchoidismus mit Anosmie (Kallmann-Syndrom). Diss. Hamburg (1967).

Howard, R. P., Sniffen, R. C., Simmons, F. A., Albright, F.: Testicular deficiency: a clinical and pathological study. J. clin. Endocr. **10**, 121 (1950).

Husslein, H., Eisenhut, L.: Die artefizielle Insemination. Wien. med. Wschr. **15**, 325 (1966).

Jacobs, P. A., Strong, J. A.: A case of human intersexuality having a possible XXY sex-determining mechanism. Nature (Lond.) **183**, 302 (1959).

Johnsen, S. G.: A clinical routine method for the quantitative determination of gonadotrophins in 24-hour urine samples. II. Normal values for men and women at all age groups from pre-puberty to senescence. Acta endocr. (Kbh.) **31**, 207 (1959).

— A study of human testicular function by the use of human menopausal gonadotrophin and of human chorionic gonadotrophin in male hypogonadotrophic eunuchoidism and infantilism. Acta endocr. (Kbh.) **53**, 315 (1966).

Junkmann, K.: Über protrahiert wirksame Androgene. Naunyn-Schmiedebergs Arch. exp. Path. Pharmak. **215**, 85 (1952).

Kallmann, F. J., Barrera, S. E.: The genetic aspects of primary eunuchoidism. Amer. J. ment. Defic. **48**, 203 (1944).

Kent, J. R., Acone, A. B.: Plasma testosterone levels and aging in males. In: Androgens in normal and pathological conditions. Hrsg. A. Vermeulen u. D. Exley. Excerpta Medica Founddation 1966.

Keutel, J.: Forensische Bedeutung des XYY-Status. Med. Klin. **64**, 2251 (1969).

Klinefelter, H. H., Jr., Reifenstein, E. C., Jr., Albright, F.: Syndrome characterized by gynecomastia, aspermatogenesis without a-leydigism, and increased excretion of follicle stimulating hormone. J. clin. Endocr. **2**, 615 (1942).

Knorr, D.: Wirkung und Nebenwirkung der Choriongonadotropinbehandlung des Hodenhochstandes. Therapiewoche **14**, 583 (1964).

— Über die Ausscheidung von freiem und glucuronsäuregebundenem Testosteron im Kindes- und Reifungsalter. Acta endocr. (Kbh.) **54**, 215 (1967).

Köhne, G.: Die Beziehungen des angeborenen Olfactoriusdefektes zum primären Eunuchoidismus des Mannes. Virchows Arch. path. Anat. **314**, 345 (1947).

Lancet **1966 I**, 583: The YY syndrome. (Leading article.)

Landau, R. L.: Hypogonadism with spermatogenesis: a case report. J. clin. Endocr. **13**, 510 (1953).

Laron, Z., Levy, J.: Diagnosis, treatment and followup of 326 cases referred as undescended testes. Acta endocr. (Kbh.), Suppl. **101**, 14 (1965).

Lenz, W.: Anomalien der Geschlechtschromosome als Ursache von Schwachsinn. Fortschr. Med. **79**, 645 (1961).

— Anomalien der Geschlechtschromosomen, Gonadendysgenesie, Intersexualität. In: Humangenetik, Bd. III/1, S. 330. Stuttgart: Thieme 1964.

— Stoeckenius, M.: Untersuchungen bei Anomalien der Geschlechtschromosomen. Dtsch. Arch. klin. Med. **211**, 93 (1965).

Lim, N. Y., Dingemann, J. F.: Measurement of testosterone excretion and production rate by glass paper chromatography. J. clin. Endocr. **25**, 563 (1965).

Loraine, J. A., Bell, E. T.: Hormone assays and their clinical applications. Edinburgh-London: E. & S. Livingstone 1966.

MacCollum, D. W.: Clinical study of the spermatogenesis of undescended testicles. Arch. Surg. **31**, 290 (1935).

Mack, W. S.: Discussion on male infertility. Proc. roy. Soc. Med. **46**, 835 (1953).

Maeste de San Juan, A.: Falta total de los nervios olfactorios con anosmia en un individuo en qui en existia una atrofia congenita de los testiculos y membro viril. El Siglo Medico, Madrid, 211 (1856).

Maitland, A. I. L.: Maldescent of the testicle. Glasg. med. J.W.S. **34**, 170 (1953).

Mann, Th.: Biochemistry of semen and of the male reproduction tract. London: Methuen & Co. Ltd. 1964.

McCullagh, E. P.: Testicular dysfunction. Bull. N.Y. Acad. Med. **24**, 341 (1948).

— Beck, J. C., Schaffenburg, C. A.: A syndrome of eunuchoidism with spermatogenesis, normal FSH, and low or normal ICSH: ("Fertile Eunuchs"). J. clin. Endocr. **13**, 489 (1953).

Miller, O. J.: The sex chromosome anomalies. Amer. J. Obstet. Gynec. **90**, 1078 (1964).

Morer-Fargas, F., Nowakowski, H.: Die Testosteronausscheidung im Harn bei männlichen Individuen. Acta endocr. (Kbh.) **49**, 443 (1965).

Morsier, G. de: Etudes sur les dysraphies crânioencéphaliques. 7. Eunuchoidisme et agénésie des lobes olfactives. La dysplasie olfacto-génitales Arch. suisse neurol. **74**, 309 (1955).

— Gauthier, G.: La dysplasie olfactogénitale. Path. et Biol. **11**, 1267 (1963).

NATHANSON, I. T., TOWNE, L. E., AUB, J. C.: Normal excretion of sex hormones in childhood. Endocrinology **28**, 851 (1941).

NELSON, W. O.: Some problems of testicular function. J. Urol. (Baltimore) **69**, 325 (1953).

NOWAKOWSKI, H.: Bilateral testicular atrophy as a result of scrotal hematoma in the newborn. Acta endocr. (Kbh.) **18**, 501 (1955).

— Der Hypogonadismus im Knaben- und Mannesalter. Ergebn. inn. Med. Kinderheilk. **12** NF, 220 (1959).

— LENZ, W.: Genetic aspects of male hypogonadism. Recent Progr. Hormone Res. **17**, 53 (1961).

— — BERGMAN, S., REITALU, J.: Chromosomenbefunde beim echten Klinefelter-Syndrom. Acta endocr. (Kbh.) **34**, 483 (1960).

— — — — Chromosome studies in identical twins with Klinefelter's syndrome. Path. et Biol. **11** 1239 (1963).

— ZERSSEN, D. v., BERGMAN, S., REITALU, J.: Mosaikstruktur bei Patienten mit echtem Klinefelter-Syndrom und deren Relation zum Intelligenzdefekt. 12. Symp. Dtsch. Ges. f. Endokrin. Berlin-Heidelberg-New York: Springer 1966.

OBERNIEDERMAYR, A., MAIER, W. A.: Die Descensusstörungen des Hodens und ihre Versorgung. Z. Kinderchir. **1**, 97 (1964).

PASQUALINI, R. Q., BUR, G. E.: Sindrome hipoandrogénico con gametogénesis conservada. Rev. Asoc. méd. argent. **64**, 6 (1950).

— Hypoandrogenic syndrome with normal spermatogenesis. J. clin. Endocr. **13**, 128 (1935).

— BUR, G.: Hypoandrogenic syndrome with spermatogenesis. Fertil. and Steril. **6**, 144 (1955).

PAULSEN, C. A., GORDON, D. L., CARPENTER, R. W.: Klinefelter's syndrome and its variants: A hormonal and chromosomal study. Recent Progr. Hormone Res. **24**, 322 (1968).

PLUNKETT, E. R., BARR, M. L.: Congenital testicular hypoplasia. Anat. Rec. **124**, 348 (1956).

— — Testicular dysgenesis affecting the seminiferous tubules principally, with chromatin-positive nuclei. Lancet **1956**, 853.

PRADER, A.: Diagnose und Therapie des hypophysären Zwergwuchses im Kindesalter. Schweiz. med. Wschr. **84**, 375 (1954).

REA, C. E.: Fertility in cryptorchids. Minn. Med. **34**, 216 (1951).

REITALU, J.: The occurence of 48-chromosome cells in a patient with Klinefelter's syndrome over a six-years period. Identification by autoradiography of the 48th chromosome. Hereditas (Lund) **58**, 63 (1968).

— Chromosome studies in connection with sex chromosomal deviations in man. Hereditas (Lund) **59**, 1 (1968).

ROBINSON, J. N., ENGLE, E. T.: Some observations on the cryptorchid testis. J. Urol. (Baltimore) **71**, 716 (1954).

RYAN, R. J.: The luteinizing hormone content of human pituitaries. I. Variations with sex and age. J. clin. Endocr. **22**, 300 (1962).

SCHAPIRO, B.: Ist der Kryptorchismus chirurgisch oder hormonal zu behandeln? Dtsch. med. Wschr. **57**, 718 (1931).

— Chirurgische oder hormonale Therapie des Kryptorchismus? Schweiz. med. Wschr. **65**, 338 (1935).

SCORER, C. G.: The incidence of incomplete descent of the testicle at birth. Arch. Dis. Childh. **31**, 198 (1956).

SCOTT, L. ST.: Fertility in cryptorchidism. Proc. roy. Soc. Med. **55**, 1074 (1962).

SCRIBA, P. C., SCHWARZ, K.: Hypothalamus und Hypophyse. In: Klinische Pathophysiologie. Hrsg. W. SIEGENTHALER. Stuttgart: Thieme 1970.

SEGUY, E. J. N.: Ectopie testiculaire et stérilité masculine. Thèse Paris (1961).

SIEBNER, H., SCHÖCK, V.: Pseudohermaphroditismus masculinus mit Gonadendysgenesie bei Chromosomenmosaik (XO/XY/XXY/XX). Dtsch. med. Wschr. **89**, 1063 (1964).

SOHVAL, A. R., SOFFER, L. J.: Congenital testicular deficiency. I. Absence of spermatogonia, Sertoli and Leydig cells as a cause of eunuchoidism with cryptorchidism. J. clin. Endocr. **12**, 1229 (1952).

SOLBACH, H. G.: In: OBERDISSE, K., SOLBACH, H. G., DAWEKE, H., ZIMMERMANN, H., Nuklearmedizin und Endokrinologie. Internist (Berl.) **10**, 325 (1969).

— WIEGELMANN, W.: Differentialdiagnose des männlichen Hypogonadismus. Verh. dtsch. Ges. inn. Med. (im Druck).

TAMM, J.: Testes. In: KÜCHMEISTER. BARTELHEIMER u. JORES, Klinische Funktionsdiagnostik. Stuttgart: Thieme 1967.

— (ed.): Testosterone. Stuttgart: Thieme 1968.

— Testis. In: Klinische Pathophysiologie. Hrsg. W. SIEGENTHALER. Stuttgart: Thieme 1970.

TANNER, J. M.: Wachstum und Reifung des Menschen. Stuttgart: Thieme 1962.

THERKELSEN, H. J.: Del Castillo syndrome with female karyotype. Lancet **1964**, 884.

THOMPSON, W. O., HECKEL, N. J.: Undescended testes: present status of glandular treatment. J. Amer. med. Ass. **112**, 397 (1939).

TILLINGER, K. G., DICZFALUSY, E., WESTMAN, A.: Studies on oestrogen metabolism in newborn boys. Acta endocr. (Kbh.), Suppl. **31**, **47** (1957).

TONUTTI, E., WELLER, O., SCHUCHARDT, E., HEINKE, E.: Die männliche Keimdrüse. Stuttgart: Thieme 1960.

TURNER, H. H., ZANARTU, J. A., NELSON, W. O.: Effect of chorionic gonadotropin therapy on fertility in males with scrotal testes. Fertil. and Steril. **15**, 24 (1964).

TURPIN, R., LEJEUNE, J.: Les chromosomes humains. Paris: Gauthier-Villars 1965.

VERMEULEN, A.: Urinary excretion of testosterone. In: Androgens in normal and pathological conditions. Hrsg. A. VERMEULEN u. D. EXLEY. Excerpta Medica Foundation 1966.

VOIGT, K. D., VOLKWEIN, V., TAMM, J.: Eine Methode zur Bestimmung der Testosteronausscheidung im Urin. Klin. Wschr. **42**, 642 (1964).

WANGENSTEEN, O. H.: The undescended testis. Arch. Surg. **14** (1927).

— The undescended testis. Its fate after satisfactory scrotal anchorage. Ann. Surg. **102**, 875 (1935).

WARD, B., HUNTER, W. M.: The absent testicle; a report on a survey carried out among schoolboys in Nottingham. Brit. med. J. **1960 I**, 1110.

WEIDENREICH, D.: Über partiellen Riechlappendefekt und Eunuchoidismus beim Menschen. Z. Morph. Anthrop. **18**, 157 (1914).

Weibliche Keimdrüse

J.-H. Napp, Essen

1. Embryonale Entwicklung und Differenzierung des Ovars

Die *Entwicklung der Gonadenanlage* wird bei dem 5—7 mm langen Keimling mit der Ausbildung des Keimepithels (Fischel, Stieve) an der Hinterwand des Cöloms im Gebiet der medialen Urnierenfalte eingeleitet. Der Anreiz hierzu erfolgte wahrscheinlich durch die Urgeschlechtszellen, die vom Entoderm auf der sog. Keimbahn (Politzer) in das Keimdrüsenfeld einwandern. Aus dem Keimepithel sprossen die primären Keimstränge in den darunterliegenden Mesenchymkern (Gonadenblastem) ein. Bis zu diesem Stadium, bei einer Länge des Embryo von 14—16 mm, bestehen keine Unterschiede im Aufbau der Primitivgonade zwischen beiden Geschlechtern (indifferente Gonade).

Durch die Anwendung der Chromosomenanalyse beim Menschen sind in den letzten Jahren sichere kausale Zusammenhänge zwischen Chromosomenaberrationen und gestörter Geschlechtsdifferenzierung und Geschlechtsentwicklung aufgedeckt worden (s. S. 438). Aus diesen Befunden konnte der *Einfluß der Chromosomen auf die normale Gonadenentwicklung beim Menschen* abgeleitet werden. Die Bestimmung des Geschlechtes und der erste Anstoß zur Geschlechtsdifferenzierung erfolgt ausschließlich durch die Geschlechtschromosomen. Für die Differenzierung der bipotenten Gonadenanlage zum Hoden ist das Vorhandensein eines Y-Chromosomens erforderlich, gleichgültig wie viele X-Chromosomen bei einer Anomalie gleichzeitig bestehen. Die Differenzierung zum Ovar wird durch die Wirkung von zwei X-Chromosomen bei fehlendem Y-Chromosomen eingeleitet. Die folgende Differenzierung der inneren und äußeren Genitalorgane ist von androgenen Wirkstoffen des embryonalen Hodens abhängig, die das Wachstum des Wolffschen Ganges stimulieren. Fehlen diese, so erfolgt grundsätzlich eine weibliche Entwicklung der Genitalorgane (s. bei Lenz, 1964; Lenz u. Pfeiffer; Jones).

Die Herkunft der verschiedenen Zellformationen, die später endokrin tätig werden, ist im einzelnen noch nicht bekannt. Es ist aber auffallend, daß die Zellarten mit der Potenz der Steroidsynthese in engster Nachbarschaft entstehen (Tonutti u. Fetzer). Daher wird es verständlich, daß anlagebedingte Störungen in der Steroidsynthese nicht auf eine endokrine Drüse beschränkt sein müssen.

Die *Differenzierung der Gonadenanlage* zum Ovar beginnt beim 20—25 cm langen Embryo. Im Gegensatz zum Testis, dessen Ausbildung etwas früher einsetzt, überwiegen hierbei die corticalen Elemente gegenüber den medullären Anteilen. Die primären Keimstränge in der Marksubstanz zerfallen in zahlreiche Eiballen, die die Ovarialanlage dicht durchsetzen. Im Laufe der embryonalen Entwicklung werden diese vom Zentrum her zurückgebildet und durch Bindegewebe und Gefäße ersetzt. In der Rindenschicht bleiben die Eiballen erhalten und werden von den sekundären Keimsträngen des Keimepithels aufgenommen. Bei dem 3—4 Monate alten Keimling beginnen sich aus einzelnen Oogonien der Eiballen Primärfollikel zu differenzieren, die durch die Ausbildung einer einschichtigen Zellage um die Eizelle gekennzeichnet sind. Damit ist die anatomische und funktionelle Einheit zwischen Eizelle und umgebendem Bindegewebe geschaffen, die die Grundlage der späteren generativen und vegetativen Ovarialfunktion bildet. Die Entwicklung von Primärfollikeln aus Eiballen endet wahrscheinlich kurz nach der Geburt. Eine spätere Oogenese wird diskutiert, ist aber bisher nicht bewiesen.

Das fetale Ovar zeigt in den letzten Schwangerschaftsmonaten eine deutliche Reaktion auf das placentare Choriongonadotropin. Unter seinem Einfluß entwickeln sich Sekundär- und Tertiärfollikel mit der Theca interna als der *ersten endokrinen Gewebsformation des Ovars* (Tonutti und Fetzer). Sie bilden sich nach der Geburt atretisch zurück, können aber evtl. zum Ausgangspunkt großer Follikelcysten werden, die nicht selten bei Kleinkindern beobachtet werden.

2. Das Ovar in der Kindheit

Das kindliche Ovar ist schmal, länglich und von glatter, hellgrauer Oberfläche. Es wird von dem einschichtigen Keimepithel umgeben, das der derben bindegewebigen Tunica albuginea aufsitzt. Die Rindenzone ist dicht mit Primärfollikeln besiedelt. Der Hilus ovarii enthält als Reste der Urnierenkanälchen das Rete ovarii und die Hiluszellen, die den Leydigschen Zellen des Hodens entsprechen. Ihnen wird von manchen Autoren die Androgenproduktion des Ovars zugeschrieben. Als Verbindungswege des Körpers zu den inkretorischen Systemen des Ovars läßt der Hilus ovarii Gefäße und Nerven ein- und austreten.

Es wurde festgestellt, daß in jedem kindlichen Ovar etwa 100000—200000 Primärfollikel vorhanden sind. Bis zur Pubertät wird dieser Bestand durch Absterben der Eizellen und atretische Rückbildung kleiner Sekundärfollikel, die niemals die 3 mm-Grenze überschreiten, laufend vermindert. Es ist möglich, daß dieser Vorgang direkt oder indirekt dem weiteren Follikelwachstum und der Ovulation den Weg bereitet (Tietze, 1952).

Während der Kindheit, etwa bis zum 10. Lebensjahr, werden nur sehr geringe, kaum meßbare Mengen von Oestrogenen in den Harn ausgeschieden. Wie die Abb. 181 zeigt, stimmen bis zu diesem Alter die Hormonausscheidungen bei Knaben und Mädchen weitgehend überein. Die kleinen Sekundärfollikel, deren Bildung in dieser Lebensphase wahrscheinlich autonom abläuft („Follikelgärung"), lassen eine nur wenig differenzierte Thecaformation erkennen und besitzen noch keine nennenswerte inkretorische Funktion. Die Genitalregion und die Brustdrüsen verharren in einem kindlichen, funktionslosen Zustand.

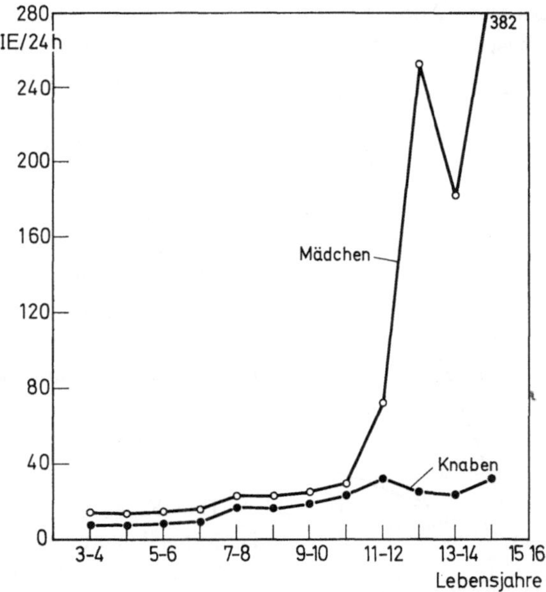

Abb. 181. Die Ausscheidung der (biologisch bestimmten) Oestrogene im Harn von Mädchen und Knaben in Kindheit und Pubertät (I. T. NATHANSON et al., 1941)

3. Pubertät

Die sexuelle Entwicklung wird durch eine zunehmende Sekretion von Nebennierenrindensteroiden eingeleitet *(Adrenarche)*. Es wird angenommen, daß diese Sexualsteroide die Reifung des Sexualzentrums im Zwischenhirn bewirken und dadurch die entsprechenden Impulse auf die gonadotrope Funktion des Hypophysenvorderlappens ausgelöst werden (s. S. 426).

Mit Beginn der Pubertät steigt die Zahl der wachsenden Follikel erheblich an. Sie überschreiten die 3 mm-Grenze und erreichen einen Durchmesser von 5—7 mm *(Oophorarche)*. Das Follikelepithel wird mehrschichtig und bildet einen scharf begrenzten Saum von Granulosazellen *(Sekundärfollikel)*. Aus dem umgebenden Gewebe differenziert sich als endokrine Gewebsformation die Theca interna, die mit ihrer reichen Vascularisierung die Ernährung der Membrana granulosa gewährleistet. Durch Auflösung von Zellen in der Granulosaschicht und Flüssigkeitsausscheidung (Liquor folliculi) entsteht innerhalb der Granulosazellschicht ein Spalt (Antrum), der den *Tertiärfollikel* = Graafscher Follikel kennzeichnet (Abb. 182). Trotz teilweise starker Auftreibung der Bläschenfollikel verfallen diese vorerst ohne Ovulation der Rückbildung. Reifung und Zugrundegehen lassen häufig einen Rhythmus erkennen, der dem Einsetzen des Menstruationscyclus um $1^1/_2$—2 Jahre vorauseilen kann (unterschwelliger Cyclus).

Entsprechend diesen anatomischen Vorgängen im Ovar steigt die Ausscheidung von

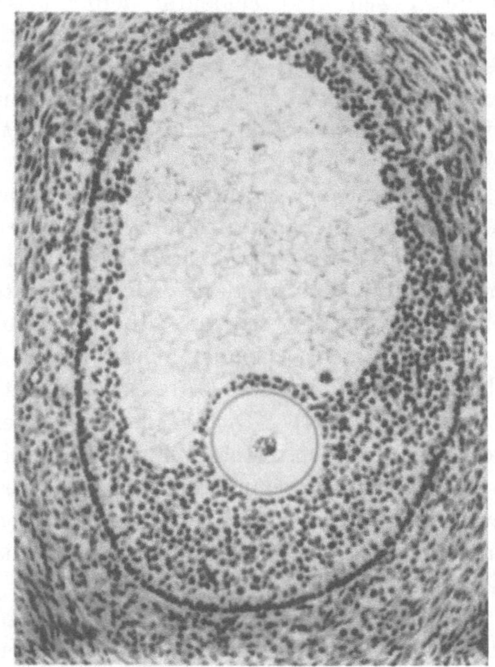

Abb. 182. Tertiärfollikel. Antrumbildung, Granulosazellschicht mit Cumulus oopherus, Theca interna. Vergr. 105fach

Oestrogenen im Harn stark an (s. Abb. 181). Sie liegen in der Kindheit zwischen 2—12 μg/die und erreichen mit Beginn der Oophorarche Werte von 15—60 μg/die. Entsprechend dem unterschwelligen Cyclus des Follikelapparates werden erstmals Schwankungen in der Oestrogenausscheidung registriert.

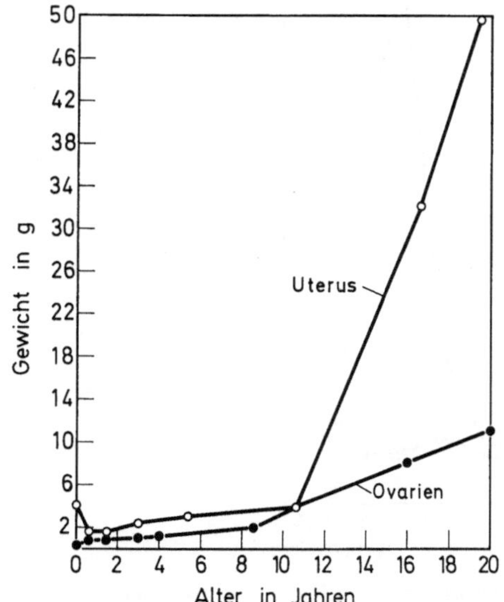

Abb. 183. Gewichte des Uterus und der Ovarien zwischen Geburt und 20. Lebensjahr. Querschnittsbefunde am Sektionsmaterial nach Wehefritz (1923), Scammon (1930), Roessle u. Roulet (1932). (Nach Tanner, 1962)

Die hormonale Aktivität der Follikel, die in der Pubertät beginnt und bis zum Erlöschen der Ovarialfunktion andauert, wird als *vegetative Funktion* bezeichnet. Sie liefert die Basis der Oestrogenisierung, auf der sich nach Einsetzen der generativen Ovarialfunktion die cyclischen Vorgänge aufbauen. An diesen vegetativen Vorgängen ist fortwährend ein großer Teil der Follikel und der Thecaformationen beteiligt.

Das Einsetzen der puberalen Entwicklung ist äußerlich am Wachstum der Brust *(Thelarche)*, am Auftreten der Schambehaarung *(Pubarche)* und an einem gleichzeitigen Wachstumsschub erkennbar. Unter der organotropen Wirkung der Oestrogene kommt es zu einem schnellen Wachstum des Uterus, der Tuben und der Scheide sowie zu einer Gewichtszunahme der Ovarien (Abb. 183).

4. Die Menarche

Der Eintritt der Menarche ist das bedeutungsvollste Geschehen im Pubertätsalter. Da dieser Zeitpunkt eindeutig definiert ist, bietet er die exakteste Grundlage für statistische Erhebungen über den Eintritt des Reifealters und über den Zusammenhang zwischen Menarchebeginn und späterer Ovarialfunktion.

Fast überall in der Welt wurde eine Vorverlegung des Menarchealters in den letzten Jahrzehnten festgestellt. Während in Deutschland um die Jahrhundertwende die erste Blutung durchschnittlich mit 15 Jahren auftrat, liegt dieser Zeitpunkt heute bei 13,5 Lebensjahren (A. Meyer, Tietze, 1949, 1954; Staemmler, 1964). Die Ursachen dieser Acceleration werden hauptsächlich auf die verbesserten Lebensgewohnheiten und die verstärkten Umweltseinflüsse auch im sexuellen Bereich zurückgeführt (Nevinny-Stickel, Tietze).

Für den Kliniker ist es wichtig, zu wissen, daß relativ weite Abweichungen von den Durchschnittswerten noch in den Bereich des Normalen fallen. Statistische Erhebungen haben ergeben, daß im untersuchten Kollektiv 95,5% der Menarchetermine zwischen 11,2 und 16,2 Jahren und unter Zugrundelegung der 4σ-Grenze zwischen 8,7 und 18,7 Jahren liegen (E. Maier, Hammerstein). Konstitutionelle Momente, Vererbung und soziale Verhältnisse bestimmen im Einzelfall den Zeitpunkt der beginnenden Reifung und den Eintritt der Menarche. So werden unglücklicherweise oft heranwachsende Mädchen, die von dem durchschnittlichen Entwicklungsweg abweichen, nutzlosen und oft schädlichen Hormonbehandlungen unterzogen. Der Zeitpunkt der Menarche bietet gewisse prognostische Hinweise auf die spätere Ovarialfunktion. Aus vergleichenden Untersuchungen zwischen Menarchealter und der späteren Ovarialfunktion kann geschlossen werden, daß die Spätmenarche häufig auf einer konstitutionell bedingten Schwäche des vegetativ-humoralen Systems beruht, die sich im Reifealter durch häufigere Cyclusstörungen manifestiert (Müller, Kaufmann). Im gleichen Zusammenhang steht die Tatsache, daß eine frühe Menarche im allgemeinen eine späte Menopause und umgekehrt eine späte Menarche eine frühe Menopause zur Folge hat (Goecke) (Abb. 184).

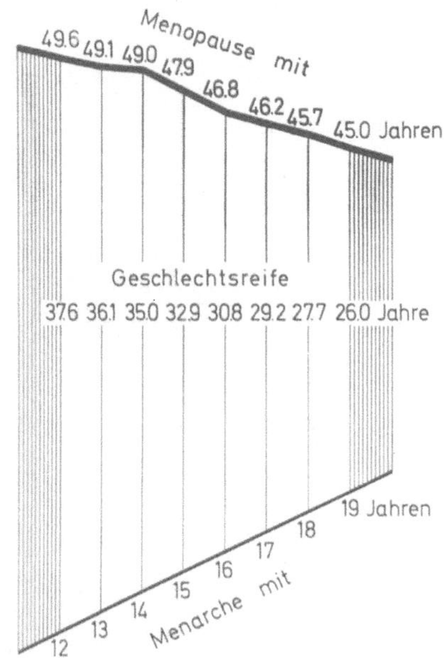

Abb. 184. Zeitliche Abhängigkeit der Menopause von der Menarche (Nach GOECKE)

Trotz rhythmischer Funktion des HVL-Zwischenhirnsystems ist das Ovar zum Zeitpunkt der Menarche im allgemeinen noch nicht in der Lage, mit Ovulation und Gelbkörperbildung zu reagieren. Aus diesem Grunde treten die ersten Blutungen häufig nach anovulatorischen Cyclen auf. Auch in den folgenden Jahren ist in einem hohen Prozentsatz eine mehr oder minder ausgeprägte Corpus luteum-Insuffizienz nachweisbar (DÖRING, VOLLMANN). Es kann daraus geschlossen werden, daß in den ersten Jahren nach der Menarche eine relative Sterilität besteht und daß die volle Fertilität im Durchschnitt erst mit dem Ende des zweiten Lebensjahrzehntes erreicht wird (v. MIKULICZ-RADECKI und KAUSCH, OBER). Jedenfalls ist es nicht berechtigt, die Menarche mit dem Beginn der Reifezeit gleichzusetzen.

Die sich jetzt langsam einspielende Ovarialfunktion ist die Ursache der relativ unregelmäßigen Blutungsintervalle während der Reifungszeit. Wie die tabellarische Zusammenstellung von BREIPOHL zeigt (Tabelle 143), finden sich im ersten Jahr bei drei Viertel der Mädchen unregelmäßig verlängerte Blutungsabstände, im zweiten Jahr nach der Menarche hat sich dagegen bei 70% ein regelmäßiger, etwa vierwöchentlicher Menstruationscyclus einreguliert.

Tabelle 143. *Menstruationscyclus im Menarchealter.* (Nach BREIPOHL)

Jahr	4 Wochen in %	Größer als 4 Wochen in %	Größer als 6 Wochen in %
1	23,53	76,46	17,17
2	69,50	30,05	3,68

Anhand von Basaltemperaturkontrollen bei 303 Mädchen und Frauen während 1471 Cyclen konnte DÖRING (1963) nachweisen, daß während der ersten Jahre nach der Menarche anovulatorische Cyclen und verkürzte Sekretionsphasen weit überwiegen. Der optimale Anteil an vollwertigen Menstruationscyclen wird erst in der Altersgruppe der 26—30jährigen erreicht (Abb. 185).

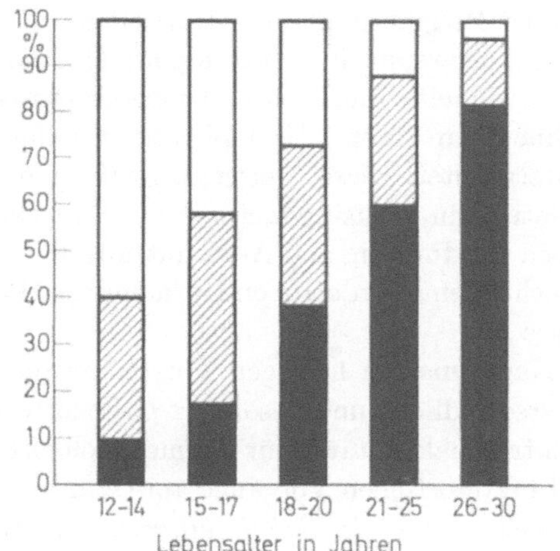

Abb. 185. Der Menstruationscyclus in der Reifeperiode. □ anovulatorische Cyclen, ▨ verkürzte Corpus luteum-Phase (weniger als 10 Tage), ■ vollwertige Cyclen (Nach DÖRING, 1963)

5. Der Menstruationscyclus

a) Die Steuerung der Ovarialfunktion

Die rhythmische Steuerung der Ovarialfunktion erfolgt innerhalb eines Funktionskreises, der den Hypothalamus, die Hypophyse und das Ovar umfaßt (Abb. 186). Die Produktion und Ausschüttung der zentralen und peripheren Hormone regulieren sich dabei wechselseitig nach dem Prinzip der Rückkoppelung.

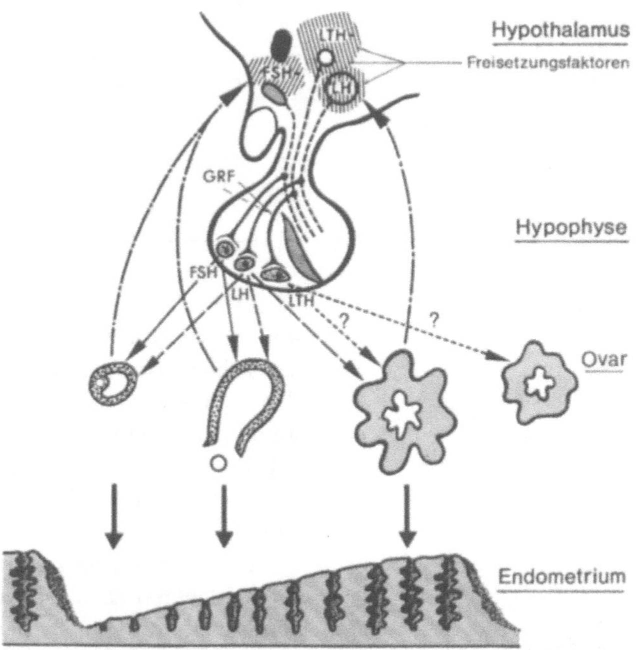

Abb. 186. Schematische Darstellung der regulativen Beziehungen zwischen Hypothalamus — Hypophyse — Ovar

Die primären Impulse zur Ausschüttung der Gonadotropine entstehen im Hypothalamus. Hormonale, nervöse und psychische Reize aus der Peripherie und der Umwelt werden im Tuber cinereum in neuro-humorale Impulse umgewandelt und über neurosekretorische Bahnen an den Hypophysenvorderlappen weitergeleitet. Diese Freisetzungsfaktoren (gonadotrophin-releasing-factors = GRF) veranlassen Produktion und Ausschüttung der entsprechenden gonadotropen Hormone der Hypophyse.

Nach unseren heutigen Vorstellungen sind unterschiedliche und gesondert gesteuerte Gonadotropinaktivitäten für die morphologischen und inkretorischen Vorgänge am Ovar verantwortlich. Das *follikelstimulierende Hormon* (FSH) wird durch den releasing factor FRF freigesetzt und leitet das Follikelwachstum ein. Das *Luteinisierungs-Hormon* (LH), das durch LRF gesteuert wird, bewirkt zusammen mit FSH die Oestrogenbildung. Die Frage, ob das *luteotrophe Hormon* (LTH) wie bei den Nagetieren auch beim Menschen für die Erhaltung des Gelbkörpers erforderlich ist, ist noch nicht entschieden.

Die Ausscheidung der Gonadotropine in den Harn im Verlaufe des Cyclus wurde vielfach untersucht (BROWN et al., BUCHHOLZ). Relativ hohe FSH-Werte finden sich im Beginn der Proliferationsphase und in den letzten Cyclustagen. Eine deutliche Spitze in der LH-Ausscheidung fällt zeitlich etwa mit der Ovulation zusammen. Wegen der Schwierigkeit der Methodik ist eine Interpretation der Befunde im Einzelfall nicht möglich.

Die Freisetzung der Gonadotropine, die durch das Fühlersystem des Zwischenhirns reguliert wird, kann durch die Zufuhr von Steroidhormonen therapeutisch beeinflußt werden. So bewirkt ein kurzfristiger Anstieg der Oestrogenkonzentration eine vermehrte Freisetzung von LH *(Hohlweg-Effekt)*. Der Abbruch einer langdauernden Zufuhr von Ovarialhormonen (medikamentöse Scheinschwangerschaft) führt zu einer überschießenden Gonadotropinausschüttung mit einem relativen Überwiegen der FSH-Aktivität *(Rebound-Phänomen)*.

Das hier aufgezeichnete Bild der endokrinen Regulation muß als ein Modell aufgefaßt werden, in das sich viele, aber nicht alle der bisher bekannten Fakten einordnen lassen. Das Zusammenwirken und die gegenseitige Beeinflussung der peripheren endokrinen Drüsen auf direktem oder indirektem Wege über das Zwischenhirn-Hypophysensystem konnte bisher noch nicht im einzelnen aufgeschlüsselt

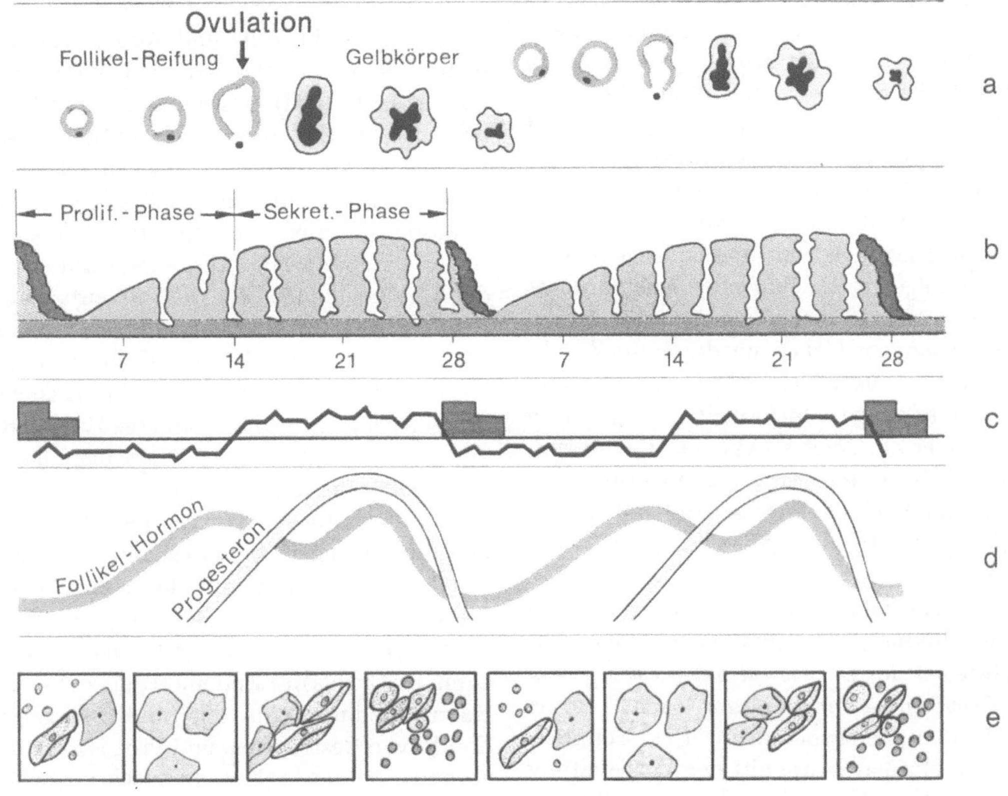

Abb. 187a—e. Normaler Menstruationscyclus. a Ovar. b Endometrium (Basalis). c Basaltemperatur. d Ovarialhormone. e Scheidencytologie. (NAPP, 1962)

werden. Diese Zusammenhänge werden aber deutlich durch die Vielzahl von Störungen, die durch den Ausfall einer endokrinen Drüse oder die Überproduktion eines Hormons ausgelöst werden.

b) Der Ovarialcyclus

Der Zeitabschnitt der Geschlechtsreife beginnt mit dem ersten und endet mit dem letzten Menstruationscyclus, der durch Eireifung, Ovulation und Gelbkörperbildung gekennzeichnet ist. Zu der vegetativen Funktion des Follikelapparates, die mit der Pubertät einsetzt und auch weiter erhalten bleibt, tritt jetzt die *generative Leistung* und damit der Beginn der Fortpflanzungsfähigkeit. Während der Dauer von im Durchschnitt etwa 30 Jahren können maximal 200—300 Follikel zur Reifung gelangen.

Das cyclische Geschehen während der Reifezeit mit seinen vielfältigen Rückwirkungen auf das Genitale, auf den Stoffwechsel und die Psyche wird von den rhythmisch ablaufenden Vorgängen im Ovar beherrscht. Die Kenntnis von den morphologischen Veränderungen und funktionellen Zusammenhängen basiert auf den grundlegenden Untersuchungen von R. SCHRÖDER, R. MEYER und H. STIEVE (s. Abb. 187).

Zu Beginn des Menstruationscyclus wird aus der Zahl der wachsenden Follikel einer „hormonal erweckt“ (TIETZE, 1952) und zur Reifung angeregt. Die schnelle Größenzunahme erfolgt unter starker Vermehrung der Follikelzellen, die schließlich in 8—16 Zellschichten übereinander liegen (Membrana granulosa) (Abb. 182). Die Zunahme des Liquor folliculi bewirkt eine immer stärkere Auftreibung des Follikels bis zu einer Größe von 15—20 mm. Nach etwa 14 Tagen ist die Reifung abgeschlossen und der Graafsche Follikel wölbt die Oberfläche bläschenförmig vor.

Im Mittelpunkt des Menstruationscyclus steht die *Ovulation*, die als höchste und damit auch anfälligste Leistung des Ovars angesprochen werden muß. Die Vorgänge, die den

Follikelsprung auslösen, sind beim Menschen im einzelnen noch nicht aufgeklärt. Äußere Einwirkungen scheinen hierbei keine Rolle zu spielen. Es ist anzunehmen, daß die Eröffnung der Follikelwand, durch die die Eizelle mit einem umgebenden Saum von Granulosazellen herausgespült und damit zur Befruchtung freigegeben wird, durch eine Kombination von zentralen Impulsen und mechanischen Vorgängen infolge des zunehmenden Innendruckes verursacht wird. Eine medikamentöse Ovulationsauslösung ist bisher nur durch die Zufuhr von menschlichem hypophysären Gonadotropin mit einiger Sicherheit zu erreichen (Gemzell et al., Apostolakis et al., Bettendorf). Nicht selten wird der Eisprung von Frauen durch einen kurzdauernden Schmerz im Unterleib als sog. „Mittelschmerz" empfunden.

Die 2. Hälfte des Menstruationscyclus wird von der Bildung, dem Blühen und dem Zugrundegehen des *Corpus luteum* („*zweite endokrine Gewebsformation des Ovars*" nach Tonutti und Fetzer) eingenommen. Die Funktion dieser endokrinen Drüse gilt der Vorbereitung einer möglichen Gravidität. Bei ausbleibender Befruchtung wird durch ihre Rückbildung ein neuer Cyclus in Gang gesetzt.

Direkt nach dem Follikelsprung verschließt sich die gefaltete Follikelhöhle durch geronnenes Blut und Fibrin. Die Granulosazellen lassen eine zunehmende Hyperplasie der Kerne und des Plasmas erkennen und bilden sich durch Einlagerung von rötlich-gelben Lipoiden in Granulosaluteinzellen um. Aus der Theca interna sprossen nach Auflösung der hyalinen Grenzmembran Bindegewebszüge und Capillaren in die Granulosaschicht ein (Stadium der Vascularisierung). Die volle Ausbildung des Corpus luteum, das damit das Stadium der Blüte erreicht, ist nach 2—3 Tagen abgeschlossen.

Bleibt die Befruchtung aus, so beginnt etwa 10—11 Tage nach dem Eisprung die Rückbildung des Gelbkörpers. Dieser Vorgang ist durch die Einlagerung von Neutralfetten im Plasma der Granulosaluteinzellen, durch die Pyknose der Zellkerne und durch bindegewebige Organisation des aktiven Gewebes gekennzeichnet. Die endgültige Resorption bzw. die Ausbildung eines narbigen Restzustandes (Corpus albicans) ist in wenigen Wochen abgeschlossen.

c) Der Endometriumcyclus

Der cyclische Auf- und Abbau des Endometriums wurde erstmals von Hitschmann und Adler (1908) eingehend untersucht und beschrieben. Seit dieser Zeit datieren unsere Kenntnisse von den funktionellen Zusammenhängen und Abhängigkeiten zwischen Ovarialfunktion und Menstruation. Die hormonal gesteuerten Vorgänge am Endometrium schaffen die Voraussetzungen für die Implantation und Ernährung eines befruchteten Eies. Bis zum 25. Tag des Cyclus ist die Vorbereitung des Nidationsbettes abgeschlossen. Bei Ausbleiben der Befruchtung beginnt dann die Rückbildung und schließlich Abstoßung der Schleimhaut bis auf die Basalis (Abb. 187b).

Die Folge der vielfältigen morphologischen und funktionellen Veränderungen am Endometrium wird allein von der Konzentration, der Wirkungsdauer und dem Mengenverhältnis der Ovarialhormone zueinander verursacht. So kann der Cyclus des Endometrium auch bei der Kastratin durch eine zeit- und dosisgerechte Zufuhr von Oestrogenen und Progesteron nachgeahmt werden (Kaufmannsches Schema, 1933).

Die histologischen Veränderungen sind in jeder Phase des Cyclus so typisch, daß es dem erfahrenen Untersucher gelingt, aus der histologischen und histochemischen Beurteilung eines Endometriumstückchens den Zeitpunkt der Entnahme zu bestimmen. In der Beurteilung der normalen und der gestörten Ovarialfunktion der Frau nimmt daher die Endometriumdiagnostik eine bedeutende Stellung ein (s. S. 435).

Während der ersten 14 Tage des Cyclus steht das Endometrium unter dem Einfluß der Oestrogene, die in zunehmender Menge von reifenden Follikeln ausgeschüttet werden. Nach Epithelisierung der Mucosa, die etwa 5 Tage nach Beginn der Menstruationsblutung abgeschlossen ist, beginnt der proliferative Aufbau (Proliferationsphase). Das rasche Wachstum der Schleimhaut wird durch die Aufnahme von Ödemflüssigkeit beschleunigt. Die Drüsen bilden langgestreckte Schläuche, in deren Epithelzellen zahlreiche Mitosen nachweisbar werden.

Mit dem Beginn der Progesteronwirkung werden sehr typische Veränderungen am Endometrium eingeleitet. In den Drüsenzellen beginnt die Sekretion von Glykogen, dessen histochemischer Nachweis die Progesteronwirkung eindeutig erkennen läßt (Sekretionsphase). Am 21. Tag des Cyclus hat die Schleimhaut ihre größte Dicke erreicht, die Drüsen nehmen durch zapfenförmige Einbuchtungen eine sägeförmige Gestalt an und enthalten in ihren Lumina reichlich

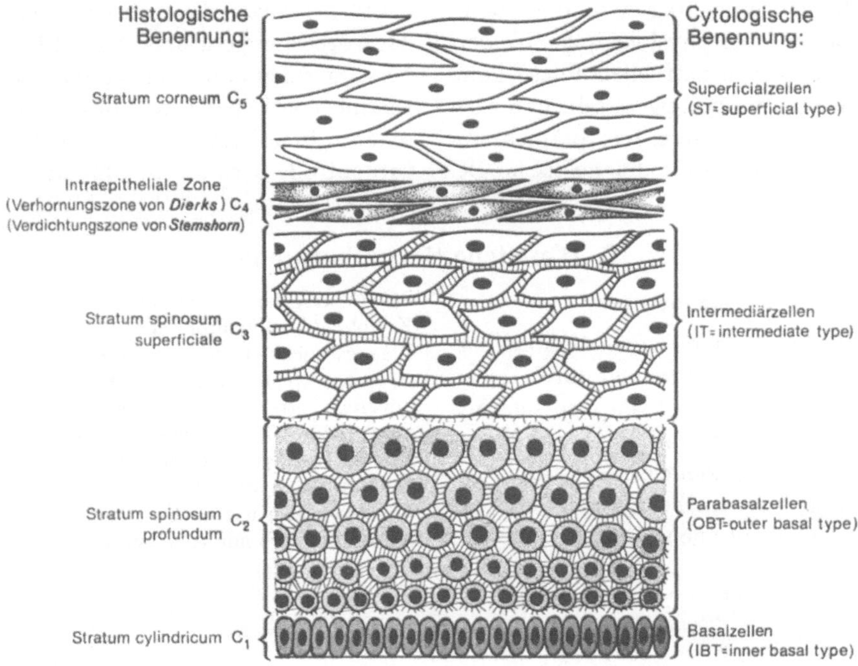

Abb. 188. Der Aufbau des Vaginalepithels der geschlechtsreifen Frau und seine histologischen und cytologischen Bezeichnungen. (Nach PAPANICOLAOU et al.)

Schleim und Glykogen. Tritt keine Befruchtung ein, so beginnen die Rückbildungsvorgänge am Endometrium wenige Tage vor Einsetzen der Blutung. Dem menstruellen Zerfall geht eine Schrumpfung der Schleimhaut und eine Diapedesisblutung in das Stroma voraus. Die Desquamation, von der Oberfläche bis zur Basalis voranschreitend, beansprucht etwa 2—3 Tage.

d) Der Scheidencyclus

In Abhängigkeit von der Ovarialfunktion unterliegt auch die Scheidenhaut cyclischen Veränderungen. Diese Erkenntnis geht auf die Untersuchungen von DIERKS zurück und erlangte eine große klinische und diagnostische Bedeutung durch die Entwicklung des Scheidenabstrichverfahrens von PAPANICOLAOU (s. S. 433).

Der histologische Aufbau des Scheidenepithels ist in der Abb. 188 halbschematisch aufgezeichnet. Der Aufbau der höheren Zellagen, insbesondere der verhornenden Oberflächenepithelien, ist von der Konzentration und der Einwirkungsdauer der Oestrogene abhängig. So ist direkt nach der Geburt die Scheidenhaut unter dem Einfluß der placentaren Oestrogene stark proliferiert. Innerhalb von wenigen Tagen stoßen sich die oberen Schichten ab, so daß die Scheidenhaut von dem Stratum spinosum profundum mit den Parabasalzellen oberflächlich begrenzt wird. Dieser Zustand bleibt während der Kindheit erhalten und stellt sich normalerweise erst nach Ausklingen der Ovarialfunktion einige Jahre nach der Menopause wieder ein. Mit Beginn der Pubertät nimmt die Scheidenhaut an Dicke zu. Im Scheidenabstrich werden in dieser Zeit vorwiegend Intermediärzellen und vereinzelt auch verhornende Oberflächenepithelien gefunden (Mischtyp, s. S. 433).

Sehr typische Zellbilder, die den jeweiligen Proliferationszustand des Scheidenepithels reflektieren, werden innerhalb der verschiedenen Phasen des Menstruationscyclus festgestellt (Abb. 191e). Auf den diagnostischen Wert des Zellabstrichverfahrens und die Klassifizierung der Befunde wird auf S. 433 näher eingegangen.

e) Extragenitale Wirkungen

Neben den Genitalorganen und den sekundären Geschlechtsmerkmalen werden praktisch alle Organsysteme mehr oder minder deutlich von den Ovarialhormonen beeinflußt. In der 1. Cyclushälfte dominiert unter dem Einfluß der Oestrogene eine parasympathicotone und in der 2. Cyclushälfte unter Progesteronwirkung eine sympathicotone Reaktionslage (HUSSLEIN und GITSCH). Von den Sexualhormonen haben die Oestrogene die stärkste Wirkung auf den Wasser- und Mineralhaushalt. Durch Kochsalzretention und vermehrte Kaliumausscheidung wird die Ödembildung gefördert. Die physiologische Wasserretention in der prämenstruellen Phase kann im Einzelfall abnorm gesteigert sein und vielfältige Beschwerden verursachen (prämenstruelles Syndrom). Eine große diagnostische Bedeutung besitzen die cyclischen Schwankungen der Körpertemperatur (s. Abb. 191 c). Sie werden hervorgerufen durch einen zentral wirksamen thermogenetischen Effekt des Progesterons. Die diagnostische Verwertbarkeit der Basaltemperaturkontrolle wird auf S. 432 näher ausgeführt.

6. Weibliche Sexualhormone

a) Chemie

Die natürlichen Oestrogene (Follikelhormon) sind als Steroidhormone durch einen phenolischen Ring A, der ihnen eine schwach saure Reaktion verleiht, und durch den Besitz von 18 C-Atomen gekennzeichnet. Die einzelnen Fraktionen unterscheiden sich durch die spezifischen Substitutionen am C-17.

der Oestrogene an Säuren. Durch die biologische Kopplung an Glucuron- oder Schwefelsäure wird eine Wasserlöslichkeit und damit Harnfähigkeit der Oestrogene erreicht. Die synthetische Veresterung mit höheren Fettsäuren (z.B. Oenanth-, Valerian- und Capronsäure) führt zu einer starken Verlängerung der therapeutischen Wirkungsdauer nach parenteraler Zufuhr (Depot-Präparate).

Neben den natürlichen Oestrogenen wurden verschiedene Verbindungen synthetisiert, die nicht zu

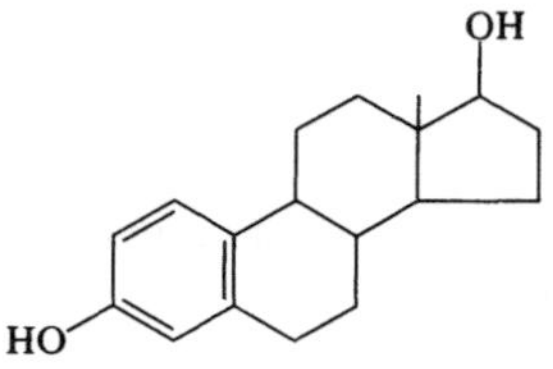

Oestradiol-17β (Doisy, 1935) *Oestron* (Butenandt, Doisy, 1929) *Oestriol* (Marrian, 1930)

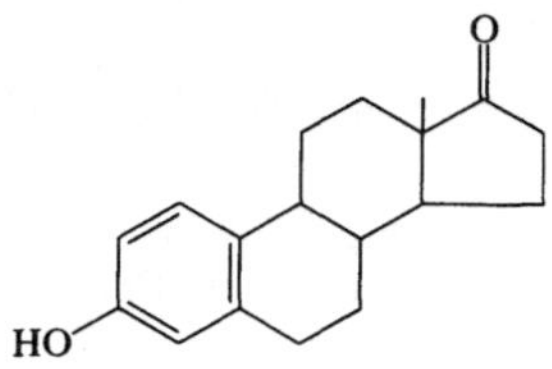

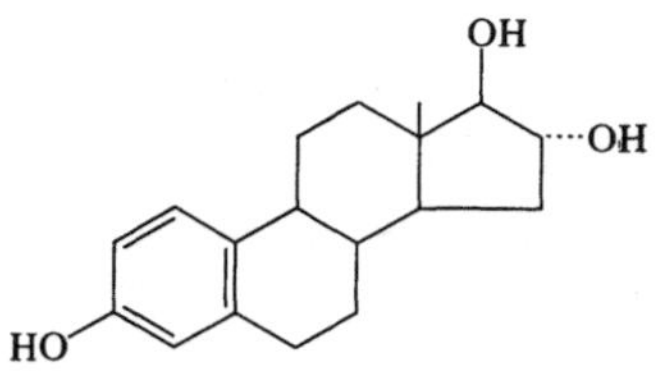

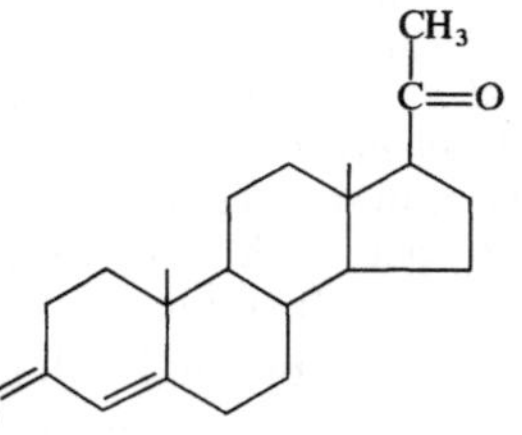

Progesteron (Butenandt u. Westphal, 1934) *Pregnandiol*

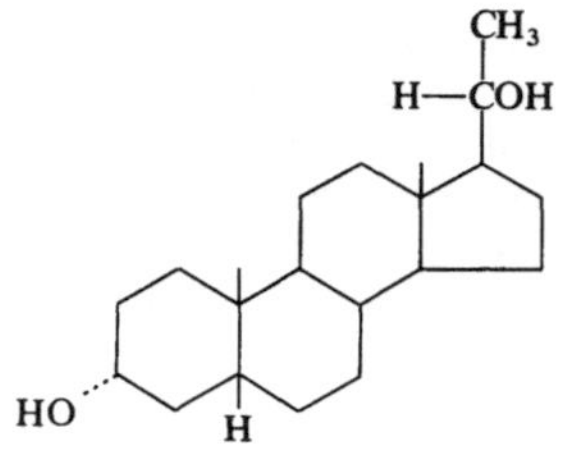

Das *Oestradiol-17β* ist biologisch am stärksten wirksam. Es wird neben *Oestron* primär vom Follikel gebildet. Die schwächste biologische Aktivität besitzt das *Oestriol*. Als Endprodukt im Oestrogenstoffwechsel wird es in relativ großen Mengen in den Harn ausgeschieden. Neben diesen „*klassischen Oestrogenen*" sind in den letzten Jahren eine große Zahl weiterer Oestrogene aus Harn und Geweben isoliert und identifiziert worden (s. bei Diczfalusy u. Lauritzen). Hierbei handelt es sich um Metaboliten mit geringer biologischer Wirksamkeit.

Bei der Leberpassage werden die Oestrogene schnell inaktiviert; sie sind daher nach peroraler Zufuhr unwirksam. Die freien Hydroxylgruppen am C-3 und C-17 ermöglichen durch Veresterung eine Bindung den Steroidhormonen gehören und trotzdem im Tierexperiment und beim Menschen die gleichen Effekte auslösen. Diese „synthetischen Oestrogene", von denen die Stilbenderivate (Dodds, 1938) die größte praktische Bedeutung erlangt haben, sind oral und parenteral etwa gleich stark wirksam.

Der Hauptvertreter der Gestagene ist das *Progesteron*, das als Wirkstoff vorwiegend vom Corpus luteum und von der Placenta gebildet wird (Corpus luteum-Hormon). Als Steroidhormon mit 21 C-Atomen ist es den Nebennierenrindenhormonen chemisch verwandt und als deren Vorstufe in der Nebenniere nachweisbar. Es wird in der Leber abgebaut und zu einem Teil in das biologisch inaktive *Pregnandiol* umgewandelt. Da Progesteron keine freie Hydroxylgruppe besitzt, ist eine Veresterung nicht möglich. Die Ausscheidung erfolgt vorwiegend als Natrium-Pregnandiol-Glucuronat, dessen chemischer Nachweis Rückschlüsse über die Progesteronbildung erlaubt (s. S. 435).

Durch die Entwicklung der Nortestosteronverbindungen (DJERASSI et al., 1954) wurde die Möglichkeit zur oralen Gestagentherapie geschaffen. Die Verbindungen übertreffen trotz ihrer andersartigen chemischen Konstitution die gestagenen Effekte des natürlichen Progesterons um ein Mehrfaches und haben neue therapeutische Anwendungsbereiche erschlossen (Blutungsbehandlung, Ovulationshemmung u.a.).

Die Progesteronproduktion beginnt in den Granulosazellen des sprungbereiten Graafschen Follikels und nimmt ihren Höhepunkt nach Bildung des Corpus luteum in den Granulosaluteinzellen.

Der Abbau der im Blut zirkulierenden, z.T. in freier Form, z.T. an Eiweiß gebundenen Ovarialhormone erfolgt vorwiegend in der Leber. Durch entsprechende Enzyme werden die primären Wirkstoffe zu weniger wirksamen oder inaktiven Verbindungen metabolisiert. Die Veresterung an Schwefel- oder Glucuronsäure ermöglicht die Ausscheidung durch die Nieren.

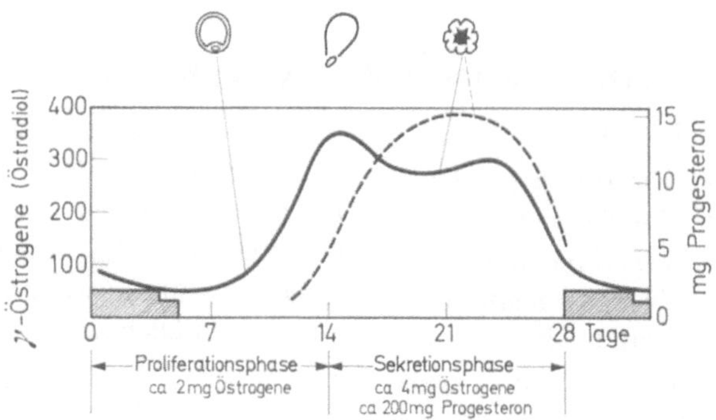

Abb. 189. Die Hormonproduktion des Ovars im Verlauf eines Cyclus

b) Biosynthese und Bildungsort

Die Biosynthese der Ovarialhormone wird von den spezifischen, genetisch bestimmten Enzymketten im Ovar gesteuert. Für die Auslösung und Regulierung dieses Vorgangs ist die in ihrem Mechanismus noch unbekannte Einwirkung gonadotroper Aktivitäten des HVL erforderlich. Unter Verwendung der Isotopentechnik, von Durchströmungsversuchen und Inkubationen ist es in den letzten Jahren gelungen, zahlreiche Einzelschritte in der Biogenese des weiblichen Sexualhormons aufzudecken. Entsprechend der Steroidsynthese in NNR und Testes wird aus dem Acetat Pregnanolon und Progesteron gebildet, die als Zwischenprodukte eine zentrale Stellung einnehmen. Nach neueren Erkenntnissen werden die Oestrogene aus androgenen Hormonen aufgebaut. Androstendion und Testosteron konnten als Vorstufen von Oestradiol und Oestron im Ovar nachgewiesen werden.

Der Bildungsort von Oestradiol-17β und Oestron sind die Granulosazellen des reifenden Follikels und des Corpus luteum. Die stark vascularisierte Theca interna übernimmt wahrscheinlich die Bereitstellung, die Abgabe ins Blut und bestimmte Metabolisierungsvorgänge. Oestriol wird im Ovar nicht primär gebildet. Neben den endokrinen Gewebsformationen des Ovars sind auch Placenta, Hoden und Nebennierenrinde zur Oestrogensynthese fähig.

c) Die Ovarialhormone im Cyclus

Mit der cytogenetischen Funktion des Ovars, die in jedem Cyclus mit der Ausstoßung eines befruchtungsfähigen Eies ihren Abschluß findet, ist die inkretorische Funktion untrennbar verbunden. Als sichtbares Zeichen der generativen Vorgänge im Ovar bestimmt die wellenförmige und zeitlich begrenzte Hormonbildung den Menstruationscyclus mit seinen in etwa vierwöchentlichen Intervallen auftretenden Blutungen. Hormonanalysen im Harn und im Blut lassen unter Anwendung verschiedener Methoden einen relativ einheitlichen Ablauf der Hormonbildung innerhalb des Menstruationscyclus erkennen (Abb. 189).

Die *Oestrogenbildung* steigt wenige Tage vor der Ovulation zum Zeitpunkt der Follikelreifung steil an und erreicht ihren ersten Gipfel etwa zum Zeitpunkt der Ovulation. Nach dem vorübergehenden Absinken der Werte wird eine zweite Gipfelbildung im Blütestadium des Gelbkörpers 2—4 Tage vor Eintritt der Menstruationsblutung festgestellt. Die maximale Oestrogenausscheidung beträgt 60—100 μg/die. Die Sekretionsrate liegt bei 0,4 mg/die.

Rückschlüsse über die *Progesteronproduktion* des Ovars werden durch die Bestimmung der Pregnandiolausscheidung ermöglicht. Es konnte nachgewiesen werden, daß die Progesteronbildung bereits kurz vor der Ovulation einsetzt (DIBBELT u. BUCHHOLZ, FISCHER et al., OBER), in der Mitte der zweiten

Cyclushälfte ihren Höhepunkt erreicht und kurz vor der Menstruation steil abfällt. Die tägliche Ausscheidung des Pregnandiols liegt zwischen 4—6 mg, entsprechend einer Progesteronbildung von 20—30 mg.

Aufgrund von Bilanzuntersuchungen läßt sich aus der Ausscheidung der Metaboliten die Hormonproduktion der endokrinen Drüse annäherungsweise berechnen. Es ist danach anzunehmen, daß innerhalb eines Cyclus vom Follikel und vom Gelbkörper etwa 10 mg Oestradiol und in der zweiten Cyclushälfte vom Gelbkörper etwa 200 mg Progesteron an das Blut abgegeben werden (Abb. 189). Aufgrund dieser Werte wurden die erforderlichen Dosen für die hormonale Substitution eines Cyclus bei der Ovarialinsuffizienz festgelegt.

Eine *Androgenproduktion des Ovars* auch unter physiologischen Bedingungen ist neuerdings nachgewiesen worden (JUNKMANN). Ob die Bildung an bestimmte Zellformationen (z. B. Hiluszellen) gebunden ist, konnte bisher nicht entschieden werden. Es ist möglich, daß grundsätzlich jedes steroidproduzierende Gewebe auch im Ovar zur Androgensynthese fähig ist. Hierfür spricht, daß die Androgene im Aufbau der Oestrogene eine entscheidende Zwischenstufe einnehmen.

7. Die Diagnostik der Ovarialfunktion

a) Allgemeine Richtlinien

Die Diagnostik der Ovarialfunktion ist in den letzten Jahren durch die Entwicklung und Vervollkommnung neuer Verfahren wesentlich erweitert worden. So gelingt es heute ohne großen Laboratoriumsaufwand, die Ursache und das Ausmaß ovarieller Störungen mit relativer Sicherheit aufzudecken. Anamnese, Inspektion und genitale Untersuchung geben sehr häufig wichtige Hinweise. Es muß aber beachtet werden, daß bestimmten Erscheinungsformen der gestörten Ovarialfunktion (wie z.B. Amenorrhoe, Blutungsanomalien) sehr verschiedenartige Ursachen zugrunde liegen können. Die Anwendung spezieller Untersuchungsmethoden in sinnvoller Kombination ist daher im allgemeinen unerläßlich. Die hierbei erhobenen Befunde geben die Grundlage für eine gezielte Therapie und ermöglichen deren Kontrolle.

Die normale Ovarialfunktion in der Geschlechtsreife ist durch den ungestörten Ablauf des Menstruationscyclus gekennzeichnet. Es wurde bereits ausgeführt, daß innerhalb dieses Zeitraumes eine sehr konstante Folge von Ereignissen und Funktionsänderungen abläuft. Daraus resultiert, daß jedem Zeitpunkt des Cyclus unterschiedliche diagnostische Ergebnisse zugeordnet werden müssen. Der grundlegende Unterschied zur Funktionsdiagnostik anderer endokriner Organe liegt darin begründet, daß Einzelbestimmungen in ihrer Aussagemöglichkeit entscheidend vom Zeitpunkt der Ausführung abhängen und daß viele Störungen erst nach einer kontinuierlichen Kontrolle verschiedener Ovarialfunktionen im Laufe eines Cyclus erkannt werden können.

Ein fortlaufender Einblick in die hormonale Funktion der Ovarien wird durch die *gleichzeitige Anwendung der Basaltemperaturkontrolle und der cytologischen Beurteilung von Scheidenabstrichen ermöglicht* (s. KAISER, Bd. 2). Beide Methoden ergänzen sich in ihrer Aussagefähigkeit und sind ohne allzu großen Arbeits- und Laboratoriumsaufwand durchführbar. In bestimmten Fällen kann die Diagnostik durch die *histologische Untersuchung des Endometriums* erweitert werden. Die technisch schwierigen *Ausscheidungsbestimmungen der Ovarialhormone* sind dagegen besonderen Fragestellungen vorbehalten. Bei schweren endokrinen Erkrankungen und anlagebedingten Störungen (z.B. Adrenogenitales Syndrom, Pubertas praecox, Ovarialtumoren) können die Ergebnisse im Rahmen der erweiterten endokrinen Diagnostik wertvolle Hinweise geben.

b) Die Basaltemperatur

Die fortlaufende Messung und Registrierung der Körpertemperatur wird von der Patientin selbst vorgenommen. Die Temperaturmessung muß morgens direkt nach dem Aufwachen erfolgen (Aufwachtemperatur). Exakte Ergebnisse werden nur durch die rectale oder orale Messung erzielt. Von der Industrie wurden Spezialthermometer entwickelt, die in dem Bereich der zu erwartenden Temperaturschwankung einen größeren Skalenausschlag zeigen (z.B. Cyclotest-Thermometer). Die Verläufe sind aber auch bei Anwendung normaler Fieberthermometer ausreichend erkennbar und verwertbar. Die täglich abgelesene Temperatur, die Blutungen und besondere Ereignisse werden jeden Morgen von der Patientin in ein Spezialformular eingetragen, das ihr vom Arzt mitgegeben wird.

Die biphasische Basaltemperatur (s. KAISER, Bd. 2) ist ein sicheres Anzeichen für das Bestehen eines Corpus luteum und damit auch für eine vorangegangene Ovulation. Von allen Methoden zur Bestimmung des Ovulationstermines besitzt die Basaltemperaturmessung die größte Genauigkeit. Es konnte nachgewiesen werden, daß der Ovulationstermin im allgemeinen etwa 24 Std vor dem Ansteigen der Basaltemperatur liegt und nicht selten durch einen Tiefpunkt der Temperatur gekennzeichnet ist (PLOTZ).

Hervorragende Dienste leistet die Basaltemperatur-Kontrolle bei der Aufdeckung anovulatorischer Cyclen. Diese ovarielle Störung kann die verschiedensten Verlaufsformen besitzen und sich in ganz unterschiedlichen Blutungstypen äußern. Da Ovulation und Corpus luteum-Bildung ausbleiben, fehlt der Anstieg der Temperaturerhöhung in der 2. Cyclusphase (monophasischer Verlauf).

Die fortlaufende Messung und Registrierung der Basaltemperatur ist als diagnostische Maßnahme bei allen Formen der Blutungsstörung anzuwenden. Es kann hierdurch die entscheidende Frage geklärt werden, ob ein ovulatorischer oder ein anovulatorischer Cyclus vorliegt. Weiterhin lassen sich Zeitpunkt der Ovulation und Dauer der Cyclusphasen erkennen.

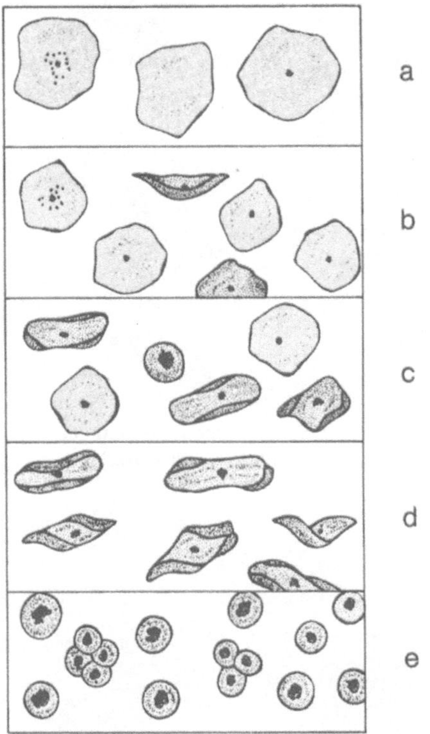

Abb. 190a—e. Gradeinteilung des Oestrogeneffektes aus dem Scheidenabstrich. a Vermehrter Oestrogeneffekt. b Guter Oestrogeneffekt. c Mischtyp. d Mittlerer Oestrogenmangel. e Starker Oestrogenmangel (NAPP, 1962)

c) Hormonale Scheidencytologie

Die mikroskopische Untersuchung der fixierten und gefärbten Scheidenabstriche gibt Hinweise über den Proliferationsgrad des Scheidenepithels und damit über das Ausmaß der Oestrogenisierung (s. S. 429). Die Präparate können mit geringem Laboraufwand hergestellt werden, die Beurteilung erfordert einige Erfahrung (Technik s. bei KAISER, Bd. 2).

Die Klassifizierung der Scheidenabstriche erfolgt nach einem Schema, das in seinem Aufbau an die Struktur des Scheidenepithels (Abb. 188) angelehnt ist (Abb. 190). Lassen sich im Abstrich ausschließlich Parabasalzellen feststellen, so wird ein solches Zellbild als „starker Oestrogenmangel" bezeichnet. Dieses Zellbild (Abb. 191a) ist durch basophile runde und relativ großkernige Epithelien gekennzeichnet. Es findet sich physiologischerweise vor der Pubertät. Im geschlechtsreifen Alter bietet es Hinweise auf eine schwerwiegende hormonale Störung. Die Intermediärzellen beim „mittleren Oestrogenmangel" (Abb. 191b) sind ebenfalls basophil. Das Protoplasma ist länglich und gefaltet, eine Verklumpung der Zellen wird häufig festgestellt. Der Übergang zum „Mischtyp" ist fließend. Infolge des unregelmäßigen Aufbaues der Scheidenhaut finden sich im Abstrich Zellen aus den verschiedenen Lagen des Epithels (Abb. 191c). Dieser Typ wird nicht selten in der Pubertät, bei der kurzfristigen Follikelpersistenz und als Folge einer Oestrogenbehandlung beobachtet. Ein „guter Oestrogeneffekt" ist normalerweise etwa im Intermenstrum vorhanden. Die Zellen sind sehr viel größer, polygonal, das Protoplasma acidophil gefärbt und transparent, der Kern klein und pyknotisch. Im Ausstrich sind nur wenig Leukocyten vorhanden (Abb. 191d). Eine weitere Steigerung der Oestrogenwirkung führt zu dem Bild des „vermehrten Oestrogeneffektes". Hierbei sind die Zellen noch größer und ebenfalls acidophil. Die pyknotischen Kerne können bei einzelnen Zellen ganz fehlen (Hornschollen, Abb. 191e). Das Bild des vermehrten Oestrogeneffektes ist hinweisend für eine langfristige Follikelpersistenz. Wenn gleichzeitig eine Blutung besteht (Abb. 200), kann im jugendlichen Alter mit

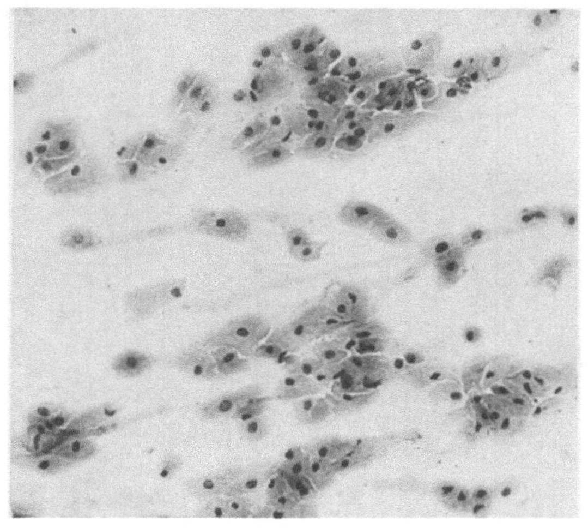

a Starker Oestrogenmangel
(basophile Parabasalzellen)

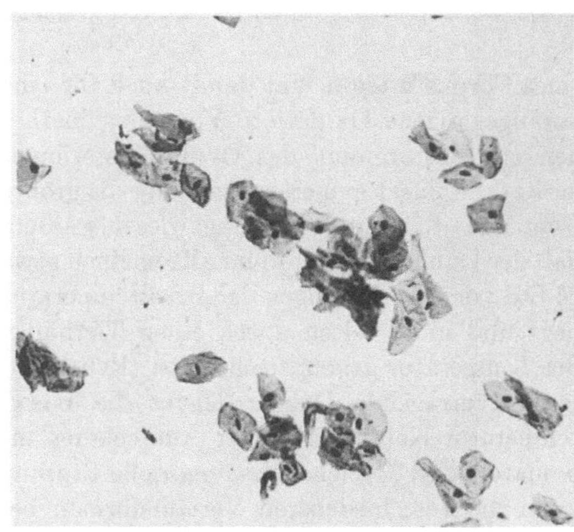

b Mittlerer Oestrogenmangel
(basophile Intermediärzellen)

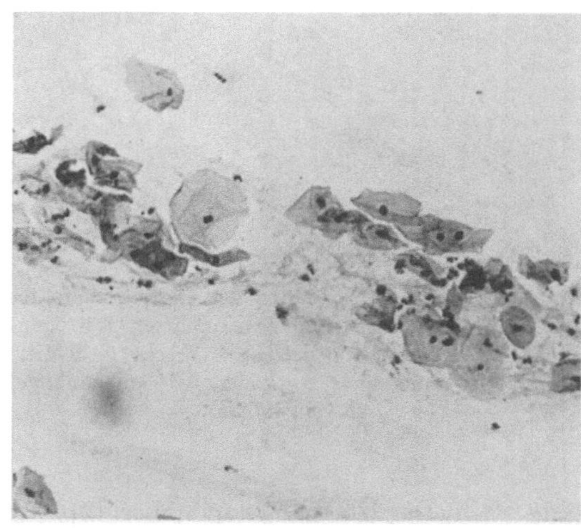

c Mischtyp
(Zellen aus verschiedenen Epithellagen)

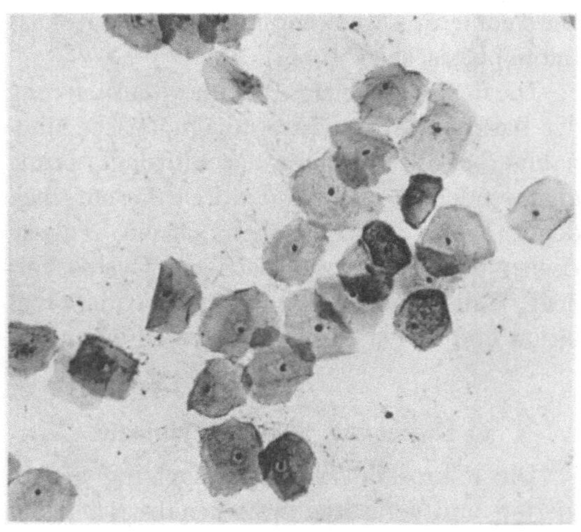

d Guter Oestrogeneffekt
(acidophile Oberflächenzellen)

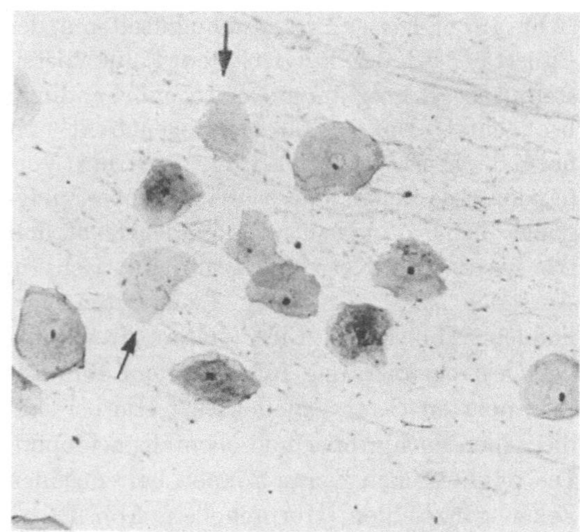

e Vermehrter Oestrogeneffekt
(acidophile Oberflächenzellen,
→ = Hornschollen)

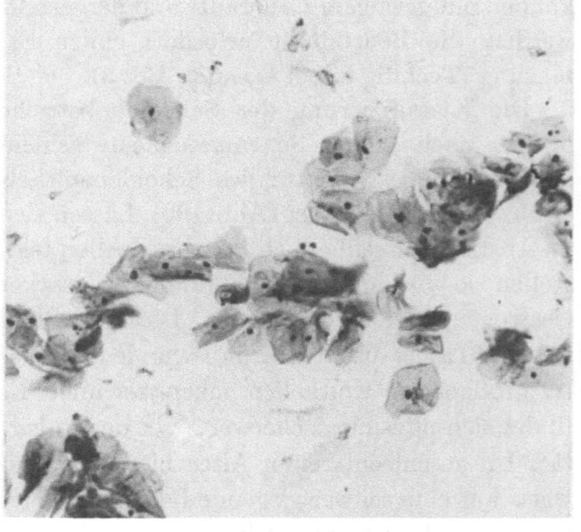

f Corpus luteum-Phase
(zunehmende Basophilie, Faltung und
Kräuselung der Epithelien)

Abb. 191 a—f. Cytologische Beurteilung des Oestrogeneffektes aus dem Scheidenabstrich

großer Wahrscheinlichkeit das Vorliegen einer juvenilen Blutung (s. S. 446) bei cystisch-glandulärer Hyperplasie des Endometriums angenommen werden.

In der Corpus luteum-Phase (Abb. 191f) kommt es unter dem Einfluß des Progesterons zu einer zunehmenden Fältelung und Kräuselung der Epithelien, die schließlich wieder basophil werden und sich in Klumpen zusammenballen.

Der wesentliche Nutzen des Scheidenabstrichverfahrens liegt in der Möglichkeit, den Oestrogeneffekt am Scheidenepithel fortlaufend zu kontrollieren. Durch die Beurteilung von Abstrichen, die in Abständen von einigen Tagen entnommen wurden, können besonders die langfristigen Follikelpersistenzen frühzeitig erkannt und einer Behandlung zugeführt werden. Der Oestrogeneffekt im Scheidenabstrich steht als direkter biologischer Test in einer gewissen Relation zur Quantität der im Körper wirksamen Oestrogene (NAPP, 1955). Da aber die Reaktionsfähigkeit des Scheidenepithels ohne wesentliche graduelle Abstufungen begrenzt ist, kann dieses Verfahren die quantitativen Hormonbestimmungen in Harn und Blut nicht immer ersetzen (DICZFALUSY u. LAURITZEN).

d) Die Endometriumdiagnostik

Durch die histologische und histochemische Untersuchung von Endometriumstückchen wird eine relativ exakte Funktionsdiagnostik der Ovarien ermöglicht.

Die Probeentnahme vom Endometrium mit der *Strichcurette* kann nach sorgfältiger Desinfektion der Scheide ohne Dilatation des Cervicalkanals und häufig auch ohne Narkose vorgenommen werden. Die Fixierung des Gewebestückchens erfolgt am besten in einer alkoholischen Bouinlösung (OBER). Reiner Alkohol bewirkt eine starke Schrumpfung des Materials und erschwert damit die exakte Funktionsdiagnostik.

Die relativ kleine Entnahme führt zu keiner Störung des Endometriumcyclus. Unter bestimmten Bedingungen und Voraussetzungen ist es daher möglich, innerhalb eines Cyclus mehrere Strichabrasionen vorzunehmen. Bei Einzeluntersuchungen soll die Entnahme in der letzten Phase des Cyclus bis zum Eintritt der Blutung erfolgen. Nur zu dieser Zeit ist eine Beurteilung der Transformation des Endometrium (s. S. 428) und damit ein Rückschluß auf die Corpus luteum-Funktion möglich. Weiterhin ist es erforderlich, daß die histologischen Präparate von einem Untersucher beurteilt werden, der gerade in der Funktionsdiagnostik des Endometrium eine spezielle Erfahrung besitzt.

Trotz der relativ einfachen Entnahmetechnik besteht auch bei diesem intrauterinen Eingriff die Möglichkeit einer aufsteigenden Infektion. Besonders im jugendlichen Alter ist daher eine strenge Indikationsstellung für die Probecurettage erforderlich.

e) Die Oestrogenbestimmung

Die quantitative Messung der Oestrogene in Harn und Blut gehört noch heute zu den schwierigsten Hormonbestimmungen. Die Ursache hierfür liegt in der vergleichsweise sehr geringen Ausscheidung, der relativen Unspezifität bestimmter chemisch-physikalischer Reaktionen und der notwendigen Trennung in verschiedene Oestrogenfraktionen (Technik s. bei KAISER, Bd. 2).

Die zeitraubenden und kostspieligen Untersuchungen können nur in Speziallaboratorien durchgeführt werden. Ihre Anwendung ist bis heute auf wissenschaftliche Fragestellungen beschränkt.

f) Die Pregnandiolbestimmung

Die biologische (HOOKER u. FORBES) und chemische (ZANDER u. SIMMER) Bestimmung des Progesterons aus Körperflüssigkeiten und Geweben ist bisher wissenschaftlichen Fragestellungen vorbehalten. Eine klinische Bedeutung besitzt dagegen die quantitative Erfassung des Pregnandiols im Harn. Die Menge dieses hormonal inaktiven Ausscheidungsproduktes des Progesterons beträgt im Durchschnitt etwa 10% der Progesteronbildung (ZANDER, 1954) (Technik s. bei KAISER, Bd. 2).

8. Störungen der Ovarialfunktion

a) Allgemeines zur Diagnose und Therapie

Das Leitsymptom der gestörten Ovarialfunktion sind Blutungsanomalien. Sie können sich äußern durch unregelmäßig verkürzte oder verlängerte Intervalle (Polymenorrhoen, Oligomenorrhoen), durch Dauerblutungen (Metrorrhagien) oder durch das primäre oder sekundäre Ausbleiben der Blutung (Amenorrhoen). Es wurde bereits ausgeführt, daß unregelmäßige Blutungen in den ersten Jahren nach der Menarche relativ häufig sind (s. S. 425). In der Mehrzahl der Fälle sind sie Ausdruck einer zögernd anlaufenden und ungenügend stabilisierten endokrinen Regulation. Sie können aber auch das erste Symptom schwerwiegender endokriner Erkrankungen, genetischer Defekte oder von Mißbildungen und Fehlentwicklungen sein.

Daraus ergibt sich die Notwendigkeit, auch bei Blutungsstörungen im Alter der Reifung durch sorgfältige Untersuchungen eine möglichst exakte Diagnose über deren Ursache anzustreben. Es soll nicht verkannt werden, daß bei dem derzeitigen Stand unseres Wissens und unserer diagnostischen Möglichkeiten die Pathogenese einer endokrinen Störung nicht in jedem Fall endgültig aufgeklärt werden kann. Trotzdem ist es möglich, durch die sinnvolle Kombination verschiedener Untersuchungsmethoden eine Abgrenzung und Klassifizierung der meisten Funktionsstörungen zu erreichen und danach die therapeutischen Maßnahmen einzuleiten.

Die *eingehende Anamnese* und gründliche *körperliche Untersuchung* lassen häufig bereits auf Anhieb schwerwiegende Störungen erkennen. Das Längenwachstum, die Entwicklung der sekundären Geschlechtsmerkmale, Hautanomalien (Hirsutismus, Naevi) und Mißbildungen verschiedener Art geben dabei entscheidende Hinweise. Zur Aufdeckung genitaler Entwicklungsstörungen (Hymenalatresie, Scheiden-Uterusaplasie, Clitorishypertrophie, Sinus urogenitalis) oder auch einer Gravidität ist die schonend durchgeführte *gynäkologische Untersuchung* im allgemeinen unerläßlich. Ein guter Einblick in die Ovarialfunktion wird durch die Kontrolle der Basaltemperatur und der Scheidencytologie ermöglicht (s. S. 432). Beide Methoden können ohne allzu großen Arbeitsaufwand auch bei jungen Mädchen über einen längeren Zeitraum durchgeführt werden. Zur endgültigen Sicherung der Diagnose, die für das weitere Schicksal des Mädchens entscheidend sein kann, müssen oft *zusätzliche diagnostische Maßnahmen*, wie Hormonanalysen, Probebehandlungen, genetische Untersuchungen, Curettage, Laparoskopie, Laparotomie etc. herangezogen werden.

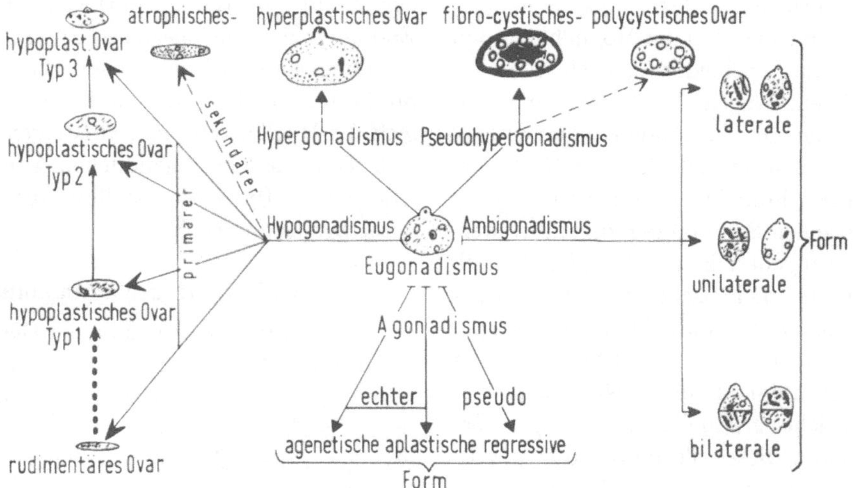

Abb. 192. Einteilung des fehlgebildeten und fehlgesteuerten Ovars (Stange, 1963)

Viele Formen der gestörten Funktion gehen mit bestimmten *morphologischen Veränderungen der Ovarien* einher. Auf ihnen basiert die Klassifizierung der fehlgebildeten und fehlgesteuerten weiblichen Keimdrüse von Stange (Abb 192). Es zeigt sich daran, daß die Morphologie des Ovars oft entscheidende Hinweise über Ursachen und Prognose der Störung geben kann, wenn die Untersuchungen von einem auf diesem Gebiet erfahrenen Histologen durchgeführt werden.

Eine Behandlung der Tempoanomalien des Cyclus und der Amenorrhoe ist im Reifungs-

Tabelle 144. *Ursachen der Amenorrhoe* (HAMMERSTEIN, 1962)

Untergruppen	Lokalisation der Störung	Ursachen der Amenorrhoe
Periphere Amenorrhoe	Vagina, Uterus	Atresien und Aplasien
	Uterus	„Stummer Cyclus"
Gonadale Amenorrhoe	Keimdrüsen	Pseudohermaphroditismus masculinus mit totaler Verweiblichung
		Hypoplasie („präpuberales Klimakterium")
		Stein-Leventhal-Syndrom
		Tumoren und Entzündungen
		Gonadendysgenesie
Zentrale Amenorrhoe	Hypophysenvorderlappen	Insuffizienz (Kraniopharyngeom, Granulome, Traumen)
	Hypothalamus	Psychische oder somatische Belastungen (Notstand, Hunger, Lungentuberkulose, Anorexia nervosa)
		Tumoren, Entzündungen, Traumen
Dysregulatorische Amenorrhoe	Schilddrüse	Kretinismus, Myxoedem
		Morbus Basedow
	Nebennierenrinde	Morbus Addison
		Cushing-Syndrom
		Kongenitales adrenogenitales Syndrom

alter bis zum 18. Lebensjahr im allgemeinen nicht erforderlich. In der überwiegenden Mehrzahl der Fälle sind diese Blutungsstörungen Ausdruck einer verzögerten Funktionsaufnahme der Ovarien als Folge einer verminderten HVL-Zwischenhirn-Aktivität (Pubertas tarda). Da mit einem spontanen Ingangkommen der zentralen Steuerungsmechanismen zu rechnen ist, wäre in diesem Lebensabschnitt die korrigierende Zufuhr von Ovarialhormonen nicht nur unnötig, sondern auch störend und hemmend. Eine Ausnahme bilden die schweren Dauerblutungen (juvenile Blutungen), die durch eine gezielte Hormonbehandlung beherrscht und reguliert werden müssen (s. S. 446).

Die vielfältigen Ursachen, die dem Symptom der primären bzw. sekundären Amenorrhoe zugrunde liegen, sind in der Tabelle 144 (HAMMERSTEIN, 1962) aufgezeichnet. Es wird geschätzt, daß fast 70% der Amenorrhoen diencephal-hypophysärer Genese sind und etwa 30% durch ein primäres Versagen der Keimdrüsen zustande kommen. Die peripher ausgelösten Amenorrhoen sind demgegenüber sehr selten.

b) Gonadendysgenesie (Ullrich-Turner-Syndrom)

Das Zusammentreffen von infantilistischem Kleinwuchs, Pterygium colli und Cubitus valgus bei Mädchen wurde 1938 von TURNER beschrieben. Diesem Syndrom kann eine große Zahl bereits vorher publizierter Fälle zugeordnet werden, die in der Kinderheilkunde unter verschiedenen Bezeichnungen bekannt waren („sexogener Zwergwuchs", RÖSSLE; „Status Bonnevie-Ullrich", ULLRICH). Als typischen endokrinologischen Befund stellten ALBRIGHT et al. eine vermehrte Gonadotropinausscheidung fest.

Auf die Bedeutung der fehlangelegten Gonade beim Ullrich-Turner-Syndrom wurde erstmals von WILKINS u. FLEISCHMANN hingewiesen. Bei Laparotomien konnten sie nachweisen, daß die streifenförmigen Gebilde in Ovarialstellung nur Stroma, aber keine Follikel oder Keimzellen enthielten. Sie bezeichneten diesen Zustand als „Ovarialagenesie". Die anatomische Beschreibung über das Fehlen von Ovarien bei einer kleinwüchsigen Frau („muliercula") findet sich bereits bei MORGAGNI. In einer Zusammenstellung der Fälle mit Defekt beider Gonaden schrieb KERMAUNER, daß hierbei von einem bestimmten Geschlecht nicht gesprochen werden könnte, auch wenn das äußere

Geschlecht in einer bestimmten Weise ausgebildet sei. Chromosomenanalytische Untersuchungen der neueren Zeit bestätigten diese Behauptung, so daß man die Bezeichnung „Ovarialagenesie" zugunsten der Definition „Gonadendysgenesie" verlassen hat (GRUMBACH, VAN WYK u. WILKINS).

Mit der Einführung der diagnostischen Bestimmung des Geschlechtschromatins (Barr-Körperchen) wurden entscheidende neue Erkenntnisse gewonnen. Es ließ sich feststellen, daß die Mehrzahl der Patientinnen mit Ullrich-Turner-Syndrom chromatin-negativ, d.h. nach der damaligen Auffassung dem männlichen Geschlecht zuzuordnen waren (POLANI et al., 1954). Im gleichen Sinne konnte die relative Häufung der Rotgrünblindheit bei solchen Patientinnen, die der Frequenz beim männlichen Geschlecht entspricht, gedeutet werden (LENZ, 1957; POLANI, 1956). Eine endgültige Klärung der chromosomalen Konstitution gelang erst mit der Auszählung und Ordnung der Chromosomen. FORD et al. (1959) fanden bei einem chromatin-negativen Mädchen die XO-Konstitution (= 44 Autosomen + 1 X-Chromosom). Daß diese Anomalie der Mehrzahl der chromatin-negativen Fälle des Syndroms zugrunde liegt, wurde inzwischen vielfach bestätigt.

Dies ist die einzige bisher beim Menschen bekannt gewordene Monosomie überhaupt. Auch bei den chromatin-positiven Patientinnen fand sich gehäuft ein pathologisches Verhalten der Geschlechtschromosomen (s.u.).

Die Vielfalt der Chromosomenbefunde, die inzwischen aufgedeckt wurden, ist mit einer außerordentlich variablen klinischen Symptomatik der Gonadendysgenesie verbunden. Durch eine tabellarische Zuordnung der klinischen zu den chromosomenanalytischen Befunden ist es POLANI (1961) gelungen, eine brauchbare Übersicht der verschiedenen Formen der Gonadendysgenesie zu geben (s. Tabelle 145).

Das klassische Ullrich-Turner-Syndrom wird als der XO-Zustand beim Menschen definiert. Bei einem Teil der Fälle zeigen jedoch nicht alle Zellen die XO-Konstitution der Gonosomen. Neben XO-Zellen kommen im Mosaikverband XX-, XY-, XYY-Zellen u.a. vor; in einem Teil solcher Fälle kommt es zur Ausbildung intersexueller bzw. mehr oder minder männlicher Genitalformen, so daß sich die Beziehungen zum „male Turner-Syndrom" ergeben (s. Tabelle 145). Je nach dem Vorherrschen oder ausschließlichen Vorhandensein der betreffenden Zellstämme in dem untersuchten

Tabelle 145. *Einteilungsversuch der Krankheitsbilder des Ullrich-Turner-Syndroms und hiermit verwandter Zustände aufgrund klinischer und chromosomaler Gesichtspunkte.* (Modifiziert nach POLANI)

1. Chromatin-negative Gonadendysgenesie mit (Turner-Syndrom) und ohne Pterygium colli:
   a) XO-Typ
   b) Mosaike
      z.B. XO/XX, XO/XY*, XO/XYY*
2. Chromatin-positive Gonadendysgenesie mit und ohne Pterygium colli:
   a) Mosaike
      z.B. XO/XX/XXX
   b) X-Isochromosom
   c) Fragmentiertes X-Chromosom
   d) Chromatin-positive XO-Konstitution
3. Reine Gonadendysgenesie ohne assoziierte Fehlbildungen (chromatin-positiv bzw. chromatin-negativ)
   XX, XY
4. Turner-Syndrom bei männlichem Individuum („male Turner syndrome")
   XY
5. Ullrich-Syndrom bzw. Pterygium-Syndrom bei männlichen und weiblichen Individuen: (Pterygienbildung, keine Gonadendysgenesie)
   XX
   XY

* Zum Teil auch mit intersex. Genitale verbunden; zum Teil „male Turner-Syndrome".

Gewebe erklären sich die chromatin-positiven Befunde beim Ullrich-Turner-Syndrom und die Variationen in der Geschlechtsdifferenzierung bei den verschiedenen Formen der Gonadendysgenesie. Die X-Isochromosomen-Variante des Turner-Syndroms (STOECKENIUS, 1964; LENZ et al., 1965) ist dem XO-Zustand sehr ähnlich. Die Monosomie des einen kurzen Arms des X-Chromosoms, die sowohl dem XO-Karyotyp wie auch dem X-Isochromosom entspricht, soll die eigentliche Ursache der Gonadendysgenesie und der damit verbundenen Mißbildungen sein (LENZ, 1965).

Die Chromosomenanalysen bei dem Ullrich-Turner-Syndrom und anderen genitalen Fehl- und Mißbildungen haben unsere Kenntnisse über die Vorgänge bei der Sexualdifferenzierung wesentlich vorangetrieben. In die z.Z. gültige Modellvorstellung, nach der das Y-Chromosom die Entwicklung des Hoden induziert, zwei X-Chromosomen und das Fehlen des Y-Chromosom für die Entwicklung des Ovars notwendig sind, die Entwicklung der männlichen Genitalorgane durch einen androgenen Faktor des embryonalen Hodens eingeleitet und aufrechterhalten wird und bei dessen Fehlen grundsätzlich eine feminine Genitalentwicklung abläuft (Jost-Effekt), lassen sich die meisten der bis heute bekannten Fakten einordnen (s. bei LENZ, 1965).

Die Ursache der Gonadendysgenesie und vieler Erscheinungsformen des Ullrich-Turner-Syndroms ist wahrscheinlich in der Anomalie der Geschlechtschromosomen zu suchen. Die Vorstellungen über die Entstehung der typischen XO-Konstitution und der verschiedenen Mosaikformen wurden von LENZ (1964) zusammengefaßt. Wie wenig gesichert unsere bisherigen Auffassungen über die Pathogenese der Gonadendysgenesie sind, haben neuere Beobachtungen von SINGH u. CARR gezeigt. Bei pathologisch-anatomischen Untersuchungen von abortierten Feten mit XO-Karyotyp stellten sie fest, daß sich bis zum 3. Schwangerschaftsmonat die Ovarien vom XO-Typ und den normalen weiblichen XX-Feten nicht unterschieden. Auch bei den älteren XO-Feten waren noch primordiale Keimzellen und Prägranulosazellen nachweisbar, doch waren die Follikel ungenügend ausgebildet und das Bindegewebe war vermehrt. Die Erkenntnis, daß die Gonadendysgenesie beim XO-Zustand nicht auf einer primären Agenesie der Keimelemente sondern auf ihrem degenerativen Zugrundegehen beruht, ist revolutionär und zeigt, daß wir beim Turner-Syndrom immer wieder umlernen müssen (LENZ, 1967).

Populationsgenetische Untersuchungen zur Ermittlung der *Häufigkeit* des Ullrich-Turner-Syndroms sind noch nicht sehr umfangreich. Nach den bisher angestellten Erhebungen findet sich bei etwa 0,4‰ der neugeborenen Mädchen und der Schulmädchen eine XO-Konstitution (McLEAN et al.; BERGEMANN). Wenn auch anzunehmen ist, daß es sich hierbei um Minimalzahlen handelt, da eine Reihe von chromatin-positiven Mosaikfällen und X-Isochromosomenbildung nicht erfaßt wurde, so ist die Häufigkeit des Ullrich-Turner-Syndroms doch wesentlich geringer als die des Klinefelter-Syndroms (2,26‰). Maßgeblich verantwortlich ist hierfür die hohe intrauterine Absterbequote der XO-Feten, die die häufigste Chromosomenanomalie unter den Spontanaborten darstellt (CARR, 1967). Nach LENZ u. PFEIFFER (1966) besitzen etwa 1% der befruchteten Eizellen eine XO-Konstitution, von denen aber 98% intrauterin zugrunde gehen.

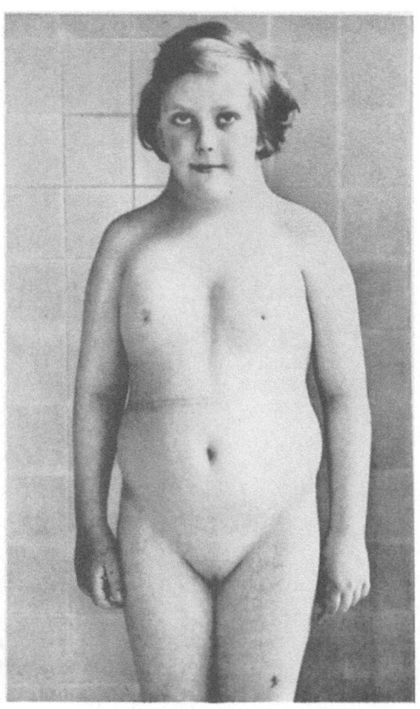

Abb. 193. 16jährige Patientin mit Turner-Syndrom. Chromatinnegativ

Das Ullrich-Turner-Syndrom ist *klinisch gekennzeichnet* durch Gonadendysgenesie, Infantilismus, proportionierten Minderwuchs, vermehrte Gonadotropinausscheidung und einer Anzahl mehr oder minder typischer Merkmale (Abb. 193). Nach der Häufigkeit ihres Vorkommens geordnet finden sich: Dysplastischer Thorax (Schildthorax, Trichterbrust), kraniofaciale Dysplasien (Sphinxgesicht), Fehlbildungen an Händen und/oder Füßen, Kurzhals mit tiefstehender Nackenhaargrenze, Pterygium colli, Cubitus valgus, kongenitale Herzfehler (BIERICH et al., 1965). Sehr häufig werden zahlreiche Pigmentnaevi (Abb. 194), ein steil nach oben gerichteter Haarstrich der seitlichen Nackenpartien und weit auseinanderstehende, dysplastische Mamillen beobachtet. Die Ausbildung des Genitale ist in der Regel rein weiblich; die kleinen Labien sind hypoplastisch.

Die typische Symptomatologie des Ullrich-Turner-Syndroms ist häufig schon früh erkennbar, so daß in vielen Fällen schon bei der sorgfältigen Inspektion des Neugeborenen Hinweise für das Vorliegen dieser Störung gewonnen werden können. Das Geburtsgewicht liegt meist im untersten Normbereich oder darunter.

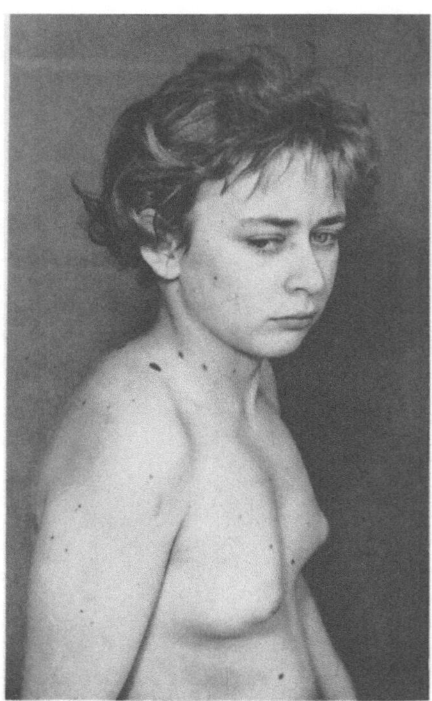

Abb. 194. 16jährige Patientin mit Turner-Syndrom. Massenhaft Pigmentnaevi. Mammabildung nach Oestrogenbehandlung

Auffallend sind oft eine überschüssige, faltenreiche Nackenhaut (Vorstadium des Pterygium colli), tiefsitzende, kleine Ohren, eine Mikrognathie und vor allem Ödeme der Hand- und Fußrücken, die sich später zurückbilden.

In den späteren Lebensjahren bleibt das Längenwachstum zunehmend zurück und überschreitet im Erwachsenenalter selten die Höhe von 140—150 cm. Im Gegensatz zu der früher vertretenen Auffassung (sexogener Zwergwuchs, ovarieller Minderwuchs) ist eine endokrine Ursache der Wachstumsstörung ausgeschlossen. Sie ist wahrscheinlich ebenso wie ein großer Teil der anderen morphologischen Merkmale genetisch bedingt.

Neben der Registrierung der äußeren Merkmale kann die Diagnose durch die *röntgenologische Untersuchung* des Skelets weiter gesichert werden. Sehr häufig findet sich besonders an den Handgelenken eine generalisierte Osteoporose mit einer eigentümlich retikulären Knochenstruktur, die so typisch ist, daß allein dadurch die Diagnose ermöglicht wird (BIERICH u. LASSRICH). Die Annahme, daß Wachstumshemmung und Osteoporose Ausdruck einer primären Knochenanomalie und nicht Folge eines Hormondefizits sind, wird durch den fehlenden therapeutischen Effekt von Anabolica und Sexualsteroiden unterstützt (BIERICH et al., 1965).

Mit dem Erreichen und Überschreiten des Pubertätsalters werden die Anomalien auch für die Umwelt deutlich erkennbar. Darauf ist es zurückzuführen, daß die Mehrzahl der betroffenen Patientinnen erst in diesen Lebensjahren in ärztliche Behandlung kommen. Neben dem infantilistischen Minderwuchs ist es jetzt besonders die *primäre Amenorrhoe*, die zum Leitsymptom dieser Erkrankung wird. Psychisch wirken die Patientinnen in diesem Alter wenig differenziert, infantil und asexuell. Eine auffällige Minderung der Intelligenz findet sich dagegen nicht (WALLIS). Eine weitere Sicherung der Diagnose und eine Abgrenzung gegenüber dem weiblichen hypophysären Zwergwuchs und dem hypogonadotropen Hypogonadismus wird nach dem Pubertätsalter durch die Feststellung einer erhöhten Gonadotropinausscheidung ermöglicht. Um möglichst frühzeitig eine endgültige Diagnose, die für das weitere Schicksal des Mädchens von entscheidender Bedeutung sein kann, herbeizuführen, sollte in jedem Verdachtsfall das Geschlechtschromatin bestimmt werden. Bei negativem Chromatinbefund (XO-Zustand) ist die Diagnose gesichert (GREENBLATT et al.). Bei chromatin-positivem Befund ist die Durchführung einer Chromosomenanalyse im allgemeinen unerläßlich, um Mosaikkonstellationen oder strukturell abnorme X-Chromosomen zu erkennen oder auszuschliessen.

Die Vornahme einer Laparoskopie oder Laparotomie mit Probeexcision aus den Gonadenrudimenten ist zur Erhärtung der Diagnose beim Ullrich-Turner-Syndrom im allgemeinen nicht erforderlich. Das makroskopische Bild und die histologischen Befunde sind unabhängig von den Chromosomenkonstellationen bei den verschiedenen Formen der Gonadendysgenesie gleich. Sie entsprechen auch den Befunden bei der reinen Gonadendysgenesie (s. Tabelle 145) oder Ovarialaplasie, die wahrscheinlich als extreme Form der Ovarialhypoplasie anzusehen ist.

Bei einigen Patientinnen mit XO-Typ wurden allerdings in den rudimentären Gonaden auch Keimelemente (Eifollikel, unreife Tubuli seminoferi) festgestellt. Es wurde angenommen, daß in diesen Fällen, bei denen auch Menstrua-

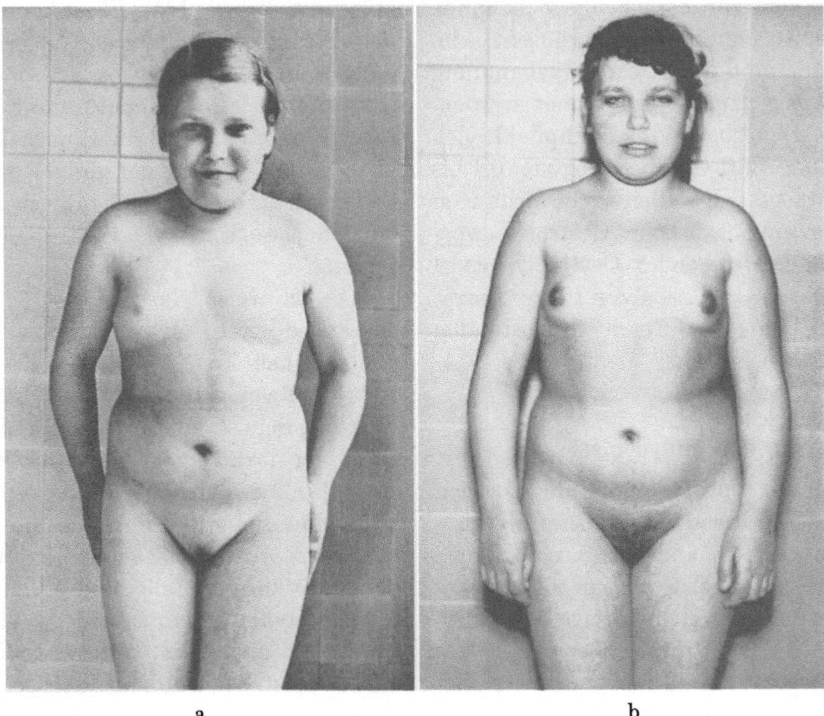

a b

Abb. 195a u. b. 16jährige Patientin mit Turner-Syndrom. a vor der Behandlung, b nach Oestrogenbehandlung (8 Monate)

tionen auftreten können, die Entwicklung der Keimzellen auf das Überwiegen des XX- oder XY-Zellstammes in der primitiven Gonade bei einer XO-Mosaikform zurückzuführen sei. Die neuen Ergebnisse von SINGH u. CARR (s.o.) haben auch hier andere Deutungsmöglichkeiten eröffnet.

Die Gefahr der *Tumorbildung* in den rudimentären Gonadensträngen ist bei dem klassischen Ullrich-Turner-Syndrom mit XO-Typ sowie bei XO/XX-Mosaiken und X-Isochromosomen außerordentlich gering. Eine relativ häufige Entwicklung von Gonadoblastomen wurde dagegen bei XO/XY-Mosaiken beobachtet, so daß in diesen Fällen eine prophylaktische Exstirpation der Gonadenrudimente empfohlen wird (BORGHI u. GIUSTI, PHILIP u. TETER).

Die *Therapie* beim Turner-Syndrom ist z.Z. auf eine medikamentöse Feminisierung beschränkt. Durch die Zufuhr von Oestrogenen gelingt es mit großer Sicherheit, eine dem Lebensalter weitgehend entsprechende Entwicklung des inneren und äußeren Genitale und der Mammae herbeizuführen. Infolge der Auflockerung und Erweiterung der Vagina werden Kohabitationen ermöglicht. Die Zunahme der Achsel- und Schambehaarung ist wahrscheinlich auf eine Aktivierung der Nebennierenrinde zurückzuführen. Die Haut wird unter der Behandlung straffer und glatter, Mamillen und andere prädestinierte Körperpartien lassen im allgemeinen eine stärkere Pigmenteinlagerung erkennen (Abb. 195). Auffallend ist immer der günstige psychische Effekt der Oestrogenisierung. Dieser ist wahrscheinlich nicht auf eine direkte Hormonwirkung zurückzuführen, sondern als Reaktion auf die sichtbare körperliche Reifung aufzufassen. Der Einfluß auf das Wachstum ist auch bei nicht geschlossenen Epiphysenfugen nur geringfügig. Eine zusätzliche Androgenbehandlung bessert nicht die Ergebnisse und sollte wegen der leicht auszulösenden Virilisierungserscheinungen vermieden werden. Eine deutliche Wachstumsförderung konnte in einem Teil der Fälle durch die Dauerbehandlung mit Anabolica erreicht werden. Die Oestrogenzufuhr soll nicht vor dem 18. Lebensjahr begonnen werden, um einen vorzeitigen Wachstumsstillstand zu vermeiden. Es empfiehlt sich, die Zufuhr so einzustellen, daß ein optimaler organotroper Effekt unter weitgehender Vermeidung uteriner Blutungen erzielt wird. Die Auslösung cyclischer Blutungen kann für eine vorübergehende Zeitspanne aus psychologischen Gründen erwünscht sein. In diesem Falle muß die Oestrogenbehandlung mit einer Gestagenzufuhr kombiniert werden. Für die orale Dauerbehandlung empfiehlt sich täglich 1—3 mg Diäthylstilboestrol oder 0,1 bis 0,3 mg Äthinyloestradiol. Bei Nebenwirkungen ist die Verwendung natürlicher Oestrogene vorzuziehen. Ein ausreichender Oestrogenspiegel wird durch die i.m.-Injektion von 10 mg Oestradiolvalerianat (Progynon Depot) in Abständen von 3—4 Wochen erreicht.

c) Die Ovarialhypoplasie

Die mangelhafte Entwicklung der Ovarien ist gegenüber der Gonadendysgenesie morphologisch durch das Vorhandensein von Primärfollikeln abgegrenzt. Das chromosomale Geschlecht ist immer weiblich. Infolge der unterschiedlichen Ätiologie und Pathogenese des hypoplastischen Ovars variieren klinisch Befunde und Prognose in weiten Grenzen. Eine Unterteilung des „kleinen Ovars", die auf dem Grad der Ausbildung des Keimparenchyms beruht, und in die sich auch die klinischen Befunde weitgehend einordnen lassen, ist in der Tabelle 146 aufgezeichnet (STAEMMLER, 1964).

Bei der *primären Hypoplasie* (*primärer Hypogonadismus*, BIERICH, 1961) findet sich anstelle des Ovars häufig ein dünner, weißlicher Strang, der makroskopisch kaum von dem Befund der Gonadendysgenesie zu unterscheiden ist. Histologisch sind in dem stark reduzierten Keimepithel nur ganz vereinzelt atretische Primärfollikel nachweisbar. Die Ätiologie dieser Entwicklungsstörung ist nur selten aufzuklären. Bei der Annahme einer mangelhaften Anlage bestehen Zusammenhänge mit der „reinen Gonadendysgenesie" bzw. Ovarialaplasie (s. Tabelle 145). Ein sekundärer Verlust der Keimelemente durch toxische Schädigungen in der Embryonalzeit oder Kindheit (sog. präpuberales Klimakterium) muß diskutiert werden, ist aber im Einzelfall nur selten nachweisbar. Infolge der geschützten Lage der Ovarien sind diese Schädigungen im Vergleich zu den erworbenen Testisatrophien sehr viel seltener.

Die *klinische Symptomatologie* der keimdrüsenbedingten Ovarialhypoplasie ist sehr uneinheitlich. In 27% besteht Kleinwuchs, in 18% Großwuchs (STAEMMLER, 1963). Die Entwicklung der sekundären Geschlechtsmerkmale ist häufig stark verzögert, in Einzelfällen bleibt sie völlig aus. Auffällig ist lediglich eine gewisse Häufung von Adipositas und subjektiven ovariellen Ausfallserscheinungen. Während in der Mehrzahl der Fälle eine primäre Amenorrhoe bestehen bleibt, sind vereinzelt auch Genitalblutungen in unregelmäßigen Intervallen registriert worden. Auch der Ausfall der Gonadotropinbestimmung ist nicht immer hinweisend auf die Quantität von Keimelementen im Ovar. Die erwartete erhöhte Ausscheidung ist in weniger als der Hälfte der Patientinnen nachweisbar (STAEMMLER, 1963).

Die *sekundäre Hypoplasie der Ovarien (sekundärer Hypogonadismus)* unterscheidet sich histologisch von der primären Hypoplasie durch eine relativ reichliche Ausbildung des Keimparenchyms. Das Ovar scheint nach diesen Befunden auf einer infantilen Stufe stehengeblieben zu sein. Als Ursache der Entwicklungshemmung kann eine zentrale Insuffizienz oder eine Blockierung der Übermittlung zentraler Impulse aufgrund eines kongenitalen Fermentdefektes (STAEMMLER, 1963) angenommen werden. Der idiopathische Eunuchoidismus aufgrund einer isolierten gonadotropen Insuffizienz ist bei dem weiblichen Ge-

Tabelle 146. *Das kleine Ovarium. Formen der Ovarialhypoplasie* (STAEMMLER, 1964)

Primäre Hypoplasie		Sekundäre Hypoplasie	
Keimparenchym vermindert Mangelhafte Anlage ?		Keimparenchym relativ reichlich Mangelhafte Entwicklung	
Formen		*Formen*	
Grundform kleines, walzenförmiges Ovar Übergang zur Gonadendysgenesie	Übergangsform kleines, aber typisch geformtes Ovar	Grundform kleines, walzenförmiges Ovar	Übergangsform kleines, aber typisch geformtes Ovar Übergang zur Norm

schlecht sehr viel seltener als bei dem männlichen (BIERICH, 1961). Die Abgrenzung gegenüber der Pubertas tarda ist oft schwierig, wenn nicht unmöglich.

Störungen der diencephal-hypophysären Regulationen durch exogene und endogene Noxen sind häufige Ursachen eines erworbenen Gonadotropinmangels. Aus den Erfahrungen des zweiten Weltkrieges wurde der Begriff der „Notstandsamenorrhoe" geprägt (TIETZE, HEYNEMANN), der auch heute noch für die vielfältigen „seelischen Notstände" der heranreifenden Mädchen seine Gültigkeit besitzt. Diese zentral bedingten Regulationsstörungen sind häufig mit vegetativen Störungen, wie Anorexia nervosa, Acrocyanose, gastrointestinale Beschwerden und Herabsetzung der psychischen und physischen Leistungsfähigkeit verbunden (STAEMMLER, 1963). Ausdruck eines mehr oder minder vollständigen globalen Defektes der Hypophysenvorderlappen-Funktion ist fast immer das Erscheinungsbild des idiopathischen hypophysären Zwergwuchses. Die Abgrenzung gegenüber der sog. „konstitutionellen Entwicklungsverzögerung", welche ebenfalls mit Kleinwuchs verbunden ist, erfolgt durch den Nachweis einer verminderten Insulintoleranz und einer sekundären Nebennierenrindeninsuffizienz (BIERICH, 1961).

Die *Diagnose der Ovarialhypoplasie* ist erst nach Abschluß einer sehr gründlichen allgemeinen Durchuntersuchung zu stellen. Im Rahmen der endokrinologischen Diagnostik ist der Ausfall des Funktionstestes mit gonadotropen Hormonen von besonderer Bedeutung. Die Reaktion der Ovarien und ihrer Erfolgsorgane auf die Zufuhr von FSH- und LH-Präparaten in bestimmter Kombination und Dosierung und bei verschiedenen Wiederholungen gibt Hinweise auf die Menge und Ansprechbarkeit des Keimparenchyms und damit auf die Prognose (Behandlungsschema s. bei STAEMMLER, 1963; BETTENDORF, 1965). Häufig ist die Diagnose erst nach Laparatomie und Probeexcision aus den Ovarien zu stellen. Auch hierbei sind Irrtümer möglich und nicht selten, da der Anteil von Keimelementen im Excisionsmaterial nicht immer für das ganze Organ repräsentativ ist und auch morphologisch unvollkommene Ovarien ihre vollkommene Funktionsfähigkeit erlangen können. Um das Keimparenchym nicht unnötig weiter zu vermindern, sollten die Excisionen auf die prognostisch ungünstigen Fälle mit primärer Amenorrhoe beschränkt bleiben.

Die *Therapie* der Ovarialhypoplasie ist von dem Ausmaß und der Ursache der Entwicklungsstörung sowie von dem Alter der Patientin abhängig. Bei einer möglichen konstitutionellen Entwicklungsverzögerung, die in der Mehrzahl der Fälle angenommen werden kann, sollte jede Hormonbehandlung möglichst zurückgestellt werden (s. S. 437). Die primäre Hypoplasie ohne Reaktion auf die Zufuhr von Gonadotropinen ist prognostisch ungünstig und erlaubt lediglich eine Substitutionsbehandlung mit Ovarialhormonen zur Feminisierung wie bei der Gonadendysgenesie (s. S. 441). Der Ausfall der gonadotropen Funktion des Hypophysenvorderlappens kann durch die Zufuhr gonadotroper Hormone vorübergehend ausgeglichen werden. Besondere Erfolge sind bei der Ovulationsauslösung zur Erzielung einer Gravidität erreicht worden (BETTENDORF, 1965). Eine Dauersubstitution ist bisher mit diesen Präparaten nicht möglich.

d) Das polycystische Ovar (Stein-Leventhal-Syndrom)

1935 beschrieben STEIN und LEVENTHAL das „*polycystic ovary syndrome*", das durch das Zusammentreffen von Cyclusstörungen, Sterilität, Hirsutismus, Adipositas und großen, glatten, polycystischen Ovarien mit verdickter Tunica albuginea gekennzeichnet ist. Unter der Bezeichnung „Stein-Leventhal-Syndrom" ist diese endokrine Störung in den letzten Jahren Gegenstand sehr eingehender Untersuchungen und einer fast unübersehbaren Zahl von Publikationen geworden. Die sich oft widersprechenden Ansichten über Symptomatologie, Ätiologie, pathologische Anatomie, endokrinologische Befunde und Therapieerfolge lassen es fraglich erscheinen, ob das Syndrom überhaupt eine einheitliche Erkrankung darstellt (ROBERTS u. HAINES). Es wird daher angestrebt, durch eine exaktere Definition das Syndrom weiter einzuengen und damit gegenüber anderen endokrinen Störungen mit Virilisierungserscheinungen (z.B. AGS, idiopathischer Hirsutismus) abzugrenzen.

Die *Symptomatologie* des Stein-Leventhal-Syndroms tritt erst im Erwachsenenalter in Erscheinung. Im Vordergrund stehen Blutungsstörungen und Sterilität. Beide sind auf

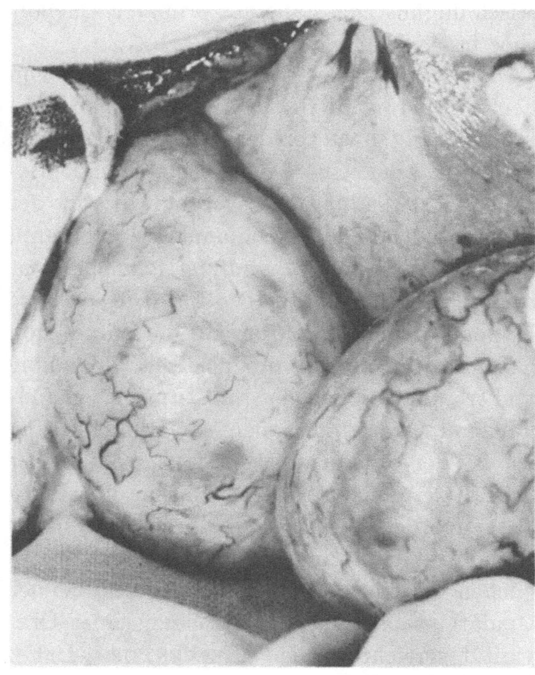

Abb. 196. Operationssitus beim Stein-Leventhal-Syndrom. Die polycystischen, hühnereigroßen Ovarien liegen hinter dem Uterus. Zahlreiche Cysten schimmern unter der Oberfläche durch (ZANDER u. FIEBIG)

das Persistieren der Follikel zurückzuführen. Die häufigsten Blutungsanomalien sind sekundäre Amenorrhoen unterschiedlicher Dauer, Oligomenorrhoen und Dauerblutungen. Primäre Amenorrhoen sind selten. Bei 50—60% der Patientinnen findet sich ein mehr oder minder ausgeprägter Hirsutismus. Darüberhinausgehende Virilisierungserscheinungen wie Tieferwerden der Stimme und Hypertrophie der Clitoris gehören nicht in das Bild des Syndroms. Die Adipositas, die früher als eines der Leitsymptome angesehen wurde, wird bei etwa 33% der Patientinnen beobachtet, und ist im Vergleich zu anderen gynäkologischen Erkrankungen nicht signifikant erhöht (STEIN, 1961). Der Uterus ist im allgemeinen hypolastisch, die Mammae häufig etwas unterentwickelt.

Die *Ovarien* bieten sowohl bei der makroskopischen Betrachtung als auch bei der mikroskopischen Untersuchung sehr charakteristische Befunde. Sie sind im allgemeinen gleichmäßig um das 2—5fache vergrößert und in den Douglasschen Raum verlagert. Im Gegensatz zum normalen Ovar ist die Oberfläche glatt und spiegelnd und von grau-weißer Farbe. Zahlreiche Follikelcysten schimmern durch die Oberfläche hindurch, ohne diese vorzubuckeln (Abb. 196). Bei der Spaltung des Ovars findet sich unterhalb der verdickten Tunica albuginea ein Saum von Tertiärfollikeln, deren Größe 15 mm im allgemeinen nicht überschreitet (Abb. 197). Das Parenchym erscheint hyperplastisch und kann gelegentlich gelbe Flecken enthalten. Frische Corpora lutea fehlen immer. Histologisch ist das Stein-Leventhal-Ovar durch eine Hyperplasie der Theca interna (Hyperthecosis) und eine Fibrose des Stromas (Stromatosis) gekennzeichnet. Eine Luteinisierung der Theca oder einzelner Zellinseln im Stroma ergänzt häufig das mikroskopische Bild.

Hormonausscheidungsuntersuchungen haben bisher keine einheitlichen und signifikanten

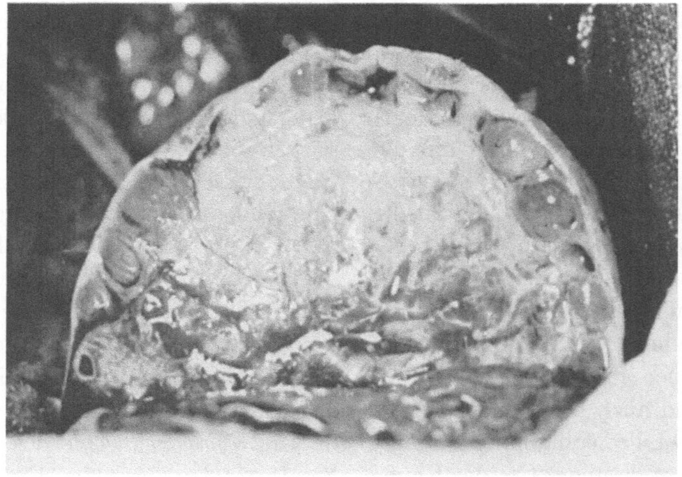

Abb. 197. Gespaltenes Ovar bei Stein-Leventhal-Syndrom. Großer Ovarialkern, Saum von Tertiärfollikeln unter der Oberfläche (OBER, 1957)

Befunde ergeben. Im Gegensatz zum Hirsutismus adrenaler Genese sind die 17-Ketosteroide normal oder nur leicht erhöht. Bei der Fraktionierung konnten ebenfalls keine für das Syndrom typischen Verschiebungen festgestellt werden. Zur weiteren differentialdiagnostischen Abgrenzung wird empfohlen, eine Prednisonbehandlung (10—15 mg/die) über mehrere Monate durchzuführen (PERLOFF u. CHANNICK, MATTINGLY et al.). Verläßliche Mitteilungen über die Ausscheidung der Oestrogene liegen bisher nicht vor. Trotz fehlender Ovulation und Gelbkörperbildung wurde von verschiedenen Autoren eine normale oder erhöhte Pregnandiolausscheidung festgestellt. Wahrscheinlich ist die luteinisierte Theca in der Lage, Progesteron zu produzieren. Nach neueren Untersuchungen scheint von den Gonadotropinen besonders das LH vermehrt ausgeschieden zu werden. Dies würde die Hyperthecose und Luteinisierung im Ovar erklären können.

Biochemische Untersuchungen von überlebendem Gewebe polycystischer Ovarien nach Inkubation und Stimulierung mit Gonadotropinen haben Anhaltspunkte für eine gestörte Steroidsynthese ergeben. In Fällen von „ovariellem Hirsutismus" wurde eine deutlich vermehrte Bildung von Androstendion und Testosteron nachgewiesen (LANTHIER u. SANDOR; ZANDER et al., 1962; SIMMER). Es kann demnach ein enzymatischer Defekt in der Aromatisierung von Androstendion zu Oestron angenommen werden (SHORT u. LONDON). Da eine pathologische Gonadotropineinwirkung eine Änderung der Enzymaktivitäten im Ovar bewirken kann (JUNG), liegt die Ursache der gestörten Biosynthese der Ostrogene möglicherweise in der vermehrten Ausschüttung des LH. Die hiermit im Zusammenhang stehenden Fragen sind noch nicht zu entscheiden.

Zur *Pathogenese* des Stein-Leventhal-Syndroms sind verschiedene Hypothesen aufgestellt worden, Während einige Untersucher die Möglichkeit einer kongenitalen Anomalie der Ovarien annehmen, ausgelöst durch eine übermäßige intrauterine Stimulierung durch Choriongonadotropin bei Schwangerschaftstoxikosen oder Diabetes der Mutter (PHILLIP u. STANGE, AHLVIN u. BAUER), ist die Mehrzahl von dem Bestehen einer später erworbenen Störung überzeugt. Die pathoanatomischen Veränderungen der Ovarien geben keine Hinweise über die Ursache der Störung. Die Tatsache, daß gleiche oder sehr ähnliche Befunde beim Cushing-Syndrom, beim AGS und verschiedenen intrakraniellen Veränderungen festgestellt wurden, läßt vermuten, daß diese sekundär aufgetreten und unspezifischer Natur sind. Gegen die Auffassung, daß das Stein-Leventhal-Syndrom in den Symptomkreis der Nebennierenüberfunktion gehöre, spricht der Nachweis einer gestörten Steroidsynthese in den polycystischen Ovarien (LEVENTHAL). Chromosomenaberrationen mit einer partiellen Deletion eines X-Chromosomes und verschiedenen Mosaikformen wurden in drei Fällen nachgewiesen (NETTER et al.). Diese Beobachtungen liefern keine genetische Stütze für die Einheitlichkeit des Stein-Leventhal-Syndroms oder für die Annahme eines angeborenen Enzymdefektes (LENZ, 1964).

Die *Häufigkeit* des Stein-Leventhal-Syndroms wird sehr unterschiedlich angegeben. Unter hunderten von Fällen mit Sterilität wurde von STEIN (1962) etwa dreimal im Jahr diese Diagnose gestellt. Andere Autoren berichten über ein sehr viel größeres Vorkommen. Die ungewöhnlich großen Unterschiede lassen die Schwierigkeit der diagnostischen Abgrenzung erkennen und erklären sich aus der Variabilität der klinischen und morphologischen Symptomatologie.

Das *Ziel der Behandlung* ist die Herstellung ovulatorischer Cyclen und damit der Empfängnismöglichkeit. Als relativ einfacher und erfolgversprechender Eingriff wurde hierfür von STEIN und LEVENTHAL die *Keilexcision aus beiden Ovarien* angegeben. Sie gingen dabei von der Vorstellung aus, daß durch die Spaltung der verdickten Tunica albuginea und der Resektion eines Teiles des hyperplastischen Ovarialgewebes Ovulationen ermöglicht würden. Es wird hierbei das Ovar in der Längsrichtung bis tief in den Hilusbereich gespalten und etwa zwei Drittel des Ovars durch eine keilförmige Excision entfernt. Die Wunde wird durch eine fortlaufende Catgutnaht verschlossen. Der Eingriff ist dann erfolgreich, wenn im Anschluß ovulatorische Cyclen auftreten. Die Erfolgsangaben schwanken zwischen 50 und 100%. 88% der von STEIN operierten Frauen wurden schwanger. Der gute therapeutische Effekt der Keilresektion beruht wahrscheinlich auf der einfachen Verminderung der hormonbildenden Gewebsmasse. Qualitative

Veränderungen der Hormonbildung durch den operativen Eingriff sind unwahrscheinlich (Zander u. Fiebig).

Auf die Zufuhr gonadotroper Hormone zur Ovulationsauslösung reagieren die polycystischen Ovarien mit einer ungewöhnlichen Empfindlichkeit. Schwere und bedrohliche Hyperstimulationssyndrome wurden wiederholt beobachtet (Bettendrof et al., 1966). Eine sorgfältige Dosierung und klinische Kontrolle ist daher bei einem solchen Therapieversuch unumgänglich. Auch durch niedrige Dosen von Clomiphen lassen sich Ovulationen, die zu einer hohen Schwangerschaftsrate führen, mit großer Sicherheit auslösen (Kistner). Bei entsprechender Dosierung und Kontrolle sind Nebenwirkungen vermeidbar. Wahrscheinlich wird die medikamentöse Ovulationsauslösung in Zukunft die Keilresektion aus der Therapie verdrängen.

e) Die juvenilen Blutungen (Metropathia haemorrhagica)

„Juvenile Blutungen" ist eine Sammelbezeichnung für genitale funktionelle Dauerblutungen zur Zeit der beginnenden Geschlechtsreife. Mit der Definition „funktionell" werden diese Blutungsstörungen gegenüber den „organischen Blutungen" (z.B. bei pathologischen Veränderungen des Uterus, gestörten Schwangerschaften) abgegrenzt. Sie sind die Folge einer Regulationsstörung im Funktionskreis Hypophysenvorderlappen-Ovarien mit einer pathologischen Entwicklung und Funktion des Endometriums *(cystisch-glanduläre Hyperplasie)*.

Die klinisch bedeutsame Sonderstellung, die den juvenilen Blutungen in diagnostischer, therapeutischer und prognostischer Hinsicht zukommt und die sie trotz gleicher Pathogenese und Symptomatologie von funktionellen Blutungsstörungen im geschlechtsreifen Alter und im Klimakterium unterscheidet, ist allein durch das jugendliche Alter der Patientinnen begründet.

Als Altersgrenze, die sicher nicht allen Fällen gerecht wird, ist von der Mehrzahl der Autoren der Abschluß des 20. Lebensjahres festgesetzt worden. Um eine klinisch erkennbare Unterscheidung zu den häufigen Rhythmusstörungen und Tempoanomalien des Cyclus, die in der beginnenden Geschlechtsreife noch keiner speziellen Behandlung bedürfen, zu erreichen, soll die Diagnose auf starke und langanhaltende genitale Blutungen, die keinen Zusammenhang mit einem rhythmischen Menstruationscyclus erkennen lassen, begrenzt werden. Es wird dadurch ein relativ einheitliches Krankheitsgeschehen erfaßt, das die Anwendung entsprechender Therapieformen erfordert.

Acyclische Blutungen aufgrund einer Follikelpersistenz sind häufig und besitzen große klinische Bedeutung. Die Altersverteilung funktioneller Blutungen läßt deutlich 2 Gipfel erkennen (Abb. 198). Die größte Häufung wird im präklimakterischen und klimakterischen Alter registriert (klimakterische Blutungen). Ein weiterer, weniger ausgeprägter Gipfel, findet sich im Beginn der Geschlechtsreife (juvenile Blutungen).

Das Durchschnittsalter bei Beginn der Blutungsstörung beträgt etwa 15 Jahre (Napp u. Protzen). Der enge zeitliche Zusammenhang zwischen Menarche und dem Beginn der Beschwerden geht daraus hervor, daß bei 80% der Patientinnen die Regelstörung innerhalb der ersten 3 Jahre nach Einsetzen der ersten Blutung beginnt. Konstitution, Größe, Gewicht und Ausbildung der sekundären Geschlechtsmerkmale lassen im allgemeinen keine Abweichung von der Norm erkennen.

Die *Ursache* der funktionellen Blutungsstörungen im jugendlichen Alter liegt in der ungenügenden Reifung der endokrinen Regulationen. Wahrscheinlich ist das Ovar vor Beginn der Geschlechtsreife noch nicht in der Lage, auf die ausreichend oder sogar überschießend produzierten gonadotropen Hormone mit Eireifung, Ovulation und Gelbkörperbildung zu reagieren. Die Pathogenese funktioneller Blutungen bei cystisch-glandulärer Hyperplasie wurde durch die grundlegenden Arbeiten von R. Schröder und seiner Schule sowie von R. Meyer aufgedeckt (Abb. 199). Im Vordergrund der Funktionsstörung steht das Ausbleiben der Ovulation und der Corpus luteum-Bildung, die nach Seitz als die Höchstleistung der weiblichen Sexualfunktion anzusehen sind. Erhalten bleiben die Follikelbildung und die Produktion oestrogener Hormone.

Die oft viele Wochen andauernde Follikelpersistenz geht mit einer unphysiologisch langen normalen oder etwas gesteigerten Oestrogenausschüttung einher. Das Endo-

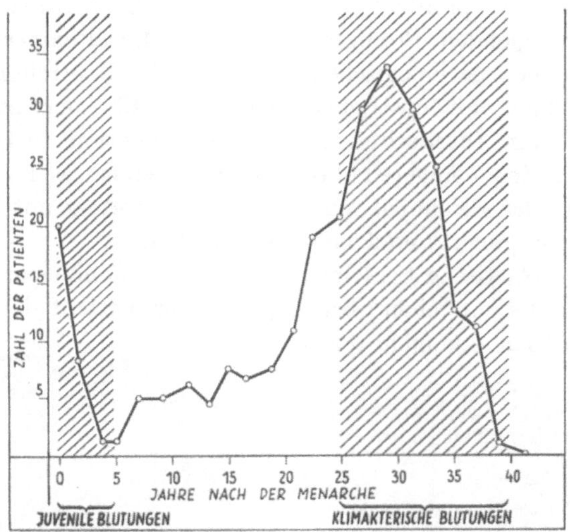

Abb. 198. Die Altersverteilung der cystisch-glandulären Hyperplasie. (Nach WAHLEN)

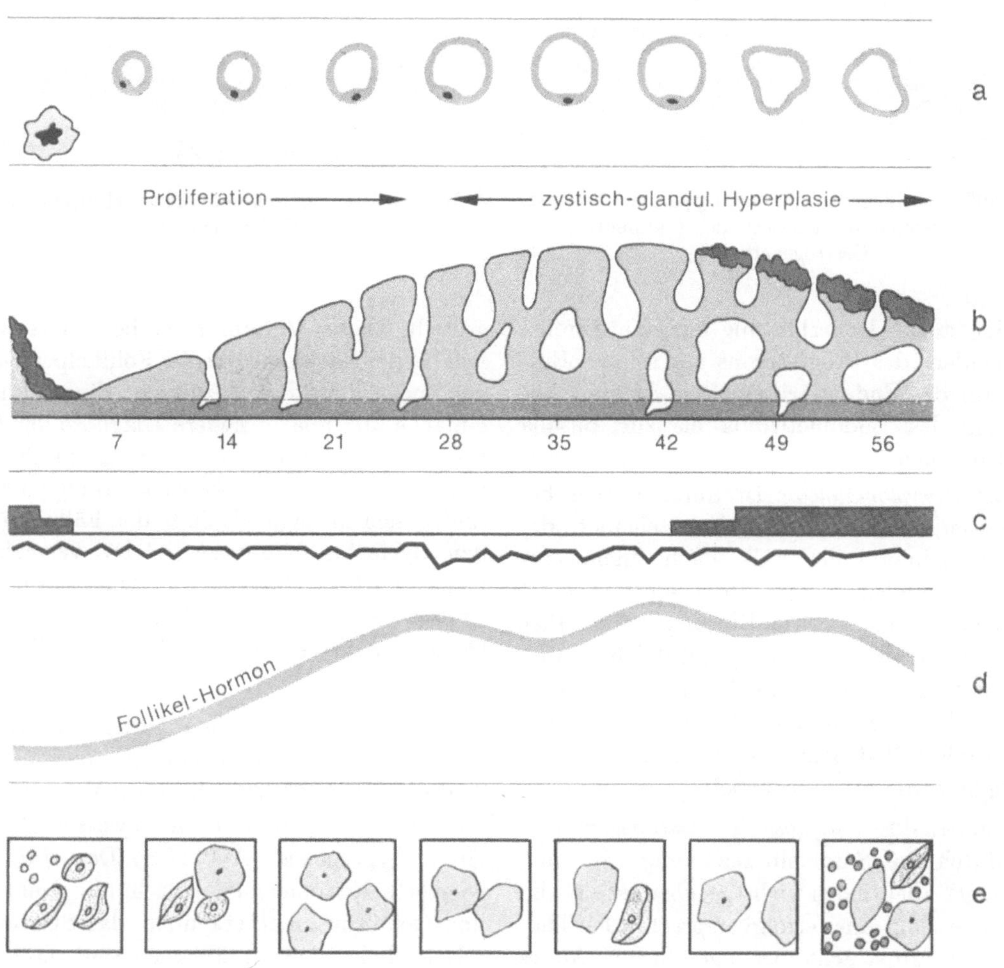

Abb. 199a—e. Follikelpersistenz (cystisch-glanduläre Hyperplasie des Endometrium). a Ovar. b Endometrium (Basalis). c Basaltemperatur. d) Ovarialhormone. e Scheidencytologie

metrium reagiert auf diesen proliferativen Dauerreiz mit einer zunehmenden Proliferation, die schließlich zu einer pathologischen Wucherung der Schleimhaut mit cystischer Erweiterung der Drüsen führt (cystisch-glanduläre Hyperplasie). Nach einem längeren blutungsfreien Intervall kann der gleichbleibende oder infolge Follikelatresie auch abfallende Oestrogenspiegel die hyperplastische Schleimhaut nicht mehr erhalten. Es entstehen oberflächliche Nekrosen, aus denen eine mehr oder minder starke Dauerblutung einsetzt. Infolge des Fehlens des Progesterons mit seinem Einfluß auf die Endometriumgefäße ist eine Abstoßung des Endometriums bis zur Basalis nicht möglich.

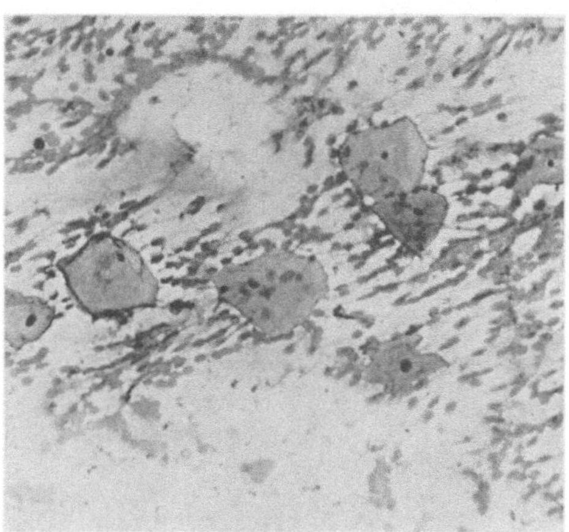

Abb. 200. Scheidencytologie bei Hyperplasieblutung. Erythrocyten und Hornschollen (vermehrter Oestrogeneffekt)

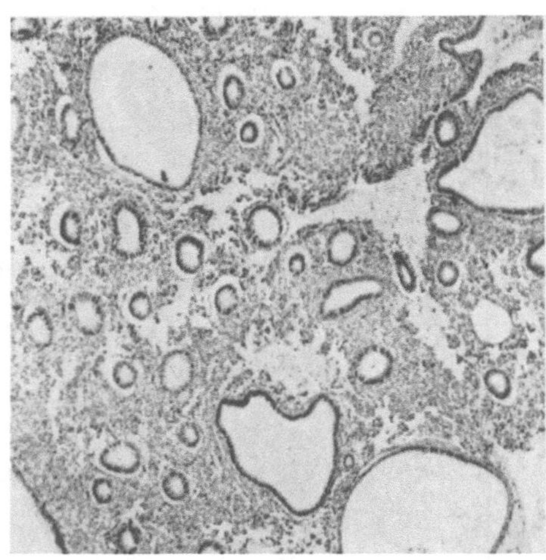

Abb. 201. Die cystisch-glanduläre Hyperplasie des Endometriums

Die *Symptomatologie* ist durch acyclische, langdauernde Blutungen gekennzeichnet, die in der Mehrzahl der Fälle nach einem verlängerten blutungsfreien Intervall von 5—7 Wochen auftreten. Die Blutung kann über Wochen anhalten und ein bedrohliches Ausmaß annehmen. Schwerste Anämien sind keine Seltenheit. Typisch und für die Behandlung von größter Bedeutung ist die hohe Rezidivhäufigkeit, die etwa 75% beträgt.

Eine exakte *Diagnose der Blutungsursache*, die durch die Sammelbezeichnung „juvenile Blutung" allein noch nicht gegeben ist, ist die Voraussetzung einer erfolgversprechenden Therapie. In Anbetracht des jugendlichen Alters der Patientinnen muß angestrebt werden, die Diagnose möglichst schonend, d.h. unter weitgehender Vermeidung intrauteriner Eingriffe, zu stellen. Als Methoden sind hierfür die Kontrolle der Basaltemperatur (s. S. 432) und die cytologische Beurteilung von Scheidenabstrichen (s. S. 433) hervorragend geeignet. Durch die Kombination beider diagnostischen Maßnahmen gelingt es im allgemeinen, die Ätiologie der Störung mit hinreichender Genauigkeit zu klären.

Bei der Follikelpersistenz wird ein monophasischer Verlauf der Basaltemperatur festgestellt. Dieses Verfahren ist besonders wertvoll bei der Nachkontrolle der Follikelpersistenz zur Vermeidung von Rezidiven. Eine schnelle, einfache und relativ sichere Diagnose der Blutungsursache wird durch die cytologische Bewertung des Scheidenabstrichs ermöglicht. Es finden sich in mehr als 86% der Fälle ein auf den Cyclustag bezogener relativ vermehrter Oestrogeneffekt (NAPP u. PROTZEN). Besonders typisch ist hierbei das Bild des vermehrten Oestrogeneffektes bei gleichzeitiger Blutung (Abb. 200).

Bei der histologischen Untersuchung des durch Voll- oder Strichabrasio gewonnenen Endometriums findet sich in der Mehrzahl der Fälle das typische Bild der cystisch-glandulären Hyperplasie (Abb. 201). Das stark gewucherte Endometrium läßt häufig Nekrosen und Gefäßthromben erkennen, das Stroma ist relativ dicht. Am auffälligsten sind die schon makroskopisch erkennbaren cystisch erweiterten Drüsen, die die Schleimhaut dicht durchsetzen („Schweizer-Käse-Endometrium"). Infolge der fehlenden Einwirkung von Progesteron sind keine Zeichen der sekretorischen Umwandlung vorhanden. Unregelmäßige Proliferationen in der Schleimhaut ohne Ausbildung der cystisch-glandulären Hyperplasie werden ebenfalls relativ häufig festgestellt.

Bei der Mehrzahl der juvenilen Blutungen kann auf die Endometriumdiagnostik, die immer einen intrauterinen Eingriff voraussetzt, verzichtet werden. Unter Berücksichtigung des Lebensalters sollte sie auf Fälle mit bedrohlicher Blutung oder Versagen der konservativen Behandlungsmethoden beschränkt werden.

Mehr noch als bei der Diagnose muß für die *Therapie* der juvenilen Blutungen ein möglichst schonendes Vorgehen gefordert werden. Bei der Mehrzahl der Blutungsstörungen in der Reifungsperiode handelt es sich um vorübergehende Regulationsstörungen, die im allgemeinen nach kurzer Zeit spontan von einem normalen rhythmischen Menstruationscyclus abgelöst werden. Um Störungen der anlaufenden zentral-endokrinen Steuerungsmechanismen zu vermeiden, bedarf daher in diesem Lebensalter jede Form der Blutungsbehandlung einer besonders strengen Indikationsstellung.

Bei starken und langanhaltenden Blutungen ist eine schnelle und sichere Blutstillung erforderlich. Dabei muß die Behandlung so gewählt werden, daß das spontane Ingangkommen der Ovarialfunktion nicht gestört wird, Rezidivblutungen verhindert und anatomische Schädigungen des inneren Genitale vermieden werden. Aus diesem Grunde sind die alten Verfahren der Blutstillung, die ohne Rücksicht auf die späteren genitalen Funktionen durchgeführt werden, heute abzulehnen.

Eine sehr schnelle und sichere Blutstillung wird durch die Vollcurettage des Uterus erreicht. Diese Behandlungsmethode ist aber bei juvenilen Blutungen mit schwerwiegenden Nachteilen belastet. Durch wiederholte Abrasionen, die bei der Rezidivneigung im allgemeinen unvermeidbar sind, können bleibende Endometriumdefekte und Vernarbungen im Cavum uteri die Folge sein, die spätere Blutungs- und Fertilitätsstörungen nach sich ziehen. Darüber hinaus sind genitale Eingriffe dieser Art naturgemäß eine starke psychische Belastung für ein junges Mädchen im Beginn der Geschlechtsreife. Es wird daher die Ansicht vertreten, daß die Curettage nach Möglichkeit nicht am Anfang, sondern am Ende unserer therapeutischen Maßnahmen stehen sollte.

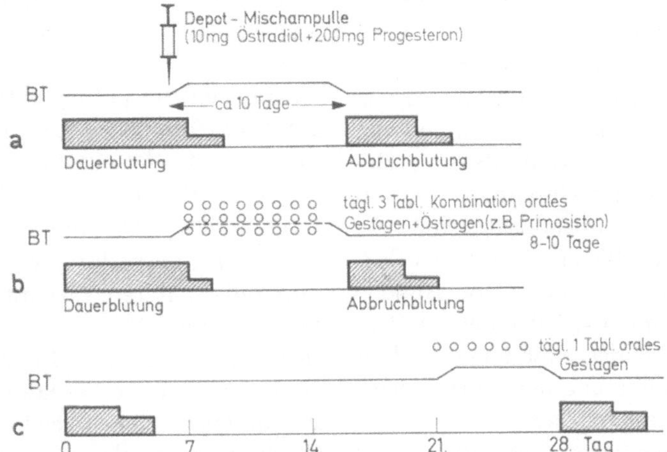

Abb. 202a—c. Hormonbehandlung der funktionellen Blutung bei cystisch-glandulärer Hyperplasie des Endometrium. a Injektionsbehandlung mit Depothormonen. b Orale Behandlung mit Kombination von Gestagen + Oestrogen. c Nachbehandlung der Follikelpersistenz

Durch die moderne Hormontherapie gelingt es heute mit großer Sicherheit, die Blutungen bei Follikelpersistenzen zu stoppen und die proliferierte bzw. hyperplastische Schleimhaut zur Abstoßung zu bringen (hormonale Curettage). Die Herstellung besonders dosierter Mischpräparate von beiden Ovarialhormonen, die den physiologischen Konzentrationen in der Sekretionsphase entsprechen, hat die Therapie der funktionellen Blutungen heute sehr viel einfacher und sicherer werden lassen (Abb. 202). Als besonders vorteilhaft hat sich die Anwendung der oralen Gestagene aus der Gruppe der Nortestosteronverbindungen erwiesen. Mit diesen Wirkstoffen werden ein schneller Blutungsstop und eine relativ kurze Abbruchblutung erreicht. Im eigenen Krankengut war die alleinige Hormonbehandlung in 93% der Fälle erfolgreich.

Neben den spezifischen Behandlungsmethoden sind auch zusätzliche Therapieformen von großer Bedeutung. Durch die Verordnung von Uterus-kontrahierenden Mitteln (Secale, Methergin), von Calcium und Vitamin C sowie von gerinnungsfördernden Substanzen kann die Stärke und Dauer der Blutung häufig deutlich vermindert werden. Die sekundäre Anämie sollte grundsätzlich intensiv behandelt werden. Milieuwechsel und Bäderbehandlung fördern die spontane Einregulierung der zentral-endokrinen Steuerungsmechanismen.

Nach der erfolgreichen Behandlung der Blutung ist eine weitere ärztliche Betreuung

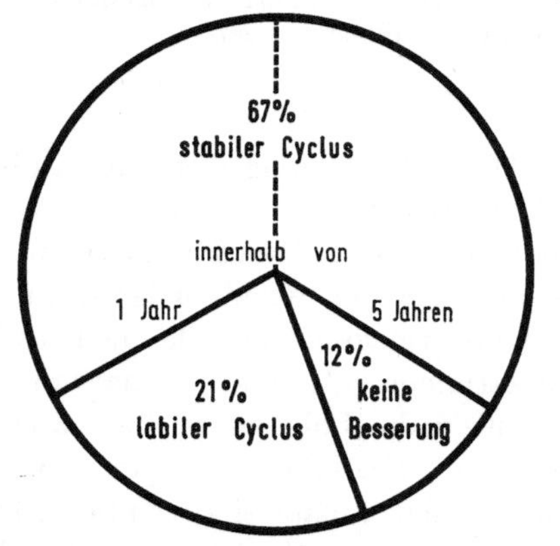

Abb. 203. Die Ovarialfunktion nach juvenilen Blutungen (Napp u. Protzen, 1960)

dringend notwendig. Da in der Mehrzahl der Fälle die primäre Funktionsstörung weiter fortbesteht, muß nach einem blutungsfreien Intervall mit erneuten Dauerblutungen gerechnet werden. Eine weitere Kontrolle der Basaltemperatur und der Scheidenabstriche ist daher im Anschluß an die Blutungsbehandlung unerläßlich. Wenn sich aufgrund der Befunde bis zum 20. Tag nach der medikamentösen Abbruchblutung kein Anhalt für eine spontane Ovulation ergibt, wird durch die Zufuhr relativ kleiner Mengen von Gestagenen (täglich 5 bis 10 mg eines oralen Gestagens über 6—7 Tage) die Schleimhaut prophylaktisch zur Abstoßung gebracht (Abb. 202c). Erst beim Nachweis von drei aufeinanderfolgenden echten ovulatorischen Menstruationscyclen kann die Patientin aus der Betreuung entlassen werden.

Die *Prognose* der juvenilen Blutung wird durch die spätere Ovarialfunktion und Fertilität bestimmt. Bei etwa zwei Drittel der Patientinnen ist mit dem Ingangkommen stabiler Cyclen inneralb von 5 Jahren zu rechnen. Ein Fortbestehen der Cyclolabilität mit einem Wechsel von ovulatorischen und anovulatorischen Cyclen konnte bei 21% der Patientinnen durch spätere Nachuntersuchungen festgestellt werden. Unter den 12%, die keine Besserung zeigten, verbergen sich schwere hormonale Störungen, die eine dauernde ärztliche Kontrolle und wiederholte Behandlung erfordern (Abb. 203). Die Fertilität nach juvenilen Blutungen entspricht der späteren Ovarialfunktion. Es konnte gezeigt werden, daß sie in der Gruppe der geheilten Frauen nicht eingeschränkt ist, daß bei Frauen, die in der Folgezeit einen labilen Cyclus behalten haben, eine Verminderung angenommen werden kann, und daß die nichtgeheilten Frauen im allgemeinen steril bleiben (Napp u. Protzen; Southam u. Richart).

Literatur

Ahlvin, R. C., Bauer, W. C.: Luteinized cysts in ovaries of infants born of diabetic mothers. J. Dis. Child. **93**, 107 (1957).

Aitken, E. H., Preedy, J. R. K., Eton, B.: Oestrogen and progesterone levels in foetal and maternal plasma at parturition. Lancet **1958 II**, 1096.

Albright, F., Smith, P., Fraser, R.: A syndrom characterized by primary ovarian insuffiency and decreased stature. Amer. J. med. Sci. **204**, 625 (1942).

Apostolakis, M., Bettendorf, G., Voigt, K. D.: Klinisch-experimentelle Studien mit menschlichem hypophysären Gonadotropin. Acta endocr. (Kbh.) **41**, 14 (1962).

Ashley, D. J. B., Jones, C. H.: Discrepancies in the diagnosis of genetic sex by leucocyte morphology. Lancet **1958 I**, 240.

Barr, M. C.: An interim note on the application of the skin biopsy test on chromosomal sex to hermaphrodites. Surg. Gyn. Obstet. **99**, 184 (1954).

BERGEMANN, E.: Wann soll die Geschlechtsdiagnose mittels Geschlechtsbestimmung oder durch die Chromosomenkultur vorgenommen werden? Schweiz. med. Wschr. **92**, 1253 (1962).

BETTENDORF, G.: Die Regulierung der Ovarialfunktion. Ärztl. Forsch. **16**, 308 (1962).

— Die Ovulation. Physiologie und medikamentöse Auslösung. Arch. Gynäk. **202**, 132 (1965).

— AHRENS, D., GROOT, K., NAPP, J.-H.: Akutes Meigs-Syndrom und Gravidität nach Ovulationsauslösung mit hypophysärem Humangonadotropin. Geburtsh. u. Frauenheilk. **26**, 1281 (1966).

— APOSTOLAKIS, M., VOIGT, K. D.: Darstellung von Gonadotropin aus menschlichen Hypophysen. Acta endocr. (Kbh.) **41**, 1 (1962).

BIERICH, J. R.: Störungen der sexuellen Reifung. Mschr. Kinderheilk. **109**, 140 (1961).

— LASSRICH, M. A.: Investigations on stunted growth in gonadal dysgenesis. X. Internat. Congr. of Pediatrics, Lissabon (1962). Abstracts of papers, p. 203.

— — GUSEK, W.: Veränderungen mesenchymaler Strukturen beim Ullrich-Turner-Syndrom. Minerva pediat. **17**, 1 (1965).

BLANK, C. E., BISHOP, A., CALEY, J. P.: Example of XY/XO mosaicism. Lancet **1960 II**, 1450.

BLEWETT, E. K.: A critique of the Stein-Leventhal syndrome. Amer. J. Obstet. Gynec. **82**, 351 (1961).

BORGHI, A., GIUSTI, G.: Aberrazioni chromosomiche e anomalie congenite del sesso. In: Omnia Medica. Pisa 1965.

BREIPOHL, M.: Untersuchungen über das Menarchealter auf Grund von Kontrollen durch Lehrerinnen. Arch. Gynäk. **161**, 399 (1936).

BUCHHOLZ, R.: Untersuchungen über die Ausscheidungsverhältnisse der gonadotropen Hypophysenhormone FSH und ICSH im mensuellen Cyclus. Z. ges. exp. Med. **128**, 219 (1957).

CARR, D. H.: Chromosome anomalies as a cause of spontaneous abortion. Amer. J. Obstet. Gynec. **97**, 283 (1967).

DANON, M., SACHS, L.: The sex chromosomes in human intersexes. Acta genet. (Basel) **6**, 255 (1956).

DIBBELT, L., BUCHHOLZ, R.: Beziehungen zwischen der Ausscheidung von Pregnandiol im mensuellen Cyclus und dem histologischen Bild des Endometrium sowie des Ovars. Geburtsh. u. Frauenheilk. **13**, 604 (1953).

DICZFALUSY, E., LAURITZEN, CH.: Oestrogene beim Menschen. Berlin-Göttingen-Heidelberg: Springer 1961.

— MAGNUSSON, A. M.: Tissue concentration of oestrone, oestradiol-17β and oestriol in the human foetus. Acta endocr. (Kbh.) **28**, 169 (1958).

— TILLINGER, K. G., WESTMAN, A.: Studies on oestrogen metabolism in new-born boys. Acta endocr. (Kbh.) **26**, 313 (1957).

DIERKS, K.: Der normale mensuelle Cyclus der menschlichen Vaginalschleimhaut. Arch. Gynäk. **130**, 46 (1927).

DÖRING, K. G.: Schwangerschaft und Geburt vor der Menarche. Dtsch. med. Wschr. **87**, 2514 (1962).

— Über die relative Sterilität in den Jahren der Menarche. Geburtsh. u. Frauenheilk. **23**, 30 (1963).

DORFMAN, R. I.: Metabolism of androgens, estrogens and corticoids. Amer. J. Med. **21**, 679 (1956).

DOSTER, M. E., MCNIFF, A. C., LAMPE, J. M., CORLISS, L. M.: A survey of menstrual function among 1,668 secondary school girls and 720 women employees of the Denver public schools. Amer. J. publ. Hlth **51**, 1842 (1961).

FISCHEL, A.: Entwicklung des Menschen. Wien u. Berlin: Springer 1929.

FISCHER, R. H., MCCOLGAN, S. P., CHANEY, A. L.: Progesterone metabolism. I. Pregnandiol excretion in the menstrual cycle. Amer. J. Obstet. Gynec. **63**, 613 (1952).

FORD, C. E.: Chromosome mosaics. In: Human chromosomal abnormalities. London: Staples Press 1960.

— JONES, K. W., POLANI, P. E., AMEDA, J. C., BRIGGS, J. H.: A sex-chromosome anomaly in a case of gonadal dysgenesis (Turner's syndrome). Lancet **1959 I**, 711.

FRACCARO, M., GEMZELL, C. A., LINDSTEN, J.: Plasma level of growth hormone and chromosome complement in four patients with gonadal dysgenesis (Turner's syndrome). Acta endr. (Kbh.) **39**, 496 (1960).

— KAIJSER, K., LINDSTEN, J.: Chromosome complement in gonadal dysgenesis (Turner's syndrome). Lancet **1959 I**, 886.

GEMZELL, C. A., DICZFALUSY, E., TILLINGER, K. G.: Clinical effect of human pituitary follicle-stimulating hormone (FSH). J. clin. Endocr. **18**, 1333 (1958).

GOECKE, H.: Die Klinik des Klimakteriums. Arch. Gynäk. **193**, 33 (1959).

GREENBLATT, R. B.: Ovogonia in rudimentary gonads in a case of Turner's syndrome with male sex chromatin pattern. J. clin. Endocr. **18**, 227 (1958).

— BYRD, J. R., MCDONOUGH, P. G., MAHESH, V. B.: The spectrum of gonadal dysgenesis. A clinical, cytogenic, and pathologic study. Amer. J. Obstet. Gynec. **98**, 151 (1967).

— MANOUTOU, J. M., TIGERMAN, N. R., ROGERS, R. L., SHEFFIELD, F. H.: A simplified staining technique for the study of chromosomal sex in oral mucosal and peripheral blood smears. Amer. J. Obstet. Gynec. **74**, 629 (1957).

GRUMBACH, M. M., WYK, J. J. VAN, WILKINS, L.: Chromosomal sex in gonadal dysgenesis (ovarian agenesis): Relationship to male pseudohermaphroditism and theories of human sex differentiation. J. clin. Endocr. **15**, 1161 (1955).

HADDAD, H. M., WILKINS, L.: Congenital anomalies associated with gonadal aplasia. Review of 55 cases. Pediatrics **23**, 885 (1955).

HAMMERSTEIN, J.: Die primäre Amenorrhoe. Dtsch. med. Wschr. **87**, 2062 (1962).

HARNDEN, D. G., STEWART, J. S. S.: Pure gonadal dysgenesis. Brit. med. J. **1959 II**, 1285.

HAUSER, G. A.: Gonadendysgenesie. In: Die Intersexualität. Stuttgart: Thieme 1961.

HEYNEMANN, TH.: Die Nachkriegsamenorrhoe. Klin. Wschr. **1948**, 129.

HITSCHMANN, F., ADLER, L.: Der Bau der Uterusschleimhaut des geschlechtsreifen Weibes mit besonderer Berücksichtigung der Menstruation. Mschr. Geburtsh. Gynäk. **27**, 1 (1908).

HOOKER, C., FORBES, T.: Bio-assay for minute amounts of progesterone. Endocrinology **41**, 158 (1947).

HUSSLEIN, H., GITSCH, E.: Zur Frage des thermogenetischen Effektes des Progesterons. Wien klin. Wschr. **64**, 899 (1952).

JOLLY, H.: Sexual precocity. Springfield: Thomas 1955.

JONES, H. W.: Clinical significance of anomalies of the sex chromosomes. Amer. J. Obstet. Gynec. **93**, 335 (1965).

JOST, A.: Recherches sur la différenciation sexuelle de l'embryon de lapin. Rôle des gonades foetales dans la différenciation sexuelle somatique. Arch. anat. micr. Morph. exp. **36**, 271 (1947).

JUNG, G.: Enzymuntersuchungen am pathologischen Ovar. Vortrag Mittelrh. Ges. Geburtsh. u. Gynäk. Mainz 1963.

JUNKMANN, K.: Die Androgene des Ovars. In: Moderne Entwicklung auf dem Gestagengebiet. Berlin-Göttingen-Heidelberg: Springer 1959.

KAUFMANN, C.: Echte Menstruation bei einer kastrierten Frau durch Zufuhr von Ovarialhormonen. Zbl. Gynäk. **57**, 42 (1933).

— Endokrinologische Untersuchungen in der Gynäkologie. Der Pregnandiolkomplex. Klin. Wschr. **1**, 72 (1951).

KERMAUNER, F.: Das Fehlen beider Keimdrüsen. Beitr. path. Anat. **54**, 478 (1912).

KISTNER, R. W.: Further observations on the effects of clomiphenecitrate in anovulatory females. Amer. J. Obstet. Gynec. **92**, 380 (1965).

LANTHIER, A., SANDOR, TH.: "Invitro" production of androgenic steroids by human normal and "Stein-Leventhal type" ovarian slices. Metabolism **9**, 861 (1960).

LENZ, W.: Rotgrün-Blindheit bei einem heterogameti-Schein-Mädchen. Acta Genet. med. (Roma) **6**, 231 (1957).

— Krankheiten des Urogenitalsystems. In: Humangenetik, Bd. III/1. Stuttgart: Thieme 1964.

— Genetic aspects of sex differentiation in man. Minerva pediat. **17**, 547 (1965).

— XO-Zustand: Primordiale Keimzellen und Nackenblasen. Dtsch. med. Wschr. **92**, 983 (1967).

— PFEIFFER, R. A.: Die Genetik der Geschlechtsdifferenzierung beim Menschen. Münch. med. Wschr. **108**, 1726 (1966).

— STOECKENIUS, M.: Untersuchungen bei Anomalien der Geschlechtschromosomen. Dtsch. Arch. Klin. Med. **211**, 93 (1965).

LEVENTHAL, M. L.: Functional and morphologic studies of the ovaries and suprarenal glands in the Stein-Leventhal syndrome. Amer. J. Obstet. Gynec. **84**, 154 (1962).

MCLEAN, N., HARNDEN, D. G., COURT BROWN, W. M.: Abnormalities of sex chromosome constitution in newborn babies. Lancet **1961 II**, 406.

— — — BOND, J., MANTLE, D. J.: Sex chromosome abnormalities in new-born babies. Lancet **1964 I**, 286.

MAIER, E.: Pubertas praecox, Frühmenarche, Eumenarche, Spätmenarche; zur Problematik der Begriffsbestimmung. Dtsch. med. Wschr. **81**, 1354 (1956).

MATTINGLY, D., MILLS, I. H., PRUNTY, F. T. G.: Treatment of simple hirsutism, including the hirsute type of Stein-Leventhal syndrome. Brit. med. J. **1960 I**, 1298.

MEYER, A.: Normale Entwicklung und Phasen der geschlechtlichen Entwicklung der Frau. In: SEITZ-AMREICH, Biologie und Pathologie des Weibes. Berlin u. München: Urban & Schwarzenberg 1953.

MEYER, R.: Beiträge zur Lehre von der normalen und krankhaften Ovulation und der mit ihr in Beziehung gebrachten Vorgänge am Uterus. Arch. Gynäk. **113**, 259 (1920).

MIKULICZ-RADECKI, F., v., KAUSCH, E.: Beziehungen zwischen Kohabitation und Gravidität im jugendlichen Alter und der daran erkannte physiologische Follikelcyclus beim Mädchen. Arch. Gynäk. **59**, 2290 (1935).

MORGAGNI, G. B.: Epistola Anatomica Medica. XLVII, Art. 20 (1768).

MÜLLER, H. A.: Menarche und Menstruationscyclus. Klin. Wschr. **1948**, 621.

NAPP, J.-H.: Methodische und klinisch-experimentelle Untersuchungen zur Ausscheidung der Oestrogene. Habil.-Schr. Hamburg 1955.

— Die cystisch-glanduläre Hyperplasie des Endometrium. Hinweise zur Diagnose und Therapie. Tägl. Prax. **3**, 119 (1962).

— PROTZEN, H.: Die „juvenilen Blutungen". Dtsch. med. Wschr. **85**, 1007 (1960).

NETTER, A., BLOCH, H., SALOMON, M. Y., THEVEL, F., GROUCHY, Y. DE, LANY, M.: Etude de caryotype dans la maladie de Stein-Leventhal. Ann. Endocr. (Paris) **22**, 841 (1961).

NEVINNY-STICKEL, H.: Acceleration und Menarche. Arch. Gynäk. **178**, 300 (1950).

NOVAK, E.: The constitutional type of female precocious puberty with a report of 9 cases. Amer. J. Obstet. Gynec. **47**, 20 (1944).

OBER, K. G.: Ovar. In: Klinik der inneren Sekretion. Berlin-Göttingen-Heidelberg: Springer 1957.

PAPANICOLAOU, G. N.: The sexual cycle in the human female as revealed by vaginal smears. Amer. J. Anat. **52**, 519 (1933).

PERLOFF, W. H., CHANNICK, B. J.: Effect of prednisone on abnormal menstrual function. Amer. J. Obstet. Gynec. **77**, 138 (1959).

PHILIP, J., TETER, J.: Significance of chromosomal investigation of somatic cells to determine the genetic origin of gonadoblastoma. Acta path. microbiol. scand. **61**, 543 (1964).

PHILIPP, E.: Menstruationsstörungen bei Jugendlichen. Dtsch. med. Wschr. **1955**, 947.

PLATE, W. P.: Das Stein-Leventhal-Syndrom. Arch. Gynäk. **198**, 453 (1963).

PLOTZ, E. J.: Der Wert der Basaltemperatur für die Diagnose der Menstruationsstörungen. Arch. Gynäk. **177**, 521 (1950).

POLANI, P. E.: Turner's syndrome and allied conditions. Clinical features and chromosome anomalies. Brit. med. Bull. **17**, 200 (1961).

— HUNTER, W. F., LENNOX, B.: Chromosomal sex in Turner's syndrome with coarctation of aorta. Lancet **1954 II**, 1280.

POLANI, P. E., LESSOF, M. H., BISHOP, P. M. F.: Colour blindness in "ovarian agenesis" (gonadal dysplasia). Lancet **1956 II**, 118.

ROBERTS, D. W. T., HAINES, M.: Is there a Stein-Leventhal syndrome? Brit. med. J. **1960 I**, 1709.

RÖSSLE, R., WALLART, I.: Der angeborene Mangel der Eierstöcke und seine grundsätzliche Bedeutung für die Theorie der Geschlechtsbestimmung. Beitr. path. Anat. **84**, 401 (1930).

SANDBERG, A. A., KOEPF, G. F., GROSSWHITE, L. H., HAUSCHKA, T. S.: The chromosome constitution of human marrow in various developmental and blood disorders. Amer. J. hum. Genet. **12**, 231 (1960).

SCHRÖDER, R.: Der anatomische und klinische Begriff der Metropathia haemorrhagica. Zbl. Gynäk. **44**, 1401 (1920).

SHORT, R. V., LONDON, D. R.: Defective biosynthesis of ovarian steroids in the Stein-Leventhal syndrome. Brit. med. J. **1961 I**, 1724.

SIMMER, H.: Androgene polycystischer Ovarien und Hirsutismus. Dtsch. med. Wschr. 88, 1661 (1963).

SINGH, R. P., CARR, D. H.: The anatomy and histology of XO human embryos and fetuses. Anat. Rec. **155**, 369 (1966).

SMITH, O. W., RYAN, K. I.: Estrogen in the human ovary. Amer. J. Obstet. Gynec. **84**, 141 (1962).

SOUTHAM, A. L., RICHART, R. M.: The prognosis for adolescents with menstrual abnormalities. Amer. J. Obstet. Gynec. **94**, 637 (1966).

STAEMMLER, H.-J.: Klinik des hypoplystischen Ovars. Arch. Gynäk. **198**, 377 (1963).

— Die gestörte Regelung der Ovarialfunktion. Berlin-Göttingen-Heidelberg: Springer 1964.

STANGE, H. H.: Die Morphologie der fehlgebildeten und fehlgesteuerten weiblichen Keimdrüse. Arch. Gynäk. **198**, 329 (1963).

STEIN, J. F.: The management of bilateral polycystic ovaries. Fertil. and Steril. **6**, 189 (1955).

— LEVENTHAL, M. L.: Amenorrhoea associated with bilateral polycystic ovaries. Amer. J. Obstet. Gynec. **29**, 181 (1935).

STIEVE, H.: In: Handbuch der mikroskopischen Anatomie des Menschen, Bd. VII/2. Berlin: Springer 1930.

STOECKENIUS, M.: Der Chromatinbefund bei einem Fall von Turner-Syndrom mit X-Isochromosom. Z. menschl. Vererb.- u. Konstit.-Lehre **37**, 440 (1964).

TANNER, I. M.: Wachstum und Reifung des Menschen. Stuttgart: Thieme 1962.

TAYMOR, M. L., BARNARD, R.: Luteinizing hormone excretion in the polycystic ovary syndrome. Fertil. and Steril. **13**, 501 (1962).

TETER, J., TARLOWSKI, R.: La dysgénésie gonadique chez les sujets ayant les traits caractéristiques du syndrome de Turner. Bull. Soc. belg. gynéc. obstetr. **28**, 297 (1959).

TIETZE, K.: Zur Genese und Prognose der Notstandsamenorrhoe. Zbl. Gynäk. **70**, 377 (1948).

— Der weibliche Cyclus und seine Störungen. In: SEITZ-AMREICH, Biologie und Pathologie des Weibes. Berlin-Innsbruck-München-Wien: Urban & Schwarzenberg 1952.

— Menarche heute und vor 100 Jahren. Dtsch. med. Wschr. **79**, 419 (1954).

TONUTTI, E., FETZER, S.: Über Entwicklung und Differenzierung der glandotrop gesteuerten inkretorischen Gewebe beim Menschen. In: Probleme der fetalen Endokrinologie. Berlin-Göttingen-Heidelberg: Springer 1955.

TURNER, H. H.: A syndrome of infantilism, congenital webbed neck and cubitus valgus. Endocrinology **23**, 566 (1938).

ULLRICH, O.: Über typische Kombinationsbilder multipler Abartungen. Z. Kinderheilk. **49**, 271 (1930).

VOLLMANN. R. F.: Die Länge des Prämenstrum in Regression zum Alter der Frau. Gynaecologica (Basel) **135**, 78 (1953).

WAHLEN, T.: Studies of metropathia haemorrhagica cystica. Lund 1950.

WALLIS. H.: Psychopathologische Studien bei endokrin gestörten Kindern und Jugendlichen. I. Mitteilung: Ovarialdysgenesie und adrenogenitales Syndrom. Z. Kinderheilk. **83**, 420 (1960).

WILKINS, L.: The diagnosis and treatment of endocrine disorders in childhood and adolescence. Springfield: Thomas 1960.

— FLEISCHMANN, W.: Ovarian agenesis. J. clin. Endocr. **4**, 357 (1944).

— GRUMBACH, M. M., WYK, J. J. VAN: Chromosomal sex in "ovarian agenesis". J. clin. Endocr. **14**, 1270 (1954).

ZANDER, J.: Die Ausscheidung des Pregnandiolkomplexes nach Injektion von Progesteron beim Menschen. Geburtsh. u. Frauenheilk. **14**, 402 (1954).

— FIEBIG, M.: Der Hirsutismus. Ärztl. Mitt. (Köln) **60**, 65 (1963).

— SIMMER, H.: Die chemische Bestimmung von Progesteron in organischen Substraten. Klin. Wschr. **1954**, 529.

— WIEST, W. G., OBER, K. G.: Klinische, histologische und biochemische Beobachtungen bei polycystischen Ovarien mit gleichzeitiger adenomatöser, atypischer Hyperplasie des Endometrium. Umwandlung von Progesteron -4-C^{14} im Ovarialgewebe. Arch. Gynäk. **196**, 481 (1962).

Physiologie der Pubertät

A. Schwenk, Köln

Die Pubertät ist eine Periode des Übergangs vom Kindsein zum Erwachsensein, eine Zeit dynamischer „Metamorphose", während der im seelisch-geistigen Bereich Einordnung in das Gefüge der Gesellschaft und Loslösung von der Familie sich vollzieht (Laroche), im somatischen Bereich die Fähigkeit zur Empfängnis und Zeugung („Reproduktion") erworben wird. Dies geschieht während eines Zeitraums von mehreren (3—5) Jahren.

Terminologie

Die Pubertät ist der Lebensabschnitt, während dessen die Sexualfunktion sich ausbildet, also erstmals reife Keimzellen produziert werden. Die Pubescenz ist die Zeit, während der die Sexualbehaarung auftritt (pubescere = behaart werden). Etwas mehr konkret brauchbar wird der weitverbreitete Begriff „Pubertät", wenn er — nicht ganz korrekt — auf die Zeit vom Auftreten der Schambehaarung bis zur Produktion und Entleerung erster reifer Spermien bei Knaben, bis zur ersten Menstruationsblutung bei Mädchen angewandt wird. Die Entwicklungsphase, die der Pubertät vorangeht, während der die erste Vergrößerung der Gonaden bei Knaben, die erste Mammaentwicklung bei Mädchen äußerlich feststellbar wird und der Pubertätsschub des Wachstums einsetzt, wird als Präpubertät, der an das Auftreten erster reifer Spermatozoen bzw. an die Menarche sich anschließende Abschnitt der Entwicklung als Adolescenz bezeichnet. Im anglo-amerikanischen Sprachbereich wird unter Adolescenz nach Webster der „Zustand oder Wachstumsprozeß" verstanden, „der aus dem Kind den Mann oder die Frau macht".

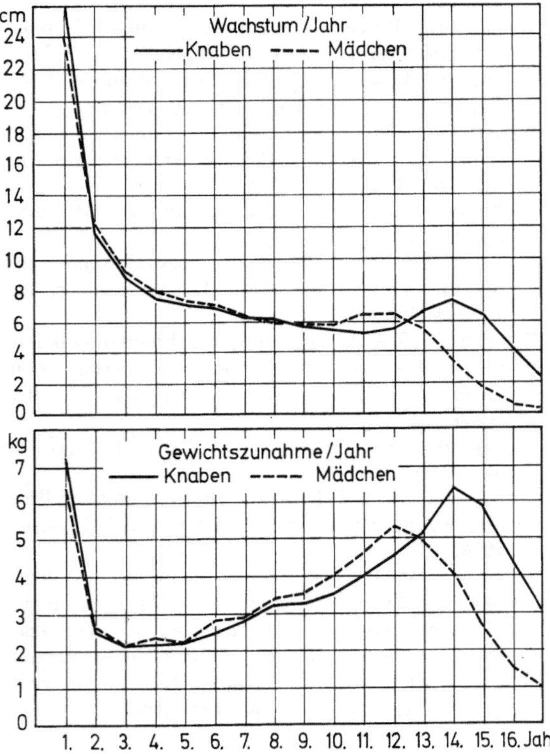

Abb. 204. Jährliche Größen- und Gewichtszunahme. (Aus Fanconi und Wallgren nach Untersuchungen von Simmons.) Die Pubertätsbeschleunigung des Wachstums ist deutlich zu erkennen. Nivellierende Mittelwertskurven wie diese geben den Verlauf des Pubertätsmaximums nicht ganz zutreffend wieder. Diese Maxima haben im Individualfall einen abrupteren Beginn, einen steileren Anstieg und Abfall

Stuart teilt die Adolescenz — in dem eben erwähnten Wortsinne — in 1. Präpubescenz, 2. Pubescenz, 3. Postpubescenz ein.

Nach Schonfeld wird bei Knaben „die Periode des raschen Genitalwachstums" als „Pubescenz", „der Punkt in der Entwicklung, mit dem die Testes einen genügenden Reifestand erreicht haben, um Spermatozoen zu produzieren, und wo das Individuum in der Lage ist zu zeugen", als „Pubertät", „die an die Pubertät sich anschließende Zeit mit kontinuierlicher Entwicklung der primären und sekundären Geschlechtsmerkmale bis zur vollen Maturität" als „Adoleszenz" bezeichnet.

Ablauf des Wachstums in der Pubertät

Das Wachstum erfährt in der Pubertät eine Beschleunigung (s. Abb. 204), die bei Jungen im Durchschnitt bei 13 Jahren (Bereich: $10^1/_2$ bis 16 Jahre) beginnt, mit 14 Jahren ihr Maximum erreicht und mit $15^1/_2$ Jahren beendet ist (Tanner, 1962). Bei Mädchen sind alle diese Daten 2 Jahre früher anzusetzen als bei Jungen. Der maximale Jahreszuwachs liegt bei Jungen etwa zwischen 8 und 11 cm, bei Mädchen etwas darunter. Nach diesem Maximum fällt das Wachstumstempo rasch ab, und das Wachstum kommt zum Abschluß. Nach Clements liegt das Alter des Wachstumsabschlusses bei Mädchen bei $16^3/_4$ Jahren ($s^1 = 13{,}6$ Monate)

[1] Standardabweichung.

und bei Jungen bei $17^9/_{12}$ Jahren ($s = 9{,}9$ Monate). BAYLEY gibt für Mädchen 17 Jahre, für Jungen $18^1/_2$ Jahre als Alter des beendeten Wachstums an. Die Mehrzahl der männlichen Jugendlichen wächst wahrscheinlich auch nach Abschluß des 18. Lebensjahres noch um 1 bis 2 cm.

Die puberale Wachstumsbeschleunigung ist für den Menschen und die Primaten charakteristisch. Bei allen übrigen Säugern tritt die Pubertät auf dem Gipfel (Maus, Ratte) oder in dem darauffolgenden abfallenden Bereich (Schaf, Rind) einer von der Geburt an ununterbrochen ansteigenden Wachstumskurve ein (TANNER, 1962). Diese Phase des protrahierten, relativ langsamen vorpuberalen Wachstums „gibt dem Menschen eine lange Zeit somatischer und geistiger Reifung und ist damit die Voraussetzung für Lernen, Ansammlung von Erfahrung und für die menschliche Kultur ganz allgemein" (BERTALANFFY).

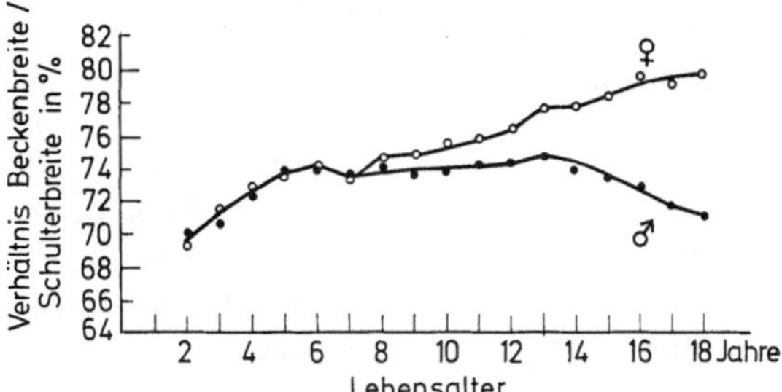

Abb. 205. Sexualunterschiede des Verhältnisses zwischen Schulter- und Beckenbreite und seine Änderung mit dem Lebensalter. Auf der Ordinate ist das prozentuale Verhältnis zwischen Bichristal- und Biakromialdistanz, auf der Abszisse das Lebensalter angegeben. (Nach BAYER u. BAYLEY)

Sexualunterschiede im Körperbau, im physiologischen Alter und in der Fettgewebsentwicklung

Einige Sexualunterschiede des Körperbaus prägen sich in der Pubertät stärker aus: die größere Körperlänge und die relativ breiteren Schultern des Mannes, die breiteren Hüften der Frau (s. Abb. 205). Diese Sexualunterschiede werden durch differentielles Wachstumstempo von Schulter- und Beckengürtel auf der Basis von Unterschieden der Hormonproduktion (Relation Androgene zu Oestrogene ?) hervorgerufen.

Im früheren Beginn des Pubertätswachstumsschubs bei Mädchen kommt eine generelle Gesetzmäßigkeit zum Ausdruck: Mädchen sind im physiologischen Alter gegenüber Knaben um $^1/_2$—2 Jahre voraus. Der letztere Zeitraum gilt außer für den Pubertätswachstumsschub auch für hormonelle Daten (Gonadotropinproduktion) und für die Skeletentwicklung, der erstere nach neueren Untersuchungen für das Auftreten der ersten Reifezeichen (Schambehaarung, erste Brustdrüsenentwicklung bzw. erste Vergrößerung der Testes) (TANNER, 1962, 1970).

Bei Jungen nimmt die Fettgewebsdicke in der Vorpubertät zu, in den späteren Phasen der Pubertät, in der Zeit, wo der Pubertätsschub des Wachstums ein Maximum erreicht und eine erhebliche Zunahme der Muskulatur erfolgt, wieder absolut ab. Bei Mädchen nimmt die Fettgewebsdicke in der Pubertät in der geschlechtsspezifischen Verteilung (Oberschenkel, Nates, Hüften, Abdomen, Mammae, Nacken) zu, eine Phase der Verminderung des Fettgewebes im weiteren Verlauf der Reifeentwicklung existiert jedoch nicht.

Reifemerkmale

Die Reifemerkmale, die in ihrer Gesamtheit als provokatorische Stimuli des Sexualverhaltens (MATTHEWS) wirken, treten in einer bestimmten, fast immer im wesentlichen gleich ablaufenden Reihenfolge auf.

Bei *Jungen* ist das erste äußerlich sichtbare Zeichen der somatischen Reifeentwicklung eine Vergrößerung der Hoden, die nach NICOLSON u. HANLEY im Mittel mit $11^8/_{12}$ Jahren mit einer Streubreite zwischen 10 und $13^6/_{12}$ Jahren (TANNER, 1962) auftritt (Abb. 206). Die Hoden vergrößern sich im vorpuberalen Kindesalter nur wenig, mit der Inkretion gonadotroper Hormone der Adenohypophyse wächst der Hoden sehr viel rascher. Die Länge der langen Achse des Hodens in verschiedenem Lebensalter geht aus Tabelle 147 hervor.

Tabelle 147. (Aus DANOWSKI)

Jahre	cm	Jahre	cm
8	1,5	14	3 —5
9	2 —2,5	15	3,7—6
10	1,5—2,5	16	4 —5
11	2 —3,4	17	4 —5
12	2 —3,5	18	4,5—5
13	3 —4,5		

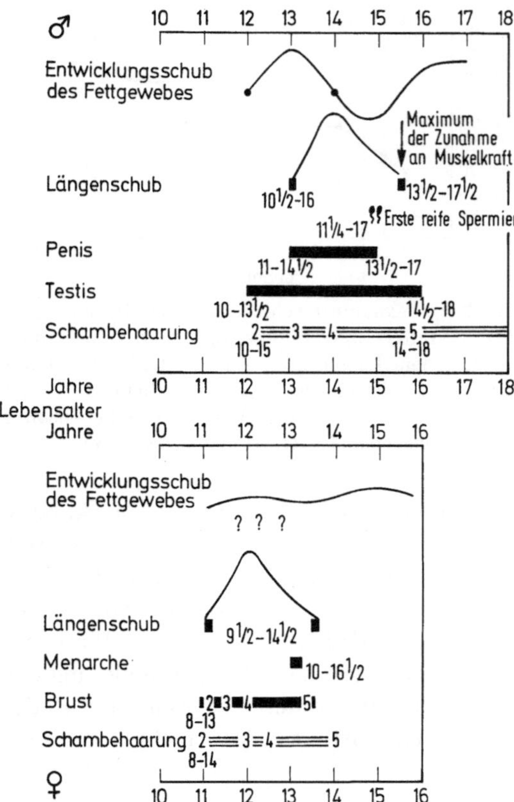

Abb. 206. Mittleres Alter und Streubereich des Alters, mit dem verschiedene Reifezeichen bei Jungen und Mädchen auftreten und mit dem die puberalen Wachstums- und Entwicklungsvorgänge abgeschlossen sind (Nach TANNER). Die linken Enden der schwarzen Balken und des dreifachen Strichs kennzeichnen das mittlere Alter des Beginns, die rechten dasjenige des Abschlusses der puberalen Wachstumsvorgänge, die Zahlen darunter die jeweiligen Streubereiche. Die Zahlen *2*—*5* innerhalb des Balkens bei „Brust" kennzeichnen verschiedene Stufen der Entwicklung der weiblichen Brust im Verlauf der Pubertät. Entsprechendes gilt für die Zahlen bei „Schambehaarung"

Es folgen wenig später, ausgelöst durch die Testosteronproduktion im Hoden, ein Wachstum des Penis und gewisse Veränderungen im Scrotum, dessen Haut die charakteristische Fältelung und Pigmentierung erhält. Die Schambehaarung tritt im Mittel etwa 1 Jahr später als die Vergrößerung der Hoden, mit 13 Jahren (Streubereich: 10 bis 15 Jahre nach TANNER, 1962) auf.

Die Angaben über den Stimmbruch variieren zwischen $13^4/_{12}$ und 14 Jahren, der Streubereich liegt nach SCHMIDT-VOIGT zwischen $13^6/_{12}$ und $15^5/_{12}$ Jahren. Die Axillarbehaarung tritt etwa 2 Jahre später auf als die Schambehaarung (Mittelwert nach HOBGEN et al.: $14^8/_{12}$, Streubereich 14—$15^4/_{12}$ Jahre). Die Muskulatur erfährt eine kräftige Entwicklung. Die gesamte Muskelmasse macht bei der Geburt etwa $^1/_5$ bis $^1/_4$ des Körpergewichts aus, in der frühen Adolescenz etwa $^1/_3$, in der frühen Maturität etwa $^2/_3$ (BRECKENRIDGE u. VINCENT). Die körperliche Leistungsfähigkeit ist bei Jungen und Mädchen bis zur Pubertät etwa gleich, bleibt dann bei Mädchen relativ zurück. Die Haut wird fester in der Textur, es treten vermehrte Talgdrüsen auf. Die Acne ist eine androgenabhängige Hautmanifestation, die fakultativ und in variabler Ausprägung auftritt, beginnend gelegentlich schon mit dem 10. Lebensjahr, häufiger aber erst später mit Maximum mit 18 Jahren (HAMILTON). Die frontoparietale Rezession der Haargrenze („Geheimratsecken") ist ein männliches Sexualmerkmal, das bei gewissen Menschenrassen fehlt (Indianer). Das subareoläre Gewebe nimmt auch bei Knaben in variablem Maße an den puberalen Veränderungen teil. Tastbare „Subareolarmassen", die auf die Grenze der Warzenhöfe beschränkt sind und diese letzteren mehr oder weniger deutlich hervortreten lassen, werden wohl bei jedem Knaben in der Pubertät oder Adoleszenz zu irgendeinem Zeitpunkt, wohl am häufigsten im 14. oder 15. Lebensjahr (WILKINS), gelegentlich auch erst später beobachtet. „Pubertätsgynäkomastie" (JUNG u. SHAFTON, LEWIN, WHEELER et al., MAIER, NYDICK et al.) stärkeren Grades, wobei auch die Umgebung der Warzenhöfe mit in die Schwellung einbezogen ist, findet sich nach TALBOT et al. bei etwas weniger als der Hälfte normaler adoleszenter Knaben, nach DEXTER und WHEELER et al. nicht selten einseitig, häufiger in den späteren Stadien der Pubertät oder der Adoleszenz; sie ist zuweilen schmerzhaft. Bis zur Rückbildung solcher Brustdrüsenvergrößerungen vergehen meist etwa 3 Jahre (LEWIN, TALBOT et al., NYDICK et al.).

Bei der *familiären* Gynäkomastie (ohne endokrine Störung, Anomalie der Geschlechtschromosomen oder Störung der Sexualentwicklung) (LJUNGBERG, DECOURT et al., WALLACH u. GARCIA, VAGUE et al.) (Abb. 207) können die Vergrößerungen des Brustdrüsengewebes in der Pubertät so stark ausgeprägt sein wie bei Mädchen in der Adoleszenz. In einer Familie, die von LJUNGBERG beschrieben wurde, hatten Vater, Sohn und Söhne eines Bruders und einer Schwester des Vaters solche Brustdrüsenvergrößerungen, die beim Vater vom 14. bis zum 35. Lebensjahr bestehen blieb. Es handelte sich in diesem Fall um einen autosomal dominanten Vererbungsmodus mit inkompletter Penetranz. Auch gonosomaler Vererbungsmodus ist nach Meinung von LJUNGBERG nicht auszuschließen.

Diese familiäre Gynäkomastie kann zu schwerster Störung der Gemütslage führen und die Jugendlichen veranlassen, sich abzusondern und zurückzuziehen (SHPINER).

Bei längerem Bestehen der Gynäkomastie ist in solchen Fällen die chirurgische Korrektur angezeigt (MALINIAC, EISENSTODT, LJUNGBERG). Im übrigen ist eine Therapie der Pubertätsgynäkomastie nicht erforderlich. Die Schwellungen bilden sich innerhalb weniger Wochen bis zu 2 Jahren zurück. Die Oestrogenausscheidung wurde bei familiärer Gynäkomastie zuweilen mäßig erhöht oder auch im Normbereich gefunden.

Bei Mädchen ist das erste sichtbare Zeichen der Reifeentwicklung die erste Vergrößerung der Brustdrüsen, nach TANNER (1962) im Alter zwischen 8 und 13 Jahren (s. Abb. 206). Das mittlere Alter der ersten Mammaentwicklung liegt zwischen $10^{6}/_{12}$ und $11^{3}/_{12}$ Jahren (OSTER). Das Brustdrüsengewebe vergrößert sich zu Beginn im unmittelbaren Bereich der Mamille, die sich in etwa Kirschgröße vorwölbt (Brustknospe, Areolamamma (s. Abb. 208). Es folgt gleichzeitig mit vermehrter Proliferation des Brustdrüsengewebes verstärkte Fettgewebseinlagerung in der Umgebung der Mamille (Knospenbrust, Mamma areolata) und eine Auflockerung des Warzenhofes, der so der sich vorwölbenden Brust als kleiner Hügel aufsitzt. Im Stadium der *reifen Brust* mit weiterer straffer Vorwölbung tritt der Warzenhof wieder in das Niveau der übrigen Brust zurück und die Mamille tritt isoliert hervor. Die Mammaentwicklung kann einseitig beginnen und dann als „Tumor" verkannt werden. In Einzelfällen wurden solche „Tumoren" exstirpiert. Es versteht sich von selbst, daß ein derartiges Vorgehen als Kunstfehler zu betrachten ist.

Ein frühes somatischer Reifemerkmal ist auch die Hüftrundung als charakteristisches Zeichen einer geschlechtsspezifisch vermehrten Einlagerung von Fettgewebe in gewissen Regionen des Körpers.

Die Schambehaarung tritt bei Mädchen im Mittel mit $11^{8}/_{12}$ Jahren, also etwa 10 Monate nach der ersten Mammaentwicklung, auf, der

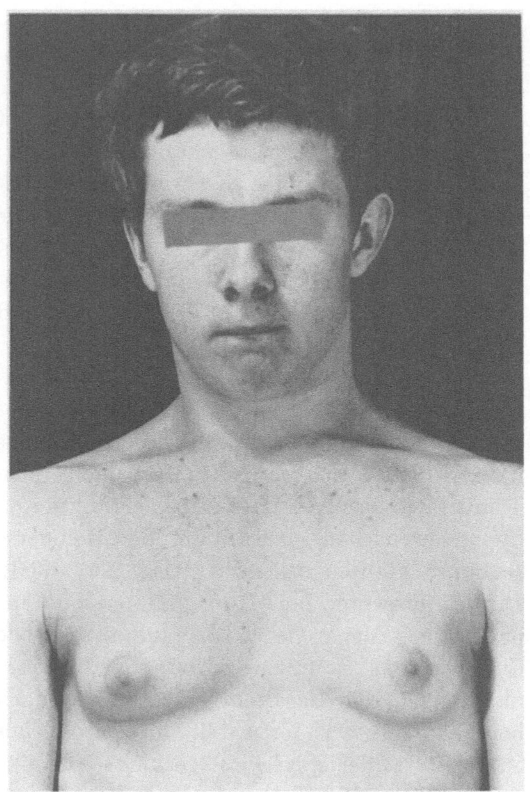

Abb. 207. Ausgeprägte Pubertätsmakromastie bei einem $16^{11}/_{12}$ Jahre alten Jungen. Ein Klinefelter-Syndrom konnte ausgeschlossen werden. (Universitäts-Kinderklinik Köln)

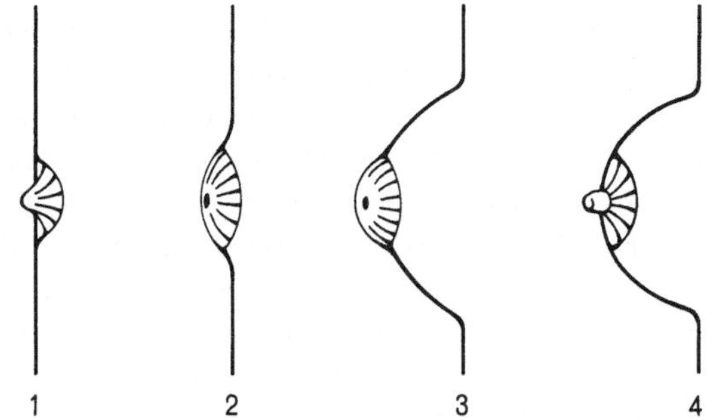

Abb. 208. Stadien der Brustentwicklung. In Anlehnung an STRATZ. Entnommen aus BENNHOLDT-THOMSEN und FREUND. *1* Brustwarze, kindliche Form. *2* Brustknospe (Areolamamma). *3* Knospenbrust (Mamma areolata). *4* Reife Brust (Mamma papillata)

Streubereich ist 8—14 Jahre (TANNER, 1962). Die Axillarbehaarung wird mit etwa 13 Jahren im Mittel sichtbar. Zugleich mit der Achselhöhlenbehaarung treten apokrine Schweißdrüsen auf mit dem charakteristischen Geruch des Sekrets, dessen Produktion mit der Menstruationsblutung cyclisch schwanken soll.

Die Menarche tritt in den meisten Staaten Mitteleuropas und in den USA im Mittel mit

$12^{8}/_{12}$—$13^{1}/_{2}$ Jahren ein. (Streubereich s. Abbildung 206; Übersicht über das Menarchealter in verschiedenen Ländern der Erde s. Tanner, 1966). Die erste Blutung ist wahrscheinlich eine Oestrogenabbruchblutung; Voraussetzung ist eine cyclische Oestrogensekretion ausreichender „Amplitude", die durch eine schon 1 Jahr vor der Menarche einsetzende cyclische Gonadotropinsekretion induziert wird (Nathanson et al., Schwenk und Ohndorf; Heinrichs und Schwenk).

Die ersten Cyclen sind vielfach anovulatorisch, sind also „Pseudomenstruationsblutungen" oder haben eine verkürzte Corpus luteum-Phase. Erstere sind am ausbleibenden Temperatursprung, letztere an einer verkürzten hyperthermischen Phase in der Basaltemperaturkurve klinisch erkennbar (Döring, 1963). Dieser Autor fand bei Mädchen im ersten Jahr nach der Menarche 58% anovulatorische Cyclen und 42% mit verkürzter Gelbkörperphase nach der Basaltemperaturkurve; noch bei 20jährigen war der Anteil anovulatorischer Cyclen 23%, derjenigen mit verkürzter Corpus luteum-Phase 22%. Lange Cyclusintervalle von mehr als 100, in Einzelfällen von mehr als 200 Tagen kommen bei gesunden Mädchen in der Adoleszenz vor (Wilkins, Puyn, Roberts). Die Cycluslänge zeigt im ersten Jahr nach der Menarche größere Variabilität als später (Allen, Engle u. Shelesnyak, Reymert u. Jost). Die Konzeptionswahrscheinlichkeit ist im ersten Jahr nach der Menarche geringer als später (v. Mikulicz-Radecki u. Kausch; Montagu). Die „Adoleszentensterilität" (Döring, 1963; Montagu) ist jedoch nur relativ, wie an dem Auftreten von Graviditäten schon vor der ersten Menstruationsblutung zu erkennen ist (Döring, 1962).

Genetische Faktoren spielen für das Menarchealter ohne Zweifel eine Rolle. Petri fand für das Alter der ersten Menstruation identischer Zwillinge eine Differenz von $2{,}8 \pm 0{,}33$ (s), für dasjenige nichtidentischer Zwillinge war dieser Unterschied $12{,}0 \pm 1{,}62$, für Schwestern 12,9 und für nichtverwandte Frauen 18,6 Monate. Ein ganzer Komplex von Faktoren, der unter dem Begriff „sozialökonomische Situation" subsumiert wird, ist für das Alter der Reifeentwicklung wesentlicher als etwa klimatische Faktoren. Mädchen aus den oberen sozialen Schichten haben frühere Menarche als solche aus wirtschaftlich weniger begünstigten. So erfolgte in Kopenhagen die Menarche bei Mädchen aus sozial gehobenen Klassen um 2 Monate früher als bei Töchtern von ungelernten Arbeitern (Bojlén et al.). Japanerinnen, die in Kalifornien geboren und aufgezogen wurden, reifen früher als Japanerinnen, die in Kalifornien geboren und in Japan aufgezogen wurden. Die Menarche trat bei ersteren um 20 Monate früher ein als bei letzteren (Ito).

Die früher oft geäußerte Ansicht, daß die Menarche in heißen Klimaten früher eintrete als in kalten, hat keine Gültigkeit mehr. Tanner (1962) errechnete aus unpublizierten Daten für das Menarchealter von ostafrikanischen Mädchen oberer sozialer Klassen, die eine Schule in Kampala, Uganda, besuchten, einen Menarchemittelwert von $13{,}4 \pm 0{,}16$ Jahren. Der gleiche Autor wies darauf hin, daß Ellis als mittleres Menarchealter bei Schulkindern der oberen sozialen Schichten in Nigeria ein mittleres Menarchealter von $14^{4}/_{12}$ Jahren, Levine für Eskimomädchen in Alaska ein solches von $14^{5}/_{12}$ Jahren fand. Seit Mitte des vorigen Jahrhunderts hat sich das Menarchealter in zahlreichen europäischen Staaten progressiv verfrüht. In Norwegen wurde nach Backman aus dem Jahre 1841 ein Menarchemittelwert von 17 Jahren berichtet, in Deutschland 1860 ein solcher von $16^{6}/_{12}$ Jahren. Die Verfrühung beträgt pro Jahrzehnt 4 Monate (Tanner, 1962).

Veränderungen am äußeren und inneren weiblichen Genitale, die in der Pubertät auftreten, sind Folge der im Ovar gebildeten Oestrogene und Gestagene. Der Uterus beginnt mit dem 10. Lebensjahr zu wachsen, das Corpus mehr als die Cervix, so daß das Verhältnis des ersteren zur letzteren statt im Kindesalter 1:2 mehr einem solchen von 2:1 sich annähert. Die Tuben werden länger und gestreckter, die Ovarien, die im 5. Lebensjahr einen größten Längendurchmesser von 1,7—1,8 cm aufweisen, nehmen bis auf 2—3 cm zu. Die großen Labien werden fettreicher, die kleinen Labien treten stärker hervor. Die Vaginalschleimhaut wird mehrschichtig, ihre gewebliche Struktur erfährt den für die erwachsene Frau im geschlechtsreifen Alter charakteristischen Wechsel zwischen mehr oder weniger starker Oestrogenisierung mit Zunahme verhornter Zellen und Pyknisierung der Kerne in der späteren Follikelphase und Auftreten degenerativer Veränderungen in der Lutealphase.

Funktionsänderungen des Kreislaufs und des Stoffwechsels im Verlauf der Reifeentwicklung (s. Abb. 209)

Bis etwa zum 13. Lebensjahr steigt der Blutdruck bei Jungen und Mädchen etwa in gleichem Maße an auf Werte zwischen 105 und 107 mm Hg. Danach bleibt der Blutdruck bei Mädchen etwa auf dem gleichen Niveau, steigt aber bei Knaben weiter bis zum 17. Lebensjahr bis auf etwa 115 mm Hg an (Shock). Die Herzfrequenz ist bei Mädchen etwa vom 11. Lebensjahr an um etwa 5/min höher als bei Knaben. Sie fällt bei beiden Geschlechtern bis zum 18. Lebensjahr auf 59 (Jungen) bzw. 66 (Mädchen) ungefähr gleichmäßig stark ab (Iliff u. Lee). Die Körpertemperatur fällt bei Mädchen etwa bis zum 12. Lebensjahr von 36,9 auf 36,7° C ab, bleibt aber dann auf gleichem Niveau (Iliff u. Lee) bzw. steigt nach anderen Angaben mit der Menarche etwas an, während sie bei Jungen bis zum 18. Lebensjahr bis auf 36,2° C weiter abfällt. Die Zahl der Erythrocyten ist bei Jungen und Mädchen im 12. Lebensjahr mit 4,6 Mill./mm³ etwa gleich groß und steigt dann bei Jungen bis 5,7 Mill./mm³ weiter an, während sie bei Mädchen etwa auf dem gleichen Niveau bleibt (Mugrage u. Andresen).

Stoffwechselveränderungen während der Pubertät

Die *Kreatinurie des Kindesalters* verschwindet bei männlichen Jugendlichen in der Pubertät und bleibt bei Mädchen während der Menses noch nachweisbar. Der Kreatinbestand der Muskulatur nimmt beträchtlich zu, der Kreatininkoeffizient im Harn steigt dementsprechend an.

Die alkalische Serumphosphatase fällt von 73—226 JE in den ersten 3 Lebensmonaten auf 57—151 JE zwischen 3 und 10 Jahren ab, steigt mit der Pubertät — bei Mädchen etwas früher als bei Knaben — auf 57—258 JE an und erreicht dann, stetig abfallend etwa mit dem 16. Lebensjahr Erwachsenenwerte (15,8 bis 38,4 JE) (O'Brien et al.).

Während die Sexualdifferenz der sauren Serumphosphatase im Kindesalter anscheinend gering ist (2 bis 13 Jahre alte Kinder: 10,8 ± 2,2 JE/l; erwachsene Männer: 0,5 bis 11,0 JE/l; erwachsene Frauen: 0,2—0,5 JE/l; O'Brien et al.), fanden Clark et al. die saure

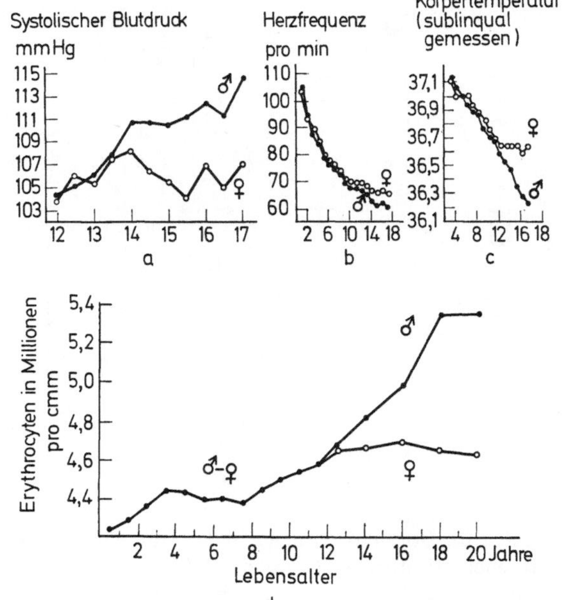

Abb. 209a—d. Mit der Pubertät manifest werdende Sexualunterschiede physiologischer Funktionen. a Änderungen des durchschnittlichen systolischen Blutdrucks vom 12.—18. Lebensjahr. (Nach Daten von Shock, entnommen aus Tanner.) b Änderungen der Schlagfrequenz des Herzens mit dem Lebensalter. c Änderungen der sublingual gemessenen Körpertemperatur mit dem Lebensalter. (b und c nach Tanner, Daten von Iliff u. Lee.) d Änderungen der Erythrocytenzahl mit dem Lebensalter. (Nach Tanner und Mugrage u. Andresen)

Phosphatase im Urin, ausgedrückt in Units pro min bei Knaben bzw. männlichen Jugendlichen zwischen dem 7. und 18. Lebensjahr von 0,12—0,44, bei Mädchen von 0,1—0,2 different ansteigend. Dieser Unterschied repräsentiert die Prostatafunktion beim männlichen Geschlecht.

Die Konzentration des anorganischen Phosphors beträgt nach Wilkins in der Periode des aktiven Skeletwachstums 4,5—6 mg/100 ml und fällt nach Elkington u. Danowski sowie Danowski (1962b) bis zum 15. Lebensjahr auf 2,6—5,5 mg/100 ml ab, was etwa Erwachsenenwerten entspricht.

Endokrinologische Grundlagen der Reifeentwicklung

Abb. 210 gibt eine Übersicht über die endokrinen Vorgänge, die die Reifeentwicklung steuern. Neuroendokrine hypothalamische Prozesse sind hier nicht berücksichtigt und werden in dem Abschnitt über Auslösevorgänge der

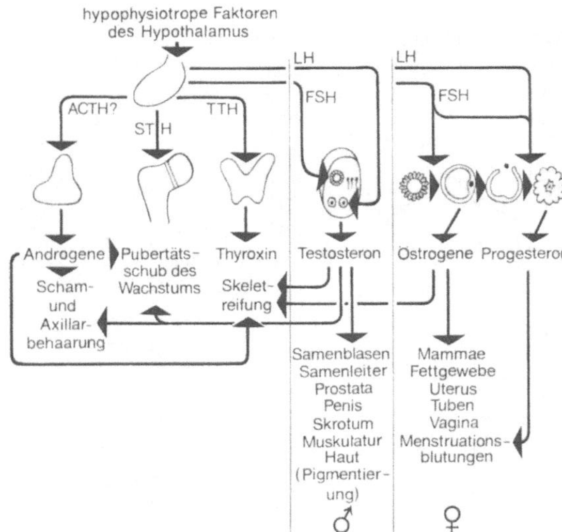

Abb. 210. Hormonwirkungen in der Pubertät. *ACTH* adrenocorticotropes Hormon, *STH* somatotropes Hormon, *TTH* thyreotropes Hormon, *LH* luteinisierendes Hormon, *FSH* follikelstimulierendes Hormon

Pubertät besprochen. Wesentlichstes Element der endokrinen Abläufe sind die hypophysären Gonadotropine, die die Produktion von Oestrogenen (Oestradiol) im Ovar und von Androgenen (Testosteron) im Hoden stimulieren. Im Ovar werden außer Oestrogenen jedoch auch Androgene (Androstendion), im Hoden außer Testosteron die im Stoffwechselgeschehen daraus entstehenden Oestrogene gebildet.

Beim Jungen stehen die cellulären Wachstumsvorgänge an den Samenkanälchen in Abhängigkeit vom follikelstimulierenden Hormon (FSH). Die Produktion von Testosteron in den Leydigschen Zwischenzellen steht in Abhängigkeit vom interstitialzellstimulierenden Hormon (ICSH). Bei Mädchen geschieht das Wachstum der Follikel in Abhängigkeit vom FSH, die Follikelreifung, die Inkretion von Oestrogenen, der Follikelsprung, die Luteinisierung und die Produktion von Progesteron im Gelbkörper in Abhängigkeit vom ICSH im Zusammenwirken mit FSH. Oestrogene der Ovarien sind natürlich die entscheidenden Stimulantien für das Wachstum des inneren und äußeren Genitale in der Pubertät: Tuben, Uterus, Vagina, kleine Labien, charakteristische gewebliche Veränderungen der Vaginalschleimhaut mit Ausbildung eines mehrschichtigen Epithels, Verhornung der Epithelzellen und Pyknisierung der Kerne. Der in der Pubertät einige Monate vor der Menarche auftretende weißliche Fluor ist Folge dieser Oestrogenwirkungen auf das Vaginalepithel. Oestrogene und Progesteron sind die Faktoren, von denen die Wachstumsvorgänge der Mammae in der Pubertät hormonell stimuliert werden. Von den Oestrogenen abhängig ist das Wachstum der Milchgänge, von Progesteron die Alveolarentwicklung. Ob Prolactin, das bei Säugern und Vögeln in der Funktion der Brustdrüsen eine Rolle spielt (Williams), auch beim Menschen existiert, ist unklar (Gray u. Bacharach). Bei beiden Geschlechtern wird die Massenzunahme der Muskulatur von Androgenen bewirkt, die aus dem Ovar, dem Hoden oder den Nebennieren stammen können.

Der *Pubertätsschub des Wachstums* ist bei Jungen vom Testosteron einerseits, von Androgenen der Nebennierenrinde andererseits abhängig, bei Mädchen vermutlich allein von letzteren (Kinsell et al.; Talbot u. Sobel).

Die Nebennierenrinde, vor allem die zona reticularis — z. T. auf Kosten der fasciculata (Bierich) — nimmt während der Pubertät an Größe zu. Beobachtungen der klinischen Endokrinologie (Hirsutismus beim adrenogenitalen Syndrom, Verschwinden der Schambehaarung beim M. Addison, prämature Adrenarche) haben zu der Erkenntnis geführt, daß der Nebennierenrinde in der Endokrinologie der normalen Reifeentwicklung eine wichtige Rolle zukommt und haben zur Prägung des Begriffes „*Adrenarche*" (Talbot et al.) für den Nebennierenrindenanteil der innersekretorischen Pubertätsvorgänge geführt. Die Adrenarche ist hypophysenabhängig, da die Sekundärbehaarung bei Panhypopituitarismus fehlt. Von Albright et al. stammt die Hypothese, daß LH bzw. ICSH derjenige Faktor der Adenohypophyse sei, von dem die Adrenarche abhängt. Bierich fand unter Einwirkung von Choriongonadotropin bei Mädchen in der Präpubertät und bei drei Mädchen mit Turner-Syndrom einen Anstieg der 17-Ketosteroidausscheidung. Bei einem der letzteren war im 17-Ketosteroidchromatogramm ein Anstieg von Fraktion III und IV, also Dehydroepiandrosteron und Androsteron zu erkennen, von denen mindestens das erstere aus der Nebennierenrinde stammt. Diese Ergebnisse sprechen also für die Hypothese von Albright.

Die Funktion der Gonaden und mehr oder weniger auch der Nebennierenrinden bei Knaben und Mädchen in der Pubertät spiegelt sich in Veränderungen der Urinausscheidung und der Plasmakonzentration der Androgene und Oestrogene wider.

Die Ausscheidung der 17-Ketosteroide bei Knaben und Mädchen steigt bis etwa zum 10. Lebensjahr in gleichem Maße an. Im zweiten Lebensjahrzehnt steigt die 17-Ketosteroidaus scheidung bei Knaben stärker an, wobei die um etwa ein Drittel höhere Ausscheidung männlicher Jugendlicher dem Anteil testiculärer Vorläufer zugeschrieben wird. Die Produktion von 17-Ketosteroidvorläufern in den Ovarien ist vermutlich gering, so daß der überwiegende Teil der 17-Ketosteroidausscheidung bei Mädchen in der Pubertät aus der Nebennierenrinde stammen muß.

Für die Ausscheidung individueller 17-Ketosteroide liegen je nach Methodik divergierende Mitteilungen vor. TELLER fand für Androsteron, Ätiocholanolon und Dehydroepiandrosteron zusammen: $49{,}4 \pm 46{,}7$ µg/Tag für Klein- und Schulkinder, 493 ± 346 µg/Tag für Präadoleszente, 1490 ± 1072 µg pro Tag für Adoleszente. SCHWENK et al. fanden mit einer dünnschichtchromatographischen Methode für die Androsterontagesausscheidung (jeweils Maximal- und Mittelwert): Klein- und Schulkinder ohne Reifezeichen: 0,882; 0,3 mg; Kinder im Beginn der Pubertät: 1,96; 0,91 mg; adoleszente Knaben: 5,3; 3,4 mg; adoleszente Mädchen: 3,08 mg; 1,64 mg. Für Ätiocholanolon waren die entsprechenden Daten: Klein- und Schulkinder: 0,67; 0,27 mg; Kinder in der beginnenden Pubertät: 1,56; 0,8 mg; adoleszente Knaben: 5,3; 3,4 mg; adoleszente Mädchen: 3,1; 1,6 mg. Für Dehydroepiandrosteron: Klein- und Schulkinder: 0,484; 0,169 mg; Kinder im Beginn der Pubertät: 1,05; 0,49 mg; adoleszente Knaben: 5,3; 3,4 mg; adoleszente Mädchen: 1,804; 0,74 mg.

Die Unterschiede der Ausscheidungswerte für Androsteron und Ätiocholanolon wurden von den letzteren Autoren bei Vergleich der 3 Stufen des biologischen Alters für Knaben und Mädchen statistisch signifikant gefunden, für Dehydroepiandrosteron war nur der Unterschied zwischen der beginnenden Pubertät und der Adoleszenz bei Knaben statistisch signifikant. Die Unterschiede der Ausscheidung von Androsteron und Ätiocholanolon zwischen Knaben und Mädchen sind für die Adoleszenz signifikant, für Dehydroepiandrosteron nicht. Weitere Angaben über die Ausscheidung individueller 17-Ketosteroide bei Knaben und Mädchen in der Pubertät siehe KADAR et al. und BERTRAND et al.

Die Urinausscheidung von Testosteron steigt bei Knaben nach KNORR etwa vom 9.—10. Lebensjahr an (1—9 Jahre: <4 µg/die; 9—16 Jahre: $<$ 4—8—55 µg/die). Nach HUBBLE scheiden jüngere erwachsene Männer 20—250 µg Testosteron/die, jüngere erwachsene Frauen 2—25 µg/die aus. KNORR fand die Konzentration von Testosteron im Plasma (gaschromatographisch bestimmt) bei Knaben bis zum 12. Lebensjahr um 0, von da an rasch ansteigend auf Werte zwischen 60 und 430 ng[1] pro 100 ml (erwachsene Männer: 470—1050 ng pro 100 ml; erwachsene Frauen: 19—126 ng pro 100 ml; KIRSCHNER u. COFFMAN). FRASIER et al. bestimmten mit einer technisch relativ aufwendigen Doppelisotopenderivatmethode die Plasmakonzentration von Testosteron und Androstendion bei insgesamt 47 Knaben im Alter zwischen 4 und $15^9/_{12}$ Jahren. Knaben der somatischen Entwicklungsstufe I nach TANNER (kindliche Stufe) hatten eine Testosteronkonzentration von $39 \pm 5{,}3$ ng/100 ml, für die Stufen II—IV (letztere dem vorgerückteren puberalen Stadium entsprechend) waren die entsprechenden Werte: $73 \pm 19{,}2$, $181{,}7 \pm 55{,}5$ und $465{,}2 \pm 65{,}9$ ng/100 ml. Die Unterschiede zwischen den Stufen I und II und zwischen III und IV waren statistisch signifikant. Einige der Knaben der späteren Stufen der somatischen Reifeentwicklung hatten Plasmatestosteronwerte im Bereich der Knaben im vorpuberalen Stadium. Die entsprechenden Androstendionwerte stiegen mit zunehmender somatischer Reifeentwicklung nicht an. Sie lagen im vorpuberalen Kindesalter über, in den späteren Entwicklungsstufen unter den Werten für Testosteron.

Mädchen im Kleinkindesalter scheiden nach JEFFCOATE 2—2,5 µg Oestrogene/die, gesunde erwachsene Frauen in der Follikelphase des Cyclus 5—25 µg/die, erwachsene Männer im 3. Lebensjahrzehnt nach DANOWSKI 2—6 µg pro die aus. *Gonadotropine* werden mit biologischen Methoden im Urin von Jungen etwa vom 12. Lebensjahr, bei Mädchen vom 10. Lebensjahr an nachweisbar (NATHANSON et al.; SCHWENK und OHNDORF; JOHNSON).

Mit empfindlicheren, z.T. für die „LH-Aktivität" oder „FSH-Aktivität" spezifischen (arbeitstechnisch oft recht aufwendigen) biologischen Methoden oder bei Aufarbeitung von jeweils mehreren „gepoolten" Urinproben mehrerer Kinder wurden auch im frühen Kindesalter geringe Konzentrationen hypophysärer Gonadotropine nachgewiesen (KNAPPE et al.; FITSCHEN u. CLAYTON; PASETTO et al.; KULIN et al.; RIFKIND et al.; PENNINGTON u. DEWHURST).

KULIN et al. fanden in einem Sechstel der Urinproben von 4—6 Jahre alten Mädchen „totale gonadotrope Aktivität".

Mit radioimmunologischen Methoden fanden BLIZZARD et al. vom Frühkindesalter an

[1] Nanogramm $= 10^{-9}$ g.

ansteigende Werte für LH und FSH im Urin und Blut bei Mädchen und Knaben.

Von LANDAU et al. wurde im Urin von Kindern ein Faktor nachgewiesen, der die Wirkung von Gonadotropinen auf den Mäuseuterus hemmt. Dieser Faktor wird im Urin älterer Kinder seltener gefunden. Nach VAN DEN DRIESSCHE u. HANS-BERTHEAU handelt es sich dabei um Mucoproteide.

Die Spezifität der zum Nachweis dieses antigonadotropen Faktors verwendeten Methoden wurde jedoch u. a. von KRISHNAMURTI u. BELL in Zweifel gezogen.

Auslösevorgänge der Pubertät

Die Pubertät wird durch vermehrte Absonderung von Gonadotropinen durch die Adenohypophyse eingeleitet, die ihrerseits durch Faktoren aktiviert wird, die aus der „hypophyseotropen Region" des Hypothalamus (SZENTÁGOTHAI et al.) (s. auch BLUNCK et al.) stammen (FSH-RF = follicle hormone releasing factor und LH-RF = luteinizing hormone releasing factor) (GUILLEMIN; SCHNEIDER et al.; WATANABE u. MCCANN).

Einer Theorie von DONOVAN u. VAN DER WERFF TEN BOSCH entsprechend soll sich während der Reifeentwicklung eine Änderung der *Einstellung* eines „feedback"-Systems (Zentren tonischer Hemmung der gonadotropinstimulierender Faktoren des Hypothalamus in Abhängigkeit von der peripheren Konzentration von Oestrogen) abspielen. Nach dieser tierexperimentell und durch klinische Beobachtungen gestützten These stehen die hypophysären Gonadotropine bzw. die gonadotropinstimulierenden Faktoren des Hypothalamus während des Kindesalters unter dem Einfluß einer tonischen Dauerhemmung durch schon in dieser frühen Entwicklungsphase in geringer Menge produzierte Keimdrüsenhormone (eingehender untersucht besonders für die Oestrogene). Diese Hemmung erfolgt auf dem Wege über „oestrogenempfindliche Strukturen" des Hypothalamus (FLERKÓ u. SZENTÁGOTHAI). Die Existenz solcher Strukturen ist zwar tierexperimentell sicher erweisbar, sie „sind jedoch noch nicht voll charakterisiert worden" (FLERKÓ u. SZENTÁGOTHAI). Mit der Pubertät nimmt die Empfindlichkeit dieser Strukturen für die Sexualhormone der Gonaden ab, wobei an Änderungen der Blutliquorschranke oder an Änderungen der Zusammensetzung der gonadalen Steroide gedacht wird, etwa derart, daß Steroide mit hoher Potenz, was die Hemmung der gonadotropinstimulierenden Faktoren des Hypothalamus anbetrifft, aber geringer oestrogener Aktivität vor der Pubertät produziert werden. Der Epiphyse wird eine wesentliche Rolle in der Auslösung der Pubertät heute nicht mehr zugesprochen. Tierexperimente (Exstirpation der Epiphyse, Verabreichung von Epiphysenextrakten) haben zu widersprechenden Resultaten geführt. Interessante Aspekte im Hinblick auf die Faktoren, die für die Ausbildung der mit der Pubertät einsetzenden cyclischen Aktivität des Hypothalamus beim weiblichen, der kontinuierlichen beim männlichen eine Rolle spielen, geben folgende Experimente: Wird an 2 Tage alte weibliche Ratten Testosteronpropionat verabreicht, so bleiben die cyclischen Veränderungen aus. Am 5. Tag gegeben, bewirkt diese Injektion eine initiale Periode ovulatorischer Cyclen und Fertilität, jedoch werden solche Tiere mit 3—5 Monaten steril und anovulatorisch („early androgen syndrome"; BARRACLOUGH u. GORSKI). Wurden andererseits männlichen neugeborenen kastrierten Ratten Ovarien und später Reproduktionstrakte weiblicher Tiere implantiert, so zeigten die Transplantate cyclische Veränderungen, wie sie für den Oestruscyclus typisch sind (YAZAKI). Der Hypothalamus wird also, mindestens bei Nagern je nach der Natur der Gonaden, die in der Neugeborenenperiode beim Individuum vorhanden sind, vorgeprägt.

Varianten der normalen Reifeentwicklung

Prämature Thelarche

Bei Mädchen im Vorschulalter wird gelegentlich eine isolierte Vergrößerung der Brustdrüsen beobachtet ohne irgendwelche andere Zeichen vorzeitiger Reifeentwicklung (s. Abb. 211). Im Unterschied zu allen anderen Formen vorzeitiger Reifeentwicklung fehlen: 1. die Beschleunigung des Größenwachstums; 2. die beschleunigte Skeletentwicklung; 3. die Schambehaarung; 4. Vaginalblutungen (DRESCH et al., FERRIER et al., HELWIG, HUBBLE). Die Brustdrüsenvergrößerung ist je nach der Phase verschieden (2—5—8 cm im Durchmesser; BLUNCK et al.). Sie tritt mit größter Häufigkeit im Alter von 1—$2^1/_2$ Jahren auf und bildet sich dann innerhalb weniger

Monate bis zu 4 Jahren zurück. Nach Erfahrungen von DRESCH persistiert die Brustdrüsenschwellung in denjenigen Fällen am längsten, wo sie am frühesten auftrat. Die Brustdrüsenvergrößerung kann einseitig beginnen. In Einzelfällen erscheint sie nach der Anamnese als persistierende Brustdrüsenschwellung des Neugeborenen insofern, als diese letztere sich nach der Geburt nicht zurückbildet (DRESCH et al.). In entsprechend nachbeobachteten Fällen trat die Pubertät in normalem Ablauf und in normalem Alter auf (DRESCH et al.). In Einzelfällen war die Störung von einer cerebralen Läsion (hirnorganisches Anfallsleiden bzw. spastische Tetraplegie und Oligophrenie in 2 Fällen von THAMDRUP, 1961) begleitet. In einem von BLUNCK et al. beschriebenen Fall hatten auch weibliche Verwandte eine prämature Thelarche.

Frühere Beobachtungen ergaben bei prämaturer Thelarche keine Oestrogenisierung des Vaginalepithels (FERRIER et al.; THAMDRUP, 1961; DRESCH et al.). Dagegen fanden SILVER und SAMI mit Hilfe des anscheinend sehr empfindlichen Urocytogramms bei 15 von 16 Mädchen (allerdings auch bei 6 von 34 normalen Kontrollen) Zeichen der Oestrogenisierung im Vaginalepithel. Deutliche, wenn auch gering ausgeprägte Zeichen der Oestrogenisierung fanden mit derselben Methode COLLET-SOLBERG und GRUMBACH bei 9 Mädchen mit prämaturer Thelarche. BLUNCK et al. konnten bei 8 von 18 Mädchen mit prämaturer Thelarche im Vaginalepithel Zeichen von Oestrogenisierung nachweisen.

Von einigen Autoren wird bei der prämaturen Thelarche eine Endorganüberempfindlichkeit gegenüber geringen Mengen von Oestrogenen angenommen. Nach Meinung von COLLET-SOLBERG und GRUMBACH ist diese Theorie nicht mehr haltbar, seitdem bei diesen Fällen eine Oestrogenisierung des Vaginalepithels nachgewiesen wurde. Letztere Autoren weisen darauf hin, daß von annähernd 2 Mill. Oocyten des Ovars, die bei der Geburt vorhanden sind, etwa 85% eine abortive Reifung durchmachen, dann z.T. atretisch werden bzw. sich in Graafsche Follikel umwandeln, teilweise auch mit Zeichen der Luteinisierung. Es erscheint denkbar, daß diese Follikel, vielleicht unter Einfluß geringer Mengen hypophysärer Gonadotropine, Oestrogene zu bilden in der Lage sind.

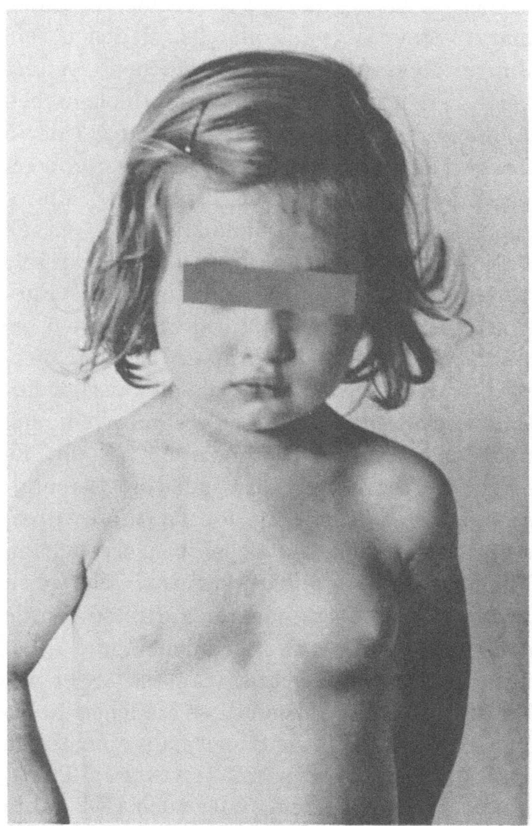

Abb. 211. $4^1/_2$ Jahres altes Mädchen mit prämaturer Thelarche. (Universitäts-Kinderklinik Köln)

Daß prämature Thelarche vergleichsweise selten ist, obgleich in Ovarien der Mädchen im Kleinkindesalter abortiv reifende Follikel häufig vorhanden sind (POLHEMUS), kann nach Meinung der Autoren damit erklärt werden, daß Oestrogene in einer für diesen Effekt ausreichenden Konzentration nur in größeren Follikeln gebildet werden.

Prämature Adrenarche (TALBOT et al.)
(*prämature Pubarche:* WILKINS)

Isolierte vorzeitige Entwicklung der Schambehaarung ohne andere Zeichen beginnender puberaler Entwicklung wird als Ausdruck verfrüht auftretender Aktivierung der Androgene in der Nebennierenrinde (Adrenarche; dieser Ausdruck wird nach HUBBLE derzeit bevorzugt) oder auch als Folge vermehrter Empfindlichkeit der Haarfollikel gegenüber der normalen Konzentration androgener Hormone in der vorpuberalen Periode aufgefaßt. Bei Mädchen ist die Störung häufiger als bei Jungen (THAMDRUP, 1961: 12 Mädchen, 5 Knaben in Institutionen für geistig behinderte Kinder in Dänemark; Silverman et al.: 28 Mädchen, ein Junge; Ferrier et al.: 11 Mädchen; letztere beide Serien in pädiatrisch-endokrinologischen Ambulanzen). 9 der 12 Mädchen und 3 der 5 Jungen der Serie von Thamdrup waren cerebralgeschädigt (spastische Tetraplegie, Mikrocephalie; cerebrale Mißbildungen); 7 der 29 Patienten von Silverman hatten variable Grade geistiger Retardierung, während Ferrier nur ein fast 2 Jahre altes Mädchen erwähnt, das grand mal-Anfälle hatte. Es erscheint demnach unsicher, ob ein kausaler Zusammenhang zwischen der Cerebralschädigung und der prämaturen Adrenarche besteht. Es ist leicht einzusehen, daß Kinder mit Cerebralschädigungen in der Serie von Thamdrup überrepräsentiert sind. Die Schambehaarung kann bei Mädchen mit prämaturer Adrenarche schon in den ersten Lebensmonaten auftreten, wurde aber etwas häufiger zwischen dem 3. und 7. Lebensjahr etwa beobachtet (Silverman et al.; Thamdrup, 1961). Wenn diese Mädchen 10 bis 14 Jahre alt sind, tritt normale somatische Pubertätsentwicklung ein (Francés; Thamdrup). Etwa gleichzeitig oder auch 1—2 Jahre nach der Schambehaarung trat bei den von Thamdrup beobachteten Fällen vorzeitige Axillarbehaarung auf. Zeichen der Oestrogenisierung im Vaginalepithel fehlen. Die Clitoris ist nicht vergrößert.

Die wenigen bisher beobachteten Knaben mit dieser Störung waren 6—8 Jahre alt, als die Schambehaarung auftrat (Thamdrup, 1961; Wilkins). Bei den Knaben ist der Kontrast zwischen dem noch kindlichen Genitale mit den kleinen Testes und Penis und der mehr oder weniger dichten Schambehaarung auffallend und gibt einen Hinweis auf die Diagnose. Die 17-Ketosteroidausscheidung wurde mäßig (Thamdrup) bis stärker (Ferrier et al.) erhöht gefunden. Die Information von Visser et al., die bei 4 Mädchen mit prämaturer Adrenarche nur mäßige Vermehrung von Androsteron, Dehydroepiandrosteron und Ätiocholanolon, etwa der Adoleszenz entsprechend fanden, repräsentiert spezifischere Methoden. Visser et al. und Hubble fanden die Testosteronausscheidung bei prämaturer Adrenarche erhöht, Conly et al. konnten im Urin solcher Patienten kein Testosteron finden. Hubble fand bei einer seiner Patientinnen 51 μg/die. Diese abnorme Testosteronausscheidung wird durch Gabe von Dexamethason unterdrückt (Hubble). Nach Ansicht von Hubble entsteht dieses Testosteron, das mit Wahrscheinlichkeit die vorzeitige Schambehaarung bewirkt, aus der Nebennierenrinde. Es ist bis heute unbekannt, welches Hormon der Adenohypophyse für diese vorzeitige Stimulierung der Nebennierenrinde verantwortlich ist.

Das Wachstum kann normal oder gering beschleunigt sein (Silverman et al.; Thamdrup, 1961; Ferrier et al.). Das gleiche gilt für die Skeletentwicklung. Eine Ausnahme bilden die von Thamdrup mitgeteilten Fälle von prämaturer Adrenarche bei Cerebralschädigung, wo beides wohl als Folge dieser Schädigung verzögert war.

Puberale Schilddrüsenhyperplasie

Die Schilddrüse zeigt mit der Pubertät einen „Wachstumsspurt“ (Roessle u. Roulet), der etwa mit dem 13. Lebensjahr beginnt und anscheinend überwiegend nicht als auffällige Vergrößerung der Schilddrüse in Erscheinung tritt. Diffuse Vergrößerungen der Schilddrüse treten gelegentlich mit der Pubertät, häufiger bei Mädchen als bei Jungen, auf. Sie werden als kompensatorische Vergrößerung entsprechend einem erhöhten Bedarf an Schilddrüsenhormon aufgefaßt, analog der Schilddrüsenvergrößerung in der Gravidität und Lactationsperiode (Wilkins).

Literatur

Albright, F., Forbes, A. P., Bartter, F. C.: How many adrenocorticotropic hormones are there in man? Josiah Macy Conf. Metabolic Aspects Convalescence **17**, 139 (1948).

Allen, E.: The irregularity of the menstrual function. Amer. J. Obstet. Gynec. **25**, 705 (1933).

Backman, G.: Die beschleunigte Entwicklung der Jugend. Verfrühte Menarche, verspätete Menopause, verlängerte Lebensdauer. Acta anat. (Basel) **4**, 421 (1948).

Barraclough, C. A., Gorski, R. A.: Evidence that the hypothalamus is responsible for androgen—induced sterility in the female rat. Endocrinology **68**, 68 (1961).

Bayer, L. M., Bayley, N.: Growth Diagnosis: Selected Methods for Interpreting and Predicting Development from one Year to Maturity. Chicago: Chicago University Press 1959.

Bayley, N.: Skeletal maturing in adolescence as a basis for determining percentage of completed growth. Child Develop. **14**, 1 (1943).

BENNHOLDT-THOMSEN, C., FREUND, J.: Physiologie und Pathologie der Pubertät. In: H. OPITZ, B. DE RUDDER, Pädiatrie. Berlin-Göttingen-Heidelberg: Springer 1957.

BERTALANFFY, L. v.: A quantitative theory of organic growth (inquiries in growth laws). II. Hum. Biol. **10**, 181 (1938).

BERTRAND, J., CAUTENET, B., OLLAGNON, C., ROUX, H., LORAS, B., FOREST, M., PERETTI, E. DE: Etude de la chromatographie sur papier des 17-c.s. urinaires chez le nourrisson, l'enfant, l'adolescent et l'adulte. Ann. Endocr. (Paris) **27**, 37 (1966).

BIERICH, J.: In: F. LINNEWEH, Die physiologische Entwicklung des Kindes. Vorlesungen über funktionelle Pädologie. Berlin-Göttingen-Heidelberg: Springer 1957.

BLIZZARD, R. M.: Referat auf dem 9. jährlichen Meeting d. European Soc. for Paediatric Endocrinology, 16.—20. Juli 1970, Lyon.

BLUNCK, W., BIERICH, J. R.: Über Frühreife. I. Mitteilung. Physiologische Grundlagen und Untersuchungsmethoden. Mschr. Kinderheilk. **115**, 463 (1967).

BLUNCK, W., BIERICH, J. R., BETTENDORF, G.: Über Frühreife. Idiopathische Pubertas praecox, temporäre Frühreife und prämature Thelarche. Mschr. Kinderheilk. **115**, 555 (1967).

BOJLÉN, K., RASCH, G., BENTZON, M. W.: The age incidence of the menarche in Copenhagen. Acta obstet. gynec. scand. **33**, 405 (1954).

BRECKENRIDGE, M. E., VINCENT, E. L.: Child development. Physical and psychologic Growth through Adolescence, 4th ed., p. 291. Philadelphia, London: W. B. Saunders Comp. 1960.

CLARK, L. C., JR., BECK, E., THOMPSON, H.: The excretion of acid phosphatase as a measure of prostatic development during pubescence. J. clin. Endocr. **11**, 84 (1951).

CLEMENTS, E. M. B.: The age of children when growth in stature ceases. Arch. Dis. Childh. **29**, 147 (1954).

COLLETT-SOLBERG, P. R., GRUMBACH, M. M.: A simplified procedure for evaluating estrogenic effects and the sex chromatin pattern in exfoliated cells in urine: studies in premature thelarche and gynecomastia of adolescence. J. Pediat. **66**, 883 (1965).

CONLY, P. W., SANDBERG, D. H., CLEVELAND, W. W.: Steroid metabolism in premature pubarche and virilizing adrenal hyperplasia. J. Pediat. **71**, 506 (1967).

DANOWSKI, T. S.: Clinical Endocrinology, vol. I. Baltimore: Williams & Wilkins Co. 1962 (a).

— Clinical Endocrinology, vol. III, p. 172. Baltimore: Williams & Wilkins Co. 1962 (b).

DECOURT, J., JAYLE, M. F., MASSIN, J. P.: Étude de 49 cas de gynécomasties apparemment isolés de l'adolescence. Sem. Hôp. Paris **38**, 1266 (1962).

DEXTER, CH. J.: Benign enlargement of the male breast. New Engl. J. Med. **254**, 996 (1956).

DÖRING, G. K.: Schwangerschaft und Geburt vor der Menarche. Dtsch. med. Wschr. **49**, 2514 (1962).

— Über die relative Sterilität in den Jahren nach der Menarche. Geburtsh. u. Frauenheilk. **23**, 30 (1963).

DONOVAN, B. T., WERFF TEN BOSCH, J. J. VAN DER: Physiology of puberty. London: Arnold (Publ.) Ltd. 1965.

DRESCH, C., ARNAL, M., PRADER, A.: Étude de 22 cas de développement prématuré isolé des seins où prématuré thélarche. Helv. paediat. Acta **15**, 585 (1960).

DRIESSCHE, R. VAN DEN, HANS-BERTHEAU, M. J.: Mise en évidence d'une activité gonadotrope dans l'urine d'enfants âgé de moins de 6 ans. C. R. Soc. Biol. (Paris) **156**, 1732 (1962).

EISENSTODT, L. W.: Mastectomy by mammaplasty for gynaecomastia (gynaecomastia in identical twins). J. int. Coll. Surg. **18**, 1 (1952).

ELKINGTON, J. R., DANOWSKI, T. S.: The body fluids: Basic physiology and practical therapeutics, chapt. 4. Baltimore: Williams & Wilkins Co. 1955.

ELLIS, R. W. B.: Age of puberty in the tropics. Brit. med. J. **1950 I**, 85.

ENGLE, E. T., SHELESNYAK, M. C.: First menstruation and subsequent menstrual cycles of pubertal girls. Hum. Biol. **6**, 431 (1934).

FERRIER, P., SHEPARD, T. H., SMITH, E. K.: Growth disturbances and values for hormone excretion in various forms of precocious sexual development. Pediatrics **28**, 258 (1961).

FITSCHEN, W., CLAYTON, B. E.: Urinary excretion of gonadotrophins with particular reference to children. Arch. Dis. Childh. **40**, 16 (1965).

FLERKÓ, B., SZENTÁGOTHAI, J.: Oestrogen sensitive nervous structures in the hypothalamus. Acta endocr. (Kbh.) **26**, 121 (1957).

FRANCÉS, J. M.: Observations on premature pubarche. Acta endocr. (Kbh.), Suppl. **101**, 24 (1965).

FRASIER, S. D., GAFFORD, F., HORTON, R.: Plasma androgens in childhood and adolescence. J. clin. Endocr. **29**, 1404 (1969).

GRAY, C. H., BACHARACH, A. L.: Hormones in Blood, 2nd ed., vol. 1, p. 234. London and New York: Academic Press 1967.

GREULICH, W. W., DORFMAN, R. I., CATCHPOLE, H. R., SOLOMON, C. I., CULOTTA, C. S.: Somatic and endocrine studies of puberal and adolescent boys. Monogr. Soc. Res. Child Develop. **7**, 3 (1942), Nat. Res. Council 1942.

GUILLEMIN, R.: Chemistry and physiology of hypothalamic releasing factors for gonadotrophins. Int. J. Fertil. **12**, 359 (1967).

HAMILTON, J. B.: Male hormone substance: A prime factor in acne. J. clin. Endocr. **1**, 570 (1941).

HEINRICHS, D., SCHWENK, A.: Teilweise mitgeteilt in: Vortrag auf dem ersten internat. Kongreß für Endokrinologie in Kopenhagen 1960 (Veröffentlichung in Vorbereitung).

HELWIG, H.: Prämature Thelarche. Mschr. Kinderheilk. **113**, 581 (1965).

HOGBEN, H., WATERHOUSE, J. A. H., HOGBEN, L.: Studies on puberty: Part I. Brit. J. Soc. Med. **2**, 29 (1948).

HOOGSTRA, M. J., JONGH, J. E. DE: The effect of estradiol benzoate on the release of gonadotrophins by the anterior pituitary following hemicastration. Acta physiol. pharmacol. neerl. **3**, 465 (1954).

HUBBLE, D.: Paediatric Endocrinology. Oxford-Edinburgh: Blackwell 1969.

ILIFF, A., LEE, V. A.: Pulse rate, respiratory rate, and body temperature of children between two months and eighteen years of age. Child. Develop. **23**, 237 (1952).

ITO, P. K.: Comparative biometrical study of physique of Japanese women born and reared under different environments. Hum. Biol. **14**, 279 (1942).

JEFFCOATE, T. N. A.: Principles of gynaecology, 2nd ed. London: Butterworths 1962.

JOHNSEN, S. G.: A clinical routine method for the quantitative determination of gonadotrophins in 24 hour urine samples. II. Normal values for men and women at all age groups from prepuberty to senescence. Acta endocr. (Kbh.) **31**, 209 (1959).

JUNG, F. T., SHAFTON, A. L.: Mammary gland in the normal adolescent male. Proc. Soc. exp. Biol. (N.Y.) **33**, 455 (1935/36).

KÁDÁR, A., FEHÉR, T., KOREF, O.: Urinary excretion of individual 17-ketosteroids by normal children. Arch. Dis. Childh. **39**, 257 (1964).

KALLAS, H.: Zur Frage der innersekretorischen Tätigkeit des infantilen Eierstocks. Klin. Wschr. **9**, 1345 (1930).

KINSELL, L. W., MICHAELIS, G. D., LI, C. H., LARSEN, W. E.: Studies in growth. I. Interrelationship between pituitary, growth factor and growth-promoting androgens in acromegaly and gigantism. II. Quantitative evaluation of bone and soft tissue growth in acromegaly and gigantism. J. clin. Endocr. **8**, 1013 (1948).

KIRSCHNER, M. A., COFFMAN, G. D.: Measurement of plasma testosterone and Δ-4-androstenedione using electron capture gas-liquid chromatography. J. clin. Endocr. **28**, 1347 (1968).

KNAPPE, G., DÖRNER, G., STAHL, F.: Nachweis hypophysärer Gonadotropine im Harn von Kindern. Klin. Wschr. **39**, 971 (1961).

KNORR, D.: Persönliche Mitteilung (1970).

KRISHNAMURTI, M., BELL, E. T.: Studies on the specificity of the assay method for the gonadotrophin inhibiting factor. J. Reprod. Fertil. **13**, 149 (1967).

KULIN, H. E., RIFKIND, A. B., ROSS, G. T., ODELL, W. D.: Total gonadotropin activity in the urine of prepubertal children. J. clin. Endocr. **27**, 1123 (1967).

LANDAU, B., SCHWARTZ, H. S., SOFFER, L. J.: Presence of a gonadotropin-inhibiting factor in urine of young children. Metabolism **9**, 85 (1960).

LAROCHE, G.: La puberté. Étude clinique et physiopathologique, 2ème éd. Paris: Masson & Cie. 1956.

LEVINE, V. E.: Studies in physiological anthropology. III. The age of onset of menstruation of the Alaska eskimos. Amer. J. phys. Anthrop., N. S. **11**, 252 (1953).

LEWIN, M. L.: Gynecomastia; hypertrophy of male breast. J. clin. Endocr. **1**, 511 (1941).

LJUNGBERG, T.: Hereditary gynaecomastia. Acta med. scand. **168**, 371 (1960).

MAIER, E.: Die physiologische Brustdrüsenschwellung des Jugendlichen. Münch. med. Wschr. **97**, 522 (1955).

MALINIAC, J. W.: Breast hypertrophy in the male. Report of two cases of pseudogynecomastia with surgical reconstruction. J. clin. Endocr. **3**, 364 (1943).

MATTHEWS, L. H.: Integumentary sex characters in vertebrates. Memo. Soc. Endocr. **7**, 134 (1960).

MIKULICZ-RADECKI, F. v., KAUSCH, E.: Über Beziehungen zwischen Kohabitation und Gravidität im jugendlichen Alter und der daraus erkannte Follikelzyklus beim Menschen. Zbl. Gynäk. **59**, 2290 (1935).

MONTAGU, M. F. A.: The reproductive development of the female. With special reference to the period of adolescent sterility. New York: The Julian Press Inc. 1957.

MUGRAGE, E. R., ANDRESEN, M. I.: Zit. nach TANNER 1962, S. 175.

NATHANSON, J. T., TOWNE, L. E., AUB, J. C.: Normal excretion of sex hormones in childhood. Endocrinology **28**, 851 (1941).

NICOLSON, A. B., HANLEY, C.: Indices of physiological maturity: Derivations and interrelationship. Child Develop. **24**, 3 (1953).

NYDICK, M., BUSTOS, J., DALE, J. H., JR., RAWSON, R. W.: Gynecomastia in adolescent boys. J. Amer. med. Ass. **178**, 449 (1961).

O'BRIEN, D., IBBOT, F. A., RODGERSON, D. O.: Laboratory Manual of Pediatric Micro-Biochemical Techniques, 4th ed. New York-Evanston-London: Hoeber 1968.

OSTER, H.: Zur gesundheitlichen Bestandsaufnahme von Kindern. Gesundheitsfürsorge **6**, 193 (1956).

PASETTO, N., DERANGA, S., MONTANINO, G., POMINI, P., VIZZONE, A.: L'eliminazione ormonale gonadotropa e steroidea nell'organismo femminile dal primo anno alla puberta. Minerva ginec. **17**, 941 (1965).

PENNINGTON, G. W., DEWHURST, J. J.: Hormone excretion in premenarcheal girls. Arch. Dis. Childh. **44**, 629 (1969).

PERLOFF, W. H., NODINE, J. H.: The association of congenital spastic quadriplegia and androgenic precocity in four patients. J. clin. Endocr. **10**, 721 (1950).

PETRI, E.: Untersuchungen zur Erbbedingtheit der Menarche. Z. Morph. Anthr. **33**, 43 (1935).

POLHEMUS, D. W.: Ovarian maturation and cyst formation in children. Pediatrics **11**, 588 (1953).

PUYN, U.: Verlaufsbeobachtungen der Reifeentwicklung bei 132 Mädchen aus Volksschulen in Köln und Gelsenkirchen. Diss. Köln 1964.

REYMERT, M. L., JOST, H.: Further data concerning the normal variability of the menstrual cycle during adolescence and factors associated with age of menarche. Child Develop. **18**, 169 (1947).

RIFKIND, A. B., KULIN, H. E., ROSS, G. T.: Follicle-stimulating hormone (FSH) and luteinizing hormone (LH) in the urine of prepubertal children. J. clin. Invest. **46**, 1925 (1967).

ROBERTS, H.: In: HUBBLE, D. (ed.), Paediatric Endocrinology, p. 403. Oxford-Edinburgh: Blackwell 1969.

ROESSLE, R., ROULET, F.: Maß und Zahl in der Pathologie. Berlin: Springer 1932.

SCHMIDT-VOIGT, J.: Das Körperbild im Reifungsalter. Ergebn. inn. Med. Kinderheilk. **2**, 995 (1945).

SCHNEIDER, H. P. G., STAEMMLER, H.-J., SACHS, L., GLÖCKNER, CHR.: LH-releasing-Aktivität im menschlichen Hypothalamus. Endokrinologie **53**, 183 (1968).

SCHONFELD, W. A.: Primary and secondary sexual characteristics: Study of their development in males from birth through maturity, with biometric study of penis and testes. Amer. J. Dis. Child. **65**, 535 (1943).

SCHWENK, A.: Physiologie der Pubertät. Hippokrates (Stuttg.) **14**, 549 (1963).

— OHNDORF, H.: Untersuchungen zur Endokrinologie der Pubertät. I. Mitt.: Die Urinausscheidung der hypophysären Gonadotropine in der männlichen und weiblichen Pubertät. Z. Kinderheilk. **79**, 645 (1957).

— HOLLAND, W., STEINICKER, U., WEIDTMAN, V.: In Vorbereitung.

SECKEL, H. P. G., SCOTT, W. W., BENDITT, E. P.: Six examples of precocious sexual development. I. Studies in diagnosis and pathogenesis. Amer. J. Dis. Child. **78**, 484 (1949).

SHOCK, N. W.: Basal blood pressure and pulse rate in adolescents. Amer. J. Dis. Child. **68**, 16 (1944).

SHPINER, L. B.: Psychosomatic study of a case of gynecomastia. J. Mich. med. Soc. **46**, 211 (1947).

SILVER, H. K., SAMI, D.: Premature thelarche. Premature development of the breast. Pediatrics **34**, 107 (1964).

SILVERMAN, S. H., MIGEON, C. I., ROSEMBERG, E., WILKINS, L.: Precocious growth of sexual hair without other secondary sexual development; "premature pubarche", a constitutional variation of adolescence. Pediatrics **10**, 426 (1952).

SOEKEN, G.: Beitrag zur Physiologie der Pubertät. Der Umschlag der chemischen Reaktion im Vaginaltrakt. Z. Kinderheilk. **47**, 27 (1929).

STUART, H. C.: Normal growth and development during adolescence. New Engl. J. Med. **234**, 666, 693, 732 (1946).

SZENTÁGOTHAI, J., FLERKÓ, B., MESS, B., HALÁSZ, B.: Hypothalamic control of the anterior pituitary. Budapest: Publ. Akadémiai Kiadó 1962; 3rd ed. 1967.

TALBOT, N. B., SOBEL, E. H.: Endocrine and other factors determining the growth of children. Advanc. Pediat. **2**, 238 (1947).

— — MCARTHUR, J. W., CRAWFORD, J. D.: Functional Endocrinology from Birth through Adolescence, p. 247, 440. Cambridge (Mass.): Harvard Univ. Press 1952.

TANNER, J. M.: Wachstum und Reifung des Menschen, S. 34, 44, 120, 166, 244. Stuttgart: Thieme 1962.

— The secular trend towards earlier physical maturation. T. Soc. Geneesk. **44**, 524 (1966).

— Vortrag auf dem 9. Meeting der European Soc. for Paediatric Endocrinology, 16.—20. Juli 1970 in Lyon.

TELLER, W.: Die Ausscheidung von C_{19}- und C_{21}-Steroiden im Harn unter normalen und pathologischen Bedingungen der Entwicklung und Reifung. Habil.-Schr. 1965.

THAMDRUP, E.: Premature pubarche: a hypothalamic disorder? Report of 17 cases. Acta endocr. (Kbh.) **18**, 564 (1955).

— Precocious sexual development. A clinical study of 100 children. Springfield (Ill.): Thomas 1961.

VAGUE, J., NICOLINO, J., CARRIGUES, J. C., BERTHET, J., MARRIQ, P., ROUX, H.: Les gynécomasties familiales. Ann. Endocr. (Paris) **26**, 129 (1965).

VISSER, H. K. A., DEGENHART, H. J., FRANKENA, L., WILMINK, R.: Excretion of six individual 17-ketosteroids and testosterone in four girls with precocious sexual hair (premature adrenarche). In: A. VERMEULEN, D. EXLEY (eds.), Androgens in normal and pathological conditions. Amsterdam: Excerpta Medica 1966.

WALLACH, E. E., GARCIA, C.-R.: Familial gynecomastia without hypogonadism: a report of three cases in one family. J. clin. Endocr. **22**, 1201 (1962).

WATANABE, S., MCCANN, S. M.: Alterations in pituitary follicle — stimulating hormone (FSH) and hypothalamic FSH-releasing factor (FSH-RF) during puberty. Proc. Soc. exp. Biol. (N.Y.) **132**, 195 (1969).

WHEELER, C. E., CAWLEY, E. P., GRAY, H. T., CURTIS, A. C.: Gynaecomastia: a review and an analysis of 160 cases. Ann. intern. Med. **40**, 985 (1954).

WILKINS, L.: The Diagnosis and Treatment of Endocrine Disorders in Childhood and Adolescence, 3nd ed. Oxford: Blackwell 1965.

— CARA, J.: Further studies on the treatment of congenital adrenal hyperplasia with cortisone. V. Effects of cortisone therapy on testicular development. J. clin. Endocr. **14**, 287 (1954).

WILLIAMS, R. H.: Textbook of Endocrinology. Philadelphia-London-Toronto: Saunders 1968.

YAZAKI, I.: Further studies on endocrine activity of subcutaneous ovarian grafts in male rats by daily examination of smears from vaginal grafts. Annot. Zool. Jap. **33**, 217 (1960).

Pathologie der Pubertät

A. Schwenk, Köln

Vorzeitige Sexualentwicklung (Pubertas praecox, Pseudopubertas praecox)

Geschichtliches. Die dramatischen Symptome einer vorzeitigen Reifeentwicklung sind zu allen Zeiten Gegenstand des Interesses gewesen. Thamdrup (1961) fand einen Bericht von Craterus, der zwischen 300 und 200 v. Chr. lebte, über eine „Person, die Kind, Jugendlicher, alter Mann war, ein Kind zeugte und starb, alles innerhalb von 7 Jahren". Im Jahre 1685 veröffentlichte von Mandelslo den Fall eines Mädchens, das mit 3 Jahren in die Pubertät kam und im Alter von 6 Jahren von einem Kind entbunden wurde. Albrecht v. Haller berichtete 1751 über eine Frau, die mit 2 Jahren erstmals menstruiert hatte, im Alter von 9 Jahren von einem toten Kind entbunden wurde, mit 52 Jahren in die Menopause kam und mit 75 Jahren starb. Geoffroy de Saint Hilaire (1832) stellte den noch heute gültigen Satz auf, daß das Wachstum aufhört, wenn die Sexualentwicklung abgeschlossen ist, und daß dies auch für Kinder mit Pubertas praecox gilt. Eine eingehende und gründliche Übersicht über 58 Fälle (32 Mädchen und 26 Knaben) von Pubertas praecox gab Kussmaul (1862). In Übersichten dargestellt wurde das Problem der Pubertas praecox in neuerer Zeit von Seckel (1946, 1950), Seckel et al. (1949), Jolly (1955), Thamdrup (1961) und Williams. Die wichtige Gruppe der konstitutionellen (kryptogenetischen) Pubertas praecox wurde von Novak (1944) abgegrenzt.

Begriffsbestimmung und Terminologie

Vorzeitige Sexualentwicklung liegt vor, wenn die Sekundärmerkmale bei Jungen vor dem 10., bei Mädchen vor dem 8. Lebensjahr auftreten (Seckel, 1946). Die untere Grenze für das physiologische Menarchealter dürfte bei 9 Jahren liegen. Unter vorzeitiger Sexualentwicklung (sexual precocity) werden alle Formen vorzeitigen Auftretens der Reifemerkmale — die je nach Zeitpunkt der Untersuchung oder Art der Störung vollständig oder teilweise vorhanden sein können — verstanden. Isolierte prämature Brustdrüsenentwicklung (prämature Thelarche) und prämature Schambehaarung (prämature Adrenarche) werden meist als gesonderte Störung angesehen. Vorzeitige Reifeentwicklung kann mit verfrühter Gonadotropinproduktion und einerseits Spermiogenese, andererseits vorzeitiger Ovarialfunktion (Follikelbildung, je nachdem auch Ovulationen und Luteinisierung) verlaufen *(echte Pubertas praecox)*.

Pseudopubertas praecox

ist charakterisiert durch das Fehlen einer generellen Aktivierung der Gonadenfunktion. Es handelt sich dabei um Formen vorzeitiger Reifung, bei denen eine Produktion von Hormonen in Tumoren der Gonaden, extragonadalen hormonproduzierenden Gewebsbereichen (Nebennierenrinden beim adrenogenitalen Syndrom, Teratome mit androgenbildenden Gewebsanteilen) oder Stimulierung gewisser Sekundärmerkmale durch exogene Hormonzufuhr (oestrogenhaltige Salben oder Tabletten) erfolgt. Bei Pseudopubertas praecox fehlen die normalen puberalen Reifungsvorgänge der Gonaden. Diese bleiben deshalb in der Regel klein, in den Testikeln fehlen die Vorgänge der Spermiogenese, in den Ovarien Follikelreifung, Ovulation und Luteinisierung, während diese Veränderungen bei der echten Pubertas praecox in der gleichen Weise, aber verfrüht, ablaufen wie in der normalen Pubertät. Im übrigen aber ist die Differenzierung zwischen echter und Pseudopubertas praecox aufgrund der Symptome und Laborresultate schwieriger als aufgrund theoretischer Überlegungen zu erwarten (Bahner u. Schwarz). Einerseits kommen bei Pseudopubertas praecox auf der Basis von Granulosazelltumoren regelmäßig erscheinende Vaginalblutungen vor, andererseits werden in weniger als der Hälfte der Fälle von echter Pubertas praecox, aber auch in Fällen von Pseudopubertas praecox, so bei Granulosazelltumoren, Chorionepitheliom und Gonadoblastom der männlichen und weiblichen Gonaden, Gonadotropine im Urin nachgewiesen.

Eine echte, durch vorzeitige Stimulierung des Hypothalamus bzw. vorzeitige Gonadotropinsekretion ausgelöste Pubertas praecox kann zusätzlich zu einer Pseudopubertas praecox auftreten aufgrund eines Mechanismus, der als Wilkins-Tonutti-Mechanismus (Schwenk, 1970) bezeichnet werden könnte. Wilkins et al. haben während ihrer ersten Bemühungen um eine sinnvolle Therapie des angeborenen adrenogenitalen Syndroms mit Cortison bzw. Cortisonderivaten beobachtet, daß bei Mädchen und Knaben eine vorzeitige Pubertät ausgelöst wird, wenn die Skeletentwicklung eine Stufe erreicht hat, die einem Alter von 12—13 Jahren etwa entspricht. Tonutti et al. haben darauf hingewiesen, daß im Verlauf einer vermehrten Androgenbildung bei Leydigzelltumoren der Testes, die zu beschleunigter Skeletentwicklung führen, mehr oder weniger unabhängig vom chronologischen Alter eine Gonadotropinproduktion einsetzt mit allen Zeichen einer isosexuellen kompletten Pubertas praecox. Dieser Mechanismus könnte so erklärt werden, daß Androgen- wie Oestrogenüberproduktion zu einer verstärkten Aktivität hypothalamischer Zentren führt, die gonadotropinstimulierende Faktoren produzieren. Die Folge ist in jedem Fall verstärkte Gonadotropinproduktion (HUBBLE, 1969).

Die beschleunigte Skeletentwicklung ist ebenfalls Folge verstärkter Androgen- bzw. Oestrogenproduktion. Für den gewissermaßen gegenläufigen Effekt der Gonadotropin*hemmung* durch hohe Dosen von Androgenen und Oestrogenen auf dem Wege der Rückkoppelung müßte dann ein anderer Wirkungsweg postuliert werden (s. S. 477: Problem der regelmäßigen Blutungen bei manchen Granulosazelltumoren).

Häufigkeit verschiedener Formen der Pubertas praecox

Aus einer Zusammenstellung der Daten von SECKEL (1946), JOLLY (1955) und WILKINS ergibt sich die folgende Übersicht über die Häufigkeit, mit der verschiedene Formen vorzeitiger Reifeentwicklung beobachtet werden:

Tabelle 148. (Nach THAMDRUP, 1961)

	Mädchen	Jungen	Insgesamt
A. Idiopathisch	401	111	512
B. Intrakranielle Prozesse			
Pinealistumoren	1	21	22
Hypothalamische Prozesse	10	29	39
Andere intrakranielle Prozesse	7	1	8
	18	51	69
C. Albrights Syndrom	33	2	35
D. Interstitialzelltumoren (Testis)	0	18	18
E. Ovarialtumoren			
Granulosazelltumoren	33		
Nicht identifizierter Typ	30		
Chorionepitheliome	4		
Teratome	6		
Luteome	5		
	78		

Pubertas praecox ist also bei Mädchen wesentlich häufiger als bei Knaben. Das Verhältnis idiopathische zu cerebraler Pubertas praecox ist bei Mädchen 20:1, bei Knaben etwa 2:1.

Symptomatologie

Echte Pubertas praecox

Komplette isosexuelle Pubertas praecox wird

1. bei raumfordernden oder postencephalitischen intrakraniellen Prozessen
2. ohne erkennbare pathologische Prozesse (kryptogenetische Pubertas praecox)
3. im Zusammenhang mit dem Weil-McCune-Albright-Syndrom
4. infolge „Überlappen des Rückkoppelungsmechanismus" bei Hypothyreose und Morbus Addison (selten) beobachtet.

Im ersten Fall wird angenommen, daß solche Prozesse eine Blockade derjenigen hypothalamischen Strukturen bewirken, die normalerweise auf die Sekretion gonadotropinstimulierender Substanzen eine hemmende Wirkung ausüben. Bei Hamartomen des tuber cinereum ist es die vermehrte Bildung von gonadotropinstimulierenden Faktoren (in erster Linie wohl FSH-RF = follicle stimulating hormone releasing factor und LH-RF = luteinizing hormone releasing factor) (REICHLIN), die zum Erscheinungsbild der Pubertas praecox führt.

Echte Pubertas praecox bei Knaben

Die vorzeitige Aktivierung der Gonadotropinproduktion bei Pubertas praecox auf der Basis klinisch erfaßbarer intrakranieller Prozesse und auch ohne irgendwelche erkennbaren intrakraniellen, morphologischen Veränderungen bewirkt einen vorzeitigen Ablauf der Reifeentwicklung, der sich vom normalen nicht prinzipiell unterscheidet. Die Reihenfolge des Auftretens der Testis- und Penisvergrößerung, der Schambehaarung, des Pubertätsschubs des Wachstums und der Muskelentwicklung bleibt, verglichen mit gesunden Pubertierenden, gewahrt. Alle diese Ereignisse treten jedoch verfrüht ein. Vorzeitige Vergrößerung der Testes und des Penis ist oft das erste auffallende Symptom. Vorzeitige Schambehaarung, kräftige Entwicklung der Muskulatur folgen etwa im gleichen Zeitabstand nach wie bei der normalen Pubertät. Der Stimmbruch kann zur gleichen Zeit auftreten wie die ersten Reifezeichen oder um 1—2 Jahre später. Acne im Gesicht und auf dem Rücken kann in verfrühtem Alter auftreten. Das Wachstum verläuft unter Einfluß der vorzeitigen und verstärkten Produktion von Testisandrogenen beschleunigt, kommt aber dann wegen der oft um 4 bis zu 8 Jahren beschleunigten Skeletentwicklung und damit sich rasch verringernden Wachstumspotenz vorzeitig zum Abschluß. Jugendliche oder Erwachsene, die eine vorzeitige Reifeentwicklung hatten, bleiben deshalb meist kleiner und haben relativ zur Gesamtlänge kürzere Arme und Beine als Normale (Endgröße nach HUBBLE 145—170 cm). Das Verhältnis Oberlänge zu Unterlänge (Scheitel-Symphysendistanz zu Symphysen-Fußsohlendistanz) liegt oberhalb der Norm (in der Adoleszenz normalerweise um 1).

In einer Zusammenstellung von 4 Fällen von Pubertas praecox des idiopathischen und 7 Fällen des cerebralen Typs bei Knaben von THAMDRUP (1961) trat das erste Wachstum des äußeren Genitale zwischen dem Alter von 6 Monaten und $8^6/_{12}$ Jahren ein. Die Schambehaarung trat meist etwa zur gleichen Zeit, die Axillarbehaarung 1—3 Jahre danach auf. Stimmbruch wurde ungefähr zur gleichen Zeit oder auch ein bis mehrere Jahre nach dem ersten Wachstum des äußeren Genitale beobachtet.

SECKEL (1946) beobachtete, daß die Dentition bei Pubertas praecox nicht wesentlich von der dem jeweiligen chronologischen Alter entsprechenden abweicht. Bei mit Androgenüberproduktion verlaufenden Störungen der Nebennierenrindenfunktion ist dagegen nach WAGNER et al. die Dentition beschleunigt.

Die Psyche bleibt meist kindlich, die intellektuellen Leistungen können dem „biologischen Alter" entsprechend über dem Altersdurchschnitt liegen (MONEY), sexuelle Aggressionen sind zwar selten, die veränderte psychosexuelle Persönlichkeitsstruktur kommt jedoch gelegentlich in täppischen, übersteigerten Annäherungsversuchen an die eigene Mutter oder andere weibliche Personen in der Umgebung zum Ausdruck. Erektionen, Ejakulationen bei Knaben etwa vom 5. Lebensjahr an kommen vor. Der Kontrast zwischen der kindlichen Psyche und dem somatischen Eindruck eines wesentlich älteren Kindes veranlaßt gelegentlich zu übersteigerten Erwartungen der Personen in der Umgebung in bezug auf die körperliche und geistige Leistungsfähigkeit solcher Knaben und kann Anpassungsstörungen an die schulischen Anforderungen bewirken. Eine sehr aufschlußreiche Analyse eines derartigen Falles von Pubertas praecox in psychischer Beziehung bei einem Knaben geben MONEY und HAMPSON. Daß Knaben mit Pubertas praecox im frühen Alter fertilisieren, wird äußerst selten berichtet (CRATERUS, KLAUSE).

Familiäres Auftreten konstitutioneller Pubertas praecox kommt fast ausschließlich bei Knaben vor, während es bei Mädchen nur ganz vereinzelt mitgeteilt wurde (THAMDRUP, 1961). JACOBSEN u. MACKLIN berichten über Pubertas praecox bei 27 männlichen Mitgliedern in vier Generationen in einer Familie. Sie sind der Meinung, daß geschlechtsgebunden-recessive Vererbung der Störung mit nahezu kompletter Penetranz vorliege. Weitere Berichte über familiäres Auftreten von Pubertas praecox bei Knaben s. RUSH et al.; ENGSTROM u. MUNSON; WALKER; MORTIMER; KEIZER; JUNGCK et al.; BEAS et al. Nach FERRIER et al. wird die Störung in einigen Fällen direkt von den ebenfalls betroffenen Vätern auf die Söhne übertragen, während sie bei anderen durch recessive Trägerinnen der Mutation auf männliche Glieder der Familie oder auch durch beide eben erwähnte Übertragungsmechanismen in der gleichen Familie weitergegeben werden. Eine Ausnahme von der Regel, daß nie phänotypisch von der Störung betroffene Mädchen oder Frauen in solchen Familien mit mehrfach vorkommenden Fällen von Pubertas praecox beobachtet werden, bildet die Mitteilung von FERRIER selbst über Pubertas praecox bei Bruder und Schwester.

Echte Pubertas praecox bei Mädchen

Wie bei der normalen Pubertät ist das erste Symptom der echten Pubertas praecox bei Mädchen (Abb. 212) meist eine vorzeitige Brustdrüsenentwicklung. Die Menarche tritt in der Regel 1—3 Jahre später ein (FERRIER et al.). Der ersten Menstruationsblutung geht, wie unter normalen Bedingungen, das Auftreten eines weißlichen Fluors voraus. In Einzelfällen wurde die erste Menstruationsblutung auch vor einer Vergrößerung der Mammae beobachtet (prämature Metrarche); GREENBLATT et al.; SECKEL, 1960; BIERICH u. NOWACK; VAN DER WERFF TEN BOSCH, 1969). Die Menstruationsblutungen können, wie bei der normalen Pubertät, in unregelmäßiger oder seltener von Anfang an in regelmäßiger Folge auftreten. Es soll sich im Beginn meist um anovulatorische Cyclen handeln.

Von 34 Mädchen mit kryptogenetischer Pubertas praecox einer Zusammenstellung von THAMDRUP (1961) hatten 7 ihre erste Mammaentwicklung mit 2 Jahren oder früher, 3 mit 2—4 Jahren, 10 mit 4—6 Jahren, die übrigen zwischen 6 und $7^1/_2$ Jahren. Die Schambehaarung trat etwa um die gleiche Zeit oder 1—2—3 Jahre später ein. Die Axillarbehaarung folgte etwa in dem gleichen Abstand wie bei der normalen Pubertät. In einem Fall wurden Mammaentwicklung, Schambehaarung, Axillarbehaarung und erste Menstruationsblutung alle etwa mit dem 1. Lebensjahr beobachtet.

WILKINS zitiert als „jüngsten Fall in der Literatur" den eines Mädchens, das bei der Geburt vergrößerte Mammae und Schambehaarung hatte und im Alter von 6 Wochen erstmals menstruierte (PLUMB). WILKINS selbst beobachtete ein Mädchen, das bei der Geburt vergrößerte Mammae hatte, mit einem Monat erstmals und danach regelmäßig in monatlichen Abständen menstruierte.

In Einzelfällen wurde berichtet, daß die Zeichen vorzeitiger Reifeentwicklung sich spontan zurückbildeten und dann oft mehrere Jahre danach im normalen Altersbereich die Pubertät eintrat (EVANS; SECKEL, 1960; WILKINS; BLUNCK et al.).

Das longitudinale Wachstum und die Skeletentwicklung sind bei Mädchen mit echter Pubertas praecox in gleicher Weise beschleunigt wie bei Jungen. Mädchen mit Pubertas praecox können vorzeitig konzipieren. Berühmt geworden ist der Bericht von ESCOMEL über ein $5^8/_{12}$ Jahre altes Mädchen, das von einem gesunden Kind entbunden wurde. Dieses Mädchen hatte im Alter von 8 Monaten Menarche, mit 4 Jahren Schambehaarung. Die Gravidität begann, als es $4^{10}/_{12}$ Jahre alt war.

Nach einer Übersicht von WILKINS traten bei 310 Mädchen mit kryptogenetischer Pubertas praecox 70mal Graviditäten vor dem 14. Lebensjahr auf, unter diesen 18mal bei Mädchen zwischen dem 5. und 10. Lebensjahr. Die Menopause scheint bei idiopathischer Pubertas praecox eher verspätet einzutreten. Die Prognose der kryptogenetischen Pubertas praecox ist günstig. Störend sind der Minderwuchs (Endgröße nach HUBBLE 135—166 cm) und

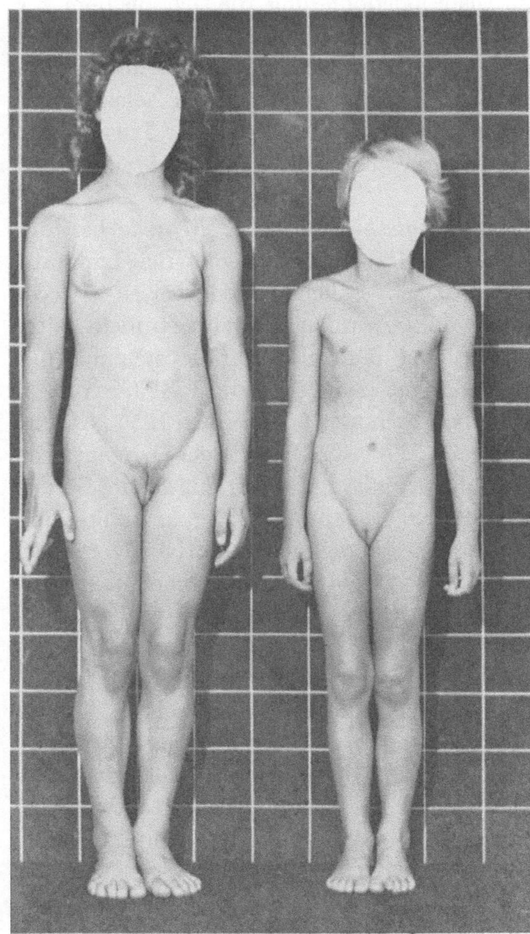

Abb. 212. Idiopathische Pubertas praecox. $6^9/_{12}$ Jahre altes Mädchen neben gesundem gleichaltrigem, normal großem Vergleichskind. Menarche noch nicht eingetreten, beginnende Brustdrüsenentwicklung mit $5^1/_2$ Jahren. Größe 142 cm, Gewicht 35,7 kg. 17-Ketosteroide: 5,1 mg/d, 17-OHCS 11,5 mg/d; Appleby-Gibson. Am Vaginalepithel deutliche Zeichen einer Oestrogenwirkung. Hypophysäre Gonadotropine im Ratten-Uterus-Test positiv (Äquivalent eines 24 Std-Urins pro Ratte). Unter Chlormadinon 4 mg/d jetzt bis zum Alter von $8^4/_{12}$ Jahren keine wesentliche weitere Progredienz der Reifung. Menarche noch nicht eingetreten. Gynäkologische Untersuchung in Narkose: „Normale Befunde an Portio und Vagina, sicher kein Ovarialtumor". EEG unauffällig. (Abbildung und Daten: Prof. Dr. KNORR, Universitätskinderklinik München)

die Disproportionierung, die sich aus dem vorzeitigen Epiphysenschluß ergeben. Liu et al. fanden bei 34 von 42 Patienten mit kryptogenetischer Pubertas praecox elektroencephalographische Veränderungen. Jeavons hat an der Interpretation dieser Befunde Kritik geübt.

Pathologisch-anatomische Befunde bei idiopathischer Pubertas praecox. Bei Laparatomien, die in Fällen von Pubertas praecox durchgeführt wurden, fanden sich nicht selten solitäre oder multiple Ovarialcysten mit und ohne Luteinisierung (Mengert, 1939; Novak; Mason; Mengert, 1953; Jolly, 1955; Greenblatt et al.). Wurde das cystische Ovar entfernt, was bei 13 von 25 Patienten mit diesem Befund der Fall war (Thamdrup, 1961) (zur Indikationsstellung eines derartigen operativen Vorgehens s. S. 477f.), so gingen die Erscheinungen der vorzeitigen Reifeentwicklung entweder zurück (Goldberg et al.; Hoge; Mengert, 1953) oder blieben unbeeinflußt (Novak). Nach Thamdrup (1961) wurde beides in je der Hälfte der Fälle beobachtet. Unter den ersterwähnten Bedingungen wurde ein ätiologischer Zusammenhang der vorzeitigen Reifeentwicklung mit diesen Veränderungen vermutet. Novak betrachtet jedoch auch in diesen Fällen die Follikelcysten nicht als primären Ausgangspunkt der vorzeitigen Reifeentwicklung, sondern als Teilbefund der idiopathischen Pubertas praecox.

Daß vorzeitige Reifeentwicklung *auf der Basis intrakranieller pathologischer Veränderungen* auftreten kann, ist vermutlich von Kussmaul (1862) erstmals mitgeteilt worden (De Lange; Troland u. Brown; Lange-Cosack, 1951, 1952; David et al.). Am besten bekannt ist Pubertas praecox auf der Basis von *Tumoren der Zirbeldrüse* (Übersichten: Bing et al.; David et al.; Kitay; Lange-Cosack, 1952; Russell u. Sachs; Krabbe, 1944; Horrax u. Bailey).

Vorzeitige Sexualbehaarung bei einem Knaben mit Zirbeldrüsentumor wurde zuerst von Gutzeit (1896) beschrieben. Nach Kitay sind seit dieser ersten Beschreibung 475 verifizierte Fälle von Pinealistumor detailliert mitgeteilt worden. Von diesen betrafen 178 Kinder und Jugendliche im Alter von 1—16 Jahren, von denen 145 Knaben waren. Pubertas praecox wurde bei 46 von ihnen beobachtet. Unter dieser Serie war kein Mädchen mit einem Zirbeldrüsentumor und den Symptomen einer Pubertas praecox. In der Tabelle von Thamdrup (1961) ist ein derartiger Fall erwähnt. Pathologisch-histologisch handelt es sich bei diesen Tumoren um Teratome, Gliome und Pinealome im eigentlichen Sinn, also aus dem spezifischen Parenchym der Drüse bestehende Tumoren.

Allgemeine Hirndruckzeichen wie Kopfschmerzen, Erbrechen, Sehstörungen, Stauungspapille, Hirnnervenausfälle, spezifisch-hypothalamische bzw. Stammhirnsymptome wie Polydipsie, Polyurie, Polyphagie, Fettsucht, Somnolenz, nichtfebrile Veränderungen der Pulsfrequenz, Blickhemmung nach oben weisen auf solche Zirbeldrüsentumoren hin (die hypothalamischen Zeichen wurden in mehr als der Hälfte der in einer Übersichtsarbeit berücksichtigten Fälle beobachtet). Die Möglichkeit, daß eine Pneumencephalographie einen derartigen Tumor bei Pubertas praecox in einem Stadium der Erkrankung aufdecken kann, wo Hirndrucksymptome völlig fehlen, wird von Zurbrügg u. Wagner aufgrund einer eigenen Beobachtung erwähnt.

Die pathogenetischen Zusammenhänge zwischen Pinealistumoren und Pubertas praecox sind viel diskutiert worden, aber bis heute nicht völlig geklärt. Daß nur eine Minderzahl von Pinealistumoren mit Pubertas praecox verläuft, ist schon lange bekannt (Horrax u. Bayley; Russell u. Sachs). Nach einer älteren Theorie (Marburg) sollte die Zirbeldrüse die Sexualentwicklung hemmen und der Wegfall ihrer Wirkung die Pubertät einleiten. Diese Hypothese ist vielfach kritisiert worden (Krabbe, 1944). Erwähnenswert ist, daß noch in jüngster Zeit Argumente für diese Vorstellung vorgebracht wurden; Kitay fand in einer Übersicht dreimal so häufig Pubertas praecox im Zusammenhang mit nichtparenchymatösen Tumoren der Zirbeldrüse wie mit Adenomen oder Blastomen (Pinealomen) des Organs. Die derzeit wohl überwiegend akzeptierte These, im wesentlichen von Weinberger und Grant erstmals dargestellt, ist jedoch die, daß der raumfordernde Prozeß hypothalamische Regionen komprimiere oder zerstöre, von denen ein hemmender Einfluß auf das Sexualzentrum bzw. die Hypophyse ausgeht. Der Zusammenhang zwischen Pinealistumoren und Pubertas praecox wäre nach dieser Hypothese nicht prinzipiell verschieden von der Art und Weise, wie Tumoren des hinteren Hypothalamus zu Pubertas praecox führen.

Zirbeldrüsentumoren können auch im Zusammenhang mit vergrößerter Reifeentwicklung bzw. Hypogonadismus verlaufen (ausführliche Literatur: DANOWSKI).

Von erheblichem klinischen und theoretischen Interesse ist der Zusammenhang zwischen *Hamartomen* des Tuber cinereum und Pubertas praecox (DRIGGS u. SPATZ; BRONSTEIN et al.; MEYER; RICHTER; LANGE-COSACK, 1951; HAWES et al.; LIST et al.; SCHMIDT et al.; REICHLIN). LIST et al. zitieren 14 Fälle aus der Literatur. Es handelt sich dabei um Tumoren, die sich von normalem Gewebe dieses Bereiches nicht prinzipiell unterscheiden.

Nach BIERICH et al. kommen gleichzeitig mit solchen Hamartomen nicht selten andere cerebrale Mißbildungen (Mikrogyrien, Heterotypien, Balkenmangel, Plexusmißbildungen) vor. Ihre Größe variiert zwischen einem Kirschkern und einem Gänseei (DONOVAN und VAN DER WERFF TEN BOSCH). Hamartome des Hypothalamus ohne Pubertas praecox sind beobachtet worden (MARCUSE et al.). BUSTAMANTE hat gezeigt, daß die Zerstörung des Tuber cinereum bei Kaninchen zum völligen Ausfall der Gonadenfunktion führt. Es wird angenommen, daß in solchen Hamartomen ein physiologischerweise sezernierter humoraler Faktor des Hypothalamus in vermehrter Menge gebildet und abgesondert werde, der die Produktion hypophysärer Gonadotropine verfrüht stimuliert.

Inzwischen ist durch die Untersuchungen vor allem von GUILLEMIN klar geworden, daß im Bereich des Tuber cinereum ein Follikelhormon stimulierender Faktor (FSH-RF = follicle-stimulating hormone releasing factor), im angrenzenden Bereich des Infundibulum ein das luteinisierende Hormon stimulierender Faktor (LH-RF = luteinizing hormone releasing factor) gebildet wird und auf dem Weg über das Portalgefäßsystem der Adenohypophyse auf diese einwirkt.

Tatsächlich haben BIERICH et al. stark erhöhte Konzentration von LH-RF im Liquor cerebrospinalis zweier frühreifer Knaben mit Hamartomen des Tuber cinereum nachgewiesen

Im Gegensatz zu den Pinealomen sind bei diesen Hamartomen des Tuber cinereum Hirndruckzeichen wie Erbrechen, Kopfschmerzen, Stauungspapille und erweiterte Schädelnähte selten. Krämpfe verschiedener Symptomatologie kommen vor. Bei einigen dieser Kinder lag ein schwerer Intelligenzdefekt vor. Die vorzeitige Reifeentwicklung, bei Knaben mit zuweilen häufigen Erektionen und psychosexuell modifiziertem Verhalten, ist also das wichtigste Syndrom. Nach BIERICH et al. tritt bei solchen Tumoren die vorzeitige Reifeentwicklung besonders früh, in vielen Fällen bereits im 1. Lebensjahr, auf. Die gleichen Autoren weisen auf für diesen Tumor charakteristische zwangshafte Lachanfälle hin, die auch von LIST et al. beschrieben wurden. Bei zwei von BIERICH et al. beschriebenen Fällen konnten solche Tumoren mit Luftfüllung der Basalzisternen, die mit einer speziellen Technik durchgeführt wurde, als haselnußgroße in die Cisterna interpeduncularis hineinragende Gebilde dargestellt werden.

LOOP und NORTHFIELD u. RUSSELL berichten über radiologische Darstellung solcher Hamartome zu einem Zeitpunkt, wo cerebrale Symptome noch völlig fehlten.

Tumoren von unterschiedlichstem geweblichen Aufbau können vor allem dann, wenn sie im Bereich des hinteren Hypothalamus lokalisiert sind, zu Pubertas praecox führen (Übersichten: WEINBERGER u. GRANT; DAVID et al.; LANGE-COSACK, 1952). Unter 29 autoptisch bestätigten Fällen von Pubertas praecox bei Tumoren des hinteren Hypothalamus fanden sich 19 Astrocytome oder Spongioblastome, 5 Hyperplasien („Hamartome"), 2 Ganglioneurome, 1 Neurofibrom, 1 Infundibulom und 1 Pinealom (BAUER). Auf Probleme, die sich aus der unterschiedlichen Benennung solcher Tumoren aufgrund des histologischen Bildes ergeben, kann hier natürlich nicht eingegangen werden. Nach SCHMIDT et al. sind einige dieser „Astrocytome" in Wirklichkeit Hamartome. DIEZ et al. berichten über einen 3 Monate alten Jungen mit Pubertas praecox auf der Basis eines Astrocytoms in der Wand des 3. Ventrikels. Nach Entfernung des Tumors verschwanden alle Zeichen der Pubertät. Solche Tumoren können nach vieljährigem Intervall gerechnet von dem Auftreten der vorzeitigen Reifeentwicklung, erst sich bemerkbar machen (GESELL et al.). Im allgemeinen treten die neurologischen und Hirndruck-Symptome früher auf und beherrschen fast stets das klinische Bild. Eine eingehende Darstellung der Symptomatologie solcher Tumoren gibt STUTTE.

Wenn gewebliche Ausfälle im Hypothalamusbereich zu Pubertas praecox führen können, so nimmt nicht wunder, wenn gelegentlich auch bei Masernencephalitis (BOENHEIM, C.; FORD u. GUILD), tuberkulöser Meningoencephalitis (POOS; LINCOLN et al.; KLOTZ et al.; BARBIZET et al.), Meningitis und Meningoencephalitis anderer Ätiologie (EAVES u. CROLL; FORD u. GUILD), tuberöser Sklerose (JOLLY), chronischer diffuser, atrophischer Encephalopathie (FISZHAUT-ZELDOWITZ), Toxoplasmose (BRUHL et al.; BIERICH et al.) kongenitalen Defekten im Großhirnbereich (LOWREY u. BROWN; JOLLY), bei Hydrocephalus unklarer Ätiologie (KRABBE, 1922; THOMAS u. SCHAEFFER; DORFF u. SHAPIRO; BIERICH et al.) sowie nach Schädeltrauma (VAN DER WERFF TEN BOSCH, 1959) Pubertas praecox beobachtet wurde.

Fertilisierung wurde bei cerebraler Pubertas praecox weder bei Mädchen noch bei Jungen beobachtet. Nach D. HUBBLE waren 36% der bisher in Übersichten mitgeteilten Fälle von Pubertas praecox bei Knaben, dagegen nur 6% der Fälle von Pubertas praecox bei Mädchen durch cerebrale Erkrankungen bedingt.

Pubertas praecox bei Hypothyreosen

(KENDLE; FRANKS u. STEMPFEL; D. V. HUBBLE; D. HUBBLE, 1969).

Während unbehandelte Hypothyreosen in der Regel mit verzögerter Reifeentwicklung verbunden sind, wurde diese Störung gelegentlich gleichzeitig mit Pubertas praecox, erstmals von KENDLE, beobachtet. In einem von FRANKS und STEMPFEL beschriebenen Fall handelte es sich um einen $7^7/_{12}$ Jahre alten Jungen, bei dem im Alter von $5^6/_{12}$ Jahren die Symptome eines „erworbenen idiopathischen Myxödems" auftraten. Etwa zur gleichen Zeit wurde ein „Pseudotumor cerebri" (bilaterales Papillödem, negatives Pneumencephalogramm, stark vermehrter Liquordruck und Eiweißvermehrung im Liquor) sowie eine Vergrößerung der Testes und des Penis festgestellt. Unter Therapie mit (wegen des Risikos eines ansteigenden Liquordruckes) vorsichtigen Dosen von Schilddrüsensubstanz besserten sich die Symptome des Myxödems mit rascher Wachstumsbeschleunigung und Reduktion des vorher weit über der Norm liegenden Gewichts.

PABST et al. fanden Berichte über 18 derartige Patienten in der Literatur, von denen 4 gleichzeitig ein Langdon-Down-Syndrom hatten (HUBBLE, 1963; HUBBLE, 1969; s. auch MARANON et al.). Die Hypothyreose wurde in der Mehrzahl der von FRANKS und STEMPFEL in Übersicht dargestellten Fälle als „idiopathische erworbene Hypothyreose" bezeichnet, nur in 2 Fällen handelte es sich um ein angeborenes Myxödem, in einem Fall um eine Hypothyreose auf der Basis einer Hashimoto-Thyreoiditis. 6 der 8 Kinder waren Mädchen mit vorzeitiger Menarche im Alter von 5—$9^3/_{12}$ Jahren, vor zeitiger Mammaentwicklung, nachweisbarer Oestrogenisierung der Vaginalschleimhaut, bei den Knaben wurden vergrößerte Testes und Penis beobachtet. Im Gegensatz zu anderen Formen der Pubertas praecox fehlt bei solchen Fällen die vorzeitige Schambehaarung oder ist nur gering ausgebildet. Die Sella wurde meist erweitert gefunden. Unter der Therapie mit Schilddrüsensubstanz wurden die Kinder euthyreot, bei den Mädchen ging die Mammaentwicklung zurück, und die Menstruationsblutungen sistierten.

Als Ursache dieser eigenartigen kombinierten Störung wird von den Autoren ein „Überlappen des Rückkoppelungsmechanismus" (hormonal overlap) angenommen. Genaueres über diesen Vorgang ist nicht bekannt. Diskutiert werden von den Autoren folgende Möglichkeiten: 1. Thyroxinmangel verändert die Endorganempfindlichkeit für Sexualhormone; 2. die humoralen Produkte der hypothalamischen, auf einen Hormonmangel reagierenden Zentren sind bis zu einem gewissen Grade unspezifisch. Weitere Beobachtungen dieser Art stammen von BERGSTRAND; SILVER, 1958; VAN WYK u. GRUMBACH; VAN GELDEREN; JENKINS.

Über gleichzeitiges Auftreten *vorzeitiger Reifeentwicklung und Morbus Addison* berichteten BERTRAND et al. Es handelte sich um einen 3 Jahre alten Knaben mit vorzeitiger Vergrößerung des äußeren Genitale, Schambehaarung, Übergröße und beschleunigter Skeletentwicklung und gleichzeitig generalisierter Hauptpigmentierung, der wegen häufigen Erbrechens in die Klinik aufgenommen wurde. Bei der Operation wurde am oberen Nierenpol beiderseits keinerlei Nebennierengewebe gefunden. Unter Steroidsubstitution bildeten sich die Zeichen vorzeitiger Reifeentwicklung zurück. Entsprechend den für die Kombination Hypothyreose und Pubertas praecox diskutierten Vorstellungen wird vom Autor ein „Überlappen des Rückkoppelungsmechanismus" in Erwägung gezogen.

Das Weil-McCune-Albright-Syndrom

(ALBRIGHT et al., 1937; ALBRIGHT et al., 1938; ALBRIGHT)

Das Auftreten von Pubertas praecox zusammen mit hell- bis dunkelbraunen Pigmentflecken der Haut variabler Größe und Osteodystrophia fibrosa wurde schon vor ALBRIGHT von WEIL, GAUPP, McCUNE und McCUNE u. BRUCH beschrieben. WEIL berichtete von einem 9 Jahre alten Mädchen mit pigmentierten Hautbezirken, Frakturen und beschleunigter Skeletentwicklung, das bereits mit 1 Jahr menstruierte. Bei McCUNE und BRUCH handelte es sich um ein 9jähriges Mädchen, bei dem im 2. Lebensjahr irregulär verteilte pigmentierte Flecken und Verbiegungen der Beine auftraten. Sie hatte mit 2 Jahren ihre erste Menstruationsblutung, Vergrößerung der Mammae, Ausbildung von Axillar- und Schambehaarung. Im 4. Lebensjahr hatte dieses Mädchen die Zeichen einer Hyperthyreose.

Die Störung kommt fast ausschließlich bei Mädchen vor. In 14 von 35 Fällen einer Übersicht von FERRANTE traten die ersten Symptome der vorzeitigen Reifeentwicklung vor dem Alter von 2 Jahren auf. Die erste vaginale Blutung folgt auf die erste Mammaentwicklung in variablem Abstand bis zu mehreren Jahren. Andererseits kann diese erste Blutung der Mammaentwicklung um bis zu 7 Jahren vorausgehen (BENEDICT). Die Hautpigmentierungen sind am häufigsten in der Gesäßregion, aber auch im Nacken, auf dem Rücken, auf der Brusthaut, in der Wadengegend lokalisiert. Sie werden nicht selten schon bei der Geburt oder bald danach entdeckt. Sie sind zuweilen in der Farbe den Hautveränderungen bei Morbus Recklinghausen sehr ähnlich. Nach ALBRIGHT (1947) hat die Hautpigmentierung die Tendenz, auf der gleichen Seite lokalisiert zu sein wie die Knochenläsionen. Osteodystrophie und Pubertas praecox können ohne Hautpigmentierungen auftreten wie in den Fällen von GAUPP. Die Knochenveränderungen sind teils cystisch, teils diffus, entsprechen in der Form denjenigen, die bei der vergleichsweise häufigeren ohne endokrine Veränderungen verlaufenden polyostotischen fibrösen Dysplasie (JAFFÉ-LICHTENSTEIN) beobachtet werden. Sie erstrecken sich häufiger über zahlreiche Abschnitte des Skelets, wobei die oberen Abschnitte der Femora, danach die anderen langen Röhrenknochen, der Schädel und die Rippen, jedoch nie die Wirbel betroffen sind. Die Läsionen sind häufig, aber keineswegs immer unilateral. Die Schädelbasis kann sklerotisch verdickt sein. THANNHAUSER sah diese Veränderungen der knöchernen Schädelbasis als Ursache für die Pubertas praecox an. Pubertas praecox kommt jedoch bei Weil-Albright-Syndrom auch ohne diese Schädelbasisveränderung, andererseits massive Sklerose der Schädelbasis ohne Pubertas praecox vor (PANDE). Die Erscheinungen der vorzeitigen Reifeentwicklung können auftreten, ehe Veränderungen an der Schädelbasis demonstriert werden können (ALBRIGHT; PETERMAN). Spontanfrakturen sind häufig, Verbiegungen der langen Röhrenknochen, vor allem der Femora, zum Teil grotesken Ausmaßes kommen vor. Die Skeletmanifestationen können sich vor, aber auch mehrere Jahre *nach* den Erscheinungen der vorzeitigen Reifeentwicklung erstmals bemerkbar machen. Hyperthyreose wird in etwa 5% der Fälle von Weil-Albright-Syndrom gelegentlich beobachtet (GAUPP; ALBRIGHT et al.; LICHTENSTEIN u. JAFFÉ; STERNBERG u. JOSEPH; PECK u. SAGE; YETTRA u. STARR; PETERMANN; VAGUE et al.; PANDE).

Einige Autoren sehen eine diencephale Überfunktion als übergeordnete Ursache für die Pubertas praecox und für die Hyperthyreose an (ALBRIGHT et al. 1937, 1938; LICHTENSTEIN u. JAFFÉ). Diese Hypothese gewinnt im Licht der neueren Erkenntnisse über hypothalamische, die tropen Hormone der Hypophyse stimulierende Faktoren (TRF = thyrotropin releasing factor; FSH-RF und LH-RF s. S. 462 u. 473) konkretere Gestalt und Unterstützung. In einem derartigen, von BENEDICT beschriebenen Fall trat die vorzeitige Reifeentwicklung mit $6^3/_4$ Jahren, die Knochenerkrankung mit 9 Jahren, die Schilddrüsenerkrankung (klinische Hyperthyreose mit dem histologischen Bild einer Kolloidstruma, die zweimalig — mit 10 und 16 Jahren — operiert wurde) mit etwa 10 Jahren erstmals auf. Die Nebenschilddrüse wurde bei Operationen in vereinzelten Fällen hyperplastisch, in anderen normal gefunden. Eine Exploration der Nebenschilddrüsen erscheint jedoch nicht indiziert, da die Erkrankung mit primärem Hyperparathyreoidismus nichts zu tun hat bzw. Tumoren der Nebenschilddrüse nie gefunden wurden.

Über verstärkten Neugeborenenikterus bei Kindern, bei denen später Weil-Albrightsche Erkrankung auftrat, wird berichtet, nach Braid in 16% der bis 1939 berichteten Fälle. Interessanterweise kommt das Albright-Syndrom zusammen mit Größenunterschieden verschiedenster Körperabschnitte der rechten gegenüber der linken Körperhälfte vor. So war bei 3 Mädchen mit Albrightscher Erkrankung zweimal die rechte Beckenhälfte kleiner als die linke, einmal die linke Hand größer als die rechte. Im letzteren Fall war die Knochenerkrankung auf die rechte, in den beiden ersteren Fällen einmal auf die rechte Seite (wo das Becken kleiner war) beschränkt und betraf einmal beide Seiten. Die Endgröße wird bei Albrightscher Erkrankung zuweilen — wie man dies bei allen Formen der Pubertas praecox eigentlich erwarten würde — vermindert, manchmal aber normal gefunden (Benedict). Bei Knaben treten Osteodystrophia fibrosa und Hautpigmentierungen meist ohne Pubertas praecox auf (Albright et al., 1937; Falconer et al.). Über Ausnahmen von dieser Regel wurde jedoch berichtet (Lange; Warrick; Pritchard). Die Zeichen der Reifeentwicklung treten in diesen Fällen frühestens mit 8 Jahren ein. Das Fortschreiten der ossären Prozesse scheint sich im Erwachsenenalter zuweilen zu verlangsamen. Die Erkrankung ist mit einer normalen Lebensdauer vereinbar. Graviditäten kommen vor und können ausgetragen werden. Im Unterschied zum Hyperparathyreoidismus sind die Phosphorwerte im Serum normal. Die alkalische Phosphatase wurde in einigen Fällen mit ausgedehnter fibröser Dysplasie erhöht gefunden. Das Serumcalcium war in etwa einem Viertel der beschriebenen Fälle von Weil-Albright-Syndrom erhöht.

Über Pubertas praecox im Zusammenhang mit Neurofibromatose berichten Thannhauser, Barta, Seckel et al. und Piotti, über Pubertas praecox bei Laurence-Bardet-Moon-Biedlschem Syndrom Dell'Aqua.

Primordialer Minderwuchs und Pubertas praecox bei 2 Mädchen wurde von Ferrier et al. beobachtet. Beide hatten ein Geburtsgewicht unter 2000 g bei nur wenige Tage vor dem Termin erfolgter Geburt. Bei einer von ihnen trat gleichzeitig mit der im Alter von $5^1/_2$ Jahren erstmals beobachteten Brustentwicklung und Schambehaarung eine Wachstumsbeschleunigung auf, während die andere mit 5 Jahren Mamma- und Pubesentwicklung, jedoch keinen Wachstumsschub hatte. Beide waren nach vorzeitigem Epiphysenschluß schließlich erheblich minderwüchsig mit Endgrößen von 128,9 und 126,3 cm. Die Autoren meinen, daß es sich um 2 voneinander unabhängige Störungen handele.

Beim Syndrom von Silver (Silver et al.; Silver, 1959; Stool u. Cohen) (kongenitale Hemihypertrophie, Hypoplasie der Mandibel, Minderwuchs, erhöhte Uringonadotropine) findet man manchmal, aber keineswegs immer, eine Pubertas praecox.

In bisher 7 Fällen wurde als Ursache für eine Pubertas praecox ein Hepatom der Leber gefunden (McNab et al.; Reeves et al.; Behrle et al.; Thamdrup, 1965; Wilkins; Kosenow et al.). Es handelte sich ausschließlich um Knaben, von denen 4 ein Alter zwischen $1^1/_2$ und 3 Jahren hatten, während einer 8 Jahre alt war (Wilkins). Diese Tumoren sind excessiv maligne und metastasieren in die Lungen. Die Uringonadotropine wurden, soweit sie untersucht wurden, entsprechend Erwachsenenwerten oder darüber gefunden. In einem Fall war auch die Konzentration der Serumgonadotropine (1000 E/100 ml, normal: 0 in diesem Alter) erhöht. Pubertas praecox im Zusammenhang mit einem androgenproduzierenden, präsacralen Teratom hat Rhoden beobachtet.

Vorzeitige Reifeentwicklung durch Hormonzufuhr von außen

Zeichen vorzeitiger Reifeentwicklung (Brustdrüsenvergrößerung, charakterisiert durch intensive Pigmentierung der Mamillen) bei Mädchen und Jungen sind nach der exogenen Zufuhr von Oestrogenen beobachtet worden. Prouty berichtet über einen 4 Jahre alten Jungen, dessen Mutter in einem pharmazeutischen Betrieb Stilboestroltabletten herstellte und bei dem eine Gynäkomastie, Pigmentation an Mamillen und Nabel, feminine Form des Hüftfettgewebes, leichte Schambehaarung von weiblicher Form und Axillarbehaarung auftraten; seine 10 Jahre alte Schwester hatte gleichzeitig Menses und — was als normale Pubertätsveränderung gedeutet werden könnte — Mammaentwicklung, seine Mutter Meno- und Metrorrhagien und hartnäckige Rhinitis. Die Mutter war Packerin von Stilboestroltabletten. Die Autoren meinen, daß die Substanz auf dem Wege über den Respirationstrakt auf die Kinder übergegangen sei. Alle Symptome bei den drei Beteiligten gingen nach gründlicher Reinigung der Wohnung und Beendigung der Arbeit im Betrieb zurück. HERTZ berichtet über vorzeitige Mammaentwicklung bei einem 5 Jahre alten Knaben und seiner 7 Jahre alten Schwester. Beide hatten außerdem geringe Schambehaarung, das Mädchen eine Vergrößerung der Labien und gerötete Vaginalschleimhaut. Erst eingehende Untersuchungen der in der Familie verwendeten Medikamente ergaben, daß beide Kinder 40 Tage lang Vitamintabletten erhalten hatten, von denen jede ein Äquivalent von 150 μg Oestrogen enthielt. Behandlung mit oestrogenhaltigen Salben (HESSELVIK) oder orale Aufnahme von Oestrogentabletten, zu denen Kinder irgendwie Zugang erhalten, sind weitere Ursachen für solche vorzeitige Reifeentwicklung (COOK et al.).

Laboratoriumsdiagnostik. Die 17-Ketosteroid-Ausscheidung ist bei der Pubertas praecox mäßig bis auf Werte, die etwa der normalen Pubertät oder Adoleszenz entsprechen, vermehrt (s. Tabelle 149; HAIN; JOLLY, 1951 u. 1955; BULBROOK et al.; BLUNCK et al.).

Tabelle 149. *17-Ketosteroide im Urin (mg/die).* (Nach PRADER)

Alter (Jahre)	Normal	Kongenitales adrenogenitales Syndrom	Echte Pubertas praecox
0— 2	0,0— 0,5	2— 8	0,0— 0,5
2— 6	0,5— 1,5	5— 20	2,0— 5,0
6—15	1,0—15,0	10— 80	5,0—15,0
über 15	5,0—15,0	30—100	normal

Die Testosteronausscheidung fand BIERICH (1970) bei 2 Knaben im Alter von 3 und 10 Jahren mit Pubertas praecox und Hamartomen des Tuber cinereum auf 30—40 μg/die mäßig erhöht (Normwerte für die 24 Std-Urinausscheidung von Testosteron nach KNORR (1967) bis zum 8. Lebensjahr weniger als 4 μg/die, mit 10—12 Jahren 5—40 μg/die). KNORR (1970) fand die gaschromatographisch bestimmte Konzentration von Testosteron im Plasma bei einem 6 Jahre alten Knaben mit Pubertas praecox und einem Hypothalamustumor (nachbestrahlt) auf 150 ng[1]/100 ml erhöht (Normalwerte nach KNORR bis zum 9. Lebensjahr weniger als 5 ng/100 ml, vom 12.—18. Jahr zwischen 40 und 460 ng/100 ml; erwachsene Männer: nach KIRSCHNER u. COFFMAN: 470 bis 1050 ng/100 ml). Nach Ansicht von KNORR bringt in fraglichen Fällen mit Pubertas praecox und anderen endokrinen Störungen die Bestimmung von Testosteron im Plasma bessere Informationen als die Bestimmung der Urinausscheidung.

[1] S. Anm. S. 461.

Für die bei Knaben gelegentlich nicht ganz einfache Differentialdiagnose zwischen Pubertas praecox und angeborenem adrenogenitalen Syndrom ist wesentlich, daß die Pregnantriolausscheidung im letzteren Fall erhöht, im ersteren Fall normal ist.

Bei der echten Pubertas praecox werden *mit biologischen Methoden* in etwa der Hälfte der Fälle *Gonadotropine* im Urin schon im Kindesalter zu einer Zeit nachweisbar, in der dies normalerweise noch nicht der Fall ist (WILKINS; BIERICH et al.). HEINRICHS und SCHWENK untersuchten die Gonadotropinausscheidung bei 2 Mädchen mit Pubertas praecox im Alter von 3,5 und 4,8 Jahren. Die gefundenen Werte lagen zwischen 4,7 und 8 HMG-20 A-Einh. bzw. 1,7 und 2,2 HMG-20 A-Einh. Gonadotropine/24 h.

DONOVAN und VAN DER WERFF TEN BOSCH fanden einerseits bei einem 4 Jahre alten Mädchen mit Pubertas praecox Gonadotropine im Urin schon etwa gleichzeitig mit der ersten Mammaentwicklung $1^1/_2$ Jahre vor der Menarche, andererseits bei einem 5 Jahre alten Mädchen mit derselben Störung erst einige Monate nach der Menarche, während Bestimmungen vor und etwa gleichzeitig mit der Menarche ein negatives Resultat gehabt hatten.

Fehlende Gonadotropinausscheidung erlaubt also insbesondere in den frühen Stadien der Störung nicht, eine Pubertas praecox auszuschließen. Nur wenige biologische Methoden der Bestimmung der Gonadotropine sind zudem hinreichend empfindlich und präzise, um eine — im Hinblick auf die Pubertät — niedrige Ausscheidung von fehlender Ausscheidung zu differenzieren. BLIZZARD fand die radioimmunologisch bestimmte Ausscheidung von FSH und LH bei einer größeren Zahl von Knaben und Mädchen mit Pubertas praecox erhöht. Wichtig ist, daß auch bei Knaben und Mädchen mit angeborenem adrenogenitalen Syndrom Gonadotropine im Urin mit biologischen Methoden etwa vom 6. Lebensjahr an nachweisbar sein können (KOVAČIČ; HEINRICHS u. SCHWENK). Diese zunächst schwer erklärbare Beobachtung ist aus dem Wilkins-Tonutti-Effekt abzuleiten (s. S. 468f.).

Die Oestrogenausscheidung wurde bei Mädchen mit kryptogenetischer Pubertas praecox normal oder mäßig vermehrt gefunden (BLUNCK et al.) (Normwerte für die Gesamtausscheidung von Oestriol, Oestron und Oestradiol zusammen für Mädchen im Kleinkindesalter nach JEFFCOATE: 2—2,5 μg/die, für gesunde, erwachsene, nichtgravide Frauen in der Follikelphase des Cyclus 5—25 μg/die). Bei allen Formen der echten Pubertas praecox werden im *Vaginalabstrich* Zeichen der Oestrogenisierung gefunden (BIERICH u. NOWACK; FERRIER et al.), ebenso bei einem Teil der Mädchen mit prämaturer Thelarche (s. S. 462f.), nicht dagegen bei der prämaturen Pubarche.

In gewissen Fällen, so vor allem bei jüngeren Kindern, ist das Urocytogramm (COLLET-SOLBERG u. GRUMBACH) für den Nachweis der Oestrogenwirkung (im Epithel der Blase bzw. der Urethra) geeigneter als der Vaginalabstrich.

Differentialdiagnostik. Das adrenogenitale Syndrom ist bei Knaben im äußeren Erscheinungsbild von echter Pubertas praecox oft nicht ohne weiteres abgrenzbar. Die erhöhte 17-Ketosteroid-Ausscheidung, vor allem die erhöhte Pregnandiolausscheidung, die Diskrepanz zwischen der Vergrößerung des äußeren Genitale und den kleinbleibenden Hoden beim adrenogenitalen Syndrom werden wohl meist die differentialdiagnostische Entscheidung bringen. Jedoch ist zu bedenken, daß in Einzelfällen im Zusammenhang mit dem Wilkins-Tonutti-Mechanismus (s. S. 468f.) auch die Hoden an der beschleunigten Sexualentwicklung teilnehmen können (BAHNER u. SCHWARZ; WILKINS u. CARA). Wir selbst beobachten seit etwa 5 Jahren 2 Brüder, die jetzt 12 und 14 Jahre alt sind und die beide bei der ersten stationären Aufnahme das Bild einer echten Pubertas praecox mit vorzeitiger Schambehaarung und Vergrößerung des Glieds sowie homogener Vergrößerung beider Hoden gegenüber der Norm boten. Vorhandensein von verlagertem Nebennierenrindengewebe in den Hoden (WILKINS u. CARA) konnte aufgrund des bioptischen Befundes ausgeschlossen werden. Die 17-Ketosteroid-Ausscheidung war nur mäßig, die Pregnandiolausscheidung und die Pregnantriolausscheidung waren eindeutig erhöht, ebenso die 17-Ketosteroide im Plasma (280 μg bei ersterem, 415 μg bei letzterem statt normal weniger als 75 μg), so daß an der Diagnose eines kongenitalen adrenogenitalen Syndroms kein Zweifel bestehen kann.

Bei Mädchen mit dem Bild kompletter vorzeitiger Reifeentwicklung ist die Differentialdiagnose zwischen Granulosazelltumor des Ovars und kryptogenetischer Pubertas praecox nicht ganz leicht (dazu s. SCHWENK, 1969). Bei der kryptogenetischen Pubertas praecox sind das Wachstum und die Skeletentwicklung regelmäßig beschleunigt, bei Granulosazelltumoren des Ovars können Wachstum und Skeletentwicklung normal oder beschleunigt sein. Fast alle Granulosazelltumoren, über die in der pädiatrischen Literatur berichtet wird, waren von abdominal, einige nur rectal tastbar. Andererseits wird von gynäkologischer Seite darauf hingewiesen, daß Granulosazelltumoren doch oft nicht zu tasten seien (OBER). Über feminisierende Ovarialtumoren, die zum Zeitpunkt der ersten Symptome vorzeitiger Reifeentwicklung noch nicht palpiert werden konnten, berichten KUSSMAUL; FANCONI; SECKEL u. PLOTZ und EBERLEIN et al. ZURBRÜGG und WAGNER beobachteten ein $6^9/_{12}$ Jahre altes Mädchen, bei dem 9 Monate vorher als einziger klinischer Befund eine leichte und nicht progrediente Brustdrüsenschwellung aufgefallen war. Es wurde wegen akuter abdomineller Beschwerden, Erbrechen und Fieber in eine Klinik aufgenommen und dort wegen Verdachts auf Appendicitis operiert. Es fand sich ein Teratocarcinom des rechten Ovars mit dysgerminom-ähnlichen Gewebsregionen. ZURBRÜGG und WAGNER weisen darauf hin, daß eine Untersuchung in Narkose in jedem Fall bei einer vorzeitigen Reifeentwicklung zu fordern sei und daß in jedem Fall eines verdächtigen Befundes eine Laparoskopie oder Laparotomie durchgeführt werden solle, um einen der seltenen und dann potentiell malignen Ovarialtumoren nicht zu übersehen. Periodische Blutungen erlauben nicht, einen Granulosazelltumor auszuschließen (EBERLEIN et al.).

Nach HUBBLE (1969) sind Oestrogene in der Lage, eine Gonadotropinproduktion auszulösen. Vom gleichen Autor wird mitgeteilt, daß bei feminisierenden Ovarialtumoren häufig eine erhöhte Gonadotropinausscheidung beobachtet wird (obgleich autochthone Oestrogenbildung aufgrund des Rückkoppelungsmechanismus eigentlich die Gonadotropinproduktion der Hypophyse hemmen müßte). Die eigenartige Erfahrungstatsache, daß Granulosazelltumoren mit regelmäßigen Menstruationsblutungen verlaufen können, müßte in diesem Zusammenhang so erklärt werden, daß in verstärktem Maße produzierte Oestrogene eine cyclische Aktivität hypothalamischer Zentren und damit der Hypophyse auszulösen in der Lage sind.

Die Oestrogenausscheidung ist als Hilfsmittel zur Differentialdiagnose zwischen Ovarialtumor und echter Pubertas praecox bisher wenig herangezogen worden, vor allem wegen der Schwierigkeiten der Methodik. Bei Granulosazelltumoren wurde, soweit Untersuchungen vorliegen, die Oestrogenausscheidung mäßig erhöht gefunden, etwa Normalwerten in der Pubertät entsprechend. MARSH et al. fanden allerdings mit einer modernen Methode (BROWN) die Gesamtoestrogenausscheidung bei einem 26 Monate alten Mädchen mit Granulosazelltumor höher als der Normalausscheidung erwachsener, nichtgravider Frauen entsprach (64 µg; Normbereich für erwachsene Frauen 4—60 µg/24 h).

Da, wie erwähnt, die Ausscheidung hypophysärer Gonadotropine bei feminisierenden Ovarialtumoren oft vermehrt ist, ist diese Untersuchung zur Differentialdiagnose zwischen echter Pubertas praecox und feminisierenden Ovarialtumoren nur bedingt geeignet. Wir halten andererseits die Bestimmung der Gonadotropine im Urin oder Blut für angezeigt, wenn differentialdiagnostische Erwägungen der erwähnten Art zur Diskussion stehen. Moderne immunologische bzw. radioimmunologische Methoden erlauben die Differenzierung zwischen Choriongonadotropin- und FSH-Aktivität und erscheinen so u. a. geeignet, Anhaltspunkte dafür zu geben, ob ein Chorionepitheliom in Frage kommt.

Auch beim Cushing-Syndrom, verursacht durch einen Nebennierenrindentumor bei Mädchen, treten nicht ganz selten frühzeitige Brustentwicklung und frühzeitige Menstruationsblutungen auf. Bei den äußerst seltenen feminisierenden Nebennierentumoren wurde die 17-Ketosteroid-Ausscheidung und vor allem die Dehydroepiandrosteron-Ausscheidung erhöht gefunden. Über vorzeitige Reifeentwicklung (Pseudopubertas praecox) bei Tumoren des Hodens und Ovars s. S. 886.

Vaginalblutungen werden auch bei Fremdkörpern (SERSIRON) oder (selten) bei Tumoren der Vagina beobachtet. Bei vorzeitiger Mammaentwicklung mit Vaginalblutungen ist auch an die Möglichkeit der Aufnahme von Oestrogenen mit Salben oder durch Inhalation zu denken.

Isoliertes Auftreten einer Vergrößerung der Brustdrüsen mit dem 1.—2. Lebensjahr bei normalem Wachstum und normaler Skeletentwicklung ohne Schambehaarung und ohne Menstruationsblutungen spricht für prämature Thelarche (s. S. 462f.).

Therapie. Um die mit vorzeitiger Reifeentwicklung verbundenen Risiken einer Störung der normalen geistigen Entwicklung und — bei Mädchen — sexueller Annäherungsversuche durch männliche Jugendliche oder Erwachsene zu vermindern, erscheint eine Therapie der Pubertas praecox wünschenswert. Bei der cerebralen Pubertas praecox werden in einer Minderzahl von Fällen operative Entfernung des Tumors (NORTHFIELD u. RUSSELL) oder druckentlastende Eingriffe in Frage kommen. Findet sich bei der Laparotomie eine solitäre Cyste eines Ovars, so ist die Entfernung dieser Cyste nach WILKINS „wahrscheinlich indiziert". In einigen Fällen trat danach, wie erwähnt, eine Rückbildung der Symptome ein. Manchmal jedoch finden sich zahlreiche Cysten in einem oder beiden Ovarien. Dann sollte die Entfernung eines oder gar beider Ovarien, sofern die histologische Untersuchung keine Anhaltspunkte für einen der seltenen feminisierenden Ovarialtumoren ergeben hat, unterbleiben.

Ausgehend von der Beobachtung von GLENN et al., daß 17-α-Hydroxyprogesteronacetat — auf dem Wege über eine Hemmung der hypophysären Gonadotropine — zu einer Verminderung der Gonaden- (und Nebennieren-)funktion führt, behandelten KUPPERMAN u. EPSTEIN 5 Mädchen mit konstitutioneller Pubertas praecox im Alter zwischen 4 und 10 Jahren mit Medroxyprogesteronacetat in einer Dosierung von 150—200 mg alle 10—14 Tage i.m. Es gelang ihnen, Amenorrhoe und eine signifikante Abnahme der Mammae zu erzielen; die Zeichen der Oestrogenisierung im

Vaginalepithel schwanden. Bei 2 Jungen mit kryptogenetischer Pubertas praecox im Alter von 11 und 12 Jahren fiel die Ausscheidung der 17-Ketosteroide ab, und die Spermatogenese wurde unterdrückt.

HUBBLE (1969) berichtet zusammenfassend über Resultate der Behandlung mit Medroxyprogesteronacetat[1] bei 25 Mädchen und 7 Knaben mit Pubertas praecox (u. a. LEMLI et al.; COLLIP et al.; HAHN et al.; SCHOEN) und über eigene Erfahrungen bei 5 Mädchen und 2 Knaben. Er empfiehlt, alle 14 Tage 200—300 mg Medroxyprogesteron i.m. zu geben. Bei der ersterwähnten Gruppe von Patienten wurden die Menstruationsblutungen unterdrückt, bei jüngeren Patienten gingen die übrigen Zeichen der Reifeentwicklung zurück. Die Wirkung auf die Skeletentwicklung war insofern enttäuschend, als diese weiterhin beschleunigt blieb und also die gewünschte Verbesserung der Wachstumsprognose nicht erzielt wurde. Bei 3 endokrinologisch besonders eingehend untersuchten Knaben mit Pubertas praecox (SCHOEN) fiel die Ausscheidung der Gonadotropine, des Testosterons, der 17-Ketosteroide und der 17-Hydroxycorticosteroide unter der Behandlung mit Medroxyprogesteronacetat ab, alle Werte stiegen bei Unterbrechung der Behandlung wieder an. SCHOEN ist der Ansicht, daß dieses Medikament auch die Nebennierenrinden bis zu einem gewissen Grade supprimiert. Die Skeletentwicklung wurde bei einem 5—8 Jahre alten Knaben verzögert, bei 2 älteren Knaben mit einem Skeletalter von 14 und 16 Jahren vor Beginn der Behandlung blieb die Skeletentwicklung unbeeinflußt. Auch in bezug auf den jüngeren Knaben ist HUBBLE nach Kontrolle der Röntgenbilder der Meinung, daß die Skeletentwicklung während der Behandlung etwas beschleunigt gewesen sei, nach Ende der Behandlung dagegen verzögert. HUBBLE selbst beobachtete bei einem 7 Jahre alten Knaben unter Medroxyprogesteronacetat eine Rückbildung des Penis und der Testisvergrößerung. Die vorher im Urin nachweisbaren Spermatozoen verschwanden. Nur bei 2 der 5 Mädchen mit Pubertas praecox, 6 und 8 Jahre alt, die zu Beginn der Therapie schon Menstruationsblutungen hatten, sistierten die Menses. Bei einem Mädchen ging die Brustdrüsenvergrößerung zurück, bei 3 anderen trat wenigstens keine weitere Vergrößerung der Mammae auf, Zusammenfassend ist HUBBLE der Ansicht. daß diese Behandlung bei Mädchen bis zu 9 Jahren und bei Knaben bis zu 11 Jahren gerechtfertigt sei, wenn die Skeletentwicklung nicht mehr als 11 Jahren bei Mädchen und nicht mehr als 13 Jahren bei Knaben entspreche. Jedoch sollte die Therapie abgebrochen werden, wenn bei sorgfältiger Beobachtung keine positiven Resultate zu erkennen seien.

BIERICH (1970) hat 21 Kinder mit Pubertas praecox, darunter 14 Kinder mit kryptogenetischer Pubertas praecox, mit Chlormadinonacetat (in Dosen von um 10 mg/die) behandelt. Seine Resultate (und die von ZIMPRICH und GUPTA, die einem $3^1/_2$ Jahre alten Knaben, einem $2^1/_2$ Jahre alten Mädchen und einem $7^1/_4$ Jahre alten Mädchen mit Pubertas praecox 3 Tage lang je 100 mg, dann 1—2 Jahre lang dreimal monatlich je 100 mg Medroxyprogesteronacetat verabreichten) entsprechen weitgehend den eben wiedergegebenen von HUBBLE und anderen Autoren. Bei der Mehrzahl dieser Kinder bildeten die Mammae sich zurück und die Menstruationsblutungen sistierten. In einem Fall ging die Brustdrüsenvergrößerung nicht zurück. Die Skeletentwicklung blieb bei diesen Kindern auch unter der Behandlung beschleunigt.

BIERICH (1970) und HELGE et al. haben bei einer bisher begrenzten Zahl von Fällen Cyproteronacetat (20—50—100 mg/die; wegen schlechter Resorption soll das Medikament mehrmals am Tag in verteilten Dosen gegeben werden) ein derzeit noch nicht im Handel befindliches Antiandrogen (NEUMANN et al.) in der Absicht verwendet, die Androgene unwirksam zu machen. HELGE (1970) beobachtete bei mehreren Kindern mit kryptogenetischer Pubertas praecox unter Cyproteron nicht nur einen Rückgang der Brustdrüsenentwicklung und ein Sistieren der Menstruationsblutungen, sondern auch eine deutliche Wachstumshemmung und Hemmung der Skeletentwicklung. HELGE hatte einem jetzt 9 Jahre alten Mädchen mit kryptogenetischer Pubertas praecox 3 Jahre lang Chlormadinon und danach ein Jahr lang Cyproteronacetat meist in einer Dosierung um 20 mg/die gegeben. Die Zeichen der Reifeentwicklung verschwanden, die Skeletreifung wurde abgebremst, das Wachstum verzögerte sich stark. Das Cyproteronacetat wurde nunmehr abgesetzt, da eine zu starke Brem-

[1] Depo-Provera.

sung des Wachstums befürchtet wurde. Nach mehrmonatiger Pause traten die Zeichen der Reifeentwicklung zusammen mit einem Wachstumsschub verstärkt wieder ein. Die bisher kleine Zahl der mit diesem hochwirksamen und interessanten Medikament behandelten Fälle von Pubertas praecox läßt ein abschließendes Urteil über den Nutzen der Behandlung noch nicht zu.

Pubertas tarda

Verzögerte Reifeentwicklung kommt bei Knaben und Mädchen vor, ist jedoch bei ersteren häufiger (WILKINS). Eine exakte Definition dieser Störung ist nicht möglich. Bei der großen Mehrzahl der Knaben treten die ersten Reifezeichen wie Vergrößerung der Hoden und des Penis und Auftreten der Schambehaarung mit dem 14. Lebensjahr oder früher auf. Ist bei Knaben mit dem 15. Lebensjahr keines dieser Reifezeichen vorhanden, so ist Anlaß zu näherer Untersuchung gegeben. Bei Mädchen sollte eine derartige Untersuchung dann stattfinden, wenn mit dem 15. Lebensjahr weder Brustdrüsenentwicklung noch Schambehaarung, mit dem 16. Lebensjahr noch keine Menarche eingetreten ist.

Knaben mit verzögerter Reifeentwicklung waren in der Mehrzahl der Fälle während des Kindesalters kleiner als der Durchschnitt der Gleichaltrigen. Das Handskeletröntgenbild zeigt ein oft um mehrere Jahre retardiertes Knochenalter. Sind solche Knaben proportioniert minderwüchsig, kommt konstitutionelle Entwicklungsverzögerung als häufigere, hypophysärer Minderwuchs als vergleichsweise seltenere Störung in Frage. Konstitutionelle Entwicklungsverzögerung wird gelegentlich auch bei Mädchen beobachtet (TANNER, 1969). Über verspätete Reifeentwicklung bei raumfordernden Prozessen im Hypophysen-Hypothalamusbereich s. S. 198ff.

Über die verspätete oder ausbleibende Reifeentwicklung bei idiopathischem hypogonadotropem Eunuchoidismus s. S. 389, bei Testisdysgenesie s. S. 492, bei Prader-Willi-Syndrom s. S. 817, bei Laurence-Moon-Biedl-Syndrom s. Bd. IV, S. 718, 719. Beim Klinefelter-Syndrom und den Varianten dieses Syndroms ist das Auftreten der Schambehaarung meist nicht wesentlich verzögert, die subnormal großen Hoden bei bereits vorhandener Schambehaarung, die zuweilen schon vor Auftreten der Schambehaarung merkbare und durch Messungen (Verhältnis Scheitel-Symphysendistanz : Symphysen-Fußsohlendistanz) objektivierbare eunuchoide Disproportionierung und die in der Mehrzahl der Fälle reduzierte Intelligenz dienen als Hinweissymptome.

Knaben im Alter zwischen etwa 10 und 14 Jahren sind zuweilen beunruhigt darüber, daß ihr Genitale „noch wenig entwickelt" ist. Es besteht manchmal auch bei Ärzten noch Unklarheit darüber, daß bei 12jährigen die Hoden normalerweise nicht mehr als kleinerbsgroß sein können, wenn diese Knaben spätnormal reifend sind. Sind sie, wie dies in einem gewissen Ausmaß physiologisch ist, adipös (puberaler Fettschub; TANNER, 1962), so wird zu häufig und zu Unrecht die Diagnose „Dystrophia adiposogenitalis" gestellt. Es ist in solchen Fällen notwendig, Patienten und Eltern darüber aufzuklären, daß eine normale Reifeentwicklung erwartet werden kann. Zur Sicherung, daß normale Verhältnisse vorliegen, dienen Normkurven des Hodenvolumens (s. dieses Handbuch, Bd. II/1, S. 617) oder der langen Achse des Hodens (s. S. 455).

Über Ausbleiben der Entwicklung der Mammae und der Regelblutungen (primäre Amenorrhoe) bei Ullrich-Turner-Syndrom und den Varianten dieses Syndroms, s. S. 437, über primäre Amenorrhoe bei dem Syndrom der testiculären Feminisierung s. S. 495.

Eine *Behandlung* mit Choriongonadotropinen kommt (von Hodendescensus-Störungen abgesehen) nur bei männlichen Jugendlichen mit hypogonadotropem Eunuchoidismus (s. S. 389) in Frage (PAULSEN). Eine Substitutionstherapie mit Testosteron ist unserer Meinung nach nur dann indiziert, wenn die Hoden nicht in der Lage sind, Testosteron zu produzieren (s. Choriongonadotropin-Testosterontest, Bd. II/1, S. 618) oder wenn eine Anorchie vorliegt.

Bei Mädchen kommt eine Substitutionstherapie mit Oestrogenen ebenfalls nur dann in Frage, wenn die Gonaden nicht in der Lage sind, Oestrogene zu produzieren. Dies trifft nur zu bei den Varianten des Ullrich-Turner-Syndroms (Gonadendysgenesie) oder in den seltenen Fällen, in denen beide Gonaden (wegen Tumoren und bei gewissen Intersexformen) operativ entfernt wurden.

Literatur

Albright, F.: Polyostotic fibrous dysplasia: a defense of the entity. J. clin. Endocr. 7, 307 (1947).

— Butler, A. M., Hampton, A. O., Smith, P.: Syndrome characterized by osteitis fibrosa disseminata, areas of pigmentation and endocrine dysfunction with precocious puberty in females. Report of five cases. New Engl. J. Med. **216**, 727 (1937).

— Scoville, B., Sulkowitch, H. W.: Syndrome characterized by osteitis fibrosa disseminata, areas of pigmentation and a gonadal dysfunction. Endocrinology **22**, 411 (1938).

Bahner, F., Schwarz, G.: Congenitale Nebennierenrindenhyperplasie beim Mann mit normaler Keimdrüsenfunktion und Fertilität. Acta endocr. (Kbh.) **38**, 236 (1961).

Barbizet, J., Mises, R., Peron, P.: Puberté précoce dissociée sequelle d'une meningite tuberculeuse. Ann. Pédiat. (Paris) **38**, 43 (1962).

Barta, L. v.: Pubertas praecox, bedingt durch Neurofibromatosis generalisata (Recklinghausensche Krankheit). Ann. paediat. (Basel) **170**, 15 (1948).

Bauer, H. G.: Endocrine and other clinical manifestations of hypothalamic disease: a survey of 60 cases with autopsies. J. clin. Endocr. **14**, 13 (1954).

Beas, F., Zurbrügg, R. P., Leibow, Sh. G., Patton, R. G., Gardner, L. I.: Familial male sexual precocity: report of the eleventh kindred found, with observations on blood group linkage and urinary C_{19}-steroid excretion. J. clin. Endocr. **22**, 1095 (1962).

Behrle, F. C., Mantz, F. A., Jr., Olson, R. L., Trombold, J. C.: Virilization accompanying hepatoblastoma. Pediatrics **32**, 265 (1963).

Benedict, P. H.: Endocrine features in Albright's syndrome (fibrous dysplasia of bone). Metabolism **11**, 30 (1962).

Bennholdt-Thomsen, C.: Diskussionsbemerkung auf der 55. Tagg d. Dtsch. Ges. für Kinderheilkunde, Freiburg 1955. Mschr. Kinderheilk. **104**, 178 (1956).

Bergstrand, C. G.: A case of hypothyroidism with signs of precocious sexual development. Acta endocr. (Kbh.) **20**, 338 (1955).

Bertrand, J., Loras, B., Saez, J., Forest, M., Peretti, E. de, Jeune, M.: Puberté précoce au cours d'une insuffisance surrénale chronique. Nouvel exemple d'endocrinopathie complexe par entraînement? Sem. Hôp. Paris (Ann. Pédiat.) **50**, 2892 (1965).

Bierich, J. R.: Fortschritte der Endokrinologie unter pädiatrischem Aspekt. Mschr. Kinderheilk. **114**, 180 (1966).

— Pubertas praecox und Pubertas tarda. Referat auf dem 16. Symposium der Dtsch. Ges. für Endokrinologie, Ulm, 26.—28. 2. 1970.

— Über die zentrale Regulation der sexuellen Reifung, ihre Störungen und therapeutischen Möglichkeiten. Acta neuroveg. (Wien) **30**, 321 (1967).

Bierich, J., Blunck, W., Schönberg, D.: Über Frühreife. II. Frühreife bei cerebral-organischen Erkrankungen. Mschr. Kinderheilk. **115**, 509 (1967).

— Braun, W.: Endokrine Störungen bei Zwischenhirnerkrankungen. Verh. dtsch. Ges. inn. Med. **71**, 282 (1965).

— Nowak, A. H.: Investigations on precocious puberty. Acta endocr. (Kbh.), Suppl. **101**, 20 (1965).

— Schönberg, D., Blunck, W., Guillemin, R.: Pubertas praecox infolge Hamartomen des Hypothalamus. Vortrag auf dem 15. Symposium d. Dtsch. Ges. für Endokrinologie, Köln 6.—8. 3. 1969.

Bing, J. F., Globus, J. H., Simon, H. J.: Pubertas praecox: a survey of the reported cases and verified anatomical findings with particular reference to tumors of the pineal body. J. Mt Sinai Hosp. **4**, 935 (1937).

Blizzard, R. M.: Lecture on FSH and LH values in normal and abnormal adolescent development (puberty) in the male and female. Vortrag auf dem IX. Annual Meeting der European Soc. for Paediatric Endocrinology, 16.—20. Juli 1970, Lyon.

Blunck, W., Bierich, J. R.: Über Frühreife. I. Untersuchungsmethoden. Mschr. Kinderheilk. **115**, 463 (1967).

— — Bettendorf, G.: Über Frühreife. III. Mitt.: Idiopathische Pubertas praecox, temporäre Frühreife und prämature Thelarche. Mschr. Kinderheilk. **115**, 555 (1967).

Boenheim, C.: Zur Frage der nervösen Komplikationen bei spezifisch-kindlichen Infektionskrankheiten und Vakzinationen. Klin. Wschr. **6**, 1552 (1927).

Boenheim, F., McGavack, T. H.: Polyostotische fibröse Dysplasie. Ergebn. inn. Med. Kinderheilk. **3**, 157 (1952).

Braid, F.: Osseous dystrophy following icterus gravis neonatorum: generalized osteitis fibrosa with areas of pigmentation of the skin and precocious puberty in the female. Arch. Dis. Childh. **14**, 181 (1939).

Bronstein, I. P., Luhan, J. H., Mavrelis, W. B.: Sexual precocity associated with hyperplastic abnormality of the tuber cinereum. Amer. J. Dis. Child. **64**, 211 (1942).

Brown, J. B.: A chemical method for the determination of oestriol, oestrone and oestradiol in human urine. Biochem. J. **60**, 185 (1955).

Bruhl, H. H., Bahn, R. C., Hayles, A. B.: Sexual precocity associated with congenital toxoplasmosis. Proc. Mayo Clin. **33**, 682 (1958).

Bulbrook, R. D., Greenwood, F. C., Snaith, A. H.: Hormone excretion in precocious puberty in girls. Arch. Dis. Childh. **33**, 295 (1958).

Bustamante, M.: Experimentelle Untersuchungen über die Leistungen des Hypothalamus, besonders bezüglich der Geschlechtsreifung. Arch. Psychiat. Nervenkr. **115**, 419 (1942).

COLLET-SOLBERG, P. R., GRUMBACH, M. M.: A simplified procedure for evaluating estrogenic effects and the sex chromatin pattern in exfoliated cells in the urine: studies in premature thelarche and gynecomastia of adolescence. J. Pediat. **66**, 883 (1965).

COLLIPP, P. J., KAPLAN, S. A., BOYLE, D. C., PLACKTE, F., KOGUT, M. D.: Constitutional isosexual precocious puberty. Amer. J. Dis. Child. **108**, 399 (1964).

COOK, C. D., MCARTHUR, J. W., BERENBERG, W.: Pseudoprecocious puberty in girls as a result of estrogen ingestion. New Engl. J. Med. **248**, 671 (1953).

CRATERUS: Zit. nach THAMDRUP, E., Precocious sexual development. Copenhagen 1961.

DANOWSKI, T. S.: Clinical Endocrinology, vol. I, p. 6. Baltimore: Williams & Wilkins 1962.

DAVID, M., AJURIAGUERRA, J. DE, BONIS, A.: Les pubertés précoces des tumeurs cérébrales. Sem. Hôp. Paris **33**, 3935 (1957).

DELL'AQUA, G.: Zur Kenntnis des Laurence-Moon-Bardet-Biedlschen Syndroms: Ein Fall mit Pubertas praecox. Schweiz. med. Wschr. **24**, 36 (1943).

DIEZ, L. F., STAFFIERI, J. J., CELORIA, J. E.: Medicina (Buenos Aires) **13**, 116 (1953). Zit. nach THAMDRUP (1961).

DONOVAN, B. T., WERFF TEN BOSCH, J. J. VAN DER: Physiology of puberty. London: E. Arnold 1965.

DORFF, G. B., SHAPIRO, L. M.: A clinicopathological study of sexual precocity with hydrocephalus: report of two cases occuring in females, with postmortem observations in one. Amer. J. Dis. Child. **53**, 481 (1937).

DRIGGS, M., SPATZ, H.: Pubertas praecox bei einer hyperplastischen Mißbildung des Tuber cinereum. Virchows Arch. path. Anat. **305**, 567 (1939).

EAVES, E. C., CROLL, M. M.: The pituitary and hypothalamic region in chronic epidemic encephalitis. Brain **53**, 56 (1930).

EBERLEIN, W. R., BONGIOVANNI, A. M., JONES, I. T., YAKOVAC, W. C.: Ovarian tumours and cysts associated with sexual precocity: report of 3 cases and review of the literature. J. Pediat. **57**, 484 (1960).

ENGSTROM, W. W., MUNSON, P. L.: Precocious sexual and somatic development in boys due to constitutional and endocrine factors. Amer. J. Dis. Child. **81**, 179 (1951).

ESCOMEL, E.: La plus jeune mère du monde. Presse méd. **47**, 744, 875 (1939).

EVANS, P. R.: Transient sexual precocity in girls. Lancet **1954 I**, 599.

FALCONER, M. A., COPE, C. L., ROBB-SMITH, A.: Fibrous dysplasia of bone with endocrine disorders and cutaneous pigmentation (Albrights disease). Quart. J. Med. **11**, 121 (1942).

FANCONI, G.: Über Störungen der Pubertät. Dtsch. med. Wschr. **80**, 337 (1955).

FERRANTE, L.: Zit. nach PANDE, 1959.

FERRIER, P., SHEPARD II, T. H., SMITH, E. K.: Growth disturbances and values for hormone excretion in various forms of precocious sexual development. Pediatrics **28**, 258 (1961).

FISZHAUT-ZELDOWICZ, L.: Macrogénitosomie précoce chez un enfant atteint d'encéphalopathie chronique diffuse. Rev. neurol. **72**, 188 (1939).

FORD, F. R., GUILD, H.: Precocious puberty following measles encephalomyelitis and epidemic encephalitis with discussion of relation of intracranial tumors and inflammatory processes to syndrome of macrogenitosomia praecox. Bull. Johns Hopk. Hosp. **60**, 192 (1937).

FRANKS, R. C., STEMPFEL, R. S.: Juvenile hypothyroidism and precocious testicular maturation. J. clin. Endocr. **23**, 805 (1963).

GAUPP, V.: Pubertas praecox bei Osteodystrophia fibrosa. Mschr. Kinderheilk. **53**, 312 (1932).

GELDEREN, H. H. VAN: Precocious menstruation in hypothyroidism. Arch. Dis. Childh. **37**, 337 (1962).

GESELL, A., THOMS, H., HARTMAN, F. B., THOMPSON, H.: Mental and physical growth in pubertas praecox. Report of 15 years' study of a case. Arch. Neurol. Psychiat. (Chic.) **41**, 755 (1939).

GLENN, E. M., RICHARDSON, S. L., BOWMAN, B. J.: Biologic activity of 6 alpha methyl compounds corresponding to progesterone, 17-alpha-hydroxy-progesterone acetate and compound S. Metabolism **8**, 265 (1959).

GOLDBERG, M. B., MAXWELL, A. F., SMITH, P. M.: Three unusual endocrinopathies associated with ovarian pathology. J. clin. Endocr. **7**, 11 (1947).

GREENBLATT, R. B., BARFIELD, W. E., JUNGCK, E. C., MANAUTOU, J. M.: Gynecologic aspects of sexual precocity. Pediat. Clin. N. Amer. p 71 (1958).

GROSS, R. E.: Neoplasms producing endocrine disturbances in childhood. Amer. J. Dis. Child. **59**, 579 (1940).

GUILLEMIN, R.: Chemistry and physiology of hypothalamic releasing factors for gonadotrophins. Int. J. Fertil. **12**, 359 (1967).

GUPTA, D., ZIMPRICH, H.: Urine steroid excretion patterns in isosexual precocity. Vortrag auf der Tagg Europ. Pediatric Endocr. Club, Kopenhagen 1965.

GUTZEIT, R.: Ein Teratom der Zirbeldrüse. Med. Diss. Königsberg 1896.

HAHN, H. B., HAYLES, A. B., ALBERT, A.: Medroxyprogesterone and constitutional precocious puberty. Proc. Mayo Clin. **39**, 182 (1964).

HAIN, A. M.: The constitutional type of precocious puberty. J. clin. Endocr. **7**, 171 (1947).

HALLER, A. VON: Elementa physiologiae corporis humani, Tom. VIII. Bern 1766. Zit. nach THAMDRUP (1961).

HAWES, C. R., JOHNSON, F. C., PALMER, H. D.: Progressive hypothalamic dysfunction: observations on the effects of primary neoplastic destruction of the hypothalamus. J. Pediat. **45**, 393 (1954).

HEINRICHS, D., SCHWENK, A.: Veröffentlichung in Vorbereitung.

HELGE, H.: Persönliche Mitteilung (1970).

— WEBER, B., HAMMERSTEIN, J., NEUMANN, F.: Idiopathic precocious puberty: Indication for therapeutic use of cyproterone acetate, an antigonadotropic and antiandrogenic substance? Acta paediat. (Uppsala) **58**, 672 (1969).

Hertz, R.: Accidental ingestion of estrogens by children. Pediatrics **21**, 203 (1958).

Hesselvik, L.: Signs of sexual precocity in male infant due to estrogenic ointment. Acta paediat. (Uppsala) **41**, 177 (1952).

Hoge, R. H.: Precocious puberty in girls. Amer. J. Obstet. Gynec. **57**, 388 (1949).

Horrax, G., Bailey, P.: Tumors of the pineal body. Arch. Neurol. Psychiat. (Chic.) **13**, 423 (1925).

Hubble, D.: Endocrine relations. Lancet **1955 I**, 1.

— (ed.): Paediatric Endocrinology, p. 23, 27, 238, 341, 343. Oxford and Edinburgh: Blackwell Sci. Publ. 1969.

Hubble, D. V.: Precocious menstruation in a mongoloid child with hypothyroidism-hormonal overlap. J. clin. Endocr. **23**, 1302 (1963).

Hung, W., Blizzard, R. M., Migeon, C. J., Camacho, A. M., Nyhan, W. L.: Precocious puberty in a boy with hepatoma and circulating gonadotropin. J. Pediat. **63**, 895 (1963).

Jacobsen, A.W., Macklin, M. T.: Hereditary sexual precocity. Report of a family with 27 affected members. Pediatrics **9**, 682 (1952).

Jeavons, P.: Zit. nach Hubble, D. (ed.), Paediatric Endocrinology, p. 341. Oxford and Edinburgh: Blackwell Sci. Publ. 1969.

Jeffcoate, T. N. A.: Principles of Gynaecology, 2. Aufl. London: Butterworths 1962.

Jenkins, M. E.: Precocious menstruation in hypothyroidism. Amer. J. Dis. Child. **109**, 252 (1965).

Jolly, H.: Sexual precocity. Proc. roy. Soc. Med. **44**, 459 (1951).

— Sexual precocity. Springfield, Ill.: Thomas 1955.

Jungck, E. C., Brown, N. H., Carmona, N.: Constitutional precocious puberty in the male: report of three cases. Amer. J. Dis. Child. **91**, 138 (1956).

Keizer, D. P. R.: Puberté précoce familiale. Arch. franç. Pédiat. **13**, 986 (1956).

Kendle, F. W.: Case of precocious puberty in a female cretin. Brit. med. J. **1905 I**, 246.

Kirschner, M. A., Coffman, G. D.: Measurement of plasma testosterone and 4-androstenedione using electron capture gas-liquid chromatography. J. clin. Endocr. **28**, 1347 (1968).

Kitay, J. I.: Pineal lesions and precocious puberty; a review. J. clin. Endocr. **14**, 622 (1954).

— Altschule, M. D.: The pineal gland. Cambridge (Mass.): Harvard Univ. Press 1954.

Klause: Zit. nach Nobécourt.

Klotz, H. P., Guiot, G., Avril, J., Cohen, A., Reigner: A propos d'une puberté précoce postméningitique. Les syndromes pseudo-hormonaux d'origine centrale. Ann. Endocr. (Paris) **17**, 868 (1956).

Knorr, D.: Über die Ausscheiduug von freiem und glucuronsäuregebundenem Testosteron im Kindes- und Reifungsalter. Acta Endocr. (Kbh.) **54**, 215 (1967).

— Determination of plasma testosterone as hexadecafluoronanoate by glc and electron capture detection. Vortrag auf d. IX. Annual Meeting der European Soc. for Paediatric Endocrinology, Lyon 16.—20. Juli 1970.

Kosenow, W., Feil, G., Törne, H. von, Bierich, J. R., Apostolakis, M.: Sexuelle Frühreife durch primäres Lebercarcinom: Hepatogenitales Syndrom. Mschr. Kinderheilk. **115**, 37 (1967).

Kovačić, N.: Congenital adrenal hyperplasia and precocious gonadotropin secretion in a 6-year-old girl. J. clin. Endocr. **19**, 844 (1959).

Krabbe, K. H.: La sclérose tubéreuse du cerveau (maladie de Bourneville) et l'hydrocéphalie dans leurs relations avec la puberté précoce. Encéphale **17**, 281, 437, 496 (1922).

— Un cas de tératome dans la glande pinéale, guéri par intervention opératoire. Acta psychiat. (Kbh.) **19**, 233 (1944).

Kupperman, H. S., Epstein, J. A.: Medroxyprogesterone acetate in the treatment of constitutional sexual precocity. J. clin. Endocr. **22**, 456 (1962).

Kussmaul, A.: Über geschlechtliche Frühreife. Würzb. med. Z. **3**, 321 (1862).

Lange, K.: Zur Ostitis fibrosa generalisata (Recklinghausen). Zbl. Chir. **65**, 2368 (1938).

Lange, De, C.: Zur Klinik und pathologischen Anatomie der hypothalamischen Form der Pubertas praecox. Ann. paediat. **161**, 113 (1943).

Lange-Cosack, H.: Verschiedene Gruppen der hypothalamischen Pubertas praecox. 1. Mitteilung: Anatomisch und klinisch einheitliche Gruppe bei Tumoren des Tuber cinereum auf dem Boden einer hyperplastischen Mißbildung. Dtsch. Z. Nervenheilk. **166**, 499 (1951).

— Verschiedene Gruppen der hypothalamischen Pubertas praecox. 2. Mitteilung: Sexuelle Frühreife bei verschiedenen hypothalamischen Krankheitsprozessen (mit Ausnahme der hyperplastischen Mißbildung) und bei Zirbeltumoren. Dtsch. Z. Nervenheilk. **168**, 237 (1952).

Lemli, L., Aron, M., Smith, D. W.: The action of Depo-Provera in 3 girls with idiopathic isosexual precocity: Decrease in estrogen effect without urinary gonadotropin reduction. J. Pediat. **65**, 888 (1964).

Lichtenstein, L., Jaffé, H. L.: Fibrous dysplasia of bone: a condition affecting one, several or many bones, the gravest cases of which may present abnormal pigmentation of skin, premature sexual development, hyperthyroidism or still other extraskeletal abnormalities. Arch. Path. **33**, 777 (1942).

Lincoln, E. M., Stone, S., Hoffman, O. R.: Treatment of miliary tuberculosis with promizole. Bull. Johns Hopk. Hosp. **82**, 56 (1948).

List, C. F., Dowman, C. E., Bagchi, B. K., Bebin, J.: Posterior hypothalamic hamartomas and gangliogliomas causing precocious puberty. Neurology (Minneap.) **8**, 164 (1958).

Liu, N., Grumbach, M. M., Napoli, R. A. de, Morishima, A.: Prevalence of electroencephalographic abnormalities in idiopathic precocious puberty and premature pubarche, bearing on pathogenesis and neuroendocrine regulation of puberty. J. clin. Endocr. **25**, 1296 (1965).

Loop, J. W.: Precocious puberty. Pneumencephalography demonstrating a hamartoma in the absence of cerebral symptoms. New Engl. J. Med. **271**, 409 (1964).

Lowrey, G. H., Brown, T. G.: Precocious sexual development. A study of thirty cases. J. Pediat. **38**, 325 (1951).

MacNab, G. H., Moncrieff, S. A., Bodian, M.: Primary malignant hepatic tumors in childhood. In: British Empire Cancer Campaign, 30 th Annual report, p. 168. Eastbourne, Sussex: Sumfield & Day Ltd. 1952.

McCullagh, E. P., Rosenberg, H. S., Norman, N.: Tumor of the tuber cinereum with precocious puberty: case report with hormone assays. J. clin. Endocr. **20**, 1286 (1960).

McCune, D. J.: Osteitis fibrosa cystica: the case of a nine year old girl, who also exhibits precocious puberty, multiple pigmentation of the skin and hyperthyroidism. Amer. J. Dis. Child. **52**, 743 (1936).

— Bruch, H.: Osteodystrophia fibrosa: report of a case in which the condition was combined with precocious puberty, pathologic pigmentation of the skin and hyperthyroidism, with a review of the literature. Amer. J. Dis. Child. **54**, 806 (1937).

Mandelslo, J. A. von: Morgenländische Reisebeschreibung, S. 27. Hamburg: Adam Olearium 1658. Zit. nach Thamdrup (1961).

Maranon, G., Martinez Diaz, J., Giochi Mendizabal, J. M.: Mongolisme et macrogénitosomie. Ann. Endocr. (Paris) **12**, 41 (1951).

Marburg, O.: Zur Kenntnis der normalen und pathologischen Histologie der Zirbeldrüse: Die Adipositas cerebralis. Arb. neurol. Inst. Univ. Wien **17**, 217 (1909).

Marcuse, P. M., Burger, R. A., Salmon, G. W.: Hamartoma of the hypothalamus. J. Pediat. **43**, 301 (1952).

Marsh, J. M., Savard, K., Baggett, B., Wyk, J. J. van, Talbert, L. M.: Estrogen synthesis in a feminizing ovarian granulosa cell tumor. J. clin. Endocr. **22**, 1196 (1962).

Mason, L. W.: Precocious puberty. J. Pediat. **34**, 730 (1949).

Mengert, W. F.: Precocious puberty due to ovarian cyst in five year old girl. Amer. J. Obstet. Gynec. **37**, 485 (1939).

— Precocious puberty due to an ovarian cyst in a five-year old child. Obstet. and Gynec. **1**, 125 (1953).

Meyer, J. E.: Pubertas praecox bei einer hyperplastischen Mißbildung des Hypothalamus. Z. ges. Neurol. Psychiat. **179**, 378 (1948).

Money, J.: In: Gardner, L. I., Endocrine und Genetic Diseases of Childhood, p. 1012. Philadelphia and London: Saunders 1969.

— Hampson, J. G.: Idiopathic sexual precocity in the male. Psychosom. Med. **17**, 1 (1955).

Mortimer, E. A., Jr.: Familial constitutional precocious puberty in a boy 3 years of age. Pediatrics **13**, 174 (1954).

Neumann, F., Eiger, W., Steinbeck, H.: Antagonisten der Sexualhormone (Antiöstrogene, Antigestagene und Antiandrogene). Int. Z. klin. Pharmakol. Ther. Toxikol. **1**, 475 (1968).

Nobécourt, P., Babonneix, L.: Traité de Médicine des Enfants, p. 773. Tome 1. Paris: Masson & Cie 1934.

Northfield, D. W. C., Russell, D. S.: Pubertas praecox due to hypothalamic hamartoma: report of two cases surviving surgical removal of the tumor. J. Neurol. Neurosurg. Psychiat. **30**, 166 (1967).

Novak, E.: The constitutional type of female precocious puberty with report of nine cases. Amer. J. Obstet. Gynec. **47**, 20 (1944).

Ober, K. G.: Persönliche Mitteilung.

Pabst, H. F., Peuschel, S., Hillmann, D. A.: Etiologic interrelationship in Down's syndrome, hypothyroidism and precocious sexual development. Pediatrics **40**, 590 (1967).

Pande, H.: Albright's syndrome in a 4-months-old girl. Acta paediat. (Uppsala) **48**, 397 (1959).

Paulsen, C. A.: In: Williams, R. H., Textbook of endocrinology, 4th ed., p. 434. Philadelphia-London-Toronto: Saunders 1968.

Peck, F. B., Sage, C. V.: Diabetes mellitus associated with Albright's syndrome (osteitis fibrosa disseminata, areas of skin pigmentation, and endocrine dysfunction with precocious puberty in females). Amer. J. med. Sci. **208**, 35 (1944).

Peterman, M. G.: Polyostotic fibrous dysplasia (with precocious puberty and pigmentation). J. Pediat. **49**, 719 (1956).

Phlegon: De Mirabilibus Liber, Cap. 32, p. 99. Halle 1822 (s. Thamdrup, 1961, p. 11).

Piotti, A.: Pubertas praecox bei Tumor der Regio hypothalamica und Neurofibromatose Recklinghausen. Acta endocr. (Kbh.) **10**, 66 (1952).

Plumb (1897): Zit. nach Wilkins, S. 229.

Poos, F.: Über eine seltene, chronische Verlaufsform tuberkulöser Meningoencephalitis im Kindesalter mit Pubertas praecox, Stauungspapille und bitemporaler Hemianopsie. Klin. Mbl. Augenheilk. **95**, 537 (1935).

Prader, A., in: Labhart, A., Klinik der inneren Sekretion. Berlin-Göttingen-Heidelberg: Springer 1957.

Pray, L. G.: Sexual precocity in females. Report of two cases with arrest of precocity in McCune-Albright syndrome after removal of cystic ovary. Pediatrics **8**, 684 (1951).

Pritchard, J. E.: Fibrous dysplasia of bones. Amer. J. med. Sci. **222**, 313 (1951).

Prouty, M.: Gynecomastia with pigmentation in four year old male following stilboestrol exposure. Pediatrics **9**, 55 (1952).

Reeves, R. L., Tesluk, H., Harrison, C. E.: Precocious puberty associated with hepatoma. J. clin. Endocr. **19**, 1651 (1959).

Reichlin, S., in: Williams, R. H., Textbook of Endocrinology, pp. 981, 997. Philadelphia-London-Toronto: W. B. Saunders Comp. 1968.

Rhoden, A. E.: Precocious sexual and somatic development in a male infant with a presacral teratoma containing androgen-producing tissue. J. clin. Endocr. **4**, 185 (1944).

RICHTER, R. B.: True hamartoma of the hypothalamus associated with pubertas praecox. J. Neuropath. exp. Neurol. **10**, 368 (1951).

RUSH, H. P., BILDERBACK, J. B., SLOCUM, D., ROGERS, A.: Pubertas praecox (macrogenitosomia). Endocrinology **21**, 404 (1937).

RUSSELL, W. O., SACHS, E.: Pinealoma. A clinicopathologic study of seven cases with a review of the literature. Arch. Path. **35**, 869 (1943).

SCHACHTER, M., COTTE, S.: Un noveau cas de puberté précoce chez une arriérée mongoloide. Arch. franç. Pédiat. **3**, 243 (1946).

SCHMIDT, E., HALLERVORDEN, J., SPATZ, H.: Die Entstehung der Hamartome am Hypothalamus mit und ohne Pubertas praecox. Dtsch. Z. Nervenheilk. **177**, 235 (1958).

SCHOEN, E. J.: Treatment of idiopathic precocious puberty in boys. J. clin. Endocr. **26**, 363 (1966).

SCHWENK, A., in: KÄSER, O., FRIEDBERG, V., OBER, K. G., THOMSEN, K., ZANDER, J.: Gynäkologie und Geburtshilfe, Bd. I, S. 236. Stuttgart: Thieme 1969.

— Unveröffentlicht (1970).

SECKEL, H. P. G.: Precocious sexual development in children. Med. clin. N. Amer. **30**, 183 (1946).

— Six examples of precocious sexual development. II. Studies in growth and maturation. Amer. J. Dis. Child. **79**, 278 (1950).

— "Premature thelarche" and "premature metrarche" followed by normal adolescence. J. Pediat. **57**, 204 (1960).

— PLOTZ, E. J.: Sexual precocity due to estrogen- and progesterone-producing organoid luteoma of the ovary. Z. Kinderheilk. **76**, 593 (1955).

— SCOTT, W. W., BENDITT, E. P.: Six examples of precocious sexual development. I. Studies in diagnosis and pathogenesis. Amer. J. Dis. Child. **78**, 484 (1949).

SERSIRON, D.: Les corps étrangères du vagin des petites filles. Méd. infant. **72**, 235 (1965).

SILVER, H. K.: Juvenile hypothyroidism with precocious sexual development. J. clin. Endocr. **18**, 886 (1958).

— Congenital asymmetry, short stature and elevated urinary gonadotropins. Amer. J. Dis. Child. **97**, 768 (1959).

— KIYASU, W., GEORGE, J., DEAMER, W. C.: Syndrome of congenital hemihypertrophy, shortness of stature and elevated urinary gonadotrophins. Pediatrics **12**, 368 (1953).

STERNBERG, W. H., JOSEPH, V.: Osteodystrophia fibrosa combined with precocious puberty and exophthalmic goiter: pathologic report of a case. Amer. J. Dis. Child. **63**, 748 (1942).

ST. HILAIRE, I. G. DE: Histoire générale et particulière des anomalies de l'organisation chez l'homme et les animaux. Tome I, p. 188. Paris 1832. Zit. nach THAMDRUP.

STOOL, S. P., COHEN, P.: Silver's syndrome. Amer. J. Dis. Child. **105**, 199 (1963).

STUTTE, H.: Pubertas praecox bei hyperplastischer Fehlbildung des Tuber cinereum. Dtsch. Z. Nervenheilk. **164**, 157 (1950).

TANNER, J. M.: Wachstum und Reifung des Menschen, p. 23. Stuttgart: Thieme 1962.

— In: GARDNER, L. I. (ed.), Endocrine and genetic diseases of childhood, p. 57. Philadelphia and London: Saunders 1969.

THAMDRUP, E.: Precocious sexual development. A clinical study of 100 children. Springfield, Ill.: Thomas 1961.

— Precocious sexual development: a clinical study of one hundred children. Dan. med. Bull. **8**, 140 (1961).

— Precocious puberty in a boy with hepatoma. Acta endocr. (Kbh.), Suppl. **101**, 23 (1965).

THANNHAUSER, S. J.: Neurofibromatosis (von RECKLINGHAUSEN) and osteitis fibrosa cystica localisata et disseminata (von RECKLINGHAUSEN). Medicine (Baltimore) **23**, 105 (1944).

THOMAS, A., SCHAEFFER, H.: Un cas de macrogénitosomie précoce avec hydrocéphalie, lésions inflammatoires de la région infundibulo-tubérienne et symphyse cervicale trimeningée sans néoplasme intracranien. Rev. neurol. **2**, 595 (1931).

TONUTTI, E., WELLER, O., SCHUCHARDT, E., HEINKE, E.: Die männliche Keimdrüse, S. 127. Stuttgart: Thieme 1960.

TROLAND, C. E., BROWN, C. A.: Precocious puberty of intracranial origin. J. Neurosurg. **5**, 541 (1948).

TWEEDIE, F. J.: Precocious pseudopuberty of ovarian origin with two case records. Amer. J. Obstet. Gynec. **75**, 964 (1958).

VAGUE, J., MARCORELLES, J., COULOMB, J.: Dysplasie fibreuse des os: puberté précoce, maigreur nerveuse et hyperthyréose. Ann. Endocr. (Paris) **19**, 1169 (1958).

WAGNER, R. R., COHEN, M., HUNT, E. E., JR.: Dental development in idiopathic sexual precocity, congenital adrenocortical hyperplasia, and adrenogenic virilism. J. Pediat. **63**, 566 (1963).

WALKER, S. H.: Constitutional true sexual precocity. J. Pediat. **41**, 251 (1952).

WARRICK, C. K.: Polyostotic fibrous dysplasia — Albright's syndrome. A review of the literature and report of 4 male cases, two of which were associated with precocious puberty. J. Bone Jt Surg. **31** B, 175 (1949).

WEIL: Med. Sektion d. Schles. Ges. f. Kinderheilkunde. Klin. Wschr. **1**, 2114 (1922).

WEINBERGER, L. M., GRANT, F. C.: Precocious puberty and tumors of the hypothalamus. Report of a case and review of the literature with a pathophysiological explanation of the precocious sexual syndrome. Arch. intern. Med. **67**, 762 (1941).

WERFF TEN BOSCH VAN DER, J. J.: Normale en abnormale Geslachtsrijping. Leiden: University Press 1959.

— In: GARDNER, L. I. (ed.), Endocrine and Genetic Diseases of Childhood, p. 547. Philadelphia and London: W. B. Saunders Comp. 1969, p. 547.

WILKINS, L.: The Diagnosis and Treatment of Endocrine Disorders in Childhood and Adolescence, 3rd ed., pp. 226, 229, 230, 410. Springfield, Ill.: Ch. C. Thomas 1965.

WILKINS, L., CARA, J.: Further studies on the treatment of congenital adrenal hyperplasia with cortisone. V. Effects of cortisone therapy on testicular development. J. clin. Endocr. **14**, 287 (1954).

— CRIGLER, J. F., JR., SILVERMAN, S. H., GARDNER, L. I., MIGEON, C. J.: Further studies on the treatment of congenital adrenal hyperplasia with cortisone. II. The effects of cortisone on sexual and somatic development, with a hypothesis concerning the mechanism of feminization. J. clin. Endocr. **12**, 277 (1952).

WILLIAMS, W. R.: Precocious sexual development, with abstracts of over one hundred authentic cases. Brit. gynaec. J. **18**, 85 (1962).

WYK, J. J. VAN, GRUMBACH, M. M.: Syndrome of precocious menstruation and galactorrhea in juvenile hypothyroidism; an example of hormonal overlap in pituitary feedback. J. Pediat. **57**, 416 (1960).

YETTRA, M., STARR, P.: Polyostotic fibrous dysplasia associated with hyperthyroidism. J. clin. Endocr. **11**, 312 (1951).

ZIMPRICH, H., GUPTA, D.: Zur Therapie der idiopathischen Pubertas praecox. 1. Teil: Klinische Studien. Helv. paediat. Acta **20**, 446 (1965).

ZURBRÜGG, R. P., WAGNER, H. P.: Interrelations between hormonally active tumors and sexual precocity. A brief discussion basing on six illustrative case histories. Helv. paediat. Acta **25**, 99 (1970).

Intersexualität

J. R. BIERICH, Tübingen

mit einem Beitrag von H. WALLIS, Hamburg

Hinsichtlich der meisten Formen der Intersexualität ist in den vergangenen 20 Jahren der große Schritt von der reinen Phänomenologie, d. h. der anatomischen Beschreibung, zum pathogenetischen Verständnis gemacht worden. Wie stets in der Biologie ging dieser Fortschritt Hand in Hand mit der Neuentdeckung und Verbesserung der Untersuchungsmethoden, von denen hier nur die cytologischen Verfahren zur Bestimmung des Kerngeschlechts und der Chromosomenkonstitution und die chromatografische Analyse der Steroide aus den Keimdrüsen und Nebennieren erwähnt seien. Bedeutende Beiträge hat auf der anderen Seite die tierexperimentelle Medizin geleistet, die in systematischer Weise die physiologischen Beziehungen von Keimdrüsen, Sexualhormonen und Genitalorganen im Laufe der Ontogenese erforscht hat; als Beispiel sei nur die Entdeckung des „Jost-Effektes" genannt. Durch die Aufklärung des komplizierten Ablaufs der normalen embryonalen Geschlechtsentwicklung haben diese Arbeiten die Voraussetzung zum Verständnis intersexueller Zustände geschaffen.

Die embryonale Geschlechtsentwicklung soll auch in diesem Kapitel an den Anfang gestellt werden.

Embryologie der Geschlechtsentwicklung

Die erste Anlage der Keimdrüse, die sog. *indifferente* Gonade, wird in der 5. Embryonalwoche erkennbar. Als Wucherung des Cölomepithels tritt medial der Urnierenfalte die sog. Keimleiste in Erscheinung, welche die Matrix des Cortex der primitiven Gonade bildet. Gleichzeitig proliferiert das darunter gelegene Mesenchym, aus dem das Mark der Organanlage entsteht.

Die Differenzierung der Keimdrüsen in männlicher oder weiblicher Richtung, die sog. Geschlechtsbestimmung, entspricht der gegebenen genetischen Information. Vorbedingung für die Entwicklung von Testes ist das Y-Chromosom, für die Ausbildung von Ovarien zwei X-Chromosomen. Wie jedoch die Beobachtung von familiären Fällen mit echtem Hermaphroditismus, d. h. von Individuen mit Keimdrüsengewebe beiderlei Geschlechts, mit eindeutig und ausschließlich männlichem oder weiblichem Karyotypus zeigt, müssen außer den Geschlechtschromosomen auch die Autosomen für die Geschlechtsbestimmung der Gonaden von Bedeutung sein. Nach LENZ (1965) sind für beide Geschlechter in gleicher Weise sowohl autosomale Gene zu postulieren, die die Differenzierung der Keimdrüsenanlage zum Testis und zum Ovar fördern, als auch solche, die sie hemmen. In welcher Richtung das Gleichgewicht von Förderung und Hemmung im Laufe der Differenzierung verschoben wird, hängt von den Geschlechtschromosomen ab. Damit wird angenommen, daß die Gonosomen nicht unmittelbar, sondern über zwischengeschaltete Gene auf die Gonadendifferenzierung einwirken, daß mit anderen Worten ein multifaktorielles System vorliegt.

Die Entwicklung der Genitalorgane ist der Differenzierung der Keimdrüsen kausal und zeitlich nachgeordnet. Bezüglich ihrer Geschlechtsspezifität hängt sie vom Vorhandensein von Testes ab. Die *Gonodukte*, d. h. die Wolffschen und Müllerschen Gänge werden zunächst bei beiden Geschlechtern angelegt. Beim männlichen Fetus gehen aus den Wolffschen Gängen unter dem Einfluß testiculärer Wirkstoffe Nebenhoden, Samenstränge und Samenblasen hervor; die Müllerschen Gänge werden zurückgebildet. Beim weiblichen Fetus entstehen aus den Müllerschen Gängen Tuben und Uterus, während die Wolffschen Gänge verschwinden. Das Ovar, das endokrin aktive Gewebsformationen erst vom 7. Fetalmonat an entwickelt, hat an diesen Vorgängen keinen Anteil. Wie die bekannten Tierexperimente von JOST gezeigt haben, folgt die Ausbildung des Gangsystems auch dann dem weiblichen Muster, wenn keinerlei Gonaden vorhanden sind.

Ähnliches gilt für die Gestaltung der *äußeren Geschlechtsorgane*. Sofern keine Hoden vorhanden sind, kommt die neutrale, bzw. weibliche Form des Genitale zur Ausbildung. In Gegenwart endokrin aktiver Testes wächst dagegen das Tuberculum genitale zum Penis aus, die Geschlechtswülste vereinigen sich zum Scrotum, die Schamspalte wird geschlossen. Die männlichen und weiblichen Homologe der Genitalorgane sind in Tabelle 150 einander gegenübergestellt.

Tabelle 150. *Homologe Genitalstrukturen beim männlichen und weiblichen Geschlecht*

Ursprung	♂	♀
Sinus urogenitalis	Utriculus prostat. Prostata Gland. bulbourethr. (COUPER)	Vagina (untere $^2/_3$) Gland. paraurethr. (SKENE) Gland. Bartholini
Tuberculum genitale	Penis Corpora cavernosa Glans penis	Clitoris Corpora cavernosa Glans clitoridis
Urethralfalten	Corpus cavernosum urethrae	Labia minora
Geschlechtswülste	Scrotum	Labia majora

Während früher angenommen wurde, daß der Abbau der Ovidukte und die Virilisierung des äußeren Genitales beim männlichen Fetus durch ein und denselben Wirkstoff induziert würde, weiß man heute, daß die beiden Vorgänge unter dem Einfluß verschiedener Hodeninkrete ablaufen. Männliche Patienten mit bestimmten kongenitalen Steroidstoffwechselstörungen (3β-Hydroxysteroiddehydrogenasemangel; Lipoidhyperplasie der Nebennierenrinde; s. S. 274 u. 314) weisen infolge einer insuffizienten Androgensynthese zwar ein intersexuelles bzw. weitgehend feminines äußeres Genitale auf; die Müllerschen Gänge verfallen bei diesen Patienten jedoch wie bei normalen Knaben der Rückbildung.

Am Ende der Geschlechtsentwicklung steht beim männlichen Fetus der Descensus testiculorum, der in den beiden letzten Monaten der Fetalzeit erfolgt.

Terminologie

Nach der Konstellation der Geschlechtschromosomen und der Morphologie der Keimdrüsen und Genitalorgane kann man bei jedem Individuum das chromosomale, gonadale und genitale Geschlecht unterscheiden; normalerweise sind alle drei Eigenschaften einheitlich männlich oder weiblich. Als intersexuell bezeichnet man Personen, bei denen sexuelle Merkmale beider Geschlechter vorhanden sind. Entweder ist dabei das Genitale rein männlich oder weiblich und steht im Widerspruch zum chromosomalen und/oder gonadalen Geschlecht, oder es enthält gleichzeitig männliche und weibliche Anteile.

Von echtem Zwittertum oder *Hermaphroditismus* verus spricht man, wenn die Gonaden Keimdrüsengewebe beider Geschlechter enthalten, vom *Pseudohermaphroditismus* masculinus bzw. femininus, wenn die Gonaden einheitlich männlich bzw. weiblich, die sekundären Geschlechtsmerkmale dagegen gegengeschlechtlich oder intersexuell gestaltet sind.

Häufigkeit

Genaue Angaben über die Häufigkeit des Vorkommens von Intersexualität lassen sich heute erst bezüglich bestimmter Formen machen, bei denen systematische Untersuchungen aus der Neugeborenenzeit vorliegen. Relativ häufige Anomalien sind das Klinefelter-Syndrom und das Ullrich-Turner-Syndrom, die auf chromosomalen Aberrationen beruhen. Für das Klinefelter-Syndrom beträgt die Frequenz rund 2,7‰ der männlichen Neugeborenen (MOORE; BERGEMANN; MCLEAN et al.) für die Chromatin-negative Gonadendysgenesie 0,4 % aller Neugeborenen (POLANI). Nach den Erhebungen von PRADER kommt das kongenitale adrenogenitale Syndrom (AGS) rund einmal unter 5000 Neugeborenen vor; die Frequenz des Pseudohermaphroditismus femininus infolge einer kongenitalen AGS beträgt dementsprechend rund 0,1‰. Die nicht-adrenal bedingten Formen des Pseudohermaphroditismus femininus spielen demgegenüber zahlenmäßig kaum eine Rolle.

Detaillierte Angaben über die Häufigkeit der einzelnen Formen des Pseudohermaphroditismus masculinus fehlen bisher, abgesehen von einigen seltenen Syndromen. Die vorliegenden Angaben ermöglichen nur eine grobe Schätzung der Häufigkeit des Pseudohermaphroditismus masculinus insgesamt. Die in der englischsprachigen Literatur zwischen 1895 und 1950 publizierten Fälle von Intersexualität hat MONEY zusammengestellt; die Zahlen gehen aus Tabelle 151 hervor.

Tabelle 151. *Häufigkeit der verschiedenen Intersexformen.* (Nach MONEY, 1952)

	Gesamt	Genitalaspekt		
		♀	♂	?
Hermaphr. verus	39	22	10	7
Pseudohermaphr. masc.	129	42	87	—
Pseudohermaphr. fem. infolge kong. AGS	122	—	122	—
Pseudohermaphr. fem., nicht adrenal	8	—	8	—
Gesamt	298	64	227	7

Da die Zusammenstellung mit dem Jahr 1950, d.h. vor der Einführung der Cortisonbehandlung des kongenitalen AGS endet, ist keine Selektion zugunsten dieser Krankheit, über die in der Folgezeit zahllose Publikationen erschienen sind, anzunehmen. Nach MONEYs Erhebungen dürften Pseudohermaphroditismus femininus infolge eines kongenitalen AGS- und Pseudohermaphroditismus masculinus annähernd gleich häufig vorkommen — nach den vorhin erwähnten Erhebungen also in einer Frequenz von rund 0,1 ‰.

Übersicht über die verschiedenen Intersexformen

In der folgenden Übersicht und Einteilung der Intersexformen werden sowohl pathogenetische als auch morphologische Gesichtspunkte berücksichtigt (Tabelle 152). Die I. Gruppe umfaßt die Störungen der Geschlechtsbestimmung. Während der echte Hermaphroditismus das klassische Paradigma der gonadal bedingten Intersexualität darstellt, können das Klinefelter- und das Ullrich-Turner-Syndrom nur mit Vorbehalt hier rubriziert werden. Ihre Zuordnung zur Intersexualität geht auf die Anfangszeit der Cytogenetik zurück, als man bei Männern mit Klinefelter-Syndrom ein „weibliches" Kerngeschlecht, bei Patientinnen mit Ullrich-Turner-Syndrom dagegen ein „männliches" Kerngeschlecht feststellte. Wie inzwischen erkannt worden ist, lautet die

Tabelle 152. *Übersicht und Einteilung der Intersexformen*

I. Störungen der Geschlechtsbestimmung
   a) Hermaphroditismus verus
   b) Klinefelter-Syndrom und Varianten
   c) Ullrich-Turner-Syndrom (XO-Monosomie)
   d) XO-Mosaike mit chromatinpositiver Gonadendysgenesie
   e) XO-Mosaike mit chromatinnegativer Gonadendysgenesie (XO/XY und Varianten)

II. Störungen der sexuellen Differenzierung des Genitale
   A. Pseudohermaphroditismus masculinus
      1. *mit männlichem äußeren Genitale*
         Pseudohermaphroditismus masculinus internus; Oviduktpersistenz
      2. *mit intersexuellem äußeren Genitale*
         a) Pseudohermaphroditismus masc. infolge angeborener globaler Hodeninsuffizienz
         b) Pseudohermaphroditismus masc. infolge endokriner Hodeninsuffizienz bei 3β-Hydroxysteroiddehydrogenasemangel
         c) Perineoscrotale Hypospadie mit Hodenhochstand
         d) Partielle testiculäre Feminisierung
      3. *mit weiblichem äußeren Genitale*
         a) komplette testiculäre Feminisierung
         b) kongenitale Lipoidhyperplasie der Nebennierenrinde

   B. Pseudohermaphroditismus femininus
      a) kongenitales adrenogenitales Syndrom beim Mädchen
      b) diaplacentar induzierte Virilisierung
         α) Pseudohermaphroditismus fem. infolge vermehrter Androgenbildung im mütterlichen Organismus
         β) Pseudohermaphroditismus fem. infolge Steroidbehandlung der Mutter
      c) kryptogenetischer Pseudohermaphroditismus fem.
      d) Pseudohermaphroditismus fem. mit assoziierten Fehlbildungen

Formel der Gonosomen bei diesen Störungen jedoch nicht XX bzw. XY, sondern XXY bzw. XO. Während man den XXY-Zustand noch allenfalls als chromosomale Intersexualität auffassen kann, stellen die Patienten mit XO-Gonadendysgenesie keine Intersexe, sondern eher sexuelle Neutra dar. Dasselbe gilt für die häufig vorkommenden chromatin-positiven Gonadendysgenesien mit XO/XX- und XO/XXX-Mosaik. XO-Mosaike, deren zweite Komponente wie der häufige XO/XY-Mosaizismus ein Y-Chromosom enthält, haben dagegen meistens klinische Bilder zur Folge, die mit Intersexualität verbunden sind.

Die II. Gruppe der Übersicht umfaßt den Pseudohermaphroditismus masculinus und femininus — Formen der Intersexualität, denen Störungen der normalen Differenzierung der bisexuellen Genitalanlage in männlicher bzw. weiblicher Richtung zugrunde liegen.

Klinisches Bild und Pathogenese

I. Störungen der Geschlechtsbestimmung

a) Hermaphroditismus verus

Der Hermaphroditismus verus zählt zu den seltenen Formen der Intersexualität; seit der Jahrhundertwende sind wenig mehr als 200 gesicherte Fälle mitgeteilt worden (OVERZIER). Die Tatsache, daß die Hälfte dieser Fälle im Zusammenhang mit dem zunehmenden Interesse, das dieses Gebiet gefunden hat, erst in den letzten 10 Jahren publiziert worden ist, läßt aber vermuten, daß die Störung nicht ganz so selten ist, wie früher angenommen. Nach der Beschaffenheit der Keimdrüsen unterscheidet man folgende Formen:

1. Die *laterale* Form. Auf der einen Seite findet sich ein Testis, auf der anderen ein Ovar. Diese Situation wird in etwa $^1/_3$ der Fälle angetroffen.

2. Die *bilaterale* Form. Beide Gonaden enthalten sowohl testiculäres als auch ovarielles Gewebe (Ovotestes).

3. Die *unilaterale* Form. Auf der einen Seite findet sich ein Ovotestis, auf der anderen ein Ovar oder Testis. — Die beiden letzten Formen machen zusammen rund $^2/_3$ aller Fälle aus; die unilaterale Form kommt etwas häufiger als die bilaterale vor.

Topographisch liegen die *Ovarien* gewöhnlich an normaler Stelle am Rande des kleinen Beckens, während *Testes* und *Ovotestes* alle Positionen einnehmen können, die dem fetalen Descensusweg der Hoden entsprechen. Am häufigsten kommen scrotale Lagen zur Beobachtung, danach Positionen in den Leistenbeugen oder in den Leistenhernien, die annähernd in der Hälfte aller Fälle vorgefunden werden.

Testiculäres und ovarielles Gewebe sind in der Regel durch Bindegewebszüge oder Septen voneinander getrennt. In diesen Fällen ist das germinative Epithel spärlicher angelegt als gewöhnlich; seine Ausreifung ist oft unvollkommen.

In der Ausbildung der *sekundären Geschlechtsmerkmale* kommen alle denkbaren Übergänge zwischen männlichem und weiblichem Typus vor, doch werden bestimmte Formen bevorzugt. Abb. 213 (nach OVERZIER) demonstriert die 5 Haupttypen des äußeren und inneren Genitale, wie sie sowohl beim Hermaphroditismus verus als auch beim Pseudohermaphroditismus masculinus und femininus angetroffen werden. In der Regel ist das äußere Genitale ohne weiteres als intersexuell zu erkennen; ein rein männlicher oder

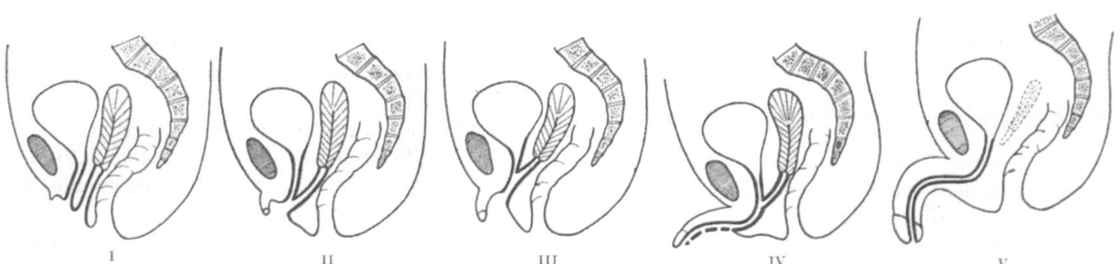

Abb. 213. Urogenitaltypen bei Intersexualität: echte Hermaphroditen, Pseudohermaphroditen, induzierte Pseudohermaphroditen und das adrenogenitale Syndrom zeigen alle Übergänge vom rein weiblichen (I) zum rein männlichen (V) Typ. Die Zwischenformen haben einen Sinus urogenitalis bzw. ein gemeinsames Orificium für Vagina und Urethra. (Nach OVERZIER, 1961)

rein weiblicher Aspekt des äußeren Genitale ist selten. Ein deutlicher Phallus ist bei mehr als $^2/_3$ der Patienten vorhanden, was gewöhnlich zur männlichen Namensgebung und Erziehung Anlaß gibt. Hinsichtlich der Ausbildung der Gangsysteme wird Typ IV der Abb. 213 am häufigsten gesehen. Ein Uterus ist in fast allen Fällen vorhanden, eine sich in normaler Weise nach außen öffnende Vagina dagegen relativ selten. Meistens mündet der uterine Scheidenanteil in einen Sinus urogenitalis, der sich perineal an der normalen Stelle des Orificium urethrae öffnet. Über die bestehenden anatomischen Verhältnisse, die für die Differentialdiagnose von Bedeutung sein können, orientiert am besten die Röntgenkontrastdarstellung des inneren Genitale, von der in Abb. 214 ein Beispiel gezeigt wird.

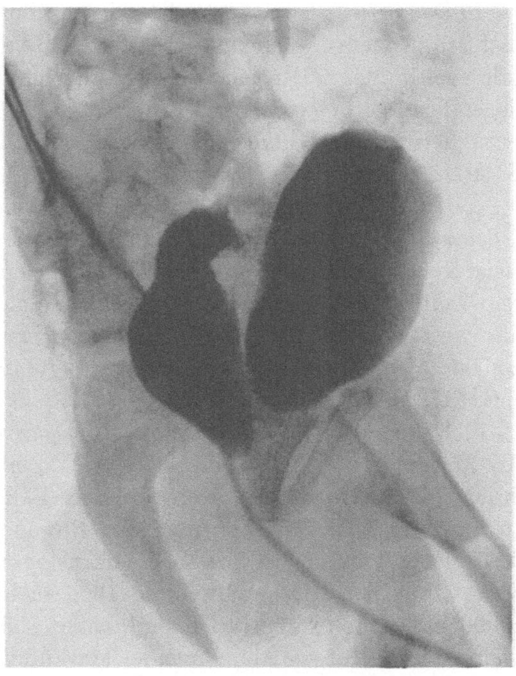

Abb. 214. Röntgenologische Darstellung von Blase (durch i.v.-Pyelographie) und Vagina-Uterusrudiment (durch einen im Sinus urogenitalis liegenden Katheter) bei zwittrigen „Knaben"

Wie schon besprochen (S. 488), hängt die Gestaltung des Gangsystems im wesentlichen davon ab, ob Testes vorhanden sind oder nicht. Auf der Körperseite mit ausschließlich oder vorwiegend ovarieller Keimdrüse findet sich in der Regel eine vollständige Tube und gut ausgebildetes Uterusgewebe. Tube und entsprechende Uterushälfte fehlen dagegen oder bleiben rudimentär, sofern die zugehörige Gonade ausschließlich oder vorwiegend testiculäres Gewebe enthält; stattdessen findet man auf dieser Seite einen Samenstrang.

Da die echten Zwitter stets weibliches Keimdrüsengewebe und, wie erwähnt, in der Regel auch einen Uterus besitzen, ist es nicht verwunderlich, daß $^2/_3$ aller Patienten jenseits des 20. Lebensjahres menstruieren, Voraussetzung ist der freie Abfluß des Blutes, der bei Fällen, in denen keine Kommunikation zwischen Uterus und Sinus urogenitalis besteht, natürlich fehlt. Überdies werden Blutungen relativ selten bei den Genitalformen IV und V beobachtet, die dem männlichen Typus am stärksten angenähert sind. Die Häufigkeit des Auftretens von Menstruationen entspricht auch dem Vorkommen weiblicher Brustentwicklung. Bei einer größeren Anzahl echter Zwitter sind Spermatozoen im Ejaculat nachgewiesen worden. Menstruation *und* Spermatozoen wurden in den Fällen von Burden, Stojalowski u. Debski, McIver et al., de Moura u. Basto, Pirner u. Borelli, Botella, Llusia u. de la Pena und von Nogales et al. beobachtet worden.

Die bisher mitgeteilten Analysen des *Kerngeschlechts* und des *Karyogramms* beim Hermaphroditismus verus haben bis auf wenige Ausnahmen (s. S. 660) keine Hinweise dafür erbracht, daß es sich hierbei um gonosomal verursachte Intersexformen handelt. In der Zusammenstellung von Overzier aus dem Jahre 1962 erscheinen von 85 untersuchten Fällen 57 Chromatin-positiv und 28 Chromatin-negativ; das Verhältnis der beiden Gruppen beträgt 2:1. Soweit Chromosomenuntersuchungen vorliegen, wurden bis auf die wenigen auf S. 660 zitierten Fälle 46 Chromosomen gezählt und die Gonosomenformel XX oder XY festgestellt. Eine primär gonosomale Störung ist nach diesen Befunden für die Mehrzahl der Fälle unwahrscheinlich. Einzelne Beobachtungen mehrfachen Auftretens von Hermaphroditismus verus in einer Familie (z.B. Clayton et al.; Millner et al.) lassen hingegen die Existenz eines recessiven autosomalen Erbleidens als Grundlage der Störung annehmen. Die oben erwähnte Hypothese von Lenz, die bei jedem Individuum autosomale Gene für die Differenzierung der primitiven Gonade zu Testis und Ovar sowie Repressorgene mit entgegengesetzter Wirkung postuliert, vermag eine Erklärung hierfür zu geben. Beim XY-Hermaphroditismus würde das Y-Chromosom über die Aktivierung des Gens für die Hodendifferenzierung in normaler Weise die Entwicklung von testiculärem Gewebe induzieren, während das ovarielle Gewebe aufgrund eines Mangels an Genaktivität des Ovarrepressors zustande käme. Umgekehrt wäre beim XX-Hermaphroditismus die Entwicklung des Ovars ohne weiteres über die Stimulierung des Ovarinduktors durch die XX-Gonosomen zu verstehen, während die Bildung von Hodengewebe durch einen Mangel an Genaktivität des Hodenrepressors zu erklären wäre. Wie weit dieser Theorie faktische Bedeutung zukommt, ist noch offen.

b) Das *Klinefelter-Syndrom* ist, wie erwähnt, nicht mit einem intersexuell gestalteten Genitale verbunden. Hinsichtlich der zugrunde liegenden Chromosomenaberration s. S. 647, bezüglich der klinischen Symptomatik S. 394.

c, d) Auch das klassische chromatinnegative *Ullrich-Turner-Syndrom (XO-Monosomie)* weist kein intersexuelles, sondern vielmehr ein rein weibliches Genitale auf. Dasselbe gilt für die *chromatinpositiven Mosaike mit XO-Komponente*. Hinsichtlich der gonosomalen Befunde s. S. 642, hinsichtlich der Klinik S. 437.

e) Demgegenüber führen *chromatinnegative XO-Mosaike*, die XY- und/oder XYY-Zelllinien enthalten, in der Mehrzahl der Fälle zu intersexuellen Genitalformen. Im Rahmen des relativ häufigen XO/XY-Syndroms, von dem seit seiner Erstbeschreibung 1960 mehr als 90 Fälle publiziert worden sind, lassen sich — in der Reihenfolge abnehmender Maskulinität der Genitalorgane — 3 Formen auseinanderhalten (Bompiani et al., Pfeiffer et al.).

1. Beide Keimdrüsen sind nachweisbar, wiewohl keineswegs immer im Scrotum lokalisiert, und sind nach ihrer Struktur Testikel. Das äußere Genitale und auch die Spermiogenese sind mitunter normal. Bei der Mehrzahl der Kinder ist das Genitale jedoch intersexuell gestaltet: der Phallus ist verkürzt und gekrümmt, es besteht eine mehr oder weniger ausgeprägte Hypospadie und ein Scrotum bipartitum. Uterus und Tuben finden sich häufig, wenngleich oft nur in rudimentärer Ausbildung. Minderwuchs und andere extragenitale Turner-Symptome finden sich in wechselnder Ausprägung.

2. Der Befund an den Keimdrüsen wird als „mixed gonadal dysgenesis" bezeichnet. Es handelt sich um eine asymmetrische Gonadenentwicklung; auf der einen Seite ist ein mehr oder minder ausdifferenzierter Testikel, auf der anderen nur eine bindegewebige Keimleiste nachweisbar, die den „streaks" bei der XO-Monosomie entspricht. Das äußere Genitale ist zwitterig, das System der Müllerschen Gänge ist erhalten. Es besteht ein Sinus urogenitalis communis, der bisweilen als perineale Hypospadie mündet, oder aber Urethra und Vagina öffnen sich getrennt voneinander. — Extragenitale Turner-Symptome kommen wie bei der 1. Gruppe vor.

Unter Hinweis auf die Beobachtung von Singh u. Carr, daß die streaks beim XO-Zustand degenerierte Rudimente embryonaler Ovarien darstellen, haben Pfeiffer et al. für diese Untergruppe den Namen ovariell-testiculäre Dysgenesie vorgeschlagen. Eine derartige Interpretation bedarf für die vorliegende Störung noch des Beweises.

3. Die 3. Gruppe ist durch eine beidseitige Dysgenesie der Keimdrüsen charakterisiert. Da die Gonaden in der Embryonalzeit keine morphogenetischen Wirkungen ausüben, sind äußeres und inneres Genitale rein weiblich gestaltet. Die Kinder sind minderwüchsig, erreichen aber größere Körperlängen als die Patienten mit reiner XO-Monosomie. Turner-Symptome sind in annähernd der Hälfte der Fälle nachweisbar.

Von klinischer Bedeutung ist die Erfahrung, daß die dysgenetischen Keimdrüsen bei YO-Mosaiken mit Y-Chromosom-haltigen Komponenten oft maligne entarten; sog. Gonadoblastome sind keineswegs seltene Beobachtungen. Es ist deshalb zu empfehlen, die Keimdrüsen bzw. ihre Rudimente, die endokrin meist kaum wirksam sind, frühzeitig operativ zu entfernen.

Differentialdiagnostisch sind je nach dem Virilisierungsgrad des Genitale sehr verschiedene Störungen zu berücksichtigen. Bei Patienten der Gruppe 1 kommt, sofern es sich um phänotypisch männliche Kinder ohne intersexuelle Genitalorgane handelt, vor allemdas sog. männliche Turner-Syndrom bzw. Noonan-Syndrom in Betracht. Hierfür sprechen klinisch stärkere Gesichtsdysplasien, besonders ein ausgeprägter Hypertelorismus und antimongoloid gestellte Lidachsen sowie das Vorliegen einer valvulären Pulmonalstenose und/oder eines Vorhofseptumdefektes; bei Gonadendysgenesien mit XO-Komponente findet man dagegen vorzugsweise Aortenisthmusstenosen. Ist das Genitale intersexuell, so müssen differentialdiagnostisch der Hermaphroditismus verus und die verschiedenen Formen des Pseudohermaphroditismus masculinus in Erwägung gezogen werden. Bei Patienten der 3. Gruppe muß die Abgrenzung gegenüber der XO-Monosomie und ihren chromatinpositiven Varianten vorgenommen werden. In jedem Falle ist nicht nur eine Kerngeschlechtsbestimmung, sondern auch die cytogenetische Differenzierung der Geschlechtschromosomen erforderlich.

II. Störungen der sexuellen Differenzierung des Genitale

A. Pseudohermaphroditismus masculinus

Der Pseudohermaphroditismus masculinus umfaßt eine Reihe ätiologisch und pathogenetisch unterschiedlicher Störungen. Auch die morphologischen Kennzeichen sind uneinheitlich und variieren weit stärker als beim Hermaphroditismus verus. Neben Patienten mit rein männlichem Genitale kommen solche mit rein weiblichen äußeren Geschlechtsorganen vor. Die gemeinsamen Züge sind allein das chromatinnegative Kerngeschlecht und das Vorhandensein von Hoden. Die hier vorgenommene Gruppierung geht von dem Erscheinungsbild des äußeren Genitale aus und folgt damit vor allem diagnostischen Gesichtspunkten.

1. Pseudohermaphroditismus masculinus mit männlichem äußeren Genitale

Pseudohermaphroditismus masculinus internus; Oviduktpersistenz

Das äußere Genitale dieser Patienten ist normal männlich, abgesehen davon, daß in der Mehrzahl der Fälle ein ein- oder beidseitiger Hodenhochstand besteht. Die Pubertät setzt zur rechten Zeit ein. Die Abnormität besteht darin, daß trotz der Gegenwart von Hoden und Samensträngen die Derivate der Müllerschen Gänge, Uterus und Tuben angelegt und erhalten werden. In mehr als der Hälfte der beobachteten Fälle wurde eine ein- oder beidseitige Inguinalhernie gefunden, welche meistens Hoden und Uterus enthielt. Gewöhnlich liefert die Herniotomie den Anlaß zur Diagnosestellung. Wie häufig Fälle von Pseudohermaphroditismus masculinus internus *ohne* begleitende Hernien vorkommen, ist naturgemäß unbekannt, da die Störung kaum diagnostiziert wird. Aber auch ohne diese dürften viele Fälle der Diagnose entgehen. Exakte Angaben über die wahre Frequenz der Störung können daher nicht gemacht werden. ROYER et al. haben bis 1961 22 Fälle aus dem Schrifttum zusammengestellt. Leistenhernien wurden 16mal gefunden. Bemerkenswert erscheint, daß 5mal Tumoren der nicht descendierten Testes beobachtet wurden.

Geschwisterbeobachtungen von PHONGPHIPHAT und PRADER sowie die Mitteilung eines Falles, dessen Eltern Vetter und Cousine waren (v. SEEMEN) machen das Vorliegen eines recessiven Erbleidens wahrscheinlich. Ob die Anomalie die Produktion des testiculären Faktors betrifft, der beim männlichen Fetus die Ovidukte zur Rückbildung bringt (LENZ, 1965), oder ob die Reaktivität der Ovidukte auf diesen Faktor herabgesetzt ist, bleibt noch unklar.

2. Pseudohermaphroditismus masculinus mit intersexuellem äußeren Genitale

Die normale Ausbildung des äußeren Genitale setzt beim männlichen Fetus einerseits die Produktion testiculärer Androgene voraus, andererseits ein normales morphologisches Ansprechen der Anlagen, aus denen die Geschlechtsorgane hervorgehen. Ist einer der beiden Vorgänge gestört, so resultiert eine mangelhafte Differenzierung des Genitale, welches je nach Schwere der Störung eine überwiegend maskuline, intersexuelle oder feminine Form erhält. In Fällen, bei denen schon in der Fetalzeit ein Gonadendefekt vorgelegen hat, bleibt die Keimdrüseninsuffizienz in der Regel zeit Lebens bestehen. Die Patienten der zweiten Gruppe hingegen zeigen im allgemeinen eine normale Pubertätsentwicklung.

a) Pseudohermaphroditismus masculinus mit angeborener Hodeninsuffizienz

Das äußere Genitale entspricht den Typen III—V der Abb. 213. Meistens liegt ein höherer Grad von Hypospadie vor. Die Testes descendieren in der Regel nicht, sondern liegen im Becken, in den Leisten oder in den Labioscrotalwülsten. Gewöhnlich sind es hypoplastische Gebilde von Linsen- oder Erbsgröße, oft mit dysplastischer oder fehlender Epididymis. Histologisch sieht man wechselnde Bilder; die Samenkanälchen sind meistens schmal und primitiv strukturiert und tragen wenige Schichten eines kaum differenzierten Keimepithels; auch die Zwischenzellen pflegen spärlich ausgebildet zu sein. — Das innere Genitale ist durch das Vorhandensein eines Uterus und mehr oder minder vollständig ausgebildeter Tuben gekennzeichnet, was ebenfalls auf die Insuffizienz der fetalen Hoden zurückzuführen ist, die keinen Oviduktrepressor produziert haben. Die Vagina mündet entweder perineal oder in einem Sinus urogenitalis.

Ob bei dieser sporadischen, nicht familiär gehäuft vorkommenden Störung eine primäre Dysgenesie oder eine in der Fetalzeit erworbene

Läsion der Hoden vorliegt, ist noch unklar. Der letztgenannte Vorgang würde seine Entsprechung in der kongenitalen Anorchie haben, bei der es sich ebenfalls um den Untergang von bereits fertigem Hodengewebe handelt, nur daß dieser zeitlich später, nämlich nach der vollständigen Ausformung des Genitale anzusetzen ist (PRADER u. RAMPINI).

Eine pathophysiologisch ähnliche Form des Pseudohermaphroditismus masculinus findet man bei Gonadendysgenesien mit XO/XY-Mosaik (s. oben, S. 492).

b) Pseudohermaphroditismus masculinus infolge endokriner Hodeninsuffizienz bei 3β-Hydroxysteroiddehydrogenasemangel

Die meisten Formen der kongenitalen Enzymdefekte der Nebennierenrinde sind mit einer vermehrten Androgenproduktion verbunden, die zur Virilisierung der weiblichen Feten, zum Pseudohermaphroditismus femininus führt (S. 309). Bei zwei Formen ist die Steroidsynthese jedoch auf so früher Stufe gestört, daß nicht nur der Aufbau des Cortisols, sondern auch der der Androgene gehemmt ist. Bei der Lipoidhyperplasie der Nebennierenrinde (S. 274) ist dieser Block, der auch die Steroidsynthese der Leydigschen Zwischenzellen betrifft, vollständig; bei einem Mangel an 3β-Hydroxysteroiddehydrogenase wird im Hoden anstelle des Testosterons nun dessen Vorläufer, das Dehydroepiandrosteron gebildet, das ein sehr schwaches Androgen ist. Die physiologische Virilisierung des äußeren Genitale bleibt deshalb unvollständig (rudimentärer Phallus, Hypospadie). Klinisch bestehen außerdem die Symptome einer Nebenniereninsuffizienz, u. a. ein Salzverlustsyndrom (s. S. 313).

c) Perineoscrotale Hypospadie mit Hodenhochstand

Die im Folgenden abgehandelten Störungen beruhen auf einer genetisch fixierten Nichtansprechbarkeit der Anlagen der Genitalorgane gegenüber den testiculären Androgenen. Bei der perineoscrotalen Hypospadie, der schwersten Form der Hypospadie, öffnet sich die Urethra am Damm zwischen den beiden meist völlig geteilten Hälften des Scrotums. Infolge des in annähernd der Hälfte der Fälle bestehenden Kryptorchismus (SØRENSEN) wölben sich die beiden Scrotalhälften nur wenig vor und ähneln damit weitgehend großen Labien. Das Membrum ist nicht kanalisiert, Uterus und Tuben fehlen. Nach dem Aspekt des äußeren Genitale ist es nicht verwunderlich, daß solche Kinder als Neugeborene für Mädchen gehalten werden. Der wahre Sachverhalt wird nicht selten erst in der Pubertät eklatant, wenn Bartwuchs, Stimmbruch und Penisvergrößerung auftreten. Die Hoden sind während der Kindheit morphologisch unauffällig; erst nach der Pubertät zeigen sie die für retinierte Testes typischen regressiven Veränderungen.

Nach den umfangreichen Erhebungen von SØRENSEN kommen Hypospadien bei 3,3$^0/_{00}$ aller Neugeborenen vor; in einem Drittel davon handelt es sich um schwere Grade. Familiäres Auftreten wird häufig beobachtet; wahrscheinlich wird die Störung autosomal recessiv vererbt.

Zusammen mit anderen Mißbildungen kommt ein Pseudohermaphroditismus masculinus dieser Art im Rahmen des *Typus Rostockiensis* vor. Das seltene Syndrom setzt sich aus folgenden Symptomen zusammen: Hexadaktylie an Händen und Füßen, Mikrognathie, Hypoplasie der Ohrmuscheln, Mikrophthalmie, ferner bei Knaben Hypospadie und Kryptorchismus, bei Mädchen Vagina duplex und Uterus bicornis (ULLRICH; HÖVELS u. MÜLLERREISERT; WEYERS).

d) Pseudovaginale perineoscrotale Hypospadie

Die pseudovaginale, perineoscrotale Hypospadie ist eine keineswegs seltene Variante der gewöhnlichen perineoscrotalen Hypospadie, von der sie sich allein durch das Vorhandensein einer rudimentären Pseudovagina unterscheidet, die blind endigt, da ein Uterus fehlt (BERKMEN; ERWOULD u. STENEBRUGGEN; PHILIPP et al.; BIERICH und BETTENDORF) (Abb. 215). Der Genitalaspekt des Neugeborenen entspricht daher noch mehr als bei den vorangehenden Typen der weiblichen Form. Auch hier schöpfen die Eltern häufig erst in der Pubertät, die einen eindeutig männlichen Verlauf nimmt, den Verdacht auf Intersexualität. Auch von diesem Syndrom liegen zahlreiche Geschwisterbeobachtungen vor. Verschiedene Patienten stammten aus Verwandtenehen. LENZ (1964) hält einen autosomal recessiven Erbgang für wahrscheinlich.

e) Partielle testiculäre Feminisierung

Diese Störung stellt eine Variante des auf S. 495 beschriebenen Syndroms der „testiculären Feminisierung“ dar, von dem sie sich durch eine stärker männliche Ausprägung des äußeren Genitale und eine reichlichere Sekundärbehaarung unterscheidet. Der Phallus ist nicht kanalisiert und im allgemeinen kleiner als bei den bisher genannten Formen des Pseudohermaphroditismus masculinus („Clitorishypertrophie“); an seiner Basis mündet die Urethrea. Die bei der testiculären Feminisierung vorhandene Pseudovagina fehlt des öfteren. Die gerunzelten großen Labien ähneln einem gespaltenen Scrotum. Die Hoden liegen entweder in den Labien oder in Leistenhernien. Die Schambehaarung ist mäßig bis normal weiblich ausgebildet. Insgesamt macht das äußere Genitale einen überwiegend weiblichen Eindruck, was zur Folge hat, daß die Mehrzahl der Patienten weiblich aufgezogen werden. In der Pubertät entwickeln sich weibliche Mammae. Vaginalblutungen treten nicht auf, da ein Uterus fehlt.

Pathogenetisch wurden bisher für die vollkommene und die partielle testiculäre Feminisierung verschiedene Grade von Androgenresistenz angenommen. Untersuchungen, die in jüngster Zeit von NEHER u. KAHNT publiziert worden sind, legen jedoch die Möglichkeit einer anderen Deutung nahe. Die Autoren inkubierten Hodengewebe eines gesunden Mannes sowie Biopsiematerial von Patientinnen mit kompletter und inkompletter testiculärer Feminisierung mit verschiedenen Steroidvorläufern. Während die Testes des Gesunden ebenso wie die der Patientinnen mit der vollständigen Form der Erkrankung vorwiegend Testosteron und kaum Androstendion produzierten, wurden die vorgegebenen Steroide von den Hoden der Patienten mit inkompletter testiculärer Feminisierung vorwiegend zu Androstendion konvertiert. Es erscheint daher möglich, daß die biologische Resistenz dieser Patientinnen allein gegen das Testosteron, nicht aber gegen andere testiculäre Androgene gerichtet ist.

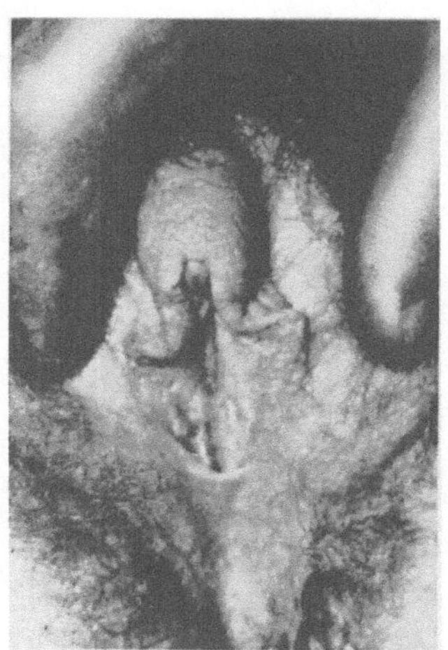

Abb. 215. Genitalbefund bei pseudovaginaler perineoscrotaler Hypospadie; die Pseudovagina endigt in 5 cm Tiefe blind

Familiär gehäuftes Vorkommen der Anomalie ist wiederholt beschrieben worden (DIEFFENBACH, DIEKE, LUGS et al., MOORE et al., REIZENSTEIN, SCHERBAK). Mehrfach erfolgte die *Vererbung* durch mehrere Generationen über klinisch gesunde Frauen. Ob das Leiden dominant autosomal oder X-chromosomal recessiv vererbt wird, ist ebenso ungeklärt wie bei der vollständigen Feminisierung. Die beiden Störungen werden nicht nebeneinander in derselben Familie beobachtet.

3. Pseudohermaphroditismus masculinus externus mit weiblichem äußeren Genitale

a) Komplette testiculäre Feminisierung

Als testiculäre Feminisierung wird ein Syndrom bezeichnet, das durch folgende Symptome charakterisiert ist: Weiblicher somatischer Aspekt, weibliche Mammae, weibliches äußeres Genitale, in den meisten Fällen fehlende oder spärliche Sekundärbehaarung, Fehlen von Uterus und Tuben, blind endigende, kurze Pseudovagina, in seltenen Fällen völliges Fehlen der

Scheidenanlage, Testes, die oft in Leistenhernien oder in den großen Labien liegen, Chromatin-negativer Kernbefund (Abb. 216). Das Syndrom ist in mehr oder minder vollständiger Form schon im vorigen Jahrhundert verschiedentlich beschrieben worden, zuerst 1817 von STEGLEHNER. Die genaue Charakterisierung und die Abgrenzung von den übrigen Formen des Pseudohermaphroditismus masculinus erfolgte jedoch erst durch SCHILLER, Beschwerden verursacht. Ausnahmen bilden Mädchen, die wegen Leistenbrüchen vorgestellt werden und bei denen bei der Herniotomie Hoden gefunden werden, ferner Kinder, die wegen anderweitiger Fälle von testiculärer Feminisierung in der Familie einer Untersuchung unterzogen werden. Auch bei einem Teil der Schwestern und der echt femininen Verwandten der mütterlichen Linie pflegt die Sekundärbehaarung spärlich ausgebildet zu

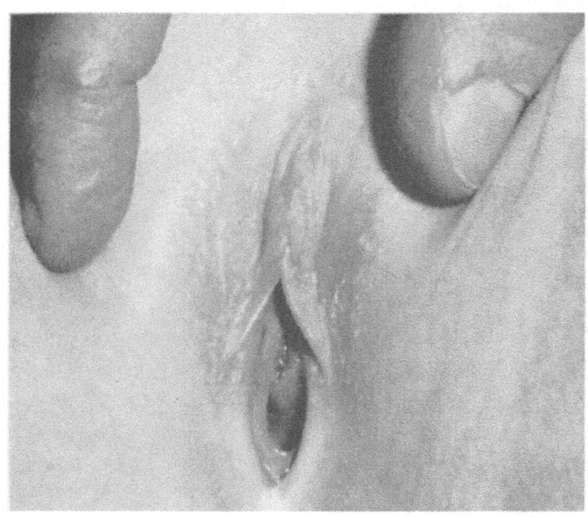

a

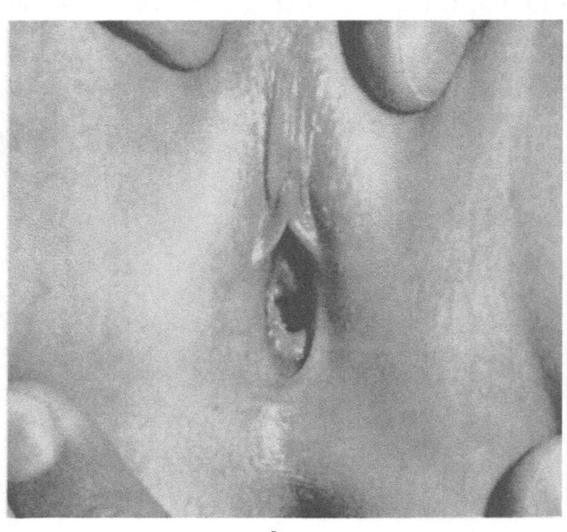

b

Abb. 216a u. b. Völlig weibliches äußeres Genitale bei zwei „Schwestern" mit testiculärer Feminisierung; eine dritte chromatinnegative „Schwester" zeigt die gleiche Genitalform. (Photos von H. MÜLLER, Bethel bei Bielefeld)

GOLDBERG und MAXWELL und MORRIS (1953). Abgesehen von einer Reihe von Bezeichnungen, die heute nur noch historisches Interesse haben (s. HAUSER), werden jetzt nebeneinander folgende Namen verwendet: testiculäre Feminisierung (MORRIS), „hairless women with testes" (WILKINS, 1960), Goldberg-Maxwell-Syndrom, Morris-Syndrom. Im allgemeinen wird der Ausdruck „*testiculäre Feminisierung*" bevorzugt —, obgleich er die falsche Vorstellung einer primär testiculär bedingten Störung impliziert.

Hinsichtlich der *Häufigkeit* des Syndroms, von dem bisher annähernd 190 Fälle publiziert worden sind (NEHER und KAHNT), gehen die Berechnungen bzw. Schätzungen auseinander: 1:2000 (HAUSER); 1:20000 (PRADER); 1:50000 (LENZ, 1964); 1:62400 (JAGIELLOW u. ATWELL). Die genaue Bestimmung der Frequenz stößt schon deshalb auf Schwierigkeiten, weil das Leiden bei einem nicht unbeträchtlichen Teil der Patientinnen unerkannt bleibt („okkulte Intersexform", PRADER).

Namentlich bei *Kindern* wird die Diagnose relativ selten gestellt, da das Krankheitsbild weder auffällig klinische Erscheinungen, noch sein oder zu fehlen. Gewöhnlich erfolgt die erste gezielte Untersuchung erst in oder nach der Pubertät, weil — trotz sonst normaler weiblicher Entwicklung — die Menarche ausbleibt. An sich ist die Diagnose aufgrund der erwähnten Symptome, vor allem der Kombination von weiblichem äußeren Genitale mit Pseudovagina und fehlendem Uterus, spärlicher Sekundärbehaarung und männlichem Karyotypus leicht zu stellen.

Endokrinologisch haben sich, abgesehen von einer erhöhten Gonadotropinausscheidung keine sicheren Unterschiede gegenüber den Hormonbefunden gesunder Männer ergeben. Die Ausscheidung der 17-Ketosteroide erwachsener Patientinnen entspricht derjenigen normaler Männer, die der Oestrogene liegt zwischen den Normalwerten für Männer und Frauen. Der Testosteronspiegel im Plasma liegt nach mehreren Untersuchungen übereinstimmend im Normbereich erwachsener Männer (DESPHANDE et al., SOUTHREN et al., NEHER und KAHNT, FRENCH et al.). Eine vermehrte periphere Konversion von Testosteron zu Oestrogenen hat sich nicht nachweisen lassen. Die Oestrogenwerte in Plasma und Urin liegen im unteren Normbereich normaler Frauen, sind also für männliche Individuen erhöht (French et al.).

Pathoanatomisch findet man in den retinierten Testes schmale, oft lumenlose Samenkanälchen mit wenigen Lagen unreifer Epithelzellen, die von den meisten Autoren vorwiegend als Sertolizellen angesprochen werden. Spermatogonien und höhere Entwicklungsstufen der spermatogenetischen Reihe werden gewöhnlich vermißt, während Leydigzellen eher in vermehrter Anzahl und nicht selten in Haufen angetroffen werden. Benigne tubuläre Adenome (sog. Picksche Adenome) finden sich, sofern man auch die nur mikroskopisch verifizierten Fälle einbezieht, bei rund einem Viertel der Patienten (Morris, Hauser); sie stellen wahrscheinlich abnorme Regenerate der dysplastischen Samenkanälchen dar. Maligne Tumoren, namentlich Seminome, kommen nach den Zusammenstellungen von Morris und Hauser in 8—9% der Fälle vor, so daß nach Abschluß der Pubertät die Kastration mit nachfolgender Oestrogensubstitution geraten erscheint.

Pathogenetisch läßt sich die Anomalie als Hemmungsmißbildung auffassen. In der Fetalzeit kommt es trotz vorhandener Testes nicht zur Ausbildung eines männlichen äußeren Genitale; in der Pubertät bleibt die Sekundärbehaarung aus, obgleich die Haarfollikel vorhanden sind. Knochen und Larynx werden nach weiblichem Muster gestaltet. Ursächlich kommen prinzipiell 2 Möglichkeiten in Betracht, 1. eine hormonale Insuffizienz der Testikel, 2. eine Nichtansprechbarkeit der Zielorgane gegenüber den testiculären Androgenen. Die erste Erklärung ist vor allem von Hauser et al. verfochten worden, die bestimmte histologische Hodenveränderungen hervorgehoben und im Sinne einer testiculären Fehlbildung interpretiert haben. Die oben angeführten endokrinologischen Befunde, namentlich der in den letzten Jahren gelungene Nachweis normaler Testosteronkonzentrationen im Plasma zeigen jedoch eindeutig, daß die hormonale Funktion der Testes intakt ist. Zugunsten der Androgen*resistenz* spricht die Tatsache, daß weder eine allgemeine Behandlung mit Testosteronpräparaten, noch die lokale Verabfolgung von Testosteronsalben die Sekundärbehaarung zum Wachstum bringt (Wilkins, 1950; Snoeck et al., Schreiner). Untersuchungen, die French et al. in jüngster Zeit publiziert haben, zeigen, daß auch die Ausscheidung von Stickstoff, Phosphor und Citronensäure bei solchen Patientinnen im Gegensatz zu gesunden Individuen selbst nach Gaben großer Testosterondosen nicht absinkt. Nach den Feststellungen von Neher und Kahnt erscheint es möglich, daß sich die Resistenz allein gegen das Testosteron, nicht aber gegen andere physiologische Androgene richtet. Als Erklärung der guten Mammaentwicklung haben French et al. folgende Hypothese aufgestellt: Außer den Organen des Intermediärstoffwechsels, den Genitalorganen und den Haarfollikeln ist auch der Hypothalamus gegen Testosteron refraktär, so daß trotz normaler Testosteronspiegel im Plasma die physiologische Homöostase der Gonadotropin-Release nicht eintritt. Folge der hieraus resultierenden erhöhten Gonadotropinausschüttung ist einerseits die Ausbildung adenomatöser Leydig-Zellwucherungen, der Pickschen Adenome, andererseits die obengenannte erhöhte Oestrogenexkretion. Letztere stimuliert die Mammaentwicklung. Unterstützend tritt der fehlende Antagonismus des in diesen Fällen ja unwirksamen Testosterons hinzu.

Die vorliegenden *Chromosomenbefunde* lassen eine chromosomale Aberration ausschließen. Der Karyotypus ist normal männlich, die Konstitution der Gonosomen XY. Auch die Autosomen sind nach Anzahl und Form normal (Jacobs et al., Lennox, Lejeune et al., Miller, Puck et al.). Daß es sich jedoch um ein Erbleiden handelt, geht aus zahlreichen Beobachtungen familiären Vorkommens klar hervor; das Leiden wird sowohl bei Geschwistern als auch bei Angehörigen mehrerer Generationen vorgefunden. Während die betroffenen genetisch und gonadal männlichen Patientinnen naturgemäß unfruchtbar bleiben, bewirkt die Störung bei genetischen Frauen keine Sterilität, sondern allein eine Verminderung der Sekundärbehaarung. — Ob das Leiden X-chromosomal recessiv oder autosomal dominant vererbt wird, ist noch nicht völlig geklärt. Aus bestimmten Gründen kann man jedoch annehmen, daß annähernd 50% der beobachteten Fälle durch Neumutationen bedingt sind, was erheblich zugunsten einer autosomalen Vererbung spricht (Lenz, 1964).

b) Kongenitale Lipoidhyperplasie der Nebennierenrinde

Diese schwere Störung des Stoffwechsels beruht auf einem Defekt desjenigen Enzyms, das die Seitenkette des Cholesterins abspaltet (s. S. 312). Die Biosynthese der Steroide ist daher sowohl in der Nebennierenrinde als auch in den Keimdrüsen auf frühester Stufe blockiert. Bei männlichen Feten bleibt die natürliche Virilisierung des äußeren Genitale vollständig aus. Alle bisher beobachteten Fälle sind in frühester Lebenszeit an Nebennierenrindeninsuffizienz gestorben.

Bei der außerordentlich seltenen Erkrankung handelt es sich um ein autosomal recessives Erbleiden.

B. Pseudohermaphroditismus femininus

a) Adrenaler Pseudohermaphroditismus femininus

Weitaus die häufigste Ursache des weiblichen Pseudohermaphroditismus ist das kongenitale adrenogenitale Syndrom, das bei Neugeborenen in rund 0,2% beobachtet wird (Prader). Das Syndrom ist auf S. 304ff. ausführlich beschrieben. Je nach Art und Schwere des zugrundeliegenden adrenalen Enzymdefektes ist das äußere Genitale mehr oder weniger stark vermännlicht; in extrem virilisierten Fällen, die ausnahmslos mit einem Salzverlustsyndrom verbunden sind, sind die Labioscrotalfalten zu einem durch die Raphe geschlossenen leeren Scrotum zusammengeschlossen und der Phallus ist völlig kanalisiert (s. Abb. 128e, S. 307). Das innere Genitale entspricht auch in diesen Fällen der weiblichen Norm.

b) Diaplacentar induzierte Virilisierung

α) Pseudohermaphroditismus femininus infolge vermehrter Androgenbildung im mütterlichen Organismus. Vermännlichungen des Fetus in utero sind gelegentlich bei virilisierenden Eierstockgeschwülsten (Arrhenoblastomen) der graviden Mütter beobachtet worden (Felicissimo de Paula u. de Abreu-Junqueira; Brentnall; Javert u. Finn). Pseudohermaphroditismus femininus infolge eines Androgen-produzierenden Nebennierentumors der Mutter ist bisher nicht beobachtet worden; dagegen liegen vereinzelte Berichte über hochgradige Virilisation weiblicher Neugeborener infolge temporärer Hormonstoffwechselstörungen der Mütter vor (Wilkins et al., 1958; Kosenow). Die Art der mütterlichen Erkrankung, die stets nur in der Schwangerschaft, in einem Fall in mehreren aufeinanderfolgenden Graviditäten auftrat und zu Hirsutismus, Hypertrichose, Clitorishypertrophie, Tieferwerden der Stimme und übermäßiger Gewichtszunahme führte, ist in keinem Fall geklärt worden. — Die Neugeborenen bieten klinisch den gleichen Aspekt wie beim kongenitalen adrenogenitalen Syndrom; im Gegensatz hierzu ist die Vermännlichung jedoch nicht progredient.

β) Pseudohermaphroditismus femininus infolge Steroidbehandlung der Mutter. Vermännlichung weiblicher Früchte infolge diaplacentaren Übertritts von an die Mutter verabreichten Steroiden ist seit der ersten Mitteilung von Kaufmann vielfach beobachtet worden. Daß Testosteron-Präparate und andere C_{19}-Steroide, die wegen ihres anabolischen Effektes verabfolgt wurden, solche Wirkungen entfalten, ist nicht verwunderlich, obschon es bemerkenswert ist, daß Vermännlichungserscheinungen schon bei Dosen auftreten können, die von der Mutter anstandslos vertragen werden. Von weittragenderer Bedeutung ist die Feststellung gewesen, daß auch die neuen synthetischen *Gestagene* Virilisationen des Fetus in utero verursachen können, vor allem das 17α-Äthinyltestosteron und sein 19-nor-Derivat, Mittel, die wegen ihrer guten peroralen Wirksamkeit in den letzten 10 Jahren bevorzugt zur Behandlung drohender Aborte verwendet worden sind (Wilkins et al., 1958; Hayles u. Nolan; Grumbach et al.). Angesichts der häufigen Anwendung dieser Steroide und der vergleichsweise niedrigen Zahl beobachteter Virilisationen muß wahrscheinlich eine individuelle Disposition der betroffenen Kinder im Sinne einer verminderten Fähigkeit zum Abbau der Steroide angenommen werden. Klinisch handelt es sich meistens um mäßige bis mittlere Grade von Vermännlichung. Die Clitoris ist vergrößert, die Vagina mündet entweder auf dem Boden einer trichterförmigen Vulva oder als Canalis urogenitalis; das Orificium urethrae ist jedoch nicht auf die Unterseite des Phallus verlagert (Abb. 217). Die Kinder werden bei der Geburt in der Regel als Mädchen angesprochen.

Unklar ist bisher die Pathogenese der Virilisierung bei einer dritten Gruppe, bei der die Mütter während der Schwangerschaft weder Androgene oder Anabolica noch synthetische Gestagene des obengenannten Typs, sondern Progesteron bzw. 17-Hydroxyprogesteron, beides physiologische Stoffe, oder aber Diäthylstilboestrol erhalten hatten (Jones; Wilkins et al., 1958; Hayles u. Nolan, Bongiovanni). Mehr noch als bei den obengenannten Fällen muß hierbei zur Erklärung ein abnormer Steroidstoffwechsel des Fetus herangezogen werden.

c) Kryptogenetischer Pseudohermaphroditismus femininus

Zwischen dieser und der im Vorangehenden erörterten Störung besteht klinisch kein wesentlicher Unterschied. Wie aus der von SERINGE et al. (1961) und JEUNE (1965) zusammengestellten Kasuistik hervorgeht, welche 23 Fälle umfaßt, treten leichte und extreme Virilisationen des Genitales gegenüber mittleren Graden zahlenmäßig zurück. Immerhin gibt es mehrere Fälle, die als Knaben (mit vermeintlichem Kryptorchismus) aufgezogen worden sind. Das innere Genitale ist stets feminin; die Pubertät verläuft in völlig weiblichen Bahnen.

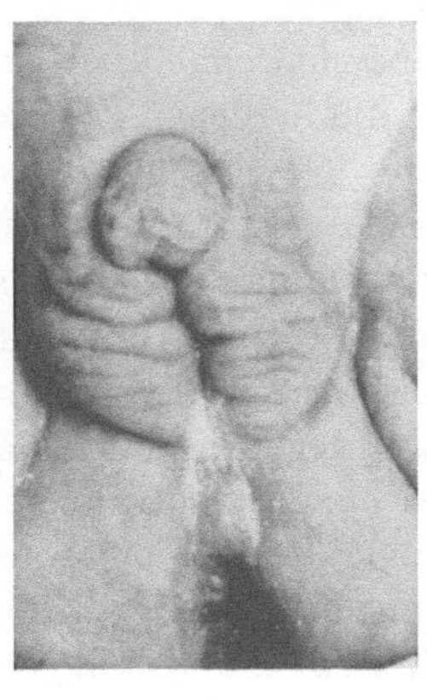

a

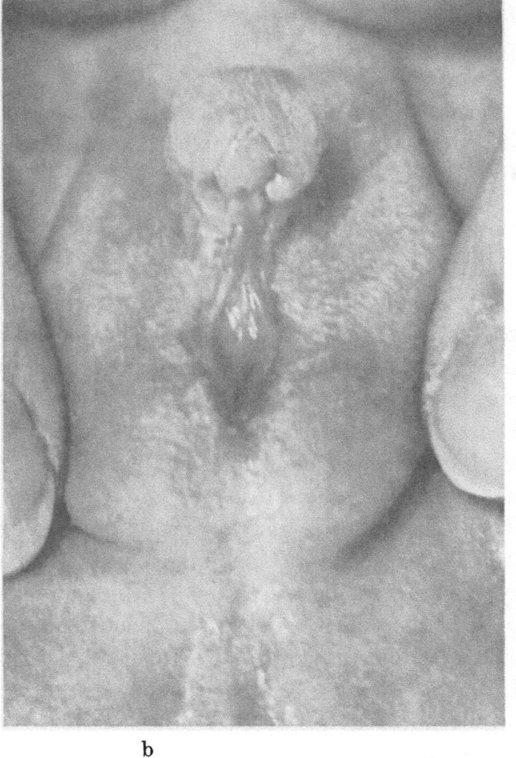

b

Abb. 217a u. b. Äußeres Genitale eines weiblichen Säuglings, dessen Mutter in der Gravidität hohe Dosen 17α-Äthinyltestosteron erhalten hatte. Der Befund entspricht dem Typ III der Abb. 213, S. 490

Die *Pathogenese* ist unklar, ebenso die Frage, ob es sich um eine einheitliche Störung handelt. Folgende Möglichkeiten stehen zur Diskussion:

1. Virilisierung des Fetus durch Steroide der Mutter, die in der Gravidität an einer klinisch inapparenten oder unbemerkten Steroidstoffwechselstörung leidet; u. a. ist an Schwachformen des kongenitalen adrenogenitalen Syndroms bei heterocygoten Müttern gedacht worden (SERINGE et al.).

2. Temporäre Nebennierenrindenhyperplasie des Fetus, u. U. verursacht durch mütterliche Oestrogene.

3. Virilisierung durch ovarielle Androgene des Fetus entsprechend dem Stein-Leventhal-Syndrom. CRIGLER u. CRAIG und DEBRUXELLES haben bei 3 Patienten polycystische Ovarien mit luteinisierten Thecazellen gefunden.

4. Störungen des Abbaues mütterlicher Gestagene und/oder Oestrogene, m.a.W. Verhältnisse, wie sie auch bei der Interpretation des Pseudohermaphroditismus femininus nach exogenen Steroiden diskutiert worden sind.

d) Pseudohermaphroditismus femininus mit assoziierten Mißbildungen

Die fehlerhafte Ausbildung des Genitale kann Teilstück eines umfassenderen Komplexes von Mißbildungen sein, die außer den äußeren und inneren Geschlechtsorganen auch die Nieren und ableitenden Harnwege und den Enddarm betreffen. Im einzelnen sind bei den 34 Fällen, die bisher publiziert worden sind (Zusammenstellungen bei OVERZIER, 1961 und JEUNE, 1965), folgende Fehlbildungen gefunden worden:

Genitalorgane. Clitorishypertrophie bis zur Ausbildung eines völlig kanalisierten Phallus; zweifache Urethra, eine im Bereich des Phallus, die andere in einem Sinusurogenitalis mündend, doppelte Vagina, doppelter Uterus, Uterus bicornis, fehlender Uterus, Fehlen einer Tube und eines Ovars.

Nieren- und Harnwege. Aplasie und Hypoplasie der Nieren und Ureteren, Hufeisenniere, Hydronephrose, Fisteln zwischen Blase oder Urethra und Vagina oder Rectum; Stenose der Urethra.

Darm. Rectum- oder Analatresie, Fisteln (s. o.), mehr oder minder vollständige Kloakenpersistenz.

Die Kinder mit schwerer Nierenaplasie und -hypoplasie sterben gewöhnlich bald nach der Geburt, viele andere kommen in den ersten Lebensjahren infolge chronischer Harnwegsinfektionen ad exitum. Ursächlich handelt es sich um einen Komplex kombinierter teratologischer Dysgenesien. WILKINS (1960) hat auf vergleichbare Anomalien aufmerksam gemacht, die WILSON u. WARKANY an Ratten durch Vitamin A-Entzug erzeugt hatten.

Psychopathologie

Das derzeitige Wissen über die Psychopathologie der verschiedenen Intersexformen im Kindesalter gründet sich vorwiegend auf empirische Daten. Es stehen ausgezeichnete Einzeldarstellungen und Fallsammlungen zur Verfügung, die jedoch je nach wissenschaftlicher Disziplin ihrer Autoren unter verschiedenen Auslesebedingungen zustande kamen. Aus naheliegenden Gründen fehlen genügend systematische, auslesefreie Untersuchungsreihen mit Kontrollgruppenvergleichen, ferner sind die verfügbaren psychopathologischen Untersuchungen oft hinsichtlich der angewandten Methoden schwer miteinander vergleichbar.

Diese Vorbehalte müssen vorausgeschickt werden, weil sie dazu zwingen, die bisher zusammengetragenen Erfahrungen im Hinblick auf ihre Anwendung im Einzelfall jeweils kritisch zu überprüfen. Andererseits haben psychopathologische Kriterien ein entscheidendes Gewicht im Behandlungsplan. Daher sollte zu den Routineuntersuchungen bei Intersexualität eine psychopathologische und psychodiagnostische Untersuchung gehören, möglichst unter Anwendung quantitativer, vergleichbarer und gültiger Untersuchungsverfahren (standardisierte Tests).

Das bisher zusammengetragene Erfahrungsgut berechtigt zu einer zusammenfassenden Darstellung nur unter phänomenologischen Gesichtspunkten. Die Aufteilung nach ätiopathogenetischen Gruppen würde zu einer Aufzählung von Einzel- und Zufallsbeobachtungen führen, die keine verbindlichen Aussagen gestatten.

A. Kindliche Intersexformen mit phänotypisch eindeutig männlicher oder weiblicher Körperbeschaffenheit

Als Prototypen dieser Gruppe dürfen gelten:
a) vollständige testiculäre Feminisierung,
b) Klinefelter-Syndrom,
c) Gonadendysgenesie bei XO-Monosomie.

Die Gruppe derjenigen kindlichen Intersexformen, deren phänotypische Erscheinung und deren Genitalbeschaffenheit bei der Geburt und während der frühkindlichen Entwicklung keine Zweifel an der Geschlechtszugehörigkeit erwecken, wachsen insofern unter günstigen Bedingungen auf, als ihre soziale Rolle als Mädchen oder Knabe für die Umgebung feststeht. Auf diese Weise sind in der Regel die Voraussetzungen dafür gegeben, daß sie ohne Zweifel an ihrer Geschlechtsidentität in die vorgezeichnete soziale Rolle hineinwachsen. Diese füllen sie je nach emotionaler Differenziertheit, Antriebsproduktion und Intelligenz (s. weiter unten) mehr oder weniger vollkommen aus. Sie prägt aber auch ihre spätere Rollenübernahme als Erwachsene, in der Regel auch die psychosexuelle Entwicklung im Hinblick auf das Triebziel (HAMPSON, HAMPSON u. MONEY, 1956; HAUSER, KELLER et al., 1957; HAUSER, 1961; OVERZIER, 1961; MONEY, 1965). Die intersexuellen Kinder mit phänotypisch einwandfrei männlicher oder weiblicher Körperbildung nehmen somit unter normalen Umweltbedingungen in der Regel eine ihrem Phänotypus entsprechende psychosexuelle Entwicklung, die allerdings gemäß der zugrundeliegenden Körperstörung charakteristische Modifikationen erfahren kann:

a) Vollständige testiculäre Feminisierung

Diese Patientengruppe ist für den Pädiater nur von untergeordneter Bedeutung. Die von dieser Störung betroffenen Individuen werden weiblich aufgezogen und scheinen in der Kindheit keine aus dem üblichen Rahmen fallenden Auffälligkeiten zu bieten. Sie kommen in der Regel erst in der Adoleszenz wegen primärer Amenorrhoe in ärztliche Behandlung, wenn nicht anläßlich einer Herniotomie die männliche Gonade identifiziert wird und zu differentialdiagnostischen Überlegungen Anlaß gibt (PRADER, 1957; HAUSER, 1961).

Die bisher bekanntgewordenen Daten über erwachsene „Frauen“ mit vollständiger testiculärer Feminisierung berechtigen zu folgenden Voraussagen, wenn diese Störung in der Kindheit festgestellt wird:

1. Die Anpassung an die vorgezeichnete weibliche Rolle geht offenbar ohne Rollenunsicherheit vor sich (Morris, 1953; Schaumkell u. Stange; Wilkins, 1957; Hauser, Keller et al., 1957; Prader, 1957; Money, 1961). Weder den Kindern selbst, noch ihrer Umgebung kommen Zweifel an ihrer Identität.

2. Die Intelligenzentwicklung der Probanden mit totaler testiculärer Feminisierung ist in der Regel nicht beeinträchtigt. Eine Reihe von Autoren kommt aufgrund ihrer (nicht auslesefreien) Fallsammlungen zu dem Schluß, daß überdurchschnittliche intellektuelle Begabung bei dieser Störung häufiger sei, als es der Normalverteilung entspreche (Novak; Herweg, Ackermann et al., 1946; Hauser et al.; König), doch mangeln diese Befunde der Kontrollgruppenvergleiche. Auch gibt es wahrscheinlich Ausnahmen (Jacobs et al.).

3. Psychosexualität, Libido-Entwicklung und sexuelle Erlebnisfähigkeit entsprechen der reifer weiblicher Individuen. Nach Hasuer (1961) soll Frigidität sogar seltener sein, als bei „normalen“ Frauen. Dies könnte damit zusammenhängen, daß wahrscheinlich bei Männern und Frauen die Androgenproduktion für die Intensität der sexuellen Appetenz verantwortlich ist (Money, 1961, 1965). Da die Patienten mit totaler testiculärer Feminisierung aber auch auffällig häufig einen sehr anziehenden äußeren Habitus zu haben scheinen (Hauser, 1961; eigene Beobachtungen), darf angenommen werden, daß ihre sexuelle Erlebnisfähigkeit auch durch die positive Bestätigung stimuliert wird, welche sie aufgrund ihrer günstigen Erscheinung erfahren (Money, 1965).

Zusammenfassend ist zu sagen, daß bei Kindern mit totaler testiculärer Feminisierung eine ungestörte weibliche soziale und psychosexuelle Entwicklung zu erwarten ist.

b) Klinefelter-Syndrom

Die Patienten mit Klinefelter-Syndrom fallen hinsichtlich ihrer Körperentwicklung in der Kindheit ebenfalls nicht auf und gelten als Knaben, als welche sie sich auch selbst ansehen (Overzier, 1961). Die relativ häufige Störung (s. Bierich) ist aber deutlich gehäuft bei *Schwachsinnigen* verschiedener Grade (Züblin, 1953; Prader, Schneider et al.; Ferguson-Smith, 1958, 1959; Lennox et al., 1958; Illchmann-Christ, Lammers u. Rasch, 1959; Overzier, 1960; Dejung u. Corboz, 1964 u. a.). Normale und überdurchschnittlich begabte Individuen mit Klinefelter-Syndrom sind beobachtet worden, aber gegenüber Schwachbegabten in der Minderzahl (Nowakowski, Lenz et al.; Raboch u. Bleha; Overzier, 1961; Hoaken, Clarke et al., 1964).

Die bei diesem Syndrom häufigen Intelligenzmängel aller Grade (Grenzdebilität bis Idiotie) dürften für die Persönlichkeits- und die soziale Entwicklung der betroffenen Kinder entscheidender sein, als die Störung der somatischen Sexualentwicklung. In Fallsammlungen und kasuistischen Einzeldarstellungen (Literatur s. Prader, Schneider et al.; Overzier, 1961; Wilkins, 1965) finden sich daher Anpassungs- und Verhaltensstörungen erwähnt, die bei Minderbegabungen verschiedener Pathogenese und aus ungünstigen sozialem Milieu häufig vorkommen. Sie sind also nicht spezifisch für das Klinefelter-Syndrom (Pasqualini, Vidal et al.). Die meisten Patienten mit Klinefelter-Syndrom sind jedoch in einer ihrer Intelligenzstruktur angemessenen Form in der Kindheit als männliche Individuen hinreichend in ihre Umwelt eingeordnet.

Bei erwachsenen Patienten finden sich Infantilität, Antriebsarmut, Neigung zu Verstimmungen, geringe emotionale Differenzierung, ungesteuerte Impulsivität relativ häufig als Symptome einer geringen Differenzierung der Gesamtpersönlichkeit (Züblin, 1953 (Lit.); Schulz, 1961 (Lit.); Illchmann-Christ, Lammers u. Rasch, 1959; Dejung u. Corboz). Es muß auch hier darauf hingewiesen werden, daß es sich bei den zusammengetragenen Fällen nicht immer um unausgelesene handelt. Die genannten Autoren deuten diese Persönlichkeitseigenschaften als Ausdruck eines „endokrinen Psychosyndroms“ im Sinne von Bleuer (1954, 1957).

Die *psychosexuelle Entwicklung* der erwachsenen Patienten mit Klinefelter-Syndrom ist hinsichtlich der Triebrichtung dem phänotypischen Habitus zugeordnet, d. h. das Triebziel ist in der Regel heterosexuell (Literatur bei Schulz; Money u. Pollitt; Hoaken, Clarke et al., 1964), jedoch erscheint die Libidoentwicklung oft schwach, die Triebstruktur labil, die Psychosexualität infantil. Demgemäß sind Triebentgleisungen, infantile sexuelle Betätigungsformen, pädophile Tendenzen, transvestitische Neigungen und scheinbar gesteigerte, weil ungesteuerte Sexualbetätigung offenbar nicht selten. Alle Autoren sind sich jedoch darüber einig, daß die sexuellen Fehlverhaltensweisen der Patienten mit Klinefelter-Syndrom nicht spezifisch sind. Sie werden vielmehr als die Folge einer aus infantiler Persönlichkeitsstruktur, labiler Triebstruktur und ungünstigen Umweltbedingungen erwachsenen Fehlentwicklung betrachtet. Ihr sind Klinefelter-Patienten offenbar leichter ausgesetzt, als Menschen mit normalem Chromosomen-Satz und normaler innerer Sekretion, bei denen jedoch durchaus analoge Fehlentwicklungen gefunden werden.

c) Gonadendysgenesie bei XO-Monosomie

Die phänotypisch weiblichen Kinder mit klassischer Gonadendysgenesie kommen in der Regel wegen der mit ihr verbundenen fakultativen Mißbildungen in ärztliche Behandlung, nicht etwa, weil Zweifel an ihrer Geschlechtsidentität auftreten. Die Patienten werden als weiblich angesehen, empfinden sich als Mädchen und verhalten sich dieser Rolle gemäß angepaßt (Hampson, Hampson et al., 1956; Philipp; Prader, 1957; Wallis, 1960; Krautschik; Stutte). Hervorstechend ist bei allen psychopathologisch eingehend untersuchten Fällen der hochgradige *Infantilismus* der Patientinnen, der sich auch in das Erwachsenenalter hineintradiert. Er ist gekennzeichnet durch infantile Abhängigkeitshaltung, Lenksamkeit, Fügsamkeit, Initiativemangel, geringe Aggressivität, eingeengte Interessen, dürftige Phantasieproduktion. Dagegen sind die Patienten in der Regel in ihrer Arbeitshaltung stetig und fleißig, wodurch sie oft bessere Schulleistungen erreichen, als ihrer Begabung nach erwartet werden darf (Wallis, 1960; Krautschik).

Die intellektuelle Begabung ist häufiger unterdurchschnittlich, als es der normalen Intelligenzverteilung entspricht (Hauser, Keller et al., 1956; Hampson, Hampson et al., 1956; Wallis, 1960; Hauser, 1961; Krautschik), es kommen aber durchaus durchschnittlich und überdurchschnittlich begabte Individuen vor.

Von Alexander et al. konnte gezeigt werden, daß bei Patienten mit Gonadendysgenesie häufig eine ausgeprägte optische Gestaltgliederungsschwäche gefunden werden kann. Es handelt sich hierbei offenbar um einen echten Defekt, der in manchen Fällen die schlechten Ergebnisse bei der Intelligenzuntersuchung verschuldet.

Schwere Schwachsinnzustände als fakultatives Symptom bei Gonadendysgenesie wurden beobachtet (Literatur bei Hauser, 1961; Wallis, 1960).

Bemerkenswert scheint die geringe Neurotisierbarkeit der wenig differenzierten Patientinnen zu sein (Wallis, 1960; Krautschik), doch ist ein Fall von Kombination mit Anorexia nervosa beschrieben, die sich allerdings unter besonders ungünstigen Lebensumständen entwickelte (Pitts u. Guize).

Entsprechend der infantilen Persönlichkeitsstruktur der Patientinnen entwickelt sich die *Psychosexualität* im allgemeinen nur schwach, ist aber eindeutig weiblich ausgerichtet. Die Patientinnen lassen im Pubertätsalter weitgehend jede sexuelle Triebbeunruhigung vermissen. Erotisch gefärbte Wunschvorstellungen scheinen vorwiegend von allgemeinen Kontaktbedürfnissen getragen zu sein, während die Libido schwach oder überhaupt nicht entwickelt ist. Dennoch sind verheiratete Patientinnen mit Ovarialdysgenesie keine Rarität.

Subjektiv leiden die Patientinnen erheblich unter ihrem Minderwuchs und dem Fehlen sekundärer Geschlechtsmerkmale (Hampson, Hampson et al., 1956; Wallis, 1960; Krautschik). Die substituierende Behandlung mit Oestrogenen wirkt sich daher durch die damit verbundene Provokation sekundärer Geschlechtsmerkmale psychisch günstig aus. Auch nachhaltige Libidosteigerungen, Aktivierung und Nachreifung der Persönlichkeit sind unter Hormon-Therapie beobachtet worden (Literatur bei Hauser, 1961).

B. Intersexformen mit zwittrigem äußeren Genitale

Hierzu gehören alle Fälle, bei denen aufgrund des Inspektionsbefundes der Genitalien ein Zweifel an der Zuordnung zu einem bestimmten Geschlecht auftaucht, wie: Echte Zwitter, partielle testiculäre Feminisierung, Pseudohermaphroditismus masculinus mit intersexuellem äußerem Genitale, Pseudohermaphroditismus bei adrenogenitalem Syndrom usw. Über Fälle von nicht-adrenalem Pseudohermaphroditismus feminus, die auch unter dieser Gruppe abzuhandeln sind und mit Agonadismus liegen nur Einzelbeobachtungen mit unzureichenden psychopathologischen Daten vor.

Die Patienten dieser Gruppe begegnen, sofern sie nicht schon im Säuglingsalter diagnostiziert und gemäß der Kriterien von WILKINS (s. u.) behandelt werden, zwei ungünstigen Voraussetzungen für die Entwicklung einer männlichen oder weiblichen Rollenidentität: Ihre Umgebung ist unsicher hinsichtlich ihrer Einordnung als Knaben oder Mädchen; die Namensgebung erfolgt oft fast zufällig aufgrund des Ratschlags einer Hebamme, einer Schwester oder eines Arztes und nicht selten gemäß dem Wunsch der Eltern nach einem Sohn oder einer Tochter. Die Patienten selbst erfahren ihre Körperlichkeit, speziell ihre genitale Beschaffenheit nicht in der gleichen Weise wie „normale" Mädchen oder Knaben als fraglos einem Geschlecht zugehörig. MONEY (1965) hat die psychosexuelle Differenzierung in der frühen Kindheit einem Lernvorgang im Sinne der Lerntheorie gleichgesetzt, der, wie wir aus der vergleichenden Verhaltensforschung wissen, starke prägende Kraft besitzt. Neben der Erziehung mit ihren zahlreichen, stetigen, direkten und indirekten Einflüssen auf die sich entwickelnde Persönlichkeit scheint dieser Prozeß in zweiter Linie von der Beschaffenheit der äußeren Genitalien beeinflußt zu werden, besonders von dem Vorhandensein oder Nichtvorhandensein eines Phallus (MONEY, HAMPSON et al., 1955; WALLIS, 1960; MONEY, 1965; WALLIS, 1966).

Demgegenüber spielt die biologische Ausstattung hinsichtlich Chromosomenbefund und Beschaffenheit der Gonaden in der Regel eine wesentlich untergeordnetere Rolle für die psychosexuelle Entwicklung. Sie beeinflußt dagegen offenbar das psychomotorische Verhalten (WALLIS, 1960).

Die innere Übereinstimmung der Patienten mit ihrer sozialen Rolle und die psychische Stabilität hängen offenbar bei allen Formen der Intersexualität mit zwittrigem Genitale weitgehend davon ab, in welchem Alter die endgültige Geschlechtsbestimmung erfolgte und mit welcher Konsequenz sie beibehalten, sowie durch korrigierende therapeutische Maßnahmen gefestigt wurde.

MONEY, HAMPSON et al. (1955) teilten 94 Patienten mit verschiedenen Intersexformen in „psychisch gesund", „psychisch leicht gestört" und „psychisch schwer gestört" ein. 14 von diesen Patienten waren einer Geschlechtsrollenumwandlung unterzogen worden. Von 7 Patienten, bei denen dies im Alter von 1—6 Monaten erfolgt war, befanden sich 6 als „psychisch gesund", 1 „leicht gestört". 4 Patienten, die im Alter zwischen 15 Monaten bis 3 Jahren umgewandelt worden waren, wurden als „gesund" in 1 Fall, „leicht gestört" in 2 und „schwer gestört" in 1 Fall bezeichnet. 3 Patienten, die zwischen 4 und 16 Jahren umgewandelt worden waren, erwiesen sich alle als „schwer gestört".

Im Gegensatz dazu zeigt die zitierte Untersuchung, daß im Kindesalter der Befund „seelisch gesund" bzw. „gestört" durch die Morphologie des äußeren Genitale wenig beeinflußt wird. In Präpubertät und Adoleszenz allerdings nimmt die psychische Gestörtheit bei eindeutigen Formen zwittriger Entwicklung deutlich zu.

Studien über die erstaunliche Bereitschaft des kindlichen Individuums, sich hinsichtlich Rollenübernahme und psychosexueller Entwicklung dem anerzogenen Geschlecht anzupassen, auch wenn sie zu Chromosomensatz und Morphologie von Gonaden und Genitalien in deutlichem Widerspruch stehen, sind inzwischen in großer Zahl veröffentlicht (zusammenfassende Darstellungen: Hermaphroditismus verus: OVERZIER, 1955; SCHULTZ; OVERZIER, 1961;. Adrenogenitales Syndrom: ZÜBLIN, 1953, 1957; BLEULER, 1954; MONEY, HAMPSON et al., 1955; MONEY, 1955; HAMPSON, 1955; WALLIS, 1960. Pseudohermaphroditismus masc.: OVERZIER, 1956, 1958; PRADER, 1957; WALLIS, 1960).

Es ist damit zu rechnen, daß eine verbesserte „Behandlungsstrategie" (MONEY) dieses Phänomen noch verstärkt. Damit dürften die Ausnahmefälle weiter reduziert werden, bei welchen es im Erwachsenenalter zu sexuellen Triebdurchbrüchen kommt, die im Gegensatz zu sozialer Rolle und Geschlechtsrollenidentifikation stehen, ferner jene, bei denen später der Wunsch nach einer Geschlechtsrollenumwandlung auftaucht oder eine solche im Kindesalter wegen Rollendiffusion nötig wird (Lit. zit. sowie NOGALES et al.; WALLIS, 1966).

Die nicht seltenen Fälle von *Pseudohermaphroditismus femininus* bei *adrenogitalem Syndrom* bedürfen einer gesonderten Erwähnung, weil bei ihnen eine zusätzliche Belastung durch die Pseudopubertas praecox besteht.

Diese Gruppe hebt sich von den nicht-adrenal bedingten Intersexformen in der Regel durch ein scheueres, zurückgezogeneres, antriebsärmeres, aber auch stimmungslabileres und reizbareres Verhalten ab. Dysphorische und depressive Verstimmungszustände scheinen häufig zu sein. Der Arbeitskreis um MONEY betrachtet diese Auffälligkeiten als vorwiegend reaktive Folge der mit der abnormen Körperbeschaffenheit verbundenen Diskriminierung. ZÜBLIN und WALLIS sehen darin eine Mischung aus psychopathologischen Folgen der Endokrinopathie im Sinne eines endokrinen Psychosyndroms nach BLEULER und reaktiven Mechanismen.

Nach einer neuen Arbeit von MONEY u. LEWIS (1966) wurde bei Intelligenzuntersuchungen an 70 Patienten mit AGS eine Intelligenzverteilung gefunden, welche der Normalverteilung nicht entspricht. Anstatt zu erwartender 25% von Individuen mit überdurchschnittlichen bis sehr hohen Intelligenzquotienten, fanden sich 60%. Es muß vorläufig offen bleiben, ob es sich um eine zufallsbedingte Auslese, ein mit dem AGS direkt verbundenes Phänomen oder darum handelt, daß hohe Intelligenz und adrenogenitales Syndrom sich häufig kombiniert vererben.

Hinsichtlich der psychosexuellen Entwicklung kann selbst für die extrem vermännlichten unbehandelten Fälle von adrenogenitalem Syndrom mit intersexuellen Genitale die erstaunliche Beobachtung festgehalten werden, daß sie in der Regel Frauen bleiben wollen, wenn sie als solche aufgezogen sind. Sofern jedoch bei der Geburt ein männliches soziales Geschlecht festgelegt wurde, identifizieren sie sich in der Regel männlich.

Diagnose und Differentialdiagnose

Die Diagnose einer Intersexualität sollte nicht nur bei Vorliegen eines deutlich zwittrigen äußeren Genitale gestellt werden; auch weniger ausgeprägte Symptome müssen den Verdacht in diese Richtung lenken, bei vorwiegend männlichem Aspekt des Genitale z. B. Hypospadien und Kryptorchismus, bei vorwiegend weiblichem Aspekt eine Clitorishypertrophie, Inguinalhernien und in der Leiste palpable Resistenzen. Durch die Entwicklung der modernen diagnostischen Verfahren ist es heute möglich geworden, die Situation in jedem Fall von fraglicher Geschlechtszugehörigkeit zu klären. Um das Kind von Anfang an in der adäquaten Geschlechtsrolle aufwachsen zu lassen, muß es das Bestreben des Arztes sein, die richtige Diagnose so früh wie möglich zu stellen. Hierfür ist es erforderlich, sich möglichst weitgehende Sicherheit bezüglich des chromosomalen, gonadalen und genitalen Geschlechts zu verschaffen. Hinsichtlich des *chromosomalen* Geschlechts genügt oft die Feststellung des Kerngeschlechts aus Blutausstrich und Schleimhautabstrich; liegen jedoch Anhaltspunkte für eine gonosomale Aberration wie Klinefelter-Syndrom, Gonadendysgenesie, Hermaphroditismus verus oder XO/XY-Mosaik vor, so ist die Analyse des Karyotyps angezeigt. Nach Bestimmung des Kerngeschlechts ist die Diagnose der Erkrankung in Verbindung mit den übrigen klinischen Symptomen gewöhnlich möglich, ohne daß das *gonadale* Geschlecht durch die Exploration und Biopsie der Keimdrüsen ermittelt wird. Ausnahmen stellen Störungen dar, bei denen ein Hermaphroditismus verus vermutet wird oder nicht ausgeschlossen werden kann. Über das *genitale* Geschlecht informiert, abgesehen von der äußeren Untersuchung die Urethroskopie und Urethrographie. An weiteren wichtigen Untersuchungen ist vor allem die Bestimmung der 17-Ketosteroide und des Pregnantriols im Urin zu nennen.

Der im folgenden beschrittene Weg der Untersuchung ist an der Diagnose des Kerngeschlechtes orientiert (Abb. 218).

A. Kinder mit negativem Kerngeschlecht

Die Untersuchung des Kerngeschlechts fällt negativ bei allen Formen des männlichen Pseudohermaphroditismus aus, ferner bei rund einem Drittel der echten Hermaphroditen und bei etwas mehr als der Hälfte der Fälle mit Gonadendysgenesie. Zieht man zunächst die Störungen mit *intersexuellem äußeren Genitale* in Betracht, so hat die Differentialdiagnose zwischen den verschiedenen Formen des männlichen Pseudohermaphroditismus, dem Hermaphroditismus verus und den XO/XY-Mosaizismus zu unterscheiden. Bei der Hypospadia perineo-scrotalis, der häufigsten Form des männlichen Pseudohermaphroditismus, und

Zellkern	Gonade	Äußeres Genitale	Diagnose
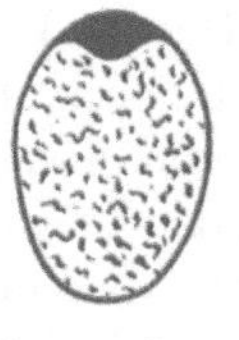 chromatin-positiv (XX, XXY)	⚥	⚥	Hermaphroditismus verus
	♀	⚥	Pseudohermaphroditismus femininus: kongenitales adrenogenitales Syndrom (17-KS erhöht) Virilisierung durch Androgen- oder Gestageneinwirkung beim Fetus (17-KS normal) kryptogenetischer Pseudohermaphroditismus fem. Pseudohermaphroditismus fem. mit assoziierten Fehlbildungen
	♂	♂	Klinefelter-Syndrom (XXY und Varianten)
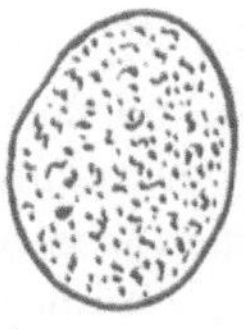 chromatin-negativ (XY, XO, XO/XY)	⚥	⚥	Hermaphroditismus verus
	♂	⚥	Pseudohermaphroditismus masculinus: Hodeninsuffizienz, genetisch (u.a. XO/XY; hierbei u.U. „mixed gonadal dysgenesis") oder fetal erworben Hypospadia perineoscrotalis mit Kryptorchismus inkomplette testikuläre Feminisierung
	♂	♀	Lipoidhyperplasie der Nebennierenrinde komplette testikuläre Feminisierung
	undifferenziert	♀	Turner-Syndrom (XO, XO/XX u.ä., XO/XY u.ä.)

Abb. 218. Kerngeschlecht, gonadales und genitales Geschlecht bei verschiedenen Formen der Intersexualität

ebenso bei der seltenen partiellen testiculären Feminisierung fehlen die Derivate der Müllerschen Gänge; die Urethroskopie und -graphie ergibt keinen Anhaltspunkt für das Vorhandensein eines Uterus. Finden sich positive Hinweise in dieser Richtung, so ist an Hermaphroditismus verus, XO/XY-Mosaik und Pseudohermaphroditismus masculinus infolge angeborener Hodeninsuffizienz zu denken; Chromosomenanalyse, Probelaparotomie und Keimdrüsenbiopsie müssen vorgenommen werden.

Ist der *Genitalaspekt weiblich*, so kommen die Gonadendysgenesie mit ihren Varianten, die testiculäre Feminisierung, sowie die Lipoidhyperplasie der Nebennieren in Betracht. Die letztgenannte Störung, die äußerst selten vorkommt, ist durch eine schwere Nebenniereninsuffizienz gekennzeichnet, die in der Regel zum Tode führt. Bei Kindern mit Gonadendysgenesie führen der obligate Minderwuchs und die bei der Mehrzahl anzutreffenden assoziierten Fehlbildungen auf die richtige Fährte. Von diagnostischer Bedeutung ist das normal weibliche innere Genitale. Durch die Chromosomenanalyse ist zu zeigen, daß die Gonosomenformel nicht XY, sondern XO bzw. XO im Mosaikverband lautet (s. S. 642, 654). — Kinder mit testiculärer Feminisierung suchen den Arzt entweder wegen Leistenhernien und -hoden auf, was diagnostisch wegweisend ist, oder, später in der Adoleszenz, wegen primärer Amenorrhoe. Charakteristisch ist das Fehlen des Uterus und der Sekundärbehaarung, außerdem die familiäre Häufung der Störung.

B. Kinder mit positivem Kerngeschlecht

Bei der überwältigenden Mehrzahl der Kinder mit positivem Kerngeschlecht handelt es sich um Mädchen mit einem Pseudohermaphroditismus femininus aufgrund eines kongenitalen adrenogenitalen Syndroms. Während der nicht-adrenale Pseudohermaphroditismus femininus zahlenmäßig keine wesentliche Rolle spielt, muß der nicht ganz seltene Hermaphroditismus verus, der in 60% der Fälle mit positivem Kerngeschlecht verbunden ist, differentialdiagnostisch in Erwägung gezogen werden.

Oft ergibt bereits die Erhebung der Familienanamnese Anhaltspunkte für ein kongenitales adrenogenitales Syndrom (Geschwisterfälle). Um übrigen wird diese Erkrankung auf einfache Weise durch die Bestimmung der 17-Ketosteroide im Harn diagnostiziert. Da Neugeborene schon physiologischerweise bis zu 2 mg 17-Ketosteroide täglich ausscheiden, ergeben sich bisweilen überlappende Werte; in derartigen Fällen bringt die Bestimmung des Pregnantriols die Entscheidung, das beim kongenitalen adrenogenitalen Syndrom etwa im gleichen Maße erhöht ist, wie die 17-Ketosteroide. Kinder mit adrenogenitalem Salzverlustsyndrom sind darüber hinaus klinisch durch Erbrechen, Dystrophie und Nebenniereninsuffizienzsymptome charakterisiert, biochemisch durch die NaCl-Verluste im Harn, Hyponatriämie, Hypochlorämie und Hyperkaliämie.

Bei *normaler 17-Ketosteroidausscheidung* ist differentialdiagnostisch zwischen einem nichtadrenalen Pseudohermaphroditismus femininus und Hermaphroditismus verus zu unterscheiden. Für eine Störung aus dem erstgenannten Formenkreis sprechen: Steroidbehandlung der Mutter in der Schwangerschaft, Vermännlichung der Mutter in der Gravidität, kombinierte Mißbildungen des Harntraktes und/oder des Enddarms. Natürlich kann die Diagnose nur gestellt werden, wenn Keimdrüsen weder in den Labien noch in den Leisten palpiert werden können. Bei Kindern, bei denen positive Hinweise auf einen Pseudohermaphroditismus femininus fehlen, und in Fällen, bei denen Gonaden getastet werden können, ist der Verdacht auf Hermaphroditismus verus gegeben. Diese Diagnose bedarf der Klärung durch die Probelaparotomie und Keimdrüsenbiopsie. Eine nur makroskopische Beurteilung der freigelegten Gonaden ist als diagnostische Methode abzulehnen, da sie häufig zu Irrtümern führt.

Therapie

Das Ziel der Behandlung der Intersexualität besteht darin, dem Patienten zu einer geschlechtlich eindeutigen Genitalform zu verhelfen und ihm in den Grenzen seiner anatomischen Gegebenheiten ein Optimum an sexueller Funktionalität zu vermitteln. Um die Potentia generandi zu erhalten, ist es wünschenswert, das gegebene gonadale Geschlecht zu belassen. In zahlreichen Fällen verbietet jedoch die anatomische Situation die Korrektur des Genitale im Sinne der *eigenen* Keimdrüsen, so daß weder eine spätere Potentia coeundi (und damit auch die Voraussetzung zur Fortpflanzung) noch überhaupt eine Genitalform erzielt werden kann, die dem Patienten eine zweifelsfreie geschlechtliche Identifikation gestattet. In derartigen Fällen muß die Genitalform dem gegengeschlechtlichen Typus angeglichen werden, der eine eindeutigere Geschlechtszuordnung und nach Möglichkeit die sexuelle Vollzugsfähigkeit gewährt. Derartige Maßnahmen, die durch die Gonadektomie ergänzt werden müssen, erscheinen umso eher gerechtfertigt, als wir heute wissen, daß die psychosexuelle Ausrichtung des Individuums weniger von der Konstitution seiner Geschlechtschromosomen und seinem gonadalen Geschlecht als von seiner anerzogenen bzw. „erlernten“ Geschlechtsrolle abhängt (s. S. 503), ferner, daß der Geschlechtstrieb bei vielen Intersexen nur schwach ausgeprägt ist. Der Auffassung der Entwicklung der Geschlechtsrolle als Lern- und Gewöhnungsvorgang entsprechend ist aber umso entschiedener zu fordern, daß das bürgerliche Geschlecht des intersexuellen Individuums zum frühestmöglichen Termin festgesetzt wird, d. h. zu einem Zeitpunkt, der vor dem Bewußtwerden des Unterschieds der Geschlechter liegt. Geschlechtsänderungen nach Ablauf der ersten $1^1/_2$, allerhöchstens $2^1/_2$ Lebensjahre müssen unbedingt vermieden werden (Money, Hampson u. Hampson; Wilkins, 1960). Spätere Umwandlungen kommen nur bei schweren Störungen der sexuellen Selbstidentifikation des Patienten in Betracht und sind nur dann indiziert, wenn durch eine eingehende psychologische Untersuchung die Prävalenz gegengeschlechtlicher Züge und Eigenschaften festgestellt wird.

Im einzelnen gelten für die Behandlung folgende Richtlinien:

1. Bei Intersexen mit *eindeutig männlich oder weiblich geprägtem äußerem Genitale* besteht kein Anlaß zur Veränderung des phänotypischen Geschlechtes.

2. Bei Kindern mit *Pseudohermaphroditismus femininus* gelingt es in der Regel, durch plastische Operationen ein annähernd normales weibliches Genitale herzustellen und damit die Patientin in Einklang mit ihrem chromosomalen und gonadalen Geschlecht zu bringen. Wie sich gezeigt hat, verhindert die Clitorisektomie nicht die Orgasmusfähigkeit (Money

et al.). Bei nur gering ausgeprägter Clitorishypertrophie ist die partielle Resektion nach LATTIMER zu empfehlen. Da das innere Genitale abgesehen von seltenen Fällen mit assoziierten Fehlbildungen des Harntrakts und Rectums stets völlig normal angelegt ist, machen die Kinder später eine normale weiblich gerichtete Pubertät durch. Beim adrenalen Pseudohermaphroditismus ist die Voraussetzung hierfür die kontinuierliche Behandlung mit Corticosteroiden.

3. *Bei männlichen Pseudohermaphroditen* und *echten Zwittern* richtet sich die Wahl des Geschlechtes entsprechend den oben gemachten Ausführungen nach der Beschaffenheit des äußeren Genitale. Sind Phallus und Schwellkörper ausreichend entwickelt, so ist die chirurgische Aufrichtung des Gliedes und die Herstellung einer penilen Urethra indiziert. Ist das Membrum dagegen nur rudimentär angelegt und fehlen die Schwellkörper, so ist die plastische Herstellung eines männlichen Genitale unmöglich; in solchen Fällen ist die Abtragung des Membrum und die Korrektur in weiblicher Richtung angezeigt, welche durch die Entfernung der Testes ergänzt werden muß.

Handelt es sich um Kinder mit echtem Hermaphroditismus, so stößt die Entfernung des unerwünschten Kreimdrüsengewebes beim Vorliegen von Ovotestes häufig auf Schwierigkeiten, da die Grenze zwischen testiculärem und ovariellem Gonadenanteil makroskopisch nicht sicher ausgemacht werden kann. Will man das betreffende Individuum als Mädchen erziehen, so daß allein die Wirkung des ovariellen Anteils der Gonaden erwünscht ist, so besteht neuerdings die Möglichkeit, die Auswirkung der testiculären Androgene durch Verabreichung sog. Antiandrogene zu blockieren. Während man in solchen Fällen bislang die totale Gonadektomie vornehmen mußte, kann man mit Hilfe dieser Behandlung heute u. U. die spontane weibliche Pubertät abwarten (BIERICH u. BETTENDORF).

Ebenso wie beim reinen Kryptorchismus ergibt sich aber auch beim Hermaphroditismus verus und bei den verschiedenen Formen des Pseudohermaphroditismus masculinus, namentlich beim XO/XY-Mosaizismus das Problem der möglichen *malignen Entartung* der nicht deszendierten Testikel. Angesichts des deutlich erhöhten Risikos der Malignombildung erscheint die chirurgische Entfernung der retinierten Hoden, die ohnehin steril sind, nach Abschluß der Pubertät indiziert. Beim XO/XY-Mosaizismus sollte man sich schon vorher dazu entschließen (s. S. 492).

Literatur

ALEXANDER, D., EHRHARD, A. A., MONEY, J.: J. nerv. ment. Dis. **142**, 161 (1966).

BERKEMAN, M. H.: Pseudohermaphroditismeus mâle chez deux soeurs. Bull. Féd. Soc. Gynéc. Obstét. franç. 1955, 413 (1955).

BIERICH, J. R., BETTENDORF, G.: Zur Diagnose und Therapie der Intersexualität. In Vorbereitung.

BLEULER, M.: Das endokrine Psychosyndrom. 5. Symposion Dtsch. Ges. Endokr., Freiburg (1957). Berlin-Göttingen-Heidelberg: Springer.

BOMPIANI, A., CARLI, L. DE, MONETA, E., NUZZO, F., SILVESTINI, F.: Un caso di mosaicismo XO/XY. Folia hered. path. (Milano) **12**, 143 (1963).

BONGIOVANNI, A. M., GEORGE, A. M. DI, GRUMBACH, M. M.: Masculinization of the female infant associated with estrogenic therapy alone during gestation in four cases. J. clin. Endocrin. **19**, 1004 (1959).

BOTELLA LLUSIA, J., PENA, A. DE LA: Sur un cas d'hermaphroditisme véritable. J. Urol. méd. chir. **60**, 630 (1954).

BRENTNALL, C. PH.: A case of arrhenoblastoma complicating pregnancy. J. Obstet. Gynaec. Brit. Emp. **52**, 235 (1945).

BURDEN, V. G.: True bilateral hermaphroditism with periodic hematuria. J. Urol. (Baltimore) **12**, 153 (1924).

CLAYTON, G. W., SMITH, J. D., ROSENBERG, H. S.: Familial true hermaphroditism in pre- and postpuberal genetic females. J. clin. Endocr. **18**, 1349 (1958).

CRIGLER, J. F., CRAIG, J. M.: Female pseudohermaphroditism associated with cystic ovaries containing luteinized theca cells: a review of 4 cases. J. Dis. Child. **96**, 633 (1958).

DEBRUXELLES, P.: Les anomalies de la détermination et de la differenciation sexuelles. These de Lille (1961).

DEJUNG, C., CORBOZ, R.: Prax. Kinderpsychol. **13**, 1 (1964).

DESPHANDE, N., WANG, D. Y., BULBROOK, R. D., MCMILLAN, M.: Hormone studies in cases of testicular feminisation. Steroids **6**, 437 (1965).

DIEFENBACH, H.: Familiärer Hermaphroditismus. Dissertation, Berlin 1912.

DIEKE, W.: Die antiken Hermaphroditen. Zbl. Gynäk. **78**, 889 (1956).

ERNOULD, H. J., STEENEBRUGGEN, A.: Un cas de Pseudohermaphroditisme mâle et son traitment. Rev. lyon. Méd. **6**, 569 (1957).

FELICISSIMO DE PAULA, X. J., ABREU-JUNQUEIRA, M. DE: Sobre un caso de arrhenoblastoma e gravidez topica simultanea. Rev. Ginec. Obstet. (Rio de J.) **1**, 356 (1938).

Fraccaro, M., Taylor, A. J., Bodian, M., Newns, G. H.: A human intersex ("true hermaphrodite") with XX/XXY/XXYYY sex chromosomes. Cytogenetics **1**, 104 (1962).

French, F. S., Wyk, J. J. van, Baggett, B., Easterling, W. E., Talbert, L. M., Johnston, F. R., Forchielli, E., Deg, A. C.: Further evidence of a target organ defect in the syndrome of testicular feminization. J. clin. Endocr. **26**, 493 (1966).

Gartler, St. M., Waxman, S. H., Gilbert, E.: An XX/XY human hermaphrodite resulting from double fertilization. Proc. nat. Acad. Sci. (Wash.) **48**, 332 (1962).

Goldberg, M. B., Maxwell, A. F.: Male pseudohermaphroditism. J. clin. Endocr. **8**, 367 (1948).

Grumbach, M. M., Ducharme, J. R., Moloshok, R. E.: On the fetal masculinizing action of certain oral progestins. J. Clin. Endocr. **19**, 1369 (1959).

Hampson, J.: Hermaphroditic genital appearance, rearing and eroticism in hyperadreno-corticism. Bull. Johns Hopk. Hosp. **96**, 265 (1955).

Hampson, J. L., Hampson, J. G., Money, J.: Bull. Johns Hopk. Hosp. **96**, 207 (1955).

Hauser, G. A.: Gonadendysgenesie. In: Die Intersexualität, hrsgeg. v. C. Overzier. Stuttgat: G. Thieme 1961.

— Keller, M., Koller, Th., Wenner, R., Gloor, J.: Schweiz. med. Wschr. **87**, 1573 (1957).

Hayles, A. B., Nolan, R. B.: Masculinization of female fetus, possibly related to administration of progesterone during pregnancy. Proc. Mayo Clin. **33**, 200 (1958).

Herweg, J. C., Ackermann, L. V., Allen, W. M.: J. clin. Endocr. **275**, 6 (1946).

Hoaken, P. C. S., Clarke, M., Breslin, M.: Psychosom. Med. **26**, 207 (1964).

Hövels, O., Müllerreisert, F.: Der „Typus Rostockiensis" als charakteristisches Kombinationsbild multipler Mißbildungen (Polydaktylie, Hypospadie, Kryptorchismus und Mikrognathie). Z. Kinderheilk. **77**, 454 (1955).

Illchmann-Christ, D., Lammers, H. J., Rasch, W.: Beiträge zum Problem der Intersexualität. Stuttgart: Enke (1959).

Jacobs, P., Baikie, A. K., Court-Brown, W. M., Forrest, H., Roy, J. R., Stewart, J. S. S., Lennox, B.: Chromosomal sex in the syndrome of testicular feminisation. Lancet **1959 II**, 591.

Jagiellow, G., Atwell, J. T.: Prevalescence of testicular feminisation. Lancet **1962 I**, 329.

Javert, C.-T., Finn, W. F.: Arrhenoblastoma: the incidence of malignancy and the relation to pregnancy, to sterility and to treatment. Cancer (Philad.) **4**, 60 (1941).

Jeune, M.: Le pseudo-hermaphroditisme féminin. Rev. lyon. Méd. **14**, 127 (1965).

Jones, H. W., jr., Wilkins, L.: Genital anomalies associated with prenatal exposure to progesterone. Fertil. and Steril. **11**, 148 (1960).

Jost, A.: Recherches sur la différenciation sexuelle de l'embryon chez le lapin. I. Rôle des gonades foetales dans la differenciation sexuelle somatique. Arch. anat. micr. Morph. exp. **36**, 271 (1947).

Kaufmann, C.: Zur Klinik des experimentellen Pseudohermaphroditismus. Geburts- u. Frauenheilk. **12**, 958 (1952).

Keller, M., Koller, Th., Wenner, R., Gloor, F.: Schweiz. med. Wschr. **87**, 1573 (1957).

— Wenner, R.: In: 4. Symposion der Deutschen Ges. f. Endocr. Berlin, 1.—3. März 1956. Berlin-Göttingen-Heidelberg: Springer 1957.

Koenig, P. A.: Geburtsh.- u. Frauenheilk. **2**, 166 (1960).

Kosenow, W.: Zwei Fälle von Geschlechtsanomalie. Frühjahrstagung d. Rhein-Westfäl. Kinderärzte, Hagen, 14. 5. 1966.

Krautschik, A.: Prax. Kinderpsychol. **11**, 33 (1962).

Lejeune, J., Turpin, R., Gautier, M.: Analyse caryotypique de trois pseudohermaphrodites masculines. C. R. Acad. Sci. (Paris) **250**, 618 (1960).

Lemaire, A., Housset, E., Michard, J. P., Sors, C.: Presse méd. **63**, 1785 (1955).

Lennox, B.: Chromosomal sex in the syndrome of testicular feminisation. Lancet **1959 II**, 591.

Lenz, W.: Krankheiten des Urogenitalsystems. In: Humangenetik, hrsg. v. P. E. Becker, Bd. III/1, S. 326ff. Stuttgart: G. Thieme 1964.

— Genetic aspects of sex differentiation in man. Minerva pediat. **17**, 34 (1965).

— Parada, J.: Acta endocr. (Kbh.) **30**, 296 (1959).

Lubs, H. A., Vilar, O., Bergenstal, D. M.: Familial male pseudohermaphroditism with labial testes and partial feminization: Endocrine studies and genetic aspects. J. clin. Endocr. **19**, 1110 (1959).

McIver, R. B., Seabaugh, D. R., Mangels, M., Jr.: True hermaphroditism: A report of two cases. J. Urol. (Baltimore) **52**, 464 (1944).

Miller, O. J.: Sex determination: The sex chromosomes and the sex chromatin pattern. Fertil. and Steril. **13**, 93 (1962).

Milner, W. A., Garlick, W. B., Fink, A. J., Stein, A. A.: True hermaphroditite siblings. J. Urol. (Balitmore) **79**, 1003 (1958).

Money, J.: Hermaphroditism: an inquiry into the nature of a human paradox. Unpubl. Thesis, Boston 1952, Harvard Univ. Libr.

— Bull. Johns Hopk. Hosp. **96**, 253 (1955).

— In: Albert Ellis (Edit.): The encyclopedia of sexual behaviour. New York: Hawthorn 1961.

— J. nerv. ment. Dis. **132**, 239 (1961).

— In: John Money (ed.): Sex research. New York-Chicago-San Francisco-London: Holt, Rinehart & Winston 1965.

— Lewis, V.: Bull. Johns Hopk. Hosp. **118**, 365 (1966).

— Pollitt, E.: Arch. gen. Psychiat. **11**, 589 (1965).

Moore, K. L., Graham, M. A., Barr, M. L.: The detection of chromosomal sex in hermaphrodites from a skin biopsy. Surg. Gynec. Obstet. **96**, 641 (1953).

Morris, J. M.: The syndrome of testicular feminization in male pseudohermaphrodites. Amer. J. Obstet. Gynec. **65**, 1192 (1953).

Moura, A. C. de, Basto, L. P.: True hermaphroditism. J. Urol. (Baltimore) **56**, 725 (1946).

Neher, R., Kahnt, F. W.: Steroid biosynthesis in vitro in 4 cases of testicular feminisation. In: Proc. 2rd symposium on steroid hormones, Genth. Amsterdam: Excerpta med. Found. 1965.

NOGALES, F., VILLAR, E., BOTELLA LLUSIA, J.: Zwei Fälle von echtem Hermaphrositismus. Geburtsh. u. Frauenheilk. **16**, 754 (1956).

NOVAK, J.: Amer. J. Obstet. Gynec. **45**, 856 (1943).

OVERZIER, C.: In: CLAUS OVERZIER (Herausg.): Die Intersexualität: Echter Hermaphrositismus. Stuttgart: Georg Thieme 1961.

PASQUALINI, R., VIDAL, G., BUR, G. E.: Lancet **1957 II**, 164.

PFEIFFER, R. A., LAMBERTZ, B., FRIEDERISZICK, F. K., DISTEL, H., PAWLOWTZKI, I. H., NICOLE, R., OBER, K. G., RUCKES, J.: Die nosologische Stellung des XO/XY-Mosaizismus. Arch. Gynäk. **206**, 369 (1968).

PHILIPP, E.: Dtsch. med. Wschr. **82**, 33 (1957).

— STAEMMLER, H. J., STANGE, H. H.: Der männliche Scheinzwitter mit totaler Verweiblichung. Dtsch. med. Wschr. **80**, 1721 (1955).

— — — Med. Klin. **50**, 1591 (1955).

PHONGPHIPHAT, L.: Persönliche Mitteilung an LENZ (s. W. LENZ). (1965).

PIRNER, F., BORELLI, S.: Beitrag zum Hermaphroditismus verus. Arch. derm.-syph. (Paris) **196**, 329 (1953).

PITTS, J. N., JR., GUIZE, S. B.: Amer. J. Psychiat. **119**, 1100 (1962).

PRADER, A.: In: A. LABHART, Klinik der inneren Sekretion, S. 668. Berlin-Göttingen-Heidelberg: Springer 1957.

— Schweiz. med. Wschr. **87**, 278 (1957).

— Diskussion zu LENZ (s. W. LENZ). (1965).

— RAMPINIM, S.: A study about the cause of idiopathic anorehia. Acta endocr. (Kbh.), Suppl. **89**, 36 (1964).

PUCK, TH. T., ROBINSON, A., TJIO, J. A.: Familial primary amenorrhea due to testicular feminization: A human gene affecting sex differentiation. Proc. Soc. exp. Biol. (N.Y.) **103**, 192 (1960).

RABOCH, J., BLEHA, O.: Endokrinologie **39**, 203 (1960).

REIZENSTEIN, A.: Über Pseudohermaphroditismus masculinus. Münch. med. Wschr. **52**, 1517 (1905).

ROYER, P., PELLERIN, D., HABIB, R., VERMEIL, G., RODRIGUEZ-SORIANO, J.: Le pseudohermaphroditisme masculin interne a organes génitaux externes masculins normaux. Ann. Pédiat. **37**, 911 (1961).

SCHAUMKELL, K. W., STANGE, H. H.: Zbl. Gynäk. **78**, 149 (1956).

SCHERBAK, A. C.: Über eine Genitalmißbildung in vier Generationen einer Familie. Wien. klin. Wschr. **47**, 432 (1934).

SCHILLER, W.: Congenital and acquired sex changes. Int. Clin. **3**, 86 (1940).

SCHNEIDER, J., ZÜBLIN, W., FRANCÉS, J. M., RÜEDI, K.: Schweiz. med. Wschr. **88**, 917 (1958).

SCHREINER, W. E.: Über eine hereditäre Form von Pseudohermaphroditismus masculinus („testiculäre Feminisierung"). Geburtsh. u. Frauenheilk. **19**, 1110 (1959).

SCHULZ, J. H.: In: CLAUS OVERZIER (Hrsg.): Die Intersexualität. Stuttgart: Georg Thieme 1961.

SEEMEN, H. VON: Pseudohermaphroditismus masculinus internus — Kryptorchismus — Hernia inguinalis congenita. Beitr. Klin. Chir. **141**, 370 (1927).

SERINGE, PH., BACH, CH., LOEWE-LYON, S., HALLEZ, J. BOCQUET, L., VERON, P.: Les différentes varietés de pseudohermaphrodisme féminin ne relevant pas de l'hyperplasie surrenale congenitale. Sem. Hôp. Paris **37**, 57 (1961).

SINGH, R. P., CARR, D. H.: The anatomy and histology of XO human embryos and fetuses. Anat. Rec. **155**, 369 (1966).

SNOECK, J., TAGNOR, R., CORDIER, N.: Etude clinique et biologique d'un cas de pseudohermaphroditisme male. Bull. Féd. Soc. Gynéc. Obstét. franç. **4**, 627 (1952).

SØRENSEN, H. R.: Hypospadias with special reference to aetiology. Copenhagen: E. Munksgaard 1953.

SOUTHREN, A. L., ROSS, H., SHARNA, D. C., GORDON, G., WEINBLUM, A. B., DORFMAN, R. J.: Plasma concentrations and biosynthesis of testosterone in the syndrome of feminizing testicles. J. clin. Endocr. **25**, 518 (1965).

— SAITO, A.: The syndrome of testicular feminization: A report of three cases with chromatographic analyses of the urinary neutral 17-ketosteroids. Ann. intern. Med. **55**, 925 (1961).

STOJALEWSKI, K., DEBSKI, J.: Ein neuer Fall von Hermaphroditismus verus beim Menschen. Virchows Arch. path. Anat. **290**, 358 (1933).

STUTTE, H.: Jahrbuch f. Jugendpsychiatrie, Bd. III. Bern und Stuttgart: Hans Huber 1962.

TURPIN, R., LEJEUNE, J., BRETON, A.: Hermaphroditisme XX/XXY. C. R. Acad. Sci. (Paris) **225**, 3088 (1962).

ULLRICH, O.: Der Status Bonnevie-Ullrich im Rahmen anderer „Dyscranio-Dysphalangien". Erg. inn. Med. Kinderheilk. **2**, 412 (1951).

WACHSTEIN, M., SCORZA, A.: Amer. J. clin. Path. **21**, 10 (1951).

WALLIS, H.: Z. Kinderheilk. **83**, 420 (1960).

— Z. Kinderheilk. **83**, 629 (1960).

— In: Jahrbuch für Jugendpsychiatrie, Bd. III. Bern u. Stuttgart: Hans Huber 1962.

— In: Jahrbuch für Jugendpsychiatrie, Bd. IV. Bern u. Stuttgart: Hans Huber 1966).

WEYERS, H.: Die Dyscraniopygophalangie als Merkmalbild embryopathischer Dysplasie. Med. Bild **1**, 24 (1959).

WILKINS, L.: The diagnosis and treatment of endocrine disorders in childhood and adolescence, 2nd ed. Springfield: Ch. C. Thomas Publ. 1957.

— Masculinization of female fetus due to use of orally given progestins. J. Amer. med. Ass. **172**, 1028 (1960).

— The diagnosis and treatment of endocrine disorders in childhood and adolescence. 3rd. ed. Springfield: Ch. C. Thomas 1965.

— JONES, H. W., JR., HOLMAN, G. H., STEMPFEL, R. S., JR.: Masculinization of the female fetus associated with administration of oral and intramascular progestins during gestation: Non adrenal female pseudohermaphroditism. J. clin. Endocr. **18**, 559 (1958).

ZÜBLIN, W.: Acta endocr. (Kbh.) **14**, 1937 (1953).

— Schweiz. Arch. Neurol. Psychiat. **61**, 384 (1953).

— Schweiz. Z. Psychol. **16**, 118 (1957).

ZUELZER, W. W., BEATTIE, K. M., REISMAN, L. E.: Generalized unbalanced mosaicism attributable to dispermy and probable fertilization of a polar body. Amer. J. hum. Genet. **16**, 38 (1964).

Humoral vermittelte Einflüsse des Thymus und der Milz

H. TESSERAUX, Pforzheim

Thymus

Geschichtliches. Der Thymus war schon den Ägyptern (v. Chr. Geb.) und den Römern RUFUS und GALEN (im 2. Jahrhundert n. Chr.) bekannt. GALEN schrieb, daß der Thymus (bei Tieren) zur Zeit der Geburt am größten sei; er hielt ihn für ein die großen Gefäße vor der Berührung mit dem Thorax schützendes Kissen. WHARTON (1610—1673) meinte, daß Epiphyse und Thymus aus den Nerven ausgeschiedene Säfte aufnehmen würden, die durch Lymphgefäße abgeführt würden; er machte außerdem (1656) die Beobachtung, daß bei Ochsen hinter dem Pflug der Thymus kleiner ist als bei Tieren in der Ruhe, eine Feststellung, die 1842 GULLIVER auch bei gehetzten Lämmern machte, Anfänge der heute gesicherten Tatsache der großen Ansprechbarkeit des Thymus auf Infektionen, Intoxikationen, Hunger u. dergl. (HAMMAR), kurz auf einen „Stress" (SELYE, 1936). GLISSON (1597—1677) bezeichnete den Thymus von Kindern, MANGET (1652—1742) den von Neugeborenen als „groß". WILLIAM HEWSON (1739—1774) gab an, daß der Thymus bis zum Ende des 1. Lebensjahres wachse, und hat schon 1772 die später nach A. H. HASSALL (1817—1894) benannten Thymuskörperchen gesehen (WATNEY und SCHÄFER), er sah ferner, wohl als erster, die Hauptaufgabe des Thymus darin, Lymphocyten an Milz und Lymphknoten zu verteilen (DAMESHEK). 1832 beschrieb Sir ASTLEY COOPER im Thymus von Kälbern, Ziegen und beim Menschen Hohlräume und ein „Gangsystem" und hielt das Organ für eine Drüse, deren Sekret für die Ernährung des Feten erforderlich sei (BARRETT). Schon der französische Chirurg PIERRE E. DIONIS (gest. 1718) hatte dies (1716) geglaubt und dabei angenommen, daß das nutritive Material in die V. subclavia abgegeben würde (KELSALL und CRABB). JAKOB HENLE (1809—1885) faßte 1841 Thymus, Schilddrüse, Nebennieren und Milz in einer Gruppe der „Blutgefäßdrüsen" zusammen. 1614 beschrieb als erster FELIX PLATTER (1536—1614) eine „mors thymica" bei einem Säugling durch Druck eines vergrößerten Thymus auf die Trachea. Eine große, praktische Bedeutung erlangte der Thymus als 1889 PALTAUF (1860—1893) einen großen, hyperplastischen Thymus als Teilerscheinung eines, als minderwertige Konstitutionsanomalie gedeuteten „Status thymicolymphaticus" als Ursache eines plötzlichen Todes, insbesondere bei Säuglingen und kleinen Kindern, ansah. Gegen diesen „Thymustod" wandte sich vor allem der schwedische Forscher J. AUG. HAMMAR (1861—1946), welchem wir grundlegende Untersuchungen über den Thymus verdanken. Heute können die Beschuldigungen eines „großen" Thymus und der Irrtum der gefährlichen, frühkindlichen Bestrahlung eines solchen (K.-H. BAUER, LATOURETTE und HODGES) als überwunden angesehen werden. Zu den endokrinen Drüsen wurde der Thymus nach RÖSSLE „fast unbesehen" gerechnet. Schon HAMMAR hatte dem Thymus eine Rolle bei der Immunität zugeschrieben; diese wurde jedoch erst innerhalb des letzten Jahrzehnts experimentell unterlegt. Eine steigende Flut einschlägiger Publikationen ist kaum noch vollständig zu überblicken.

Phylogenese, Ontogenie, Histologie

Der Thymus gehört, wie die Gaumenmandeln (auch die Ileocaecaltonsille der Kaninchen[1] und die Bursa Fabricii der Vögel[2]) zu den *lymphoepithelialen* Organen (HAMMAR, JOLLY, MAXIMOW, MOLLIER); er wird in der phylogenetischen Reihe zuerst bei Fischen angetroffen (PAPERMASTER et al., TESSERAUX) und ist, wie die in seiner Nachbarschaft entstehenden Epithelkörperchen, ein Schlundtaschenderivat und somit *epithelialen Ursprungs*; er tritt phylo- und ontogenetisch *vor* den lymphoiden Zellen und jeglichem lymphatischen (lymphoretikulären) Gewebe, insbesondere vor der Milz und den Lymphknoten, auf. In einem „Organisationsstadium" (HAMMAR) erscheinen in der ursprünglich soliden, alsbald taschenförmigen (tubulären) Anlage lymphoide, als Thymocyten oder Thymolymphocyten bezeichnete Zellen, so daß ein epitheliales Raumnetz resultiert. Je nach der verschiedenen Deutung der Herkunft der lymphoiden Zellen des Thymus wurden eine *Immigrationstheorie* (GRÉGOIRE, HAMMAR, MAXIMOW) oder eine *Transformationstheorie* (v. KÖLLIKER, SCHRIDDE, STÖHR und neuerdings ARCHER et al., AUERBACH, KOSTOWIECKI und WEAKLEY et al.[1]) vertreten. Eine endgültige Klärung ist jedoch bisher nicht erreicht worden (BLOCK, CLARK, LUNDIN u. SCHELIN, MURRAY et al.); es ist nicht auszuschließen, daß beide Möglichkeiten realisiert sind (s. ACKERMAN und KNOUFF, CAZAL). Das vollentwickelte (paarige!) Organ hat einen läppchenförmigen Aufbau, es zeigt eine Mark- und eine Rindenzone (Abb. 219), in der letzteren (wenigstens bis zum Abschluß des Körperwachstums) dicht gedrängte lymphoide Zellen, in der ersteren, welche einen zentralen Markstrang bildet, ein dichteres Reticulum mit weniger zahlreichen lymphoiden Zellen als in der Rinde und sog. Hassallsche Körperchen. Nach einer *Pseudomorphosetheorie* wird die ursprünglich solide, dann retikuläre, epitheliale Anlage bis auf die Hassallschen Körperchen durch lymphoretikuläres Gewebe ersetzt. Elektronenoptische Befunde (der Nachweis von Tonofilamenten und Desmosomen[2]) werden für eine epitheliale Natur

[1] Caecoappendikuläres Organ (ARCHER et al.).

[2] „Kloakaler Thymus" (JOLLY).

[1] Auch für die Gaumenmandeln und die Appendix vermiformis (ACKERMAN).

[2] Desmosomen sah SWARTZENDRUBER jedoch auch in Keimzentren der Milzfollikel von Mäusen, also in lymphoretikulärem Gewebe.

wenigstens eines Teiles des Reticulum des entwickelten Thymus, seines Markanteiles und (?) seiner Rinde angeführt (s. HOSHINO, KAMEYA und WATANABE, LUNDIN und SCHELLIN, WEAKLEY et al.).

Die epitheliale Natur der entgegen der Ansicht der meisten Untersucher auch noch in neuerer Zeit von einigen Autoren mit Blutcapillaren in Verbindung gebrachten Hassallschen Körperchen (MACKAY et al., SHIER, YAMADA und HOSAKA) kann elektronenmikroskopisch unterlegt werden (v. GAUDECKER und HINRICHSEN, GOLDSTEIN et al., VAN HAELST, IZARD, KAMEYA und WATANABE, KAPA et al., KOHNEN und WEISS, MANDEL, SANEL, TÖRÖ et al.). Nach IMAI et al. besteht ihr Kern auch beim Menschen aus einer rudimentären myoiden Zelle.

Ins Thymusmark eintretende Arterien verzweigen sich vorwiegend erst in der Thymusrinde, in welcher reichlich radiäre Capillarschlingen angetroffen werden; diese gehen über in perilobuläre Rand- und interlobuläre Sammelvenen, welche vorwiegend in die dem Thymus benachbarte linke V. brachiocephalica einmünden (BARGMANN, KRECH, MONROY, A. SCHMIDT, SMITH et al.). Die Blutcapillaren der Thymusrinde sind von einer Reihe oder von Aggregaten PAS-positiver Zellen[1] umgeben (SHIER). Von CLARK, GOWANS, MARSHALL und WHITE, METCALF, PERRI u. a. wird eine *Blut-Thymus-Schranke* angenommen. Arterio-venöse Anastomosen im Thymus beschrieben YAMADA und HOSAKA. Der Thymus hat ein dichtes, perivasculäres, nach IDANOW in der Umgebung der Hassallschen Körperchen besonders stark ausgeprägtes Lymphgefäßnetz und (wie die Gaumenmandeln und die Milz) nur abführende Lymphgefäße (HARRIS u. TEMPLETON, KOTANI et al., SMITH).

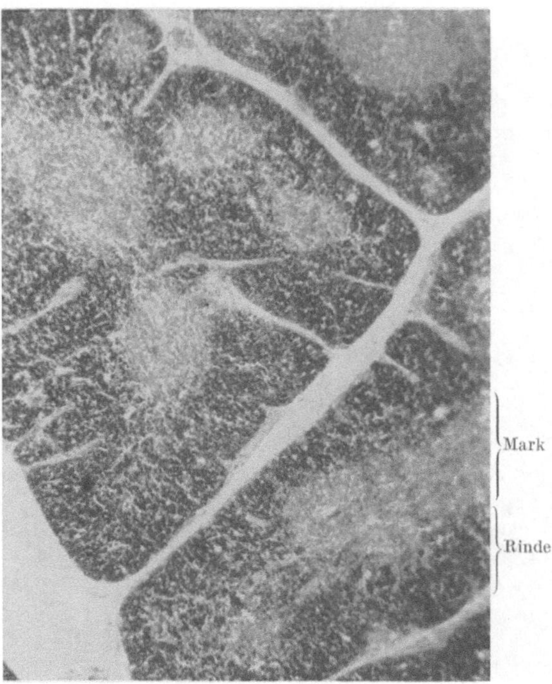

Abb. 219. Mikroskopischer Gewebeschnitt des Thymus eines Neugeborenen

Der Bau des Thymus entspricht nicht, wie der der anderen in seiner Nachbarschaft vom Kopfdarm sich entwickelnden, sicher endokrin wirksamen Epithelkörperchen und ultimobranchialen Körper, dem klassischer, endokriner Drüsen (BARGMANN).

Indessen können cystische und tubuläre („drüsenähnliche") Formationen (Abb. 220) bei der physiologischen (Pubertäts-)Involution und Cysten, „adenoide Bezirke", „kavernöse Kanäle" und eine sog. „adenoide Transformation" oder „Reversion" (Abb. 221 und 222) bei der mit einer das Grundgerüst der Thymus aufhellenden Reduktion der lymphoiden Zellen einhergehenden, auf einen Stress hin erfolgenden „pathologischen" oder „akzidentellen" Involution des Organs (ARNESEN, CHERRY et al., DUSTIN, VAN HAELST, FISCHER, KONVALAINEN, KOSTOWIECKI, LINHARTOVÁ, OKSANEN, SELYE,

[1] Über saure Mucopolysaccharide auch in anderen Reticulumzellen und in Hassallschen Körperchen siehe auch CSABA, HENRY, MARSHALL u. WHITE und METCALF.

SHIER, SVET-MOLDAVSKY und RAFFKINA, TÖRÖ und AROS, WEISE, YAMADA und HOSAKA), elektronenoptische Befunde (CLARK, OLAH et al.), ferner „adenoid" oder („glandulär") cystisch gebaute Thymome (ANDRITSAKIS und SOMMERS, MACADAM et al., ROUJEAU und GALLIAN) als des Thymus nachweisen. MACADAM und VETTERS sahen elektronenoptisch in den Zellen eines Thymoms Sekretgranula, die z.T. an solche der α-Zellen des normalen Pankreas erinnerten.

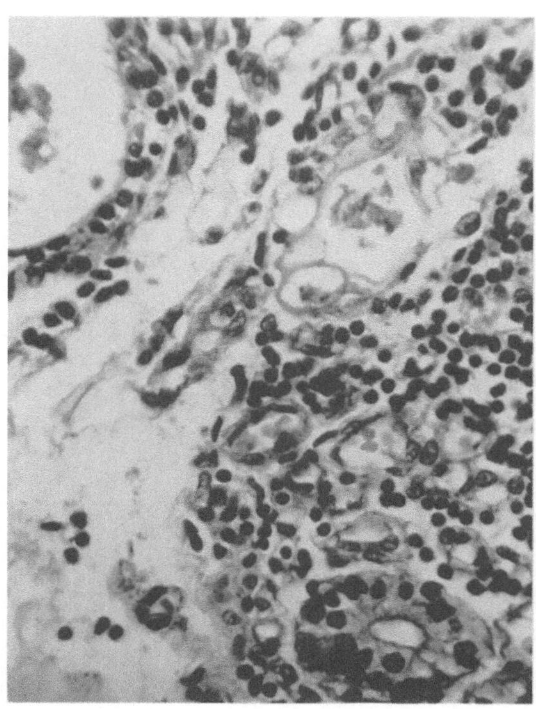

Abb. 220. Drüsenacinusartige Bildung (rechts unten) und kleine Cyste des Thymus (links oben angeschnitten), zwischen beiden ein kleines Hassallsches Körperchen

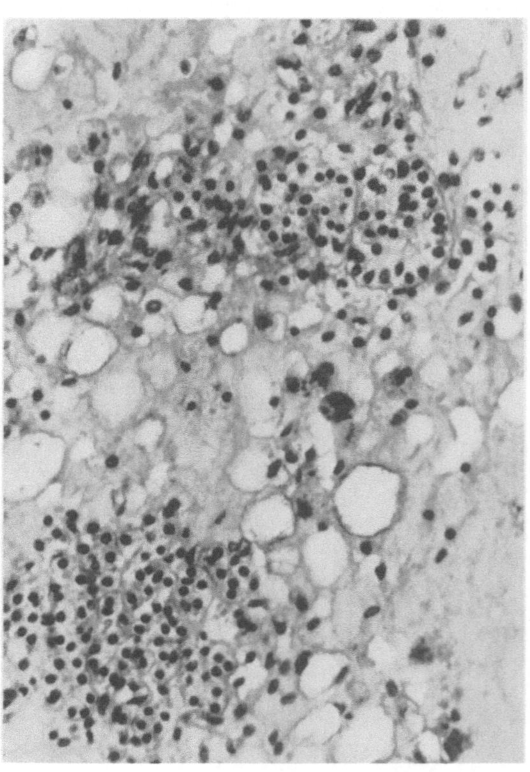

Abb. 221. Drüsenähnliche Komplexe (epitheloide Reversion) in einem akzidentell involvierten Thymus eines 9jährigen Kindes

Ausdruck einer sekretorischen Leistung des Thymus gewertet werden, während „schilddrüsenfollikelähnliche" oder „an Epithelkörperchengewebe erinnernde" Komplexe möglicherweise Inklusionen darstellen.

PANSKY et al. konnten färberisch eine den β-Zellen der Langerhansschen Inseln des Pankreas entsprechende Granula und mit immunologischen Fluorescenzuntersuchungsmethoden ein dem Insulin entsprechendes Material in Reticulumzellen und Hassallschen Körperchen

SUNDER-PLASSMANN deutete die Hassallschen Körperchen und die Reticulumzellen des Thymusmarkes als in räumlicher Beziehung zum Parasympathicus stehende neuro-hormonale (neurokrine) Elemente.

Anstatt einer direkten Abgabe eines Thymushormones an das Blut wurde von BOMBSKOV, in einer sog. „Konservendosentheorie", eine Aufladung des Hormons auf Thymolymphocyten, also ein cellulärer Transport eines Hormons, vertreten.

Physiologie und Pathologie

Dem Thymus wurde eine Rolle beim *Körperwachstum* (bei Amphibien auch der Metamorphose), bei der *Blutbildung* (SCHNEIBERG), insbesondere der *Lymphocytopoese*, im

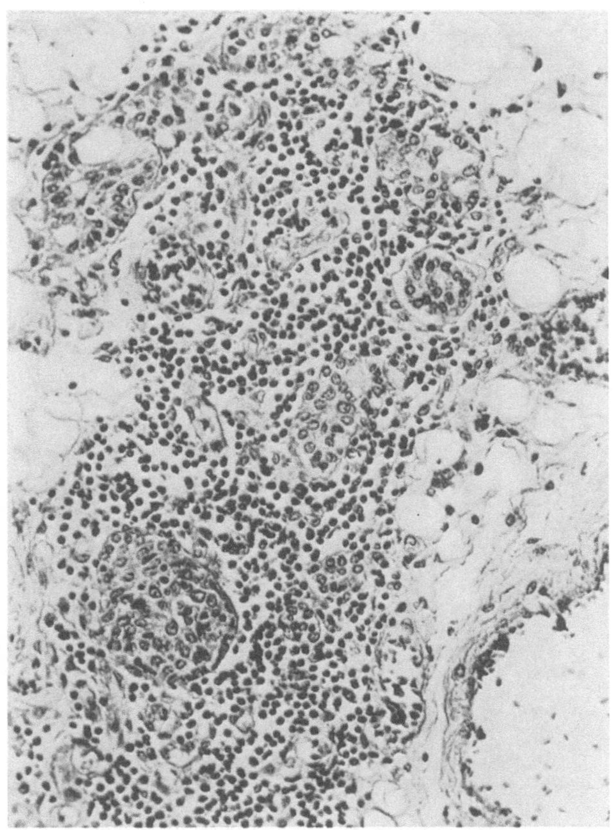

Abb. 222. Epitheloide Reversion in einem akzidentell involvierten Thymus

Mineral-, Nucleoprotein- und Kohlenhydrat*stoffwechsel*, bei der *Immunität*[1] einschließlich der *Geschwulstabwehr* (DEFENDI u. ROOSA, VAN HOOSIER et al., LAW, MAISIN, MARTINEZ, MILLER et al., MOLNAR u. KOVACS, PERRI et al., POTOP et al., RIBACCHI u. GIRALDO, TRAININ et al.), bei *Autoimmunkrankheiten* (BURNET), aber auch bei der Entstehung der Mäuseleukämie, Beziehungen zur glatten und quergestreiften *Muskulatur* (H. ADLER, HALFPAP), zum *Skelet*, zum *Knochenmark* (MIELKE, YOFFEY) und zu sicher endokrinen Drüsen, und selbst eine innersekretorische Leistung zugesprochen.

[1] Über die immunologische Bedeutung anderer lymphoepithelialer Organe, so der Gaumenmandeln, siehe Bd. III dieses Handbuches und KOBURG, über die der ileocaecalen Tonsille der Kaninchen ARCHER et al., der Bursa FABRICII COOPER et al., GLICK, GOOD u. PAPERMASTER, JANKOVIĆ u. LESKOWITZ, G. P. MUELLER et al., ST. PIERRE u. ACKERMAN, SEDALLIAN, WOODS u. LINNA. Es wurden dem Thymus, als Induktor einer *zellulären* Immunität, ein Bursa-System gegenübergestellt, welches ein *humorale* Immunität vermittelt; als „Bursa-Äquivalente" beim Menschen werden das lymphatische Gewebe der Rachenringes und des Darmes angesehen (GOOD u. PAPERMASTER).

Lymphocytopoese und trophische Funktion

Der Thymus ist der größte Lymphocytenproduzent des kindlichen Organismus (ANDREASEN u. CHRISTENSEN, EVERETT u. TYLER, DAMESHEK, FICHTELIUS u. BRYANT, KINDRED, MARSHALL u. WHITE, YOFFEY). Die Lymphocytenproduktion des Thymus ist direkt proportional dem Körperwachstum (METCALF). Die Mitoseaktivität der lymphoiden Thymuszellen ist 5—10mal größer als die der Lymphocyten der lymphoretikulären Gewebe (METCALF). Trotzdem gelangt nur ein verschwindend kleiner Teil der Lymphocyten des Thymus ins Blut, ferner in Milz und Lymphknoten, während der größte Anteil (99%) derselben im Thymus, insbesondere bei einem Stress, zerfällt (Abb. 223 und 224), eine Erscheinung, welche als Ausdruck einer *trophischen Funktion* des Thymus gewertet

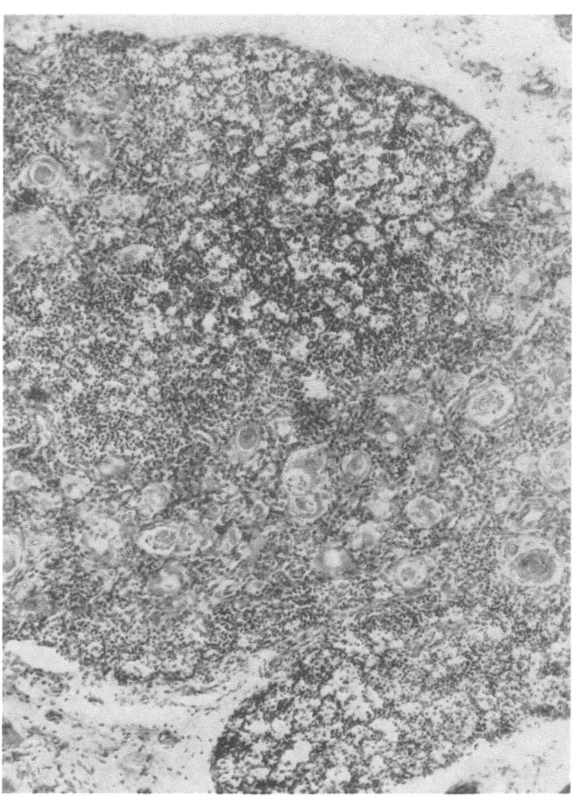

Abb. 223. Akzidentelle Involution des Thymus (sog. Infektionstyp). Massenhaft Hassallsche Körperchen im Thymusmark, Zerfall von Lymphocyten in der Thymusrinde mit Phagocytose von Kerntrümmern in Reticulumzellen

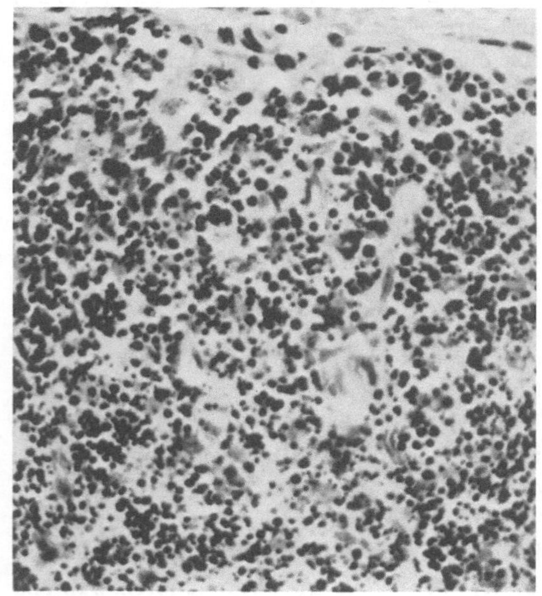

Abb. 224. Kernzerfall in der Thymusrinde und Phagocytose von Kerntrümmern in Reticulumzellen bei akzidenteller Involution des Thymus (einer Maus nach Injektion von Trypaflavin)

wurde. Der Thymus wäre so auch ein *Spenderorgan* für wachstumsfördernde, in den Thymolymphocyten (= „Trephocyten") enthaltene Nucleoproteine, Nucleinsäuren oder Nucleoside, wobei eine „*Reutilisation*" dieser Stoffe offenbar nicht hormonalen Charakters stattfinden soll (DUSTIN, GOWANS, KELSALL u. CRABB, LARSSON, METCALF, NOSSAL).

Immunologische Funktion

Schon HAMMAR hatte eine Rolle des Thymus bei der immunologischen Abwehr des Organismus angenommen. Antikörper konnten im Thymus jedoch erst nach Injektion eines Antigens in den Thymus nachgewiesen werden (MARSHALL u. WHITE). Die Rolle des Thymus bei der Immunität wurde erst im letzten Dezennium experimentell unterlegt (MILLER, GOOD u.a.). Als Überträger dieser Funktion wurden nicht die (nach AUERBACH u.a.) aus dem Epithel des Thymus entstehenden und zum allergrößten Teil in diesem Organ zerfallenden, *kurzlebigen* Lymphocyten (Lebensdauer 2—3 Tage), sondern die im lymphoretikulären Gewebe sog. „sekundärer Immunorgane“ wie Milz, Lymphknoten und Knochenmark, auch an „Bedarfsstellen“ des Organismus angetroffenen, *langlebigen*, kleinen, aus dem Knochenmark stammenden Lymphocyten (Lebensdauer 30—200 Tage) angesehen (ASTALDI, BURNET, CAZAL, METCALF, MILLER u. DUKOR, NOSSAL). Diese letzteren werden nach METCALF, BURNET u.a. unter dem Einfluß eines Thymushormons, eine „Hormons der immunologischen Homeostase“ (BURNET), evtl. nach einer Rezirkulation im Blut, im Thymus oder außerhalb desselben, nach Berührung des Organismus mit einem Antigen zu effektiven, immunologisch determinierten und antikörperbildenden Zellen (Immunocyten) umgewandelt (EVERETT et al., GOWANS, LARSSON). Das Epithel des Thymus, welcher normalerweise, nach MARSHALL und WHITE wegen einer Blut-Thymus-Schranke, für Antigene nicht erreichbar ist, überträgt die in ihm gebildeten oder ihn passierenden Zellen 1. eine Information der Toleranz gegenüber körpereigenen Zellen (= „Rolle der Selbsterkenntnis“) und 2. eine solche einer früher stattgefundenen Infektion (lymphoide Zellen als Träger des „immunologischen Gedächtnisses“), welche reduplizierbare Information unter Verwendung eines molekularen Codes durch die m- und t-RNS weitergegeben wird (BURNET, CAZAL). Nach MILLER u.a. wird die immunologische Kompetenz durch eine humorale Substanz bewirkt.

Ausfallserscheinungen

Experimentelle Ausfallserscheinungen. Nach Thymektomie bei verschiedenen Tieren wurden verschiedene *Ausfallserscheinungen* beobachtet (s. HESS, PESTANA et al.). HARMS sah bei Larven des Krallenfrosches nach Thymusexstirpation *vor* der Knospung der hinteren Extremitäten (außer einem Exophthalmus und Veränderungen an Skelet, Hypophyse, Schilddrüse und Gonaden) eine Wachstumshemmung und eine vorzeitige Metamorphose, bei Kaulquappen, welche *nach* dem Auswachsen der Hinterbeine thymektomiert worden waren, eine Wachstumsförderung und eine verspätete Metamorphose, nach Thmusverfütterung inkonstant Riesenwuchs oder eine Neotenie[1].

[1] Verharren im Larvenstadium bei sich entwickelnder Geschlechtsreife.

KLOSE u. VOGT beobachteten (1912) bei Pudeln und Terriern, die am 10.—20. Lebenstage thymektomiert worden waren, nach einigen Wochen bis Monaten zunächst eine Fettleibigkeit, dann Kachexie, ulceröse Hornhautveränderungen, Spontanfrakturen, Muskelzittern und eine „Idiotia thymica“, schließlich 4—26 Monate nach der Operation, den Tod in einem „Coma thymicum“. COMSA sah (1938) ähnliche Veränderungen nach Thymektomie bei infantilen Meerschweinchen und spricht von einem „*thymipriven Syndrom*“, welches 20—40 Tage nach der Operation bei 60% der Tiere zum Tode führte. Ähnliche Beobachtungen machten (1942) auch BOMSKOV et al.. 1961 stellte MILLER fest, daß *neonatal* thymektomierte Mäuse Hauttransplantate von Tieren gleicher Art und selbst von Ratten nicht abstießen, und daß sich nach 4 Wochen ein Auszehrungssyndrom, eine „*wasting disease*“, entwickelte, welche durch Körpergewichtsabnahme, Muskelschwäche, schütteres Fell und Durchfälle charakterisiert war. Gleiches wurde auch von anderen Autoren bei neonatal thymektomierten Mäusen (ANDERSON und JANKOVIC), bei männlichen Hamstern (SHERMAN et al.), bei weiblichen Hamstern erst nach Injektion großer Dosen Testosteron oder nach zusätzlicher Oophorektomie, weniger deutlich oder nur z.T. ausgesprochen bei thymektomierten Kaninchen, Hühnchen, Hunden, Schweinen, Kälbern und Lämmern festgestellt (GOOD et al.). Diese unterschiedlichen Ergebnisse wurden durch den verschiedenen Zeitpunkt der immunologischen Reife, den Grad der Bevölkerung des Thymus und der übrigen lymphatischen Gewebe mit lymphoiden Zellen (einer sog. „lymphoiden Peripherisation“) unter normalen Verhältnissen bei den verschiedenen Tierarten erklärt, die entweder *nach* der Geburt (bei Mäusen und Hamstern) oder zur Zeit derselben (bei Ratten und Kaninchen) oder schon im Fetalleben (bei Mensch und Schwein) vollzogen ist (ARCHER et al., CASAL, FACHET et al., PESTANA et al., SHERMAN et al.). Als anatomisches Substrat der „wasting disease“ wurde eine mangelhafte Entwicklung oder eine Atrophie der lymphatischen Gewebe und eine Lymphopenie auch des Blutes festgestellt, deren Grad der Ausprägung dem der auftretenden Erscheinungen entsprach. Bei neonatal thymektomierten Nagern wurde außerdem eine mangelhafte Bildung von Antikörpern und Anomalien bei Immunrekationen vom verzögerten Typ nach entsprechenden Antigenapplikationen beobachtet (MARTINEZ et al., MILLER u. DUKOR), wobei sich gleichfalls Unterschiede bei der verwendeten Tierart ergaben (ARNASON et al.). Diese Ausfallserscheinungen konnten durch Thymusextraktbehandlung (COMSA, BRUNKHORST u. HERRANEN, JANKOVIC et al., METCALF) oder Reimplantation von Thymus (SCHALLER et al.) und von Thymus in zelldichten Diffusionskammern (AISENBERG u. WILKES, LEVEY et al., MILLER u. DUKOR, OSOBA, DE SOMER et al., TRENCH et al., WONG et al.) mehr oder weniger verhindert werden, was, wie die Feststellung OSOBAs, daß neonatal thymektomierte, trächtig gewordene Mäuse Hauttransplantate abstoßen, als Beweis für eine *humorale* Wirksamkeit des Thymus anzusehen ist. Über negative Resultate siehe jedoch AISENBERG u. WILKES, BIGGART, HUVOS et al., ISAKOVIC et al., LAW et al. und VAN DER PUTTE.

Die Überlebenszeit von homologen Hauttransplantaten wurde durch totale Thymektomie bei Kindern im Alter von $3^1/_2$ Monaten und Jugendlichen bis zu 18 Jahren gegenüber Kontrollen nicht verändert (BEECHER).

Thymektomie bei *erwachsenen* Tieren verhindert die Regeneration des lymphatischen Gewebes nach dessen Zerstörung; der Thymus ist also zeitlebens von funktioneller Bedeutung (AZAR, LINKER-ISRAELI et al., MILLER u. DUKOR, OKSANEN, SCHIMMEL).

Das *Wasting-Syndrom* wurde gedeutet

1. als Folge des Ausfalles einer trophischen Funktion des Thymus (GOWANS, L. HENRY), als Ausdruck einer immunologischen Toleranz durch Ausschaltung eines humoralen, immunologische Kompetenz induzierenden Faktors (METCALF, MILLER) bzw. immunologisch kompetenter Lymphocyten (AZAR, BROOKE, MCINTIRE et al., SZERI et al., R. WILSON et al.) oder

2. als Folge einer Überproduktion von Glucocorticoiden (FACHET et al., HEIM et al.)[1] oder

3. Die 1. und 2. Deutung haben dadurch, daß sich bei keimfreiaufgezogenen, thymektomierten Tieren kein Wasting-Syndrom entwikkelt (DUKOR et al., R. WILSON et al.) die größere Wahrscheinlichkeit für sich.

Ähnliche Erscheinungen wie bei der „wasting disease" wurden auch bei der „*runt disease*" und dem „*secondary syndrom*" beobachtet. Die erstere entwickelt sich bei Mäusen, denen am 1. Lebenstag immunologisch kompetente, zur Antikörperbildung befähigte, lymphoide Zellen injiziert wurden, und ist durch Zwergwuchs[2], Milzvergrößerung, Haarausfall, Diarrhöen, Anämie, Hypotonie, Hypogammaglobulinämie und einen tödlichen Ausgang charakterisiert (BILLINGHAM u. BRENT, FORD u. MICKLEM, OEHME, PORTER, SIMONSEN)[3]. Das mikroskopische Bild zeigt eine Involution des lymphatischen Gewebes, welche als Wirkung der injizierten Zellen, als eine „*Transplantat-gegen-Wirt-Reaktion*"[1] bei immunologischer Toleranz („Antigentoleranz" OEHME) gedeutet wird (BURNET, MEDAWAR, MILLER u. HOWARD). Bei dieser Reaktion stellt der zur Antikörperbildung unfähige Organismus die Antigene, gegen welche die übertragenen Zellen Antikörper bilden.

[1] Das bei einer Alarmreaktion (SELYE) vermehrt gebildete Cortison bewirkt eine schnelle Involution des Thymus (DOUGHERTY et al.). Es erhebt sich die Frage, ob nicht diese (vielmehr als eine Hyperplasie des Thymus) der Ausdruck einer gesteigerten Funktion dieses Organes ist. (K. L. HENRY).

[2] Runt (englisch) = Zwergrind, Zwerg. Eine „runt-disease" beim Menschen (nach Bluttransfusion bei Thymushypoplasie) beschrieben HATHAWAY et al.

[3] EKSTEDT u. NISHIMURA und andere Autoren gebrauchen die Bezeichnungen „wasting disease" und „runt disease" synonym.

Das gleiche gilt für die „Sekundärkrankheit", die nach Zerstörung des lymphatischen Gewebes durch Röntgenstrahlen und Implantation lymphoider (auch von Knochenmarks-) Zellen, bei so erzeugten „Röntgenchimären", entsteht (BARNES et al., LOUTIT). Die Repopulation des Thymus erfolgt durch lymphoide Zellen des *Spendertieres* (METCALF, MILLER).

Applikation von antilymphocytischem Serum verhindert oder verzögert den Beginn immunologischer Reaktionen, die zur Abstoßung von homologen Hauttransplantaten führen (LEVEY u. MEDAWAR).

Diese Befunde wurden als Beweis für die Funktion der Lymphocyten als Vektoren (Effektoren) der Immunität vom verzögerten Typ angesehen.

Natürlich vorkommende Ausfallserscheinungen (Antikörpermangelsyndrome). In der *menschlichen Pathologie* sind als Beispiele beeinträchtigter Immunität bei mangelhafter oder überhaupt fehlender Entwicklung des Thymus (und lymphoretikulärer Gewebe)[2] die *Antikörpermangelsyndrome* anzuführen (BARANDUN, BUCKLEY et al., CZYZEWSKA et al., HESS, HITZIG, LISCHNER et al., M. E. MILLER, ROSEN, SELL, VAWTER); zu ihnen gehören:

1. die echte Agammaglobulinämie = Brutonsche Krankheit mit einem x-chromosomal-recessiv vererbbaren Mangel an Plasmazellen,

2. die wesentlich malignere Schweizer Form = essentielle Lymphocytophthise oder thymische Alymphoplasie (BECROFT et al., COTTIER, DELTA et al., DOOREN et al., GLANZMANN u. RINIKER, GOLDMAN et al., HOOFT et al., M. E. MILLER, NAHMIAS et al., ROTHBERG u. TEN BENSEL) mit einer Resistenzlosigkeit gegenüber Bakterien, Viren, Pilzen und Protozoen;

[1] TWR = graft versus host reaction angloamerikanischer Autoren.

[2] Über (kompensatorische?) retikuläre Hyperplasien oder Neoplasien bei Thymusausfall mit immunologischer Insuffizienz s. GÜNTHER, SEDALLIAN und TUNG et al.

der Thymus ist bei diesem wahrscheinlich ebenfalls x-chromosomal vererbten Bildungsfehler klein und frei von Lymphocyten und zeigt meist keine Hassallschen Körperchen,

3. die nach dem 20. Lebensjahr in Erscheinung tretende Agammaglobulinämie, welche eine ebenfalls erbliche Störung der Regulation der Funktionen des lymphatischen Gewebes, eine Insuffizienz der „Homeostase", mit einer familiären Häufung von Hypogammaglobulinämie, Autoimmunkrankheiten und Lymphadenopathien darstellt.

4. das autosomal dominant vererbbare „Ataxie-Teleangiektasie-Syndrom" (= Louis-Barsche Krankheit), das mit oculocutanen Teleangiektasien, cerebellarer Ataxie Lungeninfektionen und häufig mit einer blastomatösen Entartung der lymphatischen Gewebe[1] einhergeht und bei welcher anatomisch kein oder nur ein sehr kleiner Thymus festgestellt wurde (ITATSU u. UNO, PETERSEN et al.),

5. das hereditäre, frühkindliche, transitorische Antikörpermangelsyndrom bei Hypoplasie des Thymus (NEZELOF et al.).

6. das Di Georgesche Syndrom bei Aplasie des Thymus und der Epithelkörperchen, Tetanie und Mißbildungen des Aortenbogens (CLEVELAND et al.,DODSON et al., HART u. SCHWARTZ, ROSEN, LOBDELL).

Hyperplasie und follikuläre Metaplasie des Thymus, Autoimmunkrankheiten

Bekannt ist eine (vorwiegend lymphocytäre) Hyperplasie des Thymus bei endokrinen Störungen, so beim Morbus Basedow (über eine „epitheliale Hyperplasie" des Thymus hierbei, siehe SUNDER-PLASSMANN) und beim Morbus Addison.

Mit Wachstumshormon des Hypophysenvorderlappens läßt sich eine Hypertrophie des Thymus erreichen (BIERICH et al.).

Eine *Thymushyperplasie* ist möglicherweise nur eine Stapelung von lymphoiden Elementen (HÖPKE) oder die Erscheinung einer Funktionshemmung (KOBURG).

Ein „*Thymustod*" bei einem „*Status thymico-lymphaticus*" (PALTAUF) ist auch durch eine Nebennierenrindeninsuffizienz (FINLAYSON, REDAELLI u. CAVALLERO) nicht zu vertreten (BIERICH et al., TESSERAUX, WERNE u. GARROW). Über einen Tod bei Thymus*ausfall* wurde bereits berichtet.

Bemerkenswert ist das Vorkommen einer Thymushyperplasie bei der *Myasthenia gravis pseudoparalytica*. Bei dieser neuerdings als autoimmunologisch determiniert gedeuteten Krankheit[1] wurden von zahlreichen Autoren (BURNET, ECKMANN, FISHER, LEGG u. BRADY, MARSHALL u. WHITE, SIMPSON, v. CASTLEMAN u. NORRIS in 68% der Fälle) im Thymus *Keimzentren* angetroffen. Dieses Bild einer lymphonodulären oder follikulären Metaplasie des Thymus fand sich auch bei anderen Autoimmunkrankheiten, so beim visceralen *Erythematodes* (BURNET u. MACKAY, FUJIMAKI et al., GOLDSTEIN u. MACKAY et al.), bei *rheumatoider Arthritis* (BURNET u. MACKAY), auch bei einem von BIELSCHOWSKY et al. gezüchteten (NZB)-Mäusestamm mit einer genetisch bedingten, *autoimmunhämplytischen Anämie* mit positivem Coombs-Test (BURNET u. HOLMES, GLYNN, OKABE)[2].

BURNET, nach dessen Klonwahltheorie der Thymus eine Aufsichtsfunktion im Abwehrsystem einnimmt, körpereigene und körperfremde Antigene unterscheidet und unerwünschte Zellpopulationen („forbidden clones") eliminiert, deutet die Keimzentren im Thymus als eine gewebliche Reaktion auf entartete körpereigene Zellprodukte bei gestörter Funktion des Thymus.

Gegen diese Annahme spricht das Vorkommen von Keinzentren im Thymus auch ohne daß eine Autoimmunkrankheit vorliegt (EHRICH u. KÜCHENMEISTER, KOSTOWIECKI, OKABE).

Gegen die Annahme, daß im Thymus die Ursache der autoimmunhämolytischen Anämie bei NZB-Mäusen liegt, spricht auch, daß durch Exstirpation des Thymus bei solchen Tieren und seinen Ersatz durch einen solchen eines anderen, genetisch nicht belasteten Mäusestammes die Krankheit nicht verhindert werden kann (HOWIE u. HELYER).

---

[1] Hierbei wurden im Blut inkomplette Antikörper gegen Herz- und Skeletmuskulatur nachgewiesen (BEUTNER et al., FISCHER et al., VAN DER GELD u. STRAUSS, KUHN, STRAUSS et al.). Nach RICKEN ist jedoch eine Immunpathogenese der Myasthenia gravis nicht gesichert.

[2] Bei der erythroblastopenischen Anämie des Menschen wurden Antikörper gegen Erythropoetin festgestellt (JEPSON et al., WENDT et al.).

Thymogene Neoplasmen
Paraneoplastische Endokrinopathien

Bemerkenswert ist das Vorkommen einer Hyperplasie oder von *Tumoren* des Thymus beim Morbus Cushing (BARTHELMÉ et al., BRICKNER et al., BURGSTEDT, FISHER, LEMON et al.) und bei Autoimmunkrankheiten, so bei der *My asthenia gravis pseudoparalytica* (BERNATZ et al., HALE u. SCOWEN, LEGG u. BRADY), bei *erworbener Hypo-* oder *Agammaglobulinämie* (FISHER, GODFREY, JEUNET, KIRK u. FREEDMAN, LAMBIE et al., OOSTERHUIS et al., SHERMAN et al.), bei einer erythroblastopenischen oder auch totalen *aplastischen Anämie* (ANDERSON u. LADEFOGED, BARNES u. O'GORMAN, GREEN, HAVARD u. SCOTT, KAMMINA, KAOUNG et al., KOUGH u. BARNES, KORN et al., LAMBIE et al., LIPA u. LEY, MARINONE u. MAZZA, PARRY et al., ROLAND, RUBIN et al., SCHMID et al., SIGNER et al., TE VELDE et al., WENDT et al., VON WICHERT u. THIELE), in einzelnen Fällen bei einem *Morbus Waldenström* (BISCH et al.), bei einem *disseminierten Erythematodes* (DELMAS-MARSALET et al.), bei einer *Dermatomyositis* (HEGGELIN u. SIEGENTHALER), bei *exfoliativer Erythrodermie* (BAER et al.), bei *rheumatoider Myokarditis* (BURNET u. MACKAY), *granulomatöser Myokarditis* und *Myositis* mit positivem LE-Zellphänomen (BIGNAMI u. CALCARA, FOUNKHOUSER, LEGG u. BRADY), bei einer *Sruma lymphomatosa* Hashimoto (GEMMA et al.) und bei *lupoider Hepatitis* (LINKE). In einzelnen Fällen bestanden Kombinationen mehrerer Autoimmunkrankheiten (BURKE et al., HATEKEYAMA u. INUI, LEMMON et al., OOSTERHUIS et al., LAMIE et al., RUNDLE u. SPARKS, TE VELDE et al., ADLER u. GEHRMANN).

Ein *Cushingsches Syndrom*, welches eine große Ähnlichkeit mit einem adrenogenitalen Syndrom bei Hyperplasie oder Tumoren der Nebennierenrinde hat, aber von seinem ersten Beschreiber mit einem basophilen Adenom des Hypophysenvorderlappens in einen ursächlichen Zusammenhang gebracht wurde, wurde häufig mit einer Thymusgeschwulst, noch häufiger (nach KRACHT in 57% der Fälle) mit einem Bronchuscarcinom (BRICKNER et al., C. V. HARRISON, KRACHT u. HANTSCHMANN), in vereinzelten Fällen auch mit einem Tumor des Pankreas, der Schilddrüse, sogar der Gallenblase vergesellschaftet angetroffen (ANDERSON u. GLENN, BRICKNER et al.). Hinzu kommt, daß es sich bei manchen Tumoren des Thymus beim Morbus Cushing möglicherweise um mediastinale Metastasen eines verkannten, kleinzelligen oder indifferenten Bronchuscarcinoms gehandelt hat (LEGG u. BRADY). Das Cushingsche Syndrom stellt einen Modellfall für eine sog. „*paraneoplastische Endokrinopathie*" dar (BARIÉTY u. COURY, COURY, HAAS, KRACHT, MEADOR et al.). Auch bei der Myasthenia gravis pseudoparalytica, genauer allerdings bei einer von dieser abweichenden oder abzutrennenden Form (Pseudomyopathie), wurden nichtthymogene, sondern meist bronchogene Tumoren beobachtet (BEICKERT, COURY LAMBERT, ROOKE). Im Blutplasma von Patienten mit solchen *parakrinen Tumoren* oder in diesen selbst wurden humoral wirksame, ACTH-ähnliche Polypeptide (BARTHELMÉ et al., GOEBEL u. SCHMIDT, LEMON et al.), Parathormon, Insulin oder Substanzen, welche wie TSH, MSH, Serotonin oder Adiuretin wirkten, festgestellt (LEMON et al., MEADOR et al., ZOLLNER u. WINKELBAUER).

Die Vergesellschaftung von Thymustumoren mit den genannten Autoimmunkrankheiten wurden von einigen Autoren als Reaktion auf ein immunologisches Agens, von anderen, wie bei der Kombination Thymustumor und Cushingsches Syndrom, als Ausdruck einer hormonalen Wirksamkeit des Thymus, wieder von anderen als ein zufälliges Zusammentreffen angesehen.

Die Entfernung des Thymus oder eines Tumors desselben brachte bei Myasthenia gravis pseudoparalytica bei einer entsprechenden Auswahl (kurze Krankheitsdauer, junge Frauen) wiederholt (E. ADLER, BONITZ, COURY, ECKMANN, ERBSLÖH u. L'ALLEMAND, HENSON et al., HARALANOW u. KUTSCHOUKOV, JACOBS et al., KEYNES, KREEL et al., NASTUK et al., LE BRIGAND u. NOVIANT, MATHEY, REFSUM, WATSON), bei erythroblastopenischer Anämie in einigen Fällen (JACOBS et al., KAONG et al., NASTUK et al.), bei erworbener Agammaglobulinämie (MARTINEZ et al.) und bei akutem systematisierten Lupus erythematosus und rheumatoider Arthritis (MILNE et al.) keine Heilerfolge.

Gegen einen ursächlichen Zusammenhang zwischen einen Thymustumor und den angeführten Krankheiten scheint folgendes zu sprechen:

LEMON et al. sahen ein Cushingsches Syndrom *nach* Entfernung eines Thymustumors,

CAMUS et al. die klinische Manifestierung eines malignen Thymustumors *nach* einer doppelseitigen Adrenalektomie, die wegen eines Cushingschen Syndroms ausgeführt worden war.

In einigen Fällen wurde das Auftreten einer Myasthenia gravis pseudoparalytica (BARIETY u. COURY, BONITZ, EHRENREICH u. ALLEN, FONGI et al., GREEN u. BOOTH, HALBEIS, HARVARD u. SCOTT, KIMURA, KLEIN et al., LARMI, LÉDER, MADONICK et al., MARINONE u. MAZZA, MEYER et al., RAUER et al., ROE, ROWLAND RUBIN et al., et al., VIDEBOECK u. THOMSON), einer aregeneratorischen Anämie (CLARKSON, JACOBS et al., LABAUGE et al., RIVER, WENDT et al.), einer erworbenen Agammaglobulinämie (GAFNI et al.), einer Hypogammaglobulinämie (ADLER u. GEHRMANN), eines visceralen Erythematodes (ALARCON-SEGOVIA et al.) *nach* Entfernung des Thymus oder *nach* Feststellung eines Tumors desselben beobachtet.

Versuche, durch Injektion von Plasma von Patienten, welche eine erythroblastopenische Anämie und gleichzeitig ein Thymom hatten, oder durch Applikation von Extrakten derartiger Tumoren eine Anämie erzeugen, verliefen bei Ratten negativ (JACOBS et al., PERRI et al.), bei Mäusen jedoch positiv (FIELD, JEPSON u. LOWENSTEIN, ROLAND, WENDT et al.). MIELKE vermutet toxische, auf das Knochenmark einwirkende Tumorprodukte, eine „*thymogene Markhemmung*". Über einen mehr oder weniger erhöhten Erythropoetinspiegel im Plasma bei erythroblastopenischer Anämie ohne oder mit Vergesellschaftung eines Thymoms siehe BOIVIN u. FAUVERT. BISCH et al. wiesen in der Flüssigkeit eines cystischen Thymustumors bei hyperglobulinämischer Purpura (Morbus Waldenström) ein abnormes Globulin nach (s. auch BARNES). JEUNET et al. deuten die Thymome als eine Rückkehr zum Embryonalstadium des Thymus und als eine sekundäre Reaktion auf eine immunologische Inkompetenz. Über ein häufigeres Auftreten von Malignomen an anderen Stellen bei Patienten mit thymogenen Tumoren siehe SOUADDIN.

Thymus und lymphatische Leukose

Bemerkenswert ist die Rolle des Thymus bei der spontanen, chronischen *lymphatischen Leukose* der Mäuse. Diese und die experimentell durch cancerogene Agentien, Röntgenstrahlen oder Viren, erzeugte, nicht aber die transplantierte Leukämie, *beginnt* im Thymus (GOODMAN u. BLOCK, ITO et al., KAPLAN, NAKAZUKI u. NISHIZUKA, SIEGLER u. RICH). Ihr Auftreten kann durch neonatale Thymektomie verhindert oder in ihrer Häufigkeit eingeschränkt werden, ein Effekt, der durch Reimplantation von Thymus wieder rückgängig gemacht werden kann (FIORE-DONATI et al., FURTH, O'GARA u. ARDS, ITO et al., LAW u. POTTER, LEVINTHAL u. BUFFETT, MILLER, NAKAZUKI u. NISHIZUKA, SIEGLER u. RICH[1]). Als Stammzellen der lymphatischen Leukose werden, wie bereits erwähnt, die kurzlebigen, also die thymogenen Lymphocyten angesehen.

Auch beim Menschen, insbesondere bei Kindern, wurde eine primäre oder sogar einzige Lokalisation einer lymphatischen Leukose im Thymus, eine „*Leucaemia thymica*" beschrieben (ADAMS, CEELEN u. RABINOWITSCH, DAVIES u. MCCREADIE, LORENZ).

ADLER u. GEHRMANN beobachteten das Auftreten einer lymphatischen Leukose bei einer 46jährigen Patientin ein Jahr *nach* Exstirpation eines Thymustumors.

Endokrine Funktion? Thymusextrakte. „Thymushormone"

In Tabelle 153 sei eine Aufstellung der bisher aus dem Thymus gewonnenen Extrakte, deren Eigenschaften und Wirkungen wiedergegeben. Nur auf den heute fast allein noch zur Diskussion stehenden lymphocytosestimulierenden und den immunologische Kompetenz induzierenden (Reifungs-)Faktor METCALFs sei näher eingegangen.

1954 sah METCALF nach intracerebraler Injektion von Blut von Patienten mit einer chronischen, lymphatischen Leukämie und Lymphosarkom bei Mäusen eine Lymphocytose und stellte fest, daß diese Lymphocyten keine menschlichen Lymphocyten waren. Weiterhin beobachtete METCALF (1956) nach intracerebraler Injektion von zellfreien Kochsalzextrakten aus Thymus-, nicht aber aus Milz-, Lymphknoten-, Leber-, Nieren-, Lungen-, Muskel- und Hirngewebe von Mensch und Maus bei Baby-Mäusen eine 10—14 Tage lang anhaltende, nach 6 Tagen maximale, bei er-

[1] Bei Hühnchen verhindert die Exstirpation nur der Bursa FABRICII, nicht die des Thymus, das Auftreten einer lymphatischen Leukose (PETERSEN).

Tabelle 153. *Thymusextrakte*

Extrakt bzw. wirksamer Faktor	Eigenschaften	Wirkung	
H. Müller (1917)		Skeletmuskulatur	↘
Del Campo (1918)		Skeletmuskulatur	↘
Thurner (1924)	wasser- und alkohollöslich	Skeletmuskulatur	↘
Asher u. Nakao (1925)[a]		Erythrocytopoese	↗
Held (1928)		antithyreoidal	
Nitschke (1928)			
a) calciumsenkendes Prinzip	wasserlöslich, säure- und alkohollöslich, in Äther und Alkohol unlöslich, thermolabil	Calciumspiegel kindliche Tetanie[b]	↘
b) phosphorsenkendes Prinzip („P-Substanz")	in Äther löslich, thermostabil, fast ganz eiweißfrei	Phosphatspiegel Blutzucker	↘ ↘
Asher (1929, 1936) „Thymocrescin"	äther-, alkohol- und acetonlöslich, eiweiß- und lipoidfrei	Wachstum, Mineralstoffwechsel	↗
Daneff (1931) (s. Halfpap)	wäßriger Extrakt, eiweiß- und säurefrei	Uteruskontraktionen	↗
A. Wilson et al. (1935, 1955)	acetonlöslich	curareähnlich	
Hanson (1938) (s. Rowntree et al.)	wasserlöslich, reich an Glutathion	Wachstum Fertilität von Ratten	↗ ↗
H. Adler (1939)	wasserlöslich, eiweißfrei	„myasthenische Reaktion"	
Bomskovsches „Thymushormon" (1940), welchem ein mit dem diabetogenen Kohlenhydratstoffwechsel- und dem somatotropen Hormon identisches, „thymotropes Hormon" entsprechen soll (s. a. Baggio et al).	lipoidlöslich, thermolabil	Herzmuskel- und Leberglykogen, Lymphocytose	↘
Torda u. Wolf (1947)	∼Asherschem Extrakt	Acetylcholinsynthese	↘
Constant et al. (1949)	Kochsalzextrakt	Skeletmuskulatur	↘
Knödgen (1952/1953)	wäßrig	Blutdruck (= Cholinwirkung? s. Schwarz u. Lederer)	↘
Molnar u. Kovacs (1953)	trichloressigsäurelöslich	Geschwulstwachstum	↘
Eskelund u. Plum (1953)	alkohol-, äther- und acetonlöslich	Frakturheilung	↗
Schwarz et al. (1953)	a) wäßrig b) säurelöslich	Mineralstoffwechsel Mineralstoffwechsel	↗ ↘
Nobis (1956)	ölig	Körperwachstum Metamorphose	↘ ↗
Wurmbach u. Schneider (1957)	wäßrig	Körperwachstum Metamorphose	↘ ↗
Bezssonoff u. Comsa (1958)[d] (Bernardi u. Comsa, 1965)	Glucoprotein, Peptidcharakter	Cholesterinspiegel antithyreoidal, über Hypophyse und Nebennierenrinde Wirkung auf die Antikörper; verhindert eine durch Thymektomie bedingte, vermehrte Kreatininausscheidung im Urin	↘

↗ = gesteigerte bzw. beschleunigte Leistung; ↘ = verminderte bzw. verlangsamte Leistung; MG = Molekulargewicht.

[a] Siehe auch Mielke.

[b] Hierbei sei auf das Vorkommen von Inklusionen von Epithelkörperchengewebe im Thymus hingewiesen.

[c] Ein in gleicher Weise hergestellter Milzextrakt hatte eine gegenteilige Wirkung.

[d] Dieses „Thymushormon" soll nach Falk in Tonsillen, Lymphknoten und Milz *gespeichert* werden und nach Thymektomie aus diesen Organen verschwinden (Comsa u. Filip).

Tabelle 153 (Fortsetzung)

Extrakt bzw. wirksamer Faktor	Eigenschaften	Wirkung	
Jäger u. Mittenzwei (1958) (s. a. Goslar), Extrakt aus „aktiviertem" Thymus	wäßrig, eiweiß- und pyrogenfrei	antithyreoidal, Häutung	↗
Potop et al. (1960)			
Extrakt 1	Eiweißfraktion		
Extrakt 2	Gesamtlipoidfraktion		
Fraktion A	Neutralfette, Glyceride, Wachse und Stearin	Geschwulstwachstum	↘
Fraktion B	Steroide	Geschwulstwachstum	↘↘
Fraktion C	Phosphatide		
Fraktion D	Cerebroside und Sphingomyeline		
Szent-Györgyi et al. (1962, 1963)			
a) Promin		Geschwulstwachstum	↗
b) Retin		Geschwulstwachstum	↘
c) Infertin		Sterilität (wie auch bei a u. b)	
Pansky et al. (1965)	aceton-, alkohol- und säurelöslich	insulinähnliche[e]	
Metcalf (1954—1966) lymphocytenstimulierender Faktor (LSF), Lymphocytopoietin „Thymic humoral factor" (THF) auch aus der Bursa Fabricii der Vögel zu gewinnen (Isaković et al.) immunologische Kompetenz induzierender Faktor	Histon, Kochsalzextrakt pH 7,4 präcipitierbar durch Ammoniumacetat und Methanol MG 17000, hitzestabil, *nicht* dialysierbar	Lymphocytose, Induktion von Lymphocyten zu immunologisch kompetenten Zellen Überleben, Wachstum, Leukämie Restaurierung des lymphatischen Gewebes und Regeneration der Lymphocyten nach Thymektomie	
Goldstein et al. (1966) „Thymosin" (s. auch Hardy et al., Law et al.)	Glucoprotein (basisches Protein), MG 17000 ± 500, thermolabil, dialysierbar		
Brunkhorst u. Herranen (1967)	zellfreier *Thymocyten*extrakt	Wiederherstellung der immunologischen Kompetenz nach Thymektomie	
Parkes u. McKinna (1967)	Extrakt aus dem Thymus von 3 Patienten mit einer Myasthenia gravis	im Nerven-Muskel-Präparat Abfall der Kontraktionshöhe	

[e] Auch Bomskov hatte seinem „Thymushormon" eine Wirkung auf den Kohlenhydratstoffwechsel zugesprochen. In diesem Zusammenhang sei auf den problematischen „thymogenen kindlichen Diabetes mellitus", eine bei „Thymushypoplasie" beobachtete Hypoglykämie (Cacciari u. Russomno) und auf den hypoglykämischen Effekt der Lymphe des Ductus thoracicus (W. H. Klug) und von Milzextrakten hingewiesen (Bierry et al., Heppe u. Schliephake, Nitschke u. Mayer).

wachsenen Mäusen eine rascher auftretende und länger anhaltende *Lymphocytose*[1]. Für diese wurde ein „lymphocytosestimulierender Faktor" (LSF) verantwortlich gemacht[2] und als dessen Bildungsstätte das epitheliale Reticulum des Thymus angesehen. Die chemische

[1] Schon Bomskov u. Sladovic, Comsa, Nakomoto, Otani und andere Autoren erhielten mit Thymusextrakten, Robert u. White mit solchen, welche sehr reich an Nucleoproteinen waren, eine vorübergehende Lymphocytose. Eine solche wurde auch von Bridges u. Camblin, Duplan et al., mit einem dem Metcalfschen ähnlichen Thymusextrakt Hand et al. und von Goldstein et al., nicht dagegen von Miller (1964) beobachtet. Über einen lymphocytosestimulierenden Einfluß der *epithelialen* Thymuskomponente berichteten (1956) auch schon Grégoire u. Duchateau aufgrund von Versuchen mit Extrakten aus bestrahltem, also lymphocytenarmen oder lymphocytenfreien Thymus.

[2] Ein gleicher Faktor wurde auch in Extrakten der Bursa Fabricii von Hühnchen nachgewiesen (Burnet, Good, Janković u. Liskowitz, Isaković et al., St. Pierre u. Ackerman).

Natur (Peptidcharakter) dieses thermolabilen, nicht dialysierbaren, als Hormon gedeuteten Faktors ist nicht geklärt. Ein sicherer biologischer Test zu seinem Nachweis steht noch aus (METCALF). Der Extrakt ist imstande, die Folgen einer neonatalen Thymektomie, eine „wasting disease", zu verhindern (BRIDGES u. CAMBLIN, TRAININ et al.); REESE und ISRAEL bestreiten jedoch eine *hormonale* Wirkung.

Diskutiert wird die Frage, ob der Thymus nur *einen* einzigen, entsprechend der verschiedenen Natur der Erfolgszellen verschiedene Resultate zeitigenden Faktor, oder ob er *mehrere* humorale Faktoren mit differenter Wirkung produziert (COMSA, WHITE u. GOLDSTEIN), wobei in Betracht kommen:

1. ein die Bildung von Thymolymphocyten stimulierender Faktor („Lymphocytopoetin"),
2. ein die immunologische Kompetenz von Lymphocyten, entweder im Thymus oder außerhalb desselben, in Milz und Lymphknoten, induzierender, „kompetenzinduzierender Faktor" (MILLER) oder sog. „Reifungsfaktor" (FACHET et al., s. auch AISENBERG u. WILKES, BURNET, CAZAL, HAND et al., LEVEY et al., OSOBA),
3. ein „Überlebensfaktor" (METCALF),
4. ein die Myelopoese hemmender Faktor (METCALF) und
5. ein „leukämogener Faktor" (DAMESHEK u. GANZ, GROSS, LEVINTHAL u. BUFFETT, LAW et al., METCALF).

Während sich im Serum von Patienten mit einer *akuten*, lymphatischen Leukämie kein LSF nachweisen ließ, wurde ein erhöhter LSF-Gehalt bei Mäusen eines Stammes mit einer hohen Leukämierate, und zwar schon lange vor dem Manifestwerden der Leukose, sogar schon bei 6 Wochen alten Mäusen, festgestellt. Indessen gibt es keinen direkten Beweis dafür, daß bei der Entstehung der lymphatischen Leukämie ein humoraler Faktor wirksam ist (METCALF). Versuche, eine lymphatische Leukose durch Transplantation von Thymusgewebe in zelldichten Diffusionskammern zu induzieren, blieben erfolglos (FURTH et al.). Möglicherweise wird durch Thymektomie eine latente Virusinfektion bei einem daniederliegendem Abwehrsystem aktiviert (KAPLAN, METCALF, MILLER). DAMESHEK u. SCHWARTZ erörterten Beziehungen zwischen Leukämie und Autoimmunisierung.

Nach MILLER u. DUKOR ist der LSF möglicherweise identisch mit einem von ITO u. WEINSTEIN im Serum bestrahlter Ratten gebildeten Faktor, der die Zellteilung im lymphatischen Gewebe stimuliert. METCALF vermutet, daß der LSF bei der Produktion von Lymphocyten im Thymus in diesem Organ in ähnlicher Weise wirkt wie das Erythropoetin im Knochenmark bei der Bildung von Erythrocyten aus Stammzellen. SUNDER-PLASSMANN hält den LSF für identisch mit dem Thyroxin.

Nach CSABA et al. produziert der Thymus in den epithelialen Reticulumzellen neutrale *Mucopolysaccharide;* diese verwandeln sich unter dem Einfluß eines Stress in Heparin (saures Mucopolysaccharid) enthaltene *Mastzellen* (BURNET). Obwohl Mucopolysaccharide keine Hormone sind, beweist jedoch nach CSABA et al. (1956) die Tatsache, daß sie bei einem Stress nach ihrem Freiwerden infolge des Zerfalls der Mastzellen das bei der Stress-Reaktion bedeutungsvolle Nebennierenrindenhormon Aldosteron inaktivieren, einen endokrinen („cytokrinen") Prozeß. Cortison stimuliere den Thymus zur Mastzellenproduktion, welche für den Thymus ebenso wesentlich sei wie die Produktion von Plasmazellen (und Antikörpern) durch die Milz.

Der Vollständigkeit halber sei erwähnt, daß in Thymus und Epithelkörperchen Calcitonin (GALANTE et al.), im Thymus, wie aber auch in Lymphknoten ein „Permeabilitätsfaktor" (LYKKE et al.), ferner, wie aber auch in menschlicher Placenta, Knochenmark und anderen Organen „Juvenilhormon" festgestellt wurde (WILLIAMS et al.), und daß MOWBRAY aus Rinderserum eine Glucoproteinfraktion isolierte, welche bei Laboratoriumstieren stark hemmend auf die Antikörperbildung wirkte; dieser MOWBRAY-Faktor verschwindet nach Thymektomie bei Hunden rasch aus dem Serum (BURNET).

Das Bestehen eines über die Hypophyse wirksamen Rückkoppelungsmechanismus [1], welche für eine endokrine Leistung des Thymus angeführt werden könnte, wurde bisher nur von BOMSKOV für ein „thymotropes Hormon" behauptet, ist aber nicht bewiesen.

Nucleinsäuren, wie sie durch Zellzerfall bei der akzidentellen Involution des Thymus frei und bei Abwehrvorgängen des Organismus

[1] Feed back anglo-amerikanischer Autoren.

durch Übertragung einer Information wirksam werden, auch in Keimzentren gebildete γ-Globuline (EHRICH), sind nach bisheriger Auffassung keine Hormone.

Milz

Geschichtliches. ERASISTRATOS (304—250/240 v. Chr.) meinte, daß die Natur nichts überflüssiges geschaffen habe, außer der Milz (PRIBILLA). GALEN (129 bis 199 n.Chr.) hielt die Milz für ein Kardinalorgan des Körpers, welches aus Magen und Leber Flüssigkeit aufsauge, eindicke und als „schwarze Galle" wieder an den Magen abgebe und somit eine Entgiftungsfunktion ausübe. Seit PLINIUS d. Ä. (23/34—79 n. Chr.) glaubte man bis in die Zeit des Barocks, daß die Milz die menschliche Psyche und das Gemüt beeinflusse („splen ridere facit"); man hielt sie nicht für lebenswichtig; PARACELSUS (1494—1541) meinte, daß sie besser zu entfernen sei. VESAL (1514—1564), welcher einen Ausführungsgang der Milz nicht nachweisen konnte, hielt für die eigentliche Leistung des „Milzfleisches" die Bildung und Reinigung des Blutes. MALPIGHI (1628—1695) verglich die Milz mit dem Herzen („Herz des Pfortadersystems"). FREDERIK RUYSCH (1638—1731) hielt die Milz für einen Blutspeicher, wie dies 1881 durch MIESCHER und BARKROFT experimentell unterlegt werden konnte. HEINRICH FREY (1822—1891) bezeichnete sie als „Blutlymphdrüse"; GROHE (1830—1886) hielt sie für eine „tubuläre Drüse". GIERKER (1808—1858) und JAKOB HENLE (1809—1885) deuteten die Milz als eine Drüse mit innerer Sekretion.

Phylogenie, Ontogenese, Histologie

Die Milz bildet mit den Lymphknoten die Gruppe der *lymphoretikulären* Organe. Sie ist bei allen Wirbeltieren nachweisbar (ausgenommen beim Amphioxus, welcher auch keine Erythrocyten besitzt); sie entwickelt sich in einem um den Darm gelegenen, von Gefäßen durchsetzten Mesenchymlager, wobei die ersten Milzzellen aus dem Endothel der Venen hervorgehen (DORFMAN, v. HERRATH). Das entwickelte Organ besteht aus einem von bindegewebigen, beim Menschen nur wenig glatte Muskulatur enthaltenden Trabekeln durchsetzten, retikulären Gewebe, einer roten und einer weißen Pulpa. Die erstere ist in Strängen angeordnet, umgibt mantelförmig durch Poren mit einander in Verbindung stehende, schlauchförmige Sinusoide (Blutreservoire), die in venöse Sinus übergehen. Die weiße Pulpa besteht aus Lymphfollikeln (Malpighischen Körperchen), welche von je einer Arterie durchsetzt werden; diese zweigt sich nach ihrem Durchtritt durch die Follikel zu arteriellen Endbäumchen (früher sog. Pinselarterien) auf, welche von den in ihrer funktionellen Bedeutung (Sperrmechanismen, Phagocytose, Stoffwechselleistungen?) ungeklärten Schweigger-Seidelschen Hülsen[1] umgeben sind; diese bestehen aus einem verdichteten, retikulärem, PAS-positives Material enthaltendem Gewebe. Je nach der Annahme, daß die sich verzweigenden, arteriellen Capillaren unmittelbar in die Sinusoide übergehen, die Erythrocyten dabei in diesen zurückgehalten werden und nur das Blutplasma in die Pulpa abfiltriert wird, oder daß sie trichter- oder kolbenartig in den Pulpamaschen enden, wird (von den meisten Autoren für den Menschen) eine offene (dissoziierte) oder eine geschlossene Blutbahn angenommen (CH. A. DOAN, v. HERRATH, TISCHENDORF). Die Milz ist das am stärksten vascularisierte Organ des Körpers. Lymphbahnen beginnen in der Adventitia der Arterien (ARVY).

Über rosettenbildende Zellen in der Milz s. MOAN u. HARRIS und LASKOW, über das elektronenoptisiche Bild der Milz SAKUMA und WEISS.

[1] Ellipsoids anglo-amerikanischer Autoren.

Physiologie und Pathobiologie

Der Bau der Milz, die man auch als elastisches Herz des Pfortaderkreislaufes bezeichnet hat, spricht für eine Depotfunktion, für eine Eisen- und Erythrocytenspeicherung. Je nachdem, ob eine solche oder eine Stoffwechselfunktion der Milz überwiegt — das letztere ist beim Menschen der Fall — ist die Milz groß, im anderen Fall relativ klein.

Als Stoffwechselleistungen sind der Milz eine Rolle bei der Blutbildung (Normoblastenentkernung, Eiseneinbau in das Hämoglobin der Erythrocyten, Lymphocytopoese), Reifung und Mauserung des Blutes (Hämokatherese), eine Filterfunktion (PRIBILLA), eine neuroregulatorische vegetative Funktion (KOMIYA, SCHLIEPHAKE, SCHÜRCH), eine Rolle bei der *Immunität*, einschließlich der Geschwulstabwehr (ARVY, BERENBLUM u. CIVIDALLI, BRÜDA, ELLIS u. SMITH, FICHERA, HANNA et al., HÖPKE), eine Strahlenschutzeinwirkung (BAUER u. HARTWEG, DE FRANCISCIS et al.), eine Rolle beim Körperwachstum (KOSTIC u. VLATKOVIC) und bei der Regulation des Knochenmarkes zugesprochen wurden. Hierbei haben manche Autoren eine Hormonwirkung angenommen.

Der Bau der Milz erweckt keinerlei Verdacht auf eine endokrine Leistung dieses Organes. Alle wesentlichen Funktionen der Milz können durch das RES anderer Organe ersetzt werden (HITTMAIR).

Ausfallserscheinungen

Noch Jahre nach Splenektomie wurden im Blut Howell-Jollysche Körperchen in den Erythrocyten und andere unreife Zellen beobachtet (HIRSCHFELD); dieses Phänomen wurde als eine Störung der Zellreifung im Knochenmark bei Wegfall eines dieses normalerweise regulierenden Milzhormons gedeutet.

„Hypersplenie“ (splenogene bzw. splenopathische Markhemmung)

Bei Splenomegalien unterschiedlicher Ätiologie (DUISBERG, GRUNDMANN) wurde eine Dämpfung der Funktion(en) des Knochenmarkes, eine „*splenopathische Markhemmung*“, beschrieben, welche das rote, weiße und thrombocytische System gemeinsam oder nur einzelne Komponenten betreffen kann. Dieses bei manchen Anämien, insbesondere beim familiären hämolytischen Ikterus, bei der Eliptocythämie, bei essentieller Thrombocytopenie und Werlhofscher Krankheit zu beobachtende „Hypersplenie-Syndrom“ (PRIBILLA) kann durch Splenektomie günstig beeinflußt werden.

Die Hemmwirkung der Milz auf das Knochenmark wurde von den verschiedenen Autoren verschieden gedeutet:

1. Durch ein die Reifung und Ausschwemmung der Blutzellen des Knochenmarkes hemmendes „*Milzhormon*“ (COTTIER, DAMESHEK, ISAAC, NAEGELI, RIGLER u. ROSENKRANZ, M. B. SCHMIDT, UNGAR), einen „*Erythropoesehemmstoff*“ (BOCK u. FRENZEL, PALMER, STREICHER, TOMODA), oder

2. durch Zerstörung eines „*myelotropen*“, das Knochenmark stimulierenden Faktors (BELLERIA et al., DUESBERG, EPPINGER) oder

3. durch im strömenden Blut wirksame, von der Milz gebildete *Antikörper* (EVANS u. DOAN, REYMOND u. MIESCHER).

Für eine *humorale* Wirksamkeit von Milzstoffen wurden folgende Versuchsergebnisse angeführt:

Wenn man bei Kaninchen durch Unterbindung der V. lienalis und V. coronaria ventriculi das gesamte Milzvenenblut durch Umgehung der Leber in die untere Hohlvene leitet, kommt es zu einer Anämie und Granulocyto- und Thrombocytopenie; es wird dabei angenommen, daß eine erhöhte Produktion eines hypothetischen Milzstoffes erfolgt, welcher bei dieser Versuchsanordnung nicht, wie normalerweise in der Leber, inaktiviert werden kann (BOCK u. FRENZEL; JOMBRES, WOLLHEIM).

Bei parabiotisch vereinigten Tieren, von denen nur eines splenektomiert wurde, treten in den Erythrocyten keine Howell-Jollyschen Körperchen auf (LAUDA u. FLAUM); dieser Schutz des splenektomierten Parabionten kann nach HEILMEYER (1955) nur humoral gedeutet werden; HEILMEYER hat aber 1963 Zweifel an einer hormonalen Leistung der Milz geäußert.

Die Annahme einer „*Hypersplenie*“ oder eines „*Hypersplenismus*“[1], also einer gesteigerten Milzfunktion, führte zu Versuchen, eine solche durch Applikation von Milzextrakten, aber auch anderer Substanzen (Methylcellulose) zu erzeugen (BALDINI, JAEGER u. MITTENZWEI, PALMER et al., WOLF u. GERLICH). Nach WOLTERS und BAUER ist dabei eine antagonistische Wirkung der verwendeten Substanzen gegen Erythropoetin, dem einzigen bisher bekannten humoralen Regulationsfaktor der Erythropoese, zwar theoretisch denkbar, aber nicht unterlegt.

Bei säugenden Jungen von Ratten, bei denen durch Injektion von Methylcellulose eine Splenomegalie erzeugt worden war, beobachtete BALDINI eine nach seiner Ansicht durch einen vom Muttertier stammenden, humoralen Faktor bedingte Anämie.

BLEIFELD, PRIBILLA und WEINRICH halten eine humorale Fernwirkung der Milz auf das Knochenmark für wenig wahrscheinlich. Über Hämolysine (= Antikörper) in benzin- oder acetonlöslichen Milzextrakten bei als Milzüberfunktion gedeuteter (lienaler) Hämolyse s. HITTMAIR.

Korrelationen der Milz zu sicher endokrinen Drüsen

Im Urin splenektomierter Menschen, Kaninchen und Ratten stellen SAUERBRUCH u.

[1] Als histologische Befunde wurden hierbei im wesentlichen eine Vermehrung der reticulocytären Elemente, eine vermehrte Ablagerung von Eisen und eine hochgradige Speicherung von Leuko- und besonders von Thrombocyten, Riesenzellbildung, aber auch „drüsenähnliche“ Formierungen von Sinusendothelien beschrieben (BLEIFELD, GRUNDMAN, HITTMAIR, LEFFLER, LITSIOS, SCRIBA).

KNAKE, RAREI u. GUMMEL eine stark erhöhte Ausscheidung von Prolan fest, ein Phänomen, welches im Sinne eines Wegfalles einer Hemmwirkung der Milz auf die Hypophyse gedeutet wurde.

Ein nach HEILMEYER nicht selten bei dem Krankheitsbild der Pseudomilzvenenthrombose zu beobachtender, „*splenogener Hypogenitalismus*“ („lienaler Infantilismus“) basiert ebenfalls auf einer Annahme von Korrelationen zwischen Milz und Keimdrüsen bzw. Hypophysenvorderlappen. Nach Entfernung des Milztumors wird die sexuelle Unterentwicklung wieder ausgeglichen (TEODOSI). Andererseits führen Injektionen von Oestrogenen bei Kaninchen zu einem Hypersplenismus (histologisch Proliferation reticuloendothelialer Elemente) und zu einer Anämie (LITSIOS u. PAPACHARALAMPUS).

Über Splenomegalie durch einen thyreotropen Hypophysentumor bei Mäusen berichteten SPROUL u. GRINBERG.

Der Adrenalingehalt der Nebennieren kann durch Milzextrakt stark, durch Splenektomie noch mehr erhöht werden (TUZIOKA).

v. HERRATH, LAUDA, SCHLIEPHAKE u. SCHÜRCH nehmen einen Antagonismus zwischen Milz und Schilddrüse an.

BIERRY et al. sahen nach Milzexstirpation bei Hunden eine Erhöhung, HEPPE u. SCHLIEPHAKE nach Applikation von Milzextrakt bei Menschen und Kaninchen, wie NITSCHKE u. MAIER bei Kaninchen und Ratten nach Injektionen des „phosphorsenkenden Prinzips“, eine Senkung des Blutzuckers. Ob diese Wirkungen über den Hypophysenvorderlappen oder den Inselapparat des Pankreas oder sonst wie erfolgen, ist völlig unklar.

Milzextrakte, „Milzhormone“

In der Tabelle 154 sind Milzextrakte und aus der Milz gewonnene Substanzen, denen z. T. eine hormonale Wirkung zugesprochen wurde, aufgeführt.

Das bereits erwähnte, „calcium- und phosphorsenkende Prinzip“ NITSCHKEs wurde sowohl aus Thymus-, wie aus Milz- und Lymphknotengewebe gewonnen, ist also weder für den Thymus, noch für die Milz spezifisch.

Bei dem wirksamen Faktor eines das Milzgewicht von Mäusen erhöhenden, zellfreien Milzektraktes von STANSLY et al. handelte es sich mit Wahrscheinlichkeit um Bartonellen.

Nach v. HERRATH (1958) scheint es, daß mit den verschiedenen in der Milz ablaufenden Prozessen die Bildung jeweils verschiedener, spezifischer Histohormone einhergeht.

Nach CROSBY ist ein humoraler Milzfaktor nie nachgewiesen worden.

LAUDA hat (1955) zwar nicht die humorale Wirksamkeit von in der Milz gebildeten Stoffen, aber einen Hormoncharakter derselben bestritten; er erörtert die Möglichkeit, daß es sich z. T. um dem Noradrenalin nahestehende Blutgefäßprodukte handelt (BACG u. FISCHER isolierten aus Milzextrakten eine Substanz, die sich pharmakologisch wie 1-Nor-Adrenalin verhielt).

Nach E. W. BERGENHEM u. FAHRAEUS (1936) wird eine innere Sekretion der Milz vorgetäuscht durch eine Lysolecithinbildung während der „Endopause“ des Blutes in der Milz.

Nach E. W. DOAN (1948) spricht gegen eine endokrine Leistung der Milz der Umstand, daß hierbei *mehrere* (nämlich die Reifung und Ausschüttung nicht nur der Erythro-, sondern auch der Leuko- und Thrombocyten regulierende) Hormone angenommen werden müßten, ein Einwand, der von anderen Autoren in bezug auf ein Thymushormon nicht erhoben wurde.

Andere Autoren haben auf die Wirksamkeit von Stoffwechselprodukten, Katalysatoren als Aktivatoren des neuro-vegetativen Systems (HITTMAIR) und das in der Milz reichlich vorhandene Thromboplastin, ferner auf das in Milzextrakten enthaltene Cholin und eine, unter pathologischen Verhältnissen, gesteigerte Phagocytose und Lyse in der Milz hingewiesen (MOESCHLIN 1956).

v. ALBERT nimmt aufgrund von Prüfungen der Wirkung eiweißfreier Extrakte aus „hypersplenen“ Milzen auf Knochenmarkskulturen (Proliferation und Reifungshemmung der Granulocyten) an, daß sie vielleicht auf Abbau- oder Stoffwechselprodukte der in der vergrößerten Milz vermehrt zugrunde gehenden Zellen zurückzuführen ist.

Tabelle 154. *Milzextrakte*

Extrakt bzw. wirksamer Faktor	Eigenschaften, Herkunft	Wirkung	
BRÜDA u. PFEIFFER (1931) „Mesenchymin" (in der Parabiose übertragbarer „Schutzstoff")		Geschwulstwachstum	↘
SCHLIEPHAKE u. MAURER (1931) „Prosplen"	mittels organischer Lösungsmittel gewonnener Extrakt, eiweiß- und lipoidfrei, frei von Elektrolyten	Phagocytose Blutzucker[a] Grundumsatz[b]	↗ ↘ ↘
KAISER et al. (1964, 1965) „Prosplen" der Fa. JFAH GmbH, Hamburg		Steroidbiosynthese, Leukopenie	
HORSTERS (1935) „Pulpahormon"	Extrakt aus vergrößerten Milzen	Blutzucker[a]	↘
DEL ZOPPO (1937)	ätherische Extrakte	Reizung des RES	
UNGAR (1947)	Splenin A Splenin B	Capillarendothelien Knochenmark, Blutungszeit	↗
REIN (1951) „Hypoxie-Lienin" („hepato-lienales Hormon")		Umwandlung in der Leber zu einem Stoff mit strophantinähnlicher Wirkung, Erythropoese	↗
COTTIER (1952)	Extrakt aus der Milz eines an hyperspleniscber Panhämocytopenie verstorbenen Patienten	Leukocyten Thrombocyten	↘ ↘
WOLF u. GERLICH (1955)	„weitgehend eiweißfreier" Extrakt aus Milzen von Menschen mit myeloischen Leukose	Leukopenie, Milzvergrößerung	↘
NOTARIO u. MENDURI (1957)	acetonlöslich	Langerhans'sche Inseln	↗
JAEGER u. MITTENZWEI (1958)	Extrakt aus vergrößerten Milzen, die durch Injektion von hypotonischer Kochsalz-Lösung erzeugt wurden	Blutbild, Milzgröße	
RIGLER u. ROSENKRANZ (1958)	„Milzpulver" oder wäßriger Extrakt aus Ratten- oder Rindermilz	Kernteilungsvorgang, Knochenmark	↘
CIVIDALLI u. KRYSZINSKI (1967) „RLP-Faktor" („radiation-leukemia preventive factor" = „thymus stimulating factor")	Extrakt aus Schafsmilz thermolabil	Hemmung der durch Ganzkörperbestrahlung erzeugten (thymischen) Leukose	

↗ = erhöht, vermehrt, gesteigert, verlängert; ↘ = vermindert, gehemmt, erniedrigt.

[a] Siehe Fußnoten auf S. 521.

[b] Nach Milzexstirpation wurde bei Ratten (ASZIODI) und Hunden (PERACCHIA u. MACIOTTO) eine vorübergehende Erhöhung des Grundumsatzes beobachtet, wobei junge Tiere deutlicher reagierten.

Ergebnis

Eine endokrine Leistung des Thymus und der Milz ist nicht gesichert. Einiges spricht zwar für die Produktion eines humoral wirksamen Faktors (oder mehrerer humoral effektiver Substanzen) durch den Thymus, dessen (deren) chemische Natur jedoch ungeklärt ist.

Die geschilderten Verhältnisse sind keineswegs abgeklärt, sie werden z. Z. lebhaft erörtert, und wahrscheinlich wird sich schon nach dem Druck dieses Beitrages manches wieder als irrig erweisen oder in einem anderen Lichte darstellen.

Literatur

Monographien[1]

ARVY, L.: Splénologie. Paris: Gauthier-Villars 1965.

COMSA, J.: Physiologie et physiopathologie du Thymus. Paris: Doin 1959.

COTTIER, H., ORDATSCHENKO, N., SCHINDLER, R., CONGDON, C. (eds.): Germinal centers in immune responses. Berlin-Heidelberg-New York: Springer 1967.

DEFENDI, V., METCALF, D.: The thymus. Symposium of the Wistar Institute, Philadelphia 1964.

GOOD, R. A., GABRIELSEN, A. E.: The thymus in immunology. Structure, function and role in diseases. By 72 authors. New York-Evanston-London: Harpers & Row 1964.

HERRATH, E. v.: Bau und Funktion der normalen Milz. Berlin: de Gruyter 1958.

HESS, M. N.: Experimental thymectomy. Possibilities and limitations. Berlin-Heidelberg-New York: Springer 1968.

HITTMAIR, A.: Die Physiologie und Pathologie der Milz. Forschungsergebnisse der letzten 20 Jahre. München-Berlin-Wien: Urban & Schwarzenberg 1969. (4128 Literaturangaben.)

TESSERAUX, H.: Physiologie und Pathologie des Thymus unter besonderer Berücksichtigung der pathologischen Morphologie, Bd. 9 der „Zwanglosen Abhandlungen aus dem Gebiete der inneren Sekretion", 2. Aufl. Leipzig: J. A. Barth 1959.

TISCHENDORF, F.: Die Milz. In: v. Möllendorf-Bergmanns Handbuch der mikroskopischen Anatomie des Menschen, Bd. VI/6, S. 1—968. Berlin-Heidelberg-New York: Springer 1969.

WOLSTENHOLME, G. E. W., PORTER, R.: The thymus, experimental and clinical studies. Ciba-Foundation Symposium. London: J. & A. Churchill 1966.

YOFFEY, J. M. (ed.): The lymphocyte in immunology and haemopoiesis. London: E. Arnold 1967.

Einzelarbeiten

ACKERMAN, G. A.: The origin of lymphocytes in the appendix and tonsil iliaca of the embryonic and neonatal rabbit. Anat. Rec. **154**, 21—40 (1966).

ADAMS, J. E.: Leukemogenic thymoma. Amer. J. clin. Path. **40**, 173—182 (1963).

ADLER, E.: Das Thymus-Myasthenie-Problem aus der Sicht des Chirurgen. Münch. med. Wschr. **1965**, 990—998.

— GEHRMANN, G.: Blutkrankheiten nach Thymus-Tumorexstirpation. Dtsch. med. Wschr. **1967**, 423—425.

AISENBERG, A. C., WILKES, B.: Partial immunological restoration of neonatally thymectomized rats with tymus-containing diffusion chambers. Nature (Lond.) **205**, 716—717 (1965).

ALARCON-SEGOVIA, D., GALBRAITH, R. F., MALDONADO, J. E., HOWARD, F. M., JR.: Systemic lupus erythematosus following thymectomy for myasthenia gravis. Lancet **1963 II**, 662—665.

[1] Siehe dort auch die im folgenden Verzeichnis der Einzelarbeiten wegen Raummangels nicht angeführten, aber im Text erwähnten Autoren mit ihren einschlägigen Arbeiten.

ALBERT, H. H. VON: Zur Frage einer depressorischen Knochenmarkwirkung „hypersplener" Milzen. Blut **9**, 405—416 (1963).

— ZICKGRAF, H.: Zur Frage einer depressorischen Knochenmarkwirkung „hypersplener" Milzen. Blut **12**, 104—113 (1966).

ANDERSEN, ST. B., LADEFOGED, I.: Pure red cell anaemia and thymoma. Acta haemat. (Basel) **30**, 319—325 (1963).

ANDERSON, E. E., GLENN, J. F.: Cushing's syndrome associated with anaplastic carcinoma of the thyroid gland. J. Urol. (Baltimore) **95**, 1—4 (1966).

ANDRITSAKIS, G. D., SOMMERS, S. C.: Criteria of the thymic cancer and clinical correlations of thymic tumors. J. thorac. Surg. **37**, 273 (1959).

ARCHER, O., SUTHERLAND, D. E. R., GOOD, R. A.: Appendix of the rabbit: a homologue of the bursa in the chicken. Nature (Lond.) **200**, 337—339 (1963).

ASTALDI, G.: Das Phytohaemagglutinin und das Problem der Lymphocyten. Med. Klin. **1964**, 368—371.

AZAR, H. A.: Development of plasma cells in neonatally thymectomized rats. Bull. N.Y. Acad. Sci. **42**, 510—511 (1966).

BAER, R. L., BART, R. S., STRITZLER, R., MICHAELIDES, P.: Exfoliative Erythrodermie und Thymom. Hautarzt **15**, 413—418 (1964).

BAGGIO, P., FASSETA, G., VOLPATO, S., GRAVINA, E.: Ricerche sul ricambio glicidio nell ratto stimizzato. II. Comportamento del glicogeno nel fegato.Boll. Soc. ital. Biol. sper. **41**, 76—79 (1965).

BARIÉTY, M., COURY, CH.: Anomalies thymiques, myasthénie grave et médiastinographie gazeuse. Sem. Hôp. (Paris) **66**, 3445—3458 (1956).

BARNES, D. W. H., LOUTIT, I. F., SAMSON, J. M.: Role of the thymus in the radiation chimera. Ann. N.Y. Acad. Sci. **120**, 218—224 (1964).

BARNES, R. D. S., O'GORMAN, P.: Two cases of aplastic anemia with tumors of the thymus. J. clin. Path. **15**, 264 (1962).

BARRETT, N. R.: Sir Sstley Cooper and the thymus. Guy's Hosp. Rep. **117**, 207—212 (1968).

BARTHELMÉ, I., KESSLER, A,m ROMANI, D., RENAULT, P., PHAN HOU TRUNG, ALBEAUX-FERNET, M.: Syndrome de Cushing causé par une tumeur maligne du thymus sécrétrice d'une corticotrophine. Ann. Endocr. (Paris) **29**, 263—268 (1968).

BAUER, K. H.: Das Krebsproblem, 2. Aufl., S. 883. Berlin-Göttingen-Heidelberg: Springer 1963.

BAUER, R., HARTWEG, H.: Über die wechselseitigen Beziehungen von Milz und Knochenmark bei Strahlenreaktion. Fortschr. Geb. Röntgenstr. **96**, 676 (1962).

BAY, V.: Chirurgische Aspekte des Thymus. Chirurg **1970**, 16—21.

BEECHER, H. K.: Ethics and clinical research. New Engl. J. Med. **274**, 1354—1360 (1966).

BEKKUM, D. W. VAN: Is de thymus een klier met interne secretie? Ned. T. Geneesk. **109**, 2297—2299 (1965).

Bernardi, G., Comsa, J.: Purification chromatographique d'une préparation de thymus douée d'activité hormonale. Experientia (Basel) **21**, 416 (1965).

Bernatz, Ph., Harrison, E. G., Clagett, O. T.: Thymoma, a clinopathologic study. J. thorac. cardiovasc. Surg. **42**, 424 (1961).

Bierich, J. R., Ramashastry, R., Kracht, J.: Neue Untersuchungen zur Entstehung der Thymushyperplasie. Mschr. Kinderheilk. **115**, 310—313 (1967).

Bierring, F.: Thymoma and autoimmune disorders. Bibl. haemat. (Basel) **23**, 83—86 (1954).

Bierry, H., Rathery, F., Levina, L.: Variations de lag lycémie chez le chien après splénectomie. C. R. Soc. biol. (Paris) **91**, 537—539 (1924).

Biggart, J. D.: The influence of thymus grafts in diffusion chambers on the lymphoid tissues of neonatally thymectomized rats. Brit. J. exp. Path. **47**, 586—589 (1966).

Bignami, A., Calcara, S.: Miocardite et miosite a cellule giganti associate a tumore del timo. Policlin. Sez. prat. **69**, 57 (1962).

Bisch, C. A., Cooke, K. B., Crew, C. E., London, D. R., Mackenzie, D. H., Milnes, M. D.: Hyperglobulinemic purpura due to a thymic tumor. Lancet **1964 I**, 693—976.

Boivin, P., Fauvert, R.: L'Erythropoiétin en pathologie humaine. Path. et Biol. **15**, 677—685 (1967).

Bonitz, G.: Myasthenia gravis nach Thymektomie. Psychiat. Neurol. med. Psychol. (Lpz.) **21**, 130—134 (1969).

Brickner, P. W., Lyons, M., Landau, S. J.: Cushing's syndrome associated with nonendocrine neoplasms. A review and a new case with carcinoma of the gallbladder. Amer. J. Med. **31**, 632—639 (1961).

Bridges, J. B., Camblin, J. G.: The search for a thymic hormone. Jr. J. med. Sci. **1966**, 317—323.

Brooke, M. S.: Experimental runt disease in mice caused by Salmonella thyphimurium, var. Copenhagen. J. exp. Med. **120**, 375—387 (1964).

Brunkhorst, W., Herranen, A.: Effects of extracts from thymus on homograft survival in rats. Nature (Lond.) **214**, 181—183 (1967).

Buckley, R. H.: Selective immunoglobulin deficiency associated with thymic alymphoplasia. Pediatrics **39**, 506—515 (1967).

Burgstedt, H. J.: Thymuscarcinom und Cushing-Syndrom. Mschr. Kinderheilk. **104**, 395—398 (1956).

Burke, J. S., Medline, N. M., Katz, A.: Giant-cell myocarditis and myositis associated with thymoma and myasthenia gravis. Arch. Path. **88**, 359—366 (1969).

Burnet, F. M.: Mast cells in the thymus of NZB mice. J. Path. Bact. **89**, 271—284 (1965).

Burnet, M. F.: Pathology of thymus with special reference to autoimmune disease. Northw. Med. (Seattle) **6**, 519—522, 599—601 (1964).

Cacciari, C., Russomanno, E.: Considerazione cliniche su un caso di ipertrofia del timo con sindrome ipoglicemica. Boll. sci. med. Bologna **138**, 279—283 (1966).

Cazal, P.: L'apparante dualité du système lymphoide. Presse méd. **74**, 2401—2404, 2469—2473 (1966).

— Les fonctions du thymus. Poumon **23**, 937—945 (1967).

Cherry, C. P., Eisensteiner, R., Glücksmann, A.: Epithelial cords and tubulus of the rat thymus. Brit. J. exp. Path. **48**, 90—106 (1967).

Cividalli, G., Knyszynski, A.: Stimulation of thymic regeneration in irradiated mice with the RLP-factor derived from sheep spleen. Radiat. Res. **30**, 148—154 (1967).

Clark, S. L., Jr.: Incorporation of sulfate by the mouse thymus: its relation to secretion by medullar epithelial cells and to thymic lymphopoiesis. J. exp. Med. **128**, 729—957 (1968).

Clarkson, B., Prockop, D. J.: Aregenerative anemia associated with benign thymoma. New Engl. J. Med. **259**, 253 (1958).

Cleveland, W. W., Fogel, B. J., Brown, W. T., Kay, H. E. M.: Fetal thymic transplant in a case of di George's syndrome. Lancet **1968 II**, 1211—1214.

Comsa, J.: Action of the purified thymus hormone in thymectomized guinea pigs. J. med. Sci., N.S. **250**, 79—85 (1965).

— Thymus und Lymphocyten. Z. Naturw. med. Grundlagenforsch. **2**, 158—186 (1964).

— Action of the purified thymushormone in thymectomized guinea pigs. Amer. J. med. Sci. **250**, 113—119 (1965).

— Influence de l'hormone thymique sur l'action des hormones hypophysaires. Ann. Endocr. (Paris) **26**, 525—534 (1965).

— Filip, G.: Influence de l'hormone thymique sur la production d'anticorps chez le cobaye thymiprive. Ann. Inst. Pasteur **110**, 365—372 (1966).

Cooper, M. D., Schwartz, M. L., Good, R. A.: Restoration of gammaglobulin production in agammaglobulinemic chickens. Science **151**, 471, 472 (1966).

Cottier, H.: Experimenteller Beitrag zur Frage der hypersplenischen Pancytopenien. Acta haemat. (Basel) **7**, 303 (1952).

Coury, Ch., Chedru, F.: Physiologie et pathologie du thymus. Poumon **23**, 881—924 (1967).

Crosby, W. H.: Hyposplenism: an inquiry into normal functions of the spleen. Ann. Rev. Med. **14**, 349 (1963).

Csaba, A., Dunay, C., Oláh, J., Törö, J.: Effect of glucocorticoids on the thymus. Histochemical and electron-microscopic investigation of mastcell formation. Acta biol. Acad. Sci. hung. **18**, (3) 345—361 (1967).

Csaba, G., Bernád, J., Kiss, J., Horváth, C., Kocsár, L.: Participation of thymus in acid mucopolysaccharid metabolism. Acta biol. Acad. Sci. hung. **17**, 239—248 (1966).

— Törö, I., Horváth, C., Acs, T., Mold, K.: Thymus and stress. J. Endocr. **23**, 423 (1962).

Czyzewska, J., Belva-Michalak, J., Rudkowski, Z.: A propos du syndrome familial de carence en anticorps. Arch. franç. Pédiat. **21**, 973—985 (1964).

Dameshek, W., Gunz, Fr.: Leukemia, 2nd ed., New York and London: Grune & Stratton 1964.

DAMESHEK, W., SCHWARZ, R. S.: Leukemia and autoimmunisation — some possible relationships. Blood 14, 1151—1158 (1959).

DE FRANCISCIS, P., DE BELLA, G., CITALDI, S.: Spleen as a production site for erythropoietin. Science 150, 1831—1833 (1965).

DELMAS-MARSALET, Y., LEDUC, M., LERCHE, B., GOUDEMAND, M.: Tumeur du thymus et lupus erythemateux disséminé. Presse méd. 1969, 821—823.

DELTA, B. A., ROTHENBERG, A. M., AINSWORTH, H. D.: Congenital alymphoplasmocytic agammaglobulinemia with thymic dysplasia. J. Amer. med. Ass. 194, 507—511 (1965).

DI GEORGE, A. M.: Congenital absence of the thymus and its immunologic consequences, occurence with congenital hypoparathyreoiismus. In: GOOD, R. A. (ed.), Immunologic deficiency diseases in man. N.Y. Nat. Found. 1968, 116—121.

DISCHE, M. R.: Lymphoid tissue and associated congenital malformations in thymic agenesis. Arch. Path. 86, 312—316 (1968).

DOAN, CH. A.: The spleen: its structure and functions. Postgrad. Med. 43, 127—131 (1968).

DOAN, E. W.: The place of the spleen in the endocrine system. Blood 3, 948 (1948).

DODSON, W. E., ALEXANDER, D., AL-AISH, M., DELA CRUZ, F.: The di George syndrome. Lancet 1969 I, 574, 575.

DOOREN, L. J., VRIES, M. J. DE, BEKKUM, D. U. VAN, CLETON, F. J., KONING, J. DE: Sex — linked thymic epithelial hypoplasia in two siblings. Attempt at treatment by transplantation with fetal thymus and adult bone marrow. J. Sec. (St. Louis) 72, 51—62 (1968).

DOUGHERTY, T. F., BERLINER, M. L., SCHNEBELI, G. L., BERLINER, D. L.: Hormonal control of lymphatic structure and function. Ann. N.Y. Acad. Sci. 113, 425—843 (1964).

DUPLAN, J. F.: Rôle du thymus dans les leucoses de la souris. Path. et Biol. (Paris) 11, 917—927 (1963).

DUSTIN, A. P.: Les réversions épithéliales dans le thymus humain. Arch. Zool. exp. 56, 73—87 (1916/17).

— Les chromatines euclastiques. C. R. Soc. Biol. (Paris) 108, 1155, 1156 (1931).

— Contribution à l'étude de la mitose diminutive ou élassotique dans le thymus des mammifères. C. R. Soc. Biol. (Paris) 108, 1159—1161 (1931).

ECKMANN, L.: Thymektomie bei Myasthenia gravis. Helv. chir. Acta 36, 131—133 (1966).

EHRENREICH, TH., ALLEN, A. C.: Myasthenia gravis following of an asymptomatic thymoma. Cancer (Philad.) 11, 173—180 (1958).

EHRICH, W. E.: Morphologie and Physiologie der Antikörperbildung. Verh. Dtsch. Ges. Path. 46. Tagg, 10—48 (1962).

— KÜCHENMEISTER, K.: Keimzentren im Thymus. Zbl. allg. Path. path. Anat. 108, 322—327 (1965).

EKSTEDT, D., NISHIMURA, E. T.: Runt disease induced in neonatal mice by sterile bacterial vaccines. J. exp. Med. 120, 795—804 (1964).

ELLIS, E. F., SMITH, R. T.: The role of the spleen in immunity. Pediatrics 37, 111—119 (1966).

EPPINGER, H., RANZI, E.: Die hepato-lienalen Erkrankungen (Pathologie der Wechselwirkungen zwischen Milz, Leber und Knochenmark). Berlin: Springer 1920.

ERBSLÖH, F., L'ALLEMAND, H.: Die Thymektomie im Therapieplan schwerer krisengefährdeter Myasthenien. Thoraxchirurgie 13, 293—296 (1965).

ERNSTRÖM, U.: Studies on growth and cytomorphosis in the thymolymphatic system. Acta path. microbiol. scand., Suppl. 178 (1965).

EVANS, R. S., DOAN, R. T.: Acquired haemolytic anemia. Blood 4, 1196 (1949).

EVERETT, N. B., CAFFREY, R. W., RIEKE, W. O.: Recirculation of lymphocytes. Ann. N.Y. Acad. Sci. 113, 887—897 (1964).

— TAYLOR, R. W.: Lymphopoiesis in the thymus and and other tissues: functional implications. Int. Rev. Cytol. 22, 205—237 (1967).

FACHET, J., PALKOVITS, M., VALLENT, K.: Effect of neonatal thymectomy on endocrine and lymphatic organs, reticular elements and blood count. II. Findings in rats with wasting syndrome. Acta med. Acad. Sci. hung. 21, 304—310 (1965).

FALK, P.: Nachweis von Thymushormon in den Tonsillen. Arch. Ohr.-, Nas.- u. Kehlk.-Heilk. 173, 325—331 (1958).

— Untersuchungen über die Herkunft von Thymushormon in den Tonsillen. Arch. Ohr.-, Nas.- u. Kehlk.-Heilk. 176, 713—727 (1960).

FELDMAN, M., GLOBERSON, A.: The role of the thymus in restoring immunological reactivity and lymphcell-differentiation in X-irradiated adult mice. Ann. N.Y. Acad. Sci. 120, 182—190 (1964).

FICHTELIUS, K. E., BÄCK, O.: The afferent pathways of lymphocytes to the spleen. In: LENNERT, K., u. HARMS, D., Die Milz. The spleen, p. 118—129. Berlin-Heidelberg-New York: Springer 1970.

FIELD, E. O., STANLEY, S. M.: The migration of cells to the thymus. Acta haemat. (Basel) 35, 221—231 (1966).

FINLAYSEN, N.: Serum cortisol in sudden unexplained infant deaths. Fed. Proc. 23, 25 (1964).

FIORE-DONATI, L., CHIECO-BIANCHI, L., TRIDENTE, G., PENNELLI, N.: Azione leucemogena dell'uretano in topi adulti portatori di trapianto timico singeneico. Minerva pediat. 18, 498—499 (1966).

FISCHER, J., MERTENS, H. R., SCHIMRIGK, K. K.: Ein Beitrag zur Immunpathologie der Myasthenia gravis. Dtsch. med. Wschr. 1965, 1760—1765.

FISHER, E. R.: The thymus. In: BLOODWORTH, I. M. B., Endocrine pathology, p. 197—223. Baltimore 1968.

FISHER, E. W., BEYER, F. D., JR.: Thymoma and hemopoietic insufficiency. Arch. intern. Med. 103, 95—104 (1959).

FOLENA, S.: Note istopathologiche sul timo. Boll. Soc. ital. Pediat. 1936, 279—281.

FONGI, E. G., GOTTLIEB, D., VAAMONDE, C. A., BUZZI, A., MACHEDO, E., PERIANES, J.: Miastenia gravis luego de la extirpacion de un quiste timico. Pren. méd. argent. 44, 3754—3760 (1957).

FUJIMAKI, S., KIHARA, J., TANAKA, R.: Systemic lupus erythematosus (SLE) and thymus. Acta med. biol. 16, 1—15 (1968).

Gaudecker, B. v., Hinrichsen, K.: Elektronenmikroskopische Untersuchungen zur Cytologie von Thymusrinde und Keimzentren. Z. Zellforsch. **65**, 139—162 (1965).

Geld, H. W. R. van der, Strauss, A. I. L.: Myasthenia gravis. Immunological relationship between striated muscle and thymus. Lancet **1966 I**, 57—60.

Gemma, G. B., Bernardini, R., Ghezzi, P.: Timome e malattia di Hashimoto. Minerva med. **59**, 3587—3592 (1968).

Godfrey, S.: Thymoma with hypogammaglobulinemia in an identical twin. Ann. intern. Med. **65**, 761—767 (1966).

Goebel, P., Schmidt, U.: Thymom mit biochemischen Hypercorticoidismus. Verh. dtsch. Ges. inn. Med. **73**, 1066—1071 (1967).

Goldman, A. S., Haggard, M. E., McFadden, J., Ritzman, St. E., Houston, E. W., Bratcher, R.L., Weis, K. G., Box, E. M., Szekrenyes, J. W.: Thymic alymphoplasia, lymphoma, and Dys-γ-globulinemia, Hyper-γA-, Normo-γM-, Hypo-γG-, A-γD-, and γE-globulinemia, plasmocytosis, normal delayed hypersensitivity, severe allergic reactions, and Coombs' positive anemia. Pediatrics **39**, 348—362 (1967).

Goldstein, A. L., Slater, F. D., White, A.: Reparation, assay and partial purification of a thymic lymphocytopoietic factor (Thymosin). Proc. U.S. nat. Acad. Sci. **56**, 1010—1017 (1966).

Goldstein, G., Abbot, A., MacKay, I. R.: An electron-microscope study of the human thymus. Normal appearances and findings in myasthenia gravis and systemic lupus erythematosus. Path. Bact. **95**, 211—215 (1968).

— MacKey, J. R.: The thymus in systemic lupus erythematosus. A quantitative histological analysis and comparision with stress involution. Brit. med. J. **1967 II**, 475—478.

Good, R. A., Papermaster, W.: Ontogeny and phylogeny of adaptive immunity. Advanc. Immunol. **4**, 1 (1964).

Goodman, St. B., Block, M. H.: The histogenesis of Gross' viral induced mouse leukemia. Cancer Res. **23**, 1634—1640 (1963).

Goslar, H. G., Jaeger, K. H.: Beiträge zur Korrelation von Thymus und Nebenniere nach Untersuchungen an Reptilien und Säugern. 6. Symp. Dtsch. Ges. Endokrinologie, Kiel 1959.

Gowans, I. L.: The role of lymphocytes in the destruction of homografts. Brit. med. Bull. **21**, 106 (1965).

Grau, H., Taher, E.: Histologische Untersuchungen über das innere Lymphgefäßsystem von Pankreas und Milz. Berl. Münch. tierärzt. Wschr. **1965**, 147—151.

Green, P.: Aplastic anaemia associated with thymoma. Report of two cases. Canad. med. Ass. J. **78**, 419—421 (1958).

Green, R. A., Booth, C. B.: The development of myasthenia gravis after removal of thymoma. Amer. J. Med. **25**, 293 (1958).

Grégoire, Ch., Duchateau, A.: A study on the lymphoepithelial symbiosis in the thymus. Reactions of the lymphatic tissue to extracts and to implants of epithelial components of the thymus. Arch. Biol. (Liège) **67**, 269—296 (1956).

Grundmann, E.: Die normale und pathologische Histologie der Milz unter Bezug auf die Milzfunktion. Verh. Dtsch. Ges. inn. Med. 69. Kongr., 779—797 (1963).

Haas, H. G.: Paraneoplastisches Cushing-Syndrom bei ektopischer ACTH-Bildung. Schweiz. med. Wschr. **1967**, 88, 89.

Haelst, U. van: Light and electron microscopic study of the normal and pathological thymus of the rat. Z. Zellforsch. **77**, 534—553 (1967); **80**, 153—182 (1967).

Halbeis, K.: Über einen atypischen Thymustumor. Zbl. Chir. **1959**, 1359—1363.

Hale, I. F., Scowen, E. F.: Thymic tumours. London: Lloyd-Luke 1967.

Halfpap, E.: Thymus und Geburt. Zbl. Gynäk. **1965**, 185—191.

Hand, T., Caster, P., Luckey, T. D.: Isolation of a thymus hormone, LSF. Biochem. biophys. Res. Commun. **26**, 18—23 (1967).

Haralanov, H., Kutschovkov, M.: Myasthénie familiale (père et fils) avec hyperplasie du thymus. Résultats thérapeutiques spectaculaires avec rayons X et thymectomie. Rev. neurol. **114**, 437—442 (1966).

Hardy, M., Quint, J., Goldstein, A. L., State, D., White, A.: Effect of thymosin and an antithymosin serum on allograft survival in mice. Proc. nat. Acad. Sci. (Wash.) **61**, 875—882 (1968).

Harris, P. F., Templeton, W. R.: Studies on the extrinsic lymphatic drainage of the guinea pig Acta anat. (Basel) **69**, 366—377 (1968).

Harrison, C. V.: Recent advances in pathology, 8th ed. London: Churchill 1966.

Hart, M. N., Schwartz, D. C.: Thymic agenesis. Arch. Path. **88**, 437—440 (1969).

Hatakeyama, Sh., Inui, S.: On a case of unusual triad: thymoma, giant-cell-myocarditis and myasthenia gravis. Bull. Tokyo med. dent. Univ. **11**, 1—16 (1964).

Hathaway, W. E., Githens, H., Fulginiti, V. A., Pierce, W., Blackburn, W. R., Kempe, H.: Aplastic anemia, histocytosis and erythrodermia in immunologicaly deficient children. Probable human runt disease. New Engl. J. Med. **273**, 953—958 (1965).

Havard, C. W. H., Scott, R. B.: Thymic tumor and erythroblastic aplasia. Report of three cases and review of the syndrome. Brit. J. Haemat. **6**, 178—190 (1960).

Hegglin, R., Siegenthaler, W.: Maligne Tumoren bei Dermatomyositis. Schweiz. Z. Tuberk. **16**, 205—221 (1959).

Hegyeli, A., McLaughlin, I. A., Szent-Györgyi, A.: On the chemistry of the thymus gland. Proc. nat. Acad. Sci. (Wash.) **49**, 230—232 (1963).

Heilmeyer, L.: Diskussionsbemerkung. Verh. Dtsch. Ges. inn. Med. **69**, 841 (1963).

Henry, K. L.: „Accidental" involution of the thymus. J. Path. Bact. **96**, 337—343 (1968).

Henry, K.: Mucin secretion and striated muscle in the human thymus. Lancet **1966 I**, 183—185.

HENSON, R. A., STERN, G. M., THOMPSON, V. C.: Thymectomy for myasthenia gravis. Brain 88, 11—28 (1965).

HEPPE, O., SCHLIEPHAKE, E.: Über die Beeinflussung des Blutzuckers durch das Milzhormon Prosplen. Z. ges. exp. Med. 78, 209—222 (1931).

HITZIG, V. H.: Siehe dieses Handbuch III, 5, IV, 170—201 u. VI, 1040—1054 (1967).

HOOFT, C., HAUWERE, DE R., DIJSTADT, J. VAN, ROELS, H., MESTDAGH, J.: Agammaglobulinémie congénitale avec alymphocytose. Acta paediat. belg. **20**, 225—248 (1966).

HOOSIER, G. L., VAN, GIST, C., TRENTIN, J. J.: Enhancement by thymectomy of tumour formation by oncogenic adenovirus. Proc. Soc. exp. Biol. (N.Y.) **128**, 467—469 (1968).

HOSHINO, T., TAKEDA, M., ABE, K., -TO, T.: Early development of thymic lymphocytes in mice studies by light and electron microscopy. Anat. Rec. **164**, 47—66 (1969).

HOWARD, F. M., SILVERSTEIN, M. N., MULDER, D. W.: The coexistence of myasthenia gravis and pernicious anemia. Amer. J. med. Sci., N.S. **250**, 518—526 (1965).

HOWIE, I. B., HELYER, B. I.: Autoimmune disease in mice. Ann. N.Y. Acad. Sci. **124**, 167 (1965).

HUVOS, A. G., CALI, A., AZAR, H. A.: Effect of thymic grafts on lymphopoiesis in rats. Amer. J. Path. **48**, 627—639 (1966).

IDANOV, D. A.: Nouvelles données sur la morphologie fonctionelle du système lymphatique et des glandes endocrines. Acta anat. (Basel) **41**, 240 (1960).

IMAI, M., SHIBATA, T., MINEDA, T.: A new opinion on the origin of Hassall's corpuscles. Okajima Fol. anat. jap. **45**, 51—69 (1968).

ISAKOVIĆ, K., JANKOVIĆ, B. D., PAPERKOVIĆ, L., MILOSĚVIĆ, D.: Effect of neonatal thymectomy, bursectomy and thymo-bursectomy on haemagglutinin production in chickens. Natur (Lond.) **200**, 273—274 (1963).

ITATSU, Y., UNO, Y.: An autopsy case of ataxiatele-angiectasia. Acta path. jap. **19** (2), 229—269 (1969).

ITO, T., HOSHINO, T., SAWAUCHI, K.: Pathogenesis of thymic lymphoma induced by urethan in mice. Z. Krebsforsch. **66**, 267—273 (1964).

IZARD, I.: Ultrastructure des corpuscules de Hassall au cours de l'involution expérimentale du thymus provoquée par la folliculine. Z. Zellforsch. **66**, 276—292 (1965).

— Les caractéristiques ultrastructurales du thymus à la période périnatale. Exp. Cell Res. **37**, 487—490 (1965).

JACOBS, E. M., HUTTER, R. V. P., POOL, I. L., LEY, A. B.: Benign thymoma and selective erythroid aplasia of the bone marrow. Cancer (Philad.) **12**, 47—57 (1959).

JAEGER, K. H., MITTENZWEI, H.: Die Erzeugung einer Splenomegalie bei Kälbern. Klin. Wschr. **1958**, 441—442.

JAHSMAN, D. P., MONTO, R. W., REBUCK, I. W.: Erythroid hypoplastic anemia (erythroblastopenia) associated with benign thymoma. Amer. J. clin. Path. **38**, 152—161 (1962).

JANKOVIĆ, B. D., LESKOWITZ: Restoration of antibody producing capacity in bursectomized chickens by bursal grafts in millipore chambers. Proc. Soc. exp. biol. (N.Y.) **118**, 1164—1166 (1965).

JEPSON, I. H., LOWENSTEIN, L.: Inhibition of erythropoiesis by a factor present in the plasma of patients with erythroblastopenia. Blood **27**, 425—434 (1966).

JEUNET, F.: Thymome et syndrome de carence en immunoglobulines. Schweiz. med. Wschr. **1965**, 1419, 1920.

KAEMYA, T., WATANABE, Y.: Electron microscopic observations on human thymus and thymoma. Acta path. jap. **15**, 223—246 (1965).

KAOUNG, D., CECH, R. F., PETERSON, R. E.: Benign thymoma and erythroid hypoplasie. Thirteen-year „cure" following thymectomy. Cancer (Philad). **22**, 445—450 (1968).

KEYNES, A.: The physiology of the thymus gland. Brit. med. **1954**, 659—663.

KIMURA, J., ALLEN, M. W. VAN: Post-thymectomy myasthenia gravis. Neurology (Minneap.) **17**, 413—420 (1967).

KINDRED, J. E.: Quantitative studies of lymphoid tissues. Amer. N.Y. Acad. Sci. **59**, 746—754 (1955).

KIRK, B. W., FREEDMAN, S. O.: Hypogammaglobulinemia, thymoma and ulcerative colitis. Canad. med. Ass. J. **96**, 1272—1277 (1967).

KLEIN, I. I., GOTTLIEB, A. I., MOUS, R. I., APPEL, S. H., OSSERMANN, K. E.: Thymoma and polymyositis. Onset of myasthenia gravis after thymectomy. Arch. intern. Med. **113**, 142 (1964).

KLUG, W. H.: Die Lymphozyten aus dem Ductus thoracicus, ein Antidiabeticum. Dtsch. Z. Chir. **195**, 210 (1926).

KNÖDGEN, H.: Essentielle Hypertonie. Dtsch. med. Wchr. **1969**, 2400.

KOBURG, E.: Die cytogenetische und immunologische Funktion der Tonsilla palatina. Med. Hyg. **23**, 994 (1965).

— Die Funktion des lymphatischen Rachenringes. Med. Welt **1966**, 2000—2003.

KOHNEN, P., WEISS, L.: An electron microscopic study of thymic corpuscles in the guinea pig and the mouse. Anat. Rec. **148**, 29—57 (1964).

KONVALAINEN, K.: Islet formation in the cortex of the human thymus. Nature (Lond.) **213**, 1231 (1967).

KORN, D., GELDERMAN, A., CAGE, G., NATHANSON, D., STRAUSS, A. J. L.: Immune deficiencies, aplastic anemia and abnormalities of lymphoid tissue in thymoma. New Engl. J. Med. **276**, 1333—1339 (1967).

KOSTOWIECKI, M.: Primary human lymphocytes as derivates of the thymic epithelial cords. Z. mikr.-anat. Forsch. **73**, 404—432 (1965).

— Secretory component in the thymus of the pregnant white rats. J. mikr.-anat. Forsch. **76**, 141—183 (1967).

— The early differentiation of thymic epithelial cords into the cortex and medulla. Z. mikr.-anat. Forsch. **78**, 332—422 (1968).

Kotani, M., Kawakita, M., Fukanogli, M., Yamashita, A., Seiki, K., Horii, J.: The passage of thymic lymphocytes to the circulation in the rat. Okajimas Folia anat. jap. **43**, 61—71 (1967).

— Seiki, K., Yamashita, A., Horii, J.: Lymphatic drainage of thymocytes to the circulation in the guinea pig. Blood **27**, 511—520 (1966).

Kough, R. H., Barnes, W. T.: Thymoma associated with erythroid aplasia, bullous skin eruption and the lupus erythematosus cell phenomenon. Ann. intern. Med. **61**, 308—315 (1964).

Kracht, J.: Pathologie der ektopisch hormonbildenden Geschwülste. Med. Klin. **1968**, 41—46.

Kreel, I., Osserman, K. E., Genkins, A., Kark, A. E.: Role of thymectomy in the menagement of myasthenia gravis. Ann. Surg. **165**, 111—117 1967).

Kreel, L.: Selective thymic venography: New method for visualization of the thymus. Brit. med. J. **1967**, 406—407.

Labauge, R., Izarn, P., Emberger, I.-M.: Anémie érythroplastopénique apparue près thymectomie. Guérison par transfusions seules. Montpellier méd. **66**, 79—83 (1964).

Larmi, T. K. I.: Über Thymustumoren. Ann. Chir. Gynaec. Fenn. **49**, Suppl. 93 (1960).

Larsson, B.: Thymoma and splenic lupus erythymatosus in the same patient. Lancet **1963 II**, 665—666.

— Studies on thymic contribution to circulating lymphocytes. Stockholm 1967.

Latourette, H. B., Hodges, F. J.: Incidence of neoplasia after irradiation of thymic region. Amer. J. Roentgenol. **82**, 667—677 (1959).

Law, L. W.: Studies of thymic function with emphasis on the role of the thymus in oncogenesis. Cancer Res. **26**, P. I, 551—574 (1966).

— Goldstein, A. L., White, A.: Influence of thymosin on immunological competence of lymphoid cells from thymectomized mice. Nature (Lond.) **219**, 1391, 1392, (1968).

— Potter, M.: The behavior in transplants of lymphatic neoplasmas arising from parenteral thymic grafts in irradiated thymectomized hybrid mice. Proc. nat. Acad. Sci. (Wash.) **42**, 160—167 (1956).

— Trainin, N., Levey, R. H., Barth, W. F.: Humoral thymic factor in mice, further evidence. Science **143**, 1049—1051 (1963).

Le Brigant, H., Noviant, Y.: Die chirurgische Behandlung der Myasthenie. Thoraxchirurgie **18**, 769—780 (1970).

Léder, J.: Über den Zusammenhang zwischen Maysthenie und Thymustumoren. Zbl. Chir. **88**, 1702—1704 (1963).

Leffler, R. I.: The spleen in hypersplenism. Amer. J. Path. **28**, 303—313 (1952).

Legg, M. A., Brady, W. J.: Pathology and behavior of thymomas. Cancer (Philad.) **18**, 1131—1144 (1965).

Lemon, F. C., Fine, M. B., Grasso, S. A., Kinsell, L. W.: ACTH — like activity in a thymoma associated with gonadal dysgenesis. J. clin. Endocr. **26**, 1—5 (1966).

Lennert, K.: Bildung und Differenzierung der Blutzellen, insbesondere der Lymphocyten. Verh. Dtsch. Ges. Path. 50. Tagg, 163—213 (1966).

Levey, R. H.: The thymus hormone. Sci. Amer. **1964**, 1—8.

— Medawar, P. B.: Nature and mode of action of antilymphocytic antiserum. Proc. nat. Acad. Sci. (Wash.) **56**, 1130—1137 (1966).

Linhartová, A.: Zur Pathogenese der Hohlraumbildung im Thymusparenchym. Zbl. allg. Path. path. Anat. **107**, 534—541 (1965).

Linke, A.: Thymustumor mit lupoider Hepatitis. Schweiz. med. Wschr. **1965**, 1492—1494.

Lipa, M., Ley, D. C. H.: Thymoma and erythroid hypoplasia with carcinoma of the pancreas, bronchiolar hyperplasia and pulmonary tuberculosis. Ann. intern. Med. **65**, 54—548 (1966).

Lischner, H. W., Punnett, H. H., Di George, A. M.: Lymphocytes in congenital absence of the thymus. Nature (Lond.) **214**, 580—582 (1967).

Litsios, B.: La zone périfolliculaire de la rate dans l'hypersplénisme. Ann. Anat. path., N. S. **5**, 127—136 (1960).

Lobdell, D. H.: Di Georges's syndrom. Arch. Path. **87**. 353—355 (1969).

Lorenz, I.: Sur un cas de leucémie thymique. Ann. Anat. path. **6**, 521—526 (1961).

Lundin, P. M., Schelin, O.: Ultrastructure of the rat thymus. Acta path. microbiol. scand. **65**, 379—394 (1965).

Lykke, A. W. J., Willougby, D. A., Kosche, E. R.: Thymic permeability factor its relationship to lymph node permeability factor and its antagonism by pyrinidal carbamate (Anginin) and other antiinflammatory agents. J. Path. Bact. **94**, 381—388 (1967).

Macadam, R. F., Vetters, J. M.: Fine structural evidence for hormonal secretion by a human thymic tumour. J. clin. Path. **22**, 407—409 (1969).

Madonick, H. J., Rubin, M., Levine, L. H., Karliner, W.: Myasthenia gravis developing fifteenth months after removal of thymoma. Arch. intern. Med. **99**, 151—155 (1957).

Maisin, I.: Existence in the thymus of a factor protecting the skin of the mouse against the induction of skin cancers induced by 20-Methylcholanthrene. Nature (Lond.) **204**, 1211 (1964).

Marinone, G., Mazza, L.: Su un sindrome rara: la mielopatia involutiva eritroblastica dei portatori di neoplasia del timo. Haematologica **45**, 337—404 (1960).

Meador, C. K., Lidde, G. W., Island, D. P., Nichelson, W. E., Lucas, C. P., Nucton, J. G., Luetscher, J. A.: Cause of Cushing's syndrome in patients with tumors arising from "non endocrine" tissue. J. clin. Endocr. **22**, 693—763 (1962).

Medawar, P. B.: Immunologische Toleranz. Naturw. Rdsch. **15**, 85—89 (1962).

Metcalf, D.: A lymphocytosis stimulating factor in the plasma of chronic lymphatic leukemia patients. Brit. J. Cancer **10**, 109 (1956).

— Ishidate, M.: Periodic-acid-Schiff positive giant cells in the mous thymus cortex. Nature (Lond). **191**, 305 (1961).

Mielke, H. G.: Aplastische Anaemie (Erythroblastophthise) bei gutartigem Thymustumor. Ärztl. Wschr. **1957**, 556—559.

Miescher, P. A.: Immunisierung gegen körpereigene Substanz als Krankheitsursache. Umschau **1965**, 670—673, 703—707.

Miescher, P., Roulet, Fr.: Das Hypersplenie-Syndrom. Progr. Surg. **1**, 184—220 (1961).

Miller, I. F. A. P.: The thymus and the development of immunologic responsiveness. The thymus directs the maturation of immunologic capabilities by means of a humoral mechanism. Science **144**, 1544—1551 (1964).

— Immunity in the foetus and the newborn. Brit. med. Bull. **22**, 21—26 (1966).

— The thymus, yesterday, today and tomorrow. Lancet **1967 II**, 1299—1302.

— Osoba, D.: Current concepts of the immunological functions of the thymus. Physiol. Rev. **47**, 437—520 (1967). 713 Literaturabgaben.

Miller, M. E.: Thymic dysplasia ("Swiss agammaglobulinemia"). J. Pediat. **70**, 730—744 (1967).

Milne, I. A., Anderson, J. R., MacSween, R. N., Fraster, K., Short, J., Stevens, J., Shaw, G. B.: Thymectomy in acute systemic lupus erythematosus and rheumatoid arthritis. Brit. med. J. **1967**, 461—464.

Moan, N., Harris, T. N.: Collection of rosette-forming spleen cells by BPA density gradient centrifugation. Proc. Sosc. exp. Biol. (N.Y.) **128**, 407—411 (1968).

Moeschlin, S.: Physiopathologie des Hypersplenismus. Helv. med. Acta **23**, 416—431 (1956).

Moore, M. A. S., Owen, I. I. T: Experimental studies on the developent of the thymus. J. exp. Med. **126**, 715 (1967.

Mowbray, I. F.: Ability of large doses of an alpha plasma protein fraction to inhibit antibody production. Immunology **62**, 217—225 (1963).

Murray, R. G., Murray, A., Pizzo, A.: The fine structure of the thymocytes of young rats. Anat. Rec. **151**, 17—39 (1965).

Nahmias, A. J., Griffith, D., Salsbury, C., Yoshida, K.: Thymic aplasia with lymphopenia, plasma cells, and normal immunoglobulins. J. Amer. med. Ass. **201**, 729—734 (1967).

Nakakuki, K.: Pathology of mouse leukemia. Role of thymus in its morphogenesis. Mie med. J. (jap.) **14**, 1—35 (1964).

Nastuk, W. L., Kessler, H. J., Grynbaum, A., Smith, M., Herrmann, C.: Immunological changes following thymectomy in myasthenia gravis. Arch. Neurol. (Chic.) **15**, 1—12 (1966).

Nezelof, C., Jammet, M. L., Lotholary, R., Labrune, B., Lamy, M. L.: L'Hypoplasie héréditaire du thymus. Arch. franç. Pédiat. **21**, 897—920 (1964).

Oehme, J.: Immuntoleranz und runt disease als immunologisches Entwicklungsproblem. Z. Gynäk. **164**, 149—156 (1965).

O'Gara, R. W., Ards, I.: Incidence of leukemia and other tumors in thymectomized irradiated mice bearing thymic transplants. J. nat. Cancer Inst. **27**, 299—309 (1961).

Okabe, H.: Thymic lymph follicles. A histopathological study of 2356 autopsy cases. Acta path. jap. **16**, 1, 109—130 (1966).

Oksanen, A.: The thymus of the adult stressed dog, a predominantly epithelial organ. Acta path. microbiol. scand. **72**, 192—204 (1968).

Oláh, J., Dunay, C., Röhlich, P., Törö, J.: A special type of cells in the medulla of the rat thymus. Acta biol. Acad. Sci. hung. **19** (1), 97—113 (1968).

Oosterhuis, H. J. G. H., Geld, H. van der, Feltkamp, E. W., Peetoom, F.: Myasthenia gravis with hypogammaglobulinemia and antibodies. J. Neurol. Neurosurg. Psychiat. **27**, 345—350 (1964).

Osoba, D.: The effects of thymus and other lymphoid organs enclosed in millipore diffusion chambers on neonatally thymectomized mice. J. exp. Med. **122**, 633 (1965).

Pansky, B., House, E. L.: The granular reticular cells of the thymus. Anat. Rec. **152**, 451—458 (1965).

— — Cone, L. A.: An insulinlike thymic factor. A preliminary report. Diabetes **14**, 325—332 (1965).

Parkes, J. D., McKinna: Effects of thymic extract on the neuromuscular junction. Nature (Lond.) **214**, 1116, 1117 (1967).

Parry, E. H. O., Kilpatrik, G. S., Hardisty, R. M.: Red-cell aplasia and benign thymoma. Brit. med. J. **1959 I**, 1154—1156.

Perri, G. C.: Guaine reticolari dei vasi sanguiferi del timo in Vipera aspis. Anat. Anz. **88**, 240—245 (1939).

— Faulk, M., Shapiro, E., Mellors, I., Money, W. L.: Function of the thymus and growth of tumor homograft. Nature (Lond.) **200**, 1294—1296 (1963).

Pestana, C., Hallenbeck, G. A., Shorter, R. A.: Thymectomy in newborn pigs. J. surg. Res. **5**, 306—312 (1965).

Petersen, R. D., Cooper, M. D., Good, R. A.: Lymphoid tissue abnormalities associated with ataxia — teleangiectasia. Amer. J. Med. **41**, 342—359 (1966).

Platt, W. R., Zeller, O. A.: Possible effects of hypersplenic extracts on the hemopoietic organs of mice. Arch. Path. **51**, 38 (1951).

Potop, J., Boeru, V., Juvina, E., Mreana, G., Petrea, J.: Influence d'un extrait lipidique isolé du thymus sur le développement des tumeurs Guerin. Arch. Geschwulstforsch. **33**, 233—243 (1969).

Pribilla, W.: Über einige Funktionen der Milz. Internist(Berl.) **1967**, 345—357.

Putte, van der, N.: Failure of thymoma grafts to restore the immunoligal competence in thymectomized mice. Path. europ. **2**, 55—68 (1967).

Redaelli, P., Cavallero, C.: The general adaption syndrome and the diseases of adaption of the newborn. Sci. med. ital. (Engl. ed.) **1**, 475—484 (1950).

Reese, A. J. M., Israel, M. S.: An investigation of a possible humoral factor produced by the thymus in terms of its effect on immunological competence. Brit. J. exp. Path. **50**, 461—470 (1969).

REISSMANN, K. R.: Studies on the mechanism of erythropoietic stimulation in parabiotic rats during hypoxia. Blood **5**, 372—380 (1950).

REMMELE, W.: Erythropoietin. Verh. Dtsch. Ges. inn. Med. **74**. Kongr. **80**—95 (1968).

REYMOND, A., MIESCHER, P.: L'hypersplénisme. Sem. Hôp. Paris **31**, 1 (1955).

RIBACCHI, R., GIRALDO, G.: Sui fattori intrinseci della cancerogenesi polmonare del topo: effetti della timectomia neonatale. Lav. Anat. pat. Perugia **26**, 127—136 (1966).

RICKEN, D., STROEMANN, J., AULEPP, H.: Zur Frage der Immunpathogenese der Myasthenia gravis: Untersuchungen über Organspezifität und Antigenität menschlicher und tierischer Skeletmuskelproteine. Verh. Dtsch. Ges. inn. Med. 74. Kongr., 500—503 (1968).

RIVER, G. L.: Erythroid aplasia following thymectomy. Report of a case with a positive lupus erythematosus cell preparation and elevated plasma erythropoietin level. J. Amer. med. Ass. **197**, 726—728 (1966).

ROE, B. B.: Masthenia gravis secondary to thymic neoplasm. Report of a case in which syndroms developed six weeks after total thymectomy. J. thorac. cardiovasc. Surg. **33**, 770 (1957).

ROLAND, A. S.: The syndrome of benign thymoma and primary aregenerative anemia. An analysis of 43 cases. Amer. J. med. Sci. **247**, 719—731 (1964).

ROSEN, F. S.: The lymphocyte and the thymus gland — congenitale and hereditary abnormalities. New Engl. J. Med. **279**, 643—648 (1968).

ROTHBERG, R. M., BENSEL, R. W. TEN: Thymic alymphoplasia with immunoglobulin synthesis. Amer. J. Dis. Child. **113**, 639—648 (1967).

ROUJEAU, I., GALIAN, A.: Les aspects pseudothyroidiens de certains tumeurs du thymus. Ann. Anat. path. **11**, 102—107 (1963).

RUBIN, M., STRAUS, B., ALLEN, L.: Clinical disorders associated with thymic tumors. Arch. intern. Med. **114**, 389—398 (1964).

RUHENSTROT-BAUER, G.: The role of humoral splenic factors in the formation and release of blood cells, Semin. Hemat. **2**, 229—248 (1965).

RUNDLE, J. G., SPARKS, F. P.: Thymoma and Dermatomyositis. A disease entity. Arch. Path. (Chic.) **75**, 276—283 (1963).

SANEL, F. T.: Ultrastructure of differentiating cells during histogenesis. Z. Zellforsch. **83**, 8—29 (1967).

SCHALLER, R. T., JR., SCHALLER, J., STEVENSON, J. K.: Reversal of wasting syndrome in thymectomized mice with multiple syngeneic or allogenic thymus grafts. J. nat. Cancer. Inst. **38**, 287—303 (1967).

SCHMID, I. R., KIELY, I. M., HARRISON, E. G., JR., BAYRD, G., PEACE, G. L.: Thymoma associated with pure red-cell agenesis. Review of literature and report of 4 cases. Cancer (Philad.) 18, 216—230 (1965).

SCHMIDT, A.: Über die Vaskularisation des Thymus bei Ratte und Maus. Z. mikr.-anat. Forsch. **74**, 198—213 (1965).

SCHOLZ, D. A., BAHN, R. C.: Thymic tumors associated with Cushing's syndrome. Proc. Mayo Clin. **34**, 433—441 (1959).

SCHWARZ, H., PRICE, M., ODELL, C. A.: Effect of lyophilized thymic extracts on serum calcium and phosphorus. Metabolism (Baltimore) **2**, 261—267 (1953).

SCRIBA, K.: Ungewöhnlicher Milzbefund bei splenomegaler Knochenmarkshemmung im Säuglingsalter. Zbl. allg. Path. path. Anat. **91**, 494 (1954).

SEDALLIAN, I.-P.: La pathogénie des défiences immunitaires et des hyperplasies réticulaires associées aux défiences immunitaires. Presse méd. **75**, 1097—1100, 1171—1176 (1967).

SEIDEL, K., FELSCH, G., BOSSECKERT, H.: Innere Sekretion. Der Thymus. Münch. med. Wschr. **1965**, 2384—2394.

SELL, ST.: Immunological deficiency diseases. Arch. Path. **86**, 95—107 (1968).

SHERMAN, J. D., BANAS, J. S., EDWARDS, T. L., MACMAHON, E., PATTERSON, J. F.: A syndrome of diarrhea, thymoma and hypogammaglobulinemia. Gastroenterology **51**, 681—688 (1966).

SHIER, K. J.: The morphology of the epithelial thymus. Observations on lymphocyte-depleted and fetal thymus. Lab. Invest. **12**, 316—326 (1963).

SIEGLER, R.: Pathogenesis of thymic changes in NZB mice with hemolytic anemia. J. exp. Med. **122**, 929—942 (1965).

SIMON, K. H.: Zur Stellung des Thymus im Lymphsystem. In: ZILCH, M. J., Lymphsystem und Lymphatismus. München 1963.

SIMONSON, M.: Graft versus host reactions. Progr. Allergy **6**, 349—467 (1962).

SMITH, CHR.: Studies on the thymus of the mammal XIV. Amer. J. Anat. **116**, 611—629 (1965).

SOUADDIN, I. V., SILVERSTEIN, M. N., TITUS, I. L.: Thymoma and cancer. Cancer (Philad.) **22**, 1221—1225 (1968).

SPROUL, E. E., GRINBERG, R.: Reactive splenomegaly and variation of lymphoid-plasma-cell populations associated with a mouse pituitary thyrotropic tumor. Cancer Res. **24**, 1644—1655 (1964).

STANSLY, P. G., RAMSEY, D. S., NEILSON, C. F.: A transmissible spleen weight increase factor (SWIF) of mice. Proc. Soc. exp. Biol. (N.Y.) **109**, 264—267 (1962).

ST. PIERRE, R. L., ACKERMAN, G. A.: Bursa of Fabricius in chickens: possible humoral factor. Science **147**, 1307—1308 (1965).

SUNDER-PLASSMANN, P.: Thymus-Tumoren, -Hyperplasie und -Reaktionen. Dtsch. Ärztebl. **1967**, 2537—2544.

— MENGES, G., BACKMANN, L.: Die Hassall-Körper — eine immunologische Schlüsselfigur. Med. Klin. **1967**, 461—468.

SVET-MOLDAVSKI, G. J., RAFFKINA, L. J.: Thymuslymphatic nodes interrelations following injection of Freund's adjuvant. Nature (Lond.) **197**, 53 (1963).

SZENT-GYÖRGYI, A.: Cell division and cancer. Science **149**, 34—37 (1965).

— HEGYELI, A., MCLAUGHLIN, J. A.: Cancer therapy: a possible new approach. Science **140**, 1391—1392 (1963).

SZERI, J., BANOS, Z., ANDERLIK, P., BALAZS, M., FOLDES, P.: Pathogenesis of the wasting syndrome following neonatal thymectomy. Acta microbiol. Acad. Sci. hung. **13**, 255—262 (1966).

TALLBERG, TH., KOSUNEN, I. U., ROCOSLAHTI, E., ELMHOLM, C.: Detection of an organ specific protein in the human thymus. Ann. Med. exp. Fenn. **44**, 221—226 (1966).

TEODOSI, U.: I dati clinici, anatomici e sperimentali per l'interpretazione patogenica dell'infantilismo splenico. Arch. De Vecchi Anat. pat. **3**, 641—659 (1941).

TISCHENDORF, F.: Zur Geschichte der Milzforschung. Ergebn. Anat. Entwickl.-Gesch. **42**, H. 3 (1970).

TÖRÖ, I., RÖHLICH, P., OLÁH, I., PALYI, I.: Elektronenmikroskopische Untersuchungen an in vitro gezüchteten Thymusepithelzellen und Hassallschen Körperchen. Z. Zellforsch. **65**, 915—929 (1965).

TÖRÖ, J., AROS, B.: Die Gewebsreaktion des Thymus auf verschiedene Einwirkungen. Acta morph. Acad. Sci. hung. 8, 151—171 (1958).

— RÖHLICH, P., OLAH, I.: Studies on the blood-thymus barrier. Acta biol. Acad. Sci. hung. **18**(2), 135—150 (1967).

TRAININ, N., LAW, L. W., LEVEY, R. H.: Patterns of reconstitution of neonatally thymectomized mice by infections of isolated lymphoietic and hematopoietic cells. Proc. Soc. exp. Biol. (N.Y.) **118**, 79—85 (1965).

TRAININ, N., LINKER-ISRAELI, M., SMALL, M., BAIATO-CHEN, L.: Enhancement of lung adenoma formation by neonatal thymectomy in mice treated with 7,12-dimethylbenz(a)anthracene or urethan. Int. J. Cancer **2**, 326—336 (1967).

TRENCH, C. A. H., WATSON, J. W., WALKER, F. C., GARDNER, P. S., GREEN, C. A.: Evidence for a humoral thymic factor in rabbits. Immunology **10**, 187—191 (1966).

TUNG, K. S. K., HOFFMAN, G. C., LONSDALE, D.: Lymphoproliferative lesion in congenital thymic aplasia associated with agammaglobulinemia. Amer. J. clin. Path. **52**, 726—732 (1969).

VAWTER, G. F.: Über das Verhalten des Thymus bei allgemeinen Abwehrreaktionen des kindlichen Organismus. Verh. Dtsch. Ges. Path. 50. Tagg, 403—405 (1966).

VELDE, K. TE, HUBER, J., SLIKKE, L. B. VAN DER: Primary acquired hypogammaglobulinemia, myasthenia and thymoma. Ann. Med. **65**, 554—559 (1966).

VIDEBOEK, A., THOMSEN, G.: Tumors of the thymic region. Follow-up on 36 operated cases. Acta radiol. (Stockh.), Suppl. 188, 261—275 (1959).

WATNEY, H., SCHÄFER, E. A.: The minute anatomy of the thymus. Phil. Trans. **173**, P. III 1036—1123 (1883).

WEAKLEY, B. S., PATT, D. J., SHEPRO, D.: Ultrastructure of the fetal thymus in golden hamster. J. Morph. **115**, 319—354 (1964).

WEICKHARDT, GG. D., REDMOND, A. J.: Myasthenia gravis and hyperthyroidism: report of two cases and review of the literature. Ann. intern. Med. **52**, 1246 (1960).

WEINREICH, I.: Neuere Untersuchungsergebnisse zur Frage des „Hyperspleniamus". Med. Klin. **1963**, 81—85.

WENDT, F., DOYEN, A., SCHOOP, W., SCHUBOTHE, H., HUNSTEIN, W., FLIEDNER, T. M., WEDLER, H. W.: Erythroblastophthise bei Thymom. Schweiz. med. Wschr. **1965**, **1494—1499**.

WERNE, J., GARROW, J.: Sudden apparently unexplained death during infancy. Amer. J. Path. **29**, 633—675, 817—831, 833—851 (1953).

WHITE, A., GOLDSTEIN, A. L.: Is the thymus an endocrine gland? Old problem, new data. Perspect. Biol. Med. **1968**, 480—489.

WICHERT, K. VON, THIELE, H. G.: Aplastische Anämie und Thymom. Med. Klin. **1967**, 1676—1679.

WILLIAMS, C. N., MOORHEAD, L. V., PULIS, J. T.: Juvenile hormone of thymus, human placenta and other mammalian organs. Nature (Lond.) **1959**, 405.

WILSON, A., OBRIST, A. R., WILSON, H.: Some effects of extracts of thymus glands removed from patients with myasthenia gravis. Lancet **1935**, 368.

WILSON, R., BEALMEAR, M., SOBONYA, R.: Growth and regression of the germfree (axenic) thymus. Proc. Soc. exp. Biol. (N.Y.) **118**, 97—99 (1965).

WOLF, H., GERLICH, N.: Behandlung von Leukämien mit Milzextrakten. Verh. Dtsch. Ges. inn. Med. (61. Kongr.) **1955**, 266.

WOLTERS, H.-G., BAUER, M.: Zur Frage einer humoralen Wirkung der Milz auf die Regulation der Erythropoese. Verh. Dtsch. Ges. inn. Med. Kongr. (1968), 619—622.

WONG, F. M., TAUB, R. N., SHERMAN, I. D., DAMESHEK, W.: A humoral thymic factor in the hamster. Fed. Prod. **24**, 160 (1965).

— — — — Effect of thymus enclosed in millipore diffusion envelopes on thymectomized hamsters. Blood **28**, 40—52 (1966).

WOODS, R., LINNA, J.: The transportation of cells from the bursa of Fabricius to the spleen and the thymus. Acta path. microbiol. scand. **64**, 470—476 (1965).

YAMADA, H., HOSAKA, T.: Neurological and angiological studies on the medulla of human thymus. Bull. Tokyo med. dent. Univ. **1954**, 1—14.

ZOLLNER, S., WINKELBAUER, A.: Intrathorakaler Tumor mit Spontanhypoglykämie. Klin. Med. **1958**, 289—296.

Synopsis des endokrin bedingten Minderwuchses

J. R. Bierich, Tübingen

Wachstum und Entwicklung sind an das Zusammenspiel der endokrinen Drüsen gebunden, die in einem System labiler Gleichgewichte untereinander in Beziehung stehen. Synergistischen Hormonwirkungen wie denen von Wachstumshormon und Insulin und von Wachstumshormon und Thyroxin stehen antagonistische wie die der anabolischen Nebennieren- und Keimdrüsenhormone und der katabolischen Corticosteroide gegenüber. Zeitliche Abfolge und Größenordnung der Hormonsekretion unterliegen der Regulation durch integrierende Zentren des Zwischenhirns, dessen „Schaltplan" genetisch fixiert ist. Hormonal bedingte Wachstumsstörungen können ihren Ausgangspunkt dementsprechend von verschiedenen Ebenen des endokrinen Gefüges aus nehmen: vom Zwischenhirn, von der Hypophyse und von den peripheren Hormondrüsen aus.

Die physiologischen Wirkungen der Hormone auf das Wachstum

Zum besseren Verständnis soll der Besprechung der einzelnen endokrinen Minderwuchsformen ein Überblick über die charakteristischen Eigenschaften und Wirkungen der das Wachstum beeinflussenden Hormone vorangestellt werden.

Das *Wachstumshormon* entfaltet seine vielfältigen Stoffwechselwirkungen ohne Zwischenschaltung anderer endokriner Drüsen. Der früher angenommene direkte pankreatotrope Effekt hat sich nicht bestätigt. Bezüglich der Wirkung im Eiweißhaushalt ist ein unmittelbares Eingreifen des Hormons im Zellstoffwechsel anzunehmen. Bei Ratten, die nach Hypophysektomie und Pankreatektomie mit Insulin substituiert wurden, ist es gelungen, Längenwachstum, Gewichtszunahme und N-Retention zu steigern, ohne daß zusätzliches Insulin verabreicht werden müßte (Scow). Indessen besteht kein Zweifel darüber, daß eine erhöhte Sekretion von Wachstumshormon normalerweise eine Mehrsekretion von Insulin nach sich zieht, daß die beiden Hormone synergistisch wirken und daß die Proteinsynthese, die nach Wachstumshormongaben zu beobachten ist, die Intaktheit der energieliefernden Prozesse des Kohlenhydratstoffwechsel voraussetzt.

Nach Verabreichung von Wachstumshormon nehmen Knochen, Muskulatur, Leber, Nieren und Magen-Darmtrakt der Versuchstiere stark an Gewicht zu. Unter den Wirkungen auf den Knochen steht die Förderung der enchondralen Knochenapposition und damit des Längenwachstums im Vordergrund. Einen Einfluß auf die Knochenreifung hat man lange Zeit abgelehnt. Die Beobachtung von retardiertem Skeletalter bei hypophysärem Zwergwuchs mit isoliertem Wachstumshormondefizit und von einer Zunahme der Knochenreifung nach längerdauernder Therapie mit Wachstumshormon führt aber zu der Schlußfolgerung, daß für die physiologische Entwicklung und Differenzierung des Knochens Wachstumshormon erforderlich ist. Der Epiphysenfugenschluß wird durch das Hormon dagegen nicht gefördert, wie das Krankheitsbild des Gigantismus zeigt, bei dem kein vorzeitiger Epiphysenfugenschluß eintritt.

Insulin fördert im Eiweißstoffwechsel 1. die Einschleusung von Aminosäuren in die Zelle, eine Reaktion, die unabhängig vom Glucosetransport abläuft, 2. die Proteinsynthese, welche ein ausreichendes Angebot von ATP und TPNH und andere an einen intakten Kohlenhydratstoffwechsel gebundene metabolische Vorgänge voraussetzt. Im Tierversuch wird die N-Bilanz nach Pankreatektomie negativ, und das Wachstum der Tiere kommt zum Stillstand. Salter u. Best, die an der hypophysektomierten Ratte mit Depotinsulin eine Normalisierung des Gewichts, ein gewisses Längenwachstum und eine Verbreiterung der Epiphysenfugen erzielt haben, sprechen dem Insulin Wirkungen zu, die denen des Wachstumshormons weitgehend gleichen. Dieser Annahme stehen folgende Argumente entgegen: 1. Die gute Gewichtszunahme der Versuchstiere der Autoren erscheint im wesentlichen durch die unter Insulin stark vermehrte Nahrungsaufnahme erklärt. 2. Die chemische Zusammensetzung der Tierkörper zeigte nach

Wachstumshormon und nach Insulin beträchtliche Unterschiede; nach Wachstumshormon war der Eiweißanteil, nach Insulin der Fettanteil stärker betont. 3. WAGNER und SCOW waren in ähnlich angelegten Versuchen an hypophysektomierten Ratten nicht in der Lage, das Längenwachstum zu stimulieren. Demnach fördert Insulin das Wachstum nicht so sehr per se als in synergistischer Verbindung mit dem Wachstumshormon, dessen Mehrsekretion beim gesunden Tier eine erhöhte Insulinausschüttung nach sich zieht.

Schilddrüsenhormone. Die Thyreoidektomie führt beim jugendlichen Tier zu einer starken Verzögerung von Wachstum und Reifung und zu einer Senkung des Grundumsatzes um rund 40%. Bis vor kurzem hat man die primäre Wirkung der Hormone unter einseitiger Betonung der Grundumsatzsteigerung in einer Entkoppelung von Atmung und Phosphorylierung erblickt. Ein solcher Effekt wird jedoch nur nach Gabe unphysiologisch großer Hormonmengen und bei der Thyreotoxikose beobachtet. Bei physiologischer Dosierung steigern die Schilddrüsenhormone die Eiweißsynthese, die Atmung und Phosphorylierung und andere enzymabhängige Stoffwechselvorgänge in der Zelle ohne Veränderung des Verhältnisses von Sauerstoff und Phosphor (TATA). Zeitlich und kausal geht diesen Vorgängen eine erhöhte Synthese bestimmter Ribonucleinsäurenfraktionen voraus, die für die Einleitung der cellulären Proteinsynthese von fundamentaler Bedeutung sind. Die ersten von der Zelle gebildeten Eiweißverbindungen sind bestimmte Enzyme, deren Muster den Gesamtablauf der Hormonwirkung im Stoffwechsel bestimmt.

Als wachstumsfördernde Stoffe induzieren die Schilddrüsenhormone einerseits eine Reihe anabol gerichteter Vorgänge; da die Prozesse des Wachstums und der Entwicklung aber nicht allein mit vermehrten Aufbau-, sondern auch mit verstärktem Umbau einhergehen, ist es verständlich, daß sie andererseits auch katabol gerichtete Reaktionen katalysieren, z. B. durch die Synthese hydrolytischer Enzyme. Als Beispiel solcher gekoppelter Abbau- und Neubildungsprozesse, die durch Schilddrüsenhormone in Gang gesetzt werden, ist die Metamorphose der Amphibien zu nennen. Analoge Vorgänge im Organismus der Säuger sind die Resorptions- und Appositionsprozesse an den Knochen und Zähnen, die wir als Differenzierung und Reifung bezeichnen, und deren geordneter Ablauf vornehmlich von den Schilddrüsenhormonen gesteuert wird.

Die *Androgene* bewirken eine kräftige Steigerung der Proteinsynthese, die die Sexualorgane, die Muskulatur, das Skelet und die Nieren betrifft. Neuere Untersuchungen zeigen darüber hinaus, daß zwischen dem Testosteron und dem Wachstumshormon ein Synergismus in dem Sinne besteht, daß das Steroid die Wachstumshormonsekretion stimuliert und daß letzteres für den vollen anabolen Effekt des Testosterons erforderlich ist. Der primäre Angriffspunkt der Androgene ist wiederum der Zellkernstoffwechsel und die Synthese von Ribonucleinsäuren. Am Knochen stimulieren die Hormone das Längenwachstum, wie sich physiologischerweise in dem Phänomen des Pubertätswachstumsschubes zeigt. Ausgesprochener ist ihr Einfluß jedoch auf die Knochenreifung und den Epiphysenfugenschluß. Die Beendigung des Wachstums infolge der Verknöcherung der Epiphysenfugen ist beim männlichen Geschlecht ausschließlich die Folge der vermehrt gebildeten Androgene.

Der anabole Effekt der *Oestrogene* ist in weit höherem Maße auf die Sexualorgane beschränkt als der der Androgene; das Längenwachstum des Knochens wird durch die Hormone nur um wenige Zentimeter stimuliert. Vor allem erfolgt eine Beschleunigung der Knochenreifung und des Epiphysenfugenschlusses. Therapeutisch lassen sich die Oestrogene bei übergroßen Mädchen daher zu einer vorzeitigen Beendigung des Wachstums verwenden.

Im Gegensatz zu den bisher erörterten Hormonen entfalten die *Glucocorticosteroide* im Proteinstoffwechsel katabolische Wirkungen; die Aminosäuren werden dem Eiweißaufbau entzogen und zur Neoglucogenese verwendet. Nach Verabfolgung von Corticosteroiden wird die N-Bilanz negativ, die enchondrale Knochenapposition hört auf, das Wachstum sistiert. Auch die Reifungsvorgänge des Skelets kommen zum Stillstand. Bei höherer Dosierung führt die Verabreichung der Hormone regelmäßig zu einer Osteoporose.

Die für das Wachstum wichtigsten Eigenschaften der besprochenen Hormone sind in Tabelle 155 zusammengefaßt.

Tabelle 155. *Die Wirkungen der Hormone auf das Wachstum*

Hormon	Längenwachstum	Knochenreifung	Epiphysenfugenschluß
Wachstumshormon	++	permissiv	0
Insulin	permissiv	?	0
Schilddrüsenhormone	++	++	0
Androgene	+	++	++
Oestrogene	(+)	++	++
Corticosteroide	—	—	—

Einteilung des endokrinen Minderwuchses

Als Ursachen der endokrinen Minderwuchsformen kommen folgende pathogenetische Möglichkeiten in Betracht: 1. Verminderte Sekretion wachstumsfördernder Hormone, 2. verzögerte hormonale Stimulation des Wachstums auf konstitutioneller Basis, 3. vermehrte Sekretion katabolischer Hormone, 4. vorzeitiger Epiphysenfugenschluß bei Pubertas und Pseudopubertas praecox. Hiervon ausgehend ergibt sich für den endokrinen Minderwuchs folgende Einteilung.

Tabelle 156. *Ätiopathogenetische Einteilung des endokrinen Minderwuchses*

I. Verminderte Sekretion wachstumsfördernder Hormone	
Hypothalamus-Hypophyse	Hypothalamischer Minderwuchs, Dystrophia adiposo-genitalis, Morbus Laurence-Moon-Bardet-Biedl, Hypophysärer Zwergwuchs
Schilddrüse	Athyreose, Hypothyreose
Pankreas	Diabetischer Zwergwuchs, Syndrom Mauriac
II. Verzögerte hormonale Stimulation von Wachstum und Entwicklung	
Konstitutionelle Entwicklungsverzögerung	
III. Vermehrte Sekretion katabolischer Hormone	
Hypothalamus-Hypophyse	Morbus Cushing
Nebennierenrinde	Cushing-Syndrom
IV. Vorzeitiger Epiphysenfugenschluß mit Wachstumsstillstand bei Pubertas und Pseudopubertas praecox	
Hypothalamus-Hypophyse	Cerebrale und idiopathische Frühreife; Weil-Albright-Syndrom
Nebennierenrinde	Adrenogenitales Syndrom
Keimdrüsen	Zwischenzelltumoren; Granulosazelltumoren,

Auxologische Kriterien endokriner Minderwuchsformen

In Abb. 226—229 sind typische Entwicklungsdiagramme für die in Rede stehenden Wachstumsstörungen wiedergegeben. Abb. 230 und 231 stellen Sammelkurven von Daten eines größeren Beobachtungsmaterials von Kindern mit Frühreife (isiopathische Pubertas praecox und Weil-Albright-Syndrom) und mit kongenitalem adrenogenitalen Syndrom dar. Es sind nur solche Beobachtungsperioden berücksichtigt, in denen die Patienten keine hormonale Therapie erhielten.

Beim *hypophysären Zwergwuchs* ist das Längenwachstum in der Regel stärker retardiert als die Skeletentwicklung (Abb. 226). Ausnahmen bilden die Fälle mit ausgeprägter sekundärer Schilddrüseninsuffizienz, bei denen das Skeletalter dem Längenalter entspricht oder darunter liegt. Die Gebißentwicklung pflegt in mäßigem Grad verzögert zu sein. Im allgemeinen bleibt die sexuelle Entwicklung des hypophysären Zwerges infolge der fehlenden hypophysären Gonadotropinsekretion aus („infantilistischer Zwergwuchs"). Da die Epiphysenfugen dementsprechend nicht geschlossen werden, kann das Längenwachstum über die Zeit der normalen Pubertät hinaus in verlangsamtem Tempo fortschreiten, bisweilen bis in das 4. Dezennium hinein. Eine mehr oder weniger vollständige sexuelle Reifung kann jedoch eintreten, wenn Kinder mit hypophy-

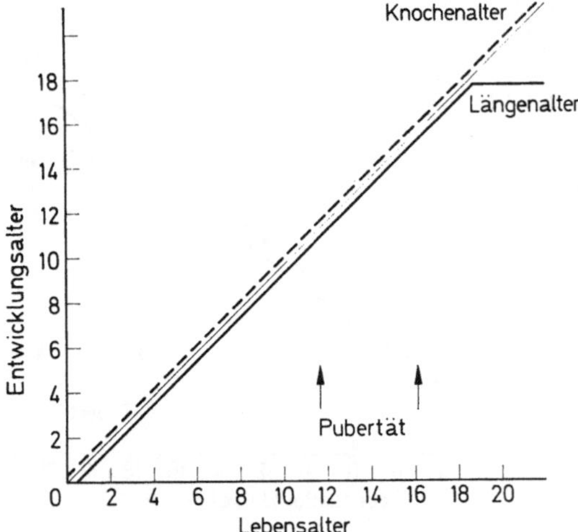

Abb. 225. Entwicklungsdiagramm eines gesunden Knaben bzw. Mannes, rechtzeitige Pubertät

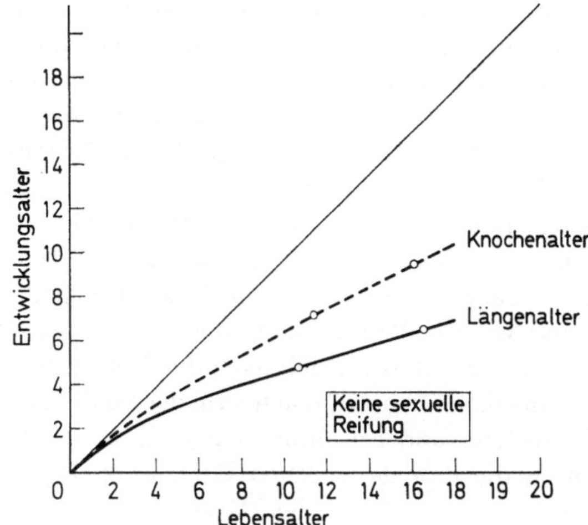

Abb. 226. M. Re., ♂, Entwicklung bei hypophysärem Zwergwuchs

särem Zwergwuchs über längere Zeit anabolische Steroide erhalten und darunter ein Knochenalter von 11—13 Jahren erreicht haben. Dieses kritische Skeletalter entspricht weitgehend der biologischen Gesamtreife des Organismus, die dem Zwischenhirn auf bisher unbekanntem Wege mitgeteilt wird und zur Auslösung der Gonadotropinsekretion und damit des Pubertätsbeginns führt. Vor der Ära der Anabolica wurde eine derartige Knochenreifung nicht erzielt; eine sexuelle Entwicklung trat dementsprechend nicht ein. Inzwischen liegen mehrere Beobachtungen in dieser Richtung vor (Tonutti u. Weller; Bierich, 1961; Prader u. Illig). Voraussetzung ist die Intaktheit der gonadotropinproduzierenden Zellen der Adenohypophyse.

Das Entwicklungsdiagramm unbehandelter *hypothyreotischer Zwerge* ist durch eine Dissoziation von Längenalter und Knochenalter gekennzeichnet, die derjenigen des hypophysären Zwerges entgegengesetzt ist; das Skeletalter bleibt noch hinter dem stark retardierten Längenalter zurück (Abb. 227). Der Mangel an Schilddrüsenhormonen, die für die Differenzierung des wachsenden Skelets vor der Pubertät von ausschlaggebender Bedeutung sind, manifestiert sich darüber hinaus in charakteristischen Strukturveränderungen der Epiphysen, die bei genauer röntgenologischer Untersuchung in rund 80% aller Fälle gefunden werden können. Besonders häufig sind die Oberschenkelköpfe betroffen, deren Epiphysenkerne unregelmäßig und multizentrisch angelegt sind und die klinisch und röntgenologisch den Veränderungen bei Morbus Perthes ähneln.

Ohne adäquate Behandlung tritt die sexuelle Reifung nicht oder nur stark verspätet und unvollkommen ein, was großenteils als Folge der mangelhaften Skeletreifung zu betrachten ist. In seltenen Fällen wird, vor allem bei weiblichen Hypothyreotikern eine Frühreife beobachtet, die sich bei Behandlung mit Schilddrüsenhormonen rasch zurückbildet (Kendle, Bergstrand, Hubble, Silver, van Wyk, Franks u. Stempfel, Jenkins). Ihre Pathogenese ist noch unklar.

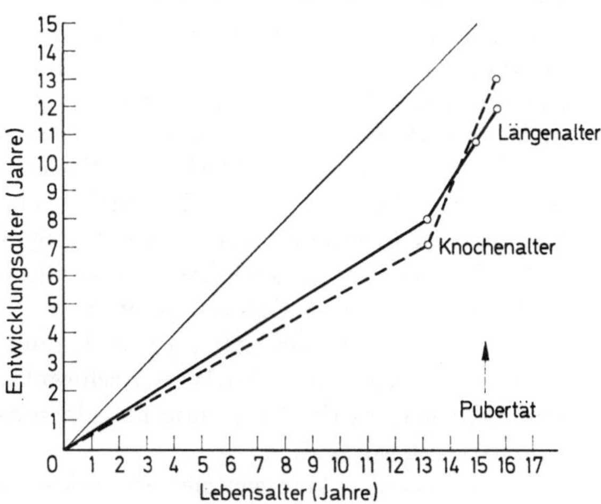

Abb. 227. J. N., ♀. Angeborene Hypothyreose, bis zum 14. Lebensjahr nur unregelmäßig und unterdosiert behandelt. Nach adäquater Therapie beginnt die Pubertät bei einem Knochenalter von ca. $11^1/_1$ Jahren

Bei *diabetischen Kindern* treten Wachstumsstörungen stärkeren Grades vornehmlich in Zusammenhang mit einer inadäquaten therapeutischen Einstellung auf; mangelhafte Insulinbehandlung und unzureichende Ernährung sind dabei von gleichgroßer Bedeutung. Nach Beobachtungen aus der Vor-Insulinära führt ein nicht mit Insulin behandelter Diabetes beim Kind ebenso zum Wachstumsstillstand wie die Pankreatektomie am Versuchstier (Joslin et al.). Auch nach der Einführung des Insulins blieb das Wachstum der kindlichen Patienten zunächst unbefriedigend, was z.T. durch die damals üblichen Restriktionen der Nahrung, z.T. durch die Mängel der Insulintherapie zu erklären ist. Erst nach dem Aufkommen der Depotinsuline und der Anwendung quantitativ ausreichender Kostregimes ist der diabetische Zwergwuchs selten geworden. Heute bekommt man stärkere Grade von Minderwuchs nur noch bei therapeutisch verwahrlosten Diabetikern zu sehen.

Die Hauptsymptome des diabetischen Zwergwuchses sind die folgenden (Wagner et al., Engel, Bergquist):

Kleinwuchs; retardierte Skeletreifung; verzögerte sexuelle Entwicklung; Neigung zur Fettsucht, namentlich bei Mädchen; in einem großen Teil der Fälle Hepatomegalie.

Es bestehen fließende Übergänge zum *Syndrom Mauriac*, bei dem neben der Verzögerung von Wachstum, Skeletreifung und Pubertät meistens eine deutliche Stammfettsucht, ein Vollmondgesicht, eine erhebliche Lebervergrößerung und bisweilen eine Osteoporose nachweisbar sind (Mauriac, 1930/1934, Windorfer, 1951/1953; Wenderoth). In der Leber findet sich außer einem vermehrten Gehalt von Fett, den man auch sonst bei Diabetes antrifft, vor allem eine beträchtliche Speicherung von Glykogen. Wie der diabetische Zwergwuchs überhaupt, wird auch das Syndrom Mauriac vorwiegend bei therapeutisch schlecht eingestellten Kindern gesehen, deren Zuckerspiegel zwischen stark hyperglykämischen und hypoglykämischen Werten schwankt, und bei denen häufig Glucosurie und Azetonurie nachweisbar sind.

Pathogenetisch kommen mehrere Faktoren zusammen:

1. Wie aus dem Nebeneinander von Hyper- und Hypoglykämie und Glucosurie und Azetonurie hervorgeht, ist die Zufuhr von Insulin

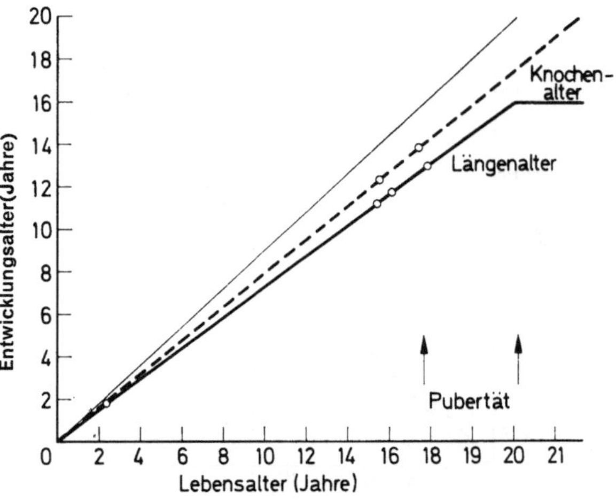

Abb. 228. H. Mi., ♂. Konstitutionelle Entwicklungsverzögerung

quantitativ mangelhaft und zeitlich inadäquat. Ein wirksamer Synergismus zwischen Wachstumshormon und Insulin ist unter diesen Umständen unmöglich.

2. Stammfettsucht, Vollmondgesicht, Osteoporose und Glykogenanhäufung in der Leber machen eine Überfunktion der Nebennierenrinde wahrscheinlich, welche die durch den Diabetes verursachte katabolische Stoffwechsellage verstärkt. Im Zuge der Neoglucogenese wird Eiweiß abgebaut und Glucose gebildet, die in der Leber als Glykogen gespeichert und in der Peripherie zu Fett umgewandelt und abgelagert wird, sobald Insulin zur Verfügung steht.

3. Die Ernährung der Kinder ist quantitativ und qualitativ häufig inadäquat.

Während Kinder mit diabetischem Zwergwuchs in den Notzeiten nach dem zweiten Weltkrieg noch relativ häufig beobachtet wurden (Wenderoth; Windorfer, 1953) kommen dem Arzt heute Fälle mit erheblichem Minderwuchs nur noch selten zu Gesicht. Auch neuere Statistiken zeigen jedoch, daß bezüglich des Längenwachstums Kinder mit Diabetes gegenüber ihren gesunden Altersgenossen im Mittel um Werte zwischen 2—8 cm im Rückstand sind, wobei die Knaben schlechter abschneiden als die Mädchen (McGavin et al., Fischer et al., Bergquist, Danowski, Sterky, Behrendt).

Im Gegensatz zu den genannten Störungen liegt bei der *konstitutionellen Entwicklungsverzögerung* keine isolierte endokrine Insuffizienz vor; die hormonal gesteuerten Entwicklungs-

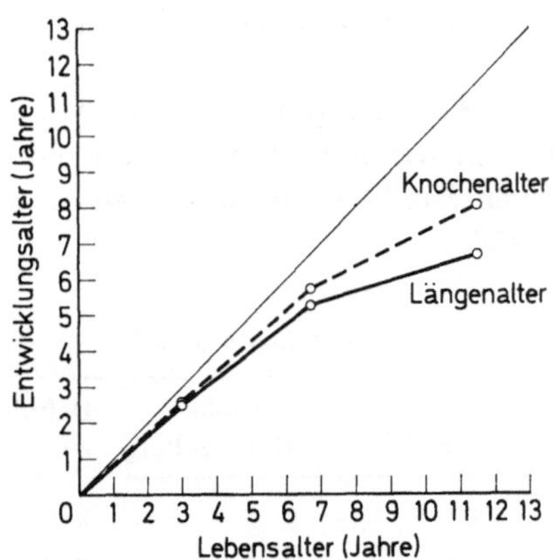

Abb. 229. Entwicklung eines Knaben mit Morbus Cushing; die ersten Krankheitszeichen wurden mit 3 Jahren beobachtet

vorgänge laufen lediglich stark verlangsamt ab. Längenwachstum, Skelet- und Gebißentwicklung sind gleichmäßig retardiert (Abb. 228). Da das kritische Knochenalter von 11—13 Jahren mit erheblicher Verspätung erreicht wird, setzt die sexuelle Reifung erst mit 16—19 Jahren ein. Epiphysenfugenschluß und Wachstumsstillstand erfolgen mit entsprechender Verzögerung. Die Erwachsenengröße ist daher normal oder liegt im unteren Normbereich. — Die Ätiologie dieser familiär gehäuft auftretenden Konstitutionsanomalie ist heute noch unbekannt. Angesichts der gleichmäßigen Retardierung aller Entwicklungsvorgänge ist am ehesten eine Störung der übergeordneten hypothalamischen Regulation anzunehmen.

Beim *Cushing-Syndrom* fallen die Daten für die einzelnen Parameter des Wachstums verschieden aus, je nachdem, ob der Erkrankung allein eine Mehrsekretion von Corticosteroiden zugrunde liegt, wie es bei dem im Kindesalter seltenen Morbus Cushing mit bilateraler Nebennierenrindenhyperplasie der Fall ist (Abb. 229), oder ob es sich um Nebennierentumoren handelt, die in der Regel auch androgene Steroide bilden. Wie die Erfahrung mit der langfristigen Therapie mit Corticosteroiden lehrt, bewirken die Corticosteroide am wachsenden Skelet gleichzeitig eine Reduktion des Längenwachstums und der Knochenreifung; der Rückstand des Längenalters und des Knochenalters ist beim Morbus Cushing ungefähr gleich groß. Beim Vorliegen von Nebennierentumoren kann dagegen die Wirkung der Corticosteroide durch den Einfluß der gleichzeitig produzierten Androgene mehr oder minder kompensiert sein.

Bei *Pubertas praecox* (Abb. 230) und bei *Pseudopubertas praecox* aufgrund eines kongenitalen adrenogenitalen Syndroms (Abb. 231) zeigen die Entwicklungsdiagramme weitgehend übereinstimmende Kurvenverläufe. Die ersten 10 Lebensjahre sind durch eine Beschleunigung des Längenwachstums und eine noch stärkere Acceleration der Knochenreifung gekennzeichnet; letztere führt, nachdem ein Knochenalter von rund 17 Jahren erreicht ist, zum Epiphysenfugenschluß und damit zum vorzeitigen Wachstumsstillstand. Diese dissoziierte Entwicklung, die im Prinzip dem physiologischen

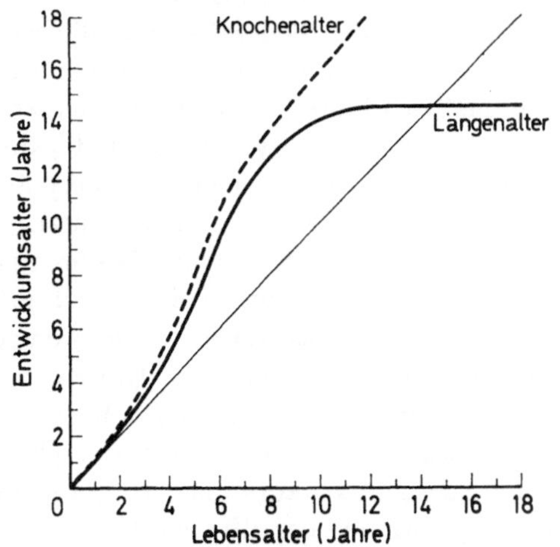

Abb. 230. Entwicklung bei idiopathischer Frühreife. Sammelkurve aus Daten von 10 Kindern

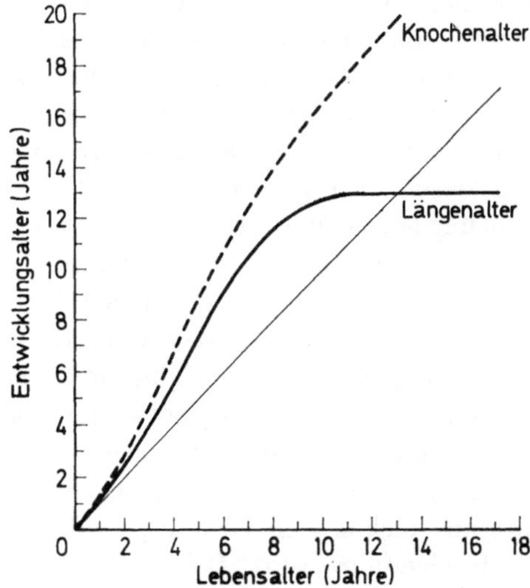

Abb. 231. Entwicklung bei kongenitalem adrenogenitalen Syndrom. Sammelkurve aus Daten von 19 Kindern

Ablauf des Pubertätswachstumsspurts entspricht, der schließlich ebenfalls mit dem Epiphysenfugenschluß endet, ist sowohl beim adrenogenitalen Syndrom als auch bei der Frühreife das Resultat einer vorzeitigen Sekretion von androgenen, bei der echten Pubertas praecox zusätzlich auch von oestrogenen Steroiden.

Die wichtigsten Daten für das Wachstum und die Entwicklung bei den verschiedenen endokrinen Minderwuchsformen finden sich in Tabelle 157.

Tabelle 157. *Wachstum und Entwicklung bei endokrin bedingtem Minderwuchs*

Typus des Minderwuchs	Längenwachstum	Knochenreifung	Gebißentwicklung	Sexuelle Entwicklung	Definitive Körpergröße
Hypophysär	↘↘	↘	(↘)	Ø	↘↘
Thyreogen	↘↘	↘↘	↘↘	↘	↘↘
Diabetisch	↘—↘↘	↘	↘	↘	n—↘
Konstitutionelle Entwicklungsverzögerung	↘—↘↘	↘—↘↘	↘—↘↘	↘—↘↘	n—↘
Cushing-Syndrom	↘—↘↘	↘—↘↘	n	↘	↘
Pubertas praecox und Pseudopubertas praecox					
I. In den ersten 10 Lebensjahren	↗	↗↗	n	↗↗	
II. Nach dem 13. Lebensjahr	Wachstumsstillstand	↗↗	n	↗	↘

Differentialdiagnose

Viele der mit Wachstumsstörungen verbundenen Endokrinopathien haben ein so charakteristisches klinisches Bild, daß ihre differentialdiagnostische Abgrenzung gegenüber anderen Minderwuchsformen keine ernsthaften Schwierigkeiten bereitet. Die Differentialdiagnose des Minderwuchses bei Diabetes, Cushing-Syndrom, Frühreife und adrenogenitalem Syndrom soll in diesem Rahmen deshalb nicht weiter erörtert werden, zumal die Diagnostik dieser Erkrankungen in den speziellen Abschnitten des Handbuches im einzelnen abgehandelt wird. Von den übrigen zur Diskussion stehenden Endokrinopathien ist es vor allem der *hypothalamische und hypophysäre Zwergwuchs*, dessen richtige Diagnose und dessen Abgrenzung gegen andere endokrine und nichtendokrine Minderwuchsformen häufig auf Schwierigkeiten stößt. Die Ursachen hierfür liegen einerseits darin, daß das klinische Bild dieser Störungen nicht so auffällig und scharf umrissen ist wie das bei Hypothyreose oder Cushing-Syndrom, andererseits darin, daß die Bestimmung des Wachstumshormons im Plasma aus technischen Gründen heute noch kaum durchgeführt wird. Die Diagnose muß vielmehr auf indirektem Wege gestellt werden, wobei man in einzelnen Fällen über einen Verdacht nicht hinauskommt.

Wie aus einer Analyse der in den letzten Jahren publizierten gesicherten Fälle von hypothalamischem und hypophysärem Zwergwuchs hervorgeht (BIERICH, 1965), verteilt sich das Krankengut im wesentlichen auf drei ätiologisch verschiedene Gruppen: Idiopathischer hypophysärer Zwergwuchs (66%), tumorbedingter hypothalamischer und hypophysärer Zwergwuchs (19%), genetischer hypophysärer Zwergwuchs (9%). Das führende Moment ist bei allen drei Gruppen der Mangel an Wachstumshormon, der sich in folgenden Krankheitszeichen äußert: Rückstand des Längenalters von 3 σ und mehr; beträchtlicher, doch geringerer Rückstand des Skeletalters; mäßig retardierte Zahnentwicklung; Puppengesicht; Akromikrie; mäßige Stammfettsucht; herabgesetzte Insulintoleranz. Diese Symptome sind jedoch zu unspezifisch, um einen hypophysären Zwergwuchs mit Sicherheit zu diagnostizieren. Die komplizierte Bestimmung des Wachstumshormons im Serum mit Hilfe des Radioimmunoassay ist einstweilen noch wenigen Speziallaboratorien vorbehalten. Um so mehr ist das von PRADER et al. angegebene Verfahren zu begrüßen, mit dem die Ansprechbarkeit der Patienten auf i.m. verabreichtes Wachstumshormon geprüft wird. Nur bei Patienten mit einer verminderten Wachstumshormonsekretion resultiert unter der probatorischen Behandlung mit Wachstumshormon im N-Bilanzversuch eine intensive Retention von Stickstoff (Prader et al., Hubble). Abgesehen von diesem Test erfordert die Sicherung der Diagnose zusätzliche Hinweise auf eine Schädigung des Hypothalamus-Hypophysensystems. Diese bestehen bei der tumorbedingten Form in dem ophthalmologischen und röntgenologischen Nachweis der intra- bzw. suprasellären Geschwulst, zu dem bei ausgedehnteren Tumoren noch hypothalamische Symptome, wie zentrale Fettsucht (Morbus Fröhlich), Schlafsucht und Diabetes insipidus kommen. Für die Diagnose des idiopathischen hypophysären Zwergwuchs liefert dagegen der Nachweis eines Defektes der glandotropen Hormone bzw. einer sekundären Schilddrüsen-Nebennierenrinden- und/oder Keimdrüseninsuffizienz Anhaltspunkte.

Differentialdiagnostisch muß der hypophysäre Zwergwuchs vor allem gegenüber der *konstitutionellen Entwicklungsverzögerung* abgegrenzt werden, die ebenfalls mit Kleinwuchs, verzögerter Ossifikation und retardierter Pubertät einhergeht und wesentlich häufiger vorkommt als der hypophysäre Zwergwuchs. Die wichtigsten Unterscheidungsmerkmale sind in Tabelle 158 zusammengestellt. Unter Umständen weist bereits eine positive Familienanamnese auf die konstitutionelle Entwicklungsverzögerung hin.

Tabelle 158. *Differentialdiagnose von idiopathischem hypophysären Zwergwuchs und konstitutioneller Entwicklungsverzögerung*

	Idiopathischer hypophysärer Zwergwuchs	Konstitutionelle Entwicklungsverzögerung
Familienanamnese	∅	+
Körpergröße	↘↘	↘—↘↘
Skeletalter	↘	↘—↘↘
Sexuelle Entwicklung	∅	verspätet
Pubes	∅	verspätet
Gonadotropine	∅	verspätet
17-Ketosteroide	1—3 mg	entsprechend dem Längenalter
Insulintoleranz	↘	normal
NNR-Funktion	oft↘	normal
Schilddrüsenfunktion	oft↘	normal

Die Abgrenzung des hypophysären Zwergwuchses und der konstitutionellen Entwicklungsverzögerung gegenüber den verschiedenen Formen des *primordialen Minderwuchses* macht keine ernsthaften Schwierigkeiten: diese Störungen bieten keine endokrine Symptomatik. Eine Verzögerung der Skeletentwicklung wird allerdings auch hierbei bisweilen beobachtet, so z. B. bei den Syndromen von Russell und von Silver. Kleinheit und Untergewichtigkeit bei der Geburt — typische Merkmale des primordialen Zwergwuchs — finden sich bei den erstgenannten Krankheiten nicht.

Bei keiner Form des Zwergwuchses ist die Skeletentwicklung so hochgradig retardiert wie bei der *Hypothyreose*. Die Feststellung einer stark verzögerten Knochenreifung sollte daher stets den Verdacht auf eine Schilddrüseninsuffizienz erwecken. Bei voll ausgebildeter Symptomatik ist die Diagnose der Hypothyreose nicht problematisch; leichtere oligosymptomatische Fälle können sich dagegen der Erkennung entziehen. Krankheiten, mit denen die *angeborene* Hypothyreose namentlich im Säuglingsalter oft verwechselt wird, sind der mongoloide Schwachsinn, die Chondrodystrophie und die Rachitis. Schwierigkeiten können ferner bei der Diagnose der seltenen *erworbenen* Hypothyreosen im Kindesalter auftreten, da die klassische Symptomatik der kongenitalen Form der Erkrankung fehlt; nachlassendes Wachstum, leichte Obstipation, zunehmende Lethargie und Schulversagen sind die wichtigsten Erscheinungen.

Die diagnostischen Methoden, aufgrund derer heutzutage eine sichere Beurteilung der Schilddrüsenfunktion möglich ist, sind in Bd. II/1, S. 578 ausführlich besprochen. Auf das Vorkommen *sekundärer* Hypothyreosen im Rahmen des hypophysären Zwergwuchses wurde schon hingewiesen (S. 538). Da die Unterfunktion der Schilddrüse in diesen Fällen klinisch oft nicht augenfällig ist, müssen spezielle Untersuchungsverfahren, wie z. B. die verschiedenen Radiojodtests, eingesetzt werden. Der Nachweis einer solchen sekundären Hypothyreose ist deswegen von Bedeutung, weil die Wachstumsprognose der Patienten durch eine entsprechende Substitutionstherapie wesentlich gebessert werden kann. In seltenen Fällen drängt eine ausgeprägte sekundäre Schilddrüseninsuffizienz die übrigen hypophysären Symptome so in den Hindergrund, daß das

Krankheitsbild für eine primäre Hypothyreose gehalten werden kann. Eine exakte Differenzierung und richtige Zuordnung ist nur mit Hilfe der Radiojodtests möglich.

Therapie

Beim hypophysären, thyreogenen und diabetischen Zwerg- und Minderwuchs führt die Substitution der fehlenden Hormone nicht nur zur Normalisierung, sondern sogar zu einer Beschleunigung des Wachstumstempos über die Altersnorm hinaus, wodurch es dem Organismus möglich wird, die altersentsprechende Sollgröße in wenigen Jahren zu erreichen (Prader et al., 1963). Dieses „Aufholen", das eine endogene Kontrolle der Wachstumsvorgänge voraussetzt, deren Zentrum wahrscheinlich im Zwischenhirn zu lokalisieren ist, betrifft nicht nur das Längenwachstum, sondern den gesamten Ablauf der biologischen Entwicklung, die Reifung von Skelet und Gebiß und die Pubertät inbegriffen.

Die Substitutionstherapie des *hypophysären Zergwuchs* stößt an den meisten Kliniken heute noch auf Schwierigkeiten, da das hierfür erforderliche humane Wachstumshormon nur in geringen Mengen zur Verfügung steht. Seit kurzem gibt es jedoch gute käufliche Präparate, allerdings für bislang sehr hohe Preise. Die Behandlung mit Wachstumshormone ist derjenigen mit synthetischen Anabolica unbedingt vorzuziehen. Da die Skeletentwicklung unter der Wirkung der Anabolica ebenso rasch oder (meistens) rascher fortschreitet wie das Längenwachstum, ist ein frühzeitigerer Epiphysenfugenschluß zu erwarten als unter der Behandlung mit Wachstumshormon, das die Knochenreifung nur wenig beeinflußt. Die Wachstumsprognose ist demgemäß ungünstiger.

Eine Hormonbehandlung der *konstitutionellen Entwicklungsverzögerung* ist an sich nicht erforderlich, da die meisten Patienten auch ohnedies eine definitive Körperlänge innerhalb der Norm erreichen, wenngleich mit einer Verspätung von 3—5 Jahren. In manchen Fällen entstehen aufgrund der Verzögerung von Wachstum und sexueller Entwicklung jedoch derartige psychologische Schwierigkeiten, daß eine Behandlung indiziert erscheint. Ob das Wachstum dieser Kinder mit Wachstumshormon gefördert werden kann, ist noch unbestimmt. Die Therapie mit anabolischen Steroiden führt zu einer harmonischen Beschleunigung von Längenwachstum, Skeletreifung und sexueller Entwicklung, diejenige mit Testosteronpräparaten demgegenüber zu einer schnelleren Geschlechtsentwicklung und Knochenreifung.

Die Behandlung des Minderwuchses beim *Cushing-Syndrom* fällt mit der Therapie der Grundkrankheit zusammen. Nach der erfolgreichen Entfernung eines hormonal aktiven Nebennierenrindentumors kommt es ebenso zum Aufholwachstum wie nach langfristiger therapeutischer Verabfolgung von Corticosteroiden (Prader et al., 1963; Bauer, 1954; Fritzenkötter, 1971).

Die für das unbehandelte *kongenitale adrenogenitale Syndrom* charakteristischen Störungen des Wachstums, anfangs Wachstumsbeschleunigung, mit 11—13 Jahren Epiphysenfugenschluß und Wachstumsstillstand — werden aufgrund der allgemein eingeführten und bewährten Therapie des Leidens mit Corticoiden heute kaum mehr gesehen. Nicht selten beobachtet man hingegen leichte Gerade von Cortison-induziertem Minderwuchs, da die Steroide oft zu hoch dosiert werden.

Bei der Behandlung der *idiopathischen Frühreife* lassen sich heute erst Teilerfolge erzielen. Während es mit Gestagenen möglich ist, die Menstruation zu unterdrücken und die Oestrogenausscheidung herabzusetzen, gelingt es kaum, das gesteigerte Längenwachstum und die accelerierte Knochenreifung, die schließlich zum vorzeitigen Epiphysenfugenschluß führt, zu reduzieren (Hahn et al.; Thamdrup; Bierich, 1965; Gupta u. Zimprich). Die Beschleunigung dieser Prozesse ist wahrscheinlich vorwiegend auf die vermehrte Sekretion adrenaler Androgene zurückzuführen (Bierich u. Nowak), die durch die Gestagene nicht gehemmt wird. Der Vorschlag, die vorzeitige Adrenarche durch zusätzliche Verabreichung von Corticoiden zu hemmen (Gupta u. Zimprich), ist jedoch mit Skepsis aufzunehmen, da auf diese Weise zwangsläufig ein Cushing-Syndrom in Kauf genommen werden müßte.

Literatur

BAUER, J.: Nephrosesyndrom und Körperwachstum. Helv. paediat. Acta **9**, 127 (1954).

BEHRENDT, E.: Untersuchungen über das Wachstum diabetischer Kinder. Diss. Hamburg 1970.

BERGQVIST, N.: The growth of juvenile diabetics. Acta endocr. (Kbh.) **15**, 133 (1954).

BERGSTRAND, K. G.: A case of hypothyroidism with signs of precocious sexual development. Acta endocr. (Kbh.) **20**, 338 (1955).

BIERICH, J. R.: Störungen der sexuellen Reifung. Mschr. Kinderheilk. **109**, 140 (1961).

— Über die zentrale Regulation der sexuellen Reifung, ihre Störungen und die therapeutischen Möglichkeiten. Symposion über Stoffwechsel und vegetative Regulationszentren. Bonn, Aug. 1965. Wien-New York: Springer 1967.

— NOWAK, A. H.: Investigations on precocious puberty. Acta endocr. (Kbh.), Suppl. **101**, 20 (1965).

DANOWSKI, T. S.: Diabetes mellitus. Baltimore: Williams & Wilking Co. 1957.

ENGEL, A.: Growth disturbance in juvenile diabetes. Nord. Med. **33**, 25 (1947).

FISCHER, A. E., MACKLER, H. S., MARKS, H. H.: Longterm growth of diabetic children. Amer. J. Dis. Child. **64**, 413 (1942).

FRANKS, F. C., STEMPFEL, R. S.: Juvenile hypothyroidism and precocious testicular maturation. J. clin. Endocr. **23**, 805 (1963).

FRITZENKÖTTER, H.: Ein Beitrag zum Cushing-Syndrom im Kindesalter. Diss. Hamburg 1971.

HAHN, H. B., JR., HAYLES, A. B., ALBERT, A.: Medroxyprogesterone and constitutional precocious puberty. Proc. Mayo Clin. **39**, 182 (1964).

HUBBLE, D.: Endocrine relations. Lancet **1955 I**, 1.

— The HGH-nitrogen retention and excretion test in the diagnosis of short stature. 4th Meeting of the Europ. Paediat. Endocr. Club, Copenhagen 1965. Acta endocr. (Kbh.).

JENKINS, M. E.: Precocious menstruation in hypothyroidism. Amer. J. Dis. Child. **109**, 252 (1965).

JOSLIN, E. P., ROOT, H. F., WHITE, P.: The growth development and prognosis of diabetic children. J. Amer. med. Ass. **85**, 420 (1925).

KENDLE, F. W.: Case of precocious puberty in a female cretin. Brit. med. J. **1905 I**, 246.

MAURIAC, P.: Gros ventre, hépatomegalie, troubles de la croissance chez les enfants diabétiques traités depuis plusieur annés par l'insuline. Gaz. Sci. méd. Bordeaux **51**, 402 (1930).

— Hépatomegalie de l'enfance avec troubles de la croissance et du metabolisme des glucides. Paris méd. **93**, 525 (1934).

McGAVIN, A. P., SCHULTZ, E., PEDEN, G. W., BOWEN, B. D.: The physical growth, the degree of intelligence and the personality adjustment of a group of diabetic children. New Engl. J. Med. **223**, 119 (1940).

PRADER, A., ILLIG, R., SZEKY, J., WAGNER, H.: Arch. Dis. Childh. **39**, 535 (1964).

SALTER, J., BEST, CH. H.: Insulin as a growth hormone. Brit. med. J. **1953 II**, 353.

SCOW, R. O.: Effect of growth hormone on growth in hypophysectomized-pancreatectomized rats. Endocrinology **61**, 582 (1957).

— WAGNER, E. M., RONOW, E.: Effect of growth hormone and insulin on body weight and nitrogen retention in pancreatectomized rats. Endocrinology **62**, 593 (1958).

SILVER, H. K.: Juvenile hypothyroidism with precocious sexual development. J. clin. Endocr. **18**, 886 (1958).

STERKY, G.: Diabetic schoolchildren. Acta paediat. (Uppsala), Suppl. 144 (1963).

TATA, J. R., Thyroid hormones and regulation of pretein synthesis. Mechanismus of hormone action. Ed. by P. KARLSON. Stuttgart: G. Thieme; New York and London: Academic Press 1965.

THAMDRUP, E.: Trials with progestational agents on the treatment of precocious puberty. Acta endocr. (Kbh.), Suppl. **101**, 28 (1965).

TONUTTI, E., WELLER, O.: In: TONUTTI, WELLER, SCHUCHARDT u. HEINKE, Die männliche Keimdrüse. Stuttgart: G. Thieme 1960.

WAGNER, E. M., SCOW, R. O.: Effect of insulin on growth in force-fed hypophysectomized rats. Endocrinology **61**, 419 (1957).

WENDEROTH, H.: Zum sogenannten Syndrom Mauriac. Dtsch. med. Wschr. **77**, 719 (1952).

WINDORFER, A.: Das „Syndrom Mauriac" beim diabetischen Kind. Dtsch. med. Wschr. **76**, 1583 (1951).

— Das Syndrom Mauriac. Ergebn. inn. Med. Kinderheilk., N.F. **4**, 392 (1953).

WYK, J. J. VAN, GRUMBACH, M. M.: Syndrome of precocious menstruation and galactorrhoea in juvenile hypothyroidism. J. Pediat. **57**, 416 (1960).

ZIMPRICH, H., GUPTA, D.: Zur Therapie der idiopathischen Pubertas praecox. Teil I: Klinische Studien. Helv. paediat. Acta **20**, 446 (1965).

Humangenetik in der Kinderheilkunde

W. LENZ, Münster

Allgemeine Einleitung

Der Gegenstand der Humangenetik: Die Analyse der individuellen Variabilität

Innerhalb jeder Bevölkerung zeigen die Individuen eine außerordentlich bunte Vielfalt in ihren morphologischen und funktionellen Eigenschaften. Selbst Geschwister sind bezüglich Gestalt und Verhalten fast immer unverwechselbar verschieden. Verschiedene Bevölkerungen („Rassen") unterscheiden sich in der Häufigkeit bestimmter Erbanlagen. Mit solchen Gruppenunterschieden, die vor allem Hautfarbe, Farbe und Form des Haares, Gesichtsform, Enzymvarianten, Blutgruppen und Serumgruppen, aber auch die Häufigkeit abnormer Merkmale, wie des Sichelzellhämoglobins, des Mangels an Glucose-6-Phosphat-Dehydrogenase und Mißbildungen wie Polydaktylie, Spaltbildungen des zentralen Nervensystems und Lippen-Kiefer-Gaumenspalten betreffen, befaßt sich neben der Humangenetik die Anthropologie. Das Ausmaß der genetischen Vielfalt der Individuen in der gleichen Bevölkerung ist erst in den letzten Jahren klarer geworden. Zwei beliebige Personen in der europäischen Bevölkerung stimmen nur mit der verschwindend geringen Wahrscheinlichkeit von 1:350000 in 17 verschiedenen Blutgruppen, Serumgruppen und Enzymvarianten überein (GIBLETT, 1969). Die häufigste Kombination der Varianten von 10 Serumenzymen kommt nur bei 1,8% der Bevölkerung vor, und die Wahrscheinlichkeit, daß zwei beliebige Europäer in diesen 10 Merkmalen übereinstimmen, ist etwa 1:200 (HARRIS, 1970). Manche individuellen Unterschiede sind gewöhnlich verborgen und treten erst bei der Auseinandersetzung mit Krankheitserregern, Giften und Medikamenten in Erscheinung. Aufgabe der Humangenetik ist die Klärung der genetischen Komponente der individuellen Variabilität und der Gruppenunterschiede. Da man gewöhnlich nicht von vornherein die exogene von der genetischen Komponente abtrennen kann, muß man meist mit der Untersuchung der gesamten Variabilität beginnen. Der Humangenetiker darf sich deshalb nicht auf genetische Methoden beschränken, sondern er muß auch Umweltwirkungen mit den geeigneten nichtgenetischen Methoden zu erfassen suchen.

Erbe und Umwelt

Die Variabilität der Körpergröße einer unter gleichförmigen Bedingungen lebenden Bevölkerung ist praktisch ausschließlich erbbedingt. Als Ergebnis einer Analyse der Variabilität der Körpergröße einer sozial homogenen Bevölkerung wird gelegentlich verallgemeinernd festgestellt: „Die Körpergröße ist vorwiegend erbbedingt." Diese Formulierung erweckt den irrigen Eindruck, daß es sich um ein allgemein gültiges Ergebnis handele. Selbst wenn die Variabilität eines Merkmals unter gleichen Bedingungen praktisch ausschließlich erbbedingt ist, so folgt daraus noch nicht, daß die Variabilität des gleichen Merkmals auch unter weniger einheitlichen Lebensbedingungen vorwiegend erbbedingt ist. Gerade bei Merkmalen, die auf einem komplexen Zusammenspiel von Einzelfaktoren beruhen, wie der Körperhöhe, der Intelligenz oder der Resistenz gegen Infektionen, ist die Gültigkeit jeder empirisch begründeten Aussage über den Anteil von Erbanlage und Umwelt immer nur auf die jeweils untersuchte Menschengruppe beschränkt, die eine spezielle genetische Beschaffenheit hat und in einer bestimmten

Umwelt lebt. Allgemeine Aussagen über den Anteil von Erbe und Umwelt beim Menschen haben gewöhnlich wenig präzisen Sinn.

Untersuchungen an tuberkulösen Zwillingen haben früher, als fast alle Personen eine tuberkulöse Infektion durchmachten und als die Möglichkeiten der Behandlung noch sehr begrenzt waren, einen viel stärkeren Eindruck von der Bedeutung der Erbanlagen für die Tuberkulose vermittelt (DIEHL und VERSCHUER, 1936) als unter den gewandelten Verhältnissen der Gegenwart (SIMONDS, 1957). Diese unterschiedlichen Ergebnisse beruhen vielleicht nicht nur auf Änderungen der Lebensverhältnisse, sondern auch darauf, daß in der europäischen Bevölkerung, in der generationenlang die Tuberkulose eine der Haupttodesursachen war, die genetisch anfälligen Individuen seltener geworden sind.

Die Zunahme der relativen Bedeutung der Erbanlagen für die Medizin

Wenn man den Anteil der Vererbung an Krankheit und Tod im Kindesalter quantitativ abschätzen könnte, so würde sich zeigen, daß er in den letzten 100 Jahren enorm angestiegen ist, nicht etwa weil sich die Erbmasse der Menschheit in diesem Zeitraum nachweislich verschlechtert hätte, sondern weil die vorwiegend exogen bedingten Infektionskrankheiten und Ernährungsfehler zurückgedrängt wurden. Der relative Anteil von Patienten mit teilweise oder ausschließlich erbbedingten Krankheiten hat daher in jeder Kinderklinik spürbar zugenommen. Aus diesem Grund sollte der Kinderarzt mit den Grundzügen der Humangenetik vertraut sein.

Ähnlich wie für Gesundheit und Krankheit nimmt auch für das gesamte Lebensschicksal die Bedeutung der Erbanlagen in dem Maße zu, wie eine Benachteiligung bestimmter Klassen oder Rassen verschwindet. Mit zunehmender Gleichheit der Chancen wird die individuelle Begabung zunehmend wichtiger.

Spezieller Teil

Cytogenetik. Bildung der Keimzellen und Befruchtung

Die Chromosomen als Träger der Erbanlagen

Die Erbanlagen für normale Merkmale, wie Blutgruppen, Serumgruppen und Enzymvarianten oder für Krankheiten werden in gleicher Weise von der Mutter wie vom Vater auf die Kinder übertragen. Ebenso hängen quantitative Unterschiede in der Körpergröße, der Körperform, der Intelligenz oder dem Blutdruck in gleichem Maße von mütterlichen wie von väterlichen Erbeinflüssen ab. Die Brücke von einer Generation zur nächsten wird durch Eizellen und Samenfäden (Gameten) gebildet. Beiden gemeinsam ist der Zellkern mit den Chromosomen, während die Samenzelle nahezu frei von Cytoplasma ist, das die Hauptmasse der Eizelle stellt. Aus der Gleichheit des Erbeinflusses von Vater und Mutter, der Gleichheit der Weitergabe des Zellkerns und der Ungleichheit der Versorgung der Gameten mit Cytoplasma folgt, daß die Vererbung an den Zellkern gebunden ist. Die Chromosomen des Zellkernes enthalten die Desoxyribonucleinsäure (DNS), jene Substanz, die bei Bakterien genetische Eigenschaften eines Stammes auf einen anderen übertragen kann (Transformation). Ein kleiner Teil der DNS findet sich im Zellplasma in den Mitochondrien, doch gibt es keine Belege für plasmatische Vererbung beim Menschen. In der älteren medizinischen Literatur ist gelegentlich von „keimplasmatischer“ Bedingtheit von Krankheiten die Rede, damit ist aber nicht das Cytoplasma gemeint. Anstatt „keimplasmatisch“ sagt man besser „genetisch“.

Bei Fischen und Kaulquappen, vermutlich auch beim Menschen, sind in den ersten Tagen der Entwicklung des Keimes nur mütterliche Enzyme vorhanden, die erst allmählich von den selbstgebildeten des Embryos abgelöst werden (WRIGHT und MOYER). Ein vorwiegend mütterlicher Einfluß bei Störungen der frühembryonalen Entwicklung ist daher möglich, allerdings bisher nicht nachgewiesen.

Die Zahl der Chromosomen des Menschen. Autosomen und Geschlechtschromosomen

In der ganz überwiegenden Mehrzahl aller menschlichen Körperzellen sind 46 Chromosomen vorhanden. Gelegentlich findet man in einzelnen Zellen ein Vielfaches dieser Zahl

(Polyploidie). Bis zu 4% der Leberzellen, Megakaryocyten und Osteoklasten sind polyploid. Häufiger sind polyploide Zellen im Knochenmark bei der familiären Mehrkernigkeit der Erythroblasten (De Lozzio, Valencia und Acame) und in den Sternberg-Reedschen Zellen der Lymphogranulomatose (Spriggs und Boddington). Wenn in einzelnen Zellen einige Chromosomen an der normalen Zahl fehlen, so ist dies meist auf technische Fehler zurückzuführen. Allerdings kann das Fehlen einzelner Chromosomen in einzelnen Zellen auch biologisch bedingt sein, was daraus hervorgeht, daß hypodiploide Zellen mit zunehmendem Lebensalter häufiger werden und daß meist ein Geschlechtschromosom fehlt (Brown, Jacobs, Buckton, Tough, Kuenssberg und Knox). Die Chromosomen weiblicher Personen lassen sich nach ihrer Größe und ihrer Form, welche durch die Lokalisation des Centromers und das Vorhandensein von Satelliten bestimmt wird, zu 23 Paaren anordnen. Im männlichen Geschlecht finden sich nur 22 Paare und zusätzlich zwei unpaare Chromosomen, von denen das größere bei der Frau doppelt vorhanden ist und X-Chromosom genannt wird, während das kleinere, das Y-Chromosom, für das männliche Geschlecht spezifisch ist. Als kleines akrozentrisches Chromosom gleicht das Y-Chromosom den kleinsten Autosomen, d.h. Nicht-Geschlechtschromosomen, es hat jedoch im Gegensatz zu diesen keine Satelliten. Das Y-Chromosom unterscheidet sich von den anderen Chromosomen des Menschen dadurch, daß es nach Färbung mit Acridinfarbstoffen deutlich fluoresciert. Auf diese Weise läßt sich auch an Interphasekernen, in denen die Chromosomen sonst nicht erkennbar sind, das Fehlen oder das einfache oder doppelte Vorhandensein des Y-Chromosoms bestimmen (Pearson, Bobrow und Vosa, 1970). Man gruppiert und numeriert die Chromosomen des Menschen nach ihrer Größe und dem Sitz des Centromers (Nomenklatur von Denver). Die Geschlechtschromosomen werden mit X und Y bezeichnet. Die übrigen Chromosomen (Autosomen) werden mit abnehmender Größe von 1—22 numeriert. Innerhalb einzelner Gruppen, vor allem bei den Chromosomen 6—12 und dem X-Chromosom, sind die verschiedenen Chromosomen so ähnlich, daß eine eindeutige Zuordnung zu einem bestimmten Paar oft nicht möglich ist. Gewisse Fortschritte in der Identifizierung hat das zeitraubende Verfahren der Autoradiographie gebracht, vor allem für die Gruppen B und D, wesentlich besser gelingt heute die Identifizierung durch die Fluorescenzmuster nach Atebrinfärbung. Die Größe ist dabei offenbar kein absolut zuverlässiges Kriterium. Besonders auffallend ist die Variabilität der Größe des Y-Chromosoms. Auch die beiden Partner des Paares Nr. 16 können in der Größe differieren.

Die Mitose

Trotz der zahlreichen Zellteilungen wird die Zahl der Chromosomen durch die Mitose in allen Zellen konstant gehalten. Im „Ruhekern" (Interphase) sind die Chromosomen färberisch nicht darstellbar. Die Bezeichnung Ruhekern bezieht sich dabei nur auf den Teilungsmechanismus, nicht auf die Stoffwechseltätigkeit der Zelle, die im Ruhekern besonders lebhaft ist. In der Mitose ziehen sich die Chromosomen zu dichteren, fadenförmigen Gebilden zusammen, die sich verdoppeln — „replizieren" —, wobei die beiden Chromatiden zunächst noch im Centromer zusammenhalten. In der Metaphase versammeln sich diese verdoppelten, als symmetrische X- oder Λ-förmige Gebilde erkennbaren Chromosomen in der Äquatorialebene der Zelle („Metaphasenplatte"). In der darauffolgenden Anaphase teilen sie sich durch das Centromer in zwei gleiche Hälften, von denen eine in jede der beiden Tochterzellen gelangt (Telophase).

Die Meiose

Ein neues Individuum entsteht durch die Vereinigung von zwei Gameten. Damit die Zahl der Chromosomen durch die Generationen konstant bleibt, muß der doppelte („diploide") Chromosomensatz bei der Bildung der Keimzellen (Gameten) halbiert werden. Reife Ei- und Samenzellen haben einen einfachen („haploiden") Chromosomensatz, der von jedem Paar ein Chromosom enthält. Der Vorgang, durch den die diploide Chromosomenzahl auf die Hälfte reduziert wird, heißt Reduktionsteilung, Reifungsteilung oder Meiose. Die Meiose beginnt damit, daß sich die homologen Chromosomen Seite an Seite legen (Synapse). Bereits vor der ersten meiotischen Teilung haben sie ihr Material verdoppelt und sind längsgespalten, doch werden die Hälften (Chromatiden) noch durch das Centromer zusammengehalten. Da beide Chromosomen jedes zusammenliegenden Paares zweigeteilt sind, liegen vier Stränge nebeneinander (Tetrade). Aus diesem Tetradenstadium wird in zwei aufeinanderfolgenden Teilungsschritten der einfache oder haploide Chromosomensatz der reifen Keimzellen, in dem jedes Chromosomenpaar nur durch einen Partner vertreten ist.

In der ersten Reifungsteilung bleibt das Centromer ungeteilt. Durch die erste Reifungsteilung würden daher einfach die beiden Chromosomen jedes Paares, von denen jedes von einem Elternteil stammt, wieder voneinander getrennt, wenn zwischen ihnen nicht Segmente einer Spalthälfte (Chromatide) ausgetauscht würden. Erst in der zweiten Reifungsteilung werden dann die Chromosomen selbst im Centromer längsgespalten.

Meiose in Oocyten

Während im männlichen Geschlecht die Meiose erst mit der Pubertät beginnt, treten die Oocyten weiblicher Feten bereits in den letzten Monaten vor der Geburt in die Prophase der Meiose ein (Ohno, Makino, Kaplan und Kinosita). Die Meiose schreitet dann jahrelang nicht weiter fort bis zu den ersten Ovulationen zur Zeit der Geschlechtsreife. Erst nach dem Eindringen des Spermiums bei der Befruchtung läuft die zweite Reifungsteilung ab, bei der das zweite Polkörperchen abgestoßen wird. So kann ausnahmsweise ein zweikerniges Ei oder ein Ei mit einem noch diploiden Chromosomensatz befruchtet werden, aus dem dann eine triploide Zygote entsteht. Bei Kaninchen kann eine Verzögerung der Befruchtung zu Retention des zweiten Polkörperchens und Triploidie führen (Shaver und Carr). Es ist denkbar, daß auch beim Menschen verspätete Befruchtung („Überreife des Eies") ähnliche Konsequenzen hat.

Faktorenaustausch (Crossing over). Koppelung

Durch den Faktorenaustausch enthält jedes Chromosom Teile von Chromosomen beider Eltern. Dem Faktorenaustausch (crossing over) entspricht die Chiasmabildung zwischen einer Chromatide des einen Chromosoms und einer Chromatide seines homologen Partnerchromosoms. Chiasmata werden bei der Reifungsteilung häufig beobachtet. Ford und Hamerton zählten in der Spermiogenese durchschnittlich 56 Chiasmata pro Zelle. Die längeren Autosomen zeigten oft vier oder fünf Chiasmata. Wenn es keinen Faktorenaustausch zwischen den Chromosomen gäbe, so würden die Erbanlagen immer in 23 geschlossenen Paketen weitergegeben. Eine bestimmte Erbanlage würde dann immer zusammen mit allen übrigen auf demselben Chromosom befindlichen Erbanlagen weitergegeben. Koppelungsgruppen von Genen, welche den Chromosomen entsprechen, ließen sich leicht nachweisen. Die „Koppelung" von Erbanlagen wäre für die Prognose von großer Bedeutung, wenn es sich um abnorme Gene mit Manifestation im Erwachsenenalter handelt (z.B. Huntingtonsche Chorea). Man könnte in günstig gelagerten Fällen, etwa wenn in der betreffenden Familie das Gen für die Huntingtonsche Chorea zusammen mit einem Gen für eine seltene Blutgruppe oder Enzymvariante weitergegeben würde, von dem Vorhandensein dieser normalen Merkmale auf die Anwesenheit des Gens für die Huntingtonsche Chorea schließen, bevor dieses sich durch Krankheitserscheinungen verrät. Tatsächlich ist der Faktorenaustausch jedoch keine seltene Ausnahme, sondern bei Genen, die etwas weiter auseinander auf demselben Chromosom liegen, die Regel. Eng benachbarte Gene werden dagegen selten durch Crossing over voneinander getrennt. Nur für wenige Erbanlagen beim Menschen ist Koppelung nachgewiesen, so für das Nagel-Patella-Syndrom mit den AB0-Blutgruppen und für eine Form von Elliptocytose mit dem Rh-Komplex. Die praktische Bedeutung der Koppelung ist gering. Für die stammesgeschichtliche Entwicklung war ein mehr oder weniger freier Faktorenaustausch förderlich, da er die Kombination verschiedener Gene beträchtlich erleichtert. Die Chiasmata haben noch eine zusätzliche Funktion. Sie halten die gepaarten Chromosomen zusammen und ermöglichen damit ihre regelmäßige Verteilung auf die beiden Tochterzellen. Die Oocyten des Menschen treten schon kurz vor der Geburt in das Stadium der Chromosomenpaarung und der Chiasmatabildung ein (Diplotän-Stadium) (Ohno, Makino, Kaplan und Kinosita).

Fehler der meiotischen Chromosomenverteilung

Zwischen dem X-Chromosom und dem Y-Chromosom werden keine Chiasmata gebildet, da sie nur endständig zusammentreten und wahrscheinlich keine cytologisch nachweisbaren homologen Abschnitte enthalten. Manches spricht allerdings dafür, daß X- und Y-Chromosom doch einige Gene gemeinsam haben, und zwar Gene, deren Anwesenheit das Auftreten des Turner-Phänotyps verhindert. Vielleicht ist die nicht selten ausbleibende Paarung der Geschlechtschromosomen und das Fehlen von Chiasmata die Ursache dafür, daß in der Meiose verhältnismäßig häufig gerade die Geschlechtschromosomen falsch verteilt werden, so daß reife Keimzellen kein Geschlechtschromosom oder ein Geschlechtschromosom zuviel enthalten. Die Ursachen der Fehlverteilung der Chromosomen in der Meiose sind weitgehend unbekannt. Sicher ist nur, daß solche Fehler mit steigendem Lebensalter der Frau stark zunehmen. Vielleicht liegt dies daran, daß sich der Zusammenhalt der Chromosomenpaare durch die Chiasmata im Laufe des Lebens lösen kann. Jedenfalls nimmt bei Mäusen die Zahl der Chiasmata in den Oocyten mit steigendem Lebensalter ab, während die Zahl der Univalente — der ungepaarten Chromosomen — zunimmt (Henderson und Edwards).

Tabelle 159. *Chromosomenanomalien bei Neugeborenen.* (Jacobs, 1969)

	‰	
47, XYY	1,5	auf 6554 Knaben
47, XXY	1,2	
46, XX	0,15	
47, XXX	0,9	auf 3429 Mädchen
45, X	0,3	
47, D+	0,1	auf 9983 Knaben und Mädchen
47, E+	0,1	
47, G+	0,9	
Balancierte Translokationen	1,0	
Nichtbalancierte Translokationen	0,5	

Tabelle 160. *Chromatinbefund* (Court Brown, 1969)

	Anzahl	Abnormer Chromatinbefund auf 1000		
		−	+	++
Männliche Neugeborene	41688	—	1,7	—
Weibliche Neugeborene	40096	0,3	—	0,6
Männliche Schwachsinnige	13349	—	9,4	—
I. Q. < 20	901	—	2,2	—
I. Q. 20—49	1767	—	9,0	—
I. Q. 50 und mehr	864	—	15,2	—
Weibliche Schwachsinnige	8882	0,6	—	5,1

Tabelle 161. *Häufigkeit des XYY-Zustandes* (Court Brown, 1969; Jacobs, 1969)

	Anzahl	% XYY
Männliche Neugeborene	6554	0,15
Aggressive Kriminelle		
Alle	315	2,8
Geistig normal	107	1,9
Schwachsinnig	208	3,4
183 cm und mehr	121	18,2
Unter 183 cm	294	2,0

Tabelle 162. *Häufigkeit von verschiedenen Geschlechtschromosomen-Anomalien unter schwachsinnigen chromatin-positiven Männern.* (Nach Court Brown, 1969)

Gesamtzahl	9426
XXY	44
XXXY	10
XXXXY	1
XXYY	5
XX	1
XY/XXY	5
Andere Mosaiktypen	11
Nicht untersucht	4
	81 = 8,6‰

Translokationen

Chromosomen können brechen und wieder verheilen. Gelegentlich brechen gleichzeitig zwei nichthomologe Chromosomen und verheilen mit ausgetauschten Bruchstücken. Eine solche „Translokation" führt weder zu Verlust noch zu Gewinn an Chromosomenmaterial („balancierte Translokation") in der betroffenen Zelle und ihren Tochterzellen, die durch mitotische Teilung, also ohne Reduktion des Chromosomenbestandes, aus ihr hervorgehen, wenn nur jedes Translokationschromosom noch ein Centromer besitzt. Translokationschromosomen ohne Centromer gehen bei der Zellteilung dagegen verloren. Chromosomen mit zwei Centromeren können bei der Zellteilung in verschiedene Richtung auseinandergerissen werden. „Balancierte" Translokationen sind für die Gesundheit ihrer Träger bedeutungslos. Sie führen jedoch zu abnormer Paarung der Chromosomen bei der Meiose und stören damit den Mechanismus der Chromosomenverteilung, so daß Keimzellen entstehen können, die bestimmte Chromosomenabschnitte doppelt enthalten und denen andere fehlen. Die Keimzellen können aber auch balancierte Translokationen oder schließlich die normalen Chromosomen enthalten. Translokationen kommen als

Grundlage wiederholter Aborte sowie familiären Vorkommens von Chromosomenanomalien, wie Mongolismus, vor (s. S. 673).

Isochromosomen

Bei der zweiten meiotischen Teilung wird das Chromosom in Längsrichtung durch das Centromer in seine beiden Hälften geteilt. Ausnahmsweise kommt es zu einer Fehlteilung in Querrichtung, so daß zwei Tochterchromosomen entstehen, von denen das eine aus den beiden kurzen Armen, das andere aus den beiden langen Armen besteht. Eine Zelle, die ein Isochromosom erhält, ist also monosom für einen Arm eines Chromosoms, trisom für den anderen Arm. Ein Isochromosom der langen Arme eines der beiden X-Chromosomen bedingt denselben Phänotyp wie das Fehlen eines X-Chromosoms (XO), nämlich das Ullrich-Turner-Syndrom. Ein Unterschied besteht allerdings insofern, als die meisten XO-Embryoney als Spontanaborte abgehen, während Früchte mit einem Isochromosom des langen Arms von X (46,XXqi) anscheinend immer (oder meist) ausgetragen werden.

Triploidie. Triploidie/Diploidie-Mosaik

Die zweite meiotische Teilung von Molcheiern läßt sich durch Wärmebehandlung unterdrücken, so daß ein diploider Chromosomensatz in der Eizelle verbleibt. Wenn ein solches abnormes Ei befruchtet wird, entsteht ein triploider Molch (FANKHAUSER und GODWIN). Triploidie aller Körperzellen ist beim Menschen nur in Blasenmolen, abortierten Embryonen und einzelnen nicht lebensfähigen ausgetragenen Feten aufgefunden werden (PENROSE und DELHANTY). Mit dem Leben vereinbar ist dagegen ein Mosaik von triploiden und diploiden Zellen, wie es bei Patienten mit Schwachsinn, Syndaktylie zwischen 3. und 4. Finger, Kolobom, Asymmetrie des Körpers und anderen Mißbildungen gefunden worden ist (ELLIS, MARSHALL, NORMAND und PENROSE, 1963; FERRIER, STALDER, BÜHLER, BAMATTER und KLEIN). Zellen, deren Genotyp letal für einen Embryo ist, der ausschließlich aus ihnen besteht, können also im Mosaikverband lebensfähig sein. Diese Tatsache ist von Interesse für die Beurteilung der Frage, ob somatische Mutationen Ursache von Mißbildungen sein können.

Dispermie

Wenn aus der zweiten Reifungsteilung anstatt eines normalen reifen Eies und des zweiten Richtungskörperchens ein zweizelliges Ei hervorgeht, so kann dieses durch zwei Spermien befruchtet werden (Dispermie). Wenn ein Spermium ein X-Chromosom, das andere ein Y-Chromosom beiträgt, kann ein echter Hermaphrodit entstehen, bei dem sich der Mosaikbefund an den Chromosomen (XX/XY), am Nebeneinander von Ovarial- und Hodengewebe und von zwei verschiedenen Erythrocytenpopulationen mit verschiedenen antigenen Eigenschaften nachweisen läßt (ZUELZER, BEATTLE u. REISMAN).

Oocytäre Zwillinge

Wenn in der zweiten meiotischen Teilung zwei Eizellen anstatt einer Eizelle und eines Richtungskörperchens entstehen, so könnten daraus „oocytäre" Zwillinge hervorgehen. Diese würden aus zwei — vom Faktorenaustausch abgesehen — erbgleichen Eizellen und aus zwei verschiedenen Spermien entstehen. Im Einzelfall lassen sich oocytäre nicht von zweieiigen Zwillingen unterscheiden, die aus erbverschiedenen Eizellen hervorgehen, doch sind statistische Argumente zu Gunsten des Vorkommens oocytärer Zwillinge beigebracht worden, denen allerdings Beweiskraft fehlt (WENINGER).

Die Befruchtung

Normalerweise geht jeder Mensch aus der Vereinigung einer haploiden Eizelle mit einem haploiden Spermium hervor. Für die vermutete Entstehung einzelner Individuen aus unbefruchteten Eizellen (Parthenogenese oder Jungfernzeugung) hat sich beim Menschen kein Anhaltspunkt ergeben (ASHLEY). Die Entstehung eines neuen Individuums aus Keimzellen (Gameten) beider Geschlechter wird als geschlechtliche Fortpflanzung bezeichnet. Die befruchtete Eizelle, deren diploider Chromosomensatz aus den beiden haploiden Chromosomensätzen der Gameten hervorgegangen ist, heißt Zygote.

Eineiige Zwillinge

Neben der geschlechtlichen ist im Pflanzen- und Tierreich eine ungeschlechtliche oder vegetative Fortpflanzung durch Teilung oder Sprossung weit verbreitet. Ein Analogon der ungeschlechtlichen Fortpflanzung beim Menschen ist die Entstehung von Zwillingen, Drillingen bis Fünflingen aus einer Zygote. Man spricht dabei von monozygoten oder eineiigen Zwillingen im Gegensatz zu den dizygoten oder zweieiigen, die aus verschiedenen Eizellen, befruchtet von zwei verschiedenen Spermien, hervorgehen. Eineiige Mehrlinge haben meist alle Erbanlagen gemeinsam.

Erbungleiche eineiige Zwillinge

Ausnahmsweise sind eineiige Zwillinge beobachtet worden, von denen der eine eine normale, der andere eine von der Norm abweichende Chromosomenzahl hatte (XO-Zustand: Turpin, Lejeune, Lafourcade, Chigot und Salmon; Trisomie 21: de Wolf, Schärer u. Lejeune). In diesen Fällen kann die abnorme Chromosomenzahl nicht auf eine Fehlverteilung bei der Meiose, sondern erst auf eine Störung während einer der ersten mitotischen Zellteilungen nach der Befruchtung zurückgehen, die zunächst zu einem „Mosaik" aus verschiedenen Zellen geführt hat, aus dem durch Teilung dann erbungleiche eineiige Zwillinge hervorgegangen sind.

Bei einem eineiigen Zwillingspaar hatte nur der eine Partner eine Muskeldystrophie mit Pseudohypertrophie, vermutlich die Folge einer nach der Teilung aufgetretenen Mutation (De Grouchy Lamy, Frezal und Carcin).

Eineiige Zwillinge mit sehr ungleicher Entwicklung

Angeborene Mißbildungen, wie Herzfehler oder Lippen-Kiefer-Gaumenspalte, treten nicht selten nur bei einem Partner eines eineiigen Zwillingspaares auf. Dies hat offenbar nichts mit Erbunterschieden zu tun.

Gelegentlich differieren eineiige Zwillinge sehr stark in Geburtsgewicht und -länge, in einem Fall (v. Sydow u. Rinne) wog der eine Partner 1430 g und war 43 cm lang, der andere wog 3380 g und maß 50 cm. Solche Differenzen beruhen anscheinend weder auf einer ungleichen Verteilung von Erbanlagen noch von Cytoplasma, sondern auf Unterschieden in der Blutversorgung. Sie haben manchmal zu der Vermutung geführt, daß die beiden Zwillinge nicht zur gleichen Zeit gezeugt sein könnten (Superfetatio), doch gibt es hier für keine ausreichenden Gründe.

Superfecundatio

Unter Superfecundatio versteht man die Zeugung eines Zwillingspaares durch zwei Väter, wenn die beiden Eier aus demselben Cyclus stammen. Die Möglichkeit einer Superfecundatio wird in einzelnen Fällen durch Blutgruppenbefunde und morphologische Merkmalsvergleiche nahegelegt (Döring).

Die Geschlechtsbestimmung

Aus dem ungleichen Chromosomenbestand der beiden Geschlechter und dem Verhalten der Chromosomenpaare bei der Meiose ergibt sich der Mechanismus der Geschlechtsbestimmung: Spermatozoen enthalten entweder ein X- oder ein Y-Chromosom, Eizellen immer ein X-Chromosom. Die Befruchtung durch ein Y-Spermium führt zu einer männlichen Zygote, die Befruchtung durch ein X-Chromosom zu einer weiblichen. Über das Geschlecht entscheidet also allein das Geschlechtschromosom des Spermiums. Das Y-Chromosom induziert die Entwicklung eines Hodens aus der primär undifferenzierten Gonadenanlage. Diese Wirkung des Y-Chromosoms auf die Gonade setzt sich auch gegenüber zwei, drei oder vier X-Chromosomen durch. Patienten mit 49 Chromosomen und dem Geschlechtschromosomensatz XXXXY sind männlich. Bei Fehlen eines Y-Chromosoms entsteht ein Ovar, einerlei, ob nur ein einziges oder zwei, drei, vier oder fünf X-Chromosomen vorhanden sind. Ist infolge einer Doppelbefruchtung (Dispermie) mit einem Y- und einem X-Chromosom ein Mosaikindividuum mit XY- neben XX-Zellen entstanden, so entsteht Hoden- neben Ovarialgewebe. Offenbar ist die Wirkung des Y-Chromosoms auf die Gonadenanlage nicht diffus humoral, sondern umschrieben zellständig.

XO-Zustand

Die Geschlechtschromosomen bestimmen das Geschlecht der Gonaden. Wenn nur ein einziges X-Chromosom vorhanden ist (45, X oder XO-Zustand, Ullrich-Turner-Syndrom), so differenzieren sich die Gonaden zunächst auch zu Ovarien, in denen jedoch gegen Ende der Fetalzeit die Keimelemente atrophieren. Bei Mosaikindividuen vom Typ XO/XY findet man die verschiedensten Übergänge zwischen den bindegewebigen Gonadenrudimenten des XO-Zustandes und mehr oder weniger hypoplastischen Hoden. Ein anderer Typ von

Gonadendysgenesie beruht auf einem recessiven, autosomalen Gen, das bei Embryonen mit normalem 46,XX-Chromosomensatz die Entwicklung normaler Gonaden verhindert.

Ein dritter Typ von Gonadendysgenesie, der bei XY-Individuen auftritt, ist wahrscheinlich X-gekoppelt recessiv erblich, jedenfalls kann er durch gesunde Frauen übertragen werden. Diese Fälle sprechen dafür, daß auch das X-Chromosom mindestens ein Gen trägt, das für die Entwicklung von Hoden erforderlich ist (STERNBERG, BARCLAY und KLOEPFER, 1968).

Feminisierung"). Inzwischen ist wieder zweifelhaft geworden, ob der genannte Enzymdefekt für die testiculäre Feminisierung verantwortlich ist. Jedenfalls aber liegt eine Resistenz gegen Testosteron vor. Auch hier fehlen Uterus und Tuben, da der oviduktunterdrückende Faktor des Hodens nicht betroffen ist. Bei einem anderen Erbleiden, der Oviduktpersistenz beim Manne, fehlt dagegen nur der Ovidukt-Repressor. Die Patienten haben männliche äußere und innere Genitalien, daneben aber Uterus und Tuben (s. Abb. 232).

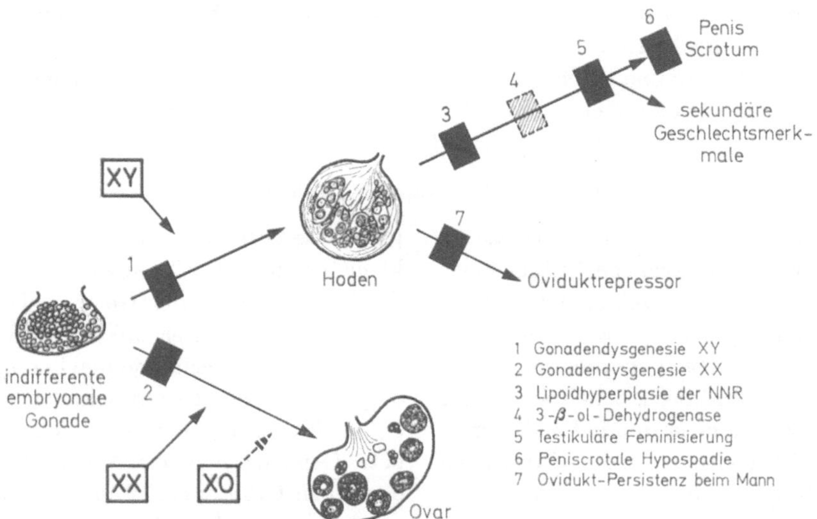

Abb. 232. Schema der geschlechtlichen Differenzierung und ihrer wichtigsten genetischen Störungen

Die weitere geschlechtliche Differenzierung

Die Geschlechtschromosomen entscheiden zwar, in welcher Richtung die Gonaden sich entwickeln, die weitere geschlechtliche Differenzierung der inneren und äußeren Genitalien und des Habitus wird aber nicht direkt von den Geschlechtschromosomen, sondern von zwei im Hoden gebildeten Stoffen gesteuert. Einer dieser Stoffe ist das Testosteron. Wenn Knaben infolge eines genetischen Blocks des seitenkettenabspaltenden Enzyms 20—21-Desmolase aus Cholesterin keine Steroidhormone bilden können, so bleiben sie äußerlich weiblich mit Vagina und Labien. Sie haben jedoch keinen Uterus und keine Tuben, da der zweite prägende Stoff des Hodens, der Ovidukt-Repressor, normal gebildet wird. Ebenso bleibt bei genetisch männlichen (XY) Individuen, deren Körperzellen Testosteron nicht in das wirksame Dihydrotestosteron umwandeln können, das äußere Genitale weiblich („testiculäre

Das Geschlechtschromatin

In den Zellkernen der meisten Gewebe weiblicher Personen lassen sich Chromatinverdichtungen nachweisen, die meist der Kernmembran anliegen. In segmentkernigen Leukocyten sind homologe Chromatinkörperchen als gestielte „Drumsticks" oder dem Kern aufsitzende Knötchen erkennbar. In männlichen Zellkernen fehlt das Geschlechtschromatin. Die Zahl der X-Chromosomen ist um 1 größer als die Zahl der Chromatinkörperchen, die maximal pro Zellkern gefunden werden. Patienten mit drei Chromatinkörperchen haben also den Geschlechtschromosomensatz XXXX oder XXXXY, Patienten ohne Chromatinkörperchen den Satz XY, XYY oder XO usw.

Mosaik

Das Geschlechtschromatin gibt nur über den Chromosomensatz der untersuchten Zellen Aufschluß, der von dem anderer Zellen desselben Individuums abweichen kann. Vor allem XO-Zellen treten oft im Mosaikverband (XO/XX oder XO/XY) auf als Folge eines Fehlers bei der ersten mitotischen Teilung. Ein positiver Chromatinbefund an Blut oder Mundschleimhaut schließt daher nicht aus, daß andere Gewebe XO-Zellen haben.

Blutchimären bei zweieiigen Zwillingen

Eine seltene Ursache für das Vorkommen chromatinpositiver Leukocyten bei einem chromatinnegativen Individuum ist die Überpflanzung von Blutstammzellen einer Zwillingsschwester auf den Zwillingsbruder über einen gemeinsamen Placentarkreislauf. Die verpflanzten Stammzellen können sich ansiedeln und zeitlebens eine Leukocyten- und eine Erythrocytenpopulation liefern, die mit den übrigen Zellen des Empfängers in ihren genetischen Merkmalen nicht übereinstimmt (Davidson, Fowler und Robertson, Smith, 1958; Chown, Lewis und Bowman).

Abnorm großes und kleines Geschlechtschromatin

Gelegentlich können Anomalien der Größe und Form des X-Chromosoms aufgrund ungewöhnlich großer und zahlreicher oder ungewöhnlich kleiner Chromatinkörperchen vermutet werden. So sind für das X-Isochromosom, das aus den beiden langen Armen eines X-Chromosoms besteht, besonders große Chromatinkörperchen, für Stückverluste eines X-Chromosoms besonders kleine Chromatinkörperchen charakteristisch.

Das Gen. Formale Betrachtung

Seit den klassischen Versuchen von Gregor Mendel weiß man, daß erbliche Unterschiede innerhalb einer Art auf einzelnen Erbanlagen beruhen, die sich in jeder Generation nach bestimmten Gesetzen neu kombinieren, dabei aber ihre Natur unverändert behalten. Später beobachtete man seltene sprunghafte Veränderungen von Erbanlagen, sog. Mutationen welche die Regel von der unveränderten Weitergabe der Erbanlagen durchbrachen. Nach einer Mutation wird die veränderte Erbanlage aber wieder nach denselben Gesetzen durch viele Generationen ohne neue Mutation weitergegeben. Zunächst wurden die Erbanlagen nach ihren sichtbaren oder meßbaren phänischen Wirkungen definiert. Später wurde klar, daß den Erbanlagen umschriebene Bezirke der Chromosomen entsprechen. Wir gelangen zu verschiedenen Definitionen je nachdem, unter welchem Gesichtspunkt wir die Erbanlagen oder Gene — wie man seit Johannsen (1909) sagt — betrachten. Entsprechend der historischen Entwicklung der Genetik wollen wir zuerst die Weitergabe der Gene und der ihnen zugeordneten erkennbaren Merkmale („Phäne"), die klassische formale Genetik, und dann die chemische Natur der Gene und ihrer Wirkungen, die molekulare Genetik, besprechen.

Die Allelie

Wie die Chromosomen in allen Körperzellen und in den Spermatogonien und Oogonien paarweise vorhanden sind, so sind es auch ihre kleinsten funktionell einheitlichen Abschnitte, die Erbeinheiten oder Gene, wobei wiederum je ein Gen vom Vater und eines von der Mutter stammt. Eine Ausnahme machen die Gene auf den Geschlechtschromosomen des Mannes (s. S. 548). Zwei paarweise einander zugeordnete Gene nennen wir Allele. *Allele* nehmen denselben Ort („locus") auf den beiden Chromosomen eines homologen Paares ein, und sie haben die gleiche Funktion. Sie können entweder gleich beschaffen sein, dann nennen wir das Individuum *homozygot* bezüglich des betreffenden Allelenpaares, oder verschieden, dann heißt das Individuum *heterozygot*. Bei einer normalen meiotischen Teilung gelangt von jedem Paar immer nur ein Allel in die reife Keimzelle. Nichtallele Gene können bei der Reifungsteilung dagegen entweder zusammenbleiben oder sich trennen. Beides ist gleich wahrscheinlich, wenn wir von der Koppelung zunächst absehen. In den reifen Keimzellen kombinieren sich daher Gene, die auf nicht homologen Chromosomen liegen, frei nach den Gesetzen des Zufalls. Ein bestimmtes Gen mütterlicher Herkunft kann also in einer Keimzelle mit der gleichen Wahrscheinlichkeit mit einem zweiten, auf einem anderen Chromosom liegenden Gen mütterlicher Herkunft kombiniert sein wie mit einem bestimmten Gen väterlicher Herkunft. Die freie Kombination erfährt jedoch eine Einschränkung bei den Genen, die auf demselben Chromosomenpaar liegen. Diese Gene nennt man „gekoppelt". Wenn sie auf demselben Chromosom liegen, so werden sie bevorzugt gemeinsam vererbt, und zwar um so häufiger, je näher sie benachbart sind. Liegen sie auf verschiedenen Chromosomen eines Paares (repulsion phase), so werden sie häufiger getrennt weitergegeben, als bei zufälliger Verteilung zu erwarten wäre. Gene auf demselben Chromosom können durch crossing over voneinander getrennt werden, Gene auf verschiedenen Chromosomen eines Paares können durch crossing over auf dasselbe Chromosom gelangen. Da Crossing over regelmäßig zwischen den in der Meiose gepaarten Chromosomen auftritt, kombinieren sich die meisten Gene, auch wenn sie auf demselben Chromosom liegen, praktisch frei. Man hat das Gen als „Noncrossing-over-unit" oder „Recon" definiert, d. h. als denjenigen Abschnitt des Chromosoms, der nie durch Faktorenaustausch auseinandergerissen und rekombiniert wird. Unmittelbar benachbarte Gene werden so selten getrennt, daß sie als einheitliches Gen verkannt werden können („Pseudoallele"). Zweckmäßiger legt man der Definition des Gens die funktionelle Einheitlichkeit eines Chromosomenabschnittes zugrunde, ohne Rücksicht darauf, ob innerhalb dieser Einheit crossing over vorkommt. Tatsächlich ist offenbar innerhalb eines funktionellen Gens (Cistron) und selbst innerhalb eines Basentripletts (Codon) Rekombination möglich. Die letzten Einheiten der Rekombination sind die Basenpaare in der Desoxyribonucleinsäure (s. S. 566).

Die Wirkung eines Allelenpaares: Dominanz, Kodominanz, intermediäre Genwirkung. Recessivität. Kombinanz

Jedem Allelenpaar ist eine spezifische Funktion zugeordnet, die auf biochemischem oder auf morphologischem Niveau erfaßt werden kann. Die zu einem Gen gehörenden sichtbaren oder auf andere Weise erkennbaren Eigenschaften werden auch als Phäne bezeichnet. Phänische Eigenschaften können in verschiedener Weise von einem Allelenpaar abhängen. Wenn ein Gen im hererozygoten Zustand dieselbe phänische Wirkung wie im homozygoten Zustand hat, so nennen wir es dominant. Damit ist gleichzeitig ausgeprochen, daß das andere Allel im heterozygoten Zustand phänisch nicht erkennbar ist. Es wird recessiv (überdeckbar) genannt. So ist das Gen für die Blutgruppe A_1 dominant über das Gen für die Blutgruppe 0. Häufig sind die phänischen Wirkungen zweier verschiedener Allele nebeneinander erkennbar. Dies gilt etwa für die Gene der Blutgruppen A und B, des Paralbumins und des normalen Albumins, des Sichelzellhämoglobins und des normalen Hämoglobins A usw. Wir sprechen von kodominanter Wirkung, um damit zum Ausdruck zu bringen, daß jedes der beiden Allele im heterozygoten Zustand wirksam ist. Tatsächlich sind die Grenzen zwischen den Begriffen dominant, kodominant und recessiv fließend. Oft hängt die Definition von der Schärfe unseres Unterscheidungsvermögens der phänischen Zustände ab. Je genauer man heterozygote und homozygote Träger eines dominanten Gens untersucht, um so eher findet man phänotypische Unterschiede. Auch sind zahlreiche recessive Gene zwar bei oberflächlicher Betrachtung scheinbar vollständig überdeckt, bei gezielter biochemischer Untersuchung jedoch nachweisbar. So kann man die gesunden heterozygoten Anlageträger zahlreicher recessiver Stoffwechselkrankheiten durch spezielle biochemische Tests identifizieren (Ahornsirupkrankheit, Phenylketonurie, Leberglykogenose usw.).

Dominante Genwirkung

Die Gene werden immer in der gleichen Weise weitergegeben, einerlei, ob ihre Wirkung dominant, kodominant oder recessiv ist. Von jedem Allelenpaar, ob es heterozygot oder homozygot ist, gibt jeder Elternteil an jedes Kind entweder das eine oder das andere Gen, aber normalerweise nie beide gleichzeitig. Recessive Gene können durch viele Generationen im heterozygoten Zustand unerkannt — „überdeckt" — weitergegeben werden. Dagegen zeigen regelmäßig dominante Erbleiden oder Merkmale klar den Weg einer bestimmten Erbanlage durch die Generationen. Das Schicksal eines Gens hängt einerseits vom Zufall ab, also von den Gesetzen der Wahrscheinlichkeit, mit der es an die Kinder weitergegeben wird, andererseits davon, ob es die Lebensfähigkeit und die Fortpflanzung seiner Träger beeinträchtigt. Ein dominantes Gen bedingt die harmlose Pelger-Huetsche Anomalie der weißen Blutkörperchen. Bei dieser Anomalie ist die Segmentierung der Granulocyten gehemmt, so daß anstelle von drei- oder viergeteilten Kernen nur stab- oder hantelförmige, relativ glattrandige Kerne gebildet werden. Das gleiche Blutbild sieht man gewöhnlich bei einem der Eltern, bei 50% der Geschwister und bei 50% der Kinder von Trägern dieser Anomalie.

Eine Verzerrung dieses einfachen Zahlenverhältnisses tritt ein, wenn man Ausgangsfälle („Probanden") in einer Kinderklinik oder bei Schuluntersuchungen erfaßt und nun zählt, wieviele kranke und wieviele gesunde Kinder die betroffenen Eltern haben. Man hat dabei nämlich nur diejenigen Eltern ausgelesen, die mindestens ein betroffenes Kind haben. Eltern, die zufällig nur gesunde Kinder haben, wie es bei dominanten Erbleiden nicht selten vorkommt, bleiben unberücksichtigt. Bei dieser Auslese sind Einzelkinder zu 100% betroffen. Von allen Familien mit zwei Kindern erfaßt man nur die, in denen mindestens ein Kind betroffen ist. Jedes Kind erhält mit einer Wahrscheinlichkeit von 50% das abnorme Gen eines heterozygoten Elternteiles. Das normale Allel erbt es ebenfalls mit einer Wahrscheinlichkeit von 50%. Die Wahrscheinlichkeit des Zusammentreffens zweier voneinander unabhängiger Ereignisse ist gleich dem Produkt der Wahrscheinlichkeiten der Einzelereignisse, also sind mit einer Wahrscheinlichkeit von $^1/_2 \times {}^1/_2 = {}^1/_4$ von zwei Kindern beide betroffen. Mit der gleichen Wahrscheinlichkeit von $^1/_4$ sind beide Kinder frei. Schließlich ist mit einer Wahrscheinlichkeit von $^1/_2$ ein Kind frei und das andere betroffen. Dies folgt aus der Formel $(a + b)^2 = a^2 + 2ab + b^2$. Dabei steht 2ab für die Wahrscheinlichkeit mit der in einer Zweikindfamilie ein Kind krank und ein Kind gesund ist, wenn a und b die Einzelwahrscheinlichkeiten für ein gesundes und für ein krankes Kind — beide gleich $^1/_2$ — sind, so daß $2ab = {}^1/_2$ wird. Wenn jedoch nur Familien mit mindestens einem kranken Kind erfaßt werden, so kommen auf eine Zweikindfamilie mit zwei kranken Kindern zwei mit einem kranken Kind, zusammen sind also 66,7% der Kinder krank: 4 von insgesamt 6 Kindern in drei Familien mit je zwei Kindern. Die auslesebedingte Abweichung der empirischen Zahlen von 50% läßt sich durch eine Methode korrigieren, die Weinberg gefunden hat. Er ging von der Überlegung aus, daß die Probanden, d.h. die wegen ihrer Anomalie zur Kenntnis des Arztes gelangten Personen, auf das betreffende Merkmal ausgelesen sind, daß die Geschwister der Probanden aber unabhängig davon erfaßt werden, ob sie das Merkmal haben oder nicht. Bei den Geschwistern der Probanden hängt die Häufigkeit des Merkmals allein vom Genotyp der Eltern und den Vererbungsgesetzen ab. Die Probanden dienen bei diesem Vorgehen nur als „Indexfälle", die das Vorkommen eines bestimmten Genotyps bei den Eltern anzeigen. Von diesem Genotyp ausgehend erfaßt man dann die Häufigkeit des Merkmals bei den auslesefrei gewonnenen Geschwistern unter Weglassen der Indexfälle. Die Weinbergsche Methode setzt voraus, daß die Geschwister der Probanden nicht auf das Merkmal ausgelesen sind, daß also Probanden mit gesunden Geschwistern ebenso häufig wie solche mit kranken Geschwistern erfaßt wurden. Diese Voraussetzung trifft nicht immer zu. In Sammelstatistiken aus der Literatur sind familiäre Fälle oft gehäuft vertreten, weil familiäres Vorkommen nicht selten der Anlaß zu einer Publikation oder zur Mitteilung von Fällen an einen genetisch interessierten Arzt ist.

Dominanz definiert als Manifestation im heterozygoten Zustand. Dominant wurde ursprünglich ein Merkmal genannt, wenn das zugrundeliegende Gen im homozygoten Zustand den gleichen phänischen Effekt wie im heterozygoten hat. In der Medizin wird das Wort dominant gewöhnlich nicht in diesem strengen Sinn gebraucht, da man meist nicht prüfen kann, ob der homozygote Zustand dem heterozygoten gleich ist, weil für die meisten Gene mit pathogener Wirkung im heterozygoten Zustand der homozygote Zustand unbekannt ist. Dominant nennt man daher im medizinischen Sprachgebrauch einfach Gene, die schon im heterozygoten Zustand eine Krankheit, eine Mißbildung oder eine andere klar feststellbare phänische Eigenschaft bedingen.

Wirkung dominanter Gene im homozygoten Zustand. Bei der Pelger-Huetschen Kernanomalie sind vereinzelte Fälle bekannt geworden, in denen beide Eltern das abnorme Leukocytenmerkmal und die Kinder ganz ungewöhnliche Leukocyten mit kleinen, dichten, runden Zellkernen zeigten. Offenbar lag hier Homozygotie vor. Auch die analoge dominant erbliche Pelger-Anomalie des Kaninchens geht im homozygoten Zustand mit solchen rundkernigen Leukocyten einher. Die Thrombopathie ist gewöhnlich eine relativ harmlose dominante Blutungsstörung. In einer von v. WILLEBRAND und JÜRGENS (1933) beschriebenen Familie sind jedoch fünf Kinder im Alter zwischen 2 und 13 Jahren verblutet. Beide Eltern, die miteinander entfernt verwandt waren, hatten eine Thrombopathie. Vermutlich ist der ungewöhnlich schwere Verlauf bei den fünf Kindern durch Homozygotie zu erklären. REED und NEEL (1955) haben in einer Familie drei Geschwister mit Polyposis beobachtet, die bereits mit 9, 18 und 19 Jahren an einem Darmcarcinom gestorben sind. Der früheste Todesfall an Darmcarcinom in dem Gesamtmaterial von 22 Familien trat mit 26 Jahren auf, die meisten Todesfälle jedoch erst zwischen 30 und 50 Jahren. Der ungewöhnlich schwere Verlauf bei den drei Geschwistern ist vermutlich durch Homozygotie zu erklären. Beide Eltern hatten eine Polyposis. Auch beim Ehlers-Danlos-Syndrom ist eine besonders schwere Ausprägung bei zwei Töchtern aus einer Vettern-Basen-Ehe beobachtet worden, in der beide Eltern betroffen waren (JOHNSON und FALLS, 1949). Bei der Achondroplasie ist der homozygote Zustand wahrscheinlich ebenfalls schwerer als der heterozygote (HALL, DORST und TAYBI, 1969).

Penetranz und Expressivität. Wenn ein bestimmtes Gen regelmäßig die zugehörige phänische Eigenschaft bedingt, so sagen wir, daß es eine Penetranz von 100% hat. In der Humangenetik ist der Penetranzbegriff nur ausnahmsweise anwendbar, und zwar dann, wenn bei dominantem Erbgang gelegentlich einmal ein Genträger frei von dem Merkmal bleibt. Eine solche unvollständige Penetranz ist charakteristisch für eine dominante Syndaktylie zwischen Mittelfinger und Ringfinger (s. Abb. 233). In der medizinisch-genetischen Literatur wird das Wort Penetranz vorwiegend verwandt, um erhebliche Diskrepanzen zwischen genetischer Hypothese und empirischem Befund mit einem wissenschaftlich klingenden Ausdruck zu verdecken. Das Wort Penetranz erklärt aber diese Diskrepanz nicht.

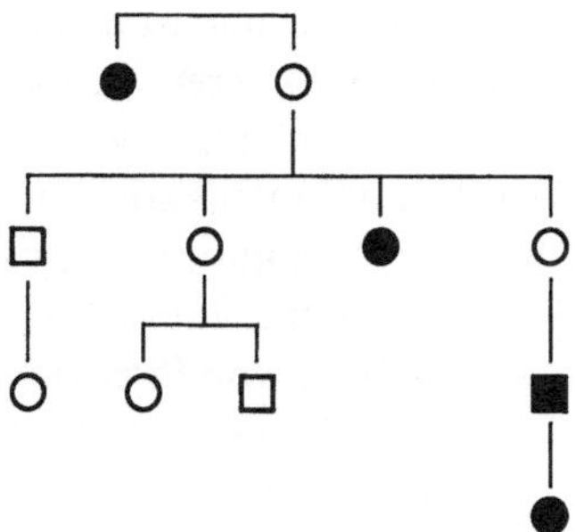

Abb. 233. Familie mit Syndaktylie zwischen 3. und 4. Finger. Dominante Vererbung mit unvollständiger Penetranz. (Beobachtung der Universitäts-Kinderklinik Hamburg)

Während sich Penetranz auf das Vorhandensein oder Nichtvorhandensein eines Merkmals oder einer Krankheit bezieht, versteht man unter Expressivität quantitative Unterschiede in der Merkmalsausprägung. Praktisch können die beiden Begriffe ineinander übergehen, da eine Krankheit so schwach ausgeprägt sein kann, daß sie nicht mehr diagnostiziert wird, und man von fehlender Penetranz sprechen kann. In der Regel sind recessive Erbleiden innerhalb derselben Familie sehr gleichförmig ausgeprägt, während bei dominanten Erbleiden nicht selten schwere Veränderungen neben ganz leichten vorkommen. Dies hängt teilweise damit zusammen, daß bei dominanten Anomalien noch ein normales Allel vorhanden ist und daß dieses Allel nicht immer von der gleichen Beschaffenheit ist. Die Wirkung des normalen Allels zeigt sich bei dominanten Erbleiden, wie der myotonischen Dystrophie, dem Nagel-Patella-Syndrom oder der Paramyotonie daran, daß die Geschwister untereinander in der Ausprägung mehr übereinstimmen als Kinder mit ihren Eltern.

Der Einfluß von Mutationen auf die familiäre Häufung. Dominante Gene, welche die Gesundheit oder die Fortpflanzung einschränken, werden rasch ausgemerzt. Die schweren dominanten Erbleiden wären längst verschwunden, wenn nicht immer wieder neue Mutationen auftreten würden. Bei neuen Mutationen ist keine familiäre Häufung bei Eltern und Geschwistern festzustellen. Erst die Kinder sind wieder zu 50% betroffen. Je schwerer ein Erbleiden ist, um so seltener wird es an Kinder weitergegeben, um so höher ist der Prozentsatz der Fälle, die auf neue Mutationen zurückgehen. So ist etwa die Hälfte aller Fälle von Neurofibromatose oder von tuberöser Sklerose sporadisch. Umfangreiche Stammbäume mit Vorkommen dieser beiden Erbleiden durch viele Generationen sind trotz der dominanten Vererbung relativ selten (CROWE, SCHULL u. NEEL). Bei Akrocephalosyndaktylie, Achondroplasie und Myositis ossificans progressiva sind die meisten Fälle sporadisch. Dies spricht nicht gegen dominante Erbbedingtheit.

Recessive Genwirkung

Recessive Gene bedingen im heterozygoten Zustand kein erkennbares, oder wenigstens kein auffälliges phänisches Merkmal. Sie manifestieren sich erst im homozygoten Zustand. Also kann ein recessives Erbleiden nur bei Kindern auftreten, die von beiden Eltern das entsprechende Gen erhalten haben. Bei seltenen recessiven Erbleiden sind fast immer beide Eltern heterozygot, also phänisch gesund. Auch in der weiteren Verwandtschaft findet man gewöhnlich keine Fälle des homozygoten Erbleidens. Wenn beide Eltern heterozygot sind, so ergibt sich die Wahrscheinlichkeit dafür, daß ein Kind homozygot wird, aus dem Produkt der Wahrscheinlichkeiten für die Weitergabe des abnormen Gens, $0{,}5 \times 0{,}5 = 0{,}25$. Ebenso beträgt die Wahrscheinlichkeit, daß ein Kind heterozygoter Eltern homozygot für das normale Allel ist $0{,}5 \times 0{,}5 = 0{,}25$. Die Wahrscheinlichkeit, mit der heterozygote Kinder gezeugt werden, beträgt dagegen 0,5 $(2 \times 0{,}5 \times 0{,}5)$. Im Durchschnitt ist also ein Viertel aller Kinder zweier heterozygoter Eltern krank und drei Viertel gesund. Von den phänisch gesunden Kindern sind jedoch zwei Drittel wiederum heterozygote Träger der abnormen Erbanlage. Bei recessiver Vererbung erkennen wir den Genotyp der Eltern meist nur daran, daß sie homozygote Kinder haben. Familien, in denen zufällig nur gesunde Kinder sind, bleiben uns unbekannt. Bei der statistischen Auswertung des Materials muß dies berücksichtigt werden. Man kann nach der Weinbergschen Probanden-Methode nur die Geschwister der Probanden zählen, wobei die Probanden selbst außer Betracht bleiben, da sie durch Auslese in das Material gelangt sind. In einer Familie mit zwei kranken und drei gesunden Kindern werden dabei, wenn nur eines der kranken Kinder Proband ist, ein krankes und drei gesunde Kinder gezählt.

In Familien mit zwei Kindern heterozygoter Eltern beträgt die Wahrscheinlichkeit, daß beide homozygot sind, $0{,}25 \times 0{,}25 = 0{,}0625$ entsprechend dem Satz von der Multiplikation voneinander unabhängiger Einzelwahrscheinlichkeiten. Mit einer Wahrscheinlichkeit von 0,375 ist von zwei Kindern das eine homozygot krank und das andere gesund, und mit einer Wahrscheinlichkeit von 0,5625 sind beide gesund. Diese Zahlen berechnen wir nach der Formel $(a + b)^2 = a^2 + 2ab + b^2$. Dabei ist a die Wahrscheinlichkeit, mit der ein homozygotes Kind auftritt (0,25), und b die Wahrscheinlichkeit, mit der ein phänisch gesundes Kind auftritt (0,75). Von den phänisch gesunden Kindern ist ein Anteil von 0,50 heterozygot und ein Anteil von 0,25 homozygot normal. Mit der Wahrscheinlichkeit a^2 sind beide Kinder krank, mit der Wahrscheinlichkeit $2ab$ nur eines von beiden und mit der Wahrscheinlichkeit b^2 sind beide gesund. Entsprechend lassen sich die Wahrscheinlichkeiten für Familien mit drei Kindern nach der Formel $(a + b)^3$ berechnen. Die einzelnen Glieder der Formel entsprechen der Wahrscheinlichkeit des Vorkommens von Familien mit drei kranken Kindern, mit zwei kranken Kindern, mit einem kranken Kind und mit nur gesunden Kindern (siehe Tabelle 163).

Tabelle 163. *Recessive Vererbung. Verhältnis von kranken zu gesunden Kindern bei Familien mit drei Kindern*

		Krank	Gesund
a^3	1/64	3	0
$3a^2b$	9/64	2	1
$3ab^2$	27/64	1	2
b^3	27/64	0	3

Auf diese Weise läßt sich leicht einsehen, daß bei der geringen Kinderzahl der Familien in den meisten Ländern Europas die Mehrzahl aller Fälle recessiver Erbleiden sporadisch auftreten muß.

Recessive Vererbung, wenn ein Elternteil homozygot und der andere heterozygot ist. Wenn ein Patient mit einem recessiven Erbleiden zufällig einen heterozygoten Ehepartner hat, so ist durchschnittlich die Hälfte der Kinder aus dieser Ehe homozygot und daher krank. Dies kommt besonders vor in abgeschlossenen Siedlungen oder bei Inselbevölkerungen oder wenn Verwandtenehen aus anderen Gründen häufig sind. Dabei kann dominante Vererbung vorgetäuscht werden, wenn mehrere homozygote Patienten in einer Familie heterozygote Genträger heiraten. Stammbäume mit „pseudodominantem" Auftreten von Pentosurie, Alkaptonurie, Albinismus oder periodischem mediterranem Fieber sind auf diese Weise zu erklären (s. Abb. 234). Obwohl es denkbar wäre, daß klinisch gleichartige Erbleiden in einigen Familien recessiv, in anderen dominant vererbt werden, ist dies nie beobachtet worden. In

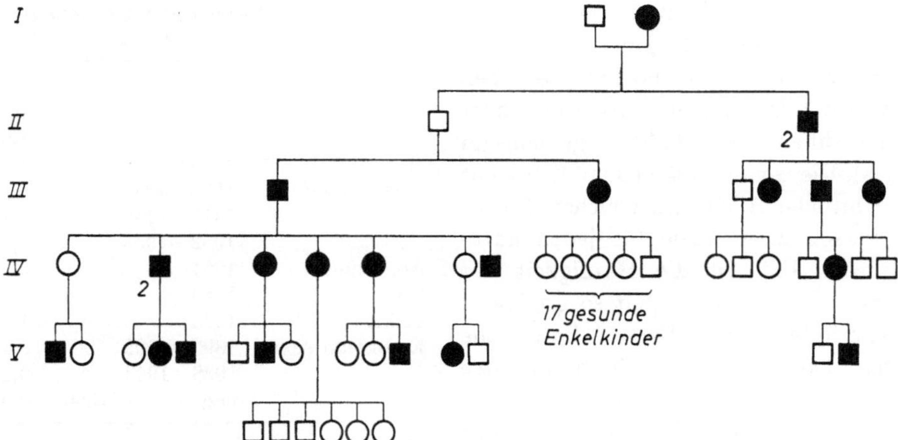

Abb. 234. Periodische mediterrane Krankheit. Scheinbar dominante Vererbung bei starker Verbreitung eines recessiven Gens. Armenische Familie im Libanon. (Nach Reimann, Moadie, Semerdjan und Sahyoun, 1954)

der experimentellen Genetik spricht man von „Pseudodominanz“, wenn ein recessives Allel dadurch eine erkennbare Wirkung entfalten kann, daß das dominante Allel infolge eines Stückverlustes des Chromosoms (Deletion) verloren gegangen ist.

Recessive Vererbung, wenn beide Eltern homozygot sind. Wenn beide Eltern homozygot für dasselbe recessive Gen sind, so geben beide immer nur dieses Gen an ihre Kinder weiter. Daher sind alle Kinder ebenfalls homozygot. Solche Familien sind beobachtet worden bei hypophysärem Zwergwuchs, Pendred-Syndrom (Jodfehlverwertung mit Schwerhörigkeit) und Albinismus, doch ist diese Situation im allgemeinen extrem selten. Häufiger kommt sie jedoch bei recessiver Taubstummheit vor, weil Taubstumme oft untereinander heiraten. Wenn in einem solchen Fall beide Eltern dasselbe Gen für Taubstummheit haben, so sind sämtliche Kinder ebenfalls taubstumm. Da es jedoch verschiedene Loci für autosomal recessive Taubstummheit gibt, können auch alle Kinder eines taubstummen Elternpaares gesund sein, dann nämlich, wenn die Eltern für verschiedene Gene homozygot sind (s. Abb. 235). Gelegentlich ist ohne ausreichende Begründung behauptet worden, daß der Diabetes mellitus auf einem recessivem Gen beruhe. Dagegen spricht, daß die meisten Kinder, die aus Ehen zwischen zwei Diabetikern hervorgehen, gesund sind.

Die Bedeutung der Verwandtenehen. Im allgemeinen ist es sehr unwahrscheinlich, daß zwei seltene recessive Gene zusammentreffen. Wenn von allen Allelen eines Locus jedes tausendste eine bestimmte krankhafte Wirkung im homozygoten Zustand hervorruft, so treffen bei zufälliger Durchmischung der Bevölkerung zwei derartige Gene mit einer Wahrscheinlichkeit von $1/1000 \times 1/1000 = 1/1000000$ zusammen.

Durch Heirat unter „Blutsverwandten“ (besser: Genverwandten) treffen gleiche Erbanlagen mit wesentlich höherer Wahrscheinlichkeit zusammen. Vettern und Basen ersten Grades haben im Durchschnitt 1/8 ihrer Gene gemeinsam von denselben Großeltern erhalten. Wenn ein Mann ein bestimmtes seltenes Gen

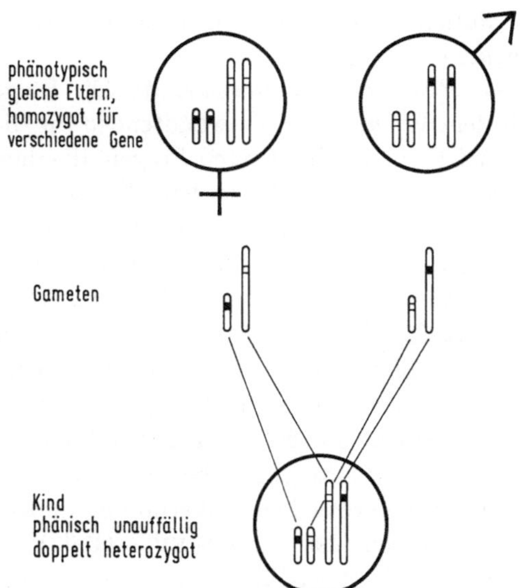

Abb. 235. Schema einer Verbindung zwischen zwei Homozygoten für verschiedene Loci

hat, so ist dieses mit einer Wahrscheinlichkeit von 1/8 auch bei seiner Cousine vorhanden. Beliebige Paare von Vetter und Cousine haben ein Gen von der Häufigkeit 1:1000 mit einer Wahrscheinlichkeit von 1:4000 gemeinsam (1/500×1/8). Die Genhäufigkeit 1:1000 bezieht sich auf sämtliche Allele des gleichen Locus. Da jede Person zwei Allele für jeden autosomalen Locus hat, ist die Häufigkeit der heterozygoten Genträger doppelt so groß, also 1:500. Wenn in jeder 4000. Vettern-Basen-Ehe beide Eltern heterozygot für ein bestimmtes Gen sind, so beträgt die Häufigkeit homozygot kranker Kinder unter allen Kindern aus Vettern-Basen-Ehen 1:16000 (1/4000×1/4), da nur jedes 4. Kind aus einer solchen Ehe homozygot ist. Wenn Vetternehen gleich häufig wie Ehen zwischen nichtverwandten Personen wären, so würden auf einen Krankheitsfall mit nichtverwandten Eltern 62,5 aus Verwandtenehen kommen (1/16000:1/1000000 = 62,5). Nun sind aber nur wenige Ehen solche zwischen Verwandten. Daher stammen auch bei extrem seltenen recessiven Erbleiden selten mehr als die Hälfte der Patienten aus Verwandtenehen. Bei häufigeren recessiven Erbleiden, wie der cystischen Pankreasfibrose oder dem adrenogenitalen Syndrom, sind Verwandtenehen der Eltern kaum häufiger als in der übrigen Bevölkerung. Häufige recessive Gene werden eben auch ohne Verwandtenehen oft homozygot. Die Tabellen 164 und 165 geben Zahlen über die Häufigkeit von Verwandtenehen in verschiedenen Bevölkerungen und bei den Eltern von Patienten mit verschiedenen recessiven Erbleiden.

Tabelle 164. *Häufigkeit von Vettern-Basen-Ehen I. Grades*

Land	Zeit	% aller geschlossenen Ehen
Niederlande	1936—1941	0,2
	1948—1953	0,1
Portugal	1952—1955	1,4
Argentinien	1954	0,7
Italien	1953	0,4
Sizilien	1953	1,6
Erzbistum Köln	1893—1902	0,4
	1938—1943	0,1
USA	nach Glass, 1950	0,05

In einzelnen Dörfern in Japan, Schweden, Schottland und der Schweiz wurden 7—17% Vettern-Basen-Ehen I. Grades gezählt (nach Fraccaro, 1957; Freire-Maia, 1957; Panse und Krings, 1949).

Tabelle 165. *Häufigkeit von Vettern-Basen-Ehen I. Grades unter den Eltern von Patienten mit seltenen recessiven Erbleiden.* (Nach Lenz, 1961 und Morton, 1961. Die hohen Prozentsätze stammen meist aus Untersuchungen in Japan, wo Verwandtenehen häufig sind. Die Zahl 2% für die infantile amaurotische Idiotie bezieht sich auf die jüdische Bevölkerung in New York, bei der das Gen für diese Krankheit sehr verbreitet ist)

Krankheit	Prozentsatz der Vettern-Basen-Ehen
Albinismus	8—59
Cystinose	12
Infantile amaurotische Idiotie	2—85
Ichthyosis congenita	30—93
Phenylketonurie	10—12,5
Pfaundler-Hurlersche Krankheit (autosomaler Typ)	20—30

Das Risiko einer Verwandtenehe. Die Frage nach dem Risiko einer Verwandtenehe für die Kinder ist eine der häufigsten Fragen, die dem Humangenetiker gestellt werden. Sie läßt sich nicht sehr präzise beantworten, doch ist das Risiko geringer als vielfach angenommen wird. Edith Zerbin-Rüdin hat bei Kindern aus 287 Ehen zwischen Vetter und Base ersten Grades und zwölf Ehen zwischen Onkel und Nichte etwas mehr Totgeburten (4,1% gegenüber 2,6 bis 3%), jedoch eine eher niedrigere Säuglingssterblichkeit (16,4% gegenüber 17,7—27,4%) als bei einer Vergleichsbevölkerung gefunden. In Japan haben Neel und Schull (1962) bei Kindern aus Vettern-Basen-Ehen eine Sterblichkeit von 10,4—11,4%, bei Kindern nichtverwandter Eltern von 8,2—9,4% gefunden. Verschiedenartige Anomalien fanden sie bei 9,6—12,8% der Kinder aus Vettern-Basen-Ehen und bei 8,2—8,7% der Kinder nichtverwandter Eltern. Bei 10492 Neugeborenen aus Vettern-Basen-Ehen 1. Grades oder Ehen zwischen noch engeren Verwandten gröbere Mißbildungen wurden in 1,7%, bei 355709 Kindern nichtverwandter Eltern in 1,2% gefunden (Stevenson, Johnston, Stewart und Golding, 1966).

Familiäres Vorkommen recessiver Erbleiden bei Vettern und Cousinen. Meist beschränkt sich die familiäre Häufung recessiver Erbleiden auf Kinder eines Elternpaares. Gleichzeitiges Vorkommen bei Vettern und Cousinen kann besonders dann beobachtet werden, wenn zwei

Tabelle 166. *Einige seltene Anomalien bei Kindern aus Verwandtenehen*

βδ-Thalassämie Hämoglobin zu 100% HbF	Eltern Vetter und Cousine (SILVESTRONE, BIANCO und REITANO, 1968)
Byler-Krankheit Familiäre intrahepatische Cholestase. Steatorrhoe, Ikterus, Hepatosplenomegalie, Zwergwuchs, Tod zwischen 17 Monaten und 8 Jahren	7 Kinder in 4 Familien mit blutsverwandten Eltern beobachtet (CLAYTON, IBER, RUEBNER und MCKUSICK, 1969)
β-Merkaptolactat-Cystein-Disulfid-Ausscheidung im Urin mit Schwachsinn	Eltern Bruder und Schwester (CRAWHALL, PARKER, SNEDDON und YOUNG, 1969)
Bloom-Syndrom Zwergwuchs, teleangiektatisches Erythem, Chromosomenbrüche in Zellkulturen, Neigung zu Leukämie	In 7 von 19 Familien Blutsverwandtschaft der Eltern, davon nur eine Vetternehe 1. Grades. Das Bloom-Syndrom ist wesentlich häufiger bei aschkenazischen Juden, deren Vorfahren in der Ukraine gelebt haben, als bei anderen Bevölkerungen. Entsprechend waren nur bei einer von 10 jüdischen Familien mit Bloom-Syndrom die Eltern miteinander verwandt, dagegen bei 6 von 9 nichtjüdischen Familien (GERMAN, 1969)
Hämolytische Anämie durch Mangel an Adenylat-Kinase	Einzige bekannte Familie mit 2 betroffenen Geschwistern Vettern-Basenehe 2. Grades (SZEINBERG, KAHANA, GAVENDO, ZAIDMAN und BEN-EZZER, 1969)

In abgeschlossenenen Bevölkerungen mit starker Inzucht können einzelne recessive Erbleiden ungewöhnlich häufig werden — hypophysärer Zwergwuchs auf der jugoslawischen Insel Krk, Tyrosinämie bei französischen Siedlern in der Provinz Quebec, Knorpel-Haar-Zwergwuchs bei der Amish-Sekte in den USA, usw.

Brüder zwei Schwestern geheiratet haben, oder ein Geschwisterpaar mit einem anderen durch zwei Ehen verbunden ist. Diese Konstellation bei familiärem Vorkommen einer Krankheit bei Vettern und Cousinen ist auch ohne Blutsverwandtschaft ein wertvoller Hinweis auf recessiven Erbgang.

Abweichungen der Beobachtung von der theoretischen Erwartung bei recessiver Vererbung. Die Häufigkeit des gleichen recessiven Erbleidens bei den Geschwistern der Probanden weicht bisweilen von den theoretisch erwarteten 25% ab. Dies hat immer wieder dazu geführt, Hilfshypothesen, wie fehlende Penetranz, gelegentliche Manifestation im heterozygoten Zustand oder intrauterines Absterben eines Teils der Homozygoten zu konstruieren. In keinem Fall ließ sich jedoch ausschließen, daß unvollständige Erfassung oder unbemerkte Auslese des Materials für die Abweichung verantwortlich war. Die Erklärung einer hinter den erwarteten 25% zurückbleibenden Häufigkeit eines Erbleidens bei den Geschwistern der Probanden durch intrauterines Absterben ist vor allem dann plausibel, wenn es sich um Anomalien mit beträchtlicher intrauteriner Wachstumshemmung, wie das Bloom-Syndrom (GERMAN) handelt, oder um solche mit multiplen Mißbildungen, wie das Thrombocytopenie-Radiusaplasie-Syndrom.

Das Hardy-Weinberg-Gleichgewicht. HARDY und WEINBERG haben etwa zur gleichen Zeit theoretisch abgeleitet, daß die relativen Häufigkeiten der beiden homozygoten Genotypen und des heterozygoten konstant bleiben, wenn weder Auslese noch Inzucht wirksam sind. Wenn die Häufigkeit eines Gens mit p, die Häufigkeit seines Alles mit q bezeichnet wird, und wenn $p+q=1$ ist, wenn also der betreffende Locus entweder von dem einen oder von dem anderen Allel eingenommen ist, so sind die Häufigkeiten der beiden homozygoten Genotypen p^2 und q^2 und die des heterozygoten $2\ pq$. Aus dieser Formel ist leicht zu ersehen, daß seltene Gene vorwiegend im heterozygoten Zustand vorkommen. So kommen für ein Gen mit der Häufigkeit $p=1/1000$, dessen Allel also die Häufigkeit $q=p-1=999/1000$ hat, auf eine Million Individuen eines, das für das seltene Gene homozygot ist, und 1998 heterozygote. Ein Gen von der Häufigkeit 1:100 kommt unter 10000 Individuen einmal homozygot und 198mal heterozygot vor.

Mutationen bei recessiven Erbleiden. Während viele dominante Erbleiden in einem beträchtlichen Prozentsatz aller Fälle auf neue Mutationen in einer Keimzelle eines Elternteiles zurückgehen, spielt bei recessiven Erbleiden eine Entstehung durch neue Mutationen in Keimzellen der Eltern praktisch keine Rolle.

Ein vollkommen recessives Gen, das nur im homozygoten Zustand zur Manifestation kommt, wird bei zufälliger Durchmischung (Panmixie) im Durchschnitt durch so viele — oft Dutzende oder Hunderte — Generationen weitergegeben, wie normale Allele auf das Gen kommen, bevor es einmal mit einem gleichartig mutierten Allel zusammentrifft. So würde bei Panmixie das Gen für Phenylketonurie ($p = 0{,}01$) im Durchschnitt durch 100 Generationen im heterozygoten Zustand weitergegeben.

Heteroallele Recessivität. (Kombinante Wirkung von Allelen.) Bei „recessiven" Erbleiden wird gewöhnlich angenommen, daß die beiden Allele, die zusammen die Krankheit bedingen, gleich sind. Ein 1:3-Verhältnis von Kranken zu gesunden Kindern entsteht aber auch, wenn beide Eltern heterozygot für verschiedene Allele desselben Locus sind, deren Wirkung im heterozygoten Zustand nicht erkennbar ist, die sich im „heteroallelen" Zustand aber „kombinant" verhalten. Nur ein Kriterium der recessiven Vererbung fehlt hier: Verwandtenehen sind unter den Eltern nicht gehäuft. Heteroallele Kombinanz kommt bei den drei Typen der Cystinurie vor. Nicht nur die Homozygoten für Typ I, II und III scheiden vermehrt Cystin, Lysin, Arginin und Ornithin aus und bilden Cystinsteine, sondern auch die doppelt Heterozygoten I/II, I/III, II/III (Scriver). Ähnliche heteroallele Kombinanzwirkung gibt es bei den Hämoglobinvarianten. Besonders die Hb S/Hb C-Krankheit ist hier zu nennen. Wenn die Häufigkeit von Verwandtenehen bei einem recessiven Erbleiden hinter der theoretischen Erwartung zurückbleibt, so kann das entweder daran liegen, daß Heterogenie vorliegt, d. h., daß homozygote Gene verschiedener Loci denselben Phänotyp bedingen können, oder daran, daß heteroallele Gene kombinant wirken.

Geschlechtsgebundene („X-linked") oder X-gekoppelte Vererbung

Dominante X-gekoppelte Gene. Dominante Gene, die im X-Chromosom liegen, lassen die Weitergabe eines X-Chromosoms durch die Generationen unmittelbar ablesen: Sie werden mit dem X-Chromosom des Vaters auf alle Töchter übertragen, nicht dagegen auf einen Sohn.

Ausnahmsweise möglich wäre dies allerdings bei regelwidriger Übertragung des X-Chromosoms vom Vater auf einen normalen Sohn, wenn nämlich ein durch Non-disjunction entstandenes abnormes XY-Spermium mit einem durch Non-disjunction X-chromosomenlosen abnormen Ei zusammenträfe. Die Wahrscheinlichkeit der Kombination beider Ereignisse ist, nach den Einzelhäufigkeiten des XXY- und des XO-Zustandes zu urteilen, niedriger als 1:100000.

Frauen geben dagegen ein dominantes X-gekoppeltes Merkmal, wie auch jedes autosomal dominante, im Durchschnitt an die Hälfte ihrer Söhne und die Hälfte ihrer Töchter weiter. Dominant X-gekoppelt werden die Vitamin D-resistente Rachitis mit Hypophosphatämie, ein spezieller Typ von Schmelzdefekt der Zähne und eine als Keratosis follicularis spinulosa bekannte Anomalie der Haarfollikel vererbt. Bei diesen Anomalien sind die Frauen gewöhnlich weniger schwer betroffen als die Männer. Der Grund dafür ist leicht einzusehen: die Männer haben nur das eine X-Chromosom mit dem abnormen Gen, die Frauen haben daneben noch ein zweites X-Chromosom mit einem normalen Allel.

X-gekoppelte Letalfaktoren mit Manifestation bei Heterozygoten. Es gibt drei Anomalien, die fast ausschließlich im weiblichen Geschlecht vorkommen, und die nicht ganz selten in zwei oder drei Generationen in weiblicher Linie vererbt werden. Dies sind die Incontinentia pigmenti, das orofaciodigitale Syndrom und die fokale dermale Hypoplasie. Den drei Anomalien liegen vermutlich dominante Gene auf dem X-Chromosom zugrunde, die bei männlichen Embryonen zum Absterben führen. Derartige Gene mit dominanter Wirkung bei homozygoten weiblichen Individuen und mit letaler Wirkung im hemizygoten männlichen Geschlecht sind bei Drosophila, bei der Maus und beim Rind bekannt.

Recessive X-gekoppelte Gene. Recessive Gene auf dem X-Chromosom zeigen einen charakteristischen Erbgang. Die zugehörigen Merkmale treten gewöhnlich nur im männlichen Geschlecht auf und werden durch gesunde Genträgerinnen („Konduktorinnen") weitergegeben. Vererbung vom Vater auf den Sohn kommt nicht vor. Für recessiv geschlechtsgebundenen Erbgang spricht das Vorkommen bei Vettern, deren Mütter Schwestern sind, bei Halbbrüdern von der gleichen Mutter, bei Brüdern der Mutter und bei Brüdern der Großmutter mütterlicherseits. Sämtliche Töchter eines betroffenen Mannes sind heterozygote Trägerinnen der Anlage. Bei normal weiblichen Personen können recessive X-chromosomale

Gene nur im homozygoten Zustand manifest werden. Homozygotie für ein X-chromosomales Erbleiden tritt, wenn von Mutationen abgesehen wird, nur auf, wenn ein Patient eine Konduktorin heiratet. Wenn eine weibliche Person, deren Vater normal ist, ein X-chromosomales recessives Erbleiden hat, so muß man mit der Möglichkeit rechnen, daß sie die Geschlechtschromosomenkonstitution XO (Turner-Syndrom) oder XY (Testiculäre Feminisierung) hat. Recessive X-chromosomale Vererbung zeigen das Lowe-Syndrom, der nephrogene Diabetes insipidus, die Agammaglobulinämie mit Plasmazellmangel, das Wiskott-Aldrich-Syndrom mit Thrombocytopenie, Ekzem und Resistenzlosigkeit, der Huntersche Typ des Gargoylismus (ohne Hornhauttrübung), das familiäre Pseudogliom mit sekundärer Mikrophthalmie (Norrie-Syndrom) und über 100 weitere Anomalien. Die häufigsten recessiven X-chromosomalen Erbleiden sind die Hämophilie A und ein Typ der progressiven Muskeldystrophie.

Störungen des Rot-Grün-Sinnes. Störungen des Rot-Grün-Sinnes kommen bei etwa 8% aller Männer in Nordwesteuropa und den USA vor. Störungen des Farbensehens sind um so häufiger geworden, je weiter sich die Lebensweise von der ursprünglichen Tätigkeit des Sammelns und Jagens entfernte, je weniger also das fehlende Unterscheidungsvermögen für Farben bei der Nahrungssuche hinderlich und damit ein Auslesefaktor war. Nach Post sind bei Jäger- und Sammlervölkern 2% der Männer rot-grün-schwach, bei Völkern, die diesem Stadium noch nahestehen, 3,3%.

Die Häufigkeit der Rot-Grün-Schwäche bei Männern ist gleich der Häufigkeit der Gene für Rot-Grün-Schwäche, bezogen auf alle X-Chromosomen in der Bevölkerung. Da Frauen zwei X-Chromosomen haben, ist die Häufigkeit von weiblichen Heterozygoten fast doppelt so groß wie die Häufigkeit der manifest rot-grün-schwachen Männer. Sie beträgt in Nordwesteuropa also rund 15%. Wenn es nur ein einziges Gen für Rot-Grün-Schwäche gäbe, so wäre die Häufigkeit der homozygoten Frauen gleich dem Quadrat der Genhäufigkeit, bei einer Genhäufigkeit von 0,08 also 0,0064. Tatsächlich sind aber weniger als 0,64% aller Frauen rot-grün-schwach. Dies liegt daran, daß es zwei verschiedene Haupttypen der Rot-Grün-Schwäche gibt, deren Gene nicht additiv zusammenwirken, sondern einander ergänzen (komplementieren). Man unterscheidet je nach der Lage des als maximal hell empfundenen Punktes im Farbenspektrum protanope (rotschwache) und deuteranope (grünschwache) Individuen. Beide Störungen kommen auch in abgeschwächter Form vor, man spricht dann von verschiedenen Graden der Protanomalie und Deuteranomalie. Eine Frau mit je einem Gen für Protanopie und für Deuteranopie kann Rot und Grün gewöhnlich in normaler Weise unterscheiden, ihre Söhne sind aber, wenn das eine Gen auf dem einen X-Chromosom der Mutter, das andere auf dem zweiten liegt, entweder protanop oder deuteranop. Dies ist zu erwarten, wenn die Gene für Protanopie und für Deuteranopie Allele sind, oder wenn die beiden Loci auf dem X-Chromosom eng benachbart liegen. Tatsächlich wurde in einer belgischen Familie mehrfach crossing over zwischen den Genen für Protanomalie und Deuteranopie beobachtet (Vanderdonck und Verriest, 1960). Dies spricht gegen Allelie, allerdings nicht zwingend, da eine Neukombination von Teilen auch innerhalb eines funktionell einheitlichen Gens möglich ist (intrazistronisches Crossing over). Die rund 8% Rot-Grün-Störungen verteilen sich ungefähr auf 2% der Protanreihe (Protanopien und Protanomalien) und 6% der Deutanreihe. Daraus ergibt sich für weibliche Homozygoten der Protanreihe eine Häufigkeit von 0,0004 (=0,04%) und für Homozygoten der Deutanreihe von 0,0036 (=0,36%). Zusammen sind also etwa 0,4% aller Frauen rot-grün-schwach, während es 0,64% wären, wenn die doppelt heterozygoten Frauen auch rot-grün-schwach wären.

Die Lyon-Hypothese: Alternierendes funktionelles Mosaik der X-Chromosomen bei der Frau

Mary Lyon hat auf der Grundlage von Beobachtungen an Mäusen eine Hypothese entwickelt, nach der in jeder einzelnen Zelle eines weiblichen Individuums immer nur eines seiner beiden X-Chromosomen aktiv ist, während das zweite inaktive als Geschlechtschromatin oder in der Autoradiographie als spätreplizierendes X dargestellt werden kann. In etwa der Hälfte der Zellen ist das eine X-Chromosom, in den übrigen Zellen das andere X-Chromosom aktiv. Weibliche Mäuse, welche für zwei verschiedene X-chromosomale Loci heterozygot sind, von denen einer die Fellfarbe, der andere die Haarstruktur beeinflußt, zeigen nämlich ein Phänomen, das nur durch die Lyon-Hypothese plausibel erklärt werden kann. Wenn bei diesen Tieren die beiden mutierten Gene für Fellfarbe und Haarstruktur auf dem gleichen Chromosom liegen, so ist ihr Fell aus normalen Bezirken neben zugleich farblich und strukturell veränderten zusammengesetzt. Liegen die beiden mutierten Gene dagegen auf verschiedenen X-Chromosomen, so haben die Tiere keine normalen Fellbezirke, sondern entweder nur in der Farbe oder nur in der Haarstruktur veränderte Gebiete. Die Musterung entsteht dadurch, daß im Blastocystenstadium für jede Zelle festgelegt wird, welches der beiden X-Chromosomen aktiv und welches inaktiv wird. Diese einmal festgelegten Eigenschaften werden durch alle folgenden Zellteilungen beibehalten, so daß die streifigen Muster den Strömen des Zellwachstums entsprechen. Die Muster bei der Incontinentia pigmenti lassen sich so erklären.

Frauen, die heterozygot für das Gen des X-gekoppelten Glucose-6-Phosphat-Dehydrogenasemangels sind, haben zwei Populationen von Erythrocyten, eine normale und eine, der das Enzym fehlt (BEUTLER und BALUDA, 1964; SANSONE, RASORE-QUARTINO u. VENEZIANO). Zellen von heterozygoten Trägerinnen des X-gekoppelten Gens für das Lesch-Nyhan-Syndrom können teils Hypoxanthin aus dem Nährmedium aufnehmen, teils fehlt ihnen, wie den Zellen der hemizygoten Patienten, diese Fähigkeit, da sie keine Hypoxanthin-Guanin-Phosphoribosyltransferase haben. Heterozygote Trägerinnen des X-gekoppelten Gens der sideroachrestischen Anämie haben zwei Erythrocytenpopulationen, eine mikrocytäre mit vermindertem Protoporphyringehalt und eine normale. Bei zwei für dieses Gen heterozygoten Schwestern, die gleichzeitig für die X-gekoppelte Blutgruppe Xg^a heterozygot waren, waren die abnormen Erythrocyten Xg^a-positiv, die normalen Xg^a-negativ (LEE, MACDIARMID, CARTWRIGHT und WINTROBE). Auch die unregelmäßige Teilmanifestation der anhidrotischen ektodermalen Dysplasie bei den weiblichen Genträgern läßt sich durch die Lyon-Hypothese erklären.

Eine elegante cytologische Demonstration der Lyon-Hypothese ist bei Maultieren gelungen, da die X-Chromosomen des Esels morphologisch von denen des Pferdes zu unterscheiden sind. In einigen Zellen eines Maultieres stammt das inaktivierte X-Chromosom vom Esel, in den anderen vom Pferde (MUKHERDJEE u. SINGHA).

Ein abnormes, mit Satelliten versehenes X-Chromosom, das in drei Generationen einer Familie bei 4 männlichen und 2 weiblichen Mitgliedern nachweisbar war, ermöglichte auch beim Menschen die direkte cytologisch-autoradiographische Bestätigung der Lyon-Hypothese: in weiblichen Zellen war in zufälliger Verteilung teils das abnorme Satelliten-Chromosom, teils das normale X-Chromosom das spätreplizierende. Die männlichen Träger des abnormen X-Chromosoms waren schwachsinnig (LUBS).

Da ein X-Chromosom der Frau inaktiviert ist, wird eine Dosiskompensation erreicht: obwohl Frauen zwei X-Chromosomen, Männer nur eines haben, haben beide Geschlechter gleiche Mengen X-chromosomaler Genprodukte: Faktor VIII, Faktor IX, Glucose-6-Phosphat-Dehydrogenase, thyroxinbindendes Globulin (TBG), Phosphorylase-Kinase. Weibliche Embryonen und Neugeborene haben allerdings noch höhere G-6-PD-Werte als männliche [STEELE, M.W.: Incomplete dosage compensation for glucose-6-phosphate dehydrogenase in human embryos and newborns. Nature *227*, 496—498 (1970)]. Ein X-Chromosom wird auch bei den Frauen inaktiviert, die heterozygot für ein abnormes X-gekoppeltes Gen sind, das kein oder kein wirksames Genprodukt erzeugt. Diese heterozygoten Frauen haben dann durchschnittlich die Hälfte des normalen Wertes von Faktor VIII, TBG, Glucose-6-Phosphat-Dehydrogenase, oder Phosphorylase-Kinase, obwohl sie, wie normale Männer, ein normales X-Chromosom haben. Bei den Männern ist aber das normale X-Chromosom in allen Zellen aktiv, in denen es normalerweise aktiv ist, bei den heterozygoten Frauen dagegen durchschnittlich nur in der Hälfte dieser Zellen.

Die chemische Natur und die Wirkungsweise der Gene

Die Desoxyribonucleinsäure (DNS)

Die Chromosomen bestehen aus Eiweiß und Desoxyribonucleinsäure (DNS). Nur ein kleiner Teil der DNS findet sich im Zellplasma in den Mitochondrien. Der DNS-Gehalt verschiedener Körperzellen eines Individuums, aber auch verschiedener Individuen einer Species ist, der gleichbleibenden Chromosomenzahl entsprechend, konstant. In Spermatozoen findet man nur halb so viel DNS wie in den übrigen Körperzellen, da der Chromosomensatz auf die Hälfte reduziert ist. Genetische Eigenschaften eines Bakterienstammes lassen sich mit gereinigter DNS auf einen anderen Stamm übertragen. Die DNS ist Träger der genetischen Information. Sie ist aus Nucleotiden aufgebaut, die zu langen Ketten verbunden sind. Jedes Nucleotid besteht aus Desoxyribose, Phosphorsäure und einer der beiden Purinbasen Adenin und Guanin, oder der beiden Pyrimidinbasen Thymin und Cytosin. Bei allen Arten findet man ein festes 1:1-Verhältnis von Thymin zu Adenin sowie von Guanin zu Cytosin. Das Verhältnis von Adenin zu Guanin und von Thymin zu Cytosin ist dagegen von Art zu Art verschieden. Innerhalb einer Art ist es jedoch für alle Gewebsarten gleich.

Das Watson-Crick-Modell

Watson und Crick haben ein Modell des DNS-Moleküls entworfen, das die chemischen und physikalischen Eigenschaften der DNS verständlich macht und gleichzeitig erklärt, wie ein DNS-Molekül sich identisch verdoppeln kann, wie es möglich ist, daß es außerordentlich viele verschiedene DNS-Moleküle gibt, und wie gelegentlich ein DNS-Molekül sprunghaft seine spezifische Natur verändert und sich dann in der veränderten Form weiter identisch verdoppelt. Nach der Vorstellung von Watson und Crick, die heute eine wohlbegründete, durch zahlreiche experimentellen Befunde erhärtete Theorie ist, besteht jedes DNS-Molekül aus zwei umeinander gewundenen Nucleotidketten. In jeder Kette folgt abwechselnd ein Phosphorsäuremolekül einem Molekül des Zuckers Desoxyribose. An den Zuckermolekülen hängen, wie Anhänger an der Kette, die Purin- und Pyrimidin-Basen. Die beiden Nucleotidketten sind durch Wasserstoffbindungen zwischen den Basen miteinander verknüpft, und zwar ist jedes Adenin der einen Kette mit einem Thymin der anderen und ebenso jedes Cytosin mit einem Guanin verbunden. Hierdurch erklärt sich das konstante Verhältnis zwischen Purinbasen (Adenin und Guanin) und Pyrimidinbasen (Thymin und Cytosin). Dieses Modell macht auch die Möglichkeit der identischen Selbstverdoppelung verständlich. Wenn sich die beiden Nucleotidketten durch Auseinanderbrechen der Wasserstoffbindungen trennen, so können sich in einem Milieu, das die entsprechenden Nucleotide enthält, an die freien Basen aus räumlichen Gründen nur die passenden Glieder anlagern, Adenin an Thymin und Guanin an Cytosin. So ergänzt sich jede der beiden getrennten komplementären Hälften wieder zum ursprünglichen ganzen Molekül.

Die DNS-Moleküle sind sehr groß. Sie bestehen aus Tausenden von Nucleotiden. Daher können außerordentlich viele verschiedene Strukturen aus nur vier verschiedenen Nucleotiden aufgebaut werden. Durch bestimmte chemische oder physikalische Einwirkungen kann ein DNS-Molekül in seiner spezifischen Struktur verändert werden ohne jedoch seine allgemeinen Eigenschaften und die Fähigkeit zur identischen Verdoppelung zu verlieren. Wir sprechen in diesem Fall von einer Gen-Mutation oder Punktmutation, bei der unter Umständen lediglich ein einziges Nucleotidpaar durch ein anderes substituiert ist.

Die Abgrenzung des Gens

Mit morphologischen, chemischen oder physikalischen Methoden lassen sich die einzelnen Gene, die wir uns als Moleküle vorstellen, nicht aus der gesamten DNS isolieren. Wir definieren daher die Gene aufgrund ihrer Wirkungen. Die Wirkung vieler Gene besteht darin, daß sie unter Vermittlung von Ribonucleinsäure den Aufbau spezifischer Polypeptide oder Eiweiße bestimmen. Diese Genprodukte haben zum Teil Enzymnatur. Man hat daher von einer „Ein Gen — ein Enzym — Hypothese“ gesprochen. Zweifellos wirken viele Gene auf diese Art, doch gibt es auch Enzyme und andere Eiweißstoffe mit einheitlicher Funktion, die aus mehreren Komponenten zusammengesetzt sind, deren Aufbau von verschiedenen Genen gesteuert wird. Wir nennen Gene, welche die Struktur eines Polypeptids oder eines Eiweißes bestimmen, Strukturgene.

Die mitochondriale DNS

Ein kleiner Teil der DNS findet sich in den Mitochondrien. Dieser Teil ist bei verschiedenen Organismen sehr konstant. Die mitochondriale DNS bildet geschlossene Ringe von

5 μ und einem Molekulargewicht von 10 Millionen. Sie könnte also etwa für 20 Polypeptide der gewöhnlichen Größe die Information enthalten. Ihre Funktion ist jedoch weitgehend unbekannt, vielleicht besteht sie im wesentlichen im Aufbau neuer Mitochondrien. Neben einzelnen Ringen kommen Ketten aus zwei oder drei ineinandergreifenden Ringen vor. Leukocyten von Patienten mit chronischer myeloischer Leukämie enthalten daneben Einzelringe von mitochondrialer DNS, die doppelt oder dreimal so lang wie normale Ringe sind (Clayton und Vinograd).

In Froscheiern ist der DNS-Gehalt mehrhundertfach höher als in somatischen Zellen. Diese großen DNS-Mengen finden sich in den Mitochondrien. Das Ei der Maus enthält etwa 15mal so viel DNS wie ein haploider Chromosomensatz (Dawid).

Die Ribonucleinsäure als Vermittler der Gen-Wirkung

Die Spezifität der DNS-Moleküle beruht auf der Reihenfolge der in ihr enthaltenen Basen. An einem Strang der DNS bildet sich, wenn das Gen aktiv ist, ähnlich wie ein Negativ-Abdruck auf etwas anderem Material, ein RNS-Molekül (RNS = Ribonucleinsäure), das nur aus einem Strang besteht. Die Entstehung der RNS aus der DNS wird auch als Transkription der genetischen Information bezeichnet. In der Ribonucleinsäure sind ebenfalls ein Zucker mit 5 C-Atomen, in diesem Fall jedoch die Ribose, und Phosphorsäure abwechselnd aneinandergereiht. Auch hier tragen die Ribose-Moleküle wie Anhänger einer Kette vier verschiedene Basen, die bis auf eine mit den Basen der DNS übereinstimmen. In der RNS ist anstelle von Thymin Uracil enthalten (Thymin = 5-Methyl-Uracil). Die an der DNS-Matrize gebildete RNS gelangt als Boten-Ribonucleinsäure (messenger RNA, m-RNA) in die Ribosomen. Dort bildet sie eine Matrize für die Anlagerung von Aminosäuren zu Polypeptidketten, die sog. Translation.

Der genetische Code

Drei nebeneinander liegende Basen liefern die Information für eine Aminosäure. Auf diese Weise wird die spezifische Reihenfolge der Aminosäuren, auf der die chemischen, physikalischen und biologischen Eigenschaften der einzelnen Eiweiße basieren, durch die Reihenfolge der Nucleotide in der m-RNS und damit letzten Endes durch die Reihenfolge der Nucleotide im DNS-Molekül bestimmt. Die Entsprechung zwischen bestimmten Dreiergruppen („Triplett") von Nucleotiden und zugehörigen Aminosäuren wird als genetischer Code bezeichnet. Der genetische Code scheint universell für alle Organismen zu gelten. Außer für die 10 Aminosäuren gibt es Tripletts für das Ende einer Polypeptidkette (UAA, UAG). Der Anfang einer neuen Kette wird anscheinend durch das Triplett AUG gebildet, wenn dieses am Scheitel einer haarnadelartigen Schleife des durch Basenpaarung gefalteten m-RNS-Moleküls steht (s. Abb. 236).

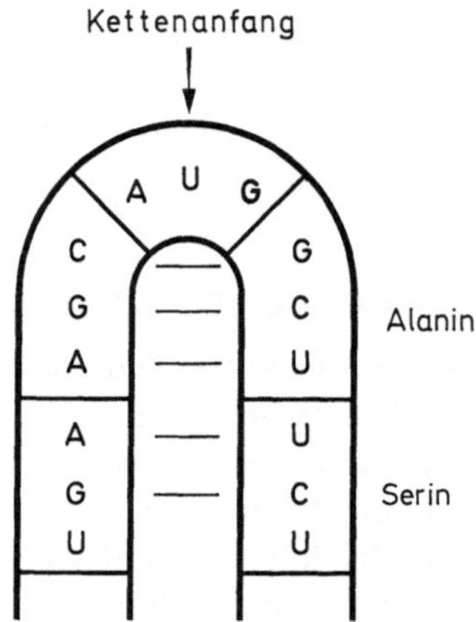

Abb. 236. Signal für den Anfang einer Polypeptidkette bei Phagen. (Nach Steitz). Auch für die Einleitung der Hämoglobin-Kettenbildung bei Säugetieren spielt das Codon AUG eine Rolle [Shafritz, D. A., Anderson, W. F.: Factor dependent binding of methionyl-t-RNS to reticulocyte ribosomes. Nature **227**, 918—920 (1970)]

Transfer-Ribonucleinsäure. t-RNS

Ribonucleinsäuremoleküle von kleinerer Größe — sie enthalten etwa 80 Nucleotide, neben Adenin, Uracil, Guanin und Cytosin verschiedene andere Basen — transportieren die Aminosäuren zur m-Ribonucleinsäure. Für jede Aminosäure gibt es eine oder mehrere spezifische Transportnucleinsäuren (t-RNS). Eine Gruppe aus drei Nucleotiden („Anticodon") tritt durch Basenpaarung in Beziehung zum Codon der m-RNS (Zachau). So wird an jedem Codon der RNS-Matrize die spezifische zu ihm gehörige Aminosäure an die Polypeptidkette angeheftet.

Die Hämoglobinvarianten beim Menschen

Beim Menschen sind über 100 verschiedene Hämoglobinvarianten entdeckt worden, die auf Genen mit kodominanter Wirkung beruhen. Heterozygoten haben zwei Hämoglobinvarianten, die sich elektrophoretisch trennen lassen, wenn sie eine unterschiedliche Ladung tragen. Das Hämoglobin A, das vom Säuglingsalter an den größten Teil des gesamten Hämoglobins ausmacht, besteht aus dem eisenhaltigen Häm-Ringsystem und vier Polypeptidketten, von denen je zwei gleich sind und als α- und β-Ketten bezeichnet werden. Die α-Kette enthält 141, die β-Kette 146 Aminosäuren. Die α- und β-Ketten werden von zwei verschiedenen, nicht gekoppelten Genen gebildet. Die vollständige Sequenzanalyse der Aminosäuren in den Polypeptidketten hat erkennen lassen, daß sich die meisten Hämoglobinvarianten nur durch die Substitution einer einzigen Aminosäure vom normalen Hämoglobin A unterscheiden. Die Tabelle 167 zeigt einige Hämoglobinvarianten, deren Struktur aufgeklärt wurde. Dabei sind Ort und Art der Substitution einer Aminosäure durch eine andere angegeben. Nach dem genetischen Code liegt der Substitution eine Änderung in der Basensequenz der RNS zugrunde. Tatsächlich zeigt ein Vergleich aller bekannten Hämoglobinvarianten mit dem normalen Hämoglobin, daß die Substitution einzelner Aminosäuren ausnahmslos durch Austausch eines einzigen Basenpaares im Dreiercode bedingt sein kann. Die Beziehungen zwischen Ort und Art der Aminosäurensubstitution und den Eigenschaften der abnormen Hämoglobinmoleküle sind in den letzten Jahren weitgehend geklärt worden. Vor allem konnte gezeigt werden, wovon die Stabilität des tetrameren Hämoglobinmoleküls abhängt, und wie bestimmte Aminosäuresubstitutionen dazu führen, daß das Hämoglobin unstabil wird (Perutz und Lehmann).

Bei einigen Hämoglobinvarianten, wie dem Hämoglobin Lepore, ist eine kompliziertere Strukturänderung eingetreten. Vermutlich ist es durch ungleiches Crossing over zu einer Verschmelzung der benachbarten Gene für die β-Kette und für die δ-Kette gekommen (Baglioni). Der gleiche Mechanismus wird für die Entstehung der Hp^2-Allele der Haptoglobintypen verantwortlich gemacht. Die Polypeptide der Allele Hp^{1F} und Hp^{1S} unterscheiden sich nur durch die Substitution einer

Tabelle 167. *Aminosäuren-Substitution bei Hämoglobin-Varianten*

Hämoglobin-Variante	Kette	Stellung	bei HbA	Substituiert bei Variante
Vermehrte O_2-Affinität. Erythrocytose				
Chesapeake	α	92	Arginin	Leucin
Yakima	β	99	Asparaginsäure	Histidin
Rainier	β	145	Tyrosin	Histidin
Kempsey	β	99	Asparaginsäure	Asparagin
Hiroshima	β	143	Histidin	Asparaginsäure
α-Methämoglobine. Cyanose schon bei Neugeborenen				
M-Iwate	α	87	Histidin	Tyrosin
M-Boston	α	58	Histidin	Tyrosin
β-Methämoglobine. Cyanose erst im Säuglingsalter allmählich auftretend				
M-Saskatoon	β	63	Histidin	Tyrosin
M-Milwaukee 1	β	67	Valin	Glutaminsäure
M-Hyde Park	β	92	Histidin	Tyrosin
Hitzelabile Hämoglobine (Einschluß-Körper-Anämie)				
Genova	α	28	Leucin	Prolin
Torino	α	43	Phenylalanin	Valin
Bibba	α	136	Leucin	Prolin
Hammersmith	β	42	Phenylalanin	Serin
Sydney	β	67	Valin	Alanin

Aminosäure, dagegen ist die Polypeptidkette des Allels Hp^2 ungefähr doppelt so lang und ihre Aminosäuresequenz spricht dafür, daß sie durch Duplikation infolge eines nichthomologen Crossing over entstanden ist (Smithies, Connell u. Dixon, 1962; Nance u. Smithies).

Schließlich zeigt ein seltener Haptoglobintyp („Johnson") sogar eine α-Kette, die etwa die dreifache Länge der normalen hpα-Kette hat, vermutlich als Folge eines weiteren ungleichen Crossing over (Dixon, 1966).

Das Sichelzell-Hämoglobin — Molekulare Krankheiten

Besonders auffallend sind die physikochemischen Eigenschaften des Hämoglobin-Moleküls beim Sichelzell-Hämoglobin verändert, und zwar durch Ersatz der Glutaminsäure in Position 6 der β-Kette durch Valin. Sichelzell-Hämoglobin hat im reduzierten Zustand eine wesentlich niedrigere Löslichkeit als Hämoglobin A. Bei herabgesetzter Sauerstoffspannung fällt es daher in kristallähnlichen Aggregaten aus, welche die Erythrocyten deformieren (Sichelform). Die klinischen Zeichen der Sichelzellanämie, Zerfall und vermehrte Neubildung roter Blutkörperchen, vergrößerte Milz, vermindertes Konzentrationsvermögen der Nieren, Neigung zu aseptischen Epiphysennekrosen, Unterschenkelgeschwüren und Milzinfarkten, werden als sekundäre Folgen einer „molekularen Krankheit" (PAULING) verständlich. Diese Bezeichnung ist mit gutem Grund auf viele andere monomer erbbedingte Krankheiten angewandt worden. Die meisten genetisch bedingten Krankheiten sind weder organpathologisch noch cellularpathologisch, sondern nur molekularpathologisch wirklich verständlich.

Die Häufigkeit von Aminosäurensubstitutionen

Durch systematische Untersuchung des Hämoglobins von 10791 Engländern und Dänen sind 14 Heterozygoten für elektrophoretisch nachweisbare Varianten entdeckt worden. Da nur etwa ein Drittel der möglichen Aminosäurensubstitutionen die elektrische Ladung des Hämoglobins ändert und damit durch die Elektrophorese entdeckbar wird, dürfte die Gesamthäufigkeit von Heterozygoten für Hb-Varianten etwa dreimal so groß — 1:261 — sein (HARRIS, 1970).

Stammesgeschichtliche Entwicklung des Hämoglobins

In ihrer Aminosäuren-Zusammensetzung gleicht die α-Kette der β-Kette so weitgehend, daß dies nur damit erklärt werden kann, daß die eine Kette durch eine Reihe von Mutationsschritten aus der anderen hervorgegangen ist. Voraussetzung dafür ist, daß ein ursprünglich vorhandenes Stamm-Gen zunächst infolge von ungleichem Crossing over verdoppelt wurde. Auch das Gen für die γ-Kette, welche neben der α-Kette das fetale Hämoglobin bildet, ist vermutlich durch mehrere Mutationsschritte aus dem Gen für die α-Kette hervorgegangen (s. Abb. 237).

Das Gen für die γ-Kette hat sich dann selbst wieder verdoppelt, und in einem der beiden Gene für die γ-Ketten ist eine Basensubstitution eingetreten, so daß normale Feten zwei verschiedene Typen von Hämoglobin F haben, von denen einer in Position 136 der γ-Kette Glycin, der andere Alanin trägt

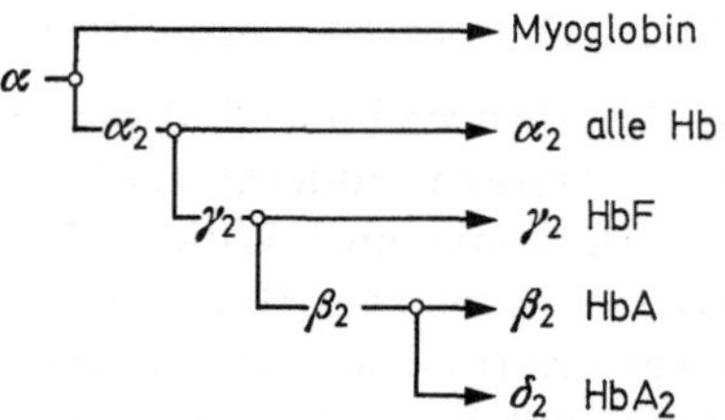

Abb. 237. Evolution der Hämoglobinketten. Genduplikation gefolgt von Translokation und Basensubstitutionen (Nach INGRAM, 1961)

(SCHROEDER, HUISMAN, SHELTON, SHELTON, KLEIHAUER, DOZY und ROBBERSON). Vermutlich hat sich auch das Gen für die α-Kette verdoppelt, doch sind die beiden Tochtergene noch gleich. Eine doppelte Repräsentation des Gens der α-Kette erklärt am besten, warum bei Mutationen der α-Kette im heterozygoten Zustand immer nur 20—30% des HbA abnorm sind. Wenn zwei Genpaare vorhanden sind, wird ein mutiertes Gen 25% des gesamten Genproduktes erzeugen. Ein doppelter Locus für die α-Kette würde auch erklären, warum noch kein für eine Substitution der α-Kette homozygotes Individuum entdeckt worden ist, das nur in der α-Kette abnormes und kein normales Hämoglobin A hat.

Unterschiede zwischen den Hämoglobinen verschiedener Tierspecies beruhen zum Teil auf Aminosäuresubstitutionen der gleichen Art, wie sie für verschiedene Hämoglobintypen beim Menschen verantwortlich sind. Je enger die stammesgeschichtliche Verwandtschaft ist, in um so weniger Aminosäuren sind Unterschiede nachweisbar. So unterscheidet sich das Hämoglobin des Gorilla in einer Aminosäure der β-Kette und in zwei Aminosäuren der α-Kette vom Hämoglobin des Menschen.

Embryonales, fetales und Erwachsenen-Hämoglobin

Beim Embryo wird zunächst ein embryonales Hämoglobin gebildet, das ε-Ketten hat, die nach der Geburt bei normalen Kindern nicht mehr gefunden werden, dagegen bei Kindern mit D_1-Trisomie. Die ε-Ketten werden im Dottersack gebildet, sie können miteinander und mit γ- oder α-Ketten und mit Häm Hämoglobin bilden, und zwar

ε_4	Hämoglobin Gower_1,
$\alpha_2\,\varepsilon_2$	Hämoglobin Gower_2,
$\varepsilon_2\,\gamma_2$?	Hämoglobin Portland.

Später werden in Leber und Milz die γ-Ketten des fetalen Hämoglobins gebildet, nach der Geburt im Knochenmark die β-Ketten. Wie diese räumliche und zeitliche Ordnung der Bildung von Polypeptidketten reguliert wird, ist unbekannt. Bei der autosomal recessiven Persistenz des fetalen Hämoglobins werden zeitlebens weder β- noch δ-Ketten gebildet, so daß auch im Erwachsenenalter nur fetales Hämoglobin ($\alpha_2\gamma_2$) vorhanden ist.

Das Hämoglobin als Produkt von zwei nicht-allelen Genen

Gelegentlich kommt es vor, daß ein Gen für eine abnorme α-Kette mit einem Gen für eine abnorme β-Kette im doppelt heterozygoten Zustand zusammentrifft. Da die beiden normalen Allele normale α- und β-Ketten produzieren, werden insgesamt vier verschiedene Polypeptid-Ketten aufgebaut, und zwar abnorme und normale α-Ketten sowie abnorme und normale β-Ketten. Der Globinanteil des Hämoglobins enthält zwei α- und zwei β-Ketten, und zwar werden die beiden Ketten einer Art, die im gleichen Molekül zusammenliegen, von demselben Allel gebildet. Dies wird vielleicht nur durch Dissoziation und Neugruppierung in vitro vorgetäuscht, so daß die Verhältnisse in vivo noch wesentlich komplizierter wären. Daher haben Personen, die doppelt heterozygot für die Gene α^{G}Br und β^{C} sind, nebeneinander vier verschiedene Hämoglobintypen, nämlich A, G_{Br}, C und das Bastardhämoglobin G_{Br}/C, welches die abnormen α-Ketten des Hämoglobin G_{Br} und die abnormen β-Ketten des Hämoglobin C hat (Raper, Gammack, Huehn und Shooter).

Ein Gen ist an drei Hämoglobinarten beteiligt

Bis zur Geburt überwiegt das Hämoglobin F, das zwei α- und zwei γ-Ketten enthält. Bei Erwachsenen findet sich neben HbA meist noch eine kleine Menge HbA_2, das aus zwei α- und zwei δ-Ketten aufgebaut ist. Das Gen für die α-Ketten determiniert also einen Anteil von drei verschiedenen Molekülen. Bei homozygoter α-Thalassämie kann weder fetales Hämoglobin noch Hämoglobin A oder Hämoglobin A_2 ausreichend gebildet werden, weil die Produktion der α-Ketten gehemmt ist. Homozygote α-Thalassämie ist daher bereits vor der Geburt letal.

Andere zusammengesetzte Genprodukte

Funktionell einheitliche Makromoleküle sind vermutlich nicht selten aus verschiedenen Einzelkomponenten aufgebaut, denen verschiedene Gene zugrunde liegen. So besteht die Phenylalaninhydroxylase aus drei Komponenten, von denen bei der Phenylketonurie nur die eine fehlt. Auch die Milchsäuredehydrogenase ist aus zwei verschiedenen Komponenten aufgebaut, die in verschiedenem Verhältnis zusammentreten können und so eine Reihe von „Isozymen“ bilden.

Ein zusammengesetztes Genprodukt ist vermutlich auch das antihämophile Globulin A, das bei der Hämophilie A hochgradig vermindert ist, aber auch bei der von Willebrandschen Krankheit oder Angiohämophilie mehr oder weniger vermindert sein kann. Die Aktivität des antihämophilen Globulin A läßt sich bei Patienten mit v. Willebrandscher Krankheit durch eine Plasmatransfusion von einem Hämophilen weitgehend normalisieren (Cornu, Larrieu, Caen und Bernard). Vermutlich fehlt bei der Angiohämophilie eine Vorstufe des antihämophilen Globulin A. Diese Vorstufe beeinflußt auch die Blutungszeit, die bei Angiohämophilie-Patienten verlängert ist. Bei Hämophilie A ist die Vorstufe vorhanden, kann jedoch infolge eines Gendefektes nicht in wirksames antihämophiles Globulin A umgewandelt werden. Wenn ein Angiohämophilie-Patient Plasma von einem Patienten mit Hämophilie A erhält, so kann er die Vorstufe, die ihm mit der Transfusion zugeführt worden ist, umwandeln. Die Blutungszeit wird normalisiert und die Aktivität des antihämophilen Globulin A erreicht im Laufe von 4—24 Std auffallend hohe Werte, die wohl dadurch zu erklären sind, daß sich bei Hämophilie A die inaktive Vorstufe anhäuft, weil sie nicht verbraucht wird.

DNS-Menge und Zahl der Gene

Der haploide Chromosomensatz enthält etwa 7×10^9 Nucleotidpaare, also $2{,}3 \times 10^9$ Tripletts. Wenn man annimmt, daß eine Polypeptidkette durchschnittlich 200 Aminosäuren umfaßt, so würde die DNS-Menge zur Bestimmung von 11,5 Millionen verschiedenen Polypeptiden ausreichen (Strauss). Es ist schwer vorstellbar, daß es so viele Strukturgene geben soll, selbst wenn man berücksichtigt, daß die meisten Eiweißkörper aus mehreren Bausteinen aufgebaut sind, daß sehr viele Enzyme und Gerüstproteine noch unbekannt sind, und daß manche Eiweißarten, wie die Gammaglobuline, aus sehr vielen verschiedenen Molekülarten bestehen. Einige Amphibien haben sogar 10 bis 20mal so viel DNS in ihren Zellkernen wie der Mensch, und es ist kaum denkbar, daß sie 10- oder 20mal so viele verschiedene Genprodukte haben sollen. Versuche mit Reassoziation getrennter DNS-Stränge haben gezeigt, daß über 30% des Genoms von höheren Organismus aus Genen besteht, die in mehrfachen bis vieltausendfachen gleichen Kopien vorhanden sind, während 70% der Gene nur einfach vertreten sind (Britten und Kohne). Bei Bakterien und Viren sind dagegen alle Gene nur in einzelnen Kopien vorhanden.

Die bekannten monogenen autosomal oder X-chromosomal recessiven Enzymdefekte, die Hämoglobinvarianten, die genetisch bedingten Varianten von Enzymen und Serumproteinen und die Blutgruppen beruhen offenbar auf Mutationen solcher nur einmal vertretener Gene. Dasselbe gilt wohl auch für die meisten anderen monogenen dominanten oder recessiven Erbleiden. Immerhin wäre es denkbar, daß die Mutation eines vielfach vertretenen Gens zu einem abnormen Genprodukt führen könnte, das sich heterozygot äußert. Mutationen an vielfach vorhandenen Genen werden aber im allgemeinen keine phänotypisch klar erkennbare Wirkung haben. Sie spielen dagegen vermutlich eine große Rolle bei polygen beeinflußten Merkmalen wie Größe, Intelligenz, Resistenz gegen Infektionskrankheiten und anderen.

Vielfach vorhanden ist vermutlich die Information für die ribosomale RNS, die im Nucleolus gebildet wird, und die unter anderem bei der Frühentwicklung des Embryos eine große Rolle spielt sowie für die t-RNS, die von allen m-RNS-Molekülen bei der Eiweißsynthese gebraucht wird.

Regulierende Gene. Die Thalassämien

Neben den Strukturgenen gibt es Gene, welche die Aktivität der Strukturgene in Gang setzen oder unterdrücken. Vielleicht ist bei höheren Organismen sogar die Mehrzahl aller Gene nicht für die Bestimmung der Struktur von Polypeptidketten, sondern für die Regulierung der Tätigkeit der Strukturgene vorgesehen. Dann würde ein höherer Organismus einem bürokratisch hochorganisierten Gemeinwesen gleichen, in dem auf jeden produktiv Tätigen einige Leute kommen, die ihm sagen, wann er mit der Arbeit anfangen oder wie schnell er arbeiten soll. Ein großer Teil der in tierischen Zellkernen synthetisierten RNS, und zwar vor allem solche mit sehr hohem Molekülgewicht, gelangt nie in das Cytoplasma (Shearer und McCarthy).

Den Thalassämien liegen wahrscheinlich Mutationen von Genen zugrunde, die die Produktion von α-, β- oder β- und δ-Ketten regulieren. Bei der homozygoten β-Thalassämie mit verminderter HbA-Bildung werden nämlich normale β-Ketten in verminderter Menge synthetisiert, aber die einzelnen Ketten werden in normalem Tempo aufgebaut. Vermutlich wird also in verminderter Menge normale m-RNS für die β-Kette gebildet (Weatherall). Bei einem anderen Typ von β-Thalassämie werden ausschließlich HbF ($\alpha_2\gamma_2$) und HbA_2 ($\alpha_2\delta_2$) gebildet, bei der $\beta\delta$-Thalassämie nur HbF. Die α-Thalassämie führt im homozygoten Zustand zum intrauterinen Absterben, da weder HbF ($\alpha_2\gamma_2$) noch HbA ($\alpha_2\beta_2$) gebildet wird. Man findet vermehrt Hb Bart's, das 4γ-Ketten hat.

Hormone als Regulatoren der Genaktivität

Das Ecdyson, das Häutungshormon der Insekten, aktiviert bestimmte Chromosomenabschnitte, die als Puffs an den Riesenchromosomen erkennbar sind. Die Puffs sind Orte vermehrter RNS-Bildung. Ecdyson ist ein Steroidhormon, und auch Steroidhormone bei Säugetieren scheinen einen ähnlichen Angriffspunkt zu haben. Bei Hühnern regt Oestrogen die Ovalbuminsynthese an. Die Aldosteronwirkung wird aufgehoben, wenn die Eiweißsynthese durch Actinomycin blockiert wird. Der Transport von Na-Ionen wird durch einen nicht identifizierten, aldosteronabhängigen Eiweißkörper vermittelt. Calciferol, ebenfalls ein Steroid, wirkt analog auf den Calciumstoffwechsel, indem es die Synthese eines calciumbindenden Proteins im Darmepithel reguliert (Schimke).

Tabelle 168. *Hormone als Induktoren von Genaktivität bei Säugetieren* (KARLSON, 1968)

Hormon	Species	Vermehrte RNS-Polymerase-aktivität	Vermehrte RNS-Synthese
Cortisol	Ratte	Leber	Leber
Oestradiol	Ratte	Uterus	Uterus
Testosteron	Ratte	Prostata, Samenblasen, Skeletmuskel	Prostata, Samenblasen
Thyroxin	Ratte	Leber	Leber
	Mensch		Nierenzellen
ACTH	Ratte		Nebenniere
Insulin	Ratte		Zwerchfell

Genetisch bedingte Enzymdefekte

Zahlreichen Stoffwechselkrankheiten liegt das Fehlen einzelner Enzyme zugrunde (s. Tabelle 169). Das Fehlen eines Enzyms kann auf verschiedene Weise pathogen wirken.

1. Das Substrat des Enzyms wird nicht weiterverarbeitet, häuft sich in übermäßiger Menge an und schädigt die Zellen, wie das Galaktose-1-Phosphat bei der Galaktosämie.

2. Das Substrat ist unschädlich für die Zellen, kann aber infolge seiner Schwerlöslichkeit Steine in den Harnwegen bilden (Oxalose, Xanthinurie).

3. Das Substrat hemmt die Aktivität anderer Enzyme (Hemmung der 5-hydroxy-Tryptophandecarboxylase durch Phenylbrenztraubensäure).

4. Die krankhaften Symptome können auf einem Mangel an Endprodukt beruhen, wie beim Albinismus und bei den erbbedingten Defekten in der enzymatischen Synthese des Schilddrüsenhormons.

5. Wenn an der Synthese eines Makromoleküls mehrere Enzyme beteiligt sind, so kann der Ausfall eines Enzyms zu einer abnormen Struktur des Makromoleküls führen. So hat das Glykogen-Molekül eine baumartig verzweigte Struktur. Bei Typ 3 der Glykogenose nach FORBES fehlt das „debrancher enzyme", bei Typ 4 nach ANDERSEN das „brancher enzyme", bei beiden Typen ergeben sich daher Abweichungen in der Struktur des Glykogens, welche die Länge der Ketten und die Zahl der Verzweigungsstellen betreffen (s. Tabelle 169).

6. Überschießende Kompensationsversuche des Organismus können, besonders wenn endokrine Organe beteiligt sind, deren Aktivität humoral reguliert wird, eine Rolle in der Pathogenese spielen. Auf diese Weise entsteht die Virilisierung bei Mädchen mit adrenogenitalem

Tabelle 169. *Autosomal recessive Erbleiden mit verminderter Enzymaktivität*

Krankheit	Beteiligtes Enzym
Adrenogenitale Syndrome	
1. mit Hypospadie bei Knaben	3 β-ol-Dehydrogenase
2. mit Hypertonie (kann fehlen)	11 β-Hydroxylase
3. häufigster Typ mit oder ohne Salzverlust	21-Hydroxylase
Ahornsirup-Krankheit (Leucinose)	α-Ketoisocapronsäureoxydase (Het.)
Akatalasie	Katalase (Het.)
Albinismus	Tyrosinase
Alkaptonurie	Homogentisinsäure-Oxydase
Amaurotische Idiotie (Tay-Sachs)	β-N-Acetylhexosaminidase
β-Aminobuttersäureausscheidung	D-β-Aminobuttersäure-Pyruvat-Aminotransferase
Argininbernsteinsäure-Ausscheidung	Argininsuccinase (Het.)
Citrullinämie	Argininbernsteinsäure-Synthetase (abnormes Enzym)
Cholesterinestermangel	Lecithin-Cholesterin-Acyltransferase
Cystathioninurie	Cystathionase (Het.)
Erythropoetische Porphyrie	Uroporphyrinogen III-Cosynthetase
Fructose-Intoleranz	1-Phosphofructaldolase der Leber
Fructosurie	Fructokinase
Fucosidose	α-Fucosidase
Galaktokinasemangel	Galaktokinase (Het.)
Galaktosämie	Galaktose-1-Phosphat-Uridyl-transferase (Het.)
Gangliosidose, generalisierte	saure β-Galaktosidase
Gaucher-Krankheit	Cerebrosid-β-Glucosidase (dasselbe Enzym hat auch β-Galaktosidase- und β-Xylosidase-Aktivität)

Tabelle 169 (Fortsetzung)

Krankheit	Beteiligtes Enzym
Glykogenosen	
1. Typ von Gierke mit Leber- und Nierenbeteiligung	Glucose-6-Phosphatase (Het.)
2. Typ Pompe	α-1,4-Glucosidase der Lysosomen (saure Maltase)
3. Typ Forbes mit Leber-, Herz- und Muskelbeteiligung	Amylo-1,6-glucosidase (Het.)
4. Typ Andersen	Amylo-1,4→1,6 Transglucosidase (Het.)
5. McArdle-Syndrom mit Muskelbeteiligung	Muskelphosphorylase
6. Typ Huijing	Phosphorylase in Leber
7. Typ Tarui	Phosphofructokinase
Hämolytische, nicht sphärocytäre Anämien	
1. Typ mit starrer, gezähnelter Erythrocytenmembran, Fragmentierung der Erythrocyten	Pyruvat-Kinase (Het.)
2. Typ	Glucosephosphat-Isomerase (Het.)
3. Typ	Hexokinase (Het.)
4. Typ	Triosephosphat-Isomerase (Het.)
5. Typ	2,3-Diphosphoglyceratmutase (Het.)
6. Typ	6-Phosphogluconatdehydrogenase
7. Typ	Glutathion-Peroxydase (Het.)
8. Typ	Phosphoglyceratkinase
9. Typ mit Glutathionmangel	Glutathion-Synthetase
Histidinämie	Histidase (Het.)
Homocystinurie	Cystathioninsynthetase (Het.)
Hydroxyprolinämie	Hydroxyprolin-Oxydase
Hyperammonämie	Ornithin-Transcarbamylase
Hyperprolinämie, Typ 1	Prolin-Oxydase
Hyperprolinämie, Typ 2	Pyrrolin-Carboxylsäure-Dehydrogenase
Hypervalinämie	Valintransaminase
Hypoaldosteronismus	18-OH-Dehydrogenase
Hypoglykämie (ein Typ)	Glykogen-Synthetase
Hypophosphatasie	alkalische Phosphatase (Het.)
Hypothyreose mit Struma (ein Typ)	Jodtyrosin-Dejodinase (Het.)
Isovaleriansäureausscheidung	Isovaleriansäure-Coenzym A-Dehydrogenase
Lactoseintoleranz	Lactase
Lysinintoleranz	Lysin-Dehydrogenase
Metachromatische Leukodystrophie	Arylsulfatase A
Methämoglobinämie	Methämoglobin-Reductase (Het.) mehrere Varianten mit abnormer Enzymstruktur
Methylmalonylsäureausscheidung	Methylmalonyl-Co A Karbonal-Mutase
Mucopolysaccharidose, Typ Hurler	? β-Galaktosidase
Nichthämolytische Hyperbilirubinämie	Glucuronyltransferase
Niemann-Picksche Erkrankung	Sphingomyelinase
Oxalose	
Typ I mit Glykolsäureausscheidung	Glyoxylsäureoxydasekarboxylase (Het.)
Typ II mit L-Glycerinsäureausscheidung	D-Glycerinsäure-Dehydrogenase
Pankreaslipasemangel	Pankreaslipase
Pentosurie (Xylosurie)	NADP-CXylit-Dehydrogenase (Het.)
Phenylketonurie[a]	l-Phenylalaninhydroxylase (Het.)
Pyridoxinabhängige Anämie	ALA- (γ-Aminolavulinsäure-) Synthetase
Succinylcholinchlorid-Überempfindlichkeit	Pseudocholinesterase (Het.)
Tyrosinämie mit Lebercirrhose	p-Hydroxyphenylpyruvat-Hydroxylase
Wolmansche Krankheit	saure Lipase
Xanthinurie	Xanthinoxydase

(Het.) = Heterozygoten durch Enzymverminderung oder durch Stoffwechselabweichung erkennbar.

[a] Die ebenfalls autosomal recessive Hyperphenylalanimämie ohne Schwachsinn beruht auf einer geringeren Verminderung desselben Enzyms. Beide Typen sind etwa gleich häufig: Rampini und Gitzelmann (1970): Von 241000 Neugeborenen hatten 12 Phenylketonuie und 11 Hyperphenylalaninämie.

Syndrom und der Kropf bei dem Syndrom von gestörter Jodverwertung und Schwerhörigkeit. Bei beiden Krankheiten spielt vermehrte Sekretion eines glandotropen Hypophysenhormons eine Rolle. Normalerweise wird die Aktivität der Hypophyse durch das in der peripheren Drüse (Nebennierenrinde, Schilddrüse) gebildete Hormon reguliert. Fällt dieses aus, so kommt es zu gesteigerter Bildung von ACTH bzw. thyreotropem Hormon.

Enzymdefekte sind meist recessiv erblich, ausnahmsweise dominant. Alle Krankheiten mit genetisch bedingtem vollständigem Mangel einer Enzymaktivität sind recessiv erblich. Dies ist verständlich, da das eine normale Allel im heterozygoten Zustand noch etwa die Hälfte der normalen Enzymmenge bilden kann, mit der der Organismus gewöhnlich auskommt.

Heterozygot äußert sich ein Enzymmangel bei einigen Typen hämolytischer Anämien. Die Verminderung der Aktivität der 2,3-Diphosphoglyceromutase (Waller u. Löhr) oder der Adenosin-Triphosphatase (Harvald, Squires und Trap-Jensen) auf 20—50% der Norm kann die Grundlage einer nicht-sphärocytären hämolytischen Anämie mit dominanter Vererbung bilden. Der homozygote Mangel an 2,3-Diphosphoglyceromutase scheint dagegen zu extremer Verkürzung der Lebenszeit der roten Blutkörperchen und damit zu schwerer hämolytischer Anämie in den ersten Lebenstagen zu führen (Schröter). Die Erythrocyten sind kernlos und enthalten daher keine genetische Information, sondern nur Genprodukte. Infolge dieser speziellen Bedingungen kann ein ursprünglich auf die Hälfte herabgesetzter Enzymwert bei Heterozygoten mit der Alterung der Erythrocyten unter ein kritisches Niveau sinken.

Enzymdefekte als Experimente der Natur

Enzymdefekte und andere recessive oder dominante Anomalien haben eine primär einheitliche biochemische Ursache. Sie gleichen damit einem Experiment, in dem nur eine einzige Variable verändert worden ist. Das Studium solcher Defekte kann einerseits zu therapeutischen Konsequenzen führen, andererseits aber auch Aufschluß über die Verkettung der Stoffwechselvorgänge im normalen Organismus geben. Die gegenwärtige Kenntnis der Gerinnungsphysiologie ist nur durch das genaue Studium solcher Experimente der Natur gewonnen worden. Untersuchungen bei der recessiven Ataxia-Teleangiectasia haben Zusammenhänge zwischen fehlendem Thymusgewebe, Mangel von γ_1-A-Globulin, malignen Tumoren des lymphoiden Gewebes und fehlender Resistenz erkennen lassen (Fireman, Boesman und Gitlin; Peterson, Kelly und Good).

Nachweis heterozygoter Träger recessiver Gene

Die Eltern von Patienten mit erblichen Enzymdefekten haben gewöhnlich eine auf etwa 50% der Norm verminderte Aktivität des entsprechenden Enzyms (Akatalasie, Galaktosämie, hepatorenale Glykogenose, Histidinämie, Methämoglobinämie durch Diaphorasemangel, Phenylketonurie, Pyruvat-Kinasemangel, Mangel an Pseudocholinesterase; Harris, 1964, s. Tabelle 169). Dies spricht dafür, daß die Menge eines produzierten Enzyms im wesentlichen von einem einzigen Allelenpaar abhängt, und daß übergeordnete regulierende Mechanismen eine verhältnismäßig geringe Rolle spielen. Eine ähnliche Abhängigkeit von der Gen-Dosis zeigt ein Vergleich der heterozygoten und homozygoten Genträger für Defekte der Gerinnungsfaktoren V, VII, X und XII.

Wenn es nicht gelingt, bei den heterozygoten Anlageträgern einer Stoffwechselstörung gleichartige, aber weniger ausgeprägte Veränderungen wie bei den homozygoten Patienten nachzuweisen, so darf man annehmen, daß das untersuchte Merkmal nicht unmittelbar von der primären Genwirkung abhängt, sondern eine sekundäre Folge ist, die bei einer Verminderung des primären Genproduktes um 50% noch nicht eintritt. So hat der vermehrte Natrium- und Chlorgehalt im Schweiß von Patienten mit cystischer Pankreasfibrose (Mucoviscidose) zwar entscheidende diagnostische Bedeutung bei den Homozygoten, offenbar jedoch keine unmittelbare Beziehung zur primären Genwirkung, denn Heterozygoten unterscheiden sich nicht sicher von normalen Personen (Lobeck u. Huebner; de Haller, Siegenthaler, Hampai, Spahr, Vuliet und Favre). Kultivierte Fibroblasten von Heterozygoten der cystischen Pankreasfibrose zeigen Metachromasie (Danes und Bearn, 1968), doch ist dieses Phänomen nicht

Tabelle 170. *Einige autosomale recessive Anomalien mit Teilmanifestation bei Heterozygoten*

Homozygoter Zustand	Manifestation bei Heterozygoten
Afibrinogenämie	Fibrinogenverminderung (nicht regelmäßig
Chediak-Steinbrinck-Higashi-Syndrom	Lymphocyten-Granula
Cystinurie (ein Typ)	Cystin-Lysinurie
Fanconi-Anämie	Chromosomenbrüche in Lymphocytenkultur
Gauchersche Krankheit[a]	Gauchersche Speicherzellen im Knochenmark
Hämoglobinopathien	abnormes Hämoglobin neben normalem
Iminoacidurie (Prolinurie mit Glycinurie)	Glycinurie, verminderte Prolinrückresorption
Leprechaunismus (Lipodystrophie mit Muskelhypertrophie)	vermehrte Neutralfette
Methionin-Malabsorption	Vermehrte Ausscheidung von α-Hydroxybuttersäure nach Belastung mit Methionin (HOOFT, CARTON, SNOECK, TIMMERMANS, ANTENER, VAN DEN HENDE und OYAERT, 1968)
Mucopolysaccharidosen: Typ Hurler[b] Typ Hunter Typ Sanfilippo Typ Scheie	?Fibroblasten in Zellkultur zeigen metachromatische Färbung mit Toluidinblau (DANES und BEARN, 1967)
Porphyria erythropoetica Typ Günther	Uroporphyrin-Vermehrung in Erythrocyten
Tangier-Krankheit	α-Lipoprotein vermindert
β-Thalassämie	vermehrt Hb A_2

Die Heterozygoten lassen sich nicht bei allen angeführten Krankheiten mit Sicherheit erkennen.

[a] In der Leber von Gaucher-Patienten fehlt eine β-Galaktosidase-Fraktion, die gleichzeitig β-Glucosidase- und β-Xylosidase-Aktivität hat (ÖCKERMAN, 1968).

[b] Bei diesem Typ wurde ein Mangel einer β-Galaktosidase in Haut und Leber festgestellt (ÖCKERMAN, 1968).

spezifisch und zuverlässig genug für einen Heterozygotentest. Unsicher scheint auch die Wirkung des Serums von Mucoviscidose-Patienten und Heterozygoten auf die Cilienbewegung von Epithelzellen der Atmungsorgane zu sein (SPOCK, HEICK, CRESS und LOGAN). Ähnlich ist der normale Cäruloplasmingehalt bei Eltern von Patienten mit Wilsonscher Krankheit ein Argument — nicht das einzige — gegen die Auffassung, daß der Basisdefekt der Wilsonschen Krankheit in einer Cäruloplasminveränderung zu suchen sei.

Bei der Cystinurie mit Ausscheidung dibasischer Aminosäuren (Lysin, Arginin, Ornithin) haben Familienuntersuchungen zwei verschiedene genetische Typen trennen lassen, die sich nicht im homozygoten Zustand unterscheiden, wohl aber darin, daß nur bei einem Typ die Heterozygoten Cystin und dibasische Aminosäuren ausscheiden (SCRIVER). Die beiden Gene können auch heteroallel kombiniert zu Cystinurie mit Steinbildung führen. Dann kann man bei einem Elternteil den heterozygoten Zustand nachweisen, beim anderen nicht. Vielleicht beruht eine vermeintlich unregelmäßige Heterozygotenmanifestation häufiger darauf, daß verschiedene Allele vorliegen. Bei der großen Zahl verschiedener möglicher Mutationen eines Locus ist Heteroallelie häufig zu erwarten.

Enzyme und Blutgruppen

Die Substanzen, welche für die Antigeneigenschaften A, B, H, Le^a und Le^b verantwortlich sind, sind Glykoproteine mit einem Kohlenhydratanteil von 80—90%. Die Blutgruppenspezifität beruht auf einem kleinen Teil des Moleküls, dessen Molekulargewicht etwa 500000 beträgt, und zwar auf einer speziellen Konfiguration von Galaktose, Fucose, N-Acetylglucosamin und N-Acetylgalaktosamin. Diese serologischen Determinanten werden enzymatisch aufgebaut, und zwar beruht die Antigeneigenschaft H auf einem Fucoserest, der durch die α-L-Fucosyltransferase 1 angefügt wird. Dieser Fucoserest ist gleichzeitig eine Voraussetzung dafür, daß A- und B-Blutgruppensubstanz gebildet werden kann. Individuen, die homozygot für das Allel h sind, bilden weder H- noch A- oder B-Substanz, selbst wenn sie die Gene A oder B haben. Eine Fucosyltransferase 2 fügt an anderer Stelle einen Fucoserest an und bedingt damit die Eigenschaft Le^a, und, zusammen mit der Fucosetransferase 1, die Eigenschaft Le^b. Die Eigenschaft A beruht auf einem N-Acetylgalaktosaminrest, der durch eine α-N-Acetylgalaktosaminyltransferase angebracht wird. Wenn an der gleichen Stelle eine α-D-Galaktosyltransferase einen Galaktoserest anfügt, entsteht die Blutgruppensubstanz B. Fehlen beide Enzyme, so reagieren die Blutkörperchen weder mit Anti-A- noch mit Anti-B-Serum, sie haben also Blutgruppe 0, dabei aber die Eigenschaft H (MORGAN und WATKINS, 1969). Auch die Sekretoreigenschaft, das Erscheinen der A- und B-Eigenschaft in Speichel und anderen Sekreten, hängt von einer Fucosyltransferase ab (SHEN, GROLLMAN und GINSBURG). Ungeklärt sind die Korrelationen zwischen dem Phänotyp p^0 der alkalischen Phosphatase und den AB0-Blutgruppen sowie der Sekretoreigenschaft. Sie sprechen dafür, daß die von den Genen A, B und Se produzierten Enzyme nicht nur am Aufbau der Blutgruppensubstanzen, sondern auch der alkalischen Phosphatase des Plasma beteiligt sind (s. GIBLETT).

Enzyme und Pharmakogenetik

Das Studium genetisch bedingter individueller Unterschiede in der Reaktion auf Medikamente wird als Pharmakogenetik bezeichnet. Zahlreiche Medikamente werden enzymatisch abgebaut. Wenn das entsprechende Enzym fehlt, kann eine normale Dosis toxisch wirken. In der Tabelle 171 sind derartige Beispiele aufgeführt.

Ein Gen für zwei Enzyme

Bei der Saccharoseintoleranz fehlt außer der Saccharase regelmäßig auch die Isomaltase des Darmes. Es handelt sich um zwei verschiedene Enzyme (AURICCHIO, DAHLQVIST, MÜRSET und PRADER). Diesem doppelten Enzymdefekt liegt genetisch anscheinend ein einziges homozygotes Allelenpaar zugrunde. Bei Heterozygoten sind beide Enzyme vermindert. Die einfachste Erklärung für diese ungewöhnliche Situation ist ein Gen, das die Information für eine Polypeptidkette enthält, die zum Aufbau sowohl der Invertase als auch der Isomaltase erforderlich ist. Man müßte dann annehmen, daß die beiden Enzyme daneben noch andere spezifische Komponenten besitzen, die von anderen Genen abhängen. Die Situation wäre dann ähnlich wie bei den Hämoglobinen A und F. Auch bei der Orotsäureausscheidung, die mit Wachstumsstörung und Megaloblastenanämie einhergeht, fehlen zwei Enzyme, welche zwei unmittelbar hintereinandergeschaltete Schritte im Uridinstoffwechsel (Orotidylpyrophosphorylase und Orotidyldecarboxylase) fördern. Da bei Bakterien solche funktionell benachbarten Gene oft auch im „Chromosom" benachbart liegen und von einem gemeinsamen „Operator" abhängen, der durch ein Regulatorgen reprimiert werden kann, hat man vermutet, daß bei der Orotsäureausscheidung der Defekt nicht in den strukturellen Genen

Tabelle 171

Enzym	Erblichkeit des Defektes	Medikament	Erscheinungen bei Enzymdefekt
Acetyltransferase	autosomal-recessiv	Isoniacid, Hydralazin	verzögerte Isoniacidausscheidung; Häufung von Isoniacid-Neuropathie
Glucose-6-Phosphat-Dehydrogenase	X-gekoppelt dominant (intermediär)	Phenacetin, Sulfanilamid, Tolbutamid, Furadantin (ebenso Fava-Bohnen)	hämolytische Anämie
Serumcholinesterase	autosomal-recessiv	Succinyl-cholin-dichlorid	abnorm protrahierte Muskelerschlaffung
Phenol-Parahydroxylase (Typ nicht identifiziert)	autosomal dominant; Verminderung der Enzymaktivität bei Heterozygoten, Homozygote nicht bekannt	Diphenylhydantoin	Ataxie, Nystagmus, Benommenheit (KUTT, WOLK, SCHERMAN u. MCDOWELL, 1964)

Bisher wurden etwa 80 Varianten der Glucose-6-Phosphat-Dehydrogenase beschrieben. Hämolyse nach Medikamenten kommt vor allem bei der Variante Gd A— vor, die bei Negern häufig ist. Hämolyse nach Fava-Bohnen ist besonders bei dem mediterranen Typ häufig, wird allerdings, ebenso wie Medikamentenepfindlichkeit, auch bei dem autosomal recessiven Glutathionmangel der Erythrocyten beobachtet. Spontane hämolytische Anämie zeigen die Varianten mit thermolabilem Enzym (Typen Chicago, Ohio, Oklahoma, Duarte, Albuquerque und Eyssen).

für die beiden Enzyme, sondern in einem der beiden Kontrollgene liegen könne (SMITH, HUGULEY und BAIN). Beide Enzyme sind bei den Heterozygoten herabgesetzt. Auch hier bietet sich die alternative Erklärung, daß beiden Enzymen eine Polypeptidkette gemeinsam ist.

Mangelnde Aktivität von zwei Enzymen kann auch dadurch bedingt sein, daß ein Enzym fehlt, welches zwei verschiedene Enzyme aktiviert. So fehlt beim Enterokinasemangel die Aktivität von Trypsin, Chymotrypsin und Carboxypeptidase, jedoch sind die Vorstufen

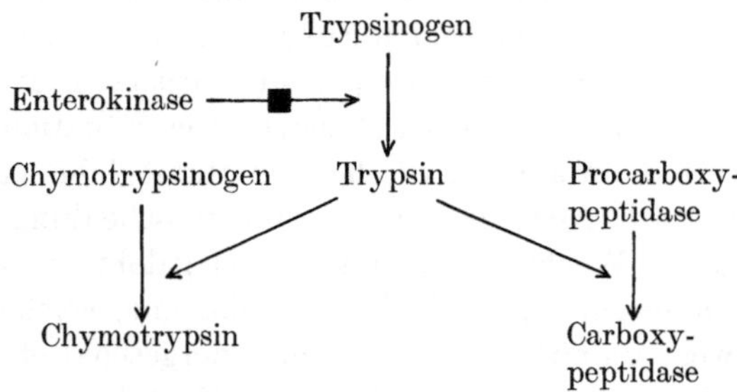

Abb. 238. Enzymblock bei Enterokinasemangel

Trypsinogen, Chymotrypsinogen und Procarboxypeptidase in normaler Menge vorhanden. Enterokinase führt das inaktive Trypsinogen in Trypsin über, Trypsin aktiviert die beiden übrigen Enzyme (Abb. 238). Beim Enterokinasemangel sind daher überhaupt keine proteolytischen Enzyme im Darm nachweisbar. Es kommt zu Durchfällen mit sekundärer Steatorrhoe, Anämie, Hypoproteinämie und Wachstumshemmung (HADORN, 1969; TARLOW).

Phänotypische Unterschiede zwischen dominanten und recessiven Anomalien

Ein Vergleich der in dem Katalog von McKUSICK aufgeführten dominanten und recessiven Erbleiden zeigt, daß biochemische Anomalien häufiger recessiv, Tumoren, Mißbildungen und morphologische Syndrome etwas häufiger dominant sind (nach KIRKMAN, 1969).

Tabelle 172. *Phänotyp dominanter und recessiver Erbleiden*

	Dominant %	Recessiv %
Biochemische Anomalie	4	25
Mißbildung	25	21
Tumoren	5	2
Andere	66	52

Eine Fibrinogenvariante, Fibrinogen Detroit, scheint im homozygoten Zustand zu schweren Blutungen zu führen, ist aber auch heterozygot nachweisbar. Beim Fibrinogen Detroit ist Arginin in Position 19 der α-Kette durch eine neutrale Aminosäure, wahrscheinlich Serin, ersetzt. Diese Position betrifft den „Disulfid-Knoten", die Stelle besonders zahlreicher Disulfidbindungen zwischen den Ketten des Fibrinogen-Moleküls. Die Substitution führt zu einer Änderung der Konformation, welche wahrscheinlich die Polymerisierung des Fibrinogens zu Fibrin beeinträchtigt und damit die Gerinnungsstörung herbeiführt (BLOMBÄCK, BLOMBÄCK, MAMMEN und PRASAD).

Dominante Genwirkung (Wirkung im heterozygoten Zustand)

Kodominante Gene ohne pathogenen Effekt

Wenn die beiden Genprodukte oder die sekundären Wirkungen zweier Allele nebeneinander nachweisbar sind, so sprechen wir von Kodominanz. Die meisten Blutgruppen, d. h. die genetisch bedingten antigenen Eigenschaften der roten Blutkörperchen, welche

Tabelle 173. *Unterschiede zwischen heterozygoter (dominanter) und homozygoter (recessiver) Genwirkung*

	Autosomal recessiv	Autosomal dominant
Albumin	Mangel; Ödeme, Hypercholesterinämie	Paralbuminämien, „Doppelalbumin" (Varianten ohne pathologische Bedeutung)
Fibrinogen	Mangel; keine Gerinnung	Abnormes Fibrinogen (Typen Baltimore und Cleveland), verzögerte Gerinnung. Die abnormen Fibrinogene lassen sich elektrophoretisch vom normalen unterscheiden (FORMAN, RATNOFF und BOYER, 1968)
Methämoglobin	Methämoglobinämie durch Diaphorasemangel. Methämoglobin kann nicht mehr enzymatisch reduziert werden	Methämoglobinämien durch Aminosäuresubstitution in α- oder β-Kette, meist an den Ansatzstellen der Hämgruppe, gewöhnlich Histidin durch Tyrosin ersetzt

durch spezifische Antiseren festgestellt werden können, beruhen auf Genen, die im heterozygoten Zustand nachweisbar sind. Es sind also die beiden Allele nebeneinander nachweisbar, A neben B, K neben k, M neben N, Fy^a neben Fy^b, usw. Von zahlreichen weiteren Molekülen sind verschiedene Varianten bekannt, die auf kodominanten Genen beruhen. Die folgende Liste ist keineswegs vollständig:

α_1-Antitrypsin. 6 Allele des häufigsten Gens Pi^M (Pi = Protease-Inhibitor Pi^F, Pi^I, Pi^S, Pi^V, Pi^X, Pi^Z) mit unterschiedlicher elektrophoretischer Wanderungsgeschwindigkeit.

Transferrin. 19 Varianten mit unterschiedlicher elektrophoretischer Wanderungsgeschwindigkeit. TfB_2 und TfC unterscheiden sich in einer Aminosäurensubstitution (TfB_2: Glutaminsäure, TfC: Glycin), ebenso TfD_{chi} und TfC (TfC: Histidin, TfD_{chi}: Arginin [?]).

Gruppenspezifische Komponente (Gc). Zwei häufige Allele (Gc^1 und Gc^2) und 7 seltene.

Gm-Typen des γ-G-Globulins (26 verschiedene spezifische Faktoren, die in bestimmten Kombinationen, ähnlich den Rh-Faktoren, vererbt werden).

3 Inv.-Allele (Inv^1, $Inv^{1,2}$, Inv^3) der Immunoglobuline. Bei Inv^3 findet sich in Position 191 der $\varkappa$-Kette Valin, bei $Inv^{1,2}$ dagegen Leucin.

Albumin und 10 Paralbumine, von denen 6 langsamer, 4 schneller als normales Albumin in der Elektrophorese wandern.

Haptoglobin: Zahlreiche Varianten, teils der α-Kette, teils der β-Kette, teils auf Aminosäurensubstitution ($hp\alpha^{1F}$: Lysin, $hp\alpha^{1S}$: Glutaminsäure), teils auf Gen-Verdoppelung und Verdreifachung durch ungleiches Crossing over beruhend.

Myoglobin-Varianten (BOYER, FAINER u. NAUGHTON).

Kodominante erbliche Enzymvarianten sind in Tabelle 174 aufgeführt.

Wenn die primären Genprodukte immer identifiziert werden könnten, so würde sich kodominante Genwirkung, d.h. ein Nebeneinander der Produkte zweier Alle, vermutlich auch in den Fällen, die heute noch nach ihrer phänischen Manifestation als dominant bzw. recessiv klassifiziert werden, als die Regel herausstellen.

Dominante Gene als Ursache von Erbkrankheiten

Bei keiner dominanten Erbkrankheit ist bisher ein vollständiger oder fast vollständiger Enzymmangel nachgewiesen worden. Nur ausnahmsweise wurde bei dominanten Erbleiden überhaupt eine Verminderung einer Enzymaktivität gefunden, vor allem bei gewissen hämolytischen Anämien (s. S. 573). Hier liegt aber insofern eine spezielle Situation vor, als die roten Blutkörperchen keinen Zellkern und infolgedessen keine genetische Information für die Bildung von RNS besitzen. Sie haben zwar noch einen Vorrat von RNS und Enzymen, doch kann dieser bald unter die kritische Schwelle sinken, die zur Erhaltung der Erythrocyten notwendig ist, wenn er zu Beginn nur ungefähr 50% der Norm betrug.

Offenbar führen abnorme Gene im heterozygoten Zustand gewöhnlich nicht zu einem vollständigen Enzymblock, da das normale Allel für eine ausreichende Enzymaktivität sorgt. Dagegen sind ausgedehnte Anomalien der Gewebsbeschaffenheit oder der Organform für viele dominante Erbleiden charakteristisch, ohne daß Stoffwechselveränderungen faßbar sind. Die folgenden Beispiele illustrieren diese Regel.

1. Das Ehlers-Danlos-Syndrom mit gummiartig überdehnbarer, leicht verletzlicher Haut, zigarettenpapierartigen Narben über Knien und Ellenbogen, verkalkten Hämatomen, überstreckbaren Gelenken, Luxationen und Gewebe, das bei Operationen ,,wie nasses Löschpapier" reißt.

2. Die Dysostosis cleidocranialis mit fehlenden oder hypoplastischen Schlüsselbeinen, im Säuglingsalter mit weichem, membranösem Schädel und riesiger Fontanelle, vorgewölbter Stirn, Minderwuchs und klaffender Symphyse, Persistenz von Milchzähnen.

3. Die Neurofibromatose mit multiplen Milchkaffee-Flecken der Haut, Neurofibromen, O-Beinen, Pseudarthrosen, gelegentlich Minderwuchs bei eher großem Kopfumfang und oft unterdurchschnittlicher Intelligenz.

4. Die Myositis ossificans mit Verkürzung von Daumen und Großzehen und Verknöcherung zahlreicher Muskeln.

5. Das Waardenburg-Syndrom mit weitem Abstand der Lidwinkel, zusammengewachsenen Augenbrauen, weißer Stirnlocke, Heterochromie der Iris und Hörstörung.

Tabelle 174. *Enzymvarianten mit kodominanter Vererbung.* (Nach GIBLETT, 1969)

Enzym	Allele	Häufigkeit	Bemerkungen
Adenosin-Deaminase	ADA^1	0,94	
	ADA^2	0,06	
	ADA^3		selten, verminderte Aktivität
Adenylat-Kinase	AK^1	0,96	
EC 2.7.4.3.	AK^2	0,04	
	AK^4		
Carboanhydrase	CA I a		
EC 4.2.1.1.	CA I b	selten	
	CA I c		Arginin → Glycin
	CA I d		Threonin → Lysin
Erythrocyten-Esterase	3		
Galaktose-1-Phosphat-Uridyltransferase	Gt^+	0,94	
	Gt^D	0,06	herabgesetzte Aktivität
Glutamat-Oxalacetat-Transaminase	2	selten	
Glutathion-Reductase	2	0,87	
EC 1.6.4.2.		0,13 bei Negern	Beziehungen zur Gicht
Indophenol-Oxydase	2	selten	
Katalase EC 1.11.1.6.	2	selten	gekoppelt mit α-Kette des Haptoglobin
Lactatdehydrogenase EC 1.1.1.27.	4 für A-Einheit 2 für B-Einheit	selten	
Malat-Dehydrogenase EC 1.1.1.37			
Im Cytoplasma	2	selten	
In Mitochondrien	2	0,95 0,05	autosomal kodominant
NADH-Diaphorase	3 ?	selten	
Peptidase A	6 (A^1, A^2, A^3, A^4, A^5, A^6)	selten bei Europäern	A^5: Arginin → Cystein
Peptidase B	4		
Phosphoglucomutase	PGM_1-Locus: 8 Allele (PGM_1^1 bis PGM_1^8)	PGM_1^1: 0,76 PG_1: 0,24	
	PGM_2-Locus: 5 Allele	selten	
	PGM_3-Locus: 2 Allele		
6-Phosphogluconat-Dehydrogenase	8 Allele	PGD^A: 0,98 PGD^C: 0,02	PGD^C: etwas verminderte Aktivität, PGD^O u. PGD^W stark verminderte Aktivität
Phosphohexose-Isomerase EC 5.3.1.9.	9	selten	Heteroallelie für MDH^9 und MDH^{10} bei hämolytischer Anämie beobachtet
Saure Phosphatase	5 Allele	P^a: 0,36 P^b: 0,60 P^c: 0,04	
Pseudocholinesterase	E_1-Locus: 5 Allele E_2-Locus: 3 Allele		

Nicht immer sind bei kodominanter Genwirkung im heterozygoten Zustand nur die beiden Genprodukte nebeneinander vorhanden, die in den beiden homozygoten Zuständen getrennt vorkommen. Von vielen Enzymvarianten, z.B. der Peptidase A, kommen „hybride“ Moleküle neben beiden Genprodukten vor. Wenn die beiden Homozygoten in der Elektrophorese je eine Bande zeigen, von denen eine schneller als die andere wandert, so findet sich bei den Heterozygoten neben diesen beiden Banden eine dritte mit intermediärer Wanderungsgeschwindigkeit.

6. Ein Syndrom mit multiplen Epitheliomen der Basalzellen, Kiefercysten, Gabelrippen, Skoliose und Schwachsinn (GORLIN, YUNIS und TUNA).

Strukturanomalien kennzeichnen vielleicht auch die verschiedenen dominanten Amyloidosen. Von pädiatrischem Interesse ist die mit Taubheit, Fieberschüben und urticaria-ähnlichen Efflorescenzen einhergehende Amyloidose, die bereits im ersten Lebensjahrzehnt beginnt, später als nephrotisches Syndrom imponiert und zum Tod an Amyloidniere führen kann. Eine zweite Form, die vorwiegend zu Paraesthesien, trophischen Ulcera der Beine und gastrointestinalen Erscheinungen führt sowie eine dritte Form mit bevorzugt in den Armen auftretenden Nervenschäden, Sklerodermie und Vergrößerung von Herz und Leber sind weitgehend auf das Erwachsenenalter beschränkt. Den Amyloidosen liegen vermutlich abnorm strukturierte fibröse Proteine zugrunde, wobei ungeklärt ist, ob diese dem Kollagen oder dem Elastin zuzurechnen sind (GAFNI, SOHAR und HELLER).

Dominante Anomalien mit Vermehrung eines Gen-Produktes

Einigen dominanten Anomalien liegt nicht die Verminderung eines Genproduktes oder einer Enzymaktivität bei den Heterozygoten zugrunde, sondern im Gegenteil eine Vermehrung. So ist bei Heterozygoten für die Pseudocholinesterase-Variante E-Cynthiana die Enzymvariante auf das Doppelte bis Dreifache erhöht, vermutlich durch gesteigerte Produktion von Enzymmolekülen der Variante. Die Folge ist gesteigerte Resistenz gegen Succinylcholin (YOSHIDA und MOTULSKY). Dominant erblich ist auch eine Vermehrung des Faktor V der Blutgerinnung auf etwa das Doppelte. Die heterozygoten Patienten haben schon im Jugendalter häufig Thrombophlebitiden und arterielle Embolien (GASTON).

Dominante Störungen des Membrantransports in Nierentubuli und Darm

Der Transport verschiedener Aminosäuren und anderer Stoffe durch die Zellen der Nierentubuli und der Darmwand hängt von spezifischen, genbedingten Systemen ab. Mutationen beteiligter Gene können schon im heterozygoten Zustand zu Transportstörungen führen. So ist die „Hyperdibasicaminoacidurie“, die mit vermehrter Ausscheidung der dibasischen Aminosäuren Lysin, Ornithin und Arginin, aber nicht von Cystin, einhergeht, dominant (WHELAN und SCRIVER). Dasselbe gilt für die meisten Fälle von renaler Glucosurie. Zwei Typen von Cystin-Lysinurie zeigen ebenfalls bei den Heterozygoten vermehrte Ausscheidung von Cystin, Lysin, Arginin und Ornithin. Dominant ist auch eine Form von tubulärer renaler Acidose, die auf vermehrter Rückresorption von H-Ionen in den Tubuli beruht. Andere Störungen des tubulären und intestinalen Transports, wie die Hartnupsche Krankheit, die isolierte Cystinurie und ein Typ von Cystin-Lysinurie treten dagegen nur im homozygoten Zustand auf. Bei der intestinalen und tubulären Transportstörung für Prolin, Hydroxyprolin und Glycin (renale Iminoacidurie mit Glycinurie) zeigen die Heterozygoten nur abgeschwächte Symptome: unregelmäßige Glycinurie und verminderte tubuläre Rückresorption von Prolin (SCRIVER).

Mutationen

Die Entstehung und Wandlung der Arten in der Stammesgeschichte, die normale individuelle Variabilität und die Entstehung von Erbkrankheiten setzen Mutationen voraus. Artunterschiede im Aufbau von Enzymen und Polypeptidhormonen wie Insulin (Insulinmolekül, S. 580), individuelle biochemische Enzym- und Serumprotein-Varianten bei normalen Individuen derselben Art und Unterschiede zwischen gesunden und erbkranken Personen sind zum Teil von grundsätzlich gleicher Natur: In einer Polypeptidkette ist an einer Stelle eine Aminosäure durch eine andere ersetzt. Diesen Ersatz kann man sich nur durch eine Änderung in der DNS erklären, welche die Information für die Reihenfolge der Aminosäuren enthält. Eine solche Änderung ist eine Mutation. Mutationen treten ohne erkennbare äußere Ursache („spontan“) oder als Folge von chemischen oder Strahleneinwirkungen auf. Mutationen können die Chromosomenzahl betreffen, ohne einzelne Chromosomen zu verändern. Andere Mutationen betreffen die Struktur einzelner Chromosomen. Chromosomenabschnitte können verlorengehen (Deletion), sie können sich verdoppeln, oder ein durch zwei Brüche gelöstes Chromosomenstück kann in umgekehrter Richtung wieder eingeheilt sein (Inversion).

keit vom 20. bis zum 40. Lebensjahr des Vaters ungefähr auf das Zehnfache zuzunehmen. Das Lebensalter der Mutter, das entscheidenden Einfluß auf die Entstehung von Trisomien hat, ist für die Entstehung von Punktmutationen bedeutungslos. Bei anderen dominanten Erb-

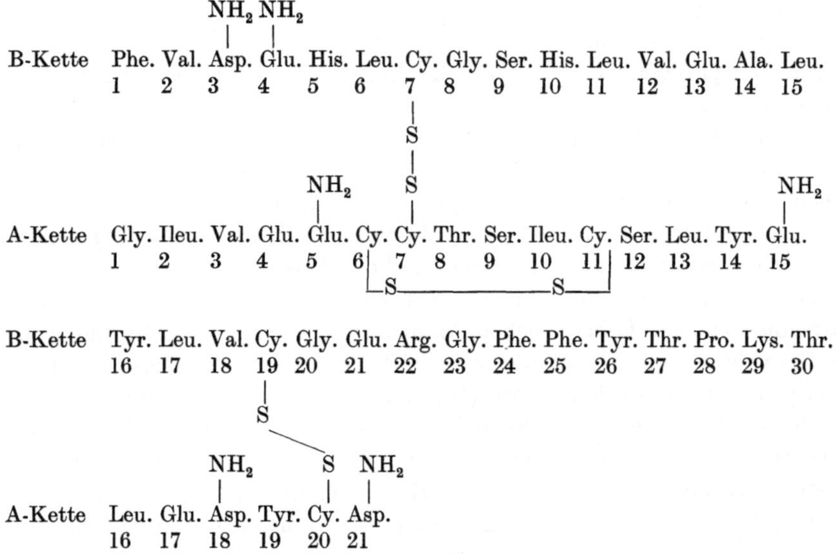

Insulinmolekül des Menschen (s. S. 579)

Das Insulin des Kaninchens unterscheidet sich von dem des Menschen nur in einer einzigen Aminosäure, und zwar ist beim Kaninchen in Stellung 30 der B-Kette Serin anstatt Threonin vorhanden.

Im Insulin des Hundes ist das Threonin in Stellung 30 durch Alanin ersetzt, in allen anderen Aminosäuren stimmen die Insuline von Mensch, Kaninchen und Hund überein.

Wenn man gewöhnlich von Mutationen spricht, so denkt man jedoch an „punktförmige" oder Gen-Mutationen, die häufig nur ein einziges Basenpaar im DNS-Molekül betreffen. Bestimmte Basensubstitutionen in der DNS können aus einer Dreiergruppe für eine Aminosäure eine für die Beendigung der Polypeptidkette machen. Solche Mutationen, die zwar bei Mikroorganismen aber nicht beim Menschen nachgewiesen sind, würden wohl meist zu einem totalen Ausfall des Genproduktes führen. Gröbere Umstrukturierungen im Bereich der Größenordnung eines Gens liegen dem Hb_{Lepore}, vermutlich auch den Hp^2-Allelen und der stammesgeschichtlichen Entwicklung der β-, γ- und δ-Ketten aus der α-Kette des Hämoglobins zugrunde.

Einige dominante Mutationen nehmen mit steigendem Alter des Vaters zu (Achondroplasie, Akrocephalosyndaktylie, Myositis ossificans, vermutlich auch Marfan-Syndrom, multiple Exostosen). Dabei scheint die Häufig-

leiden ist allerdings eine Abhängigkeit der Häufigkeit der Mutationen vom Lebensalter des Vaters nicht zu erkennen (Aniridie, tuberöse Sklerose, Neurofibromatose, Osteogenesis imperfecta, Polyposis intestini). Anscheinend gibt es verschiedene Mechanismen der Mutationsentstehung, die sich in ihrer Abhängigkeit vom Lebensalter unterscheiden, und die auch verschiedene Loci betreffen.

Die Mutationsrate wird meist angegeben als Zahl der mutierten Allele, bezogen auf sämtliche Allele desselben Locus bei allen im gleichen Zeitraum in derselben Bevölkerung geborenen Personen oder — was wegen der haploiden Natur der Gameten gleichbedeutend ist, wenn die Mutation nicht zu pränatalem Tod führt — als Zahl der mutierten Keimzellen, bezogen auf sämtliche Keimzellen. Man kann die Mutationsrate natürlich nicht auf die Wohnbevölkerung beziehen, da dabei unberücksichtigt bliebe, daß die Träger von Mutationen eine kürzere Lebensdauer haben können, also in der Wohnbevölkerung seltener sind als unter allen Geborenen. Bei regelmäßig dominanten Genen ergibt sich die Mutationsrate aus der Zahl der Merkmalsträger, die von merkmalsfreien Eltern stammen, bezogen auf die doppelte Zahl aller Geborenen, da jede Person zwei Allele für jeden Locus hat. Wenn man die Merkmalsträger unter den Kindern merkmalsfreier Eltern auszählt, so bestimmt man die Mutationsrate direkt. Dies ist oft nicht möglich, weil die Eltern der Probanden schon verstorben sind und nicht immer eindeutige Informationen über ihren Gesundheitszustand vorliegen.

Man kann die Mutationsrate auch indirekt bestimmen. Dabei geht man davon aus, daß die Häufigkeit eines abnormen Merkmals aus der Mutationsrate des zugrunde liegenden Gens und aus dem Einfluß resultiert, den es auf die Fortpflanzungswahrscheinlichkeit ausübt.

Wenn im Grenzfall ein Merkmal bedingt, daß kein Merkmalsträger zur Fortpflanzung gelangt, dann beruht jeder einzelne Fall auf einer neuen Mutation. In diesem Fall ist freilich die genetische Natur des Merkmals nur nachzuweisen, wenn aus der chemischen Analyse des primären Defektes dessen Abhängigkeit von der genetischen Information zwingend folgt, oder wenn eineiige Zwillinge immer gemeinsam, zweieiige dagegen nie gemeinsam betroffen sind. Wenn die Merkmalsträger die Hälfte der effektiven Fruchtbarkeit (= Fortpflanzungswahrscheinlichkeit) von Vergleichspersonen haben, so werden in jeder Generation durchschnittlich 50% aller mutierten Gene ausgemerzt. Die Häufigkeit des Merkmals bleibt nur dadurch im Gleichgewicht, daß in jeder Generation 50% aller Fälle durch neue Mutationen entstehen. Die allgemeine Formel zur Berechnung der Mutationsrate eines dominanten Gens lautet:

$$u = \tfrac{1}{2}(1 - f)\, x.$$

Darin bedeutet

$$u = \text{Mutationsrate} = \frac{\text{Zahl der Neumutationen}}{\text{doppelte Zahl aller Geborenen}},$$

f = relative Fortpflanzung; Bevölkerungsdurchschnitt $f = 1$,

$$x = \frac{\text{Zahl aller Merkmalsträger}}{\text{Zahl aller Geborenen}}.$$

Bei recessiven Genen kommt eine direkte Bestimmung der Mutationsrate nicht in Frage. Indirekt kann man die Mutationsrate ebenfalls aufgrund der Hypothese eines Gleichgewichtes von Mutation und Selektion bestimmen nach der Formel $u = (1 - f)\, x$.

Tabelle 175. *Mutationsraten dominanter Gene*

Krankheit	Mutationsrate	Autoren
Achondroplasie	$1{,}3 \times 10^{-5}$	STEVENSON (1957)
Achondroplasie	0,6 bis $0{,}9 \times 10^{-5}$	SCHIEMANN (1966)
Akrocephalosyndaktylie	3×10^{-6}	BLANK (1960)
Akrocephalosyndaktylie	4×10^{-6}	TÜNTE und LENZ (1967)
Neurofibromatose	1×10^{-4}	CROWE, NEEL und SCHULL (1956)
Osteogenesis imperfecta	$0{,}7 \times 10^{-5}$	SMARS (1961)
Polyposis intestini	1—3×10^{-5}	REED, NEEL (1955)
Retinoblastoma	6—7×10^{-5}	VOGEL (1957)

Tabelle 176. *Mutationsraten für X-chromosomale Gene*

Merkmal	Land	Neumutanten je Genom
Hämophilie A	Hamburg	4,1 bis $5{,}7 \times 10^{-5}$
	Finnland	$3{,}2 \times 10^{-5}$
Hämophilie B	Hamburg	$0{,}3 \times 10^{-5}$
	Finnland	$0{,}2 \times 10^{-5}$
X-chromosomale Muskeldystrophie	USA: Utah	$9{,}5 \times 10^{-5}$
	Nordirland	$5{,}5 \times 10^{-5}$
	Südbaden	3,2 bis $4{,}0 \times 10^{-5}$
Incontinentia pigmenti	Reg.-Bez. Münster	0,6 bis $2{,}0 \times 10^{-5}$
OFD-Syndrom	Reg.-Bez. Münster	$>0{,}5 \times 10^{-5}$

Hierbei setzt man allerdings voraus, daß die Heterozygoten dieselbe effektive Fruchtbarkeit wie die Gesamtbevölkerung haben, und daß das Ausmaß der Inzucht konstant bleibt. Die erste Voraussetzung ist fragwürdig angesichts der Tatsache, daß die meisten Heterozygoten biochemisch nachweisbar sind. Selbst wenn die Fortpflanzungswahrscheinlichkeit der heterozygoten Genträger nur geringfügig vermindert oder vermehrt ist, so wird damit eine

Berechnung, welche eine veränderte Fortpflanzungswahrscheinlichkeit nur für die Homozygoten berücksichtigt, über den Haufen geworfen, da die weitüberwiegende Mehrzahl aller recessiven Gene bei heterozygoten Trägern vorkommt. Geringe Abweichungen der Fortpflanzungswahrscheinlichkeit sind aber statistisch nicht faßbar, da die Fehlerquellen zu groß sind. Gewisse recessive Gene, wie das der Sichelzellanämie in bestimmten Gebieten Ostafrikas und das der Thalassämie im Mittelmeergebiet, kommen in manchen Ländern so häufig vor, daß dies nicht durch eine hohe Mutationsrate erklärt werden kann. Offenbar verleihen diese Gene im heterozygoten Zustand unter bestimmten Umweltbedingungen einen Erhaltungsvorteil, so daß selbst die scharfe Selektion gegen das Gen im homozygoten Zustand dessen Häufigkeit nicht herabzudrücken vermag. Wenn sich ein solches Gleichgewicht erst einmal eingestellt hat, so sind Mutationen für seine Aufrechterhaltung bedeutungslos. Sowohl das Sichelzell-Gen als auch das Thalassämie-Gen scheinen im heterozygoten Zustand bei endemischer Malaria von Vorteil zu sein.

In verschiedenen afrikanischen Ländern Uganda, Kongo, Ghana und Nigeria — wurde tatsächlich nachgewiesen, daß unter den Patienten, die an Malaria starben, wesentlich weniger Heterozygote für HbS waren, als zu erwarten. Besonders auffallend war das Fehlen der HbS-Heterozygoten bei Kindern und cerebraler Malaria.

Für X-gekoppelte Gene ergibt sich die Mutationsrate zu

$$u = \tfrac{1}{3}\,(1 - f)\, x'$$

$$x' = \frac{\text{Zahl der Merkmalsträger}}{\text{männliche Geborene}}.$$

Die Mutation eines X-gekoppelten recessiven Gens kann bereits in der ersten Generation in Erscheinung treten, wenn die Mutation eine Eizelle betrifft, die von einem Y-Spermium befruchtet wird. X-gekoppelte recessive Mutationen in der Spermiogenese gelangen zunächst jedoch ausnahmslos an Konduktorinnen und treten frühestens bei deren Söhnen in Erscheinung. Hierdurch ist es möglich, Mutationsraten getrennt für beide Geschlechter zu bestimmen. Dafür, daß die Mutationen zu Hämophilie A mindestens vorwiegend in der Spermiogenese auftreten, spricht die Beobachtung, daß das antihämophile Globulin bei Müttern sporadischer Bluter ebenso häufig vermindert ist wie bei Müttern, die als sichere Gen-Trägerinnen angesehen werden können, weil sie zwei oder mehr hämophile Söhne haben, oder weil sie einen hämophilen Sohn und mindestens einen Bruder oder Neffen mit Hämophilie haben. Weiter entspricht die Häufigkeit sporadischer Hämophiliefälle dem Erwartungswert, der sich unter der Voraussetzung berechnen läßt, daß alle Mütter von Hämophilen Träger des Gens sind. Schließlich ergab sich eine deutliche Abhängigkeit des Auftretens der Mutationen vom Zeugungsalter des Vaters der ersten Konduktorin in der Familie (BITTER, GOEDEKE, LANDBECK und LENZ).

Erzeugung von Mutationen durch Strahlen

Röntgenstrahlen und andere ionisierende Strahlen erhöhen die Häufigkeit von Mutationen. Diese Wirkung ist jedoch nicht so stark, daß sie bei den Kindern von Röntgenologen, von strahlenbehandelten Patienten oder von Eltern, die in Hiroshima und Nagasaki von den Strahlen der Atombomben getroffen worden sind, zu einer nachweisbaren Häufung erblicher Anomalien geführt hätte. Auch war in einer durchschnittlich 9jährigen Beobachtungsperiode bei japanischen Kindern, deren Eltern von den Strahlen der Atombomben getroffen worden waren, kein Einfluß der Strahlenexposition auf die Mortalität nachweisbar (KATO, SCHULL und NEEL). Eine Verschiebung des Geschlechtsverhältnisses unter den Neugeborenen strahlenexponierter Mütter zugunsten des weiblichen Geschlechts war zunächst nicht gefunden, bei weiterer Sammlung von Material angenommen worden, hat sich aber bei der letzten Nachuntersuchung nicht bestätigt (SCHULL, NEEL und HASHIZUME, 1966). Der Unterschied zwischen den beiden letzten Untersuchungen könnte mit der seit dem Abwurf der Bomben verstrichenen Zeit zusammenhängen. Entgegen früheren Anschauungen, die eine Unabhängigkeit der Mutationshäufigkeit vom Zeitabstand zwischen Bestrahlung und Konzeption annahmen, hat sich nämlich bei weiblichen Mäusen gezeigt, daß nach einer Bestrahlung von etwa 63 rad spezifische Punktmutationen nur in den ersten 7 Wochen vermehrt nachweisbar waren, danach aber nicht mehr. In den ersten 7 Wochen waren 59 Mutationen unter 89301 Nachkommen, danach 0 unter 120483 Tieren aufgetreten (RUSSELL). Eine umfassende kritische Darstellung der strahleninduzierten Mutationen bei Mensch und Säugetieren haben VOGEL, RÖHRBORN und SCHRÖDER gegeben.

Abhängigkeit von Mutationen vom Zeugungsalter

Das Auftreten sporadischer Fälle von Achondroplasie, Akrocephalosyndaktylie, Myositis ossificans progressiva (TÜNTE) und doppelseitigem Retinoblastom (MATSUNAGA), vermutlich aber auch von weiteren dominanten Erbleiden, hängt sehr deutlich vom Lebensalter des Vaters ab. Der Anstieg ist nicht linear, sondern exponentiell. Daher würde eine Herabsetzung des Fortpflanzungsalters nicht nur die Zahl der Trisomien (s. S. 550), sondern auch der Genmutationen vermindern. Der Trend in den industriell entwickelten Ländern geht ohnehin in Richtung auf niedrigeres Zeugungs- und Gebäralter.

Mutationen somatischer Zellen

Wie in Keimzellen, so können auch in somatischen Zellen Mutationen auftreten. Wenn dies nach der ersten mitotischen Teilung der Zygote geschieht, so entsteht ein Mutationsmosaik. Je später die Mutation auftritt, um so weniger Tochterzellen stammen von der mutierten Zelle ab. Vereinzelte somatische Mutationen können nur dann für den Organismus bedeutsame Folgen haben, wenn sie entweder sehr früh in der embryonalen Entwicklung auftreten, oder wenn die Mutation zum malignen Wachstum der mutierten Zelle führt. Manche segment- oder sektorenartig verteilten angeborenen Gewebsanomalien (systematisierte Naevi, Hämangiome) gehören vermutlich in die erste Gruppe, die chronische myeloische Leukämie als Folge einer Deletion des langen Armes von Chromosom 21 in die zweite.

Auch somatische Mutationen können durch verschiedene chemische Stoffe und durch ionisierende Strahlen verursacht werden. Bestimmte chemische Substanzen, Strahlen und Virusinfektionen erzeugen auch Chromosomenbrüche. Vielleicht beruhen die verstreuten Zellnekrosen, die primäre Grundlage der Rötelembryopathie, auf den durch das Rötelnvirus hervorgerufenen Chromosomenbrüchen (BOUÈ und BOUÉ).

Gehäufte Chromosomenbrüche kommen auch bei einigen recessiv-autosomalen Erbleiden vor, vor allem bei der Fanconi-Panmyelopathie, beim Bloom-Syndrom und bei der Ataxia-Teleangiectasia. Die Häufung von Leukämie und anderen bösartigen Geschwülsten bei diesen Erbleiden ist vermutlich die Folge einer vermehrten Brüchigkeit der Chromosomen oder einer verminderten Fähigkeit, Chromosomenbrüche zu reparieren (GERMAN).

Die praktische Bedeutung der Genetik für den Kinderarzt

Familienanamnese und Familienuntersuchungen

Zu jeder Anamnese gehören Fragen nach Krankheiten in der näheren Familie. Auch wenn ein Kind mit einer anscheinend rein exogenen Krankheit zur Behandlung kommt, kann die Familienanamnese wichtige Hinweise geben, welche zur Vermeidung von Komplikationen führen können. So sollte man vor jedem operativen Eingriff, auch vor einer Adenotomie, nach Blutungsneigung fragen. Lebensrettend kann auch die Kenntnis einer familiären Belastung mit akuter Porphyrie oder mit Porphyria variegata sein, da hier nach Barbitursäuregaben akute Verschlimmerung und selbst Todesfälle eintreten können. Wenn man weiß, daß ein Elternteil eine Schreib-Leseschwäche hat, so kann dies zur richtigen Beurteilung von Verhaltensstörungen und zur Vermeidung langwieriger und unergiebiger psychotherapeutischer Bemühungen beitragen.

Wenn bei einem Patienten keine klare exogene Krankheitsursache zu erkennen ist, sollte eine vollständige Familienanamnese bis zu den Großeltern und deren sämtlichen Nachkommen aufgenommen und in einer Stammbaumskizze festgehalten werden. Oft sind die Namen der Verwandten und Anschriften von Krankenhäusern oder behandelnden Ärzten eine wichtigere Informationsquelle als Diagnosen oder Symptombeschreibungen, welche die befragten Eltern selbst geben. Bei seltenen, den Ärzten wenig bekannten Krankheiten, wie der Paramyotonie, kann freilich eine gute Schilderung der Naturgeschichte einer Krankheit durch einen Patienten oder durch Verwandte wesentlich hilfreicher als ein Krankheitsname sein, den ein Arzt dem Leiden gegeben hat. In unklaren Krankheitsfällen oder im Anfangsstadium einer Krankheit kann ein klinischer Untersuchungsbefund oder das Ergebnis einer Autopsie bei einem gleichartig erkrankten Verwandten die Diagnose unter Umständen sogar bei dem Patienten früher oder sicherer stellen lassen als dies allein aufgrund der Befunde ihm selbst möglich wäre.

In der klinischen Praxis braucht man über den Rahmen der Familie, der durch die Nachkommen der Großeltern gesteckt ist, nur dann hinauszugehen, wenn weitere gleichartige Erkrankungen außerhalb dieses Rahmens bekannt geworden sind. Für wissenschaftliche Zwecke sollte man möglichst die betroffenen und die gesunden Familienangehörigen persönlich untersuchen, jedenfalls aber angeben, wer persönlich untersucht worden ist und wer nicht.

Wenn bei einer Krankheit eine wesentliche Beteiligung der Erbanlage vermutet werden kann, sollte regelmäßig nach den folgenden Daten gefragt und die Antworten sollten vollständig notiert werden.

1. Namen und Geburtsdaten von Großeltern, Eltern, Geschwistern, Onkeln, Tanten, Vettern und Cousinen.

2. Todesfälle, Todesursache und erreichtes Lebensalter bei den genannten Personen.

3. Besondere Krankheiten, vor allem solche, die zu der Krankheit des Patienten in Beziehung gebracht werden können.

4. Blutsverwandtschaft der Eltern. Falls bei Verdacht auf ein recessives Erbleiden Blutsverwandtschaft der Eltern nicht bekannt ist, so sollte weiter gefragt werden, ob sie sich durch Herkunft der Eltern aus weit voneinander entfernten Gegenden ausschließen oder aus Nachbardörfern wahrscheinlich machen läßt. Ohne Bedeutung ist Blutsverwandtschaft eines Großelternpaares.

In wissenschaftlichen Publikationen mit kasuistischer Beschreibung von Erbleiden sollten von allen Geschwistern Geschlecht, Alter und Gesundheitszustand angegeben werden. Das Fehlen solcher Daten in manchen Publikationen über bestimmte Krankheiten hat zu vermeidbarer Unsicherheit und Irrtümern in der Beurteilung der Vererbung geführt.

Mißbildungen und Krankheiten mit teilweise genetischer Ätiologie sind so häufig, daß praktisch jede Familie ein oder mehrere Mitglieder hat, die aufgrund ihrer Erbanlagen zu ihrem Nachteil vom Durchschnitt abweichen. Die Bedeutung einer „familiären Belastung“ wird häufig überschätzt, vor allem wenn es sich um eine Belastung mit häufigen Anomalien handelt, die mit der Krankheit des Patienten selbst nichts zu tun haben, wie Krebs, Tuberkulose, „Allergien“ oder Verhaltensstörungen. Die erbgesunde Familie ist keineswegs die Regel. Bei Erhebungen an unausgewälten 16jährigen Schülern in Zürich hat HAYNAL in 55 von 88 Familien mindestens einen Fall von Atopie (Asthma, allergische und vasomotorischen Rhinitis, Neurodermitis) gefunden, wenn er nur die Probanden sowie deren Geschwister, Eltern, Onkel, Tanten, Basen und Cousinen berücksichtigte. Wenn man außerdem Ulcus, Enuresis, Diabetes und Migräne einbezieht, so wird die Wahrscheinlichkeit, daß man eine von diesen Leiden freie Familie findet, ziemlich gering. Daraus folgt nur, daß im Einzelfall die Belastung mit einer häufigen Krankheit wenig zur Diagnose beiträgt, nicht aber, daß sorgfältig kontrollierte Vergleichsuntersuchungen über das familiäre Vorkommen bestimmter häufiger Krankheiten bei größeren Gruppen von Patienten nicht interessante Aufschlüsse geben können.

Stammbäume

In der Abb. 239 sind die üblichen Symbole für Stammbäume zusammengestellt und erläutert.

Die Bedeutung der Probandenauslese

Man kann die familiäre Häufung von Merkmalen oder Krankheiten nur beurteilen, wenn man die Art der Materialsammlung kennt. In einer Klinik oder in einer Praxis gesammeltes Material ist fast immer in mehrfacher Hinsicht ausgelesen. Ulcus-Patienten, die den Chirurgen aufsuchen, unterscheiden sich von Ulcus-Patienten, die den Psychotherapeuten zu Rate ziehen; wieder eine andere Auslese von Ulcus-Patienten, nämlich bevorzugt solche mit „positiver“ Familienanamnese, bekommt der Humangenetiker zu Gesicht. Die Kennzeichnung einer Serie von Fällen als „unausgelesen“ verrät gewöhnlich nur, daß der Autor sich

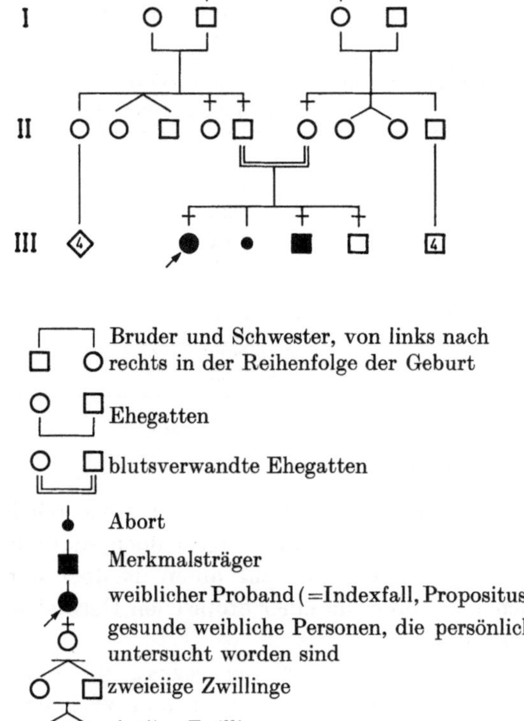

Abb. 239. Zeichen für „Stammbäume"

keine Gedanken über die beteiligten Auslesefaktoren gemacht hat. Nur sorgfältige Planung bei der Materialsammlung oder vollständige Erfassung sämtlicher Fälle einer bestimmten Krankheit in einer Bevölkerung läßt eine Verzerrung des Materials durch Auslese mit hinreichender Sicherheit vermeiden.

Wenn von allen Fällen in der Bevölkerung nur wenige zufällig zur Kenntnis des Arztes gelangen, so hat eine Familie mit drei betroffenen Kindern eine nahezu dreimal so große Chance, ihm bekannt zu werden, wie eine Familie mit einem sporadischen Fall. Erst wenn in einer Bevölkerung sämtliche Patienten mit einer bestimmten Krankheit bekannt sind, werden sporadische Fälle mit gleicher Wahrscheinlichkeit wie familiäre erfaßt. Bei Sammlung von Einzelfällen dürfen nur die Geschwister des Ausgangsfalles, der auch als Proband oder Indexfall bezeichnet wird, gezählt werden. Bei vollständiger Erfassung aller Fälle sind dagegen in einer Familie mit drei betroffenen Kindern alle drei als Probanden zu zählen, von denen jeder zwei betroffene Geschwister hat, so daß zusammen sechs betroffene Geschwister gezählt werden. Bei Einzelerfassung wird dieselbe Zahl 6 auf andere Weise erreicht, und zwar dadurch, daß Familien mit drei Kindern eine dreimal so große Chance haben, erfaßt zu werden wie Familien mit einem sporadischen Fall. In wissenschaftlichen Publikationen sollte festgehalten werden, welche Fälle Ausgangsfälle sind, und welche von diesen ausgehend sekundär in deren Familien erfaßt worden sind. Freilich ist nicht immer eindeutig zu entscheiden, ob ein Patient als Proband oder als Sekundärfall anzusehen ist. Wenn etwa zwei Geschwister gleichzeitig in eine Klinik eingewiesen werden, kann die Erkrankung des einen den Anstoß dazu gegeben haben, auch den anderen untersuchen zu lassen. In der klinischen Praxis liegt gewöhnlich weder eine unabhängige Erfassung von Einzelfällen noch eine vollständige Erfassung aller Fälle vor, sondern eine Mischung von beiden Selektionsweisen.

Man kann dann die Berechnung auf zweierlei Weise vornehmen, einmal, indem man nur die eindeutigen Probanden als solche zählt, zweitens, indem man alle Patienten als Probanden betrachtet. Bei recessiven Erbleiden erhält man bei diesem Vorgehen gewöhnlich zwei Werte, von denen der eine etwas unterhalb, der andere etwas oberhalb des theoretischen Erwartungswertes von 25% liegt. Geringe Abweichungen empirischer Zahlen von der theoretischen Erwartung sollte man nicht zu hoch bewerten. Ideale Auslesebedingungen sind in der Humangenetik fast nie verwirklicht. Daher kann man auch mit den vollkommensten Methoden keine vollkommenen Ergebnisse erwarten.

Die a-priori-Methode nach Bernstein-Lenz-Hogben

Bernstein hat erkannt, daß bei der Weinbergschen Probandenmethode ein großer Teil der Information verloren geht, da die Probanden selbst, die gewöhnlich die Mehrzahl aller Fälle darstellen, nicht mitgezählt werden. Dadurch wird der statistische Fehler der Weinbergschen Methode bei kleinem Material sehr hoch. Man kann nun a priori berechnen, wie häufig in Familien mit 2, 3, 4 Kindern usw. bei recessivem Erbgang familiäres Vorkommen zu erwarten ist. Die Tabelle 177 gibt die durchschnittliche Anzahl betroffener Kinder für Familien verschiedener Größe an.

Da zahlreiche Familien in Europa und Nordamerika nur 2—3 Kinder haben, wird selbst bei vorwiegend sporadischem Vorkommen mit der a-priori-Methode eine Zahl etwas über 1 gefunden, die sich von der theoretischen Erwartung 1,14 bzw. 1,30 nicht allzu weit entfernt. Dies ist nicht immer ausreichend berücksichtigt worden.

Tabelle 177. *Durchschnittliche Zahl homozygoter Kinder in Familien mit zwei heterozygoten Eltern und mindestens einem homozygoten Kind*

Kinderzahl pro Familie	Durchschnittliche Zahl homozygoter Kinder
2	1,14
3	1,30
4	1,46
5	1,64
6	1,83
7	2,02
8	2,22
9	2,43
10	2,65

Beobachtungen an Zwillingen

In Europa und den Vereinigten Staaten von Amerika sind etwa 1,1—1,2% aller Geburten Zwillingsgeburten. Rund ein Drittel aller Zwillinge sind eineiig, also aus einer einzigen Zygote hervorgegangen. Die übrigen Zwillinge sind zweieiig und daher genetisch ebenso verschieden wie andere Geschwister.

Bei Krankheiten, die ohnehin in klarer Weise von einzelnen Genen mit dominanter oder recessiver Wirkung abhängen, geben Beobachtungen an Zwillingen wenig zusätzliche Information; insbesondere sagen sie nichts über den Erbgang.

Wertvoll, ja unentbehrlich, ist die Zwillingsforschung dagegen, wenn exogene und genetische Faktoren bei Krankheiten oder Merkmalen in schwer überschaubarer Weise zusammenwirken. So hat die Zwillingsforschung wesentliche Erkenntnisse über den relativen Anteil von Erbanlage und Umwelt bei Psychosen, Kriminalität, Homosexualität, atopischen Krankheiten, Tuberkulose, Körpergröße und Intelligenz beigetragen. Bei 7 eineiigen Zwillingspaaren, von denen einer eine atopische Dermatitis hatte, sah DORN nur einmal auch beim anderen Zwilling eine atopische Dermatitis. Unter vier eineiigen Zwillingspaaren mit atopischer Dermatitis sah SCHNYDER zwei konkordante. Bei drei von den insgesamt 11 Zwillingspaaren hatte der Partner keine Erscheinungen, die eindeutig mit den Atopien zusammenhängen. Viermal hatte der Partner nur Heuschnupfen und zweimal nur Asthma bronchiale. Heuschnupfen und Asthma bronchiale zeigen eine deutliche individuelle und familiäre Korrelation zur atopischen Dermatitis. Vermutlich sind für diese Korrelation gemeinsame Erbanlagen verantwortlich. Die Zwillingsforschung zeigt jedoch, daß die Gene eines Kindes nicht allein darüber entscheiden, ob es an einer atopischen Dermatitis erkrankt.

Die Zwillingsforschung basiert auf einem Vergleich zwischen eineiigen und zweieiigen Zwillingen. Zwillingspaare wachsen gewöhnlich in der gleichen Umwelt auf. Ernährung, Infektionen, soziales und kulturelles Milieu und Schule sind für Zwillinge meist gleich. Da eineiige Zwillinge alle Erbanlagen, zweieiige Zwillinge aber nur einen Teil ihrer Erbanlagen gemeinsam haben, lehrt der Vergleich zwischen den beiden Zwillingstypen, welche Wirkung die genetischen Unterschiede haben, die zwischen Kindern eines Elternpaares bestehen. Die Zwillingsforschung läßt dagegen weder den Einfluß der größeren Erbunterschiede zwischen beliebigen Individuen in der Bevölkerung erkennen, noch gibt sie Aufschluß über die Wirkung von sozialen und anderen Umweltunterschieden, die über die Unterschiede innerhalb eines Elternhauses hinausgehen. Wenn kulturelle und soziale Unterschiede, wie sie zwischen verschiedenen Familien einer Bevölkerung bestehen, einen entscheidenden Einfluß auf körperliche und seelische Gesundheit hätten, so müßte sich dies in einer hohen Korrelation zwischen Geschwistern und zwischen zweieiigen Zwillingen äußern. Allein die Tatsache, daß zweieiige Zwillinge im Intelligenzquotienten nur eine Korrelation von etwa $+0{,}5$ haben, zeigt, daß das Familienmilieu nicht so entscheidend sein kann, wie manchmal vermutet worden ist. Ein Korrelationskoeffizient von $+0{,}5$ zwischen Geschwistern und zwischen zweieiigen Zwillingen ist zu erwarten, wenn die Intelligenzunterschiede auf additiv wirkenden Genen beruhen.

Eineiige Zwillinge sind ferner dazu geeignet, die Wirkung eines Faktors zu erforschen, der nur einen der beiden Zwillinge trifft. Man hat hiervon in der psychologischen Forschung Gebrauch gemacht, indem man nur den einen Partner eines eineiigen Zwillingspaares übte oder bestimmten psychologischen Einflüssen aussetzte. Dieses Verfahren wird als Co-Twin-Control bezeichnet. Es hat zu der Erkenntnis geführt, daß viele psychomotorische Funktionen im frühen Kindesalter mehr von der biologischen Reifung als von der Erfahrung oder Übung abhängen (GESELL und THOMPSON; MCGRAW). Die Methode der Co-Twin-Control ist nicht nur für die Psychologie fruchtbar, sondern sie gestattet auch, exogene Einflüsse klarer zu beurteilen, als es durch statistische Vergleiche sonst möglich wäre. So hat DENCKER durch sorgfältige Untersuchungen an 128 Zwillingspaaren den Einfluß eines Hirntraumas, das nur einer durchgemacht hatte, auf Gesundheitszustand, Persönlichkeit und Lebensschicksal besser klären können, als es auf andere Weise möglich gewesen wäre. Die individuelle Variabilität macht sich auch störend bei der Prüfung pharmakologisch wirksamer Substanzen an Patienten bemerkbar. Arzneimittelprüfungen mit Co-Twin-Control könnten solche Schwierigkeiten erheblich vermindern. Durch experimentelle Zwillingsuntersuchungen über das Erlernen des Lesens und Schreibens ist auch gezeigt worden, daß die sog. Ganzwortmethode keine besseren Resultate liefert als die alte Buchstabiermethode.

Gelegentlich kommt es vor, daß eineiige Zwillinge in der ersten Lebenszeit voneinander getrennt werden und in verschiedenem Milieu aufwachsen. Untersuchungen an getrennten Zwillingen geben wertvollen Aufschluß über die Wirkung von Umweltunterschieden auf verschiedene körperliche und seelische Merkmale. In der Monographie von SHIELDS sind die älteren Berichte ausführlich besprochen und 44 eineiige Zwillingspaare erstmals beschrieben, die in verschiedenen Familien aufgewachsen sind. Die Tabelle 178 gibt einige charakteristische Unterschiede wieder. Man kann dabei erkennen, daß in der gleichen Familie aufgewachsene zweieiige Zwillingen in Körperhöhe, Gewicht und Intelligenzleistung stärker voneinander abweichen als getrennt aufgewachsene eineiige Zwillinge, deren Unterschiede nicht sehr viel größer als die zwischen gemeinsam aufgewachsenen eineiigen Zwillingen sind.

Tabelle 178. *Unterschiede in Körperhöhe, Gewicht und Intelligenz bei zusammen und getrennt aufgewachsenen Zwillingen.* (Nach SHIELDS, 1962)

		Zusammen		Getrennt
		EZ	ZZ	EZ
Durchschnittlicher Unterschied in Körperhöhe		1,3 cm	4,5 cm	2,1 cm
Korrelation in Körperhöhe	ml.	+0,98	—	+0,82
	wbl.	+0,94	+0,44	+0,82
Durchschnittlicher Unterschied im Gewicht		4,7 kg	7,9 kg	4,8 kg
Korrelation im Gewicht	ml.	+0,79	—	+0,87
	wbl.	+0,81	+0,56	+0,37
Durchschnittlicher Unterschied in der Intelligenz (Testpunkte)		7,4	13,4	9,5
Korrelation		+0,76	+0,51	+0,77

Weitere Begriffe der medizinischen Genetik

Heterogenie von Erbleiden

Heterogen nennen wir eine erbbedingte Krankheit, der in verschiedenen Familien verschiedene Gene zugrunde liegen können. In diesem Sinne heterogen sind eigentlich nicht Krankheiten, sondern Krankheitsgruppen, die freilich häufig mit Namen bezeichnet werden, welche Einheitlichkeit vortäuschen. Durch ihre Symptome gut definierte, vor allem aber biochemisch homogene Krankheiten, sind meist auch genetisch homogen. Sammelnamen wie Muskeldystrophie, Glykogenose, enchondrale Dysostose usw. umfassen mehrere selbständige, unterscheidbare Krankheiten. Man sollte nicht sagen, daß sich „die Glykogenose“ in mehrere Formen oder Varianten einteilen läßt, sondern daß es verschiedene Krankheiten mit dem gemeinsamen Merkmal der Glykogenspeicherung gibt, die man als Glykogenosen zusammenfassen kann. Besser als von Formen spricht man von Typen. Sinnvoll ist die Bezeichnung Formen oder Varianten dagegen, wenn durch verschiedene Mutationen am gleichen Locus ähnliche Krankheitsbilder erzeugt werden wie es von den Hämoglobinopathien, der Hämophilie A, von den Varianten der Glucose-6-Phosphat-Dehydrogenase, der Serumcholinesterase, den Paralbuminämien usw. bekannt ist.

Ein genetischer Hinweis auf Heterogenie eines Erbleidens ergibt sich, wenn Eltern, die beide homozygot für ein abnormes recessives Gen mit gleicher phänischer Wirkung sind, nur gesunde Kinder haben. Wenn beide Eltern für dasselbe Gen homozygot sind, haben sie nur kranke Kindern. So sind relativ häufig alle Kinder aus einer Ehe zwischen zwei Taubstummen ebenfalls taubstumm, alle Kinder aus einer Ehe zwischen zwei Albinos ebenfalls albinotisch. Häufiger gehen aus Ehen zwischen zwei Taubstummen jedoch nur gesunde Kinder hervor, da die recessive Taubstummheit heterogen ist, d.h. auf verschiedenen Genen beruhen kann, die homozygot zu Taubstummheit führen, doppelt heterozygot aber nicht. Auch ist ein Elternpaar mit Albinismus beobachtet worden, das nur normal pigmentierte Kinder hatte. Der Enzymblock muß hier bei beiden Eltern an verschiedener Stelle gelegen haben.

Auch ein phänotypisch recht einheitliches Krankheitsbild kann genetisch heterogen sein, wenn dieselbe Stoffwechselkette an verschiedenen Stellen blockiert ist, so daß bei den verschiedenen Typen das gleiche Endprodukt fehlt, wie etwa das Cortisol bei den verschiedenen Typen des adrenogenitalen Syndroms und das Schilddrüsenhormon bei den Störungen der Synthese. Eine Trennung ist dann oft nur durch Aufklärung des biochemischen Basisdefektes möglich, manchmal allerdings auch durch Begleitsymptome, wie die Schwerhörigkeit beim Pendred-Syndrom oder den männlichen Pseudohermaphroditismus beim adrenogenitalen Syndrom infolge Mangels der 3β-ol-Dehydrogenase.

Pleiotropie (Polyphänie)

Pleiotrop oder polyphän nennen wir ein Gen, das verschiedene Wirkungen hat, die nicht in unmittelbar verständlicher Weise auf eine gemeinsame Primärwirkung zurückgeführt werden können. So bedingt das Gen des Bardet-Biedl-Syndroms Polydaktylie, Fettsucht, Schwachsinn und Pigmentdegeneration der Retina, das Gen der Fanconischen Panmyelopathie Mißbildungen oder Fehlen von Daumen und Radius, variable innere Mißbildungen, braune Pigmentflecken, Minderwuchs, Thrombocytopenie, Leukopenie und Anämie. Eine solche Polyphänie beruht nicht auf einer Vielfalt voneinander unabhängiger primärer Wirkungen eines Gens, sondern darauf, daß ein primär einheitlicher „Basisdefekt" chemischer Natur vielfältige Auswirkungen hat. Man nimmt aufgrund solcher monomer, d.h. durch *ein* Gen bedingter komplexer Syndrome mit guten Gründen an, daß die normalen Genprodukte, welche von den Allelen der abnormen Gene erzeugt werden, eine wichtige Rolle für verschiedene Organe und Funktionen spielen. So zeigt das Bardet-Biedl-Syndrom, daß es ein normales Genprodukt geben muß, welches für die normale Entwicklung von Fingern und Zehen, Netzhaut, Gehirn und Fettgewebe notwendig ist. Die Pleiotropie stellt eher ein pathogenetisches als ein genetisches Problem. Früher wurden zur Erklärung komplexer Syndrome häufig gekoppelte Gene herangezogen. Dazu besteht kein Grund. Koppelung von Genen führt nicht zur Korrelation von Merkmalen in der Bevölkerung, sondern nur in einzelnen Familien zu über Erwartung häufiger gemeinsamer oder zu über Erwartung häufiger getrennter Vererbung.

Abnorme Gene sind häufig ausgesprochen pleiotrop. Die diagnostische Bedeutung der Pleiotropie liegt darin, daß man von der einen sichtbaren phänischen Wirkung auf eine zweite Wirkung schließen kann. So lassen z.B. braune Pigmentflecken um den Mund und an der Lippenschleimhaut schließen, daß eine Darmblutung auf Polypen des Peutz-Jeghers-Syndroms zurückzuführen ist, während multiple Osteome, Dermoidcysten und Lipome im gleichen Zusammenhang auf die Polypen des Gardner-Syndroms hinweisen (GORLIN und CHAUDRY). Wenn ein Kind sechs oder mehr Milchkaffeeflecken von mindestens 1,5 cm Durchmesser hat, so ist dies ein fast sicherer Hinweis auf eine Neurofibromatose und damit im Säuglingsalter ein dringendes Warnsignal, keine operative Korrektur von Knochenmißbildungen, etwa eines Crus varum, vorzunehmen, da es sonst zu praktisch unheilbaren Pseudarthrosen kommt.

Syndrome

Das Wort „Syndrom" wird unterschiedlich, häufig unscharf oder widersprüchlich gebraucht. Obwohl man ein Syndrom meist als einen Symptomen-Komplex uneinheitlicher Ätiologie zu definieren pflegt, wendet man das Wort praktisch meistens auf ziemlich scharf umschriebene, genetisch einheitliche Zustände an. Es wäre besser, wenn man das Wort Syndrom konsequent in diesem Sinne gebrauchen würde, in dem es ohnehin meist verwandt wird, nämlich als Bezeichnung für einen Symptomenkomplex, bei dem die pathogenetische Zusammengehörigkeit der Symptome zwar aus genetischen oder anderen Gründen sehr wahrscheinlich ist, im einzelnen aber nicht geklärt ist. Das Zusammenwerfen symptomatisch ähnlicher Krankheitsbilder verschiedener Ätiologie zu einem Syndrom mit einem Eigennamen oder einem Einheitlichkeit vortäuschenden aus den alten Sprachen entlehnten Wort fördert nur verschwommenes Denken.

Multifaktoriell bedingte Eigenschaften (Polygene Vererbung)

Phänische Unterschiede zwischen Individuen können entweder scharf alternativ sein, oder es kann sich um fließende quantitative Übergänge handeln. Man kann die Blutgruppe A haben oder nicht haben, und man kann an einer Phenylketonurie leiden oder frei davon sein. Derartige Unterschiede beruhen meist auf Unterschieden in einem einzigen Gen oder Genpaar, sie sind monogen und molekular einheitlich, d.h. durch ein Genprodukt bedingt. Andere Unterschiede lassen sich nicht durch alternative Klassen kennzeichnen oder auf molekularem Niveau definieren. Es gibt keine scharfe Grenze zwischen Schwachsinn und normaler Intelligenz, zwischen Kleinwuchs und normaler Körpergröße, zwischen Hypertonie und normalem Blutdruck. „Der Dummheit", „der Hypertonie", „dem Diabetes", „dem Minderwuchs" liegen nicht einheitliche biochemische Basisdefekte zugrunde. Die meisten quantitativ variablen Merkmale, wie die Körperhöhe, folgen etwa einer Normalverteilung. Zunächst wurde die Geltung der Mendelschen Regeln von der unabhängigen Vererbung elementarer Anlagen an alternativen Merkmalen wie einem dominanten Brachydaktylietyp und der recessiven Alkaptonurie erkannt. Jahrelang konnten sich Anhäger MENDELs mit den „Biometrikern", die an eine Verschmelzung der Anlagen glaubten, nicht einigen. Erst dem englischen Statistiker R. A. FISHER gelang der mathematische Nachweis, daß die Vererbung bei quantitativ variablen Merkmalen vollständig durch die Mendelschen Prinzipien zu erklären ist. Gene, die einen Einfluß auf Körperhöhe, Intelligenz oder Blutdruck haben, werden ebenso wie Gene mit eindeutig nachweisbarem individuellem Effekt im Durchschnitt an die Hälfte der Kinder weitergegeben. Ihre Wirkung ist allerdings im einzelnen nicht von der Wirkung anderer Gene, die das gleiche Merkmal beeinflussen, abzutrennen. Zur Analyse der Vererbung solcher multifaktoriell (polymer, polygen) bedingter Merkmale dient die Korrelationsrechnung. Wenn ein multifaktoriell bedingtes Merkmal ausschließlich erbbedingt ist, und wenn alle beteiligten Gene phänisch wirksam sind, also kein Gen recessiv ist, so ergibt sich eine Korrelation zwischen Eltern und Kindern von $+0{,}5$ und zwischen Geschwistern ebenfalls von $+0{,}5$. Die Korrelation zwischen Großeltern und Enkeln oder zwischen Onkel oder Tante und Neffen oder Nichten ist 0,25, die zwischen Vettern und Cousinen 0,125. Niedrigere Korrelationen sprechen für Beteiligung recessiver Gene oder für Beteiligung von Umweltfaktoren.

Die Bedeutung des Korrelationskoeffizienten kann man sich am einfachsten mit einem Kartenspiel verständlich machen. Wenn man jeder Spielkarte eine bestimmte Punktzahl zuordnet, etwa Kreuz 4, Pique 3, Herz 2 und Karo 1, so läßt sich die durchschnittliche Punktzahl einer beliebigen Karte und damit die durchschnittliche Punktsumme von 10 Spielkarten berechnen, sie beträgt

$$\frac{4+3+2+1}{4} \times 10 = 25.$$

Wenn man nach jedem Ziehen einer Karte diese wieder mit den übrigen mischt und auf diese Weise zehnmal nacheinander eine Karte zieht, so erhält man eine Summe, die kleiner, gleichgroß oder größer als der theoretische Durchschnittswert sein kann. Wenn man das Ziehen von 10 Karten oft wiederholt, so erhält man verschiedene Summen, die um den theoretischen Durchschnittswert 25 streuen. Der Durchschnittswert aller Summen nähert sich bei genügend langer Fortsetzung immer mehr der theoretischen Erwartung. Wenn man nun jedesmal die Punkte für die ersten 5 der 10 gezogenen Karten und die ganze Summe notiert und dann 5 weitere Karten beliebig zieht, deren Punkte man zu denen der ersten 5 Karten addiert, so erhält man zwei Serien von Summen aus 10 Karten. Dabei ist jede zweite Zehnersumme zur Hälfte durch die eine Hälfte der ersten Zehnersumme determiniert, zur Hälfte jedoch noch frei. Der mathematische Ausdruck dieser Beziehung ist ein Korrelationskoeffizient von $+0{,}5$. Analog verhält es sich mit der Gemeinsamkeit von Erbanlagen zwischen Eltern und ihren Kindern oder zwischen Geschwistern.

Einfluß der Homogamie

In unserem Beispiel mit den Spielkarten hatten wir angenommen, daß die Karten nach jedem Ziehen einer Karte wieder gut gemischt wurden. Wenn sie unvollkommen gemischt werden, wenn also etwa die gezogene Karte bevorzugt in die obere Hälfte des Packens gesteckt wird und wieder bevorzugt aus der oberen Hälfte Karten entnommen werden, so ergibt sich eine höhere Korrelation zwischen der ersten und der zweiten Zehnersumme. Entsprechend nimmt der Korrelationskoeffizient zu, wenn die Paarungen in der Bevölkerung nicht zufällig erfolgen, sondern nach der Regel „gleich zu gleich gesellt sich gern". Eine solche Tendenz zur Paarung unter Gleichen, als Homogamie bezeichnet, besteht vor allem für die Körperhöhe und für die Intelligenz, in manchen Ländern auch für die Hautfarbe. Ehegatten stimmen in ihrer Intelligenz etwa ebenso stark überein wie Geschwister. Der Korrelationskoeffizient ist daher kein quantitatives Maß des Erbeinflusses.

Umwelteinfluß bei multifaktoriell bedingten Merkmalen

Merkmale, deren Ausprägung von vielen Genen abhängt, sind physiologisch nicht einheitlich, und daher durch verschiedenartige, meist auch durch exogene Faktoren beeinflußbar. So wird verständlich, warum polygen bedingte Merkmale wie Körpergröße, Intelligenz oder Blutdruck auch milieuabhängig sind. Ernährung, Lernvorgänge, Erlebnisse, Infektionskrankheiten und andere äußere Einflüsse spielen bei verschiedenen multifaktoriellen Merkmalen oder Krankheiten eine wechselnde Rolle.

Polygen bedingte Anomalien

Die Wirkung eines einzigen Gens ist meist nur dann leicht zu erkennen, wenn sie sich deutlich von der phänischen Variabilität der Bevölkerung abhebt. Dies ist in erster Linie bei Erbkrankheiten der Fall. Als Faustregel gilt daher, daß Erbkrankheiten vorwiegend monogen, die normale Variabilität dagegen vorwiegend polygen erbbedingt ist, jedoch gibt es zahlreiche Ausnahmen. Die normale Variabilität hinsichtlich der Blutgruppen, der Serumgruppen und der Enzymvarianten beruht auf Wirkungen einzelner Gene. Auf der anderen Seite können Minderwuchs, Fettleibigkeit, Schwachsinn und Hypertonie großenteils am einfachsten als Extreme einer normalen Verteilungskurve aufgefaßt werden. Polygene Erbbedingtheit zeigt sich daran, daß die Geschwister der Probanden nicht in zwei unterscheidbare Klassen, die normalen und die abnormen, geteilt werden können, wie es bei monomerer Vererbung zu erwarten wäre, sondern daß sie eine normale Verteilungskurve mit einem Gipfel zeigen (s. Tabelle 179).

Polygene Vererbung liegt vermutlich auch relativ scharf umschriebenen Mißbildungstypen

Tabelle 179. *Abweichungen des Gewichtes bei Geschwistern fettleibiger Kinder.* (Nach Glaubitt, 1961)

Abweichung vom Durchschnittsgewicht für die Körperhöhe (σ)	Adipöse Kinder	Geschwister
-3 bis -2		1
-2 bis -1	—	2
-1 bis 0	—	8
0 bis $+1$	—	20
$+1$ bis $+2$	1	21
$+2$ bis $+3$	6	12
$+3$ bis $+4$	13	7
$+4$ bis $+5$	15	2
$+5$ bis $+6$	8	2
$+6$ bis $+7$	4	1
$+7$ bis $+8$	2	—
$+8$ bis $+9$	1	—
$+9$ bis $+10$	1	—

und funktionellen Anomalien, wie den sog. Atopien, zugrunde. Das Zusammenwirken verschiedener Einflüsse kann besonders klar für die Hüftgelenksluxation gezeigt werden. Unter den Geschwistern von Patienten mit Hüftluxation sind rund 5% gleichartig erkrankt, unter den Eltern sind es rund 1,5% (RECORD und EDWARDS). Bei eineiigen Zwillingen fand IDELBERGER in 42,7% Konkordanz, bei zweieiigen Zwillingen nur in 2,8%, nach Korrektur der Probandenauslese in 51,3% bzw. 5,4%. Die Berechtigung der Korrektur ist fraglich, da ihre Anwendung voraussetzt, daß die Wahrscheinlichkeit der Manifestation für jeden Zwillingspartner eines betroffenen Paares gleich ist. Wenn es sich um verschiedene Bedingungen mit stark unterschiedlicher Manifestationswahrscheinlichkeit handelt, so dürften die nichtkorrigierten Zahlen eine besser zutreffende Vorstellung vermitteln. Relativ hohe Konkordanz bei eineiigen Zwillingen, bei niedriger Konkordanz bei zweieiigen Zwillingen spricht für Beteiligung mehrerer Gene. Bei ausschließlicher genetischer Ätiologie wäre eine regelmäßige Konkordanz bei eineiigen Zwillingen zu erwarten, bei Beteiligung nur eines Gens eine höhere Korrelation bei zweieiigen Zwillingen. Der Neigungswinkel des Pfannendaches ist vermutlich einer der entscheidenden Faktoren für das Zustandekommen einer Hüftluxation. Die auf Röntgenbildern gemessenen Winkel der Hüftgelenkspfanne folgen einer Normalverteilung, was von vornherein polygene Erbbedingtheit wahrscheinlich macht. Ein Acetabulumwinkel von 30° und mehr, der von vielen Orthopäden als Grenzwert zwischen normalem und dysplastischem Hüftgelenk angesehen wurde, kommt im Alter von 6 Monaten bei 1,0% aller Knaben, dagegen bei 5,7% aller Mädchen vor (CAFFEY, AMES, SILVERMAN, RYDER und HOUGH). (s. auch Abb. 240). Dies entspricht dem Verhältnis von Knaben zu Mädchen unter 45611 Fällen von Hüftluxation der Weltliteratur, das 1:5,4 beträgt (IDELBERGER). Ein zusätzlicher Faktor für die Entstehung einer Hüftluxation ist eine allgemeine Schlaffheit der Gelenkbänder. CARTER und WILKINSON (1964) fanden ausgeprägte Schlaffheit von mehr als drei Gelenken bei 7% aller Schulkinder, dagegen bei 29% der Mädchen und bei 73% der Knaben mit Hüftluxation. Diese Gelenkschlaffheit ist ausgesprochen familiär gehäuft. Sie ist vermutlich polygen bedingt und wird unabhängig von der Dysplasie des Hüftgelenks vererbt. Als exogener Einfluß, der zu einer manifesten Hüftluxation führen kann, ist die Beckenendlage des Kindes am besten bekannt. RECORD und EDWARDS fanden bei 16,2% aller Kinder mit Hüftluxation eine Geburt aus Beckenendlage, dagegen nur bei 3% der Vergleichskinder. Hüftluxation mit dysplastischen Hüftgelenken kann auch eine Folge von Thalidomideinnahme der Mutter zwischen dem

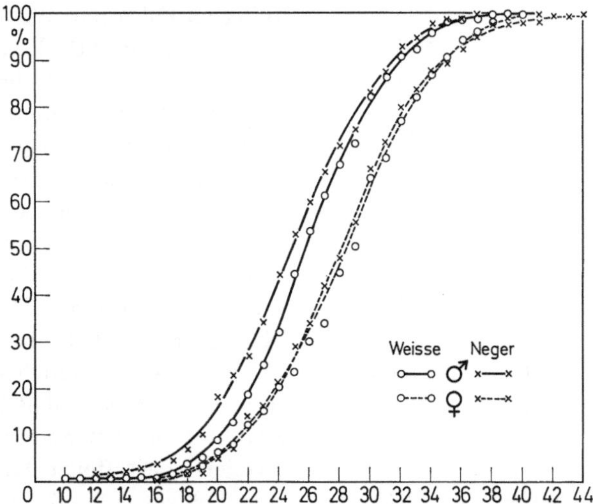

Abb. 240. Prozentsummenkurven, Acetabulumwinkel bei der Geburt (Nach Zahlen von CAFFEY u. Mitarb., 1956)

Tabelle 180. *Risiko des Auftretens von Mißbildungen in Abhängigkeit vom Vorkommen gleicher Mißbildungen bei Geschwistern und Eltern.* (Nach FRASER, 1958; CARTER, DAVID und LAURENCE, 1968)

Art der Mißbildung	Erkrankte Geschwister	Erkrankte Eltern	Risiko in %
Anencephalie	0	0	0,2—0,4
	1	0	3—6
Spina bifida	0	0	0,3—0,4
	1	0	3—6
Anencephalie und/oder Spina bifida	2	0	9
Lippen-Kiefer-Gaumenspalte	0	0	0,1
	1	0	4—7
	2	0	10
	1	1	11 —14
	0	1	2
Gaumenspalte	0	0	0,04
	1	0	2—5
	0	1	7
	1	1	17
Klumpfuß	0	0	0,1
	1	0	2—3
Herzfehler	0	0	0,3—0,6
	1	0	1,5
Ventrikelseptumdefekt	1	0	0,3
Pulmonalstenose	1	0	2,1

Das Risiko bei Geschwistern von Patienten mit Anencephalie oder Spina bifida bezieht sich auf beide Mißbildungen zusammen. Das Risiko bei Geschwistern von Patienten mit Ventrikelseptumdefekt und Pulmonalstenose bezieht sich auf sämtliche Herzfehler.

40. und 45. Tag nach der letzten Regel sein. Das Beispiel der Hüftluxation zeigt, wie ein in seiner endgültigen Ausprägung klar von der Norm geschiedener Zustand durch Einzelkomponenten mit kontinuierlicher Variabilität bedingt sein kann, wenn sie bestimmte Schwellenwerte überschreiten. Es ist denkbar, daß auch andere Mißbildungen, die scharf von der Norm verschieden erscheinen, wie Lippen-Kiefer-Gaumenspalten, Spina bifida, Klumpfuß oder Pylorusstenose, auf quantitativen Störungen der embryonalen Entwicklung beruhen, die zunächst als Extremvarianten in einer multifaktoriell bedingten kontinuierlichen Variationsreihe aufgefaßt werden können, welche von einer bestimmten Schwelle an nicht mehr mit normaler Organentwicklung vereinbar sind. Hier schlägt Quantität in Qualität um. Soweit die häufigeren schweren Organmißbildungen erbbedingt sind, scheint eher polygene als monogene Ätiologie in Betracht zukommen (CARTER, 1964; NEEL, 1958).

Einfluß des Geschlechtes bei polygener Vererbung

Zahlreiche multifaktoriell bedingte Anomalien treten bei Knaben und Mädchen mit unterschiedlicher Häufigkeit auf. Der normale Geschlechtsunterschied ist also einer der beteiligten Faktoren. Wenn die Anomalie in dem Geschlecht auftritt, das im allgemeinen seltener erkrankt — Knaben bei Hüftluxation, Mädchen bei Pylorusstenose —, so müssen von den übrigen, vom Geschlecht unabhängigen Faktoren mehr vorhanden sein, damit es zur Krankheit kommt. Daher ist die familiäre Häufung bei Probanden des seltener betroffenen Geschlechtes stärker als bei Probanden des häufiger betroffenen. Die Pylorusstenose der Neugeborenen tritt bei Knaben fünfmal so häufig wie bei Mädchen auf. Von den Brüdern betroffener Mädchen waren 9,2% erkrankt (von den Schwestern 3,8%), von den Brüdern betroffener Knaben nur 3,8% (von den Schwestern 2,7%; CARTER und EVANS, 1969). In verschiedenen Serien wurde bei 2,2 bis 5,7% der Geschwister von Patienten mit Hüftluxationen dieselbe Mißbildung gefunden. Von den Geschwistern der Knaben mit Hüftluxation waren aber 15,4% betroffen (CARTER und WILKINSON, 1964).

Phänokopien

Phänisch gleichartige Anomalien beruhen in manchen Fällen auf speziellen Erbanlagen, in anderen auf Umwelteinflüssen, die den Embryo treffen. So kann eine angeborene Linsentrübung recessiv erbbedingt oder aber Folge einer Rötelninfektion oder einer Strahlenexposition in der Frühschwangerschaft sein. Eine Rötelninfektion kann auch eine erbbedingte Taubstummheit phänokopieren.

Die meisten Mißbildungen mit monogenem recessivem oder dominantem Erbgang lassen sich klar von exogenen Mißbildungen unterscheiden. So sind keine Phänokopien bekannt, welche dem dominanten Typ von Spalthänden und Spaltfüßen, bestimmten Typen von Syndaktylie und Brachydaktylie, der Akrocephalosyndaktylie, dem dominantem Syndrom von

Tabelle 181. *Häufigkeit einiger verbreiteter Anomalien in der Bevölkerung und bei Eltern und Geschwistern von Probanden*

Krankheit der Probanden	Bevölkerung		Eltern		Geschwister	
1. Asthma		0,8%		6,6%		9,1%
2. Asthma		2,7—4%		5,9%		6,6%
3. Diabetes im Kindesalter	bis 19 J.	0,2%	bis 44 J.	2,3%	bis 9 J.	6,2%
4. Dyslexie (Schreib-Lese-Schwäche)		10%		42,8%		51,3%
5. Enuresis		9,5%	Väter:	31,6%	Brüder:	31,6%
			Mütter:	19,9%	Schwestern:	19,9%
6. Epilepsie		2,3%		—		7,8%
7. Oligophrenie (I.Q. unter 70)		1,8%		29,2%		18,0%
8. Psoriasis		2,8%		21%		16%
9. Pylorusstenose	Knaben:	0,5%	Väter:	0,9%	Brüder:	5,6%
	Mädchen:	0,1%	Mütter:	0,4%	Schwestern:	3,0%
10. Säuglingsekzem		7,3—14,2%		16,7%		18,4%

1. Schwartz, 1952.
2. Batschelet u.a., 1960; Albrecht, 1959.
3. Grunnet, 1957.
4. Hallgren, 1950.
5. Hallgren, 1957.
6. Eisner, Pauli u. Livingston, 1959. Nur große motorische Anfälle, kumulatives Erkrankungsrisiko bis zum 40. Lebensjahr.
7. Åkesson, 1961.
8. Lomholt, 1963.
9. Carter u. Evans, 1969.
10. Edgren, 1943. Die Häufigkeit in der Bevölkerung und bei den Eltern und Geschwistern der Probanden mit Säuglingsekzem bezieht sich auf Ekzem, Asthma, Heuschnupfen, Strophulus, Urticaria und angioneurotisches Ödem zusammen.

Unterlippenfisteln mit Lippen-Kiefer-Gaumenspalte, der Dysostosis cleidocranialis und vielen ähnlichen Mißbildungssyndromen ähneln.

Obwohl beim Menschen nur wenige „Phänokopien" bekannt sind, hat der Begriff der Phänokopie viel Beifall gefunden und große Verwirrung gestiftet. Die Literatur enthält zahlreiche Kasuistiken, in denen verschiedenartige Ereignisse in der Frühschwangerschaft mit Mißbildungen in Zusammenhang gebracht werden, wie etwa in einer Arbeit (1963) über ein autosomal recessives Erbleiden, in der es heißt: „Ungeklärt ist auch die Ätiologie. Einzelne Geschwisterfälle und Konsanguinität sind bekannt, reichen aber nicht aus, um eine Stellungnahme bezüglich der Erblichkeit abzugeben. ... Über Erkrankung der Mutter während der Schwangerschaft berichten C. (seit 3 Jahren eine Kniegelenksentzündung), B. u. K. (Salpingitis), S. (Hypothyreose), K. (fieberhafter Infekt mit drohender Fehlgeburt), E. u. K. (eitrige Angina). Y. berichtet über einen Fall bei Phenacetinmißbrauch und L. über einen Fall bei Hydramnion. Sicherlich sind es verschiedene Ursachen, die die Auslösung bedingen: hormonelle Dysregulation, diencephale Störungen und exogene Faktoren wie Mangelzustände, Medikamente, Infektionskrankheiten und Strahlenschäden."

Eine Ausnahmestellung kommt den *thalidomidbedingten Mißbildungen* zu, die bestimmten genetisch bedingten Mißbildungen in vielen Einzelheiten (Holt-Oram-Syndrom, teilweise auch der Fanconischen Panmyelopathie) gleichen. Vermutlich greift das Thalidomid primär in einen umschriebenen gen-gesteuerten Stoffwechselprozeß ein, der für die normale Entwicklung verschiedener Organe und Gewebe entscheidend ist.

Genetische Eigenschaften der Mutter als Umwelteinfluß für das Kind

Eine Phenylketonurie der Mutter kann das Kind schon vor der Geburt schädigen, so daß es Hüftluxation, Herzfehler und Schwachsinn aufweisen kann, ohne selbst die nur im homozygoten Zustand auftretende Stoffwechselstörung zu haben (Fisch, Doeden, Lansky und Anderson, 1969; Yu und O'Halloran, 1970). Auch ein Diabetes der Mutter beeinflußt den Fetus. Mütterliche Fettsucht ist mit hohem Geburtsgewicht des Kindes korreliert; auch dies dürfte nicht auf gemeinsamen Erbanlagen beruhen, da eine gleiche Korrelation zwischen Vater und Kind fehlt. Bei der Rh-Erythroblastose ist ein spezieller Genotyp der Mutter für Kinder mit einem anderen Genotyp eine entscheidende Voraussetzung der Erkrankung.

Erblichkeit bei häufigen Mißbildungen und Krankheiten

Monogen bedingte Erbleiden erreichen nur ausnahmsweise eine Häufigkeit von 1 auf 1000 oder mehr, da die Gene hierfür zu selten mutieren und die natürliche Auslese eine starke Zunahme von Erbkrankheiten verhindert. Recessive Erbleiden können jedoch wesentlich häufiger werden, wenn das verantwortliche Gen im heterozygoten Zustand der Erhaltung förderlich ist. So sind in Bevölkerungen, in denen endemische Malaria herrscht, die Gene für verschiedene Hämoglobinopathien (Hb S, Hb E) und für die Thalassämien im heterozygoten Zustand für ihre Träger offenbar von Vorteil. Die meisten häufigen Krankheiten mit teilweise genetischer Ätiologie beruhen jedoch auf einem Zusammenspiel von mehreren Genen und Umweltfaktoren. Eine grundsätzliche methodische Diskussion über die genetische Grundlage häufiger Krankheiten findet sich bei Edwards. Asthma, Diabetes mellitus, Säuglingsekzem und Ulcus duodeni gehören in diese Gruppe. In der älteren humangenetischen Literatur wurde auch bei diesen häufigen Krankheiten gewöhnlich dominante oder recessive monogene Erbbedingtheit angenommen. Dies wurde oft durch besonders illustrative, jedoch einseitig ausgelesene Stammbäume „belegt". Bei den sog. „Allergien" kam hinzu, daß ausgesuchte Stammbäume mit scheinbar dominanter Vererbung von Atopien mit Stammbäumen des regelmäßig dominanten periodischen angioneurotischen Ödems mit Leibschmerzattacken zusammengeworfen wurden, das offenbar nichts mit Allergie zu tun hat (Spaulding), bei dem sich aber ein spezifischer biochemischer Defekt, nämlich das Fehlen eines Hemmstoffes der C-1-Esterase nachweisen läßt (Donaldson u. Evans). Die Häufigkeit einiger verbreiteter Anomalien in der Bevölkerung und bei Eltern und Geschwistern der Probanden ist in Tabelle 181 angegeben.

Konstitution und Konstitutionstypus

Seit der Zeit des Hippokrates haben viele Ärzte versucht, Krankheiten nicht analytisch aus der Störung einzelner Organe, Zellen oder Funktionen abzuleiten, sondern intuitiv als Teilerscheinungen einer „ganzheitlichen", körperlich-seelischen Gesamtpersönlichkeit zu verstehen, die gerne als Konstitution eines Menschen bezeichnet wurde. Die verschiedenartigsten Worte wurden zur Kennzeichnung der Konstitution benutzt: arthritische, asthenische, dysraphische, exsudative, lymphatische, pyknische, enechetische, iktaffine Konstitution usw. Gemeinsam ist diesen Worten das Fehlen einer Definition, welche verschiedenen Beobachtern gestatten würde, im Einzelfall mit befriedigender Übereinstimmung die gleiche Konstitutionsdiagnose zu stellen. Die Literatur über die medizinische Bedeutung der Konstitution im Kindesalter ist eher von medizinhistorischem als praktischem Interesse. Die Genetik hat den alten Konstitutionsbegriff ähnlich wie den verwandten alten Rassebegriff aufgelöst (s. Dahlberg). Nicht globale Konstitutionen, sondern Gene werden von einer Generation zur nächsten weitergegeben, und die Gene kombinieren sich nahezu frei. Anstelle der artifiziellen Gruppierung von Individuen ist das Studium der quantitativen Variabilität morphologischer und funktioneller Merkmale und ihrer Korrelationen untereinander getreten. Konstitutionsforschung ist auch heute noch sinnvoll, wenn sie nicht von intuitiver Typenschau ausgeht, oder einer „Ganzheit" nachjagt, die nicht zu fassen ist, sondern die körperlichen und seelischen Merkmale quantitativ analysiert und ihre Korrelationen prüft. Zwischen Variablen, wie Muskelentwicklung, Längenwachstum, Fettpolster, der Produktion bestimmter Hormone, Temperament, Intelligenz und Krankheitsanfälligkeit bestehen Beziehungen, deren Aufklärung theoretisch interessant und deren Beachtung praktisch wichtig sein kann.

Literatur

Ausgewählte Monographien zur umfassenderen Orientierung über humangenetische Fragen

Geschichte der Genetik

LENZ, W.: Daten zur Geschichte der Humangenetik und ihrer Grundlagen. In: Humangenetik, Bd. I/1, S. 77—113. Hrsg.: P. E. BECKER. Stuttgart: G. Thieme 1968.

STUBBE, H.: Kurze Geschichte der Genetik bis zur Wiederentdeckung der Vererbungsregeln Gregor Mendels. Jena: VEB Gustav Fischer 1963.

STURTEVANT, A. H.: A history of genetics. New York: Harper 1965.

Allgemeine Genetik

BRESCH, C.: Klassische und molekulare Genetik. Berlin-Göttingen-Heidelberg: Springer 1964.

HERSKOWITZ, I. H.: Basic principles of molecular genetics. Boston: Little, Brown & Co. 1967.

RIEGER, R., MICHAELIS, A., GREEN, M. M.: A glossary of genetics and cytogenetics (classical and molecular). Berlin-Heidelberg-New York: Springer 1968.

WEBER, E.: Mathematische Grundlagen der Genetik. Jena: VEB Fischer 1967.

Allgemeine Humangenetik. — Methoden

LENZ, W.: Medizinische Genetik. Grundlagen, Ergebnisse und Probleme. 2. Aufl. Stuttgart: G. Thieme 1970.

MAYNARD-SMITH, S., PENROSE, L. S., SMITH, C. A. B.: Mathematical tables for research workers in human genetics. London: J. & A. Churchill Ltd. 1961.

MORAN, P. A. P., SMITH, C. A. B.: Commentary on R. A. FISHER's paper on: The correlation between relatives on the supposition of mendelian inheritance. [Trans. roy. Soc. Edinb. **52**, 399—433 (1918).] Eugen. Lab. Mem. 41. Cambridge: Cambridge Univ. Press 1966 (published for the Galton Laboratory, Univ. Coll. London).

ROBERTS, J. A. F.: An introduction to medical genetics, 4. Aufl. London-New York-Toronto: Oxford Univ. Press 1967.

STERN, C.: Grundlagen der Humangenetik, 2. Aufl. Stuttgart: Fischer 1968.

VOGEL, F.: Lehrbuch der allgemeinen Humangenetik. Berlin-Göttingen-Heidelberg: Springer 1961.

Verwandtenehen

SCHULL, W. J., NEEL, J. V.: The effects of inbreeding on Japanese children. New York: Harper & Row 1965.

Strahlengenetik. Mutationen

NEEL, J. V.: Changing perspectives on the genetic effects of radiation. Springfield/Ill.: Ch. C. Thomas Publ. 1963.

NEEL, J. V., SCHULL, W. J.: The effect of exposure to the atomic bombs on pregnancy termination in Hiroshima and Nagasaki. Nat. Acad. Sci. Publ. No. 461, Washington 1956.

VOGEL, F., RÖHRBORN, G., SCHLEIERMACHER, E., SCHROEDER, T.: Strahlengenetik der Säuger, insbesondere der Maus in ihrer Bedeutung für das Mutationsproblem beim Menschen. Fortschr. allg. u. klin. Humangenetik **1**, 1—80 (1969).

Spezielle Humangenetik. Medizinische Genetik

BECKER, P. E. (Hrsg.): Humangenetik. Ein kurzes Handbuch. Stuttgart: Thieme 1964—1970. (Bisher erschienen Bd. I, 1 und 2, II, III, 1, IV, V, 1 und 2.)

McKUSICK, V. A.: Mendelian inheritance in man. Catalogs of autosomal dominant, autosomal recessive, and X-linked phenotypes, 2. ed. Baltimore: The John Hopkins Press 1968.

Cytogenetik

HAMERTON, J. L.: Chromosomes in medicine. Medical Advisory Committee of the National Spastics Society in Association with Wm. Heinemann (Medical Books) Ltd. 1962.

MOORE, K. L. (ed.): The sex chromatin. Philadelphia-London: W. B. Saunders Co. 1966.

PENROSE, L. S., SMITH, G. F.: Down's anomaly. London: J. & A. Churchill Ltd. 1966.

PFEIFFER, R. A.: Karyotyp und Phänotyp der autosomalen Chromosomenaberrationen beim Menschen. Stuttgart: Fischer 1968.

SCHWARZACHER, H. G., WOLF, U.: Methoden in der medizinischen Cytogenetik. Unter Mitarbeit von W. GEY, S. OHNO, E. PASSARGE, R. A. PFEIFFER, M. TOLKSDORF. Berlin-Heidelberg-New York: Springer 1970.

TURPIN, R., LEJEUNE, J.: Human afflictions and chromosomal aberrations, vol. 32: Internat. Ser. of Monographs in pure and applied Biology. Oxford-London-Edinburgh-New York-Toronto-Sydney-Paris-Braunschweig: Pergamon Press 1969.

YUNIS, J. J.: Human chromosome methodology. New York-London: Acad. Press 1965.

Papillarmuster

HOLT, S. B.: The genetics of dermal ridges. Springfield/Ill.: Ch. C. Thomas Publ. 1968.

Blutgruppen

RACE, R. R., SANGER, R.: Blood groups in man. Oxford and Edinburgh: Blackwell Sci. Publications 1968.

Enzymvarianten, Serumproteine Hämoglobinvarianten

GIBLETT, E. R.: Genetic markers in human blood. Oxford and Edinburgh: Blackwell Sci. Publications 1969.

HARRIS, H.: The principles of human biochemical genetics North Holland. Amsterdam-London: Publ. Co. 1970.

LEHMANN, H., HUNTSMAN, R. G.: Man's haemoglobins. Amsterdam: North Holland Publ. Co. 1966.

Syndrome

GORLIN, R. J., PINDBORG, J. J.: Syndromes of the head and neck. New York-Toronto-London: McGraw Hill Book Co. 1964.

LEIBER, B., OLBRICH, G.: Die klinischen Syndrome, 4. Aufl., Bd. I: Syndrome; Bd. II: Symptomenregister. München-Berlin-Wien: Urban & Schwarzenberg 1966.

Bindegewebs- und Skeletanomalien

MCKUSICK, V. A.: Heritable disorders of connective tissue, 3nd ed. St. Louis: C. V. Mosby Co. 1966.

Intersexualität

FEDERMAN, D. D.: Abnormal sexual development. A genetic and endocrine approach to differential diagnosis. Philadelphia and London: W. B. Saunders Co. 1967.

Stoffwechselkrankheiten

HARRIS, H.: Human biochemical genetics. Cambridge: Univ. Press 1959.

— Garrod's inborn errors of metabolism. London-New York-Toronto: Oxford Univ. Press 1963.

MOZZICONACCI, P., BOISSE, J., LEMONNIER, A. et CHARPENTIER, C.: Les maladies métaboliques des acides Aminés avec Arriération mentale. Paris: L'Expansion scientifique 1968.

O'BRIEN, D.: Rare inborn errors of metabolism in children with mental retardation. Children's Bureau Publ. Nr 429 (1965). U.S. Department of Health, Education, and Welfare.

STANBURY, J. B., WYNGAARDEN, J. B., FREDRICKSON, D. S.: The metabolic basis of inherited disease, 2. ed. New York-Toronto-London: McGraw-Hill Book Co., Inc. 1966.

Pharmakogenetik

DEAN, G.: The porphyrias. A story of inheritance and environment. London: Pitman Med. Publ. Co., Ltd. 1963.

KALOW, W.: Pharmacogenetics. Heredity and the response to drugs. Philadelphia-London: W. B. Saunders Co. 1962.

Neurologie

PRATT, R. T. C.: The genetics of neurological disorders. Oxford Monographs on Medical Genetics. London: Oxford Univ. Press 1967.

Psychiatrie. Psychologie

FULLER, J. L., THOMPSON, W. R.: Behavior genetics. New York-London: J. Wiley & Sons, Inc. 1960.

KRINGLEN, F.: Heredity and environment in the functional Psychoses. Oslo: Univ. forlaget 1967.

Rasse und Konstitution

GARN, S. M.: Human races. Springfield/Ill.: Ch. C. Thomas 1962.

SCHWIDETZKY, I.: Die neue Rassenkunde. Stuttgart: G. Fischer 1962.

WALKER, R. N.: Body build and behavior in young children: I. Body build and nursery school teachers' rating. Monogr. Soc. Res. Child. Develop. **27**, Nr 3 (1962).

Eugenik, genetische Beratung

FUHRMANN, W., VOGEL, F.: Genetische Familienberatung. Ein Leitfaden für den Arzt. Berlin-Heidelberg-New York: Springer 1968.

OSBORN, F.: The future of human heredity. An introduction to eugenics in modern society. New York: Weybright & Talley 1968.

Spezielle Literaturnachweise zum Abschnitt „Humangenetik in der Pädiatrie"

ÅKESSON, H. O.: Epidemiology and genetics of mental deficiency in a Southern Swedish population. Uppsala: Almqvist & Wiksells 1961.

ALBRECHT, T.: Zur Familienpathologie von Asthma bronchiale und Rhinitis pollinosa. Arch. Klaus-Stift. Vererb.-Forsch. **34**, 56 S. (1959).

ANDERSEN, D. H.: Familial cirrhosis of the liver with storage of abnormal glycogen. Lab. Invest. **5**, 11 (1956).

ASHLEY, D. J. B.: Human intersex. Edinburgh and London: Livingstone 1962.

AURICCHIO, S., DAHLQVIST, A., MÜRSET, G., PRADER, A.: Isomaltose intolerance causing decreased ability to utilize dietary starch. J. Pediat. **62**, 165—176 (1963).

BAGLIONI, C.: The fusion of two peptide chains in hemoglobin Lepore and its interpretation as a genetic deletion. Proc. nat. Acad. Sci. (Wash.) **48**, 1880 (1962).

BATSCHELET, E., KLUNKER, W., SCHNYDER, U. W., STORCK, H.: Die Häufigkeit atopischer Erkrankungen in Zürich. Ergebnisse einer Populationsstatistik. Schweiz. med. Wschr. **90**, 1109 (1960).

BAUR, E. W.: Catalase abnormality in a Caucasian family in the United States. Science **140**, 816—817 (1963).

BERNSTEIN, F.: Über die Ermittlung und Prüfung von Genhypothesen aus Vererbungsbeobachtungen am Menschen und über die Unzulässigkeit der Weinbergschen Geschwistermethode als Korrektur der Auslesewirkung. Arch. Rassenbiol. **22**, 241—244 (1929).

Beutler, E., Baluda, M.: The separation of glucose-6-phosphate-dehydrogenase-deficient erythrocytes from the blood of heterozygotes for glucose-6-phosphate-dehydrogenase deficiency. Lancet **1964 I**, 189—192.

Bitter, K., Goedeke, L., Landbeck, G., Lenz, W.: Die Vererbung der Hämophilie A. Internist (Berl.) **4**, 397—400 (1963).

Blank, C.: Apert's syndrome (a type of acrocephalosyndactyly). Observations on a British series of 39 cases. Ann. hum. Genet. **24**, 151—164 (1960).

Boué, A., Boué, J. G.: Virus et chromosomes humains. Path. et Biol. **16**, 677—690 (1968).

Boyer, S. H., Fainer, D. C., Naughton, M. A.: Myoglobin: inherited structural variation in man. Science **140**, 1228—1231 (1963).

Brenner, S., Barnett, L., Katz, E. R., Crick, F. H. C.: AGA: A third nonsense triplet in the genetic code. Nature (Lond.) **213**, 449 (1967).

Brimacombe, R., Trupin, J., Nirenberg, M., Leder, P., Bernfield, M., Jaouni, T.: RNA Codewords and protein synthesis. Proc. nat. Acad. Sci. (Wash.) **54**, 954—960 (1965).

Britten, R. J., Kohne, D. E.: Repeated sequences in DNA. Science **161**, 529—540 (1968).

Brown, W. M. C., Jacobs, P. A., Buckton, K. E., Tough, I. M., Kuenssberg, E. V., Knox, J. D. E.: Chromosome studies on adults. Eug. Labo. Mem. XLII. London: Cambridge Univ. Press 1966. 91 S.

Caffey, J., Ames, R., Silverman, W. A., Ryder, C. T., Hough, G.: Contradiction of the congenital dysplasia predislocation hypothesis of congenital dislocation of the hip through a study of the normal variation in acetabular angles at successive periods in infancy. Pediatrics **17**, 632—641 (1956).

Carter, C. O.: The genetics of common malformations. Congenital malformations. Papers and Discussions presented at the Second Intern. Conf., N.Y., July 14—19, 1963. New York: The Internat. Medical Congr., Ltd. 1964.

— David, P. A., Laurence, K. M.: A family study of major central nervous system malformations in South Wales. J. med. Genet. **5**, 81—106 (1968).

— Evans, K. A.: Inheritance of congenital pyloric Stenosis. J. med. Genet. **6**, 233—254 (1969).

— Wilkinson, J.: Persistent joint laxity and congenital dislocation of the hip. J. Bone Jt Surg. B **46**, 40—45 (1964).

— — Genetic and environmental factors in the etiology of congenital dislocation of the hip. Clin. Orthop. **33**, 119—128 (1964).

Chown, B., Lewis, M., Bowman, J. M.: A pair of newborn human blood chimeric twins. Transfusion **3**, 494—495 (1963).

Clayton, R. J., Iber, F. L., Ruebner, B. H., McKusick, V. A.: Byler disease. Fatal familial intrahepatic cholestasis in an Amish kindred. Amer. J. Dis. Child. **117**, 112—124 (1969).

Cornu, P., Larrieu, M. J., Caen, J., Bernard, J.: Donnés nouvelles concernant la maladie de Willebrand (Angiohémophilie). Rev. franc. clin. biol. **5**, 614—620 (1960).

Court Brown, W. M.: Sex chromosome aneuploidy in man and its frequency, with special reference to mental subnormality and criminal behavior. Int. Rev. exp. Path. **7**, 31—97 (1969).

Cox, D. W.: An investigation of possible genetic damage in the off-spring of women receiving multiple diagnostic pelvic X rays. Amer. J. hum. Genet. **16**, 214—230 (1964).

Crawhall, J. C., Parker, R., Sneddon, W., Young, E. P.: β-Mercaptolactate-cysteine disulfide in the urine of a mentally retarded patient. Amer. J. Dis. Child. **117**, 71—82 (1969).

Crowe, F. W., Schull, W. J., Neel, J. V.: A clinical, pathological, and genetic study of multiple neurofibromatosis. Springfield, Ill. 1956.

Dahlberg, G.: Notes on the conception of type. Acta genet. (Basel) **1**, 174—178 (1948/49).

Danes, B. S., Bearn, A. G.: Cellular metachromasia: A genetic marker for studying the mucopolysaccharidoses. Lancet **1967 I**, 241.

— — Cell culture and the Chediak-Higashi syndrome Lancet **1967 II**, 65.

— — Metachromasia and skin fibroblast cultures in juvenile familial amaurotic idiocy. Lancet **1968 II**, 855.

— — Gaucher's disease: A genetic disease detected in skin fibroblast cultures. Science **161**, 1347 (1968).

— — A genetic cell marker in cystic fibrosis of the pancreas. Lancet **1968 I**, 1061.

Davidson, R. G., Nitowsky, H. M., Childs, B.: Demonstration of two populations of cells in the human female heterozygous for glucose-6-phosphate dehydrogenase variants. Proc. nat. Acad. Sci. (Wash.) **50**, 41 (1963).

Davidson, W. M., Fowler, J. P., Robertson Smith, D.: Sexing the neutrophil leucocytes in natural and artificial blood chimaeras. Brit. J. Haemat. **4**, 231—238 (1958).

Dawid, I. B.: The cytoplasmic genetic material. 3rd Internat. Conf. Congenital Malformations. The Hague, 7—13 sept. 1969.

Dencker, S. J.: A follow-up study of 128 closed head injuries in twins using co-twins as controls. Acta psychiat. scand. **33**, Suppl. 123, 1—125 (1958).

Diehl, K., Verschuer, O. v.: Der Erbeinfluß bei der Tuberkulose (Zwillingstuberkulose II). Jena: G. Fischer 1936.

Dixon, G. H.: Mechanisms of protein evolution. Essays in biochemistry, vol. 2, p. 147. New York: Academic Press 1966.

Döring, G. K.: Über einen Fall von Superfekundatio. Zbl. Gynäk. **82**, 629—633 (1960).

Donaldson, V. H., Evans, R. R.: A biochemical abnormality in Hereditary Angioneurotic edema. Amer. J. Med. **35**, 37—44 (1963).

Dorn, H.: Zit. nach Vogel, F., u. Dorn, H., Krankheiten der Haut und ihrer Anhanggebilde. In Handbuch für Humangenetik von P. E. Becker, Bd. IV. Stuttgart: G. Thieme 1964.

Edgren, G.: Prognose und Erblichkeitsmomente bei Ekzema infantum. Eine klinisch-statistische Untersuchung von Allergieerscheinungen. Acta paediat. (Uppsala) **30**, Suppl. II (1943).

Edwards, J. H.: The genetic basis of common disease. Amer. J. Med. **34**, 627—638 (1963).

EISNER, V., PAULI, L. L., LIVINGSTON, S.: Hereditary aspects of epilepsy. Bull. Johns Hopk. Hosp. **105**, 245—271 (1959).

ELLIS, J. R., MARSHALL, R., NORMAND, I. C. S., PENROSE, L. S.: A girl with triploid cells. Nature (Lond.) **198**, 411 (1963).

FANKHAUSER, G., GODWIN, D.: The cytological mechanism of the triploidy-inducing effect of heat on eggs of the newt, triturus viridescens. Proc. nat. Acad. Sci. (Wash.) **34**, 544—551 (1948).

FERRIER, P., FERRIER, S., STALDER, G., BÜHLER, E., BAMATTER, F., KLEIN, D.: Congenital asymmetry associated with diploid-triploid mosaicism and large satellites. Lancet **1964 I**, 80—82.

FIREMAN, P., BOESMAN, M., GITLIN, D.: Ataxia telangiectasia. A dysgammaglobulinaemia with deficient γ_1A (β_2A)-globulin. Lancet **1964 I**, 1193—1195.

FISCH, R. O., DOEDEN, D., LANSKY, L. L., ANDERSON, J. A.: Maternal phenylketonaria: Detrimental effects on embryogenesis and fetal development. Amer. J. Dis. Child. **118**, 847—858 (1969).

FISHER, R. A.: The correlation between relatives on the supposition of mendelian inheritance. Trans. roy. Soc. Edinb. **52**, 399 (1918).

FORBES, G. B.: Glycogen disease: report of a case with abnormal glycogen storage structure in liver and skeletal muscle. J. Pediat. **42**, 645 (1953).

FORD, C. E., HAMERTON, J. L.: The chromosomes of man. Nature (Lond.) **178**, 1020—1023 (1956).

FORMAN, W. B., RATINOFF, O. D., BOYER, M. H.: An inherited qualitative abnormality in plasma fibrinogen: Fibrinogen Cleveland. J. Lab. clin. Med. **72**, 455—472 (1968).

FRACCARO, M.: Consanguineous marriages in Italy. Eugen. Quart. **4**, 36—39 (1957).

FRASER, F. C.: Genetic counselling in some common paediatric diseases. Pediat. Clin. N. Amer. **5**, 475—491 (1958).

FRATANTONI, J. C., HALL, C. W., NEUFELD, E. F.: Hurler and Hunter syndromes: Mutual correction of the defect in cultured fibroblasts. Science **162**, 570 (1968).

FREIRE-MAIA, N.: Inbreeding levels in different countries. Eugen. News **4**, 127—138 (1957).

GAFNI, J., SOHAR, E., HELLER, H.: The inherited amyloidoses. Their clinical and theoretical significance. Lancet **1964 I**, 71—74.

GASTON, L. W.: Studies on a family with an elevated plasma level of factor V (proaccelerin) and a tendency to thrombosis. J. Pediat. **68**, 367—373 (1966).

GERMAN, J.: Bloom's syndrome. I. Genetical and clinical observations in the first twenty-seven patients. Amer. J. hum. Genet. **21**, 196—227 (1969).

GESELL, A. L., THOMPSON, H.: Learning and growth in identical twins. Genet. Psychol. Monogr. **6**, 1—124 (1929).

GLASS, B.: Discussion. Cold Spr. Harb. Symp. quant. Biol. **11**, 22 (1950).

GLAUBITT, G.: Gewicht und Körpergröße der Geschwister von adipösen Kindern. Diss. med., Hamburg 1961.

GORLIN, R. J., CHAUDHRY, A. P.: Multiple osteomatosis, fibromas, lipomas and fibrosarcomas of the skin and mesentery, epidermoid inclusion cysts of the skin, leiomyomas and multiple intestinal polyposis. A heritable disorder of connective tissue. New Engl. J. Med. **263**, 1151—1158 (1960).

— YUNIS, J. J., TUNA, N.: Multiple nevoid basal cell carcinoma, odontogenic keratocysts and skeletal anomalies. A Syndrome. Acta derm.-venereol. (Stockh.) **43**, 39—55 (1963).

DE GROUCHY, J., LAMY, M., FRÉZAL, J., CARCIN, R.: Étude d'un couple de jumeaux monozygotes dont un seul est atteint de myopathie (Forme pseudohypertrophique). Acta Genet. med. (Roma) **12**, 324—334 (1963).

GRUNNET, J.: Heredity in Diabetes mellitus. A proband study. København: E. Munksgaard 1957.

HALL, J. G., DORST, J. P., TAYBI, H.: Two probable cases of homozygosity for the achondroplasie gene. Birth Defects Orig. Art. Ser. **5**, 24—34 (1969).

HALLER, R. DE, SIEGENTHALER, P., HAMPAI, A., SPAHR, A., VULIET, V., FAVRE, R.: Étude critique de test de la transpiration pour le dépistage des hétérozygotes de la mucoviscidose. J. suisse Méd. **92**, 1493 (1962).

HALLGREN, B.: Specific dyslexia ("congenital wordblindness"). A clinical and genetic study. Copenhagen: Ejnar Munksgaard 1950.

— Enuresis. A clinical and genetic study. Copenhagen: Ejnar Munksgaard 1957.

HARDY, G. H.: Mendelian proportions in a mixed population. Science **28**, 49 (1908).

HARRIS, H.: The genetic control of enzyme formation in man. Second Internat. Congr. of Congenital Malformations, New York 1964, Internat. Med. Congr., S. 135—144.

HARVALD, B., HANEL, K. H., SQUIRES, R., TRAP-JENSEN, J.: Adenosine triphosphatase deficiency in patients with nonspherocytic haemolytic anaemia. Lancet **1964 II**, 18—19.

HAYNAL, A.: Zur familiären Häufigkeit der Atopien unter Berücksichtigung sozialer Auswahlfaktoren. Inaug.-Diss. Med., Budapest 1959. Arch. klin. exp. Derm. **208**, 632—645 (1959).

HENDERSON, S. A., EDWARDS, R. G.: Chiasma frequency and maternal age in mammals. Nature (Lond.) **218**, 22—28 (1968).

HOGBEN, L.: Nature and nurture. London: Allen and Unwin 1935.

HOOFT, C., CARTON, D., SNOECK, J., TIMMERMANS, J., ANTENER, I., VAN DEN HENDE, CH., OYAERT, W.: Further investigations in the methionine malabsorption syndrome. Helv. paediat. Acta **23**, 334—349 (1968).

IDELBERGER, K.: Die Erbpathologie der sogenannten angeborenen Hüftverrenkung. München-Berlin: Urban & Schwarzenberg 1951.

INGRAM, V. M.: Gene evolution and the haemoglobins. Nature (Lond.) **189**, 704—708 (1961).

JACOBS, P. A.: Chromosome abnormalities and population studies. Third Internat. Conf. Congenital Malformations, The Hague, 7—13, sept. 1969.

JOHANNSEN, W.: Elemente der exakten Erblichkeitslehre. Jena: Fischer 1909.

Johnsen, S. A. M., Falls, H. F.: Ehlers-Danlos-Syndrome. A clinical and genetic study. Arch. Derm. Syph. (Chic.) **60**, 82—103 (1949).

Karlson, P.: Regulation of gene activity by hormones. Humangenetik **6**, 99—109 (1968).

Kato, H., Schull, W. J., Neel, J. V.: A cohort-type study of survival in the children of parents exposed to atomic bombings. Amer. J. hum. Genet. **18**, 339—373 (1966).

Kueppers, F., Bearn, A. G.: Inherited variations of human serum α_1-antitrypsin. Science **154**, 407—408 (1966).

Kutt, H., Wolk, M., Scherman, R., McDowell, F.: Insufficient parahydroxylation as a cause of diphenylhydantoin toxicity. Neurology (Minneap.) **14**, 542—548 (1964).

Lee, G. R., McDiarmid, W. D., Cartwright, G. E., Wintrobe, M. M.: Hereditary, X-linked, sideroachrestic anemia. The isolation of two erythrocyte populations differing in Xga blood type and porphyrin content. Blood **32**, 59—70 (1968).

Lejeune, J., Turpin, R., Rethore, M. O.: Les enfants nés de parents irradiés (cas particulières de la sex-ratio). IXth Internat. Congr. Rad. 1960, p. 1089—1095.

Lenz, F.: Methoden der menschlichen Erblichkeitsforschung. In: E. Gotschlich, Handbuch der hygienischen Untersuchungsmethoden, Bd. 2. Jena: G. Fischer 1929.

Lenz, W.: Medizinische Genetik. Stuttgart: G. Thieme. 2. Aufl. 1970.

Lobeck, C. C., Huebner, D.: Effect of age, sex, and cystic fibrosis on the sodium and potassium content of human sweat. Pediatrics **30**, 172—179 (1962).

Lomholt, G.: Psoriasis. Prevalence, spontaneous course, and Genetics. Copenhagen: G. E. C. Gad 1963.

De Lozzio, C. B., Valencia, J. I., Acame, E.: Chromosomal study in erythroblastic endopolyploidy. Lancet **1962 I**, 1004—1005.

Lubs, H. A.: A marker X chromosome. Amer. J. hum. Genet. **21**, 231—244 (1969).

Lyon, M. F.: Gene action in the X-chromosome of the mouse (Mus musculus L.). Nature (Lond.) **190**, 372 (1961).

Marks, P. A., Banks, J., Gross, R. T.: Genetic heterogeneity of glucose-6-phosphate dehydrogenase deficiency. Nature (Lond.) **194**, 454—456 (1962).

Matsunaga, E.: Parental age and sporadic retinoblastoma. Ann. Rep. Nat. Inst. Genet., Japan, Misima, No 16, 121—123 (1965).

McGraw, M. B.: Growth: A study of Johnny and Jimmy. New York: D. Appleton-Century Co. 1935.

Morgan, W. T. J., Watkins, W. M.: Genetic and biochemical aspects of human blood-group A-, B-, H-, Lea- and Leb-specifity. Brit. med. Bull. **25**, 30—34 (1969).

Morton, N. E.: Morbidity of children from consanguineous marriages. Progress in Medical Genetics, vol. I. New York and London: Grune & Stratton 1961.

— Chung, C. S.: Formal genetics of muscular dystrophy. Amer. J. hum. Genet. **11**, 360—379 (1959).

Mukherjee, B. B., Sinha, A. K.: Single-active-X hypothesis: cytological evidence for random inactivation of X-chromosomes in a female mule complement. Proc. nat. Acad. Sci. (Wash.) **51**, 252—259 (1964).

Nadler, H. L., Egan, T. H.: Lysosomal acid phosphatase deficiency: A new familial metabolic disorder. Soc. Ped. Res., Atlantic City, New Jersey, may 2—5, 1969, p. 10 (abstract).

Nance, W. E., Smithies, O.: New haptoglobin alleles: a prediction confirmed. Nature (Lond.) **198**, 869—870 (1963).

Neel, J. V.: A study of major congenital defects in Japanese infants. Amer. J. hum. Genet. **10**, 398 (1958).

— Schull, W. J.: The effect of inbreeding on mortality and morbidity in two Japanese cities. Proc. nat. Acad. Sci. (Wash.) **48**, 573—582 (1962).

Nitowsky, H. M., Grunfeld, A.: Lysosomal α-glucosidase in type II glycogenosis: activity in leucocytes and cell cultures in relation to genotype. J. Lab. clin. Med. **69**, 472 (1967).

Öckerman, P. A.: Lysosomal acid hydrolases in the liver in gargoylism. Deficiency of 4-methylumbelliferyl-β-galactosidase. Scand. J. clin. Lab. Invest. **22**, 142—146 (1968).

— Identity of β-Glucosidase, β-Xylosidase and one of the β-galactosidase activities in human liver when assayed with 4-methylumbelliferyl-β-D-glycosides. Studies in cases of Gaucher's disease. Biochim. biophys. Acta (Amst.) **165**, 59—62 (1968).

— Köhlin, P.: Glycosidases in skin and plasma in Hunter's syndrome. Acta paediat. scand. **57**, 281—284 (1968).

Ohno, S., Makino, S., Kaplan, W. D., Kinosita, R.: Female germ cells of man. Exp. Cell Res. **24**, 106—110 (1961).

Okada, S., O'Brien, J. S.: Generalized gangliosidosis: β-galactosidase deficiency. Science **160**, 1002 (1968).

Panse, F., Krings, J.: Die Häufigkeit der Blutsverwandten-Ehen der katholischen Bevölkerung in der Erzdiözese Köln von 1896—1943. Rhein. Vjblätter **14**, 138—155 (1949).

Patau, K.: The origin of chromosomal abnormalities. Path. et Biol. **11**, 1163—1170 (1963).

Pauling, L.: Abnormality of hemoglobin molecules in hereditary hemolytic anemias. Harvey Lect., Series **49**, 216 (1954).

Pearson, P. L., Bobrow, M., Vosa, C. G.: Technique for identifying Y-chromosomes in human interphase nuclei. Nature (Lond.) **226**, 78—80 (1970).

Penrose, L. S., Delhanty, J.: Triploid cell cultures from a macerated foetus. Lancet **1961 I**, 1261.

Perutz, M. F., Lehmann, H.: Molecular pathology of human haemoglobin. Nature (Lond.) **219**, 902—909 (1968).

Peterson, R. D. A., Kelly, W. D., Good, R. A.: Ataxia-telangiectasia. Lancet **1964 I**, 1189—1193.

Post, R. H.: Population differences in vision acuity: a review, with speculative notes on selection relaxation. Eugen. Quart. **9**, 189—212 (1962).

Rampini, S., Gitzelmann, R.: Phenylketonurie und Hyperphenylalaninsäure. Jahresvers. Schweiz. Ges. Pädiatr. 19.—21. Juni 1970, S. 51.

RAPER, A. B., GAMMACK, D. B., HUEHNS, E. R., SHOOTER, E. M.: Four haemoglobins in one individual. A study of the genetic interaction of Hb-G and Hb-C. Brit. med. J. **1960 II**, 1257—1261.

RECORD, R. G., EDWARDS, J. H.: Environmental influences related to the aetiology of congenital dislocation of the hip. Brit. J. prev. soc. Med. **12**, 8—22 (1958).

REED, T. E., NEEL, J. V.: A genetic study of multiple polyposis of the colon (with an appendix deriving a method of estimating relative fitness). Amer. J. hum. Gent. **7**, 236—263 (1955).

REIMANN, H. A., MOADIE, J., SEMERDJIAN, S., SAHYOUN, P. F.: Periodic peritonitis — heredity and pathology: Report of 72 cases. J. Amer. med. Ass. **154**, 1254 (1954).

ROSENBERG, L. E., WILLJEQUVIST, A., HSIA, A. E., ROSENBLOOM, F. M.: Vitamin B_{12}-dependent methylmalonic aciduria: defective cobamide coenzyme metabolism in cultured fibroblasts. J. clin. Invest. **48**, 70 A, (1969).

RUSSELL, W. L.: Effect of the interval between irradiation and conception on mutation frequency on female mice. Proc. nat. Acad. Sci. (Wash.) **54**, 1552—1557 (1965).

SANSONE, G., RASORE-QUARTINO, A., VENEZIANO, G.: Dimostrazione su strisci di sangue di una doppia popolazione eritrocitaria nelle donne eterozigoti per la deficienza in glucose-6-P-deidrogenasi. Pathologica **55**, 371—375 (1963).

SCHIEMANN, H.: Über Chondrodystrophie (Achondroplasie, Chondrodysplasie). Abh. Akad. Wiss. Lit. Mainz, math.-nat. Kl., Nr. 5, 611—667 (1966).

SCHNEIDER, J. A., ROSENBLOOM, F. M., BRADLEY, K. H., SEEGMILLER, J. E.: Increased free-cystine content of fibroblasts cultured from patients with cystinosis. Biochem. biophys. Res. Commun. **29**, 527 (1967).

SCHNYDER, U. W.: Neurodermitis, Asthma, Rhinitis. Acta genet. (Basel) **10**, Suppl., 1—106 (1960).

SCHOLTE, P. J. L., SOBELS, F. H.: Sex ratio shift among progeny from patients having received therapeutic X-radiation. Amer. J. hum. Genet. **16**, 26—37 (1964).

SCHROEDER, W. A., HUISMAN, T. H. J., SHELTON, J. R., SHELTON, J. B., KLEIHAUER, E. F., DOZY, A. M., ROBBERSON, B.: Evidence for multiple structural genes for the γ chain of human fetal hemoglobin. Proc. nat. Acad. Sci. (Wash.) **537**—544 (1968).

SCHRÖTER, W.: Kongenitale nichtsphärocytäre hämolytische Anämie bei 2,3-Diphosphoglyceratmutase-Mangel der Erythrocyten im frühen Säuglingsalter. Klin. Wschr. **43**, 1147—1153 (1965).

SCHULL, W. J., NEEL, J. C., HASHIZUME, A.: Some further observations on the sex ratio among infants born to survivors of the atomic bombings of Hiroshima and Nagasaki. Amer. J. hum. Genet. **18**, 328—338 (1966).

SCHWARTZ, M.: Hereditary in bronchial asthma. A clinical and genetic study of 191 asthma probands and 50 probands with Baker's asthma. Opera ex Domo Biol. Hered. Hum. **29** (1952).

SCRIVER, C. R.: Membrane transport in disorders of iminoacid metabolism. Amer. J. Dis. Child. **113**, 170 (1967).

— Use of human genetic variation to study membrane transport of amino acids in Kidney. Amer. J. Dis. Child. **117**, 4—12 (1969).

SHAVER, E. L., CARR, D. H.: Chromosome abnormalities in rabbit blastocysts following delayed fertilization. J. Reprod. Fert. **14**, 415—420 (1967).

SHEARER, R., MCCARTHY, B.: Evidence for RNA molecules restricted to the cell nucleus. Biochemistry **6**, 283 (1967).

SHIELDS, J.: Monozygotic twins brought up apart and brought up together. London-New York-Toronto: Oxford Univ. Press 1962.

SHIH, V. E., LITTLEFIELD, J. W., MOSER, H. W.: Argininosuccinase deficiency in fibroblasts cultured from patients with argininosuccinic aciduria. Biochem. Genet. **3**, 81 (1969).

SILVESTRONI, E., BIANCO, I., REITANO, G.: Three cases of homozygous $\beta\delta$-thalassemia (or microcythaemia) with high haemoglobin F in a Sicilian family. Acta haemat. (Basel) **40**, 220—229 (1968).

SIMONDS, B.: The collection of 300 twin index cases for a study of tuberculosis in twins and their families. Acta genet. (Basel) **7**, 42 (1957).

SMARS, G.: Osteogenesis imperfecta in Sweden. Clinical, genetic, epidemiological and socio-medical aspects. Stockholm: Svenska Bokförlaget, Norstedts 1961.

SMITH, L. H., HUGULEY, C. M., BAIN, J. A.: Hereditary orotic aciduria. In: STANBURY, WYNGAARDEN und FREDRICKSEN, 1966.

SMITHIES, O., CONNELL, G. E., DIXON, G. H.: Chromosomal rearrangements and the evolution of haptoglobin genes. Nature (Lond.) **196**, 232—236 (1962).

SPAULDING, W. B.: Hereditary angioneurotic oedema in two families. Canad. med. Ass. **73**, 181—187 (1955).

SPOCK, A., HEICK, H. M. C., CRESS, H., LOGAN, W. S.: Abnormal serum factor in patients with cystic fibrosis of the pancreas. Pediat. Res. **1**, 173 (1967).

SPRIGGS, A. I., BODDINGTON, M. N.: Chromosomes of Sternberg-Reed cells. Lancet **1962 II**, 153.

STEINBERG, D., HERNDON, J. H., UHLENDORF, B. W., AVIGAN, J., MIZE, C. E., SALES, H. M.: Enzymatic defect in Refsum's disease. J. clin. Invest. **46**, 1120 (1967).

STEVENSON, A. C.: Achondroplasia: an account of the condition in Northern Ireland. Amer. J. hum. Genet. **9**, 81 (1957).

— JOHNSTON, H. A., STEWART, P. J., GOLDING, D. R.: Congenital malformations. A report of a study of series of consecutive births in 24 centres. Bull. Wld Hlth Org., Suppl. **34** (1966).

SYDOW, G. v., RINNE, A.: Very unequal "identical" twins. Acta paediatr. **47**, 163—171 (1958).

SZEINBERG, A., KAHANA, D., GAVENDO, S., ZAIDMAN, J., BEN-EZZER, J.: Hereditary deficiency of adenylate kinase in red blood cells. Acta haemat. (Basel) **42**, 111—126 (1969).

TASHIAN, R. E., PLATO, C. C., SHOWS, T. B.: Inherited variant of erythrocyte carbonic anhydrase in micronesians from Guam and Saipan. Science 140, 53—54 (1963).

TEDESCO, T. A., MELLMAN, W. J.: Argininosuccinate synthetase activity and citrulline metabolism in cells cultured from a citrullinemic subject. Proc. nat. Acad. Sci. (Wash.) **57**, 829 (1967).

TURPIN, R., LEJEUNE, J., LAFOURCADE, J., CHIGOT, P.-L., SALMON, C.: Présomption de monozygotisme en dépit d'un dimorphiseme sexuel: sujet masculin XY et sujet neutre Haplo X. C. R. Acad. Sci. (Paris) **252**, 2945—1946 (1961).

UCHIDA, I. A., HOLUNGA, R., LAWLER, C.: Maternal radiation and chromosomal aberrations. Lancet **1968 II**, 1045—1049.

UHLENDORF, B. W., MUDD, S. H.: Cystathionine synthetase in tissue cultures derived from human skin: enzyme defect in homocystinuria. Science **160**, 1007 (1968).

VANDERDONCK, R., VERRIEST, G.: Femme protanomale et hétérozygote mixte (Gènes de la protanomalie et de la deutéranopie en position de répulsion) ayant deux fils deutéranopes, un fils protanomale et deux fils normaux. Biotypologie **21**, 110—120 (1960).

VESELL, E. S., PAGE, J. G.: Genetic control of dicumarol levels in man. J. clin. Invest. **47**, 2657—2663 (1968).

VOGEL, F.: Neue Untersuchungen zur Genetik des Retinoblastoms (Glioma retinae). Z. menschl. Vererb.- u. Konstit.-Lehre **34**, 205—236 (1957).

— Der Beitrag der Forschungen am Hämoglobin des Menschen zur Lösung einiger Grundlagenprobleme der Genetik. Blut **8**, 449—463 (1962).

WALLER, H. D., LÖHR, G. W.: Genetische Enzymdefekte in der Glykolyse als Ursache nichtsphärocytärer hämolytischer Anämien. Nova Acta Leopoldina, N.F. **26**, 163—176 (1963).

WATSON, J. D., CRICK, F. H. C.: The structure of DNA. Cold Spr. Harb. Symp. quant. Biol. **18**, 123—131 (1953 B).

WEATHERALL, D. J.: The genetics of the thalassaemias. Brit. med. Bull. **25**, 24—29 (1969).

WEINBERG, W.: Über den Nachweis der Vererbung beim Menschen. Jh. Ver. Vaterl. Naturk. Württemb. **64**, 369 (1908).

WENINGER, M.: Zur Frage der oocytären Zwillinge beim Menschen. Bericht über d. 7. Tagg d. Dtsch. Ges. f. Anthropologie 1961, S. 62—69.

WHELAN, D. T., SCRIVER, C. R.: Hyperdibasicaminoaciduria: An inherited disorder of amino acid transport. Pediat. Res. **2**, 525—534 (1968).

WILLEBRAND, E. A. v., JÜRGENS, R.: Über ein neues vererbbares Blutungsübel: Die konstitutionelle Thrombopathie. Dtsch. Arch. klin. Med. **175**, 453—483 (1933).

WOLFF, E. DE, SCHÄRER, K., LEJEUNE, J.: Contribution à l'étude des jumeaux mongoliens. Un cas de monozygotisme héterocaryote. Helv. paediat. Acta **17**, 301—328 (1962).

WRIGHT, D. A., MOYER, F. H.: Inheritance of frog lactate dehydrogenase patterns and the persistence of maternal isozymes during development. J. exp. Zool. **167**, 197—206 (1968).

YOSHIDA, A., MOTULSKY, A. G.: A pseudocholinesterase variant (E Cynthiana) associated with elevated plasma enzyme activity. Amer. J. hum. Genet. **21**, 486—498 (1969).

— STAMATOYANNOPOULOS, G., MOTULSKY, A. G.: Biochemical genetics of glucose-6-phosphate-dehydrogenase variation. Ann. N.Y. Acad. Sci. **155**, 868—879 (1968).

YU, J. S., O'HALLORAN, M. T.: Children of mothers with of phenylketonuria. Lancet **1970 I**, 210—212.

ZACHAU, H. G.: Genetischer Code und Anticode, ein Problem der Nucleinsäure-Biochemie. Münch. med. Wschr. **111**, 1513—1521 (1969).

ZERBIN-RÜDIN, E.: Über den Gesundheitszustand von Kindern aus nahen Blutsverwandtenehen. Z. menschl. Vererb.- u. Konst.-Lehre **35**, 233—302 (1960).

ZUELZER, W. W., BEATTLE, K. M., REISMAN, L. E.: Generalized unbalanced mosaicism attributable to dispermy and probable fertilization of a polar body. Amer. J. hum. Genet. **16**, 38—51 (1964).

Pränatale Pathologie

Definition, Häufigkeit, Ätiologie und Pathogenese von Mißbildungen*

K.-H. DEGENHARDT, Frankfurt a. M.

Definition

Aus einer allgemein biologischen Betrachtungsweise ist jede nachweisbare Abweichung vom normalen Entwicklungsgang im submikroskopischen, mikroskopischen oder makroskopischen Bereich eine Mißbildung. Dieser biologische Mißbildungsbegriff, der sich theoretisch auch auf die postnatale Entwicklung bezieht, besitzt keine scharfen Konturen und ist nur für die Erfassung der Streubreite spezieller Entwicklungsstörungen brauchbar (GOERTTLER). In bezug auf die intrauterine Entwicklungsentgleisung ist der Begriff angeborene Mißbildung klar definiert: Es handelt sich um eine strukturelle anatomische Abweichung von der Form, Größe und Differenzierung eines oder mehrerer Organe oder des gesamten Organismus außerhalb der physiologischen Variabilität. In diesem Sinne ist eine angeborene Mißbildung die Folge einer intrauterinen Entwicklungsstörung mit mehr oder weniger schweren formalen Defekten und dadurch bedingten Funktionsstörungen. Ausgeschlossen werden gemäß einer Empfehlung von GOERTTLER für die Klassifizierung von Mißbildungen im Rahmen retrospektiver Untersuchungen: Varietäten, makroskopisch nicht erfaßbare „Betriebsstörungen", z.B. Totgeburt, Lebensschwäche, Unreife, Frühgeburt, Enzymopathien, außerdem die harmonischen Mehrfachbildungen (eineiige normal gestaltete Zwillinge bzw. Mehrlinge). Für die Vergleichbarkeit epidemiologischer Untersuchungen in verschiedenen Ländern sind internationale Vereinbarungen zur Klassifizierung angeborener Mißbildungen notwendig. Die WHO hat hierzu inzwischen mit der Vorlage der 8. Revision der internationalen Klassifikation der Krankheiten, Schäden und Todesursachen, die in Sektion 14 die wesentlichen Mißbildungstypen enthält, entscheidende Vorarbeit geleistet.

Im englischen Sprachgebrauch wird bei epidemiologischen Untersuchungen immer wieder zwischen „größeren" und „kleineren" angeborenen Mißbildungen unterschieden, wobei die Gruppen nach freiem Ermessen zusammengestellt werden. Im Rahmen einer von der WHO initiierten und von STEVENSON-Oxford et al. durchgeführten Studie über Häufigkeit und Typ angeborener Mißbildungen bei Neugeborenen in 24 Zentren von 16 verschiedenen Ländern wurden für die Klassifizierung 14 Gruppen mit insgesamt 26 Untergruppen in bezug auf größere Mißbildungen zugrunde gelegt. Als Beispiel sei hier die erste Gruppe genannt mit folgenden Neuralrohrdefekten: Anencephalus, Anencephalus mit Spina bifida, occipitale Meningo(myelo)cele, Spina bifida, andere Neuralrohrdefekte. Als „kleinere" Mißbildungen wurden folgende Typen bezeichnet: Phimosis, Hypospadie und Epispadie leichten Grades, nicht descendierte Testes, Hydrocele, Inguinal- und Umbilicalhernie, Mißbildungen des äußeren Ohres, Pigmentflecken der Haut etc. Wenn diese isoliert in Erscheinung traten, wurden sie nicht als Mißbildungen bewertet. Waren sie mit einer „größeren" Mißbildung korreliert, so wurde diesen „kleineren" Mißbildungen eine höhere biologische Bedeutung zugemessen und der Casus den multiplen Mißbildungen zugerechnet.

Häufigkeit

Zur Diskussion der Häufigkeit angeborener Mißbildungen stützte ich mich auf eine Auswahl von neueren zusammenfassenden Darstellungen (STEVENSON et al., KENNEDY, LECK et al., CHUNG u. MYRIANTHOPOLOUS, FROEHLICH u. FUJIKURA, MÜNTEFERING u. KAISER, MILLER,

* Herrn Prof. Dr. Dr. h. c. Dr. h. c. HANS NACHTSHEIM zum 80. Geburtstag in Dankbarkeit.

J. R., NISHIMURA et al., 1968). Die bereits zitierte von STEVENSON et al. im Auftrag der WHO durchgeführte Studie beschränkte sich auf die bei Geburt sichtbar in Erscheinung tretenden Mißbildungen bei tot- und lebendgeborenen Kindern. Insgesamt wurden registriert:

Tabelle 182

421781	Schwangerschaften mit
416695	Einzelgeburten nach 27 Wochen der Gravidität
5022	Zwillingsgeburten
63	Drillingsgeburten
1	Vierlingsgeburt

Häufigkeit größerer Mißbildungen
12,7:1000 Gesamtgeburten
Häufigkeit kleinerer Mißbildungen
4,6:1000 Gesamtgeburten
Häufigkeit von Blutsverwandtschaft
37,5:1000 Gesamtgeburten
Das Geschlechtsverhältnis M/M+W
0,520 mißgebildete Neugeborene
0,515 nichtmißgebildete Neugeborene
Zahl der Zwillingsschwangerschaften
12,5:1000 Gesamtgeburten
eineiige Zwillinge
4,41:1000 Gesamtgeburten
zweieiige Zwillinge
8,00:1000 Gesamtgeburten

Insgesamt wurden 5430 mißgebildete Kinder dokumentiert, davon 5290 bei Einzelgeburten. In bezug auf Einzelheiten sei auf den der WHO vorgelegten 550seitigen Bericht verwiesen. Hier seien als Beispiel nur die Ergebnisse für die Gruppe der Neuralrohrdefekte genannt: 1079 Neugeborene aus Einzelgeburten gehören in diese Gruppe. Es ergab sich ein 40facher Unterschied in der Häufigkeit von Anencephalie zwischen den Beobachtungen in Belfast (höchste Frequenz 130:28091 = 4,6 zu 1000) und Bogota (2:18812) bzw. Ljubljana (1:8888). Auch in Alexandrien erwies sich die Häufigkeit von Anencephalie mit 3,79 per 1000 Geburten als auffallend hoch. Die Korrelation mit Spina bifida war signifikant positiv ($r = +0{,}611$; $P < 0{,}005$). Im Durchschnitt war aber Anencephalus isoliert siebenmal so häufig wie in Kombination mit Spina bifida; zwei Drittel waren weiblich. Auffallend ist die niedrige Häufigkeit in Pretoria/Afrika (5:10025 = 0,5:1000). Hydrocephalus allein oder in Verbindung mit Spina bifida war in bezug auf alle Zentren in einer durchschnittlichen Häufigkeit von 8,87 per 1000 Gesamtgeburten (1,05 per 1000 Geburten bei Anencephalie). Die höchsten Frequenzen wurden in Belfast (2,87 per 1000), Alexandrien (2,57 per 1000) und Melbourne (1,96 und 1,89 per 1000) beobachtet. Bei Hydrocephalus ohne Spina bifida ergab sich ein geringes Überwiegen der Knaben, jedoch ohne Signifikanz. Occipitale Meningocelen wurden vereinzelt in 10 der 24 Zentren beobachtet bei 16 Neugeborenen; 5 waren männlich, 11 weiblich. Die Zahlen sind zu klein für eine Aussage. Doch wird hier wieder die bisherige Beobachtung eines Überwiegens weiblicher Neugeborener bestätigt. Spina bifida wurde in einer Frequenz von durchschnittlich 0,55 per 1000 Gesamtgeburten beobachtet; hier sind einbezogen die Fälle von Spina bifida cystica und spinale Rachischisis. Ausgeschlossen sind Fälle von Spina bifida occulta. Es wurde ein geringes Überwiegen von Mädchen festgestellt, doch ist dies nicht signifikant. Die Häufigkeiten waren am höchsten in Belfast (71:28091) und Alexandrien (8:9598). In der Gruppe „andere Neuralrohrdefekte" wurden hauptsächlich Encephalocelen registriert in einer durchschnittlichen Häufigkeit von 0,1 per 1000 Gesamtgeburten. Zwischen allen 7 Untergruppen der Neuralrohrdefekte ließen sich positive Korrelationen nachweisen, die zum Teil signifikant waren. 75% der Kinder waren Totgeburten oder starben im Hospital; Autopsien wurden nur gelegentlich durchgeführt, so daß über korrelierte „innere" Defekte nicht viel ausgesagt werden kann. Ein Neuralrohrdefekt kann isoliert auftreten oder in Kombination mit jedem bekannten anderen Typus einer Mißbildung.

Folgende *Zwillingsbeobachtungen* liegen vor (s. Tabelle 183).

Von 24 Paaren sind 23 diskordant mit einem Neuralrohrdefekt. Ein gleichgeschlechtliches weibliches Zwillingspaar hat konkordant Spina bifida, bei einem Paarling assoziiert mit Hydrocephalus. Viermal wurde Anencephalie diskordant beobachtet. Über die Eiigkeit der 9 gleichgeschlechtlichen Zwillingspaare ist nichts bekannt.

Schätzungen über die Häufigkeit des Vorkommens eineiiger und zweieiiger Zwillinge ergaben eine hohe Frequenz zweieiiger Zwillinge in Alexandrien und Belfast. Entsprechende Kalkulationen ergaben für diese Städte

Tabelle 183. *Mißbildungen*

	Zwilling 1	Zwilling 2	Zahl der Paare
♂♂	Hydrocephalus[a]	Sirenomelie	1
	Anencephalus	normal	6
	Hydrocephalus und Spina bifida	normal	2
	Spina bifida	normal	2
♀♀	Hydrocephalus und Spina bifida	Spina bifida	1
	Anencephalus	Down's Syndrom	1
	Anencephalus	normal	2
	Hydrocephalus	normal	2
	Spina bifida	normal	1
	Männlicher Zwilling	Weiblicher Zwilling	
♂♀	Hydrocephalus	normal	1
	Spina bifida	normal	1
	normal	Anencephalus und Spina bifida	2
	normal	Spina bifida	2
			24

[a] Nicht näher spezifiziert.

STEVENSON, A. C.; JOHNSTON, H. A.; STEWART, M. I. P.; GOLDING, D. R.: Suppl. Vol. 34; Bull. WHO Genf (1966).

eine positive Korrelation zwischen Anencephalie und zweieiiger Zwillingsfrequenz (+0,578; $P<0{,}01$); diese positive Korrelation war in bezug auf alle Neuralrohrdefekte noch deutlicher ausgeprägt (+0,651; $P<0{,}001$). Eine Erklärung hierfür steht aus.

KENNEDY berichtete 1967 über die Ergebnisse von 238 epidemiologischen Untersuchungen in der Weltliteratur. Die tabellarischen Zusammenstellungen umfassen England, Europa (ohne England und Deutschland), Deutschland, Nordamerika und 22 andere Länder und geben Hinweise auf die Namen der Untersucher, Ort der Untersuchungen, Zeitraum, statistische Quellen, Zahl der Geburten, Zahl der mißgebildeten Neugeborenen und deren prozentualen Anteil an der Gesamtgeburtenrate. Vereinzelt ist angegeben, ob Totgeburten ermittelt wurden, ob die angegebenen Frequenzen auch kleinere Mißbildungen einbeziehen und ob die Zahl registrierter Mißbildungstypen begrenzt war. Insgesamt wurden mehr als 20 Millionen Geburten erfaßt mit einer Mißbildungsrate von 1,08%, die als „underreported" angesehen werden muß. KENNEDY weist auf 41 epidemiologische Untersuchungen in verschiedenen Ländern hin, bei denen die Neugeborenen von Fachärzten untersucht und spezielle diagnostische Verfahren angewendet wurden; hierbei war die durchschnittliche Rate von Neugeborenen mit Mißbildungen 4,5%. Die Ergebnisse sind jedoch nicht miteinander vergleichbar, da den Untersuchungen ganz verschiedene methodische Verfahren und Unterschiede in der Definition, Klassifizierung, Abgrenzung und diagnostischen Klärung von Mißbildungen zugrunde liegen.

LECK et al. ermittelten bei 190236 Geburten in Birmingham in den Jahren 1950 bis 1959 eine Häufigkeit von mißgebildeten Kindern in den ersten beiden Lebenswochen, die mit 19,1 auf 1000 Gesamtgeburten im Rahmen der Erfahrung liegt. Bei Kindern der Geburtsjahrgänge 1950—1954, die bis zum Alter von 6 Jahren beobachtet wurden, ergab sich eine Frequenz, die um ein Drittel höher lag als in der Gesamtstudie in bezug auf die Neugeborenenperiode (26,7 per 1000 Geburten. Die häufigsten Mißbildungen waren ($>1:1000$): Klumpfuß, Herzmißbildungen, Anencephalie, Spina bifida, Lippen-Kiefer-Gaumenspalte, Morbus Down, Hydrocephalus und Polydaktylie. Diese umfaßten drei Fünftel alle beobachteten Mißbildungen.

CHUNG und MYRIANTHOPOLOUS veröffentlichten erste Erfahrungen über Mißbildungsfrequenzen in der großen prospektiven kollaborativen Studie der National Institutes of Health, Perinatal Research Branch Bethesda, Gruppen der weißen („kaukasischen") Frauen und der Negerfrauen hervorgehoben wurden. Bei 35680 aufeinanderfolgenden Geburten ergaben sich folgende Häufigkeiten auf 10000 Geburten:

Tabelle 184

Weiße	Neger	
23,2	12,4	Talipes equinovarus
30,5	19,5	Hypospadie
13,4	4,1	Lippenspalte mit/ohne Gaumenspalte
37,7	14,6	Weiche Gaumenspalte und Uvula bifida
17,7	5,9	Syndaktylie
14,0	128,0	Polydaktylie
14,0	4,1	Anencephalie

Tabelle 185. *Todesfälle und Autopsiehäufigkeit*

	n Geburten	Tot-geburten	Neonataler Tod	Spätere Todes-fälle	Gesamt-todes-fälle	Gruppe der Frauen	
						Weiße	Neger
♂	21926	1,5% (335)	1,6% (358)	1,0% (219)	4,2% (912)	3,2% (314)	5,1% (525)
♀	21202	1,4% (302)	1,3% (284)	0,6% (128)	3,4% (714)	3,0% (277)	3,7% (382)
Gesamt-todesfälle	43128	1,5% (637)	1,5% (642)	0,8% (347)	3,8% (1626)	3,1% (591)	4,4% (907)
Autopsiehäufigkeit		93%	89%	76%	88%	85%	90%

Außerdem wurden kardiovasculäre Defekte, Mißbildungen des ZNS einschließlich Neuralrohrdefekte und Encephalocelen registriert. Die Gesamthäufigkeit dieser Mißbildungen betrug bei Geburt 2,12%, die Frequenz der Kinder mit diesen Mißbildungen war 1,97%. Bemerkenswert ist die Beobachtung, daß die Frequenz der Kinder mit multiplen Mißbildungen in der Gruppe der weißen Frauen signifikant höher war (12,7% der mißgebildeten Kinder weißer Frauen, 4,3% der mißgebildeten Kinder von Negerfrauen).

Über weitere Ergebnisse berichteten FROEHLICH und FUJIKURA 1968 auf dem internationalen „Workshop in Teratology" in Kyoto. Diesem Bericht liegen 43127 Geburten der kollaborativen Studie der National Institutes of Health, Perinatal Research Branch Bethesda zugrunde, die in der Zeit zwischen 1. Januar 1959 und 31. Dezember 1964 registriert worden waren. Fehlgeburten und Mehrlingsgeburten wurden nicht berücksichtigt. Die Autoren beschränkten sich auf die Analyse von 1626 obduzierten Totgeburten, neonatalen und später in der Kindesentwicklung eingetretenen Todesfällen (s. Tabelle 185).

Es wurden zwei Gruppen von Mißbildungen definiert:

Gruppe A mit makroskopischen Strukturfehlern, die von embryonalen Entwicklungsstörungen bis zur 9. Woche der Schwangerschaft resultieren und bei Geburt sichtbar sind.

Gruppe B mit Entwicklungsstörungen, die als sekundäre Effekte von Mißbildungen der Gruppe A angesehen wurden oder bei denen Unsicherheit bestand, sie überhaupt als Mißbildung anzuerkennen. Als letale Mißbildung wurde eine Mißbildung der Gruppe A definiert, die ein lebendgeborenes Kind ohne chirurgische Intervention ad exitum kommen lassen würde. Die Frequenz der Fälle mit Mißbildungen der Gruppe A war 15,9% (259:1626) (s. Tabelle 186).

Fast drei Viertel der mißgebildeten Kinder (73,6%) hatten eine oder mehrere letale Mißbildungen. Multiple Mißbildungen waren häufiger in der Gruppe der weißen Frauen, vor allem bei weiblichen Totgeburten und neonatalen Todesfällen (10,4:3,6% bzw. 9,8:1,8% Weiße zu Negerfrauen). Hier war eine unmittelbare Beziehung zur hohen Rate der ZNS-Mißbildungen erkennbar. In beiden Frauengruppen war die Mißbildungsrate bei den weiblichen

Tabelle 186. *Häufigkeit von Mißbildungen der Gruppe A bei Todesfällen*

		Alle Rassen		Weiße		Neger	
		%	n	%	n	%	n
Totgeburt	♂	10,7	(36)	14,4	(18)	7,6	(14)
	♀	13,6	(41)	19,4	(26)	9,3	(13)
Neonataler Tod	♂	21,5	(77)	27,5	(36)	18,6	(39)
	♀	16,2	(46)	21,6	(22)	9,1	(15)
Späterer Tod	♂	15,1	(33)	24,1	(14)	11,5	(15)
	♀	20,3	(26)	22,0	(9)	18,2	(14)
Gesamttodesfälle	♂	16,0	(146)	21,7	(68)	13,0	(68)
	♀	15,8	(113)	20,6	(57)	11,0	(42)

Todesfällen zu verschiedenen Zeitpunkten höher als bei den männlichen mit Ausnahme der neonatalen Todesfälle; hier überwogen bei den Einzelmißbildungen die männlichen Neugeborenen vor allem mit Mißbildungen des kardiovasculären Systems. Das kardiovasculäre System war bei den Todesfällen in beiden Frauengruppen und in beiden Geschlechtern am häufigsten mißgebildet. In der Häufigkeit stand an zweiter Stelle das ZNS in der weißen Frauengruppe bei weiblichen Todesfällen, an dritter Stelle das uro-genitale System in der Gruppe der Negerfrauen bei Todesfällen in beiden Geschlechtern. Es sei auf Einzelheiten in den der Veröffentlichung angefügten großen tabellarischen Übersichten verwiesen.

Miller gab 1968 in Kyoto seine Erfahrungen über die Häufigkeiten angeborener Mißbildungen in der kanadischen Provinz Britisch-Kolumbien anhand eines zentralen Registersystems bekannt, das alle körperlich oder geistig behinderten Personen umfaßt und seit 1952 von der „Division of Vital Statistics of the Department of Health Services and Hospital Insurance" der Provinz verwaltet wird. Hier werden auch alle Berichte, die von den Ärzten über die Geburt jedes Kindes innerhalb von 48 Std eingesandt werden müssen, zentral erfaßt. Miller stellte folgende Schwankungen in den Häufigkeiten bestimmter Mißbildungstypen per 1000 Lebendgeburten (LG) fest (1952—1964), bezogen auf durchschnittlich 36400 Lebendgeburten jährlich:

Tabelle 187

Typen	Rate per 1000 LG	Mittelwert
Klumpfuß	1,34—2,71	2,17
Spaltlippe und/oder Gaumenspalte	1,42—2,17	1,69
Spina bifida und Meningocele	0,60—1,18	0,85
Angeborener Herzfehler	1,89—4,22	3,15

In bezug auf angeborene Herzfehler sind die Angaben als Minimum-Häufigkeiten zu werten, da die Registrierung von Mißbildungen in der Kindesentwicklung auf freiwilliger Mitarbeit der Ärzte und Patienten beruht. Es ließ sich nachweisen, daß die Häufigkeiten angeborener Herzfehler im Schulalter doppelt so hoch wie im Vorschulalter waren. Dies ist nur so zu erklären, daß ca. 50% der angeborenen Herzfehler im Vorschulalter nicht entdeckt wurden. In den geschlechtsspezifischen Häufigkeiten ergaben sich über die bereits bekannten teilweisen Geschlechtsbegrenzungen hinaus weitere bemerkenswerte Hinweise in bezug auf den Lippen-Kiefer-Gaumenspalten (LKG)-Komplex. Miller konstatierte folgende Häufigkeiten bei speziellen Mißbildungen per 1000 Lebendgeburten zwischen 1952—1964 (s. Tabelle 188).

Die Häufigkeit der Gaumenspalte ist in beiden Geschlechtern nahezu gleich, hingegen in der Gruppe der Lippen-Kiefer-Gaumenspalten (LKG) bei männlichen Probanden fast 1,75mal so hoch wie bei weiblichen. Deutliche Unterschiede im LKG-Komplex ergaben sich auch bei den rassischen oder ethnischen Gruppen der Indianer und Nicht-Indianer (2,48 zu 0,71 per 1000 Lebendgeburten), hingegen war die Häufigkeit der isolierten Lippenspalte und isolierten Gaumenspalte bei den Nicht-Indianern geringfügig höher. Miller weist ausdrücklich darauf hin, daß die Indianer in vielen Mißbildungstypen eine wesentlich niedrigere Häufigkeit aufweisen als die Nicht-Indianer.

Immer wieder wird die Bedeutung einer systematischen Erfassung angeborener Mißbildungen im Sektionsgut eines pathologischen Instituts diskutiert. Sie ist zweifellos gegeben in bezug auf die Berechnung und den Vergleich der speziellen Mißbildungshäufigkeiten

Tabelle 188

Typen	Zahl der Fälle		Rate per 1000 LG	
	♂	♀	♂	♀
Klumpfuß	609	419	2,51	1,81
Angeborene Hüftgelenksluxation	49	217	0,20	0,94
Spina bifida und Meningocele	187	214	0,77	0,93
Lippen-Kiefer-Gaumenspalte	233	138	0,96	0,60
Lippenspalte isoliert	123	54	0,51	0,23
Gaumenspalte isoliert	125	128	0,52	0,55

in einem Institut und die sich daran anschließenden gezielten retrospektiven Untersuchungen. Hier sei auf die Monographie von MÜNTEFERING und KAISER hingewiesen, die sich mit den Häufigkeiten von speziellen Mißbildungstypen im Obduktionsgut des pathologischen Instituts der Universität Düsseldorf (Direktor: Prof. Dr. MEESEN) in den Jahren 1929—1939 und 1952—1965 befaßt. Die Zunahme der Mißbildungen um mehr als das Doppelte im Zeitraum 1952—1965 im Sektionsgut ließ sich mit einer Zentrenbildung in verschiedenen Kliniken zur operativen Korrektur spezieller Mißbildungen weitgehend in Zusammenhang bringen. Es ist aber MÜNTEFERING zuzustimmen, daß eine überregionale Mißbildungsstatistik in begrenztem Umfang an möglichst vielen pathologischen Instituten als Grundlage für ein Warnsystem zur Ermittlung eines plötzlichen Anstiegs der Frequenz bestimmter, vorwiegend letaler Mißbildungstypen dienen könnte. Diese Anregung hat inzwischen KOLLER-Mainz aufgegriffen und eine Zusammenarbeit auf der Basis eines von GOERTTLER-Heidelberg ausgearbeiteten Fragebogens zur Klassifizierung von Mißbildungen mit zahlreichen pathologischen Instituten der Bundesrepublik begonnen.

Erste Einblicke in die Frequenzen embryonaler Mißbildungen haben NISHIMURA et al. 1968 veröffentlicht. Dieser Bericht stützt sich auf eine Analyse von 1213 intakten Embryonen, die durch eine Zusammenarbeit mit 970 Gynäkologen in das Anatomische Institut der Universität Kyoto eingesandt wurden. Eine Revision des japanischen Gesetzes zum eugenischen Schutz der Bevölkerung im Jahre 1952 erlaubt die Interruptio aus sozialer Indikation. Bei der Einsendung der Embryonen wurde eine Dokumentation über die Vorgeschichte der Patientin und deren Familie beigefügt. Die Eltern stammten zumeist aus städtischen Distrikten; sie hatten einen mittleren sozioökonomischen Status. Die Mutter hatte zum Zeitpunkt der Interruptio ein durchschnittliches Alter von $30{,}1 \pm 0{,}18$ Jahre, die Parität war $1{,}7 \pm 0{,}037$, Häufigkeit der Blutsverwandtschaft 2,31%. Die Absterberate der Embryonen betrug 2,39%. 14 von 1213 nicht beschädigten Embryonen waren äußerlich erkennbar mißgebildet. Häufigkeit der Mißbildungstypen, wenn diese erkennbar sind, in bezug zum Stadium nach STREETER:

Tabelle 189

	Zahl der beobachteten Embryonen	Mißgebildete Embryonen Zahl	Häufigkeit
Exencephalie	1186 (≧H 12)	2	0,17%
Myeloschisis	1163 (≧H 13)	2	0,17%
Cyclopie	1095 (≧H 14)	3	0,26%
Lippenspalte	204 (≧H 19)	3	1,47%
Spalthand	819 (≧H 15)	1	0,12%
Polydaktylie (Hand)	330 (≧H 17)	3	0,90%
Oligodaktylie (Hand)	330 (≧H 17)	1	0,30%

(H = „STREETER HORIZON").

Ein Embryo hatte zwei formale Defekte korreliert (Lippenspalte bds. und Spalthand links). Die Embryonen waren noch zu jung, um Mißbildungen des äußeren Genitale, der Analregion oder Gaumenspalte und Klumpfuß zu erkennen. Unter den bisher histologisch untersuchten 9 Embryonen hatten 6 eine oder mehrere Fehlbildungen des digestiven, urogenitalen oder endokrinen Systems. Das mittlere Alter der 14 Mütter mit mißgebildeten Embryonen war nicht erhöht im Vergleich mit den Müttern äußerlich normaler Embryonen. Zum Vergleich der Häufigkeiten verschiedener äußerer Mißbildungen zwischen Embryonen und Kindern folgt in Tabelle 190 eine Übersicht.

Diese Unterschiede sind ebenso klar ersichtlich, wenn sie mit den Ergebnissen der epidemiologischen Untersuchungen von STEVENSON et al. bezüglich Lippenspalte, Polydaktylie und Spina bifida in 24 Zentren von 16 Ländern verglichen werden. Sie weisen auf die relativ hohe intrauterine Absterberate infolge spezieller zumeist multipler Mißbildungen hin.

Auf dem 3. Internationalen Kongreß für angeborene Mißbildungen in Den Haag im September 1969 trug NISHIMURA weitere Ergebnisse über seine Erfahrungen bei der Analyse von Embryonen gesunder Frauen vor. Inzwischen sind 10000 Embryonen mit einem Entwicklungsalter zwischen 3 und 18 Wochen in die Sammlung aufgenommen worden. Etwa 200 mißgebildete Embryonen wurden histologisch untersucht. 80% der äußerlich erkennbar mißgebildeten Keimlinge hatten eine oder mehrere innere Mißbildungen. Das Spektrum der Mißbildungen umfaßt das Gehirn, Rücken-

Tabelle 190

Mißbildungen	Häufigkeit % (Zahl der Fälle und Untersucher)	
	Embryonen der Serie Nishimura	Kinder
Exencephalie für Embryonen	0,169 (1186)	
Anencephalie für Kinder		0,062 (80435; Mitani, 1954) 0,063 (63796; Neel, 1958)
Myeloschisis	0,172[a, b] (1163)	0,019 (80435; Mitani, 1954) 0,020 (63796; Neel, 1958)
Cyclopie	0,274[a] (1095)	0,006 (80435; Mitani, 1954)
Lippenspalte	1,471[a, b] (204)	0,178 (80435; Mitani, 1954) 0,213 (63796); Neel, 1958)
Polydaktylie (Hand)	0,909[a] (330)	0,098 (80435); Mitani, 1954)

[a] $P < 0{,}01$ im Vergleich mit den Ergebnissen von Mitani.
[b] $P < 0{,}01$ im Vergleich mit den Ergebnissen von Neel.

Mitani, S.: Malformation of the newborn infants. J. Jap. Obstet. Gynec. Soc. **1**, 301—315 (1954).

Neel, J. M.: A study of major congenital defects in Japanese infants. Amer. J. Hum. Genet. **10**, 398—445 (1958).

mark, Auge, Ohr, Nase, Mund, Rippen, Herz, Oesophagus, Pankreas, Anus, Niere, Gonaden, Gliedmaßen etc. 700 frische Embryonen wurden cytogenetisch untersucht; die Zahl der in Gewebekultur festgestellten Chromosomenaberrationen war 1,5%. Details müssen in den Proceedings des Kongresses, die von der Excerpta Medica Foundation Amsterdam herausgegeben werden, abgewartet werden.

Die bisher vorliegenden Ergebnisse spezieller epidemiologischer Untersuchungen zur Frage der Häufigkeit mißgebildeter Neugeborener und zur Frage der Frequenz spezieller Mißbildungstypen in der Neugeburtsperiode geben nur recht unvollkommen Einblick in die wahre Bedeutung des Mißbildungsgeschehens. Während der intrauterinen Entwicklung kommt es bereits zu einer hohen natürlichen Selektion von Keimlingen durch spontanen Abortus. Histo-morphologische Untersuchungen an Keimmaterial in Abortusserien haben eine bemerkenswert hohe Rate von mißgebildeten Früchten ergeben (10—40% nach Javert; Sentrakul u. Potter; Nishimura, 1969). Saxen u. Rapola schätzten die intrauterine Verlustquote mißgebildeter Keime auf insgesamt 5%.

Untersuchungen an Totgeburten durch Autopsie haben in verschiedenen Untersuchungsreihen eine Mißbildungsfrequenz zwischen 13,3% und 25% ergeben (Klemetti). Epidemiologische Untersuchungen, die keine Autopsieberichte von Totgeburten in ihren Statistiken berücksichtigen, sind von begrenztem Wert. Durch eine besonders sorgfältige Kontrolle bei Geburt und in der Neugeburtsperiode können 50—70% aller Mißbildungen aufgedeckt werden. Untersuchungen in nachfolgenden Entwicklungsphasen bis zum 5. Lebensjahr haben ergeben, daß im Durchschnitt nochmals 2—3% Mißbildungen zu der bei Geburt festgestellten Frequenz hinzugerechnet werden müssen. Unter Berücksichtigung aller dieser Fakten kommt Saxen zu einer Schätzung von 10% für die gesamte Mißbildungsrate.

Ätiologie

Die Erfahrungen über die Ätiologie und kausale Pathogenese menschlicher Entwicklungsstörungen sind auch heute noch sehr lückenhaft. Das ist ein nüchternes Fazit der oben bereits zitierten 3. Internationalen Konferenz für angeborene Mißbildungen in Den Haag. Auf die dort vorgetragenen Ergebnisse, die den Stand des Wissens auf speziellen Gebieten der Entwicklungsphysiologie und Diagnostik von Geburtsdefekten kennzeichneten, wird bei den nachfolgenden Diskussionen wiederholt eingegangen. Zwei grundsätzliche Erkenntnisse müssen vorangestellt werden: 1. die Tatsache, daß die ursächlichen Faktoren in der weitaus überwiegenden Zahl angeborener Entwicklungsstörungen äußerst komplex sind, und 2. die Tatsache des Ineinandergreifens

Tabelle. 191 *Chromosomen-Aberrationen*

Geschlecht	Neugeborene	Gonosomale Aberrationen		Autosomale Aberrationen			Andere
		Aneuploidie	Strukturelle Anomalien	Aneuploidie	strukturelle Anomalien		
					balanciert	nicht balanciert	
♂♂	6554	18	2	7	6	3	1
♀♀	3429	4	—	4	4	2	—
	9983	22	2	11	10	5	1
‰	5,1	2,2	0,2	1,1	1	0,5	0,1

Die Aberrationstypen zeigten folgende Häufigkeiten:

Geschlecht	Neugeborene	Gonosomale Aberrationen				Autosomale Aberrationen						Andere	
		Aneuploidie	n	strukturelle Anomalien	n	Aneuploidie	n	strukturelle Anomalien					
								balanciert	n	nicht balanciert	n		n
♂♂	37	47 XXY	8	46 X inv. Y (p+q−)	2	47 XY E+	1	45 D/D 45 D/G	2 2	46 D/D/D+	2		
		47 XYY	10			47 XY G+	6	andere Translokationen	2	andere Translokationen	1	46 XX	1
♀♀	14	45 XO	1	—		47 XX D+	1	45 D/D	3				
		47 XXX	3			47 XX G+	3	andere Translokationen	1	andere Translokationen	2		

genetischer und umweltbedingter Faktoren bei der Auslösung und Verwirklichung (Phänogenese) spezieller Mißbildungstypen. Genetische Faktoren haben große Bedeutung für die Ätiologie angeborener Entwicklungsstörungen. Hierbei sind einfach mendelnde Erbfaktoren als autosomal oder X-chromosomal dominante oder geschlechtsgebunden recessive Mutanten bei männlichen Individuen im Embryo wirksam, außerdem mutante Allele bei autosomal recessivem und geschlechtsgebunden recessivem Erbgang (XX-Individuen). Eine Reihe von Mißbildungen wird durch mehrere Gene manifestiert, die zum Teil als Nebengene die Expressivität des Hauptgens beeinflussen. Auch heute noch ist es verfrüht, Näheres über den quantitativen Anteil von genetischen Faktoren für das Zustandekommen von Mißbildungen anzugeben. „Nobody knows what the percentage contribution of gene-determined malformations to our clinical load is", erklärte WARKANY auf dem 1. Internationalen Workshop für Teratologie in Kopenhagen 1967. *Die bisherigen Erfahrungen lassen erkennen, daß der Anteil von Mißbildungen, die dem einfach mendelnden Erbgang folgen, offenbar ebenso gering ist wie derjenige Anteil von Mißbildungen, der mit nachweisbaren exogenen Faktoren in einen ursächlichen Zusammenhang gebracht werden kann. Hierzu kommt ein relativ kleiner Anteil charakteristischer Mißbildungssyndrome, die durch strukturelle oder numerische Chromosomenaberrationen bedingt sind.*

PATRICIA JACOBS-Edinburgh berichtete im September 1969 in Den Haag über Reihenuntersuchungen bei Neugeborenen in geburtshilflichen Kliniken von Ontario, New Haven und Edinburgh und konstatierte bei insgesamt 9983 unausgelesenen Neugeborenen (6554 ♂♂, 3429 ♀♀) 51 Chromosomenaberrationen (27 autosomale und 24 gonosomale Aberrationen), die sich wie folgt einordnen lassen (Tabelle 191).

Nur 22 der 51 Kinder mit Chromosomenaberrationen hatten bei Geburt erkennbare multiple Mißbildungen (=3—5% aller mißgebildeten Kinder bei Geburt).

Die weitaus größte Zahl aller angeborenen Mißbildungen ist durch ein Zusammenwirken von genetischen und exogenen Faktoren bedingt, wobei die beiden Faktorengruppen sehr unterschiedlich beteiligt sein können. Der Nachweis einer polygenen multifaktoriellen Genese einer speziellen Mißbildung hängt von ausgedehnten Familien- und Zwillingsuntersuchungen ab. Diese ursächlichen Zusammenhänge konnten inzwischen für zahlreiche Mißbildungstypen wahrscheinlich gemacht werden, z.B. für die Lippen-Kiefer-Gaumenspalte, die Luxatio coxae congenita, den Pes equinovarus u.a. (FRASER, 1969; HENRICSON et al.; ROTT; WYNNE-DAVIES; IONESCU u. MILICESCU).

CARTER (1969b) konnte inzwischen für Mißbildungen des ZNS (z.B. Anencephalie und Myelomeningocele) und für angeborene Herzmißbildungen polygene multifaktorielle Genese nachweisen, wobei die genetische Prädisposition für jeden Typus einer Herzmißbildung spezifisch zu sein scheint. Die Entwicklung mathematischer Modelle für die Analyse multifaktorieller Ätiologie angeborener Mißbildungen hat sich als sehr nützlich erwiesen; eine von FALCONER angegebene Methode erlaubt grobe Schätzungen des Anteils genetischer Faktoren. CARTER et al. berichteten über ausgedehnte Familienuntersuchungen in Süd-Wales-England zur Klärung der *genetischen Prädisposition von Spina bifida cystica, Anencephalie und angeborenem Hydrocephalus ohne Spina bifida.* Es wurde eine Gesamtgeburtenzahl von 102786 der Jahre 1956—1962 zugrunde gelegt. Unter diesen Neugeborenen fanden sich 835 mit den genannten Mißbildungen (= 8,12‰ Gesamtgeburten). Die Geschlechtsverteilung zeigt Tabelle 192.

Eine ausgewählte Gruppe von 551 mißgebildeten Neugeborenen diente als Basis für eine detaillierte Untersuchung über *familiäre Häufung dieser Mißbildungstypen und epidemiologische Charakteristica.* Eine Kontrollgruppe von 277 Neugeborenen (nach dem Indexpatienten mit gleichem Geschlecht in der gleichen Stadt geboren) wurde zum Vergleich

Tabelle 192

	♂♂	n	♀♀	n	Σ
Spina bifida	3,78‰	(200)	4,48‰	(225)	4,13‰
Anencephalie	1,73‰	(91)	5,40‰	(271)	3,54‰
Kongenitale Hydrocephalie	0,32‰	(17)	0,58‰	(29)	0,45‰

verwendet. Die Proportion betroffener Geschwister von Indexpatienten mit Spina bifida oder Anencephalie war 7mal höher als in der Allgemeinbevölkerung von Südost-Wales (5,2% zu 0,77%). Für Spina bifida und Anencephalie ergab sich eine gering erhöhte Rate von Blutsverwandtschaft bei den Eltern (1:277 in der Kontrollreihe, 4:551 bei Indexpatienten). Spina bifida und Anencephalie zeigten sich auffallend häufig bei Erstgeborenen; es ließ sich aber auch eine Korrelation zum mütterlichen Alter nach dem 40. Lebensjahr nachweisen. Dies war besonders deutlich beim kongenitalen Hydrocephalus. Nach CARTER erlauben diese Beobachtungen folgende *Schlußfolgerungen:* Für die weitaus überwiegende Zahl von Spina bifida und Anencephalie ist polygene multifaktorielle Genese anzunehmen, wobei die genetischen Faktoren in der Berechnung nach FALCONER ca. 60% betragen. Das Segregationsverhältnis in Geschwisterschaften ist 1:20 oder 5,7%, die Rate der Konkordanz bei monozygoten Zwillingen gering. Auswirkungen der sozialen Einstufung der Eltern wie auch jahreszeitlich bedingte Einflüsse erwiesen sich in der vorliegenden Untersuchungsreihe als gering. Eine Minderheit der Fälle scheint autosomal recessiv bedingt zu sein.

Diese Hypothese muß aber durch weitere Untersuchungen bestätigt werden. CARTER betont die Notwendigkeit, die Proportionen betroffener Familienmitglieder des 2. und 3. Verwandtschaftsgrades zu ermitteln, außerdem fehlen Untersuchungen bei den Nachkommen von überlebenden Probanden mit Spina bifida. Auch die Zwillingsuntersuchungen bedürfen dringend der Ergänzung. YEN und MACMAHON befaßten sich erneut mit Fragen der genetischen Prädisposition der Anencephalie und Spina bifida anhand von 1095 Fällen, die in 5 Frauenkliniken in Rhode Island zwischen 1936 und 1965 geboren worden waren. Das Risiko für eine Wiederholung in nachfolgenden Geburten war in 1037 Geschwisterschaften mit 1263 Geschwistern des Indexpatienten $4{,}6 \pm 0{,}6\%$ (für Anencephalie 4,5%, für Spina bifida 4,6%). Es ließ sich nachweisen, daß das Wiederholungsrisiko in einem proportionalen Zusammenhang steht mit dem Risiko für diese Mißbildungen in der Allgemeinbevölkerung. Die Wiederholungsrate nach zwei betroffenen Geschwistern war in dieser Serie nicht signifikant different von derjenigen nach einem betroffenen Kind, doch ergaben weitere Nachforschungen in 4 Bostoner Frauenkliniken (698 Fälle von Anencephalie und Spina bifida in der Zeit zwischen 1930—1965) und bei Einbeziehung der von CARTER und ROBERTS und von LORBER berichteten Familien eine Wiederholungsrate von 10% (15 auf 147 nach den Indexpatienten geborene Geschwister). Das Wiederholungsrisiko bei mütterlichen Halbgeschwistern (3/23) erwies sich als ebenso hoch wie für Vollgeschwister.

Die *Zwillingsbeobachtungen* der Rhode Island- und Boston-Serien zeigten 30 diskordant betroffene Zwillingspaare. In 6 verschiedenen epidemiologischen Untersuchungsreihen (RECORD u. MCKEOWN, DUMOULIN u. GORDON, FREZAL et al., WILLIAMSON, BÖÖK u. RAYNER, CARTER u. ROBERTS) ließen sich weitere 78 diskordant betroffene Zwillingspaare ermitteln. Zusammenfassend kommen YEN und MACMAHON zu dem Schluß, daß für die genetische Prädisposition nur das signifikant erhöhte Risiko in den Geschwisterschaften von Indexpatienten spricht; alle anderen Beobachtungen, z.B. an Zwillingen und bei Halbgeschwistern, rücken die Bedeutung der intrauterinen Umwelt in den Vordergrund. Dieses Beispiel soll auf die immensen Schwierigkeiten in der ätiologischen Analyse charakteristischer bei Geburt sicher diagnostizierbarer Mißbildungen hinweisen.

Seitdem GREGG die kausalen Zusammenhänge zwischen Rubellavirusinfektion im ersten Schwangerschaftstrimester und multiplen Organschädigungen des Kindes aufdeckte und LENZ (1961) erstmalig auf die ursächlichen Beziehungen zwischen Thalidomideinnahme in einer relativ eng begrenzten Phase der frühen Organogenese und einem charakteristischen komplexen Mißbildungssyndrom aufmerksam machte, wird den *Umweltfaktoren bei der Entstehung angeborener Mißbildungen* große Bedeutung zugesprochen. Das ist für einen nicht geringen Anteil aller Mißbildungen sicher gerechtfertigt. Auch hier ist heute noch größte Zurückhaltung geboten, die prozentualen Anteile bestimmter Gruppen von Umweltfaktoren zu berechnen. Unsere Blicke richten sich erwartungsvoll auf die Ergebnisse zahlreicher epidemiologischer retrospektiver und prospektiver Untersuchungsreihen, die in verschiedenen europäischen Ländern und mit besonderer Intensität in den USA zur Klärung der ursächlichen Zusammenhänge der Entstehung angeborener Mißbildungen zur Zeit durchgeführt werden. Während die retrospektiven Untersuchungsprojekte von speziellen Mißbildungstypen ausgehen und die sog. Indexpatienten als Ausgang für subtile Familien- und Zwillingsuntersuchungen nehmen, ist die Zielsetzung in den *prospektiven Forschungsprojekten* ausgerichtet auf eine möglichst sorgfältige Erfassung von Einflußfaktoren kurz vor und während des Schwangerschaftsverlaufs, um späterhin den Gesundheitsstatus der Kinder, die aus diesen Schwangerschaften hervorgehen, mit den unter neutralen Gesichtspunkten ermittelten pränatalen Einflußfaktoren in einen korrelationsstatistisch signifikanten Zusammenhang zu bringen. Eine solche prospektive Untersuchungsreihe wird mit finanzieller Hilfe der Deutschen Forschungsgemeinschaft zur Zeit auch in der Bundesrepublik an 17 Frauen- und Kinderkliniken durchgeführt. Eine erste Zwischenauswertung ist für 1970/71 von der dem Forschungsprojekt angeschlossenen Zentrale im Institut für Medizinische Statistik und Dokumentation der Universität Mainz an 5000 Schwangerschaften und den zugehörigen Säuglingen bis zum Alter von 6 Wochen in Vorbereitung (Koller). Hierbei wird den bisher bekannten Mißbildungen auslösenden oder begünstigenden Faktoren Aufmerksamkeit zugewendet; darüber hinaus wird versucht, neue Einflußfaktoren, die in der zunehmend technisierten Umwelt in Erscheinung treten, zu ermitteln. Im Vordergrund stehen Nachweise über die Bedeutung folgender Gruppen von Umweltfaktoren:

1. Infektionen,
2. Medikamente und andere chemische Agenzien,
3. Fehlernährung,
4. Physikalische Faktoren,
5. Immunologische Faktoren,
6. Mechanische Bedingungen,
7. Mütterliche Erkrankungen, außer Infektionen

(Berendes, Brown, Crombie, Dean, Degenhardt et al., Jones, Klemetti u. Saxen, Korones, Kullander u. Källen, Rouquette u. Goujard, Siegel, Smithells, Taylor, Yerushalmy).

Die bisherigen Erfahrungen, Erkenntnisse und Probleme sind in zahlreichen neueren zusammenfassenden Arbeiten, Monographien und Handbuchbeiträgen dargestellt worden (Goerttler, Browne, Inhorn, Büchner, Sever, Filippi, Nusbacher u. Hirschhorn, Saxen u. Rapola, Tünte, Kalter, Runner, Wilson und Warkany, Nishimura, 1964 und 1969 u.a.). Hier sei auf die monatlichen Literaturberichte der National Foundation March of Dimes New York und auf die speziellen Sektionen in den Literaturübersichten der Excerpta Medica Foundation (Human Genetics und Developmental Biology and Teratology) hingewiesen.

Intrauterine Virusinfektionen sind als Ursache angeborener Mißbildungen seit 1941 bekannt. Sicherheit besteht für *Rubella* (= Röteln)- und Cytomegalievirus. Der australische Augenarzt Gregg beschrieb 1941 erstmalig den Zusammenhang zwischen angeborener Katarakt, angeborenem Herzfehler und Rubellainfektion in der frühen Schwangerschaft. Swan et al. (1943) und Swan (1949) fügten weitere charakteristische Symptome zum sog. Rubella-Syndrom hinzu: Taubheit, Mikrocephalie und geistige Retardierung. Aber erst 1964 gelang es, das volle Bild der Rubellaembryopathie zu erkennen; neben den teratogenen Wirkungen kommt es zu einer chronischen disseminierten Infektion mit nachfolgender Hepatitis, thrombocytopenischer Purpura, Pneumonitis, Myokarditis und Encephalitis (Rubella-Symposium 1965).

Nach den Erfahrungen von Cooper gingen in der großen Rubella-Epidemie 1964 in New York ca. 1% der Schwangerschaften nach frühzeitiger Rubellainfektion vorzeitig zu Ende. Obwohl weitgehend von der Interruptio lege artis nach Rubellainfektion im ersten Schwangerschaftstrimenon Gebrauch gemacht wurde, wird die Zahl der während der Epidemie in USA betroffenen Kinder mit Zeichen der Embryopathie auf ca. 30000 geschätzt. Die Folgeerscheinungen der Infektion im ersten Trimenon variieren stark uud hängen vom Zeitpunkt ab, zu dem das Virus den Embryo schädigt (Dekaban et al., Michaels u. Mellin, Lundstrom, Sever et al., 1965; Stern et al.). Infektionen während der Organogenese zwischen der 2. und 6. Woche p.c. schädigen vor allem Augen und Herzanlagen. Innenohr- und Großhirnanlagen werden im gesamten ersten Trimenon, aber auch im 4. und 5. Monat der Gravidität betroffen. Cooper u. Krugman berichteten in 40% ihrer Fälle über mäßige bis schwere Grade von cerebraler Lähmung; 50—80% der Überlebenden entwickelten eine Mikrocephalie (Desmond et al., Giles et al.).

Die Häufigkeit der Rubellainfektion in nicht Epidemiejahren ist wahrscheinlich geringer als 1:1000 (WHITE et al.), der Anteil von schwer cerebralgeschädigten Kindern nur 0,5—1% aller Fälle. *Eine unerkannte und subklinisch ablaufende mütterliche Infektion scheint für die Frucht ebenso gefährlich zu sein wie die klinisch manifeste Rubellaerkrankung mit Exanthem.*

STERN et al. konnten die *Bedeutung einer intrauterinen Infektion mit dem Cytomegalievirus* in den Jahren 1965—1968 nachweisen: Von 23 Neugeborenen wurde das Virus angezüchtet, 11 Neugeborene zeigten den klassischen Typus, 12 ein atypisches Erscheinungsbild der Infektion. Sechs Kinder waren cerebralgeschädigt, 4 davon mikrocephal. SEVER et al. (1969a) fanden in 6% Häufigkeit von Schwangeren der großen prospektiven Untersuchungsreihe der National Institutes of Health Bethesda eine Infektion mit Cytomegalievirus. Eine fetale Infektion erfolgte in etwa 0,5—2%; doch tritt nur in einem kleinen prozentualen Anteil eine volle Ausprägung des Syndroms mit nachfolgender schwerer Hirnschädigung ein (nach McCRACKEN et al. in 1:3000 Geburten). Über weitere Ergebnisse berichtet SEVER in Den Haag: Untersuchungen an 30000 Schwangerschaften ergaben in 5,23% Virusinfektionen, wobei Influenza, Herpes simplex, virale Gastroenteritis und virale laryngeale Pharyngitis-Tonsillitis die häufigsten Infektionen waren. Es ergaben sich Hinweise, daß nicht nur Rubella- und Cytomegalievirus, sondern auch *Herpes simplex-*, *Mumps-*, *Masern-*, *westliche Pferdeencephalitis-*, *Windpocken-*, *Variola-*, *Vaccinia-*, *Influenza-*, *Polio-*, *Hepatitis- und Coxsackie B-Virus* die intrauterine Entwicklung schädigen (TÖNDURY). Das gilt auch für die *Toxoplasmose,* die bei Geburt als eine generalisierte Erkrankung in Erscheinung tritt (EICHENWALD; FELDMAN) mit den Symptomen einer Encephalitis assoziiert mit Chorioretinitis und epileptiformen Krämpfen, in relativ wenigen Fällen mit cerebralen Verkalkungsherden und angeborenem Hydrocephalus; die meisten Kinder überlebten, doch sind 80—90% der infizierten Neugeborenen cerebralgeschädigt, 20% dieser Kinder entwickeln einen Hydrocephalus oder Mikrocephalus. Die Häufigkeit einer Toxoplasmoseinfektion wird mit 4—6 auf 1000 Schwangerschaften angegeben (SEVER et al., 1962; DESMONTS et al.); doch kommt es nur in ca. der Hälfte der Fälle zu einer Infektion der Frucht und oftmals bleibt diese Infektion inapparent (KRÄUBIG, DESMONTS et al.).

Der Zusammenhang zwischen *Medikamenteneinnahmen und Mißbildung* ließ sich bisher nur in wenigen Fällen sichern (s. S. 745). Die Erfahrungen über eine teratogene Wirkung von *2-Phthalimidoglutarimid* (*Thalidomid*) haben bisher noch viele Fragen in bezug auf die klinische Abgrenzung des typischen Dysmelie-Syndroms und in bezug auf den pathogenetischen Mechanismus der Stoffwechselentgleisung im embryonalen Mesenchym offen gelassen. An den ursächlichen Beziehungen zwischen Thalidomideinnahme in der Zeit zwischen dem 35. und 50. Tag nach der letzten Regel, entsprechend einem Stand der Keimentwicklung zwischen dem 21. und 36. Tag post conceptionem und dem charakteristischen Schädigungsmuster der Embryopathie, besteht kein Zweifel (WIEDEMANN, NOWACK, WEICKER, LENZ, HÖVELS). Es ist WILLERT und HENKEL zuzustimmen, daß die typischen Erscheinungsbilder der hypo- und aplastischen Dysmelien nicht neu und auch kein spezifisches Merkmal der Thalidomidembryopathie sind. Aufgrund sorgfältiger Vergleiche der in der Literatur beschriebenen Fälle vor 1958 kamen die genannten Autoren zu dem Schluß, daß die in früheren Jahren und die im Rahmen der Thalidomidembryopathie außerhalb des Extremitätenskelets aufgetretenen Entwicklungsstörungen bis in Einzelheiten übereinstimmen. In bezug auf die Frage, ob die Fehlbildungen außerhalb des Gliedmaßenskelets für die Thalidomidembryopathie als pathognomonisch angesehen werden dürfen, ziehen WILLERT und HENKEL m. E. voreilige Schlüsse, die aufgrund der tabellarischen Zusammenstellung über die Begleitfehlbildungen bei Dysmelien bei Fällen aus der Literatur vor 1958 nicht gerechtfertigt sind. Gerade in bezug auf die Begleitfehlbildungen ist das typische Muster der Erscheinungen so häufig und trotz der großen Variabilität einzelner Symptome so ähnlich, daß auch ein agensspezifischer Faktor für die Entstehung dieses Mißbildungskomplexes in Betracht kommt analog dem Rubella-Syndrom. Mit ausschlaggebend für die Anerkennung der ursächlichen Zusammenhänge war der Nachweis teratogener Wirkung von Thalidomid im Tierversuch bei Rhesusaffen, bei denen die sensible Phase für Ektromelien auf die Zeit zwischen dem 25. oder 26.—30. oder 31. Tag post conceptionem eingeengt werden konnte (Wilson und Gavan).

Weitere ursächliche Beziehungen zwischen Medikament und intrauteriner Entwicklungsentgleisung sind für *Aminopterin* (Thiersch, 1952, 1960; Meltzer; Warkany et al.) und für androgene und gestagene Geschlechtshormone (Wilkins) festgestellt worden. Anwendung von *synthetischen Progestinen* vor der 13. Woche der Gravidität führte zu labialen Fusionen, während Clitorisvergrößerung auch bei Applikation der Steroide zu späteren Zeitpunkten beobachtet wurde. Doch treten diese Maskulinisierungsvorgänge nach Progesteroidbehandlung relativ selten in Erscheinung (Leibow und Gardner; Merger et al., Netter et al.; Vague et al.; Sureau et al.; Gelle et al.). Erste statistische Auswertungen im prospektiven Forschungsprojekt der National Institutes of Health, Perinatal Research Branch Bethesda/USA haben keine signifikanten Korrelationen zwischen bestimmten in der Frühschwangerschaft eingenommenen Medikamenten und angeborenen Entwicklungsstörungen sensu latiore erkennen lassen (Berendes).

Wilson und Vallance-Owen befaßten sich mit der Frage, ob beim Menschen einem erhöhten *Insulinantagonismus in der Schwangerschaft* eine teratogene Bedeutung zukommt. Patienten mit einem essentiellen Diabetes mellitus haben noch bei 1,25% Konzentration eine hohe antagonistische Aktivität zu Insulin. 13 von 14 Müttern mit Kindern, die Wirbelsäulenmißbildungen aufwiesen, und 10 von 12 Müttern, deren Kinder mit oberen Gliedmaßendefekten geboren waren, hatten einen erhöhten Antagonismus zu Insulin im Plasma-Albumin; sie mußten also als essentielle Diabetikerinnen angesehen werden. Die Autoren ziehen die Schlußfolgerung, daß es notwendig ist, bei Skeletmißbildungen an Wirbelsäule und Gliedmaßen essentiellen Diabetes bzw. Prädiabetes ursächlich mit in Betracht zu ziehen.

Asling wies darauf hin, daß in den USA in den letzten Jahren 25 von 1000 lebendgeborenen Kindern das erste Lebensjahr nicht überlebten, hauptsächlich wegen Frühgeburt und angeborenen Mißbildungen. In Asien, Afrika, Südamerika sei die Sterblichkeit im 1. Lebensjahr viermal so hoch, wofür im wesentlichen die *Fehlernährung mit Eiweißen* verantwortlich zu machen sei. Hierauf weisen Untersuchungen von Jacobson; Revelle und Wilcke hin.

Weitere *Zusammenhänge zwischen Fehlernährung und speziellen Gruppen von Mißbildungen* wurden inzwischen bei epidemiologischen Untersuchungen aufgedeckt. In einer retrospektiven Studie untersuchten Pitt und Samson die Ernährungsgewohnheiten von 99 Müttern mit mißgebildeten Kindern und verglichen diese mit 99 Müttern, die gesunde Kinder hatten. Bei den korrelationsstatistischen Auswertungen zeigten sich signifikante Zusammenhänge zwischen Niacin- und Kohlenhydratmangel ($P < 0{,}01$) und angeborenen Mißbildungen des Herzens. In einer prospektiven Untersuchungsreihe fand Peer et al. Anhaltspunkte für eine kausale Beziehung zwischen Mangel an Vitaminen der B-Gruppe und Vitamin C und Lippen- und/oder Gaumenspalte. Doch sind hier noch keine Signifikanzen im Unterschied zu den nicht mit den genannten Vitaminen im ersten Trimenon der Gravidität behandelten Frauen festzustellen. Hierzu bedarf es weitergehender Untersuchungen. Vergleichende tierexperimentelle Untersuchungen haben die große Bedeutung der physiologischen Präsenz spezieller Vitamine für die normale intrauterine Frühentwicklung erkennen lassen (Warkany et al., 1943; Hale; Wilson et al.; Giroud u. a., Lit. bei Asling). Die im Tierexperiment vorausgesetzten Avitaminosen und schweren Hypovitaminosen der Gruppen A, B_1, B_6 und E kommen beim Menschen nur unter Bedingungen extremer Fehlernährung vor. Eine geringergradige Unterversorgung scheint jedoch häufiger zu sein als bisher angenommen (Körner). Die resultierenden Störungen äußern sich nicht in einer klinischen Mangelsymptomatik. Es zeigten sich jedoch eindeutige biochemische Läsionen, die ausreichen, grundlegende Stoffwechselvorgänge zu verlangsamen oder gar zu blockieren. Hier sind vor allem die Vitamine der B-Gruppe angesprochen. Körner berichtete 1968 über erste Reihenuntersuchungen an einem Kontroll-Kollektiv, bei Herzpatienten und bei schwangeren Frauen. Bei Anwendung funktioneller Testverfahren ergaben sich eindeutige biochemische Mangelzustände für Vitamin B_6 in Höhe von ca. 10% in einem Kollektiv von Blutspendern (200 Probanden). Erste Unter-

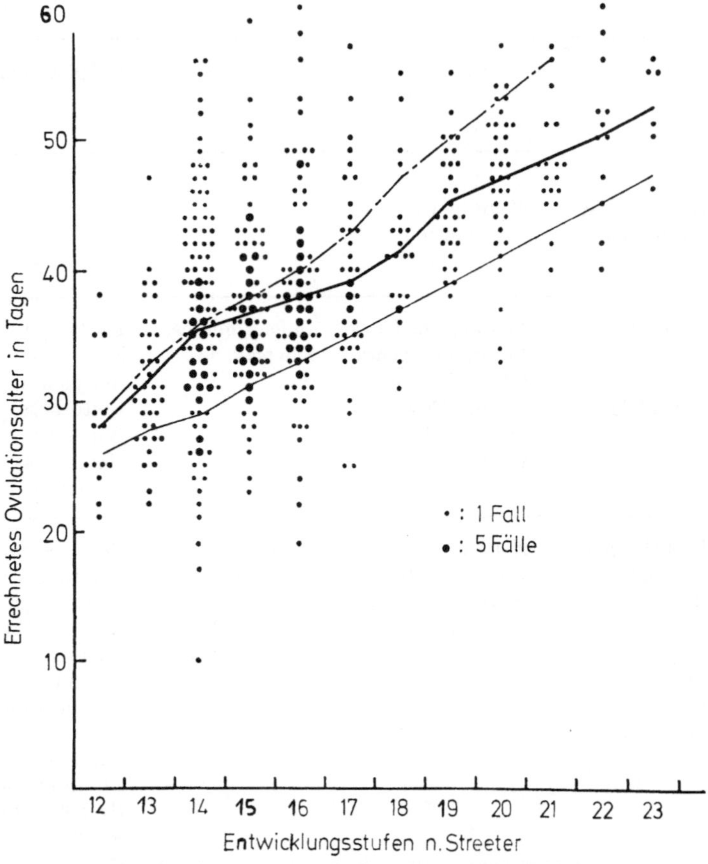

Abb. 241. —— NISHIMURA u.a. (1968), —— STREETER (1942—1951), – – – WITSCHI (1956)

suchungen an einer kleinen Gruppe von schwangeren Frauen ließen eine wesentlich höhere Häufigkeit beträchtlicher B_6-Mangelzustände objektivieren; doch bedürfen diese Untersuchungen der Ergänzung. Bezüglich B_1-Mangel war die Häufigkeit 5% im Kontroll-Kollektiv. Beobachtungen an Schwangeren fehlen. Beobachtungen über die Auswirkungen eines Vitamin E-Mangels oder einer Vitamin A-Hypovitaminose gegebenenfalls auch A-Hypervitaminose fehlen beim Menschen in bezug auf die intrauterine Entwicklung. WARKANY machte auf die hohe Rate von Keratomalacie in Indonesien und einigen Gegenden von Indien aufmerksam; hier liegt offenbar ein Vitamin A-Mangel zugrunde. Es ist bisher nichts über eine erhöhte Mißbildungsrate in Verbindung mit klinisch faßbaren Vitamin A-Mangelzuständen in diesen Gebieten bekannt geworden. Die geforderte Kürze der Informationen in diesem Beitrag erlaubt es nicht, auf weitere vermutete ätiologische Faktoren in der Entstehung von Mißbildungen einzugehen.

Pathogenese

Zur Pathogenese der Mißbildungen des Menschen seien einige grundsätzliche Erfahrungen dargelegt (TUCHMANN-DUPLESSIS). Die kausale Pathogenese behandelt das komplexe raumzeitliche Gefüge von Kausalketten einschließlich solcher Mechanismen und Reaktionen, die sich im Anschluß an die Einwirkung und Einflußnahme ätiologischer Faktoren ausbilden und die Symptome einer intrauterinen Entwicklungsentgleisung hervorrufen (GOERTTLER). Der sichtbaren Entwicklungsstörung geht hierbei eine Beeinträchtigung der Stoffwechselvorgänge voraus, die zunächst rein funktionell ist und erst bei zunehmender Intensität der intravitalen Gleichgewichtsstörung in die morphologisch faßbaren Stufen der reversiblen Pathobiose oder irreversiblen Nekrobiose im abhängigen Reaktionsfeld übergeht. Auch heute sind die von GOERTTLER zitierten *pathogenetischen Prinzipien im cellulären und subcellulären Bereich* wegweisend. Es handelt sich um:

Tabelle 193. *Synopsis der*

Wochen p.c.	Streeter Horizon	Länge[a] mm	Äußere Gestalt	Gehirn, Rückenmark	Sinnesorgane	Gefäßsystem	Stützsystem
2	Va bis VI	0,2	Primitivstreifen, Neuralgrube	Neuralplatte, Neuralgrube			„Kopf-Fortsatz", Chordaplatte
3	VII bis IX	2	Neuralrohr, Somiten 1—14, Visceralbögen 1, 2	Neuralgrube fertig; Beginn des Neuralrohrs; Prosencephalon, Mesencephalon, Rhombencephalon	Sulcus opticus, Ohrplakode	Perikardialhöhle, primitive paarige Blutgefäße, Blutzellen, Herz schlägt vereinzelt	Somiten, Sklerotome, Chorda als cellulärer Stab
4	X bis XIII	5	Visceralbögen und Somiten vollständig; Extremitätenknospen, Kieferwülste, Ohrgrube, Augengrube	Neuralrohr geschlossen; Hirnnerven, Mamillarhöcker (→ Hypothalamus)	Ohrgrube, Ohrbläschen, Gehörganglien, Primäre Retina, Linsenplakode	Geschlossener primitiver Blutkreislauf; Herz mit Sinus venosus, Atrium, Ventrikel und Bulbus arteriosus, Rhythmische Herz-Kontraktionen	Somiten vollständig; Wirbel, Rippen, Extremitätenknospen
5	XIV bis XVII	12	Schwanzknospe, Hand- und Fußplatten	Rückenmark differenziert sich; Prosencephalon → Telencephalon, → Diencephalon; Rhombencephalon → Metencephalon, → Myelencephalon; Rhinencephalon, Subthalamus, Thalamus, Tegmentum, Epiphyse, Neurohypophyse, Praetectum, Corpora striata, Chiasma opticum	Augenlinse als Grube, Linsenbläschen, Augenpigment; Retina-Differenzierung, Cochlea, Ductus endolymphaticus, Geruchsplakode	Gefäße in Kopf und Gliedmaßen; Milz und Thymus	Handplatten mit Mesenchymverdichtungen; Muskelanlagen und Nerven in Armknospen; Fußplatten; Mesenchymverdichtungen im Cranium basale und Cr. faciale; Vorknorpel in der Wirbelsäule
6	XVIII bis XX	23	Unterkieferäste median verschmolzen; Kopfentwicklung dominiert; äußeres Ohr, Finger frei, Nackenbeuge, Milchleisten	sympathische Ganglien segmental; Meningen; Neopallium wächst stark	Augenlider, Cornea, Nervus opticus; Speicheldrüsen; Mittelohr	Herz mit 4 Kammern; Hämatopoese in der Leber	Finger frei, Zehen fast frei; Knorpel in Gliedmaßen; viel Vorknorpel in der Wirbelsäule; Desmocranium

Organogenese des Menschen

Muskulatur	Darm und Anhangsorgane	Lungen	Urogenital-system	Thyreoidea, Hypophyse, Epiphyse	Haut und Anhangsorgane
Somiten, Myotome	Vorder- und Hinter-darm; Leber	Lungen	Pronephros, Kloake	dorsale Thyreoidea	
Somiten vollständig	Magen und dorsaler Pankreas; Darm als einfaches Rohr; Zunge	primäre Bronchien, Trachea	Pronephros degeneriert, Mesonephros entwickelt sich, Metanephros angelegt	Thyreoidea als einfacher Schlauch; Adenohypophyse	
Muskeln in Kopf, Rumpf und Glied-maßen	dorsaler Pankreas löst sich vom Darm; ventrikulärer Pankreas wird angelegt und verschmilzt mit dor-salem; Ileum, Colon, Wurmfortsatz, Duo-denum und Cœcum; Proliferation des primären Duodenum-Epithels; erste Darmschleife mit Mesenterium; Gallen-blase, Milz	sekundäre Bronchien vorhanden, tertiäre angelegt; Trachea löst sich vom Darm	Mesonephros fertig; Ureter; Genitalleisten	Neurohypophyse, Rathkesche Tasche; laterale Thyreoidea, dorsale Thyreoidea löst sich vom Pharynx; Para-thyreoidea; Epiphyse	Epidermis zweischichtig
Myotome fusionieren	Darm- und Magen-Rotation; Leber-Lappen; Leber als hämatopoetisches Zentrum; Speichel-drüsen	tertiäre Bronchien vorhanden	Gonaden, Müllersche Gänge, Bowmansche Kapseln	solide Thyreoidea und Parathyreoidea	Milchleisten angelegt

Tabelle 193

Wochen p.c.	Streeter Horizon	Länge[a] mm	Äußere Gestalt	Gehirn, Rückenmark	Sinnesorgane	Gefäßsystem	Stützsystem
7	XXI bis XXIII	30	Zehen frei, Schwanzknospe degeneriert	Rathkesche Tasche berührt Infundibulum; Plexus chorioideus	Spiralisierung der Cochlea; Ciliarkörper, Sklera	Hauptarterien verästelt	Ossifikation in Gliedmaßen; Chondrocranium
8	—	—	Gesichtsbildung	Cortex mit cellulärer Differenzierung	Tastkörperchen	Hauptgefäße in definitiver Anordnung; Lymphknoten	Ossifikation in oberer Wirbelsäule
9	—	—	Nägel, Haare	Grobstruktur des Rückenmarks fertig		Thymus differenziert	
10	—	—	Fetale Gestalt; Augenlider geschlossen	Grobstruktur des Gehirns fertig; Neuroglia	Retina wird vielschichtig, Augenlider geschlossen	Lymphdrüsen, Thymus als lymphatisches Organ erkennbar; kernfreie Blutkörperchen überwiegen	überall Ossifizierung in der Wirbelsäule; Gaumen fusioniert; Chorda degeneriert langsam

[a] Scheitelsteißlänge nach Streeter. Für die 2. Woche Gesamtlänge angegeben.
Entwicklungsstand entspricht dem Ende der angegebenen Woche. Einfache Nennung eines Organs bedeutet, daß dessen Anlage mikroskopisch sichtbar in Erscheinung tritt.
(Arey, 1965; Bartelmez, Dekaban, 1962; Blechschmitd, 1961; Clara, 1967; Hertig, Rock, Adams, 1956; Heuser, Corner, 1957; Langman, 1963; O'Rahilly, Gray, Gardner, 1957; Rugh, 1960; Starck, 1965; Streeter, 1942, 1945, 1948, 1949, 1951.)

1. Exogene, transportative, dysfermentative und hypoglykotische Hypoxydosen.

2. Entkoppelung der Reaktionsketten cellulärer Energiegewinnung.

3. Cytostase durch Hemmung der Kern- und Zellteilung.

4. Autodigestive Prozesse infolge Steigerung der Fermentaktivität.

5. Synthesehemmung von Metaboliten durch Antimetaboliten nach dem Prinzip der kompetitiven Hemmung.

Ob und in welchem Ausmaß eine oder mehrere Organanlagen in den kritischen Phasen der Organogenese geschädigt werden, hängt in der Regel von zahlreichen „inneren" und „äußeren" Faktoren ab. Hierbei sind einerseits Faktoren in den embryonalen Geweben, welche die Sensibilität und die Wachstumsintensität bestimmen, andererseits der Stand der Entwicklung zum Zeitpunkt der Schädigung sowie Art, Dauer und Intensität der Wirkung eines teratogenen Agens von maßgeblicher Bedeutung. Bei der Analyse einer speziellen Mißbildung und der Festlegung der zugehörigen teratogenetischen Determinationsperiode muß die erhebliche individuelle Streubreite in der voranschreitenden Keimentwicklung berücksich-

(Fortsetzung)

Muskulatur	Darm und Anhangsorgane	Lungen	Urogenitalsystem	Thyreoidea, Hypophyse, Epiphyse	Haut und Anhangsorgane
Differenzierung der Muskeln	Magenform definitiv; Duodenum; Lumen mit Epithelzellen ausgefüllt; Pankreas gebildet; Rectum trennt sich von Ureter-Harnblase; Analmembran reißt	Trachealknorpel	Mesonephros funktionsfähig; Metanephros differenziert sich (Bowmansche Kapseln, Glomeruli, Tubuli); Ureter-Harnblase trennt sich vom Darm	Rathkesche Tasche berührt Infundibulum; Pars intermedia der Hypophyse; Thyreoidea und Parathyreoidea differenzieren sich	
Muskeln ausgebildet und innerviert	Darmzotten	Bronchiolen fertig	Testes und Ovarien zu unterscheiden	Rathkesche Tasche von Mundhöhle getrennt; Thyreoidea bildet Follikel	Brustdrüsen differenzieren sich
	Pankreas cellulär differenziert		Nierenfunktion; Harnblase definitiv; Vagina; Degeneration des Wolfschen oder Müllerschen Ganges		Epidermis mehrschichtig; Nägel und Haarfollikel; Zahnleiste
Glatte Muskulatur	Gallenblase sezerniert; Langerhanssche Inseln; Darm mit glatter Muskulatur; Darm funktionstüchtig	Lungenform definitiv	Geschlecht äußerlich erkennbar; Gonaden differenzieren sich; akzessorische Drüsen der Gonaden		

tigt werden. Nishimura et al. (1968) fand sehr variable Beziehungen zwischen dem Entwicklungsstand menschlicher Embryonen in der Einstufung nach Streeter und dem errechneten Ovulationsalter; hierbei sind die Erfahrungen an 675 Embryonen von Frauen mit regelmäßigen Ovulationscyclen zugrunde gelegt. Zum Beispiel hatten Embryonen, die einem Ovulationsalter von 6 Wochen zugeordnet wurden, eine Variabilität des Entwicklungsstandes zwischen „Horizon" 14—22 (Abb. 241). In der Regel kann man davon ausgehen, daß die speziellen Organanlagen den Höhepunkt ihrer Sensibilität unmittelbar vor der ersten sichtbaren Strukturbildung haben. Tabellen, die sich auf die synoptische Darstellung der ersten sichtbaren Differenzierung von Organanlagen beziehen, sind daher für die grundsätzliche zeitliche Einordnung einer Entwicklungsentgleisung eine wesentliche Hilfe. In der Anwendung einer solchen grob morphologischen Entwicklungstabelle, wie sie mein Mitarbeiter Kleinebrecht aufgrund der bisher vorliegenden embryologischen Untersuchungen beim Menschen zusammengestellt hat (Tabelle 193), ist jedoch Zurückhaltung geboten. Die Einwirkungszeitpunkte teratogener Agenzien können mit dem Beginn einer Entwicklungsentgleisung übereinstimmen; das ist aber keine conditio sine qua non.

Die *Wechselbeziehungen zwischen Embryo und mütterlichem Organismus* treten in der Bedeutung für die Teratogenese zurück (Wilson), dürfen aber keineswegs unterschätzt werden (Aladjem). Die normale intrauterine Entwicklung vollzieht sich in einer ständigen

Wechselwirkung zwischen mütterlicher Umwelt und embryo-fetal-placentarer Homöostasis sowohl im strukturellen cellulären wie im molekularen Bereich. Wird diese Wechselwirkung gestört, so kann eine irreversible Entgleisung der Entwicklung eintreten, die um so schwerwiegendere Folgen hat, je früher und intensiver die Stoffwechselvorgänge der Organogenese betroffen sind. Inzwischen sind einige Beziehungen zwischen Placentationsstörungen und Mißbildungen aufgedeckt worden (KLOOS u. VOGEL). Früh- und Reifgeborene mit verschiedenen Typen angeborener Mißbildungen zeigten auffallend häufig primäre Placentationsstörungen, sekundäre Placentationsstörungen und Implantationsschäden. Bei einem *Vergleich zwischen dem Zeitpunkt der Placentaentwicklungsarretierung und speziellen Mißbildungstypen* zieht KLOOS folgende Möglichkeiten in Betracht:

1. Harmonische Kyematopathie als Synchronie der Reifungsarretierung der Placenta und eines Vitium primae formationis des Kindes.

2. Disharmonische Kyematopathie als Dyschronie der Reifungsstörungen bei Placenta und Fet mit zeitlicher Vorschaltung der Placentaveränderungen.

3. Primäre Embryopathie als Vitium primae formationis im Sinne einer diaplacentaren lediglich fetal manifestierten Entwicklungsstörung mit oder ohne kompensatorische Veränderungen der Placenta.

4. Komplexe Mißbildungssyndrome mit teils vor-, teils gleich-, teils nachgeschalteten Placentationsveränderungen und Kombination von primären und sekundären Entwicklungsstörungen der Frucht.

Unter den disharmonischen Kyematopathien konnte KLOOS eine spezielle Gruppe näher analysieren. Placenten von prädiabetischen oder diabetischen Müttern zeigten eine Persistenz embryonaler Zottenstrukturen in Verbindung mit speziellen Mißbildungen der Gliedmaßen, des Digestions- und Genitaltraktes. Darüber hinaus ließen sich eindeutig Implantationsschäden nachweisen. Die morphologische Beurteilung der Placenta gibt demnach gewichtige Hinweise für den Zeitpunkt der Einwirkung einer Noxe (BECKER). Für den pathogenetischen Mechanismus einer Mißbildung sind Placentaveränderungen in der Regel von sekundärer Bedeutung.

In der Erforschung der ursächlichen Zusammenhänge der Entstehung angeborener Mißbildungen steht die Aufdeckung und Analyse der zumeist *komplexen Ätiologie* an erster Stelle. Erst wenn sich hierin Erkenntnisse festigen, gelingen auch Fortschritte in der Deutung pathogenetischer Prinzipien. Das klassische Beispiel ist die Rubellaembryopathie, deren Pathogenese durch Virusisolierung, Antikörperbestimmung und histologische Untersuchungen in den letzten Jahren weitgehend geklärt werden konnte (SEVER, 1969). Der teratogene Mechanismus bei Rubella steht in Beziehung zur unmittelbaren Infektion des Virus in den Geweben des sich entwickelnden Embryos. Das Virus interferiert hierbei mit dem Wachstum der Gewebe. Indirekte Wirkungen sind möglich durch vasculare Okklusion infolge Schädigung der Blutgefäße. Die Einschränkung der Schädigung bei disseminierter Ausstreuung auf bestimmte Organe reflektiert nach SEVER (1967) wenigstens zum Teil die regenerative Fähigkeit einiger embryonaler Gewebe.

Die Ausführungen über Ätiologie und Pathogenese von Mißbildungen sind in diesem einleitenden Kapitel bewußt allgemein gehalten. Im Interesse einer Abrundung der Darstellung sollten sie andererseits nicht entfallen, sondern auf die detaillierteren Darstellungen in den nachfolgenden Kapiteln hinweisen.

Literatur

ALADJEM, S.: The early placenta-structure and function. 3rd Internat. Conference on congenital Malformations, Den Haag 1969.

AREY, L. B.: Developmental anatomy. A textbook and laboratory manual of embryology. Philadelphia-London: Saunders Comp. 1965.

ASLING, C. W.: Nutrition and teratogenesis. In: Methods for teratological studies in experimental animals and men. Tokyo: Igaku Shoin Ltd. 1969.

BECKER, V.: Die Placenta bei der Geburt. Fortschr. Med. 4, 132 (1969).

BERENDES, H.: The NIH collaborative study — a progress report. 3rd Internat. Conference on congenital Malformations, Den Haag 1969.

BERGSMA, D., KRUGMAN, S., JACKSON, C.: Intrauterine infections. Birth Defects, Original Article Series **4**, 7 (1968).

BLECHSCHMIDT, E.: Die vorgeburtlichen Entwicklungsstadien des Menschen. Basel-New York: Karger 1961.

BÖÖK, J. A., RAYNER, S.: Zit. nach YEN: Lancet **1968 II**, 623.

BRENT, R. L.: Implications of experimental teratology. 3rd Internat. Conference on congenital Malformations, Den Haag 1969.

BROWN, G. C.: A prospective study of the incidence of viral infections during pregnancy and their relationship to congenital anomalies. 3rd Internat. Conference on congenital Malformations, Den Haag 1969.

BROWNE, D.: A mechanistic interpretation of certain malformations. Adv. in Teratology **2**, 12 (1967).

BÜCHNER, F.: Wachstum und Differenzierung in Biologie und Pathologie. Festvortrag: Jahrbuch der Heidelberger Akademie der Wissenschaften 1966/67.

CARTER, C. O.: J-Genetics in the aetiology of disease. Lancet **1969a I**, 1014.

— Multifactorial traits revisited. 3rd Internat. Conference on congenital Malformations, Den Haag 1969b.

— DAVID, P. A., LAURENCE, K. M.: A family study of major central-nervous system malformations in South Wales. J. med. Genet. **5**, 81 (1968).

— ROBERTS, J. A. F.: The risk of recurrence after two children with central-nervous system malformations. Lancet **1967 II**, 306.

CHUNG, C. S., MYRIANTHOPOLOUS, N. C.: Racial and prenatal factors in major congenital malformations. Amer. J. hum. Genet. **20**, 44 (1968).

CLARA, M.: Entwicklungsgeschichte des Menschen. Heidelberg: Quelle & Meyer 1967.

COOPER, L. Z.: Rubella: A preventable cause of birth defects. Birth Defects, Original Article Series **4**, 23 (1968).

— KRUGMAN, S.: Clinical manifestation of postnatal and congenital rubella. Arch. Ophthal. **77**, 434 (1967).

CROMBIE, D. L.: Prospective study on the aetiology of congenital malformations at Birmingham. Geigy Symposium Den Haag 1969.

DEAN, N. M. B.: Scottish study on outcome of pregnancy. 6. Arbeitstagung der Kommission für teratologische Fragen der Deutschen Forschungsgemeinschaft, Oktober 1968.

DEGENHARDT, K.-H., FRÄNZ, J.: A model in comparative teratogenesis: Dose response to 5-fluoro-2-deoxycytidine (FCdR Ro 5-1090) in organogenesis of mice of strains C57BL/6JHanFfm and C57BL/10JFfm. Teratology **1**, 311 (1968).

— KNÖRR, K., KOLLER, S., WIEDEMANN, H.-R.: Schwangerschaftsverlauf und Kindesentwicklung — Informationen über das medizinische Schwerpunktprogramm der Deutschen Forschungsgemeinschaft. Dtsch.. Ärztebl. **64**, 2123, 2465, 2713 (1967); **65**, 251, 675 (1968).

DEKABAN, A., O'ROURKE, J., CORMAN, T.: Abnormalities of offspring related to maternal rubella during pregnancy. Neurology (Minneap.) 8, 387 (1958).

DESMOND, M. M., WILSON, G. S., MELNICK, J. L., SINGER, D. B., ZION, T. E., RUDOLPH, A. J., PINEDA, R. G., ZIAI, M., BLATTNER, R. L.: Congenital encephalitis. J. Pediat. **71**, 311 (1967).

DESMONTS, G., COUVREUR, J.: Zit. nach STERN et al.: Lancet **1969 II**, 443.

DU MOULIN, J. G., GORDON, M. E.: Zit. nach YEN: Lancet **1968 II**, 623.

EICHENWALD, H. F.: Zit. nach STERN et al.: Lancet **1969 II**, 443.

FALCONER, D. S.: The inheritance of liability to certain diseases, estimated from the incidence among relatives. Ann. hum. Genet. **29**, 51 (1965).

FELDMAN, R. A.: Zit. nach STERN et al.: Lancet **1969 II**, 443.

FILIPPI, B.: Antibiotics and congenital malformations: Evaluation of the teratogenicity of antibiotics. Adv. in Teratology **2**, 239 (1967).

FISCHER, U., HORKY, Z.: Zit. nach KLOOS: Z. Geburtsh. Gynäk. **171**, 54 (1969).

FRÄNZ, J., DEGENHARDT, K.-H.: A model in comparative teratogenesis. II. Response to 5-fluoro-2-deoxycytidine at successive stages in organogenesis of mice of strains C57BL/6JHanFfm and C57BL/10JFfm-+1d. Teratology **2**, 345 (1969).

FRASER, F. C.: Experimental teratogenesis in relation to congenital malformations in man. Proc. 2nd Internat. Conf. Cong. Malf. p. 277 (1964).

— Cleft lip and cleft palate. Science **158**, 1603 (1967).

— Gene-environment interactions in the production of cleft palate. In: Methods for teratological studies in experimental animals and men. Tokyo: Igaku Shoin Ltd. 1969.

FREZAL, J., KELLEY, J., GUILLEMOT, M. L., LAMY, M.: Anencephaly in France. Amer. J. hum. Genet. **16**, 336, 1964.

FROEHLICH, L. A., FUJIKURA, T.: Congenital malformations in perinatal infant and child deaths. In: Methods for teratological studies in experimental animals and men, p. 167. Tokyo: Igaku Shoin Ltd. 1969.

GELLE, P., SCHAEFFER, P.: Zit. nach TUCHMANN-DUPLESSIS: Les Dangers pour le produit de conception de médicaments administrés a la femme enceinte. Bull. Féd. Soc. Gynéc. Obstét franç. **20**, 9, (1968).

GILES, J. P., COOPER, L. Z., KRUGMAN, S.: Zit. nach STERN et al.: Lancet **1969 II**, 443.

GIROUD, A.: Environmental influences on prenatal development. Chicago: Chicago Press 1958.

GOERTTLER, K.: Kyemopathien. In: Handbuch der Humangenetik, Bd. II. Stuttgart: Thieme 1964.

GREGG, N. M.: Congenital cataract following German measles in the mother. Trans. ophthal. Soc. Aust. **3**, 35 (1941).

HALE, F.: Pigs born without eyeballs. J. Hered. **24**, 105 (1933).

HENRICSON, B., NORBERG, I., OLSSON, S.: On the aetiology and pathogenesis of hip dysplasia. J. small Anim. Pract. **7**, 673 (1966).

HERTIG, A. T., ROCK, J., ADAMS, E. C.: A description of 34 human ova within the first 17 days of development. Amer. J. Anat. **98**, 435 (1956).

HEUSER, C. H., CORNER, G. W.: Developmental horizons in human embryos. Description of age group X, 4 to 12 somites. Contrib. Embryol. Carneg. Instn **36**, 29 (1957).

HÖVELS, O.: Gesichtspunkte zum ursächlichen Zusammenhang zwischen Wiedemann-Syndrom und Thalidomid. Fortschr. Med. **87**, 718 (1969).

Inhorn, S. L.: Chromosomal studies of spontaneous human abortions. Adv. in Teratology **2**, 38 (1967).

Ionescu, A., Milicescu, S.: Genetic considerations concerning congenital club foot (Rumanian). Clin. de Chir. Plast si Reparat-Bucarest. Pediatria (Buc.) **17**, 517 (1968).

Jacobs, P. A.: Chromosome abnormalities and population studies. 3rd Internat. Conference on congenital Malformations, Den Haag 1969.

Jacobson, H. N.: Social, economic and nutritional patterns of prematurity. Presented at the First Int. Conf. on Prematurity 1968.

Javert, C. T.: Spontaneous and habitual abortion. New York: McGraw-Hill 1957.

Jones, M. H.: A prospective clinical-serological study of five common viruses in women of child bearing age. 3rd Internat. Conference on congenital Malformations, Den Haag 1969.

Kalter, H.: Teratology of the central nervous system. Chicago: Chicago Univ. Press 1969.

Kennedy, W. P.: Epidemiologic aspects of the problem of congenital malformations. Birth Defects, Original Article Series III/2 (1967).

Kleinebrecht, J.: Persönliche Mitteilungen 1969.

Klemetti, A.: Relationship of selected environmental factors to pregnancy outcome and congenital malformations. Acd. Dissertation Helsinki 1966.

— Saxen, L.: Prospective versus retrospective approach in the search for environmental causes of malformations. Amer. J. publ. Hlth **57**, 2071 (1967).

Kloos, K., Vogel, M.: Plazentationsstörung und Mißbildung. Z. Geburtsh. Gynäk. **171**, 54 (1969).

Koller, S.: Persönliche Mitteilungen.

Körner, R. W.: Persönliche Mitteilungen 1968.

Korones, S. B.: Pediatric outcome to four years of age after gestational virus infection. 3rd Internat. Conference on congenital Malformations, Den Haag 1969.

Kräubig, H.: Präventive Behandlung der konnatalen Toxoplasmose. In: Toxoplasmose. Stuttgart: Thieme 1966.

Kullander, S., Källen, B.: Pharmaka und Frauen im gebärfähigen Alter. Bull. schweiz. Akad. med. Wiss. **20**, 571 (1964).

Langman, J.: Medical embryology. Human development — normal and abnormal. Baltimore: Williams and Wilkins Comp. 1963.

Laurence, K. M., Carter, C. O., David, P. A.: Major central nervous system malformations in South Wales. Brit. J. prev. soc. Med. **21**, 146 (1967).

Leck, J., Record, G., McKeown, T., Edwards, J. H.: The incidence of malformations in Birmingham, England 1950—1959. Teratology **1**, 263 (1968).

Leibow, S. G., Gardner, L. I.: Clinical conference — genital abnomalities in infants associated with administration of progesteroids to their mothers. Pediatrics **26**, 151 (1960).

Lenz, W.: Kindliche Mißbildungen nach Medikamenteneinnahme während der Gravidität? Dtsch. med. Wschr. **86**, 2555 (1961).

Lenz, W.: Ein Vergleich der sensiblen Phase für Thalidomid im Tierversuch und beim Menschen. Arch. Kinderheilk. **177**, 259 (1968).

— Knapp, K.: Die Thalidomid-Embryopathie. Dtsch. med. Wschr. **87**, 1232 (1962).

Lorber, J.: The family history of spina bifida cystica. Pediatrics **35**, 589 (1965).

Lundstrom, R.: Rubella during pregnancy. Acta paediat (Uppsala) **51**, 9 (1962).

McCracken, G. H., Shinefield, H. R., Cobb, K., Rausen, A. R., Dische, M. R., Eichenwald, H. F.: Zit. nach Stern et al.: Lancet **1969 II**, 443.

Meltzer, H. J.: Congenital anomalies due to attempted abortion with 4-aminopteroylglutamic acid. J. Amer. med. Ass. **161**, 1253 (1956).

Merger, R., Parent, B., Barrat, J.: Zit. nach Tuchmann-Duplessis: Bull. Féd. Soc. Gynec. Obstét. franç. **20**, 1 (1968).

Michaels, R. H., Mellin, G. W.: Prospective experience with maternal rubella and associated congenital malformations. Pediatrics **26**, 200 (1960).

Miller, J. R.: The use of a registry for the study of congenital defect. In: Methods for teratological studies in experimental animals and men, p. 206. Tokyo: Igaku Shoin Ltd. 1969.

Miller, R. W.: Epidemiologic studies of congenital defects. In: Methods for teratological studies in experimental animals and men, p. 158. Tokyo: Igaku Shoin Ltd. 1969.

Mitani, S.: Malformations of the newborn infants. J. Jap. obstet. gynaec. Soc. **1**, 301 (1954).

Müntefering, H., Kaiser, G.: Die Mißbildungen im Obduktionsgut des pathologischen Instituts der Universität Düsseldorf in den Jahren 1929—1939 und 1952—1965. Ergebn. allg. Path. path. Anat. **50**, 63 (1968).

Neel, J. W.: A study of major congenital defects in Japanese infants. Amer. J. hum. Genet. **10**, 398 (1958).

Netter, A., Yaneva, H., Salomon-Bernard, Y.: Zit. nach Tuchmann-Duplessis: Bull. Féd. Soc. Gynéc. Obstét. franç. **20**, 1 (1968).

Nishimura, H.: Chemistry and prevention of congenital anomalies. Springfield, Illinois, USA: Ch. Thomas Publisher 1964.

— Frequency of malformations in abortions. 3rd Internat. Conference on congenital Malformations, Den Haag 1969a.

— Miller, J. R., Yasuda, M.: Methods for teratological studies in experimental animals and men. Tokyo: Igaku Shoin Ltd. 1969b.

— Takano, K., Tanimura, T., Yasuda, M.: Normal and abnormal development of human embryos: First report of the analysis of 1213 intact embryos. Teratology **1**, 281 (1968)

Nowack, E.: Die sensible Phase bei der Thalidomid-Embryopathie. Humangenet. **1**, 516 (1965).

Nusbacher, J., Hirschhorn, K.: Autosomal anomalies in man. Adv. in Teratology **3**, 11 (1968).

O'Rahilly, R., Gray, D. J., Gardner, E.: Chondrification in the hands and feet of staged human embryos. Contrib. Embryol. Carneg. Instn **36**, 183 (1957).

PEER, L. A., GORDON, H. W., BERNHARD, W. G.: Effect of vitamins on human teratology. Plast. reconstr. Surg. **34**, 358 (1964).

PITT, D. B., SAMSON, P. E.: Congenital malformations and maternal diet. Aust. Ann. Med. **10**, 268 (1961).

PLIESS, G.: Pränatale Schäden. Ergebn. inn. Med. Kinderheilk. **264** (1962).

RECORD, R. G., MCKEOWN, T.: Zit. nach YEN: Lancet **1968 II**, 623.

REVELLE, R.: Population and food supplies. In: Prospects of the world food supply. A symposium. Nat. Acad. of Sciences, Washington, D. C., p. 24 (1966).

ROTT, Z.: Röntgenologische Untersuchung von Familien mit Vorkommen von angeborener Hüftverrenkung. Z. Orthop. **104**, 181 (1968).

ROUQUETTE, C., GOUJARD, J.: Prématurité et insuffisance ponderale. Etude de quelques facteurs etiologiques. Bull. J.N.S.E.R.M. **22**, 733 (1967).

Rubella-Symposium: Amer. J. Dis. Child. **110**, 345 (1965).

RUGH, R.: Embryology. The dynamics of development. New York: Harcourt, Brace & World, Inc. 1960.

RUNNER, M. N.: Embryology and teratology. Chicago: Chicago University Press 1969.

SAXEN, L., RAPOLA, J.: Congenital defects. New York-Chicago-San Francisco: Holt Rinehart and Winston Inc. 1969.

SENTRAKUL, P., POTTER, E. L.: Pathologic diagnosis on 2681 abortions at the Chicago Lynig in Hospital 1957—1965. Amer. J. publ. Hlth. **56**, 2083 (1966).

SEVER, J. L.: Rubella as a teratogen. Adv. in Teratology **2**, 127 (1967).

— Viruses and embryos. In: Methods for teratological studies in experimental animals and men. Tokyo: Igaku Shoin Ltd. 1969b.

— HUEBNER, R. J., CASTELLANO, G. A., BELL, J. A.: Zit. nach STERN et al.: Lancet **1969a II**, 443.

— NELSON, R. G., GILKESON, M. R.: Rubella-epidemic 1964. Effect on 6000 pregnancies. Amer. J. Dis. Child. **110**, 395 (1965).

— SCHIFF, G. M., TRAUB, R. G.: Rubellavirus. J. Amer. med. Ass. **182**, 663 (1962).

SIEGEL, M.: Major congenital abnormalities and the epidemicity of rubella: Preliminary results of a prospective study in New York city. 3rd Internat. Conference on congenital Malformations, Den Haag 1969.

SMITHELLS, R. W.: Prosepctive study on the aetiology of congenital malformations at Liverpool. Geigy Symposium Den Haag 1969.

STARCK, D.: Embryologie. Stuttgart: Thieme 1965.

STERN, H., ELEK, S. D., BOOTH, J. C., FLECK, D. G.: Microbial causes of mental retardation. Lancet **1969 II**, 443.

STEVENSON, A. C., JOHNSTON, H. A., STEWART, M. I. P., GOLDING, D. R.: Congenital malformations. Wld Hlth Org., Suppl. **34** (1966).

STREETER, G. L.: Developmental horizons in human embryos. Description of age group XI, 13 to 20 somites, and age group XII, 21 to 29 somites. Contrib. Embryol. Carneg. Instn **30**, 211 (1942).

STREETER, G. L.: Developmental horizons in human embryos. Description of age group XIII, embryos about 4 or 5 millimeters long, and age group XIV, period of indentation of the lens vesicle. Contrib. Embryol. Carneg. Instn **31**, 27 (1945).

— Developmental horizons in human embryos. Description of age groups XV, XVI, XVII, and XVIII, being the third issue of a survey of the Carnegie collection. Contrib. Embryol. Carneg. Instn **32**, 133 (1948).

— Developmental horizons in human embryos (fourth issue). A review of the histogenesis of cartilage and bone. Contrib. Embryol. Carneg. Instn **33**, 149 (1949).

— Developmental horizons in human embryos. Description of age groups XIX, XX, XXI, XXII, and XXIII, being the fifth issue of a survey of the Carnegie collection. Contrib. Embryol. Carneg. Instn **34**, 165 (1951).

SUREAU, C., COMBOURIEU, P.: Zit. nach TUCHMANN-DUPLESSIS: Bull. Féd. Soc. Gynec. Obstét. franç. **20**, 1 (1968).

SWAN, C., TOSTEVIN, A. L., MOORE, B., MAYO, H., BLACK, G. H. B.: Zit. nach STERN et al.: Lancet **1969 II**, 443.

TAYLOR, W. F.: The probability of fetal death — smoking and race. 3rd Internat. Conference on congenital Malformations, Den Haag 1969.

THIERSCH, J. B.: Therapeutic abortions with a folic acid antagonist, 4-aminopteroylglutamic acid (4-amino P.G.A.) administered by the oral route. Amer. J. Obstet. Gynec. **63**, 1298 (1952).

— Discussion in Ciba Foundation — Symposium on Congenital Malformations, p. 152. London: J. & A. Churchill Ltd. 1960.

TÖNDURY, G.: Die Entstehung angeborener Mißbildungen. Wien. med. Wschr. **15**, 376 (1967).

TUCHMANN-DUPLESSIS, H.: Les dangers pour le produit de conception de médicaments administrés a la femme enceinte. Bull. Féd. Soc. Gynéc. Obstét. franç. **20**, 1 (1968).

TÜNTE, W.: Zur Frage der jahreszeitlichen Häufigkeit der Anencephalie. Humangenetik **6**, 225 (1968).

VAGUE, J., TEMINE-MORHANGE, A., MILLER, G.: Zit. nach TUCHMANN-DUPLESSIS: Bull. Féd. Soc. Gynéc. Obstét. franç. **20**, 1 (1968).

Viral Etiology of Congenital Malformations. Symposium 1967. Proc. of the National Heart Institute and the National Institute of Child Health and Human Development. National Institutes of Health Bethesda, Maryland (1967).

WARKANY, J.: Reports of international workshop in teratology. Kopenhagen 1967.

— Environmental factors in the etiology of congenital malformations in man: Some gaps and problems. In: Methods for teratological studies in experimental animals and men. Tokyo: Igaku Shoin Ltd. 1969.

— BEAUDRY, P. H., HORNSTEIN, S.: Attempted abortion with aminopterin (4-aminopteroylglutamic acid). J. Dis. Child. **97**, 274 (1959).

WARKANY, J., SCHRAFFENBERGER, E.: Congenital malformations induced in rats by maternal nutritional deficiency. V. Effects of a purified diet tacking riboflavin. Proc. Soc. Exp. Biol. (N.Y.) **54**, 92 (1943).
WEICKER, H.: Das sogenannte Dysmelie-Syndrom (Thalidomid-Embryopathie) und seine Differentialdiagnose. Wien. med. Wschr. **15**, 387 (1967).
WHITE, L. R., SEVER, J. L., ALEPA, F. P.: Zit. nach STERN et al.: Lancet **1969 II**, **443**.
WHO: 8. Revision der Internationalen Klassifikation der Krankheiten (1965).
WIEDEMANN, H. R.: Hinweise auf eine derzeitige Häufung hypo- und aplastischer Fehlbildungen der Gliedmaßen. Med. Welt **37**, 1863 (1961).
WILCKE, H.: General outlook for animal protein in food supplies of developing areas. In: World food resources. Adv. in Chem. Series 57, Amer. Chem. Soc., Washington, D.C. (1966).
WILKINS, L.: Masculinization of female fetus due to use of orally given progestins. J. Amer. med. Ass. **172**, 1028 (1960).
WILLERT, H. G., HENKEL, H. L.: Klinik und Pathologie der Dysmelie. Exper. Med., Pathologie und Klinik, Bd. 26. Berlin-Heidelberg-New York: Springer 1969.
WILLIAMSON, E. M.: A incidence and family aggregation of major congenital malformations of central nervous system. A survey of 100 families in Southampton. J. med. Genet. **2**, 161 (1965).
WILSON, J. G.: Experimental teratology. Amer. J. Obstet. Gynec. **90**, 1181 (1964).
— GAVAN, J. A.: Congenital malformations in nonhuman primates; spontaneous and experimentally induced. Anat. Rec. **158**, 99 (1967).
— ROTH, C. B., WARKANY, J.: An analysis of the syndrome of malformations induced by maternal vitamin A deficiency. Amer. J. Anat. **92**, 189 (1953).
— WARKANY, J.: Teratology. Principles and techniques. Chicago: Chicago University Press 1965.
WILSON, J. S. P., VALLANCE-OWEN, J.: Congenital deformities and insulin antagonism. Lancet **1966 II**, 940.
WYNNE-DAVIES, R.: Family studies and aetiology of club-foot. J. med. Genet. **2**, 227 (1965).
YEN, S., MACMAHON, B.: Genetics of anencephaly and spina bifida? Lancet **1968 II**, 623.
YERUSHALMY, J.: The child health and development studies Berkely and Oakland, California — Description and selected findings. 3rd Internat. Conference on congenital Malformations, Den Haag 1969.

Chromosomale Aberrationen

W. KOSENOW, Krefeld und R. A. PFEIFFER, Münster i. Westf.

Allgemeiner Teil

Einleitung

Das genetische Material in den Zellen aller Lebewesen — Ausnahmen bilden nur die Bakterien, Phagen und Viren — ist in mikroskopischen Kernstrukturen, den sog. *Chromosomen* (Chr.) (WALDEYER), zusammengefaßt. Sie stellen, Informationsspeichern vergleichbar, übergeordnete Struktureinheiten wechselnder Zahl und Gestalt dar, die den Genen als Funktionseinheiten eine räumliche Ordnung geben. GOLDSCHMIDT (1961), der die Chr. auch als „biologisches Merkmal einer Rasse" bezeichnet, definiert sie als Strukturelemente, welche

a) mit den wesentlichen Vorgängen der Vererbung verbunden sind,

b) aus Proteinen, überwiegend aber Desoxy- und Ribonucleinsäure bestehen,

c) sich aus morphologisch und genetisch identischen, reduplizierbaren Hälften, den Chromatiden, zusammensetzen,

d) eine polarisierte, lineare Anordnung besitzen,

e) in allen Lebensphasen der Zelle ihre Individualität bewahren und

f) Änderungen der Struktur und Verteilung unterworfen sind.

„Alle Tatsachen der klassischen Genetik können deshalb als das Resultat der Verteilung ganzer oder partieller Chr. beschrieben werden, als ein Ausdruck für die statistischen Konsequenzen des Verhaltens der Chr. während der Meiose und Befruchtung". Diese Parallele zwischen cytologischen Befunden und den Ergebnissen der Untersuchungen von G. MENDEL und A. WEISMANN wurde in den Jahren 1902 bis 1904 von BOVERI und SUTTON erstmalig erkannt.

Am Beispiel der Dipteren, deren Riesenchromosomen auch in der Interphase sichtbar sind (s. BEERMANN), konnten Abartungen des Phänotyps als Folge von Zahl- und Strukturveränderungen der Chr. gedeutet werden. Damit war die Brücke zwischen der molekularen und der mikroskopischen Ebene, zwischen der linearen Lokalisation der Genorte (Genkarte) und einem bestimmten Bandenspektrum der Chr. geschlagen. Man durfte erwarten, daß, wie bereits BRIDGES vermutete, diese feste Beziehung zwischen dem Genotyp — als der Summe der Erbanlagen und zugleich sichtbar repräsentiert durch die Chr. — und dem Phänotyp sich auch auf die anderen Organismen übertragen läßt, und damit auch auf den Menschen. Erst 40 Jahre später jedoch gelang der erste Schritt zur Prüfung dieser Hypothese mit der Bestimmung der Chromosomenzahl des Menschen, bald darauf erfolgte der Nachweis von Chromosomenaberrationen als Ursache kongenitaler Mißbildungen. Damit war ein Wunsch von J. B. S. HALDANE erfüllt: „Eine Technik zur Zählung der menschlichen Chr. ist dringend erforderlich. Es erscheint möglich, daß ausreichende Mitosen in Leukocytenkulturen beobachtet werden können. Damit wird die Entwicklung der menschlichen Cytologie im Hinblick auf die Genetik ermöglicht werden".

Historischer Rückblick

(s. HEBERER, WENDT u. WOLF)

Der Anatom W. FLEMMING bestimmte die Chromosomenzahl des Menschen erstmalig mit 24 (Doppel-)Chromosomen. Andere Untersucher ermittelten vor allem in Spermatogonien, Spermatocyten I. und II. Ordnung Chromosomenzahlen zwischen 16 und 47. Durch besonders vorsichtige Präparation lebensfrischen Hodengewebes gelang es v. WINIWARTER (1912) und PAINTER (1923), die Chromosomenzahl auf 47 bzw. 48 festzulegen. Hinsichtlich der Geschlechtschromosomen vertraten sie jedoch verschiedene Ansichten. Während v. WINIWARTER für die Frau XX (48), aber für den Mann XO (47) angab, gewann PAINTER durch Untersuchungen an Opossum Argumente für die Annahme, daß auch der Mann 48 Chr. durch das Vorhandensein eines Y-Chromosoms besitzt. Der Beweis konnte jedoch erst 1936 von KOLLER erbracht werden. Es muß erwähnt werden, daß PAINTER 1917 in seinen besten Äquatorialplatten nur 46 Chr. zählte. Die Zellkulturmethodik (CARREL) zur Anreicherung von Mitosen aus verschiedenen Geweben wurde von T. KEMP eingeführt. Eine Technik zur Kultivierung der Leukocyten beschrieben TIMOFEEWSKI und CHRUSTSCHOFF et al. Die Chromosomenanalyse, die besonders von russischen Autoren (ANDRES et al.) vorangetrieben wurde, scheiterte jedoch an der Schwierigkeit, die Mitosen in einer Ebene auszubreiten. Der entscheidende Fortschritt der Präparation, durch hypotonische Lösungen die Zellmembran zu sprengen, der bereits 1934 (SLIFER) und 1937 (LEWIS) vorbereitet wurde, ist an die Arbeiten von HSU u. POMERAT sowie MAKINO u. NISHIMURA geknüpft. Jedoch erst 1956 wurden mit dieser Technik die Zahl und Gestalt der menschlichen Chr. sowie die Art der Geschlechtschromosomen aus Fibroblasten von embryonaler Lunge (TJIO u. LEVAN) und Knochenmarkzellen (FORD u. HAMERTON) eindeutig bestimmt. Kurz zuvor waren HANSEN-MELANDER et al. zu den gleichen Ergebnissen gelangt, hatten aber ihre Befunde zurückgehalten, da sie befürchteten, unter unzureichenden Bedingungen gearbeitet zu haben. Das Chromosomenbild der Spermatocyten I im Diakinesestadium, die Zahl der Bivalente (23) und die Häufigkeit der Chiasmata wurden ebenfalls von FORD u. HAMERTON angegeben. Befunde abweichender Chromosomenzahlen in Spermatogonien japanischer Männer (KODANI) haben sich nicht bestätigen lassen (MAKINO u. SASAKI). Eine „chromosomale Rassendiagnose" beim Menschen gibt es nicht (HEBERER). Die 1960 in Denver/Col. von einer internationalen Studiengruppe vorgeschlagene Klassifikation der menschlichen Chr. hat allgemeine Anerkennung gefunden (London-Konferenz 1963) und liegt den Veröffentlichungen *nach* diesem Zeitpunkt zugrunde. 1966 wurde in Chicago eine Nomenklatur der Chromosomenaberrationen entworfen, die es gestattet, den Karyotyp kurz und übersichtlich zu beschreiben. Bei der Formulierung des Karyotyps wird zuerst die Zahl der Chr., dann der Geschlechtschromosomenkomplex, schließlich die Abnormität angegeben. Die häufigsten Abkürzungen sind:

p	= kurzer Arm,	(−)	= fehlend,
q	= langer Arm,	(+)	= zuviel,
t	= Translokation,	f	= Fragment,
inv	= Inversion,	r	= Ring,
i	= Isochromosom,	mar	= Markierer.

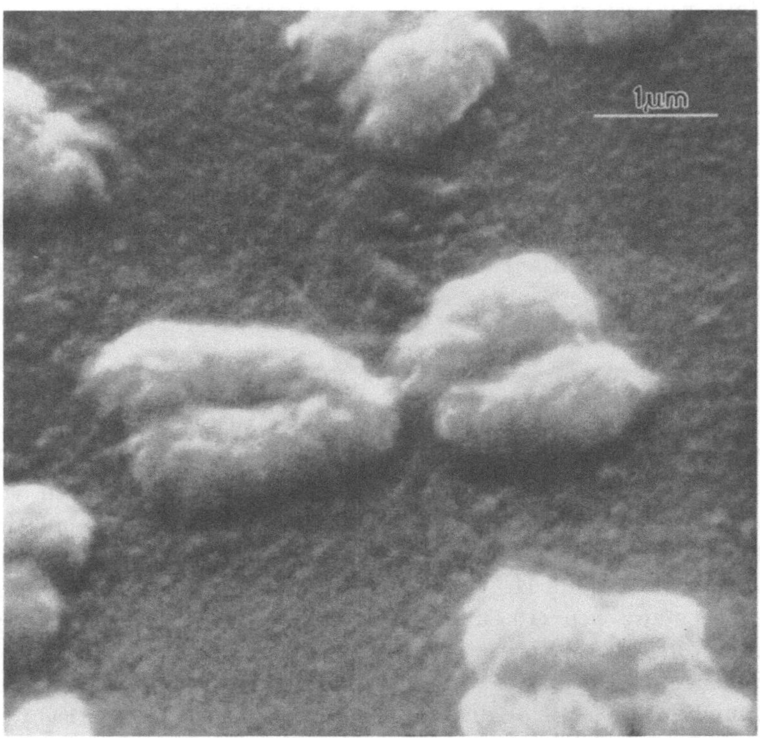

Abb. 242. Ein Chr. Nr. 1 vom Menschen in der Darstellung mittels Rasterelektronenmikroskopie (Christenhuss et al., 1967)

Methodik der Chromosomendarstellung

Die Beurteilung des menschlichen Karyotyps setzt die Kenntnis einiger präparatorischer Methoden voraus, die im folgenden mit Hinweis auf die wichtigsten Originalarbeiten (Tab. 194) geschildert werden sollen.

Im Prinzip erfolgt die *Präparation in 3 Schritten*[1]:

Zellkultur in vitro (mit Ausnahme der nativ gewonnenen Mitosen: 10, 17, 23), Anreicherung der Metaphasen durch Unterdrückung der Kernspindel mittels Colchicin oder Vincristin, also zum Zeitpunkt der optimalen Spiralisierung und Isolierung der einzelnen Chr.

Sprengung der Zellmembran der Metaphasezellen nach Inkubation in einer hypotonischen Lösung (Na-Citrat 0,95%, Hanks-Lösung oder Serum in der Verdünnung 1:3) unter Druck.

Fixierung der auf einer Unterlage in einer Schicht (Monolayer) gewachsenen oder in einer Nährlösung flottierenden Zellen in der Regel in Carnoy I (Eisessig/Äthanol 1:3). Ausbreitung der Chr. mittels raschen Antrocknens oder Zerquetschens. Färbung mit Kernfarbstoffen (Orcein, Carmin, Giemsa, Feulgen u. a.) oder Sichtbarmachen durch Phasenkontrast-, Ultraviolett- oder Fluorescenzmikroskopie (34, 35) sowie durch schwache elektronenmikroskopische Vergrößerung (32) oder Rasterelektronenmikroskopie (32a) (Abb. 242).

[1] Die Zahlen in Klammern beziehen sich auf die Angaben in Tabelle 194.

Tabelle 194. *Originalarbeiten zur Methodik der Chromosomendarstellung*

A. Gewebekulturen

I. Übersichten

1. Darlington, C. D., LaCour, L. F.: The handling of chromosomes. London: G. Allen & Unwin, Ltd. 1960 (Dt. Übers.: Methoden der Chromosomenforschung. Stuttgart: Francksche Verl.-Buchhandl. 1962).
2a. Moser, H.: Modern approaches to the study of mammalian cells in culture. Experientia (Basel) **16**, 385 (1960).
2b. Schindler R.: Fortschritte und Ergebnisse der Zellkulturmethodik. Experientia (Basel) **17**, 97 (1961).
3. Merchant, J. D., Kahn, R. H., Murphy, W. H.: Handbook of cell and organ culture. Minneapolis: Burgess Publ. 1964.
4. Paul, J.: Cell and tissue culture. Edinburgh and London: E. & S. Livingstone Ltd. 1960.
4a. Schwarzacher, H. G., Wolf, U.: Methoden in der medizinischen Cytogenetik. Berlin-Göttingen-Heidelberg: Springer 1970.

II. Fibroblasten, Haut u. a. Organzellen

5. Fraccaro, M., Kaijser, K., Lindsten, J.: Somatic chromosome complement in continued cultured cells of two individuals with gonadal dysgenesis. Ann. hum. Genet. **24**, 45 (1960).

6. HARNDEN, D. G.: A human skin culture technique used for cytological examinations. Brit. J. exp. Path. **61**, 31 (1960).
7. HSU, T. C., KELLOGG, D. S.: Mammalian chromosomes in vitro. XII. Experimental evolution of cell populations. J. nat. Cancer Inst. **24**, 1093 (1960).
— — Primary cultivation and continuous propagation in vitro of tissues from small biopsy specimens. J. nat. Cancer Inst. **25**, 221 (1960).
8. LEJEUNE, J., TURPIN, R., GAUTIER, M.: Le mongolisme, premier exemple autosomique humaine. Ann. Génét. **1**, 41 (1959).
9. PUCK, TH. T., CIECIURA, ST. J., FISHER, H. W.: Clonal growth in vitro of human cells with fibroblastic morphology. J. exp. Med. **106**, 145 (1957).
— ROBINSON, A.: Genetics of somatic mammalian cells. III. Long-term cultivation of euploid cells from human and animal subjects. J. exp. Med. **108**, 949 (1957).

III. Knochenmark

10. BOTTURA, C., FERRARI, I.: A simplified method for the study of chromosomes in man. Nature (Lond.) **186**, 904 (1960).
11. FORD, C. E., JACOBS, P. A., LAJTHA, L. G.: Human somatic chromosomes. Nature (Lond.) **181**, 1565 (1958).
12. LAJTHA, L. G.: Culture of human bone marrow in vitro. J. clin. Path. **5**, 67 (1952).
13. SANDBERG, A. A., CROSSWHITE, L. H., GORDY, E.: Trisomy of a large chromosome. Association with mental retardation. J. Amer. med. Ass. **174**, 221 (1960).

IV. Leukocyten

14. EDWARDS, J. H.: Chromosome analysis from capillary blood. Cytogenetics **1**, 90 (1962).
15. GENEST, P.: Observations on the technique for the study of human chromosomes by the culture of leucocytes from peripheral blood. Canad. med. Ass. J. **88**, 302 (1963).
16. HASTINGS, J., FREEDMAN, ST., RENDON, O., COOPER, H. L., HIRSCHHORN, K.: Culture of human white cells using differential leucocyte separation. Nature (Lond.) **192**, 1214 (1961).
17. KINLOUGH, M. A., ROBSON, H. N.: Chromosome preparations obtained directly from peripheral blood. Nature (Lond.) **192**, 684 (1961).
18. MOORHEAD, P. S., NOWELL, P. C., MELLMAN, W. J., BATTIPS, D. M., HUNGERFORD, D. A.: Chromosome preparations of leucocytes cultured from human peripheral blood. Exp. Cell Res. **20**, 613 (1960).

B. Präparation

19. CONGER, A. D., FAIRCHILD, L. M.: A quick-freeze method for making smear slides permanent. Stain Technol. **28**, 281 (1953).
20. FORD, C. E., HAMERTON, J. L.: A colchicine, hypotonic citrate, squash sequence for mammalian chromosomes. Stain Technol. **31**, 247 (1956).
21. ROTHFELS, K. H., SIMINOVITCH, L.: An air-drying technique for flattening chromosomes in mammalian cells grown in vitro. Stain Technol. **33**, 73 (1958).
22. SCHERZ, R. G., LOURO, J. H.: A simple method for making chromosome slides. Amer. J. clin. Path. **40**, 222 (1963).
23. TJIO, J. H., WHANG, J.: Chromosome preparations of bone marrow without prior in vitro culture or in vivo colchicine administration. Stain Technol. **37**, 17 (1962).

C. Phytagglutinin (Phaseolin)

24. ASTALDI, G.: Das Phythaemagglutinin und das Problem der Lymphocyten. Med. Klin. **59**, 368 (1964).
25. ELVES, M. W., WILKINSON, J. F.: Effects of phytohaemagglutinin on the morphology of cultured leucocytes. Nature (Lond.) **194**, 1257 (1962).
26. FAVIER, Y., VIETTE, M., SAINT-PAUL, M., DUPLAN, J. F.: Methode simplifiée de culture de leucocytes à partir de sang humain. Nouv. Rev. franç. Hémat. **1**, 872 (1961).
27. KRÜPE, M.: Die Phytagglutinine. Stuttgart: F. Enke 1956.
28. NOWELL, P. C.: Phytohemagglutinin: An initiator of mitosis in cultures of normal human leucocytes. Cancer Res. **20**, 462 (1960).
29. OSGOOD, F. E., KRIPPAEHNE, M. L.: The gradient tissue culture method. Exp. Cell Res. **9**, 116 (1955).
30. PEARMAIN, G., LYCETTE, R. R., FITZGERALD, P. H.: Tuberculin-induced mitosis in peripheral blood leucocytes. Lancet **1963 I**, 637.
31. QUAGLINO, D., HAYHOE, F. G. J., FLEMANS, R. J.: Cytochemical observations on the effect of phytohaemagglutinin in short-term tissue cultures. Nature (Lond.) **196**, 338 (1962).

D. Spezielle Darstellungsmethoden

32. BARNICOT, N. A., HUXLEY, H. E.: The electron microscopy of unsectioned human chromosomes. Ann. hum. Genet. **25**, 253 (1962).
32a. CHRISTENHUSS, R., BÜCHNER, TH., PFEIFFER, R. A.: Visualization of human somatic chromosomes by scanning electron microscopy. Nature **216**, 379 (1967).
33. GERMAN, J. L.: The pattern of DNA synthesis in the chromosomes of human blood cells. J. Cell Biol. **20**, 37 (1964).
34. KROOTH, R. S., TOBIE, J. E., TJIO, J. H., GOODMAN, H. C.: Reaction of human sera with mammalian chromosomes shown by fluorescent antibody technique. Science **134**, 284 (1961).
35. SCHIFFER, L. M., VAHARU, T., GARDNER, L. I.: Fluorescent staining of chromosomes. Lancet **1961 II**, 1362.
36. SCHMID, W.: DNA replication pattern of human chromosomes. Cytogenetics **2**, 175 (1963).

E. Chromosomen in der Meiose

37. EBERLE, P.: Meiotische Chromosomen des Mannes. Klin. Wschr. **41**, 848 (1963).
38. FERGUSON-SMITH, M. A.: The sites of nucleolus-formation in human pachytene chromosomes. Cytogenetics **3**, 124 (1964).
39. BÖÖK, J. A., KJESSLER, B.: Meiosis in the human male. Cytogenetics **3**, 143 (1964).
40. SASAKI, M., MAKINO, S.: The meiotic chromosomes of man. Chromosoma (Berl.) **16**, 637 (1965).

Im einzelnen wird folgendermaßen verfahren (1—4):

Fibroblasten oder andere Zellkulturen (5—9) werden aus Hautbiopsien (Stanze oder flacher Tangentialschnitt) oder operativ gewonnenem Gewebe angelegt. Der Aufwand an Zeit und technischen Hilfsmitteln ist beträchtlich (Sterilität). Da die Zellen in einer Ebene angesiedelt werden, ist die Präparation sehr schonend und vermeidet weitgehend Artefakte. Genommutationen in vitro sind — von Polyploidie abgesehen — trotz langdauernder Züchtung und häufiger Transplantationen äußerst selten, sofern eine kritische Anzahl der Zellgenerationen nicht überschritten wird. Bei rasch wachsenden Tumoren oder Zellen aus Exsudaten kann die Präparation der Mitosen ohne Kultivierung erfolgen.

Noch einige Tage nach dem Tod eines Menschen können Fibroblasten erfolgreich kultiviert werden (6). Züchtung von Abortmaterial gelingt nur, wenn keine bakterielle Verunreinigung vorliegt.

Knochenmark (10—13,5) wird durch Ilium- oder Sternumpunktion gewonnen und entweder ohne Vorbereitung (23) bzw. nach Vorbehandlung mit Colchicin (10) durch i.v. Injektion einige Stunden vor der Punktion präpariert. Da sich nur wenige Zellen in Teilung befinden, ist die Suche nach Mitosen aufwendig, garantiert aber den repräsentativen Nachweis des Karyotyps in vivo. Bei der von Lajtha begründeten Technik (11, 12) wird Knochenmark dagegen in einem Nährmedium (AB-Serum, Hanks-Lösung, Medium 199) 8—12 Std inkubiert. Nach übereinstimmenden Erfahrungen der Untersucher (Ford, 1962) ist die Ausbeute an Mitosen jedoch nicht groß. Es gelingt ferner, Knochenmark ähnlich einer Fibroblastenkultur über Wochen zu kultivieren (5). Auch die postmortale Knochenmarkbiopsie kann zum Erfolg führen.

Die von Moorhead, Nowell, Mellman, Battips u. Hungerford (1960) erstmals ausführlich beschriebene Methode der **Leukocytenkultur** (14—18) kann heute als die sicherste und einfachste Technik der Gewinnung von somatischen Mitosen gelten. Sie beruht auf der von Nowell (28) entdeckten mitogenen Eigenschaft wäßriger Phaseolus-Extrakte (C, 28), die von Landsteiner als unspezifische Hämagglutinine erkannt waren. Nach der Abtrennung der Erythrocyten aus heparinisiertem Blut entweder durch Agglutination und vorsichtiges Zentrifugieren (18) oder spontane Sedimentation (14) wird die Plasma-Zell-Suspension mit dem synthetischen Medium 199 nach Morgan, Morton u. Parker verdünnt. Unter dem Einfluß des Phytohämagglutinins (24—31) gewinnen Lymphocyten ein blastomatöses Erscheinungsbild, produzieren RNS und γ-Globulin und treten in die Mitose ein. Die Granulocyten zerfallen. Das gleiche Phänomen wird beobachtet, wenn Leukocyten verschiedener Individuen, nicht aber genotypisch identischer Zwillinge, zusammen inkubiert werden oder wenn der Suspension von Lymphocyten eines tuberkulinpositiven Menschen Tuberkulin zugesetzt wird (30). Unter guten Kulturbedingungen ist nach 2—4 Tagen eine maximale Mitoserate zu erwarten. Die sich teilenden Zellen werden durch Colchicin blockiert und in hypotonischer Lösung inkubiert, dann anschließend in Eisessig und absolutem Alkohol im Verhältnis 1:3 fixiert. Die Zellen können danach entweder unter einem Deckgläschen zerquetscht (20) oder dadurch ausgebreitet werden, daß die Oberflächenspannung rasch geändert wird (19, 21, 23). Dazu wird ein Tropfen der Zellsuspension bei Zimmertemperatur auf einen mit Eiswasser benetzten Objektträger gebracht oder der Äthylalkohol des Fixationsmittels auf dem trockenen Objektträger verbrannt (22). Diese Methode besitzt den Vorteil, daß bereits nach wenigen Tagen Mitosen in ausreichender Zahl vorliegen. Die Gefahr einer bakteriellen Verunreinigung ist gering. Mit Heparin (cave handelsübliche Präparate mit Phenolzusatz) ungerinnbares Venenblut oder die Plasma-Zell-Suspension können über mehrere Tage aufbewahrt unter sterilen und Kautelen (Postweg; Thermosbehälter nicht erforderlich) einem Chromosomenlaboratorium zugeschickt werden. Mikromethoden mit kleinen Blutmengen (14) sind gegenüber der Bearbeitung von minimal 3—5 ml Blut umständlicher, doch gelingt es auch, die Lymphocyten einiger Tropfen Vollblut in einer vorbereiteten Mischung aus Medium 199 und menschlichem (z. B. aus Nabelschnurblut) oder tierischem (Kalb, Fohlen) Serum ohne Abtrennung der Erythrocyten zu züchten. Die Auswertung der Metaphaseplatten (19) erfolgt im allgemeinen bei stärkster Vergrößerung im Lichtmikroskop oder mit Hilfe der photographischen Abbildung. Mitosen, die offensichtlich nicht durch die Präparation geschädigt sind (weit verstreute Chr.), werden ausgezählt und analysiert.

Man bezeichnet mit *Karyogramm* die aus der Photographie ausgeschnittenen und klassifizierten Chr. einer Zelle, mit *Karyotyp* den Chromosomensatz bzw. das sichtbare Genom allgemein. Der Terminus *Idiogramm* bleibt für die statistische Auswertung mehrerer Karyotypen vorbehalten.

Die Meiose-Chromosomen des Menschen können in Spermatocyten I aus frisch präparierten Hodenbiopsien dargestellt werden. Es ist zu erwarten, daß neben der Identifikation von Homologen (37) das Paarungsverhalten bei Translokationsheterozygotie und der Mechanismus der Non-disjunction untersucht werden kann (38—40) (Abb. 243).

Morphologie des Karyotyps

Jedes einzelne Chr. besteht aus zwei identischen Hälften, den Chromatiden, die an einer chromatinarmen, als primäre Constriction bezeichneten Einschnürung aneinander geheftet sind. Dieser Abschnitt des Chr. ist das sog. Centromer oder Kinetochor, das am Aufbau der Spindelfaser beteiligt ist. Man darf annehmen, daß das Grundgerüst der Chromatide spiralig angeordnet ist (Brooke et al.) und die absoluten Längenunterschiede im Verlauf der Prophase durch Schrumpfung der (plektonämischen oder ortho-)Spirale entstehen.

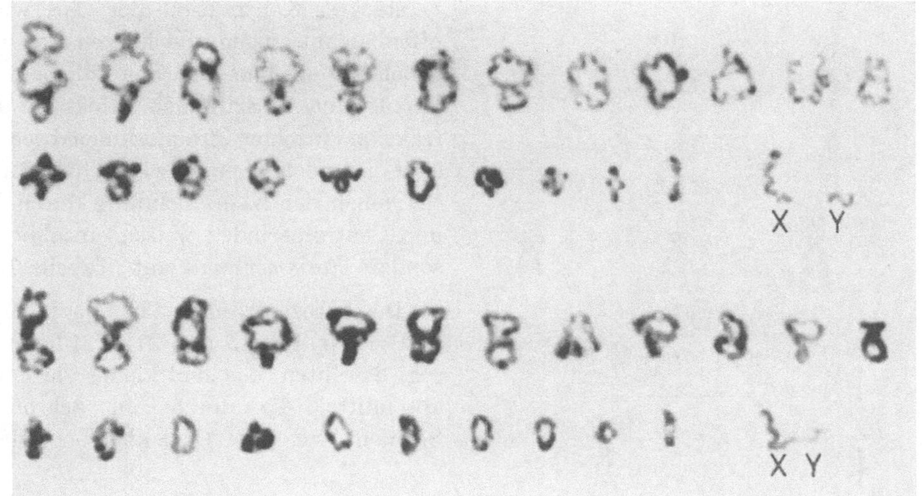

Abb. 243. Meiosechromosomen des Mannes im Pachytänstadium [nach SASAKI u. MAKINO, 1965; (40)]

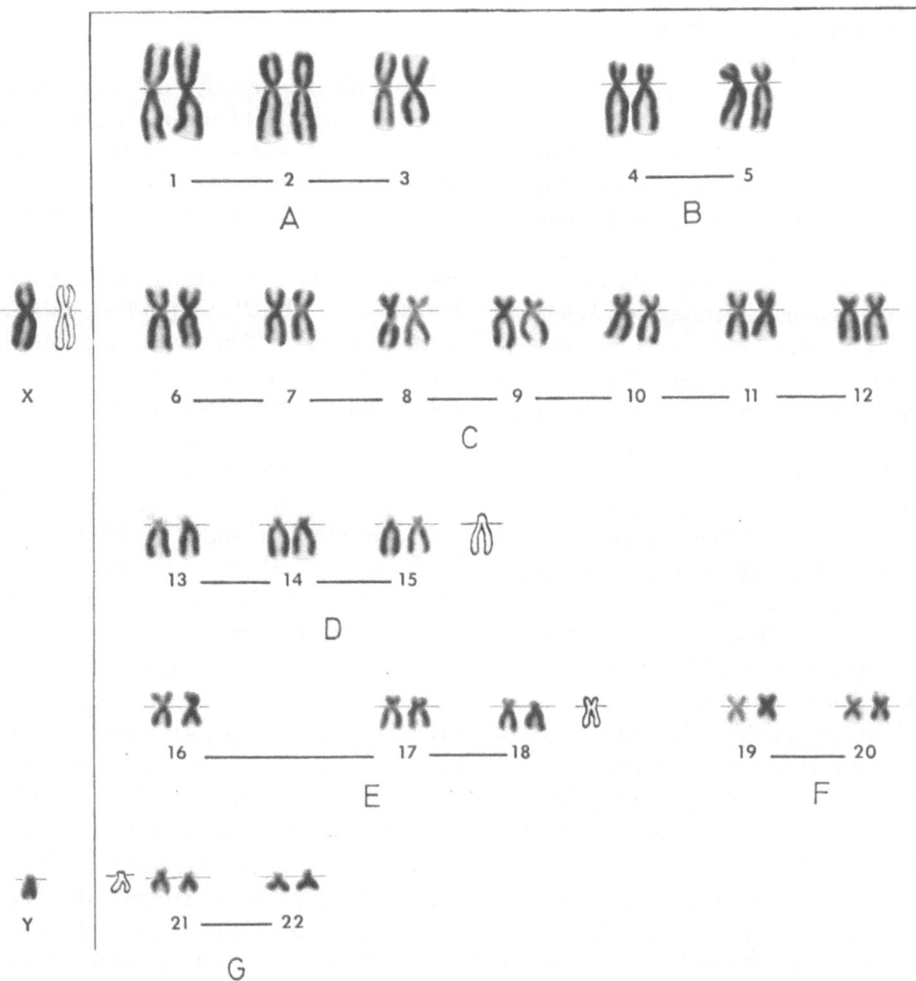

Abb. 244. Karyogramm der normalen somatischen Metaphasechromosomen des Menschen. Die häufigsten Trisomien (Chromosomen X, 13, 18 und 21) sind eingezeichnet

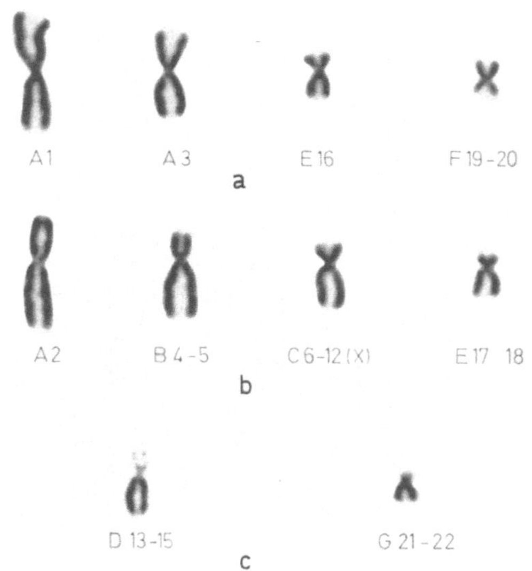

Abb. 245a—c. Typische somatische Metaphasechromosomen des Menschen. a-Reihe: Mediozentrische Chr. b-Reihe: Submedio- und subtelozentrische Chr. c-Reihe: Akrozentrische Chr. D-Chromosomen mit Satelliten

Nach der bereits erwähnten *Denver-Klassifikation* werden die Chr. allein nach ihrer Länge geordnet (Abb. 244). Je nach der Lage des Centromers werden sie als medio-, submedio- (Abb. 245a), subtelo-, telo- (Abb. 245b) oder akrozentrisch (Abb. 245c) bezeichnet. Chr. annähernd gleicher Größe und Lage des Centromers werden in größeren Gruppen zusammengefaßt, die, einem Vorschlag von Patau (1961) folgend, die Großbuchstaben A—G erhalten. Jedes einzelne Chr. ist durch seine relative Länge (Längenindex: Prozentualer Anteil des Chr. an der Gesamtlänge der Chr. eines haploiden Satzes) und die Lage des Centromers gekennzeichnet (Verhältnis des langen zum kurzen Arm oder des längeren Arms zum ganzen Chr. Innerhalb größerer Gruppen ist es nicht mehr möglich, die homologen Paarlinge zu erkennen und ihre Rangordnung zu bestimmen. Diesbezügliche quantitative Untersuchungen verschiedener Autoren zeichnen sich durch erhebliche Abweichungen voneinander aus. Die mikroskopische Analyse ist der photographischen darin überlegen, daß sie echte Verkürzungen der Chr. durch Stückverluste von solchen, die durch parallaktische Verzerrung vorgetäuscht sind, unterscheiden kann. Hingegen gelingt es nicht, autonome Kontraktionen eines Chromosomenabschnittes mit Sicherheit abzugrenzen. Die durch die Verlängerung der Prophase nach Colchicin verstärkte Kontraktion der Chr. wirkt sich offenbar am langen und kurzen Arm nicht im gleichen Maße aus. Ob das Colchicin darüber hinaus einen spezifischen Effekt auf die Kontraktion einzelner Chromosomenabschnitte besitzt, ist noch nicht bewiesen (Sasaki).

Neben der Kennzeichnung durch Längen- und Centromerindex weisen einzelne Chr. besondere *Formmerkmale* auf (Tabelle 195).

Die akrozentrischen Chr. der Gruppen D und G (Nr. 13—15 und 21—22) haben häufig sog. Satelliten, das sind kleine Chromosomenabschnitte, die durch ein achromatisches Segment von dem Chr. abgesetzt sind. Ihre Zahl ist nicht konstant und mag von der Art der Präparation abhängen. Gelegentlich werden Satelliten auf allen akrozentrischen Chr. beobachtet (Ferguson-Smith u. Handmaker). Es ist deshalb nicht möglich, die Homologen dieser Gruppen durch das Fehlen oder Vorhandensein von Satelliten zu kennzeichnen. Miller et al. (1962) stellten fest, daß die Zahl der Satelliten in den Zellen von Mitgliedern einer Familie relativ konstant ist. Es würde sich damit um ein Strukturmerkmal handeln, das individuellen Schwankungen unterworfen ist und keine pathologische Bedeutung besitzt. Offenbar besteht eine enge Nachbarschaft zwischen den „klebrigen“ Satelliten und dem Nucleolus, zumal an der Bildungsstelle des Nucleolus das Chr. eine Lücke aufweist (Schultz u. St. Lawrence; Ohno et al. 1961).

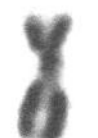

Abb. 246. Parazentrische sekundäre Constriction eines Chr. der Gruppe C

Ein weiteres Formmerkmal wechselnder Ausprägung stellen die sog. **sekundären Constrictionen** dar, die jedoch unter den oben geschilderten Kultur- und Präparationsbedingungen nur bei einem oder zwei Chr. der Gruppe C (Nr. 8—10) (Abb. 246) gesehen werden und bei anderen Chr. erst nach besonderer Vorbehandlung hervortreten (Saksela u. Moorhead). Diese Zonen sind offenbar identisch mit den Abschnitten später Reduplikation (Schmid) und können als heterochromatisch bezeichnet werden. Sie besitzen ebenfalls eine besondere Affinität zum Nucleolus (Ferguson-Smith et al.).

Tabelle 195. *Charakteristik der einzelnen Metaphasenchromosomen: Längenindex: Relative Länge in % der Gesamtlänge aller Chr. eines haploiden Autosomensatzes, Centromerindex: Verhältnis des kurzen Arms zum ganzen Chr.**

Gruppe	Ziffer	Langer Arm	Kurzer Arm	Gesamt	Centromer-index	Merkmale
A	1	4,72	4,36	9,08	48,0	größte Chr., die durch die mediane oder
	2	5,15	3,30	8,45	38,1	submediane Lage des Centromers ein-
	3	3,82	3,24	7,06	45,9	wandfrei bestimmbar sind
B	4	4,74	1,81	6,55	27,6	submediozentrische Chr., die unterein-
	5	4,45	1,68	6,13	27,4	ander nur autoradiographisch geordnet werden können
C	6	3,64	2,20	5,84	37,7	Gruppe von submediozentrischen Chr.,
	7	3,31	1,97	5,28	37,3	von denen nur die größten und kleinsten
	8	3,18	1,78	4,96	35,9	abzugrenzen sind. Das X-Chromosom
	9	3,22	1,61	4,83	33,3	kann nicht identifiziert werden. Eine
	10	3,22	1,46	4,68	31,2	Ordnung nach dem autoradiographischen
	11	2,98	1,65	4,63	35,6	Markierungsmuster ist noch nicht
	12	3,08	1,38	4,46	30,9	gelungen. Ein Chr. (Nr. 9 ?) ist oft durch eine sekundäre Constriction ausgezeichnet
D	13	3,10	0,54	3,64	14,8	große akrozentrische Chr., die alle
	14	3,00	0,55	3,55	15,5	Satelliten aufweisen können. Das auto-
	15	2,86	0,50	3,36	14,9	radiographische Markierungsmuster gestattet die sichere Zuordnung der Homologen
E	16	1,92	1,31	3,23	40,6	das Chr. Nr. 16 ist mediozentrisch,
	17	2,16	0,99	3,15	31,4	variiert aber infolge einer sekundären
	18	2,04	0,72	2,76	26,1	Constriction. Nr. 17 und Nr. 18 sind subtelozentrisch und durch die Länge des kurzen Arms unterscheidbar
F	19	1,44	1,08	2,52	42,9	kleine mediozentrische Chr., die nicht
	20	1,29	1,04	2,33	44,6	sicher geordnet werden können und früh reduplizieren
G	21	1,36	0,47	1,83	25,7	kleine akrozentrische Chr., die alle
	22	1,26	0,42	1,68	25,0	Satelliten haben können; sie lassen sich autoradiographisch unterscheiden
	X	3,66	2,14	5,80	36,9	gehört morphologisch zur Gruppe C
	Y	1,64	0,32	1,96	16,3	subtelozentrische Chr., dessen Länge variiert. Die langen Arme liegen meist eng zusammen

* Penrose, L. S.: Ann. hum. Genet. **28**, 195 (1964).

Färberische Markierungen sind nicht bekannt. Die für Riesenchromosomen charakteristischen Querstreifungen (Banden), als eu- und heterochromatisch unterschieden, sind in menschlichen Chr. nur ausnahmsweise zu erkennen. Einbau einer durch ^{3}H markierten Vorstufe des Thymins (^{3}H-Thymidin) während der DNS-Verdoppelungsphase und Autoradiographie läßt eine spezifische Synthesesequenz der einzelnen Chromosomenpaare erkennen. Die am Ende der Verdoppelungsphase reduplizierenden Chr. und Chromosomenabschnitte, besonders aber das heteropyknotische X-Chromosom, können durch diese Methode identifiziert werden (Grumbach u. Morishima; Schmid; German, 1962, 1964; Büchner et al.). Damit gelingt es, die formgleichen Chr. der Gruppen B, D und G in homologe Paare zu zerlegen.

Einzelne Acridinfarbstoffe (z. B. Atebrin, Acranil) haben eine starke Affinität zu bestimmten Chromosomenabschnitten. Mikrofluorometrisch wird ein Bandenspektrum erfaßt, das die Identifikation homologer Chr. ermöglicht. Der lange Arm des menschlichen Y-Chromosoms fluoresciert im ultravioletten Licht besonders hell. Ein leuchtender Fleck, der sich deutlich in dem schwach fluorescierenden Interphasekern abhebt, entspricht diesem Abschnitt des Y-Chromosoms, so daß die Zahl der im Zellkern vorhandenen Y-Chromosomen ermittelt werden kann. Diese einfache Methode ergänzt sinnvoll die klassische zellkernmorphologische Geschlechtsbestimmung (Caspersson et al., Pearson et al.).

Abschließend muß noch bemerkt werden, daß das X-Chromosom morphologisch nicht von den Chr. 6 und 7 innerhalb der Gruppe C abgetrennt werden kann. Heteropyknotische X-Chromosomen, die das Geschlechtschromatin bilden, wurden nur in der frühen Prophase gefunden, die sich zur Analyse nicht eignet. Im Gegensatz dazu ist das Y-Chromosom fast immer von den Chr. der Gruppe G zu unterscheiden.

Unter *Polymorphismus* versteht man die morphologische Variationsbreite des Karyotyps. Großen Satelliten (Miller et al., 1962), Doppelsatelliten (Luciani et al.), Längenschwankungen des kurzen Armes der akrozentrischen Chr. (Nr. 13—15, Nr. 21—22) (Brøgger, Sands; besonders auch Moores et al., 1966), des langen Armes des Chr. Nr. 16 (Therkelsen et al.), Nr. 9 und Nr. 1 infolge sekundärer Constrictionen kommt offenbar keine konstante pathologische Bedeutung zu. Ungewöhnlich kurze oder — häufiger — lange Y-Chromosomen werden in etwa 3% der männlichen Normalbevölkerung gefunden, ohne daß damit ein pathologischer Effekt nachweisbar verbunden ist (Court Brown et al.; Court Brown).

Entstehung und Ursachen der Chromosomenaberrationen

Numerische Aberrationen

Über- oder Unterzahl von Chr., Hyperdiploidie oder Hypodiploidie, kurz *Aneuploidie*, sind die Folge der ungleichmäßigen Verteilung der ganzen Chr. in der Reduktionsteilung oder der Halbchromosomen in der Äquationsteilung. Man spricht von Trisomie oder Monosomie eines Chr., wenn dieses dreifach oder einfach statt paarweise vorhanden ist. Die Trisomie des X-Chromosoms wurde 1916 von Bridges bei Drosophila beschrieben und ihr Zustandekommen als Non-disjunction bezeichnet. Dieser Begriff, der streng genommen nur auf das Nichtauseinanderweichen homologer Chr. im Diakinesestadium der Meiose anzuwenden ist, wird heute ausgedehnt auf alle Verteilungsmechanismen, die in einer aneuploiden Konstitution resultieren.

Ford (1960) nimmt an, daß neben der eigentlichen Non-disjunction auch mit einer fehlerhaften Insertion des Bivalents an der Spindel und dem Ausbleiben von Chiasmata (dem morphologischen Äquivalent des crossing over), damit der Bildung von Univalenten, die dann regellos auf die Tochterzellen verteilt werden, gerechnet werden muß. Während der somatischen Zellteilung können die beiden Chromatiden eines Chr. in die gleiche Tochterzelle gelangen, oder es kann eine Chromatide während der Anaphase verlorengehen. Im Einzelfall ist meist nicht zu entscheiden, wann die Non-disjunction erfolgt ist. Eine Ausnahme bildet das X-Chromosom, das durch den Xg-Faktor oder ein pathologisches Gen (Glucose-6-Phosphatdehydrogenase, Hämophilie, Farbsehschwäche etc.) ,,markiert“ sein kann.

Von Miller et al. (1963) wird geltend gemacht, daß gerade diejenigen Chromosomenpaare, die besonders häufig trisom vorkommen, an der Peripherie der Äquatorialplatte lokalisiert sind. Es handelt sich um die Chr. X, Y, 13—15, 17—18, 21—22. Diese Vorstellung wurde jedoch nur aus der Beobachtung mitotischer Metaphaseplatten abgeleitet und vermag die Häufigkeit der Aneuploidie bezüglich der Geschlechtschromosomen in Abhängigkeit vom Alter zu erklären, auf die Jacobs et al. (1961, 1963, 1964) hingewiesen haben. Die Häufigkeit der meiotischen Non-disjunction der Geschlechtschromosomen könnte eine Erklärung in der Tatsache finden, daß der XY-Komplex ebenfalls am Rand der Äquatorialplatte in einem ,,Sex-vesicle“ lokalisiert ist. X- und Y-Chromosomen gehen keine Synapse mit crossing-over ein. Gonosomale Polysomien setzen mehrfache Non-disjunction voraus. Daß diese successiv in der gleichen Keimlinie meiotisch und mitotisch aufgetreten sind, zeigen die Untersuchungsergebnisse von Trägern der XXXXY- (Lewis et al., Non-disjunction bei der Mutter) und XXYY- (De la Chapelle

A →			X	Oogenese			
↓	B →		—	XX	O		
↓	↓	C →	—	—	—	XXX	XXXX
X	—	↓ —	XX	XXX	OX	XXXX	XXXXX
Y	—	—	XY	XXY	OY	XXXY	XXXXY
	—	XX	XXX	XXXX	OXX	XXXXX	XXXXXX
	—	YY	XYY	XXYY	OYY	XXXYY	XXXXYY
	O	—	XO	XXO	OO	XXXO	XXXXO
	XY	—	XXY	XXXY	OXY	XXXXY	XXXXXY
		XXY	XXXY	XXXXY	OXXY	XXXXXY	XXXXXXY
Spermatogenese		XXYY	XXXYY	XXXXYY	OXXYY	XXXXXYY	XXXXXXYY
		XYY	XXYY	XXXYY	OXYY	XXXXYY	XXXXXYY

Abb. 247. Kombinationen der Geschlechtschromosomen nach normaler Segregation (*A*), Non-disjunction während der ersten (*B*) und zweiten (*C*) Reifeteilung in der Spermatogenese (senkrechte Spalte) und Oogenese (waagerechte Spalte). (Nach D. G. Harnden in **Hamerton**)

et al., Non-disjunction beim Vater) Konstitution (s. Race u. Sanger). Zahlreiche der in Abb. 247 aufgeführten Kombinationen wurden bereits nachgewiesen. Sie werden aber dadurch kompliziert, daß postzygotische Non-disjunction nicht berücksichtigt wurde. Dies gilt z.B. für die XO-Konstitution, deren Vorkommen im Gegensatz zu den Trisomien X, 21, 18 und 13 nicht mit dem Alter der Mutter korreliert ist. Sie tritt auch nicht in einer Häufigkeit auf, die aus einer gleichmäßigen Verteilung der durch Non-disjunction entstandenen Gameten zu erwarten wäre. Ein weiteres Indiz für mitotische Non-disjunction ist in der Häufigkeit von Mosaiken mit der Komponente XO zu sehen. Hinzu kommt, daß Untersuchungen an Spermatocyten der Maus (Ohno et al., 1959), bei der eine XO-Konstitution spontan auftritt, auch hier eine meiotische Non-disjunction ausschließen lassen.

Mosaike, d.h. Nebeneinander von Zellen mit verschiedenem Karyotyp, entstehen durch eine Non-disjunction und Verlust von Chr. infolge einer Verzögerung der Anaphasebewegung in der frühen Blastogenese, so daß die Zellinien gleichermaßen am Aufbau des Organismus teilhaben können. Individualentwicklung der Tochterzellen nach einer mitotischen Non-disjunction läßt eineiige Zwillinge entstehen, die in allen Erbeigenschaften, die nicht von der Chromosomenaberration modifiziert werden, übereinstimmen. Die Monozygotie kann durch die Identität stabiler Erbanlagen, z.B. der Blutgruppen und Serumfaktoren und durch das Gelingen reziproker Hauttransplantationen bei den Zwillingen bewiesen werden (Turpin et al.).

Der qualitative und quantitative Nachweis eines Mosaiks setzt voraus, daß die Zellstämme in vitro die gleiche Proliferationstendenz haben wie in vivo, ihre Anpassung an das Milieu ex vivo gleich gut gelingt. Dieser Forderung entsprechen heute die Kulturmedien in ausreichendem Maße. Die Beteiligung der einzelnen Zellpopulationen an der Organogenese bleibt natürlich unbekannt. Es ist auch denkbar, daß sich eine Zellinie in vivo durch einen Selektionsvorteil auf Kosten der anderen vermehrt hat, so daß diese postnatal nicht mehr nachgewiesen werden kann. Lejeune nimmt an, daß eine einfache Trisomie 21 postzygotisch entstehen kann, wenn die konkurrierende monosome Zellinie eliminiert wird. Die gleiche Überlegung ist berechtigt, wenn bei dem Vorliegen ovotesticulärer Gebilde oder eines normalen Hodens ein Y-Chromosom nicht nachzuweisen ist. Sie gilt vor allem für die Beurteilung des Karyotyps explantierter Tumoren.

Unter **Chimärismus** wird ein Mosaik verstanden, das sich aus der Verschmelzung geno-

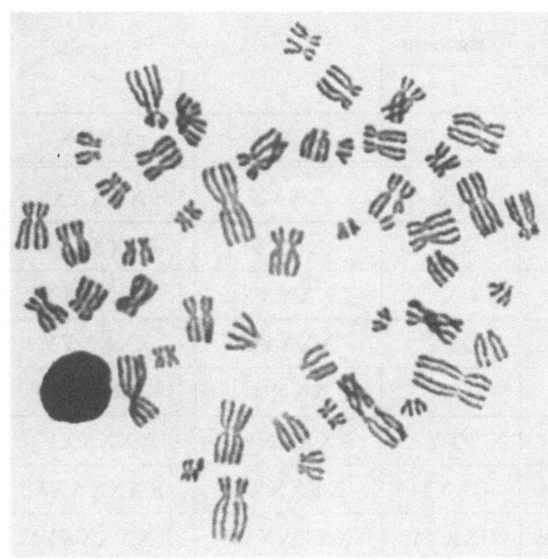

Abb. 248. Durch Endomitose entstandener tetraploider Chromosomensatz eines Lymphocyten

typisch differenter Zygoten entwickelt hat. Eine Sonderform ist die Transplantation von Organstammzellen zwischen zweieiigen Zwillingen durch placentare Shunts (s. Ford, 1969).

Ob **doppelte Aneuploidien** durch zufällige und voneinander unabhängige Non-disjunction aufgetreten sind oder ob eine bestehende Aneuploidie Non-disjunction eines anderen Chr. begünstigt, läßt sich bei der kleinen Zahl der heute bekannten doppelten Trisomien noch nicht entscheiden. Nach Hamerton et al. soll aber die Kombination von XXY (Klinefelter-Syndrom) und Trisomie 21 (Mongolismus) nicht häufiger sein als das Produkt ihrer Einzelwahrscheinlichkeiten. Bemerkenswert ist, daß das Alter der Mütter dieser Kinder erhöht ist (Lenz et al.).

Polyploidien sind, mit Ausnahme einzelner Triploidien und Tetraploidien im Mosaikverband, nicht bekannt geworden. Die Chromosomenanalyse rechnet normalerweise mit einem geringen Prozentsatz von tetraploiden Zellen und Endomitosen (Abb. 248), die von den Bedingungen der Kultur abhängig zu sein scheinen und spontan in vivo vorkommen (Knochenmark, Leber).

Strukturaberrationen

Strukturänderung eines Chr. setzt stets eine oder mehrere Kontinuitätstrennungen mit abnormer Reorganisation der Bruchstücke voraus. Nur ein kleiner Teil der spontan oder induziert erfolgenden Brüche bleiben bis zur folgenden Metaphase erhalten und nachweisbar. Die meisten Brüche „verheilen". Brüche vor der Replikation manifestieren sich als chromosomale, Brüche nach der Replikation als chromatidale Trennungen. Die wichtigsten stabilen Strukturaberrationen sollen im folgenden erklärt werden.

Strukturaberrationen *ohne Vermehrung* oder *Verminderung des genetischen Materials.*

Inversion (Abb. 249a). Umlagerungen eines Chromosomenabschnitts in der Längsachse. Diese kann nur nachgewiesen werden, wenn ein charakteristischer Markierungspunkt, etwa das Centromer (perizentrische Inversion) oder eine sekundäre Constriction bzw. ein heterochromatisches Segment (Autoradiographie!) einbezogen ist. Die Gesamtlänge des Chr. bleibt unverändert.

Reziproke Translokation (Abb. 249b). Wechselseitiger Austausch von Chromosomenabschnitten, meist zwischen nicht-homologen Chr. (2 Bruchereignisse). Dadurch resultieren abnorm konfigurierte Chr., doch die Summe der Gene bleibt konstant. Man sagt, der Karyotyp ist (genetisch) „balanciert". Einfache Translokation eines Chromosomensegments auf ein anderes Chr. ist wegen der stabilen Endstruktur der Chr. (Telomer) nur als Insertion denkbar (3 Bruchereignisse). Durch die Reduktionsteilung kommt es zwangsläufig zu ungleicher Verteilung des genetischen Materials, Karyotyp und Genotyp der Tochterzellen unterscheiden sich durch Vermehrung (Duplikation) oder Verminderung (Defizienz) des gleichen Chromosomenabschnittes bzw. der dort lokalisierten Anlagen. Durch Translokation entstandene azentrische Abschnitte werden bereits in der folgenden Teilung eliminiert, da sie keine Haftstelle an der Spindelfaser haben. Translokationen können nur erkannt werden, wenn die beteiligten Chromosomenabschnitte lichtmikroskopische Größe und spezifische Formmerkmale besitzen. Wenn das Centromer einbezogen ist, entstehen dizentrische Chr.. Besonders häufig sind akrozentrische Chr. betroffen (Beispiel: Translokationsmongolismus). Offenbar ist dafür die Klebrigkeit der Satelliten bzw. das Verhalten des diesen angelagerten Nucleolus und eine geringe Bruchfestigkeit der parazentrischen Abschnitte dieser Chr. verantwortlich.

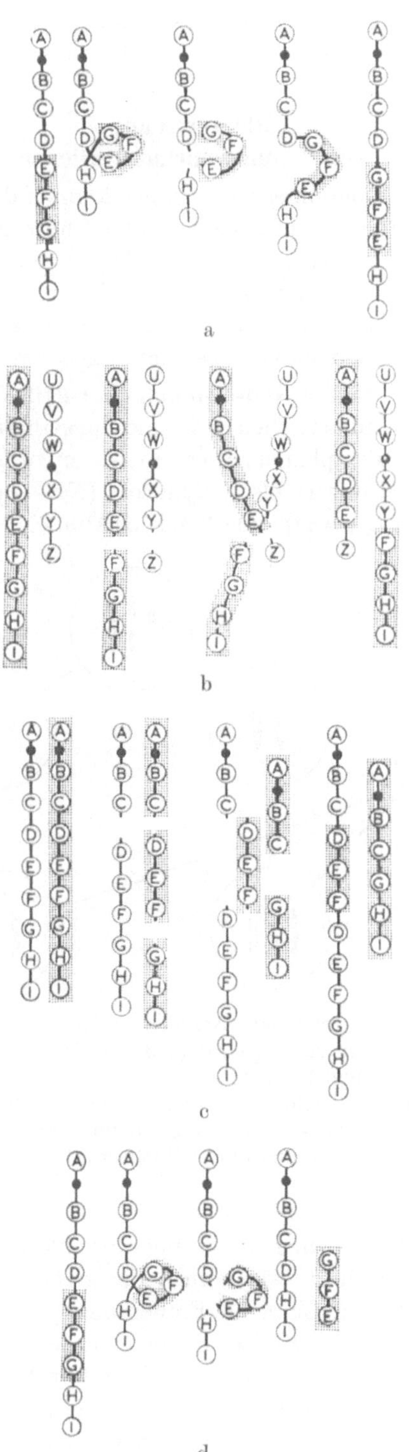

Abb. 249a—d. Schematische Darstellung der Entstehung verschiedener Strukturaberrationen der Chr. a Inversion (2 Brüche). b Reziproke Translokation (2 Brüche). c Nicht-reziproke Translokation (Insertion, 3 Brüche). d Defizienz eines Chromosomenabschnitts und Verschmelzung der Bruchflächen. Verlust des azentrischen Chromosomenabschnitts. (Nach D. G. HARNDEN in **Hamerton**)

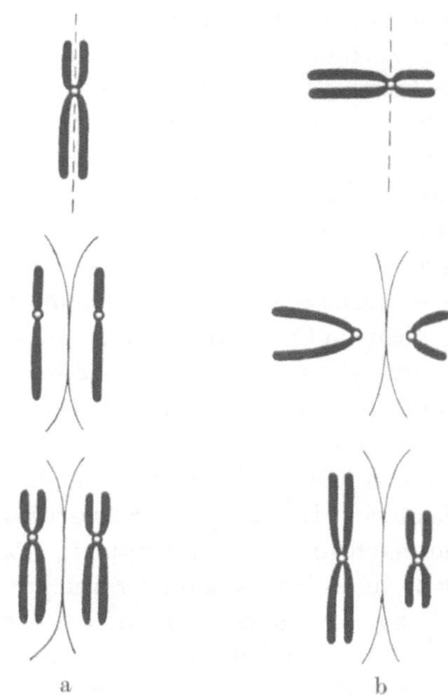

Abb. 250a u. b. Entstehung eines Isochromosoms, z. B. des X-Chromosoms. a Normale Längsspaltung des Centromers. b Abnorme Querspaltung im Centromer und spiegelbildlich identische Reduplikation der Arme. (Nach D. G. HARNDEN in **Hamerton**)

Vermehrung von genetischem Material (Abb. 249c). Diese wird allgemein als *Duplikation* bezeichnet. Genorte und Gendosen sind damit verdoppelt bzw. verdreifacht. (Ein bekanntes Beispiel für die Duplikation eines Genortes ist das Bar-Phänomen bei Drosophila, das die Facettenzahl des Auges kontrolliert.) Duplikation entsteht meist nach Translokation und meiotischer Teilung. Trisomie ist demnach Duplikation des gesamten Chr.. PATAU (1963) bezeichnet mit partieller Trisomie die Duplikation eines (mikroskopischen) Chromosomensegments.

Verminderung von genetischem Material, *Defizienz bzw. Deletion* (Abb. 249d) besteht nach Ausfall eines Chromosomenabschnittes, meist nach Translokation und meiotischer Teilung, aber auch nach Elimination eines (azentrischen) Fragments. Eine Sonderform stellt das *Ring-Chromosom* nach Verlust der endständigen Chromosomenabschnitte und Verschmelzung der Bruchflächen dar, das sich aber oft instabil verhält und leicht eliminiert wird.

Duplikations-Defizienz resultiert aus reziproker Translokation und meiotischer Verteilung. Eine Sonderform stellt das *Isochromosom eines Armes* dar (Abb. 250), das vom X- und

Y-Chromosom bekannt ist. Man stellt sich vor, daß ein Isochromosom durch Quer- anstelle Längsteilung im Centromer in der Mitose entsteht. Spiegelbildliche Reduplikation dieses Armes führt zur Duplikation dieser Genorte, während der andere Arm ausgefallen, defizient, ist. Die Häufigkeit von Mosaiken mit dem Isochromosom des langen Arms des X veranlaßte zu der Annahme (GROPP et al.), daß die Querteilung nicht im Centromer, sondern in seiner unmittelbaren Nachbarschaft eingetreten ist.

Strukturell veränderte Chromosomen werden durch energiereiche Strahlen und Viren, aber auch durch Cytostatica (Cyclophosphamid, Endoxan, Daunomycin, Stickstoff-Lost, Arabinosylcytosin u.a.) verursacht, können aber auch durch Ultraschall oder Temperaturschwankungen ausgelöst werden. Experimentell konnte eine nicht-lineare Abhängigkeit zwischen Strahlendosis und der Zahl der Bruchereignisse ermittelt werden (s. EVANS et al.). Stabile und instabile Strukturaberrationen können noch Jahre nach therapeutischer (BENDER u. GOOCH), diagnostischer (CONEN) oder akzidenteller Strahlenexposition (Atombomben, Reaktorunfälle) in Lymphocyten festgestellt werden. Diese Befunde weisen darauf hin, daß sich Lymphocyten lange Zeit in einer Ruhephase befinden. Lokale Bestrahlung läßt Zellinien mit differentem Karyotyp entstehen, die — eine heterogene Population bildend — kompetieren können (TURPIN u. LEJEUNE). Die Auslösung eines Ph1-Chromosoms durch Strahlen konnte bisher nicht bewiesen werden.

Chromosomenbrüche in Lymphocyten wurden im Verlauf der Maserninfektion (NICHOLS), aber auch bei Varicellen (AULA) und anderen Viruserkrankungen beobachtet. Man findet dann bevorzugt azentrische Fragmente, dizentrische Chr., Frakturen einzelner Chromatiden oder Chr. und Extra-Chromosomen, die durch Translokation zwischen nicht-homologen Chr. zustande gekommen sind.

Ob genetische Faktoren Chromosomenaberrationen auslösen oder an deren Entstehung beteiligt sind, ließ sich bisher nicht beweisen. Es sind mehrere Familien bekannt, in denen numerische Chromosomenaberrationen gehäuft auftreten. Es fehlen jedoch formalgenetische Hinweise auf eine Veranlagung zur Non-disjunction. Bei Drosophila ist bekannt, daß eine recessive Erbanlage, das sog. claret-Gen, im homozygoten Zustand Non-disjunction der X-Chromosomen verursacht (STURTEVANT).

Die Vererbung von Chromosomenaberrationen

Chromosomenaberrationen können de novo entstanden sein oder von den Eltern auf die Kinder übertragen werden. Daß eine Chromosomenaberration in der Keimbahn eines der Eltern aufgetreten ist und auf diese beschränkt bleibt, ist denkbar, aber kaum zu beweisen.

Sekundäre Non-disjunction. Fertile Träger einer numerischen Chromosomenaberration, z.B. die phänotypisch meist unauffälligen Frauen mit Triple-X-Syndrom (XXX) produzieren hyperhaploide Eizellen (Abb. 251). Nach

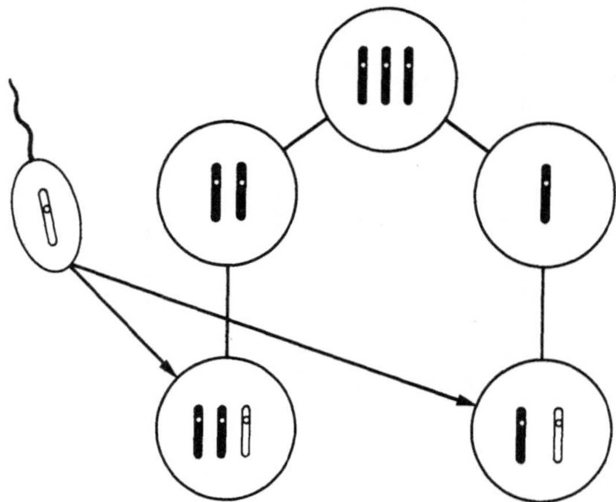

Abb. 251. Sekundäre Non-disjunction bei Trisomie eines Chromosomenpaares (z.B. Triple-X oder Trisomie 21) und Befruchtung durch einen Gameten mit normalem (haploiden) Chromosomensatz führt zu normalen und trisomen Zygoten im Verhältnis 1:1 (Hamerton in HAMERTON)

der Befruchtung durch eine normale haploide Gamete liegt wiederum eine hyperhaploide Zygote vor. Da XXX-Frauen nicht, wie zu erwarten, zur Hälfte Söhne mit Klinefelter-Syndrom (XXY) oder Töchter mit Triplo-X-Syndrom haben, ist die Annahme berechtigt, daß gegen die hyperhaploiden Gameten eine negative Selektion wirkt.

Strukturelle Aberrationen. Träger eines balancierten Karyotyps bilden chromosomal und genetisch ungleiche Gameten, die sich durch Duplikation und Defizienz gleicher Chromosomenabschnitte unterscheiden. Wahrscheinlich erfolgt auch hier eine Auswahl der befruchtungsfähigen Gameten, so daß nicht alle möglichen Kombinationen gleichmäßig entstehen (Beispiele im Kapitel über die Trisomie 21, S. 671).

Strukturvarianten, welche die Fruchtbarkeit nicht herabsetzen, vererben sich wie dominante Merkmale (Satelliten, Längenvarianten), das lange Y-Chromosom findet sich beim Vater und allen Söhnen. Die Feststellung oder der Ausschluß einer Strukturvariante, besonders des Y-Chromosoms, können im Vaterschafts- bzw. Abstammungsnachweis berücksichtigt werden.

Literatur

Monographien

BARTALOS, M., BARAMKI, A.: Medical cytogenetics. Edinburgh: E. & S. Livingstone; Baltimore: Williams & Wilkins 1967.

BEERMANN, W.: Riesenchromosomen. Protoplasmologia, Bd. IV/D. Wien: Springer 1962.

Cytogenetics of cells in culture (ed. R. J. C. LEWIS): New York & London: Academic Press 1964.

GOLDSCHMIDT, R. B.: Theoretische Genetik. Berlin: Akademie-Verlag 1961.

GRUNDMANN, E.: Allgemeine Cytologie. Stuttgart: G. Thieme 1964.

HAMERTON, J. L. (ed.): Chromosomes in medicine. Little Club Clinics in Developmental Medicine, No. 5, London 1962.

Human chromosomal methodology (ed. J. J. YUNIS): New York & London: Academic Press 1965.

LEWIS, K. R., JOHN, B.: Chromosome marker. London: Churchill 1963.

RIEGER, R., MICHAELIS, A.: Genetisches und Cytogenetisches Wörterbuch (2. Aufl.). Berlin-Göttingen-Heidelberg: Springer 1958.

— — Chromosomenmutationen. Jena: G. Fischer 1967.

SWANSON, C. P.: Cytologie und Cytogenetik (Übers. von G. RÖBELEN). Stuttgart: G. Fischer 1960.

TURPIN, R., LEJEUNE, J.: Les chromosomes humains. Paris: Gauthiers-Villars 1965.

WHITE, M. J. D.: Animal cytology and evolution (2. ed.). London: Cambridge Univ. Press 1954.

YUNIS, J. J. (ed.): Human chromosome methodology. New York-London: Academic Press 1965.

Einzelarbeiten

ANDRES, A., u. a. Autoren: In: Z. Zellforsch. 1932—1936.

AULA, P.: Chromosome breaks in leucocytes of chickenpox patients. Hereditas (Lund) **49**, 415 (1963).

BENDER, M. A., GOOCH, P. C.: Persistent chromosome aberrations in irradiated human subjects. Radiat. Res. **18**, 389 (1963).

BERGEMANN, E.: Die Häufigkeit des Abweichens vom normalen Geschlechtschromatin und eine Familienuntersuchung bei Triplo-X. Helv. med. Acta **29**, 420 (1962).

BRIDGES, C. B.: Non-disjunction as a proof of the chromosome theory of heredity. Genetics **1**, 107 (1916).

BRØGGER, A.: Exclusion of marker genes from the short arm of the human chromosome D1 by deletion mapping. Hereditas (Lund) **62**, 116 (1969).

BROOKE, J. H., JENKINS, D. P., LAWSON, R. K., OSGOOD, E. E.: Human chromosome uncoiling and dissociation. Ann. hum. Genet. **26**, 139 (1962).

BÜCHNER, TH., WILKENS, A., PFEIFFER, R. A.: Autoradiographisches Markierungsmuster der Chromosomen Nr. 1, 2, 3, 4, 5, 13—15, 16 und Grad der Übereinstimmung der Homologen nach Einbau von H3-Thymidin während der späten S-Phase. Quantitative Untersuchungen an Zellen der Blutkultur. Klin. Wschr. **46**, 187 (1968).

CHAPELLE, A. DE LA: Constrictions in normal human chromosomes. Lancet **1961 II**, 460.

— HORTLING, H., SANGER, R., RACE, R. R.: Successive non-disjunction at first and second meiotic division of spermatogenesis. Evidence of chromosomes and Xg. Cytogenetics **3**, 334 (1964).

CHRUSTSCHOFF, G. K., ANDRES, A. H., ILJINA-KAKUJEWA, W. J.: Kulturen von Blutleukocyten als Methode zum Studium des menschlichen Karyotypus. Anat. Anz. **73**, 159 (1931/32).

CONEN, P. E.: Chromosome damage in an infant following the use of diagnostic X-rays. Pediatrics **31**, 72 (1963).

COURT BROWN, W. M.: Human population cytogenetics. Amsterdam: North Holland 1967.

— BUCKTON, K. E., JACOBS, P. A., TOUGH, I. M., KUENSSBERG, E. V., KNOX, Z. D. E.: Chromosome studies on adults. London: Cambridge Univ. Press 1966.

Denver statement: A proposed standard system of nomenclature of human mitotic chromosomes. Lancet **1960 I**, 1063.

EVANS, H. J., COURT BROWN, W. M., MCLEAN, A. S.: Human radiation cytogenetics. Amsterdam: North Holland 1967.

FERGUSON-SMITH, M. A., FERGUSON-SMITH, M. E., ELLIS, P. M., DICKSON, M.: The sites and relative frequencies of secondary constrictions in human somatic chromosomes. Cytogenetics **1**, 325 (1962).

— HANDMAKER, ST. D.: Observations on the satellited human chromosomes. Lancet **1961 I**, 638.

FLEMMING, W.: Über die Chromosomenzahl beim Menschen. Anat. Anz. **14**, 171 (1898).

FORD, C. E.: Chromosomal abnormality and congenital malformation. Ciba Symposium on Congenital Malformations, London 1960.

— Methodology of chromosomal analysis in man. Nat. Cancer Inst. Monogr. No 7, 105 (1962).

— Autosomal abnormalities. Sec. Internat. Conf. Congenital Malformations. The International Medical Congress, Ltd. New York 1964.

— Mosaics and chimaeras. Brit. med. Bull. **25**, 104 (1969).

Ford, C. E., Hamerton, J. L.: The chromosomes of man. Nature (Lond.) **178**, 1020 (1956).

German, J. L.: DNA synthesis in human chromosomes. Trans. N.Y. Acad. Sci., Ser. II, **24**, 395 (1962).

— The pattern of DNA synthesis in the chromosomes of human blood. J. Cell Biol. **20**, 37 (1964).

Gropp, A., Krosigk, H. v., Odunjo, F., Zander, J., Kern, E., Buntru, G.: Chromosomenmosaike bei primärer Amenorrhoe. Klin. Wschr. **41**, 345 (1963).

Grumbach, M. M., Morishima, A.: Sex chromatin and the sex chromosomes: On the origin of sex chromatin from a single X chromosome. Acta cytol. (Philad.) **6**, 46 (1962).

Haldane, J. B. S.: Genetical evidence for a cytological abnormality in man. J. Genet. **26**, 341 (1932).

Hamerton, J. L., Jagiello, G. M., Kirman, B. H.: Sex chromosome abnormalities in a population of mentally defective children. Brit. med. J. **1962 I**, 220.

Hansen-Melander, E., Kullander, S., Melander, Y.: Chromosome analysis of the human ovarian cytocarcinoma in the ascitic form. J. nat. Cancer Inst. **16**, 1067 (1956).

Heberer, G.: Die Chromosomenverhältnisse des Menschen im Lichte der Cytogenetik. Jena. Z. Med. Naturw. **77**, 151 (1944).

Hsu, T. C.: Mammalian chromosomes in vitro. I. The karyotype of man. J. Hered. **43**, 167 (1952).

— Pomerat, C. M.: Mammalian chromosomes in vitro. II. A method for spreading the chromosomes of cells in tissue culture. J. Hered. **44**, 23 (1953).

Jacobs, P. A., Brunton, M., Court Brown, W. M.: Change of human chromosome count distribution with age. Evidence for a sex difference. Nature (Lond.) **197**, 1080 (1963).

— — — Cytogenetic studies in leucocytes in the general population subjects of ages 65 years and more. Ann. hum. Genet. **27**, 353 (1964).

— Court Brown, W. M., Doll, R.: Distribution of human chromosome counts in relation to age. Nature (Lond.) **191**, 1178 (1961).

Kemp, T.: Über die somatischen Mitosen beim Menschen und warmblütigen Tieren unter normalen und pathologischen Verhältnissen. Z. Zellforsch. **11**, 429 (1930).

Kodani, M.: The supernumerary chromosome of man. Amer. J. hum. Genet. **10**, 125 (1958).

Koller, P. C.: The genetical and mechanical properties of sex chromosomes. III. Man. Proc. roy. Soc. Edinb. B **57**, 194 (1936).

Kosenow, W., Pfeiffer, R. A.: Technik und klinische Bedeutung der Chromosomenanalyse des Menschen. Mschr. Kinderheilk. **110**, 1 (1962).

Lejeune, J.: Autosomal disorders. Pediatrics **30**, 326 (1963).

Lenz, W., Pfeiffer, R. A., Tünte, W.: Chromosomenanomalien durch Überzahl (Trisomien) und Alter der Mutter. Dtsch. med. Wschr. **91**, 1262 (1966).

Lewis, F. J. W., Frøland, A., Sanger, R., Race, R. R.: Source of the X chromosomes in two XXXXY males. Lancet **1964 II**, 589.

Luciani, J. M., Stahl, A., Vague, J.: Huit cas de satellite double, et occasionellement triple, sur un chromosome du groupe D, dont six cas familiaux. Ann. Génét. **11**, 157 (1968).

Makino, S., Nishimura, J.: Water pretreatment squashtechnic. Stain Technol. **27**, 1 (1952).

— Sasaki, M.: A study of somatic chromosomes in a Japanese population. Amer. J. hum. Genet. **13**, 47 (1961).

Miller, O. J., Breg, W. R., Mukherjee, B. B., Gamble, A. van N., Christakos, A. C.: Non random distribution of chromosomes in metaphase figures from cultured human leucocytes. Cytogenetics **2**, 152 (1963).

— Mukherjee, B. B., Breg, W. R.: Normal variations in the human karyotype. Trans. N.Y. Acad. Sci., Ser. II, **24**, 372 (1962).

Moores, E. C., Anders, J. M., Emanuel, R.: Inheritance of marker chromosomes from a cytogenetic survey of congenital heart disease. Ann. hum. Genet. **30**, 77 (1966).

Nichols, W. W.: Relationships of viruses, chromosomes and carcinogenesis. Hereditas (Lund) **50**, 53 (1963).

Ohno, S., Kaplan, W. D., Kinosita, R.: Do XY- and O-sperm occur in Mus musculus? Exp. Cell Res. **18**, 257 (1959).

— Trujillo, J. M., Kaplan, W. D., Kinosita, R.: Nucleolus organisers in the causation of chromosomal abnormalities in man. Lancet **1961 II**, 123.

Painter, T. S.: The Y chromosome in mammals. Science **63**, 503 (1921).

— Studies in mammalian spermatogenesis. J. exp. Zool. **37**, 291 (1923).

Patau, K.: The identification of individual chromosomes especially in man. Amer. J. hum. Genet. **12**, 250 (1960).

— Chromosome identification and the Denver report. Lancet **1961 I**, 933.

— The origin of chromosomal abnormalities. Path. et Biol. **11**, 1163 (1963).

Race, R. R., Sanger, R.: Blood groups in man, 5. Aufl. Oxford: Blackwell 1968.

Saksela, F., Moorhead, P. S.: Enhancement of secondary constrictions and the heterochromatic X in human cells. Cytogenetics **1**, 225 (1962).

Sands, V. E.: Short arm enlargement in acrocentric chromosomes. Amer. J. hum. Genet. **21**, 293 (1969).

Sasaki, M.: Observations on the modification in size and shape of chromosomes due to technical procedures. Chromosoma (Berl.) **11**, 514 (1961).

Sasaki, S., Makino, S.: The demonstration of secondary constrictions in human chromosomes. Amer. J. hum. Genet. **15**, 24 (1963).

Schmid, W.: DNA replication pattern in human chromosomes. Cytogenetics **2**, 175 (1963).

Schultz, J., Lawrence, P. St.: A cytological basic for a map of the nucleolar chromosome in man. J. Hered. **40**, 31 (1949).

Sturtevant, A. H.: The claret mutant type of Drosophila simulans: a study of chromosome elimination and of cell lineage. Z. wiss. Zool. **135**, 325 (1929).

THERKELSEN, A. J., LAMM, L. U., HENNINGSEN, K.: Heritable morphological difference between the two chromosomes No. 16 in humans. Hereditas (Lund) **57**, 149 (1967).

TIMOFEEWSKI, A. D.: Über Leukocytenkulturen des Menschenblutes in vitro. Arch. exp. Zellforsch. **6**, 259 (1928).

TJIO, J. H., LEVAN, A.: The chromosome number in man. Hereditas (Lund) **42**, 1 (1956).

TURPIN, R., LEJEUNE, J., LAFOURCADE, J., CHIGOT, P. L., SALMON, CH.: Présomption de monozygotisme en dépit d'un dimorphisme sexuel sujet XY et sujet neutre haplo X. C. R. Acad. Sci. (Paris) **252**, 2945 (1961).

WALDEYER, W.: Über Karyokinese und ihre Beziehung zu den Befruchtungsvorgängen. Arch. mikr. Anat. **32**, 1 (1888).

WENDT, G. G., WOLF, B. E.: Die Chromosomenzahl beim Menschen. Dtsch. med. Wschr. **82**, 1832 (1957).

WINIWARTER, H. DE: Etudes sur la spermatogenese humaine. I. Cellule de Sertoli. II. Heterochromosomes et mitoses de l'épithelium séminal. Arch. Biol. (Liège) **27**, 91 (1912).

Spezieller Teil

Anomalien der Geschlechtschromosomen

Die Geschlechtschromosomen des Menschen (Gonosomen) werden — wie in der allgemeinen Genetik — mit den Buchstaben X und Y bezeichnet (WILSON, 1909). Gemäß seiner Größe rechnet man das X-Chromosom zur Autosomengruppe C (Nr. 6—12), das Y-Chromosom hat Ähnlichkeit mit den Chromosomen der Gruppe G (Nr. 21—22) (s. oben). Diese unterschiedlichen Größenverhältnisse und die Tatsache, daß das Y-Chromosom als fünftes der letzten akrozentrischen Gruppe relativ leicht zu erkennen ist (Abb. 244), mögen dazu beigetragen haben, daß bereits bald nach der Entdeckung einer autosomalen Aberration, der Trisomie 21 bei Mongolismus, eine große Anzahl gonosomaler Anomalien bekannt geworden ist.

Verschiedene Umstände haben diese Entwicklung begünstigt. Die Häufigkeit gonosomaler Anomalien ist zwar auf Grund der bisherigen Ermittlungen nicht größer als die der autosomalen Aberrationen, doch muß fast bei jedem 200. Kind damit gerechnet werden (POLANI, 1962b, **1964**). Die Häufigkeiten der einzelnen Aberrationen in verschiedenen Bevölkerungsgruppen sind in der Tabelle **196** zusammengestellt.

Ein einfacher Suchtest, die Chromatinbestimmung (Kerngeschlechtsbestimmung), erlaubt es, die Zahl der X-Chromosomen eines Individuums präzise anzugeben (s. auch Kap. „Cytologische Geschlechtsdiagnose" in Bd. II, S. 553ff.). Seit man weiß, daß das sog. Geschlechtschromatin (Barr-Körperchen) ledig-

Tabelle 196. *Häufigkeit der einzelnen Aberrationen in verschiedenen Bevölkerungsgruppen*

	Männlich		Weiblich	
	Chromatin-negativ (47,XYY)	Chromatin-positiv (47,XXY etc.)	Doppelt-chromatin-positiv (47,XXX etc.)	Chromatin-negativ (45,XO etc.)
Neugeborene	1:500[a]	1:450[b]	1:1250[b]	1:2500[b]
Kranke in Psychiatrischen Kliniken	—	1:200[c]	1:400[c]	1:1800[d]
Schwachsinnige	—	1:100[c]	1:170[c]	—
Epileptiker	—	1:110[e]	1:125[e]	—
Schizophrene	—	1:166[b]	1:250[b]	—
Sicherungsverwahrte	1:50[e]	1:50[c]	1:180[d]	—

[a] MARINELLO et al.: J. Amer. Med. Ass. **208**, 321 (1969).
[b] POLANI: Nature (Lond.) **223**, 680 (1969).
[c] MACLEAN et al.: J. med. Genet. **5**, 165 (1968).
[d] AKESSON u. OLANDERS: Hum. Hered. **19**, 43 (1969).
[e] Verschiedene Autoren, darunter HESSING et al.: Dtsch. med. Wschr. **94**, 2675 (1969).

Tabelle 197. *Aussagemöglichkeiten der Chromatinbestimmung („Kerngeschlechtsbestimmung", z.B. des Mundepitheltests) im Hinblick auf die Geschlechtschromosomen. Der höchsten Zahl der in einem Präparat ermittelten Sexchromatinkörper werden die dabei zu erwartenden Gonosomenkombinationen gegenübergestellt*

Zahl und Größe der Sexchromatinkörper in		Mögliche Geschlechtschromosomen, wenn Phänotyp		
Leukocyten	Mundepithelzellen	männlich	intersexuell	weiblich
0	0	46,XY; 47,XYY Mosaike	46,XY 45,X/46,XY Mosaike	45,X 45,X/46,XX
1	1	46,XX; 47,XXY; 48,XXYY	46,XX 46,XY/46,XX 47,XXY/46,XX Mosaike	46,XX 45,X/46,XX 45,X/46,XX Mosaike
1 (2)	2	48,XXXY		47,XXX 45,X/47,XXX 46,XX/47,XXX Mosaike
1 (2)	3	49,XXXXY		48,XXXX
1 (2)	4			49,XXXXX
auffallend groß				46,XXqi 45,X/46,XXqi
auffallend klein				46,XXp—; 46,XXq—; 46,XXr Mosaike mit 45,X

lich eines von 2 X-Chromosomen in einem diploiden Satz repräsentiert und daß die höchste Zahl der registrierten Sexchromatin-Körper um eins unter der Zahl der vorhandenen X-Chromosomen liegt (und zwar unabhängig von der etwaigen Anwesenheit weiterer Y-Chromosomen), wurde die gezielte chromosomale Analyse derartiger Patienten wesentlich gefördert. Die jeweilige Aussagemöglichkeit des Ergebnisses einer Kerngeschlechtsbestimmung im Hinblick auf die zu erwartende gonosomale Konstitution geht aus der Tabelle 197 hervor (s. auch Kap. „Cytologische Geschlechtsdiagnose" in Bd. II/1, S. 553ff. und Lenz; McKusick; Mittwoch, 1964 a; Wiedemann; Moore, 1966).

Die Regel: „Zahl der Barr-Körperchen gleich Zahl der X-Chromosomen minus 1" gilt nur für Zellen mit diploidem Chromosomensatz. Für höhere Ploidiegrade fand Harnden (1961) die Formel $B = X - \frac{P}{2}$ oder P/2, wobei B die maximale Zahl der Barrschen Körperchen, X die Zahl der X-Chromosomen und P den Grad der Ploidie (Anzahl der haploiden Chromosomensätze) repräsentieren sollen. Bestätigt wurde diese Annahme inzwischen durch die Beobachtung einer diploid-triploiden weiblichen Patientin mit XX/XXX-Geschlechtschromosomen-Konstitution durch Mittwoch et al. 6% der Zellkerne (Fibroblastenkulturen) wiesen jeweils 2 Chromatinkörper auf, wobei sich durch DNS-Messungen wahrscheinlich machen ließ, daß diese den Zellen mit einem höheren Ploidie-Grad angehörten.

Lassen schon die erwähnten Zahlenregeln keinen Zweifel an der Mutmaßung, daß das Geschlechtschromatin der Zellkerne (Barr-Körperchen) durch jeweils ein einzelnes in der Interphase heteropyknotisches X-Chromosom gebildet wird, so liefern hierfür neuere klinische Beobachtungen und experimentelle Untersuchungen weitere schlüssige Beweise. Einmal konnte mit Hilfe der Autoradiographie gezeigt werden, daß nur ein einziges X-Chromosom, ähnlich den anderen Chromosomen der Gruppe C, Tritium-markiertes Thymidin speichert; alle weiteren X-Chromosomen und ausnahmslos die abnorm strukturierten X-Chromosomen reduplizieren am Ende der Verdoppelungsphase (Abb. 252, Lit. bei Mittwoch, 1964 a), und daß dies auch für den Barr-Körper im Zellkern zutrifft (Bishop u. Bishop).

Ferner wurde eine enge Beziehung zwischen der Größe des X-Chromosoms und dem von ihm gebildeten Chromatinkörperchen offenbar.

Auch hier ließen sich klinische, cytogenetische Beobachtungen durch autoradiographische Untersuchungen belegen. Das Isochromosom des langen Arms eines X-Chromosoms, das größer ist als ein normales X-Chromosom und immer eine verspätete Reduplikation zeigt, bildet größer erscheinende Barrsche Körperchen (z.B. Lindsten et al., 1963b). Deletierte X-Chromosomen dagegen (häufiger beim Turner-Syndrom registriert und überwiegend spät reduplizierend) bewirken kleinere Chromatinkörperchen (Lit. bei Mittwoch, 1964b).

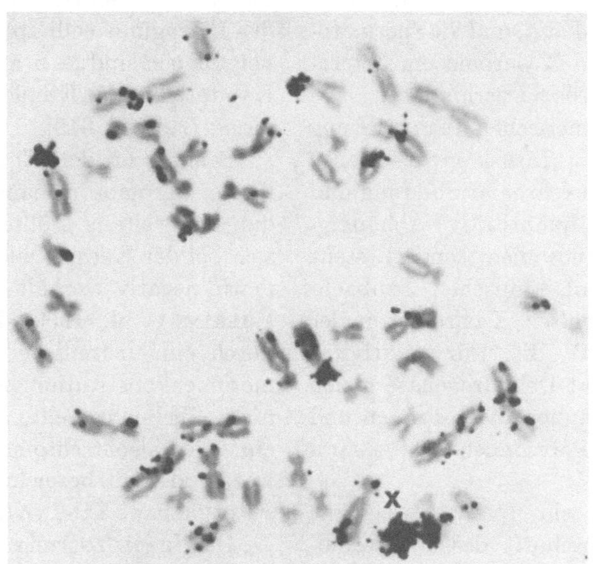

Abb. 252. Autoradiographierte Chromosomen einer Zelle mit einem normalen X-Chromosom und einem Isochromosom des langen Arms des 2. X (Phänotyp: Turner-Syndrom). Die verzögerte DNS-Synthese des 2., hier des abnormen X-Chromosoms wird durch die starke (Silberkorn) Markierung dargestellt (s. S. 631). Das spät reduplizierende X-Chromosom ist identisch mit dem Barrschen Zellkernkörper und dem geschlechtspezifischen Leukocytenkernanhang

Was für das Geschlechtschromatin des Zellkerns gilt, trifft mit gewissen Einschränkungen auch für die geschlechtsspezifischen Kernanhänge der Leukocyten (drumsticks) zu. Angesichts ihrer in Einzelfällen nachgewiesenen quantitativen und qualitativen Abhängigkeit von den X-Chromosomen ist man jetzt allgemein der Ansicht, daß sie ebenfalls echtes Geschlechtschromatin, gebildet durch ein heteropyknotisches X-Chromosom, repräsentieren. Gelegentliche Differenzen gegenüber dem Sexchromatin-Befund anderer Zellkerne dürften durch gonosomale Mosaike und durch spezielle Abhängigkeiten der drumsticks, etwa von dem Grad der Kernlappung, bedingt sein (Lit. bei Mittwoch, 1964b).

Eine Erklärung für die hier erwähnten Zusammenhänge hat Mary F. Lyon 1961/62 durch ihre Untersuchungen geliefert. Die nach ihr benannte Hypothese besagt, daß sich das X-Chromosom, das für die Bildung des Geschlechtschromatins verantwortlich ist, genetisch inaktiv verhält. Die Entscheidung darüber, welches der beiden X-Chromosomen inaktiviert wird, fällt in einem frühen Embryonalstadium (12.—16. Tag der Embryonalentwicklung) und ist auch für alle nachfolgenden X-Chromosomen, die von diesem abstammen, bindend. Die Auswahl des X-Chromosoms bei der ursprünglichen Inaktivierung scheint dem Zufall überlassen zu bleiben, so daß in dem Embryo gleichviel mütterliche wie väterliche X-Chromosomen betroffen werden. Abnorme X-Chromosomen werden ausnahmslos und nicht zufällig inaktiviert. Es ist denkbar, daß Zellen, deren normales X-Chromosom inaktiv ist, eliminiert werden, weil das abnorme X-Chromosom nicht alle erforderlichen Funktionen zu erfüllen vermag.

Die somatischen Zellen des weiblichen Organismus enthalten demnach 2 verschiedene Arten von X-Chromosomen, und zwar ein genetisch aktives und ein inaktives, heteropyknotisches, mit dem Geschlechtschromatin identisches X-Chromosom, das in männlichen Zellen nicht vorhanden ist. Enthält die Geschlechtschromosomenkonstitution im Falle einer Anomalie mehrere X-Chromosomen, so ist von ihnen immer nur eines in Funktion, während die übrigen in Heteropyknose verharren und sich in der Zahl der Barrschen Körperchen niederschlagen.

Demgegenüber verhalten sich in Oocyten beide X-Chromosomen isopyknotisch, damit crossing-over erfolgen kann, und in Spermatocyten auch das einzige X-Chromosom heteropyknotisch, um Synapsis zu verhindern.

Die Theorie der genetischen Inaktivierung eines X-Chromosoms („Dosiskompensation") erklärt nicht nur die Sexchromatinbildung und deren qualitative bzw. quantitative Abhängigkeit von den X-Chromosomen, sondern steht auch im Einklang mit klinischen Beobachtungen über das Verhalten X-chromosomaler Gene. So bleibt z.B. die Enzymaktivität der Glucose-6-Phosphat-Dehydrogenase gleich stark bei normalen Männern oder Frauen und bei Personen mit X-Polysomien (Grumbach et al., 1962).

Allerdings würde ein (parazentrischer?) nicht inaktivieter Abschnitt des X-Chromosoms, dem ein homologes Segment des Y-Chromosoms entsprechen müßte, die Unterschiede zwischen den Phänotypen der funktionell äquivalenten Konstitutionen XY, XO, XXX und XXXXY befriedigend erklären.

Da das klinische Bild der wichtigsten gonosomalen Anomalien eingehend an anderer Stelle dieses Bandes abgehandelt wird, geht die Unterteilung der einzelnen Formen in diesem Kapitel von dem kennzeichnenden chromosomalen Typus der jeweiligen Geschlechtschromosomenaberration aus. Die klinischen Veränderungen werden demgegenüber nur in aller Kürze erwähnt.

Monosomie des X (45,X)

Die XO-Konstitution ist, von 45,G- abgesehen, die einzige beim Menschen bisher bekannt gewordene Monosomie eines Chromosoms überhaupt. Sie wurde von Ford et al. (1959) erstmalig beschrieben und geht mit dem klinischen Bild des weiblichen, chromatinnegativen *Ullrich-Turner-Syndroms* einher.

Diese klassische Form des Syndroms findet sich bei phänotypisch weiblichen Patienten mit Minderwuchs und sexuellem Infantilismus. Es besteht eine Gonadendysgenesie mit primärer Fehlentwicklung der Gonaden, mangelhafter Ausprägung der sekundären Geschlechtsmerkmale nach der Pubertät und primärer Amenorrhoe. Daneben kommen, in wechselnder Ausprägung, die verschiedensten körperlichen Mißbildungen vor, von denen vor allem die Lymphödeme der Extremitäten und die schlaffe Nackenhaut im Säuglingsalter sowie das Pterygium colli späterer Altersstufen hervorzuheben sind (s. u.a. Lemli u. Smith sowie Kapitel über die Klinik des Turner-Syndroms, dieser Band, S. 642).

Schon vor der Entdeckung der neuzeitlichen Chromosomenanalyse war aufgefallen, daß der weitaus größte Teil dieser Patienten sich bei der Kerngeschlechtsbestimmung chromatin-negativ verhält (Polani et al., 1954; Wilkins et al., 1959). Die Annahme, dies sei durch eine männliche (XY-)Geschlechtschromosomenkonstitution bedingt, bestätigte sich nicht. Vielmehr stellte es sich heraus, daß nur ein Geschlechtschromosom (X) vorhanden war, und man bezeichnete dies als XO-Konstitution bzw. XO-Typ der Gonadendysgenesie.

Die Identifizierung des einzelnen X-Chromosoms auf Grund morphologischer Kriterien gelingt meist nicht. Zur Annahme, daß nur ein X-Chromosom vorhanden ist, berechtigen aber die Tatsachen, daß diese Patienten chromatinnegativ sind, daß bei ihnen eine Geschlechtsanomalie vorliegt und daß die Frequenz einer gelegentlich vorkommenden Rot-Grün-Blindheit der des männlichen Geschlechts (mit nur einem X-Chromosom) entspricht (Polani, 1956, 1962 a). Untersuchungen mit dem letztgenannten (geschlechtsgebundenen) Merkmal erwiesen sich auch als nützlich für die genetische Beweisführung, daß die XO-Konstitution des Ullrich-Turner-Syndroms durch eine primäre Non-disjunction in der Gametogenese (s. oben) sowohl des Vaters als auch der Mutter zustande kommen kann (Lennox; Polani, 1961 b, c). Die Verteilung der Xg-Blutgruppe unter 45,X-Individuen und die Untersuchung ihrer Vererbung hat gezeigt, daß das einzige X in 74% das mütterliche ist (Race und Sanger).

Da zudem nach Lenz das Alter der Mutter für das Zustandekommen des XO-Zustands im Gegensatz zu den Trisomien keine Rolle spielt, ist eine Non-disjunction in der Oogenese als alleinige Ursache nicht sehr wahrscheinlich. Andererseits haben Familienuntersuchungen bei Patientinnen mit XO-Konstitution und X-chromosomal vererbten Merkmalen gezeigt, daß das X-Chromosom in den meisten Fällen von der Mutter stammt. Nur beweist dies nicht, daß eine Non-disjunction in der Gametogenese die Ursache sein muß. Vielmehr erscheint denkbar, daß in frühen Teilungsstadien einer normalen Zygote auch ein Geschlechtschromosom verloren gehen kann [Bateman; s. auch die oben erwähnte mitotische Non-disjunction bei der Maus (Ohno et al., 1959)]. Beträfe dies beim Ullrich-Turner-Syndrom z.B. das Y-Chromosom, dann wäre erklärt, warum hier das X-Chromosom überwiegend mütterlicher Abstammung ist und das Alter der Mutter keine Bedeutung hat (Lenz).

Die XO-Konstitution findet sich bei dem oben erwähnten klinischen Bild und chromatinnegativem Kerngeschlechtsbefund in etwa 75—80% der Fälle. Dies wurde inzwischen durch zahlreiche Chromosomenanalysen bestätigt (Ford et al., 1959b; Jacobs u. Keay; Stewart, 1959b u. 1960; Tjio et al.; Court Brown et al., 1960; Fraccaro et al., 1960; Harnden, 1960; Sandberg et al., 1960b; Jacobs et al., 1961; Kosenow u. Pfeiffer. 1962b u.a. Weitere Literaturhinweise bei de La Chapelle, 1962b; Lindsten, 1963; van den Berghe).

Die Vielfalt der Symptome einerseits und die Häufigkeit cytogenetischer Varianten der X-Deletion andererseits sollten die Möglichkeit bieten, die phänotypische Bedeutung bestimmter Abschnitte des X-Chromosoms zu erkennen. Obwohl dieser Absicht durch die regelmäßige Inaktivierung abnorm strukturierter X-Chromosomen und besonders durch die Häufigkeit von Mosaikformen, deren Komponenten nicht immer nachgewiesen sind, Grenzen gesetzt werden, zeichnen sich nach den Untersuchungen von Ferguson-Smith (1965) u.a Autoren *einige typische Muster* heraus.

a) Monosomie des kurzen Arms des X-Chromosoms (XO, Xp-, Xqi) ist die Ursache des Turner-Syndroms mit Gonadendysgenesie.

b) Bei Mosaiken, die eine Zellinie mit normalem weiblichen Karyotyp einschließen (XO/XX u.a.), sind die somatischen Merkmale oft seltener und nur gering ausgeprägt (z. B. Minderwuchs in 80%, Pterygium colli in 16%, Vitium cordis in 7% der Fälle). Minderwuchs stellt sich durch diesen Vergleich neben der Gonadendysgenesie als das beherrschende Symptom heraus (Leao et al.). Bei Patientinnen mit derartigen Mosaiken sind Spontanmenstruationen, ja sogar in 2 Fällen Schwangerschaften, bekannt geworden.

c) Patienten mit einem Isochromosom des langen Arms (mit Trisomie des langen Arms) unterscheiden sich nicht von Patienten mit der XO-Konstitution.

d) Deletion am langen Arm ist offenbar nicht mit Minderwuchs und anderen extragenitalen Anomalien verbunden. Ob es sich bei Vorhandensein nur des kurzen Arms (Xq-) um ein Y-Chromosom handelt (Karl et al.), erscheint noch nicht ausreichend gesichert.

e) Größere Ringchromosomen können sich ähnlich manifestieren wie XO/XX-Mosaike.

f) Kleine zentrische Fragmente können, besonders wenn Zeichen der Virilisierung bestehen, von einem Y-Chromosom stammen (Pfeiffer et al., 1967).

g) Mosaike vom Typ XO/XY werden sowohl bei „klassischem" Turner-Syndrom als auch bei einer Sonderform des Pseudohermaphroditismus masculinus, der ovariell-testiculären Dysgenesie mit intersexuellem Genitale, festgestellt (Pfeiffer et al., 1968).

Die Schwierigkeit, einen cytogenetischen Befund zu deuten, wird am Beispiel eines typischen (chromatinnegativen) Ullrich-Turner-Syndroms bei einem 17jährigen Mädchen deutlich, bei dem eine Chromosomenzahl von 47 Chromosomen, und zwar mit einem normalen X-Chromosom, einem wahrscheinlichen Y-Chromosom und einem zusätzlichen Chromosom, ähnlich denen der Gruppe G, festgestellt wurde (De Grouchy et al., 1963a). Dabei könnte es sich, wie in einer Beobachtung von Jacobs et al. (1961), um ein Mosaik vom Typ XO/XYY handeln, dessen XO-Komponente jedoch nicht nachweisbar ist.

Für den Kliniker ist es schwer, sich in der variablen Symptomatik der Gonadendysgenesie zurechtzufinden und sich an eine allgemein gültige Klassifizierung zu halten. Eine überzeugende Einteilung, welche die Chromosomenbefunde berücksichtigt und am ehesten einen verständlichen Überblick gibt, wurde von Polani (1962a) entworfen. Sie liegt der Tabelle 198 zugrunde und läßt die Vielfalt der phänotypischen und chromosomalen Möglich-

Tabelle 198. *Einteilung der Gonadendysgenesien unter Berücksichtigung der Chromosomenbefunde* (Nach POLANI, 1962a)

1.	Chromosomal bedingte Gonadendysgenesie mit (Turner-Syndrom) und ohne Pterygium colli
1.1.	Chromatinnegativ
1.1.1.	reiner XO-Typ
1.1.2.	Mosaike (XO/XX; XO/XY; XO/XYY; XO/Xf; XO/Xr)
1.2.	Chromatinpositiv
1.2.1.	Mosaike (XO/XX; XO/XXX; XO/XXXX
1.2.2.	Isochromosom des langen Arms (und Mosaike)
1.2.3.	große Ringchromosomen (und Mosaike)
1.2.4.	Deletion am kurzen Arm
1.2.5.	Deletion am langen Arm
2.	Reine Gonadendysgenesie
2.1.	XY
2.2.	XX,XO/XX
3.	Männliches Turner-Syndrom mit Gonadendysgenesie
3.1.	XY
3.2.	XY/XO und andere ähnliche Mosaike
4.	Ullrich-Syndrom (bzw. Turner-Phänotyp) mit und ohne Gonadendysgenesie
4.1.	XY
4.2.	XX

keiten innerhalb des Syndroms erkennen. Man hatte ja bereits auf Grund der unterschiedlichen Frequenz fakultativer Mißbildungen und der wechselnden Ausprägung der Kardinalsymptome damit gerechnet, daß die zuerst festgestellte und am häufigsten anzutreffende XO-Konstitution nicht die einzige chromosomale Grundlage sein würde. Man ist nun aber doch überrascht, wie oft auch Mosaikbildungen [vor allem wohl XX/XO und XY/XO, die ebenfalls leicht durch den oben erwähnten nachträglichen Chromosomenverlust zu erklären wären (LENZ)] und strukturelle Veränderungen der Geschlechtschromosomen vorzukommen scheinen. Neben diesen Phänomenen, auf die noch weiter unten eingegangen wird, gibt es aber einerseits auch ganz normale gonosomale Formeln und andererseits völlig ungewöhnliche und mit den bisherigen Regeln kaum vereinbare Befunde, die hier kurz erwähnt werden sollen.

Normale Geschlechtschromosomen XY (HARNDEN u. STEWART; NETTER et al.) und XX findet man bei der sog. reinen Gonadendysgenesie. Die exakte Abgrenzung dieser Gruppe mit primärer Fehlentwicklung der Ovarien bei Fehlen anderer Mißbildungen ist umstritten. Während HOFFENBERG und JACKSON (1957a) bei der Definition des klinischen Bildes Wert auf eine erhöhte eunuchoide Körpergröße legten, läßt POLANI (1962a) eine untere Grenze von 147,5 cm gelten. Eine darüber hinausgehende bessere Abgrenzung des Begriffes „reine Gonadendysgenesie" läßt sich mit Hilfe der Chromosomenanalyse nicht erzielen. Während DE GROUCHY et al. (1965) für die Anerkennung der Diagnose den Nachweis eines männlichen Karyotyps fordern, machen BRØGGER und STRAND geltend, daß zwischen dem XY- und XX-Typ keine morphologischen Unterschiede erkennbar sind. Eine normale gonosomale Konstitution, und zwar XY, scheint auch bei einer anderen Form, dem sog. *Turner-Syndrom des Mannes*, die Regel zu sein. Jedenfalls kommen FRACCARO et al. (1961), die in ihrem Bericht 31 derartige Beobachtungen in der Literatur erwähnen und die Krankheitsbezeichnung „testiculäre gonosomale Dysgenesie" für glücklicher halten, anhand eigener Untersuchungen bei einem weiteren derartigen Patienten zu dem gleichen Ergebnis wie COURT BROWN et al. (1960), CHU et al., STEIKER et al., DE GENNES et al. (1963), CARON et al. (5 Pat.), GUSTAVSON et al. und FERRIER und FERRIER. Eine bessere klinische Klassifizierung erscheint auch auf Grund dieser Befunde nur schwer möglich. Am weitesten führt hier die Übersicht von OVERZIER (1964), der unter diesem Gesichtspunkt die Krankheitssymptome von insgesamt 70 Patienten zusammengestellt hat. Zur Deutung der extragenitalen Symptomatik wurde eine mikroskopisch nicht nachweisbare Deletion am Y-Chromosom mit Verlust des für X und Y homologen Segments angenommen (FERGUSON-SMITH, 1965). Da auch Mosaike mit einer XO-Zellinie bei Patienten mit männlichem Turner-Syndrom bekannt geworden sind, könnte diese Zellinie für die Anomalien verantwortlich sein.

Daß die XO-Konstitution nicht die Entwicklung eines männlichen Habitus mit Testisgewebe ausschließt, zeigen die Beobachtungen von BLOISE et al. (8jähriger chromatin-negativer Knabe, rudimentärer Uterus, embryonaler Testis, keine Ovarien) sowie von ATKINS u. ENGEL (13jähriges negroides „Mädchen": Phallus, präpuberaler Uterus, reifende Testikel ohne Spermatogenese, kein Ovar). Wahrscheinlich liegen auch hier chromosomale Mosaike mit XY vor.

Der Bericht von BAHNER et al. über eine 39 Jahre alte, regelmäßig menstruierende Frau mit Kleinwuchs, jedoch ohne Pterygium colli, die chromatinnegativ war, 45 Chromosomen mit einer XO-Konstitution auch in den Ovarien aufwies und trotzdem im Alter von 31 Jahren einen gesunden Knaben geboren hatte, und über eine weitere 27jährige verheiratete chromatinnegative Frau mit einseitigem Pterygium colli, die 4 Jahre lang menstruiert hat, schien zunächst die 2., bisher im Rahmen des Ullrich-Turner-Syndroms als unumstößlich geltende Regel zu widerlegen, daß chromatinnegative Patientinnen mit nur einem X-Chromosom stets rudimentäre Ovarien besitzen und deshalb steril sein müssen. Durch die Untersuchungen von SINGH u. CARR ist aber inzwischen festgestellt worden, daß keine Agenesie der Gonaden, sondern eine Degeneration embryonal offenbar normal angelegter Ovarien für die XO-Konstitution typisch ist. Deshalb können zum Zeitpunkt der Geburt noch Follikel erkennbar sein, ja einzelne von diesen persistieren und Spontanmenstruationen auslösen. Weiterhin wurde bekannt, daß sich von 50 Zygoten nur etwa eine entwickelt, also eine hohe pränatale Letalität besteht. Die abortierten XO-Feten sind durch große Nackenblasen und die für das Turner-Syndrom charakteristischen Mißbildungen gekennzeichnet.

Interessant — vor allem auch im Hinblick auf die Theorien der Entstehung einer XO-Konstitution — ist die Beobachtung von TURPIN et al. (1961) sowie LEJEUNE u. TURPIN, die ein verschiedengeschlechtliches, aber eineiiges Zwillingspaar im Alter von 17 Jahren betrifft. Während sich der männliche Zwilling in jeder Beziehung normal (46 Chromosomen, XY) verhält, bietet der weibliche das charakteristische Bild eines Ullrich-Turner-Syndroms und bei chromatinnegativem Kerngeschlecht 45 Chromosomen mit einer XO-Konstitution. Die Annahme der Eineiigkeit wurde durch reziproke Hauttransplantationen erhärtet, wobei das überpflanzte Gewebe nach bestimmter Zeit sogar erneut chromosomal untersucht wurde. Die chromosomalen Verhältnisse dieses Zwillingspaares sind ein Beweis dafür, daß die XO-Konstitution durch fehlerhafte Kernteilungsvorgänge direkt nach der Befruchtung (hier: Verlust des Y-Chromosoms) entstehen kann. Dies scheint öfter als ursprünglich vermutet vorzukommen, wenn man eine ähnliche Entstehungsweise auch bei einzelnen chromosomalen Mosaiken annehmen darf, s. oben. Beweisen läßt es sich jedoch mit einer solchen Sicherheit wie hier äußerst selten!

Bei einem anderen von TURNER u. ZANARTU beobachteten eineiigen Zwillingspaar im Alter von 15 Jahren mit typischer Symptomatik war übereinstimmend in beiden Fällen eine XO-Konstitution (Leukocytenkulturen) gegeben. Sehr merkwürdig ist dabei, daß hier der Zellkernbefund gerade im Blut chromatinpositiv (?), an Haut und Mundschleimhaut jedoch chromatinnegativ war. — Die 5 Jahre alten, vermutlich eineiigen Zwillinge von MIKKELSEN et al. hatten dagegen einen differenten Phänotyp. Die eine Schwester war normal, die andere jedoch geistig retardiert. Diese wies Symptome des Turner-Syndroms auf und hatte autoptisch normale Ovarien. Die gonosomale Konstitution lautete in beiden Fällen XO/XX. — Eine ähnliche Beobachtung wurde von EDWARDS et al. publiziert. Familiäres Vorkommen von chromatinnegativem Ullrich-Turner-Syndrom ist ausgesprochen selten (s. Beobachtung BOEHNCKE u. LENZ, dort weitere Literaturangaben; LENZ). Bemerkenswert ist die überdurchschnittliche Häufigkeit von Zwillingen in Familien mit einem XO-Probanden (NANCE u. UCHIDA).

X-Polysomien

Im Gegensatz zur XO-Monosomie führen Hyperdiploidien mit mehr als 2 X-Chromosomen zu weniger charakteristischen Fehlbildungen.

Die häufigste Form ist das *Triplo-X-Syndrom (47,XXX)*, das zuerst von JACOBS et al. (1959) als sog. Superfemale-Syndrom beschrieben wurde. Die Auffindung derartiger Patienten wird erleichtert, wenn bei der Kerngeschlechtsbestimmung mit dem Mundepitheltest auf das Vorkommen von 2 Geschlechtschromatinkörpern in einer Zelle geachtet wird. Patientinnen mit Triplo-X-Syndrom sind chromatinpositiv und weisen unter den geschlechtschromatinhaltigen Zellen stets einen kleinen Prozentsatz zweifach positiver Kerne auf. MACLEAN et al. (1961 u. 1964) fanden mittels dieses Tests unter 10000 neugeborenen Mädchen 12 mit doppelt chromatinpositivem Kerngeschlecht, also eine Häufigkeit von 1,2‰. Unter 827 schwachsinnigen Frauen fanden

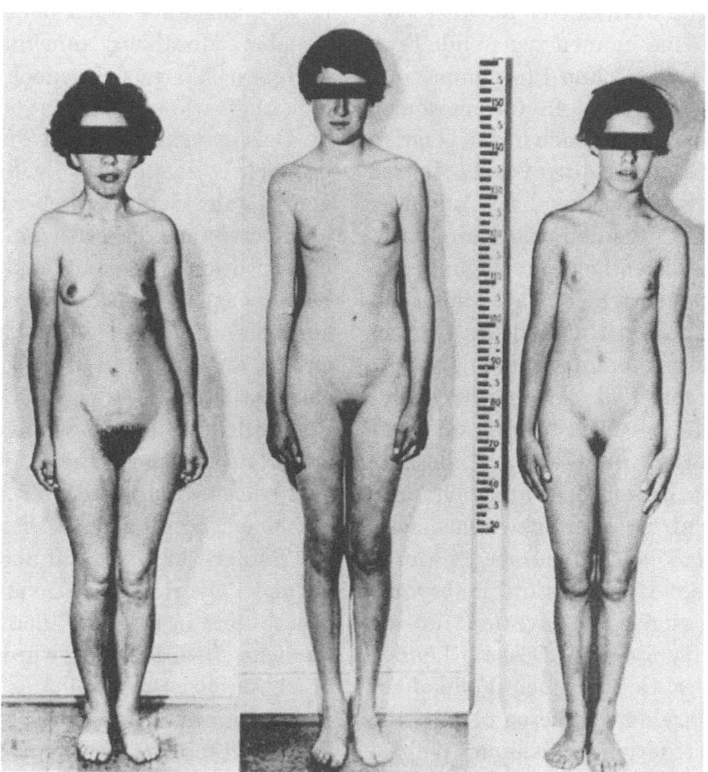

Abb. 253. Drei junge Mädchen mit Triple-X-Syndrom. Das links abgebildete Mädchen (19 Jahre) leidet an generalisierten Krampfanfällen, die jüngeren Mädchen (13 und 14 Jahre) zeigen im EEG einen positiven Photostimulationseffekt (Univ.-Kinderklinik Münster) (s. PFEIFFER, R. A., PALM, D. u. JOCHMUS, J.: Monatsschr. Kinderheilk. **115**, 9 (1967)

JOHNSTON et al. 3 Fälle (= 3,6‰), FRASER et al. unter 595 weiblichen Insassen einer Anstalt sogar 4 (= 7‰).

Die Manifestation der Trisomie X wurde bisher an mehreren Krankheitsfällen untersucht (JACOBS et al., 1959; DE CARLI et al.; FRASER et al., 1960; JACOBS et al., 1960; SANDBERG et al., 1960a; STEWART u. SANDERSON; JOHNSTON et al.; HAMERTON et al.; HIENZ et al.; COURT BROWN et al., 1964; DAY et al.; HARMS; PFEIFFER et al., 1967; KOHN et al.) (Abb. 253). Da das zusätzliche X-Chromosom bei der chromosomalen Analyse zunächst nicht ohne weiteres erkennbar war, ist verständlich, daß anfänglich eine autosomale Trisomie vermutet wurde (DE CARLI et al.). In diesem Falle wären jedoch stärkere somatische Mißbildungen zu erwarten, die ja beim Triplo-X-Syndrom im allgemeinen vermißt werden (vgl. auch SANDBERG et al., 1960a). Deshalb darf die Beobachtung eines weiblichen Neugeborenen mit Arhinencephalie und Trisomie X als zufälliges Zusammentreffen gewertet werden (PFEIFFER et al., 1967). Daß es sich tatsächlich stets um eine Trisomie X gehandelt hat, ist auf Grund des Kerngeschlechtsbefundes mit einer Häufung von Kernen mit zweifachem Geschlechtschromatin nicht zu bezweifeln.

Klinisch weisen die phänotypisch rein weiblichen Individuen häufig eine Unterentwicklung der sekundären Geschlechtsmerkmale und eine Oligomenorrhoe auf. In 2 Fällen wurde eine mandibulo-faciale Dysplasie beschrieben (FORTEZA BOVER et al., GILGENKRANTZ et al.). In der Regel sind junge Mädchen und Frauen mit 47,XXX unauffällig (FRASER et al., 1960; STEWART u. SANDERSON). Eine Abgrenzung des klinischen Bildes ist daher bei diesem Zustand nicht möglich. Das gleiche gilt im Hinblick auf die Begleitsymptome „Schwachsinn" und „Krampfleiden", die bei Triplo-X-Frauen offenbar häufiger angetroffen werden. EEG-Untersuchungen bei 5 Jugendlichen mit XXX zeigten stets eine positive Photosensibilität, und zwar auch bei einem Mongoloiden mit 48,XXX, 21+ (PFEIFFER et al., 1967). Reihenuntersuchungen, vorwiegend in Anstalten für

Schwachsinnige, ergaben z.B. eine Häufigkeit von 4,51$^0/_{00}$ (15 Frauen mit 47,XXX unter 3329 gestig Retardierten, nach FRASER et al., 1960; JOHNSTON et al.; MACLEAN et al., 1962; COURT BROWN et al., 1964). Der sich aus dem Vergleich der Häufigkeitsziffern unter Neugeborenen und Anstaltskranken ergebende Widerspruch läßt vermuten, daß die Mehrzahl der Frauen mit 47,XXX phänotypisch unauffällig ist und nicht erkannt wird.

Das durchschnittliche Alter der Mütter ist erhöht (COURT BROWN et al., 1969). Auf sekundäre Non-disjunction wird besonders von ROSENKRANZ (1966) hingewiesen, der bei Mutter und Tochter ein XX/XXX-Mosaik beobachten konnte. Die Häufigkeit von Nachkommen mit Klinefelter-Syndrom (47,XXY) ist nicht genau bekannt (ROSENKRANZ, 1965). Die Beobachtung von BERGEMANN (1962b: 2 Frauen mit XXX/XXXX-Mosaik hatten jeweils ein Kind mit Trisomie 21) blieb bisher singulär.

Auch die *Tetrasomie (48,XXXX)* und die *Pentasomie (49,XXXXX)* des X-Chromosoms sind bekannt. Beim *Tetra-X-Syndrom* verhielten sich die beiden ersten Probanden — 14 und 33 Jahre alt mit normalem weiblichen Habitus und unauffälligen Sexualorganen — bei der Kerngeschlechtsbestimmung chromatinpositiv (teilweise 3 Sexchromatine in einem Zellkern) und waren schwachsinnig (CARR et al., 1961a). Die Fälle von DE GROUCHY et al. (1968), LEJEUNE u. ARONYI sowie DI CAGNO u. FRANCESCHINI weisen einige physiognomische Ähnlichkeiten mit Mongolismus auf (Hypertelorismus, Epicanthus, breiter Nasenrücken).

Das *Penta-X-Syndrom* wurde bei zwei 2 Jahre alten Mädchen beobachtet, die körperlich und geistig rückständig, an einem offenen Ductus Botalli operiert worden waren. Den 5 X-Chromosomen entsprechen bei der Kerngeschlechtsbestimmung zahlreiche Zellen mit Barrschen Körperchen und Leukocyten mit 2 oder 3 drumsticks (KESAREE et al., BRODY et al.). Das von RICCI et al. beschriebene 13jährige schwachsinnige Mädchen (48,XXXX/49,XXXXX-Mosaik) ist diesen Probanden sehr ähnlich. Man kann deshalb erwarten, daß sich mit wachsender Fallzahl ein charakteristisches Syndrom, ähnlich wie bei XY-Polysomien, abgrenzen läßt.

KESAREE et al. vermuten, daß diese Aneuploidie durch eine Non-disjunction in der Meiose der Eireifung und nachfolgende Befruchtung mit einem X-Spermium zustande gekommen sein könnte.

XY-Polysomien

Für die gonosomalen Hyperdiploidien, deren Geschlechtschromosomenkonstitution mindestens ein Y-Chromosom (z.B. XXY, XXXY, XXXXY) enthält, ist charakteristisch, daß dieses in jedem Fall auch in der Einzahl und bei zahlenmäßigem Überwiegen der X-Chromosomen ausreicht, um eine Entwicklung in männlicher Richtung zu garantieren (Hodendeterminierende Funktion des Y-Chromosoms beim Menschen). Die klinischen Symptome aller Formen, die als Varianten des XXY-Haupttyps aufgefaßt werden können, sind einander sehr ähnlich (nicht aber XYY).

DECOURT et al. haben daher vorgeschlagen, alle Typen unter dem Begriff „polygonosomale Orchidodystrophie“ zusammenzufassen. Diese Vereinheitlichung berücksichtigt jedoch nicht die Tatsache, daß mit einer Vermehrung der Zahl der X-Chromosomen auch die Schwere der klinischen Hauptsymptome (Genitaldysgenesie, Intelligenzmangel) und das Ausmaß der Begleitfehlbildungen zunehmen, so daß sich eigene Syndrome abgrenzen lassen.

XXY-Typ (47,XXY)

Die wichtigste und häufigste Form der XY-Polysomien, die XXY-Konstitution, liegt dem schon längere Zeit als männliche Geschlechtsanomalie bekannten sog. echten Klinefelter-Syndrom zugrunde und wurde in diesem Zusammenhang erstmalig von JACOBS u. STRONG sowie FORD et al. (1959a) beschrieben. Inzwischen liegen weitere damit übereinstimmende Untersuchungsergebnisse vor: HARNDEN (1960), HARNDEN et al., BERGMAN et al., COURT BROWN et al. (1960), LEON et al., NOWAKOWSKI et al., SANDBERG et al. (1960b), JACOBS et al. (1961), MOZZICONACCI et al., GROPP et al. (1962), COURT BROWN et al. (1964), FRØLAND (1969) u.a.

Diese Patienten besitzen in der Regel ein chromatinpositives Kerngeschlecht (Sexchromatinbildung durch eines der beiden X-Chromosomen). Sie sind vor der Geschlechtsreife phänotypisch weitgehend unauffällig, sofern nicht die häufiger anzutreffende intellektuelle Retardierung als Verdachtsmoment gewertet und eine Kerngeschlechtsbestimmung vorgenommen wird. Nach der Pubertät stehen die Größenverminderung der Hoden, die erhöhte Gonadotropinausscheidung im Harn und eine Azoospermie im Vordergrund. Fertilität stellt eine große Ausnahme dar (RABOCH u. BLEHA; FRØLAND, 1969). Hinzu kommen häufig — aber nicht in jedem Falle — eunuchoider Habitus, Gynäkomastie und die erwähnte intellektuelle Unterentwicklung. Charakteristisch sind auch die pathologisch-anatomischen Veränderungen des Hodens (s. Abschnitt über die Klinik des Klinefelter-Syndroms, S. 394).

Die Häufigkeit des chromatinpositiven Klinefelter-Syndroms beträgt etwa 2 auf 1000 männliche Neugeborene (MOORE, 1959; MAC LEAN et al., 1961; BERGEMANN, 1961 u. 1962; COURT BROWN et al., 1964).

Da diese Schätzungen teilweise auf Reihenuntersuchungen allein mit der Geschlechtschromatinbestimmung beruhen, ist damit zu rechnen, daß sie nicht nur den XXY-Typ des chromatinpositiven Klinefelter-Syndroms, sondern auch dessen Mosaikformen beinhalten. Daß die Frequenz dieser Anomalie zudem bei Schwachsinnigen je nach Schweregrad um das Vier- und Fünffache höher liegen kann, ja sogar zwischen 10 und 20‰, ist schon länger bekannt (PRADER, 1958; FERGUSON-SMITH, 1958; MOSIER et al.; MACLEAN et al., 1962, MACLEAN et al., 1968; weitere Angaben bei COURT BROWN et al,, 1964),

Bei einer eigenen Testreihe war es unter Knaben mit stärkeren Oligophreniegraden allerdings wesentlich weniger häufig anzutreffen. Es ist daher zu vermuten, daß der gewöhnliche XXY-Typ — wenn überhaupt — in erster Linie mit leichten Schwachsinnszuständen vergesellschaftet ist.

Das *Zustandekommen der XXY-Gonosomenaberration* läßt sich ebenfalls durch eine Nondisjunction während der Gametogenese erklären. Studien an farbenblinden Patienten sprechen dafür, daß dieses Ereignis sowohl auf der väterlichen (in etwa 40%, RACE u. SANGER) als auch auf der mütterlichen Seite eintreten könnte (POLANI et al., 1958; LENNOX; POLANI, 1961b; NOWAKOWSKI u. LENZ, 1962; LENZ). Das Alter der Mutter spielt hier eine Rolle, haben doch Patienten mit Klinefelter-Syndrom viermal so häufig Mütter über 40 Jahre als normale Vergleichspersonen (LENZ). Durch die Bestimmung der Xg-Blutgruppe konnte gezeigt werden, daß tatsächlich bei höherem Alter der Mutter das 2. X-Chromosom von dieser stammte (FRØLAND et al., 1968).

Ergänzend sei erwähnt, daß eine Minderzahl von Patienten mit einer ganz ähnlichen klinischen Symptomatik und vergleichbaren anatomischen Befunden existiert, die sich bei der Kerngeschlechtsbestimmung chromatinnegativ verhält und deren unauffällige Chromosomenformel bei einer Gesamtzahl von 46 einen normal männlichen XY-Komplex aufweist (COURT BROWN et al., 1960). Derartige Zustandsbilder werden als sog. *falsches* oder *chromatinnegatives Klinefelter-Syndrom* bzw. männliche Gonadendysgenesie bezeichnet.

Auch bei den XY-Polysomien scheinen, häufiger als bisher vermutet, Mosaikformen vorzukommen, die eine Erklärung für die Variationsbreite des klinischen Bildes darstellen könnten, und auch Kombinationen mit autosomalen Aberrationen nicht ganz selten aufzutreten. Diese chromosomalen Anomalien werden in gesonderten Kapiteln abgehandelt.

XX-Typ (46,XX)

Eine nicht allzu häufige Variante des Klinefelter-Syndroms hat die Geschlechtschromosomen XX. Die Hodenhistologie scheint durch eine Germinalzellaplasie gekennzeichnet zu sein (DE LA CHAPELLE et al., 1964; DE GROUCHY et al., 1967). Ob dieser Karyotyp Teil eines Mosaiks mit einer, ein Y-Chromosom enthaltenden Zellinie ist oder ob Translokation eines Teils des Y-Chromosoms auf ein X-Chromosom vorliegt (FERGUSON-SMITH, 1966), ist noch nicht entschieden. Doch sprechen auch die Xg-Blutgruppenbefunde für diese, auch den echten Hermaphroditismus mit den Geschlechtschromosomen XX erklärende Hypothese (RACE u. SANGER, 1968).

XXXY-Typ (48,XXXY)

Da das einzelne Y-Chromosom seine männlich determinierende Wirkung auch dann beibehält, wenn im Geschlechtschromosomen-Komplex noch weitere X-Chromosomen hinzutreten, ändert sich das klinische Bild zunächst nicht wesentlich, so daß zumindest der XXXY-

Typ als Variante des Klinefelter-Syndroms aufgefaßt werden darf (zweifach chromatinpositives Klinefelter-Syndrom).

Die ersten beiden derartigen Patienten wurden von FERGUSON-SMITH et al. (1960) beschrieben. Die Zellkerne waren bei ihnen chromatinpositiv (mit mehreren zweifach positiven Kernen), die Chromosomenzahl betrug 48, und die Hodenbiopsie ergab Veränderungen wie beim Klinefelter-Syndrom. Hiervon abweichend wies der eine Patient ein Pterygium colli auf und konnte deshalb — allerdings mit normaler Körpergröße — auch als männliches Turner-Syndrom angesprochen werden. Beide Probanden waren jedoch deutlich schwachsinnig, was auch für die beiden Knaben im Alter von 15 (I.Q. 60) und 14 Jahren (I.Q. 60) zutraf, bei denen CARR et al. (1961c) die gleiche Chromosomenformel beobachteten. Seither wurden mehrere derartige Patienten entdeckt, und zwar meistens bei systematischen Geschlechtschromatinbestimmungen in Anstalten für Schwachsinnige (BARR et al., 1959; COURT BROWN et al., 1964; MACLEAN et al., 1968). MACLEAN zählte bei seinen Patienten (4) unter 14000 Leukocyten 16 Zellen mit 2 drumsticks.

XXXXY-Typ (49,XXXXY)

Bei dieser Chromosomenanomalie, zuerst von FRACCARO et al. (1960e) beschrieben, kommen noch weitere über die übliche klinische Symptomatik des XXY-Typs hinausgehende Fehlbildungen vor. Bereits der 7 Jahre alte, geistig retardierte Patient FRACCAROs wies Fehlbildungen des äußeren Genitales und leichte konstitutionelle Abartungen auf (FRACCARO et al., 1960e). Sein Genotyp wurde von den Autoren zunächst irrtümlich als Dreifach-Trisomie (XXY + Trisomie 8 u. 11) angesehen. Ein weiterer $8^1/_2$jähriger Knabe (FRASER et al., 1961) war imbezill und hatte einen beidseitigen Kryptorchismus (?) mit hypoplastischem Scrotum sowie Skeletfehlbildungen (u.a. Gaumenspalte, radioulnäre Synostose).

Gleichfalls eine Gaumenspalte, andere Skeletfehlbildungen (?) und Imbezillität kennzeichneten den 21 Jahre alten Patienten von MILLER et al. Von besonderem Interesse ist hierbei, daß in seiner Familie auch autosomale Aberrationen (zwei weibliche Mongoloide mit einer Trisomie 21) und eine Leukämie vorgekommen sind.

BARR et al. (1962b) beobachteten 2 Knaben ($4^2/_3$ Jahre bzw. $7^1/_2$ Monate alt), die ebenfalls wechselnde Begleitmißbildungen aufwiesen: u.a. leichte Unterentwicklung des äußeren Genitales, Hypertelorismus, Schwachsinn sowie Krämpfe bei dem älteren und beidseitige radioulnäre Synostose.

Ein ähnliches, mit den Jahren deutlicher hervortretendes Erscheinungsbild mit Ausnahme der radioulnären Synostose wies auch der von PFEIFFER (1962) mitgeteilte 9 Monate alte männliche Säugling auf. Neben Brachycephalie, Epicanthus und Hypertelorismus waren hier vor allem Kryptorchismus und eine Hypoplasie des Scrotums vorhanden (Abb. 254). Vergleichbare Merkmalsprägungen finden sich bei dem in Abb. 255 dargestellten $11^1/_2$ Jahre alten Jungen mit einem Mosaik vom Typ 48,XXXY/49,XXXXY.

Hiermit übereinstimmende Fehlbildungen wies auch der 3 Monate alte Säugling auf, über den TURPIN et al. (1962a) berichtet haben. Unter den somatischen Veränderungen werden Mikrocephalie, Hypertelorismus, Skeletanomalien (Phalangen!) und Hypotrophie der Testes besonders genannt.

Der $2^2/_{12}$ Jahre alte Knabe, über den PRADER et al. (1964) berichteten, war statisch und geistig rückständig, hatte epileptiforme Krämpfe, an der linken Hand eine Vierfinger-Furche, ein hypoplastisches Genitale und leichte Skeletveränderungen (Verkrümmung des Radius, kolbenartige Verbreitung des proximalen Ulnaendes).

Da auch das klinische Bild zweier weiterer Patienten (FRACCARO et al., 1962c; 12 Jahre alt; SCHADE et al., 25 Jahre alt) durch die Trias Schwachsinn, Unterentwicklung des äußeren Genitales (Kryptorchismus, Hypoplasie des Scrotums) und Skeletfehlbildungen (radioulnäre Synostosen!, Verknöcherungsstörungen an Schädel und Extremitäten) gekennzeichnet ist, ergeben sich charakteristische gemeinsame Symptome, die in ähnlicher Form wohl auch beim XXXY-Typ vorkommen, sich aber vom klassischen Klinefelter-Syndrom abgrenzen lassen.

Vom klinischen Bild her bietet sich hier auch zwanglos die Einordnung einer anderen, von ANDERS et al. publizierten Krankheitsbeobachtung an. Sie betraf einen $8^1/_2$jährigen idiotischen Knaben mit bilateralem Kryptorchismus, hypoplastischem Scrotum sowie

Skeletfehlbildungen (Makrocephalie, beidseitige radioulnäre Synostose!) und unterschied sich in chromosomaler Hinsicht von den bisher genannten Krankheitsfällen nur durch das Vorhandensein eines gonosomalen Mosaiks, in dem zwar ein großer Teil, aber nicht alle untersuchten Zellen einen XXXXY-Komplex aufwiesen. Daneben existierten andere Chromosomensätze mit geringerer Anzahl von X- und vereinzelt sogar fehlenden Y-Chromosomen (über ähnlich gelagerte Mosaike mit dem Karyotyp XXXY/XXXXY s. Abschnitt „Gonosomale Mosaike mit XY-Polysomie-Komponente).

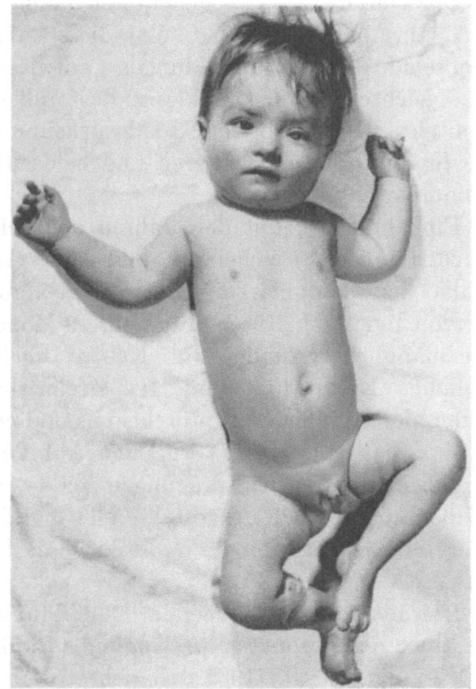

a

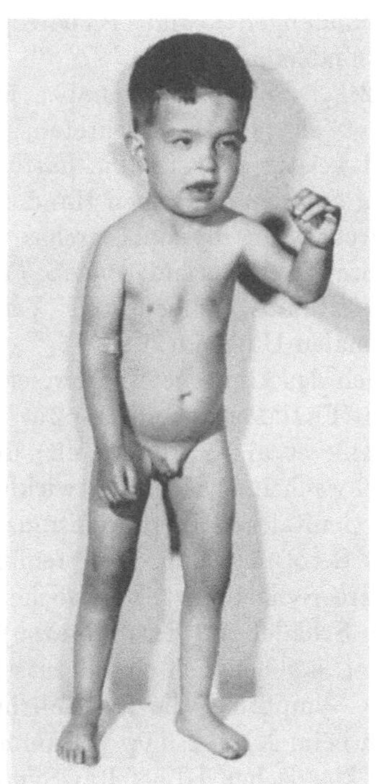

b

Abb. 254. XXXXY-Konstitution bei einem Jungen im Alter von 9 Monaten und 3 Jahren. Symptomatik: Psychomotorische Rückständigkeit, verzögerte Ossifikation, kraniofaciale Dysmorphie, Kryptorchismus, Klinodaktylie, Vierfingerfurche (s. auch PFEIFFER, 1962). (Univ.-Kinderklinik Münster)

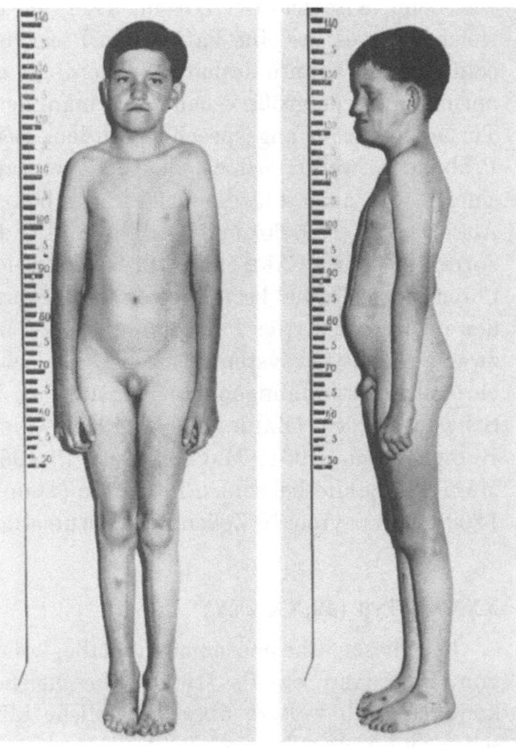

Abb. 255. XXXY/XXXXY-Konstitution bei einem 12 Jahre alten debilen Jungen. Symptomatik: Kraniofaciale Dysmorphie mit Progenie, verzögerte Ossifikation, Kryptorchismus, Klinodaktylie, atypische EEG-Veränderungen. (Univ.-Kinderklinik Münster)

Versucht man nun, anhand der genannten Krankheitsbeobachtungen [PRADER et al. (1964) erwähnen in ihrer ausführlichen Zusammenstellung insgesamt 18 Fälle, s. dort weitere Literaturangaben] die gemeinsamen klinischen Symptome herauszustellen, so ergibt sich, daß Intelligenzdefekte, Unterentwicklung des Genitales (mangelhafter Descensus, histologische Hodenveränderungen, Hypoplasie des Scrotums) und Skeletfehlbildungen (radioulnäre Synostose mit Supinationshemmung der Vorderarme) am häufigsten zu finden sind. Aber auch weniger auffällige Begleitsymptome wie unternormales Geburtsgewicht (Kaijser, 1963, pers. Mitt.), Epicanthus und Hypertelorismus, Progenie, Minderwuchs, Mikrocephalie, Brachycephalie und Muskelhypotonie werden angetroffen (Zusammenstellung bei Prader et al., 1964).

Das allen genannten Krankheitsbeobachtungen gemeinsame cytogenetische Merkmal, die XXXXY-Konstitution, hat eine ebenfalls allseits bestätigte Häufung von Mundepithelzellen mit 2 und sogar 3 Chromatinkörperchen zur Folge (Abb. 256) (= „dreifach chromatinpositives Klinefelter-Syndrom"). Man muß aber auch mit dem gelegentlichen Vorkommen von 2 Drumsticks in ein und demselben Leukocyten, der bisher höchsten festgestellten Zahl, rechnen (MacLean, Pfeiffer, 1962, s. auch Abb. 257).

Bezüglich der *Entstehung einer XXXXY-Konstitution* werden folgende Möglichkeiten diskutiert (Pfeiffer, 1962).

1. Non-disjunction bei einem Elternteil: Eine Störung der 1. und 2. meiotischen Anaphase der Eizelle resultiert in einem Oocyten 2. Ordnung mit der Konstitution XXXX, welcher durch ein Spermatozoon mit dem Y-Chromosom befruchtet wird.

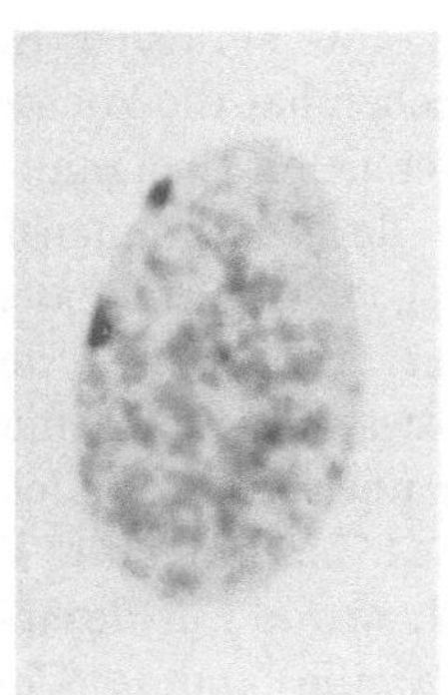
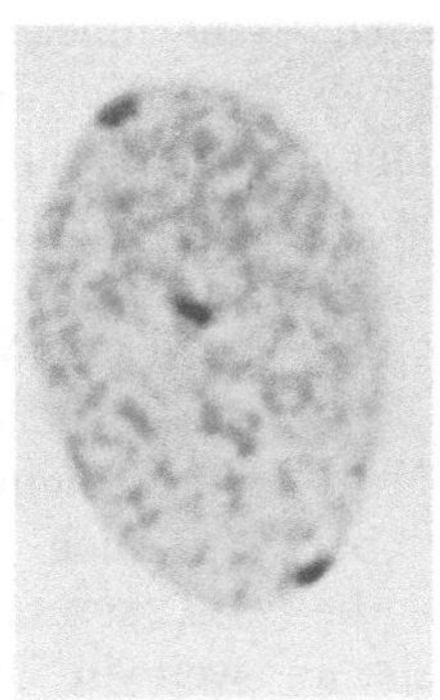
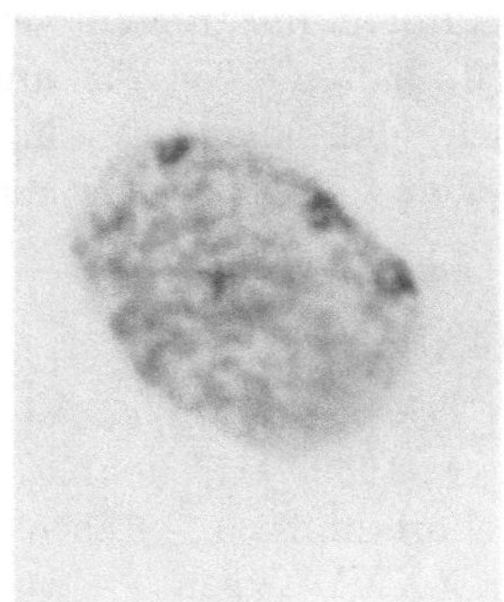

Abb. 256. Doppelte und dreifache Barrsche Körperchen in Mundepithelkernen eines Kindes mit der XXXXY-Konstitution (s. Abb. 254)

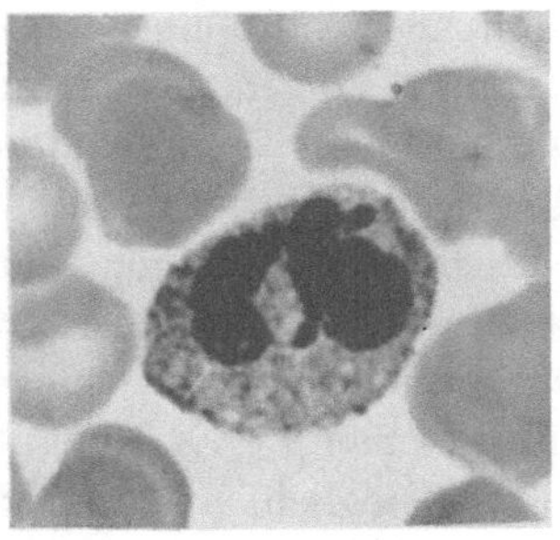
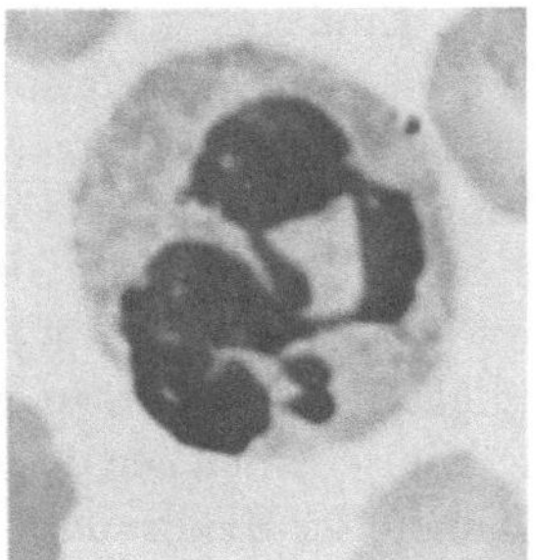

Abb. 257. Doppelte geschlechtsspezifische Kernanhänge in segmentkernigen Leukocyten (Typ A) eines Kindes mit XXXXY-Konstitution (s. Abb. 254)

2. Non-disjunction bei beiden Eltern: Die Entstehung der XXXXY-Konstitution setzt voraus, daß bei der Mutter eine Störung der 2. und 1., bei dem Vater eine Störung der 1. Anaphase der Keimzellreifung vorgelegen hat.

3. Durch Non-disjunction bei einem der Eltern kommt eine Zygote von der Konstitution XXY zustande, die sich in zwei Tochterzellen mit der Konstitution XXXXY und XY teilt (s. auch Abb. 247).

Durch Bestimmung der X-chromosomalen Blutgruppe Xg gelang es Lewis u. Chown, in den Familien von Patienten mit XXXXY-Varietät (Barr) Näheres über deren Entstehung auszusagen. So ließ sich zeigen, daß ein

Kind alle 4 X-Chromosomen von der Mutter, ein anderes je 2 von Mutter und Vater erhalten hatte. Später untersuchten Lewis et al. bei 14 Patienten mit XXXXY-Konstitution und bei 11 von ihnen auch die Eltern hinsichtlich des Verhaltens der Xg-Blutgruppe. Bei 2 Familien erlaubte die Blutgruppenformel eine Aussage über die Herkunft der X-Chromosomen. Die Väter hatten jeweils Xg (a+), die Mütter Xg (a−) und die XXXXY-Söhne Xg (a−). Die Autoren diskutieren verschiedene Möglichkeiten, halten aber für am meisten wahrscheinlich, daß alle 4 X-Chromosomen beider Patienten von der Mutter stammen.

XXYY-Typ (48,XXYY)

Die XXYY-Konstitution, zuerst von Muldal u. Ockey (1960) als „double male" beschrieben, gehört klinisch — ebenso wie die XXY- und XXXY-Typen — zum echten Klinefelter-Syndrom. Der Eintritt eines 2. Y-Chromosoms in den gonosomalen Komplex ändert an dieser Entwicklungstendenz nichts. Man hat vielmehr den Eindruck, daß die richtunggebende Veränderung auf das Vorhandensein weiterer X-Chromosomen zurückgeht.

Träger dieser Anomalie (Muldal u. Ockey, 1960; Muldal et al.; Carr et al., 1961b; Ellis et al.; Vague et al., 1962; Barr et al., 1964; Robinson et al.; u.a.) weisen in wechselnder Ausprägung klinische Zeichen des chromatinpositiven Klinefelter-Syndroms auf. Hiermit stimmen auch die histologischen Hodenveränderungen und die Tatsache eines mehr oder weniger starken Intelligenzdefektes überein. Robinson et al. entdeckten zudem bei einem ihrer Patienten Skeletdeformitäten (radioulnäre Synostose und Coxa valga) und bei beiden charakteristische Papillarleistenmuster, ein Symptom, das bei derartigen Fällen regelmäßig kontrolliert werden sollte. Auffällig sind Verhaltensstörungen in der Vorpubertät, die vielleicht durch das 2. Y-Chromosom erklärt werden können (Schlegel et al.; Townes et al., 1965b; Knorr et al.).

Bei allen Patienten betrug die Chromosomenzahl einheitlich 48. In 2 Fällen (s. Race u. Sanger) konnte die Herkunft des 2. X-Chromosoms vom Vater bewiesen werden. Das 2. Y-Chromosom muß durch Non-disjunction in der 2. meiotischen Teilung der Spermiogenese entstanden sein.

XYY-Typ (47,XYY)

Eine XYY-Konstitution, die durch Non-disjunction in der zweiten meiotischen Teilung und Befruchtung einer normalen Eizelle durch ein YY-haltiges Spermium denkbar ist, war zunächst nur sehr selten bekannt geworden (Sandberg et al., 1961; Hauschka et al.). Das erscheint verständlich, da die sonst vielfach hilfreiche Kerngeschlechtsbestimmung, deren Resultat hier erwartungsgemäß chromatinnegativ ist, als einfacher Suchtest ausscheidet. Inzwischen hat die konsequente cytogenetische Untersuchung männlicher Neugeborener (nach der Zusammenstellung von Marinello et al., 6344 Probanden, davon 12 mit 47,XYY) gezeigt, daß es sich bei einer Frequenz von etwa 1:500 um eine der häufigsten Anomalien überhaupt handeln muß.

Auch der 44 Jahre alte Patient von Hauschka et al. wurde nur deshalb entdeckt, weil in der Familie andere Chromosomenaberrationen beobachtet worden waren (das 3. Kind aus 2. Ehe hatte eine Trisomie 21). Der im übrigen gesunde Mann von durchschnittlicher Intelligenz hatte aus 2 Ehen 7 Kinder. Von ihnen verstarb eines frühzeitig als „blue baby", eine andere Tochter war im Alter von 18 Jahren amenorrhoisch, hatte keine Brustentwicklung und ein operativ bestätigtes Fehlen der inneren Geschlechtsorgane (chromatinpositiv, Knochenmarkzellen: 46 Chromosomen, XX-Konstitution, XO/XX-Mosaik möglich, aber nicht erwiesen). Eine familiäre Neigung zur Non-disjunction erscheint hier nicht ausgeschlossen. Vier Söhne und eine Tochter sind mutmaßlich gesund, konnten aber nicht untersucht werden, da sie fast alle anonym adoptiert waren. Diese Beobachtung beleuchtet die Notwendigkeit cytogenetischer Untersuchungen auch bei gesund erscheinenden Sippenangehörigen von Patienten mit chromosomalen Aberrationen.

Hustinx u. van Olphen beschrieben einen 11jährigen Knaben mit XYY-Konstitution, der ebenso wie seine beiden Schwestern ein Marfan-Syndrom und eine leichte Herzvergrößerung mit systolischem Geräusch aufwies. Ein ähnliches Erscheinungsbild weist der von Kosenow u. Pfeiffer (1967) beschriebene 15jährige Junge auf (Abb. 258). Zwei 8 und 2 Jahre alte Knaben, von Fraccaro et al. (1962a) beobachtet, waren geistig retardiert und hatten unvollständig descendierte Hoden.

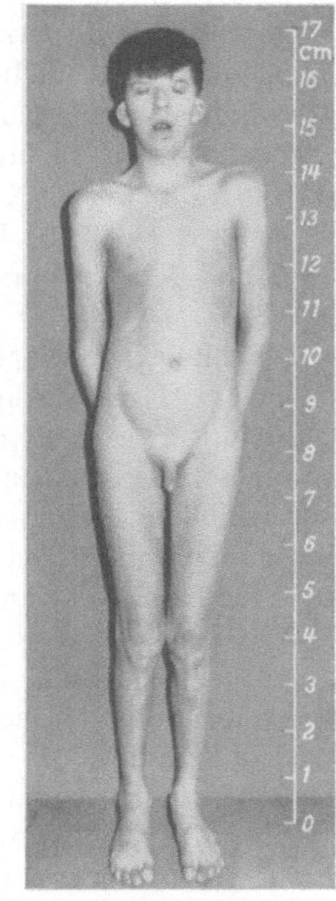

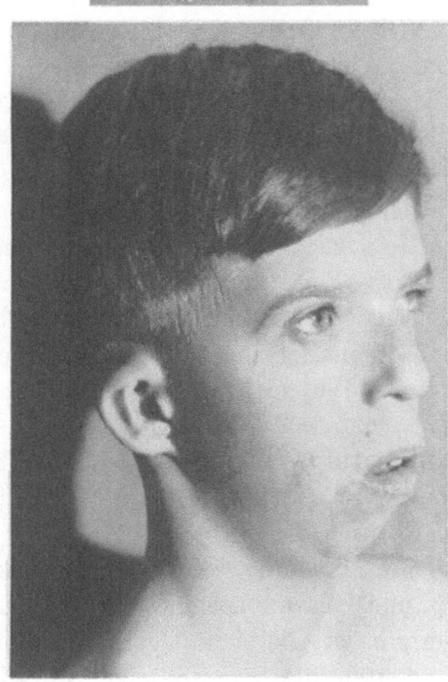

Abb. 258. 15 Jahre alter Junge mit multiplen Anomalien (Marfan-ähnliche Erscheinung, Hornhauttrübung, Mikrogenie, Nageldystrophie) mit 47,XYY. (Nach KOSENOW u. PFEIFFER, 1967)

Eine charakteristische klinische Symptomatik ist mit der XYY-Konstitution, wie diese Fälle lehren, offenbar nicht verknüpft. Auch in Kombination mit Trisomie 21 ist der Phänotyp rein mongoloid (VERRESEN u. VAN DEN BERGHE). Dieser steht im Rahmen der XYY-Polysomien vermutlich dem der XXXXY-Konstitution entgegengesetzt. Erst der Eintritt zusätzlicher X-Chromosomen in den gonosomalen Komplex lenkt, wie die XXYY-Konstitution, die körperliche Entwicklung in die Richtung der Klinefelter-Symptomatik.

Bei der Untersuchung von Männern in Sicherungsverwahrung zeigte sich (JACOBS et al., 1965), daß überdurchschnittliche Körpergröße, leichter bis mittlerer Schwachsinn und ein asoziales, betont aggressives Verhalten charakteristische Merkmale der XXYY-Konstitution sind. Diese Feststellung hat sich mit der Einschränkung bestätigen lassen, daß es sich nicht um spezifische Merkmalsprägungen handelt und die psychosoziale Einstellung milieubedingt bleibt. Fälle wie der von COWIE u. KAHN beschriebene Junge, der durch äußerst heftiges und triebhaft-destruktives Verhalten aufgefallen war, dürfen nicht unbedingt als repräsentativ betrachtet werden. Angesichts der Häufigkeit dieser Chromosomenaberration sollte ohnehin nur ein kleinerer Teil sozial auffällig werden.

Möglicherweise ist Hypogonadismus ein Symptom dieser Chromosomenaberration (CARAKUSHANSKY et al.). Bei den Beobachtungen mit weiblichem Genitale (FRANKS et al.) könnte ein Mosaik vom Typ XO/XYY vorliegen. Auf eine Progenie (wie bei 49,XXXXY) machten KAJII et al. aufmerksam.

Cytogenetische Varianten ohne ungewöhnliche phänische Manifestationen sind bisher jeweils nur einmal beschrieben worden: 48,XYYY (TOWNES et al., 1965a), 49/XYYYY (VAN DEN BERGHE et al., 1968).

49,XXXYY und 49,XXYYY

Dies veranschaulichen auch die folgenden Beobachtungen. Der Patient von BRAY u. Sr. ANN JOSEPHINE war schwachsinnig und wies die klinischen Zeichen eines typischen Klinefelter-Syndroms, zusätzlich aber einen leichten Herzfehler und akromegale Züge auf. Der chromatinpositive Mundschleimhautabstrich enthielt in 24% der Kerne doppelte Barrsche Körperchen, der Blutausstrich 2/600 Leukocyten mit doppelten drumsticks.

Anlaß zur Untersuchung des 5jährigen Jungen mit XXYYY waren Schwachsinn, „aggressives Verhalten“ und verschiedene Dysplasien (Lendenlordose, angedeutetes Pterygium colli, ungewöhnliche Haltung der Daumen und Kleinfinger (Gracey u. Fitzgerald).

Gonosomale Mosaike

Gonosomale Mosaike liegen dann vor, wenn in dem gleichen Organismus Zellen mit verschiedenen Geschlechtschromosomenkombinationen existieren. Sie sind auf fehlerhafte Teilungsvorgänge (Non-disjunction oder Verlust von Chromatiden während der Anaphase) der befruchteten Eizelle zurückzuführen.

Durch solche Mosaikbildungen können eine Reihe von Geschlechtsanomalien erklärt werden, wenn ihre Symptomatik von den umschriebenen chromosomalen Aberrationen, z.B. dem XO-Typ des Ullrich-Turner-Syndroms, abweicht. Es ist aber zu berücksichtigen, daß die Erfahrungen auf dem Gebiet bei weitem noch nicht ausreichen, um hier endgültige Urteile zu begründen. Es können immer nur einige wenige Gewebe und selten die Gonadenzellen selbst untersucht werden. Auch fällt es begreiflicherweise oft schwer, die Forderungen, die für die Anerkennung eines Mosaiks gestellt werden (z.B. die Bestätigung der Resultate bei mehreren Untersuchungen verschiedener Gewebe) restlos zu erfüllen (Court Brown et al., 1960; Harnden, 1964). Viele der mitgeteilten Ergebnisse mögen daher nur einen vorläufigen Wert haben, zumal gonosomale Mosaike möglicherweise häufiger vorkommen, als sie diagnostiziert werden.

Zunächst ist es aber für den Kliniker noch schwierig, anhand seiner diagnostischen Möglichkeiten das Vorliegen eines Mosaiks zu vermuten. Lediglich der unterschiedliche und uncharakteristische Ausfall der Kerngeschlechtsbestimmung mit dem Leukocyten- und Mundepitheltest kann in diese Richtung weisen. Erkannt wird aber ein Mosaik stets nur durch die Chromosomenanalyse selbst.

Die bisher mitgeteilten Befunde lassen sich am ehesten nach dem jeweils vorherrschenden Zelltyp, d.h. in Anlehnung an die in den vorangehenden Abschnitten erwähnten Haupttypen XO, XXX, XXXY, klassifizieren.

Gonosomale Mosaike mit XO-Komponente

XO-Mosaike mit chromatinnegativer Gonadendysgenesie (Ullrich-Turner-Syndrom). Ein Teil der gonosomalen Mosaike mit XO-Komponente ist dem chromatinnegativen Ullrich-Turner-Syndrom (Ovarialdysgenesie mit/ohne Pterygium colli, s. Tabelle 198) zuzurechnen. Beispiele hierfür sind die Kombinationen XO/XX (Fraccaro et al., 1960d, Sandberg et al., 1960), XO/XY bzw. XO/XYY (Jacobs et al., 1961; Blank et al., 1960; Judge et al.; Cooper et al.) und XO/Xx-Fragment (Ferrier et al., 1962).

XO-Mosaike mit chromatinpositiver Gonadendysgenesie. Im Gegensatz hierzu gibt es aber auch eine (häufiger anzutreffende) Gruppe, deren eine chromosomale Komponente zur Geschlechtschromatinbildung führt und die daher mehr der chromatinpositiven Ovarialdysgenesie (ohne Pterygium colli) angehört. Beispiele: XO/XX (Grumbach et al., 1960; Ferrier et al., 1961; Ford, 1961; Ford et al., 1962; Jacobs et al., 1961; de Grouchy et al., 1961a u. 1962; Ferrier et al., 1962; de la Chapelle, 1962a, b: 6 Patienten, Lindsten: 7 Patienten) und XO/XXX (Jacobs et al., 1961). Auch die Fälle mit der Konstitution XO/XXqi können hier eingeordnet werden (Blank et al., 1961; Lindsten). Prinzipiell wichtig erscheint die Mitteilung eines XO/XX-Mosaiks von Craig et al. Sie betraf ein 14 Jahre altes Mädchen mit Minderwuchs, primärer Amenorrhoe und sexuellem Infantilismus, bei dem die cytogenetische Untersuchung eine Rechts/links-Seitendifferenz sowohl bei der Kerngeschlechtsbestimmung als auch bei der Chromosomenanalyse aufdeckte (Mundepitheltest: linke Wange 11,4% Zellen chromatinpositiv, rechts 4,3%. Hautbiopsie links: 119/500 chromatinpositiv, rechts 64/500. Chromosomenanalyse (Haut): Linker Arm 46,XX, rechte Rumpfseite 45,X).

XO-Mosaike mit „echtem Hermaphroditismus" und Pseudohermaphroditismus. Wie schwierig es ist, die vielfältigen Kombinationsmöglichkeiten der gonosomalen Mosaike mit entsprechenden klinischen Bildern zu korrelieren, lehren die interessanten Beobachtungen von XY/XO-Mosaiken. Sie machen es wahrscheinlich, daß hier alle Übergänge von der Gonadendysgenesie (Judge et al.; Jacobs et al., 1961) oder dem echten Hermaphroditismus mit weiblichem Phänotyp (Hirschhorn et al.; Miller) bis zum männlichen Pseudohermaphroditismus (Willemse et al.; Ferrier et al., 1962; de Grouchy et al., 1963c) und einfacher Kryptorchismus (de la Cha-

PELLE u. HORTLING; FERRIER et al., 1963) vorkommen können. Da auch der 13 Monate alte Säugling mit männlichem Pseudohermaphroditismus (chromatinnegativ) und XO/XxY-Mosaik (MILES et al.) hierher zu rechnen wäre, gewinnt man den Eindruck, daß die XY/XO-Konstitution offenbar eine nicht ganz seltene Mosaikbildung ist (s. Zusammenstellungen von BOMPIANI et al. und PFEIFFER et al.). Dieser Genotypus läßt die Entwicklung sowohl eines weiblichen als auch eines männlichen Phänotyps zu, wohl in direkter Abhängigkeit von der Quantität der embryonal produzierten Androgene. Eine morphologische Sonderstellung verdient das Vorkommen einer Keimleiste (XO) auf der einen und eines undifferenzierten Testis (XY) auf der anderen Seite. Da beide Gonaden generativ insuffizient sind, kann nicht von echtem Hermaphroditismus gesprochen werden. Deshalb wurde die Bezeichnung „ovariell-testiculäre Dysgenesie" anstelle der Bezeichnung „gemischte Gonadendysgenesie" vorgeschlagen (PFEIFFER et al.).

Die unter Umständen besondere Schwierigkeit der klinischen Klassifikation beleuchtet auch ein fraglicher Pseudo- bzw. echter Hermaphroditismus mit weiblichem Phänotyp, dessen chromosomale Untersuchung ein XO/Xy-Mosaik mit offenbar deletiertem Y-Chromosom ergab (CONEN et al.). — Das gleiche gilt für den Mosaikbefund (XO/XXXY) bei einem $1^1/_2$ Jahre alten Knaben mit männlichem Pseudohermaphroditismus, den WARKANY et al. mitgeteilt haben.

Dreifach-Mosaike mit XO-Komponente. Daß auch bereits dreifache Mosaikbildungen (Triple-Mosaiks) mit XO-Komponente bekannt geworden sind, sei ebenfalls kurz erwähnt. Das klinische Bild richtet sich offenbar auch hier nach dem jeweils vorherrschenden Gonosomenkomplex. So ließ sich die erwachsene Patientin mit XO/XXX- bzw. XO/XX/XXX-Mosaik (CARR et al., 1962) und überwiegender XO/Komponente ohne weiteres dem chromatinpositiven Turner-Syndrom (ohne Pterygium colli) zuordnen, desgleichen das XO/XX/XXX-Mosaik von GRUMBACH u. MORISHIMA, HAYWARD u. CAMERON (1961). Bei einer anderen Patientin bestand im Säuglingsalter lediglich ein Megacolon, während bei einer 61jährigen Patientin mit XO/Xy-XXXy-Mosaik (FRACCARO et al., 1962b) Zeichen einer Maskulinisierung hervortraten.

Gonosomale Mosaike mit XXX-Komponente

Mosaikstrukturen mit XXX-Komponente wurden bereits im vorigen Abschnitt wiederholt erwähnt. Sie finden sich bei den dort beschriebenen Patienten in Kombination mit einer XO-Komponente, die ihrerseits fast immer für die Ausprägung der klinischen Symptome richtungweisend war. Daß die Trisomie tatsächlich das schwer zu identifizierende X-Chromosom betraf, ließ sich in der Regel durch das Vorhandensein einzelner doppelt chromatinpositiver Mundepithelkerne bestätigen.

Eine andere gonosomale Mosaikbildung mit XXX-Komponente ist bisher nur ganz vereinzelt bekannt geworden, und zwar in der Kombination XX/XXX. DE GROUCHY et al. (1961b) beschrieben eine solche Patientin im Alter von 28 Jahren, die nur einmal mit 21 Jahren menstruiert hatte und deren klinisches Bild an ein Stein-Leventhal-Syndrom erinnerte. Vermutet wird hier ein X-Verlust auf früher Entwicklungsstufe einer XXX-Zygote. Eine weitere Mitteilung stammt — ohne nähere klinische Angaben — von MACLEAN et al. (1962). Ob ein anderer, als echter Hermaphrodit geschilderter Patient (FERGUSON-SMITH et al., 1960b) hierher gehört, ist ungewiß, da die XXX-Komponente des möglichen XX/XXX-Mosaiks nicht sicher erwiesen war.

Sehr bemerkenswert ist dagegen, daß BERGEMANN (1962b) sogar das familiäre Vorkommen eines XXX/XXXX-Mosaiks beobachten konnte. Großmutter, Mutter und gesunde Tochter wiesen hier einen solchen Karyotyp auf, während die zweite — mongoloide — Tochter neben einer Trisomie 21 eine normale gonosomale Konstitution (XX) besaß.

Gonosomale Mosaike mit XXY-Komponente

Die dritte der bisher beschriebenen gonosomalen Mosaikformen enthält als beherrschende Komponente den XXY-Komplex, der auch fast immer dem klinischen Bild das charakteristische Klinefelter-Syndrom-ähnliche Gepräge gibt. Patienten mit dieser Aberration sind daher in der Regel chromatinpositiv. Im wesentlichen können sie eingeteilt werden in:

XXY-Mosaike mit XX-Komponente (XX/XXY) (FORD et al., 1959c; CROOKE u. HAYWARD; NOWAKOWSKI et al.; TURPIN et al., 1962b).

XXY-Mosaike mit XY-Komponente (XY/XXY) (Court Brown, 1961; Hayward; Tough et al.: außerdem chronisch-myeloische Leukämie; Lubs; MacLean et al., 1961 u. 1962; Klotz et al.).

Dreifach-Mosaike mit XXY-Komponente (z.B. XY/XXY/?XXYY und XO/XY/XXY) (MacLean et al., 1962: keine näheren Angaben), XX/XXY/XXYYY (Fraccaro et al., 1962d: 3 Wochen alter Säugling mit echtem Hermaphroditismus).

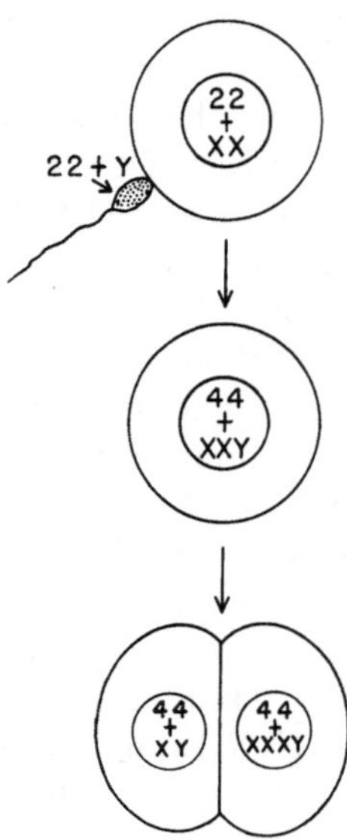

Abb. 259. Entstehung eines Mosaiks XY/XXXY aus einer Zygote mit der Konstitution XXY durch mitotische Non-disjunction. (Nach Barr et al., 1962)

Mosaike mit höherer XY-Polysomie-Komponente.

1. XY/XXXY-Mosaik (Barr et al., 1962a). Die Befunde dieses Patienten sind in mehrfacher Hinsicht besonders interessant. Bei ihm ergab die Kerngeschlechtsbestimmung an Mundepithel-, Haut- und Leydig-Zellkernen ein chromatinpositives Resultat mit teilweise doppeltem Sexchromatin in einer Zelle. Die Leukocyten enthielten dagegen keine drumsticks. Dem entsprach die chromosomale Analyse: Blut und Knochenmark: XY, Haut- und Hodenexcidat: XY/XXXY. Klinisch hatte das Mosaik ein Zurücktreten der Klinefelter-Erscheinungen, unter Beibehaltung des Intelligenzdefektes (I.Q. 33), zur Folge. Eine Entstehungsmöglichkeit dieser chromosomalen Aberration veranschaulicht Abb. 259.

2. XXXY/XXXXY-Mosaik (Harnden u. Jacobs; MacLean et al., 1962). Schwachsinniger Patient mit sehr kleinen Hoden, leichtem Hypogonadismus und zahlreichen, dreifach chromatinpositiven Mundepithelzellen.

Hierher dürfte auch der bei den XY-Polysomien des Abschnitts (s. S. 647) erwähnte Patient von Anders et al. mit multipler Mosaikbildung, Idiotie, Skelet- und Genitalmißbildungen zu rechnen sein.

2a. XXXXY/XXXY-Mosaik (Lamy et al., 1963). Die klinische Symptomatik dieses 28 Monate alten Kindes mit Klinefelter-Syndrom wies vor allem Fehlbildungen des äußeren Genitales und eine intellektuelle Retardierung auf.

3. XXYY/XXXYY-Mosaik mit Triploidie (Schmid u. Vischer). Bei diesem 11 Monate alten Knaben standen Colobome, Syndaktylien an den Händen und ein schwerer Cerebralschaden im Vordergrund. In den triploiden Zellen war immer nur eins der 3 X-Chromosomen inaktiviert!

Mosaike mit Aneuploidie und strukturellen X- oder Y-Veränderungen. Die hier zu nennenden Mosaike XO/XxY (Miles et al.) und XO/Xy/XXXy (Fraccaro et al., 1962b) wurden bereits im Abschnitt XXY-Mosaike mit XX-Komponente s. S. 655 erwähnt.

Gonosomale Mosaike mit normaler Chromosomengesamtzahl und ohne/mit strukturellen Veränderungen der Geschlechtschromosomen

Bei Mosaiken mit normaler Chromosomenzahl, aber strukturellen Gonosomenveränderungen kann die morphologische Varietät des einzelnen Chromosoms vor oder nach der Befruchtung entstanden sein.

Ein Beispiel hierfür ist die Beobachtung von De Grouchy et al. (1961b) (Xx/XX-Mosaik), die eine 22jährige Frau mit Oligomenorrhoe und Sterilität, bei ungestörter Entwicklung der sekundären Geschlechtsmerkmale und des Genitales (Stein-Leventhal-Syndrom) betraf. Sie ist besonders wichtig, da man bisher annahm, daß Mosaike mit strukturellen Gonosomenveränderungen stets auch mit einer zahlenmäßigen Aberration (Beispiel: Xx/XO-Mosaik von de la Chapelle, 1962a, b) einhergingen (Jacobs et al., 1961).

Ein XX/XY-Mosaik ohne strukturelle Veränderungen haben Gartler et al., Waxman

(1962), bei einem hermaphroditischen Kind (Hoden + Ovotestis) mit Heterochromie der Iris gesehen. Sie hielten für möglich, daß diese Kombination durch doppelte Befruchtung der Eizelle zustande kam. Dies ließ sich später an dem gleichen Patienten durch Aufdeckung eines A-0-Blutgruppen-Mosaiks (neben dem auch eine Anomalie im MNS-System vorhanden war) objektiv nachweisen. Doppelte Befruchtung einer mütterlichen Eizelle mit zwei Kernen (Ei und Polkörper), wie sie als Ursache von Gynandromorphismus bei Insekten (LENZ) bekannt ist, nehmen auch ZUELZER et al. als Ursache für die Entstehung eines XX/XY-Mosaiks (mit Überwiegen der XY-Komponente) bei einem 18jährigen Mischling mit Gynäkomastie und intakter Spermiogenese an. Diese Beobachtung zeigt eindringlich, welche umfangreichen und sorgfältigen Untersuchungen erforderlich sind, um ein derartiges Mosaik (mit zahlenmäßigem Überwiegen einer Komponente) aufzufinden. Nur die zufällige Entdeckung eines Mosaiks der roten Blutkörperchen [A und B, unterschiedliche Sichelzellbildung, differentes Hämoglobin (AS und AA)] wiesen hier den Weg zur cytogenetischen Analyse und damit zur Erkennung der chromosomalen Chimäre.

Strukturelle Anomalien der Gonosomen

Strukturelle Chromosomenveränderungen, die eingangs — auch hinsichtlich ihrer Entstehungsweise — näher geschildert wurden (s. S. 634), können sowohl das X- als auch das Y-Chromosom betreffen. Schon kleinere Strukturaberrationen ziehen augenfällige Änderungen im klinischen Bild nach sich. Mosaikbildungen sind häufig, weil strukturveränderte Geschlechtschromosomen leichter während der Anaphase eliminiert werden und dadurch offenbar kein wesentlicher Nachteil für die Zelle entsteht.

Strukturveränderungen des X-Chromosoms

Morphologische Änderungen eines X-Chromosoms gehen mit klinischen Symptomen einher, die mit denjenigen der chromatinpositiven Gonadendysgenesie vergleichbar sind. Auch ein Stein-Leventhal-Syndrom wurde beschrieben (DE GROUCHY et al., 1961b). Die Kerngeschlechtsbestimmung zeigt gelegentlich auffällige Befunde: Sowohl relativ kleine als auch bemerkenswert große Sexchromatinkörper bzw. Drumsticks wurden beobachtet.

X-Deletion (Xx). Eine Deletion des X-Chromosoms kann sowohl dessen kurzen Arm (Xp—) (JACOBS et al., 1961; DE LA CHAPELLE, 1962b [Pat. 20]; LINDSTEN [Pat. 56]; COURT BROWN et al., 1964; LONDON et al.) als auch dessen langen Arm (Xq—) (JACOBS et al., 1960 u. 1961; DE GROUCHY et al., 1961b [Pat. 1]; GROPP et al., 1963; COURT BROWN et al., 1964; KARL et al.) betreffen.

Duplikation des X-Chromosoms (?). Eine Duplikation durch Fusion der homologen langen Arme des X-Chromosoms mit gleichzeitiger teilweiser Deletion jedes Arms wird von ENGEL u. FORBES bei einem Xx-Komplex, kombiniert mit chromatinpositiver Gonadendysgenesie (relativ große drumsticks), vermutet. Es bleibt abzuwarten, ob diese Veränderung nicht auch als Isochromosom des langen Arms des X-Chromosoms aufzufassen und daher der folgenden Gruppe zuzuordnen wäre.

X-Isochromosomen des langen Arms (Xqi). Das X-Isochromosom — durch Verdoppelung des langen Arms entstanden — ist zumeist abnormal lang (dem Autosom Nr. 3 entsprechend) und verursacht unter Umständen ebenfalls die Bildung größerer Geschlechtschromatinkörper. Die bisher beobachteten Patientinnen hatten hauptsächlich Symptome einer Gonadendysgenesie: Minderwuchs, kurzer Hals ohne Pterygium colli, primäre Amenorrhoe, rudimentäre Gonaden (FRACCARO et al., 1960b; BLANK et al., 1961; HAMERTON et al.).

Theoretisch sind in diesen Fällen auch andere Deutungen möglich, wie z.B. eine Duplikation oder Translokation, aber allein die relative Häufigkeit der beobachteten Veränderung spricht doch mehr für eine Isochromosombildung (BISHOP et al. fanden im Jahre 1962 innerhalb einer Gruppe von 43 Patienten mit chromatinpositiver Ovarialdysgenesie allein 7 Fälle!). LINDSTEN sah sogar 11 derartige Patienten und konnte die X-Isochromosom-Hypothese auch durch eine Markierung mit radioaktivem Thymidin stützen (s. auch MULDAL et al., 1963). Bei 9 dieser Fälle fanden sich außerdem Hinweise auf eine Mosaikstruktur (XO/XXqi). LINDSTEN et al. (1963b) führten auch Blutgruppenuntersuchungen an Familienmitgliedern von 5 Patienten mit Xqi durch und schlossen daraus auf eine Herkunft des Isochromosoms vom Vater. Dies ließ sich vor allem in der Sippe eines Patienten wahrscheinlich machen, in der auch eine Rot-Grün-Blindheit anzutreffen war. Die Autoren vermuten, daß die Gene für die Farbsehschwäche und die Xg-Blutgruppe auf dem kurzen Arm des X-Chromosoms gelagert sind. Lenz hält eine derartige Gen-Lokalisation für fraglich, da bei Inaktivierung des X-Chromosoms (s. Muldal et al., 1963) eine funktionelle Monosomie des ganzen normalen X-Chromosoms bestünde. Ein Isochromosom des kurzen Arms eines X-Chromosoms (Xpi) ist mehrmals beschrieben worden, doch bleibt zu beweisen, daß es sich nicht um eine Deletion am langen Arm gehandelt hat. Bemerkenswert ist jedoch für beide Typen das Fehlen von drumsticks, während die seltenen Barr-Körperchen ziemlich klein erscheinen (s. Jacobs).

Mosaike mit morphologischen Veränderungen des X-Chromosoms

Mosaike mit fragmentiertem X-Chromosom und dem Komplex Xx/XX scheinen nicht allzu selten vorzukommen. Neben den von de Grouchy et al. (1961b) und von de la Chapelle (1962b) publizierten Krankheitsfällen, auf die schon im vorigen Kapitel (s. S. 656) hingewiesen wurde, haben auch Jagiello et al. mehrere derartige Mosaike gesehen.

Die Beobachtung eines Mosaiks von der Konstitution XO/XxY (Miles et al.) wurde ebenfalls schon erwähnt (s. Dreifach-Mosaike mit XO S. 655). Mosaike mit ringförmigem X-Chromosom: s. nachfolgenden Abschnitt!

Ringförmiges X-Chromosom (Xr). Ringförmige Chromosomen sind aus dem Tier- und Pflanzenreich bekannt. Sie entstehen durch Chromosomenbrüche und ringförmigen Zusammenschluß der Bruchstücke. Beim Menschen wurden sie zunächst bei bösartigen Tumoren (z.B. Leukämie: Baikie et al.) und bei kongenitalen Mißbildungen (z.B. Wang et al.) beobachtet. Eine ringförmige Struktur des X-Chromosoms (erstmalig von Lindsten u. Tillinger beschrieben) scheint überwiegend mit der klinischen Symptomatik einer Gonadendysgenesie mit Minderwuchs, aber ohne Pterygium einherzugehen. Die 20jährige Patientin von Lindsten (1964) hat allerdings eine normale Pubertät durchlaufen, sie bekam jedoch später sehr unregelmäßige Menstruationen. Die Zahl der chromatinpositiven Zellkerne war sehr niedrig, die gonosomale Konstitution wurde als XO/XXr/XXrXr-Mosaik bestimmt.

Auch die von Lüers et al. mitgeteilte 19jährige Patientin mit oligosymptomatischer Gonadendysgenesie (Minderwuchs, Hypogenitalismus, kein Pterygium colli) hatte eine Chromosomenkonstitution, die als Mosaik aufgefaßt werden mußte (XO/XX/XXr). Mund- und Scheidenepithelzellen enthielten nur vereinzelt Barrsche Körperchen; drumsticks wurden dagegen nicht gefunden.

Zwei 12- und 14jährige Mädchen mit Gonadendysgenesie (kein Pterygium!) waren chromatinnegativ und hatten ein XO/XXr-Mosaik (Pfeiffer et al.).

Die Entstehung des Ringchromosoms ist in der experimentellen Genetik verschiedentlich untersucht worden. Sie kann spontan erfolgen oder exogen, etwa durch Strahlen, induziert werden. Über die Entstehung des Xr-Chromosoms gibt es nur Vermutungen. Sie dürfte sowohl bei der Meiose als auch bei der mitotischen Zellteilung möglich sein (Näheres: s. Polani, 1964).

Strukturveränderungen des Y-Chromosoms

Die bisher bekannten morphologischen Veränderungen des Y-Chromosoms bestehen entweder in einer Größenverminderung oder einer Größenzunahme dieses Gonosoms.

Y-Deletion. Die Größenverminderung des Y-Chromosoms beruht in der Regel auf seiner mehr oder weniger starken Deletion (Verlust eines Drittels bis zur Hälfte des langen Arms). Die klinischen Veränderungen können dabei als Übergangsstadien vom chromatinnegativen Gonadendysgenesie-Syndrom bis zu leichten Formen des männlichen Pseudohermaphroditismus gedeutet werden. Zumeist sind Symptome einer Intersexualität vorhanden.

So fand sich z.B. bei einem $4^1/_2$jährigen Mädchen mit partieller Y-Deletion (Vaharu et al.: 45 Chromosomen + Fragment) und der 13jährigen Patientin von Conen et al. (1961) — ebenfalls mit partieller Y-Deletion — neben dem klinischen Bild einer chromatinnegativen Gonadendysgenesie eine starke Clitoris-Hypertrophie. In einer sehr interessanten Sippenuntersuchung entdeckten Muldal u. Ockey dagegen eine Kombination der genannten gonosomalen Aberration mit Muskeldystrophie und Hypospadie. Noch wesentlich geringere Formabweichungen von der Norm (lediglich Hypospermatogenese mit beginnender Hyalinisation der Tubuli seminiferi) wies ein 45jähriger Patient von VAN WIJCK et al. auf.

Abnorm großes Y-Chromosom. Man nimmt an, daß die Größe des Y-Chromosoms in individuellen Grenzen schwankt. Eine ungewöhnliche Länge kann z.B. vorkommen, ohne daß der normal männliche Phänotypus irgendwie verändert ist (BENDER u. GOOCH) oder, daß sich lediglich geringfügige Abweichungen von der Norm finden (z.B. „mäßige Hypospermiogenese", VAN WIJCK et al.). Ein gewisser Polymorphismus ist beim Y-Chromosom normal. Da es weitgehend aus Heterochromatin besteht, könnten Längenschwankungen auch Folgen einer vermehrten oder verminderten Spiralisation sein. Mit Hilfe der Autoradiographie konnte gezeigt werden, daß das lange Y-Chromosom nicht vermehrt DNS enthält (WENNSTRÖM u. DE LA CHAPELLE, 1964).

Angesichts der Frequenz abnormer Y-Chromosomen in der Durchschnittsbevölkerung (s. COURT BROWN, 1967) ist ein überzufälliges Zusammentreffen mit Trisomie 21 unwahrscheinlich. BISHOP et al. (1962) hatten bei einem Kind mit Mongolismus, aber auch bei den gesunden männlichen Familienangehörigen, ein abnorm langes Y-Chromosom festgestellt. Erwähnenswert bleibt auch das abnorm lange Y-Chromosom bei einem 5 Monate alten Kind mit testiculärer Feminisierung und seinem gesunden Vater (GROPP et al., 1963). DE LA CHAPELLE et al. (1963) konnten, von 4 Patienten mit Hypogonadismus und einem mit Mongolismus ausgehend, sowohl bei diesen als auch bei 10 gesunden Männern der Verwandtschaft — in einem Fall sogar über 3 Generationen — abnorm lange Y-Chromosomen nachweisen. Sie sind der Ansicht, daß dieser Befund keine Entwicklungsanomalie verursacht und vermutlich relativ häufig unter der normalen männlichen Bevölkerung anzutreffen ist.

Mosaike mit strukturell verändertem Y-Chromosom. Zwei Mosaikformen mit aneuploider Komponente, Y-Deletion und Intersexualität (FRACCARO et al., 1962b: XO/Xy/XXXy, CONEN et al.: XO/Xy) wurden bereits oben angeführt. Ein anderes — euploides — Mosaik, das sowohl eine normal-männliche XY-Komponente als auch eine solche mit abnorm langem Y enthielt (XY/XY+), wird von VAN WIJCK et al. erwähnt. Die klinischen Angaben über diesen 46 Jahre alten Patienten sind spärlich. Er war offenbar phänotypisch normal, hatte aber kleine Hoden und im Ejakulat keine Spermien. — Der männliche Pseudohermaphrodit mit asymmetrischer Gonadendifferenzierung, den KLEVIT et al. (1963) veröffentlicht haben, besaß ein Triple-Mosaik mit den Stammlinien 45,X/46,XYqi (= Isochromosom des langen Arms und 47,XYqiYq— (partielle Deletion).

Da Isochromosomen des langen Arms des Y bei weiblichen Individuen gefunden wurden, besteht Grund zur Annahme, daß wichtige geschlechtsbestimmende Faktoren auf dem kurzen Arm des Y-Chromosoms lokalisiert sind, die bei dieser Anomalie weggefallen sein müssen. Wenn trotzdem Hoden ausgebildet sind, wird — um diese Hypothese zu erhalten — angenommen, daß eine — morphologisch ähnliche — perizentrische Inversion vorliegt (JACOBS). SOLOMON et al. beschrieben bei einem 11 Jahre alten Jungen mit Kryptorchismus ein Mosaik mit einem X-Chromosom und einem abnormen Y-Chromosom, das auch bei dem Vater nachgewiesen werden konnte.

Translokation des Y-Chromosoms. Translokation des Y-Chromosoms wurde ganz selten vermutet, wenn das Vorhandensein von testiculärem Gewebe und männlichem Phänotyp auf ein solches hinwies. DE GROUCHY et al. (1963b) glauben, daß Teile des Y-Chromosoms auf Chromosomen der Gruppe D und G transloziert wurden. Außerdem lag ein chromatinpositives Kerngeschlecht (mit 2 X-Chromosomen) vor. Bei dem Säugling bestand eine Hypospadie; in den hypoplastischen Gonaden konnten keine Spermatogonien nachgewiesen werden.

Gonosomale Anomalien bei Intersexualität (Hermaphroditismus und Pseudohermaphroditismus)

Die Krankheitsbilder mit äußerlich erkennbarer Intersexualität werden aufgrund klinischer und anatomischer Befunde klassifiziert (Vorhandensein nur einer Keimdrüsenart = Pseudohermaphroditismus, Vorhandensein von Geweben beider Gonaden = Hermaphroditismus). Sie beruhen in der Regel auf einer genbedingten Störung des zweiten Abschnitts der embryonalen Geschlechtsdifferenzierung, in der die Entwicklung der Keimdrüsen und hier vor allem die Sekretion des fetalen Hoden Bedeutung erlangen. Ihre Erwähnung in diesem Kapitel erscheint aber deshalb berechtigt, weil eine Reihe von zwittrigen Zustandsbildern auch durch eine primäre Gonosomenaberration hervorgerufen und daher als chromosomale Geschlechtsanomalie mit Intersexualität aufgefaßt werden können. Es handelt sich zumeist um Einzelbeobachtungen, die bereits in den vorangehenden Abschnitten bei den verschiedenen Formen der chromosomalen Aberrationen erwähnt worden sind. Wir können uns daher hier auf einige zusammenfassende Hinweise beschränken (s. auch Overzier, 1961 a, b).

Prinzipiell läßt sich sagen, daß vorerst aus dem Bereich „Hermaphroditismus-Pseudohermaphroditismus" keine fest umrissenen klinischen Syndrome mit konstanter Chromosomenaberration bekannt geworden sind. Eine feste Korrelation zwischen gonosomaler Aberration und klinischem Zwitterbild ist noch nicht zu erkennen, wenngleich manche Beobachtungen, z.B. bei XO/XY-Mosaiken, in diese Richtung zu weisen scheinen. Vorläufig ist daher der Kliniker darauf angewiesen, bei nicht völlig geklärten Zustandsbildern mit Intersexualität auch an eine Chromosomenanomalie zu denken und danach — möglichst auch bei den gesunden Familienangehörigen — forschen zu lassen.

Sogenannter echter Hermaphroditismus

Die Vermutung, daß gerade beim sog. echten Hermaphroditismus auch genotypisch ein Nebeneinander von XY- und XX-Komplex bestehen würde, hat sich nur in Einzelfällen bestätigt. Zwar konnten bisher nur wenige Patienten mit diesem an sich seltenen Krankheitsbild chromosomal analysiert werden, dabei zeigte sich aber doch mit überdurchschnittlicher Häufigkeit, daß nur zuweilen Mosaikstrukturen und in der Regel nur ein Geschlechtschromosomentyp vorhanden sind, und zwar zumeist — dem chromatinpositiven Resultat der Kerngeschlechtsbestimmung entsprechend — eine XX-Konstitution. Man muß hierbei aber berücksichtigen, daß fast immer nur ganz wenige Gewebsarten und selten die Gonaden selbst untersucht werden konnten. Die Frage, ob in manchen derartigen Fällen nicht doch ein gonosomales Mosaik vorgelegen hat, ist daher vorerst nicht zu entscheiden.

Mit diesem Vorbehalt werden nachfolgend Literaturbeispiele für die verschiedenen chromosomalen Typen, die bisher beim Hermaphroditismus festgestellt und publiziert worden sind, aufgeführt. Die Zusammenstellung erhebt jedoch keinen Anspruch auf Vollständigkeit. Klinische Einzelheiten wurden entweder bereits in den vorangehenden Kapiteln erwähnt oder müssen in den zitierten Originalarbeiten nachgelesen werden. (Auf die sehr umfangreiche Zusammenstellung der klinischen und anatomischen Befunde bei 146 Patienten mit Hermaphroditismus verus von C. Overzier (1961 a) sei ausdrücklich hingewiesen.)

Vorangestellt und etwas eingehender erwähnt sei hier die Mitteilung von Rosenberg et al., da sie 3 Geschwister einer einzelnen Familie betrifft. Alle 3 Brüder waren echte Hermaphroditen mit Ovarien- und Hodengewebe im Scrotum, zwei von ihnen hatten eine Hypospadie und die gleiche Anzahl eine Gynäkomastie in der Pubertät. Alle Patienten waren chromatinpositiv (Mundepitheltest) und besaßen einen normal weiblichen XX-Karyotyp (Hautbiopsie, bei einem Probanden wurde — mit dem gleichen Ergebnis — auch Hodengewebe analysiert). Man hatte auch die Eltern in die cytogenetische Überprüfung einbezogen: Ihr Karyotyp war ebenfalls normal. Die Autoren vermuten, daß in dieser Familie, wie von Beispielen bei Drosophila melanogaster bekannt, ein aberrierendes autosomales Gen (recessiv) die fehlerhafte, intersexuelle Reifung der Gonaden verursacht hat.

XX-Konstitution: Harnden u. Armstrong, Hungerford et al., de Assis et al., Ferguson-Smith et al. (1960 b), Gordon et al., Sasaki u. Makino, German et al.

XY-Konstitution: Sandberg et al. (1960 b).

XX/XY-Mosaik: Gartler et al.

XX/XY- oder XX/Xx-Mosaik: Waxman et al. (1962 a).

XX/XXY-Mosaik: Turpin et al. (1962 b).

XX/XXX ?-Mosaik: Ferguson-Smith et al. (1960 b).

XX/XXY/XXYYY-Mosaik: Fraccaro et al. (1962 d).

XO/XY-Mosaik (?): Hirschhorn et al. (?), Miller (??).

XO/Xy/XXXy-Mosaik: Fraccaro et al. (1962 b) (echter Hermaphroditismus).

Pseudohermaphroditismus

Der Pseudohermaphroditismus femininus ist fast ausschließlich adrenalen Ursprungs oder exogen bedingt und geht daher mit normaler XX-Konstitution einher. Auch beim männlichen Scheinzwitter ist häufig ein gewöhnlicher XY-Komplex vorhanden (BARR; ALEXANDER u. FERGUSON-SMITH). Andererseits findet man hier nicht selten chromosomale Aberrationen, über die bereits in den vorangehenden Kapiteln je nach ihrer chromosomalen Zusammensetzung berichtet wurde. Wir können uns daher im folgenden auf eine kurze Aufzählung einiger möglicher Formen und deren Entdecker beschränken.

XO-Konstitution: BLOISE et al., ATKINS u. ENGEL.

Xy-Konstitution (deletiertes Y): VAHARU et al., CONEN et al. (1961).

XO/XY-Mosaik: WILLEMSE et al., FERRIER et al. (1962), DE GROUCHY et al. (1963c).

XO/XY/XXY/XX-Mosaik: SIEBNER u. SCHÖCK.

XO/XxY-Mosaik: MILES et al.

XX/XY/XO-Mosaik: SCHUSTER u. MOTULSKY.

XX-Konstitution: SHAH et al. (Chromatinpositiver 20jähriger Mann mit intersexuellem Genitale und intraabdominalen Testes. XX/XXY-Mosaik völlig ausgeschlossen ?).

Gonosomale Anomalien mit gleichzeitiger autosomaler Aberration

Angesichts der Häufigkeit der Chromosomenaberrationen ist es nicht verwunderlich, daß auch gemischt autosomal-gonosomale Aneuploidien bekannt sind. Eine überzufällige Häufigkeit dieser bevorzugt veröffentlichten Fälle ist nicht sehr wahrscheinlich.

Doppelte Trisomie XXY + Trisomie 21 (Klinefelter-Mongolismus-Typ)

Die häufigste und auch zuerst beschriebene Form ist das gleichzeitige Vorkommen eines Klinefelter-Syndroms und einer Trisomie 21 (Mongolismus) bei demselben Patienten (FORD et al., 1959a). Inzwischen wurden weitere derartige Fälle mit doppelter Trisomie beobachtet (LANMAN et al.; LEHMANN u. FORSSMAN; HAMERTON et al.; MACLEAN et al., 1962; HUSTINX, 1962: eineiige Zwillinge, PFEIFFER, 1964b). Unter der Voraussetzung eines höheren Lebensalters der Mutter, wie es ja bei beiden Trisomien öfter vermerkt wird, könnte die Häufigkeit ihrer Kombination beim gleichen Kranken etwa bei 1:10000 liegen (HARNDEN et al.; HAMERTON).

Neben dem gleichzeitigen Vorkommen der beiden Trisomien bei demselben Patienten ist auch ihr Nebeneinander innerhalb einer Sippe beschrieben worden (z.B. MOSIER et al.; ROSENKRANZ, 1963: Zweieiige Zwillinge). Dies trifft aber nicht nur für das Klinefelter-Syndrom, sondern auch für andere XY-Polysomien, z.B. XXXXY-Typ neben der Trisomie 21 und Leukämie (MILLER et al.), XYY-Typ neben Trisomie 21 (HAUSCHKA et al.) zu. Andere Trisomien kommen ebenfalls nebeneinander in einer Familie vor, z.B. XO neben Trisomie 21 (ROSENKRANZ, 1963), 2 Schwestern mit XO und Trisomie D1 (THERMAN et al.), 2 Schwestern mit XO Ullrich-Turner-Syndrom und XXX-Konstitution (SCHADE u. SCHOELLER), Zwillinge, Klinefelter-Syndrom (47,XXY) und Mongolismus (47,21+) in einer Geschwisterreihe (WRIGHT et al.).

Andere doppelte Aneuploidien

Doppelte Aneuploidien wurden auch in anderen Zusammenstellungen beobachtet, z. B. XXY + Trisomie 18, XXX + Trisomie 18, XXX + Trisomie 21. Näheres hierüber s. im nachfolgenden Kapitel über autosomale Chromosomenaberrationen.

In diesem Zusammenhang sei auch die interessante Beobachtung von LEJEUNE et al. über das gleichzeitige Vorkommen einer 2/22-Translokation bei einer Patientin mit XO-Turner-Syndrom erwähnt. Sieben weitere Sippenangehörige aus 3 Generationen wiesen ebenfalls die gleiche Translokation auf.

Literatur

Alexander, D. S., Ferguson-Smith, M. A.: Chromosome studies in some variants of male pseudohermaphroditism. Pediatrics **28**, 758 (1961).

Anders, G., Prader, A., Hauschteck, E., Schärer, K., Siebenmann, R. E., Heller, R.: Multiples Sex-Chromatin und komplexes chromosomales Mosaik bei einem Knaben mit Idiotie und multiplen Mißbildungen. Helv. paediat. Acta **15**, 515 (1960).

Assis, L. M. de, Epps, D. R., Bottura, C., Ferrari, I.: Chromosome constitution and nuclear sex of a true hermaphrodite. Lancet **1960 II**, 129.

Atkins, L., Engel, E.: Absence of the Y chromosome (XO sex-chromosome constitution) in a human intersex with an extra-abdominal testis. Lancet **1962 II**, 20.

Bahner, F., Schwarz, G., Hienz, H. A., Walter, K.: Turner-Syndrom mit voll ausgebildeten sekundären Geschlechtsmerkmalen und Fertilität. Acta endocr. (Kbh.) **35**, 397 (1960).

Baikie, A. G., Court Brown, W. M., Jacobs, P. A., Milnes, J. S.: Chromosome studies in human leukaemia. Lancet **1959 II**, 425

Barr, M. L.: Sex chromatin and phenotype in man. Science **130**, 679 (1959).

— Carr, D. H., Morishima, A., Grumbach, M. M.: An XY/XXXY sex chromosome. Mosaicism in a mentally defective male patient. J. ment. Defic. Res. **6**, 65 (1962a).

— — Pozsonyi, J., Wilson, R. A., Dunn, H. G., Jacobson, T. S., Miller, J. R.: The XXXXY sex chromosome abnormality. Canad. med. Ass. J. **87**, 891 (1962b).

— — Soltan, H. C., Wiens, R. G., Plunkett, E. R.: The XXYY variant of Klinefelter's syndrome. Canad. med. Ass. J. **90**, 575 (1964).

— Shaver, E. L., Carr, D. H., Plunkett, E. R.: An unusual sex chromatin pattern in three mentally deficient subjects. J. ment. Defic. Res. **3**, 78 (1959).

Bateman, A. J.: Maternal and paternal non-disjunction as the source of sex-chromosome unbalance. Lancet **1962 II**, 1383.

Bender, M. A., Gooch, P. C.: An unusually long human Y-chromosome. Lancet **1961 II**, 463.

Bergemann, E.: Geschlechtsbestimmungen am Neugeborenen. Schweiz. med. Wschr. **91**, 292 (1961).

— Wann soll eine Geschlechtsdiagnose mittels Geschlechtschromatinbestimmung oder durch Chromosomenkultur vorgenommen werden? Schweiz. med. Wschr. **92**, 1253 (1962a).

— Manifestation familiale du karyotype triplo-X communication préliminaire. J. Génét. hum. **10**, 370 (1962b).

Bergman, S., Reitalu, J., Nowakowski, H., Lenz, W.: The chromosomes in two patients with Klinefelter syndrome. Ann. hum. Genet. **24**, 81 (1960).

Berghe, H. van den, Verresen, H., Cassiman, J. J.: Het zogenaande Syndroom von Turner. Stand. Wetensch. Uitgev. Antwerpen 1966.

— — — A male with 4 Y-Chromosomes. J. clin. Endocr. **28**, 1370 (1968).

Bishop, A., Bishop, O. N.: Analysis of tritium-labelled human chromosomes and sex chromatin. Nature (Lond.) **199**, 930 (1963).

— Blank, C. E., Hunter, H.: Heritable variation in the length of the Y chromosome. Lancet **1962 II**, 18 (a).

Bishop, Jagiello, Northfield, Martinez, Villaverde, Polani: Zit. bei Polani, P. E.: Sex chromosome anomalies in man. In: Chromosomes in medicine, ed. by J. C. Hamerton. London: W. Heinemann 1962(b).

Blank, C. E., Bishop, A., Caley, J. P.: Example of XY/XO mosaicism. Lancet **1960 II**, 1450.

— Gordon, R. R., Bishop, A.: Atypical Turner-syndrome. Lancet **1961 I**, 947.

Bloise, W., Assis, L. M. de, Bottura, C., Ferrari, I.: Gonadal dysgenesis (Turner's syndrome) with male phenotype and XO chromosomal constitution. Lancet **1960 II**, 1059.

Boehncke, H., Lenz, W.: Ullrich-Turner-Syndrom bei zwei Schwestern. Z. Kinderheilk. **85**, 197 (1961).

Bompiani, A., Carli, L. de, Moneta, E., Nuzzo, F., Silvestrini, F.: Un caso di mosaicismo XO/XY. Fol. hered. path. (Milano) **12**, 143 (1963).

Bray, P., Josephine, Sr. Ann: An XXXYY sex-chromosome anomaly. Report of a mentally deficient male. J. Amer. med. Ass. **184**, 179 (1963).

Brodie, J., Fitzgerald, M. G., Spiers, A. S. D.: A female child with five X chromosomes. J. Pediat. **70**, 105 (1967).

Brøgger, A., Strand, A.: Contribution to the study of the so-called pure gonadal dysgenesis. Acta endocr. (Kbh.) **48**, 490 (1965).

Carakushansky, G., Neu, R. L., Gardner, L. I.: Testicular agenesis in a boy with XY/XYY mosaicism. Ann. Génét. **12**, 111 (1969).

Carli, L. de, Nuzzo, F., Chiarelli, B., Poli, E.: Trisomie condition of a large chromosome in a woman with mongoloid traits. Lancet **1960 II**, 130.

Caron, P., Mieher, W. C., Mellinger, R. C., Green, E. W.: Turner's syndrome in males. Henry Ford Hosp. med. Bull. **12**, 121 (1964).

Carr, D. H., Barr, M. L., Plunkett, E. R.: An XXXX sex chromosome complex in two mentally defective females. Canad. med. Ass. J. **84**, 131 (1961a).

— — — A probable XXYY sex determining mechanism in a mentally defective male with Klinefelter's syndrome. Canad. med. Ass. J. **84**, 873 (1961b).

— — — Grumbach, M. M., Morishima, A.: An XXXY sex chromosome complex in Klinefelter subjects with duplicated sex chromatin. J. clin. Endocr. **21**, 491 (1961c).

— Morishima, A., Barr, M. L., Grumbach, M. M., Lüers, Th., Boschann, H. W.: An XO/XX/XXX mosaicism in relationship to gonadal dysgenesis in females. J. clin. Endocr. **22**, 671 (1962).

Chapelle, A. de la: Chromosomal mosaicism, X chromosome anomaly and sex chromatin discrepancy in a case of gonadal dysgenesis. Acta endocr. (Kbh.) **39**, 175 (1962a).

CHAPELLE, A. DE LA: Cytogenetical and clinical observations in female gonadal dysgenesis. Acta endocr. (Kbh.), Suppl. 65. Helsingfors 1962 (b).
— HORTLING, H.: XY/XO mosaicism. Lancet **1962 II**, 783.
— — EDGREN, J., KÄÄRIÄNEN, K.: Evidence for the existence of heritable large Y chromosome associated with developmental disorder. Hereditas (Lund) **50**, 351 (1963).
— — NIEMI, M., WENNSTRÖM, J.: XX sex chromosomes in a human male first case. Acta med. scand., Suppl. **25**, 412 (1964).
CHU, E. H. V., WARKANY, J., ROSENSTEIN, R. B.: Chromosome complement in a case of the "male Turner syndrome". Lancet **1961 I**, 786.
CONEN, P. E., BAILEY, J. D., ALLEMANG, W. H., THOMPSON, D. W., ERZIN, C.: A propable partial deletion of the Y-chromosome in an intersex patient. Lancet **1962 II**, 294.
COOPER, H. L., KUPPERMAN, H. S., RENDON, O. R., HIRSCHHORN, K.: Sex-chromosome mosaicism of typ XYY/XO. New Engl. J. Med. **266**, 699 (1962).
COURT BROWN, W. W.: Sex chromosome observations, II. Clinical Aspects of Genetics, ed. F. AVERY JONES. London: Pitman Med. Publish. Co. 1961.
— Human Population Cytogenetics. Amsterdam: North Holland 1967.
— HARNDEN, D. G., JACOBS, P. A., MACLEAN, N., MANTLE, D. J.: Abnormalities of the sex chromosome complement in man. Med. Research Council, Special Report, Ser. No 305. London: Her Majesty's Stationery Office 1964.
— JACOBS, P. A., DOLL, R.: Interpretation of chromosome counts made on bone marrow cells. Lancet **1960 I**, 160.
— LAW, P., SMITH, P. G.: Sex chromosome aneuploidy and parental age. Ann. hum. Genet. **33**, 1 (1969).
COWIE, J., KAHN, J.: XYY constitution in a prepubertal male. Brit. med. J. **1968 I**, 748.
CRAIG, A. P., SCHTEINGART, D. E., SHAW, M. W.: Gonadal dysgenesie with XO/XX mosaicism and a positive sex chromatin pattern. J. clin. Endocr. **23**, 752 (1963).
CROOKE, A. C., HAYWARD, M. D.: Mosaicism in Klinefelter's syndrome. Lancet **1960 I**, 1198.
DAY, R. W., LARSON, W., WRIGHT, ST. W.: Clinical and cytogenetic studies on a group of females with XXX sex chromosome complements. J. Pediat. **64**, 24 (1964).
DECOURT, J., MICHARD, J.-P., LOUCHART, J., DROSDOWSKY, M., Mmes CALMETTES, DELZANT, G.: L'orchidodystrophie polygonosomique (syndrome de Klinefelter dit "vrai"). Sem. Hôp. Paris **38**, 1249 (1962).
DEWHURST, C. J.: XY/XO mosaicism. Lancet **1962 II**, 783.
DI CAGNO, L., FRANCESCHINI, P.: Feeblemindedness and XXXX karyotype. J. ment. Defic. Res. **12**, 226 (1968).
EDWARDS, J. H., DENT, T., KAHN, J.: Monozygotic twins of different sex. J. med. Genet. **3**, 77 (1966).
ELLIS, J. R., MILLER, O. J., PENROSE, L. S., SCOTT, G. E. B.: A male with XXYY chromosomes. Ann. hum. Genet. **25**, 145 (1961).
ENGEL, E., FORBES, A. P.: An abnormal medium-sized metacentric chromosome in a woman with primary gonadal failure. Lancet **1961 II**, 1004.
FELSCH, G.: Ullrich-Turner-Syndrom beim Mann. Dtsch. med. Wschr. **87**, 2485 (1962).
FERGUSON-SMITH, M. A.: Chromatin-positive Klinefelter's syndrome (primary micro-orchidism) in a mental-deficiency hospital. Lancet **1958 I**, 928.
— Karyotype-phenotype correlations in gonadal dysgenesis and their bearing on the pathogenesis of malformations. J. med. Genet. **2**, 142 (1965).
— X-Y chromosomal interchange in the aetiology of true hermaphroditism and of XX-Klinefelter syndrome. Lancet **1966 II**, 475.
— JOHNSTON, A. W., HANDMAKER, S. D.: Primary amentia and mikro-orchidism associated with an XXXY sex-chromosome constitution. Lancet **1960 II**, 184 (a).
— — WEINBERG, A. N.: The chromosome complement in true hermaphroditism. Lancet **1960 II**, 126 (b).
— MACK, W. S., ELLIS, P. M., DICKSON, M., SANGER, R., RACE, R. R.: Parental age and the source of the X chromosomes in XXY Klinefelter's syndrome. Lancet **1964 I**, 46.
FERRIER, P. E., FERRIER, S. A.: Turner's phenotype in the male. Pediatrics **40**, 575 (1967).
— — KLEIN, D., FERNEX, C.: XX/XO mosaicism. Lancet **1963 I**, 54.
— GARTLER, ST. M., WAXMAN, S. H., SHEPARD, TH. H.: Abnormal sexual development associated with sex chromosome mosaicism. Pediatrics **29**, 703 (1962).
— SHEPARD, T. H., GARTLER, S., BURT, B.: Chromatinpositive gonadal dysgenesis and mosaicism. Lancet **1961 I**, 1170.
FORD, C. E.: Human chromosome mosaics. In: Human chromosomal abnormalities. Proceedings of a Conference at King's College Hospital Medical School, ed. by W. M. DAVIDSON a. R. S. SMITH. London: Staples Press 1961 (a).
— Die Zytogenese der Intersexualität des Menschen. In: Die Intersexualität, Hrsg. C. OVERZIER. Stuttgart: G. Thieme 1961 (b).
— JONES, K. W., MILLER, O. J., MITTWOCH, U., PENROSE, C. S., RIDLER, M., SHAPIRO, A.: The chromosomes in a patient showing both mongolism and the Klinefelter syndrome. Lancet **1959 I**, 709 (a).
— — POLANI, P. E., ALMEIDA, J. C. DE, BRIGGS, J. H.: A sex-chromosome anomaly in a case of gonadal dysgenesis (Turner's syndrome). Lancet **1959 I**, 711 (b).
— POLANI, P. E., BRIGGS, J. H., BISHOP, P. M. F.: A presumptive human XXY-XX mosaic. Nature (Lond.) **183**, 1030 (1959 c).
FORTEZA BOVER, G., BARTUAL PASTOR, J., BAGUENA CANDELA, R., AMAT AGUIRRE, E., FERNANDEZ-MOSCOSO SOLANO, A., JUAN BORDON, A.: Sindrome del primer arco branquial (disostosis mandibulo facial y sindrome ocula-auricular incompletos) en una mina triplo-X. Med. esp. **55**, 167 (1966).
FRACCARO, M., GEMZELL, C. A., LINDSTEN, J.: Plasma level of growth hormon and chromosome complement in four patients with gonadal dysgenesis (Turner's syndrome). Acta endocr. (Kbh.) **39**, 496 (1960 a).

Fraccaro, S., Glen Bott, M., Davies, P., Schutt, W.: Mental deficiency and undescendes testis in two males with XYY sex chromosomes. Folia hered. path. (Pavia) **11**, 211 (1962a).

— — Salzano, F. M., Ross Russell, R. W., Cranston, W. J.: Triple chromosomal mosaic in a woman with clinical evidence of masculinisation. Lancet **1962 I**, 1379 (b).

— Ikkos, D., Lindsten, J., Luft, R., Kaijser, K.: A new type of chromosomal abnormality in gonadal dysgenesis. Lancet **1960 II**, 1144 (b).

— — — — Tillinger, K. G.: Testicular germinal dysgenesis (male Turner's syndrome). Report of a case with chromosomal studies and review of the literature. Acta endocr. (Kbh.) **36**, 98 (1961).

— Kaijser, K., Lindsten, J.: Somatic chromosome complement in continously cultured cells of two individuals with gonadal dysgenesis. Ann. hum. Genet. **24**, 45 (1960c).

— — — Further cytogenetic observations in gonadal dysgenesis. Ann. hum. Genet. **24**, 205 (1960d).

— — — A child with 49 chromosomes. Lancet **1960 II**, 899 (e).

— Klinger, H. P., Schutt, W.: A male with XXXXY sex chromosomes. Cytogenetics **1**, 52 (1962c).

— Lindsten, J.: A child with 49 chromosomes. Lancet **1960 II**, 1303.

— Taylor, A. J., Bodian, M., Newns, G. H.: A human intersex ("true hermaphrodite") with XX/XXY/XXYYY sex chromosomes. Cytogenetics **1**, 104 (1962d).

Franks, R. C., Bunting, K. W., Engel, E.: Male pseudohermaphroditism with XYY sex chromosomes. J. clin. Endocr. **27**, 1623 (1967).

Fraser, J. H., Boyd, E., Lennox, B., Dennison, W. M.: A case of Klinefelter's syndrome. Lancet **1961 II**, 1964.

— Campbell, J., MacGillivray, R. C., Boyd, E., Lennox, B.: The XXX syndrome frequency among mental defectives and fertility. Lancet **1960 II**, 626.

Frøland, A.: Klinefelter's syndrome. Dan. med. Bull. **16**, Suppl. 1969.

— Johnsen, S. G., Andresen, P., Dein, E., Sanger, R., Race, R. R.: Non-disjunction and XXY men. Lancet **1963 II**, 1121.

— Sanger, R., Race, R. R.: Xg blood groups of 78 patients with Klinefelter's syndrome and of some of their parents. J. med. Genet. **5**, 161 (1968).

Gartler, St. M., Waxman, S. H., Gilbert, E.: An XX/XY human hermaphrodite resulting from double fertilization. Proc. nat. Acad. Sci. (Wash.) **48**, 332 (1962).

Gennes, J. L. de, Grouchy, J. de, Lamy, M., Roubin, M.: Dysgénésie gonadique et malformations de type turnérien chez un individu phénotypiquement et chromosomiquement masculin. Ann. pédiat. (Sem. Hôp. Paris) **39**, 794/182 (1963).

German, J. L., Bearn, A. G., McGovern, J. H.: Chromosomal studies of three hermaphrodites. Amer. J. Med. **33**, 83 (1962).

Giblett, E. R., Gartler, S. M., Waxman, S. H.: Blood group studies on the family of an XX/XY hermaphrodite with generalized tissue mosaicism. Amer. J. hum. Genet. **15**, 62 (1963).

Gilgenkrantz, S., Gilgenkrantz, J. M., Faucher, J. P., Pierson, M.: Un cas de syndrome triplo X avec malformations multiples. Ann. Génét. **9**, 123 (1966).

Gordon, R. R., O'Gorman, F. J. P., Dewhurst, C. J., Blank, C. E.: Chromosome count in a hermaphrodite with some features of Klinefelter's syndrome. Lancet **1960 II**, 736.

Gracey, M., Fitzgerald, M. G.: The XXYYY sex chromosome complement in a mentally retarded boy. Aust. paediat. J. **3**, 119 (1967).

Gropp, A., Brodehl, J., Schumacher, H., Hornstein, D.: Testikuläre Feminisierung bei einem 5 Monate alten Kind, kombiniert mit familiärem, abnorm großen Y-Chromosom. Klin. Wschr. **41**, 690 (1963).

— Odunjo, F., Hornstein, O.: Chromosomenuntersuchungen an Blutzellen bei männlichem Hypogonadismus. Klin. Wschr. **40**, 255 (1962).

Grouchy, J. de, Blondet, P., Royer, P., Vermeil, G., Lamy, M.: Syndrome de Turner et caryotype à 47 chromosomes. Ann. Génét. **6**, G 25 (1963a).

— Brissaud, H. E., Richardet, J. M., Repesse, G., Sanger, R., Race, R. R., Salmon, Ch., Salmon, D.: Syndrome 48,XXXX chez une enfant de six ans. Transmission anormale du groupe Xg. Ann. Génét. **11**, 120 (1968).

— Canvet, J., Canlorbe, P., Mantel, O., Borniche, P., Poitout, M.: Deux observations d'hommes 46,XX. Ann. Génét. **10**, 193 (1967).

— Josso, N., Lamy, M., Frézal, J., Nezelof, C., Feintuch, G., Roubin, M.: Syndrome de Klinefelter chez un nourrisson hypospade. Caryotype à 46 chromosomes. Sem. Hôp. Paris (Ann. Pédiat.) **39**, 785 (1963b).

— Klotz, H. P., Massin, J. P., Chimenes, H., Nathankahn, J.: Un nouveau cas de mosaique XX/XO dans un syndrome de Turner. Sem. Hôp. (Paris) **38**, 3205 (1962).

— Lamy, M., Aicardi, J., Pellerin, D.: Mosaique XY/XO chez un pseudo-hermaphrodite masculin. Ann. Pédiat. (Sem. Hôp. Paris) **39**, 789/177 (1963c).

— — Frézal, J., Ribier, J.: XX/XO mosaics in Turner's syndrome. Two further cases. Lancet **1961 I**, 1369. (a).

— — Yaneva, H., Salomon, Y., Netter, A.: Further abnormalities of the X-chromosome in primary amenorrhoea or in severe oligomenorrhoea. Lancet **1961 II**, 777 (b).

— Mallet, R., Josso, N., Bitan, A., Nezelof, Chr.: Pure gonadal dysgenesis. Amer. J. Dis. Child. **110**, 203 (1965).

Grumbach, M. M., Marks, P. A., Morishima, A.: Erythrocyte glucose-6-phosphate dehydrogenase activity and X-chromosome polysomy. Lancet **1962 I**, 1330.

— Morishima, A.: Sex chromatin and the sex chromosomes. Acta cytol. (Philad.) **6**, 46 (1962).

— — Chu, E. H. Y.: On the sex-chromatin and the sex chromosomes in sexual anomalies in man. Relation to origin of sex chromatin. Acta endocr. (Kbh.), Suppl. **51**, 633 (1960).

Gustavson, K.-H., Gaberg, B., Knutson, H., Sjölin, S.: The pterygium colli-syndrome in the male. Acta paediat. (Stockh.) **53**, 454 (1964).

HAMERTON, J. L.: Cytogenetics of mongolism. In: Chromosomes in medicine, ed. by J. L. HAMERTON, publ. by National Spastic Society. Medical Education and Information Unit. In Association with W. Heinemann Medical Books Ltd. London 1962.
— JAGIELLO, G. M., KIRMAN, B. H.: Sex chromosome abnormalities in a population of mentally defective children. Brit. med. J. **1962 I**, 220.
HARMS, S.: Anomalien der Geschlechtschromosomenzahl (XXX- und XO-Zustand) bei Hamburger Hilfsschülerinnen. Pädiat. Pädol. **3**, 34 (1967).
HARNDEN, D. G.: A human skin culture technique used for cytological examinations. Brit. J. exp. Path. **41**, 31 (1960).
— Nuclear sex in triploid XXY human cells. Lancet **1961 II**, 488.
— The diagnosis of chromosome mosaicism in man. Second International Conference on congenital malformations. New York: The Internat. Med. Congress Ltd. 1964.
— ARMSTRONG, C. N.: The chromosomes of a true hermaphrodite. Brit. med. J. **1959 II**, 1287.
— JACOBS, P. A.: Cytogenetics of abnormal sexual development in man. Brit. med. Bull. **17**, 206 (1961).
— MILLER, O. J., PENROSE, L. S.: The Klinefelter-mongolism type of double aneuploidy. Ann. hum. Genet. **24**, 165 (1960).
— STEWART, J. S. S.: The chromosomes in a case of pure gonadal dysgenesis. Brit. med. J. **1959 II**, 1285.
HAUSCHKA, TH. S., HASSON, J. E., GOLDSTEIN, M. N., KOEPF, G. F., SANDBERG, A. A.: An XYY man with progeny indicating familial tendency to non-disjunction. Amer. J. hum. Genet. **14**, 22 (1962).
HAUSER, G. A.: Gonadendysgenesie. In: Die „Intersexualität", hrsg. v. C. OVERZIER. Stuttgart: G. Thieme 1961.
HAYWARD, M. D.: Sex chromosome mosaicism in man. Heredity **15**, 235 (1960).
— CAMERON, A. H.: Triple mosaicism in man. Heredity **15**, 235 (1960).
— — Triple mosaicism of the sex chromosomes in Turner's syndrome and Hirschsprung's disease. Lancet **1961 II**, 623.
HIENZ, H.: Chromosomenbefunde bei einem Fall von fertilem Turner-Syndrom. Verh. dtsch. Ges. Path. **46**, 328 (1962).
— MICHAEL, G. M., SCHULZ, F. W., WALTER, K.: Zur Trisomie des X-Chromosoms (sog. Tripel-X-Syndrom oder Super Female-Syndrom). Klin. Wschr. **41**, 996 (1963).
HIRSCHHORN, K., DECKER, W. H., COOPER, H. L.: Human intersex with chromosome mosaicism of type XY/XO: Report of a case. New Engl. J. Med. **263**, 1044 (1960).
HOFFENBERG, R., JACKSON, W. P. U.: (a) Gonadal dysgenesis in normal-looking females. A genetic theory to explain variability of the syndrome. Brit. med. J. **1957 I**, 1281.
— — (b) Gonadal dysgenesis: modern concepts. Brit. med. J. **1957 I**, 1457.
HUNGERFORD, D. A., DONNELLY, A. J., NOWELL, P. C., BECK, S.: The chromosome constitution of a human phenotypic intersex. Amer. J. hum. Genet. **11**, 215 (1959).
HUSTINX, T. W. J., OLPHEN, A. H. F. VAN: An XYY chromosome pattern in a boy with Marfan's syndrome. Genetica **34**, 262 (1963).
JACOBS, P. A.: Structural abnormalities of the sex chromosomes. Brit. med. Bull. **25**, 94 (1969).
— BAIKIE, A. G., COURT BROWN, W. M., MACGREGOR, T. N., MACLEAN, N., HARNDEN, D. G.: Evidence for the existence of the human "super female". Lancet **1959 II**, 423.
— BRUNTON, M., MELVILLE, M. M., BRITTAIN, R. P., MCCLEMONT, W. F.: Aggressive behaviour, mental subnormality and the XYY male. Nature (Lond.) **209**, 1351 (1965).
— GOLDSTEIN, J., CLOSE, H. G., MACGREGOR, T. N., MACLEAN, N., STRONG, J. A.: Abnormalities involving the X-chromosome in women. Lancet **1960 I**, 1213.
— HARNDEN, D. G., BUCKTON, K. A., COURT BROWN, W. M., KING, M., MCBRIDE, J. A., MACGREGOR, T. N., MACLEAN, N.: Cytogenetic studies in primary amenorrhoea. Lancet **1961 I**, 1183.
— KEAY, A. J.: Somatic chromosomes in a child with Bonnevie-Ullrich syndrome. Lancet **1959 II**, 732.
— STRONG, J. A.: A case of human intersexuality having a possible XXY-determining mechanism. Nature (Lond.) **183**, 302 (1959).
JAGIELLO, NORTHFIELD, MARTINEZ, VILLAVERDE, POLANI: Zit. bei POLANI, P. E.: Sex chromosome anomalies in man. In: Chromosomes in medicine, ed. by J. L. HAMERTON. London: W. Heinemann 1962.
JOHNSTON, A. W., FERGUSON-SMITH, M. A., HANDMAKER, S. D., JONES, H. W., JONES, G. S.: The triple-X-syndrome. Clinical-pathological and chromosomal studies in three mentally retarded cases. Brit. med. J. **1961 II**, 1046.
JUDGE, D. L. C., THOMPSON, J. S., WILSON, D. R., THOMPSON, M. W.: XY/XO mosaicism. Lancet **1962 II**, 407.
KAJII, T., NEU, R. L., GARDNER, L. I.: XY/XYY mosaicism in a prebubertal boy with tall stature, prognathism, and malformation of the hand. Pediatrics **41**, 984 (1968).
KARL, H. J., BACK, F., MACIAS-ALVAREZ, I., RAITH, L.: Heterosomenfragmente bei der Gonadendysgenesie. Ein Beitrag zur Beziehung Karyotyp-Phänotyp. Klin. Wschr. **45**, 1225 (1967).
KESAREE, N., WOOLLEY, P. U., SAMSON, M.: Phenotypic female with 49 chromosomes, presumably XXXXX. J. Pediat. **63**, 1099 (1963).
KLOTZ, H. P., MASSIN, J. P., CHIMENES, H., SORS, CH., GROUCHY, J. DE: Caryotype pathologique dans une dysgénésie „non klinefeltérienne" du tubule séminifère mosaique XXY/XY. Sem. Hôp. Paris **38**, 3202 (1962).
KNORR, D., LERSCH, B., ZANG, K. D.: Atypisches Klinefelter-Syndrom mit dem Chromosomensatz 44 + XXYY im Kindesalter. Z. Kinderheilk. **95**, 74 (1966).
KOHN, G., WINTER, J. S. D., MELLMAN, W. J.: Trisomy X in three children. J. Pediat. **72**, 248 (1968).

Kosenow, W., Pfeiffer, R. A.: Technik und klinische Bedeutung der Chromosomenanalyse des Menschen. Mschr. Kinderheilk. **110**, 1 (1962a).

— — Chromosomen-Aberrationen und ihre Bedeutung für die Klinik. Dtsch. med. Wschr. **87**, 1413 (1962b).

— — „YY-Syndrom". Mschr. Kinderheilk. **115**, 24 (1967).

Lamy, M., Grouchy, J. de, Frézal, J., Josso, N., Feintuch, M. G.: Syndrome de Klinefelter et hypospadias. Présence de deux chromosomes X. Rupture du chromosome Y et translocation de ses fragments. C. R. Acad. Sci. (Paris) **255**, 581 (1962).

Lanman, J. T., Sklarin, B. S., Cooper, H. L., Hirschhorn, K.: Klinefelter's syndrome in a ten-month-old mongolism idiot: report of a case with chromosome analysis. New Engl. J. Med. **263**, 887 (1960).

Leao, J. C., Voorhess, M. L., Schlegel, R. J., Gardner, L. I.: XX/XO mosaicism in nine preadolescent girls, short stature as presenting complaint. Pediatrics **38**, 972 (1966).

Lehmann, O., Forssman, H.: Klinefelter's syndrome and mongolism in the same person. Acta paediat. (Uppsala) **49**, 536 (1960).

Lejeune, J., Abonyi, D.: Syndrome 48,XXXX chez une fille de quatorze ans. Ann. Génét. **11**, 117 (1968).

— Lafourcade, J., Salmon, Ch., Turpin, R.: 2-22 association à un syndrome de Turner Haplo-X. Ann. Génét. **6**, 3 (1963).

— Turpin, R.: Détection chromosomique d'une mosaique artificielle humaine. C. R. Acad. Sci. (Paris) **252**, 3148 (1961).

Lemli, L., Smith, D. W.: The XO-syndrome: A study of the differentiated phenotype in 25 patients. J. Pediat. **63**, 577 (1963).

Lennox, B.: Indirect assessment of number of X chromosomes in man, using nuclear sexing and colour vision. Brit. med. Bull. **17**, 196 (1961).

Lenz, W.: Krankheiten des Urogenitalsystems. In: Humangenetik, ein kurzes Handbuch in fünf Bänden, Hrsg. P. E. Becker, Bd. III/1. Stuttgart: Georg Thieme 1964.

Leon, N., Ferrari, I., Bottura, C.: Chromosomal constitution in a case of Klinefelter's syndrome. Lancet **1960 II**, 319.

Lewis, F. J. W., Frøland, A., Sanger, R., Race, R. R.: Source of the X chromosome in two XXXXY males. Lancet **1964 II**, 589.

Lewis, M., Chown, B.: A note on the blood groups. Canad. med. Ass. J. **87**, 900 (1962).

Lindsten, J.: The nature and origin of X chromosome aberrations in Turner's syndrome. A cytological and clinical study of 57 patients. Stockholm, Göteborg u. Uppsala: Almquist & Wiksell 1963.

— Bowen, P., Lee, C. S. N., McKusick, V. A., Polani, P. E., Wingate, M., Edwards, J. H., Hamper, J., Tippett, P., Sanger, R., Race, R. R.: Source of the X and XO females. The evidence of Xg. Lancet **1963 I**, 558 (a).

— Fraccaro, M., Ikkos, D., Kaijser, K., Klinger, H. P., Luft, R.: Presumptive iso-chromosome for the long arm of X in man. Analysis of five families. Ann. hum. Genet. **26**, 383 (1963b).

Lindsten, J., Tillinger, K.-G.: Self-perpetuating ring chromosome in a patient with gonadal dysgenesis. Lancet **1962 I**, 593.

London, D., Kemp, N. H., Ellis, J. R., Mittwoch, U.: Turner's syndrome with secondary amenorrhoea and sex chromosomes mosaicism. Acta endocr. (Kbh.) **46**, 341 (1964).

Lubs, H. A.: Testicular size in Klinefelter's syndrome in men over fifty. Report of a case with XXY/XY mosaicism. New Engl. J. Med. **267**, 326 (1962).

Lüers, Th.: Zur Problematik der Chromosomen-Pathologie beim Menschen. Z. menschl. Vererb.- u. Konstit.-Lehre **36**, 130 (1961).

— Newinny-Stickel, J., Struck, E., Polzin, W.: Ringchromosomen bei Gonadendysgenesien. Geburtsh. u. Frauenheilk. **24**, 173 (1964).

Lyon, M. F.: Genetic factors on the X-chromosome. Lancet **1961 II**, 434.

— Sex chromatin and gene action in the mammalian X-chromosome. Amer. J. hum. Genet. **14**, 135 (1962).

MacLean, N.: The drumsticks of polymorphonuclear leucocytes in sex-chromosome abnormalities. Lancet **1962 I**, 1154.

— Court Brown, W. M., Jacobs, P. A., Mantle, D. J., Strong, J. A.: A survey of sex chromatin abnormalities in mental hospitals. J. med. Genet. **5**, 165 (1968).

— Harnden, D. G., Court Brown, W. M.: Abnormalities of sex chromosome constitution in newborn babies. Lancet **1961 II**, 406.

— — — Bond, J., Mantle, D. J.: Abnormalities of sex chromosome constitution in newborn babies. Lancet **1964 I**, 286.

— Mitchell, J. M., Harnden, D. G., Williams, J., Jacobs, P. A., Buckton, K. A., Baikie, A. G., Court Brown, W. M., McBride, J. A., Strong, J. A., Close, H. G., Jones, D. C.: A survey of sex-chromosome abnormalities among 4514 mental defectives. Lancet **1962 I**, 293.

Makino, S., Tonomura, A., Takai, S., Matsunaga, E.: Chromosome studies in four human phenotypic intersexes. Proc. nat. Acad. (Japan) **36**, 156 (1960).

Marinello, M. J., Berkson, R. A., Dwards, J. A. E., Bannermann, R. M.: A study of the XYY syndrome in tall men and juvenile delinquents. J. Amer. med. Ass. **208**, 321 (1969).

McKusick, V. A.: On the X-chromosome of man. Quart. Rev. Biol. **37**, 69 (1962).

Mikkelsen, M., Frøland, A., Ellebjerg, J.: XO/XX mosaicism in a pair of presumably monozygotic twins with different phenotypes. Cytogenetics **2**, 86 (1963).

Miles, Ch. P., Luzzatti, L., Storey, St. D., Peterson, C. D.: A male pseudohermaphrodite with a probable XO/XxY mosaicism. Lancet **1962 II**, 455.

Miller, O. J.: Sex determination: sex chromosomes and sex chromatin pattern. Fertil. Steril. **13**, 93 (1962).

— Breg, W. R., Schmickel, R. D., Tretter, W.: A family with an XXXXY male, a leukaemie male, and two 21-trisomie mongoloid females. Lancet **1961 II**. 78.

MITTWOCH, U.: Review Article: Sex Chromatin. J. med. Genet. **1**, 50 (1964a).
— Frequency of drumsticks in normal women and in patients with chromosomal abnormalities. Nature (Lond.) **201**, 317 (1964b).
— ATKIN, N. B., ELLIS, J. R.: Barr bodies in triploid cells. Cytogenetics **2**, 323 (1963).
MOORE, K. L.: Sex reversal in newborn babies. Lancet **1959 I**, 217.
— (ed.): The Sex Chromatin. Philadelphia and London: Saunders 1966.
MOSIER, H. D., SCOTT, L. W., COTTER, L. H.: The frequency of the positive sex-chromatin pattern in males with mental deficiency. Pediatrics **25**, 291 (1960).
MOZZICONACCI, P., NEZOLOF, C., ATTAL, C., GIRARD, F., GAUTIER, M.: Syndrome de Klinefelter du nourrisson. Sem. Hôp. Paris (Ann. pédiat.) **38**, 1859 (1962).
MULDAL, S., GILBERT, C. W., LAJTHA, L. G., LINDSTEN, J., ROWLEY, J., FRACCARO, M.: Tritiated thymidine in corporation in an isochromosome for the long arm of the X-chromosome in man. Lancet **1963 I**, 861.
— OCKEY, C. H.: The "double male": a new chromosome constitution in Klinefelter's syndrome. Lancet **1960 II**, 492.
— — Deletion of Y chromosome in a family with muscular dystrophy and hypospadias. Brit. med. J. **1962 I**, 291.
— — THOMPSON, M., WHITE, L. C. R.: "Double male" — a new chromosome constitution in the Klinefelter syndrome. Acta endocr. (Kbh.) **39**, 183 (1962).
NACHTSHEIM, H.: Chromosomenaberrationen beim Menschen und ihre Bedeutung für die Entstehung von Mißbildungen. Naturwissenschaften **49**, 265 (1962).
NANCE, W. E., UCHIDA, J.: Turner's syndrome twinning, and an unusual variant of Glucose-6-Phosphate-Dehydrogenase. Amer. J. hum. Genet. **16**, 380 (1964).
NETTER, A., NETTER-LAMBERT, A., LUMBROSO, P., DELZANT, G., TREVOUX, R., GROUCHY, J. DE, LAMY, M.: Dysgenésie gonadique avec chromatine XY. Bull. Soc. méd. Hôp. Paris **76**, 275 (1960).
NOWAKOWSKI, H., LENZ, W.: Genetic aspects in male hypogonadism. Recent Progr. Hormone Res. **17**, 53 (1961).
— — BERGMAN, S., REITALU, J.: Chromosomenbefunde beim echten Klinefelter-Syndrom. Acta endocr. (Kbh.) **34**, 483 (1960).
OVERZIER, C.: Hermaphroditismus verus. In: Die Intersexualität, hrsg. von C. OVERZIER. Stuttgart: G. Thieme 1961 (a).
— Pseudohermaphroditismus. In: Die Intersexualität, hrsg. von C. OVERZIER. Stuttgart: G. Thieme 1961 (b).
— Sogenanntes echtes Klinefelter-Syndrom. In: Die Intersexualität, hrsg. von C. OVERZIER. Stuttgart: G. Thieme 1961 (c).
— Die Nosologie des sogenannten männlichen Turner-Syndroms. Dtsch. Arch. klin. Med. **209**, 422 (1964).
PFEIFFER, R. A.: Beitrag zum Erscheinungsbild der XXXXY-Konstitution. Z. Kinderheilk. **87**, 356 (1962).
— Über den Phänotyp der Chromosomenanomalien. Z. menschl. Vererb.- u. Konstit.-Lehre **37**, 395 (1964a).
— Doppelte Aneuploidie (Trisomie 21 und XXY) bei einem Säugling. Arch. Kinderheilk. **171**, 69 (1964b).
— BÜCHNER, TH., SCHARFENBERG, W.: Morphologie und DNS-Synthese eines ringförmigen Geschlechts-Chromosoms bei einem Kind mit Turner-Syndrom. Klin. Wschr. **43**, 521 (1965).
POLANI, P. E.: Turner's syndrome and allied conditions. Clinical features and chromosome abnormalities. Brit. med. Bull. **17**, 200 (1961a).
— Paternal and maternal non-disjunction in the light of colour vision studies. In: Human chromosomal abnormalities. Proceedings of a Conference helds at King's College Hospital Medical School, ed. by W. M. DAVIDSON u. D. ROBERTSON SMITH. London: Staples Press 1961 (b).
— The sex chromosomes in Klinefelter's syndrome and in gonadal dysplasia: evidence for non-disjunction, cleavage loss or other sex-chromosome aberration in man and the function of the Y chromosome. In: Molecular genetics and human disease, ed. by L. I. GARDNER. Springfield, Ill.: C. C. Thomas 1961 (c).
— Sex chromosome anomalies in man. In: Chromosomes in medicine, ed. by J. L. HAMERTON. London: Wm. Heinemann 1962 (a).
— Some abnormalities of sex development due to errors of the sex chromosomes. Postgrad. med. J. **38**, 281 (1962b).
— Chromosome anomalies. Ann. Rev. Med. **15**, 107 (1964).
— BISHOP, P. M. F., LENNOX, B., FERGUSON-SMITH, M. A., STEWART, J. S. S., PRADER, A.: Colour vision studies and the X-chromosome constitution of patients with Klinefelter's syndrome. Nature (Lond.) **182**, 1092 (1958).
— HUNTER, W. F., LENNOX, B.: Chromosomal sex in Turner's syndrome with coarctation of the aorta. Lancet **1954 II**, 120.
— LESSOF, M. H., BISHOP, P. M. F.: Colour-blindness in "ovarian agenesis" (gonadal dysplasia). Lancet **1956 II**, 118.
PRADER, A., MÜRSET, G., HAUSCHTECK, E.: Das XXXXY-Syndrom. Arch. Kinderheilk. **170**, 20 (1964).
— SCHNEIDER, J., FRANCÉS, J. M., ZÜBLIN, W.: Frequency of the true (chromatin-positive) Klinefelter syndrome. Lancet **1958 I**, 968 (a).
— ZÜBLIN, W., FRANCÉS, J. M., RÜEDI, K.: Die Häufigkeit des echten, chromatin-positiven Klinefelter-Syndroms und seine Beziehungen zum Schwachsinn. Schweiz. med. Wschr. **88**, 917 (1958b).
RABOCH, J., BLEHA, O.: Über ein echtes Klinefeltersches Syndrom mit kompletter Spermiogenese. Endokrinologie (Lpz.) **39**, 203 (1960).
RACE, R. R., SANGER, R.: Blood groups in man, 5. ed. Oxford: Blackwell 1968.

Ricci, N., Dalla Piccola, B., Ventimiglia, B., Tiepolo, L., Fraccaro, M.: 48,XXXX/49,XXXXX mosaic: asynchronies among the late replicating X chromosomes. Cytogenetics **7**, 249 (1968).

Robinson, G. C., Miller, J. R., Dill, F. J., Kambusoff, T. D.: Klinefelter's syndrome with the XXYY sex chromosome complex. J. Pediat. **65**, 226 (1964).

Rosenberg, H. S., Clayton, G. W., Hsu, T. S.: Familial true hermaphrodism. J. clin. Endocr. **23**, 203 (1963).

Rosenkranz, W.: Klinefelter-Syndrom bei Kindern von Frauen mit Geschlechtschromosomen-Anomalien. Helv. paediat. Acta **20**, 359 (1965).

— Fertilität und Nachkommenschaft von Frauen mit X-Chromosomenaberrationen. Wien. med. Wschr. **116**, 334 (1966).

Sandberg, A. A., Crosswhite, L. H., Gordy, E.: Trisomy of a large chromosome. J. Amer. med. Ass. **174**, 221 (1960a).

— Koepf, G. F., Crosswhite, L. H., Hauschka, T.: The chromosome constitution of human marrow in various developmental and blood disorders. Amer. J. hum. Genet. **12**, 231 (1960b).

— — Ishihara, T., Hauschka, T. S.: An XYY human male. Lancet **1961 II**, 488.

Sasaki, M., Makino, S.: The chromosomal constitution of a human hermaphrodite. Texas Rep. biol. Med. **18**, 493 (1960).

Schade, H.: Chromosomenanomalien beim Menschen. Med. Welt **1963**, Nr. 48, 49 u. 51.

— Schoeller, L.: Vortrag auf der 8. Tgg. d. Dtsch. Ges. f. Anthropologie in Köln 1963.

— — Töberg, G.: Ein Patient mit XXXXY-Chromosomen. Med. Welt **1963**, 869.

Schlegel, R. J., Aspillaga, M. J., Neu, R., Gardner, L. I.: Studies on a boy with XXYY chromosome constitution. Pediatrics **36**, 113 (1965).

Schmid, W., Vischer, D.: A malformed boy with double aneuploidy and diploid-triploid mosaicism 48, XXYY/71, XXXYY. Cytogenetics **6**, 145 (1967).

Schuster, J., Motulsky, A. G.: Exceptional sex-chromatin pattern in male pseudohermaphroditism with XX/XY/XO mosaicism. Lancet **1962 II**, 1074.

Shah, P. N., Naik, S. N., Mahajan, D. K., Paymaster, J. C., Dave, M. J., Tiwari, R.: Male pseudohermaphroditism with female chromosomal complement. J. clin. Endocr. **21**, 727 (1961).

Siebner, H., Schöck, V.: Pseudohermaphroditismus masculinus mit Gonadendysgenesie bei Chromosomenmosaik (XO/XY/XXY/XX). Dtsch. med. Wschr. **89**, 1063 (1964).

Singh, R. P., Carr, D. H.: The anatomy and histology of XO human embryos and fetuses. Anat. Rec. **155**, 369 (1966).

Solomon, J. L., Hamm, Ch. W., Green, O. C.: Chromosome studies on testicular tissue cultures and blood leucocytes of a male previously reported to have no Y-chromosome. New Engl. J. Med. **271**, 586 (1964).

Steiker, D. D., Mellman, W. J., Bongiovanni, A. M., Eberlein, W. R., Leboeuf, G.: Turner's syndrome in the male. Pediatrics **58**, 321 (1961).

Stewart, J. S. S.: The chromosomes in man. Lancet **1959 I**, 833 (a).

— Gonadal dysgenesis: the genetic significance of unusual variants. Acta endocr. (Kbh.) **33**, 89 (1959b).

— Sanderson, A. R.: Fertility and oligophrenia in an apparent triplo-X female. Lancet **1960 II**, 21.

Therman, E., Patau, K., Smith, D., Demars, R. I.: The D-trisomy syndrome and XO gonadal dysgenesis in two sisters. Amer. J. hum. Genet. **13**, 193 (1961).

Tjio, J. H., Puck, T. T., Robinson, A.: The somatic chromosomal constitution of some human subjects with genetic defects. Proc. nat. Acad. Sci. (Wash.) **45**, 1008 (1959).

Tough, J. M., Court Brown, W. M., Baikie, A. G., Buckton, K. E., Harnden, D. G., Jacobs, P. A., King, M. J., McBride, J. A.: Cytogenetic studies in chronic myeloid leukaemia and other leukeamias associated with mongolism. Lancet **1961** I, 411.

Townes, Ph. L., Ziegler, N. A., Lenhard, L. W.: A patient with 48 chromosomes (XYYY). Lancet **1965 I**, 1041 (a).

— — Scheiner, A. P.: An XXYY variant of the Klinefelter syndrome in a prepubertal boy. J. Pediat. **67**, 410 (1965b).

Turner, H. H., Zanartu, J.: Ovarian dysgenesis in identical twins: discrepancy between nuclear chromatin pattern in somatic cells and in blood cells. J. clin. Endocr. **22**, 660 (1962).

Turpin, R., Lafourcade, J., Cruveiller, J., Lejeune, J., Bocqet, L., Hoppeler, A., Guibert, C.: Dysgénésie gonado-somatique XXXXY. Observation néo-natale. Bull. Mém. Soc. méd. Hôp. Paris **113**, 916 (1962a).

— Lejeune, J.: Aberrations chromosomiques et maladies humaines. Rev. franç. Étud. clin. biol. **5**, 341 (1961).

— — Breton, A.: Hermaphroditisme XX/XXY. C. R. Acad. Sci. (Paris) **255**, 3088 (1962b).

— — Lafourcade, J., Chigot, P.-L., Salmon, Ch.: Présomption de monozygotisme en dépit d'un dimorphisme sexuel: sujet masculin XY et sujet neutre Haplo X. C. R. Acad. Sci. (Paris) **252**, 2945 (1961).

Vague, J., Simonin, R., Stahl, A., Muller, M., Payan, H., Fenasse, R.: Syndrome de Klinefelter, débilité mentale discrète atrophie cérébrale, caryotype XXYY. Ann. Endocr. (Paris) **22**, 988 (1961).

Vaharu, T., Patton, R. G., Voorhess, M. L., Gardner, L. I.: Gonadal dysplasia and enlarged phallus in a girl with 45 chromosomes plus "fragment". Lancet **1961 I**, 1351.

Verresen, H., Berghe, H. v. d.: 21-trisomy and XYY. Lancet **1965 I**, 609.

Wang, Hsi-Chang, Melnyk, J., McDonald, L. T., Uchida, J. A., Carr, D. H., Goldberg, B.: Ring chromosomes in human beings. Nature (Lond.) **195**, 733 (1962).

WARKANY, J., CHU, E. H. Y., KAUDER, E.: Male pseudohermaphroditism and chromosomal mosaicism. Amer. J. Dis. Child. **104**, 172 (1962).

WAXMAN, S. H., GARTLER, ST. M., KELLEY, V. C.: Apparent masculinization of the female fetus diagnosed as true hermaphroditism by chromosomal studies. J. Pediat. **60**, 540 (1962a).

— KELLEY, V. C., GARTLER, S. M., BURT, B.: Chromosome complement in a true hermaphrodite. Lancet **1962 I**, 161 (b).

WENNSTRÖM, J., CHAPELLE, A. DE LA: Elongation as the possible mechanism of origin of large human Y chromosome. An autoradiographic study. Hereditas (Lund) **50**, 345 (1963).

WIEDEMANN, H.-R.: Die Bedeutung der Chromosomen-Analyse für die praktisch-klinische Diagnostik. Mschr. Kinderheilk. **112**, 187 (1964).

WIJCK, J. A. M. VAN, TIJDINK, G. A. J., STOLTE, L. A. M.: Anomalies in the Y chromosome. Lancet **1962 I**, 218.

WILKINS, L., GRUMBACH, M. M., WYK, J. J. VAN: Chromosomal sex in ovarian agenesis. J. clin. Endocr. **14**, 1270 (1954).

WILLEMSE, C. H., BRINK, J. M. VAN, LOS, P. L.: XY/XO mosaicism. Lancet **1962 I**, 488.

WRIGHT, S. W., DAY, R. W., MOSIER, H. D., KOONS, A., MUELLER, H.: Klinefelter's syndrome, Down's syndrome (mongolism) and twinning in the same sibship. J. Pediat. **62**, 217 (1963).

ZUELZER, W. W., BEATTLE, K. M., REISMAN, L. E.: Generalized unbalanced mosaicism attributable to dispermy and probable fertilization of a polar body. Amer. J. hum. Genet. **16**, 38 (1964).

Autosomale Aberrationen

Trisomie 21

(LEJEUNE, TURPIN, GAUTIER, 1959)

Cytogenetik des Down-Syndroms (Mongolismus)

Im August 1958 stellten LEJEUNE et al. in den Fibroblasten mehrerer Mongoloider 47 Chr. fest. Sie rechneten das überzählige Chr. zu den kleinen akrozentrischen Chr., die durch einen heterochromatischen Abschnitt (Vh) ausgezeichnet sind. Die am 16. 3. 1959 veröffentlichte und wenig später von JACOBS et al. sowie von BÖÖK et al. bestätigte Entdeckung (Abb. 260) stellt den Beginn einer Chromosomenpathologie des Menschen dar.

U. MITTWOCH hatte 1952 in den Spermatocyten eines Mongoloiden 24 Bivalente gezählt und demnach 48 normale Chr. angenommen.

Da alle Chr. der Gruppe G durch Satelliten markiert sein können, läßt sich zunächst keine Entscheidung treffen, welches Chromosomenpaar trisom vorhanden ist. Daß heute an der Bezeichnung einer Trisomie 21 festgehalten wird, entspricht nur noch der Konvention. Nach YUNIS et al. (1965) erscheint dasjenige Chr. dreifach, welches zum spätesten Zeitpunkt redupliziert. Es erhielt deshalb die Bezeichnung G_1 und ist wahrscheinlich der Nr. 22 gleichzusetzen.

Die einzelnen Formen der Trisomie 21

(LEJEUNE, 1963b; POLANI, 1963)

Reguläre oder einfache Trisomie 21

(47,21+)

wurde bis jetzt in mehr als 90% aller untersuchten Mongoloiden gefunden (Tabelle 199). Sie dürfte überwiegend durch meiotische Non-disjunction bei der Mutter zustande kommen. Da mongoloide Frauen fertil sind, können sie die Trisomie durch sekundäre Non-disjunction auf ihre Nachkommen übertragen.

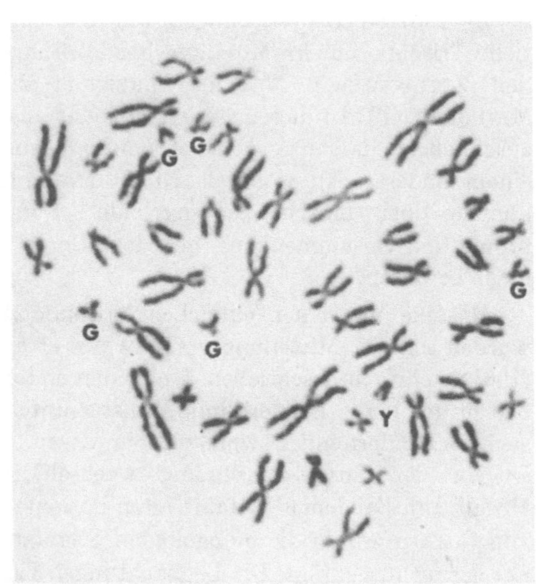

Abb. 260. Metaphase eines Lymphocyten mit Trisomie G (Nr. 21). Phänotyp: Down-Syndrom

Partielle Trisomie 21 und Mosaike

Eine partielle Trisomie 21, bei der nur ein Teil des Chr. dupliziert ist, wurde von DENT et al. mitgeteilt. Das knapp 2jährige Mädchen wies schwache, aber unverkennbare Zeichen des Down-Syndroms auf (Irisfleckelung, Epi-

Tabelle 199. *Häufigkeit der einzelnen Formen der Trisomie in Abhängigkeit vom Alter der Mutter (zusammengestellt aus 37 veröffentlichten Untersuchungsserien). Insgesamt haben mehr als 93% aller Mongoloiden eine reguläre Trisomie 21. Da nicht in allen Serien die Mosaike angegeben werden, muß offenbleiben, ob — wie hier — kein Unterschied zwischen den Altersklassen besteht. Die Häufigkeit von Translokationen unter Mongoloiden junger Mütter ist signifikant erhöht*

Alter der Mutter bei der Geburt des Kindes	Gesamtzahl	Reguläre Trisomie 21 (47,21+)	Mosaike	Translokationen (centrische Fusion) (D/G und G/G)			Andere Translokationen
				sporadische	familiäre	unbekannt	
> 30 Jahre	1010	978	18	9	4		1
				——→ 1,4% ←——			
< 30 Jahre	1191	1057	26	79	20	6	3 (einmal familiär)
				——→ 9,1% ←——			
Unbekannt	732	691	15	5	3	17	1
Zusammen	2933	2726 = 92,9%		93	27	23	5

canthus, Lingua plicata, hoher Gaumen, Brachymesophalangie V, niedriger Iliumindex). In einem ähnlichen Fall von GIORGI et al. waren die Handleistenmuster normal, der Entwicklungsquotient des 20 Monate alten Mädchens betrug 0,70.

In anderen Beobachtungen war die partielle Trisomie nur im Mosaikverband vorhanden (ZELLWEGER u. MIKAMO; ILBERY et al.; MIGEON et al.). In diesen Fällen ist nicht auszuschließen, daß das Extrachromosom von einem anderen Autosom als Nr. 21 stammt, können doch einzelne „mongoloide" Symptome den Zusammenhang mit dem Chr. 21 nicht beweisen.

Mosaike mit einer einfachen Trisomie 21 wurden seit der Mitteilung von CLARKE et al. (1961) mehrfach beschrieben. Unter den ersten 350 in der Univ.-Kinderklinik Münster untersuchten Kindern mit Down-Syndrom wiesen 10 ein in der Zusammensetzung wechselndes Mosaik auf. Bei dem $3^2/_{12}$ Jahre alten Patienten von CLARKE waren die mongoloiden Stigmata nur gering ausgeprägt. Die Beobachtungen von NICHOLS et al., LINDSTEN et al., ZELLWEGER (1965), GIRAUD et al., VERRESEN et al., REINWEIN et al. (1966) u.a. zeigen eine variable Ausprägung des Erscheinungsbildes, so daß die klinische Diagnose nicht selten bezweifelt werden kann. ZELLWEGER u. ABBO (1964) sehen in der Korrelation zwischen der quantitativen Zusammensetzung des Mosaiks bzw. dem Anteil der Zellen mit Trisomie 21 und dem Intelligenzgrad eine fruchtbare Arbeitshypothese. In vereinzelten Fällen war nur in Fibroblasten, nicht jedoch in Blutzellen die Zellinie mit Trisomie 21 nachweisbar (ZELLWEGER et al., 1966). Das Erscheinungsbild dieser Patienten war typisch mongoloid.

Mosaike ohne charakteristische phänotypische Ausprägung fanden sich bei Müttern mongoloider Kinder. In den Beobachtungen von BLANK et al., SMITH et al. (1962), WEINSTEIN u. WARKANY, VERRESEN et al., S. FERRIER (1967), PFEIFFER (1968), AARSKOG schwankte der Anteil der Zellen mit einer Trisomie 21 zwischen 5 und 33%. Derartige phänotypisch stumme Mosaike könnten ebenso wie mikroskopisch nicht erkennbare Strukturanomalien eines Chr. Nr. 21 wiederholtes Auftreten der einfachen Trisomie 21 unter den Nachkommen bedingen. Ihre Häufigkeit bei Gesunden ist bisher nicht bekannt. Sie dürfte jedoch sehr niedrig sein, da weder MIKKELSEN (1967) noch MICHELIS (Univ.-Kinderklinik Münster, unveröff. Untersuchungen 1969), die bei jeweils 100 Elternpaaren mongoloider Kinder Chromosomenanalysen durchgeführt haben, in einem einzigen Fall ein Mosaik nachweisen konnten. Auch in den von PFEIFFER (1968) untersuchten Elternpaaren von je 2 mongoloiden Kindern mit regulärer Trisomie 21 fand sich in Lymphocyten keine Mosaikkonstitution. Es erscheint deshalb *nicht zwingend notwendig, als Grundlage erbprognostischer Untersuchungen auch die Eltern eines mongoloiden Kindes zu untersuchen,* wenn eine reguläre Trisomie 21 nachgewiesen ist.

Mehrfach zusammengesetzte Mosaike mit Tri- und Tetrasomie 21 wurden von GUSTAVSON et al. (1961), PIAZZI u. RONDININI, FITZGERALD u. LYCETTE, TONOMURA u. KURITA, MAUER u. NOE u.a. beschrieben. *Pentasomie des Chromosoms 21* könnte bei dem einzigen Kind einer 27jährigen Frau, einem 3 Jahre alten Mädchen, mit folgender Symptomatik vorliegen (BÖÖK et al., 1961): Minderwuchs, Überstreckbarkeit der Gelenke, flache Nasenwurzel, schmale Lidspalten, Epicanthus, deformierte Ohrmuscheln, Hüftgelenksluxation, leicht verzögerte Knochenkernentwicklung, kurze, plumpe Finger, Pes planovalgus und Rückstand der geistigen Entwicklung. Die Handleistenmuster waren jedoch uncharakteristisch.

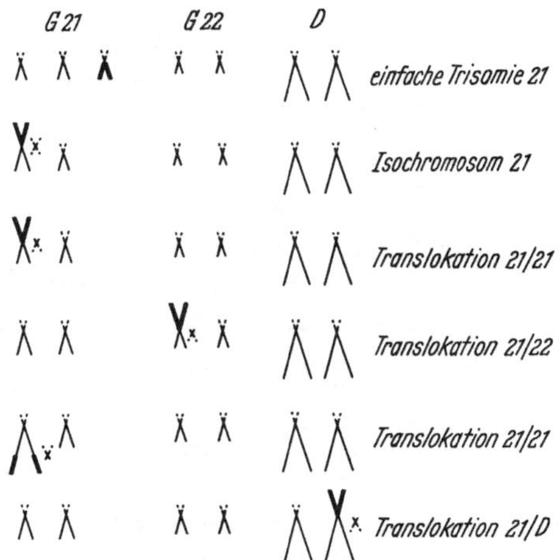

Abb. 261. Verschiedene Typen der Trisomie 21. (Nach PFEIFFER, 1964)

Translokationen zwischen einem Chromosom 21 und einem akrozentrischen Chromosom der Gruppe D (13—15) oder G (21—22) (Abb. 261)

Bei dem mongoloiden Kind einer 22jährigen Frau fanden POLANI et al. immer nur 46 Chr.: Das erwartete zusätzliche 5. Chr. der Gruppe G fehlte, ebenso aber auch ein Chr. der Gruppe D. Zugleich war in der Gruppe C ein überzähliges Chr. vorhanden. Die Autoren schlossen auf eine reziproke Translokation zwischen dem Chr. 21 und einem Chr. der Gruppe D, die in eben dem überzähligen Chr. von Größe und Form eines Chr. aus der Gruppe C resultieren mußte. Das genetische Material des Chr. 21 ist trotzdem dreifach vorhanden. Kurze Zeit nach dieser Veröffentlichung teilten CARTER et al. (1960) und PENROSE u. DELHANTY (1961b) die Vererbung dieses Translokationchromosoms über mehrere Generationen mit. PENROSE u. DELHANTY (1961b) konnten, wie auch FRACCARO et al., zeigen, daß eine Translokation des Chr. 21 mit einem Chr. der gleichen Gruppe möglich ist. Sie erbrachten den Beleg für den Mechanismus einer reziproken Translokation dadurch, daß sie ein kleines Chromosomenfragment in einem Teil der Zellen nachweisen konnten (auch BIESELE et al., 1962b; WALKER). Durch diese Translokation, die auch als „zentrische Fusion" bezeichnet wird, vermindert sich die Summe des genetischen Materials der beiden akrozentrischen Chr., wenn das 2. kleine Translokationsprodukt ausfällt. Diese Defizienz von Teilen beider Chr. scheint sich nicht zu manifestieren. Auch Positionseffekte benachbarter Gene sind nicht nachweisbar. Man kann deshalb sagen, daß der Karyotyp „genetisch balanciert" ist. Die zentrische Fusion kann in der Oo- bzw. Spermiogenese wie auch in der frühen Embryogenese entstanden sein, sofern es nicht gelingt, die Aberration bei einem der Eltern nachzuweisen. Durch die Reduktionsteilung erfolgt eine ungleichmäßige Verteilung des genetischen Materials der Chromosomenpaare D und G auf die Tochterzellen und durch die Befruchtung Trisomie oder Monosomie 21.

Translokation vom Typ 21/D (CARTER et al., 1960; PENROSE u. DELHANTY, 1961b; ATKINS et al.; BREG et al.; HAMERTON et al., 1961a; SHAW; BUCKTON et al.; SERGOVICH et al., 1962; 1964a; GERMAN et al.; BIESELE et al., 1962b; FORSSMAN u. LEHMANN; MCINTYRE et al.; BECAK et al., 1963a; KOULISCHER et al., 1963; HAYASHI; AULA u. HJELT; PFEIFFER, 1964, 1968; u.a.).

Bei dem Träger einer balancierten Translokation vom Typ 21/D läßt die meiotische Teilung vorwiegend 4 haploide Gameten entstehen, die sich durch das Vorhandensein oder Fehlen von einem Chr. der Gruppe G und dem Translokationschromosom 21/D unterscheiden (Abb. 262). Da angenommen werden darf, daß sich die Monosomie des Chr. 21 letal auswirkt, kann das Verhältnis der phänotypisch normalen zu mongoloiden Nachkommen eines Überträgers der Translokation 21/D mit 2:1 angegeben werden. Das theoretische Risiko, ein mongoloides Kind zu bekommen, beträgt demnach 33%. Weitere 33% der Nachkom-

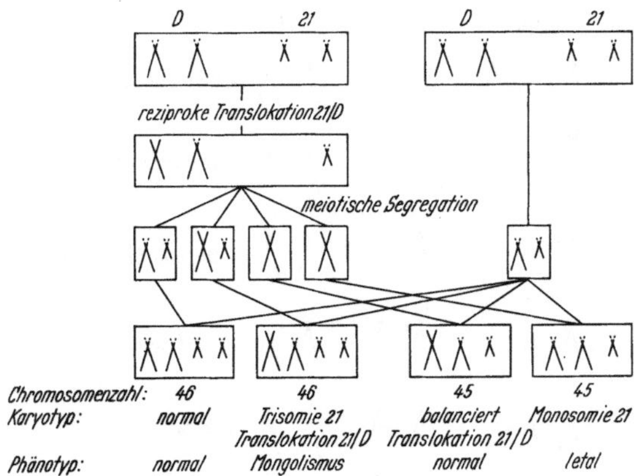

Abb. 262. Schema der Vererbung der Translokation (zentrische Fusion) 21/D

men ist jedoch ebenfalls Träger der genetisch balancierten Translokation und seinerseits mit dem gleichen hohen Risiko belastet, mongoloide Kinder zu haben. Die empirischen Befunde weichen von dieser theoretischen Verteilung ab, denn sie trifft nur zu, wenn die Mutter die Trägerin der Translokation ist. Eine Zusammenstellung der Familien, in denen eine Translokation vom Typ 21/D nachgewiesen wurde, deckt sich mit den bereits 1961 von Hamerton et al. formulierten ersten Ergebnissen: Unter den 93 untersuchten Nachkommen von Frauen mit einer genetisch balancierten Translokation hatten 33 einen normalen, 28 einen genetisch balancierten Karyotyp. Sie waren damit phänotypisch gesund. Bei 32 Kindern bestand neben der Translokation 21/D eine Trisomie 21 und demnach Mongolismus.

Unter den 39 untersuchten Nachkommen von Männern mit genetisch balanciertem Karyotyp hatten 15 einen normalen und 22 einen genetisch balancierten Karyotyp, während nur in 2 Fällen (Sergovich et al., 1962; Pfeiffer, 1968) eine Trisomie 21 vorlag.

Eine neuere Untersuchung von Dutrillaux u. Lejeune, die sich auf 69 Familien stützt, kommt zu dem Ergebnis, daß das Risiko für ein mongoloides Kind mit $^1/_5$—$^1/_6$ angesetzt werden muß, sofern die Mutter, jedoch nur $^1/_{20}$—$^1/_{100}$ beträgt, sofern der Vater Träger der balancierten Translokation ist. Unter den phänotypisch gesunden Nachkommen ist die Häufigkeit der normalen und Translokationskaryotypen gleich. Diese Abhängigkeit vom Geschlecht des gesunden Überträgers dürfte durch eine Selektion gegen die unbalancierten haploiden Gameten des Vaters bedingt sein, deren Ursachen und begünstigende Faktoren jedoch noch nicht geklärt sind.

Die Frage, warum bisher niemals eine Trisomie des beteiligten Chr. der Gruppe D in diesen Familien beobachtet wurde, findet eine Antwort in dem Ergebnis autoradiographischer Untersuchungen. Bisher konnte niemals nachgewiesen werden, daß es sich bei dem an der Translokation beteiligten Chr. der Gruppe D um Nr. 13 handelt, dessen Trisomie zu dem „Pätau-Syndrom" führt. Vielmehr wurde nachgewiesen, daß das D-Chromosom in der großen Mehrzahl der Fälle Nr. 14 und nur selten Nr. 15 ist. Trisomie dieser Chr. dürfte sich letal auswirken (Yunis et al., 1965; Pfeiffer, 1968).

Laurent u. Robert haben eine andere Form der Translokation zwischen D- und G-Chromosomen in 3 Generationen gefunden: Das G-Chromosom ist dabei auf den langen Arm des D-Chromosoms, das jedoch autoradiographisch nicht identifiziert wurde, transloziert.

Translokation vom Typ 21/G (Penrose u. Delhanty, 1961b; Fraccaro et al.; Hamerton et al., 1961a; Shaw; Forssman u. Lehmann; Pfeiffer, 1963, 1968).

Da durch die Reduktionsteilung nur ganze Chr. auf die Tochterzellen verteilt werden, zieht eine Translokation oder Fusion von Chr. innerhalb der Gruppe G Nullo- oder Disomie des Chr. 21 in den Gameten und damit Mono- oder Trisomie des Chr. 21 in den Zygoten nach sich. Die lichtmikroskopische Analyse allein gestattet nicht den Nachweis, ob sich das Translokationschromosom aus den Chr. 21/21 oder 21/22 zusammensetzt oder ob ein Isochromosom des langen Arms des Chr. 21 vorliegt. Diese Unterscheidung kann nur durch die Autoradiographie oder durch das Studium der Meiosefigur in Spermatocyten I getroffen werden. Tritt die Translokation familiär auf, dann vermag die Untersuchung der Eltern und Großeltern des Probanden mit einem Translokationschromosom und Trisomie 21 Aufschluß über die Art der Translokation zu geben und dadurch die Erbprognose zu formulieren.

1. Im Fall einer (genetisch balancierten) *Translokation 21/21 oder eines Isochromosoms des langen Arms des Chr. Nr. 21* können nur hyper- oder hypohaploide Gameten gebildet werden (Abb. 263). Alle lebend geborenen Nachkommen müssen deshalb mongoloid sein. Die Translokation vom Typ 21/21 kann also

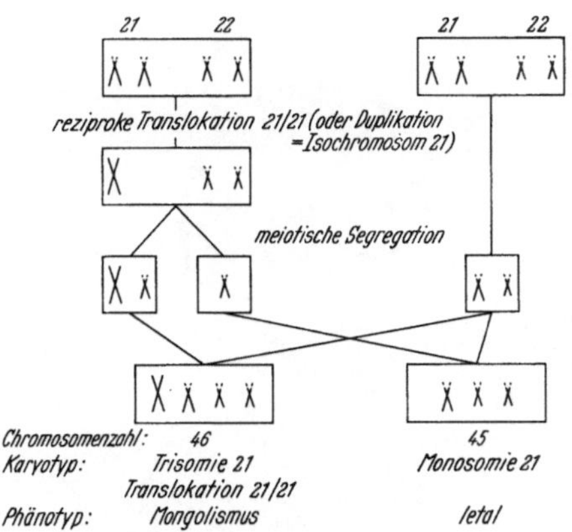

Abb. 263. Schema der Vererbung der Translokation 21/21 (oder 21-Isochromosom)

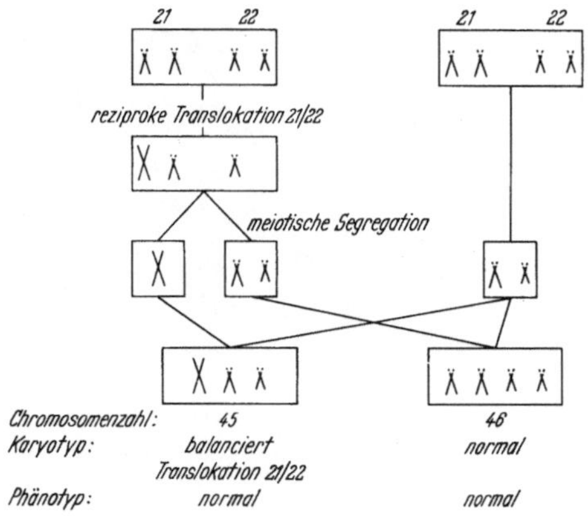

Abb. 264. Schema der Vererbung der Translokation 21/22 (analog der zentrischen Fusion D/D)

nur in 2 Generationen auftreten, in der 2. Generation zusammen mit Trisomie 21.

2. Die (seltene) *Translokation vom Typ 21/22* wird offenbar nach der Art der Translokation vom Typ 21/D vererbt. Finden sich unter den Nachkommen eines Trägers der genetisch balancierten Translokation 21/G normale Kinder, oder kann die Vererbung der Anomalie durch mehr als 2 Generationen verfolgt werden, dann *muß* der Typ 21/22 vorliegen (Abb. 264).

In den von Shaw, Yunis (1965), Pfeiffer (1963, 1968), Jackson u. Ashford (1967) sowie Young u. Rosenberg (1969) beschriebenen Sippen, in denen das Translokationschromosom 21/G in mehreren Generationen nachgewiesen wurde, beträgt das Verhältnis der normalen zu den genetisch balancierten Karyotypen nicht 1:1, wie anzunehmen wäre, wenn eine ähnliche Verteilung wie bei der zentrischen Fusion zwischen 2 Chr. der D-Gruppe vorliegen würde (s. unten). Unter 87 untersuchten Nachkommen von Trägern der balancierten Translokation waren 9 Fälle mit Down-Syndrom, also 10%. Bemerkenswert ist die Häufigkeit von Fehlgeburten (25%). 35 Nachkommen hatten einen genetisch balancierten, 21 einen normalen Karyotyp. Diese Werte sind nicht korrigiert.

Soudek et al. haben eine perizentrische Inversion untersucht, die sich bei einem Chr. entwickelt hatte, das nach zentrischer Fusion zwischen den Chr. 21 und 22 entstanden war. Die Frau mit dieser sekundären Chromosomenaberration hatte 2 mongoloide Kinder und 2 Fehlgeburten.

Andere Translokationen mit dem Chromosom 21. *1. Translokation eines Abschnitts des Chr. Nr. 21 auf den langen Arm eines Chr. der Gruppe G* beschrieben Warkany u. Soukup sowie Zellweger et al. (1963) bei 2 Mädchen, die unverkennbar mongoloide Symptome aufwiesen. Lejeune et al. (1965) betrachten diese Form der Translokation als Tandemduplikation. In der von Lejeune untersuchten Sippe fand sich ein weiteres mongoloides Kind mit regulärer Trisomie 21.

2. Sergovich et al. (1964b) vermuten bei einem 4 Jahre alten, psychomotorisch retardierten Jungen *Translokation eines Abschnitts des Chr. 21 auf den kurzen Arm eines Chr. der Gruppe D*. Epicanthus, schräge Lidachsen, plumpe Extremitäten und eine generalisierte Muskelhypotonie wurden als Symptome eines „partiellen Mongolismus" angesehen. Charakteristische Papillarleistenveränderungen waren nicht nachzuweisen. Eindrucksvoll ist die Beobachtung von Finley et al. (1966). Der Proband, ein 6jähriger Junge, wies nur wenige mongoloide Zeichen auf (Iliumindex 64°, Körpergröße am 3. Percentil, mongoloide Lidachsen, Brushfieldsche Irisflecken, flache Nasenwurzel). Der IQ wurde mit 85 und bei der Wiederholung mit 97 bestimmt. Die Translokation zwischen dem Chr. Nr. 21 und dem kurzen Arm eines Chr. der Gruppe D hatte nur zu einer partiellen Trisomie 21 geführt.

3. In Einzelfällen wurden *Translokationen des Chr. Nr. 21 mit Chr. der Gruppen A, B, C, E* beschrieben (s. Pfeiffer et al., 1967c). Die Erkennung der Trisomie 21 kann in solchen Fällen schwierig, ja unmöglich sein.

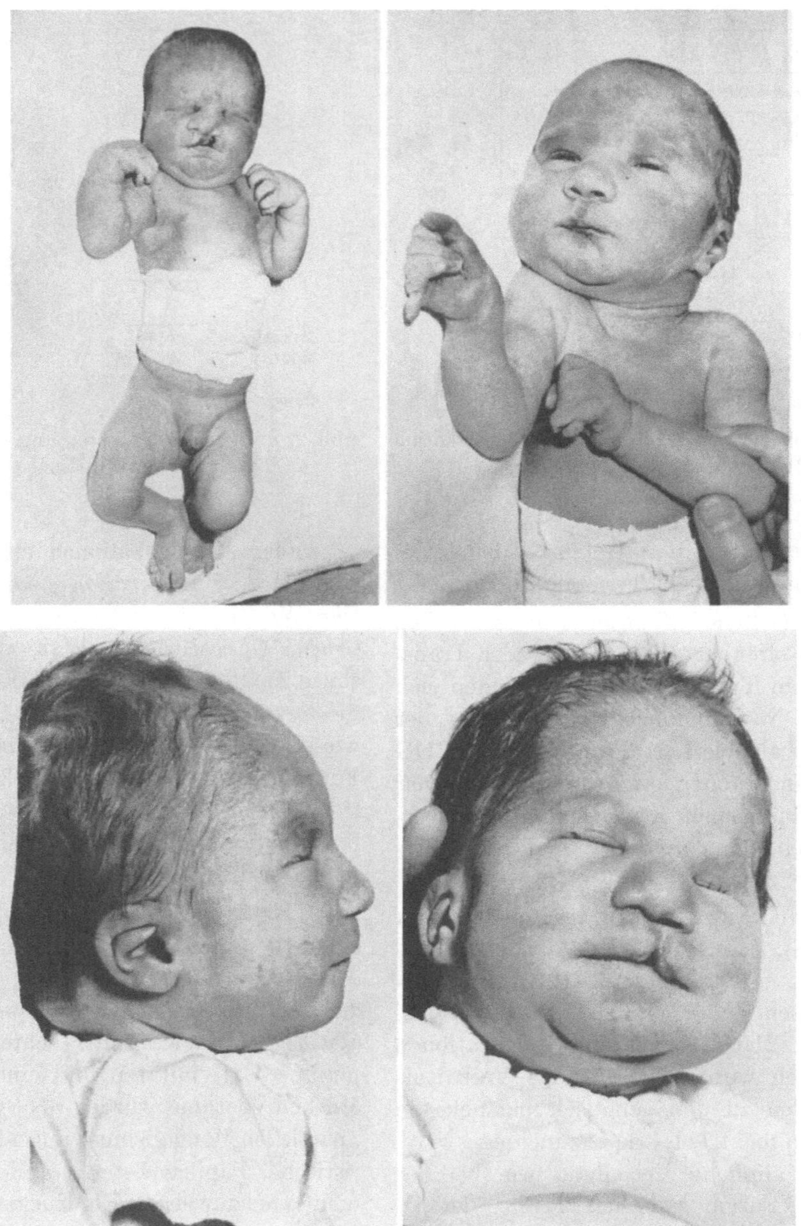

Abb. 265. Erscheinungsbild der Trisomie 13 bei 3 Neugeborenen: Mikrophthalmie, seitliche oder mediane Lippenspalte, tief angesetzte, dysplastische Ohrmuscheln, Polydaktylie

Translokation des Chromosoms 21 im Mosaikverband. Translokation eines Chr. Nr. 21 im Mosaikverband mit einem normalen Karyotyp ohne phänotypische Manifestation fand sich bei dem Vater eines mongoloiden Kindes mit der Translokation 21/G (TIPS et al., 1963). S. FERRIER und AARSKOG beschrieben eine Translokation 21/G und Mosaik bei Vätern mongoloider Kinder mit der gleichen Translokation.

Trisomie D_1 (47,13+)
(PATAU, SMITH, THERMAN, INHORN u. WAGNER, 1960)

Trisomie eines Chromosoms der Gruppe D

PATAU et al. beschrieben 1960 erstmals die *Trisomie eines Chr. der Gruppe D* bei einem Kind mit multiplen Abartungen. Da die Chr. dieser Gruppe morphologisch sehr ähnlich sind, mußte es zunächst offenbleiben, welches Chr.

dreifach vorhanden war. Die Konstanz des Phänotyps ließ jedoch erwarten, daß es sich stets um das gleiche Chromosomenpaar handeln würde. Autoradiographische Untersuchungen haben in allen untersuchten Fällen zeigen können (YUNIS et al., 1964a), daß sich das überzählige Chr. wie das als D_1 bezeichnete Paar verhält, dessen Reduplikation später als die der anderen Paare abschließt. Es kann der Nr. 13 gleichgesetzt werden. Gelegentlich besteht gleichzeitig eine (sporadische) zentrische Fusion zwischen 2 Chr. der Gruppe D (ERKMAN et al.).

Die Beschreibung des Phänotyps (Abb. 265) stützt sich auf die ersten 36 Beobachtungen, darunter 7 eigene, von denen insgesamt 25 obduziert wurden (s. zusammenfassende Darstellungen bei SMITH; NEIMANN et al.; MARIN-PADILLA et al.; TAYLOR, 1964, 1968; SNODGRASS et al.).

Die Häufigkeit unter Neugeborenen ist nicht genau bekannt. Eine Schätzung bei 1:3000 dürfte jedoch nicht allzuweit vom wahren Wert liegen.

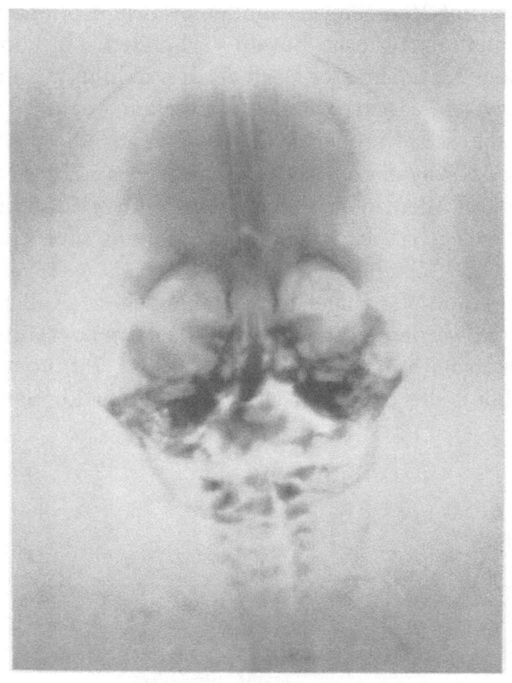

Abb. 266. Schaltknochen in der metopischen Naht bei Trisomie 13

a) *Kopfregion.* Bei der Geburt fällt bereits die geringe Ossifikation des Schädeldaches auf (KOS et al.). Nähte und Fontanellen klaffen weit. Häufig kann man einen schwertförmigen Schaltknochen im Bereich der metopischen Naht nachweisen (Abb. 266) (PFEIFFER, 1968). Hautdefekte kommen überzufällig häufig vor (SABATINI et al.). Der Hirnschädel kann asymmetrisch konfiguriert, trigonocephal, auch mikrocephal sein. Eine Gaumenspalte findet sich fast regelmäßig, sie ist meist mit einer ein- oder doppelseitigen Lippen- und Kieferspalte verbunden. Das Nasenskelet ist hypoplastisch, kann sogar fehlen („Arhinie"). Dadurch wird der Eindruck eines Hypertelorismus verstärkt. Die Ohrmuscheln sind tief angesetzt und schlecht modelliert. Es werden Choanal- und Gehörgangsatresien, auch eine Mikrogenie beobachtet. Fast immer sind die Augen mißgebildet: Colobome, Mikrophthalmie oder Anophthalmie, oft begleitet von Corneatrübung und Persistenz des primären Glaskörpers, stellen Stufen einer teratologischen Reihe dar, die jedoch nicht streng mit den Mißbildungen des Gehirns und Gesichts korreliert sind. Ihre stärkste Ausprägung, Cyclopie, ist nur einmal beschrieben worden (ARAKAKI u. WAXMAN). Am Augenhintergrund findet sich eine Dysplasie der Retina mit Rosettenbildungen (HEIMANN). Das Gehirn ist makro- und mikroskopisch abnorm: Es überwiegen Agenesien des Riechhirns (Arhinencephalie), die häufig mit Hydrocephalie, medianer Verschmelzung der Frontalpole und Cebocephalie, Dysplasien und Hypoplasien des Kleinhirns oder einer Agenesie des Corpus callosum verbunden sind (NEUHÄUSER u. USENER). Apnoische Anfälle, Krämpfe, zentrale Taubheit lassen auf tiefgreifende Veränderungen der zentralnervösen Struktur schließen (MOTTET u. JENSEN; TERPLAN et al., 1966).

Die craniofacialen Dysplasien können als Folge einer Störung des prosencephalen Kopforganisators gedeutet werden und entsprechen den Arhinencephalie-Mikrophthalmie-Syndromen (s. OSTERTAG; BADTKE). Differentialdiagnostisch ist an den Defekt des Zwischenkiefers mit medianer Lippen-Kiefer-Gaumenspalte und „Arhinie", Exophthalmus und Dysrhaphien des Gehirns zu denken (Holoprosencephalie) (DE MYER).

b) *Mißbildungen des Herzens* und der großen Gefäße finden sich in der Mehrzahl der Fälle. Dabei handelt es sich meist um Drehungsanomalien, Dextroposition, reitende Aorta, Fallotsche Tetralogie, Transposition der großen Gefäße, auch ein Truncus arteriosus communis, die mit Ventrikelseptumdefekten und offenem Ductus arteriosus Botalli verbunden sein können. Als leichtester Grad der Herzfehlbildungen darf eine Dextroversion angesehen werden.

c) Fast immer beobachtet man eine *Verdoppelung des lateralen Randstrahls* an Händen und Füßen, der jedoch oft nur unvollständig angelegt ist. Eine Seitenbevorzugung läßt sich nicht feststellen.

Eine Vierfingerfurche fehlt selten. Außerdem werden eigenartige Papillarleistenverläufe beobachtet (Uchida et al., 1961; Penrose, 1966), die diagnostisch wertvoll sein können.

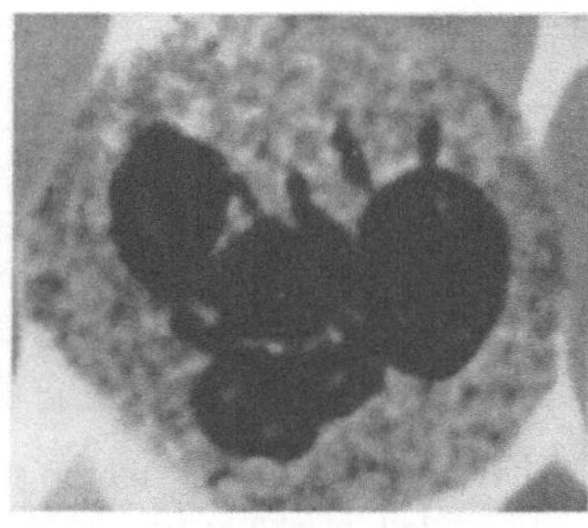

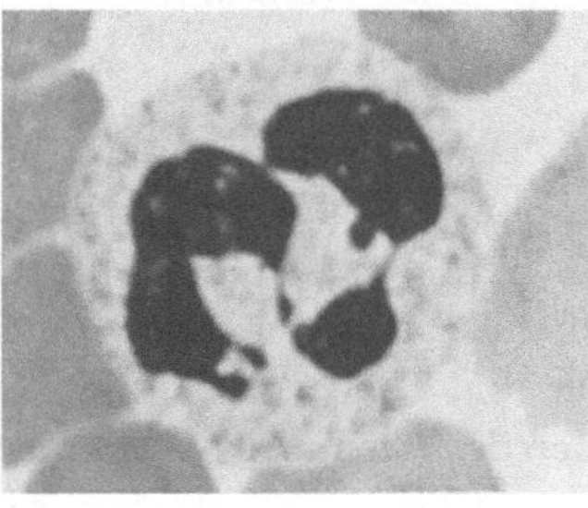

Abb. 267. Multiple Kernanhängsel in Granulocyten bei Trisomie 13

d) Neben diesen charakteristischen finden sich meist noch *andere Fehlbildungen* in verschiedener Ausprägung und Häufigkeit: Hämangiome von der Oberlippe bis zur Stirn, im Nacken und an den Extremitäten, Anomalien der Wirbel (Blockwirbel, Spina bifida der Halswirbelsäule), Situs inversus, polycystische Nieren und eine Hydronephrose, Uterus subseptus, Hypospadie und Kryptorchismus und eine Omphalocele. Schade et al. (1962) beschrieben ein totgeborenes Kind mit Trisomie D, bei dem pathologisch-anatomisch eine Leukämie angenommen wurde. Die Kerne der polymorphkernigen neutrophilen Leukocyten weisen häufig haken- und keulenförmige Anhängsel auf, die kleiner sind als die geschlechtsspezifischen Drumsticks (Huehns et al., 1964), diagnostisch jedoch nicht überbewertet werden dürfen (Abb. 267).

Die Koordination von Mißbildungen der Augen, des Gehirns (Arhinencephalie), des Herzens, auch solcher der Urogenitalsphäre mit einer Polydaktylie wurde bereits früher als nosologische Einheit erkannt (Kundrat; Gruber), von Meyer-Schwickerath et al. (1957) als Dyscranio-Pygo-Dysphalangie bezeichnet, und rückt in die Nähe des sog. Typus Rostockiensis bzw. des Ullrich-Feichtiger-Syndroms (s. Ullrich, 1950). Letzteres ist jedoch durch eine stärkere Fehlbildung der äußeren Genitalien gekennzeichnet, auch fehlt meist ein Vitium cordis (Hövels u. Müllereisert). Die Komplexität des Erscheinungsbildes läßt zwar eine Chromosomenaberration vermuten, doch konnte diese in einem charakteristischen Fall nicht nachgewiesen werden (Ferrier et al.).

Das *Durchschnittsalter der Mütter* von Kindern mit einer Trisomie 13 beträgt 31,5 Jahre. Familiäres Vorkommen soll nur von Prader (s. Neimann et al.) als eine Folge der Translokation zwischen 2 offenbar homologen D-Chromosomen beobachtet worden sein. Therman et al. (1961) fanden unter den Geschwistern eines Kindes mit Trisomie D ein Mädchen mit XO. Die Lebenserwartung der Kinder mit Trisomie 13 ist gering. Nur wenige haben die Jahresgrenze überlebt. Das Geschlechtsverhältnis ist offenbar nicht verschoben.

Doppelte Aneuploidie mit Trisomie D
wurde von Gustavson et al. (1962b) bei einem männlichen Neugeborenen mit zugleich Trisomie G (oder 2 Y-Chromosomen?) beobachtet, bei dem neben einer Mikrophthalmie mit Katarakt, rudimentärer Polydaktylie, einem Ventrikelseptumdefekt und einer epigastrischen Hernie eine Hyperplasie des Bindegewebes der parenchymatösen Organe mit Vermehrung der venösen Gefäße vorlag. Becker et al. beschrieben ein 4 Jahre altes Mädchen mit mongoloiden Stigmen und Schwachsinn. Neben der Trisomie D war eine Trisomie G, als Nr. 21 gedeutet, nachweisbar. Eine Kombination der Trisomie 13 mit XO könnte in einem Fall von Dhom (1960) vermutet werden.

Mosaike mit Trisomie D
manifestieren sich offenbar in Teilsymptomen des Phänotyps der Trisomie 13. Bain et al.

konnten 2 Neugeborene untersuchen, bei denen die Polydaktylie fehlte. In einem Fall fand sich ein hoher Ventrikelseptumdefekt, in dem anderen eine subaortale Stenose. Der vordere Abschnitt der Falx cerebri war in beiden Fällen defekt. FORTEZA BOVER et al. (1964) beschrieben ein 6 Jahre altes Mädchen mit Balkenagenesie, Krämpfen und Schwachsinn, THERMAN et al. (1963) ein 4jähriges Mädchen mit Iriscolobom und Lippen-Kiefer-Gaumenspalte. In diesem Fall war das Mosaik durch ein Isochromosom des langen Arms des D-Chromosoms kompliziert.

In dem Fall von STONE et al., einem 14 Jahre alten debilen Mädchen, wurden Hinweiszeichen auf die Trisomie 13 vermißt. Da die Autoradiographie fehlt, ist nicht ausgeschlossen, daß es sich gar nicht um ein überzähliges Chromosom 13, vielleicht überhaupt nicht um ein Chromosom der Gruppe D gehandelt hat. Der gleiche Vorbehalt gilt für die Beobachtung von WARKANY et al. (1962), der bei einem Jungen eine submuköse Gaumenspalte, ein systolisches Herzgeräusch, eine Hydronephrose und Aplasie der Patella feststellte. Die Nachuntersuchung durch NAKAGOME et al. deckte ein atypisches Markierungsmuster des überzähligen akrozentrischen Chr. auf. Ungeklärt ist das von BECAK et al. (1963c, 1964) bei 2 Kindern mit kongenitaler Analgesie im Mosaikverband beobachtete akrozentrische Chr. Hier fehlten alle Merkmale einer Trisomie 13.

Translokationen

Translokation in Form einer zentrischen Fusion zwischen zwei nicht homologen Chromosomen der Gruppe D wurde in zahlreichen Familien nachgewiesen. Vielleicht handelt es sich hierbei um die häufigste Strukturaberration in der normalen Bevölkerung überhaupt, zumal diese im Verhältnis 1:1, ähnlich wie ein dominantes Merkmal, auf die Nachkommen übertragen wird. WALZER et al. (1968) fanden unter 3000 gesunden Neugeborenen 2 Fälle, SERGOVICH et al. (1969) unter 2159 nicht-ausgelesenen Neugeborenen einer Kinderabteilung einen Fall. Stets konnte nachgewiesen werden, daß die Anomalie bereits in der Ascendenz vorhanden war. Die Mehrzahl der Träger der vielleicht als physiologische Variante zu betrachtenden Anomalie ist phänotypisch erscheinungsfrei. Die von BÜHLER et al. (1963), PFEIFFER (1963, 1968), PITT et al. sowie von TURPIN u. LEJEUNE beschriebenen Knaben wiesen mit Schwachsinn, psychomotorischer Entwicklungsverzögerung und Kryptorchismus zwar ähnliche, jedoch uncharakteristische Merkmale auf.

Die Anomalie könnte zu weiteren Chromosomenaberrationen disponieren, so zur Trisomie 21 (HAMERTON et al., 1962; ZERGOLLERN et al.) oder auch zur Trisomie 13 (JONGBLOET et al.; OIKAWA et al.; TOLKSDORF et al., 1965; s. HECHT et al., 1966). LEJEUNE et al. (1960) fanden sie zugleich mit XXY bei einem debilen Jungen, DE GROUCHY et al. (1963c) bei einer Frau mit multiplen Skeletmißbildungen und einer Dyschondrosteose, die vom Vater vererbt worden war. Auch die Mutter wies ähnliche Fehlbildungen wie die Tochter auf.

Zentrische Fusion D/D im Mosaikverband wurde von JAGIELLO et al. sowie TURPIN u. LEJEUNE beschrieben.

Duplikationen von Chromosomen der Gruppe D. Duplikation von Teilen eines Chr. der Gruppe D, und zwar der Nr. 13, konnten JACOBSEN et al. (1963, 1966) dadurch belegen, daß die genetisch balancierte Translokation bei der Mutter und dem Großvater des 9jährigen Jungen mit Iriskolobom, Katarakt, hohem Gaumen und Kryptorchismus vorlag. Das Kind litt an Krampfanfällen. Der Nachweis, daß Defizienz des gleichen Chromosomenabschnitts einen Letalfaktor darstellt, gelang den Autoren durch die Chromosomenanalyse bei einer Fehlgeburt der gleichen Frau. Die von ZELLWEGER et al. (1963) mitgeteilten Beobachtungen eines überzähligen akrozentrischen Chr., das als Teil eines Chr. der D-Gruppe angesehen worden ist, blieben cytogenetisch unbeweisbar. Nur das Mißbildungsmuster der beiden Mädchen wies auf die Zugehörigkeit zu den Chr. D (13) hin. In einem Fall bestanden präauriculäre Anhängsel, eine Lippen-Kiefer-Gaumenspalte, ein systolisches Herzgeräusch, Agenesie einer Niere, Analatresie mit Rectovaginalfistel sowie eine spastische Paraparese; im anderen Fall ein Iriskolobom, eine Lippen-Kiefer-Gaumenspalte, eine Oesophagotrachealfistel und ein Ventrikelseptumdefekt. Der gleiche Vorbehalt gilt für den Fall von KRÜGER et al. (1968), die bei einem $2^4/_{12}$ Jahre alten, geistig und körperlich stark retardierten Mädchen eine Brachymikrocephalie, ein Kolobom, Vierfingerfurchen und ein kombiniertes cyanotisches Vitium beobachtet haben. Diese Fälle haben eine unübersehbare Ähnlichkeit mit den als „Katzenaugen-Syndrom" bezeichneten (SCHACHENMANN et al., 1965), bei denen ein kleines akrozentrisches Chr. zusätzlich vorhanden ist.

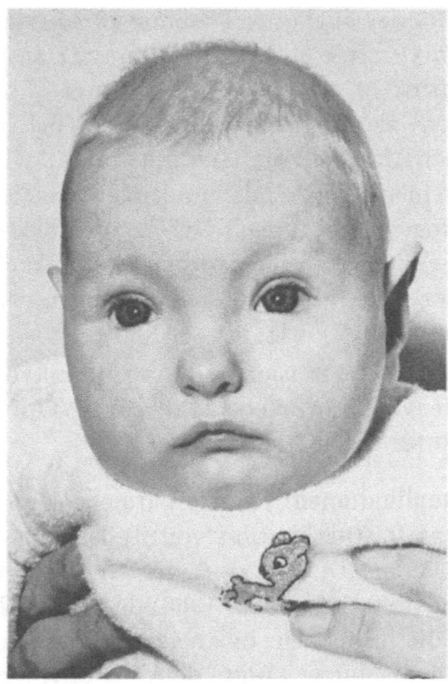

Abb. 268. Physiognomie eines Säuglings mit Ringbildung eines Chromosoms Nr. 13: Hypertelorismus, Epicanthus, große, flache Ohrmuscheln

Eine Verlängerung des langen Armes eines Chr. der Gruppe D beschrieben DELHANTY u. SHAPIRO bei einem Jungen mit Mikrophthalmie, Mikrognathie, hohem Gaumen, Hydronephrose, doch ist das duplizierte Segment nicht identifiziert.

Defizienzen. Verlust eines Teils des langen Arms eines Chr. der Gruppe D fand sich bei einem 2 Jahre alten Mädchen mit Retinoblastom (LELE et al., 1963). Daß es sich hierbei nicht um ein zufälliges Zusammentreffen einer Chromosomenaberration mit Retinoblastom handelt, wie die Untersuchung von erblichen und sporadischen Fällen mit normalem Karyotyp vermuten ließ (WIENER et al., 1963), zeigen spätere Beobachtungen, z.B. die von WILSON et al. Das deletierte Chr. war Nr. 14. Ringbildungen eines D-Chromosoms beschrieben WANG et al. sowie BAIN u. GAULD. In diesem Fall erinnerten die Mißbildungen bei dem Neugeborenen an das Bild der Trisomie 13 mit Mikrophthalmie, Verschmelzung der Hirnventrikel, Arhinencephalie, Ventrikelseptumdefekt des Herzens mit reitender Aorta, Hypoplasie der Nieren und Uterus bicornis. Zusätzlich bestand jedoch eine Aplasie beider Daumen.

Aus der Literaturkasuistik lassen sich jetzt zwei klinische Typen herausschälen, die — wie autoradiographische Untersuchungen zeigen — den Chr. 13 und 14 zugeordnet werden können.

1. Das *Ringchromosom Nr. 13* (13r) wird durch Mikrocephalie, Hypertelorismus, kräftigen Nasensattel, große, flache Ohrmuscheln, Klinodaktylie des Kleinfingers und Vitium cordis geprägt (LEJEUNE et al., 1968). Bemerkenswert ist der 41jährige Patient von JACOBSEN, dessen Intelligenz an der oberen Grenze der Imbezillität lag. Von GERALD et al. wird diskutiert, ob der Genort für Haptoglobin auf dem Chr. Nr. 13 liegt, weil er durch die Ringbildung ausgefallen sein mußte (Abb. 268).

2. Für das *Ringchromosom Nr. 14* (14r) ist die Aplasie des Daumens mit Fusion der 4. und 5. Metacarpalia charakteristisch. Das von SPARKES et al. beschriebene Kind hatte eine trigonocephale Kopfform mit fliehender Stirn. Neben Epicanthus bestanden Kolobome, ein Scrotum bifidum mit Hypospadie. Das von BILES et al. untersuchte Neugeborene, bei dem zwar autoradiographisch ein Ringchromosom 13 festgestellt wurde, wies eine linksseitige Mikrophthalmie, Hypertelorismus, Atresia ani und mögliche Agenesie einer Niere, aber zusätzlich auch eine laterale Polydaktylie der Hände auf.

3. Translokation zwischen 2 Chr. der Gruppe D, die in einem großen akrozentrischen Chr. resultierte, beschrieb PFEIFFER (1964) bei einem Neugeborenen, dessen Symptomatik an die renofaciale Dysplasie erinnerte (craniofaciale Dysplasie, Balkenagenesie, Hufeisenniere). Das Extrachromosom, dessen Konstituenten nicht bestimmt werden konnten, fand sich nicht bei den Eltern des Kindes. Dabei müssen parazentrische Abschnitte des einen und ein terminaler Abschnitt des langen Arms eines anderen Chr. ausgefallen sein. Erwähnenswert ist der Befund einer genetisch balancierten Translokation zwischen 2 D-Chromosomen bei einem gesunden Mann, dessen Frau 2 Kinder mit Anencephalie geboren hatte. De Grouchy et al. (1964a) sind deshalb geneigt, als Ursache die Defizienz eines D-Chromosoms anzunehmen, die in der Folge der ungleichen meiotischen Segregation entstanden sein konnte.

Trisomie E_1 (47,18+)

(Edwards, Harnden, Cameron, Crosse u. Wolff, 1960)

Überzähliges Chromosom 18

Der von Edwards et al. (1960) veröffentlichten Beobachtung eines Kindes mit multiplen Abartungen, bei dem ein überzähliges Chr., zunächst als Nr. 17 gedeutet, nachgewiesen worden war, ist inzwischen eine lange Reihe ähnlicher Befunde gefolgt. Die Symptomatik ist jetzt gut bekannt. Auch hier darf man annehmen, daß stets das gleiche Chr. dreifach auftritt. Yunis et al. (1963) u.a. Autoren konnten durch die Autoradiographie die bereits früher von Patau vertretene Auffassung bestätigen, daß es sich dabei um ein überzähliges *Chr. Nr. 18* handelt. Eine Trisomie 17 wurde bisher nicht beobachtet.

Dieser Darstellung liegen 65 Beobachtungen zugrunde. In 43 Fällen wurden Obduktionsbefunde veröffentlicht (Smith et al., 1962; Smith; Hecht et al., 1963; Lewis; Butler et al., 1965; Taylor, 1964, 1968). Eine Vorstellung von der Häufigkeit des früher offenbar nicht beschriebenen Syndroms vermittelt die Tatsache, daß in der Univ.-Kinderklinik Münster innerhalb von $2^1/_2$ Jahren 4 Kinder mit Trisomie 18 aufgenommen wurden. Ihre Häufigkeit unter den Neugeborenen in der Univ.-Frauenklinik Münster beträgt rd. 1:1000. Hecht et al. (1963) schätzen die Häufigkeit sogar auf 1:500 Geburten. Polani dagegen gibt einen Wert von 1:6700 an.

a) Das *Erscheinungsbild* der meist vorzeitig und untergewichtig geborenen Kinder (Abbildung 269) wird von Gelenkversteifungen, die an Arthrogryposis multiplex erinnern, und von einer craniofacialen Dysmorphie geprägt, die der renofacialen Dysplasie, dem Pierre-Robin-Syndrom und dem Status-Bonnevie-Ullrich nahesteht. Das Kind liegt oft in opisthotonischer Haltung, Hände und Finger sind kontrakt. Der Zeigefinger wird häufig über den Mittelfinger geschlagen (Abb. 270). Beim Neugeborenen hat man den Eindruck eines schnellenden Fingers. Die distalen Beugefurchen der Finger sind häufig nicht ausgebildet. Die Zehen befinden sich in Hammerstellung, die Ferse ragt vor, das Fußgewölbe ist eingesunken (Tintenlöscherfuß, „rocker bottom foot"). Einzelne Muskeln, z.B. der M. deltoides oder die Thenarmuskulatur, können unterentwickelt sein. Der Thenarballen ist häufig abgeflacht und weist damit auf eine Hypoplasie des Radialstrahls, die sich in etwa 5% der Fälle bis zur Hypo- und Agenesie des Daumens, des Radius, ja gelegentlich bis zur atypischen Phokomelie ausdehnen kann.

b) Der *Schädel* ist häufig asymmetrisch konfiguriert, Nähte und Fontanellen klaffen weit. Der ausladende Hinterkopf betont das Bild einer Dolichocephalie. Es besteht Mikro- und Retrognathie, die meist atypisch konturierten flachen Ohrmuscheln sind tief angesetzt, ihre Achse ist nach hinten rotiert. Der Gaumen ist spitzbogig gewölbt, gelegentlich besteht auch eine Gaumenspalte. Hypertelorismus, Abflachung der Nasenkontur, auch eine Oberlidptosis und der kleine Mund summieren sich zu einer eindrucksvollen, unverwechselbaren Physiognomie, so daß die Diagnose bereits mit einem Blick gestellt werden kann. Fehlbildungen des Gehirns beschränken sich auf mikroskopische Strukturanomalien im Mittel- und Kleinhirn. Man ist versucht, eine Störung des hinteren Kopforganisators — dies im Gegensatz zur Trisomie 13 — anzunehmen (Terplan et al.).

c) Der *Thorax* ist flach, schildförmig, bedingt durch eine Verkürzung und unvollständige Knochenkernentwicklung im Sternum. Rippenanomalien sind häufig.

d) Muskel- und Bindegewebslücken lassen Bruchpforten entstehen, sowohl im Bauchwandbereich als auch im Zwerchfell.

e) Mißbildungen des Herzens und der großen Gefäße sind stets vorhanden. Ihr charakteristisches Merkmal sind Anomalien und Verkürzung der Segel- und Taschenklappen, häufig sind diese zweiteilig, und eine Stenose der A. pulmonalis oder Aorta. Außerdem findet sich ein Ventrikelseptumdefekt. Auch fehlerhafter Verlauf herznaher Gefäße wird beschrieben, Rotationsanomalien sind dagegen seltener.

f) Nierenmißbildungen in Form von Hufeisennieren, Doppelungen oder corticalen Nierencysten lassen sich häufig nachweisen.

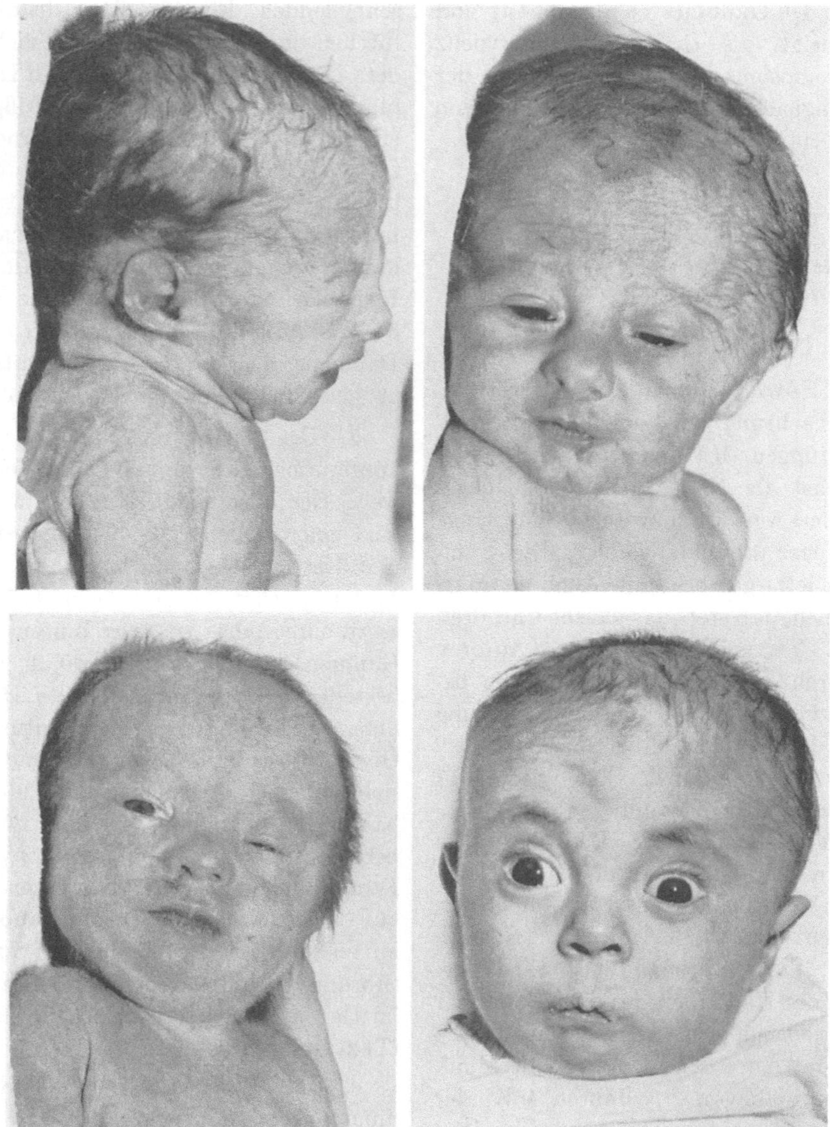

Abb. 269. Erscheinungsbild der Trisomie 18 bei 3 Neugeborenen: Mikrostoma, Mikrogenie, flache Ohrmuscheln

g) In einzelnen Fällen treten *weitere Organmißbildungen* auf: Lippen-Kiefer-Gaumenspalte, Mikrotie und Atresie des Gehörgangs, Anomalien der Wirbelsäule, eine infantile Arteriosklerose, Cutis laxa und Hämangiome, Meckelsche Divertikel und heterotopisches Pankreasgewebe, Hypoplasie des äußeren Genitale.

h) Auf den Fingerbeeren überwiegen *Bogenmuster*. Im Halluxfeld besteht oft eine ungewöhnliche *fibulare Schleife* (Uchida u. Soltan; Penrose, 1969).

Die *psychomotorische Entwicklung* der Kinder ist stark verzögert. Ihre Saugschwäche und Reaktionslosigkeit bieten der Aufzucht besondere Probleme. Die Lebenserwartung ist stark reduziert. Die Mehrzahl der Kinder stirbt im ersten und zweiten Trimenon. Nur wenige ältere Kinder sind bekanntgeworden. Sie waren völlig reaktionslos und hypotroph (Ozonoff et al.).

Mädchen sind etwa *dreimal so häufig* wie Knaben betroffen. Das *Alter der Mutter* ist mit 33,2 Jahren gegenüber dem Durchschnitt erhöht.

Die *klinische Diagnose* stützt sich auf die Physiognomie, das Vorliegen eines Herzfehlers und auf die psychomotorische und körperliche

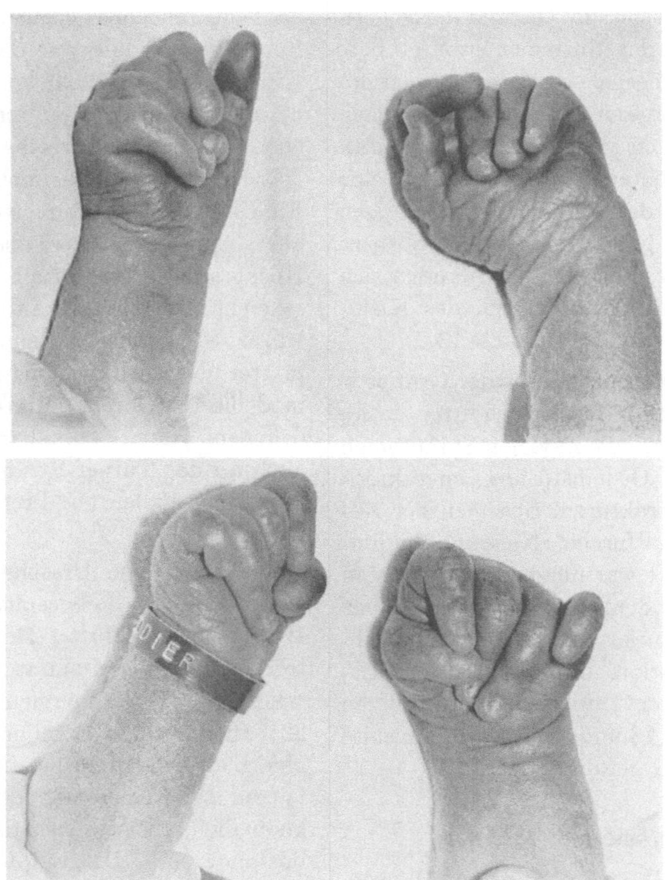

Abb. 270. Charakteristische Fingerhaltung bei Trisomie 18

Unterentwicklung. Die Feststellung von Bogenmustern auf allen Fingerbeeren kann fast als ein Beweis gewertet werden. Symptome der Trisomie 18 finden sich manchmal auch bei Kindern mit Arthrogryposis multiplex, doch hat die Chromosomenanalyse in keinem Fall eine Aberration aufgedeckt (Pfeiffer u. Hüther, 1962). In einigen Fällen konnte trotz eines charakteristischen Erscheinungsbildes keine Chromosomenaberration nachgewiesen werden. Obwohl ein schwaches Mosaik oder eine partielle Trisomie 18 nicht ausgeschlossen ist, darf man annehmen, daß durch (zufälliges) Zusammentreffen von ähnlichen Mißbildungen das Edwards-Syndrom kopiert werden kann.

Doppelte Aneuploidie mit Trisomie 18 beschrieben Gagnon et al. (+ Trisomie 21), Uchida et al. (1962a) und Ricci u. Borgatti (+ XXX) sowie Pfeiffer (1968) (+ XXY). Das Erscheinungsbild war von der autosomalen Aberration bestimmt. Im Fall von Gagnon fanden sich Merkmale beider Trisomien nebeneinander, zusätzlich bestand eine Fibulaaplasie und Analatresie.

Mosaike mit Trisomie 18 beobachteten Koulischer, Warkany et al. (1964) und Wolf et al. (1965) und andere. Die Erscheinungen waren schwächer ausgeprägt. Das Kind Warkanys war mit $8^1/_2$ Jahren statisch und geistig erheblich retardiert. Im Fall von Hook u. Yunis bestand eine Hypotrophie der linken Körperseite. Wenn auch keine Seitendifferenz in der Verteilung des Mosaiks nachgewiesen werden konnte, besteht der Verdacht, daß hier kein zufälliges Zusammentreffen vorliegt.

Duplikation von Teilen eines Chromosoms Nr. 18

Partielle Trisomien des Chromosoms Nr. 18 haben Crawfurd sowie Brodie u. Dallaire, besonders aber France et al. (1969) beschrieben. In diesen Fällen bestand außerdem eine

Translokation, die sich im Zustand der genetischen Balance bei der Mutter nachweisen ließ. Während es sich hierbei streng genommen um Duplikationsdefizienzen handelt, liegt nach den Untersuchungen von Terplan u. Cohen bei einem Neugeborenen wahrscheinlich eine partielle Trisomie des kurzen und des langen Arms eines Chr. Nr. 18, ohne nachweisbare Translokation, vor. Bei dem Kind fanden sich Veränderungen der Histotektonik des Kleinhirns, ähnlich wie bei der Trisomie 13.

Duplikationsdefizienzen, Chr. der Gruppe E und G einbeziehend, fanden Uchida et al. (1964) bei 3 Brüdern, die in vielen Symptomen übereinstimmten: Gedeihstörung, charakteristische Fingerkontrakturen, Spasmen der Adductoren, Vierfingerfurche, Nierenmißbildungen. Ein Herzfehler war nur bei dem jüngsten der Brüder vorhanden. Die in der Ascendenz als genetisch balancierte Translokation nachgewiesene Aberration mußte bei den Geschwistern zu einer Duplikation des kurzen Arms des Chr. Nr. 18 und einer Defizienz eines Chr. der Gruppe G geführt haben.

Defizienzen des Chromosoms Nr. 18

Vom Chr. Nr. 18 sind Verluste am langen, am kurzen und an beiden Armen durch Ringbildung bekanntgeworden. Monosomie, auch im Mosaikverband, wurde dagegen bisher noch nicht beschrieben, so daß es sich wohl um eine Letalbedingung handelt. Es liegt nahe, wichtige Genorte in der Nähe des Centromers auf dem langen Arm anzunehmen, die in allen Typen erhalten geblieben sind. De Grouchy hat schon 1965 eine Genkarte des Chr. Nr. 18 entworfen. Auf die Darstellung seiner Argumente wird jedoch verzichtet, da diese weder die Tatsache berücksichtigen, daß einzelne Fehlbildungen nicht isoliert, sondern nur als Stufen einer teratologischen Reihe betrachtet und deshalb wohl auch kaum verschiedenen Loci zugeordnet werden dürfen, noch daß die meisten Symptome der Trisomie 18 unspezifisch sind und sich bei fast allen Chromosomenaberrationen wiederholen.

Deletion des kurzen Arms (18p—). Diese Aberration wurde 1963 von De Grouchy et al. bei einem 6jährigen Jungen erstmalig festgestellt. Bei ihm waren ein Hypertelorismus, tiefer Ohrenansatz, Klinodaktylie des Kleinfingers, hoch angesetzte Daumen und Syndaktylie an den Füßen aufgefallen. Sein Sprachverständnis war das eines $2^1/_2$jährigen Kindes. Später (1966) konnte derselbe Autor bei einem 13 Monate alten Mädchen die gleichen klinischen Anzeichen nicht feststellen. Das Bild erinnerte vielmehr an Gargoylismus. Eine Zusammenstellung von 13 Fällen zeigte aber eine charakteristische Symptomatik: Hochgradige Verzögerung der psychomotorischen Entwicklung, häufig Hypertelorismus, Ptosis, Strabismus, seltener Epicanthus, abgeplattete Nasenwurzel, tief angesetzte, schlecht modellierte Ohren, Mikrogenie, kurze, gedrungene Hände. Offenbar waren die Autoren auch an das Turner-Syndrom erinnert, da sie in einigen Fällen ein Pterygium colli hervorheben.

18p— kann eine Ursache der Cyclopie (Nitowski et al.), Cebocephalie (Uchida et al, 1965: Bei der Mutter Mosaik, 2 Kinder betroffen), Arhinie (Pfeiffer, 1966) sein. Reinwein et al. (1968) kommen bei der Analyse von 22 Fällen zu dem Ergebnis, daß die einzelnen Merkmale relativ unspezifisch erscheinen, eine feinere Differenzierung, etwa bei den Augenanomalien, aber ein spezifisches Bild zu zeigen imstande sind. Die Lidptose und die großen abstehenden Ohren prägen die Physiognomie, Organfehlbildungen außer den genannten des Zentralnervensystems sind nicht beobachtet worden. Die Lebenserwartung der Patienten ist deshalb nicht gering. Jacobsen u. Mikkelsen haben einen 22jährigen Mann beschrieben, dessen IQ bei 40 lag (Abb. 271).

Deletion am langen Arm eines Chromosoms Nr. 18 (18q—) haben ebenfalls de Grouchy et al. (1964b) mitgeteilt. Im Alter von einem Jahr war das untermaßige (unter 2—3 Standardabweichungen) Kind in seiner geistigen Entwicklung deutlich zurück. Es bestand eine allgemeine Muskelhypotonie, der Gaumen war hoch, außerdem lag eine Atresie des Mittelohrs vor, durch Pyelographie wurde eine Hufeisenniere nachgewiesen. Bei dem Kind bestand der Verdacht auf eine tapetoretinale Degeneration.

Das später von Lejeune et al. (1966) analysierte Erscheinungsbild wurde der Trisomie 18 als ihr „Antisyndrom“ gegenübergestellt. Auch Mosaike mit 18q— bringen ähnliche Erscheinungen hervor (Lejeune et al., 1967). Das Gesicht dieser Kinder wirkt breit und stumpf, die Nasenwurzel ist eingezogen.

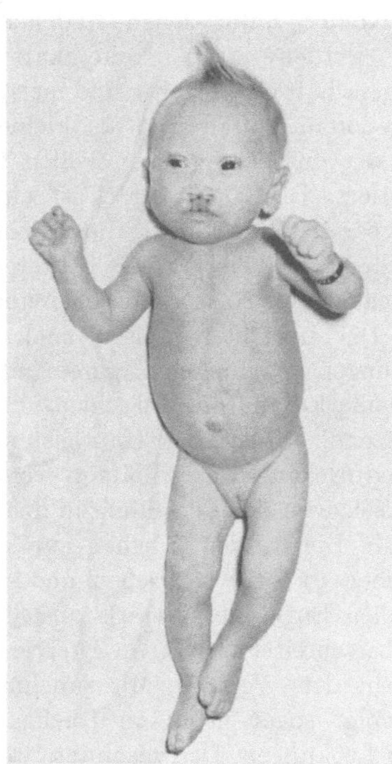

Abb. 271. Erscheinungsbild eines Säuglings mit Verlust des kurzen Arms eines Chromosoms Nr. 18. (Nach PFEIFFER, 1966)

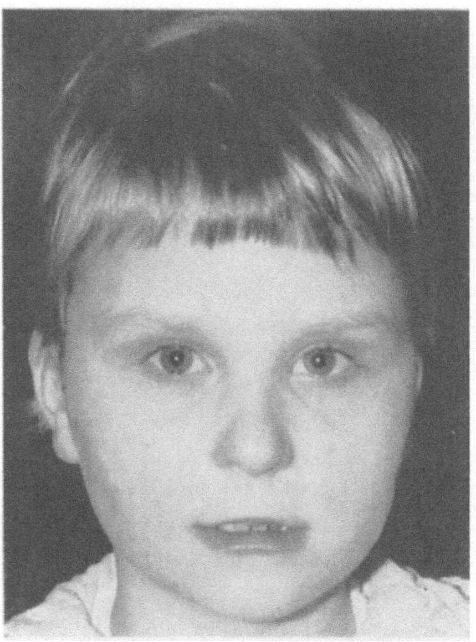

Abb. 272. Physiognomie eines Kindes mit Deletion am langen Arm eines Chromosoms Nr. 18. (Nach REINWEIN et al., 1967)

Nach REINWEIN et al. (1967) sowie CENANI u. SCHOELLER (1969) sind folgende Merkmale charakteristisch: Mikrocephalie, Hypertelorismus, abfallende Mundwinkel (Karpfenmund), tief angesetzte Ohrmuscheln, vorspringende Anthelix und Antitragus, gelegentlich hoher Gaumen oder Gaumenspalte, generalisierte Muskelhypotonie und Fehlstellungen der Zehen, Spindelfinger. Stenose oder Atresie des Gehörgangs und Herzfehler werden relativ häufig registriert. Unterschiede zwischen den Patienten könnten auf verschieden große Deletionen am langen Arm des Chr. beruhen. Bemerkenswert ist der Befund, daß in der Mehrzahl der Fälle ein Defekt der Immunglobulinbildung, und zwar der IgA-Komponente besteht, während IgG und IgM normal produziert werden. Bei verschiedenen anderen Chromosomenaberrationen fand sich normales IgA (FEINGOLD et al., 1969), so daß es sich hier wohl um einen spezifischen Effekt der Deletion handeln könnte, obwohl ein einfacher Zusammenhang zwischen dem Ausfall eines kontrollierenden Gens, den kongenitalen Mißbildungen und dem IgA-Defekt nicht verständlich ist (DE GROUCHY u. DANON, 1969).

BÜHLER et al. (1964) fanden in einem Fall einen Defekt der Thyroxinsynthese (Abb. 272).

Ringbildung eines Chromosoms Nr. 18 (18r) wurde von WANG et al. sowie von LUCAS et al. beschrieben. Im Fall von LUCAS war das einjährige Mädchen erheblich psychomotorisch retardiert und wies eine Gaumenspalte und eine Hüftluxation auf. Das Erscheinungsbild dieser Patienten sollte Züge von 18p— und 18q— tragen, doch fehlen die bei 18p— beobachteten schweren Mißbildungen des Vorderkopfes. Vielmehr überwiegen die Merkmale von 18q— (CENANI et al., 1969). Nach den Analysen von PALMER et al. (1967) sowie von LEISTI et al. (1968) sind die Kinder stark retardiert und minderwüchsig. Mikrocephalie, Hypertelorismus, Epicanthus, tief angesetzte Ohren und nach unten gezogene Mundwinkel sind diagnostisch richtungweisend. In den meisten Fällen ist der Gaumen hoch und spitz. Eine Stenose des Gehörgangs und ein Vitium cordis finden sich in der Hälfte der ausführlicher beschriebenen Patienten. Die Finger sind kurz und plump (Abb. 273).

Syndrom des Cri du Chat

(LEJEUNE, LAFOURCADE, DE GROUCHY, BERGER, GAUTIER, SALMON u. TURPIN, 1963)

LEJEUNE et al. beschrieben 1963 eine Defizienz am kurzen Arm eines Chr. der

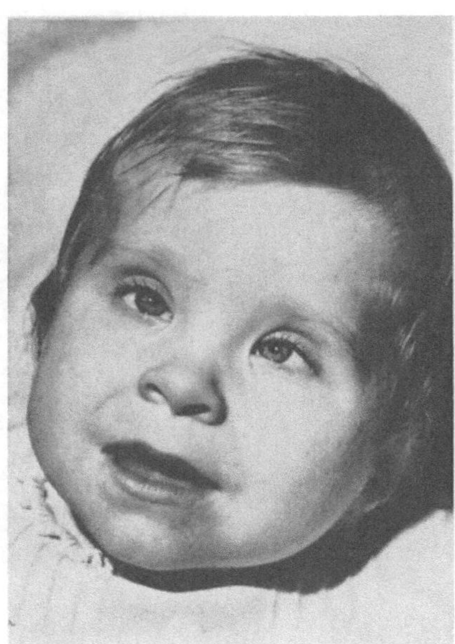

Abb. 273. Physiognomie eines Kindes mit einer Ringbildung des Chromosoms Nr. 18. (Nach CENANI et al., 1969)

Gruppe B, das mittels Autoradiographie als Nr. 5 identifiziert werden konnte (GERMAN et al., 1964). Das Erscheinungsbild der Chromosomenaberration, die — wie die Publikation von 17 Fällen in den ersten 2 Jahren erkennen läßt — nicht selten zu sein scheint, wird von der ungemein charakteristischen hohen und spitzen, wimmernden Stimme der Kinder geprägt, die auch der Anlaß zu dieser Namengebung war. Ein Autor entsinnt sich, daß das Kind, bei dem er im Anschluß an die Mitteilung von LEJEUNE die Chromosomenaberration feststellt, als junger Säugling von den Schwestern der Klinik „das Kätzchen" genannt wurde (MACCRACKEN et al., 1965). Ursache dafür könnte eine Laryngomalacie mit abnormer Verkleinerung der Epiglottis und Schlaffheit der aryepiglottischen Falten sein. Die Stimmritze selbst soll normal ausgebildet sein. WARD et al. kommen aber zu dem Ergebnis, daß die Larynx ein ganz charakteristisches Aussehen hat und die Ursache der — wie akustische Untersuchungen zeigen (z. B. SCHRÖDER et al.) — spezifischen Tonhöhe in einer Verschmälerung der Stimmbänder liegt, die im Vorderabschnitt einander genähert sind und während der Phonation an der hinteren Kommissur einen breiten Luftraum lassen. Diese charakteristische Stimmbildung soll bei älteren Patienten verschwinden.

Die Kinder, unter denen Mädchen überwiegen, werden nach komplikationsloser Schwangerschaft oft vorzeitig und meist untermaßig geboren. Auffällig ist der kleine Hirnschädel, der mit dem runden, vollen Gesicht konstrastiert. Die Nasenwurzel ist eingesunken, Hypertelorismus wird durch eine epikanthische Falte verstärkt. Bei älteren Kindern erscheint der Nasensattel eher hoch und kräftig. Die Lidachsen weisen nach unten. Fehlbildungen der inneren Organe sind selten (z.B. Ivemark-Syndrom bei einem Fall von LEJEUNE et al., 1964b). Die Hautleistenmuster und Handfurchen weichen häufig, wenngleich unspezifisch, von der Verteilung in der Bevölkerung ab. Die Kinder gedeihen nur langsam und bleiben in ihrer statischen und psychomotorischen Entwicklung stark zurück. Nach MOOR überschreitet der IQ in Dreiviertel der Fälle nicht den Wert 50. Mit zunehmendem Alter erfolgt sogar noch ein Rückgang der geistigen Leistungen. Der vermutete Cerebralschaden konnte pathologisch-histologisch noch nicht objektiviert werden. SOLITAIRE stellte lediglich eine Mikrencephalie fest. Es besteht keine Korrelation zum Alter der Eltern. Die Entstehung der Chromosomenaberration ist noch unklar (LEJEUNE et al., 1963, 1964b; BETTECKEN et al.; DYGGVE et al., 1965; PFEIFFER u. SIMON; GORDON u. COOKE, 1968; u. a.) (Abb. 274).

Mosaike, deren Erscheinungsbild sich von den regulären Fällen nicht unterschied, wurden mehrmals beobachtet (ZELLWEGER, 1966; SACHSSE et al.). Das gleiche gilt für *Ringbildungen* (ROHDE et al., 1965; STEELE et al.) sowie für die häufigen Translokationen.

LEJEUNE et al. (1965) konnten eine *reziproke Translokation* zwischen dem kurzen Arm eines Chr. Nr. 5 und dem langen Arm eines Chr. der Gruppe D in einer Familie nachweisen, die sowohl zur Defizienz des kurzen Arms des Chr. Nr. 5 als auch zur Duplikation des gleichen Abschnitts führte. Träger der Duplikation waren ein 16jähriges, minderwüchsiges und schwachsinniges Mädchen und ihr jüngerer, offenbar völlig gesunder Bruder, der als Kleinkind an einer akuten Infektionskrankheit verstarb. Beide hatten einen normalen Stimmklang und wiesen auch nicht die Physiognomie des Katzenschrei-Syndroms auf. Dieser Fall zeigt deutlich die verschiedenartige Expressivität der Defizienz und Duplikation

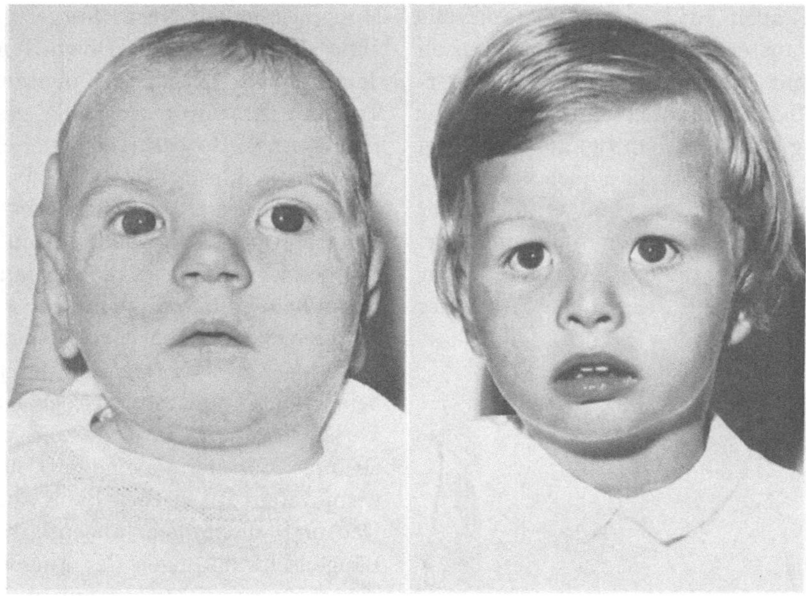

Abb. 274. Physiognomie von 2 Kindern mit dem Syndrom des Cri du chat (5p—): Mikrocephalie, Hypertelorismus, Epicanthus, Mikrogenie

des gleichen Chromosomenabschnitts. Seitdem sind zahlreiche Translokationen festgestellt worden (z.B. De Capoa et al.; Mennicken et al., 1968). In etwa 11% der Fälle von Katzenschrei-Syndrom findet sich neben 5p— eine Translokation. Da diese gelegentlich schwer zu erkennen ist, wird vorgeschlagen, stets auch die Eltern zu untersuchen. Ein der Translokation vorausgehender Chromosomenbruch kann an verschiedenen Stellen des kurzen Arms des Chr. erfolgen. Deshalb sind unterschiedlich große Defizienzen denkbar. Es ist jedoch bisher noch nicht gelungen, das Ausmaß der Defizienz mit den phänotypischen Zeichen zu korrelieren.

Die Vermutung, daß auf dem kurzen Arm des Chr. Nr. 5 der Genort für die cystische Pankreasfibrose lokalisiert ist, hat sich nicht bestätigt (Smith et al., 1968). Das Erscheinungsbild von 5p— kann auch einmal phänokopiert werden (McGavin et al.).

Das Syndrom der Defizienz an den kurzen Armen eines Chromosoms Nr. 4

(Hirschhorn, Cooper u. Firschein, 1961, 1965; Wolf, Reinwein, Porsch, Schröter u. Baitsch, 1965b)

Bei Verlust von Teilen des kurzen Arms eines Chr. der Gruppe B, von Hirschhorn et al. (1961) sowie von Gustavson et al. (1964) beschrieben, müßte es sich um ein anderes Chr. als Nr. 5 handeln, weil das Erscheinungsbild der Patienten nicht mit dem oben beschriebenen übereinstimmt. Bei dem von Gustavson untersuchten Neugeborenen mit einer Duplikation des kurzen Arms eines B-Chromosoms lag eine Skaphocephalie mit Hypertelorismus, hohem Gaumen, tiefem Ohransatz und Mikrogenie vor. Außerdem bestanden eine Omphalocele, Malrotation des Dünndarms und Analatresie sowie eine Hydronephrose. Bei der Mutter konnte ein genetisch balancierter Karyotyp nachgewiesen werden. Wahrscheinlich hat die Defizienz des gleichen Chromosomenabschnitts (B p—) zu einer Fehlgeburt dieser Frau geführt. Wolf et al. (1965b) erbrachten dann an einem charakteristischen Fall den autoradiographischen Beweis, daß der kurze Arm des Chr. Nr. 4 ausgefallen war (s. auch Pfeiffer, 1968). Die Kinder fallen durch Mikrocephalie, Hypertelorismus, Schnabelnase, Lippen-Kiefer-Gaumenspalte und Colobome auf. Häufig finden sich Dysrhaphien mit Balkenagenesie, Agenesie des Septum pellucidum oder interventrikulärer Cysterne. Ein Kopfhautdefekt wurde von Hirschhorn et al. (1965) beschrieben. Bei Knaben liegt häufig eine Hypospadie vor (Leao et al., 1967) (Abb. 275).

Während allein das autoradiographische Markierungsmuster 4p— von 5p— abzugrenzen gestattet, sind die phänotypischen Unterschiede der beiden Anomalien unübersehbar und eindeutig (Wolf u. Reinwein, 1968). Bei den Kindern mit 4p— ist die Lebenserwartung geringer, der Cerebralschaden tritt stärker hervor. Auch ein Ringchromosom des Chr. Nr. 4 wurde beobachtet (Carter et al.). Der Verlust größerer Teile des langen Arms des

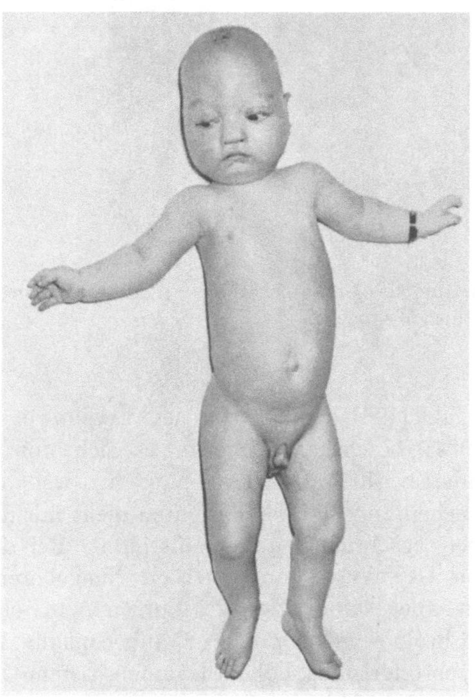

Abb. 275. Erscheinungsbild eines Säuglings mit einer Deletion am kurzen Arm eines Chromosoms Nr. 4 (nach Pfeiffer, 1968): Hypertelorismus, Schnabelnase, Hypospadie

Chr. Nr. 4 kann sich in einer Hypogenesie des Radialstrahls auswirken (Aplasie der Daumen bei Faed et al., [4r], Monodaktylie des ulnaren Randstrahls bei Ockey et al., 1969, [4q—]).

Trisomie G ?

Da keine morphologischen Unterschiede zwischen den 4 Chr. der Gruppe G (Nr. 21—22) bestehen und sich auch der autoradiographischen Analyse gerade dieser Chromosomenpaare erhebliche methodische Schwierigkeiten entgegenstellen, bleibt eine Trisomie G heute noch hypothetisch. Nach allgemeiner Übereinkunft ist die Trisomie G als Ursache des Mongolismus mit Nr. 21 festgelegt. Trisomie G ohne den Phänotyp „Down-Syndrom" wäre demnach als Nr. 22 zu deuten. Von einer Trisomie 22 wurde erstmalig gesprochen, als Hayward u. Bower (1960) bei einem Jungen mit dem Syndrom von Sturge-Weber ein überzähliges, kleines, akrozentrisches Chr. fanden. Ihre Deutung als Trisomie 22 mußte in Zweifel gezogen werden, als es nicht gelang, bei diesem Krankheitsbild wie auch bei allen anderen Phakomatosen eine Chromosomenaberration nachzuweisen. Patau et al. (1961) fanden zwar bei Patienten mit Sturge-Weber-Syndrom eine Verlängerung des kurzen Arms eines Chr. der Gruppe D, in der sie eine partielle Trisomie 22 vermuteten. Inzwischen kann aber auch diese Deutung nicht mehr akzeptiert werden, weil Längenschwankungen der kurzen Arme eines Chr. der Gruppe D als familiäre Varianten bekannt sind. Darüber hinaus konnte das überzählige Chr. bei dem Patienten von Hayward u. Bower inzwischen von Dent et al. als 2. Y-Chromosom identifiziert werden. Auch in den Fällen von Dunn et al., Fitzgerald (1961) sowie Turner u. Jennings, vielleicht auch Hall (1962, 1963), handelt es sich bei den überzähligen Chr. um ein Y-Chromosom. Die Chromosomenanomalie hat deshalb in diesen Fällen den Wert eines Zufallsbefundes. Bekanntlich weisen die Träger der XYY-Konstitution keine charakteristischen Merkmale auf.

Eine Trisomie 22 könnte hingegen am ehesten bei den von Gustavson et al. (1962a), Zellweger et al. (1962a), Koulischer u. Perier sowie Biesele et al. (1962a) beschriebenen Mädchen vorliegen, da in diesen Fällen ein Y-Chromosom unwahrscheinlich ist. Während das Erscheinungsbild der beiden von Gustavson et al. (1962a) untersuchten Schwestern an eine partielle Trisomie 18 denken läßt, wiesen die von Biesele et al. (1962a) beschriebenen „schizoiden" weiblichen Zwillinge keine Körpermißbildungen auf. Der Fall von Koulischer u. Perier (Lückenschädel, Eisenmengerkomplex, Nabelbruch, Agenesie des rechten Ovars) ist dadurch interessant, daß auch bei der phänotypisch unauffälligen Mutter ein Mosaik mit diesem Extrachromosom nachgewiesen wurde. Van Gelderen et al. beschrieben mehrere Kinder in einer Anstalt, die ein chromosomales Mosaik mit einem überzähligen, kleinen, akrozentrischen Extrachromosom aufwiesen, ohne daß der Verdacht auf Mongolismus fiel. Trotzdem entschlossen sich die Autoren für die Annahme einer Trisomie 21 im Mosaikverband.

Das Problem der Trisomie G muß deshalb so lange offen bleiben, wie es nicht gelingt, das Extrachromosom durch neue Methoden zu identifizieren. Durch Vergleich phänotypischer Merkmale kamen NIELSEN et al. zu dem Ergebnis, daß in dem einen ihrer beiden Fälle eine partielle Trisomie 13—15, in dem anderen eine partielle Trisomie 18 vorliegen könnte. In der Univ-Kinderklinik Münster wurden 2 Familien untersucht, in denen eine bei der Mutter genetisch balancierte Translokation zwischen Chr. der Gruppe D und B resp. C zu überzähligen, kleinen, akrozentrischen Chr. geführt hatte. Diese setzten sich demnach aus Teilen verschiedener Chr. zusammen. Bei sporadischem Auftreten ist es deshalb praktisch unmöglich, das Extrachromosom richtig zu deuten (siehe auch PFEIFFER et al., 1965).

Ein kleines, wahrscheinlich mit Satelliten ausgestattetes Extrachromosom wurde von SCHACHENMANN et al. bei 2 Kindern mit dem bereits früher bekannten (HAAB) Syndrom von Analatresie und Colobom nachgewiesen. In einer Beobachtung der Univ.-Augenklinik Köln (HEIMANN u. PFEIFFER, 1969; unveröff.) wies das Extrachromosom eine verspätete Reduplikation auf. Damit ist seine Zugehörigkeit zur Gruppe G unwahrscheinlich.

Defizienz (Monosomie im Mosaikverband) eines Chr. der Gruppe G (Nr. 21): LEJEUNE, BERGER, RÉTHORÉ, ARCHAMBAULT, JÉRÔME, THIEFFRY, AICARDI, BROYER, LAFOURCADE, CRUVEILLER, TURPIN (1964).

Bei einem Kind, das fast termingerecht mit einem Gewicht von 2100 g geboren wurde und mehrfach wegen einer Pylorusstenose, einer Leistenhernie, einem Meckelschen Divertikel operiert worden war, fanden LEJEUNE et al. (1964 c) ein Mosaik von Zellen, das durch das Fehlen eines Chr. der Gruppe G und ein kleines, abnormes Chr. an dieser Stelle (Ringchromosom ?) gekennzeichnet war. Das psychomotorisch erheblich retardierte Kind, bei dem eine generalisierte Muskelhypertonie bestand, litt außerdem an einer Thrombopenie und verstarb im Alter von 7 Monaten an einer interkurrenten Infektion (BROYER et al.). Die Autoren stellten die einzelnen Merkmale den Symptomen des Down-Syndroms als „Antisyndrom" gegenüber, obwohl cytogenetisch unbewiesen blieb, daß es sich bei der Monosomie dieses Kindes um Nr. 21 gehandelt hat.

Inzwischen sind mehrere Fälle mit einer partiellen oder vollständigen Monosomie bekannt geworden. AL-AISH et al. fanden in Lymphocyten, Knochenmark- und Hautzellen eines $3^1/_2$ Jahre alten Mädchens immer nur 45 Chr. mit Monosomie eines Chr. der G-Gruppe.

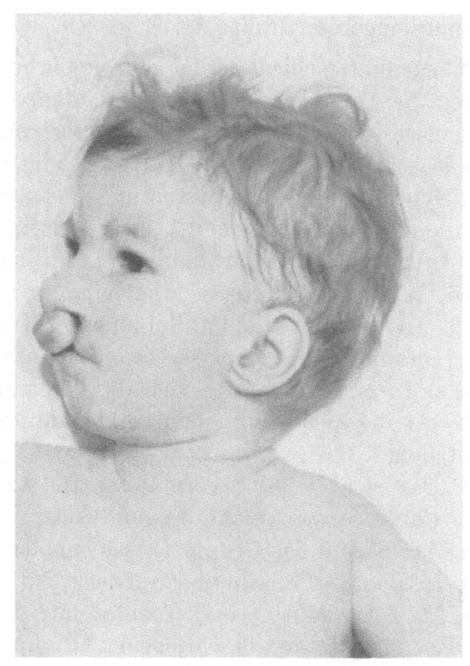

Abb. 276. Physiognomie eines Kindes mit Defizienz eines Chromosoms der Gruppe G (Nr. 21 ?). (Nach BÖHM u. FUHRMANN, 1969)

Das körperlich und geistig retardierte Kind war durch antimongoloide Lidspalten, Epicanthus, kleinen Mund und tief angesetzte Ohrmuscheln aufgefallen, Merkmale, die auch bei anderen Trägern dieser Anomalie festzustellen sind. Hypospadie bei Knaben, Thrombocytopenie, Pylorusstenose, Hypertonie der Muskulatur, große, dysplastische, tief angesetzte Ohrmuscheln könnten in Zukunft diagnostisch richtungweisend werden (CHALLACOMBE u. TAYLOR). Bemerkenswert sind eine doppelseitige Lippen-Kiefer-Gaumenspalte, Mikrophthalmus mit Porencephalie bei einem von BÖHM u. FUHRMANN (1968) beschriebenen Patienten (Abb. 276), besonders aber eine Cyclopie im Fall von COHEN.

Verschiedene autosomale Chromosomenaberrationen

Im folgenden wird eine Auswahl verschiedenartiger autosomaler Chromosomenaberrationen beschrieben. Meist war es nicht möglich, das abnorme Chr. zu identifizieren und das Ausmaß der Duplikation oder Defizienz festzulegen. Da die Symptome meist unspezifisch sind, sollen die Fälle in der Reihenfolge der Denver-Klassifikation dargestellt werden.

Chromosomen der Gruppe A

Längenunterschiede der homologen Chromosomen Nr. 1 fanden sich bei Gesunden und Patienten, so etwa bei Pseudohermaphroditismus masculinus (COOPER u. HERNITS) oder bei dem Syndrom der Kiefercysten und Basalzellcarcinome (YUNIS u. GORLIN). Eine perizentrische Inversion des 1. Chr. konnten LELE et al. (1965) bei 2 von 5 untersuchten Kindern mit einem Iriscolobom u.a. Mißbildungen (Herzfehler, craniofaciale Dysplasie, Debilität) nachweisen. In einem Fall ließ sich die Anomalie auch bei der phänotypisch gesunden Mutter feststellen.

PATAU et al. (1961a) vermuteten Insertion eines Chromosomenabschnitts, und zwar von dem Chromosom der Gruppe C, das eine deutliche sekundäre Constriction aufweist, in ein Chr. Nr. 1 bei Mutter und Tochter mit dem von PAPILLON-LEAGE beschriebenen Oro-faciodigitalen Syndrom (RUESS et al.). Es umfaßt typische Fehlbildungen des Visceralskelets, der Zunge und Mundhöhle, der Zahnentwicklung, aber auch der Finger und Zehen. Da es fast ausschließlich bei Frauen gefunden und dominant vererbt wird, nimmt LENZ einen X-chromosomalen Erbgang mit Letalität im männlichen Geschlecht an. Eine Chromosomenaberration konnte außer bei den von PATAU beschriebenen Patienten nur von KUSHNICK et al. bei einem männlichen Säugling nachgewiesen werden: Das überzählige Chr. hatte Größe und Form des Chr. Nr. 1.

Ringbildung eines Chr. Nr. 1 beobachteten GORDON u. COOKE (1964) bei einem 5 Jahre alten, minderwüchsigen und mikrocephalen Mädchen. Bemerkenswert ist die Beobachtung einer Duplikation eines Abschnitts des 1. Chr., die bei einem schwachsinnigen Mädchen mit Trigonocephalie, Kyphoskoliose und Trichterbrust gefunden wurde. Die Anomalie war bei dem Vater ebenfalls festzustellen, doch durch eine reziproke Translokation mit einem Chr. der Gruppe C genetisch balanciert (EDWARDS et al., 1962; Fall 1).

Trisomie des **Chromosoms Nr. 2** fanden HALL u. KÄLLEN bei 2 von 8 spontan abortierten Foeten.

Eine Duplikation des kürzeren Arms, die bei der 16 Jahre alten Mutter genetisch balanciert war, fanden LEE et al. (1964) bei einem Neugeborenen mit folgenden Mißbildungen: Cebocephalie, Mikrognathie und Gaumenspalte, Nabelbruch, Vorhofseptumdefekt, Doppelureter und Hydronephrose.

Eine perizentrische Inversion vermuteten DE GROUCHY et al. (1963a) bei einem Jungen mit leichter Oxycephalie und Hypertelorismus, Myopie und Astigmatismus, hohem Gaumen, Cubitus valgus und Genu valgum, Überstreckbarkeit der Gelenke, Klinodaktylie und Debilität. Außerdem bestand der Verdacht auf eine Pulmonalstenose. Die pathologische Bedeutung der Chromosomenaberration wird dadurch in Frage gestellt, daß sich einzelne Merkmale des Phänotyps auch bei dem Vater, der Mutter und dem Bruder nachweisen ließen. Inzwischen wurden mehrere Fälle von perizentrischer Inversion des Chr. Nr. 2 auch bei Gesunden nachgewiesen.

Eine offenbar genetisch balancierte Translokation in 3 Generationen zwischen dem Chr. Nr. 2 und einem Chr. der Gruppe G (22?) konnten LEJEUNE et al. (1963) zeigen. Die Träger der Anomalie waren völlig gesund. Proband war ein Mädchen mit Gonadendysgenesie und XO.

Schließlich ist noch auf einige Untersuchungen hinzuweisen, die ein Mosaik mit einem an Größe und Form dem Chr. Nr. 2 ähnlichen Extrachromosom bei der Makroglobulinämie Waldenström zeigen konnten (BOTTURA et al., 1961b; HENI u. SIEBNER; PFEIFFER et al., 1962 u. a.). Der Entstehungsmechanismus ist unklar, das Vorkommen unregelmäßig.

Duplikation eines Abschnittes des **Chromosoms Nr. 3** fanden CLARKE et al. (1964) bei einem 7 Jahre alten Mädchen mit Strabismus, hohem Gaumen, kurzen, plumpen Händen, Klinodaktylie, Überstreckbarkeit der Gelenke und Imbezillität. Bei Mutter und Schwester, die ebenfalls einige dieser Merkmale aufwiesen, lag eine genetisch balancierte Translokation mit einem Chr. der Gruppe C vor.

Trisomie eines Chromosoms der Gruppe C beschrieben BUTLER et al. (1962) bei einem männlichen Säugling mit einem präaxialen Fingerrudiment, Agenesie der linken Lunge, Pylorusstenose und Megacolon congenitum. Mosaike mit einer Trisomie C fanden STOLTE et al. bei einer gesunden Frau, die 2 Kinder mit Mißbildungen geboren hatte und JACOBS et al. (1961) bei einem 19jährigen, minderwüchsigen und amenorrhoischen Mädchen. Der von PFEIFFER et al. (1962) untersuchte Junge mit multiplen Skeletmißbildungen, hochgradiger Acceleration der Knochenkernentwicklung und Schwachsinn (Abb. 277) scheint einen bestimmten Phänotyp zu repräsentieren, da auch STALDER et al. (1963) und SMITH über ähnliche Beobachtungen verfügen.

Duplikationsdefizienzen von Chr. der Gruppe C wurden mehrfach beschrieben, so etwa von EDWARDS et al. (1962) (Fall 2) bei 2 Geschwistern mit Hypertelorismus, Brachycephalie, Brachymesophalangie des Kleinfingers, Vierfingerfurche und Lippen-Kiefer-Gaumenspalte sowie erhebliche Entwicklungsverzögerung. Die Aberration war bei dem Vater genetisch balanciert. ROHDE et al. (1964) nahmen eine Translokation zwischen den Chr. 6 und 9 bei einem 18jährigen Mädchen mit Schwachsinn, Minderwuchs, Hypogenitalismus, Makroglossie und Struma an. PÜSCHEL et al. (1964) fanden eine Translokation zwischen Chr. der Gruppe C und F bei einem Neugeborenen, das Merkmale der Trisomie 18 trug.

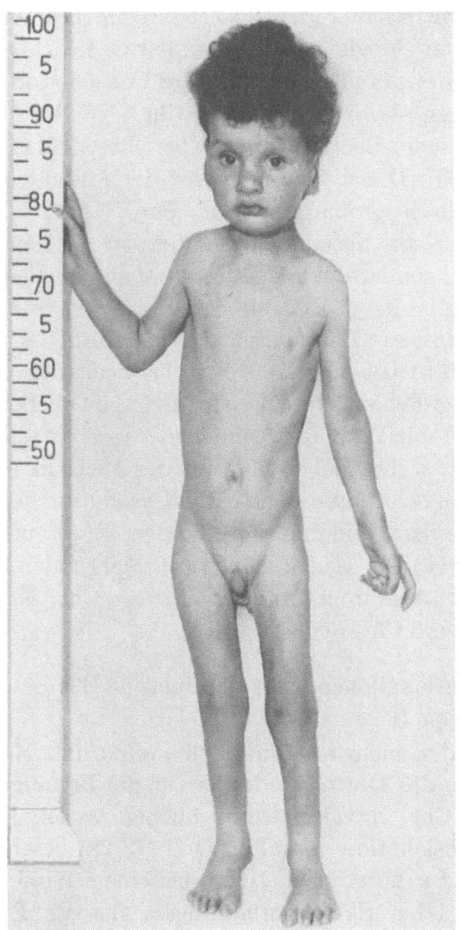

Abb. 277. Erscheinungsbild eines 3jährigen Kindes mit Trisomie-C-Mosaik (nach PFEIFFER et al., 1962): Idiotie, Acceleration der Ossifikation, multiple Skeletmißbildungen

Das Erscheinungsbild der Trisomie 18 liegt in den Beobachtungen von ROHDE et al. (1963) sowie HECHT et al. (1963) vor, die bei frühgeborenen Kindern Translokationen zwischen Chromosomen der Gruppe D und E fanden. Eine reziproke Translokation zwischen 2 Chromosomen innerhalb der Gruppe E vermuteten BRAY u. MUKHERJEE bei einem Kind mit spastischer Parese und Hydrocephalus; ein aus den Chr. der Gruppen B und E entstandenes submetazentrisches Chr. konnten BREIBART et al. bei einem $2^1/_2$jährigen Jungen mit Mikrocephalie, Hypotonie der Muskulatur und Krämpfen nachweisen. Komplizierter ist der Zusammenhang zwischen Chr. der Gruppe D und E bei 2 Geschwistern mit Dolichocephalie, Epicanthus, schmaler Lidspalte, Thoraxdeformation, Hydrocephalie, Spina bifida, die VISLIE et al. beschrieben. Bei der Mutter der Kinder lag die Aberration offenbar genetisch balanciert vor, doch genügen die Befunde nicht, um den Entstehungsmechanismus zu erklären.

Trisomie eines Chr. Nr. 16 wird bei spontan abortierten Foeten sicht selten festgestellt. Eine Trisomie des gleichen Chr. vermuteten LEWIS et al. bei einer 59 Jahre alten idiotischen Frau mit Minderwuchs und Hypogonadismus.

SCHMIDT et al. beschrieben eine Trisomie 16 im Mosaikverband bei einem Kind mit einer metaphysären Dysostose. TURNER et al. (1962) berichteten über ein 14 Jahre altes Mädchen mit Minderwuchs, Pterygium colli, Hypertelorismus, Gaumenspalte, Verschmelzung der 2.—4. Halswirbel, Schwachsinn und Schwerhörigkeit. Das fehlende Chr. Nr. 16 war durch ein nicht näher identifiziertes Extrachromosom ersetzt. Möglicherweise handelt es sich hierbei um ein durch eine sekundäre Constriction am langen Arm verlängertes Chr. Nr. 16. Über ähnliche Beobachtungen berichtete MAKINO (1963). Dieser Autor vertrat die Ansicht, daß ungleich große homologe Chr. Nr. 16 nicht allein als normale Varianten zu betrachten sind, sondern eine echte pathologische Bedeutung besitzen. Er fand sie bei Kindern mit angeborenen Herzfehlbildungen. BÖÖK et al. (1961 b) beobachteten eine Trisomie des Chr. 16 bei Fehlen eines Chr. der Gruppe G bei einer Frau mit Vorhofseptumdefekt vom Typ secundum, während bei dem mit der gleichen Anomalie behafteten Sohn ein G-Chromosom fehlte In einem anderen Fall fanden BÖÖK et al. (1961 a) bei einem Kind mit Merkmalen des Down-Syndroms nur ein einziges Chr. Nr. 16 neben 5 Chr. der Gruppe G.

Translokationen eines Chromosoms der Gruppe G

wurden mehrfach mitgeteilt, ohne daß Merkmale des Down-Syndroms auf die Beteiligung des Chr. Nr. 21 hätten schließen lassen. Eine Translokation vom Typ D/G (13/22) beschrieben LEJEUNE et al. (1960) bei einem Kind mit multiplen Skeletfehlbildungen, die als Polydysspondylie charakterisiert wurden. MOORHEAD et al. wiesen eine ähnliche Translokation bei 4 Kindern und ihrer Mutter nach, die schwachsinnig waren und an schweren Sprachstörungen litten. Ein Kind ohne diese Translokation mit einem Chr. der Gruppe C beschrieben HOEFNAGEL et al. bei einem 12jährigen Mädchen, das körperlich normal erschien, jedoch in seiner geistigen Entwicklung auf der Stufe eines 2jährigen Kindes zurückgeblieben war. Eine Translokation mit einem Chr. der Gruppe B fanden GEUDEKE et al. bei einem Jungen mit dem charakteristischen Bild des Typus degenerativus Amstelodamensis. Die Mehrzahl der bisher untersuchten Kinder mit diesem Krankheitsbild wiesen jedoch einen normalen Karyotyp auf.

PFEIFFER et al. (1967 a) konnten eine Translokation zwischen den Chr. 14 und 21 in einer Familie untersuchen, die bei dem Probanden eine echte Defizienz der parazentrischen Abschnitte beider Chr. nach sich gezogen hatte. Das psychomotorisch retardierte Kind fiel durch eine Vorwölbung der Glabella, mongoloide Lidspalten, einen hohen Gaumen und eine Hypospadie auf.

In den folgenden Fällen konnte das überzählige Chromosom nicht identifiziert werden

SIEBNER u. HENI fanden ein kleines akrozentrisches Chr. bei einem Patienten mit Pelger-Huetscher Kernanomalie der Leukocyten, ELLIS et al. (1962) beschrieben ein kleines, vielleicht durch eine perizentrische Inversion entstandenes Chr. bei einem 13jährigen Mädchen mit Schwachsinn und Krampfanfällen. GUSTAVSON (1964) fand bei dem schwachsinnigen Bruder eines Kindes mit Trisomie 21 ein kleines metazentrisches Chr. CARR et al. beschrieben bei einem weiblichen Säugling ein großes metazentrisches Iso(?)-Chromosom. Neben einem Ventrikelseptumdefekt deckte die Obduktion einen Uterus bicornis mit Vagina septa, Aplasie der Gallenblase und linken Niere auf. Ein akrozentrisches Chr. fanden BECAK et al. (1963 b) bei einem Kind mit dem Kasabach-Merrit-Syndrom.

Seitdem wurden häufig zusätzlich kleine, meist metazentrische Extrachromosomen beschrieben. Durch die Autoradiographie konnte in einigen Fällen ausgeschlossen werden, daß es sich dabei um einen Teil des X-Chromosoms handelt (PFEIFFER et al., 1967 b; DOLLMANN u. JÄGER, 1968). Ein einheitlicher Phänotyp ist nicht erkennbar. Gelegentlich ist das gleiche Chr. auch bei gesunden Familienangehörigen nachgewiesen worden.

Polyploidien

Geradzahlige (orthoploide) oder ungeradzahlige (anorthoploide) Vervielfachung eines Chromosomensatzes wird bei Pflanzen nicht selten angetroffen, ist sogar häufig erwünscht. Auch bei Tieren (z. B. Urodelen), die sogar fertil sind, können derartige Genomveränderungen untersucht werden. Polyploidie beim Menschen wurde erstmalig von BÖÖK u. SANTESSON (1961, 1962) beschrieben. Sie fand sich bei einem 1 Jahr alten Jungen, der deutlich retardiert war und neben einer generalisierten Muskelhypotonie Lipome an Händen, Füßen und Nates, eine knöcherne und desmale Syndaktylie, Mikrogenie und Porencephalie aufwies.

Mehrmals wurden verschiedene Gewebe untersucht, nachdem eine Triploidie, also 69

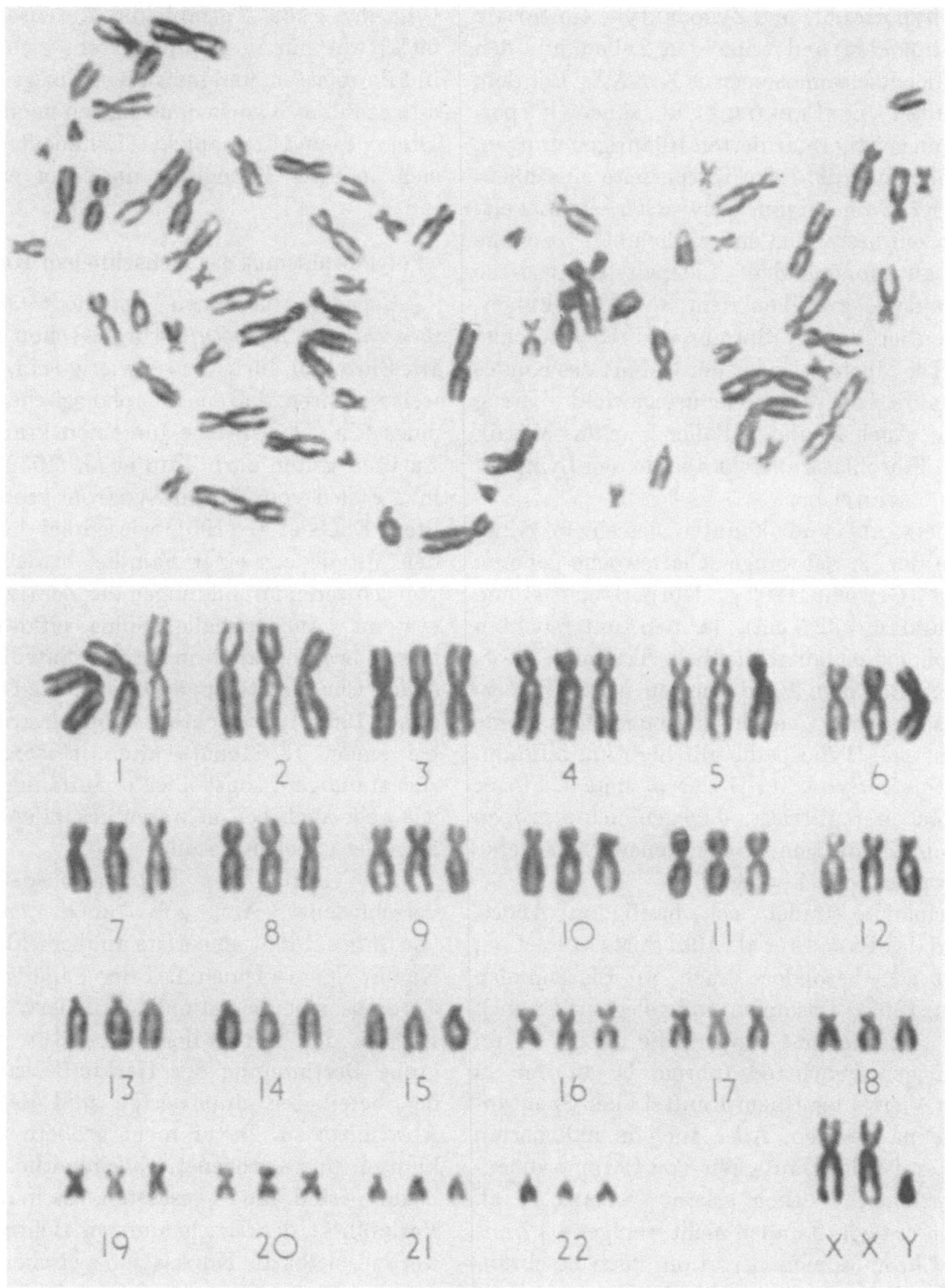

Abb. 278. Metaphase und Karyogramm eines triploiden Fibroblasten. (Nach BÖÖK u. SANTESSON, 1960)

Chr., feststand (Abb. 278). Eine Zusammenstellung der analysierten Mitosen bis 1962 zeigte, daß ein Mosaik von 46 und 69 Chr. vorlag, dessen triploide Komponente in Hautzellen deutlich überwog. Im Knochenmark dagegen fanden sich nur diploide Zellen. Durch die Blutkultur allein wäre die Anomalie nicht entdeckt worden, zumal das Kerngeschlecht trotz eines 2. X-Chromosoms (XXY) chromatinnegativ war. In diesem Fall müssen beide X-Chromosomen isopyknotisch sein. Die triploide Stammlinie könnte aus der Befruchtung einer Eizelle mit 2 haploiden Kernen resultieren. Nach der Befruchtung eines der Kerne dürfte eine Verschmelzung mit dem anderen haploiden Kern eingetreten sein.

ELLIS et al. (1962) beobachteten bei einem 6 Jahre alten debilen Mädchen mit linksseitiger

Hemihypotrophie und Zygodaktylie ein Mosaik von diploiden und triploiden Zellen mit den Geschlechtschromosomen XX/XXX. Bei dem Patienten von FERRIER et al., einem körperlich und geistig retardierten 10jährigen Jungen, war ebenfalls die linke Körperseite einschließlich der Sinnesorgane schwächer entwickelt; außerdem bestanden eine Dolicho-Oxycephalie mit antimongoloiden Lidspalten, partielle Syndaktylie zwischen dem 3. und 4. Finger, Pigmentierung am Stamm und Kryptorchismus. Die Mutter war bei der Geburt des Kindes 25 Jahre alt. Das Geburtsgewicht betrug 1850 g. Auch in diesen Fällen war das Mosaik nur in Fibroblasten, nicht aber in den Lymphocyten, nachweisbar.

BERNARD et al. konnten bei einem Kind, das in der 3. Schwangerschaftswoche geboren wurde (Gewicht 1800 g, Körperlänge 41 cm, Kopfumfang 32,5 cm), in den untersuchten Lymphocyten ausschließlich Triploidie feststellen. Bei dem Kind wurden neben Hypertelorismus Retrognathie, tief angesetzte kleine Ohren, eine Hypospadie mit Scrotum bifidum, eine totale Syndaktylie der 3. und 4. Finger und Zehen registriert, dagegen keine groben Organmißbildungen. Bemerkenswert ist eine Hyperplasie der Leydigzellen.

Triploidie findet sich häufig in Abortmaterial (PENROSE et al., 1961 a; MAKINO et al., 1964 u.a.), besonders auch in Blasenmolen (CARR, 1967). Trisomien und gelegentlich auch Monosomien aller Gruppen, die offenbar zum vorzeitigen Fruchttod führen, lassen sich in einem Viertel bis einem Fünftel aller Spontanaborte nachweisen. Aber auch in induzierten Aborten ist die Häufigkeit von Chromosomenaberrationen deutlich erhöht. SASAKI et al. fanden unter 140 Fällen nicht weniger als 7 mit einer Chromosomenaberration, doch beschränken sich diese auf die Geschlechtschromosomen. Nur für einen kleinen Teil familiär gehäufter Spontanaborte dürfte eine lichtmikroskopisch nachweisbare Chromosomenaberration verantwortlich sein (s. SCHMID). Eine Untersuchung der Eltern mehrerer mißgebildeter Foeten sollte aber immer angezeigt sein.

Ein *Tetraploidie-Diploidie-Mosaik* fanden KOHN et al. bei einem in der 42. Schwangerschaftswoche geborenen Kind (Gewicht 1700 g, Körperlänge 40,6 cm, Kopfumfang 25,4 cm) mit linksseitiger Aphakie, Mikrognathie, Beugekontraktur der Ellenbogen, Ektrodaktylie der Füße. Tetraploidie (durchschnittlich 69%) war nur in Lymphocyten, nicht jedoch in Fibroblasten, und nur in 2 von insgesamt 275 ausgezählten Knochenmarkzellen nachweisbar. Diploide und tetraploide Leukocyten ließen sich an ihrer Kerngröße unschwer erkennen.

Polymorphismus des menschlichen Karyotyps

Beispiele für einen *Polymorphismus des menschlichen Karyotyps* wurden schon gegeben. Im Einzelfall dürfte es schwierig sein, den Beweis zu führen, daß eine morphologische Variante eines Chr. als Ursache für einen krankhaften Zustand gelten darf. TJIO et al. (1959) fanden in 2 Fällen von Marfan-Syndrom große Satelliten. ELLIS et al. (1961) wiesen bei den gesunden Mitgliedern einer Familie, in der 5 Fälle von schweren Mißbildungen des Zentralnervensystems (Anencephalie, Spina bifida) aufgetreten waren, abnorm große Satelliten auf einem Chr. der Gruppe D nach. DE GROUCHY et al. (1964 c) beobachteten doppelte Satelliten bei einem 18 Monate alten, statomotorisch rückständigen, sonst aber unauffälligen Kind, wie aber auch bei mehreren gesunden Mitgliedern der gleichen Familie.

Die Gruppe von Duplikationsdefizienzen verschiedener Art, z.B. auch Aneusomie (LEJEUNE, 1965), ist bereits unübersehbar groß. Nur in einem kleinen Teil der Fälle wurde die Chromosomenaberration identifiziert. Auch der Einsatz der Autoradiographie läßt nur eine grobe Bestimmung der Herkunft und Größe der beteiligten duplizierten und defizienten Abschnitte zu. Bevor nicht größere Gruppen klinisch und cytogenetisch einheitlicher Fälle bekannt sind, die es gestatten, die individuelle Variabilität der Erscheinungen richtig zu bewerten, bleibt die Korrelation zwischen Karyotyp und Phänotyp meist spekulativ.

Die *Mehrzahl der Chromosomenaberrationen hat jedoch einige Merkmale gemeinsam, deren Nachweis eine Chromosomenanalyse veranlassen sollte* (s. PFEIFFER, 1967).

1. Prä- und postnatale Dystrophie.
2. Dyscephalie, meist Mikrocephalie.
3. Cerebralschaden (Schwachsinn, Krampfbereitschaft, Mißbildungen des Zentralnervensystems).
4. Eigenartige Physiognomie.
5. Multiple, nicht spezifische Mißbildungen.

Der phänogenetische Mechanismus ist unbekannt. Eine abnorme Zellproliferation (NAEYE) könnte im Einzelfall für eine Hemmungsmißbildung verantwortlich sein. Deshalb wird auch in naher Zukunft die Cytogenetik eine deskriptive Wissenschaft bleiben (s. POLANI, 1967; FRANCOIS). Hinsichtlich der erbprognostischen Bedeutung von Translokationen ergab eine Analyse von FORD u. CLEGG an 89 Familien, daß keine signifikanten Unterschiede zwischen der Kinderzahl männlicher und weiblicher Heterozygoter besteht. Die Häufigkeit von Spontanaborten ist mit 21,7% nicht viel höher als im Durchschnitt, der nach der Weltgesundheitsorganisation mit 15% angegeben wird. Das Verhältnis von normalen zu abnormen Zygoten beträgt rd. 1:1 (268:196).

Chromosomenaberrationen bei Tumoren und Leukämien

Der ein weiten Grenzen schwankende DNS-Gehalt der Tumorzellen (ATKIN) ließ erwarten, daß maligne entartete Zellen sich durch eine Änderung der Chromosomenzahl bzw. des Ploidiegrades auszeichnen würden. Untersuchungen von MAKINO et al. an nativen Mitosen aus 30 Tumoren teils in solider Form, teils aus Exsudaten, zeigten, daß innerhalb einer großen Variationsbreite der Chromosomenzahl einzelne Stammlinien vorherrschen, die gelegentlich durch verschiedene abnorme Chr. markiert sind. Um eine Vorstellung von der Größenordnung und Schwankungsbreite der Chromosomenzahl zu geben, seien hier einige Zellpopulationen und ihre Zellinien aufgezählt.

1. Uteruscarcinom (MAKINO)	43; 48; 50; 55; 86;
2. Magencarcinom (MAKINO)	42; 54; 56; 72; 76;
3. Gliom (SPRIGGS)	um 80;
4. Melanom (SPRIGGS)	um 43 ;
5. Cervixcarcinom (AUERSPERG)	45; 51; 120—130;
6. M. Hodgkin (RICCI; SPRIGGS)	46/47 (abnormes Chromosom).

Da strukturell veränderte Chr. in Mitosen mit wechselnder Chromosomenzahl gefunden werden, darf man annehmen, daß diese Zellen von einer gemeinsamen Stammzelle herrühren. Die abnormen Chr. sind zumeist zentrische oder Ringchromosomen bzw. durch Deletion und Translokation weitgehend umgewandelte Chr.

Erste Untersuchungen an Leukämien von Mäusen und Menschen (FORD et al.; BAIKIE et al., 1959; SANDBERG et al., 1961) zeigten, daß auch hier Zahlanomalien, verschiedene Stammlinien und Chromosomenveränderungen vorliegen. Die von NOWELL u. HUNGERFORD (1959) sowie offenbar unabhängig von BAIKIE et al. (1960) entdeckte Chromosomenaberration bei der *chronisch myeloischen Leukämie* hat besondere Bedeutung erlangt. Diese Untersucher fanden in Zellen aus peripherem Blut von Patienten mit chronischer myeloischer Leukämie ein abnorm kleines Chr., das durch Defizienz am langen Arm eines Chr. der Gruppe G entstanden sein konnte und als Ph1 (nach dem Ort der Entdeckung *Ph*iladelphia) benannt wurde (Abb. 279). Die Häufigkeit akuter Leukämien unter Trägern einer Trisomie des Chr. 21 (Down-Syndrom) schien auf eine gemeinsame Ursache hinzudeuten, so daß es nahe lag, im Ph1-Chromosom ein Teil des Chr. 21 zu sehen.

Während das Ph1-Chromosom in Mitosen aus Blutkulturen — vielleicht in Abhängigkeit von der Behandlung und vom Zeitpunkt der Erkrankung — nicht immer festzustellen ist, ist es in Knochenmarkzellen bei chronisch-myeloischer Leukämie regelmäßig vorhanden (SANDBERG et al., 1961; TOUGH et al.). Der Nachweis läßt sich an nativen Mitosen erbringen. Mit diesem Befund erhält die Hypothese, daß das Ph1-Chromosom eine primäre Chromosomenanomalie mit Kausalcharakter ist und damit die Leukämiezelle markiert, eine wesentliche Stütze. Zugleich war eine Erklärung dafür gefunden, daß in Blutkulturen auch normale Mitosen vorkommen müssen: Handelt es sich doch hier nur um aktivierte Lymphocyten nach Zugabe von Phytohämagglutinin. Die Chromosomenaberration ist — wie Fibroblastenkulturen von Patienten mit chronisch-myeloischer Leukämie zeigen — auf das hämatopoetische Gewebe (einschl. der Megakaryocyten und Proerythroblasten) beschränkt. Es handelt sich demnach um eine somatische Mutation. LEJEUNE (1963a) stellt diese klonale Mutation der konstitutiven Mutation als Ursache kongenitaler Mißbildungen gegenüber.

Eineiige Zwillinge mit chronisch-myeloischer Leukämie sind mit einer Ausnahme hinsichtlich des Vorkommens der Hämoblastose und des

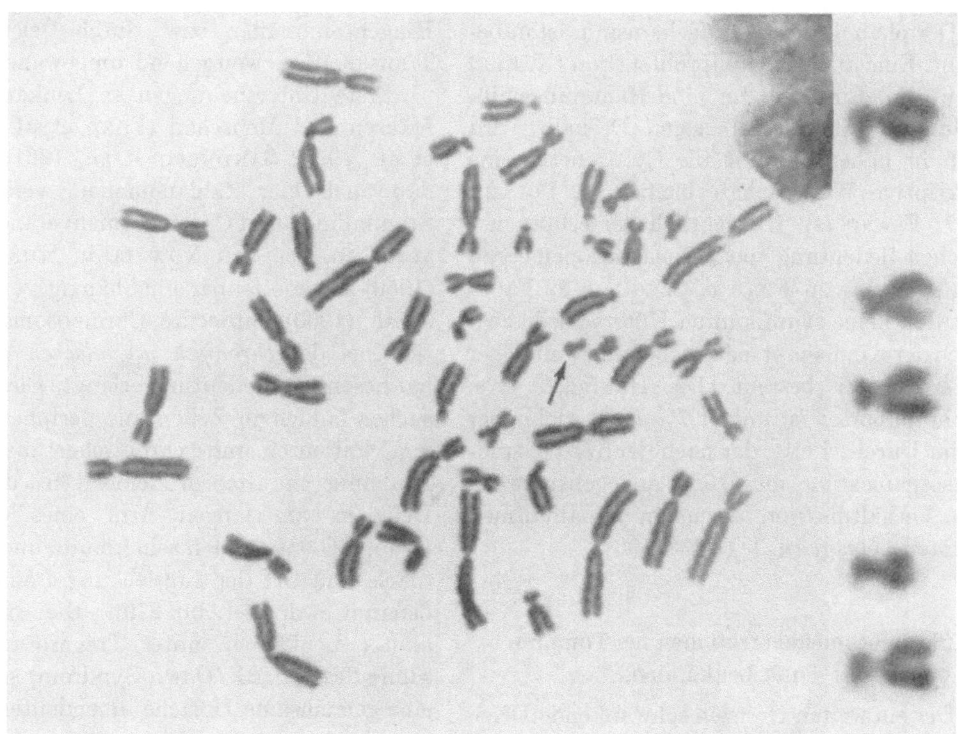

Abb. 279. Metaphase einer Blutzelle mit Deletion am langen Arm eines Chromosoms G, sog. Philadelphia-Chromosom. (Nach Nowell u. Hungerford, 1961)

Philadelphia-Chromosoms diskordant (Kosenow u. Pfeiffer, 1969). Die Strukturanomalie eines Chr. der Gruppe D (Sandberg et al., 1961) bei einem Fall einer behandelten chronisch-myelolischen Leukämie wurde bisher von anderer Seite nicht bestätigt. Dagegen scheint nicht selten ein Mosaik von Zellen mit 45 und 46 Chr. durch das Fehlen eines Chr. der Gruppe C vorzukommen (Atkin u. Taylor; Tough et al.). Ein Philadelphia-Chromosom fehlt bei der chronisch-myeloischen Leukämie vom infantilen Typ, die sich auch klinisch und hämatologisch von der des adulten Typs unterscheidet. Bei akuten Leukämien des Erwachsenen (Baikie et al., 1961) wie auch des Kindesalters (Hungerford) wird das Ph1-Chromosom ebenfalls vermißt. Dafür treten Zahlanomalien und gelegentlich Strukturanomalien (sog. Markiererchromosom) auf, die auch noch in der Remission im Knochenmark nachweisbar sind. So beschrieben etwa Bottura et al. (1961a) Modalzahlen um 53, Weinstein u. Weinstein bzw. Sandberg et al. (1964) Trisomie eines Chr. der Gruppe C, Ruffié u. Lejeune Mosaike mit 45 und 46 Chr. (s. Nowell u. Hungerford, 1960; Reisman et al.). Mit Hellriegel (1968) könnte man feststellen, daß hochgradige Hyperdiploidie mit mindestens 49 Chr. stets bei lymphoblastischen Formen vorkommt, während Hypodiploidie auf akute myeloische Leukämie hinweist. In rd. 50% der Leukämien verschiedener Typen wird jedoch eine mikroskopisch sichtbare Chromosomenaberration vermißt.

Eine progressive Entwicklung der Stammlinien scheinen Befunde von Lejeune et al. (1963), Kiossoglou et al. sowie Honda et al. und anderen Autoren zu belegen, Lejeune konnte bei einem an lymphoblastischer Leukämie erkrankten mongoloiden Kind an einer lückenlosen Reihe steigender Chromosomenzahlen zeigen, daß immer erst das neu hinzugetretene Chr. $(2n+a)$ durch das homologe Chr. komplettiert werden muß $(2n+2a)$, bevor ein weiteres Autosom eingereiht wird $(2n+2a+b)$. Bei chronisch-myeloischer Leukämie wird eine Verdoppelung des Philadelphia-Chromosoms und eine Zersplitterung in Stammlinien mit verschiedener Chromosomenzahl während der Terminalstadien beobachtet. Verdoppelung eines kleinen, aus einem C-Chromosom abgeleiteten Ringchromosoms fanden DIEKMANN et al. (1969) bei einem Kind mit Erythroleukämie.

Die bisher untersuchten lymphatischen Leukämien ließen keine Chromosomenaberration erkennen. Ausnahmen bilden bisher nur die Befunde von DE GROUCHY et al. (1962) (Deletion eines Chr. der Gruppe C.) und die Beobachtung von GUNZ et al. Hier wurde bei 2 Geschwistern mit lymphatischer Leukämie, aber auch bei gesunden Mitgliedern der gleichen Familie, ein abnormes Chr. der Gruppe G, von den Autoren als CH1 (*Ch*ristchurch-Chromosom, Neuseeland) bezeichnet, nachgewiesen. Bei diesem Chr. Gp— handelt es sich aber wahrscheinlich um eine morphologische Variante des Karyotyps.

Welche Bedeutung das Vorkommen von Leukämien in Familien mit einem oder mehreren Fällen einer Chromosomenaberration hat, ist noch ungeklärt. BAIKIE et al. (1961) fanden in der gleichen Geschwisterschaft 2 Fälle von Leukämie und einen Fall mit einem Mosaik vom Typ XY/XXY. MILLER et al. (1961) beobachteten in einer Sippe einen Fall von XXXXY, Leukämie und Mongolismus. KIOSSOGLOU et al., konnten in der gleichen Geschwisterschaft Mongolismus, Leukämie und Zwillinge untersuchen.

Literatur

AARSKOG, D.: Down's syndrome transmitted through maternal mosaicism. Acta paediat. (Uppsala) **58**, 609 (1969).

AL-AISH, M. S., CRUZ, F. DE LA, GOLDSMITH, L. A., VOLPE, J., MELLA, G., ROBINSON, J. C.: Autosomal monosomy in man. Complete monosomy G (21—22) in a four-and-one-half-year-old mentally retarded girl. New Engl. J. Med. **277**, 777 (1967).

ARAKAKI, D. T., WAXMAN, S. H.: Trisomy D in a cyclops. J. Pediat. **74**, 620 (1969).

ATKIN, N. B.: The relationship between the DNA content and the ploidy of tumours. Cytogenetics **1**, 113 (1962).

— TAYLOR, M. C.: A case of chronic myeloid leukaemia with a 45-chromosome cell-line in the blood. Cytogenetics **1**, 97 (1962).

ATKINS, L., O'SULLIVAN, M. A., PRYLES, CH. V.: Mongolism in 3 siblings with 46 chromosomes. New Engl. J. Med. **266**, 631 (1962).

AUERSPERG, N., HAWRYLUK, A. P.: Chromosome observations on 3 epithelial-cell cultures derived from carcinomas of the human cervix. J. nat. Cancer Inst. **28**, 605 (1962).

AULA, P., HJELT, H.: Cytogenetics in mongolism. Ann. paediat. Fenn. **10**, 110 (1964).

BADTKE, G.: Die Mißbildungen des menschlichen Auges. In: Der Augenarzt, B. IV., Hrsg. K. VELHAGEN. Leipzig: Thieme 1961.

BAIKIE, A. G., COURT BROWN, W. M., BUCKTON, K. E., HARNDEN, D. G., JACOBS, P. A., TOUGH, I. M.: A possible specific chromosome abnormality in human chronic myeloid leukemia. Nature (Lond.) **188**, 1165 (1960).

— — JACOBS, P. A., MILNE, J. S.: Chromosome studies in human leukaemia. Lancet **1959 II**, 425.

— JACOBS, P. A., MCBRIDE, J. A., TOUGH, I. M.: Cytogenetic studies in acute leukaemia. Brit. med. J. **1961 I**, 1564.

BAIN, A. D., GAULD, I. K.: Multiple congenital abnormalities associated with ring chromosome. Lancet **1963 II**, 304.

— INSLEY, J., DOUGLAS, D. M., GAULD, I. K., SCOTT, H. A.: Normal/trisomy 13—15 mosaicism in two infants. Arch. Dis. Childh. **40**, 442 (1965).

BECAK, W., ANDRADE, J. D., BECAK, M. L., MANISSADJIAN, A.: Chromosomal translocation in a mongoloid male child and his normal mother. Arch. Neuro-psiquiat. (S. Paulo) **21**, 161 (1963a).

— BECAK, M. L., ANDRADE, J. D.: A genetical investigation of congenital analgesia. I. Cytogenetic studies. Acta genet. (Basel) **14**, 133 (1964).

— — — MANNISSADJIAN, A.: Extra acrocentric chromosome in a case of a giant cavernous haemangioma with secondary thrombocytopenia. Lancet **1963 II**, 468 (b).

— — SCHMIDT, B. J.: Chromosome trisomy of group 13—15 in 2 cases of generalised congenital analgesia. Lancet **1963 I**, 664 (c).

BECKER, K. L., BURKE, E. C., ALBERT, A.: Double autosomal trisomy (D trisomy plus mongolism). Proc. Mayo Clin. **38**, 242 (1963).

BENIRSCHKE, K., BROWNHILL, L., EBAUGH, F. G.: Chromosomal abnormality in Waldenström's macroglobulinaemia. Lancet **1962 I**, 594.

BERNARD, R., STAHL, A., COIGNET, J., GIRAUD, F., HARTUNG, M., BRUSHQUET, Y., PASSERON, P.: Triploidie chromosomique chez un nouveau-né polymalformé. Ann. Génét. **10**, 70 (1967).

BETTECKEN, F., REINWEIN, H., KÜNZER, W., WOLF, U., BAITSCH, H.: Klinische und genetische Untersuchungen an einem Patienten mit Cri-du-Chat-Syndrom. Dtsch. med. Wschr. **90**, 2008 (1965).

BIESELE, J. J., SCHMID, W., LAWLIS, M. G.: Mentally retarded schizoid twin girls with 47 chromosomes. Lancet **1962 I**, 403 (a).

— — LEE, CH. H., SMITH, P. M.: Translocation between acrocentric chromosomes in a 46 chromosome mongoloid and his 45 chromosome mother. Amer. J. hum. Genet. **14**, 125 (1962b).

BILES, A. R., LÜERS, T., SPERLING, K.: Multiple Fehlbildungen bei einem Neugeborenen mit einem D1-Ringchromosom. Med. Welt **20** (N.F.), 1771 (1969).

BLANK, C. E., GEMMEL, E., CASEY, M. D., LORD, M.: Mosaicism in a mother with a mongol child. Brit. med. J. **1962 II**, 378.

BÖHM, R., FUHRMANN, W.: Lebensfähigkeit bei Monosomie G. Mschr. Kinderheilk. **117**, 184 (1969).

BÖÖK, J. A.: Clinical Cytogenetics. In: De Genetica Medica, pars III, Hrsg. L. GEDDA. Roma 1961.

— FRACCARO, M., LINDSTEN, J.: Cytogenetical observations in mongolism. Acta paediat. (Uppsala) **48**, 453 (1959).

— GUSTAVSON, K. H., SANTESSON, B.: Chromosomal abnormality in a mongolism-like syndrome. Acta paediat. (Uppsala) **50**, 240 (1961a).

— MASTERSON, J. G., SANTESSON, B.: Malformation syndrome associated with triploidy. Further chromosome studies of the patient and his family. Acta genet. (Basel) **12**, 193 (1962). —

— SANTESSON, B.: Malformation syndrome in man associated with triploidy (69 chromosomes). Lancet **1960I**, 858.

— SANTESSON, B., ZETTERQVIST, P.: Association between congenital heart malformation and chromosomal variations. Acta paediat. (Uppsala) **50**, 217 (1961b).

BOTTURA, C., FERRARI, I., VEIGA, A. A.: Caryotype anormal dans la leucemie aigue. Acta haemat. (Basel) **26**, 44 (1961a).

— — — Chromosome abnormalities in Waldenström's macroglobulinaemia. Lancet **1961 I**, 1170 (b).

BRAY, P. F., MUKHERJEE, B. B.: A chromosome anomaly in an infant with degenerative disease of the central nervous system. J. Pediat. **62**, 230 (1963).

BREG, W. R., MILLER, O. J., SCHMICKEL, R. D.: Chromosomal translocation in patients with mongolism and in their normal relatives. New Engl. J. Med. **266**, 845 (1962).

BREIBART, S., MELLMAN, W. J., EBERLEIN, W. R.: Developmental retardation associated with an unbalanced 13—15/18 translocation. Cytogenetics **3**, 252 (1964).

BRODIE, H. R., DALLAIRE, L.: The E syndrome (trisomy 17—18) resulting from a maternal chromosomal translocation. Canad. med. Ass. J. **87**, 559 (1962).

BROYER, M., CHEVRIE, J.-J., AICARDI, J., LE TAN VINH, THIEFFRY, ST.: Malformations multiples chez un enfant porteur d'une monosomie partielle pour un chromosome 21—22. Presse méd. **74**, 791 (1966).

BUCKTON, K. E., HARNDEN, D. G., BAIKIE, A. G., WOODS, G. E.: Mongolism and leukaemia in the same sibship. Lancet **1961I**, 171.

BÜHLER, E., BÜHLER, U. K., STALDER, G.: Partial monosomy and anomaly of thyroxin synthesis. Lancet **1964I**, 170.

— ROSSIER, R., BODIS, I., VULLIET, V., BÜHLER, U. K., STALDER, G.: Chromosomal translocation in a mentally deficient child with cryptorchidism. Acta paediat. (Uppsala) **52**, 177 (1963).

BUTLER, L. J., FRANCE, N. E., RUSSELL, A., SINCLAIR, L.: A chromosomal aberration associated with multiple congenital anomalies. Lancet **1962I**, 1242.

— SNODGRASS, G. J. A. I., FRANCE, N. E., SINCLAIR, L., RUSSELL, A.: E (16—18) trisomy syndrome: analysis of 13 cases. Arch. Dis. Childh. **40**, 600 (1965).

CAPOA, A. DE, WARBURTON, D., BREG, W. R., MILLER, D. A., MILLER, O. J.: Translocation heterozygosis: a cause of five cases of the Cri du Chat syndrome and two cases with duplication of chromosome number five in three families. Amer. J. hum. Genet. **19**, 586 (1967).

CARR, D. H.: Chromosome anomalies as a cause of spontaneous abortion. Amer. J. Obstet. Gynec. **97**, 283 (1967).

— BARR, M. L., RATHBUN, J. C.: A probable isochromosome in a child with multiple congenital anomalies. J. Pediat. **62**, 696 (1963).

CARTER, C. O., HAMERTON, J. L., POLANI, P. E., GUNALP, A., WELLER, S. D. V.: Chromosome translocation as a cause of familial mongolism. Lancet **1960II**, 678.

CARTER, R., BAKER, E., HAYMAN, D.: Congenital malformations associated with ring 4 chromosome. J. med. Genet. **6**, 224 (1969).

CHALLACOMBE, D. N., TAYLOR, A.: Monosomy for a G autosome. Arch. Dis. Childh. **44**, 113 (1969).

CLARKE, C. M., EDWARDS, J. E., SMALLPIECE, V.: 21-trisomy/normal mosaicism in an intelligent child with some mongoloid characters. Lancet **1961I**, 1028.

CLARKE, G., STEVENSON, A. C., DAVIES, P., WILLIAMS, C. E.: A family apparently showing transmission of a translocation between chromosome 3 and one of the 'X-6-12' or 'C' group. J. med. Genet. **1**, 27 (1964).

COHEN, M. M.: Chromosomal mosaicism associated with a case of cyclopia. J. Pediat. **69**, 793 (1966).

COOPER, H. L., HERNIS, R.: A familial chromosome variant in a subject with anomalous sex differentiation. Amer. J. hum. Genet. **15**, 465 (1963).

CRAWFURD, M. d'A.: Multiple congenital anomaly associated with an extrachromosome. Lancet **1961II**, 627.

DELHANTY, J. D. A., SHAPIRO, A.: An unusual acrocentric found in a case of idiocy with microphthalmia. J. ment. Defic. Res. **6**, 38 (1962).

DENT, T., EDWARDS, J. H., DELHANTY, J. D. A.: A partial mongol. Lancet **1963II**, 484.

DOLLMANN, A., JAEGER, W.: Überzähliges Chromosomenfragment bei einem oligophrenen Kind mit multiplen Entwicklungsstörungen. Mschr. Kinderheilk. **116**, 144 (1968).

DUNN, H. A., FORD, D. K., AUERSPERG, N., MILLER, J. R.: Benign congenital hypotonia with chromosomal anomaly. Pediatrics **28**, 578 (1961).

DUTRILLAUX, B., LEJEUNE, J.: Étude de la descendance des porteurs d'une translocation t(21qDq). Ann. Génét. **12**, 77 (1969).

DYGGVE, H. V., MIKKELSEN, M.: Partial deletion of the short of a chromosome of the 4—5 group (Denver). Arch. Dis. Childh. **40**, 82 (1965).

EDWARDS, J. H., FRACCARO, M., DAVIES, P. A., YOUNG, R. B.: Structural heterozygosis in man: analysis of 2 families. Ann. hum. Genet. **26**, 163 (1962).

— HARNDEN, D. G., CAMERON, A. H., CROSSE, V. M., WOLFF, O. H.: A new trisomic syndrome. Lancet **1960II**, 787.

EK, J. I., FALK, V., BERGMAN, S., REITALU, J.: A male mongoloid with 46 chromosomes. Lancet **1961 I**, 526.

ELLIS, J. R., MARSHALL, R., NORMAND, I. C. S., PENROSE, L. S.: A girl with triploid cells. Nature (Lond.) **198**, 411 (1963).

— — PENROSE, L. S.: An aberrant small acrocentric chromosome. Ann. hum. Genet. **26**, 77 (1962).

— PENROSE, L. S.: Enlarged satellites and multiple malformations in the same pedigree. Ann. hum. Genet. **25**, 159 (1961).

ERKMAN, B., BASRUR, V. R., CONEN, P. E.: D/D translocation "D" syndrome. J. Pediat. **67**, 270 (1965).

FAED, M., STEWART, A., KEAY, A. J.: Chromosome abnormalities in two cases with bilateral radial element defects. J. med. Genet. **6**, 342 (1969).

FERRIER, P., WIDGREN, S., FERRIER, S.: Non specific pseudohermaphroditism. Report of two cases with cytogenetic investigations. Helv. paediat. Acta **19**, 1 (1964).

FERRIER, S.: Enfant mongolien — parent mosaique. Etude de deux familles. Thèse, Genève 1964.

FINLEY, S. C., FINLEY, H. W., ROSECRANS, CL. J., PHILLIPS, C.: Exceptional intelligence in a mongoloid child of a family with a 13—15/partial (D/partial G) translocation. New Engl. J. Med. **272**, 1089 (1965).

FITZGERALD, P. H.: A possible supernumerary chromosome associated with dystrophia myotonica. Lancet **1962 II**, 456.

— LYCETTE, R. R.: Mosaicism in man; involving the autosome associated with mongolism. Heredity **16**, 509 (1961).

FORD, C. E., CLEGG, H. M.: Reciprocal translocations. Brit. med. Bull. **25**, 110 (1968).

— JACOBS, P. A., LAJTHA, L. G.: Human somatic chromosomes. Nature (Lond.) **181**, 1565 (1958).

FORSSMAN, H., LEHMANN, O.: Chromosome studies in 11 families with mongolism in more than one member. Acta paediat. (Uppsala) **51**, 180 (1962).

FORTEZA BOVER, G., BAGUENA, R., AMAT, E., GARCIA, B., JUAN, A.: Mosaico trisomia D1/normal en una niña de seis años con un sindrome de trisoma D1 incompleto. Med. esp. **51**, 83 (1964).

— — ANDEAL, C.: Un caso de sindrome DE DOWN con 46 cromosomas por translocation G/G o por isocromosoma 21. Rev. esp. Oto-neuro-oftal. **21**, 555 (1962).

FRACCARO, M., KAIJSER, K., LINDSTEN, J.: Chromosomal abnormalities in father and mongol child. Lancet **1960 II**, 724.

FRANCE, N. E., BUTLER, L. J.: Trisomy 18 associated with familial translocation t(Bq; 18q+). Ann. Génét. **12**, 46 (1969).

FRANCOIS, J.: Autosomal chromosome aberrations in ophthalmology. J. neurol. Sci. **4**, 511 (1967).

GAGNON, J., KATYK-LONGTIN, N., GROOT, J. A. DE: Double trisomie autosomique à 48 chromosomes. Un. méd. Can. **90**, 1120 (1961).

GELDEREN, H. H. VAN, GAILLARD, J. L. J., SCHABERG, A.: Trisomy G/normal mosaics in nonmongoloid mentally deficient children. Acta paediat. (Uppsala) **56**, 517 (1967).

GENEST, P.: Ring chromosome and partial translocation in the same cell. Lancet **1963 I**, 1426.

GERALD, P. S., WARNER, S., SINGER, J. D., CORCORAN, P. A., UMANSKY, I.: A ring D chromosome and anomalous inheritance of haptoglobin type. J. Pediat. **70**, 172 (1967).

GERMAN, J. L., MAYO, A. P. DE, BEARN, A. G.: Inheritance of an abnormal chromosome in Down's syndrome (mongolism) with leukemia. Amer. J. hum. Genet. **14**, 31 (1962).

GEUDEKE, M., BIJLSMA, J. B., BRUIJNE, J. I. DE: Chromosomen- ondersoek bij Typus Amstelodamensis. Maandschr. Kindergeneesk. **31**, 248 (1963).

GIORGI, P. E., PACI, A., CECCARELLI, M., VIZZONI, L.: A new case of incomplete Down syndrome with partial trisomy 21. Helv. paediat. Acta **23**, 540 (1968).

GIRAUD, P., BERNARD, R., STAHL, A., GIRAUD, F., HARTUNG, M., LEBEUF, M.: Mosaique chromosomique chez une mongolienne avec un Q.I. à 85. Pediatrie **18**, 753 (1963).

GORDON, R. R., COOKE, P.: Ring-1 chromosome and microcephalie dwarfism. Lancet **1964 II**, 1212.

— — Facial appearence in Cri du Chat syndrome. Develop. Med. Child Neurol. **10**, 69 (1968).

GROPP, A., JUSSEN, A., ÖFTERINGER, K.: Multiple congenital anomalies associated with a partially ring-shaped chromosome probably derived from chromosome no. 18 in man. Nature (Lond.) **202**, 829 (1964).

GROUCHY, J. DE, BRISSAUD, H. F., REPESSE, G., LAMY, M.: Aneuploidie familiale et remaniement de deux chromosomes 13—15. C.R. Acad. Sci. (Paris) **258**, 691 (1964a).

— EMERIT, I., CORONE, P., VERNANT, P., LAMY, M., SOULIE, P.: Inversion péricentrique probable du chromosome No. 2 et malformations congénitales chez un garçon. Ann. Génét. **6**, 21 (1963a).

— LAMY, M., ROUBIN, M.: Deletion partielle d'un chromosome moyen dans une leucémie aigüe lymphoblastique. Rev. franç. Étud. clin. biol. **6**, 639 (1962).

— THIEFFRY, ST., ARTHUIS, M., GERBEAUX, J., POUPINET, S., SALMON, CH., LAMY, M.: Chromosomes marqueurs familiaux et aneuploidie. Rôle possible de l'interaction chromosomique. Ann. Génét. (Paris) **7**, 76 (1964c).

— — THIEFFRY, ST., ARTHUIS, M., SALMON, CH.: Dysmorphie complexe avec oligophrenie: deletion des bras courts d'un chromosome 17—18. C.R. Acad. Sci. (Paris) **256**, 1028 (1963b).

— LEVÊQUE, B., DEBAUCHEZ, C., SALMON, CH., LAMY, M., MARIE, J.: Chromosome 17—18 en anneau et malformations congénitales chez une fille. **7**, 17 (1964).

— MYLNARSKY, J.-C., MAROTEAUX, P., LAMY, M., DESHAIES, G., BENICHOU, C., SALMON, C.: Syndrome polydysspondylique par translocation 14—15 et dyschondrostéose chez un même sujet. Ségrégation familiale. C.R. Acad. Sci. (Paris) **256**, 1614 (1963c).

— ROYER, P., SALMON, CH., LAMY, M.: Deletion partielle des bras longs du chromosome 18. Path. et Biol. **12**, 579 (1964b).

Gruber, G. B.: Die Entwicklungsstörungen der menschlichen Gliedmaßen. In: E. Schwalbe u. G. B. Gruber, Die Morphologie der Mißbildungen des Menschen und der Tiere, Bd. III/Abt. 1. Jena: G. Fischer 1937.

Gunz, F. W., Fitzgerald, P. H., Adams, A.: An abnormal chromosome in chronic lymphocytic leukemia. Brit. med. J. **1962 II**, 319.

Gustavson, K. H.: Down's syndrome. Uppsala: Almqvist u. Wiksell 1964.

— Ek, J. I.: Triple stem-line mosaicism in mongolism. Lancet **1961 II**, 319.

— Finley, S. C., Finley, W. H., Jallin, B.: A 4—5/21—22 chromosomal translocation with multiple congenital anomalies. Acta paediat. (Uppsala) **53**, 172 (1964).

— Haberg, G., Finley, S. C., Finley, W. H.: An apparent identical extrachromosome in 2 severely retarded sisters with multiple malformations. Cytogenetics **1**, 32 (1962a).

— Ivemark, N. I., Zetterqvist, P., Böök, J. A.: Postmortem diagnosis of a new double trisomy associated with cardiovascular and other anomalies. Acta paediat. (Uppsala) **51**, 686 (1962b).

Hall, B.: Down's syndrome (Mongolism) with normal chromosomes. Lancet **1962 II**, 1026 und **1963 I**, 947 (a).

— Mongolism and other abnormalities in a family with trisomy 21—22 tendency. Acta paediat. (Uppsala), Suppl. **146**, 77 (1963b).

— Källen, B.: Chromosome studies in abortuses and stillborn infants. Lancet **1964 I**, 110.

Hamerton, J. L., Briggs, S., Giannelli, F., Carter, C. O.: Chromosome studies in detection of parents with high risk of second child with Down's syndrome. Lancet **1961 II**, 788 (a).

— Cowie, V., Giannelli, F., Briggs, C., Polani, P. E.: Differential transmission of Down's syndrome (mongolism) through male and female translocation carriers. Lancet **1961 I**, 956 (b).

— Giannelli, F., Carter, C. O.: A family showing transmission of a D/D translocation in a case of regular 21 trisomy syndrome. Cytogenetics **2**, 194 (1963).

— Steinberg, A. G.: Progeny of D/G translocation heterozygotes in familial Down's syndrome. Lancet **1962 I**, 1408.

Hayashi, T.: Karyotypic analysis on 83 cases of Down's syndrome in Harris County, Texas. Tex. Rep. Biol. Med. **21**, 28 (1963).

Hayward, M. D., Bower, B. D.: Chromosomal trisomy associated with the Sturge-Weber syndrome. Lancet **1962 I**, 218.

Hecht, F., Bryant, J., Motulsky, A. G., Giblett, E. R.: The No. 17—18 (E) trisomy syndrome. Studies on cytogenetics, dermatoglyphics paternal age and linkage. J. Pediat. **63**, 605 (1963).

— Magenis, R. E., Lyons, R. B., Thompson, H.: Translocations in the D1 trisomy syndrome. Ann. Génét. **9**, 155 (1966).

Heimann, K.: Histopathologische Augenveränderungen beim D1-(13—15) Trisomie-Syndrom. Bücherei des Augenarztes, Heft 50, 66 (1968).

Hellriegel, K. P.: Chromosomenbefunde bei myeloproliferativen Erkrankungen. Internist (Berl.) **9**, 465 (1968).

Heni, F., Siebner, H.: Chromosomenveränderungen bei Makroglobulinämie Waldenström. Dtsch. med. Wschr. **88**, 1781 (1963).

Hirschhorn, K., Cooper, H. L.: Apparent deletion of short arms of one chromosome (4 or 5) in a child with defects of midline fusion. Pers. Mitt. 1961.

Hoefnagel, D., Benirschke, K., Mavalwala, J., Brownhill, L.: Unusual dermatoglyphic patterns associated with chromosomal abnormalities. J. ment. Defic. Res. **7**, 90 (1963).

Hövels, O., Müllereisert, F.: Der „Typus Rostockiensis" als charakteristisches Kombinationsbild multipler Mißbildungen (Polydaktylie, Hypospadie, Kryptorchismus und Mikrognathie). Z. Kinderheilk. **77**, 454 (1955).

Honda, F., Punnett, H. H., Charney, E., Miller, G., Thiede, H. A.: Serial cytogenetic and haematologic studies on a mongol with trisomy 21 and acute congenital leukaemia. J. Pediat. **65**, 880 (1964).

Hook, E. B., Yunis, J. J.: Congenital asymmetry associated with trisomy 18 mosaicism. Amer. J. Dis. Child. **110**, 551 (1965).

Huehns, E. R., Hecht, F., Keil, J. V., Motulsky, A. G.: Developmental hemoglobin anomalies in a chromosomal triplication: D1 trisomy syndrome. Proc. nat. Acad. Sci. (Wash.) **51**, 89 (1964a).

— Lutzner, M., Hecht, F.: Nuclear abnormalities in the neutrophils in D1 (13—15) trisomy syndrome. Lancet **1964 I**, 589 (b).

Hungerford, D. A.: Chromosome studies in human leukemia. — I. Acute leukemia in children. J. nat. Cancer Inst. **27**, 983 (1961).

Hustinx, T. W. J., Eberle, P., Geerts, S. J., Ten Brink, J., Woltring, L. M.: Mongoloid twins with 48 chromosomes (AA+A21 XXY). Ann. hum. Genet. **25**, 111 (1961).

Ilbery, P. L. T., Lee, C. W. G., Winn, S. M.: Incomplete trisomy in a mongoloid child exhibiting minimal stigmata. Aust. J. Med. 182 (1962).

Jackson, J. F., Pepper Ashford, W.: Familial mongolism due to 21/22 chromosome translocation. J. Amer. med. Ass. **200**, 146 (1922).

Jacobs, P. A., Baikie, A. G., Court Brown, W. M.: The somatic chromosomes in mongolism. Lancet **1959 I**, 710.

Jacobsen, P.: A ring chromosome in the 13—15 group associated with microcephalic dwarfism, mental retardation and emotional immaturity. Hereditas (Lund) **55**, 188 (1966).

— Dupont, A., Mikkelsen, M.: Translocation in the 13—15 group as a case of partial trisomy and spontaneous abortion in the same family. Lancet **1963 II**, 584 und Ann. hum. Genet. **29**, 391 (1966).

— Mikkelsen, M.: The 18p-syndrome. Report of two cases. Ann. Génét. **11**, 211 (1968).

Jagiello, G.: Familial 13—15 translocation abnormality (Denver classification) associated with one case of cerebral palsy preliminary report. New Engl. J. Med. **269**, 66 (1963).

Jongbloet, P., Winckel, H. van, Adriaessens, K., Hooft, C.: Sporadic trisomy D1 with translocation D/D. Helv. paediat. Acta **19**, 121 (1964).

KIOSSOGLOU, K. A., ROSENBAUM, E. H., MITUS, W. J., DAMESHEK, W.: Multiple chromosomal aberrations in a patient with acute granulocytic leukemia associated with Down's syndrome and twinning. Blood **24**, 134 (1964).

KOHN, G., MAYALL, B. H., MILLER, M. E., MELLMAN, W. J.: Tetraploid-diploid mosaicism in a surviving infant. Pediat. Res. **1**, 461 (1967).

KOS, A. O., SCHUKNECHT, H. F., SINGER, J. D.: Temporal bone studies in 13—15 and 18 trisomy syndromes. Arch. Otolaryng. **83**, 57 (1966).

KOULISCHER, L.: A case of trisomy 18 mosaicism. Lancet **1963 II**, 945.

— PERIER, J.: A propos d'un cas de trisomie 22. Bull. Acad. roy. Méd. Belg., Ser. 2, **7**, 329 (1962).

— PORTRAY, R.: Mongolisme familial. Rev. méd. Bruxelles **19**, 381 (1963).

KRÜGER, E., WITKOWSKI, R., PIEDE, U.: Partielle Trisomie D1 — eine seltene Chromosomenanomalie. Hum. Genet. **6**, 181 (1968).

KUNDRAT, H.: Arhinencephalie als typische Art von Mißbildung. Graz: Leuschner & Lubensky 1882.

KUSHNICK, T., MASSA, TH. P., BAUKEMA, B.: Orofaciodigital syndrome in a male. J. Pediat. **63**, 1130 (1963).

LAURENT, C., ROBERT, J. M.: Segregation d'une translocation D/G „en tandem" sur trois generations. Ann. Génét. **9**, 134 (1966).

LEE, CH., SCHMID, W., SMITH, P. M.: Definitive diagnosis of mongolism in newborn infants by chromosome studies. J. Amer. med. Ass. **178**, 1030 (1961).

LEE, C. S. N., BOWEN, P., ROSENBLUM, H., LINSAC, L.: Familial chromosome 2, 3 translocation ascertained through an infant with multiple malformations. New Engl. J. Med. **271**, 12 (1964).

LEHMANN, O., FORSSMAN, H.: Familial mongolism with chromosomal translocation also observed in normal boy member. Acta paediat. (Uppsala) **51**, 6 (1962).

LEJEUNE, J.: Le mongolisme. Trisomie dégressive. Ann. Génét. **2**, 1 (1961).

— Autosomal disorders. Pediatrics **32**, 326 (1963a).

— The 21-trisomy. Current stage of chromosomal research. In: Progress in medical genetics, ed. A. G. STEINBERG. New York: Grune & Stratton 1963 (b).

— Les conséquences méiotiques des remaniements chromosomiques. Ann. Génét. 8, 9 (1965).

— BERGER, R., HAINES, M., LAFOURCADE, J., VIALATTE, J., SATGE, P., TURPIN, R.: Constitution d'un clone à 54 chromosomes au cours d'une leucoblastose chez une enfant mongolienne. C. R. Acad. Sci. (Paris) **256**, 3098 (1963).

— — RÉTHORÉ, M.-O.: Un cas de translocation G/G en tandem. Ann. Génét. 8, 60 (1965).

— — — ARCHAMBAULT, L., JÉRÔME, H., THIEFFRY, ST., AICARDI, J., BROYER, M., LAFOURCADE, J., CRUVEILLER, J., TURPIN, R.: Monosomie partielle pour un petit acrocentrique. C. R. Acad. Sci. (Paris) **259**, 4187 (1964c).

— GAUTIER, M., TURPIN, R.: Étude des chromosomes somatiques de 9 enfants mongoliens. C. R. Acad. Sci. (Paris) **248**, 1721 (1959).

LEJEUNE, J., LAFOURCADE, J., BERGER, R., CRUVEILLER, J., RÉTHORÉ, M.-O., DUTRILLAUX, B., ABONYI, D., JÉRÔME, H.: Le phenotype (Dr). Étude de trois cas de chromosome D en anneau. Ann. Génét. **11**, 79 (1968).

— — — TURPIN, R.: Ségrégation familiale d'une translocation 5/13 déterminant une monosomie et trisomie partielle du bras court du chromosome 5. Maladie du cri du chat et sa réciproque. C.R. Acad. Sci. (Paris) **258**, 5767 (1964a).

— — GROUCHY, J. DE, BERGER, R., GAUTIER, M., SALMON, CH., TURPIN, R.: Délétion partielle du bras court du chromosome 5. Individualisation d'un nouvel état morbide. Sem. Hôp. Paris **40**, 1069 (1964b).

— TURPIN, R., DECOURT, J.: Aberrations chromosomiques et maladies humaines. Syndrome de Klinefelter XXY à 46 chromosomes par fusion centromérique T-T. C. R. Acad. Sci. (Paris) **250**, 2468 (1960).

— — GAUTIER, M.: Le mongolisme, premier exemple d'aberration autosomique humaine. Ann. Génét. **1**, 41 (1959).

LELE, K. P., DENT, T., DELHANTY, J. D. A.: Chromosome studies in five cases of coloboma of the iris. Lancet **1965 I**, 576.

— PENROSE, L. S., STALLARD, H. B.: Chromosome deletion in a case of retinoblastoma. Ann. hum. Genet. **27**, 171 (1963).

LEWIS, A. J.: The pathology of 18 trisomy. J. Pediat. **65**, 92 (1964).

LEWIS, J. J. W., HYMAN, J. M., MACTAGGART, M., POULDING, R. H.: A case of trisomy of autosome 16. Nature (Lond.) **199**, 404 (1963).

LINDSTEN, J., ALVIN, A., GUSTAVSON, K. H., FRACCARO, M.: Chromosomal mosaic in a girl with some features of mongolism. Cytogenetics **1**, 20 (1962).

LUCAS, M., KEMP, N. H., ELLIS, J. R., MARSHALL, R.: A small ring chromosome in a female infant with congenital malformations. Ann. hum. Genet. **27**, 189 (1963).

MACINTYRE, N. M., STAPLES, W. I., STEINBERG, A. G., HEMPEL, J. M.: Familial mongolism (trisomy 21 syndrome) resulting from a 15/21 chromosome translocation in more than 3 generations of a large kindred. Amer. J. hum. Genet. **14**, 335 (1962).

MAKINO, S.: In: Congenital Malformations. Second Internat. Conf. Cong. Malformation, p. 74. New York 1964.

— ISHIHARA, T., TONOMURA, A.: Cytological studies of tumors. XXVII. The chromosomes of 30 human tumors. Z. Krebsforsch. **63**, 184 (1959).

MARIN-PADILLA, M., HOEFNAGEL, M. D., BENIRSCHKE, K.: Anatomic and histopathologic study of 2 cases of D1 (13—15) trisomy. Cytogenetics **3**, 258 (1964).

MATSUNAGA, E., TONOMURA, A., YAMAGUCHI, B., MATSUDA, F.: A case of Down's syndrome with 46 chromosomes. Jap. J. hum. Genet. 8, 112 (1963).

MAUER, I., NOE, O.: Triple-stem line chromosomal mosaicism in Down's syndrome (mongolism). Lancet **1964 I**, 666.

McCracken, J. S., Gordon, R. R.: "Cri du chat" syndrome. A new clinical and cytogenetic entity. Lancet **1965 I**, 23.

McGavin, D. D. M., Cant, J. St., Ferguson-Smith, M. A., Ellis, P. M.: The cri-du-chat syndrome with an apparently normal karyotype. Lancet **1967 II**, 326.

Mennicken, U., Puyn, U., Worbes, H., Wagener, A.: Klinische und cytogenetische Befunde von 7 Patienten mit Cri-du chat-Syndrom. Z. Kinderheilk. **104**, 230 (1968).

Migeon, B. R., Kaufmann, B. N., Young, W. J.: A chromosome abnormality with fragment in a paramongol child. Bull. Johns Hopk. Hosp. **111**, 221 (1962).

Mikkelsen, M.: Down's syndrome at young maternal age: cytogenetical and genealogical study of eighty-one families. Ann. hum. Genet. **31**, 51 (1967).

Mittwoch, U.: The chromosome complement in a mongolian imbecile. Ann. Eugen. **17**, 19 (1952).

Moor, L.: L'arrieration mentale dans le syndrome du cri du chat. Rev. Neuropsychiat. infant. **16**, 257 (1968).

Moorhead, P. S., Mellman, W. J., Wenar, C.: A familial chromosome translocation associated with speech and mental retardation. Amer. J. hum. Genet. **13**, 32 (1961).

Mottet, N. K., Jensen, H.: The anomalous embryonic development associated with trisomy 13—15. Amer. J. clin. Path. **43**, 334 (1965).

Myer, W. de: A 46 chromosome cebocephaly, with remarks on the relation of 13—15 trisomy to holoprosencephaly (arhinencephaly). Ann. paediat. (Basel) **203**, 169 (1964).

Naeye, R. L.: Prenatal organ and cellular growth with various chromosomal disorders. Biol. Neonat. (Basel) **11**, 242 (1967).

Nakagome, Y., Warkany, J., Rubinstein, J. H.: Mental retardation, absence of patellae, and other malformations with chromosomal mosaicism. J. Pediat. **72**, 695 (1968).

Neimann, M., Pierson, M., Gilgenkrantz, S., Olive, D., Kahn, Cl.: La trisomie 13—15. Arch. franç. Pédiat. **21**, 661 (1964).

Neuhäuser, G., Usener, M.: Hirnmißbildungen und autosomale Trisomie. Z. Kinderheilk. **95**, 244 (1966).

Nichols, W. W., Coriell, L. L., Frabrizio, D. P. A., Bishop, H. C., Boggs, Th. R.: Mongolism with mosaic chromosome pattern. J. Pediat. **60**, 69 (1962).

Nielsen, J., Tsuboi, T., Friedrich, U., Mikkelsen, M. M., Lund, B., Steinicke, O.: Additional small acrocentric chromosome: two cases. J. ment. Defic. Res. **13**, 106 (1969).

Nitowsky, H. M., Sindhavnanda, N., Konigsberg, U. R., Weinberg, T.: Partial 18 monosomy in the cyclops malformation. Pediatrics **37**, 260 (1966).

Nowell, P. C.: Phytohaemagglutinin: an initiator of mitosis in cultures of normal human leucocytes. Cancer Res. **20**, 462 (1960).

— Hungerford, D. A.: Chromosome studies on normal and leukemic human leukocytes. J. nat. Cancer Inst. **25**, 85 (1960).

Nowell, P. C., Hungerford, D. A.: Chromosome studies in human leukemia. II. Chronic granulocytic leukemia. J. nat. Cancer Inst. **27**, 1013 (1961).

Ockey, C. H., Feldman, G. V., Macanley, M. E., Delaney, M. J.: A large deletion of the long arm of chromosome Nr. 4 in a child with limb abnormalities. Arch. Dis. Childh. **42**, 428 (1969).

Oikawa, K., Gromults, J. M., Hirschhorn, K.: 13—15 trisomy with translocation. Pers. Mitt. 1962.

Ostertag, B.: Grundzüge und Entwicklung. Die formbestimmenden Faktoren. Die Einzelformen und Verbildungen (einschl. Syringomyelie). In: Handbuch der Speziellen pathologischen Anatomie und Histologie, Hrsgb. O. Lubarsch, F. Henke u. R. Rössle, Bd. 13. Berlin-Göttingen-Heidelberg: Springer 1956.

Ozonoff, M. B., Steinbach, H. L., Mamunes, P.: The trisomy 18 syndrome. Amer. J. Roentgenol. **91**, 618 (1964).

Papillon-Leage, Psaume, J.: Une malformation héréditaire de la muqueuse buccale, brides et freins anormaux. Généralités. Rev. Stomat. (Paris) **55**, 209 (1954).

Patau, K., Smith, S. W., Therman, E., Inhorn, S. L., Wagner, H. P.: Multiple congenital anomaly caused by an extra autosome. Lancet **1960 I**, 790.

— Therman, E., Inhorn, S. L., Smith, D. W., Ruess, A. L.: Partial trisomy syndromes. II. An insertion as a cause of the OFD syndrome in mother and daughter. Chromosoma (Berl.) **12**, 573 (1961 a).

— — Smith, D. W., Inhorn, S. L., Picken, B. F.: Partial-trisomy syndromes. I. Sturge-Weber's syndrome. Amer. J. hum. Genet. **13**, 287 (1961 b).

Penrose, L. S.: Dermatoglyphic patterns in large acrocentric trisomy. J. ment. Defic. Res. **10**, 1 (1966).

— Dermatoglyphics in trisomy 17 or 18. J. ment. Defic. Res. **13**, 44 (1969).

— Delhanty, J. D. A.: Triploid cell cultures from a macerated foetus. Lancet **1961 I**, 1261 (a).

— — Familial Langdon Down anomaly with chromosomal fusion. Ann. hum. Genet. **25**, 243 (1961 b).

— Ellis, J. R., Delhanty, J. D. A.: Chromosomal translocations in mongolism and in normal relatives. Lancet **1960 II**, 409.

Pfeiffer, R. A.: The transmission of G/G translocation. Lancet **1963 I**, 1163.

— Die Grundlagen des familiären Mongolismus. Mschr. Kinderheilk. **112**, 244 (1964).

— Deletion der kurzen Arme eines Chromosoms Nr. 18. Hum. Genet. **2**, 178 (1966).

— Karyotyp und Phänotyp der autosomalen Chromosomenaberrationen beim Menschen. Stuttgart: Fischer 1968.

— Bachmann, K. D., Bartel, K.: Mißbildungssyndrom bei autosomaler Defizienz. Z. Kinderheilk. **100**, 279 (1967 a).

— Bäumer, A., Kosenow, W.: Chromosomenuntersuchungen an Blutzellen eines Patienten mit Makroglobulinämie Waldenström. Klin. Wschr. **40**, 342 (1962).

PFEIFFER, R. A., DIEKMANN, L., BÜCHNER, TH.: Familial occurrence of a small metacentric extra chromosome with satellites on both ends. Ann. Génét. **10**, 124 (1967b).

— LAERMANN, J., HEIDTMANN, H. I.: Reziproke Translokation zwischen einem Chromosom Nr. 21 (G1) und einem Chromosom der Gruppe C (C6). Helv. paediat. Acta **22**, 558 (1967c).

— SCHELLONG, G., KOSENOW, W.: Chromosomenanomalien in den Blutzellen eines Kindes mit multiplen Abartungen. Klin. Wschr. **40**, 1058 (1962).

— SIMON, H. A.: Defizienz des kurzen Arms des Chromosoms B5 als Ursache eines charakteristischen Fehlbildungssyndroms (Syndrom des „Cri du chat" n. LEJEUNE). Münch. med. Wschr. **107**, 2669 (1965).

PIAZZI, G., RONDININI, B.: Duplice mosaico in mongoloide. Clin. pediat. (Bologna) **18**, 934 (1961).

PITT, J., FERGUSON, J., BAIKIE, A. G.: Normal and abnormal sibs with a familial chromosomal translocation. Aust. Ann. Med. **13**, 178 (1964).

POLANI, P. E.: Cytogenetics of Down's syndrome (mongolism). Pediat. Clin. N.Amer. **10**, 423 (1963).

— Chromosome anomalies and the brain. Guy's Hosp. Rep. **116**, 365 (1967).

— Autosomal imbalance and its syndromes, excluding Down's. Brit. med. Bull. **25**, 81 (1969).

— The incidence of chromosomal malformations. Proc. Roy. Acad. Med. (Lond.) **63**, 50 (1970).

— BRIGGS, J. H., FORD, C. E., CLARKE, C. M., BERG, J. M.: A mongol girl with 46 chromosomes. Lancet **1960 I**, 721.

PRADER, A.: Zit. n. NEIMANN.

PÜSCHEL, E., SCHADE, H., SCHÖLLER, L.: Multiple Mißbildungen bei heterozygoter Translokation von Chromosomen. Med. Welt **65**, 67 (1964).

REINWEIN, H., GORMAN, L. Z., WOLF, U.: Defizienz am langen Arm eines Chromosoms Nr. 18 (46, XX, 18q−). Z. Kinderheilk. **101**, 152 (1967).

— STRUWE, F. E., BETTECKEN, F., WOLF, U.: Defizienz am kurzen Arm eines Chromosoms Nr. 18 (46, XX, 18p−). Ein einheitliches Mißbildungssyndrom. Mschr. Kinderheilk. **116**, 511 (1968).

— WOLF, U., ISING, H. J.: Bericht über 3 Mosaikfälle mit G1-Trisomie (Mongolismus). Helv. paed. Acta **21**, 300 (1966).

REISMAN, L. E., ZUELZER, W. W., THOMPSON, R. I.: Further observation on the role of aneuploidy in acute leukemia. Cancer Res. **24**, 1448 (1964).

RICCI, N., BORGATTI, L.: XXX 18 trisomy. Lancet **1964 II**, 1276.

ROHDE, R. A., CATZ, B.: Maternal transmission of a new group C (6/9) chromosomal syndrome. Lancet **1964 II**, 838.

— LEE, A., SAPIN, S.: A new trisomy-translocation chromosome (long arm E/E). Lancet **1963 II**, 1309.

— TOMPKINS, R.: Cri du Chat due to a ring-B(5) chromosome. Lancet **1965 II**, 1075.

RUESS, A. L., PRUZANSKY, S., LIS, E. F., PATAU, K.: The oral-facial-digital syndrome: a multiple congenital condition of females with associated chromosomal abnormalities. Pediatrics **29**, 985 (1962).

RUFFIÉ, J., LEJEUNE, J.: Deux cas de leucoses aigües myeloblastique avec cellules sanguines normales et cellules haplo 21 ou 22. Rev. franç. Étud. clin. biol. **7**, 644 (1962).

SABATINI, R., VAILLAUD, J.-C., DUTRUGE, J., LAURENT, C., SARROUY, CH.: Un signe d'orientation dans le diagnostic de trisomie 13. L'aplasie cutanée du vertex. Sem. Hôp. (Ann. Pédiat.) **42**, 1644 (436) (1966).

SACHSSE, W., SCHMIDT, E., HELLMICH, E.: Beobachtungen zum Mosaizismus beim Cri du Chat Syndrom. Hum. Genet. **8**, 71 (1969).

SANDBERG, A. A., ISHIHARA, T., CROSSWHITE, L. H.: Group-C trisomy in myeloid metaplasia with possible leukemia. Blood **24**, 716 (1964).

— — MIWA, T., HAUSCHKA, T. S.: The in vivo chromosome constitution of marrow from 34 leukemias and 60 non leukemic controls. Cancer Res. **21**, 678 (1961).

SASAKI, M., MAKINO, S., MURAMOTO, J. I., IKEUCHI, T., SHIMBA, H.: A chromosome survey of induced abortuses in a Japanese population. Chromosoma (Berl.) **20**, 267 (1967).

SCHACHENMANN, G., SCHMID, W., FRACCARO, M., MANNINI, A., TIEPOLO, L., PERONA, G. P., SARTORI, E.: Chromosomes in coloboma and anal-atresia. Lancet **1965 II**, 290.

SCHMID, W.: A familial chromosome abnormality associated with repeated abortions. Cytogenetics **1**, 199 (1962).

SCHMIDT, B. J., BECAK, W., BECAK, M. L., SOBELMAN, I., SILVA QUEIROZ, A. DA, LORGA, A. P., SECAF, F., ANTONIO, C. F., CABALHO, A. DE: Metaphyseal dysostosis. J. Pediat. **63**, 105 (1963).

SCHRÖDER, H. J., SCHLEIERMACHER, F., SCHROEDER, T. M., BAUER, H., RICHTER, C., SCHWENK, J.: Zur klinischen Differentialdiagnose des Cri du Chat-Syndroms. Ergebnisse akustischer Analysen des „Katzenschreis" und ähnlich klingender Säuglingsschreie. Hum. Genet. **4**, 294 (1967).

SERGOVICH, F., SOLTAN, H. C., CARR, D. H.: A 13—15/21 translocation chromosome in carrier father and mongol son. Canad. med. Ass. J. **87**, 852 (1962).

— — — Twelve unrelated translocation mongols. Cytogenetic, genetic and parental data. Cytogenetics **3**, 34 (1964a).

— VALENTINE, G. H., CARR, D. H., SOLTAN, H. C.: Mongolism (Down's syndrome) with atypical clinical and cytogenetic features. J. Pediat. **65**, 197 (1964b).

— — CHEN, A. T. L., KINCH, R. A. H., SMOUT, M. S.: Chromosome aberrations in 2159 consecutive newborn babies. New Engl. J. Med. **280**, 851 (1969).

SHAW, W. M.: Familial mongolism. Cytogenetics **1**, 141 (1962).

SIEBNER, H., HENI, F.: Ein Extrachromosom bei der Pelger-Huet'schen Kernanomalie. Med. Welt **1963**, 873.

SMITH, D. W.: Autosomal abnormalities. Amer. J. Obstet. Gynec. **90**, 1055 (1964).

— DOCTER, J. M., FERRIER, P. E., FRIAS, J. L., SPOCK, A.: Possible localisation of the gene for cystic fibrosis of the pancreas to the short arm of chromosome 5. Lancet **1968 II**, 309.

Smith, D. W., Patau, K., Therman, E., Inhorn, S. L.: A new autosomal trisomy syndrome: multiple anomalies caused by an extra chromosome. J. Pediat. **57**, 338 (1960).

— — — — The No. 18 trisomy syndrome. J. Pediat. **60**, 513 (1962).

— — — — Mars, R. I. de: The D1 trisomy syndrome. J. Pediat. **62**, 326 (1963).

Snodgrass, G. J. A. I., Butler, L. J., France, N. E., Crome, L., Russell, A.: The "D" (13—15) trisomy syndrome: analysis of 7 examples. Arch. Dis. Childh. **41**, 250 (1966).

Solitaire, G. B.: The Cri du Chat syndrome: neuropathologic observations. J. ment. Defic. Res. **11**, 267 (1967).

Soudek, D., Laxova, R., Adamek, R.: Pericentric inversion in a family with a 21/22 translocation. Cytogenetics **7**, 108 (1968).

Sparkes, R. S., Carrel, R. S., Wright, St. W.: Absent thumbs with a ring D2 chromosome. A new deletion syndrome. Amer. J. hum. Genet. **19**, 644 (1967).

Spriggs, A. I., Boddington, M. M., Clarke, C. M.: Chromosomes of human cancer cells. Brit. med. J. **1962 II**, 1431.

Stalder, G. R., Bühler, E. M., Weber, J. R.: Possible trisomy in chromosome group 6—12. Lancet **1963 I**, 1379 und Arch. Klaus-Stift. Vererb.-Forsch. **39**, 92 (1964).

Steele, M. W., Breg, W. R., Eidelman, A. I., Lion, D. T., Terzakis, T. A.: A B-group ring chromosome with mosaicism in a newborn with Cri du Chat syndrome. Cytogenetics **5**, 419 (1966).

Stolte, L. A. M., Evers, J., Blankenborg, G.: Possible trisomy in chromosome group 6—12 in a normal woman. Lancet **1963 II**, 480.

Stone, D., Akad, A. S., Noyes, C., Lamson, E.: 13—15 trisomy mosaicism in a normal-looking 14-year-old retarded girl. J. med. Genet. **3**, 142 (1966).

Taylor, A.: Autosomal trisomy syndromes: a detailed study of 27 cases of Edwards's syndrome and 27 cases of Patau's syndrome. J. med. Genet. **5**, 227 (1968).

Taylor, A. I., Polani, P. E.: Autosomal trisomy syndromes, excluding Down's. Guy's Hosp. Rep. **113**, 231 (1964).

Teller, W., Pfeiffer, R. A.: Die Trisomie D1 (13—15) als Ursache multipler Abartungen. Z. Kinderheilk. **89**, 36 (1964).

Teplitz, R. L., Miller, D., Hansson, K. M., Rundall, T. S.: A human ring D chromosome associated with multiple congenital abnormalities. J. Pediat. **70**, 936 (1967).

Terplan, K. L., Cohen, M. M.: Cerebellar changes in association with „partial" trisomy 18. Amer. J. Dis. Child. **115**, 179 (1968).

— Sandberg, A. A., Aceto, Th.: Structural anomalies in the cerebellum in association with trisomy. J. Amer. med. Ass. **197**, 557 (1966).

Therman, E., Mars, R. I. de, Smith, D. W., Patau, K., Inhorn, S. L.: Iso/telo-D1 mosaicism in a child with an incomplete D1 trisomy syndrome. Port. Acta Biol. A **7**, 211 (1963).

Therman, E., Patau, K., Smith, D. W., Mars, R. I. de: The D trisomy syndrome and XO gonadal dysgenesis in 2 sisters. Amer. J. hum. Genet. **13**, 193 (1961).

Tonomura, A., Kurita, T.: Triple chromosomal mosaicism in a Japanese child with Down's syndrome. Acta genet. (Basel) **14**, 67 (1964).

Tough, I., Jacobs, P. A., Court Brown, W. M., Baikie, A. G., Williamson, E. R. D.: Cytogenetic studies in chronic myeloid leukemia and acute leukaemia associated with mongolism. Lancet **1961 I**, 411.

Turner, B., Jennings, A. N.: Trisomy for chromosome 22. Lancet **1961 II**, 49.

Turpin, R., Lejeune, J.: Mosaicisme chromosomique: normal/D-D avec retard du development mental et corporel. C. R. Acad. Sci. (Paris) **258**, 5549 (1964).

— — Lafourcade, J.: Aberrations chromosomiques et maladies humaines. La polydysspondylie à 45 chromosomes. C. R. Acad. Sci. (Paris) **248**, 3636 (1959).

Uchida, I. A., Lewis, J. L., Bowman, J. L., Wang, H. C.: A case of double trisomy: trisomy No. 18 and triplo-X. J. Pediat. **60**, 498 (1962a).

— McRae, K. M., Wang, H. C., Ray, M.: Familial short arm deficiency of chromosome 18 concomitant with arhinencephaly and alopecia congenita. Amer. J. hum. Genet. **17**, 410 (1965).

— Patau, K., Smith, D. W.: Dermal patterns of 18 and D1 trisomics. Amer. J. human. Genet. **14**, 345 (1962b).

— Soltan, H. C.: Evaluation of dermatoglyphics in medical genetics. Pediat. Clin. N. Amer. **10**, 409 (1963).

— Wang, H. C., Laxdal, O. E., Zaleski, W. A., Duncan, B. P.: Partial trisomy-deficiency syndrome resulting from a recitranslocation in a large kindred. Cytogenetics **3**, 81 (1964).

Verresen, H., Berghe, H. van den, Creemers, J.: Mosaic trisomy in phenotypically normal mother of mongol. Lancet **1964 I**, 526.

Vislie, E., Wehn, M., Brogger, A., Mohr, J.: Chromosome abnormalities in a mother and 2 mentally retarded children. Lancet **1962 II**, 76.

Walker, M. E.: Down's syndrome with an unusual karyotype. J. med. Genet. **5**, 211 (1968).

Walker, S., Harris, R.: Familial transmission of a translocation between 2 chromosomes of the 13—15 group (Denver classification). Ann. hum. Genet. **26**, 151 (1962).

Walzer, St., Breau, G., Gerald, P. S.: A chromosome survey of 2400 normal newborn infants. J. Pediat. **74**, 438 (1969).

Wang, C. H., Melynk, J., MacDonald, L. T., Uchida, I. A., Carr, D. H., Goldberg, B.: Ring chromosomes in human beings. Nature (Lond.) **195**, 733 (1962).

Ward, P. H., Engel, E., Nance, W. E.: The larynx in the Cri du Chat (catcry) syndrome. Trans. Acad. Ophthal. Otolaryng. **72**, 90 (1968).

Warkany, J., Rubinstein, J. H., Soukup, S. W., Curless, M. C.: Mental retardation, absence of patella and other malformations with chromosomal mosaicism. J. Pediat. **61**, 803 (1962).

WARKANY, J., SOUKUP, S. W.: A chromosomal abnormality in a girl with some features of Down's syndrome (mongolism). J. Pediat. **62**, 890 (1963).
— WEINSTEIN, E. D., SOUKUP, SH. W., RUBINSTEIN, J. H., CURLESS, M. C.: Chromosome analyses in a children's hospital. Pediatrics **33**, 290 u. 454 (1964).
WEINSTEIN, E. D., WARKANY, J.: Maternal mosaicism and Down's syndrome (mongolism). J. Pediat. **63**, 599 (1963).
— WEINSTEIN, F. D.: A chromosomal abnormality in acute myeloblastic leukemia. New Engl. J. Med. **268**, 253 (1963).
WILSON, M. G., MELNYK, J., TOWNER, J. W.: Retinoblastoma and deletion D (14) syndrome. J. med. Genet. **6**, 322 (1969).
WOLF, U., REINWEIN, H., PORSCH, R., SCHRÖTER, R., BAITSCH, H.: Defizienz an den kurzen Armen eines Chromosoms Nr. 4—. Hum. Genet. **1**, 397 (1965b).
— — SCHRÖTER, R.: Bericht über vier Trisomien und ein Trisomie-18-Mosaik. Hum. Genet. **1**, 232 (1965a).
YANG, SH. J., ROSENBERG, H. S.: 21/22 translocation Down's syndrome: a family with unusual segregating patterns. Amer. J. hum. Genet. **21**, 248 (1969).
YUNIS, J. J., GORLIN, R. J.: Chromosomal study in patients with cysts of the jaw, multiple nevoid basal cell carcinoma and bifid rib syndrome. Chromosoma (Berl.) **14**, 146 (1963).
YUNIS, J. J., HOOK, E. B., MAYER, M.: Deoxyribonucleic replication pattern of trisomy D1. Lancet **1964 II**, 935 (a).
— — — Deoxyribose-nucleicacid replication pattern of trisomy 18. Lancet **1964 II**, 286 (b).
— — — D.N.A. replication analysis in identifying the cytogenetic defect in Down's syndrome (mongolism). Lancet **1965 I**, 465.
ZELLWEGER, H.: Familial mongolism. Clin. Pediat. **3**, 291 (1964).
— Cri-du-Chat with chromosomal mosaicism. Lancet **1966 II**, 57.
— ABBO, G., NIELSEN, M. K., WALLWORK, K.: Mosaic mongolism with normal chromosomal complement in the white blood cells. Hum. Genet. **4**, 323 (1966).
— MIKAMO, K.: Autosomal cytogenetics. Helv. paediat. Acta **16**, 670 (1961).
— — ABBO, G.: Two cases of non-mongoloid trisomy G. Ann. paediat. (Basel) **199**, 613 (1962a).
— — — Two cases of multiple malformation with an autosomal chromosomal aberration. Partial trisomy D? Helv. paediat. Acta **17**, 290 (1962b).
— — — An unusual translocation in a case of mongolism. J. Pediat. **62**, 225 (1963).
ZERGOLLERN, LJ., HOEFNAGEL, D.: X-chromosome mosaicism with trisomy 21. Lancet **1964 I**, 1108.
— — BENIRSCHKE, K., CORCORAN, P. A.: A patient with trisomy 21 and a reciprocal translocation in the 13—15 group. Cytogenetics **3**, 148 (1963).

Das Down-Syndrom (Mongolismus)

R. A. PFEIFFER, Münster/Westf.

Einleitung — Historischer Überblick

Als H. NEUMANN 1899 im Ärztlichen Verein zu Berlin wohl zum ersten Mal in Deutschland mongoloide Kinder vorstellte, lehnte R. VIRCHOW diese Sondergruppe mit der Bemerkung ab, daß „es sich nach (seiner) Vorstellung keineswegs um eine neue Art von Beobachtung handele; die Fälle werden von älteren Autoren gewöhnlich als Rachitis congenita und späteren als Cretinismus sporadicus beschrieben". Trotzdem finden sich mit Ausnahme der Beschreibung des sog. kleienförmigen Kretinismus durch SÉGUIN (Paris, 1846) keine bildlichen Darstellungen (s. SIEGERT, 1910; RUHRÄH, 1935), die eindeutig zu beweisen imstande wären, daß das Krankheitsbild bekannt oder erkannt war.

BROTHWELL (1960) vermutet, daß die Schädelkonfiguration eines in Leicestershire (England) gefundenen Skelets auf das Vorliegen von Mongolismus bei einem etwa 9 Jahre alten Kelten hinweist.

Bei dem Versuch, die Morphologie Schwachsinniger nach ethnologisch-rassischen Merkmalen zu klassifizieren und zu deuten, wird 1866 mit der ersten Beschreibung zugleich auch die Bezeichnung geprägt: „mongolian type of idiocy". J. LANGDON H. DOWN[1], der diese Form des Schwachsinns bei 10% seiner Kranken gesehen haben will, erkannte die typischen somatischen Zeichen (straffes Haar, flaches Gesicht, schräge Augen, schmale Lidspalte, kleine Nase, große, dicke, rissige Zunge, unelastische Haut) und psychologischen Eigentümlichkeiten (Nachahmungstrieb, mangelhaftes Sprachvermögen, Ungeschicklichkeit). Diese Mitteilung scheint den schottischen Ärzten FRASER und MITCHELL nicht bekannt gewesen zu sein, als sie 1876/77 eine präzise Beschreibung ihrer damals 58 Fälle von „Kalmücken-Idiotie" gaben. Wenig später bildete IRELAND bereits treffende Photographien ab, und SHUTTLEWORTH, der sie als „unfinished children" bezeichnet, erwähnt schon 1886, daß

[1] "Observations on an ethnic classification of idiots". Clin. Lect. Rep., London Hospital, **3**, 259 (1966)).

sie oft als letzte in der Geschwisterreihe geboren werden. Erst zu Beginn des 20. Jahrhunderts jedoch wurde die Aufmerksamkeit auch in Ländern außerhalb des englischen Sprachbereichs auf den Mongolismus gelenkt. Monographische Darstellungen erschienen von Siegert (1910), v. d. Scheer (1927), Geyer (1939), Benda (1946, 1960, 1969), Engler (1949), Øster (1953), König (1959), Hanhart (1960), Gustavson (1964), Hall (1964), Zellweger (1965), Penrose u. Smith (1966), Wunderlich (1970).

König möchte das eigenartige Auftauchen, Bekanntwerden und die Ausbreitung der Krankheit auf einen „Gestaltwandel" zuückführen, der den Gesetzmäßigkeiten der Propagation zu unterliegen scheint, wie sie bei infektiösen Krankheiten gefunden werden. Damit sei angedeutet, daß in vielen Arbeiten, die sich mit dem Rätsel des Mongolismus befassen, das Konzept vom „mongol in our midst" (Crookshank, 1924) noch keineswegs überwunden ist, wenn auch die Vorstellung eines mongolischen Rasseneinschlags durch das Vorkommen unter Angehörigen dieser Rasse widerlegt ist (Tumpeer, 1922; Demuth, 1922; u.a.).

Der doppeldeutige und als rassische Diskriminierung aufzufassende Inhalt der Bezeichnungen „Mongolismus" oder „mongoloide Idiotie", die durch andere Bezeichnungen, etwa „Akromikrie" oder „Peristatic amentia" nicht verdrängt werden konnten, sollte, wie eine internationale Gruppe von Genetikern und Ärzten vorschlug (Allen et al., 1961) ersetzt werden durch Termini wie Langdon-Down-Anomalie oder Down-Syndrom. Im Hinblick auf die Ätiologie wäre es an der Zeit, ausschließlich von einer Trisomie 21 zu sprechen. Trotzdem kann auch der unbefangene Beobachter sich dem Eindruck nicht entziehen, daß diesem „Komplex multipler Abartungen" eine Gestaltqualität den Rang eines Typus verleiht, der in der Bezeichnung „Mongolismus" bzw. „mongoloid" zum Ausdruck kommt.

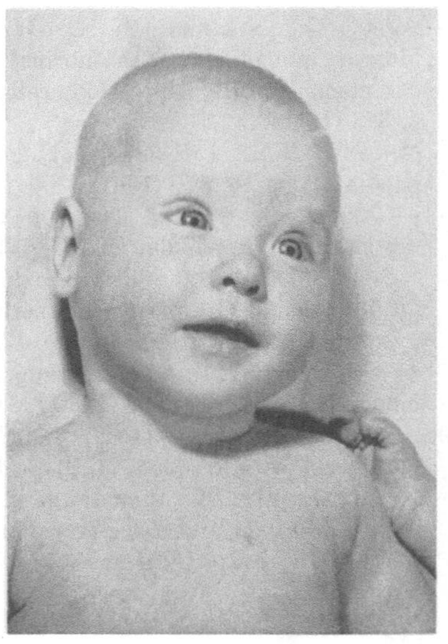

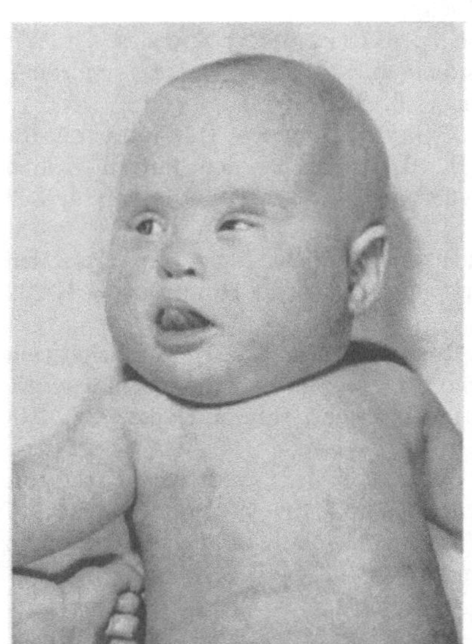

Abb. 280. Down-Syndrom bei einem zweieiigen Zwilling. Im Vergleich mit dem gesunden Säugling (links) fallen der schräge Lidachsenverlauf, die kleine, abgeflachte Nase und die vorgestreckte Zunge auf. Das Gesicht ist ohne den lebhaften, durch Aufmerksamkeit geprägten Ausdruck des Geschwisters. (Univ.-Kinderklinik Münster)

Allgemeiner Eindruck — Erscheinungsbild

Immer wieder läßt sich die von vielen Autoren (Apert, Turpin, Asperger u.a.) betonte Feststellung bestätigen, daß das Erscheinungsbild der Trisomie 21 einfühlbar ist und unmittelbar erfaßt werden kann. Das Ganze ist mehr als die Summe seiner Teile (Abb. 280).

Bereits das *Neugeborene* fällt durch die allgemeine Adynamie, Apathie, das reichliche, an Myxödem erinnernde, subcutane Polster, die schlaffe Nackenhaut, eine Kugelform des Kopfes und schräge Lidachsen auf. Schädelnähte und Fontanellen klaffen weit. Es bleibt der Eindruck des Unfertig-Foetalen. Beim Säugling verstärken sich die Symptome: Brachycephalie, Epicanthus, nach außen ansteigende Lidachsen, Irisfleckelung, die Protrusion („Züngeln") der zu großen Zunge. Die Haut ist trocken, rauh, rissig, besonders an Hohlhand und Fußsohle. Trinkfaulheit, Obstipation, eine schnorchelnde Atmung infolge der Verengung der Nasengänge sind häufige Begleiterscheinungen. Blepharitiden, unspezifische Infekte des Nasen-Rachenraums weisen auf eine Resistenzlosigkeit der Schleimhäute hin. Die Bänder- und Muskelschwäche („das Kind rollt sich auf wie eine Schnecke", v. d. Steinen) verzögert das freie Sitzen, Stehen und Laufen. Zugleich wird — beim *Kleinkind* — die geistige Retardierung offenbar: die Sprachentwicklung erfolgt verspätet, bruchstückhaft. Es ist schwer, das Kind an Sauberkeit zu gewöhnen. Auch in einer Periode erethischen Verhaltens bleibt es immer hilflos, ungelenk und stumpf. Es bleibt jetzt im Längenwachstum zurück.

So resultiert ein minderwüchsiger, oft überschwerer, oft pyknischer Körperbautyp, charakterisiert durch die Akromikrie und den kurzen, gedrungenen Hals, welcher sich in einer plumpen, ungeformten Motorik äußert. Der Gang ist ohne Schwung, schwerfällig, häufig in gebückter Haltung. Dieser Habitus wird nicht beeinflußt, wenn ein eher leptosomer Konstitutionstyp vorliegt.

Die Pubertät setzt verspätet ein und bleibt ohne Wirkung auf Körper- und Persönlichkeitsentwicklung. Im 3. Jahrzehnt beginnt bereits die senile Rückbildung bei diesen kindlich-unausgereiften, immer hinter normalen Maßstäben zurückgebliebenen und über kindliche Ausdrucksformen nicht hinausgewachsenen Menschen.

Haubold beschreibt treffend charakteristische Wesenszüge des Down-Syndroms: „Dem mongoloiden Kind fehlt die Möglichkeit zum abstrakten Denken. Seine Fähigkeit zum Rechnen ist gleich Null. Dem älteren Mongoloiden fehlt die Beziehung zur Sexualität und zum echten Eros. Ein solches Kind wirkt deshalb aufgeschlossen und heiter, voller Einfälle, die sofort ausgeführt werden. Es liebt Zärtlichkeit, aber kennt keine echten Bindungen an Vater, Mutter oder Geschwister. Alle Menschen, die ihm Gutes tun, sind seine Verwandten. Dem mongoloiden Kind fehlt auch die echte Beziehung zum Tod und meist zur Gefahr. Es vergißt Schmerz und schlechte Erfahrung rasch und erscheint von ähnlich vitaler Gut- oder Bösartigkeit, wie wir es von hochstehenden Tieren kennen. Dem entspricht sein Sinn für Rhythmik, das mangelnde Sprachvermögen bei geringer Konzentrationsfähigkeit sowie die Unfähigkeit zu eigenständiger geistiger Leistung" (1955).

Damit wird das psychische Korrelat der motorischen Hilflosigkeit umrissen, welches nicht ein Symptom der Krankheit, sondern sein Wesen selbst ist. König mag Recht haben, wenn er die ausbleibende Sprachentwicklung nicht auf den Schwachsinn allein, sondern auf die behinderte Motorik zurückgeführt haben will, welche die Entfaltung eines geregelten Gedankenlebens hemmt. Gerade die „Myasthenie" ist ein Gradmesser der Schwere des Krankheitsbildes.

Man kann den Mongoloiden als einen in seiner Entwicklung stehengebliebenen Menschen bezeichnen, dem der Übergang vom passiven Säugling zum aktiven, bewegungsfreien und sprachbegabten, aufnahme- und reaktionsbereiten Kind nicht gelungen ist. Affektive und realistische Umweltbeziehungen — wie durch Zeichnungen nachzuweisen (Novelletto et al.) — sind stärker ausgeprägt als rationale und analytische. Die Fähigkeit, zu kombinieren und Zusammenhänge zu verstehen, fehlt. Rechnen ist fast immer unmöglich, Schreiben gelingt mangelhaft und nur zur Zeit intensiven Trainings. Das Erinnerungsvermögen ist hingegen gut, wie besonders die Beschreibungen Biewalds zeigen. Der ältere Mongoloide vermag passiv Übernommenes wiederzugeben; seine Imitationsfähigkeit äußert sich gern in Clownerien. Seine Heiterkeit bleibt leer, oberflächlich, flüchtig. Aggressive Tendenzen sind sehr selten. In der häuslichen Geborgenheit mag es am ehesten gelingen, das Kind körperlich und geistig anzupassen und einzufügen. Untersuchungen mit ausgewählten Gruppen gegeneinander abgestimmter Mongoloider konnten nachweisen, daß das schon frühzeitig in einem Heim deponierte Kind in statischer und intellektueller Entwicklung hinter dem Kind in seiner Familie zurückbleibt (Kugel u. Reque; Centerwall u. Centerwall). Mit der häuslichen Erziehung sind zugleich die normalen Vorbilder gegeben. Seit der Errichtung von Tagesstätten läßt sich die Heimunterbringung lange hinausschieben.

Der Anteil (hilfs-)schulfähiger mongoloider Kinder ist klein. DUNSDON et al. fanden unter 400 Mongoloiden nicht mehr als 5—7%, deren IQ über 45 und nur etwa 1—2%, deren IQ über 55 bestimmt wurde. Als oberste, nur selten erreichte Grenze wird ein IQ von 70 angegeben. Ob bei diesen Kindern ein chromosomales Mosaik vorliegt, konnte damals noch nicht geprüft werden. ZELLWEGER et al. beschrieben jedoch einen 45jährigen Mann mit Trisomie 21 in Haut- und Blutzellen, dessen IQ bei 74 lag. Die geistige Entwicklung, die etwa einem Viertel der normalen entspricht (ROSS), kommt nach dem 15. Lebensjahr fast völlig zum Stillstand. Die erreichte Intelligenzstufe ist kaum höher als die eines 5—7jährigen Kindes. Eine frühzeitige Prognose der geistigen Entwicklung kann in den ersten Lebensjahren noch nicht gestellt werden (SHARE et al.). Es besteht keine Korrelation zwischen dem Intelligenzgrad und der Ausprägung der somatischen Anomalien (KÄÄRIÄINEN u. DINGMAN; JOHNSON u. BARNETT; GIBSON et al.; DOMINO u. NEWMAN), wie ursprünglich von GIBSON u. GIBBINS angenommen worden war. Am Beispiel des Triradiuswinkels konnte die negative Korrelation statistisch überzeugend erhärtet werden (DUNSDON et al.). Es besteht auch keine Beziehung zwischen dem Intelligenzgrad und dem Bild der Hirnstromkurve.

Besser als die intellektuelle Förderung gelingt die soziale Einordnung. Mehrfach wurde eine gute musikalische Empfindung und Reproduktion angegeben (z.B. BRUSHFIELD). Neuere Untersuchungen zeigen jedoch, daß offenbar nur ein primitives, unspezifisches Rhythmusempfinden vorliegt (BLACKETER-SIMMONDS, CANTOR u. GIRARDEAU).

Obwohl die Sexualität meist verkümmert ist, sind einzelne Fälle von vorzeitiger sexueller Reife bekannt geworden (SCHACHTER). Unter Anstaltskranken werden katatone stuporöse Erscheinungsbilder beobachtet. JELGERSMA berichtet über senile Demenz mit deliranten Erregungszuständen und negativistischer Haltung.

Der mongoloide Säugling bedarf nicht mehr der körperlichen Wartung als der gesunde. Im Kleinkindalter und in der Vorschulzeit liegt das Gewicht auf der seelischen Betreuung. Das Wort wird zum ständigen Förderer. Später beginnt die geistige Führung mit Ernst und gütiger Strenge (KÖNIG). Durch gymnastisch-rhythmische, auf Gemütsinhalte abgezielte Übungen sollte versucht werden, die ungelenke Motorik zu formen. Hervorzuheben ist das Ergebnis der Untersuchungen von GORDON sowie O'CONNOR und HERMELIN, die zeigen konnten, daß bei Mongoloiden besonders die taktilsterischen Sinnesfunktionen im Gegensatz zu den visuellen verkümmert sind.

Die Beratung der Eltern ist eine wichtige ärztliche Aufgabe. SCHACHTER (1961) findet unter den Eltern mongoloider Kinder am häufigsten verständnisvolle und opferbereite, die dem Arzt voll vertrauen, daneben auch, und dies besonders in den höheren Einkommensschichten, solche mit einer objektiven, kühlen Grundhaltung und nur in wenigen Fällen zweiflerische, in das Wesen des Leidens uneinsichtige Eltern, welche die Diagnose verleugnen, das Kind überfordern und an ihrer neurotischen Grundhaltung selbst zu zerbrechen drohen.

SCHIPPER, der in den USA ähnliche Feststellungen macht, betont besonders das fast immer gute Verhältnis des Kindes zu seinen Geschwistern. Zur Aufklärung und Anleitung der Eltern werden Ausspracheabende vorgeschlagen, um in kleinen Gruppen Erfahrungen auszutauschen und unter der Leitung eines Psychologen oder Arztes zu versuchen, die täglichen und stets wechselnden Probleme zu meistern. Der Arzt, der die Diagnose stellt, steht in der Verantwortung dieser Aufgabe. Von ihm hängt es ab, welche Einstellung die Eltern gegenüber dem Kinde einnehmen werden. Die Empfehlung, daß die Diagnose nicht bereits nach der Geburt mitgeteilt, sondern im Verlauf der ersten Lebensmonate angedeutet wird, damit die Eltern nicht unvorbereitet mit allen Tatsachen und Problemen konfrontiert werden, ist im Einzelfalle abzuwägen (Mongolism, a Symposium, 1953).

Somatische Entwicklung[1]

Früher vertrat man die Auffassung, daß die Körpermaße mongoloider Kinder größere Schwankungen innerhalb des Normbereichs mit einer Verstärkung der Extreme aufweisen, daß eine „größere Variation der Masse" besteht (OREL). Einige Besonderheiten der somatischen Entwicklung werden hier zusammengefaßt.

[1] Die folgenden Beobachtungen und Befunde wurden nicht an cytogenetisch homogenen Gruppen gewonnen. Der Alterseinfluß auf die Merkmalsprägung ist meist nicht berücksichtigt.

Das *Neugeborene* (s. HALL 1964) ist häufig untermaßig und untergewichtig. ØSTER fand unter den im Rigshospitalet (Copenhagen) registrierten Kindern mit Down-Syndrom nicht weniger als 53% vorzeitig geborene, unter den älteren Patienten, die er später untersuchen konnte, waren es 39%. Das Geburtsgewicht ist mit durchschnittlich 2900 g bei 103 Kindern (SMITH u. MCKEOWN) gegenüber 3220 g einer Vergleichsgruppe vermindert, das Maximum der Verteilung liegt zwischen 2500 und 3180 g, im Vergleich zwischen 2700 und 3400 g. Obwohl festgestellt wurde, daß die Schwangerschaftsdauer mit durchschnittlich 268,9 gegenüber 278,4 Tagen verkürzt ist, kann dieser Unterschied nicht die Ursache des geringeren Geburtsgewichtes sein. Vielmehr muß eine echte fetale Wachstumshemmung vorliegen; um die 38. Schwangerschaftswoche sind mongoloide Feten deutlich untergewichtiger als normale. Auch das Gewicht der Placenta ist niedriger, so daß auf allgemein verschlechterte trophische Bedingungen geschlossen werden kann. Die Körperlänge ist vermindert. OREL fand unter 20 mongoloiden Neugeborenen nur 4, die mehr als 50 cm maßen, OSTER ermittelte bei 40 Knaben durchschnittlich $48{,}6 \pm 2{,}8$ und bei 33 Mädchen $47{,}9 \pm 2{,}6$ cm. Auch die Umfangsmaße des Kopfes, der Brust, nicht aber des Bauchs sind gegenüber den normalen Durchschnittswerten verringert.

Längenwachstum und Gewichtszuwachs erfolgen kontinuierlich, bleiben aber schließlich unter der $2\,\sigma$-Grenze der Norm zurück (HORACKOVA u. MALY). Im 1. Lebensjahr findet man noch bei $^2/_3$ der Kinder normale Werte, zwischen 2 und 4 Jahren hat sich dieses Verhältnis umgekehrt, im 10.—11. Lebensjahr bleiben bereits $^3/_4$ der Kinder zurück, zwischen 12 und 18 Jahren $^4/_5$. Die durchschnittliche Körpergröße der Mongoloiden im Alter von 16—18 Jahren lag für Knaben bei 155 cm, für Mädchen um 146 cm.

Der somatische Rückstand geht eindrücklich aus der Gegenüberstellung von Zwillingen hervor, die im Hinblick auf den Karyotyp und Phänotyp diskordant, in allen nicht von der Trisomie 21 kontrollierten Erbeigenschaften aber konkordant waren (DE WOLFF et al.). (Wahrscheinlich eineiige diskordante mongoloide Zwillinge wurden auch von anderen Autoren beobachtet.)

Tabelle 200

	Normaler Zwilling	Zwilling mit Trisomie 21
Bei der Geburt		
Körpergewicht	2090 g	2880 g
Körperlänge	48 cm	48 cm
Kopfumfang	35 cm	33 cm
Im Alter von $3^1/_2$ Jahren		
Gewicht	15600 g	9840 g
Gewichtsalter	$3^6/_{12}$ Jahre	12 Monate
Körpergröße	103,5 cm	87 cm
Längenalter	4 Jahre	$2^1/_{12}$ Jahre
Skeletalter	$3^2/_{12}$ Jahre	$1^8/_{12}$ Jahre
Kopfumfang	51 cm	47 cm
Brustumfang	57 cm	46,5 cm
Spannweite	100 cm	78 cm
Unterlänge	45 cm	39 cm
1. Zahn mit	5 Monaten	$^{16}/_{12}$ Jahren
Sitzen mit	5 Monaten	0
Stehen mit	11 Monaten	0
Laufen mit	15 Monaten	0

Skelet

Schädel. Die Schädelform ist die der Hyperbrachycephalie infolge Verkürzung des sagittalen Durchmessers. 70% der von GAROFALO u. SACCOMANI untersuchten Patienten hatten einen Längen-Breiten-Index über 90. Das Occiput ist stark abgeflacht. Dieses Merkmal findet sich bei mehr als 80% der Mongoloiden. Der Kopfumfang ist gegenüber der Norm immer verringert (ROCHE et al.).

Charakteristisch ist auch die Dehiszenz und Persistenz der Schädelnähte, die oft noch nach dem 10. Lebensjahr röntgenologisch nachgewiesen werden kann. Die metopische Naht klafft; nicht selten findet man Schaltknochen. Im Alter beobachtet man eine erhebliche Atrophie der Kalotte. Diagnostisch wertvoll ist das Fehlen der Sinus frontales, überhaupt besteht eine mangelhafte Pneumatisationspotenz der Nasenschleimhaut, infolgedessen eine unregelmäßige und geringe Ausbildung der Sinus ethmoidei, sphenoides und maxillares. Die Schädelbasis ist steil gestellt, dadurch erscheint das Atlantooccipitalgelenk nach rostral gerückt. Die Keilbeinflügel sind verschmälert und schräg nach oben gerichtet. Die Suturae sphenoethmoidalis und -occipitalis bleiben durch fehlende Verknöcherung des strukturell veränderten Knorpelgewebes lange offen (LAUCHE, BENDA).

Das Visceralskelet ist durchwegs hypoplastisch; dadurch wird der Eindruck der fetalen Proportionen verstärkt. Besonders gering entwicklelt sind das Nasenskelet und die Maxilla. Die Orbitalwülste sind niedrig, die Orbitae flach. Auch die Mandibula erscheint schmächtiger, der Kieferwinkel ist stumpfer. AUSTIN et al. sehen in einer Verkürzung des harten Gaumens (im seitlichen Röntgenbild) ein diagnostisch wertvolles Merkmal in der ersten Lebenszeit (s. auch SHAPIRO et al.).

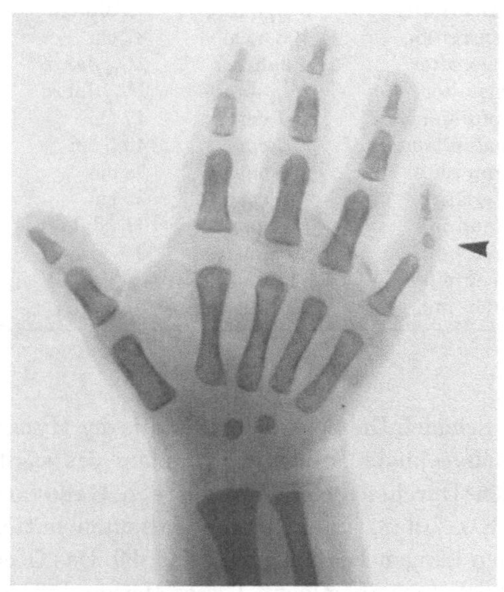

Abb. 281. Brachymesophalangie des Kleinfingers mit Klinodaktylie bei einem $2^4/_{12}$ Jahre alten Kind mit Down-Syndrom. (Univ.-Kinderklinik Münster)

Handskelet. Phalangen und Metacarpalia sind verkürzt, nach HEFKE um etwa 10—30% der normalen Länge. Die Knochenstruktur ist häufig aufgelockert. In 80% der Fälle entspricht die Knochenkernentwicklung dem Kalenderalter (DUTTON). HEFKE fand unter den 72 Kindern von insgesamt 100 untersuchten Mongoloiden 57 (79%) mit normaler Skeletreifung, bei 10 (14%) bestand eine Acceleration, bei 5 (7%) eine leichte Retardierung. POZSONYI et al. können die Retardierung nur bis zum 8. Lebensjahr feststellen. Dieser Rückstand wird später aufgeholt (ROCHE). Nicht selten werden an der Basis des 2. Metacarpale und am distalen Ende des 1. Metacarpale Pseudoepiphysen gefunden (HEFKE, BENDA), doch sind diese Veränderungen auch bei gleichaltrigen Gesunden nicht ungewöhnlich. Fast regelmäßig liegt eine Verkürzung und Deformierung der 5. Mittelphalanx (Brachymesophalangie V) vor, die von SCHMID u. JUNKER als atavistische Reduktion des lateralen Randstrahls betrachtet wurden. Die Anomalie, durch welche der Kleinfinger verkürzt wird (auch als Duboissches Zeichen bekannt), tritt fast immer doppelseitig auf und verursacht meist eine mediale Abwinkelung des Endglieds (Klinodaktylie) (Abb. 281). Oft findet sich nur eine einzige Gelenkbeugefurche am Kleinfinger. Dieses Merkmal, dessen autosomal-dominanten Erbgang PORTIUS beschrieben hat, findet sich nach HANHART in 80%, LEVINSON et al. und ØSTER in 50% der Fälle von Down-Syndrom. In der Literaturzusammenstellung von ROCHE (1961) werden für die Klinodaktylie Häufigkeiten zwischen 34 und 78% angegeben. In seinem eigenen Material war sie in 55,2% nachzuweisen. Bemerkenswert ist auch sein Ergebnis, daß die Klinodaktylie mit normal konfigurierter Mittelphalanx bei Down-Syndrom und bei Gesunden gleich häufig vorkommt (rund 26%), die Brachymesophalangie jedoch überwiegend mit der Trisomie 21 verbunden ist (27,1% gegenüber 3,3%). Syndaktylien sind sicher häufiger als in der Normalbevölkerung (BECKMAN et al.). Wir sahen unter mehreren hundert Kindern mit Down-Syndrom einmal eine Acheirie, je 2 Fälle von Perodaktylie (SCHÖNENBERG u. PFEIFFER) und Doppelung des Daumens sowie einmal eine Syndaktylie der 3. und 4. Finger.

Achsenskelet. Anomalien am Achsenskelet wurden erst in jüngster Zeit bekannt: Fehlen des 12. Rippenpaares (BEBER et al.) in mehr als 30% der Fälle, Dislokation des Atlas (TISHLER u. MARTEL, CURTIS et al.) und (bei jungen Kindern) hohe, sagittal verkürzte Lendenwirbel (RABINOWITZ u. MOXLEY).

Dentition. Während der Zahndurchbruch verzögert ist und meist zwischen dem 12. und 20. Monat erfolgt, setzt der Zahnwechsel altersentsprechend ein. Unter den Anomalien der Zähne, die SPITZER et al. (1958, 1961) bei nicht weniger als 29 von 33 Kindern feststellten, findet man: Mikrodontie, Zahnstellungsanomalien, bedingt durch die Mikrognathie, Schmelzdefekte, besonders aber partielle Anodontien. NASH (n. BENDA) fand unter 84 Mongoloiden im Alter von 3—35 Jahren 68mal Fehlstellungen, 28mal Agenesie einzelner Zähne. Bevorzugt fehlen die oberen seitlichen Schneidezähne, und zwar unter den 47 Patienten INGALLS u. BUTLERs 17mal, unter den von

BARKLA untersuchten 122 Patienten jedoch nur 5mal. Die Cariesanfälligkeit soll nicht stärker sein als üblich (COHEN u. WINER). Paradentose tritt dagegen häufig auf. Fast immer besteht ein hoher Spitzbogengaumen infolge der Opisthognathie (ZEHNDER). Gesichtsspalten kommen offenbar nur zufällig einmal vor.

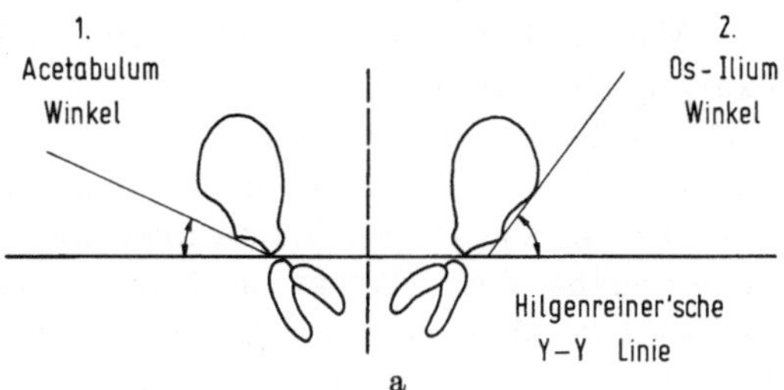

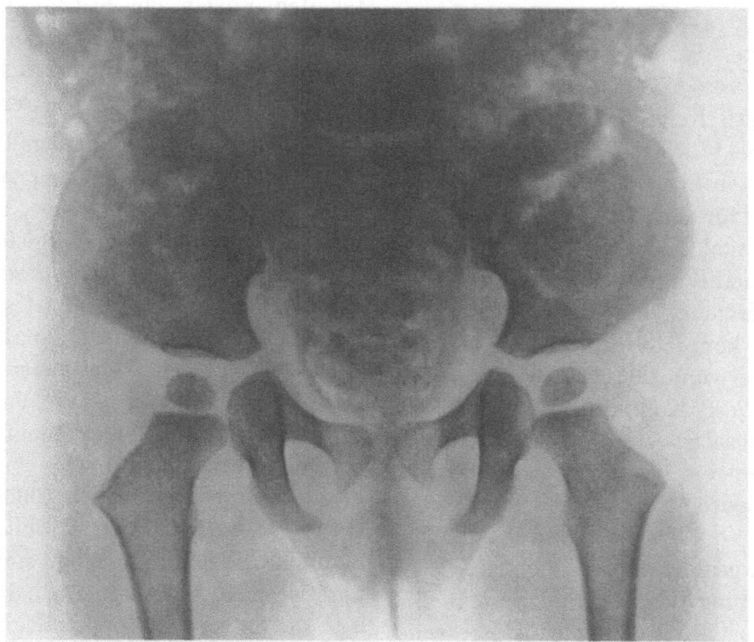

b

HANHART nahm sogar an, daß eine „negative Syntropie zu Mongolismus" besteht.

Beckenkonfiguration. Das „Mongoloidenbecken" (KAUFMANN 1961) ist, wie röntgenologische und anatomische Untersuchungen zeigten, durch folgende Anomalien charakterisiert.

1. Das Os ilium ist im craniocaudalen Durchmesser verkürzt, der laterale Durchmesser verbreitert. Das Pfannendach ist abgeflacht, der Neigungswinkel mit der YY-Linie (HILGENREINER) erniedrigt. Die Beckenschaufeln sind weit ausladend, die Tangente durch den lateralen Rand des Pfannendachs und den seitlichsten und zugleich tiefsten Punkt der Beckenschaufel bildet mit der YY-Linie einen flachen Winkel. Die Spina iliaca dorsocranialis ist verstrichen (Abb. 282a).

2. Jenseits des 1. Trimenons erscheint der Ramus inferior des Tuber ischii verschmälert und abnorm verlängert.

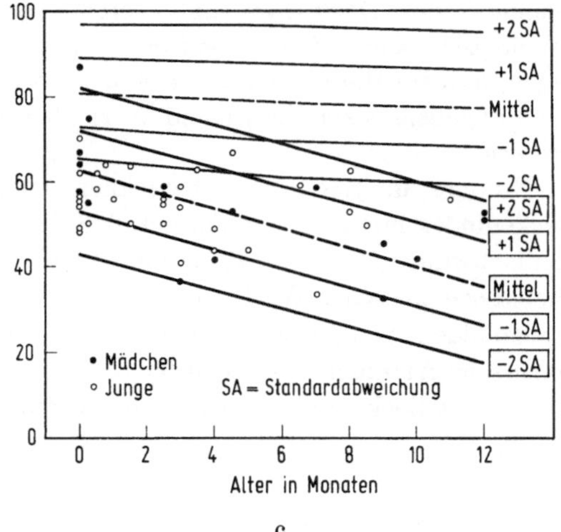

Abb. 282. a Skizze der normalen Beckenkonfiguration (nach KAUFMANN). b Beckenübersicht eines $1^{9}/_{12}$ Jahre alten Mädchens mit Down-Syndrom. Der Iliumindex beträgt 37 (Univ.-Kinderklinik Münster). c Streuungsdiagramm nach CAFFEY u. ROSS. Die pathologischen Werte des Iliumindex unterschreiten die normalen um zwei Standardabweichungen

3. Vom 2. Lebensjahr an bildet sich eine Coxa-valga-Stellung aus.

Durch die Bestimmung des Pfannendach- und Iliumwinkels, die im Iliumindex (Summe beider Pfannendach- und Iliumwinkel : 2) zusammengefaßt sind (CAFFEY u. ROSS, 1956, 1958) wird das Mongoloidenbecken objektiviert (Abb. 282b). Die Auswertung von mehr als 200 Röntgenbildern (CAFFEY u. ROSS, KAUFMANN 1964, GUSTAVSON, HALL 1964, PFEIFFER 1968) zeigte, daß gegenüber einem Vergleichskollektiv von 627 neugeborenen Säuglingen eine statistisch signifikante Erniedrigung der Werte vorliegt, welche 2 Standardabweichungen nur selten überschreiten. Dies gilt im einzelnen sowohl für den Pfannendach- als auch für den Iliumwinkel. KAUFMANN führt an, daß die Beurteilung nahezu normaler Pfannendachwinkel bei niedrigem Iliumwinkel Schwierigkeiten bereiten kann, die Häufigkeit solcher Befunde liegt bei rund 20%. Es wird hervorgehoben, daß diese Konfiguration auch jenseits des Säuglingsalters zu beobachten ist. Daß aber auch Störungen der Ossifikation die Ursache abnorm niedriger Iliumindices sein kann, hat am Beispiel von 2 rachitischen Säuglingen SCHULTZE-JENA gezeigt.

Die Bestimmung des Iliumindex stellt ein wichtiges diagnostisches Hilfsmittel dar, welches gerade in der ersten Lebenszeit Anwendung findet. In etwa $^4/_5$ der Fälle läßt sich die Diagnose des Down-Syndroms bereits röntgenologisch stellen. Zusammenfassend läßt sich sagen, daß ein Iliumindex unter 60 ebensosehr *für* Mongolismus spricht wie ein Wert über 79 *dagegen*.

NICOLIS u. SACCHETTI berechnen einen Beckenindex mit Hilfe der Formel: 0,30 (Pfannendachwinkel : 2) + 0,42 (Iliumwinkel : 2). Die Grenze zwischen Werten bei normalen und mongoloiden Säuglingen liegt bei 25,2. Diagnostische Irrtümer sollen sich bei der Anwendung dieses Beckenindex auf 7,5% beschränken lassen.

Tabelle 201. *Werte des Iliumindex.* (Nach CAFFEY u. ROSS, 1958) (Abb. 282c)

Mongoloide		
unter 3 Monaten	60 ± 19,8	(= doppelte
im Säuglingsalter	50 ± 19,2	Standard-abweichung)
Gesunde		
unter 3 Monaten	81 ± 16	
im Säuglingsalter	79 ± 18	

Das Herz beim Mongolismus

Kongenitale Herzfehler finden sich bei Mongoloiden in einer Häufigkeit von 12—44%, im Sektionsmaterial jedoch bis zu 75%, je nach der Altersverteilung. Vitien sind besonders für die frühinfantile Mortalität verantwortlich. Unmittelbare hämodynamische Dekompensationserscheinungen treten dabei hinter den Folgen chronischer Lungenstauung, Bronchitiden und Pneumonien zurück. Unter älteren Mongoloiden fand ØSTER dagegen nur in etwa 5% ein systolisches Geräusch.

Die wichtigsten Herzfehler (Tabelle 202) sind Septumdefekte verschiedener Art und Grade; Anomalien der großen Gefäße, Transpositionen und Stenosen finden sich vergleichsweise selten. Nur HAMBACH stellte 1954 diesen Typ in 6 von 17 obduzierten Mongoloiden fest. Andere Mißbildungen, wie Klappenanomalien, Pulmonalstenosen und Aortenstenosen treten an Häufigkeit zurück. Wenn auch Ventrikelseptumdefekte bei Mongoloiden nicht häufiger vorkommen als in einem Vergleichskollektiv herzkranker Kinder (BERG et al., 1960) und das Spektrum der beobachteten Mißbildungen ebenso mannigfaltig ist, so zeichnen sich doch charakteristische Kombinationen ab, die GRÖLKINGER u. SCHMID veranlaßten, von einem *Mongolismus-Herzsyndrom* zu sprechen. Als typisch darf ein Ostium artrioventriculare commune gelten. Neben Ventrikelseptumdefekten beherrschen das Bild Vorhofseptumdefekte vom Typ des Ostium secundum und des Ostium primum persistens, ein offener Ductus arteriosus und Anomalien der Mitral- und Tricuspidalsegelklappen. Eisenmengerkomplex und Fallotsche Tetralogie werden dagegen seltener gefunden. ROWE u. UCHIDA weisen auf eine durch Katheterismus darstellbare aberrierende A. subclavia hin (7%). Ein offenes Foramen ovale wurde in dieser Untersuchung selten festgestellt.

Diese weniger qualitativen als quantitativen Abstufungen der Septummißbildungen können in leichte Formen (Vorhof- und Ventrikelseptumdefekte und offener Ductus arteriousus) und schwere Ausprägungen (Ostium av. commune, Ostium primum persistens mit Ventrikelseptumdefekt) unterteilt werden (GRÖLKINGER u. SCHMID). Da bei den leichteren wie auch den schwereren Formen die hämodynamisch gestaltenden Kräfte im Prinzip gleichsinnig wirken,

Tabelle 202. *Häufigkeit der einzelnen Herzmißbildungen unter Mongoloiden*

Art der Mißbildung	GRÖLKINGER u. SCHMID[a]	LIU u. CORLETT[b]	BERG, CROME u. FRANCE[c] (isolierte Mißbildungen)	ROWE u. UCHIDA[d] (isolierte Mißbildungen)
Vorhofseptumdefekt	28	8 (4)	19 (18)	(6)
Ventrikelseptumdefekt	25	10 (4)	34 (8)	(23)
Ostium primum persistens	11	3 (2)	20 (2)	(3)
Ostium artrioventriculare commune			5 (11)	(22)
Offener Ductus arteriosus	18	7 (6)	0 (10)	(7)
Pulmonalstenose		3	—	(1)
Fallot		2 (2)	3	1
Eisenmenger		2	3	—
Klappenanomalien		2 (2)	46	—
Gefäßanomalien		4 (2)	7	

Bemerkungen: [a] 39 Kinder, Obduktionsbefunde. [b] 27 Kinder, davon 16 obduziert ( ).
[c] 79 Kinder, Obduktionsbefunde. [d] 70 Kinder, davon 29 obduziert.

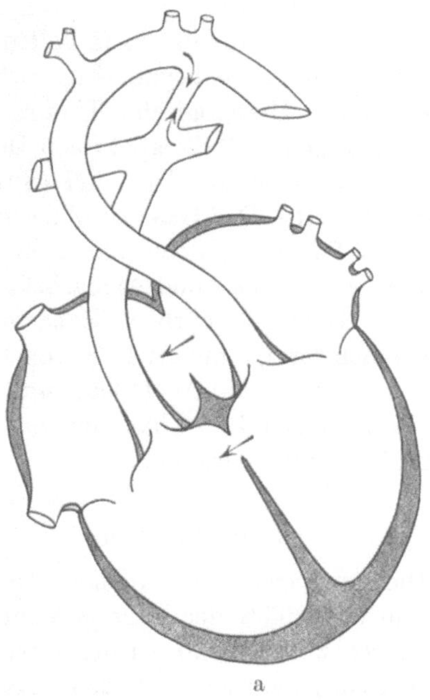

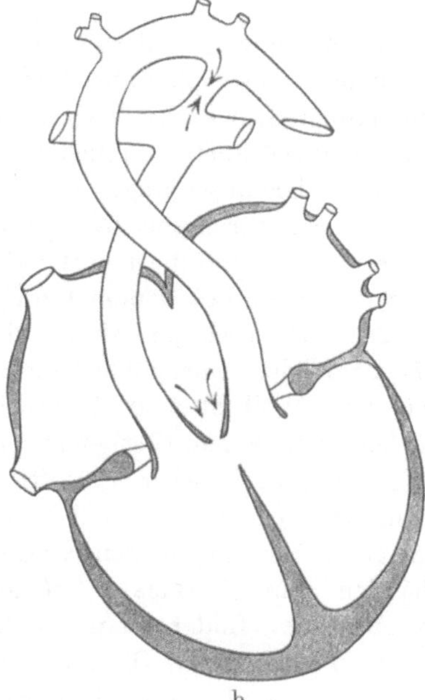

Abb. 283a u. b. Schema der charakteristischen Herzmißbildungen bei Mongolismus (nach SCHMID-WEBER, 1955). a Leichte Form: Vorhofseptumdefekt, subaortaler Ventrikelseptumdefekt, offener Ductus Botalli (Rechts-Links-Shunt). b Schwere Form: Ostium atrioventriculare commune, Vorhof- und Ventrikelseptumdefekt, offener Ductus Botalli (Mischungscyanose)

weist die Herzform charakteristische Merkmale auf (Abb. 283), die nach SCHMID u. WEBER in einer Erweiterung und Vertiefung des rechten Herzbogens, einer Vertiefung und Zuspitzung der rechten Herzbucht, dem Verstreichen der Herztaille und zunehmender Verdichtung der parahilären Gefäßstrukturen bestehen.

Auge

Zum Down-Syndrom gehören Anomalien der brechenden Medien und der Iris. Außerdem finden sich Strabismus in etwa $^1/_3$—$^1/_4$ und Nystagmus in etwa $^1/_6$ der Fälle. Die *Pupillenreaktionen* auf Licht und Konvergenz erweisen sich als normal, die Atropinmydriasis ist jedoch ungewöhnlich stark und dauert lange an (BERG et al., 1959; PRIEST).

Unter den *Irisfarben* sollen grau und blau überwiegen (BENDA). Diese sicher regional verschiedene Erscheinung braucht nicht auf einer Störung des Phenylalaninstoffwechsels zu beruhen, wie nach den Befunden von WRIGHT u.

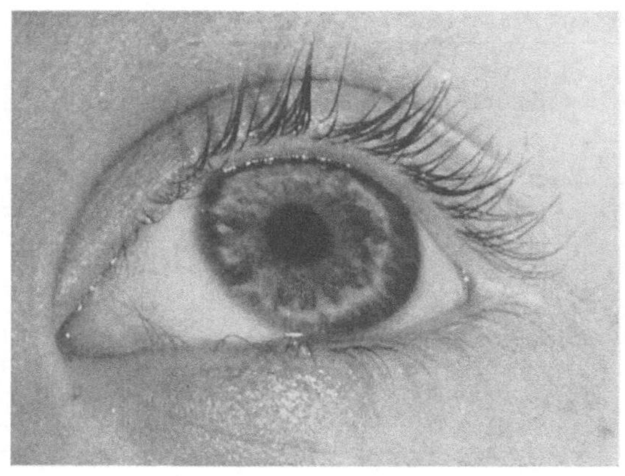

Abb. 284. Fleckelung der Iris (Brushfieldsches Zeichen) bei einem $2^4/_{12}$ Jahre alten Kind mit Down-Syndrom. Angedeutete Kokardeniris. (Univ.-Kinderklinik Münster)

FINK noch anzunehmen war, sondern ist wahrscheinlich durch die nach peripher abnehmende Stromadichte bedingt (LOWE). Zugleich finden sich konzentrisch angeordnete weißlich-gelbe, besonders bei heller Iris ausgeprägte Verdichtungen des vorderen Stromablattes (PURTSCHER), die bereits bei der Geburt vorhanden sind und sich in den ersten Lebensmonaten verstärken (Abb. 284). Dadurch sind sie von den in etwa 17—24% der Normalbevölkerung beobachteten sog. Wölfflinschen Knötchen abzugrenzen. Dieses nach dem Erstbeschreiber BRUSHFIELD im angelsächsischen Schrifttum benannte Symptom (speckled iris) soll in den ersten Lebensjahren bei mongoloiden Kindern immer vorhanden sein (WALLIS). Auf alle Altersklassen bezogen, findet man es bei 85—90% (LOWE, DONALDSON). Die Iris kann auch konzentrisch angeordnete Verdichtungszonen aufweisen, so daß von einem „Kokardentyp" gesprochen wird.

Linsenveränderungen kommen, wie Spaltlampenuntersuchungen gezeigt haben (LOWE; SKELLER u. ØSTER; SPITZER et al.) nicht selten bereits konnatal vor, nehmen aber nach dem 6. Lebensjahr an Häufigkeit und Ausdehnung zu und sind schließlich nach dem 2. Lebensjahrzehnt praktisch immer zu finden (IGERSHEIMER u. MAUTNER). Man kann punktförmige Trübungen und strahlenförmige Figuren an den Grenzen der Linsenfasersysteme (Embryonalnahtkatarakte) unterscheiden. Zunächst wird die vordere Y-Naht markiert, später nehmen die Trübungen das verzweigte Nahtsystem der Oberfläche des Embryonalkerns ein. Die der Cataracta stellata und coerulea nahestehende Veränderung läßt eher an eine Stoffwechselstörung als an eine Entwicklungshemmung denken.

Auch *Ametropien* und *Astigmatismus* sind häufig, im Material von LOWE (1949) in 30%. Daneben findet man *Corneatrübungen* und *Ceratoconus* (1—6%) (CULLEN u. BUTLER). Als eine Folge häufiger Blepharitiden beobachtet man gelegentlich ein Ectropium. Eine seltene Mißbildung der Tränenwege beschrieb KLEIN.

Haut

Die Haut mongoloider Kinder ist meist trocken, derb, schilfrig. ZELIGMAN u. SCALIA (1954) fanden Keratosen in 73 von 106 Patienten, eine Keratosis palm. et plant. in 22, Lentigines und Atrophien in 15 Fällen. Die Extremitäten sind oft subcyanotisch verfärbt und marmoriert. Histologische Untersuchungen konnten zeigen, daß die apokrinen Drüsen der Achselhöhle nicht angelegt sind (SHELLEY u. BUTTERWORTH). Das Haar ist ohne Ausnahme straff, bei Farbigen jedoch gekräuselt („curly", BENDA). Die Sexual- und Axillarbehaarung ist spärlich. Eine gelegentlich beobachtete Alopecie (auch total) — unter 1000 von WUNDERLICH u. BRAUN-FALCO (1965) untersuchten Patienten waren 13 — hat sich bis jetzt als therapieresistent erwiesen.

Handfurchen

Die Vierfingerfurche, die sog. Affenfurche, wird in etwa 65% der Fälle gefunden (HANHART), wenn alle Varianten der Vierfingerlinie berücksichtigt werden (Abb. 285). BENDA und ØSTER fanden sie nur in 18—35% auf beiden Händen, häufiger jedoch einseitig mit Bevorzugung der linken Seite. In der Bevölkerung rechnet man mit einer Häufigkeit zwischen 1,6% (BECKMAN et al.) bis 6% (RITTMEISTER, LEIBER, DAVIES u. SMALLPIECE). Gegenüber einem normalerweise diagonal verlaufenden Furchenrelief ist die quadratisch konfigurierte Handfläche des Mongoloiden von transversalen Furchen geprägt. An der Planta pedis findet sich eine tiefe Furche zwischen der 1. und 2. Zehe, welche die Abspreizung der Großzehe betont. TURPIN u. LEJEUNE weisen darauf hin, daß dieses Furchenbild nicht — wie meist angenommen — für anthropoide, sondern für niedere Affenarten charakteristisch ist.

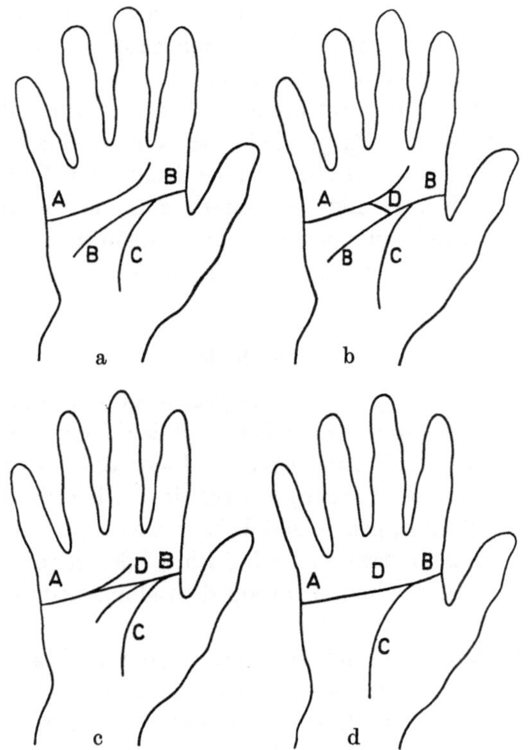

Abb. 285a—d. Verlaufsformen der Hauptfurchen der Handinnenfläche (nach BRANDER). a Dreifingerfurche, b Fünffingerfurche, c Daumenfurche. Durch Brückenbildung und Verschmelzung von A und B entsteht die Vierfingerfurche

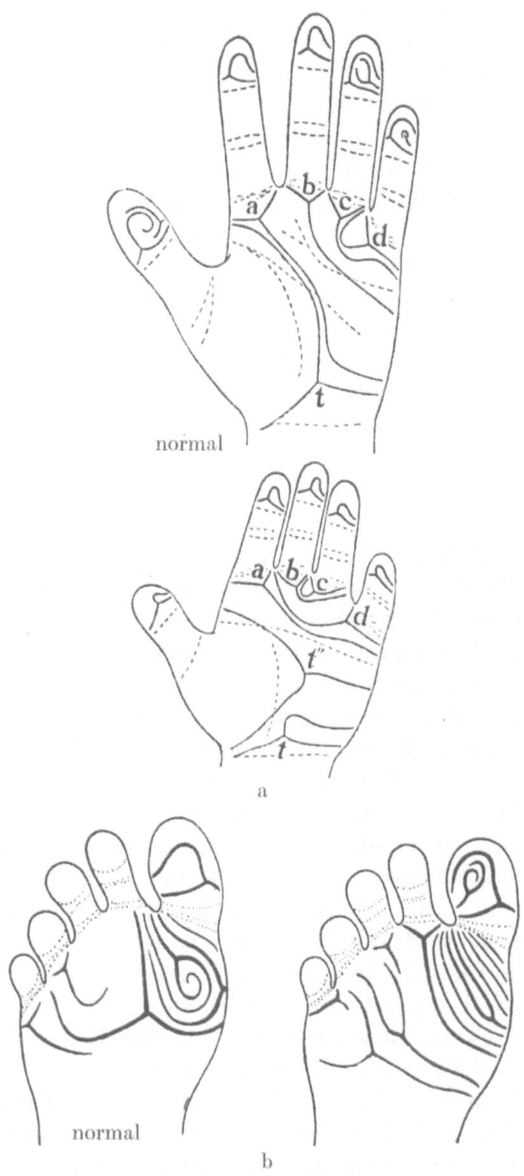

Abb. 286a u. b. Schematische Darstellung der häufigsten Papillarleistenmuster bei normalen Personen und Mongoliden (nach PENROSE, 1961, 1966). a Der aus den Verbindungslinien zwischen den 3 Punkten a, t und d gebildete Winkel (Triradiuswinkel) ist durch die distale Position des Triradius t′ erheblich vergrößert. Im 3. Interdigitalraum besteht häufig eine distal geöffnete Schleife. Auf den Fingerbeeren herrschen flache ulnare Schleifen vor. b Auf den Großzehenballen sind die normalerweise vorkommenden Wirbelmuster durch eine flache Schleife verdrängt.

Papillarmuster

Die Leistenverläufe und Papillarmuster auf Fingerbeeren und Vola sind bei Mongoloiden charakteristisch ausgeprägt und damit diagnostisch verwertbar (Abb. 286a). Auf dem Hypothenar findet sich häufig eine nach ulnar offene Schleife, die von einem zweiten, distal davon lokalisierten Triradius — man versteht darunter den Schnittpunkt dreier sternförmig zusammenfließender Leisten — begrenzt wird. Der Winkel zwischen den beiden Verbindungslinien, die von diesem distalen Triradius zu den beiden äußeren Triradien der Fingerballen 2 und 5 gezogen sind, dient der Bewertung der Lage des Triradius und der Breite der Palma (PENROSE, 1954). Als kritischen Winkelwert nimmt PENROSE 57° (1961), GEIPEL 61° an. Der distale Triradius (t″) ist in über 87% der Mongoloiden vorhanden. Der Triradiuswinkel bei näheren Verwandten Mongoloider ist gegenüber dem Bevölkerungsdurchschnitt signifikant erhöht und mit dem Verwandtschaftsgrad zu dem Probanden korreliert. Auf den Fingerbeeren überwiegen L-förmig nach ulnar gerichtete Schleifen, die das in der Bevölkerung vorherrschende, relativ konstante Verteilungsmuster von Schleifen, Wirbeln und Bögen verdrängen. Im Halluxfeld (Abb. 286b) ist meist ein nach tibial offener Bogen ausgebildet, wo im allgemeinen eine Schleife oder Wirbel vorherrscht. Auf der Großzehe finden sich Wirbelmuster häufiger als in der Durchschnittsbevölkerung. Ein weiteres häufiges Muster bei Mongolismus ist eine Schleife im 3. Interdigitalraum. Nach Ford Walker können diese Muster in 70% Mongoloider nachgewiesen werden, während in 76% der Normalen Muster vorkommen sollen, die bei Mongoloiden fehlen.

Die Leisten sind nicht selten perlschnurartig unterbrochen (Geipel), hypo- oder selbst aplastisch (Wolf et al., 1963).

Facies des Mongoloiden

Das Gesicht der Mongoloiden wird einerseits durch ein flaches Profil, andererseits durch Mimikarmut und Stumpfheit der Züge und durch die oft vorgestülpte große Zunge geprägt. Ein charakteristisches Merkmal ist die nach oben außen verlaufende Lidachse. Die Nasenwurzel ist abgeflacht, der Nasensattel eingesunken, die Nasenspitze ist plump, die Narinen sind eng. Die Wangen sind häufig umschrieben gerötet und wirken wie geschminkt, so daß der Vergleich mit einem Clown naheliegt. Fast immer findet sich ein Epicanthus, eine durch die flache Nasenwurzel verstärkte mediale Hautfalte (Plica marginalis fetalis n. Benda), die durch Zug nach unten stärker hervorgehoben werden kann, durch Zug nach medial verstreicht — dies im Gegensatz zu der straff gespannten, den oberen Lidrand überdeckenden Deckfalte der mongoliden Rasse. Die Lidspalte bei mongoloiden Kindern ist nicht verschmälert. Im Alter kann der Epicanthus wie auch die schräge Lidachse verschwinden. Der Hypertelorismus ist, wie das Verhältnis des Pupillenabstandes zur Schädelbreite zeigt, durch den Epicanthus vorgetäuscht (Kerwood et al.). Hall weist darauf hin, daß der innere Augenwinkel beim mongoloiden Neugeborenen stumpfer ist als beim normalen Kind.

Die Makroglossie nimmt oft groteske Ausmaße an. Mit dem Alter vertiefen sich die transversalen Furchen (Lingua plicata oder Lingua scrotalis). Das Symptom ist deutlich altersabhängig, da Øster es unter 0—4jährigen nur in 26%, unter 5—9jährigen in 68% und später sogar in 91% fand. Levinson et al. geben eine Häufigkeit von 44% an. Turpin u. Caratzali fanden die Lingua plicata in Familien mit einem mongoloiden Probanden häufiger als in der Durchschnittsbevölkerung.

Die kleinen, oft dreieckig konturierten und abstehenden Ohrmuscheln sind häufig schlecht modelliert, das Relief ist abgeflacht. Die Helix kann bandförmig verbreitert und verworfen sein. Das Ohrläppchen ist meist klein und angewachsen, der Tragus kann fehlen.

Hämatologie

Die Häufigkeit der Blutgruppen unter Mongoloiden stimmt weitgehend mit der Verteilung in der Bevölkerung überein (Lang-Brown et al.), doch wird neuerdings auf einen Überschuß der Blutgruppen A und B hingewiesen (Shaw u. Gershowitz). Gene für Blut- oder Serumfaktoren scheinen nicht auf dem Mongolismus-Chromosom zu liegen.

Hämoglobingehalt, Erythrocyten- und Leukocytenzahl weichen nicht signifikant von den Werten innerhalb der einzelnen Altersklassen der Durchschnittsbevölkerung ab. Benda fand häufig eine relative Lymphocytose, Mittwoch (1958) hingegen konnte eine signifikant erhöhte Granulocytenzahl bei zugleich erniedrigter Lymphocytenzahl feststellen. Dieses Verhältnis normalisiert sich mit zunehmendem Alter.

Es besteht eine Linksverschiebung der Arneth-Formel durch das Überwiegen zweikerniger Neutrophiler, ähnlich dem Bild des Pseudo-Pelger. Es handelt sich dabei jedoch nicht um eine Reifungshemmung, zumal jugendliche Elemente nicht beteiligt sind, sondern um eine genetisch bedingte Segmentierungshemmung (Turpin u. Bernyer, Lüers u. Lüers), die keinen Einfluß auf die Abwehrpotenz der Leukocyten besitzt. In Stress-Situationen, z.B. Infektionen, ist eine Umkehrung des degenerativen zum regenerativen Normalbild erkennbar (Kluge). In Verbindung mit der Linksverschiebung wird eine geringere Anzahl der spezifisch weiblichen Kernanhänge (drumsticks) gefunden (Mittwoch, 1959; Kosenow).

Alter et al. Trubowitz et al. sowie Baikie konnten nachweisen, daß die Aktivität der alkalischen Leukocytenphosphatase bei Down-Syndrom um etwa 50% gegenüber den normalen Werten erhöht ist. Dieser Befund läßt sich erklären, wenn man annimmt, daß das Gen der Leukocytenphosphatase auf dem

Chromosom Nr. 21 lokalisiert ist, weil dann bei Trisomie die Gen- bzw. Enzymdosis verdreifacht sein muß. Eine Verminderung der Leukocytenphosphatase bei myeloischer Leukämie trägt der bei dieser Krankheit gefundenen Chromosomenaberration Rechnung: Es besteht Hemizygotie durch Deletion des Chromosoms Nr. 21 (sog. Philadelphia-Chromosom). O'SULLIVAN u. PRYLES fanden eine normale Aktivität der Leukocytenphosphatase bei den 3 untersuchten Trägern einer Trisomie 21 mit Translokation vom Typ 21/D, ein Befund, den die Autoren nur bei 20 von insgesamt 200 Mongoloiden erheben konnten. Man könnte deshalb daran denken, daß der Locus der Leukocytenphosphatase sich in unmittelbarer Nähe des Centromers dieses Chromosoms befindet, da die Translokation den Verlust von paracentrischen Chromosomenabschnitten voraussetzt. Auch die Aktivitäten der Galaktose-1-Phosphat-Uridyltransferase (BRANDT et al.), der Erythrocytengalaktokinase (DONNELL et al.) und der Erythrocyten-Phosphohexokinase (BAIKIE et al., 1966) sind bei Mongoloiden etwas erhöht, andere Enzyme dagegen nicht (STERN u. LEWIS, 1958, SCHUPPISSER et al.).

Leukämie. Unter Kindern mit einer Leukämie kommt das Down-Syndrom (STEWART), unter Mongoloiden eine Leukämie überzufällig häufig vor (KRIVIT u. GOOD; HOLLAND et al.). Die Häufigkeitszunahme wird auf das 12—20 fache geschätzt. Die größte Morbiditätsrate findet sich in der Altersgruppe von 0—9 Jahren.

Meist handelt es sich um akute, unreifzellige Leukosen, die nicht selten bereits perinatal auftreten. In einzelnen Fällen wird über akute lymphoblastische Formen berichtet (LEE u. CINER; FISCHLER u. FARCHY). Daß es sich dabei nicht um leukämoide Reaktionen handelt, beweist im Einzelfall der Nachweis einer Chromosomenaberration neben einer Trisomie 21 (s. CONEN u. ERKMAN).

Bemerkenswert bleibt die Beobachtung MILLERs, daß nicht nur unter 459 Kindern mit einer Leukämie das Down-Syndrom 6mal vorkam, sondern auch bei 5 von 1000 Geschwistern dieser Kinder, d.i. ein um das $3^1/_2$fache erhöhter Wert. Zugleich war die Zahl der Malignome (darunter 5 Leukosen) signifikant vermehrt. Es sind einige Familien bekannt, in denen das Down-Syndrom neben Leukämien und anderen Chromosomenanomalien aufgetreten war.

Sog. mongoloide Stigmata werden bei Kindern mit Leukämien nicht vermehrt gefunden (SUTOW).

Die Berechnung der Morbiditätsrate stützt sich nach KRIVIT u. GOOD auf ein Kollektiv von 34 mongoloiden Kindern im Alter von 0—4 Jahren, die an einer Leukämie erkrankt waren. HOLLAND et al. fanden unter 2033 Kindern mit Down-Syndrom im Alter von 1—14 Jahren 7mal eine Leukämie gegenüber einer Erwartung von 0,39, d.i. eine 18fache Zunahme. Unter 1620 Eltern dieser Kinder war eine Leukämie 3mal gegenüber einer Erwartung von 1,2mal aufgetreten. Die Carcinomrate unter Mongoloiden war hingegen mit 2,6mal nicht signifikant erhöht.

Biochemie

Da bis heute keine eindeutigen biochemischen Befunde erhoben werden konnten, die auf bestimmte Stoffwechselablenkungen hindeuten, sollen die wichtigsten Untersuchungen nur kurz referiert werden.

Serum. Das Gesamteiweiß ist meist normal oder leicht erniedrigt. Fast konstant wird eine Verminderung der Albuminfraktion und eine Vermehrung der Gammaglobuline gefunden. Diese Befunde sind unabhängig von der Immunitätslage. Die Lipoproteine in den Fraktionen Sf 12—20 sollen vermehrt sein (BENDA, SOBEL et al., NELSON u. GHOLZ), wenn auch nur in den unteren Altersklassen. Die Phospholipide zeigen große Schwankungen (STERN u. LEWIS 1959). Die Glucoproteide sollen erniedrigt sein, zugleich besteht eine Doppelbande des Gammaglobulins (NELSON u. GHOLZ). Die Immunglobuline zeigen eine normale Verteilung (SKANSE u. LAURELL). Unter normalen Ernährungsbedingungen ist der Cholesterinspiegel unauffällig (BENDA; KURLAND et al.). Die Harnsäurewerte sind nach MERTZ et al. mit durchschnittlich 5,42 mg-% signifikant erhöht. CHAPMAN u. STERN sowie PANT et al. fanden ähnliche, wenn auch etwas niedrigere Werte.

Die Serumelektrolyte werden meist normal gefunden, in den Altersgruppen 2—7 und 7—13 Jahren soll Magnesium signifikant vermehrt sein (STERN u. LEWIS, 1960). Eine Nachprüfung der Befunde steht aus.

Der Blutzuckerspiegel ist normal, doch soll die Glucose nach Belastung langsamer ansteigen. Die Insulintoleranz ist normal. RUNGE fand nach Galaktosebelastung eine verminderte Toleranz.

Innere Sekretion. Der Grundumsatz weicht nicht erheblich von der Altersnorm ab. Untersuchungen von markiertem Jod zeigten, daß die Plasmaaktivität normal oder leicht erniedrigt ist (HOFMANN-CREDNER u. ZWEYMÜLLER), die 24 Std-Aufnahme, Konversion und Exkretion waren immer normal (KURLAND et al.). Der Turnover von I^{131} soll jedoch beschleunigt, die Halbwertszeit verkürzt sein. Es wird deshalb angenommen, daß in Übereinstimmung mit anatomischen Befunden nur einzelne Partien der Schilddrüse funktionell aktiv sind, der Jodumsatz dementsprechend gesteigert ist. Bemerkenswert ist die vermehrte Aufnahme von Trijodthyronin durch Erythrocyten, ähnlich wie bei der Thyreotoxikose (JAKKIM et al., KURLAND et al.). Im Plasma von 35 Mongoloiden zwischen 12,5 und 38 Jahren wurde sowohl TSH als auch Thyroxin innerhalb der normalen Grenzen bestimmt (HILLMAN).

In einigen Fällen wurde eine echte Hypo- und Hyperthyreose bei mongoloiden Kindern beschrieben (s. ZELLWEGER, 1965).

Thorntest und Adrenalinbelastung zeigen größere Schwankungen der Werte, jedoch keine echten pathologischen Abweichungen. Die Ausscheidung der 17-Ketosteroide ist bis zum Alter von 14 Jahren normal, später erniedrigt (BENDA, REISS et al.). Die Vitamin A-Resorption soll nach Zufuhr in öliger Lösung verringert sein. SOBEL et al. nehmen an, daß damit eine verminderte Ausschüttung von Wachstumshormon in Verbindung stehen könnte.

Ausscheidung von Metaboliten im Harn. Im Urin von Kindern mit Down-Syndrom wird Aminostickstoff und vermindert Kreatinin ausgeschieden (JÉRÔME, 1962). PERRY et al. fanden eine normale Ausscheidung der β-Amino-isobuttersäure, während LUNDIN u. GUSTAVSON eine deutliche Vermehrung feststellten, die sie auf einen verstärkten Abbau von Thymin zurückführten. Es soll sich jedoch weniger um eine spezifische Stoffwechselstörung als um eine physiologische Variante handeln.

Auf eine Störung des Tryptophan-Stoffwechsels weist die verminderte Ausscheidung von 5-Hydroxyindolessigsäure, Indolessigsäure, Xanthurensäure und Kynurensäure hin (JÉRÔME, 1962, 1964). Nach Tryptophanbelastung wird jedoch keine Erhöhung der Aminosäure im Serum gefunden. Hingegen werden die Metaboliten vermehrt ausgeschieden. Möglicherweise besteht ein Mangel an Hydroxykynurenintransaminase mit nachfolgender Verminderung der Umwandlung von Hydroxykynurenin in Xanthurensäure. Ein Vitamin-B^6-Mangel scheint für diesen Befund nicht verantwortlich zu sein. Trotzdem muß erwogen werden, ob das Apoenzym der Transaminase eine besondere Affinität für Pyridoxinphosphat besitzt (O'BRIEN u. GROSHEK). Nach Verabreichung von Desoxypyridin, einem Pyridoxinantagonisten, konnte eine vermehrte Ausscheidung von Tryptophanmetaboliten und Oxalsäure festgestellt werden (McCOY u. CHUNG, 1964).

Zentralnervensystem

Pathologische Anatomie. Entsprechend der äußeren Schädelform besteht eine verschieden stark ausgeprägte Brachymikrencephalie. Das Hirngewicht ist vermindert. In der Hälfte der Fälle besteht eine Minderentwicklung des Cerebellum, der Brücke und der Medulla. Das Windungsrelief ist vereinfacht und plump, einzelne Furchen neigen zur Verschmelzung, Sekundärfurchen werden nicht ausgebildet. Die Histotektonik wird charakterisiert durch Zonen mangelhaften Aufbaus der Rindenstruktur neben solchen mit normaler Differenzierung, besonders der Stammganglien und des Hypothalamus. Neben unreifen Zellelementen findet man Spuren frühzeitiger Abbauvorgänge (Verfettung, Sklerosen, meist perivasal und herdförmig), so daß — auch im Hinblick auf das hypoplastische Gefäßnetz — auf anoxämische Prozesse geschlossen werden darf. Für Einzelheiten muß auf die Untersuchungen BENDAs und auf die zusammenfassenden Darstellungen von JACOB sowie SOLITAIRE u. LAMARCHE verwiesen werden. Der cerebrale O_2-Verbrauch ist bei Mongoloiden nicht niedriger als bei Normalen (LASSEN et al.).

Das Rückenmark kann ebenfalls abnorm differenziert sein. Besonders die Clarkeschen Säulen waren nicht aufgetrennt, die graue Substanz erschien hypoplastisch, der Zentralkanal erweitert, das Ependym vermehrt. Diese Veränderungen werden von BENDA im Rahmen seiner Konzeption als „Fetalismen" bezeichnet.

Elektroencephalogramm. GERLINI u. VIZIOLI fanden in 77% ihrer Patienten mit Down-

Syndrom zwischen 8 Monaten und 14 Jahren ein pathologisch verändertes EEG (verlangsamter Grundrhythmus, gruppenförmig angeordnete Deltawellen). FRÜHMANN u. ROTH stellten eine positive Korrelation zwischen der Häufigkeit abnormer EEG-Befunde und dem Schweregrad der Krankheit fest. BELEY et al., die 44 Patienten untersuchten, fanden nur im Kleinkindalter Dysrhythmien, nicht aber jenseits des 19. Lebensjahres. Nur in einem Fall wies das EEG auf ein Krampfleiden hin. Die Reaktivität war nur bei Kindern unter 14 Jahren subnormal. Bei älteren Mongoloiden besteht eine Tendenz zum monotonen Alpha-Rhythmus. In den von SEPPALAINEN u. KIVALO sowie MACGILLIVRAY untersuchten Gruppen war die Häufigkeit der Kranken mit großen Anfällen gleich (8%).

Pneumencephalogramm. KÖTTGEN stellte bei 15 pneumencephalographisch untersuchten Kindern eine Erweiterung der Ventrikel fest. Andere Untersucher fanden teils Erweiterung, teils Verkleinerung der Seitenventrikel oder eine Deformierung des Hinterhorns, teils normale Verhältnisse (LEONE; ALDEGHI u. CALVI; CAVALIERI; CAVAZUTTI u. CANOSSI).

Pathologische Anatomie endokriner Drüsen (BENDA)

Schilddrüse. Histologisch läßt die fast immer hypoplastische Schilddrüse eine Kolloidspeicherung erkennen, die sogar schon bei Säuglingen zu beobachten sein soll. BENDA fand meist Kolloidkröpfe mit ruhendem Zelltyp, aber auch solche mit bindegewebiger Fibrose oder sogar toxischer Aktivität. In etwa 20% bestand eine inaktive fetale Struktur. Insgesamt wurde daraus geschlossen, daß die Funktion eingeschränkt ist, auch wenn dieser Eindruck nicht biochemisch verifiziert werden kann. „Das mongoloide Kind beginnt sein Leben bereits mit einer abnormen Schilddrüsenfunktion" (BENDA).

Hypophyse. Histologisch wurde eine Verminderung der chromophoben Zellen festgestellt, zugleich waren die eosinophilen Zellen relativ vermehrt. Die chromophoben Zellen, die normalerweise im Kindesalter dominieren, erscheinen in einem Zustand der Degeneration. BENDA nimmt an, daß die thyreotrope Funktion der Hypophyse gestört ist, da der bei Mongoloiden gefundene Minderwuchs im Gegensatz zu der Vermehrung der eosinophilen Zellen steht, welche als Produktionsstätten des STH gelten.

Nebennierenrinde. Die Verschmälerung der Zona fasciculata, deren Lipoidgehalt verringert sein soll, die relative Vermehrung der Zona reticularis wird als eine Persistenz foetaler Strukturen und Zellen bewertet.

Verdauungstrakt

Bereits bei Säuglingen läßt sich eine fettige Degneration der *Leber*zellen nachweisen, die besonders um das portale Gefäßnetz ausgeprägt sein soll. Bei älteren Individuen findet sich gelegentlich eine periportale Fibrose. Es bestehen Hinweise auf ein Glykogendefizit der Leberzelle (BENDA).

Unter den mit dem Down-Syndrom vorkommenden Organmißbildungen finden sich besonders *Anomalien des Magen-Darm-Trakts:* Duodenalatresien (BODIAN et al.) und Analatresien hervorzuheben. Ein Pankreas anulare ist gelegentlich die Ursache einer Duodenalstenose (SALZER et al.). Über ein aganglionäres Megacolon berichten WOLF u. ZWEYMÜLLER (s. auch ØSTER, GUSTAVSON), über Fälle mit Hirschsprungscher Krankheit EMANUEL et al.

Ätiologie und Pathogenese

Mit dem Nachweis einer Chromosomenaberration als Ursache des Down-Syndroms wurden die bisher zur Frage der Ätiologie und Vererbung geäußerten Hypothesen und Theorien entwertet (s. ZELLWEGER). Es entfallen die Hypothesen einer polymeren Vererbung (MACKLIN; PENROSE, 1954) wie auch die Vorstellung einer Anomalie der Uterusschleimhaut oder eines erhöhten Amniondrucks (v. D. SCHEER), Schädigungen des Embryos durch Abortversuche (F. LENZ, n. ZELLWEGER) oder verschiedene exogene Noxen (INGALLS, 1947). Zur Erklärung der *Ursache* der Chromosomenaberration durch Non-disjunction und Translokation sowie der Wirkungsweise der Trisomie in der Phänogenese ist man jedoch weiterhin auf Vermutungen angewiesen.

Die Vorstellungen, daß dem Krankheitsbild eine Veränderung der Erbmasse zugrunde liegt, die mutativ entstanden ist (FANCONI), gründen sich im wesentlichen auf Zwillingsbefunde und

Beobachtungen der Vererbung des Leidens von der Mutter auf das Kind. Es ist von medizinisch-historischem Interesse, daß neben Bleyer, der auf die Möglichkeit einer Mutation der Keimzellen hinwies, besonders der Augenarzt und Genetiker P. J. Waardenburg, eine klare Vorstellung von einer Chromosomenaberration entwickelte: „Man sollte einmal beim Mongolismus untersuchen, ob hier vielleicht ‚chromosomal deficiency' durch Non-disjunction oder das umgekehrte ‚chromosomal duplication' vorliegt. Es ist natürlich auch denkbar, daß nur eine Störung von Chromosomenteilen (chromomeren) eine ‚sectional deficiency' durch Translokation oder umgekehrt eine ‚sectional duplication' vorliegt; dies wäre dann weniger leicht cytologisch zu beweisen" (1932).

Das Konzept der *Trisomie 21 als Ursache des Down-Syndroms* läßt alle Erscheinungsformen befriedigend erklären.

Die Häufigkeit des Vorkommens der Trisomie 21 läßt ein zufälliges Zusammentreffen in einer Geschwisterreihe oder in mehreren Generationen einer Familie für möglich erscheinen. Das Produkt der Einzelwahrscheinlichkeiten des Auftretens stellt besonders bei vorgeschrittenem Alter der Mütter eine reelle Größe dar. Aus den bisher mitgeteilten Untersuchungen ergibt sich noch kein Anhalt für die Annahme, daß mit einem Erbfaktor als Ursache der Non-disjunction gerechnet werden muß. Bemerkenswert ist allerdings die Beobachtung Carters (n. Penrose, 1954), nach der zwei eineiige Zwillingsschwestern im Alter von 27 bzw. 36 Jahren je ein mongoloides Kind geboren haben. Auf das Vorkommen der Trisomie 21 in einer Geschwisterreihe, in der Zwillinge und Leukämie (Kiossoglou et al.) oder Zwillinge und Klinefelter-Syndrom (Wright et al.) aufgetreten sind, wurde bereits hingewiesen. Längenvarianten des Y-Chromosoms kommen wahrscheinlich keine Bedeutung zu.

Liegt bei einem der Eltern ein Mosaik von Zellen mit Trisomie 21 vor, dann muß mit einem höheren Risiko für mongoloide Kinder gerechnet werden.

Eine Chromosomenaberration bei einem der Eltern könnte zur Non-disjunction disponieren: So beschrieb Bergemann X-Polysomie bei 2 Müttern mongoloider Kinder, Hamerton et al. erfaßten eine familiäre zentrische Fusion zwischen 2 Chromosomen der Gruppe D durch einen mongoloiden Probanden (46,21 +, 2D −, t (DqDq). Unter den Nachkommen von Frauen mit einer regulären Trisomie 21 sind Träger der gleichen Aberration mit einer Wahrscheinlichkeit von 50% zu erwarten. Zwei der mongoloiden Frauen, die Kinder hatten, waren verheiratet (Mullins et al.; Thompson). In einigen Fällen wurde die Trisomie 21 nachgewiesen. Von den 16 lebend geborenen Kindern waren 5 mongoloid, 2 schwachsinnig, 11 normal. Es liegt also hier eine sekundäre Non-disjunction vor.

Männliche Mongoloide sind offenbar steril. Histologische Untersuchungen von Benda sowie Stearns et al. haben gezeigt, daß bei beiden Geschlechtern eine Hypoplasie der Gonaden vorliegt. Bei mongoloiden Frauen, bei denen die Menarche verspätet und die Menopause vorzeitig eintritt und die einen unregelmäßigen Cyclus aufweisen, besteht eine Tendenz zur Follikelpersistenz und zur Ausbildung von Follikelcysten. Beim Mann beobachtet man eine reduzierte Spermiogenese ohne Ausreifung der Spermatiden. Daneben besteht eine Hyperplasie der Sertolizellen.

Frühere Vorstellungen über eine ovarielle Insuffizienz der Mütter mongoloider Kinder mit Bildung dysplasmatischer Eizellen (Geyer) verdienen auch heute noch Beachtung. Endokrine Störungen, insbesondere eine Schilddrüsendysfunktion, auf die Ek hingewiesen hat (Erhöhung des proteingebundenen Jods) stehen im Zusammenhang mit den Beobachtungen, daß

1. das Alter der Mütter mongoloider Kinder signifikant gegenüber dem Durchschnitt erhöht ist, entsprechend der Beobachtung, daß mongoloide Kinder meist von älteren oder — seltener — ganz jungen Müttern geboren werden,
2. die Abortfrequenz gesteigert ist,
3. das Intervall zwischen der vorangehenden normalen Schwangerschaft zu der des mongoloiden Kindes verlängert ist und
4. Blutungen in der Frühschwangerschaft häufig sind.

Befunde, nach denen junge Mütter mongoloider Kinder häufig eher maskuline (androgyne) Körperproportionen haben sollen und vermehrt Dehydroepiandrosteron im Urin ausscheiden, haben sich nicht bestätigen lassen (Stern et al.).

Uchida u. Curis (1966) wiesen erstmalig auf eine erhöhte Strahlenexposition bei Müttern mongoloider Kinder hin. Retrospektive (Sigler et al.) und prospektive Erhebungen (Uchida et al.) zu dieser Frage belegen die Vorstellung, daß Strahlenbelastung einer der ätiologischen Faktoren sein könnte.

Die Beziehungen zwischen der Häufigkeit des Down-Syndroms und Virushepatitis (Kogon et al.) oder Schilddrüsenautoantikörpern bei Müttern mongoloider Kinder (Fialkow et al.) sind noch gänzlich unklar.

Die Argumente 2—4 sind nicht unwidersprochen geblieben, da die zugrundeliegenden Untersuchungen nicht frei von Auslesefehlern waren. Unsere Darstellung beschränkt sich deshalb auf die Korrelation zwischen dem Alter der Mütter und der Häufigkeit mongoloider Kinder (Lilienfeld u. Benesch).

Die Beobachtung von Shuttleworth, wonach das mongoloide Kind häufig am Ende der Geschwisterreihe erscheint, wurde durch die Arbeiten von Penrose (1933, s. Penrose, 1954, 1961, 1966) u. a. dahingehend aufgeklärt (s. auch Lenz, 1959), daß lediglich eine Beziehung zum Alter der Mutter, nicht jedoch zur Geburtenziffer und zum Alter des Vaters besteht. Das Risiko, ein mongoloides Kind zu bekommen, wächst alle 5 Jahre um etwa das Vierfache. Die Abb. 287 zeigt diese Korrelation am Beispiel der Untersuchung von Collmann u. Stoller. Das Durchschnittsalter der Mütter beträgt bei diesem Autor 33,7 ± 7,2 Jahre gegenüber 27,9 ± 5,9 Jahre (bei Penrose 36,6 ± 7,1 gegenüber 28,6 ± 6,0 Jahre und Øster 35,1 gegenüber 28,7 Jahre). Die Häufigkeitsverteilung scheint 2 Maxima zu enthalten, die nach Penrose (1961) auf 2 Klassen zurückgeführt werden kann: Frauen, bei denen eine echte Altersbeziehung besteht und solche, bei denen diese fehlt, z.B. bei familiären und sporadischen Translokationsmongolismus. Das Verhältnis der beiden Gruppen zueinander beträgt 78 zu 22. Die Altersabhängigkeit findet sich bei Trisomien von Autosomen und X-Chromosomen, die durch Non-disjunction entstanden sind, so daß es naheliegt, exogene, mit dem Alterungsprozeß verbundene Störungen der frühen Prophase der Oogonien anzunehmen (s. Penrose u. Smith).

Die Phänogenese des Down-Syndroms ist nicht bekannt. Ingalls (1947), früher ein Verfechter einer peristatischen Ätiologie, lokalisiert den Wachstumsstillstand in die 7.—9. Schwangerschaftswoche zum Zeitpunkt der kritischen Entwicklungsperiode alterierter Organe. Benda gibt eindrucksvolle Beispiele für das Konzept einer fetalen Entwicklungshemmung. Demgegenüber spiegeln die unwissenschaftlichen Hypothesen einer Foetalisation

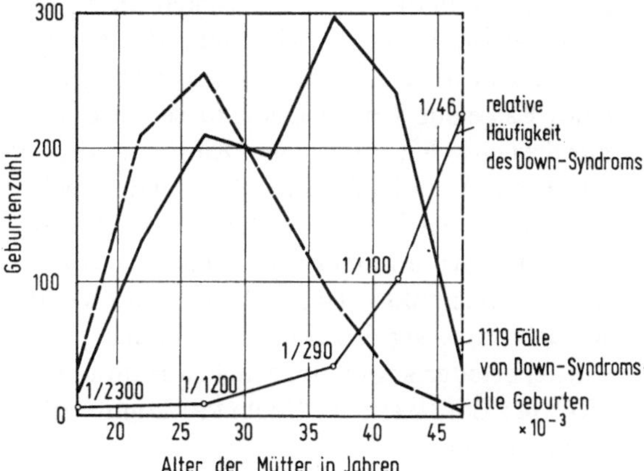

Abb. 287. Korrelation zwischen dem Alter der Mütter und der Häufigkeit des Down-Syndroms (dick ausgezogene Linie: Mongolismus; unterbrochene Linie: Durchschnittsbevölkerung). Die Kurve für Down-Syndrom ist zweigipflig. Die dünne, parabolisch ansteigende Kurve bezeichnet die relative Häufigkeit bzw. das Krankheitsrisiko in Beziehung zum Alter der Mütter. (Nach Collmann u. Stoller)

(Saller), eines Rassenatavismus (Crookshank) oder einer Neotenie (König), d.h. das Zurückbleiben des Phänotyps auf einer früheren ontogenetischen Stufe — eine Vorstellung wider, die in dem mongoloiden Kind ein monströses Wesen, nicht aber den Träger eines abnormen Genotyps sieht.

In Anlehnung an Beispiele der Drosophilagenetik meint Lejeune, daß ein Überangebot von bestimmten Enzymen als Folge des vermehrten Genmaterials vorliegt, welches in einem beschleunigten Stoffwechsel resultiert. Es ist denkbar, daß wichtige, z.B. für den Gehirnstoffwechsel obligate Metaboliten, vorzeitig verbraucht und dem Erfolgsorgan vermindert angeboten werden. Demgegenüber vertritt Lenz (1964) die Ansicht, daß Repressorgene vermehrt sind, die eine Gleichgewichtsstörung mit konsekutiver Hemmung verschiedener Enzyme oder enzymartiger Stoffe verursachen.

Häufigkeit, Lebenserwartung

Unter Neugeborenen beträgt die Häufigkeit des Down-Syndroms etwa 1:600—700. Wie die Tabelle 203 erkennen läßt, liegt kein relativer Anstieg in einem Zeitraum von etwa 30 Jahren vor, dagegen ist mit einer absoluten Zunahme durch das steigende Bevölkerungswachstum zu rechnen. Epidemiologische Untersuchungen (PLEYDELL, 1954; COLLMANN u. STOLLER) konnten zeigen, daß in Landgemeinden, in denen die Häufigkeit unter jener größerer Städte liegt, Schwankungen der Frequenz von 5 zu 5 Jahren geringer ausgeprägt sind. Es gelang jedoch nicht, diese Differenzen auf irgendwelche exogenen Einflüsse zurückzuführen. Auch bleibt ungeklärt, und vielleicht nur durch den Fehler der kleinen Zahl vorgetäuscht, warum immer wieder einzelne Häufigkeitsschwerpunkte (sog. cluster) beobachtet werden. Eine signifikante Abweichung jahreszeitlicher oder sogar monatlicher Häufigkeiten (KÖNIG; COLLMANN u. STOLLER) konnte nicht erwiesen werden.

Eine Geschlechtsbevorzugung, die in dem Material von HUG (männlich zu weiblich = 2:1) und HANHART (4:3) auffiel, tritt in anderen Serien nicht hervor. Der Knabenüberschuß entspricht bei COLLMANN u. STOLLER mit 105:100 dem Verhältnis in der Normalbevölkerung. Bemerkenswert ist die Beobachtung von RECORD u. SMITH (1958) und CARTER, daß die Sterblichkeit mongoloider Mädchen zunächst größer ist als die der Knaben. Das Geschlechtsverhältnis im Kindesalter verschiebt sich deshalb in den ersten Lebensjahren zugunsten der Knaben, gleicht sich aber später wieder aus (ØSTER). Aus den Tabellen 204 und 205 geht die Häufigkeit des Mongolismus unter Anstalts- und Klinikpatienten hervor. Sie geben einen Hinweis auf die Lebenserwartung und damit die Häufigkeit in der Gesamtbevölkerung.

Nach RECORD u. SMITH sterben bis zum Ende des 1. Lebensmonats etwa zwei Fünftel der Neugeborenen. Nicht einmal die Hälfte erreicht das 2. Lebensjahr und nur zwei Fünftel überleben die Fünfjahresgrenze. Zu ähnlichen Ergebnissen kommt auch CARTER, der zeigen konnte, daß die Sterberate 1944—1948 gegenüber den Jahren 1949—1955 um 40% höher war. Wenn die Häufigkeit mongoloider Kinder im Alter von 10 Jahren in Groß-London 1958 1:1000 war, so betrug sie die Hälfte im Jahre 1949 und ein Viertel im Jahre 1929.

Im einzelnen wird die Lebenserwartung eines mongoloiden Kindes, die von HANHART auf 9, von PENROSE (1961) auf 12 Jahre geschätzt wird, von der Art der Mißbildungen (Herzfehler, Stenosen des Magen-Darmtrakts etc.) bestimmt.

Der Anteil der Infektionen (Pneumonie, Bronchitis, Sepsis, Dyspepsie) an den Todesursachen ist durch die Anwendung der Antibiotica, wie die Serien von ØSTER (1923—1949) und CARTER (1944—1955) zeigen, von rund 80 auf 50% gefallen. Die Angaben über die Morbidität für Tuberkulose schwanken. Nach DIETZSCH und DONNER soll die Tuberkulose

Tabelle 203. *Häufigkeit des Down-Syndroms unter Neugeborenen*

Autor (Jahr der Veröffentlichung)	Ort und Zeitraum der Erfassung	Geburtenzahl	Mongoloide	%	Häufigkeit unter Neugeborenen
1. JENKINS (1933)	Chicago, 1926——31	3818	6	0,16	1:636
2. MALPAS (1937)	Liverpool, 1923—1932	13964	18	0,13	1:776
3. HUG (1951)	St. Gallen, 1930—1949	67645	130	0,19	1:520
4. CARTER u. MCCARTHY (1951)	London, 1945—1949	71521	107	0,15	1:666
5. ØSTER (1953)	Seeland, Copenhagen, 1939—1948	39788	52	0,13	1:765
6. RECORD u. SMITH (1955)	BIRMINGHAM, 1942—1952	99228	120	0,12	1:833
7. COLLMANN u. STOLLER (1962)	Victoria, Melbourne (Australien), 1942—1957	780168	1134	0,145	1:688

Tabelle 204. *Häufigkeit des Down-Syndroms unter Anstaltspatienten*

Autor (Jahr der Veröffentlichung)	Zahl der Patienten	Down-Syndrom	%	Bemerkungen
1. BRUSHFIELD (1924)	2090	177	8,47	Fountain Hospital London
2. v.d. SCHEER (1927)	1244	60	4,8	Anstaltspatienten in den Niederlanden
3. ØSTER (1953)	3319	210	6,3	Unter der Kontrolle der dänischen Ämter für Schwachsinnige
4. ALLEN u. KALLMANN (1957)	12066	1177	9,8	Staatliche Schulen für Schwachsinnige in N.Y.
5. FORSSMAN (1959)	12903	1267	9,8	203 Anstalten in Schweden

Tabelle 205. *Häufigkeit des Down-Syndroms unter Patienten von Kinderkliniken*

Autor (Jahr der Veröffentlichung)	Zahl der Klinikaufnahmen	Down-Syndrom	%	Bemerkungen
1. BLEYER (1932)	50000	115	0,23	St. Louis (14 Jahre)
2. LAHDENSUU (1937)	8517	40	0,47	HELSINKI (1925—1936)
3. HINRICHS (1952)	60162	152	0,25	GRAZ (1930—1950)

unter mongoloiden Kindern selten sein, RENOVANZ hingegen fand im gleichen Untersuchungszeitraum nicht weniger als 18 mongoloide Schwachsinnige unter 13074 Aufnahmen der Heilstätte Aprath. Davon befanden sich 6 im Schulalter, in 6 Fällen bestand gleichzeitig ein Herzfehler. Der Verlauf der Tuberkulose bei Mongoloiden ist durch Reaktionslosigkeit und Torpidität ausgezeichnet.

Erbbiologische Fragen

In den früher untersuchten Serien von Familien mit einem mongoloiden Kind konnten BÖÖK u. REED, CARTER und BERG u. KIRMAN zeigen, daß unter den Geschwistern dieser Kinder mehr Mongoloide anzutreffen waren, als nach der Häufigkeit in der Bevölkerung zu erwarten war. Besonders jüngere Mütter unter 25 Jahren hatten gegenüber gleichaltrigen Frauen, die gesunde Kinder geboren hatten, ein 4—40-faches Risiko, noch einmal ein mongoloides Kind zu bekommen. Dieses Risiko nimmt in den höheren Altersgruppen rasch ab. Die cytogenetische Untersuchung von jungen Müttern mit mehr als einem mongoloiden Kind zeigte, daß in 3 von 4 Fällen (CARTER u. EVANS) die Ursache eine Translokation war. Mit Hinweis auf die verschiedenen Möglichkeiten der Tranlsokation des Chromosoms 21 auf ein anderes und dem damit gegebenen Risiko der Vererbung kann man heute folgende, *allgemeine Richtlinien für Beratung der Eltern mongoloider Kinder* geben.

1. Nur durch die Chromosomenanalyse ist es möglich, eine sichere Erbprognose zu stellen, d.h. das Risiko für weitere mongoloide Kinder annähernd anzugeben.

2. Bei Vorliegen einer einfachen Trisomie ist das Risiko nicht meßbar höher als für gleichaltrige Mütter gesunder Kinder. Dieses Urteil kann noch weiter detailliert werden, wenn auch der Karyotyp der Eltern bekannt ist, und zwar im Hinblick auf eine Mosaikkonstitution oder auf andere phänotypisch stumme Strukturanomalien anderer Chromosomen. Es sollte darauf geachtet werden, ob in der Geschwisterreihe Zwillinge vorkommen oder bei Geschwistern eine abnorme Chromosomenkonstitution, z.B. XXY oder XO vermutet werden kann. In diesen Fällen sollte die Chromosomenanalyse weiter ausgedehnt werden. Auch die Frage nach Leukosen in der Familie erscheint sinnvoll, obgleich die Zusammenhänge zwischen Leukose und Down-Syndrom noch nicht aufgeklärt sind.

3. Bei mongoloiden Kindern junger Eltern sollte immer eine Chromosomenanalyse veranlaßt werden, um eine Translokation nicht zu übersehen. Liegt eine solche vor, dann müssen die Eltern und evtl. weitere Angehörige untersucht werden. Dieser Aufwand erscheint im Hinblick auf die Bedeutung des

damit verbundenen Urteils gerechtfertigt (siehe Cytogenetik des Down-Syndroms s. S. 669).

Es konnte gezeigt werden, daß gerade unter Mongoloiden von Müttern unter 30 Jahren der Anteil von Translokationen hoch ist. In einer Zusammenstellung von 10 Gruppen von insgesamt 448 Mongoloiden junger Mütter, darunter 134 eigene Patienten, schwankte der Prozentsatz für Translokationen zwischen 0 und 12,7%. Der Durchschnitt liegt unter 10%. Sporadische Translokationen finden sich oft bei Mongoloiden junger Eltern. Mongoloide mit einer Mosaikkonstitution finden sich dagegen nicht häufiger bei Kindern älterer Mütter.

Eine echte Prophylaxe der Trisomie 21 gibt es nicht. Vorsorgende Maßnahmen, z.B. Herdsanierung oder eine spezifische Behandlung endokriner Funktionsstörungen sind wissenschaftlich unbewiesen. Bedenkt man aber, daß etwa 30% der Mongoloiden von Müttern geboren werden, die über 40 Jahre alt waren (nach Øster), dann wird man nicht versäumen, bei Kinderwunsch älterer Frauen auf das relativ hohe Risiko hinzuweisen. Familienplanung mit Vorverlegung des Gebäralters würde zwangsläufig einen Rückgang der Frequenz autosomaler und X-chromosomaler Trisomien nach sich ziehen.

Therapie

Therapeutische Versuche ergeben sich aus der Konzeption, die der Untersucher vom Wesen der Krankheit hat. Im Fall des Down-Syndroms verabreichte man Schilddrüsenextrakte (1898, Smith, nach Øster) in der Annahme einer hypothyreotischen Stoffwechsellage und bestrahlte das Mittelhirn, weil eine diencephale Ursache vermutet wurde. Das Urteil Orels, „alle Mühe und Zeit sind vergeudet worden, alle eingebildeten Hoffnungen endgültig begraben" hat heute die gleiche Geltung wie 1927. Das Schlagwort von einer „Nachreifungsbehandlung" (Haubold, 1955), das heute die Hoffnung der Eltern eines solchen Kindes erfüllt, spiegelt die alte Vorstellung eines „unfinished child" wieder.

Nicht das Wissen um die Chromosomenanomalie unterhält den therapeutischen Pessimismus, sondern die Tatsache, daß bis heute keine Stoffwechselstörungen nachgewiesen werden konnten, die spezifische Maßnahmen rechtfertigen. Wie man gelernt hat, genetisch bedingte Krankheiten zu behandeln, so wird in Anwendung dieser Kenntnisse dies auch für die Chromosomenanomalien in der Zukunft gelten können, insofern die resultierende Störung auf bestimmte Organfunktionen beschränkt ist und biochemisch faßbar wird. Für das Down-Syndrom kennen wir keine Angriffspunkte der Therapie außer in der Minderwertigkeit einzelner Organe, etwa der Schilddrüse. Die kritische Auswertung von Behandlungsversuchen fehlt noch immer. Die Behandlung des Minderwuchses oder des Hypogenitalismus durch Hypophysenextrakte, der Hypotonie durch NNR-Steroide oder die Reduktion bzw. der Entzug von Milch oder Rohgemüsen aus der Nahrung (König) mag in der Hand des Erfahrenen, der ohnehin die individuellen Bedürfnisse seines Patienten erfaßt, Besserung bringen, kann aber nicht generell empfohlen werden. Man sollte auch nicht vergessen, daß die Wirksamkeit therapeutischer Maßnahmen allein an der Beeinflussung des cerebralen Defektzustandes gemessen werden darf.

Ein mit dem Namen Haubold verbundener „Therapieplan" (s. auch Turkel, 1964) entspricht der Vorstellung, daß durch qualitativ hochwertige Ernährung, vermehrte Mineral- und Vitaminzufuhr (in Emulsionen) pränatale Defizite gedeckt werden können. Zugleich empfehlen diese Autoren eine Hormonsubstitution durch Schilddrüsen-, Hypophysen- und Thymusextrakte. Diese „Basistherapie" wird durch eine allgemeine Infektprophylaxe und Herdsanierung ergänzt. Für den Einsatz der Frischzellen-Therapie (Hypophyse, Großhirn, Placenta) fehlen allerdings sowohl fundierte theoretische Begründungen als auch stichhaltige Erfolge (White). Eine objektive Nachprüfung der von Turkel empfohlenen polypragmatischen Behandlung (Bumbalo et al.) oder von Siccazell-Präparaten (Bardon) ließen jeden Erfolg vermissen. Durch 5-Hydroxytryptophan kann vielleicht die Hypotonie mongoloider Säuglinge verbessert werden (Bazelon et al., 1967). Ob dadurch auch die geistige Entwicklung gefördert wird, ist nicht bekannt.

Von den Verfechtern dieser „Konstitutionsbehandlung" wird nachdrücklich darauf hingewiesen, daß durch sie eindeutige, nicht zu übersehende Besserungen in der allgemeinen Verfassung dieser Kinder erzielt werden können. Es wird aber auch zugegeben, daß „dagegen nie eine grundlegende Änderung im Gesamtbild des Mongolismus gesehen wurde" (König).

Zur Frage der abortiven Erscheinungsbilder des Down-Syndroms (sog. Paramongolismus)

(Zellweger, 1965)

Die Anerkennung der Chromosomenaberration als Ursache des Down-Syndroms bedeutet, daß durch den Nachweis einer Trisomie 21 die Diagnose eindeutig gestellt werden kann. Bis heute ist kein Träger dieser Chromosomenanomalie bekannt geworden, der nicht das Bild des Mongolismus gezeigt hätte. Dagegen ist es denkbar, daß eine lichtmikroskopische Chromosomenaberration bei einem Mongoloiden vermißt wird, dann nämlich, wenn ein Mosaik mit einer Zellinie mit der Trisomie 21 zwar an der vorgeburtlichen Entwicklung teilgenommen hatte, in der postnatalen Gewebekultur jedoch nicht nachgewiesen werden kann, weil sie auf bestimmte Gewebe beschränkt ist oder zahlenmäßig zurücktritt. Auch könnte das Chromosom 21 oder wichtige Teile desselben auf ein anderes großes Chromosom transloziert sein, dessen „physiologische" Längenschwankungen die echte Substanzvermehrung nicht erkennen lasssen. Daß diese Möglichkeiten aber nur sehr selten zu erwarten sind, beweist die Tatsache, daß unter den tausenden von Mongoloiden, deren Karyotyp bestimmt wurde, nur zweimal eine Trisomie 21 nicht gefunden wurde (Hall, 1962; Sergovich et al.). Es ist *unwahrscheinlich,* daß das *vollständige Bild des Down-Syndroms phänokopiert* werden kann, hingegen finden sich gelegentlich einzelne Merkmale des Erscheinungsbildes gerade bei Kindern. Sie geben, besonders wenn eine Entwicklungsverzögerung vorliegt, zu der Frage Anlaß, ob es sich um eine Schwachform des Mongolismus handelt. Zellweger u. Abbo sprechen sogar von einer „mongoloiden Stigmatisierung" (1965), ein Begriff, der die Kausalbeziehung zwischen Chromosomenaberration und Merkmal relativiert. Wenn aber nicht ein einziges Symptom der Trisomie 21 spezifisch ist, dann kann dieses, wenn es außerhalb des Mongolismus vorkommt, etwa bei einer anderen Chromosomenanomalie, nicht den Stempel der Trisomie 21 tragen. Einige erfahrene Autoren, wie Penrose, Øster u. Gustavson (1964) sind sich zwar darin einig, daß eine Wertigkeitstabelle der Symptome aufgestellt werden kann und die Summe der häufigsten Merkmale diagnostischen Wert hat, sie verkennen jedoch nicht, daß eben der Eindruck des Ganzen entscheidet und nicht aus einer derartigen Skala eine quantitative Abstufung des Erscheinungsbildes abgeleitet werden darf. Eine solche Vorstellung käme dem Wunsch entgegen, eine direkte Beziehung zwischen dem Grad der Ausprägung des Erscheinungsbildes und der Chromosomenaberration aufzustellen, daß also etwa Mosaike und partielle Trisomien milde Formen, ja sogar formes frustes hervorrufen. Zwar konnten Zellweger u. Abbo (1963) eine Abhängigkeit des Intelligenzgrades vom Anteil der Zellpopulation mit Trisomie in Mosaiken zeigen, doch stellt diese Korrelation nicht mehr als eine Arbeitshypothese dar.

Dem quantitativen Untersuchungsbefund eines Mosaiks kann kein absoluter Wert beigemessen werden. Für die Beurteilung partieller Trisomien ist darüber hinaus die phänogenetische Bedeutung der Duplikation zu berücksichtigen. Der Annahme eines kontinuierlichen Überganges könnte ebensogut eine Schwellenwertbeziehung gegenübergestellt werden. In dem von Giraud et al. beschriebenen Fall lag ein I.Q. von 78 vor, die Patientin war aber in Erscheinungsbild und Verhalten eindeutig „mongoloid". Bei den von einigen Untersuchern beschriebenen gesunden Müttern von 2 mongoloiden Kindern wurde ein schwaches Mosaik mit Trisomie 21 nachgewiesen, die nicht zur Manifestation gelangt war.

Bemerkenswert und noch keineswegs geklärt ist die *Häufung einzelner Merkmale des mongoloiden Erscheinungsbildes bei den gesunden Familienangehörigen* dieser Patienten, die keineswegs Träger eines Mosaiks oder einer Translokation sind. Eine balancierte Translokation manifestiert sich durch kein Merkmal des Mongolismus. Die Lingua plicata (Turpin u. Caratzali), der distale Triradius der Hohlhand (Penrose) oder die Vierfingerfurche wird in diesen Familien häufiger beobachtet als in der Durchschnittsbevölkerung (Zellweger, 1964; Buck et al.), so daß die Frage gestellt werden muß, ob nicht der Genotyp, welcher für diese Merkmale verantwortlich ist, auch an der Ursache der Trisomie 21, dem Mechanismus der Non-disjunction, beteiligt ist.

Zusammenfassend ist auch heute noch der besonders von FANCONI vertretenen Ansicht zuzustimmen, daß man entweder mongoloid ist oder nicht. Die wenigen Hinweise auf einen partiellen Mongolismus durch partielle Trisomie 21 sollten nicht dazu verführen, bei derartigen cytogenetischen Befunden die Entwicklungspotenzen ihrer Träger zu überschätzen.

Literatur

Monographien

BENDA, C. E.: Mongolism and cretinism. New York 1946. The child with mongolism. New York 1960.

Down's Syndrome. Mongolism and its management. Symposium, New York 1969.

ENGLER, M.: Mongolism (peristatic amentia). Bristol 1949.

GEYER, H.: Zur Ätiologie der mongoloiden Idiotie. Leipzig 1939.

GUSTAVSON, K. H.: Down's syndrome. A clinical and cytogenetical investigation. Uppsala: Almqvist & Wiksell 1964.

HALL, B.: Mongolism in newborns. Acta paediat. (Uppsala), Suppl. **154** (1964).

HANHART, E.: 800 Fälle von Mongoloidismus in konstitutioneller Betrachtung. Arch. Klaus-Stift. Vererb.-Forsch. **35**, H. 1—2 (1960).

KÖNIG, K.: Der Mongolismus. Stuttgart 1959.

ØSTER, J.: Mongolism. Opera ex Domo Biologiae Hereditariae Humanae Universitatis Hafniensis, vol. 32. København 1953.

PENROSE, L. S., SMITH, G. F.: Down's syndrome. London: Churchill 1966.

SCHEER, W. M. VAN DER: Beiträge zur Kenntnis der mongoloiden Mißbildung. Abhandl. Neurol. Psychiatrie, Psychologie u. ihre Grenzgebiete. Berlin 1927.

SIEGERT, F.: Der Mongolismus. Ergebn. inn. Med. Kinderheilk. **6**, 569 (1910).

STILES, K. A., ISOUN, M. F.: Bibliography of mongolism. Acta Genet. med. (Roma) **15**, 247 (1966).

WUNDERLICH, CHR.: Das mongoloide Kind. Möglichder Erkennung und Betreuung. Stuttgart: Enke 1970.

ZELLWEGER, H.: Mongolismus-Down's Syndrom. Ergebn. inn. Med. Kinderheilk., NF **22**, 268 (1965).

Einzelarbeiten: (Auswahl)

ALDEGHI, E., CALVI, N.: Considerazioni sull'encefalografia e sul quadro radiologica nel mongolismo. Minerva pediat. **11**, 663 (1959).

ALLEN, G. et al.: Mongolism. Lancet **1961** I, 775.

— KALLMANN, F. J.: Mongolism in twin sibships. Acta genet. (Basel) **7**, 385 (1957).

ALTER, A. A., LEE, S. L., POURFAR, M., DOBKIN, G.: Leukocyte alkaline phosphatase in mongolism: a possible chromosome marker. J. clin. Invest. **41**, 1341 (1962).

AUSTIN, J. H. M., PREGER, L., SIRIS, E., TAYBI, H.: Short hard palate in newborn: Roentgen sign of mongolism. Radiology **92**, 775 (1969).

BAIKIE, A. G.: Polymorph alkaline phosphatase and genes on the mongol chromosome. Lancet **1962 II**, 937.

BAIKIE, A. G., LODER, P. B., GROUCHY, G. C. DE, PITT, D. B.: Phosphohexokinase activity of erythrocytes in mongolism: another possible marker for chromosome 21. Lancet **1965 I**, **412**.

BARDON, L. M. E.: Siccacell treatment in mongolism. Lancet **1964 II**, 234.

BARKLA, D. H.: Congenital absence and fusion in the deciduous dentition in mongols. J. ment. Defic. Res. **7**, 102 (1963).

BEBER, B. A., LITT, R. E., ALTMAN, D. H.: A new radiographic finding in mongolism. Radiology **86**, 332 (1966).

BECKMAN, L., GUSTAVSON, K. H., AKESSON, H. O.: Studies of some morphological traits in mental defectives, mongolism and unspecified mental deficiency. Hereditas (Lund.) **38**, 105 (1962).

BELEY, A., SEVESTRE, P., LECUYER, R. J. M., LEROY, CL.: Contribution à l'EEG des mongoliens. Rev. neurol. **101**, 457 (1959).

BERG, J. M., BRANDON, M. W. G., KIRMAN, B. H.: Atropine in mongolism. Lancet **1959 II**, **441**.

— CROME, L., FRANCE, N. E.: Congenital cardiac malformations in mongolism. Brit. Heart J. **22**, 331 (1960).

— KIRMAN, B. H.: Risk of dual occurrence of mongolism in sibships. Arch. Dis. Childh. **36**, 645 (1961).

BERGEMANN, E.: Manifestation familiale du karyotype triplo-X. Communication préliminaire. J. génét. hum. **10**, 370 (1962).

BIEWALD, E. M.: Beitrag zur Erforschung der Psyche der älteren Mongoloiden. Mschr. Kinderheilk. **82**, 197 (1940).

BLACKETER-SIMMONDS, D. A.: An investigation into the supposed differences existing between mongols and other mentally defective subjects with regard to certain psychological traits. J. ment. Sci. **99**, 702 (1953).

BLEYER, A.: Indications that mongoloid imbecility is a gametic mutation of degressive type. Amer. J. Dis. Child. **47**, 342 (1934).

BODIAN, M., WHITE, L. L. R., CARTER, C. O., LOW, J. H.: Congenital duodenal obstruction and mongolism. Brit. med. J. **1952 I**, **77**.

BÖÖK, J. A., REED, S. C.: Empiric risk figures in mongolism. J. Amer. med. Ass. **143**, 730 (1950).

BRANDER, T.: Über mongoloide Partialsymptome mit besonderer Beachtung der sog. Vierfingerfurche. Acta paediat. (Uppsala) **28**, Suppl. 1, 21 (1940).

BRANDT, N., FRØLAND, A., MIKKELSEN, M., NIELSEN, A., TOLSTRUP, N.: Galactosaemia locus and the Down's syndrome chromosome. Lancet **1963 II**, 700.

BROTHWELL, D. R.: A possible case of mongolism in a Saxon population. Ann. hum. Genet. **24**, 141 (1960).

BRUCK, C., VALENTINE, G. H., HAMILTON, K.: A study of microsymptoms in the parents and sibs of patients with Down's syndrome. Amer. J. ment. Defic. **73**, 683 (1969).

BRUSHFIELD, T.: Mongolism. Brit. J. Dis. Childr. **21**, 241 (1924).

BUMBALO, T. S., MORELEWICZ, H. V., BERENS, D. L.: Treatment of Down's syndrome with the "u" series of drugs. J. Amer. med. Ass. **187**, 361 (1964).

CAFFEY, J., ROSS, ST.: Mongolism (mongoloid deficiency) during early infancy; some early recognized diagnostic changes in the pelvic bones. Pediatrics **17**, 642 (1956).

— — Pelvic bones in infantile mongoloidism. Roentgenographic features. Amer. J. Roentgenol. **80**, 458 (1958).

CANTOR, G. N., GIRARDEAU, F. L.: Rhythmic discrimination ability in mongoloid and normal children. Amer. J. ment. Defic. **63**, 621 (1959).

CARTER, C. O.: A life-table for mongols with the causes of deaths. J. ment. Defic. Res. **2**, 64 (1958).

— EVANS, K. A.: Risk of parents who have had one child with Down's syndrome (mongolism) having another child similarly affected. Lancet **1961 II**, 785.

CAVALIERI, S.: Il quadro encefalografico del mongolismo. Fracastoro **50**, 303 (1957).

CAVAZZUTTI, G. B., CANOSSI, G. C.: Il pneumencefalogramma nel soggetto mongoloide. Atti 25 ital. Pediat. **2**, 288 (1957).

CENTERWALL, S. A., CENTERWALL, W. R.: A study of children with mongolism reared in the home compared to those reared away from the home. Pediatrics **25**, 678 (1960).

CHAPMAN, M. J., STERN, J.: Uric acid in Down's disease. J. ment. Defic. Res. **8**, 119 (1964).

COHEN, M. M., WINER, R. A.: Dental and facial characteristics in Down's syndrome (mongolism). J. dent. Res. **44**, 197 (1965).

COLLMANN, R. D., STOLLER, A.: A survey of mongoloid births in Victoria, Australia, 1942—1957. Amer. J. publ. Hlth **52**, 813 (1962).

CONEN, P. E., ERKMAN, B.: Combined mongolism and leukemia. Amer. J. Dis. Child. **112**, 429 (1966).

CROOKSHANK, F. G.: The mongol in our midst. London 1924.

CULLEN, J. F., BUTLER, H. G.: Mongolism (Down's syndrome) and keratoconus. Brit. J. Ophthal. **47**, 321 (1963).

CURTIS, B. H., BLANK, S., FISHLER, R. L.: Atlantoaxial dislocation in Down's syndrome. J. Amer. med. Ass. **205**, 212 (1968).

DAVIES, P. A., SMALLPIECE, V.: The single transverse palmar crease in infants and children. Develop. Med. Child Neurol. **5**, 491 (1963).

DAVIS, J. C., WADE, A. P., WILKINSON, G. S., SMITHELLS, R. W., CARTER, C. O., CLARKE, C. A., SHEPPARD, P. M.: Steroid excretion of dehydroepiandrosterone in young mothers of mongols. Lancet **1964 I**, 782.

DEMUTH, F.: Mongoloide Idiotie bei einem Mongolen. Z. Kinderheilk. **33**, 110 (1922).

DIETZSCH, H. J.: Mongolismus und Tuberkulose. Arch. Kinderheilk. **159**, 265 (1959).

DOMINO, G., NEWMAN, D.: Relationship of physical stigmata to intellectual subnormality in mongoloids. Amer. J. ment. Defic. **69**, 541 (1965).

DONALDSON, D. D.: The significance of spotting of the iris in mongoloids. Arch. Ophthal. **65**, 26 (1961).

DONNELL, G. N., NG, W. G., BERGREN, W. R., MELNYK, J., KOCH, R.: Enhancement of erythrocyte-galactokinase activity in Langdon-Down trisomy. Lancet **1965 I**, 553.

DONNER, M.: A study of the immunology and biology of mongolism. Ann. Med. exp. Fenn. **32**, Suppl. 9, 1 (1954).

DUNSDON, M. I., CARTER, C. O., HUNTLEY, R. M. C.: Upper end of range of intelligence in mongolism. Lancet **1960 I**, 565.

DUTTON, G.: The physical development of mongols. Arch. Dis. Childh. **34**, 46 (1959).

EK, J. I.: Thyroid function in mothers of mongoloid infants. Acta paediat. (Uppsala) **48**, 33 (1959).

EMANUEL, B., PADORR, M. P., SWENSON, O.: Mongolism associated with Hirschsprung's disease. J. Pediat. **66**, 437 (1966).

FANCONI, G.: Die Mutationstheorie des Mongolismus. Schweiz. med. Wschr. **69**, 82 (1939).

FIALKOW, P. J., UCHIDA, I., HECHT, F., MOTULSKY, A. G.: Increased frequency of thyroid autoantibodies in mothers of patients with Down's syndrome. Lancet **1965 II**, 868.

FISCHLER, E., FARCHY, R.: Mongolism associated with acute congenital leukemia. Helv. paediat. Acta **15**, 253 (1960).

FORD WALKER, N.: The use of dermal configurations in the diagnosis of mongolism. J. Pediat. **50**, 19 (1957).

FORSSMAN, H.: Frequenz und Altersverteilung bei einem Material von Mongoloiden an schwedischen Anstalten. Svenska Läk.-Tidn. 1893 (1957).

— Mongolism among inmates of Swedish instritutions for mentally deficient-rate and age distribution. Amer. J. ment. Defic. **65**, 32 (1960).

FRASER, J., MITCHELL, A.: Kalmuc idiocy. J. ment. Sci. **22**, 161 (1876).

FRÜHMANN, E., ROTH, G.: Mongolismus und EEG-Versuch einer Korrelation vom klinischen Zustandsbild und EEG-Befund. Proc. 2nd int. Congr. ment. Retard. Vienna 1961, part I, 381 (1963).

GAROFALO, E., SACCOMANI, F.: Rilievi biometrici in 33 imbecilli mongoloidi. Minerva pediat. **9**, 1548 (1957).

GEIPEL, G.: Die Häufigkeit und die Verteilung der Perlschnurleisten auf den Händen von geistig normalen Menschen und Mongoloiden. Hum. Genet. **1**, 157 (1964).

GERLINI, F., VIZZIOLI, R.: Aspetti EEG nei bambini affetti da mongolismo (considerazioni su 53 casi). Atti 25. Congr. ital. Pediat. **2**, 281 (1957).

GIBSON, D., FRANK, H. F.: Dimensions of mongolism. I. Age limits for cardinal mongol stigmata. Amer. J. ment. Defic. **66**, 30 (1961).

— GIBBINS, R. J.: The relation of mongolism stigmata to intellectual status. Amer. J. ment. Defic. **63**, 345 (1958).

— POZSONYI, J., ZARFAS, D. E.: Dimensions of mongolism. II. The interaction of clinical indices. Amer. J. ment. Defic. **68**, 503 (1964).

GIRAUD, P., BERNARD, R., STAHL, A., GIRAUD, F., HARTUNG, M., LEBEUF, M.: Mosaique chromosomique chez une mongolienne avec un Q. I. à 85. Pédiatrie **18**, 753 (1963).

GORDON, A. M.: Some aspects of sensory discrimination in mongolism. Amer. J. ment. Defic. **49**, 55 (1944), n. BENDA 1960.

GRAY, J. E., MUTTON, D. E., ASHBY, D. W.: Pericentric inversion of chromosome 21. Lancet **1962 I**, 21.

GRÖLKINGER, H., SCHMID, F.: Das Mongolismus-Herzsyndrom. Z. Kreisl.-Forsch. **47**, 164 (1958).

HALL, B.: Down's syndrome (mongolism) with normal chromosomes. Lancet **1962 II**, 1026 u. **1963 I**, 947.

HAMBACH, R.: Ein Beitrag zur Frage der Kombination von Habitus mongoloides mit angeborenen Herzmißbildungen. Ann. paediat. (Basel) **183**, 77 (1954).

HAMERTON, J. L., GIANNELLI, F., CARTER, C. O.: A family showing transmission of a D/D reciprocal translocation and a case of regular 21-trisomic Down's syndrome. Cytogenetics **2**, 194 (1963).

HAUBOLD, H.: Nachreifungsbehandlung beim Mongolismus. Ärztl. Forsch. **9**, 211 (1955).

HEFKE, H. W.: Roentgenologic study of anomalies of the hands in one hundred cases of mongolism. Amer. J. Dis. Child. **60**, 1319 (1940).

HILLMAN, J.: Thyroid-stimulating hormone and thyroxine levels in the plasma of patients with Down's syndrome. J. ment. Defic. Res. **13**, 191 (1969).

HINRICHS, R.: Zur Frage der Häufigkeitszunahme der mongoloiden Idiotie seit 1930. Arch. Kinderheilk. **144**, 52 (1952).

HOFMANN-CREDNER, D., ZWEYMÜLLER, D.: Radiojoduntersuchungen der Schilddrüsenfunktion bei zerebralgestörten Kindern. Wien. klin. Wschr. **69**, 60 (1957).

HOLLAND, W. W., DOLL, R., CARTER, C. O.: The mortality from leukaemia and other cancers among patients with Down's syndrome (mongols) and among their parents. Brit. J. Cancer **16**, 177 (1962).

HORACKOVA, M., MALY, V.: Wachstumsbesonderheiten bei Kindern mit Down'scher Krankheit. Ärztl. Jugendkunde **57**, 120 (1966).

HUG, E.: Das Geschlechtsverhältnis beim Mongolismus. Ann. paediat. (Basel) **177**, 31 (1951).

HUSTINX, T. W. J., EBERLE, P., GEERTS, S. J., TEN BRINK, J., WOLTRING, L. M.: Mongoloid twins with 48 chromosomes (AA:2—XXY). Ann. hum. Genet. **25**, 111 (1961).

IGERSHEIMER, J., MAUTNER, H.: About the significance of lenticular changes in mongolism. Ann. paediat. (Basel) **181**, 34 (1953).

INGALLS, TH. W.: Pathogenesis of mongolism. Amer. J. Dis. Child. **73**, 279 (1947).

— The problem of mongolism. Ann. N.Y. Acad. Sci. **57**, 551 (1954).

— BUTLER, R. L.: Mongolism-implications of the dental anomalies. New Engl. J. Med. **248**, 511 (1953).

IRELAND, W. W.: The mental affections of children, idiocy, imbecility and insanity. London u. Edinburgh 1898.

JACKIM, E., WORTIS, J., ADERSMAN, J.: Triodothyronin uptake by erythrocytes in mongolism. Proc. Soc. exp. Biol. (N.Y.) **107**, 401 (1961).

JACOB, H.: Mongolismus. Handbuch der speziellen pathologischen Anatomie und Histologie, Bd. 13. Berlin-Göttingen-Heidelberg: Springer 1956.

JELGERSMA, H.-C.: Die frühzeitige Dementia senilis bei Mongoloiden. Folia psychiat. neerl. **61**, 367 (1958).

JENKINS, R. L.: Etiology of mongolism. Amer. J. Dis. Child. **45**, 506 (1933).

JÉRÔME, H.: Anomalies du metabolisme du tryptophane dans la maladie mongolienne. Bull. Soc. Med. Paris **113**, 168 (1962).

— Des effets biochemiques de quelques chromosomes. Ann. Génét. **7**, 88 (1964).

JOHNSON, C. D., BARNETT, CH. D.: Relationship of physical stigmata to intellectual status in mongoloids. Amer. J. ment. Defic. **66**, 438 (1961).

KÄÄRIÄINEN, R., DINGMAN, H. F.: The relation of the degree of mongolism to the degree of subnormality. Amer. J. ment. Defic. **66**, 438 (1961).

KAUFMANN, H. J.: Das Mongoloidenbecken. Fortschr. Röntgenstr. **94**, 57 (1961).

— Röntgenbefunde am kindlichen Becken bei angeborenen Skelettaffektionen und chromosomalen Aberrationen. Stuttgart: G. Thieme **1964**.

KERWOOD, L. A., LANG-BROWN, H., PENROSE, L. S.: The interpupillary distance in mentally defective patients. Hum. Biol. **26**, 4 (1954).

KIOSSOGLOU, K. A., ROSENBAUM, E. H., MITUS, W. J., DAMESHEK, W.: Multiple chromosomal aberrations in a patient with acute granulocytic leukemia associated with Down's syndrome and twinning. Blood **24**, 134 (1964).

KLEIN, K. H.: Über eine seltene Anomalie an den Tränenwegen bei Mongolismus. Kinderärztl. Prax. **29**, 198 (1961).

KLUGE, W.: Leucocyte shift to the left in mongolism, with some observations on segmentation inhibition and the Pelger-Huet anomaly. J. ment. Defic. Res. **3**, 56 (1959).

KÖTTGEN, H. V.: Encephalographische Befunde bei der mongoloiden Idiotie. Mschr. Kinderheilk. **91**, 165 (1942).

KOGON, A., KROUMAL, R., PETERSON, D. R.: The relationship between infectious hepatitis and Down's syndrome. Amer. J. publ. Hlth **58**, 305 (1968).

KOSENOW, W.: Drumstick-Untersuchungen beim Mongolismus, Pelger- und Klinefelter-Syndrom sowie bei gesunden Familien. Mschr. Kinderheilk. **109**, 152 (1961).

KRIVIT, W., GOOD, R. A.: Simultaneous occurrence of mongolism and leukemia. Report of nationwide survey. J. Dis. Child. **94**, 289 (1957).

KUGEL, R. B., REQUE, D.: A comparison of mongoloid children. J. Amer. med. Ass. **175**, 959 (1961).

KURLAND, G. S., FISHMAN, J., HAMOLSKY, M. W., FREEDBERG, A. S.: Radioisotope study of thyroid function in 21 mongoloid subjects including observations in 7 parents. J. clin. Endocr. **17**, 552 (1957).

LAHDENSUU, S.: Über Vorkommen und Ätiologie der Idiotie mongoloidea im Lichte des in Finnland gesammelten Materials. Acta paediat. (Uppsala) **21**, 256 (1937).

LANG-BROWN, H., LAWLER, S. D., PENROSE, L. S.: The blood typing of cases of mongolism, their parents and sibs. Ann. Eugen. (Lond.) **17**, 307 (1953).

LASSEN, N. A., CHRISTENSEN, S., HOEDT-RASMUSSEN, K., STEWART, B. M.: Cerebral oxygen consumption in Down's syndrome. Arch. Neur. **15**, 595 (1966).

LAUCHE, A.: Zur Histologie der Knochenwachstumsstörungen bei Mongolismus. Virchows Arch. path. Anat. **249**, 315 (1924).

LEE, CH. H., CINER, E.: Congenital leukemia associated with mongolism. J. Pediat. **51**, 303 (1957).

LEHMANN, O., FORSSMAN, H., HÄLLERSTRÖM, T.: Chromosome studies of persons with mongolism (Down's syndrome) born to young mothers. Acta Soc. Med. upsalien **67**, 285 (1962).

LEIBER, B.: Zur Systematik und klinischen Bedeutung des menschlichen Handfurchenbildes. Z. menschl. Vererb.- u. Konstit.-Lehre **35**, 205 (1960).

LEJEUNE, J.: Le mongolisme, trisomie dégressive. Ann. Génét. **2**, 1 (1960).

LENZ, W.: Der Einfluß des Alters der Eltern und der Geburtennummer auf angeborene pathologische Zustände beim Kind. Acta genet. (Basel) **9**, 169 u. 249 (1959).

— Trisomie 21—22 („Mongolismus"). Dtsch. med. Wschr. **89**, 437 (1964).

LEONE, A.: Osservazioni sul liquido cefalo-rachidiano nella idiozia mongoloide. Minerva pediat. **8**, 438 (1956).

LEVINSON, A., FRIEDMAN, A., STAMPS, F.: Variability in mongolism. Pediatrics **16**, 43 (1955).

LILIENFELD, A. M., BENESCH, CH. M.: Epidemiology of mongolism. Baltimore: Johns Hopkins Press 1969.

LIU, M. C., CORLETT, K.: A study of congenital heart defects in mongolism. Arch. Dis. Childh. **34**, 410 (1959).

LOWE, R. F.: The eyes in mongolism. Brit. J. Ophthal. **33**, 131 (1949).

LÜERS, TH., LÜERS, H.: Über die Segmentierungshemmung der neutrophilen Leukocyten bei Mongolismus. Ärztl. Forsch. 88, 263 (1954).

LUNDIN, L. G., GUSTAVSON, K. H.: Urinary BAIB excretion in Down's syndrome (mongolism). Acta genet. (Basel) **12**, 156 (1962).

MACGILLIVRAY, R. C.: Epilepsy in Down's anomaly. J. ment. Defic. Res. **11**, 43 (1967).

MACKLIN, M. T.: Mongolian idiocy: the manner of its inheritance. Amer. J. med. Sci. **178**, 315 (1929).

MALPAS, P.: The incidence of human malformations and the significance of changes in the maternal environment in their causation. J. Obstet. Gynaec. Brit. Emp. **44**, 434 (1937).

MCCOY, E. E., CHUNG, S. I.: The excretion of tryptophan metabolites following deoxypyridoxine administration in mongoloid and non-mongoloid patients. J. Pediat. **64**, 227 (1964).

MERTZ, E. T., FULLER, R. W., CONCON, J. M.: Serum uric acid in young mongoloids. Science **141**, 535 (1963).

MILLER, R. W.: Down's syndrome (mongolism), other congenital malformations and cancers among the sibs of leukemic children. New Engl. J. Med. **268**, 393 (1963).

MITTWOCH, U.: The leucocyte count in children with mongolism. J. ment. Sci. **104**, 457 (1958).

— The relationship between the leucocyte count, the „shift to the left", and the incidence of drumsticks in mongolism. Acta genet. (Basel) **8**, 131 (1959).

MULLINS, D. H., ESTRADA, W. R., GREADY, T. G.: Pregnancy in an adult mongoloid female. Obstet. and Gynec. **15**, 781 (1960).

NELSON, TH. L.: Serum protein and lipoprotein fractions in mongolism. Amer. J. Dis. Child. **102**, 369 (1961).

— GHOLZ, B.: Serum glycoproteins in mongolism. Amer. J. ment. Defic. **66**, 551 (1962).

NEUMANN, H.: Über den mongoloiden Typus der Idiotie. Berl. klin. Wschr. **30**, 210 (1899).

NICOLIS, F. B., SACCHETTI, G.: A nomogram for the X-ray evaluation of some morphological anomalies of the pelvis in the diagnosis of mongolism. Pediatrics **32**, 1074 (1963).

NOVELLETTO, A., LUSSANA, P., PRERE LECCO, A.: Sul disgno dei fanciulli mongoloidi. Infanz. anorm. **34**, 599 Suppl. (1959).

O'BRIEN, D., GROSHEK, A.: The abnormality of tryptophane metabolism in children with mongolism. Arch. Dis. Childh. **37**, 17 (1962).

— HAAKE, M. W.: Atropine sensitivity and serotonin in mongolism. Amer. J. Dis. Child. **100**, 873 (1960).

O'CONNOR, N., HERMELIN, B.: Visual and stereognostic shape recognition in normal children and mongol and non-mongol imbeciles. J. ment. Defic. Res. **5**, 63 (1961).

OREL, H.: Zur Klinik der mongoloiden Idiotie. Z. Kinderheilk. **44**, 449 (1927).

O'SULLIVAN, M. A., PRYLES, CH. V.: A comparison of leukocyte alkaline phosphatase determinations in 200 patients with mongolism and in 200 familial controls. New Engl. J. Med. **268**, 1168 (1963).

PANT, S. S., MASER, H. W., KRANE, ST. M.: Hyperuricaemia in Down's syndrome. J. clin. Endocr. **28**, 472 (1968).

PENROSE, L. S.: Observations on the aetiology of mongolism. Lancet **1954 II**, 505.

— Mongolism. Brit. med. J. **17**, 184 (1961).

PERRY, T. L., SHAW, K. N. F., WALKER, D.: Urinary excretion of β-aminoisobutyric acid in mongolism. Nature (Lond.) **184**, 1970 (1959).

PFEIFFER, R. A., HAHLER, E.: Die Häufigkeit von Translokationen und Trisomie 21 unter mongoloiden Schwachsinnigen. Mschr. Kinderheilk. **112**, 318 (1964).

PLEYDELL, M. J.: Mongolism and other congenital abnormalities. An epidemiological study in Northamptomshire. Lancet **1957 I**, 1314.

POLANI, P. E., BRIGGS, J. H., FORD, C. E., CLARKE, C. M., BERG, J. M.: A mongol girl with 46 chromosomes. Lancet **1960 I**, 721.

PORTIUS, W.: Ein Grenzfall von Mongolismus mit familiärem Auftreten der Kleinfingerbeugeanomalie. Erbarzt **9**, 83 (1941).

POZSONYI, J., GIBSON, D., ZARFAS, D. E.: Skeletal maturation in mongolism (Down's syndrome). J. Pediat. **64**, 75 (1964).

PRIEST, J. H.: Atropine reponse of the eyes in mongolism. Amer. J. Dis. Child. **100**, 869 (1961).

PURTSCHER, E.: Knotenförmige Verdickungen im Irisstroma bei Mongolismus. Albrecht v. Graefes Arch. Ophthal. **160**, 200 (1958).

RABINOWITZ, J. G., MOXLEY, J. E.: The lateral lumbar spine in Down's syndrome: A new roentgen feature. Radiology **83**, 74 (1964).

REISS, M., WAKOH, T., HILLMAN, J. C., PEARSE, J. J., DALEY, N., REISS, J. M.: Endocrine investigations into mongolism. Amer. J. ment. Defic. **70**, 204 (1965).

RENOVANZ, H. D.: Mongolismus und Tuberkulose. Beitr. Klin. Tuberk. **122**, 357 (1960).

RITTMEISTER, J. F.: Über die Affenfurche (Vierfingerfurche) mit besonderer Berücksichtigung der Microdegenerationen und des Problems des Mongolismus. Z. Anat. Entwickl.-Gesch. **106**, 276 (1937).

ROCHE, A. F.: Clinodactyly and brachymesophalangia of the fifth finger. Acta paediat. (Uppsala) **50**, 387 (1961).

— Skeletal maturation in mongolism. Amer. J. Roentgenol. **91**, 979 (1964).

— SEWARD, F. S., SUNDERLAND, S.: Growth changes in the mongoloid head. Acta paediat. (Uppsala) **50**, 133 (1961).

Rosenkranz, W., Falk, W., Pichler, A., Wascher, H.: Familiäres Vorkommen von Chromosomenaberrationen. Helvet. paediat. Acta **19**, 444 (1964).

Ross, R. T.: The mental growth of mongoloid defectives. Amer. J. ment. Defic. **66**, 736 (1962).

Rowe, R. D., Uchida, J. A.: Cardiac malformation in mongolism. A prospective study of 184 mongoloid children. Amer. J. Med. **31**, 726 (1961).

Ruhräh, J.: Cretin or mongol or both together? Amer. J. Dis. Child. **49**, 477 (1935).

Runge, G. H.: Glucose tolerance in mongolism. Amer. J. ment. Defic. **63**, 822 (1959).

Saller, K.: Der mongoloide Schwachsinn (Morbus Langdon-Down) Genese und Prophylaxe. Münch. med. Wschr. **102**, 70 (1960).

Salzer, G., Stur, O., Zweymüller, E.: Erfolgreich operiertes Pankreas anulare bei einem neugeborenen Mongoloid. Arch. Kinderheilk. **164**, 152 (1961).

Schachter, M.: Pubérations et pubertés précoces au cours des arrièrations mongoliennes. Z. Kinderpsychiat. **23**, 147 (1956).

— A propos de la psychologie des parents d'enfants mongoliens. Acta paedopsychiat. **28**, 291 (1961).

Schipper, M. T.: The child with mongolism in the home. Pediatrics **24**, 132 (1959).

Schmid, F., Junker, F.: Die Brachymesophalangie des Kleinfingers. Z. Kinderheilk. **68**, 399 (1950).

— Weber, G.: Röntgendiagnostik im Kindesalter. München 1955.

Schönenberg, H., Pfeiffer, R. A.: Gliedmaßenfehlbildungen (Perodaktylie, Symbrachydaktylie) bei 2 Säuglingen mit Down-Syndrom. Ann. paediat. (Basel) **207**, 172 (1966).

Schultze-Jena, B. S.: Röntgenologische Merkmale des Beckens bei Mongolismus im Säuglingsalter. Kinderärztl. Prax. **27**, 141 (1959).

Schuppisser, R., Joss, E., Richterich, R.: Enzyme bei Trisomie 21 (Mongolismus). Schweiz. med. Wschr. **97**, 1540 (1967).

Seguin, E.: Le traitement moral, l'hygiène et l'éducation des idiots. Paris 1846.

Seppalainen, A. M., Kivalo, E.: EEG findings and epilepsy in Down's syndrome. J. ment. Defic. Res. **11**, 116 (1967).

Sergovich, F., Valentine, G. H., Carr, D. H., Soltan, H.: Mongolism (Down's syndrome) with atypical clinical and cytogenetic features. J. Pediat. **65**, 197 (1964).

Shapiro, B. L., Gorlin, R. J., Redman, R. S., Bruhl, H. J.: The palate and Down's syndrome. New Engl. J. Med. **276**, 1460 (1967).

Share, J., Webb, A., Koch, R.: A preliminary investigation of the early developmental status of mongoloid children. Amer. J. ment. Defic. **66**, 238 (1961).

Shaw, W. M.: Familial mongolism. Cytogenetics **1**, 141 (1962).

— Gershowitz, H.: A search for autosomal linkage in a trisomic population: blood group frequencies in mongols. Amer. J. hum. Genet. **15**, 317 (1963).

Shelley, W. B., Butterworth, T.: The absence of the apocrine XX glands and hair in axilla in mongolism and idiocy. J. invest. Derm. **25**, 165 (1955).

Shuttleworth, G. E.: Mongolian imbecility. Brit. med. J. **1909 II**, 661.

Sigler, A. T., Lilienfeld, A. M., Cohen, B. H., Westlake, J. E.: Radiation exposure in parents of children with mongolism (Down's syndrome). Bull. Johns Hopk. Hosp. **117**, 374 (1965).

Skanse, B., Laurell, C. B.: The immuno-globulins in mongolism. Acta med. scand. **172**, 63 (1962).

Skeller, E., Øster, J.: Eye symptoms in mongolism. Acta ophthal. (Kbh.) **29**, 149 (1951).

Smith, A., McKeown, Th.: Prenatal growth of mongoloid defectives. Arch. Dis. Childh. **30**, 257 (1955).

— Record, R. G.: Maternal age and birth rank in the aetiology of mongolism. Brit. J. prev. soc. Med. **9**, 51 (1955).

Sobel, A., Strazzulla, M., Sherman, B. S., Elkan, B., Morgenstern, S. W., Marius, N., Meisel, A.: Vitamin A absorption and other blood composition studies in mongolism. Amer. J. ment. Defic. **62**, 642 (1958).

Solitaire, G. B., Lamarche, J. B.: Brain weight in the adult mongol. J. ment. Defic. Res. **11**, 79 (1967).

Spitzer, R., Quilliam, R. L.: Observations on congenital anomalies in teeth and skull in 2 groups of mental defectives. Brit. J. Radiol. **31**, 596 (1958).

— Rabinowitch, J. Y., Wybar, K. C.: A study of the abnormalities of the skull, teeth and lenses in mongolism. Canad. med. Ass. J. **84**, 567 (1961).

Stearns, P. E., Droulard, K. E., Sahhar, F. H.: Studies bearing on fertility of male and female mongoloids. Amer. J. ment. Defic. **65**, 37 (1960).

Steinen, R. v. d.: Schicksale und Charakteristik mongoloider Kinder. Mschr. Kinderheilk. **35**, 495 (1927).

Stern, J., Lewis, W. H. P.: Calcium, phosphate and phosphatase in mongolism. J. ment. Sci. **104**, 880 (1958).

— — The serum lipoproteins of mentally retarded children. J. ment. Sci. **105**, 1012 (1959).

— — Blood magnesium in children with mongolism and other mentally retarded children. Amer. J. ment. Defic. **64**, 972 (1960).

— — Serum esterase in mangolism. J. ment. Defic. Res. **6**, 13 (1962).

Stern, M. I., Cowie, U. A., Coppen, A.: Dehydroepiandrosterone excretion in the mothers of mongols. Acta endocr. (Kbh.) 53, 79 (1966).

Stewart, A. M.: Aetiology of childhood malignancies: Congenitally determined leukaemias. Brit. med. J. **1961 I**, 452.

Sutow, W. W.: Incidence of stigmata of mongolism in children with acute leukemia. Pediatrics **21**, 985 (1958).

Thompson, M. W.: Reproduction in two female mongols. Canad. J. Genet. Cytol. **3**, 351 (1961).

Tishler, J., Martel, W.: Dislocation of the atlas in mongolism. Radiology **84**, 904 (1965).

Trubowitz, S., Kirman, D., Masek, B.: The leukocyte alkaline phosphatase in mongolism. Lancet **1962 II**, 486.

Tumpeer, J. H.: Mongolian idiocy in a Chinese boy. J. Amer. med. Ass. **79**, 14 (1922).

Turkel, H.: Medical treatment of mongolism. Proc. 2nd Int. Congr. Ment. Retard. Vienna, 1963 I, p. 409.

Turpin, R., Bernyer, G.: De l'influence de l'hérédité sur la formula d'Arneth. Rev. Hémat. **2**, 189 (1947).

TURPIN, R., CARATZALI, A.: Conclusions d'une étude génétique de la langue plicaturée. C. R. Acad. Sci. (Paris) **196**, 2040 (1933).

— LEJEUNE, J.: Etude dermatoglyphique des paumes des mongoliens et de leurs parents et germains. Sem. Hôp. (Paris) **176**, 3904 (1953).

— — Etude comparée des dermatoglyphes de la pertie distale de la paume de la main chez l'homme normal, les enfants mongoliens et les simiens inférieurs. C.R. Acad. Sci. (Paris) **238**, 1449 (1954).

— THOER-ROZAT, J., LAFOURCADE, J., LEJEUNE, J., CAILLE, B., KESSELER, A.: Coincidence de mongolism et de syndrome de Klinefelter chez l'un et l'autre jumeau d'une paire monozygote. Pédiatrie **19**, 43 (1964).

UCHIDA, J. A., CURIS, E.: A possible association between maternal radiation and mongolism. Lancet **1961 II**, 848.

— HOLUNGA, R., LAWLER, C.: Maternal radiation and chromosomal aberrations. Lancet **1968 II**, 1045.

WAARDENBURG, P. J.: Das menschliche Auge und seine Erbanlagen. Den Haag 1932.

WALLIS, H. R. E.: The significance of Brushfield's spots in the diagnosis of mongolism in infancy. Arch. Dis. Childh. **26**, 495 (1951).

WHITE, D.: I. Q. changes in mongoloid children during postmaturation treatment. Amer. J. ment. Defic. **73**, 809 (1969).

WOLF, E. DE, SCHÄRER, K., LEJEUNE, J.: Contribution à l'étude des jumeaux mongoliens. Un cas de monozygotisme hétérokaryote. Helv. paediat. Acta **17**, 301 (1962).

WOLF, H. G., ZWEYMÜLLER, E.: Mongolismus und aganglionäres Megacolon. Wien. klin. Wschr. **74**, 219 (1962).

WOLF, U., BAITSCH, H., KÜNZER, W., REINWEIN, H.: Familiäres Auftreten eines anomalen D-Chromosoms. Cytogenetics **3**, 112 (1964).

— BREHME, H., BAITSCH, H., KÜNZER, W., REINWEIN, H.: Aplasia of the dermal ridge patterns in mongolism (G-trisomy). Lancet **1963 II**, 887.

WRIGHT, S. W., DAY, R. W., MOSIER, M., KOONS, A., MÜLLER, H.: Klinefelter's syndrome, Down's syndrome (mongolism) and twinning in the same sibship. J. Pediat. **62**, 217 (1963).

— FINK, K.: The excretion of beta-aminoisobutysic acid in normal, mongoloid and non-mongoloid defective children. Amer. J. ment. Defic. **61**, 530 (1957).

WUNDERLICH, CHR., BRAUN-FALCO, O.: Mongolismus und Alopecia areata. Med. Welt **1968**, 477.

ZEHNDER, A.: Zit. n. E. HANHART 1960.

ZELLWEGER, H., ABBO, G.: Moderne Mongolismus-Probleme. Dtsch. med. Wschr. **89**, 405 (1964).

— — Familial mosaicism attributable to a new gene. Lancet **1965 I**, 455.

— GROVES, B. M., ABBO, G.: Trisomy 21 with borderline mental retardation. Confin. neurol. **30**, 129 (1968).

ZERGOLLERN, LJ., HOEFNAGEL, D., BENIRSCHKE, K., CORCORAN, P. A.: A patient with trisomy 21 and a reciprocal translocation in the 13—15 group. Cytogenetics **3**, 148 (1964).

Nachtrag zur Literatur

BAZELON, M., PAINE, R. S., COWIE, V. A., HUNT, P., HOUCK, J., MAHANAND, D.: Reversal of hypotonia in infants with Down's syndrome by administration of 5-hydroxytryptophan. Lancet **1967 I**, 1130.

CASPERSSON, T. S., FARBER, S., FOLEY, G. E., KUDYNOWSKI, I., MODEST, E. J., SIMONSSON, E., WAGH, U., ZECH, L.: Chemical differentiation along human metaphase chromosomes. Exp. Cell Res. **49**, 219 (1968).

CENANI, A., PFEIFFER, R. A., SIMON, H. A.: Ring chromosome 18 (46,XX,18r). Humangenetik **7**, 351 (1969).

— SCHOELLER, L., SCHUBART, G.: Deletion am langen Arm eines Chromosoms Nr.18 (46,XX,18q−). Arch. Kinderheilk. **178**, 266 (1969).

DHOM, G.: Über Gonadendysgenesie beim Neugeborenen und jungen Säugling mit chromatinnegativem Kernbefund. Acta endocr. (Kbh.) **34**, 105 (1960).

DIEKMANN, L., PFEIFFER, R. A., RICKERS, H., BÄUMER, A.: Morphologische, immuncytologische und cytogenetische Untersuchungen bei einem Kind mit Erythroleukämie. Blut **18**, 321 (1969).

DOLLMANN, A., JAEGER, W.: Überzähliges Chromosomenfragment bei einem oligophrenen Kind mit multiplen Entwicklungsstörungen. Mschr. Kinderheilk. **116**, 144 (1968).

FEINGOLD, M., SCHWARTZ, R. S., ATKINS, L., ANDERSON, L., BARTSOCAS, C. S., PAGE, D. L., LITTLEFIELD, J. W.: IgA deficiency associated with partial deletion of chromosome 18. Amer. J. Dis. Child. **117**, 129 (1969).

GROUCHY, J. DE, DANON, F.: Etude des Ig A, G et M dans cinq cas de délétion partielle du chromosome 18. Ann. Génét. **12**, 99 (1969).

LEAO, J. C., NEU, R., GARDNER, L. I.: New syndrome associated with partial deletion of short arms of chromosome no.4. J. Amer. med. Ass. **202**, 434 (1967).

LEISTI, J., GRIPENBERG, U., KIVALO, E., PALO, J., SCHOULZ, B. VON, SUOMALAINEN, E.: Two patients with a 46,XX,Fr chromosome constitution. Acta paediat. scand. **57**, 441 (1968).

MCCRACKEN, J. S., GORDON, R. R.: "Cri du chat" syndrome. A new clinical and cytogenetic entity. Lancet **1965 I**, 23.

PALMER, C. G., FAREED, N., MERRITT, A. D.: Ring chromosome 18 in a patient with multiple anomalies. J. med. Genet. **4**, 117 (1967).

PFEIFFER, R. A., LAMBERTZ, B., FRIEDERISZICK, F. K., DISTEL, H., PAWLOWITZKI, I. H., NICOLE, R., OBER, G. K., RUCKES, J.: Die nosologische Stellung des XO/XY Mosaizismus. Arch. Gynäk. **206**, 369 (1968).

ROHDE, R. A., TOMPKINS, R.: Cri du chat due to a ring-B (5) chromosome. Lancet **1965 II**, 1075.

STEELE, M. W., BREG, W. R., EIDELMANN, A. I., LION, D. T., TERZAKIS, T. A.: A B-group ring chromosome with mosaicism in a newborn with cri du chat syndrome. Cytogenetics **5**, 419 (1966).

Embryopathien

O. Thalhammer, Wien

Einleitung

Unter „Embryopathien“ (Bamatter) versteht man krankhafte Prozesse, die in einer bestimmten pränatalen Lebensperiode des Menschen, der „Embryonalzeit“ ablaufen. Nachdem das prozeßhafte Geschehen in utero der Beobachtung entzogen ist und stets erst die bei Geburt sichtbar werdenden Schadensfolgen einer Untersuchung zugänglich sind, hat es sich eingebürgert, auch diese auf einen embryonalen Prozeß zurückgehenden pathologischen *Zustände* als Embryopathie zu bezeichnen. Aber nicht nur die embryonale Krankheit, sondern auch der Kranke, der Embryo liegt hinsichtlich seiner Anatomie und Physiologie außerhalb des Beobachtungs- und Erfahrungsbereiches des klinisch ausgerichteten Arztes. Da sich dieser, insbesondere der Kinderarzt, seit etwa zwei Jahrzehnten aber doch in zunehmendem Maße mit pränatalen Krankheiten bzw. ihren Folgen zu befassen hat, ist es nicht verwunderlich, daß für ihn auch begrifflich Unklarheiten bestehen: Bis in neueste Zeit findet man eindeutig in der fetalen Lebensperiode abgelaufene Krankheiten als „Embryopathie“ und den von einer Embryopathie Betroffenen als „Fetus“ bezeichnet, werden für den Embryo geltende Erkenntnisse auf den Fetus übertragen usw. Da der Unterschied zwischen einem Embryo und einem Fetus in Morphe und Funktion aber weit größer ist als der zwischen einem Neugeborenen und einem Greis ist all dies nicht nur sprachliche Ungenauigkeit, sondern die Quelle sehr wesentlicher Mißverständnisse und Irrtümer. Es erscheint daher angebracht zunächst den „Patienten“, die wandlungsreiche pränatale Erscheinung des Menschen kurz zu beschreiben und begrifflich klarzustellen, wovon im Folgenden gesprochen werden soll.

Das menschliche Leben beginnt mit der Konzeption und endet mit dem „physiologischen“ Abnützungstod im Greisenalter. In der dazwischen liegenden Zeitspanne ist der Organismus einem ständigen kontinuierlichen Wandel seiner Morphe und Funktion unterworfen, der — auf der *ganzen* Strecke dieses Weges — von den in gesetzmäßiger, ineinander verzahnter Abfolge wirksam werdenden Genen hervorgebracht und von weitgehend zufällig herantretenden Umwelteinflüssen modifiziert wird. Ein Teil dieser Umwelteinflüsse ist als schädigend, pathogen, für die Medizin von besonderem Interesse. Da Krankheit stets die Resultierende aus Noxe und Reaktion des Organismus ist, hängt die Wirkung pathogener Einflüsse in hohem Maße vom morphologischen und noch mehr vom physiologischen, funktionellen Zustand ab, in dem sich der Organismus gerade befindet. Die großen Unterschiede in der Reaktion und damit in den Krankheitsbildern des Neugeborenen, Säuglings, Kindes, Erwachsenen und Greises haben die Unterteilung der postnatalen Pathologie nach Lebensperioden notwendig gemacht. Überblickt man die Wandlungen, die vom Neugeborenen zum Greis führen und jene, die aus der befruchteten Eizelle, einem „Einzeller“, den Neugeborenen werden lassen, so erkennt man, daß die Veränderungen in Morphe und Funktion am Beginn der gesamten, von Konzeption und Greisentod begrenzten Lebensspanne außerordentlich tiefgreifend und rasch ablaufend sind, über die Geburt hinweg bis zum Erwachsenenalter kontinuierlich oberflächlicher und langsamer werden, um von da an — mit negativem Vorzeichen — wieder an Bedeutung und Geschwindigkeit zuzunehmen.

Um eine ungefähre Vorstellung von den Zeiträumen zu gewinnen, in denen sich hinsichtlich ihrer Bedeutung vergleichbare Veränderungen vollziehen, kann man sagen, daß *Tage* im 1. pränatalen Lebensabschnitt (Blastemzeit), *Wochen* im zweiten (Embryonalzeit), *Monate* im dritten (Fetalzeit; ebenso Säuglingsalter), *Jahre* im Kindesalter und *Jahrzehnte* im Erwachsenenalter einander entsprechen.

Die pränatalen Lebensperioden und ihre Hauptmerkmale

Die einschneidenden morphologischen und funktionellen Verschiedenheiten, die der Mensch zu verschiedenen Zeitpunkten seiner pränatalen Entwicklung aufweist, bringen grundsätzliche Unterschiede in seiner Reaktion auf eine Noxe und damit in seinen entwick-

Tabelle 206. *Die 3 pränatalen Lebensperioden und ihre Hauptmerkmale*

Pränatales Leben			Geburt	Postnatales Leben
Konzentriert bis 3. Woche	4. Woche bis 4. Monat	5. Monat bis 9. Monat		Geburt bis 4. Woche
Blastemzeit Primtiventwicklung Diffusion Regulation	Embryonalzeit Organogenese Zirkulation Regeneration	Fetalzeit Wachstum Inkretion Reaktion		Neonatalzeit Adaptation Atmung Reaktion
Blastematosen Fehlbildung	Embryopathien Bildungsfehler	Fetalkrankheit Schaden		angeborene Krankheiten

lungsgemäßen Krankheitsbildern mit sich. Um begriffliche Unklarheiten und daraus erwachsende Mißverständnisse zu vermeiden, wurde daher mit der zunehmenden Kenntnis vorgeburtlicher Krankheiten eine Unterteilung des pränatalen Lebens und damit der diesem Lebensabschnitt eigenen „pränatalen Pathologie" (THALHAMMER, 1952) notwendig. Für diese zwangsläufig mehrminder willkürliche Teilung einer kontinuierlichen Entwicklung (Tabelle 206) bieten sich 3 durch wesentliche morphologische und funktionelle Merkmale unterscheidbare *pränatale Lebensperioden* an:

1. Die *Blastemzeit* von der Befruchtung bis zum 1. Herzschlag, das ist etwa Ende der 3. Woche. Sie ist gekennzeichnet durch Ausbildung von Blastemfeldern, durch Reagieren in Form von Massenverschiebung — Regulation — und durch Versorgung mittels Diffusion; sie endet mit dem Einsetzen der Blutzirkulation.

2. Die *Embryonalzeit* von der 4. Woche bis zum Ende des 4. Monats. Sie ist gekennzeichnet durch die Ausbildung aller großen Organe, durch Reagieren in Form von lokaler Degeneration und Regeneration und durch Versorgung mittels Blutzirkulation; sie wird durch wesentliche physiologische Umstellungen beendet, die um das Ende des 4. Monats eintreten.

3. Die *Fetalzeit* vom 5. Monat bis zur Geburt. Sie ist gekennzeichnet durch funktionelle Reifung der Organe, durch Reagieren in Form genereller, koordinierter Aktionen zahlreicher Organe — durch Reaktion — und durch Einsetzen der inneren Sekretion, die selbständige Regulationsvorgänge im postnatalen Sinn ermöglicht.

Pränatale Erkrankungen, die in den so charakterisierten, wesentlich verschiedenen Hauptabschnitten des pränatalen Lebens auftreten, laufen nach verschiedenen Gesetzen ab und führen, zumindest in ausgeprägten Fällen auch zu unverwechselbar verschiedenen Endzuständen. Sie sollten deshalb auch sprachlich getrennt werden.

Blastemzeit. Für pathologische Prozesse in dem neu abgetrennten ersten Abschnitt, der Blastemzeit, war ein neuer Ausdruck zu finden; es wurde „*Blastematose*" vorgeschlagen, weil die Verbindung des Wortstammes des Hauptmerkmales dieser Periode mit einer über die Art des Prozesses nichts aussagenden Endung leicht merkbar schien, dem Verständnis dienende Vorstellungen wachruft und nichts präjudiziert. Die tiefgreifenden, zu grundsätzlich abnormen Formen führenden, nur in der Blastemzeit entstehenden Störungen der Organbildung (Cyclopie, Doppelmonster usw.) können als *Fehlbildungen* von den leichteren, in der Embryonalzeit entstandenen abgetrennt werden. Vielleicht sind, bei genauerer Kenntnis der Verursachung, hier einmal auch chromosomale Mosaikbildungen einzuordnen.

Über die *Ursache* von Blastematosen beim Menschen weiß man noch nichts; man kennt sie aus tierexperimentellen Untersuchungen, entnimmt den sehr seltenen Fehlbildungen, daß es derartiges auch beim Menschen gibt und kann aus den Untersuchungen von HERTIG vermuten, daß sie beim Säuger fast immer mit dem Tod der Frucht, d.h. mit Frühabort enden.

Embryonalzeit. Für pathologische Prozesse in der Embryonalzeit ist der Ausdruck *Embryopathie* bereits gut eingeführt und zutreffend, nur muß er auf Erkrankungen in der Embryonalzeit beschränkt bleiben und darf keinesfalls auch auf solche der Fetalzeit angewandt werden. Die charakteristischen Folgezustände sind Störungen in der Ausbildung zunächst normal angelegter Organe, *Bildungsfehler*, wie Gaumenspalten, angeborene Herzfehler usw.

Der altgewohnte Ausdruck „Mißbildung“ hat den Nachteil, auf alle groben morphologischen Abweichungen angewandt zu werden, also exogene nicht erbliche und erbbedingte sowie in allen drei pränatalen Lebensperioden verursachte Störungen zu vereinigen. Wie verwirrend hat z. B. gewirkt, daß von manchen der angeborene Hydrocephalus bei Toxoplasmose als „Mißbildung“ bezeichnet und von anderen diese ätiologisch bewiesene „Mißbildung“ als Beleg dafür zitiert wurde, daß Toxoplasmose „Mißbildungen“, nämlich Gaumenspalten usw. verursachen könne.

Es verdient jedoch schon hier betont zu werden, daß Embryopathien nicht unbedingt zu Bildungsfehlern führen müssen, sondern auch Defekte, Narbenzustände an normalgebildeten Organen verursachen können (TÖNDURY, am Beispiel der Innenohrveränderungen bei Virusembryopathie). Die große Zahl experimentell oder klinisch nachgewiesener *Ursachen* läßt sich zwanglos in drei Gruppen zusammenfassen, die sowohl für die Embryonalzeit wie auch für die Fetalzeit gelten, nämlich *Infektionen*, *Mangelzustände* und *Gifte*. Die Bedeutung einzelner Noxen ist in den beiden pränatalen Lebensperioden jedoch verschieden. In der Embryonalzeit kommen als infektiöse Noxen nur Viren in Betracht. Mangelzustände können zumindest experimentell alles betreffen, was die Frucht normalerweise vom mütterlichen Organismus empfängt, also Minerale, Eiweißbausteine, Zucker, Vitamine und vor allem auch Sauerstoff, wobei in der Embryonalzeit Mangel an Zucker, Vitaminen und Sauerstoff besondere Bedeutung hat. Den Begriff „Gifte“ haben wir weit gefaßt und verstehen darunter alle unbelebten Agentien, deren Einführung in die Umwelt der Frucht diese schädigt. Unter Gifte fallen demnach außer Antimetaboliten (Mitosegifte) auch ionisierende Strahlen und — nur in der Fetalzeit — abnorme Antikörper z. B. Rhesusantikörper. Dies ist vielleicht etwas ungewohnt, aber nicht unrichtig und vereinfacht die nun einmal notwendige Bildung von Kategorien. Von den embryonalen Erkrankungen und ihren Ursachen wird im Folgenden zu sprechen sein. Über die kausale und formale Pathogenese von Embryopathien besitzen wir sowohl aus Untersuchungen am Menschen als auch aus Tierversuchen bereits recht gute Kenntnisse.

Fetalzeit. Erkrankungen in der Fetalzeit sind als *Fetalkrankheiten* zu bezeichnen und nicht mit embryonalen Prozessen zu vermengen; ist das Wesen einer Krankheit näher definiert, so genügt es das Adjektiv „fetal“ beizufügen, wie etwa „fetale Hepatitis“, „fetale Encephalitis“ usw.

Der schon früher von WIEDEMANN vorgeschlagene Ausdruck „Fetopathie“ ist an sich völlig zutreffend, stößt jedoch im internationalen Gebrauch — und für diesen war die altphilologische Wortbildung ja wohl gedacht — auf die Schwierigkeit, daß er im angelsächsischen Raum Verwechslungen mit Fußleiden ermöglicht; (fet — feet; WARKANY, pers. Mittlg.). Für das deutsche Wort Fetalkrankheit bietet sich dagegen in „fetal disease“ eine unzweideutige Übersetzung an.

Die morphologischen Störungen, die aus Fetalkrankheiten resultieren, stellen Defekte an normal gebildeten Organen dar, gleichen prinzipiell den entsprechenden Zuständen im Gefolge von postnatalen Erkrankungen und unterscheiden sich grundsätzlich von Fehlbildungen und Bildungsfehlern. Man kann sie, wenn kein spezifischer Ausdruck wie fetale Cirrhose, fetale Myokardschwiele usw. vorliegt, bzw. zur Katalogisierung als *Schaden* (defect) bezeichnen.

Fetalkrankheiten sind beim Menschen schon in großer Zahl bekannt. Ihre *Ursachen* können wie bei den Embryopathien in den drei Gruppen Vergiftungen (z. B. Rauschgifte, Narkosemittel usw.), Mangelzustände (Eiweißbausteine, Vitamine und vor allem Sauerstoff) und Infektionen (außer Viren auch viele andere Erreger) zusammengefaßt werden. Von ihnen wird im folgenden Kapitel ausführlich die Rede sein.

An den Grenzen des pränatalen Lebens machen die fließenden Übergänge alles Lebendigen Ergänzungen wünschenswert. Einerseits gibt es pränatal verursachte Krankheiten, die erst postnatal ausbrechen oder bei denen doch ein wesentlicher Teil des Prozesses postnatal abläuft. Wir trennen sie aus praktischen Gründen als „*angeborene Krankheiten*“ von den Fetalkrankheiten ab, die zur Gänze oder doch im wesentlichen intrauterin ablaufen; prinzipiell besteht zwischen beiden aber gewöhnlich kein Unterschied.

Gametopathien. Die zweite Ergänzung betrifft die Grenze am Beginn des pränatalen

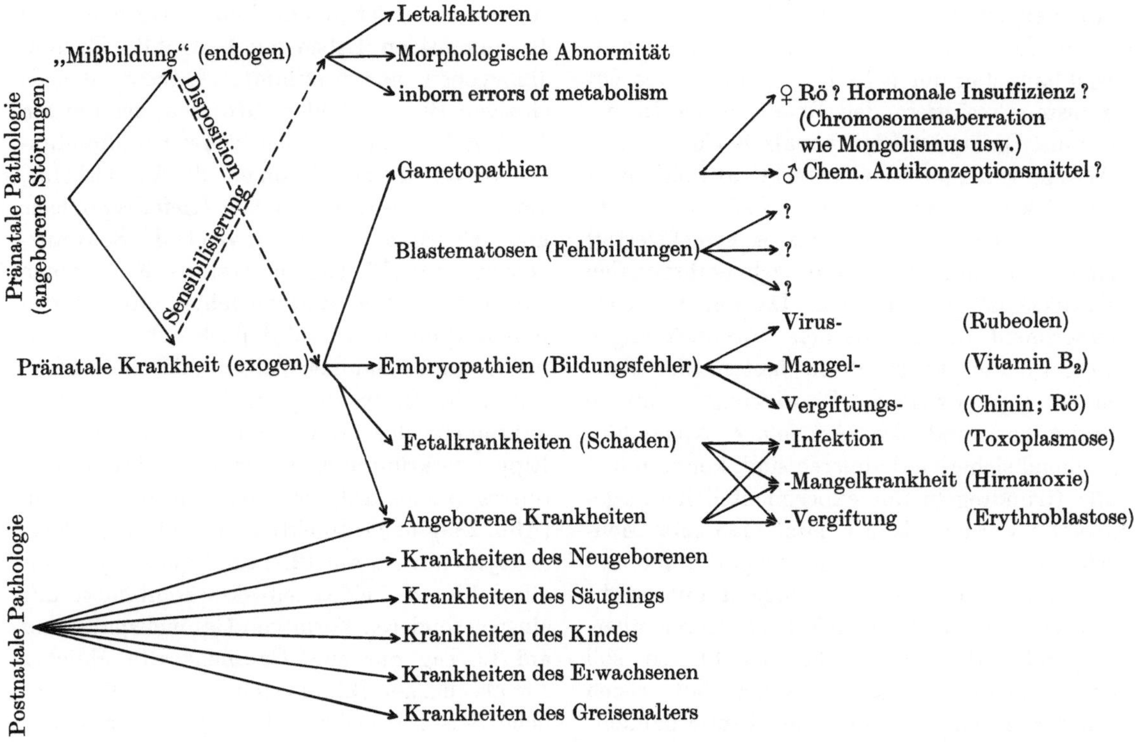

Abb. 288. Schematische Darstellung der pränatalen Pathologie

Lebens. Pache hat den Ausdruck Gametopathien geprägt und versteht darunter angeborene Störungen, die ihre Ursache in einer Schädigung der noch nicht vereinigten Geschlechtszellen haben und, möchten wir hinzufügen, nicht Genveränderungen darstellen. Chromosomenaberrationen durch non disjunction während der Meiose, wie einfacher Mongolismus und wahrscheinlich auch Turner-Syndrom können mit guten Gründen hierher gerechnet werden.

Die Einfügung der ursächlichen Noxen in die nach pränatalen Lebensperioden getrennten, weil verschiedenen Erkrankungsformen ergibt eine übersichtliche, auch das heutige Wissen noch zwanglos aufnehmende Systematik der „Pränatalen Pathologie“ (Abb. 288). Ohne Wortungetüme zu bilden oder Unklarheiten zu erzeugen, spricht man von Virusembryopathie, fetaler Grippeencephalitis, Vitamin B_2-Mangelembryopathie, fetaler Vitamin A-Mangelkrankheit, fetaler Rachitis, fetalem und angeborenem Rauschgiftentziehungssyndrom, diabetogener Fetalkrankheit (einer fetalen Glucosevergiftung), von Glucose-Mangelembryopathie (infolge mütterlicher Insulinüberdosierung), fetaler Hypothyreose oder (durch) z. B. Thiouracilvergiftung, Strahlenembryopathie usw.

In die Systematik der Pränatalen Pathologie sind auch die genbedingten Störungen aufgenommen, die, außerhalb dieses Kapitels liegend, hier nicht zu besprechen sind. Es sei nur auf die Querverbindung zwischen endogenen und exogenen angeborenen Störungen hingewiesen, die als *endogene „Disposition“* zu exogen verursachten Störungen bzw. als *exogener Realisationsfaktor* genetischer Störungen große praktische Bedeutung hat.

Nach dieser notwendigen Darstellung des so wandlungsreichen pränatalen Lebens und der sich daraus ergebenden Klärung der Begriffe haben wir uns nun im Sinne dieser Ordnung mit den *„Embryopathien“* zu befassen.

Grundregeln embryonalen Krankseins

Ablauf und Folgen einer embryonalen Krankheit werden im Grunde von denselben Faktoren bestimmt wie die einer z. B. kindlichen Erkrankung, nämlich von der einer

Noxe eignenden Wirkung und der aus genetischer „Konstitution“ und momentanem Entwicklungsstadium („Reife“, „Alter“) des Organismus resultierenden Reaktion des Individuums. Die in der Embryonalzeit viel raschere Abfolge voneinander viel stärker abweichender Entwicklungsstadien führt jedoch zu so neuartigen Erscheinungen, daß es gerechtfertigt ist von besonderen „Grundregeln embryonalen Krankseins“ zu sprechen. Da nur im Tierexperiment die genetischen Voraussetzungen einigermaßen konstant zu halten, der Zeitpunkt einer exogenen Einwirkung genau zu bestimmen und die Art einer Noxe hinreichend sicher zu definieren sind, konnten fast alle Grundregeln nur experimentell herausgearbeitet werden; dazu kommt, daß beim Menschen der Ablauf einer Embryopathie nie und ihre Folgen nur selten genügend untersucht werden können. Wenn sich das Folgende überwiegend auf Tierversuche bezieht, so soll daraus nicht geschlossen werden, daß es sich um der Humanmedizin ferne Theorie handelt. Die Grundregeln gelten auch für den Menschen und die Mittel ihrer Erforschung sind nicht „theoretischer“ als Bakteriologie, Biochemie oder auch pathologische Anatomie. Der Übersichtlichkeit halber sollen die *das embryonale Kranksein bestimmenden Faktoren* unter 4 Punkten dargestellt werden, nämlich:

1. *Phasenspezifität,*
2. *Noxenspezifität,*
3. *Frucht-Mutter-Beziehungen,*
4. *genetischer Hintergrund.*

Es muß jedoch von vornherein darauf hingewiesen werden, daß *diese Faktoren stets gemeinsam und in vielfältiger Verflechtung wirken,* derart, daß fast jede Wirkung eines der Faktoren nur unter der Voraussetzung zu definieren ist, daß die übrigen Faktoren als konstante Größen gegeben sind.

Phasenspezifität der Wirkung einer Noxe ist die älteste, schon von Stockard erkannte Regel embryonalen Krankseins: Wirkt ein und dieselbe Noxe auf Embryonen einer Species zu verschiedenen Zeitpunkten ihrer Entwicklung ein, so resultieren sehr verschiedene Störungen. Dieses Prinzip tritt am deutlichsten bei Anwendung sehr rasch, kurz und vom Mutterorganismus möglichst unabhängig wirkender Noxen wie Röntgenstrahlen und gewisser Mitosegifte in Erscheinung, gilt aber für alle Arten von Schädlichkeiten. Während am 10. pränatalen Lebenstag bestrahlte Rattenembryonen eine bestimmte Exencephalie als einzigen Bildungsfehler aufwiesen, zeigten am 11. Tag bestrahlte neben Schwanzmißbildungen vor allem eine Mikromelie der Vorderbeine, am 12. Tag bestrahlte neben Kieferhypoplasie und Encephalocelen vorwiegend Schwanzaplasie, am 13. Tag bestrahlte Embryonen hatten vielfältige Bildungsfehler unter denen Syndaktylie vorne und danach Schwanzhypoplasie und Gaumenspalten die häufigsten waren; bei Bestrahlung am 14. Tag herrschten Mikromelie der Hinterbeine und am 15. Tag Rippenverkrümmungen vor. Mit Stickstofflost (nitrogen mustard) erzielten wir bei Mäusen (Abb. 289) nach Injektion am 11. Tag Polydaktylie hinten, am 12. Tag Hypodaktylie vor allem hinten, beides teilweise kombiniert mit einer besonderen Form von Gaumenspalte und am 13. Tag nur eine Gaumenspalte üblicher Art als einzigen Bildungsfehler. Unzählige ähnliche Beispiele ließen sich noch anführen, wobei klar ist, daß länger wirksame Noxen wie Vitamin-Mangel oder -Antagonisten buntere Störungen und weniger scharfe Grenzen ergeben. Der Vergleich solcher Versuche mit den embryologischen Gegebenheiten zeigte, daß eine Noxe ausschließlich oder vorwiegend Bildungsfehler an jenen Strukturen hervorrief, die zur Zeit der Schädigung gerade ihre entscheidende Differenzierung begannen oder mitten darin standen. Besonders schön zeigten dies Versuche von Degenhardt (1958), in denen der Häufigkeitsgipfel sauerstoffmangelbedingter Bildungsfehler der Wirbel (Kaninchen) dem zeitlichen Ablauf der Differenzierung folgend craniocaudalwärts wandert. Die Erscheinung erklärt sich daraus, daß Differenzierungsvorgänge von der Zelle metabolische Höchstleistungen fordern, die sie besonders störungsanfällig machen, für sie eine „sensible Phase“ darstellen.

Die *sensible Phase* für eine bestimmte Störung ist jedoch *auch bei gleicher Noxe und Tierspecies* keine konstante Entwicklungsperiode, sondern *dosisabhängig:* Je höher die Dosis, desto länger ist die Periode in der die Noxe eine bestimmte Störung hervorzubringen vermag. Diese besonders von den Russells herausgearbeitete Beziehung kann nicht auf längeres Vorhandensein einer in größerer Dosis zugeführten Noxe zurückgeführt werden, da die Autoren Röntgenstrahlen anwendeten, sondern darauf, daß höhere Dosen auch schon für Zellen mit geringerer Stoffwechselintensität, wie sie am Beginn und gegen Ende des Differenzierungsvorganges vorliegen, kritisch sind. Bei substantiellen Noxen kommt natürlich ihr längeres Vorhandensein bei höherer Dosis noch hinzu. Die sensible Phase steht andererseits für eine gleiche Noxe gleicher Dosis bei verschiedenen Organen (Bildungsfehlern) nicht immer in der gleichen zeitlichen Beziehung zum jeweils gestörten Differenzierungsvorgang, sondern kann bei einem Organ erheblich vor, bei einem anderen in diesen fallen. Diese sowohl mit Antivitaminen (Nelson, 1957) wie mit Stoffwechselgiften (Landauer), als auch mit Röntgenstrahlen (Rusell) gemachte Beobachtung hat letztlich dieselbe Ursache wie die Feststellung, daß die zu einer bestimmten Störung führende sensible Phase bei Anwendung verschiedener Noxen verschieden sein kann. Bestimmte Bildungsfehler des Skelets (Ratte) entstehen z. B. durch Anwendung eines Folsäureantagonisten am 9. und 10. Tag, wobei die Wirkung durch eine große Folsäuregabe am 12. Tag aufgehoben wird (Nelson et al., 1956), durch Riboflavinmangel aber erst jenseits des 13. Tages, da Riboflavingabe am 13. Tag die Störung noch vollständig verhütet (Warkany et al., 1943). Bei Anwendung verschiedener Noxen kann sogar die Reihenfolge der sensiblen Phase vorkommender Störungen verschieden sein: Bei der Ratte z. B. verursacht Röntgenbestrahlung am 13. Tag Gaumenspalten und am 14. Tag Rippenaplasie, Azaserin, ein Mitosegift dagegen am 10. Tag Rippenfusion und einen Tag später am 11. Tag Gaumenspalten. Aus den beiden zuletzt angeführten Erscheinungen ergibt sich, daß eine Noxe in bestimmte Zellstoffwechselvorgänge eingreifen muß, die zur Durchführung eines Entwicklungsschrittes wesentlich sind; ein bestimmter solcher Vorgang kann aber bei einem Organ früher, eventuell vor Erscheinen einer morphologischen Differenzierung, bei einem anderen später in den Entwicklungsschritt eingebaut sein, und zwei verschiedene Noxen können denselben Entwicklungsschritt eines Organes an zwei verschiedenen Stoffwechselvorgängen, die zu verschiedenen oder auch gleichen Zeitpunkten innerhalb der sensiblen Phase essentiell sind, stören. Wir sehen also, daß die „sensible Phase" in der eine bestimmte Störung, z. B. ein Bildungsfehler verursacht werden kann, in Wirklichkeit eine Zusammenballung von „sensiblen Phasen" zahlreicher spezifischer Zellstoffwechselvorgänge ist, die alle in mitunter verschiedener Reihenfolge zur gehörigen Durchführung eines Entwicklungsschrittes nötig sind und von denen jeder durch eine bestimmte Noxe gestört werden kann. Die aus zahllosen Versuchen gewonnene Beobachtung, daß eine gleiche Störung z. B. eine bestimmte Form von Gaumenspalten durch verschiedene Noxen z. B. Röntgenstrahlen, verschiedene Mitosegifte, Vitamin-B_2-Mangel u. a. hervorgerufen werden kann, wenn diese nur etwa zur selben Zeit, nämlich während der Differenzierung des Organes einwirken, erscheint nun nicht mehr als Beweis dafür, daß die Art einer resultierenden Störung ausschließlich vom Zeit-

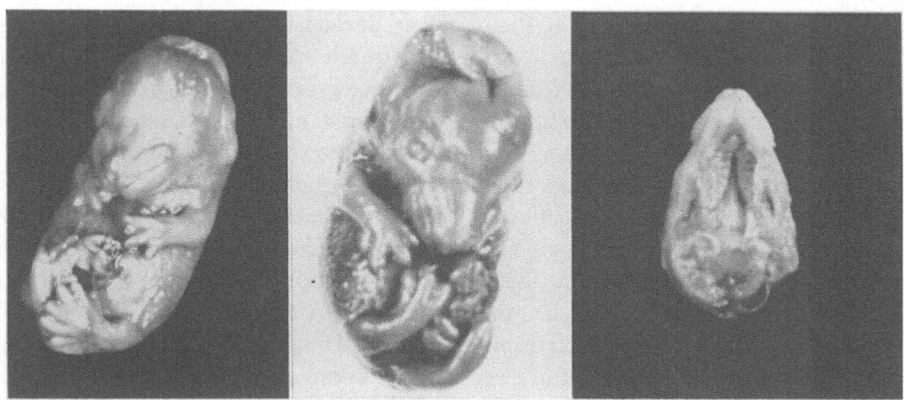

Abb. 289. Hauptsächliche Bildungsfehler bei der Maus nach Lost-Injektion am 11., 12. und 13. Graviditätstag (von links nach rechts)

punkt und gar nicht von der Art der Schädigung bestimmt wird, wie STOCKARD ursprünglich annahm. Die genaue Analyse der sensiblen Phasen zeigt bereits, daß es neben oder besser innerhalb der Phasenspezifität auch eine Spezifität der Noxe geben muß.

Die *Noxenspezifität* wurde zunächst durch Vergleich verschiedener Vitamin-Mangelembryopathien (WARKANY et al., 1940—1943) nahegelegt: Während Vitamin A-Mangel während der ganzen Gravidität der Ratte viel fältige Bildungsfehler an epithelial angelegten Organen wie Entwicklungshemmung der Pleurahöhle, Lungenagenesie, Oesophagotrachealfistel, Zwerchfellhernie, verschiedene Bildungsfehler des Urogenitaltraktes, eine bestimmte ungewöhnliche Art von Herzverbildung und das Syndrom der „open eyes" hervorruft, führt Vitamin B_2-Mangel zu Störungen knorpelig angelegter Organe, mit Verkürzungen und Verkrümmungen langer Röhrenknochen, Knochenaplasien, Mikrognathie, Syndaktylie und Brückenbildung zwischen paarigen Extremitätenknochen. Es handelt sich also um zwei wohl umschriebene, durchaus differente Syndrome. Noch andere Beispiele ließen sich anführen wie z. B. die Virusembryopathie des Menschen, die bei voller Ausbildung mit Mikrocephalie, Katarakt, Innenohrtaubheit und Herzfehler ebenfalls ein charakteristisches Syndrom darstellt. Derartige Syndrome treten allerdings nur dort zutage, wo eine auf nur einen oder auf nur wenige, vorwiegend für bestimmte Zellarten essentielle Stoffwechselprozesse spezifisch wirkende Noxe angewandt wird und nicht bei Noxen, die viele Stoffwechselprozesse sehr vieler Zellarten treffen, wie z. B. Sauerstoffmangel. Interessanterweise können Vitaminantagonisten Bilder hervorrufen, die vom natürlichen Vitaminmangel stark abweichen und zwei verschiedene Antagonisten können zwei differente Syndrome erzeugen. Pantothensäuremangel durch Pantoyltaurin führte so z. B. zu schwersten Bildungsfehlern des Gehirnes, Anophthalmie mit völligem Fehlen auch des N. opticus, sowie Blutungen an den Extremitätenenden und allgemeinen Ödemen, welch letztere beide Symptome allerdings wahrscheinlich fetale Störungen sind. Pantothensäuremangel durch Omega-methyl-Pantothensäure führte dagegen vor allem zu bestimmten Hydronephroseformen, daneben zu Skeletfehlern wie Klumpfuß und Gaumenspalte, sowie selten zu Ventrikelseptumdefekt und Aortenanomalien. Die Wirkung *beider* Antagonisten kann durch Vitamingabe völlig aufgehoben werden, ist daher nicht einfach „toxisch". Die beiden Vitaminantagonisten müssen hier also in zwei verschiedene, offenbar auch in verschiedenen sensiblen Phasen essentielle Stoffwechselprozesse eingreifen, die aber beide Pantothensäure-abhängig sind. Auch Vitaminmangel ist daher am Zellstoffwechsel nicht immer eine univalente, absolut spezifische Noxe; ein Hinweis darauf, daß man aus Überschneidungen der durch verschiedene Noxen verursachten Störungssyndrome nicht schließen darf, daß es embryonal noxenspezifische Wirkungen nicht gibt. LANDAUER hat eine andere sehr interessante Erscheinung gezeigt und sehr eingehend studiert: Insulin wirkt beim Hühnerembryo in zwei verschiedenen Phasen teratogen, indem es bei Injektion nach 24—30 Std Bebrütung Steißlosigkeit, nach 4—5 Tagen Bebrütung aber bestimmte Schnabeldefekte und Mikromelie verursacht. Beide Arten von Bildungsfehlern können nun durch gleichzeitige Gabe bestimmter Substanzen verhütet werden, aber es sind höchst bemerkenswerterweise in den zwei sensiblen Phasen verschiedene Substanzen: Steißlosigkeit wird durch Brenztraubensäure und Schnabel-Extremitätendefekte durch Nicotinamid verhütet; wird Brenztraubensäure in der 2. oder Nicotinamid in der 1. Phase zugesetzt, so sind diese protektiven Substanzen erheblich toxisch. Hier wirkt also ein und dieselbe Noxe Insulin in zwei verschiedenen Entwicklungsperioden auf zwei verschiedenen Wegen, greift in zwei verschiedene Stoffwechselprozesse ein, die Änderungen des embryonalen Zellstoffwechsels entsprechen. Derartiges konnte LANDAUER auch für verschiedene andere Noxen zeigen. An diesen Beispielen erweist es sich, daß eine Noxe nicht spezifisch für eine morphologische Störung, sondern für einen Stoffwechselprozeß oder sogar für eine bestimmte biochemische Reaktion in einer den Stoffwechselprozeß darstellenden Kette von Reaktionen ist. Da ein Entwicklungsschritt aber den gehörigen Ablauf vieler Stoffwechselprozesse voraussetzt, können viele Noxen trotz spezifischer Wirkung zur selben Störung führen. Bei Noxen, die nicht in eine einzelne biochemische Reaktion, sondern in komplexere Leistungen der Zelle eingreifen, läßt sich zeigen, daß für Entfaltung ihrer spezifischen Wirkung Voraussetzung sein kann, daß die Zelle einen Grad der Differenzierung erreicht hat, der ihr eine spezifische Antwort, Reaktion, auf die Noxe ermöglicht. Die Virusembryopathie des Menschen ist ein charakteristisches Bild und wie vor allem aus den hervorragenden Untersuchungen von TÖNDURY (1962), hervorgeht, ganz unabhängig davon, ob das ursächliche Agens ein Rubeolen-, Varicellen-, Mumps-, Hepatitis- oder Poliomyelitisvirus war. Die embryonalen Zellen sind für die typenspezifische Antwort noch nicht differenziert genug, reagieren nur auf die Noxe „Virus" spezifisch; erst in der Fetalzeit werden sie zur typenspezifischen Antwort fähig, bzw. so differenziert sein, daß nur mehr bestimmte Zellarten den verschiedenen Viren adäquat sind. Es ist dies ein deutliches Beispiel für die Tatsache, daß der Vorgang der Differenzierung nicht nur die Morphe und die Organfunktion, sondern auch den Zellstoffwechsel betrifft. Die geringere funktionelle Differenziertheit embryonaler Zellen hat nebenbei die interessante Folge, daß die Virusembryopathie bei verschiedenen Species gleiche Störungen verursacht. THALHAMMER und HELLER-SZÖLÖSY konnten bei der Maus mit Vaccinevirus weitestgehend dieselben histologischen Veränderungen an Linsen, Innenohr und Zähnen hervorrufen, wie sie TÖNDURY (1962), beim menschlichen Embryo nach mütterlichen Rubeolen, Hepatitis oder Parotitis epidemica fand (Abb. 290) und sogar beim Huhn schädigt embryonale Virusinfektion (Influenza) mit Linse und Gehörorgan dieselben Gewebe wie beim Säuger (HAMBURGER, HABEL). Zumindest soweit komplexe Leistungen der Zelle in Frage stehen, können also die Unterschiede zwischen den Arten um so geringer werden, in je früheren Entwicklungsstufen man sie betrachtet.

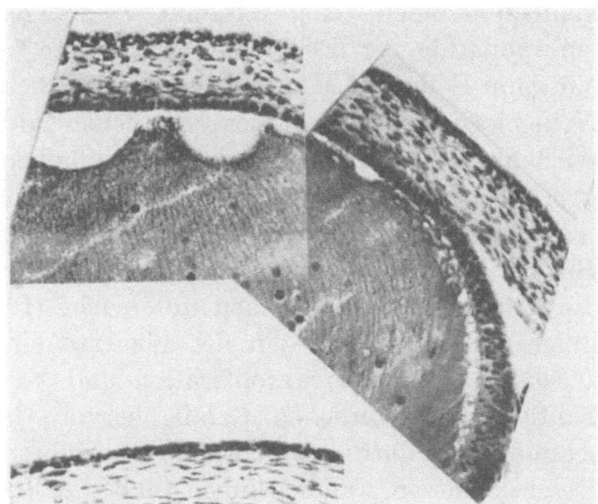

Abb. 290a. Linsenveränderung bei Vaccinevirusembryopathie der Maus

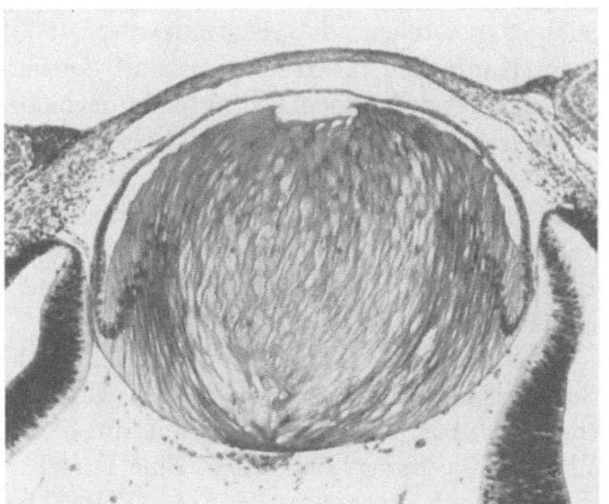

Abb. 290b. Linsenveränderung bei Mumpsembryopathie des Menschen (TÖNDURY)

Frucht-Mutter-Beziehungen sind beim Säuger in verschiedener Hinsicht von Bedeutung. Zunächst kann die während des ganzen pränatalen Lebens bestehende Zwischenschaltung des mütterlichen Organismus die Beurteilung der Wirkung einer Noxe, ja die Identifizierung der an der Frucht letztlich wirksam werdenden Schädlichkeit erheblich komplizieren. Vitamin B_1-Mangelernährung (NELSON, 1955) der Ratte z.B. führt zur Resorption von 47% der Früchte, Vitamin B_1-Zulage zur Diät hebt diese Wirkung völlig auf. Trotz dieses scheinbar klaren Versuchsergebnisses zeigte sich, daß mindestens die Hälfte der Fruchtresorptionen nicht eigentlich auf den Vitamin- sondern auf Eiweißmangel zurückzuführen war, der dadurch zustande kam, daß die Muttertiere die Vitamin B_1-freie Diät in viel geringeren Mengen aufnahmen als dieselbe Diät plus dem Vitamin. Wurde nun so Vitamin B_1-frei ernährten Tieren Progesteron injiziert, so trugen sie 80% normale Junge aus, obwohl diese Tiere noch etwas geringere Mengen Diät verzehrten als die unbehandelten. Der durch Vitamin B_1-Mangel am Wege einer Anorexie herbeigeführte Eiweißmangel führte hier durch Störung der Synthese (oder Sekretion) schwangerschaftserhaltender Hormone zur Fruchtschädigung, die also nicht, wie man zunächst hätte glauben können, eine Vitamin B_1-Mangelembryopathie war. Etwas ähnliches dürfte bei Vitamin E-Mangel (Cheng) vorliegen. Diese Noxe erzeugt beim Rattenembryo neben zahlreichen selteneren Bildungsfehlern in hohem Prozentsatz eine Exencephalie, die der durch Sauerstoffmangel bei der Maus verursachten gleicht. Vitamin E-Mangel ruft nun — allerdings beim Meerschweinchen untersucht (Ingelman-Sundberg) — in der Placenta eine ausgesprochene Intimaproliferation und Vaskulitis der mütterlichen Gefäße hervor, die sekundär zu Blutungen und Infarkten führen. Es erscheint so wahrscheinlich, daß die Vitamin E-Mangelembryopathie der Ratte in Wirklichkeit eine Sauerstoffmangelembryopathie durch Vitamin E abhängige Veränderungen in der Placenta ist. So ließe sich auch leichter verstehen, daß Degenhardt (1959), beim Kaninchen die Häufigkeit und Schwere sicher Sauerstoffmangel bedingter embryonaler Wirbelstörungen durch Vitamin E-Gaben signifikant verringern konnte. All dies zeigt, daß man beim Säuger nicht ohne weiteres annehmen darf, daß eine dem Mutterindividuum zugefügte Schädigung auch die an der Frucht wirksame Noxe ist.

Interessante Probleme und lehrreiche Schwierigkeiten ergaben sich bei Untersuchungen über den pränatalen Folsäure- bzw. Vitamin B_{12}-Mangel der Ratte. Eine Forschergruppe um Richardson, Hogan, O'Dell beobachtete bei 2% der Jungen von Ratten, die mit einer sehr Folsäure-armen Diät ernährt wurden, Hydrocephalie; Zulage von Folsäure verhütete diese Störung. Eine ähnliche aber Vitamin B_{12} arme Diät ergab 20% Junge mit Hydrocephalus; Zugabe des Vitamins zur synthetischen Diät verhütete wiederum die Entstehung des Hydrocephalus vollständig. Folsäure-Mangeldiät zusammen mit kleinen Mengen eines Folsäure-Antagonisten (0,05% X-methyl-pteroyl-glutaminsäure) erzeugte ebenfalls bei 20% der Jungen Hydrocephalie und zwar auch dann, wenn die Diät eine ausreichende Menge Vitamin B_{12} enthielt. Die Ursache des Hydrocephalus war einheitlich und bestand in einer starken Einengung, ausnahmsweise auch einem Verschluß des Aquaeductus Sylvii um den 18. Tag des pränatalen Lebens. Zu Beginn der betreffenden Versuchsserien war auf Grund der Ergebnisse anderer Autoren die Möglichkeit offen, daß der angeborene Hydrocephalus ein Vitamin A-Mangelsymptom war. O'Dell et al. setzten deshalb den Vitamin A-Gehalt ihrer Versuchsdiät von 2000 E auf 100 E pro 100 g Diät herab. Das Ergebnis war nicht eine Zunahme der Hydrocephalushäufigkeit, sondern eine Abnahme um mehr als die Hälfte. Dazu ist zu erwähnen, daß Hypervitaminose A bei Säuglingen einen Hydrocephalus hypersekretorius erzeugt und auch die Jungen von Ratten, die in der Gravidität große Dosen Vitamin A erhalten hatten, unter anderem Hydrocephalie aufweisen.

Eine andere Art der Verflechtung verschiedener Faktoren zeigte Grainger gemeinsam mit O'Dell und Hogan. Die von Warkany verwendete Riboflavin-Mangeldiät ist gleichzeitig sehr arm an Vitamin B_{12}, weshalb es die genannten Forscher verwunderte, daß Warkany bei seinen Vitamin B_2-Mangelversuchen nicht auch Hydrocephalie sah. Sie gingen der Sache nach und kamen, wenn wir uns auf das Wichtigste beschränken, zu folgenden überraschenden Ergebnissen (Tabelle 207):

Tabelle 207. *Scheinbar teratogener Effekt von Vitamin-Supplementierung einer Mangeldiät.* (Nach Grainger)

Vitamin Supplement		Junge Nr.	Abnormitäten (%)		
B_2	B_{12}		Augen	Knochen	Hydroceph.
—	—	94	0,0	16,0	0,0
+	—	375	6,7	14,4	11,7
—	+	112	2,7	24,1	0,0
+	+	399	0,5	1,8	0,0

Wurden die Muttertiere mit einer Vitamin B_2- und zwangsläufig auch Vitamin B_{12}-armen, hinsichtlich der Eiweißbasis aber befriedigenden Diät (3071) ernährt, so zeigten die Jungen bei der Geburt die von Warkany als Vitamin-B_2-Mangelembryopathie erkannten Veränderungen des Skelets in ziemlich derselben (kleinere Serie) Häufigkeit wie bei Warkany. Ergänzte man nun aber diese Mangeldiät durch Beigabe von Vitamin B_2, dann waren die Jungen der so ernährten Ratten nicht etwa normal, sondern wiesen neben den Skeletveränderungen in erheblichem Prozentsatz auch noch Hydrocephalie und Mikrophthalmie oder Anophthalmie auf. Vitamin B_2-Zulage erzeugte also scheinbar bei den Jungen Hirn- und Augendefekte, womit die Skeletveränderungen ein Effekt des Vitamin B_{12}-Mangels zu sein schienen; das ist genau das Gegenteil von dem, was die anderen erwähnten Versuche zu beweisen schienen. Wurde die Basisdiät statt durch Zulage von Vitamin B_2 durch Zulage von Vitamin B_{12} ergänzt, so waren bei den Jungen Hydrocephalie gar nicht und Mikrophthalmie viel seltener zu beobachten, die Häufigkeit von Skeletveränderungen war jedoch um 50% größer als in den Versuchen mit Basisdiät ohne Beigabe von einem der beiden Vitamine. Wurden der Diät schließlich Vitamin B_2 und B_{12} zugesetzt, so hatten die Jungen der so ernährten Ratten keine Hydrocephalie, so gut wie keine Augendefekte und nur ein Zehntel so häufig Skeletdefekte wie bei Ernährung der Muttertiere mit Basisdiät allein.

Die Erklärung für diese sonderbaren Ergebnisse ist folgende: Die ursprüngliche Vitamin B_2-Mangeldiät ist auch — durch die notwendige Extraktion des Eiweiß — sehr arm an Vitamin B_{12}. Der Vitamin B_2-Mangel erreicht aber (bei dem verwendeten Rattenstamm) einen zur Resorption aller Früchte oder zur Sterilität führenden Grad ehe die Muttertiere so sehr Vitamin B_{12} verarmt sind, daß Vitamin B_{12}-Mangelembryopathien auftreten; sie kommen erst zur Beobachtung, wenn kleine Vitamin B_2-Zulagen — die nicht zur Verhütung der Vitamin B_2-Mangelembryopathie genügen — die Entwicklung und Erhaltung einer Gravidität auch bei längerer Anwendung der Mangeldiät ermöglichen. Aber auch der Vitamin B_{12}-Mangel erreicht leicht Grade, die mit der Erhaltung einer Gravidität unvereinbar sind; wird Vitamin B_{12} der Mangeldiät zugesetzt, so kann bei einer größeren Zahl von Muttertieren eine Vitamin B_2-Verarmung erreicht werden, die zur Entstehung von Vitamin B_2-Mangelembryopathie genügt, der Prozentsatz der Skeletabnormitäten unter den ausgetragenen Jungen steigt also an, während die auf Vitamin B_{12}-Mangel zurückzuführenden Veränderungen ganz oder fast ganz verschwinden.

Diese Versuche zeigen also, daß bei kombinierten Mangelzuständen die einseitige Verbesserung einer mütterlichen Ernährung (durch Beseitigung eines die Fortpflanzung limitierenden Faktors) zum Auftreten angeborener Störungen führen kann, wodurch leicht der Eindruck entsteht, als wären diese auf den zugeführten Faktor — als Vergiftungsembryopathie — zurückzuführen. Es ist kaum zu bezweifeln, daß ähnliche Interferenzerscheinungen auch bei anderen Noxen als Vitaminmangel möglich sind.

Unter „Frucht-Mutter-Beziehungen" ist auch darauf hinzuweisen, daß sich die Frucht im mütterlichen Organismus nicht wie ein Parasit oder maligner Tumor verhält, indem sie die benötigten Nährstoffe ohne Rücksicht auf den mütterlichen Eigenbedarf an sich reißt. Diese bis etwa 1942 allgemein anerkannte Ansicht wurde durch statistische Untersuchungen über Ernährungslage und Fortpflanzungsergebnis großer Menschengruppen während des 2. Weltkrieges widerlegt; es wird darauf noch im speziellen Teil einzugehen sein. Tierversuche mit relativ mäßigem Vitaminmangel, bei denen die Muttertiere nicht, wie meist nötig, gegen Ende der Gravidität getötet, sondern am Leben gelassen und neuerlich gepaart wurden (vor allem Versuche der Gruppe WARKANY mit Vitamin A- und B_2-Mangel) ergaben, daß sich bei fortdauernder Mangelernährung das Fortpflanzungsergebnis von Gravidität zu Gravidität verschlechtert: Sind zunächst bei normaler Wurfgröße die meisten Jungen normal und nur wenige verbildet, so nimmt bei den folgenden Würfen die Häufigkeit von Bildungsfehlern zu und gleichzeitig die Zahl der Jungen infolge nun auftretender Fruchtresorptionen (Abortus) ab, bis nur mehr einzelne abnorme Junge ausgetragen werden und schließlich Infertilität eintritt indem alle Früchte resorbiert werden oder — als schwerster Grad — das Mutterindividuum nicht mehr trächtig, steril wird. Aus dieser, bei allen entsprechend angelegten Versuchen gemachten Beobachtung läßt sich entnehmen, daß *die Versorgung der Frucht*, mit essentiellen Nährstoffen, *in einer bestimmten Relation zum mütterlichen Eigenbedarf* erfolgt und zwar so, daß das mütterliche Leben den Vorrang vor dem der Frucht hat. Gewöhnlich treten beim Mutterindividuum nämlich erst in einem späten Stadium der geschilderten Entwicklung erste leichte Mangelsymptome (z.B. am Fell) auf.

Damit kommen wir zu einer letzten bemerkenswerten Erscheinung der Frucht-Mutter-Beziehungen: *Noxen die den Embryo schwer schädigen, lösen beim Mutterindividuum keine oder nur unbedeutende Krankheitssymptome aus.* Diese Beobachtung gilt ganz allgemein für alle Versuche an Säugern und auch für den Menschen; sie gilt auch unabhängig von der Art der Noxe, seien es Mangelzustände, Gifte oder Infektionen. Die Erklärung dürfte wohl sein, daß Agentien, deren Pathogenität genügend groß ist um auch das Mutterindividuum schwer zu schädigen, den Embryo töten. Damit, Abortus bzw. Resorption, entgeht die embryonale Schädigung beim Menschen, aber auch im Säugerversuch leicht der Beobachtung. Damit in direktem Zusammenhang steht die ebenfalls allgemeingültige Tatsache, daß *Bildungsfehler mit allen durch Dosierung variablen Noxen nur in einem schmalen Bereich zu erzeugen sind;* etwas höhere Dosierung resultiert in Abortus (oder Sterilität), etwas niedrigere in der Geburt normal gebildeter, eventuell pränatal dystropher, d.h. im Wachstum retardierter Früchte. Die nicht seltene Beobachtung, daß auch schwere mütterliche Erkrankungen den Embryo ungestört lassen, widerspricht dem nicht, da zwischen Mutterindividuum und Säugerfrucht die Placenta als selektierende Barriere liegt.

Sensible Phase, spezifische Wirkung der Noxe und die modifizierenden Frucht-Mutter-Beziehungen sind nun nur die eine Hälfte der Faktoren, die die Wirkung einer Schädlichkeit auf den Embryo — und Fetus — bestimmen. Ihr steht eine andere Hälfte von Faktoren gegenüber, die embryonalen und mütterlichen Gene.

Die ersten Hinweise auf die Bedeutung des *genetischen Hintergrundes* ergaben sich schon bei den ersten systematischen Untersuchungen (Warkany) durch die Feststellung, daß im Uterus einer Versuchsratte aus Inzuchtstamm Fruchtresorptionen, d.h. Abortus, mißgebildete und völlig normale Junge vereint sein können, wobei die Lage der Frucht am Beginn oder Ende des Uterusschlauches ohne Einfluß ist. Dieser bei entsprechender Dosierung der Noxe allen derartigen Versuchen gemeinsame Befund zeigt einerseits, daß *Abortus*, *Totgeburt*, *Bildungsfehler* oder die Untermassigkeit einer normal gebildeten Frucht, die wir *pränatale Dystrophie* nennen, *graduell abgestufte Folgen eines Geschehens sind* und weist andererseits auf den Einfluß der genetischen Konstitution des Embryos hin. Die ebenfalls ganz regelmäßige Erscheinung, daß unter einer bestimmten Versuchsbedingung ein Muttertier durchwegs normale, ein anderes durchwegs abnorme Früchte hat, auch wenn beide Mütter Sprosse eines hoch ingezüchteten, über 40 bis 50 Generationen in Bruder-Schwesterinzucht gehaltenen Stammes sind, zeigt den Einfluß auch des mütterlichen Genotyps, der dem embryonalen noch vorgeschaltet ist. Noch deutlicher und besser analysierbar wird dies natürlich, wenn Tiere verschiedener Inzuchtstämme gleichen Versuchsbedingungen ausgesetzt werden. Die genetisch bedingten Unterschiede können dabei zunächst die Häufigkeit einer Störung z.B. eines Bildungsfehlers betreffen. Bemerkenswert auch für die menschliche Pathologie ist dabei, daß eine geringe Häufigkeit von Bildungsfehlern sowohl durch Resistenz als auch durch besondere Empfindlichkeit zustande kommen kann, indem im letzteren Fall der Großteil aller affizierten Embryonen abortiert wird oder Unfruchtbarkeit eintritt (Warkany, 1942). Die bei verschiedenen Stämmen unter gleichen Versuchsbedingungen auftretenden Bildungsfehler können aber auch nach Ausschaltung verschiedener Absterberaten außerordentlich verschieden häufig sein: Fraser, Fainstat fanden z.B. nach Cortisonbehandlung bei 3 Mäusestämmen Exencephalie in 17 bzw. 50 bzw. 97%. Bei Anwendung wenig spezifisch wirkender Noxen wie Sauerstoffmangel können die bei verschiedenen Tierstämmen besonders häufig vorkommenden Bildungsfehler jene sein, die beim jeweiligen Tierstamm in viel niedrigerer Frequenz auch spontan vorkommen, wodurch der Eindruck entsteht, als bringe die exogene Noxe nur eine bestehende genetische Schwäche in der Bildung eines Organes zur Manifestation (Ingalls et al., 1953). Solche Frequenzsteigerung endogener Mißbildungen durch exogene Noxen fanden auch Steininger, Anderson u.a. Anwendung spezifischerer Noxen zeigt aber, daß auch der Punkt des Zusammenwirkens exogener und endogener, genetischer Faktoren nicht ein Organ, eine Struktur, sondern ein Stoffwechselprozeß ist (Tabelle 208). Bei einem Inzuchtstamm, der spontan 5—10% Gaumenspalten aufweist, erzeugt Cortison in 100% der Jungen diesen Bildungsfehler, während bei Stämmen ohne diesbezüglichen Gendefekt dies nur in 19 bzw. 75% der Fall ist (Fraser, Fainstat); Galaktoflavin hingegen erzeugt bei denselben Tierstämmen Gaumenspalten in etwa umgekehrter Häufigkeitsverteilung (Kalter; Warkany, 1957). Cortison trifft hier also den an der spontanen

Tabelle 208. *Gaumenspaltenfrequenz spontan, nach Cortison und nach Galaktoflavin (Vitamin B_2-Antagonist).* (Nach KALTER sowie KALTER, FRASER sowie KALTER, WARKANY)

Mäusestamm	A	C_{57}BL	DBA
Spontan	5—10%	0%	0%
Cortison	100%	19%	75%
Galaktoflavin	3%	13%	41%

Tabelle 209. *Häufigkeit Cortison-bedingter Gaumenspalten bei Mäusen von verschiedenem Genotyp (reziproke Kreuzung).* Nach KALTER, 1954)

Mutter	Vater	Gaumenspalte	Junge Nr.
A	A	100	36
C_{57}BL	C_{57}BL	19	75
A	C_{57}BL	43	46
C_{57}BL	A	4	82
(A C_{57}BL)	A	22	116
(C_{57}BL A)	A	25	71

Gaumenspaltenbildung beteiligten Stoffwechselprozeß, Galaktoflavin dagegen einen anderen. In diesem Fall gibt es einen Hinweis auf den — überraschenden — Sitz des genbedingt defekten, durch Cortison störbaren Stoffwechselprozeß (Tabelle 209). Der große Unterschied hinsichtlich der Frequenz von Gaumenspalten zwischen Jungen von A- und C 57 BL-Müttern sowohl mit A- als auch mit C 57 BL-Vätern spricht für außerhalb des embryonalen Zellkernes, im Cytoplasma oder überhaupt im mütterlichen Organismus liegende genetisch gesteuerte Einflüsse; der fehlende Unterschied bei den Jungen von Müttern, die selbst aus reziproken Kreuzungen stammen, schließt embryonale cytoplasmatische Faktoren aus und weist auf genetische Unterschiede in der uterinen Umwelt der Frucht z.B. in der Ausbildung der Placenta. Der Unterschied der zwischen Jungen von A- und C 57 BL-Vätern sowohl mit A- als auch mit C 57 BL-Müttern besteht, zeigt aber einen gleichzeitig bestehenden Einfluß des embryonalen Zellkerns, also des genetischen Hintergrundes des Embryo selbst. Zahlreiche ähnliche höchst lehrreiche Verflechtungen exogener und endogener Faktoren, die Frequenz von Bildungsfehlern betreffend, fand schon früher LANDAUER in diesbezüglich grundlegenden Untersuchungen am Hühnerembryo. Da hier zwischen Noxe und Embryo nicht ein mütterlicher Organismus zwischengeschaltet ist, wird der Einfluß von Genen des Embryo deutlicher erkennbar. Wie schon erwähnt, verursacht Insulin beim Hühnerembryo in der entsprechenden sensiblen Phase neben Schnabeldefekten eine Mikromelie. Hühner mit der sog. Creeper-Mutante und solche mit sog. „kurzes Oberschnabel-Lethal" haben ebenfalls eine hier genbedingte Mikromelie. LANDAUER hat nun beim Creeper-Stamm durch Einkreuzen von das Wachstum langer Knochen steigernden Genen, beim anderen Stamm durch Selektion auf den Schnabeldefekt Hühner erhalten, die das Mikromelie erzeugende Gen tragen, aber durch Einfluß anderer Gene normal lange Knochen haben. Die Embryonen solcher Hühner waren nun gegen Insulin auffallend refraktär. Die eingeführten, die genetische Mikromelie unterdrückenden Gene schützten also auch vor der Mikromelie erzeugenden Wirkung des Insulins und senkten so entscheidend die Frequenz dieser exogenen Bildungsfehler. Sehr wahrscheinlich stellen diese Gene einen Ausweichmechanismus für den durch die Creeper- und Kurzoberschnabelmutante einerseits und durch Insulin andererseits störbaren Stoffwechselprozeß. Eine Kompensation der Insulinwirkung im selben Stoffwechselprozeß ist nicht denkbar, ebensowenig wie die Supplemente, welche die Insulin-bedingte Phänokopie verhüten keine von 3 entsprechenden Mutationen unterdrückten.

LANDAUER konnte schließlich zeigen, daß der genetische Hintergrund nicht nur die Häufigkeit, sondern auch die Art eines exogen hervorgerufenen Bildungsfehlers zu modifizieren vermag. Die durch eine Genmutation bedingte Polydaktylie des Huhnes läßt sich durch Kreuzung mit bestimmten anderen Stämmen, d.h. durch Beimengen bestimmter anderer Gene (multipler Modifikatoren) u.a. in Polyphalangie, d.h. in Verlängerung der 1. Zehe statt deren Verdoppelung variieren. Wurde Embryonen des genetisch polydaktylen Hühnerstammes Insulin injiziert, so wurde ebenfalls die Polydaktylie in Polyphalangie variiert. Gleichartiges gelang LANDAUER auch mit Borsäure bei homozygot polydaktylen Hühnern eines genetisch anderen Stammes. Durch den genetischen Hintergrund wurde hier also die Art des für eine Noxe charakteristischen Bildungsfehlers wesentlich geändert und darüber hinaus mit der exogenen Noxe

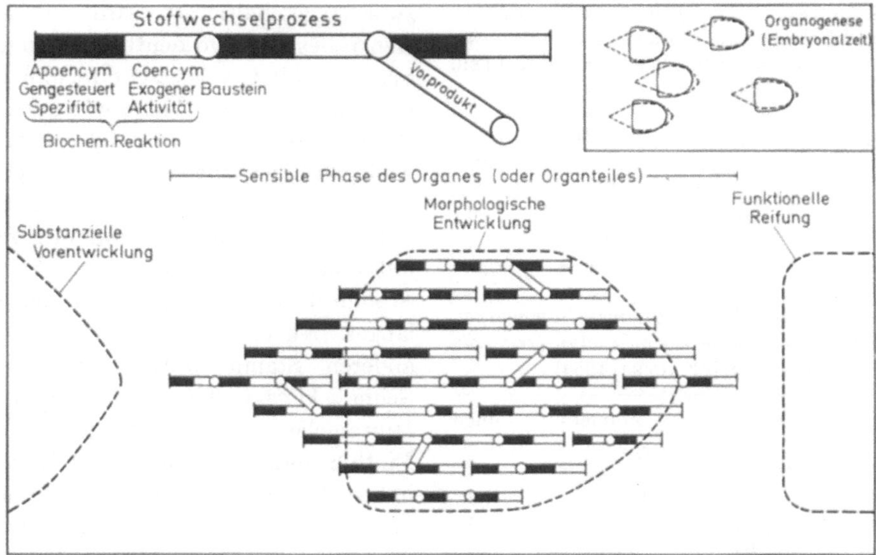

Abb. 291. Schematische Darstellung der „sensiblen Phase" eines Organes

eine sehr differenzierte Wirkung erzielt, die ganz gleich auch von modifizierenden Genen vollbracht wird. Die Annahme ist daher wohlbegründet, daß genetischer und exogener Modifikator in beiden Fällen seine Wirkung durch Eingriff in denselben spezifischen Stoffwechselprozeß, der nur für bestimmte Zellen essentiell ist, hervorbrachte. Wir stehen damit vor der Erklärung für die an sich erstaunliche Erscheinung der Phänokopie, der echten getreuen Imitation einer genbedingten Störung durch eine exogene Noxe.

Die Grundregeln embryonalen Krankseins zusammenfassend ergibt sich somit, daß ein Entwicklungsvorgang (Abb. 291) vom gehörigen Ablauf einer Anzahl von cellulären Stoffwechselprozessen abhängt, deren jeder aus einer Kette von biochemischen Reaktionen besteht. Jede dieser Reaktionen wird durch ein Enzym katalysiert, dessen Spezifität der an der Matrize des Gens geformte Proteinbestandteil, das Apoenzym, und dessen Aktivität die aus exogenen Bestandteilen aufgebauten Wirkgruppen, das Coenzym, bestimmen. Jede Reaktion und damit der ganze Stoffwechselprozeß kann sowohl durch genetische Eingriffe am Apoenzym als auch durch exogene Eingriffe am Coenzym gestört werden, woraus sich die Übereinstimmung zwischen Mutante und Phänokopie erklärt. Da eine solche biochemische Reaktion oder vielleicht ein ganzer Stoffwechselprozeß oft in die Entwicklungsvorgänge zahlreicher Organe oder Organteile eingebaut ist, kann eine bestimmte exogene Noxe trotz Spezifität ihrer Wirkung verschiedene Bildungsfehler verursachen, je nachdem in die sensible Phase welches Organes ihr Wirksamwerden am Embryo fällt. Da andererseits an einem Entwicklungsvorgang zahlreiche enzymatisch gesteuerte Stoffwechselreaktionen beteiligt sind, können verschiedene exogene Noxen trotz spezifischer Wirkung zum gleichen Bildungsfehler führen oder auch eine bestimmte Mißbildung Bestandteil genetisch verschiedener Syndrome sein. Die sensible Phase eines Organes stellt sich als Zusammenballung zahlreicher für den Entwicklungsvorgang notwendiger Stoffwechselprozesse dar, die verschieden lange Zeit vor Beginn der morphologisch erkennbaren Differenzierung anlaufen, gestört werden können. Die zur Störung notwendige Dosis einer Noxe ist etwa verkehrt proportional der momentanen Intensität des störbaren Stoffwechselprozesses, weshalb dieselbe Noxe zur selben Zeit, aber in verschiedener Dosis appliziert, verschiedene Effekte zeitigen kann. Die Entwicklungsvorgänge verschiedener Organe können nicht nur einzelne Stoffwechselprozesse oder -Reaktionen gemeinsam haben, sondern sich auch mit ihren sensiblen Phasen zeitlich überschneiden, woraus ebenfalls Gemeinsamkeiten verschiedener genetischer oder exogener Störungssyndrome resultieren können.

Beim Säuger können, von ionisierenden Strahlen abgesehen, alle Noxen die Frucht nur über den mütterlichen Organismus erreichen. Dabei können sie an der Placentabarriere aufgehalten oder am Weg durch den mütterlichen Organismus unwirksam gemacht werden, sie können aber auch — selbst nicht auf die Frucht wirkend — im mütterlichen Organismus metabolische oder (vor allem in der Placenta) morphologische Veränderungen auslösen, die ihrerseits die Frucht schädigen. Unter entsprechenden Umständen kann eine Noxe die Wirkung einer anderen vermindern oder aufheben. Zufällig vorgegebene mutierte Gene können einen Ersatzmechanismus für einen, durch eine bestimmte Noxe störbaren Stoffwechselprozeß stellen und so die Noxe unwirksam machen.

Noxen, die zu *embryonalen* Störungen *überlebender* Früchte führen, sind für den mütterlichen Organismus gewöhnlich auffallend wenig pathogen; dies dürfte ein Selektionseffekt sein insofern, als auch für den mütterlichen Organismus stark pathogene Noxen zum Tode des Embryos, d.h. zum Abortus führen soferne sie infolge ihrer Eigenschaften den Embryo zu erreichen vermögen. Wo embryonaler und mütterlicher Stoffwechsel in Konkurrenz treten können, besitzt der embryonale (und auch der fetale) Organismus nicht einen absoluten Vorrang, sondern kann seine Bedürfnisse nur in einer bestimmten Relation zu den mütterlichen Bedürfnissen befriedigen. Die höhere Stoffwechselrate des Embryo bedingt, daß Mangelsituationen die beim Mutterindividuum noch keine oder keine wesentlichen Symptome hervorrufen, den Embryo bereits schwer schädigen.

Unabhängig von der Art der Noxe kann die Schädigung des Embryo in pränatalem Tod (Abortus, unter Umständen erst fetal d.h. Totgeburt), in Defektheilung (Bildungsfehler oder embryonaler Schaden unter Umständen gefolgt von postnatalem Tod) oder pränataler Dystrophie resultieren; Abortus, Totgeburt, Bildungsfehler, angeborener Schaden und pränatale Dystrophie sind daher als graduelle Unterschiede *eines* Geschehens gemeinsam zu betrachten.

Spezieller Teil

Vergiftungsembryopathien

Unter Vergiftungsembryopathien verstehen wir embryonale Schädigungen durch unbelebte Agentien, die in die intrauterine Umwelt der Frucht eingeführt wurden. Alle bis heute ätiologisch *gesicherten* Vergiftungsembryopathien sind *iatrogene* Schädigungen die epidemisch auftraten. Diese Tatsache dürfte jedoch weniger auf die Gefährlichkeit ärztlichen Handelns in unserer Zeit zurückzuführen sein als vielmehr darauf, daß fast nur in diesen Fällen der ätiologische *Beweis* möglich ist. Neben den heute gesicherten Vergiftungsembryopathien gibt es noch eine Reihe von embryonalen Schädigungen, für die mit mehr oder weniger Wahrscheinlichkeit von der Mutter aufgenommene „Gifte" als Ursache angenommen wurden; ihnen allen fehlt aber der ätiologische Beweis. Die durchwegs nur in kasuistischen Mitteilungen inkriminierten Substanzen sind nämlich solche, die auch von vielen Müttern gesunder Kinder während der Frühschwangerschaft aufgenommen wurden und für keine dieser Substanzen ist nachgewiesen, daß ihre Beziehung zur Fruchtschädigung eine andere als zufällige Koinzidenz ist. Dies schließt nicht aus, daß im einen oder anderen Fall, eventuell unter Mitwirkung eines entsprechenden genetischen Hintergrundes, ein Kausalzusammenhang besteht, mahnt aber zur Vorsicht bei der Beurteilung.

Als gesicherte Vergiftungsembryopathien des Menschen, meist handelt es sich um wohldefinierte Syndrome, können heute angesehen werden: Die Strahlen-Embryopathie (Röntgen, Radium), die Folsäureantagonisten-Embryopathien, die Progestin-Embryopathie und die Thalidomid-Embryopathie. Die Darstellung dieser Störungen soll nicht in dieser, der zeitlichen Aufeinanderfolge ihrer Entdeckung (und ihres „epidemischen Auftretens") entsprechenden Reihung erfolgen, sondern mit der Thalidomidembryopathie beginnen, da diese die am besten studierte ist.

Thalidomid-Embryopathie

Das *klinische Bild* der Thalidomid-Embryopathie (Weicker, Hungerland) ist nach

Kosenow und Pfeiffer, sowie Wiedemann (1961) charakterisiert durch Bildungsfehler der Extremitäten (Abb. 292), die von völligem Fehlen von Armen und Beinen (Amelie), über Fehlen der Ober- und Unterarme bzw. -Schenkel bei mehrminder ausgebildeten Händen bzw. Füßen (Phokomelie) und Verkürzung der Extremität durch Aplasie oder Hypoplasie des Humerus bzw. Femurs (Mikromelie) bis zu Aplasie oder Hypoplasie von Radius bzw. Tibia und Aplasie oder Hypoplasie nur von Daumen bzw. Großzehe gehen können. An Daumen und Zehen kommen neben derartigen „Minusvarianten" selten auch „Plusvarianten" in Form von Polydaktylie und Polyphalangie (Dreigliedrigkeit; Abb. 293) sowie Syndaktylie zwischen 1. und 2. Strahl vor. Ein häufiges und daher ebenfalls charakteristisches Symptom sind Bildungsfehler des äußeren Ohres, die von Anotie bis zu leichten Verbildungen reichen und bei schweren Formen mit Facialislähmung und Schädigung der Augenmuskelkerne kombiniert sein können; diese Veränderungen ließen sich auf Störung in der Entwicklung des 1. und 2. Kiemenbogens zurückführen. Die Störungsbilder sind bei oberflächlicher Betrachtung außerordentlich verschieden. Genaue Analyse von Fällen mit nur einmaliger oder sehr kurzfristiger Einnahme des Medikamentes und Zusammenschau einer großen Zahl von Fällen wie vor allem in den Untersuchungen von Lenz (1962), ergab jedoch, daß Thalidomid eine ganz spezifische Wirkung auf den Embryo ausübt und die Verschiedenheit der Bilder durch die von Fall zu Fall verschiedenen Faktoren des Zeitpunktes, der Dauer und der Dosis der Thalidomidverabreichung zu erklären ist. Der unterschiedliche Abstand zwischen der meist als Berechnungsbasis dienenden letzten Menstruation und der Konzeption, sowie die nicht ganz gleiche Entwicklungsgeschwindigkeit verschiedener Embryonen bedingen darüber hinaus eine gewisse Streuung der nach Zeit und Dauer der Medikation zu erwartenden Störungen.

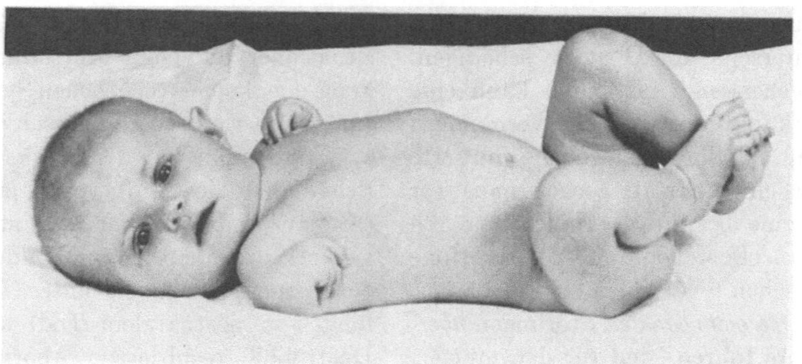

Abb. 292. Phokomelie bei Thalidomidembryopathie

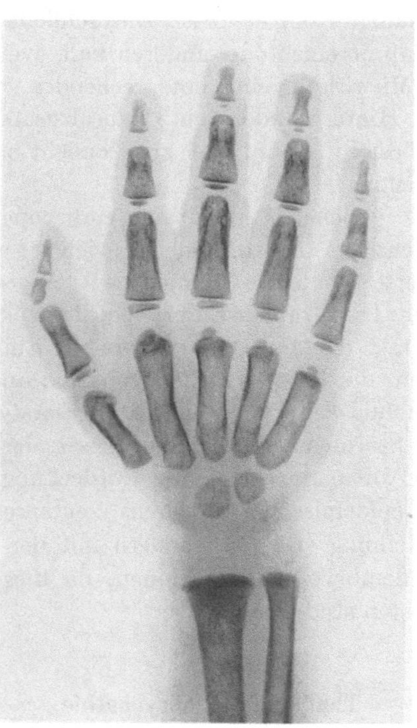

Abb. 293. Polyphalangie bei Thalidomidembryopathie

Aus den bereits vorliegenden Untersuchungsergebnissen ist zu schließen, daß Thalidomid in einen ganz bestimmten Stoffwechselprozeß eingreift, der vor allem (nur ?) in der Entwicklung des Primordialskelets auf der Stufe der Mesenchymkonzentration essentiell ist. Dieser Stoffwechselprozeß ist durch Thalidomid nur störbar, wenn die Aplikation zwischen 35. und 58. Tag post menstruationem (21.—44. Tag post conceptionem) erfolgt. Die „sensible Phase“ gegenüber Thalidomid reicht also für die Gesamtheit der Fälle etwa von 21.—44. Tag, dürfte aber beim Einzelfall wegen der erwähnten individuellen Entwicklungsunterschiede etwas kürzer sein. Der Ort der Störung, d.h. der resultierende Bildungsfehler wird durch das Entwicklungsstadium des Embryos zur Zeit der Schädigung bestimmt. LENZ konnte an Hand seines großen Beobachtungsgutes einen, wenn auch unvollständigen teratologischen Zeitplan erstellen. Daraus geht hervor, daß die Schädigung bei Giftzufuhr zu immer späteren Zeitpunkten, dem Ablauf der Entwicklung entsprechend, von proximal nach distal und von cranial (Arme) nach caudal (Beine) wandert und bei Schädigung zu einem sehr frühen und sehr späten Zeitpunkt, also an den Grenzen der sensiblen Phase am geringsten ist. Bemerkenswert erscheint, daß Störungen im Bereich des Daumens in zwei weit voneinander entfernten Perioden möglich sind, und zwar ganz am Anfang der thalidomidempfindlichen Phase in Form der Polydaktylie und ganz am Ende als Hypodaktylie (Fehlen oder Unterentwicklung eines Strahles) bzw. Polyphalangie. Diese Beobachtung, daß Polydaktylie viel früher verursacht wird als Hypodaktylie, stimmt mit der bei allen diesbezüglich verwertbaren Tierversuchen überein und entspricht offensichtlich noch nicht näher bekannten entwicklungsphysiologischen Gegebenheiten. Die in seltenen Fällen eintretende Modifikation der Hypodaktylie in Polyphalangie dürfte auf genetische Besonderheiten der betroffenen Individuen zurückzuführen sein.

Der *ursächliche Zusammenhang zwischen Thalidomideinnahme in der Frühschwangerschaft und dem Dysmeliesyndrom* wurde von LENZ entdeckt. Die strenge Übereinstimmung der Thalidomid-Embryopathie mit den im allgemeinen Teil dargelegten Grundregeln embryonalen Krankseins beweist u.E. an sich schon Thalidomid als alleinige und spezifische ursächliche Noxe. Dazu kommen noch die völlige Synchronie zwischen Thalidomidverbrauch und Auftreten dieses neuartigen Syndroms, so daß an der Kausalität gar kein Zweifel sein kann.

Neben den bisher angeführten Störungen im Bereiche des Skelets wurden bei Kindern mit Thalidomid-Embryopathie auch noch Bildungsfehler an anderen Organsystemen beobachtet. Bei diesen viel selteneren Störungen muß angesichts der großen Zahl von Kindern mit diesem Syndrom (allein in der Deutschen Bundesrepublik 5000—6000) auch ein zufälliges Zusammentreffen zweier voneinander unabhängiger Störungen in Betracht gezogen werden. Man nimmt jedoch derzeit an, daß Herzfehler, Choanalatresie, Duodenalstenose, Analatresie und Rectumstenose, Gallenblasenaplasie, abnorme Lungenlappung, sowie Nierenaplasie oder Cystenniere durch das Thalidomid bedingt sind. Wegen der Seltenheit dieser Störungen innerhalb der Embryopathiefälle (2,5% bei 203 auswärts und 4,4% bei 129 klinisch untersuchten; LENZ, 1962) scheint uns allerdings die Annahme einer indirekten Wirkung oder besonderer genetischer Voraussetzungen (?) nötig.

Soweit den publizierten Fällen zu entnehmen ist, besteht eine *Dosisabhängigkeit* insoferne, als sehr kleine Dosen zu geringeren Störungen führten als größere und große Dosen auf ein einzelnes Organ (z.B. Humerus) auch in einer längeren Zeitspanne wirken als kleinere (Verlängerung der sensiblen Phase). Insgesamt schädigten den Embryo aber schon einmalige und relativ kleine Dosen, was um so bemerkenswerter ist, als Thalidomid für den Erwachsenen auch in Riesendosen (Selbstmordversuch mit 100 Tabletten!) überraschend wenig toxisch ist. Die außerordentliche Wirksamkeit auf Embryonen in der entsprechenden Entwicklungsphase erklärt auch, weshalb LENZ (1963), trotz intensiver Suche auf geradezu internationaler Basis („Aufruf“ Lancet 1962/II, S. 1333) keinen einzigen Fall finden konnte, in dem trotz einigermaßen sichergestellter Thalidomidmedikation der Mutter während der sensiblen Phase ein normales Kind geboren wurde.

Der einzige uns bekannte Fall, bei dem dies doch eingetreten zu sein scheint, wurde von HUBER bei der bayrisch-österreichischen-schweizerischen Gynäkologen-Tagung 1963 mitgeteilt: Eine Frau nahm nach der psychischen Erschütterung durch eine Totgeburt über viele Monate ständig Contergan und beendete diese Medikation erst im 3. Monat einer neuerlichen Gravidität. Das dieser Schwangerschaft ent-

Tabelle 210. *Tierversuche mit Thalidomid*

Autor	Versuchstier	Ergebnis
Seller (1962)	Ratte	„keine Mißbildungen“
Giroud et al., (1962)	Ratte	„keine Mißbildungen“
Christie (1962)	Ratte	Fruchtresorptionen
Staemmler, Lagler (1963)	Ratte	Fruchtresorptionen
Murphy (1962) (intraperitoneale Gabe)	Ratte	Phokomelie
Bignami et al. (1962) (orale Gabe)	Ratte	Phokomelie
Seller	Maus	„keine Mißbildungen“
Mauss, Stumpe (1963)	Maus	Fruchtresorptionen
Hagen (1962)	Maus	Fruchtresorptionen (nur bei 1 von 2 Stämmen)
Giroud et al. (1962)	Maus	zahlreiche verschiedene Mißbildungen
Seller (1962)	Kaninchen	„keine Mißbildungen“
Staemmler, Lagler (1963)	Kaninchen	Fruchttod
Giroud et al. (1962)	Kaninchen	zahlreiche verschiedene Mißbildungen
Somers (1962)	Kaninchen	Extremitätenstörungen wie beim Menschen
Ingalls (nach Lenz)	Kaninchen	Extremitätenstörungen wie beim Menschen

stammende Kind wies keinerlei für die Thalidomid-Embryopathie charakteristische Bildungsfehler auf — hatte jedoch eine typische Chondrodystrophie! Wenn Thalidomid tatsächlich, wie angegeben, genommen wurde (was nach allem höchst wahrscheinlich ist), so stellt dieser Fall aber unserer Meinung nach nicht ein „normales Thalidomidkind“ dar, sondern ein höchst interessantes Beispiel für einen genetischen Ersatzstoffwechselmechanismus im Sinne der früher erwähnten Versuche Landauers an Creeper-Hühnern und damit einen ersten Hinweis auf den bei Chondrodystrophie endogen gestörten, durch Thalidomid exogen störbaren und hier wohl einestags identifizierten Stoffwechselprozeß in der Frühentwicklung des Skeletsystems.

In dieser Beziehung, der enormen embryonalen Wirksamkeit beim Menschen übertrifft Thalidomid alle Substanzen, die sich je beim Menschen oder im Tierversuch als teratogen erwiesen: Bei allen anderen waren Bildungsfehler das Resultat eines schmalen Dosisbereiches bei dessen Überschreitung alle Früchte tot und bei dessen Unterschreitung alle Früchte normal gebildet waren; aber auch bei hinsichtlich teratogener Wirkung, optimaler Dosierung ist es die Regel, daß nur ein Teil der ausgetragenen Früchte eines Versuches oder sogar eines Wurfes geschädigt, die anderen aber normal sind. (Aus einzelnen *angeblich trotz* Thalidomid normalen Kindern Zweifel an der ursächlichen Bedeutung des Mittels bei der Schädigung vieler Tausend anderer abzuleiten, ist daher völlig irrig, selbst dann, wenn die Thalidomideinnahme bei diesen wenigen erwiesen wäre.)

Tierversuche mit Thalidomid wurden bereits in großer Zahl publiziert, weitere dürften folgen. Das Ergebnis (Tabelle 210) spricht eindeutig für eine toxische Wirkung gegenüber den Embryonen auch anderer Säuger. Die Tatsache, daß in der Mehrzahl der bisherigen Versuche Fruchtresorptionen und nur relativ selten Bildungsfehler resultierten, bedeutet lediglich, daß es erst wenigen gelungen ist jenen geeigneten, stets schmalen Dosisbereich zu finden. [Bei Erprobung verschiedener, um Zehnerpotenzen (!) differierender Dosierungen kann dieser Bereich übersehen werden.] Daß im Tierversuch mit oraler Applikation viel höhere Dosen/kg verwendet werden mußten, als sich beim Menschen als schädigend erwiesen, kann auf differierende Resorptions- und Ausscheidungsverhältnisse zurückzuführen sein. Bemerkenswert ist, daß mit einer Ausnahme (Giroud et al., 1962) alle beobachteten Bildungsfehler prinzipiell den beim Menschen vorkommenden gleichen; der durch Thalidomid störbare Stoffwechselprozeß scheint demnach vielen (allen?) Säugerembryonen gemeinsam zu sein.

Über die *Wirkungsweise* des Thalidomid ist noch nichts sicheres bekannt. Die erste durch die Thalidomid-Neuropathie und eine gewisse strukturchemische Ähnlichkeit veranlaßte Annahme, Thalidomid wirke als Vitamin B-Antagonist, scheint sich nicht zu bestätigen

(Evered, Randall). Nachdem festgestellt wurde, daß (beim Hund) zumindest der Großteil (60% der Gesamtmenge, aber alles bisher identifizierte) des resorbierten Thalidomids in Form von Glutaminsäurederivaten ausgeschieden wird, Glutaminsäureantagonisten aber aus Tierversuchen als stark teratogen bekannt sind (Murphy) gehen derzeit die Erwägungen hauptsächlich in Richtung einer Störung des Glutaminsäurestoffwechsels, doch fehlen auch hier widersprechende Untersuchungsergebnisse nicht (Evered, Randall). Lenz (1963) weist darauf hin, daß gerade jene Organe, deren Entwicklung eine lokale Glykogenanreicherung vorangeht, gestört werden, solche ohne initiale Glykogenanreicherung aber nicht; er vermutet daher eine Interferenz des Thalidomid mit einem Enzym des Glykogenstoffwechsels. Die Beobachtung, daß in Zellkulturen aus Kindern mit Thalidomid-Embryopathie aneuploide Zellen (mehr oder weniger als 46 Chromosomen) häufiger auftreten als in einer (unbekannt großen, in ihrer Streuung nicht angegebenen!) Kontrollgruppe (Hirsch) bedarf wohl der Nachprüfung, würde aber selbst im Falle der Bestätigung nur ein neues Symptom und nicht einen Hinweis auf die formale Pathogenese darstellen.

Das Thalidomid wurde im November 1961 aus dem Handel gezogen; Vorräte in Hausapotheken vor allem an Mischpräparaten, deren Thalidomidgehalt dem Laien nicht so bekannt wurde, wirkten etwas über diesen Termin hinaus. Im wesentlichen ist jedoch die von Ende 1958 bis Mitte 1962 währende „Epidemie" von Thalidomid-Embryopathien vorüber. Es blieben mehrere Tausend mehr oder minder schwer geschädigte Kinder und ein großes Problem zurück: Den Kindern wird die Gemeinschaft und die moderne Medizin, die beide an ihrem Unglück Schuld tragen, mit speziellen, noch zu entwickelnden Methoden der Aufnahme in die Gesellschaft (!) und der Ausnützung verbliebener Funktionen zum Ersatz verlorener, helfen, so gut es möglich ist. Das Problem, das nur scheinbar das weniger dramatische Relikt des großen Unglücks ist, wird vielleicht schwerer zu bewältigen sein. Es ist das *Problem der Verhütung* einer Wiederholung solcher Ereignisse.

Die von Degenhardt, 1963 *geforderte Testung neuer Pharmaka* in Versuchen mit Embryonen verschiedener Tierarten werden die großen, die Entwicklungsarbeit tragenden pharmazeutischen Unternehmen wahrscheinlich trotz der hohen Kosten auf sich nehmen. Sie werden damit zweifellos unsere Kenntnisse auf dem Gebiet der pränatalen Pathologie und auch Physiologie wesentlich vorantreiben und so weitere Aufgaben fehlender, zweckentfremdeter oder erstarrter Forschungsinstitute übernehmen. Sie werden damit aber keine Gewähr bieten können, daß sich ähnliches wie beim Thalidomid wiederholt, es sei denn sie — und wir — verzichten auf pharmakologische Fortschritte. Diese Vorhersage läßt sich bereits aus den bisherigen Erkenntnissen der pränatalen Pathologie ableiten: Symptome oder Symptomlosigkeit bei Anwendung an adulten Individuen vermittelt keine Hinweise. Eine bestimmte Noxe, sei es ein Gift, ein Mangelzustand oder eine Infektion kann bei einem Stamm stark, bei einem anderen derselben Species wenig oder nicht embryonal wirksam sein und bei Tieren verschiedener Arten sind mit vergleichbaren Dosen nur selten ähnliche Wirkungen hervorzurufen; das Übertragen von Ergebnissen aus Tierversuchen auf den Menschen muß daher schon deshalb mit großer Vorsicht geschehen. Dazu kommt das Problem der Dosis, das gerade durch die Versuche mit Thalidomid grell beleuchtet wurde: Wohl erwies sich Thalidomid auch im Tierversuch als embryonal toxisch, die notwendigen Dosen waren jedoch im allgemeinen 100—200mal höher als die beim Menschen üblichen. Mag der Grund dafür in anderen Resorptions- und Ausscheidungsgeschwindigkeiten liegen oder in genetisch bestimmten anderen Stoffwechselmechanismen, die enorme Dosisdifferenz allein entwertet Testung neuer Pharmaka im Tierversuch, denn bei Anwendung 100—200fach überhöhter Dosen sind im Tierversuch auch Insulin, Penicillin, Streptomycin, Cortison (4 Nobel-Preise!) und eine lange Liste anderer Substanzen, darunter so „harmlose" wie Salicylate und Vitamin A teratogen. Alle diese Medikamente wären nicht zugelassen worden, wenn sie die vorgeschlagenen Prüfungen hätten passieren müssen. Daß aber auch mit umgekehrten Verhältnissen — im Tierversuch niedere Dosen teratogen, hohe Dosen beim Menschen dagegen nicht — gerechnet werden muß, sei nur erwähnt. Dementsprechend erscheinen pränatale Tierversuche mit neuen Pharmaka derzeit und wohl noch für geraume Zeit kein geeignetes Mittel zur Verhütung iatrogener Embryopathien und der Vorwurf der Unterlassung solcher Versuche unberechtigt. Das Problem scheint uns weniger in der Technik pharmakologischer Entwicklungsarbeit zu liegen als in Eigentümlichkeiten unserer modernen Gesellschaft. Zwei Faktoren sind es vor allem: Die geringe Bereitschaft (und Fähigkeit?) des modernen Menschen, Beschwerden zu ertragen und die massive Propaganda (Verkaufstechnik im weitesten Sinn), mit der neue Medikamente auf den Markt gebracht werden. Daraus resultiert ein psychologischer Druck auf den Arzt, solche Mittel auch zu verschreiben und eine fast schlagartige Verbreitung neuer Mittel in großen Populationen, die abträgliche Erfahrungen zu spät bzw. bereits an großen Fallzahlen sammeln läßt. Eine Umerziehung des Menschen durch entsprechende Aufklärung und strenge Indikationsstellung des Arztes bei jeglicher Medikation an Schwangeren scheinen uns daher der derzeit einzige reale Weg, iatrogene pränatale Schädigungen zu verhüten.

Progestin-Embryopathie

Die Progestin-Embryopathie ging der Thalidomid-Embryopathie zeitlich direkt voran, indem diese Störungen von etwa 1950—1959 gehäuft auftraten. Freilich waren die Folgen dieser, durch die Warnrufe Wilkins (1958) beendeten „Epidemie“ weder qualitativ noch quantitativ mit den durch Thalidomid verursachten zu vergleichen; immerhin sammelte Wilkins (1960) 85 derartige eigene und in der Literatur mitgeteilte Fälle, wir fanden weitere 8 in der Literatur, und es muß angenommen werden, daß zahlreiche andere nicht publiziert wurden.

Das *klinische Bild* stellt sich als verschiedengradige Maskulinisierung chromosomal weiblicher Früchte dar. Die ausgeprägten Fälle imponieren als Knaben mit beidseitigem Kryptorchismus; die Urethralöffnung, eigentlich die Öffnung eines Sinus urogenitalis, findet sich an der Spitze des als normaler Penis imponierenden Phallus, die Labioscrotalfalten sind zu einem allerdings leeren Scrotum vereinigt. Leichte Fälle weisen als Neugeborene eine Clitorishypertrophie bei sonst unauffälligem äußerem Genitale, insbesondere getrennt sichtbaren Öffnungen von Vagina und Urethra auf. Zwischen beiden Extremen gibt es vielfältige Übergänge, wobei die Öffnung des Sinus urogenitalis je nach Grad der Fusion der Labioscrotalfalten irgendwo zwischen Phallusspitze und Perineum liegen kann („Hypospadie“!). Das innere Genitale ist normal weiblich gebildet. Die Kinder gleichen soweit Mädchen mit angeborenem adrenogenitalem Syndrom. Sie unterscheiden sich von diesen aber durch nicht erhöhte 17-Ketosteroidausscheidung im Harn und dadurch, daß im Laufe der weiteren Entwicklung keine zunehmende Virilisierung, keine vorzeitige Genitalbehaarung eintritt und das Größen- und Knochenalter normal bleibt. In der Pubertät tritt bei solchen Mädchen eine normale Feminisierung, Ovulation und Menstruation ein; sie werden fruchtbare Frauen. Soweit nicht irreversible anatomische Abnormitäten bestehen (Fusion der Labioscrotalfalten verschiedener Grade), bilden sich die Auffälligkeiten im Laufe der Entwicklung zurück; mäßige Clitorishypertrophie beim Neugeborenen kann so schon im Alter von einem Jahr verschwunden sein.

Die *Diagnose* wird bei dieserart intersexem äußerem Genitale durch positiven Sexchromatinbefund bei normaler 17-Ketosteroidausscheidung gestellt. Bei hochgradiger Maskulinisierung („Kryptorchismus“ mit oder ohne „Hypospadie“) kann zum Ausschluß des sehr seltenen echten Hermaphroditismus eine Gonadenbiopsie angezeigt sein.

In der *Therapie* ist die frühzeitige Erkennung des Zustandes und die richtige Geschlechtszuordnung des Neugeborenen der entscheidende Punkt. Ein eigentliches therapeutisches Eingreifen ist nur zur operativen Korrektur vereinigter Labioscrotalfalten nötig; dies soll vor dem 3. Lebensjahr geschehen; eventuell kann auch die Amputation eines sehr großen Phallus (ohne Fusion) aus kosmetischen oder psychologischen Gründen angezeigt sein. Hormontherapie ist nicht indiziert.

Ursache der Progestin-Embryopathie sind die neuen von Testosteron oder Progesteron ableitbaren *synthetischen Steroide*, welche wegen ihrer progesteronartigen Wirkungskomponente zur Therapie habituellen oder drohenden Abortus entwickelt wurden und im Gegensatz zu natürlichem Progesteron *oral* angewandt werden können. 17α-Äthinyltestosteron (Äthisteron oder Pegneninolon) unter den Handelsnamen Progestoral, Pranon oder Lutocylol und das neuere 17α-Äthinyl-19-Nortestosteron unter dem Namen Norlutin, aber auch Norathynodrel (Enovid) gleichen strukturell dem gelegentlich gegen Schwangerschaftserbrechen oder wegen seiner anabolen Wirkung verabreichten 17-Methyltestosteron in der 17-OH-Gruppe in Beta-Stellung. Alle diese Substanzen haben androgene Wirkung, und gehen diaplacentar auf die Frucht über. Natürliches Progesteron hat (bei normalem mütterlichem Stoffwechsel) *keine* androgene Wirkung auf die Frucht (JOST nach WILKINS, 1960). Die übliche Prüfung der synthetischen Steroide an kastrierten Versuchstieren, die einen nur sehr geringen androgenen Effekt ergab, erwies sich als ungenügend; in Versuchen an trächtigen Kaninchen (COURRIER, JOST; JOST) und Ratten (REVESZ et al.) trat auch bei den weiblichen Früchten dieser Tiere Maskulinisierung ein. Die embryonalen bzw. fetalen Endorgane scheinen daher erheblich empfindlicher als adulte und daher nur Versuche an Embryonen (trächtigen Tieren) von Wert. Die irreversible maskulinisierende Wirkung der Fusion der Labioscrotalfalten tritt bei menschlichen Embryonen nur ein, wenn die Mutter *vor der 12. Schwangerschaftswoche* das orale Progestin erhielt; Medikation nach diesem Zeitpunkt führt nur mehr zur weitgehend reversiblen Clitorishypertrophie. Die embryonal wirksamen Dosen sind sehr klein; WILKINS berichtete über einen schweren Fall (Sinus urogenitalis) nach 3 mg 17-Methyltestosteron von der 8.—39. Woche und einen ebensolchen nach 5—20 mg Norlutin von der 6.—30. Woche steigend; GRUMBACH sah einen schweren Fall nach 10 mg Enovid von der 6.—38. Woche; das ältere 17α-Äthinyltestosteron ist nach den Fällen von WILKINS sowie GRUMBACH et al. etwas weniger androgen wirksam (schwere Fälle nach 30 mg ab der 10.—11. Woche). Gleichzeitige Verabreichung von Oestrogenen verhüten die durch orale Progestine ausgelöste Maskulinisierung nicht, wie zahlreiche Fälle zeigen.

Die mit oralen Progestinen behandelten Frauen zeigen nur in etwa 6—12% der Fälle mit geschädigtem Kind androgene Symptome, meist in Form von Tieferwerden der Stimme, gelegentlich auch von Bartwuchs oder Acne; zwischen mütterlichen Symptomen und Grad der embryonalen Störung besteht keine regelmäßige Beziehung.

Strahlen-Embryopathie

Bei Schädigungen der Frucht durch ionisierende Strahlen ist klar zu unterscheiden zwischen solchen infolge Genmutation durch Bestrahlung der nicht vereinigten Keimzellen und solchen infolge Schädigung des sich entwickelnden neuen Organismus durch Bestrahlung nach der Konzeption. Hier ist nur von letzterer die Rede.

Die Strahlenembryopathie (und fetale Strahlenkrankheit) trat als iatrogene Schädigung in den Jahren zwischen 1919 (ANONYMUS; Erstbeschreibung) und etwa 1933 auf (Abbildung 294); danach wurden — nach entsprechenden Erfahrungen und Vorsichtsmaßnahmen — nur mehr wenige Fälle beobachtet. Abgesehen von Aborten fanden wir in der Weltliteratur 70 Fälle (Tabelle 211) in denen abnorme Früchte nach mütterlicher Röntgen- oder Radiumbestrahlung geboren worden waren; von diesen wurden 52 in den ersten 4 Monaten des pränatalen Lebens bestrahlt, sind also als Embryopathie zu bezeichnen (davon 5 im 4. Monat). Die Verteilung geschädigter Früchte nach dem Graviditätsmonat der (ersten) Bestrahlung (Abb. 295) erklärt sich einerseits aus dem Grund der Bestrahlung — als Tumor mißdeutete Frühschwangerschaft —, andererseits aber auch aus der größeren Empfindlichkeit jüngerer Früchte. Letzteres wird an der relativen Häufigkeit von Fruchtschädigungen deutlich, die nach WINTZ bei Bestrahlungen im I. Trimenon 51%, im II. 23% und im III. Trimenon 33% beträgt; auch gleicht die Verteilung nach dem Graviditätsmonat der Schädigung bei den 70 Strahlenfällen auffallend

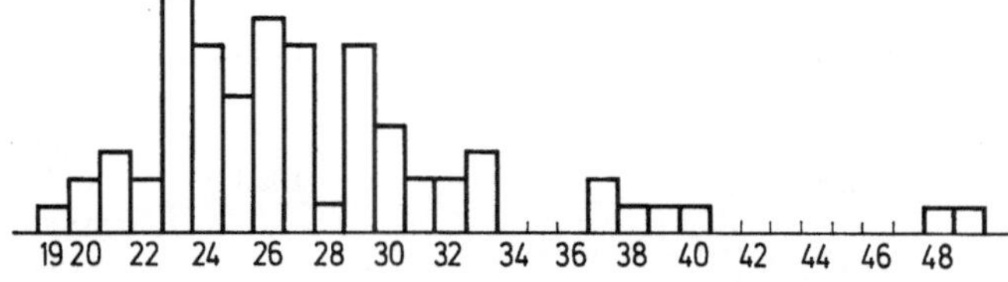

Abb. 294. Iatrogene Strahlenembryopathien und Fetalkrankheiten nach dem Jahr der Publikation. 70 Fälle

Tabelle 211. *Iatrogene Strahlenembryopathien und Fetalkrankheiten der Weltliteratur. 70 Fälle, nach Bestrahlungstermin*

Autor, Publikationsjahr	Termin	Mc	Hc	mR	Mo	Z	Körperliche Entwicklung	Bemerkungen
Faerber (1933)	1.—12. Woche	+		+	+			Colobom
Feldweg (1927)	4.—6. Woche							Aplasie beider Radii, rechter Daumen Ellenbogengelenke
Moeller (1926)	1. Monat		+	+				Mongoloid-ähnlich
Mecca (1932)	1. Monat	+		+	+	+	Zwerg	Pubertas præcox, Fundus-atrophie
Kaplan (1927)	1.—2. Monat		+					Gesichtsasymmetrie, Nasenatrophie
Kochmann (1926)	1.—2. Monat	+		+				blind
Johnson (1938)	1.—2. Monat	+	+	+	+			Entwicklungshemmung Gehirn
Hirvensalo (1937)	1.—2. Monat	+		+		+	Zwerg	Epicanthus
Bailey, Bagg (1923)	1. Monat							Encephalocele
Apert et al. (1923)	1.—3. Monat	+	+	+			Zwerg	Mongoloid-ähnlich, Exostosen, Naevi
Naujoks (1924)	1.—3. Monat	+		+	+		Zwerg	Retinitis pigmentosa
Stettner (1921)	2. Monat	+		+	+	+	1550 g	Hypospadie, Chorioretinitis
Wintz (1933)	1.—2. Monat							Hypoplasie, Femur, Humerus beiderseits, Handmißbildungen, intelligent
Engelhart et al. (1939)	5. Woche						Abort	Mikromelie, Handmißbildungen, Lippenspalte
Goeke (1937)	6.—8. Woche		+		+		Zwerg	Arm-, Bein-, Ohr-mißbildungen
Ganzoni et al. (1925)	2. Monat	+		+			2000 g	Zwerg, 6 Wochen übertragen, Strabismus
Abels (1924)	2. Monat	+		+	+	+	1950 g	Zwerg, Penismißbildung, Ankyloblepha
Aschenheim (1920)	2.—3. Monat	+		+	+		4380 g!	4 Wochen früh! Katarakt, Spastiker
Anonymus (1919)	2. Monat		+					
Biro (1932)	2. Monat	+		+			1550 g	Zwerg
Flatau (1921)	2. Monat	+		+		+	750 g!	Zwerg
Gitmann (1940)	2.—3. Monat							macerierte Totgeburt
Hardouin et al. (1927)	6.—7. Woche						2400 g	Totgeburt, Leber-Milz-sklerose
Murphy et al. (1930)	2. Monat							Totgeburt, Femuraplasie beiderseits
Rie (1927)	2.—3. Monat	+		+				
Schwaab (1924)	2.—3. Monat	+		+	+		1620 g	Zwerg, Mongoloid-ähnlich, Strabismus
Schreiber (1926)	2.—4. Monat	+		+				
Schulze, Berge (1925)	2.—3. Monat	+	+	+	+			Katarakt, Irisatrophie
Werner (1926)	2. Monat	+		+			1500 g	Mongoloid (?)
Wintz (1933)	2.—3. Monat	+		+	+			Katarakt
Zappert (1925)	2.—3. Monat	+		+	+	+	200 g	Zwerg, Mongoloid-ähnlich, Hypophalangie, Ankyloblepharon, Colobom
Bollag (1930)	2.—3. Monat	+		+			1600 g	Zwerg, Penismißbildung, Ret. pigmentosa.
Bailey, Bagg (1923)	3.—4. Monat							Spina bif., Klumpfuß
Deutsch (1926)	3.—4. Monat	+		+	+		1050 g	8 Wochen übertragen, Genitalhypoplasie, Ankyloblephalie, ernährt sich normal

Tabelle 211 (Fortsetzung)

Autor, Publikationsjahr	Termin	Mc	Hc	mR	Mo	Z	Körperliche Entwicklung	Bemerkungen
FALKENHEIM (1926)	3. Monat	+		+	+	+	2500 g	Zwerg, Colobom, Epicanthus
GANZONI et al. (1930)	3. Monat						1270 g	ex 5. Tag, Zwilling, F. papyraceus
HICKEY, HALL (1927)	3. Monat							Totgeburt
GRULCE (1924)	3. Monat	+		+			Zwerg	Mikrogyrie
SCHIFFER (1923)	3.—4. Monat	+		+				Mongoloid-ähnlich, Naevi
VALENTIN (1927)	3.—5. Monat	+		+				
ANAU (1931)	4. Monat	+		+			Zwerg	prämature Synostose, Spastiker
BERKELEY (1921)	6. Monat							Alopecie
GOLDSTEIN et al. (1929)	< 5. Monat		+					
LE LORIER (1922)	< 5. Monat							Alopecie
LE LORIER (1922)	< 5. Monat			+			Zwerg	Nystagmus
LITTLE (1923)	3. Monat	+		+		+	1680 g	mit 2a 5 kg, blind
LAWSON (1925)	< 5. Monat			+			Zwerg	
SCHILLING (1924)	7. Monat						Zwerg	
SNURE (1929)	< 5. Monat						Zwerg	blind
UNTERBERGER (1929)	3.—4. Monat							Hemicephalus, Hydramnion
WARD (1929)	< 5. Monat							Strabismus
FOVEAU (1925)	< 5. Monat							macerierte Totgeburt
CRAINZ (1948)	5. Monat	+		+				
KUPFERBERG (1924)	5. Monat	+		+			1060 g	termingemäß! Mongoloid-ähnlich angedeutete Gaumenspalte
PETENYI (1923)	5.—7. Monat	+	+	+				Kopfhautatrophie
WAGNER (1927)	5. Monat		+	+			Zwerg	taubstumm
GOLDSTEIN et al. (1929)	6. Monat	+		+		+	1300 g	Zwerg, Spastiker
MARTIUS (1931)	7.—8. Monat						3500 g	Alopecie
PERALTA RAMOS (1924)	8. Monat						2800 g	Schädeldachdefekt, „vertrocknet“
ZEDER (1949)	8. Monat						2000 g	Hautulcera, Wachstumsstillstand von Bestrahlung an
DONTWITZ (1930)	6. Monat			+			3800 g	Klumpfuß, Spastiker
RIES (1926)	4. Monat		+		+			Totgeburt, Armmißbildungen
ZIMMERMANN (1928)	5. Monat	+		+				
BOTTARO (1920)	?							Frühgeburt (?)
FUCHS (1926)	5. Monat				+			Colobom
BRINDEAU (1923)	5. Monat							„Mißbildungen“
SOILAND (1929)	5. Monat						Zwerg	mit 2 Monaten 1500 g
STETLER (1929)	5. Monat							Mongoloid-ähnlich
STONE (1923)	5. Monat							Anencephalus
STONE (1923)	5. Monat							Anencephalus

Zeichenerklärung. Mc = Mikrocephalus; Hc = Hydrocephalus; mR = mentale Retardation; Mo = Microphthalmus; Z = Zahnanomalien; körperl. Entwicklung = Zahlen geben Geburtsgewichte von etwa zum Termin oder danach geborenen.

derjenigen, die wir für 482 Rubeolenembryopathien der Literatur fanden.

Das *klinische Bild* der Strahlenembryopathie, das ZAPPERT 1925 erstmals genauer beschrieben hat, ist recht charakteristisch und in Hinblick auf Schädigungen durch nucleare Strahlung auch heute noch — oder wieder — von diagnostischer Bedeutung. Im Vordergrund stehen Störungen von seiten des Zentralnervensystems: Von 38 lebendgebo-

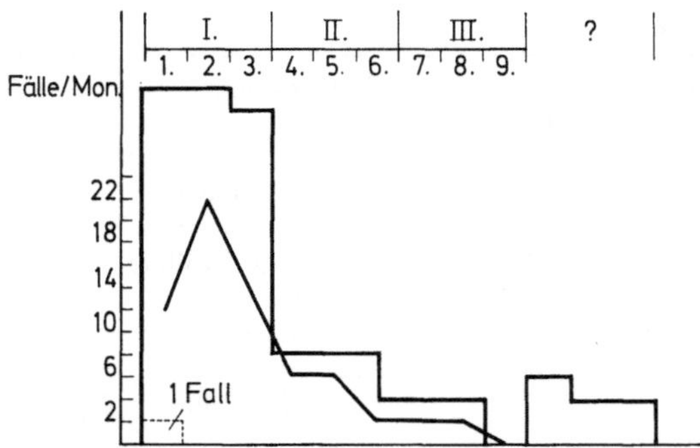

Abb. 295. Iatrogene Strahlenembryopathien und Fetalkrankheiten nach Monat und Trimenon der Gravidität

renen, in den ersten 4 pränatalen Lebensmonaten bestrahlten und hinreichend beschriebenen Kindern hatten 29 (76%) einen *Mikrocephalus*, der mindestens 3mal mit Hydrocephalus internus gepaart war; 4 Kinder hatten einen Hydrocephalus und je 1 eine Encephalocele, einen Hemicephalus und eine Spina bifida. Dazu kommen 2 Kinder mit Anencephalus nach Bestrahlung zu einem unbekannten, aber wohl auch frühen Zeitpunkt. Alle 35 Kinder mit diesen groben Anomalien zeigten, meist schwere, *mentale Retardation;* 2 waren zudem Spastiker. Nur bei 2 Kindern werden zentralnervöse Störungen nicht erwähnt: eines davon wird ausdrücklich als intelligent, aber eigentümlich bezeichnet. Beide wurden in der 4.—6. pränatalen Woche bestrahlt; eines hatte eine beidseitige Radiusaplasie und Aplasie eines Daumens, das andere eine hochgradige Hypoplasie der Femura, Humeri und „Handmißbildungen"; es wird darauf noch eingegangen. Bei 1 der 36 Kinder deckte die spätere Obduktion eine *Mikrogyri* auf; die Frucht war im 3. Monat bestrahlt worden. Mit der Entwicklungsstörung des Gehirns war in 14 der 36 Fälle eine *Mikrophthalmie* verbunden; 2 dieser Kinder waren blind und 5 hatten einen Nystagmus oder Strabismus oder beides. 3 Kinder hatten eine Katarakt, 3 ein *Ancyloblepharon* und je 2 als Chorioretinitis, als Retinitis pigmentosa und als albinotisch bezeichnete Fundusveränderungen. Die nach der Mikrocephalie häufigste Störung bei in den ersten vier Monaten bestrahlten Früchten ist *Zwergenhaftigkeit* als Ausdruck schwerer angeborener körperlicher Entwicklungsstörung. Von den erwähnten 36 Kindern wiesen 19 eine solche schwere allgemeine Unterentwicklung auf; sie wurden als „sehr klein" „zwergenhaft" bezeichnet und die Geburtsgewichte lagen, soweit bekannt, zwischen 750 g (!) und 2500 g, wobei aber nur 1 Kind (1550 g) vor dem Termin, nämlich ca. 8 Wochen zu früh geboren worden war; 1 Kind kam 8 Wochen (1050 g), ein anderes 6 Wochen (2000 g) *nach* dem Termin zur Welt. Nur von einem Kind wird ein normales Geburtsgewicht angegeben. Derartige „*Mikrokinder*" bleiben, soweit ihre Entwicklung verfolgt wurde auch weiterhin zwergenhaft; so wog ein Kind mit Geburtsgewicht 2000 g im Alter von 7 Wochen nur 2500 g, ein anderes (Geb.-Gew. 1680 g) mit 2 Jahren nur 5 kg. Bei 8 Kindern wird als spezielle Entwicklungsstörung über verspäteten Durchbruch oder Hypoplasie der Milchzähne berichtet. Sehr auffallend ist, daß 8 der 36 überlebenden frühbestrahlten Kinder als „leichte" Mongoloide oder mongoloidähnlich bezeichnet werden bzw. einen Epicanthus hatten.

Die Strahlenembryopathie führt somit typischerweise zu einem eventuell mongoloidähnlich aussehenden *Mikrokind* mit *Mikrocephalie* und *mentaler Retardation*, mit *Mikrophthalmie* nicht selten verbunden mit Sehschwäche und Ankyloblepharon, sowie Störungen der Zahnentwicklung. Zu diesem typischen Syndrom allgemeiner Entwicklungshemmung kommen in einzelnen Fällen noch eigentliche *Bildungsfehler*. Abgesehen von den erwähnten 5 des Zentralnervensystems betreffen sie am auffälligsten und häufigsten das Skelet. Bei 6 Fällen (1 Totgeburt, 1 artefiz. Abortus) bestand eine Mikromelie durch Aplasie oder hochgradige Hypoplasie von Femur, Humerus oder Radius, wobei 2 zusätzlich fehlende Strahlen an Händen und Füßen und je 1 eine Aplasie des Daumens und Ohrenmißbildungen hatte; alle diese Früchte waren im 2. pränatalen Monat bestrahlt worden. Ein im 2. und 3. Monat bestrahltes „Mikrokind" hatte nur eine Hypophalangie des Daumens. Die Bildungsfehler des Extremitätenskelets haben also eine gewisse Ähnlichkeit mit denen der Thalidomidembryopathie. Bildungsfehler an anderen Organen scheinen selten zu sein; 3 im 2. Monat bestrahlte Früchte wiesen Hypospadie bzw. Penismißbildungen auf, bei einem vierten wird der Penis als abnorm klein bezeichnet. Insgesamt fanden wir 14 Fälle mit Bildungsfehlern bei insgesamt 45 Strahlenembryopathien (incl. tote Früchte), d.h. durch mütterliche Bestrahlung in den ersten 4 Monaten geschädigten Früchten (2 Anencephali und 1 „multiple Mißbildung" auf 17 nicht genau terminisierbare Bestrahlungen sind darin nicht enthalten).

Mit diesen Beobachtungen bei iatrogener Strahlenembryopathie stimmen die in *Hiroshima und Nagasaki* erhobenen überein. In Hiroshima (PLUMMER) konnten 205 Kinder, bei denen die Atombombenexplosion in die 1. Hälfte ihres pränatalen Lebens fiel, nachuntersucht werden, wobei 11 der Mütter weniger als 1200 m vom Hypozentrum entfernt waren. Von den 11 Kindern dieser Frauen hatten 7 Mikrocephalie mit mentaler Retardation; von den übrigen 194 Kindern war nur 1 mental retardiert. In Nagasaki (YAMAZAKI et al.) konnten 76 Kinder, die die Säuglingszeit überlebten (7 Totgeburten, 3 Neonataltodesfälle und 3 im 1. Lebensjahr verstorbene) nachuntersucht werden; von 16 Müttern, die weniger als 2000 m vom Hypozentrum entfernt waren und selbst erhebliche Strahlenschäden erlitten hatten, wurden 4 Kinder mit Mikrocephalie, mentaler Retardation und allgemeinem Minderwuchs leichten Grades geboren. Von 60 Frauen, die die Explosion in derselben Entfernung jedoch ohne Strahlensymptome durchmachten, hatte nur 1 ein mental retardiertes Kind, was den Durchschnitt nicht übersteigt. Bildungsfehler des Skelets, die am ehesten zu erwarten gewesen wären, wurden bei den 76 überlebenden Kindern nicht gefunden (SUTOW, WEST). Die Beobachtungen an Kindern, die pränatal nuclearer Strahlung ausgesetzt waren, bestätigen so allgemeine Unterentwicklung, Mikrocephalie und mentale Retardation als das typische Syndrom der Strahlenembryopathie und zeigen darüber hinaus, daß zur Entstehung dieser Störungen Strahlendosen nötig sind, die der mütterliche Organismus nur bei lokaler Applikation („Tumor-Bestrahlung"), nicht aber bei Ganzkörperbestrahlung ohne nennenswerte Symptome übersteht. Dies entspricht den Erfahrungen in Tierversuchen, bei denen ebenfalls Wirkungen beim Embryo nur mit relativ hohen Dosen erzielt werden.

Andere Vergiftungsembryopathien

Im Gegensatz zu fetalen Vergiftungen, über die in der Literatur zahlreiche gesicherte Berichte vorliegen (z.B. Suicid CO, Narkosemittel, Schlafmittel, Brom, Rauschgifte, Antikoagulantien, Thyreostatica, Streptomycin usw.) sind einigermaßen bewiesene Mitteilungen über embryonale Vergiftungen beim Menschen sehr selten. (Über tierexperimentelle Vergiftungsembryopathien existiert eine unübersehbare Literatur.) Dies liegt vor allem daran, daß die embryonale Störung selten noxenspezifische Symptome bietet, bzw. sich solche, wie bei Thalidomid oder Strahlen nur aus einer größeren Serie gleichartiger Fälle ableiten ließen, die berichteten Fälle aber Einzelfälle sind, die weder statistisch noch aus der Symptomatologie eine Sicherung des Kausalzusammenhanges ermöglichen; zudem handelt es sich oft um Gifte mit ganz unklarem Wirkungsmechanismus. Ein Beispiel für viele: Eine Frau wird $7^1/_2$, $9^1/_2$ und 12 Wochen nach der letzten Menstruation einer Wurmkur mit Extr. filicis unterzogen und bringt ein Kind mit beidseitiger Nieren- und Ureterenanaplasie, Hypoplasie der Urethra, Uterus- und Tubenaplasie, Rückenmarkshypoplasie, D. Botalli apertus und Spina bifida (!) zur Welt; ein Kausalzusammenhang wird angenommen (SCHULTHEISS-LINDER), ist jedoch nicht beweisbar, erscheint uns in Hinblick auf die Spina bifida sogar unwahrscheinlich. Derartige Fälle gibt es viele. Die Giftzufuhr mag dabei Ursache der kindlichen Störung sein, der Zusammenhang ist jedoch unbewiesen; solche Fälle erscheinen aber dennoch publikationswürdig, damit so trotz ihrer relativen Seltenheit für jede Substanz beurteilbare Serien gesammelt werden können.

Für eine Gruppe von Substanzen dürfte die Möglichkeit einer embryonalen Schädigung heute schon sicher sein, nämlich für Mittel zur — meist kriminellen — Schwangerschaftsunterbrechung. Am besten belegt sind hier **Folsäure-Antagonisten,** die THIERSCH in Tierversuchen und auch an einer Serie von 12 Frauen mit medizinischer Indikation auf ihre fruchttötende Wirkung untersucht hat. Die 22—54 Tage graviden Frauen erhielten 3 bis 4mal 3 mg Aminopterin in 12stündigen Intervallen, insgesamt 8—15 mg, also bescheidene Dosen. Bei zwei „Versagern" wurde die Gravidität anschließend operativ unterbrochen und die Früchte ebenso wie eine spontan abgestorbene untersucht. Alle drei wiesen schwere Bildungsfehler auf und eine am 40. pränatalen

Lebenstag behandelte einen Hydrocephalus, eine am 49. Tag behandelte eine Meningoencephalocele und die am 54. Tag vergiftete Frucht eine Lippengaumenspalte. Die Frauen hatten außer einer leichten, etwa eine Woche dauernden Depression der Knochenmarksaktivität keine Erscheinungen. Sowohl die Verschiedenheit der Bildungsfehler als die Erscheinungsfreiheit der Mütter entsprechen den im allgemeinen Teil gezeigten Regeln.

Man darf annehmen, daß alle „Mitosegifte", gleich welchen Wirkungsmechanismus sie haben ebenfalls geeignet sind Embryonen bereits bei niedriger Dosierung zu schädigen und wird dies bei Anwendung an jungen oder im 1. Trimenon einer Gravidität stehenden Frauen bedenken müssen.

Ein in der Literatur relativ häufig aufscheinendes „embryonales Gift" ist **Chinin** in *Abtreibungsdosen*. Trotzdem auch hier ein schlüssiger Beweis für eine embryonale Schädigung nicht erbracht ist, erscheint sie wahrscheinlich: Alle Noxen die imstande sind die Frucht zu töten, müssen als potentiell teratogen angesehen werden. Ob Abortus oder Bildungsfehler oder Schaden resultiert ist lediglich eine Frage von Dosierung und Entwicklungsstadium der Frucht. Der Wirkungsmechanismus ist bei Chinin unbekannt, greift vielleicht gar nicht am Embryo selbst, sondern an der Placenta an.

In seiner Entstehung ungeklärt ist auch das Faktum, daß bei mütterlichem **Diabetes mell.** bis zu 10mal häufiger Kinder mit verschiedensten Bildungsfehlern geboren werden, als im Durchschnitt (WHITE). Die wahrscheinlichste Ursache scheinen Hypoglykämien, die in der Frühschwangerschaft wegen der in dieser Phase häufigen *Verbesserung der mütterlichen Stoffwechsellage* (PEDERSEN) leichter als sonst eintreten. Einzelfälle von I. B. MAYER und die Feststellung von WORM, daß Mütter mißbildeter Kinder in der Frühgravidität Hypoglykämien doppelt so häufig gehabt hatten als alle analysierten diabetischen Mütter, sprechen für diese Vermutung. Daß Insulin bzw. Hypoglykämie teratogen wirksam ist, wurde in Tierversuchen bewiesen und daß keineswegs alle Hypoglykämien in der Frühschwangerschaft zu Bildungsfehlern führen, spricht natürlich nicht gegen diesen Wirkungsmechanismus bei Diabetikerinnen. Wir erwähnen die Bildungsfehler bei Diabetes hier, weil sie wahrscheinlich auf die Insulinapplikation zu beziehen und insoferne Vergiftungsembryopathien sind, müssen jedoch darauf hinweisen, daß Insulin die Placenta nicht passiert, das eigentlich Wirksame die mütterliche Hypoglykämie und die kindliche Störung daher streng genommen eine Mangelembryopathie ist. So wären die Bildungsfehler bei Kindern von Prädiabetikerinnen auch nach der Theorie von HOET zu deuten, der sie — wenig überzeugend — als Folge eines dem Diabetes nachgeordneten mütterlichen Vitamin A-Mangels auffaßt. (HOET gibt Bildungsfehlern bei Hypothyreose der Mutter dieselbe Deutung, sieht beide Ursachen auffallend häufig, wobei die mütterliche Erkrankung in beiden Fällen nicht objektiv faßbar ist.) Von diesen embryonalen Störungen bei mütterlichem Diabetes muß die diabetogene Fetalkrankheit streng getrennt werden.

Mangelembryopathien

In diese Gruppe fällt mit größter Wahrscheinlichkeit der weitaus überwiegende Teil aller exogenen embryonalen Schädigungen des Menschen — mögen sie mit pränatalem Frühtod (Abortus) oder embryonaler Defektheilung (Bildungsfehler) enden — und doch beschränkt sich gerade hier unser Wissen fast ganz auf globale (statistische) Beweise. Die Ursache für diese, besonders im Hinblick auf prophylaktische Maßnahmen höchst bedauerliche Situation liegt darin, daß einerseits ein am Embryo wirksamer Mangelzustand bei der Mutter meist keine Symptome verursacht (s. allg. Teil) oder — bei Sauerstoffmangel — ihren Organismus gar nicht betrifft und andererseits ein in der Frühschwangerschaft bestehender Mangel zur Zeit der Geburt, wenn das abnorme Kind Anlaß zu gezielten Untersuchungen böte, meist längst wieder behoben, nicht mehr nachweisbar ist. Wir unterscheiden zwei wesentlich verschiedene Gruppen von embryonalen Mangelzuständen, nämlich 1. *Nährstoffmangel*, insbesondere Vitamine, eventuell Eiweißbausteine betreffend und 2. *Sauerstoffmangel*. Bei der ersten Gruppe tritt der Mangel gewöhnlich primär für den mütterlichen Organismus ein, der dann, ehe seine Existenz noch bedroht ist, die Versorgung der Frucht drosselt. Bei der zweiten Gruppe besteht für den mütterlichen Organismus gewöhnlich gar kein Mangel, sondern dieser tritt durch Störungen in der Placenta nur für die Frucht ein; die Placentastörung geht allerdings oft auf Abnormitäten im mütterlichen Organismus zurück.

Nährstoff-Mangelembryopathien

Nährstoff-Mangelembryopathien sind tierexperimentell in großer Zahl bekannt und eingehend studiert, beim Menschen im Einzelfall geborenenmortalität — letztere drei freilich vorwiegend als fetale Schäden aufzufassen — in verschieden ernährten Bevölkerungsgruppen hervor (Antonov; Aresin u. Sommer; Baird; Balfour; Burke et al.; Cameron u. Graham; Ebbs et al.; Gerschenson; Peller; Venkatachalam u. a.). In allen diesen, insgesamt etwa 100000 Frauen erfassenden Untersuchungen zeigte sich, daß die angeführten Schwangerschaftsmißerfolge in schlecht ernährten Gruppen signifikant häufiger auftraten als in gut ernährten. Am eindrucksvollsten sind dabei die

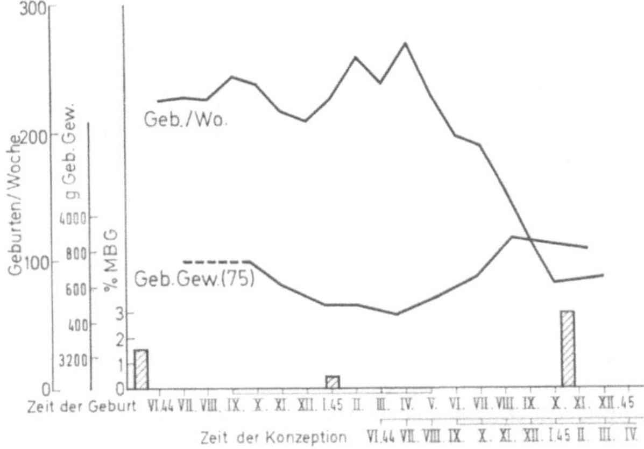

Abb. 296. Änderungen von Geburtenzahl, Geburtsgewichten und Mißbildungshäufigkeit infolge der Hungersnot vom IX. 1944 bis V. 1945 in Holland. (Nach C. A. Smith)

aus den oben erwähnten Gründen nur ausnahmsweise beweisbar. Es ist uns ein einziger derartiger Fall bekannt (Houet et al.), bei dem die Mutter eines untergewichtig geborenen Kindes mit Xerophthalmie und doppelseitiger Lippen-Kiefer-Gaumenspalte noch zur Zeit der Geburt (!) einen biochemisch nachweisbaren, aber für sie subklinischen Mangel an Vitamin A und Vitamin B_2 aufwies. (Blutspiegel nur 50% der Norm.) Die Konzeption des Kindes war 9 Monate nach der Geburt eines vorangegangenen erfolgt; die Mutter lebte in einem Lager mit reiner Konservenkost (Mangelernährung und Erschöpfung der mütterlichen Reserven). Fruchtschädigungen durch Vitamin- und/oder Eiweißmangel dürften jedoch trotz der großen Seltenheit bewiesener Fälle in Zeiten bzw. Gebieten mit quantitativer, häufiger aber nur qualitativer Mangelernährung eine nicht unbedeutende Rolle spielen. Es geht dies aus einer Reihe großer statistischer Untersuchungen über die Häufigkeit von Abortus, Bildungsfehlern, Totgeburt, Frühgeburt und Neu- englischen Zahlen, da hier während des zweiten Weltkrieges bei ständiger Verschlechterung aller Lebensbedingungen durch Sonderrationen an Schwangere in den sozial ungünstigsten Bevölkerungsgruppen *bessere* Schwangerschaftsresultate erzielt wurden als in den vorhergehenden Friedensjahren. Wenn auch aus Gründen der verläßlichen Erfassung die angeführten Untersuchungen mit drei Ausnahmen sich nur auf fetale Schäden beziehen, so darf man doch als sicher ansehen, daß die daraus zu ziehenden Schlüsse auch für embryonale Schädigungen gelten; eine umfassende sehr sorgfältige Untersuchung beweist dies. Smith stellte bei einer Untersuchung über die holländischen Hungermonate September 1944 bis März 1945 fest (Abb. 296), daß 50% der Frauen amenorrhoisch geworden waren, während weitere 25% nur sehr unregelmäßig menstruierten; die Geburtenzahl nahm bis auf rund ein Drittel des Normalen ab. Zur Zeit des Tiefstandes der Geburtenzahl war die Mißbildungsrate rund doppelt so hoch wie in normalen Zeiten.

Während aber der Ausfall an Geburten 61% betrug, betrug der Prozentsatz der Bildungsfehler maximal 3,1%, d.h. nur ein kleiner Teil der Frauen befand sich in einem Stadium des Mangels der noch eine Fortpflanzung, aber nicht mehr eine normale Entwicklung der Frucht ermöglichte. Die Kinder mit wahrscheinlich mangelbedingten Bildungsfehlern

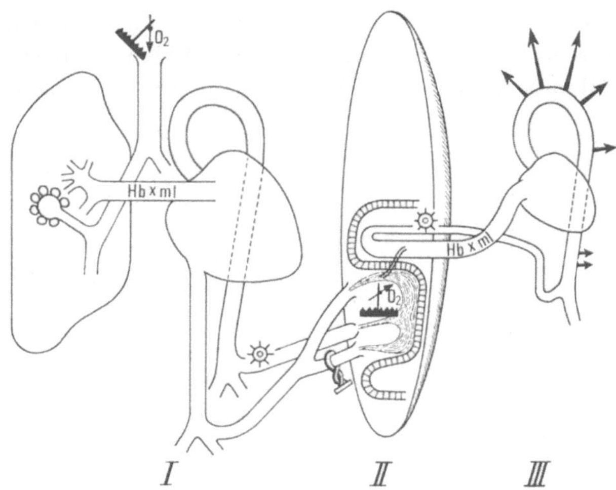

Abb. 297. Die 3 Etappen des O_2-Transportes von der Außenluft zu den Geweben der Frucht

waren in der ärgsten Hungerperiode empfangen, aber 6 Monate nach Ende der Hungersnot geboren worden. Der Ausfall an Geburten und die Zunahme der Bildungsfehler fällt zeitlich aber mit Hunger während der Embryonalzeit zusammen; im Gegensatz dazu geht die Abnahme der Geburtsgewichte, die ebenfalls eintrat, mit Hunger während der Fetalzeit synchron. In Notzeiten und Notstandsgebieten ist nach heutigem Wissen damit zu rechnen, daß Nährstoff-Mangelembryopathien vorkommen, die zu Abortus und Bildungsfehlern führen. Nach den Erfahrungen vor allem der britischen Präventivmedizin wird man diesen Schäden am besten durch Eiweiß- und Vitaminergänzung der Ernährung, insbesondere durch Vitamin B-Zusatz (Hefe!) vorbeugen. Solange Populationen einigermaßen quantitativ und vor allem qualitativ ernährt sind, werden Nährstoff-Mangelembryopathien nur vereinzelt vorkommen und dadurch unbeweisbar bleiben. Quantitative und Eiweißmangelernährung (bei genügender Vitaminzufuhr) führt vorwiegend zu fetalen Schädigungen. Eine erhöhte Aufmerksamkeit wird der Ernährung von Frauen mit Hyperemesis zuzuwenden sein, obgleich bisher nur eine größere Zahl von Einzelfällen beobachtet wurde, in denen Frauen mit dieser Komplikation abnorme Kinder hatten, ein statistischer Beweis u.E. aber noch aussteht. (In HOHLBEINs Untersuchung sind 8 der 10 Bildungsfehler von einer Art, die im allgemeinen in Mißbildungsstatistiken nicht mitgezählt wird.)

Sauerstoff-Mangelembryopathien

Ähnlich wie bei Nährstoff-Mangelembryopathien ist die Situation bei *Sauerstoff-Mangelembryopathien.* Die Möglichkeit embryonaler Schädigung durch Sauerstoffmangel auch beim Säuger wurde durch eine große Zahl von Versuchen eindeutig bewiesen. Sauerstoffmangel ist beim Menschen wahrscheinlich die häufigste Ursache von Embryopathien, der Beweis im Einzelfall aber außerordentlich schwierig. Obgleich Störungen der Sauerstoffversorgung der Frucht am ganzen Wege des Sauerstoffes von den mütterlichen Alveolen bis zu den Geweben der Frucht möglich sind (THALHAMMER, 1961; Abb. 297) dürfte doch die ganz überwiegende Mehrzahl auf placentarer Ebene auftreten. Das bedeutet, daß die Mutter selbst gewöhnlich keine Sauerstoffmangelzeichen aufweist und die bei einem Teil(!) der Fälle während der Gravidität faßbaren Zeichen einer Placentastörung, nämlich Blutungen in der Frühschwangerschaft (bei nachher angeboren gestörtem Kind) stets die Frage offen lassen, ob die Placentastörung zur Abnormität der Frucht oder die, eventuell genbedingte Abnormität der Frucht zu einer anomalen Placenta und deshalb zur Blutung geführt hat. Bezüglich Sauerstoffmangelembryopathien beim Menschen verfügen wir daher nur über indirekte Hinweise. (Die vielfältigen, leichter nachweisbaren und daher eingehender studierten Ursachen *fetalen* Sauerstoffmangels und seiner Folgen werden hier nicht behandelt.)

Senkung des Sauerstoffpartialdruckes in der Außenluft ist, um die Störungsmöglichkeiten dem Weg des Sauerstoffes zur Frucht folgend zu besprechen, die experimentell meist angewandte Art O_2-Mangelembryopathien zu erzeugen. Beispiele aus der menschlichen Pathologie sind spärlich und unsicher: SAUERBREI beschrieb ein idiotisches Kind, dessen Mutter in der 5.—8. Schwangerschaftswoche mehrmals in einer Klimakammer einem Druck entsprechend 3800 m Höhe ausgesetzt worden war und alte spanische Chroniken berichten, daß in Peru in 4000 m Höhe 20000 Spanier erst nach 53 Jahren das erste lebende Kind hatten, während 100000 indianische Einwohner sich normal fortpflanzten. Gegen beide Beobachtungen können Einwände gemacht werden, doch wird man die prinzipielle Möglichkeit, besonders im Hinblick auf die Tierversuche, gelten lassen müssen. An sie wäre zu denken, wenn Schwangere durch Hochflug ohne Druckausgleich, Verschüttung, Strangulation usw. in, wenn auch nur kurzdauernden Sauerstoffmangel geraten. Auch Nakosezwischenfälle bei Frühschwangeren scheinen uns eine durchaus ernst zu nehmende Möglichkeit, da in der Literatur und im eigenen umfangreichen Beobachtungsgut eine Reihe von angeboren gestörten Kindern aufscheint, deren pränatale Anamnese nichts als eine an sich den Uterus nicht tangierende Operation in Allgemeinnarkose ergibt. Embryonale Schädigungen durch bedeutende *Einschränkung der funktionierenden mütterlichen Lungenfläche* sind bisher nicht bekannt geworden, dagegen gibt es einige Fälle embryonaler Störungen, die mit hoher Wahrscheinlichkeit auf Störung des O_2-Transportes von der mütterlichen Lunge zur Placenta bezogen werden dürfen. Die gar nicht seltenen Fälle von Kohlenmonoxydvergiftung (meist Suicidversuch), die zu einer *Verminderung des verfügbaren mütterlichen Hämoglobins* führen, betreffen durchwegs Feten, und stellen gleichzeitig eine Blockierung auch des fetalen O_2-Transportes dar. OLIM und TURNER bzw. BLACK-SCHAFFER berichteten jedoch über je eine Frau mit Fallotscher Tetralogie, die Kinder mit Bildungsfehlern hatten. Der erstgenannte Fall embryonaler O_2-Mangelschädigung durch *Störung der mütterlichen Blutzirkulation* ist besonders eindrucksvoll, weil die Frau hintereinander 2 Kinder mit Anencephalus und nach erfolgreicher Operation ein normales Kind hatte. Störungen der O_2-Versorgung durch *Verschiebung der O_2-Dissoziationskurven* (z.B. bei Acidose) dürften nur als zusätzliche Noxe und erst in der Fetalzeit, wenn die Leistung der Placenta an die Grenze ihrer Kapazität herankommt, eine Rolle spielen. Eine Ursache embryonalen O_2-Mangels, dessen wahre Häufigkeit man aber nicht kennt, wurde von MANGUIN u. FOURME bei einem Abortus in Form von *Sklerose der Gefäße* des Endometriums beobachtet. Bei weitem die bedeutendste Ursache für O_2-Mangelembryopathien liegt in *Verkleinerung der funktionierenden placentaren Oberfläche*. Diese kann auf vielfältige Weise zustande kommen und ihre Wirkung auf die Frucht läßt sich nur statistisch erweisen. *Tubargravidität* geht sehr oft mit Verkleinerung der placentaren Funktionsfläche einher (zudem kann eine inadäquate mütterliche Blutversorgung mitwirken) und MALL fand an großem Material 84% solcher Früchte abnorm. Freilich erreichen derartige Früchte nur ausnahmsweise ein mit postanatalem Leben vereinbares pränatales Alter, wodurch ihre Störung für den Pädiater wenig Interesse hat. Anders ist dies bei Nidation des Eies im Isthmus uteri, also bei Placenta praevia; die Schleimhaut dieses Uterusabschnittes ist der Einiederlassung nicht angepaßt, woraus für die Frühgravidität eine Funktionseinschränkung der Placenta resultiert. (In der Spätgravidität tritt die vorzeitige Lösung in den Vordergrund.) Bildungsfehler sind bei Früchten mit dieser Nidation dreimal häufiger als im Durchschnitt (BEILLY et al.). Die Schleimhaut auch der Uterushöhle selbst kann durch krankhafte Veränderungen für die Nidation ungeeignet sein. Vom Grundprozeß nimmt man oft nichts wahr, kann aber, wie KRONE gezeigt hat, aus der Reaktion des Trophoplasten darauf schließen. Wenn aus, meist in der Schleimhaut gelegenen Gründen, die Placentabildung am Orte der Nidation gestört ist, gelangen Teile des Chorion frondosum, die normalerweise am Rande der Placenta lägen oder zurückgebildet würden, verstärkt zur Ausbildung; dadurch inseriert die

Nabelschnur nicht mehr zentral und es entstehen Formanomalien wie Insertio marginalis, velamentosa, Placenta bipartita, bilobata usw. Diese „Ausweichmanöver" der Placenta führen aber nicht immer zum vollen Erfolg; die Frucht verhungert bzw. erstickt nicht, leidet aber in Phasen besonderen Bedarfes Mangel, was sich in Bildungsfehlern manifestiert. Krone fand exzentrischen Nabelschnuransatz bei 17% der normalen und 48% der mißbildeten Kinder. Insertio marginalis und velamentosa nur bei 8% der normalen, aber 36% der mißbildeten Kinder. Über die Ursachen der zu solchen „Fluchtplacenten" führenden Schleimhautveränderungen ist noch wenig bekannt; bedeutsam dürften Uterusmißbildungen, submuköse Myome und entzündliche Veränderungen sein (Halbrecht).

Eine andere auf Verkleinerung der funktionierenden placentaren Oberfläche in der Frühgravidität hinweisende Erscheinung sind *stärkere* Blutungen. Auf die Zweideutigkeit dieses Symptoms wurde schon hingewiesen. Immerhin ist bemerkenswert, daß Rübsaamen bei 139 Kindern mit autoptisch festgestellten Bildungsfehlern in 63 Fällen auf exogene Ursache hinweisende Umstände fand, die 21mal in Blutungen während der Frühschwangerschaft bestanden. Rett fand bei 426 schweren angeborenen Hirnschäden 84mal Blutungen in der Schwangerschaft. Wir selbst konnten bei 882 konsekutiven Wöchnerinnen 39 stärkere Blutungen erheben, von denen 12 auf 118 Mütter von angeboren abnormen (mißbildeten, hirngeschädigten oder stark untergewichtigen) Kindern (10,2%) und 27 auf die restlichen (3,5%) fielen. Von 1177 Müttern konsekutiver klinischer Patienten gaben 55 stärkere Blutungen in der Frühgravidität an, von denen 31 auf 224 Mütter mißbildeter oder hirngeschädigter Kinder entfielen (13,8%) und 24 auf 553 Mütter normaler Kinder (2,5%). Eine Reihe ähnlicher Ergebnisse ließe sich anführen. Danach kann kaum ein Zweifel bestehen, daß zwischen *stärkeren* Blutungen während der Gravidität und angeborenen Störungen des Kindes ein Zusammenhang besteht. In einem Teil dieser Fälle wird eine Abnormität des Embryo die Ursache der Blutung sein (auch in Graviditäten mit mongoloidem Kind sind Blutungen häufiger als im Durchschnitt). In einem, wie wir glauben größeren Teil wird aber die durch Blutung angezeigte Placentastörung wohl die Ursache der kindlichen Abnormität sein. Interessant ist, daß die „Abnormitäten" viel häufiger in Hirnschäden als in Bildungsfehlern bestehen. Es mag dies dadurch erklärbar sein, daß die Placentastörung nicht zur Zeit der Blutung (Embryonalzeit), sondern erst viel später, wenn die Leistungsreserve der Placenta ausgeschöpft ist (späte Fetalzeit), zur Wirkung kommt. Es ist, wie unter vielen auch dieses Beispiel zeigt, schwierig, embryonale und fetale Schädigungen getrennt zu betrachten; die Folgen gehen wie die Lebensabschnitte ineinander über. Funktionsstörungen der Placenta bei mütterlichem Diabetes und Toxämie spielen ebenso wie Störungen der Sauerstoffversorgung der Frucht auf der 3. Etappe, jenseits der Placentabarriere, nur im Fetalleben eine Rolle.

Virusembryopathie

Während fetale und angeborene Viruserkrankungen (Pocken, Varicellen, Masern) des Menschen schon seit Beginn dieses Jahrhunderts bekannt sind (z.B. L. Arzt und W. Kerl) wurde die Existenz auch embryonaler Viruskrankheiten erst von Gregg (1940) gelegentlich einer großen **Rubeolenepidemie** in Australien erkannt. In der Folge wurden Fälle mit dem typischen Bild auch nach mütterlichen Masern, Varicellen, Mumps, Hepatitis, Mononucleose und Poliomyelitis beobachtet und Töndury konnte durch pathologisch-anatomische Untersuchung solcher Embryonen die weitgehende Identität des Bildes der Embryopathie mit dem bei Rubeolen der Schwangeren aufzeigen. Damit war einerseits der bei diesen selteneren Embryopathien statistisch nicht nachweisbare Kausalzusammenhang mit der mütterlichen Infektion bewiesen und andererseits die bemerkenswerte Feststellung getroffen, daß *der Embryo nur auf die Noxe „Virus" aber nicht artspezifisch zu reagieren vermag; man kann daher von „Virusembryopathie" als klinischer und pathologisch-anatomischer Einheit sprechen.* Die Feststellung, daß der menschliche Embryo auf verschiedene Viren mit gleichen Veränderungen reagiert wurde durch die Beobachtung ergänzt, daß auch Embryonen anderer Säuger auf die Noxe „Virus" in weitgehend gleicher Weise antworten (THALHAMMER, 1957), was sich daraus erklärt, daß die Unterschiede zwischen den Säugerarten um so kleiner werden, in je früheren Entwicklungsstadien man sie betrachtet.

Das *klinische Bild* der Virusembryopathie ist bei voller Ausbildung so charakteristisch, daß es u.E. von sich aus diese Diagnose ermöglicht: Das typische Syndrom besteht aus *Mikrocephalie* mit mentaler Retardation, *Katarakt* evtl. mit Mikrophthalimie, *Innenohrtaubheit* und angeborenem Herzfehler. Daneben bestehen als uncharakteristische Zeichen häufig *Zahnanomalien* in Form von Aplasie, Hypoplasie oder zu abnormer Kariesanfälligkeit führenden Schmelzdefekten der Milchzähne und etwa zwei Drittel der betroffenen Kinder haben *Geburtsgewichte unter 2501 g*. Nur etwa die Hälfte von diesen letzten sind aber auch frühgeboren, die übrigen (und auch viele der zu früh geborenen) sind *pränatale Dystrophiker* (THALHAMMER, 1952) vom Typus der Minderwüchsigen (THALHAMMER, 1964).

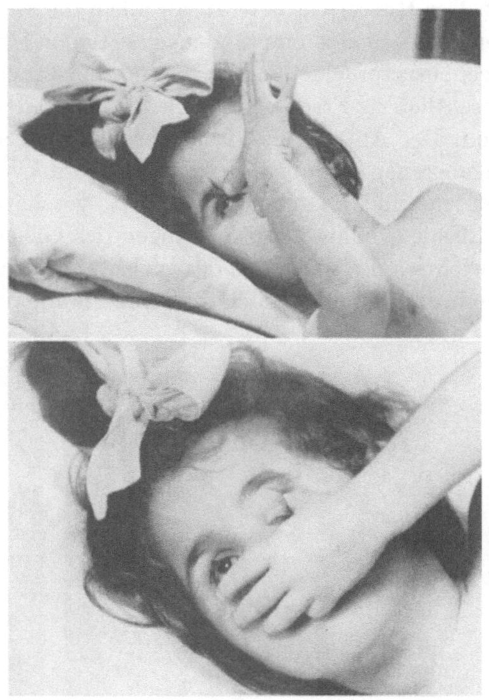

Abb. 298a u. b. Digito-occuläres Phänomen bei Denguefieber-Virusembryopathie

Die *Mikrocephalie* ist bei Virusembryopathie nur selten so ausgeprägt wie etwa bei erblichen Formen oder schweren Fällen von Cytomegalie; ihre Ursache ist eine allgemeine Wachstumshemmung des Gehirnes, die auch in dem meist gleichzeitig vorhandenen Hydrocephalus internus, eventuell auch externus zum Ausdruck kommt. Selten wird bei Virusembryopathie ein Hydrocephalus mit Vergrößerung des Kopfumfanges beobachtet. Grobe Veränderungen wie Mikrogyrie, Verkalkungen, Höhlenbildungen oder Sklerose fehlen auch pathologisch-anatomisch. Die funktionelle Schädigung des Gehirns ist oft auffallend gering, so daß sie, besonders bei jungen Kindern übersehen werden kann. Es kommen jedoch auch schwere Idiotien vor. Nach unseren Beobachtungen scheinen bei vielen Fällen die psychischen Störungen — Erethismus — schwerer als die intellektuellen zu sein; motorische Störungen in Form von Spastizität, Athetosen oder Lähmungen scheinen völlig zu fehlen. Bei schwer geschädigten imbezillen oder idiotischen Kindern findet sich nicht selten eine schon von SWAN beschriebene, später von FRANCESCHETTI als *„digito-occuläres Phänomen"* (Abb. 298) bezeichnete Stereotypie, bei der das Kind durch Fingerdruck seitlich gegen den Bulbus optische Sensationen zu produzieren sucht; diese offensichtlich mit Lustgewinn verbundene Stereotypie kommt auch außerhalb der Virusembryopathie bei angeborenen Hirnschäden vor, wird aber bei dieser, vielleicht in Zusammenhang mit der Sehstörung durch Katarakt, oft mit besonderer, nahezu zur Luxation des Bulbus führender Intensität betrieben. Die *Katarakt* bei Virusembryopathie ist eine Kernkatarakt, die eine starke, auch postnatal weiterbestehende Tendenz zum Fortschreiten bis zur Totalität besitzt. Ein großer Teil der betroffenen Kinder weist gleichzeitig eine mehr minder deutliche, nur sehr selten extreme *Mikrophthalmie* auf (Abb. 299). Nicht ganz selten sind Veränderungen, die wahrscheinlich sekundär zur Katarakt auftreten und in Synechien, Glaukom, gelegentlich sogar Buphthalmus bestehen. Auch verschiedengradige Irishypoplasien sind nicht ganz selten. Im Augenhintergrund werden, soweit er eingesehen werden kann, Pseudoretinitis pigmentosa-ähnliche, manchmal, aber wohl nicht ganz zutreffend, auch als Chorioretinitis bezeichnete Pigmentverschiebungen gefunden. Die *Innenohrtaubheit* ist stets eine partielle, was im Hinblick auf Anwendung von Hörbehelfen von großer praktischer Bedeutung ist. Der Hörverlust betrifft vor allem die — in der Cochleaspitze empfundenen — tiefen Tonlagen, ist aber leider auch in den für die Sprache wesentlichen Frequenzen gewöhnlich bedeutend. Der Anteil von Virusembryopathien an angeborenen Tauben insgesamt wird von Bertel und Ivetam auf 3—5% geschätzt (Rubeolen, Schweden). Störungen des Gleichgewichtssinnes werden in der Weltliteratur nur vereinzelt berichtet, doch muß ihre Häufigkeit angesichts der Tatsache, daß es sich bei den Untersuchten meist um Säuglinge und Kleinkinder, noch dazu mit Hirnschäden handelt, als unbekannt bezeichnet werden. Der *angeborene Herzfehler* bei Virusembryopathie besteht bei etwa zwei Dritteln der Fälle mit Vitium in D. Botalli persistens; die wenigen verwertbaren, an Rubeolenembryopathie gewonnenen Zahlen liegen zwischen 58% und 68% (Campbell, 1961; Rutstein et al.). Bei der Mehrzahl der übrigen Vitien handelt es sich, soweit sie geklärt wurden, um Ventrikel- und Vorhofseptumdefekte. Vereinzelt wurden auch verschiedene andere Bildungsfehler des Herzens wie Pulmonalstenose, Aortenisthmusstenose, Fallotsche Tetralogie, Transposition und ganz vereinzelt ungewöhnliche Herzmißbildungen (z.B. Leary et al. bei Mononucleose) beobachtet; auch Blausucht ist dementsprechend selten. Diese seltenen Bildungsfehler des Herzens erscheinen uns ätiologisch nicht gesichert, da die mütterliche Viruserkrankung dabei immer retrospektiv festgestellt wurde und Interessantheitsauslese sowie zufällige Coincidenz ein Rolle spielen können. Einzelne solche Vitien bei mütterlicher Viruserkrankung lassen sich sogar aus embryologischen Gründen sicher ausscheiden (z.B. Cor triloculare bei Rubeolen im 8. Monat). Der Anteil der Virusembryopathien an der Gesamtheit der konnatalen Vitien wird von Gibson und Lewis auf 1%, von Campbell auf 2—4% geschätzt.

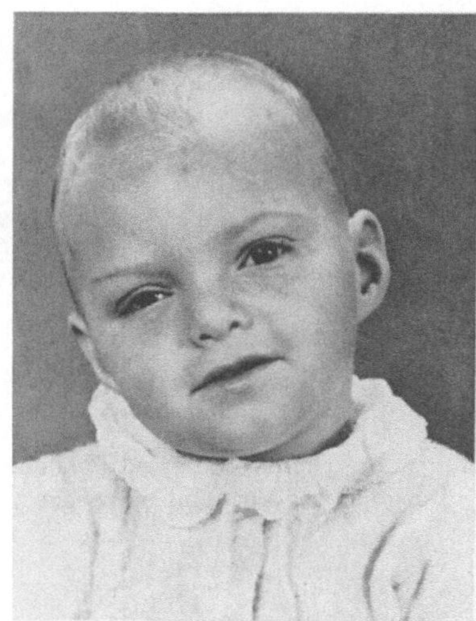

Abb. 299. Mikrophthalamus rechts bei Rubeolenembryopathie

Dieses klinische Bild ist, wie erwähnt, allen Embryopathien, unabhängig von der Art der mütterlichen Viruserkrankung gemeinsam. Keineswegs alle Fälle bieten jedoch alle Symptome; Kombinationen von mentaler Retardation mit Katarakt oder Innenohrtaubheit oder Vitium werden auch ohne entsprechende pränatale Anamnese eine begründete Verdachtsdiagnose ermöglichen, noch unvollständigere Bilder aber nur mit einer solchen. Bildungsfehler außerhalb des Herzens gehören, von der noch zu besprechenden Hepatitis epidemica abgesehen, nicht zum Syndrom der Virusembryopathie. Derartige Fälle wurden wohl vereinzelt beschrieben, sind jedoch teils aus embryologischen Gründen abzulehnen, teils wegen Fehlens aller für Virusembryopathie charakteristischen Symptome höchst zweifelhaft und die wenigen verbleibenden, in denen Bildungsfehler mit dem Virusembryopathie-Syndrom kombiniert vorkamen, können mit Coincidenz erklärt werden. Wir fanden unter 700 diesbezüglichen verwertbaren Virusembryopathien der Literatur 18 Fälle mit Bildungsfehlern außerhalb des Herzens, was mit 2,5% der durchschnittlichen Häufigkeit entspricht.

Anders verhält es sich vielleicht bei **Hepatitis epidemica.** Wir fanden 10 Fälle eines abnormen Kindes bei mütterlicher Hepatitis 7 Monate vor bis 4 Monate nach der Konzeption. Von diesen wiesen nur 2 Fälle das charakteristische Syndrom oder Teile daraus auf; 3 weitere hatten neben charakteristischen Symptomen noch grobe Bildungsfehler außerhalb des Herzens und 5 Fälle hatten nur solche Bildungsfehler. (Drei weitere Fälle bei denen Mongolismus mit der mütterlichen Erkrankung in Zusammenhang gebracht worden ist, glaubten wir heute ausscheiden zu können.) Unter den Bildungsfehlern finden sich Meningocele, Polydaktylie, totales Colobom, Lippen-Gaumenspalte, Gaumenspalten, Anencephalie und Mikrogyrie, also eine, offenbar vom Schädigungstermin bestimmte Buntheit. Eine solche Häufung ungewöhnlicher Erscheinungen findet sich bei keiner anderen mütterlichen Viruserkrankung, so daß wir trotz der kleinen Zahl doch an einen Zusammenhang glauben. Das aus dem Rahmen fallende Verhalten der Hepatitis epidemica könnte damit erklärt werden, daß die Hepatitis nicht nur eine Viruserkrankung wie andere, sondern auch eine schwere Stoffwechselkrankheit ist, die den Embryo durch toxische Metaboliten schädigen könnte. Die Hepatitis-Embryopathie wäre nach dieser Auffassung in vielen Fällen eine Kombination von Virus- und Vergiftungsembryopathie. Aus den schwereren Veränderungen beim Embryo darf jedoch nicht der Schluß gezogen werden, daß Hepatitis epidemica gefährlicher ist als etwa Rubeolen, da die embryonale (und auch fetale) Morbidität bei ersterer bedeutend niedriger ist als bei letzterer.

Zur Virusembryopathie kommt es nur, wenn die Schwangere in den ersten 4 Monaten erkrankt. (Bei den wenigen Expositionsfällen ist teils der Kausalzusammenhang, teils die mütterliche Symptomlosigkeit zweifelhaft.) Fälle nach mütterlicher Erkrankung im vierten Monat sind so selten, daß sie mit Unterschieden in der Entwicklungsgeschwindigkeit der Embryonen erklärt, d.h. als riskant nur Erkrankungen im 1. Trimenon angesehen werden können. Die Gefahr für den Embryo dürfte dabei vom 1.—3. Monat steil abfallen, die Mortalität (Abortus) bei Erkrankung im 1. Monat aber bedeutend größer sein als im 2. und 3. Daraus ergibt sich die an 482 datierbaren Embryopathiefällen (!) gewonnene Verteilung auf Graviditätsmonate der mütterlichen Erkrankung (Abb. 300). Nicht nur die Morbidität und Mortalität, sondern auch die Art des resultierenden Schadens soll nach Bourquin in Beziehung zum pränatalen Erkrankungsalter stehen, indem Katarakte am häufigsten bei mütterlichen Rubeolen in der 5. Woche, Herzfehler bei solcher in der 6.—7. und Taubheit bei solcher in der 8.—9. Woche vorliegen sollen; Murray stellte für Taubheit zwei Termine, nämlich in der 6. Woche und im 3. Monat fest. Diese Häufigkeitsgipfel stimmen sehr gut mit den Hauptentwicklungsperioden der betroffenen Organe überein (beim Innenohr Cochlea und Cortisches Organ), da jedoch besonders die Angaben Bourquins oft im Sinne einer Phasenspezifität der Viruswirkung zitiert werden, muß betont werden, daß es sich bei den genannten Terminen höchstens um Scheitelpunkte von Normalverteilungskurven handeln kann, de facto aber z.B. Katarakt gar nicht selten bei Erkrankung

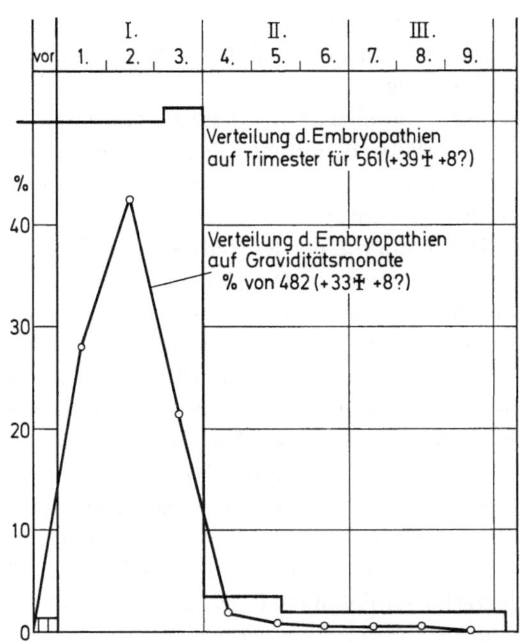

Abb. 300. Verteilung von Virusembryopathie-Fällen auf Monate und Trimenon der Gravidität

im 3. Monat vorkommt usw. Wir fanden für 495 Virusembryopathien die dargestellte relative Häufigkeit der Organmanifestationen (Abb. 300), wobei die nach dem 3. Monat scharf abnehmenden Fallzahlen nicht übersehen werden dürfen. Bei den wenigen Fällen nach dem 4. Monat kommen praktisch nur mehr Hirnschäden (am Auge nur mehr Pseudoretinitis pigmentosa) vor, die als Folge fetaler Encephalitis aufgefaßt werden müssen.

Die praktisch entscheidende Frage nach dem **Risiko einer Embryopathie bei mütterlicher Viruserkrankung** läßt sich heute nur für *Rubeolen* hinreichend sicher beantworten. Als Durchschnitt aus vier großen prospektiven (!) Untersuchungen (Greenberg et al., 1957, New York; Ingalls u. Purshottam, Massachusetts USA; Lundström, 1958, Schweden; Pitt, Australien) ergibt sich, daß bei mütterlicher Rubeolenerkrankung in den ersten drei Monaten die embryonale Morbidität 25% beträgt, wobei aber die Hälfte der Embryonen abstirbt, d.h. abortiert wird. Mit diesen Zahlen stimmen die Ergebnisse einer ebenfalls prospektiven, während einer Epidemie in Österreich von Lorant u. Radl durchgeführten Untersuchung exakt überein. Das Risiko einer im 1. Trimenon an Rubeolen erkrankten Frau ein lebendgeborenes, aber geschädigtes Kind zu haben, beträgt daher nur etwa 12%. Dieses Risiko berechtigt zweifellos *nicht* zur Unterbrechung einer durch Rubeolen im 1. Trimenon komplizierten Schwangerschaft; es würden dabei 6 normale Früchte getötet um die Geburt eines lebenden, aber geschädigten Kindes zu verhüten.

Die embryonale Morbidität bei *Masern, Varicellen, Mumps, Hepatitis* und *Poliomyelitis* läßt sich wegen fehlender größerer prospektiver Untersuchungen nicht angeben. Man darf jedoch mit Sicherheit annehmen, daß das Risiko der Geburt eines lebenden, aber geschädigten Kindes bei diesen Virusinfektionen *noch bedeutend geringer* als bei Rubeolen ist. Die Gründe sind verschieden. Zumindest bei Poliomyelitis dürfte dies auf eine erhöhte embryonale Mortalität zurückzuführen sein; von 63 mütterlichen Poliomyelitiserkrankungen in den ersten 4 Graviditätsmonaten, die wir aus der Literatur zusammenstellten, führten 29 zu Embryopathie, aber nur 6 dieser Früchte wurden lebend geboren, die übrigen 23 spontan abortiert. (Aus diesen Zahlen darf nicht auf die embryonale Morbidität geschlossen werden, weil eine starke Selektion nach gestörten Graviditäten besteht!) Bei Hepatitis ist das geringere Risiko dagegen vor allem auf eine viel geringere embryonale Morbidität zurückzuführen. v. Harnack und Martini, Dörfler sowie Ellegst et al. beobachteten insgesamt 54 Hepatitiden unmittelbar vor oder im 1. Trimenon einer Schwangerschaft; 6 Graviditäten endeten mit Abortus, eine mit Frühgeburt und nur eine mit Geburt eines lebenden, aber geschädigten (tauben) Kindes. Daraus ergäbe sich für Hepatitis eine embryonale Morbidität, die mit 13% halb so groß ist wie bei Rubeolen, durch eine embryonale Mortalität von 85% jedoch nur mit rund 2% Wahrscheinlichkeit zu einem *lebenden* geschädigten Kind führt. (Bei Hepatitis in der Fetalzeit ist das Risiko für die Frucht interessanterweise erheblich größer, wobei Giftwirkung viel häufiger zu sein scheint als Infektion.) Im allgemeinen dürfte die embryonale Morbidität von der Dauer und Intensität der Virämie abhängen, die für Rubeolen festgestellten 25% aber kaum überschreiten und die embryonale Mortalität mit der postnatalen Pathogenität des Virus parallel gehen; die Differenz zwischen beiden stellt das Risiko der Geburt eines lebenden, aber geschädigten Kindes dar.

Alles bisher Gesagte gilt für Infektionen mit ,,Ultraviren" der erwähnten Art bei klinisch typischer mütterlicher Erkrankung. Manche dieser Infektionen, wie Poliomyelitis oder Hepatitis können nun aber unter uncharakteristischen, grippeähnlichen Symptomen oder ganz symptomlos erworben (Erstinfektion!) werden, womit sich die Frage nach dem embryonalen Risiko in solchen Fällen erhebt. Bezüglich der symptomlos erworbenen Infektionen, zu denen auch z.B. Rubeolenexposition angeblich nicht rubeolisierter Frauen usw. gerechnet werden können, lassen sich aus zwei Tatsachen hinreichend sichere Schlüsse ziehen. 1. Inapparente Poliomyelitiserstinfektionen sind zu Zeiten klinischer Epidemien so ungeheuer häufig, daß sich 6—9 Monate danach eine auffallende Häufung von Embryopathien oder während der Epidemie eine Abortusepidemie bei klinisch gesunden Frauen ergeben müßte, *wenn* derartige Infektionen zu einer diaplacentar wirksamen Virämie und damit zu einer Gefährdung der Frucht führen würden. Derartiges wurde nie beobachtet. Für Expositionen gegen exanthematische Virusinfektionen gilt dasselbe. 2. Das recht charakteristische Syndrom der Virusembryopathie wird nur äußerst selten ohne entsprechende pränatale Anamnese beobachtet; käme es auch bei subklinischen Infektionen vor, müßten derartige Fälle sehr häufig sein. Aus diesen beiden Gegebenheiten kann man mit großer Sicherheit schließen, daß *subklinische Virusinfektionen für den Embryo kein* oder kein nennenswertes *Risiko darstellen*. Dies gilt auch für die *Poliomyelitisschutzimpfung* mit lebenden atenuierten Viren; es gibt nicht den geringsten Hinweis, daß es dabei zu embryonalen Schädigungen kommen kann.

Bisher sind zwei Virusinfektionen bekannt geworden, bei denen die Mutter gewöhnlich, bzw. offenbar symptomlos bleibt und die Frucht doch infiziert und geschädigt wird, nämlich die Cytomegalie und der sog. abakterielle proliferative *Dequamativkatarrh* (Flamm).

Beide sind jedoch im wesentlichen fetale Viruserkrankungen und werden an anderer Stelle abgehandelt.

Viel schwieriger ist die Frage nach dem Risiko bei Virusinfektionen mit uncharakteristischen, *Grippe*-ähnlichen mütterlichen Symptomen zu beantworten. „Grippe“ ist ein Sammeltopf, in dem sich neben manchen Hepatitis- und Poliomyelitisinfektionen noch Infektionen mit einer großen Zahl anderer Viren, aber auch mit Bakterien und sogar Protozoen (Toxoplasma) befinden; viele der betreffenden Viren erzeugen keine Virämie, manche nur in einzelnen Fällen. Ein nach dem Merkmal „Grippe“ gesammeltes Krankengut ist daher sehr heterogen und erlaubt nur globale, ungefähre Schlüsse. Aus einer solchen von gestörten Kindern ausgehenden Untersuchung (Thalhammer, 1963) scheint sich zu ergeben, daß „Grippe“ im Gegensatz zu den klinisch typischen Viruserkrankungen nur selten zum Embryopathie-Syndrom, viel häufiger aber zu angeborenen Hirnschäden führt, daß aber die Gesamtzahl solcher Fälle in keinem Verhältnis zu der notwendig sehr großen Zahl von Schwangeren mit solchen Erkrankungen steht. Mit diesem allgemeinen Eindruck stimmen die wenigen Untersuchungen überein, die bezüglich der embryonalen Pathogenität identifizierter Arten von „Grippe“ angestellt wurden. Vier von diesen beschäftigen sich mit demselben Erreger (Influenza A asia 1957/58): Saxen et al. fanden an großem Material bei Erkrankung im 1. Trimenon signifikant häufiger „Mißbildungen“ als bei nicht oder später erkrankten Frauen (3,3 gegen 2,0; signifikant), erwägen aber, daß dies auf Begleitfaktoren wie Fieber, Medikation oder toxische mütterliche Stoffwechselprodukte zu beziehen sei. Coffey und Jessop kommen zu ganz gleichen Ergebnissen, indem sie bei den Kindern von 663 erkrankten Müttern 3,6% und von 663 gleichzeitig schwangeren nicht erkrankten 1,5% grobe „Mißbildungen“ fanden; sie stellen darüber hinaus fest, daß 20 der 24 Fälle das Zentralnervensystem betrafen. (Da Erkrankung im 1. Trimenon zu 7,4%, im II. Trimenon zu 4,3% und solche im III. Trimenon zu 2,0% „Mißbildungen“ führte, ist anzunehmen, daß es sich zumindest bei einem Teil der Fälle nicht um Bildungsfehler, sondern um cerebrale Schäden nach fetalen Erkrankungen handelte.) Totgeburten und Frühgeburten waren bei Kranken und Gesunden merkwürdigerweise gleich häufig. Diesen Ergebnissen widersprechen die zwei Untersuchungen von Anderberg und Bergman an 337 erkrankten Müttern (121 in den ersten 4 Monaten) bzw. Doll et al. an 63 erkrankten Frauen, die keine erhöhte Frequenz für Abortus, Mißbildung, Totgeburt und Frühgeburt bzw. für Mißbildungen fanden. Rentasalo et al. sowie Kleinman et al. untersuchten mit Eccho 9-Virus frisch (d.h. wahrscheinlich während der in eine Epidemie fallenden Gravidität) infizierte Frauen und fanden keine Zunahme von Anomalien bei den Neugeborenen. Es scheint somit sicher, und auch Befunde von Töndury (1962) sprechen dafür, daß manche unter den „Grippen“ zu Embryopathien und Hirnschäden infolge fetaler Encephalitis führen, ebenso sicher ist aber, daß die meisten Arten unter diesen grippeähnlichen Infektionen und sehr wahrscheinlich auch die meisten Fälle einer potentiell gefährlichen uncharakteristisch verlaufenden Infektion wie Poliomyelitis mit Grippesymptomatik die Frucht nicht tangieren.

Eine Virusinfektion besonderer Art ist die *Vaccination.* Erfolgreiche Primovaccination (oder Wiederholungsimpfung mit Erstreaktion!) geht mit Virämie einher und Fälle von einwandfreier fetaler Vaccina generalisata (Lynch; McDonald und McArthur; Wielanga et al.) beweisen, daß die Frucht tatsächlich infiziert werden kann. Die Seltenheit solcher Fälle läßt aber vermuten, daß noch zusätzliche Faktoren gegeben sein müssen; auffallend ist auch die 7—10 Wochen lange Inkubation zwischen mütterlicher Acme und Abgang der gewöhnlich akut kranken Frucht. Bezüglich *embryonaler* Schädigungen wurde zwar von Greenberg et al. an einem sehr großen Krankengut festgestellt, daß Primovaccination bei Graviden keinerlei Einfluß auf die Frucht hat, doch ist diese Untersuchung methodisch anfechtbar und — angesichts der enormen Zahl von 4172 geimpften Schwangeren allein im 1. Trimenon — mit den erwähnten Einzelbeobachtungen nicht vereinbar. MacArthur kam bei 203 sorgfältig beobachteten Graviden mit Erstreaktion auch zu wesentlich anderen Ergebnissen (Tabelle 212).

Interessant im Hinblick auf die lange „Inkubation“ ist, daß Primovaccination in den ersten 4 Wochen der Gravidität praktisch

Tabelle 212. *Folgen von Primovaccination in graviditate für die Frucht.* (Nach MACARTHUR)

Graviditäts-Stadium	Nr.	Normal	Ab	Totgeburten	Fehlgeburten	Abnorm
2—4 Wochen	33	32	1	—	—	—
4—12 Wochen	34	17	10	5	1	1
2. Trimenon	69	66	—	1	1	1 Ngb. gst.
3. Trimenon	67	63	—	—	3	1

folgenlos bleibt, während Impfung in der 4.—12. Graviditätswoche bei der Hälfte aller Früchte den Tod zur Folge hat. Impfung während der Fetalzeit der Frucht scheint nur ausnahmsweise zur Infektion der Frucht zu führen. Man kann daraus die Folgerung ziehen, daß Erstvaccination oder Wiederimpfung sehr lange nach der Erstimpfung (zu erwartende Erstreaktion) im 1. Trimenon für die Frucht sehr gefährlich und daher nur bei effektiver Pockengefährdung der Frau gerechtfertigt ist, während solche Vaccination im 2. und 3. Trimenon ein nicht bestreitbares, aber kleines Risiko für die Frucht birgt. Daß bisher keine Virusembryopathie, sondern nur Abortus als Folge embryonaler Vaccineinfektion beobachtet worden ist, entspricht der allgemeinen Feststellung, daß die embryonale Mortalität mit der postnatalen Pathogenität des Virus steigt.

Am Rande erwähnt sei, daß es in der älteren Literatur (s. SCHICK) eine Reihe von Fällen *fetaler Variola* gibt, bei denen die Mütter während der Gravidität zwar engen Kontakt mit Pockenfällen, aber keine (oder eine leichte nicht diagnostizierte ?!) Erkrankung hatten. Daß nur von schweren fetalen Pocken, aber nicht von Aborten berichtet wird, ist zweifellos damit zu erklären, daß diese Folge pränatalen Krankseins damals nicht beachtet wurde. Von besonderem Interesse ist der Fall CHANTREUIL bei dem der eine von Zwillingen fetale Variola hatte, während der andere völlig normal war.

Eine Bekämpfung der Virusembryopathie kann wie bei allen embryonalen Störungen nur in *Prophylaxe* bestehen, deren Ziel die Unterbindung einer Virämie im 1. Trimenon einer Schwangerschaft sein muß. Der sicherste Weg dazu ist die Immunisierung weiblicher Individuen außerhalb einer Gravidität oder noch besser vor Erreichung des Fortpflanzungsalters. Bei den im Kindesalter meist harmlos verlaufenden exanthematischen Viruserkrankungen wie Rubeolen, Varicellen, Masern, kann dies durch Exposition oder zumindest Unterlassung besonderer Maßnahmen zur Verhütung einer Infektion geschehen. Bei Poliomyelitis kann von Impfung der Mädchen im Kindesalter mit Lebendvaccine eine Verhütung auch der Embryopathien erwartet werden. Andere ähnliche Impfungen sind in naher Zukunft zu erwarten. Angesichts einer an z.B. Rubeolen erkrankten oder einer noch nicht immunen, aber exponierten Frau im 1. Trimenon einer Gravidität scheint uns die wichtigste Aufgabe des Arztes *die Beruhigung der Frau.* Der Arzt hat eine Chance von mindestens 1:6, daß seine optimistische Prognose eines gesunden Kindes ihre Bestätigung findet. Liegt die Exposition nicht länger als 3 Tage zurück, so ist nach den Erfahrungen von LUNDSTRÖM die Injektion von 24 ml gewöhnlichem Gammaglobulin (aus einer mit der entsprechenden Virusinfektion stark durchseuchten Population) ! oder von 12 ml Gammaglobulin aus Rekonvaleszentenserum medizinisch indiziert; es ist mit einer an Sicherheit grenzenden Wahrscheinlichkeit ein durch das Virus nicht geschädigtes Kind zu erwarten. Ist die Erkrankung bei der Schwangeren bereits ausgebrochen, so ist eine derartige Maßnahme sinnlos, doch kann die Injektion einer kleinen (finanziell nicht belastenden) Menge von Gammaglobulin psychologisch angezeigt sein. Zwischen diesen beiden Extremen liegen Fälle mit länger zurückliegender, aber noch nicht abgelaufener Inkubation. Eine Schwangerschaftsunterbrechung erscheint weder medizinisch noch psychologisch gerechtfertigt.

Versuchen wir die heutigen Kenntnisse über humane Embryopathien zusammenzufassen, so muß man feststellen, daß trotz Kenntnis zahlreicher im Säugerversuch nachgewiesener Möglichkeiten exogener embryonaler Schädigung beim Menschen erst einige wenige — meist iatrogene — die *epidemisch auftraten*, einwandfrei bewiesen und z.T. einem definierten embryonalen Störungsbild zugeordnet werden konnten. Daraus den Schluß zu ziehen, daß außerhalb dieser exogenen embryonale Schädigungen eine unbedeutende Rolle spielen, wäre jedoch ein Fehler. Globale Untersuchungen zeigen, daß Mangel an spezifischen Nährsubstanzen und Sauerstoff auch beim Menschen als Ursache von Embryopathien eine nicht zu unterschätzende Rolle spielen. Dies wird um so deutlicher, wenn man sich die im Säugerversuch bewiesene Tatsache vor Augen hält, daß der zu Bildungsfehlern führende Grad derartiger Mangelzustände sehr schmal, diese Folge daher relativ selten ist, ein höherer Grad aber zum Fruchttod, d. h. Abortus führt, der daher in die Betrachtung des Problems einbezogen werden muß. Ein geringerer Grad führt zu morphologisch normalen, aber unterentwickelten Früchten; dieser Folge ist nicht mehr anzusehen, ob sie embryonale oder fetale Ursachen hat. Unterentwickelte Früchte stellen jedoch einen erheblichen Teil der heutigen Säuglingssterblichkeit. Zudem können embryonale Schäden, wie bei Placentastörungen angedeutet, erst in der Fetalzeit wirksam werden. Viel Forschungsarbeit wird noch nötig sein, um unsere Kenntnisse so zu mehren, daß spezifische Maßnahmen zur Verhütung embryonaler Schädigungen möglich werden. Bis dahin wird es gut sein, globale Prophylaxe zu betreiben: Eine Schwangere soll nichts außergewöhnliches tun und man — vor allem der Arzt — soll in ihren Organismus, in welcher Form immer, nur mit strengster Indikation eingreifen. Die Ernährung soll quantitativ, vor allem aber auch qualitativ gut sein. Besteht aus Not, Gewohnheit oder Krankheit die Möglichkeit einer Mangelernährung, so soll vor allem der Vitaminbedarf gesichert werden. Mit Virämie verbundene Virusinfektionen sollen tunlichst durch Expositionsprophylaxe oder Immunisierung außerhalb einer Gravidität vermieden werden. Abortus, Bildungsfehler und angeborene Schäden eines Kindes sind als graduelle Unterschiede eines Geschehens aufzufassen und daher Schwangere mit solchen Ereignissen in der Vorgeschichte als Risikofälle zu betrachten, die besonders sorgfältiger Untersuchung, Betreuung und Schonung bedürfen, ohne dabei Angst zu erzeugen.

Literatur

ANDERBERG, K., BERGMAN, P.: Influenza and pregnancy. Svenska Läk.-Tidn. **57**, 2039 (1960).

ANDERSEN, D. H.: Effect of diet during pregnancy upon the incidence of congenital hereditary diaphragmatic hernia in the rat. Amer. J. Path. **25**, 163 (1949).

ANONYMUS: Rev. esp. Obstet. Madrid 4. II. 1919, nach GOLDSTEIN u. MURPHY, Amer. J. Roentgenol. **22**, 322 (1929).

ANTONOV, A. N.: Children born during the siege of Leningrad in 1942. J. Pediat. **30**, 250 (1947).

ARESIN, N., SOMMER, K. H.: Mißbildungen und Umweltfaktoren. Zbl. Gynäk. **72**, 1329 (1950).

BAIRD, D.: The influence of social and economic factors on stillbirths and neonatal deaths. J. Obstet. Gynaec. Brit. Emp. **52**, 217, 339 (1945).

— Social and economic factors affecting the mother and child. Amer. J. publ. Hlth **42**, 516 (1952).

BALFOUR, M. I.: Supplementary feeding in pregnancy. Lancet **1944 I**, 208.

BAMATTER, F.: Repercussions sur l'efant des maladies infectienses de la mère pendant la grossesse. Basel: S. Karger 1949.

BEILLY, J. S., GREENBERG, M. W., AARON, J. B., PECK, S. J.: Placenta previa. On eleven-year review. Amer. J. Obstet. Gynec. **63**, 414 (1952).

BLACK-SCHAFFER, B.: Fetal nanosomia and bone athrepsia in newborn of woman with severe cyanotic cardiovascular anomaly. Amer. J. Obstet. Gynec. **59**, 656 (1950).

BOURQUIN, J. B.: Thèse Genève. Paris: Le Francois **1948**.

BURKE, B. S., STUART, H. C.: Nutritional requirements during pregnancy and lactation. J. Amer. med. Ass. **137**, 119 (1948).

CAMERON, C. S., GRAHAM, S.: Antenatal diet and its influence on stillbirths and prematurity. Glasg. med. J **24**, 1 (1944).

CAMPBELL, M.: Place of maternal rubella in the aetiology of congenital heart disease. Brit. med. J. **1961 I**, 691.

CAMPBELL, W. A. B.: Influenza in early pregnancy. Lancet **1953 I**, 173.

CHAUTRENIL: Nach SCHICK.

CHENG, D. W., BAIRUSON, T. A.: Histological changes in the abnormal rat fetuses induced by maternal vitamin E deficiency. Anat. Rec. **121**, 274 (1955).

COFFEY, V. P., JESSOP, W. L. E.: Maternal influenza and congenital deformities. Lancet **1959 II**, 935.

COURRIER, R., JOST, A.: Intersexualité foetale provoquée par la Prégnèninolone au cours de lagrossesse. C. R. Soc. Biol. (Paris) **136**, 395 (1942).

DEGENHARDT, K. H.: Tierexperimentelle Untersuchungen zur Ätiologie und Phänogenese (früh erworbener) axialer Fehlbildungen. Z. menschl. Vererb.- u. Konstit.-Lehre **34**, 509 (1958).

— Vitamin E-Schutz bei Sauerstoffmangel in der frühen Gravidität. Z. menschl. Vererb.- u. Konstit.-Lehre **35**, 136 (1959).

Degenhardt, K.-H.: Selecta No 36, S. 1094 (1963).

Dörfler, R.: Zur Frage der kindlichen Mißbildungen infolge Erkrankung der Mutter an Hepatitis epidemica während der Schwangerschaft. Münch. med. Wschr. **99**, 1664 (1957).

Doll, R., Hill, A. B., Sakula, J.: Asian influenza in pregnancy and congenital defects. Brit. H. prev. Med. **14**, 167 (1960).

Ebbs, J. H., Kelly, H.: The relation of maternal diet to breast feeding. Arch. Dis. Childh. **17**, 212 (1942).

Ellegast, H., Gumpesberger, G., Wewalka, F.: Einfluß einer Hepatitis in der Schwangerschaft auf das Kind. Wien. klin. Wschr. **66**, 507 (1954).

Evered, D. F., Randall, H. G.: Thalidomide and the B Vitamins. Brit. med. J. **1963 II**, 610.

Flamm, H.: Abakterieller proliferativer Desquamativkatarrh der Lunge bei menschlichen Feten. Klin. Wschr. **32**, 364 (1954).

Fraiser, F. C., Tainstet, T. D.: Production of congenital defects in the offspring of pregnant mice treated with cortisone. Pediatrics **8**, 527 (1951).

Franceschetti, A.: Rubéole pendant la grossesse et cataracte congenitale chez l'efant accompagnée du phénomène digito-occulaire. Ophthalmologia **114**, 332 (1947).

Gerschenson, A. O.: Zur Frage des Einflusses einiger Faktoren auf das Gewicht des Neugeborenen. Z. Kinderheilk. **51**, 20 (1931).

Gibson, St., Lewis, K. C.: Congenital heart disease following maternal rubella during pregnancy. Amer. J. Dis. Child. **83**, 317 (1952).

Giroud, A., Lefebores, J.: Deficiences nutritionnelles tératogènes. Ann. Nutr. (Paris) **11**, 15 (1957).

— Tuchmann-Duplessis, H., Mercier-Parot, L.: Repercussions teratogeniques de Thalidomid sur la couris et le lapin. C. R. Soc. Biol. (Paris) **156**, 765 (1962).

Grainger, R. B., O'Dell, B. L., Hogan, A. G.: Congenital malformations as related to deficiencies of riboflavin and vitamin B_{12}, source of protein, calcium to phosphorus ratio and skeletal phosphorus metabolism. J. Nutr. **54**, 33 (1954).

Greenberg, M., Pellitteri, O., Barton, J.: Frequency of defects in infants whose mothers had rubella during pregnancy. J. Amer. med. Ass. **165**, 675 (1957).

— Voukaner, A., Jr., Krugman, S., Osborn, Jj., Ward, R. S., Dancis, J.: The effect of smallpox vaccination during pregnancy on the incidence of congenital malformations. Pediatrics **3**, 456 (1949).

Gregg, N. M.: Congenital cataract following german meashes in mother. Trans. ophthal. Soc. Aust. **3**, 35 (1941).

Grumbach, M. M., Ducharme, J. R., Moloshok, R. E.: On the fetal masculinizing action of certain oral Progestins. J. clin. Endocr. **19**, 1369 (1959).

Halbrecht, J.: Infertility (habitual abortion) and pseudosterility. Fertil. and Steril. **4**, 272 (1953).

Hamburger, V., Habel, K.: Teratogenic and lethal effects of influenza A and mumps viruses on early chick embryos. Proc. Soc. exp. Biol. (N.Y.) **66**, 608 (1948).

Harnack, G. A. v., Martini, G. A.: Hepatitis und Schwangerschaft. Die Auswirkung der Hepatitis auf die Frucht. Dtsch. med. Wschr. **77**, 40 (1952).

Hertig, A. T., Rock, J., Adams, E. C.: A description of human ova within the first 17 days of development. Amer. J. Anat. **98**, 435 (1956).

— — — Menkin, M. C.: Thirty-four fertilized human ova, good, bad and indifferent, recovered from 210 women of known fertility. Pediatrics **23**, part II, 202 (1959).

Hirsch, M.: Chromosomenuntersuchungen bei der sogenannten Thalidomidembryopathie. Med. Klin. **58**, 397 (1963).

Hoet, J. P., Gommers, A., Hoct, J. J.: Causes of congenital malformations: Role of prediabetes and hypothyroidism. Ciba found. symposium on Congenital malformations, p. 219., Churchill Ltd. 1960.

Hohlbein, R.: Hyperemesis gravidarum als Ursache kindlicher Mißbildungen. Med. Klin. **1961**, 93.

Honet, R., Lecomte-Ramioul, S.: Repercussions sur l'efant des avitaminoses de la mère pendant la grossesse. Ann. paediat. **175**, 378 (1950).

Huber, A.: Diskussionsbem. 3. Bayerisch-österr.-schweiz-Gynäkologen-Tagg, Luzern, 1963.

Ingalls, T. H.: Environmental factors in causation of congenital anomalies. Ciba found. symposium on Congenital malformations, p. 51., Churchill Ltd. 1960.

— Avis, F. R., Curley, F. J., Temin, H. M.: Genetic determinants of hypoxia-induced congenital anomalies. J. Hered. **44**, 185 (1953).

— Purshottam, N.: Fetal risks from rubella during pregnancy. Obstet. gynec. Surv. **9**, 233 (1954).

Ingelman-Sundberg, A.: Abruptio placentae in vitamin E deficient guinea pigs. Acta endocr. (Kbh.) **2**, 335 (1949).

Interim Report of the People's Leagne of Health: Nutrition of expectant and nursing mothers. Lancet **1942 II**, 10.

Ivstam, B.: Rubella and deaf-mutism in Sweden. Acta oto-laryng. (Stockh.) **39**, 380 (1951).

Jost, A.: Recherches sur la differenciation sexuelle de l'embryon de lapin: 2. Action des androgénes de synthese sur l'histognèse genitale. Arch. Anat. micr. Morph. exp. **36**, 242 (1947).

— Nach Wilkins 1960.

Kalter, H.: The inheritance of susceptibility to the teratogenic action of cortisone in mice. Genetics **39**, 185 (1954).

— Warkany, J.: Experimental production of congenital malformations in mammals by metabolic procedures. Physiol. Rev. **39**, 69 (1959).

Kleinman, H., Prince, J. T., Mathey, W. E., Rosenfield, A. B., Bearman, J. E., Syverton, J. T.: Eccho 9 virus infection and congenital abnormalities: A negative report. Pediatrics **29**, 261 (1962).

Kosenow, W., Pfeiffer, R. A.: Mekromelie, Hämangiom und Duodenalstenose. Wissensch. Ausstellung No 39, 59. Tagg d. Dtsch. Ges. f. Kinderheilk., Kassel 1960.

Krone, H. A.: Klinische Untersuchungen zur Ätiologie menschlicher Mißbildungen. Dtsch. med. Wschr. 88, 567 (1963).

Landauer, W.: On the chemical production of developmental abnormalities and of phenocopies in chicken embryos. J. cell. comp. Physiol. **43**, Suppl. 1, 261 (1954).

Leary, D., Welt, L. G., Beckett, R. S.: Infections mononucleosis complicating pregnancy with fatal congenital anomaly of infant. Amer. J. Obstet. Gynec. **57**, 381 (1949).

Lenz, W.: Lancet **1962 II**, 1332.

— Das Thalidomid-Syndrom. Fortschr. Med. **81**, 148 (1963).

— Knapp, K.: Die Thalidomid-Embryopathie. Dtsch. med. Wschr. **87**, 1232 (1962).

Lorant, P., Radl, H.: Zur Frage der Rubeolenembryopathie. Münch. med. Wschr. **106**, 751 (1964).

Lundström, R., Boström, I. L.: Rubella in pregnancy and the incidence of developmental anomalies of the eyes. Acta ophthal. **36**, 782 (1958).

— Thoren, C., Blomquist, B.: Gamma globulin against Rubella in pregnancy. Acta paediat. (Uppsala) **50**, 444 (1961).

Lynch, F. W.: Dermatologie conditions of the fetus with particular reference to variola and vaccinia. Arch. Derm. Syph. (Chic.) **26**, 997 (1932).

Mall, F. P.: A study of the causes underlying the origin of human monstres. J. Morph. **19**, 1 (1908).

Manguin, P., Fourine, G.: Une causa interessante d'avortement: les scleroses vasculaires au niveau de l'endomètre. Gynéc. et Obstét. **55**, 324 (1956).

Mayer, J. B.: Die Embryopathia diabetica. Z. Kinderheilk. **71**, 183 (1952).

McDonald, A. M., MacArthur, P.: Foetal vaccinia. Arch. Dis. Childh. **28**, 311 (1953).

Murphy, M. L.: Teratogenic effects of tumourinhibiting chemicals in the foetal rat. Ciba Foundation Symposium on Congenital Malformations, p. 78. London: Churchill Ltd. 1960.

Murray, N. E.: Deafness following maternal rubella. Med. J. Aust. **1949 I**, 126.

Nelson, M. M., Baird, C. D. C., Wright, H. V.: Multiple congenital abnormalities in the rat resiltin from riboflavin deficiency induced by the antimetabolite galactoflavin. J. Nutr. **58**, 125 (1956).

— Evans, H. M.: Relation of thiamine to reproduction in the rat. J. Nutr. **55**, 151 (1955).

— Wright, H. V., Asling, C. W., Evans, H. M.: Multiple congenital abnormalities resulting from transitory deficiency of pteroylglutamic acid during gestation in the rat. J. Nutr. **56**, 349 (1955).

— — Baird, C. D. C., Evans, H. M.: Teratogenic effects of pantothenic acid deficiency in the rat. J. Nutr. **62**, 395 (1957).

O'Dell, B. L., Whitley, J. R., Hogan, A. G.: Vitamin B_{12}, a factor in prevention of hydrocephalus in infant rats. Proc. Soc. exp. Biol. (N.Y.) **76**, 349 (1951).

Olim, C. B., Turner, H. B.: Anencephaly in fetuses of mother with teratology of Fallot. J. Amer. med. Ass. **149**, 932 (1952).

Pache, H. D.: Zur Systematik der pränatalen Keimschäden. Münch. med. Wschr. **94**, 1593 (1952).

Pedersen, J.: Course of diabetes during pregnancy. Acta endocr. (Kbh.) **9**, 342 (1952).

Peller, S.: Rückgang der Geburtsmasse als Folge der Kriegsernährung. Wien. klin. Wschr. **32**, 758 (1919).

Pitt, D. B.: Congenital malformations and maternal rubella. Med. J. Aust. **44**, 233 (1957).

Plummer, G.: Anomalies occuring in children exposed in utero to the atomic bomb in Hiroshima. Pediatrics **10**, 687 (1952).

Rantasalo, J., Penttinen, K., Laxén, L., Ojala, A.: Eccho 9 virus antibody status after an epidemic period and the possible teratogenic effect of the infection. Ann. Paediat. Fenn. **6**, 175 (1960).

Rett, A.: Exogene Ursachen angeborener Mißbildungen. Wien. klin. Wschr. **70**, 37 (1958).

Revesz, C., Chappel, C. I., Gandry, R.: Masculinization of female fetuses in rat by progestional compounds. Endocrinology **66**, 140 (1960).

Richardson, L. R., Hogan, A. G.: Diet of mother and hydrocephalus in infant rats. J. Nutr. **32**, 459 (1946).

Rübsaamen, H., Leder, O.: Zu den Ursachen menschlicher Mißbildungen. Beitr. path. Anat. **115** (1955).

Russell, L. B.: X-ray induced developmental abnormalities in the mouse and their use in the analysis of embryological patterns. J. exp. Zool. **114**, 545 (1950).

— Russell, W. L.: An analysis of the changing radiation response of the developing mouse embryo. J. cell. comp. Physiol. **43**, Suppl. 1, 103 (1954).

Rutstein, D. D., Nickerson, R. J., Heald, F. P.: Seasonal incidence of patent D. arteriosus and maternal rubella. Amer. J. Dis. Child. **84**, 199 (1952).

Saxén, L., Hjelt, L., Sjöstedt, J. E., Hakosalo, H.: Asian influenza during pregnancy and congenital malformations. Acta path. microbiol. scand. **49**, 114 (1960).

Sauerbrei, H. V.: Fetale Mikrocephalie durch Unterdruckbehandlung einer Graviden in der Klimakammer. Kinderärztl. Prax. **25**, 490 (1957).

Schick, B.: Diaplacental infection of the foetus with the virus of German measels despite immunity of the mother. Analogous observations in smallpose. Acta paediat. (Uppsala) **38**, 563 (1949).

Schultheiss-Lindes, H.: Über eine Mißbildung, bedingt durch exogene Keimplasma-Schädigung. Gynaecologia (Basel) **126**, 210 (1948).

Smith, C. A.: Effects of maternal undernutrition upon the newborn infant in Holland (1944—1945). J. Pediat. **30**, 229 (1947).

Steininger, F.: Über die experimentelle Beeinflussung der Ausbildung erblicher Hasenscharten bei der Maus. Z. menschl. Vererb.- u. Konstit.-Lehre **24**, 1 (1940).

Stockard, C. R.: Developmental rate and structural expression. An experimental study of twins, „double monsters“ and single deformities, and the interaction amony embryonie organs during their origin and development. Amer. J. Quant. **28**, 115 (1921).

Sutow, W. W., West, E.: Studies on Nagasaki (Japan) children exposed in utero to the atomic bomb; a roentgenographic survey of the skeletal system. Amer. J. Roentgenol. **74**, 493 (1955).

Swan, C., Tostevin, A. C., Black, G. H. B.: Final observations on congenital defects in infants following infections diseases during pregnancy with special reference to rubella. Med. J. Aust. **33** (II), 889 (1946).

Thalhammer, O.: „Mißbildung". Vorschlag zu einer neuen Nomenklatur angeborener Störungen. Arch. Kinderheilk. **145**, 100 (1952).

— Vaccinevirusembryopathie bei der weißen Maus. Ein geeignetes Objekt zum Studium von Entstehungsbedingungen, Entstehungsmechanismus und Verhütungsmöglichkeiten menschlicher Virusembryopathien. Wien. Z. inn. Med. **38**, 41 (1957).

— Pränatale Schädigungen im Zusammenhang mit mütterlichen Infektionen. Bibl. microbiol. (Basel) **1**, 144 (1960).

— Die pränatale Sauerstoffversorgung und ihre Störungen. Neue öst. Z. Kinderheilk. **6**, 356 (1961).

— Pränatale Dystrophie. (Im Druck.)

— Heller-Szöllösy, E.: Exogene Bildungsfehler („Mißbildungen") durch Lostinjektion bei der graviden Maus. Ein Beitrag zur Pathogenese von Bildungsfehlern. Z. Kinderheilk. **76**, 351 (1955).

Thiersch, J. B.: The control of reproduction in rats with the aid of antimetabolites and early experiences with antimetabolites as abortifacient agents in man. Acta endocr. (Kbh.) Suppl. **28**, 37 (1956).

Töndury, G.: Embryopathia rubeolosa. Dtsch. med. Wschr. **79**, 1029 (1951).

— „Embryopathien". Über die Wirkungsweise von Viren auf den menschlichen Keimling. Berlin-Göttingen-Heidelberg: Springer 1962.

Venkatachalam, P. S.: Maternal nutritional status and its effect on the newborn. Bull. Wld Hlth Org. **26**, 193 (1962).

Warkany, J.: Disturbance of embryonic development by maternal vitamin deficiencies. J. cell. comp. Physiol. **43**, Suppl. 1, 207 (1954).

— Nelson, R. C.: Appearance of skeletal abnormalities in the offspring of rats reared on a deficient diet. Science **92**, 383 (1940).

— — Skeletal abnormalities in the offspring of rats reared on deficient diets. Anat. Rec. **79**, 83 (1941).

— Schraffenberger, E.: Congenital malformations induced in rats by maternal nutritional deficiency. V. Effects of purified diets lacking riboflavion. Proc. Soc. exp. Biol. (N.Y.) **54**, 92 (1943).

Weicker, H., Hungerland, H.: Thalidomid-Embryopathie. I. Vorkommen inner- und außerhalb Deutschlands. Dtsch. med. Wschr. **87**, 992 (1962).

White, P.: Pregnancy complicating diabetes. Surg. Gynec. Obstet. **61**, 324 (1935).

Wiedemann, H. R.: Angeborene Mißbildungen nach Virus-Infektionskrankheit der Mutter während der Schwangerschaft. Ärztl. Wschr. **5**, 453 (1950).

— Hinweis auf eine derzeitige Häufung hypo- und aplastischer Fehlbildungen der Gliedmaßen. Med. Welt **1961**, 1863.

Wielenga, G., Tongeren, H. A. E. v., Ferguson, A. H., Ryssel, Th. G. v.: Prenatal infections with vaccinia virus. Lancet **1961 I**, 258.

Wilkins, L.: Masculinization of femal fetus due to use of orally given progestins. J. Amer. med. Ass. **172**, 1028 (1960).

— Jones, H. W., Holman, G. H., Stempfel, R. S., Jr.: Masculinization of femal fetus associated with administration of oral and intramuscular progestins during gestation. J. chin. Endocr. **18**, 559 (1958).

Worm, M.: Embryopathie und perinatale Sterblichkeit bei Früchten diabetischer Mütter. Zbl. Gynäk. **79**, 1853 (1957).

Yamazaki, J. N., Wright, St. W., Wright, Ph. M.: Outcome of pregnancy in women exposed to the atomic bomb in Nagasaki. Amer. J. Dis. Child. **87**, 448 (1954).

Zappert, J.: Über röntgenogene fetale Mikrocephalie. Arch. Kinderheilk. **80**, 34 (1927).

Die Fetopathien

H. Flamm und F. Friedrich, Wien

Einleitung

Die Kyematopathologie des Menschen umfaßt den zwar nur kurzen Zeitabschnitt von der Reifung der Gameten bis zur Geburt des Kindes, doch sind als Folge der enormen physiologischen Veränderungen während dieser pränatalen Periode die pathologischen Erscheinungsbilder mannigfaltig. Im vorigen Kapitel wurden die *Embryopathien* abgehandelt, deren Charakteristikum die Fehlleitung der Organogenese zur Mißbildung ist. Diese Fehlentwicklung beginnt dabei meist als Folge von Noxen, welche während der Embryonalzeit auf die sich entwickelnden Organe einwirken; sie kann aber auch durch Schädigungen während der Gameto- und Blastogenese begründet sein.

Die *Fetopathien* betreffen dagegen schon ein Individuum, dessen Organe bereits gebildet, wenn auch noch nicht histologisch differenziert sind, das also in anatomischer und z.T. auch in physiologischer Hinsicht einem Kind ziemlich entspricht. Den Beginn der Fetalperiode setzt man im allgemeinen mit der Wende des dritten zum vierten pränatalen Monat an. Eine scharfe Abgrenzung von Embryonal- und Fetalperiode ist aber ebensowenig möglich wie von Blastogenese und Embryonalzeit.

Mit zunehmendem Alter des Fetus werden seine Reaktionen denen des Neugeborenen immer ähnlicher. Die Fetopathien der späteren Graviditätsmonate gleichen also z.T. bereits den *Neogonopathien* und *Thelamonopathien* (Erkrankungen der Neugeborenen bzw. Säuglinge). Die das Ende der Fetalperiode setzende Geburt verursacht ebensowenig eine plötzliche Veränderung der fetalen Abwehrreaktionen wie einen Abschluß der feingeweblichen Differenzierung mancher Organe. Trotzdem ist die durch die Geburt erfolgte Trennung des Fetus von seiner Mutter, deren Schicksal er bisher fast wie ein mütterliches Organ geteilt hat, nicht nur für die physiologischen Vorgänge von größter Bedeutung, sondern auch für die Weiterentwicklung mancher bereits bestehender Fetopathien. So werden z.B. poliomyelitische Lähmungen oder die Zerstörung der Atemmuskulatur durch Coxsackie-Virus wegen der Sauerstoffversorgung über die Nabelvenen vom Fetus anstandslos vertragen, liefern ihn jedoch nach der Geburt dem Erstickungstod aus (Flamm, 1955).

Die Fetopathien sind also den Erkrankungen des Kleinkindes viel ähnlicher als die Embryopathien; sie sind nach Ballantyne, dem Altmeister der Kyematopathologie, „in großem Ausmaße die Erkrankungen des Kindes und Erwachsenen, modifiziert durch die Eigentümlichkeiten der intrauterinen Umgebung und der fetalen Organisation". Diese Modifikation der formalen Genese der Fetopathien rechtfertigt ihre getrennte Beschreibung.

Fetale Abwehrmechanismen

Resistenz

Unter dem Begriff *Resistenz* werden die ererbten Eigenschaften zusammengefaßt, welche die Entstehung und den Ablauf einer Infektion hemmen können und den Einsatz der Widerstandskraft gegen organisierte, lebende Noxen regeln (Bieling). Die Resistenz umfaßt also alle jene Abwehrmechanismen, welche durch die Zugehörigkeit zur Species Homo sapiens oder zu einer Tierart für alle Angehörigen dieser Species charakteristisch sind. Diese Mechanismen sind z.T. nur feststellbar, ohne daß ihr Substrat faßbar ist. Sie bedingen aber die Apathogenität verschiedener Mikroorganismen für diese Species, obwohl dieselben Keime für Mitglieder anderer Arten hochpathogen sein können. So ist z.B. das Mycobacterium avium, der Erreger der Geflügeltuberkulose, für den Menschen völlig harmlos oder umgekehrt, das Mycobacterium leprae für alle Tiere apathogen.

Zu den Mechanismen der Resistenz gehört auch der Schutz, den die äußere *Haut* durch ihren Säuremantel und die *Schleimhäute* durch ihre Sekrete gewähren. Dieser Schutz fällt beim Fetus praktisch aus, da Erreger, welche auf die Haut des Fetus treffen, dorthin nur aus dem Fruchtwasser gelangen können. Das Fruchtwasser und damit die in ihm enthaltenen Keime werden aber aspiriert und geschluckt.

Es kommen also die in der Umgebung des Fetus vorhandenen Keime zwangsläufig in den *Respirations-* und *Verdauungstrakt*, wo die beim Erwachsenen physiologischerweise produzierten, das Keimwachstum hemmenden Sekrete noch nicht ihre Schutzfunktion ausüben. Der Resistenzmechanismus der Haut kann also leicht umgangen werden. Tatsächlich dürfte die Haut des Fetus, wie eigene Untersuchungen vermuten lassen (FLAMM, 1959), für Bakterien leichter durchgängig sein.

Die Resistenz gegenüber Krankheitserregern wird von verschiedenen Faktoren beeinflußt, von denen uns im Rahmen dieser Besprechung das *Lebensalter* des betreffenden Individuums besonders interessieren muß. Diese Altersabhängigkeit der Resistenz wirkt sich so aus, daß der Fetus und auch z.T. noch das Neugeborene viel empfindlicher gegenüber Krankheitserregern reagieren als der ältere Säugling, das Kleinkind oder gar der Erwachsene.

Als Beispiel dafür bietet sich die Listeriose an, die vor oder kurz nach der Geburt als Folge der niedrigen Resistenzlage des Fetus und Neonatus in ihrer generalisierten Form, der Granulomatosis infantiseptica, auftritt (KREPLER und FLAMM; FLAMM, 1958). In gleichem Sinne dürfen wir die nur beim Fetus und Neugeborenen beobachtete Myokarditis im Gefolge einer Infektion durch Coxsackie-Viren der B-Gruppe werten. Bei diesen Beispielen handelt es sich aber immerhin um Erreger, welche auch im späteren Leben noch letale Infektionskrankheiten verursachen können, deren Erscheinungsbild dann allerdings weniger eindrucksvoll ist. Die bakterielle Desquamativpneumonie dagegen tritt, soweit heute bekannt ist, nur beim Fetus (FLAMM, 1953, 1954, 1959) und Säugling bis zum 5. Monat (ESSBACH, 1961) auf. Ältere Individuen sind offenbar resistent.

Bei Versuchstieren ist die geringe Resistenz der Feten und Säuglinge ebenfalls bekannt. Durch Infektion mit Coxsackie-A-Viren kann man nur beim Fetus (FLAMM, 1955) oder Neugeborenen in den ersten Tagen nach der Geburt (DALLDORF et al., MELNICK et al.) die charakteristische nekrotisierende Myose erzeugen. Während der ersten Lebenstage bildet sich offenbar die Resistenz des Neonatus gegen dieses Virus aus. Ähnlich liegen die Verhältnisse bei der experimentellen Infektion der Säuglingsmaus mit den Viren der Maul- und Klauenseuche (SKINNER; NAGEL) und der Amerikanischen Pferde-Encephalitis (SABIN und OLITZKY; WRIGHT et al.).

Die Resistenz nimmt also während der intrauterinen wie auch noch während der postnatalen Entwicklung zu. Beim jungen Embryo fehlt offenbar die Resistenz gegenüber vielen Erregern völlig, so daß sich diese im ganzen Körper ausbreiten. So können sich in manchen Organen, wohl als Folge ihrer besonderen Stoffwechsellage (FLAMM, 1959), die typischen Virus-Embryopathien ausbilden. An dieser niedrigen Resistenzlage dürfte auch das Fehlen des Interferon-Mechanismus während der Embryonalzeit (ISAACS und BARON) ursächlich beteiligt sein. Während der weiteren Entwicklung gewinnen dann vielfach manche Organsysteme eine Resistenz, andere bleiben weiterhin empfänglich. Es ist interessant, daß dabei der Organotropismus der Erreger eine Rolle spielt. So vermehrt sich das Virus der menschlichen Grippe bei experimentell infizierten Meerschweinchen-Feten von allen Organen am stärksten in der Lunge und kann zum Tod des Fetus führen (WOOLPERT et al.). Erwachsene Meerschweinchen sind dagegen nur latent mit diesem Virus infizierbar. Daraus ist ein für die Praxis wichtiger Schluß zu ziehen. Es könnte vielleicht ein für das Kind und den Erwachsenen harmloser Erreger einer Tierinfektion von einer schwangeren Frau aufgenommen und an ihren Fetus weitergegeben werden und bei diesem das dem Organotropismus des Erregers entsprechende Organsystem befallen.

Celluläre Reaktionen

Die zellige Abwehr ist, ebenso wie die Resistenz, während des prä- und postnatalen Lebens nicht in gleichem Ausmaße vorhanden. Ihre Intensität und Wirksamkeit ist weitgehend vom Entwicklungszustand des Individuums abhängig.

Nach KNOLL treten bereits in den ersten Embryonalwochen mitunter freie Zellen auf, welche wohl zu den bereits 1896 von SAXER in verschiedenen Tierembryonen gefundenen „*primären Wanderzellen*" zu rechnen sind. Diese Zellen werden beim menschlichen Embryo außer in der Blutzirkulation noch in den primären Lymphspalten und im lockeren Bindegewebe gefunden. Sie erinnern stark an die Monocyten des strömenden Blutes, sind jedoch nicht mit ihnen identisch. Manchmal wird bei diesen Zellen Phagocytose beobachtet.

Vom 2.—3. Embryonalmonat an findet man dann im Zwischengewebe der Organe die ersten *Granulocyten*, wobei vor den neutrophilen die eosinophilen auftreten. Es handelt sich besonders

ders zu Anfang um Myelocyten, Metamyelocyten und stabkernige Granulocyten. Beim Fetus besteht also eine starke physiologische Linksverschiebung des weißen Blutbildes (KNOLL). Erst in den letzten Wochen vor der Geburt steigt die Zahl der Granulocyten stärker an.

Vom Ende des 3. Embryonalmonats an treten auch bereits *Lymphocyten* auf. Sie nehmen bis zur 20. Woche zu und halten danach konstante Werte (THOMAS und YOFFEY).

Monocyten und *Plasmazellen* können nach eigenen Befunden und Angaben in der Literatur in geringer Anzahl vom 5. Monat an gefunden werden. BENIRSCHKE und BOURNE glauben, daß durch gewisse Reize, vielleicht durch Antigene, aus den Hofbauer-Zellen der Placentazotten Plasmazellen entstehen können. BRIDGES, CONDI, ZAK und GOOD berichten allerdings, daß sie selbst bei Säuglingen im 1. Monat nach der Geburt Plasmazellen in Ileum und Appendix mit einer Ausnahme stets vermißten. Diese Zellen traten erst danach in zunehmendem Maße auf.

Aus diesem entwicklungsgeschichtlichen Überblick geht hervor, daß wir die aus der postnatalen Pathologie bekannte, typische granulocytäre Reaktion beim Fetus nicht von Anfang an erwarten können. Sie erscheint offenbar erst zwischen dem 5. (STAEMMLER, 1952) und 7. Monat (ESSBACH). ESSBACH vermutet aber aufgrund von eigenen Beobachtungen und Mitteilungen im Schrifttum, daß länger dauernde Einwirkungen pathogener Reize die Reifung von Granulocyten rascher in Gang setzen. Bis dahin ist die zellige Abwehr durch eine Mobilisierung mesenchymaler Phagocyten charakterisiert. Solche phagocytäre Elemente findet man im Stroma der Placentazotten. Die gleichen Funktionen übernehmen im Körper des Fetus die Uferzellen des reticuloendothelialen Systems und zum Teil auch die Gefäßwandzellen anderer Organe (ESSBACH).

Bei älteren Feten tritt die Abwehrfunktion ihrer Granulocyten immer mehr hervor. Es sind dann schon eitrige Entzündungen möglich, welche man vorzugsweise im Bereiche der Fruchthäute sowie des Respirations- und Verdauungstraktes findet.

Vielfach hilft der mütterliche Organismus bei der Bekämpfung fetaler Infektionen durch Beistellung mütterlicher Granulocyten. Diese sammeln sich primär in den intervillösen Räumen der Placenta an (Intervillositis nach SORBA) und dringen in Fruchthäute und Fruchtwasser ein. Durch Aspiration und Verschlucken des Fruchtwassers gelangen sie in Luftwege und Verdauungstrakt des Fetus, wo sie sich sogar besonders anreichern. Sie beteiligen sich dort offenbar an der Abwehr eingedrungener Keime.

Humorale Reaktion

Die Ansichten über die humorale Reaktion des menschlichen Fetus haben sich in den letzten Jahren gewandelt. War man noch bis zu Beginn der 60er Jahre der Meinung, der Fetus würde nur passiv immunisiert durch Aufnahme mütterlicher Antikörper, so weiß man heute, daß er auch zu aktiven Immunitätsreaktionen fähig ist.

In der letzten Zeit hat sich, nicht zuletzt auf eine Empfehlung der Welt-Gesundheitsorganisation, eine neue Nomenklatur der Immunglobuline durchgesetzt:

Alte Bezeichnung:	γ	β_2M	β_2A
Neue Bezeichnungen	γG	γM	γA
(Synonym):	IgG	IgM	IgA
Sedimentationskonstante:	7 S	19 S	7—12 S
Molekulargewicht:	170000	1000000	170000 bis 500000

Der *erste Übertritt mütterlicher Antikörper* erfolgt, wie wir jetzt wissen (ZIMMERMANN, GOTTSCHEWSKI, FLAMM und KUNZ), offenbar recht frühzeitig in der Keimentwicklung. Im Versuch am Kaninchen lassen sich mütterliche Antikörper bereits ab der Mitte des 8. Tages post coitum in den Blastocysten (Keimblasen) nachweisen und erreichen innerhalb weniger Stunden denselben Titer wie im mütterlichen Blut. Bei der prinzipiell gleichen Entwicklung der menschlichen Blastocysten dieser Altersstufen dürfen wir auch ein gleiches Verhalten erwarten.

Wir wissen noch nicht, wie lange nun der Antikörperübergang fortdauert. Man muß jedoch annehmen, daß er mit der bald danach einsetzenden Placentation unterbrochen wird.

Tatsächlich findet man nämlich im *Embryo* von 8 Wochen mit Hilfe der Immunelektro-

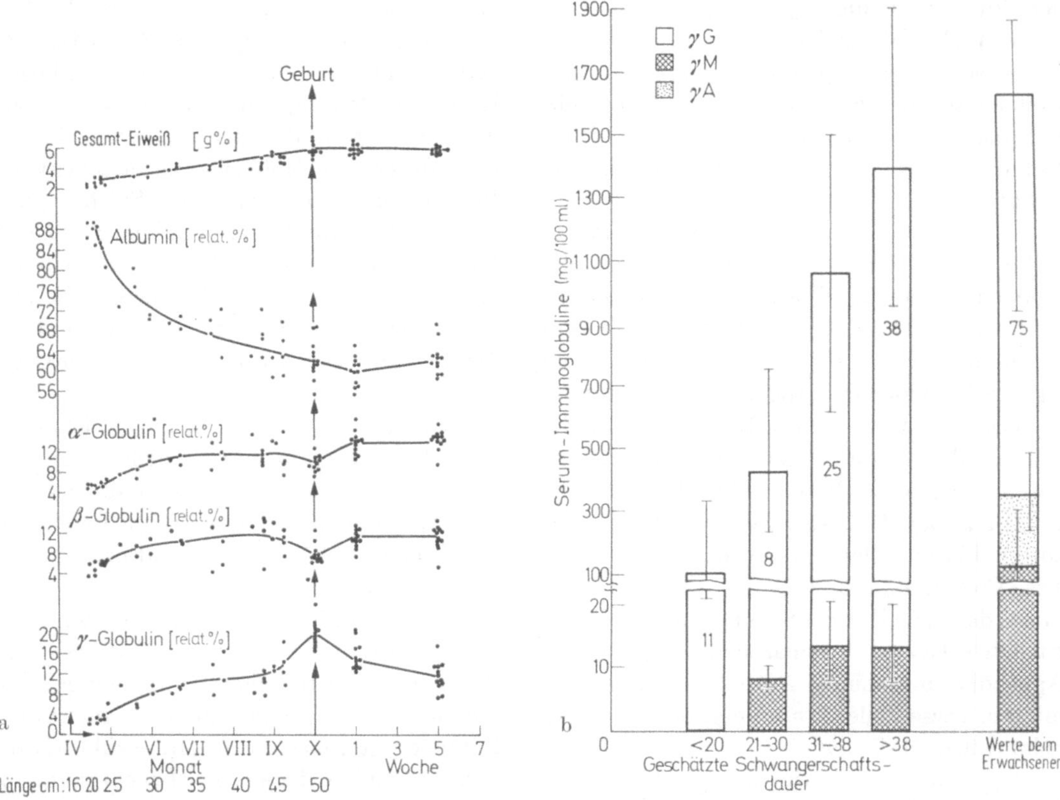

Abb. 301 a u. b. a Das Verhalten der Serumproteine vor und nach der Geburt (nach PFAU). b Mittelwerte der Immunglobuline, die in den Sera spontan abortierter Feten und lebendgeborener Kinder nach verschieden langer Tragzeit bestimmt wurden. Die Zahlen in den Säulen kennzeichnen die Zahl der untersuchten Fälle. In allen diesen Fällen wurde versucht, eine Virusinfektion auszuschließen. (Nach ALFORD, BLANKENSHIP, STRAUMFJORD und CASSADY)

phorese von den Globulinen nur die Fraktionen α_1, α_2 und β_1. Immunglobuline fehlen. Sie werden im Alter von 12 Wochen, also etwa am Ende der Embryonalperiode, erstmals gefunden (SCHEIDEGGER et al.).

Bluteiweißuntersuchungen zeigen im Verlauf der *Fetalzeit* einen Anstieg des Gesamteiweißgehaltes von 2,5 g-% stetig bis auf etwa 5,8 g-% zum Termin der Geburt. An dieser Zunahme sind am stärksten die Globuline und hier besonders das γ-Globulin (γG) beteiligt. Während der Albumingehalt des fetalen Blutes nur um die Hälfte, nämlich von 2,2 g-% auf 3,3 g-% zunimmt, erhöht sich die γG-Konzentration von 0,1 g-% bis zur Geburt auf 1,1 g-%, also auf das 11fache des Ausgangswertes (PFAU). Der Anstieg ist in den letzten Wochen des Fetallebens besonders stark. Die Abb. 301a stellt diese Verhältnisse graphisch dar. Die Kurven für Albumin und die Globuline geben die Prozente vom Gesamtserumeiweiß an und demonstrieren deutlich die große Zunahme des γG-Gehaltes im fetalen Serum während Abb. 301b absolute Werte angibt.

Bezüglich des Verhältnisses der Globulin- und auch der Antikörpergehalte des fetalen Blutes zu denjenigen des entsprechenden mütterlichen Blutes gibt es verschiedene Meinungen. In der Literatur der 50er Jahre stößt man verschiedentlich auf Angaben, daß die fetalen Konzentrationen zur Zeit der Geburt diejenigen des entsprechenden mütterlichen Blutes überschreiten können. VON MURALT und GUGLER lehnen dies jedoch 1959 nach Überprüfung der in 10 Publikationen mitgeteilten Werte und aufgrund eigener Erfahrungen ab. Auch die Ergebnisse immunchemischer Bestimmungen durch ZAK und GOOD (1959) weisen in gleicher Richtung. Auf dem Symposium über intrauterine Infektionen in New York (1968) gaben aber ALFORD, BLANKENSHIP, STRAUMFJORD und CASSADY an, daß die im Nabelschnurblut gefundenen γG-Konzentrationen und γG-Antikörper-Titer von der 38. Schwangerschaftswoche an oft diejenigen der mütterlichen Sera überstiegen (Toivanek et al., Thom et al., Allansmith et al.).

Die in Abb. 301 a summarisch als β-Globulin bezeichnete Kurve repräsentiert praktisch nur β_1-Globulin. Die ehemals als β_2 bezeichneten Globuline findet man höchstens in Spuren im Fetus (Hitzig, 1957; Franklin und Kunkel; v. Muralt und Gugler; Schneegans et al.). Auch neuere Untersuchungen (Abb. 301 b) ergaben, daß erst von der 20. Graviditätswoche an kleine Mengen von γM (ehemals β_2M-Globulin) gefunden werden, deren Konzentration bis zur 30. Woche nur leicht zunimmt. Da diese Fraktion nicht die Antikörper enthält, die im mütterlichen Blut kreisen, wird angenommen, daß sie vom Fetus selbst gebildet wird (Alford et al.). Diese Meinung stützt auch die Beobachtung, daß selbst sehr kleine Frühgeborene sofort nach der Geburt γM produzieren können. Das γA (ehemals β_2A-Globulin) wird überhaupt erst vom 10. Lebenstag an produziert und findet sich in fetalem und Nabelschnurblut (Gitlin et al.).

Von diesen Erkenntnissen macht man heute bereits Gebrauch in der Diagnostik fetaler Infektionen. Ein erhöhter Gehalt an γM im fetalen oder Nabelschnurblut spricht nach Alford, Blankenship, Straumfjord und Cassady für eine fetale Infektion (Abb. 302). So weist der von Remington entwickelte IgM-Fluorescenz-Antikörpertest mit Hilfe eines fluorescierenden, nur gegen menschliches γM gerichteten Antiserums die fetalen Antikörper gegen Toxoplasma gondii nach. Da von der Mutter nur γG-Antikörper auf den Fetus übertreten, diese aber durch den Test nicht erfaßt werden, ist er für die fetalen Toxoplasmose-Antikörper spezifisch.

Von der Mutter tritt also nur Globulin der γG-Fraktion auf den Fetus über. Es ist verständlich, daß sich darunter auch die γG-Antikörper befinden. Diese können entweder von der Mutter selbst aktiv gebildet bzw. ihr mit Rekonvaleszentenserum oder Präparaten von humanem γ-Globulin injiziert worden sein. Ihre Titer im Blut des Fetus steigen mit dessen Alter an (Abb. 303).

In Tabelle 213, die eine Modifikation und Ergänzung der Übersichten von Vahlquist und von Hitzig (1959) ist, haben wir die in der Literatur gefundenen Daten zusammengestellt. Es wurde dabei auf eine namentliche Zitierung der verschiedenen Autoren aus Gründen der Platzersparnis verzichtet.

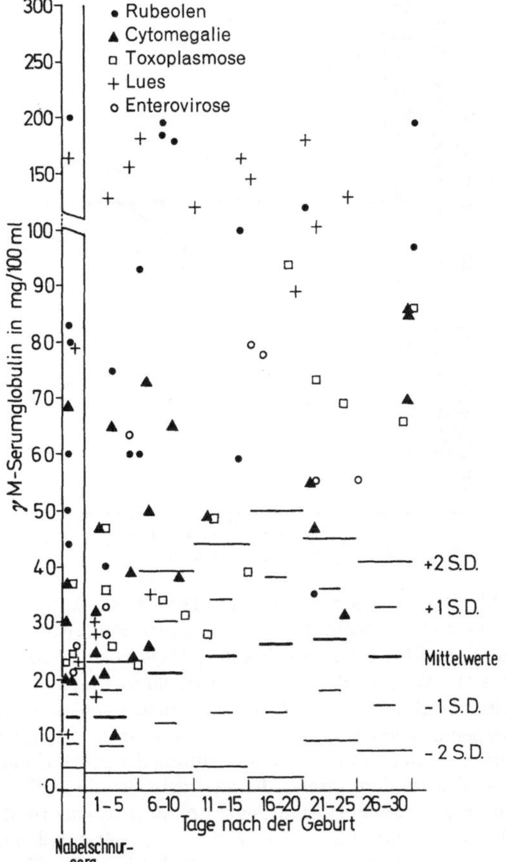

Abb. 302. Alter der Neugeborenen in Beziehung zu den γM-Serumspiegeln bei 43 konnatal infizierten und 176 gesunden Kontrollkindern. Die Mittelwerte der gesunden Kontrollkinder sind mit den Grenzen ± 1 und ± 2 Standardabweichung angegeben. Die gefundenen Werte bei den intrauterin infizierten Kindern sind nach Art der Infektion getrennt aufgetragen. (Nach Alford, Blankenship, Straumfjord und Cassady)

Man sieht, daß Antitoxine, Bakterien-H(Geißel)-Agglutinine, virusneutralisierende und komplementbindende Antikörper, inkomplette und Immun-Hämagglutinine sowie Granulocyten-Antikörper im fetalen Blut die mütterlichen Titer meist erreichen und sogar auch übersteigen können.

Im Gegensatz zu diesen angeführten Antikörpern fehlen im fetalen Blut im allgemeinen Bakterien-0-(Körper)-Agglutinine, komplette Hämagglutinine und Kälte-Hämagglutinine, C-reaktives Protein und hautsensibilisierende Reagine. Bei den Isohämagglutininen wird der Übertritt auf die Frucht durch die mütterliche Blutgruppe beeinflußt.

Bei Müttern der Blutgruppe 0 findet man in etwa 90% der Feten die kompletten Isohämagglutinine im Serum mit allerdings nur sehr geringen Titern, bei Müttern mit Blutgruppe A nur in etwa 9% (Hirszfeld et al.). Wir kommen auf dieses Phänomen noch einmal zurück.

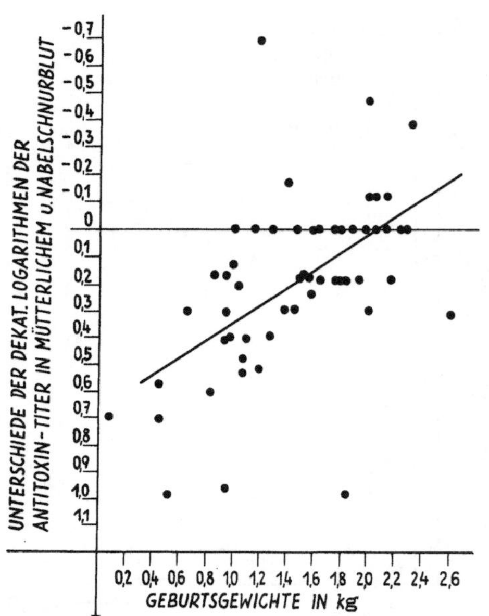

Abb. 303. Anstieg der fetalen Diphtherie-Antitoxin-Titer mit Fortschreiten der intrauterinen Entwicklung (modifiziert nach OSBORN, DANCIS und ROSENBERG). Wegen der unterschiedlichen mütterlichen Titer sind nicht die absoluten Antitoxin-Werte angegeben, sondern jeder Punkt repräsentiert einen Differenzwert zwischen Logarithmus des mütterlichen und des fetalen Titers. Je niedriger der fetale Titer unter dem mütterlichen liegt, um so positiver ist die Differenz und um so tiefer liegt der entsprechende Punkt im Diagramm unter der Null-Linie. Bei Titergleichheit liegt der Punkt auf der Null-Linie, übersteigt der fetale Titer den mütterlichen, so liegt der Punkt über dieser Linie

Tabelle 213. *Placentapassage von Antikörpern und Stoffen der unspezifischen Infektabwehr*

I. Antikörper gegen Mikroorganismen und Parasiten	
1. Antitoxine	
a) Diphtherie-Antitoxin	++
b) Tetanus-Antitoxin	++
c) Scharlach-Antitoxin	++
d) Anti-Streptolysin	++
e) Anti-Staphylolysin	++
2. Antienzyme	
a) Anti-Staphylokokken-Protease	++
b) Anti-Staphylokokken-Lipase	++
3. Agglutinine	
a) Salmonella-O-Agglutinin	—
b) Salmonella-H-Agglutinin	++
c) E. coli-(O ?)-Agglutinin	+
d) Shigella-Agglutinin	—
e) Bord. pertussis-Agglutinin	++
f) Past. tularensis-Agglutinin	+
4. Inkomplette Agglutinine	
a) Salmonella-O-Agglutinin (inkompl.)	+
b) E. coli-O-Agglutinin (inkompl.)	+
c) Shigella-Agglutinin (inkompl.)	+
5. Präcipitine	
a) C-reaktives Protein	—
b) Trichinen-Präcipitine	+
c) Schistosoma-Präcipitine	++
6. Virus-neutralisierende Antikörper bei	
a) Poliomyelitis	++
b) Encephalitis japon. B	++
c) Echo-Virusinfektion	++
d) Vaccinevirusinfektion (= Pockenschutzimpfung)	++
e) Herpes simplex	++
f) Masern	++
g) Grippe	++
h) Röteln	++
7. Komplementbindende Antikörper bei	
a) Tuberkulose	+
b) Q-Fieber	+
c) Mumps	++
d) Herpes simplex	++
e) Toxoplasmose	++
f) Histoplasmose	++
g) Coccidioidomykose	++
8. Im Färbetest nachweisbare Antikörper	
a) Toxoplasmose (SABIN-FELDMANN)	++
II. Antikörper gegen Körperbestandteile	
1. Komplette Isohämagglutinine Anti-A, Anti-B	—
2. Inkomplette Isohämagglutinine Anti-A, Anti-B	++
3. Immun-Hämagglutinine Anti-A, Anti-B	++
4. Komplette Rh-Agglutinine	—
5. Inkomplette Rh-Agglutinine	++
6. Anti-M, Anti-N, Anti-P, Anti-S, Anti-Fy^a, Anti-Kell	++
7. Anti-Le^a, Anti-Le^b	—
8. Kälte-Hämagglutinine	—
9. Schaferythrocyten-Heterohämagglutinine	+
10. Kanincheneryhrocyten-Heterohämagglutinine	+
11. Normal-Heterohämolyse	—
12. Immun-Heterohämolysine	+
13. Granulocyten-Antikörper	++
14. Thrombocyten-Antikörper	+
15. Thyreoidea-Antikörper	+
16. L.E.-Faktor	+
17. Waaler-Rose-Faktor	—
III. Reagine	
1. Hautsensibilisierende Reagine	—
2. Blockierende Reagine (Pollen)	+
3. Lues-Reagine	+
IV. Stoffe der unspezifischen Infektabwehr	
1. Komplement	++

++ = Fetale Titer etwa gleich oder höher als mütterliche Titer. + = Fetale Titer stets niedriger als mütterliche und Antikörper nicht immer nachweisbar oder keine quantitativen Angaben in der Literatur. — = Antikörper im Fetus im allgemeinen nicht nachweisbar.

Die anderen in Tabelle 213 angeführten, mit nur einem Kreuz bezeichneten Antikörper treten nicht regelmäßig auf den Fetus über und erreichen dort auch kaum die mütterlichen Titer. Da es sich zum Teil um einzelne oder wenige Beobachtungen handelt, ist eine spätere Korrektur dieser Eintragungen möglich.

Außer den spezifischen Antikörpern geht auch Komplement (C_1'—C_4') als Stoff der unspezifischen Infektabwehr von der Mutter auf den Fetus über.

Aus der Aufstellung in Tabelle 213 ersieht man, daß die passive Immunisierung der Frucht durch die Mutter nicht nur ein Schutzmechanismus gegen Infektionen ist, sondern daß sie auch eine Gefährdung des Fetus darstellen kann. Verschiedene der gegen Körperbestandteile gerichteten Antikörper können im Fetus deletäre Störungen hervorrufen. Es seien hier nur Morbus haemolyticus, Morbus leucolyticus (Hitzig und Gitzelmann) und angeborene thrombocytopenische Purpura (Epstein et al.) erwähnt.

Die bisherigen Feststellungen betrafen den Übertritt von *arteigenen*, also vom Menschen stammenden spezifischen und unspezifischen Schutzstoffen. Es interessiert aus klinischen Erwägungen in diesem Zusammenhang auch die Frage, ob die bei passiver Immunisierung einer Schwangeren durch Injektion von *Immunserum eines Tieres* applizierten Antikörper auch auf die Frucht übertreten. Wir fanden im Schrifttum nur eine auswertbare Angabe.

Chesney berichtete über zwei knapp vor der Entbindung an Diphtherie erkrankte Frauen, denen große Mengen Diphtherie-Antitoxins vom Pferd injiziert wurden. Bei der Bestimmung der Antitoxintiter des mütterlichen Blutes zur Zeit der Niederkunft und des Nabelschnurblutes wurden in den kindlichen Blutproben nur geringe Antitoxinmengen gefunden. Die Verhältnisse zwischen den Probenpaaren lagen bei 200:1 bzw. 5000:1. Der Autor wirft wohl mit Recht die Frage auf, ob die im kindlichen Blut gefundenen Spuren von Antitoxin nicht überhaupt mütterlichen Ursprungs waren.

Der Antikörperübertritt auf den Fetus nach passiver Immunisierung der Mutter mit tierischem Serum ist unwahrscheinlich, da das Diphtherie-Antitoxin des Pferdes zwar nach kurzzeitiger Immunisierung γG, nach der für die Heilserumgewinnung nötigen länger dauernden Immunisierung jedoch γM ist (van der Scheer et al.; Kekwick und Record; Rowle). Auch menschliches γM geht nicht auf den Fetus über.

Tierversuche zur Klärung des Übertritts heterologer Antikörper von der Mutter auf die Frucht haben an Kaninchen gezeigt, daß nach intravenöser Applikation artfremdes γ-Globulin später im fetalen Kreislauf auftrat als homologes und daß der Angleich an den mütterlichen Antikörpertiter erst nach 5 Tagen (im Gegensatz zu 4 Std beim homologen γ-Globulin) erreicht war (Cohen).

Es scheint also die eigene antigene Beschaffenheit der Antikörper (sie sind ja als Eiweißkörper selbst auch Antigene) für ihren Übertritt auf den Fetus auch eine maßgebende Rolle zu spielen.

Für diese Vermutung sprechen Versuche von Hartley wie auch Brambell, Hemmings und Oakley. Mit Hilfe von Papain oder Pepsin kann man Kaninchen-γ-Globulin in drei Bruchstücke spalten, von denen zwei weiterhin Antikörpercharakter besitzen, während das dritte Fragment bei Fehlen dieser Eigenschaft die Antigenspezifität des ganzen Moleküls behält. Die Injektion trächtiger Kaninchen mit diesen Bruchstücken ergab, daß nur die Fragmente mit der beibehaltenen Antigenspezifität in gleicher Menge wie die unzerlegten Antikörpermoleküle die Placenta passierten. Die anderen Bruchstücke mit der beibehaltenen Antikörpereigenschaft, aber fehlender ursprünglicher Antigenität, wurden ausgeschlossen, obwohl sie viel kleiner waren als die normal auf den Fetus übergehenden Antikörpermoleküle.

Solange man noch nicht mehr Erfahrung über die Passage heterologer Antikörper auf den menschlichen Fetus gesammelt hat, wird es also dann, wenn es gilt, die Leibesfrucht einer Frau wegen deren Erkrankung bereits in utero zu immunisieren, vorzuziehen sein, der Schwangeren anstelle von tierischem Immunserum lieber Präparate mit humanem γ-Globulin oder humanem Hyperimmunglobulin zu infizieren.

Die *Geburt* ist auch in bezug auf den γG-Gehalt des Blutes für das Kind von einschneidender Bedeutung. Die Menge dieser Eiweißfraktion nimmt jetzt bis etwa zum Ende des 1. Lebensmonat ab (Abb. 301a), während die Menge der α- und β_1-Globuline weiter ansteigt. Der *Abfall der γG-Kurve* ist die Folge des Abbaues des in utero aufgenommenen γG, dessen Halbwertszeit zwischen 20 und 35 Tagen liegt (Barr et al.; Wiener; Dixon et al.; Hitzig, 1957; Müller und Lennartz; Perkins und Yetts; Gelfand et al.). Es wird somit alles von der Mutter übernommene γG innerhalb des 1. Lebensjahres vom Säugling eliminiert.

Dies sieht man besonders deutlich am Abfall intrauterin erworbener Antikörpertiter, die schließlich auf unmeßbare Werte absinken (Abb. 304). Demgegenüber wird die Kurve des γG-Blutspiegels durch die mit Beginn des 2. Lebensmonats intensiver einsetzende eigene γG-Produktion des Kindes wieder rückläufig

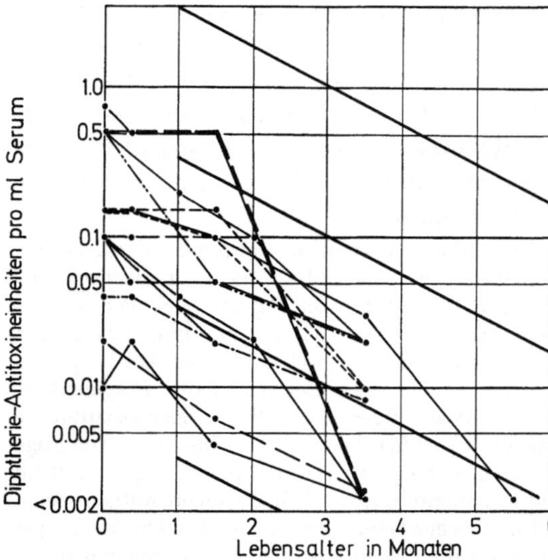

Abb. 304. Titerabfall intrauterin erworbenen Diphtherie Antitoxins nach der Geburt (nach OSBORN, DANCIS und ROSENBERG). Die dicken Linien repräsentieren den Titerverlauf reifgeborener, die dünnen denjenigen frühgeborener Säuglinge (kein signifikanter Unterschied)

und erreicht im 2. Lebensjahr die bleibenden Werte (Abb. 305).

Nach der Feststellung, daß die Mutter ihrem Kind gewisse Antikörper und unspezifische Schutzstoffe mitgibt, welche noch über die Geburt hinaus wirken, interessiert die Frage nach dem *Weg dieser passiven Immunisierung.*

Prinzipiell gibt es bei den Säugetieren hierfür drei Möglichkeiten:

1. *Diaplacentare Übertragung.* Die Antikörper treten aus dem mütterlichen Blut der intervillösen Räume der Placenta nach Passage des Zottengewebes in die fetalen Gefäße ein.

2. *Transamniale Übertragung.* Die Antikörper gelangen aus dem mütterlichen Kreislauf zuerst in die Amnionflüssigkeit (Fruchtwasser), werden mit dieser vom Fetus verschluckt und aspiriert und gelangen so nach Resorption aus dem Verdauungs- und Respirationstrakt ins fetale Blut.

3. *Kolostrale Übertragung.* Nach der Geburt werden mit Kolostrum und Milch aufgenommene Antikörper unverdaut aus dem Digestionstrakt resorbiert.

Diese drei Mechanismen der passiven Immunisierung des Fetus bzw. Neugeborenen sind nicht bei allen Säugetierarten gleich stark ausgeprägt. Sie bestehen auch keineswegs stets nebeneinander. Von ihnen hängt es jedoch ab, wann der von der Mutter vermittelte Immunitätsschutz wirksam wird.

Diaplacentare und transamniale Übertragung verleihen bereits dem Fetus eine passive Immunität, die dagegen bei ausschließlicher Antikörperaufnahme mit Kolostrum und Milch erst nach der Geburt erzielt wird. Die Tabelle 214 demonstriert Beispiele für dieses verschiedene Verhalten und zeigt, daß prä- und postnatale Immunisierung durch die Mutter zueinander beinahe reziprok sind.

Beim Menschen und bei den anderen Primaten ist der **diaplacentare Übergang der Antikörper** aus dem mütterlichen Kreislauf in die fetalen Zottengefäße die wichtigste Art der Immunisierung der Frucht. Sie soll zuerst besprochen werden.

Wie die Versuche von KUTTNER und RATNER, JACKSON und GRUEHL sowie von SCHNEIDER und SZATHMÁRY gezeigt haben, ist der *histologische* Aufbau der Placenta von entscheidender Bedeutung.

Nach GROSSER unterscheidet man vier Placentaformen, welche sich durch die Anzahl der Gewebeschichten unterscheiden, die das mütterliche vom fetalen Blut trennen (Abb. 306 und Tabelle 214). Bei der Placenta epithelio-chorialis von Schwein, Pferd, Esel, Kamel, Tapir u.a. sind dies von seiten der Mutter Gefäßendothel, Bindegewebe und Uterusepithel, von seiten des Fetus Chorionepithel, Bindegewebe und Endothel der Zottengefäße. Bei den folgenden drei Formen fehlt jeweils um eine mütterliche Gewebsschichte mehr, nähmlich bei der Pl. syndesmo-chorialis der meisten Wiederkäuer das Uterusepithel und bei der Pl. endothelio-chorialis der Raubtiere Uterusepithel und -bindegewebe. Bei der Pl. haemo-chorialis von Primaten, Nagetieren, Insektenfressern, Fledermäusen u.a. schließlich liegen nur mehr die drei Schichten der fetalen Placentazotten zwischen den beiden Blutkreisläufen.

Genaue histologische und elektronenmikroskopische Untersuchungen (AMOROSO, 1961) bestätigten die Einteilung GROSSERs und widerlegten das Bestehen einer Placenta haemo-endothelialis bei Nagetieren (MOSSMAN) als 5. Form. Gleichzeitig zeigte es sich, daß, wiewohl Primaten und Nagetiere eine hämo-choriale Placenta besitzen, doch im Aufbau des Chorionepithels Unterschiede bestehen. Die Nagetierplacenta ist also kein hundertprozentiges Versuchsmodell für die menschliche Placenta.

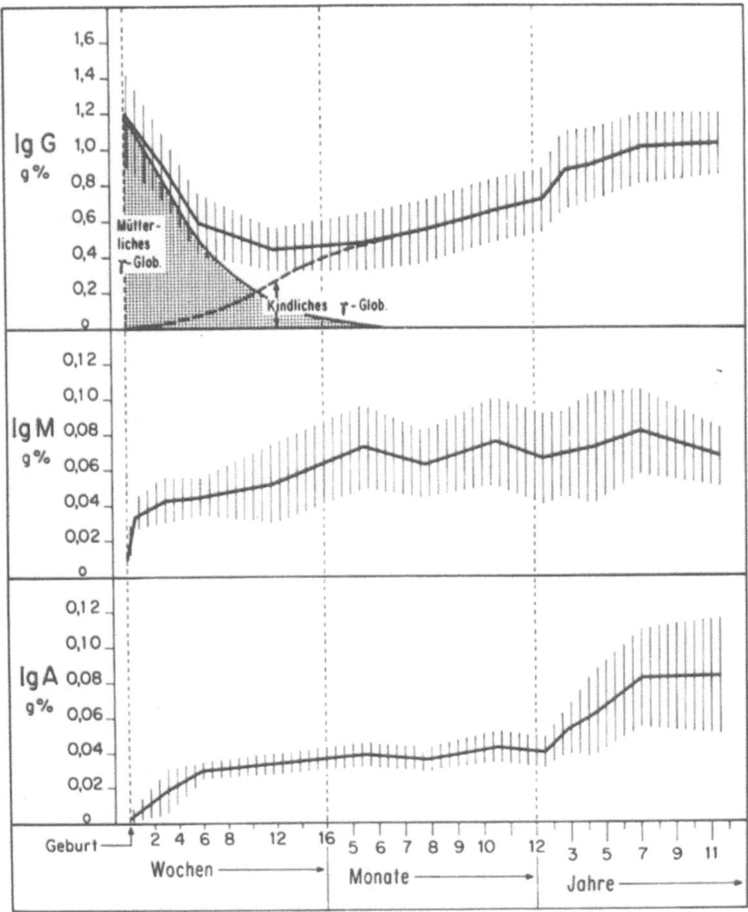

Abb. 305. Normale Entwicklung der Immunglobuline γG (= IgG), γM (= IgM) und γA (= IgA) nach der Geburt (aus HITZIG, 1970, nach Daten von RAUER und FREUND). Die Kurve des γG ist eine Resultante aus der abfallenden Kurve des intrauterin übernommenen mütterlichen γG und der ansteigenden Kurve des vom Kind selbst produzierten γG

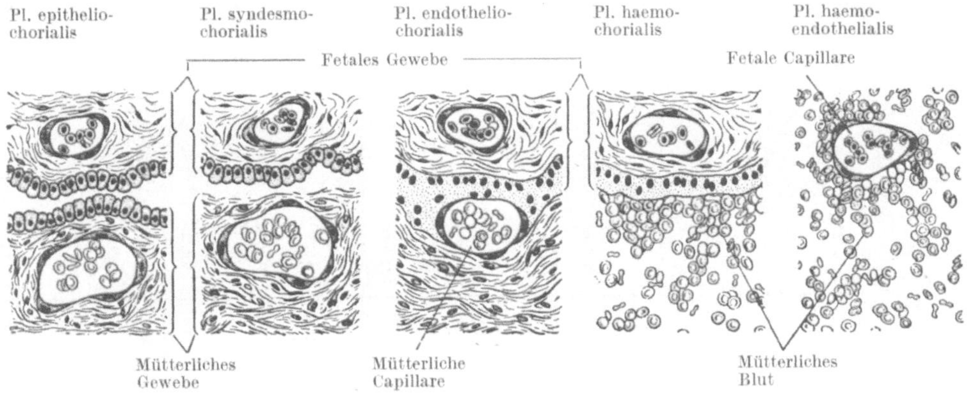

Abb. 306. Die histologischen Placentatypen. (Nach AMOROSO, 1952)

Die vier histologischen Placentaformen zeigen auch makroskopische Unterschiede, welche jedoch für den Antikörperübertritt ohne Bedeutung sind.

In Tabelle 214 sind die Placentaformen schematisch dargestellt und in Relation zur prä- und postnatalen Immunisierung durch die Mutter gesetzt.

Tabelle 214

Passive Immunisierung durch Übertritt mütterlicher Antikörper		Anatomischer Aufbau der Placenta		Histologischer Aufbau der Placenta	Schichten zwischen mütterlichem und fetalem Blut						Beispiele
					Mütterliches Gewebe			Fetales Gewebe			
vor der Geburt über Placenta und Fruchtwasser	nach der Geburt in Kolostrum und Milch				Endothel	Bindegewebe	Epithel	Trophoblast	Bindegewebe	Endothel	
—	++	Placenta diffusa: gefäßführende Zotten auf der ganzen Oberfläche des Chorion	Verbindung von Chorionzotten und Endometrium locker, daher keine Decidua	Placenta epitheliochorialis	▨	▨	▨	▨	▨	▨	Schwein, Pferd, Esel, Kamel, Tapir
—	++	Placenta multiplex = Pl. cotyledonaria: Chorionzotten in büschelförmigen Gruppen		Placenta syndesmochorialis	▨	▨		▨	▨	▨	die meisten Wiederkäuer
∓	+	Placenta zonaria: gürtelförmig um die Mitte der Chorionblase	Feste Verwachsungen von Chorionzotten und Endometrium, daher Decidua	Placenta endotheliochorialis	▨			▨	▨	▨	Raubtiere
++	±	Placenta discoides: scheibenförmig		Placenta haemochorialis				▨	▨	▨	Mensch, Primaten, Nagetiere (teilweise), Fledermäuse (teilweise)

Man ersieht daraus, daß bei Tieren mit einer Placenta epithelio-chorialis oder Pl. syndesmo-chorialis keine Antikörper diaplacentar übertreten. Bei der Pl. endothelio-chorialis ist dies nur in sehr geringem Grade möglich. Erst durch die hämo-choriale Placenta gelangen die Antikörper der Mutter in großer Menge in die Frucht.

Der hämo-choriale Aufbau der menschlichen Placenta ermöglicht es also, daß gewisse Antikörper diaplacentar passieren. Aber die Kenntnis der Umstände, wie und warum nur die γG-Antikörper auf den Fetus übertreten und die anderen nicht, ist derzeit noch mangelhaft.

Die Immunglobuline unterscheiden sich zwar wenig in der Molekülform — alle sind spindelförmig mit Querdurchmessern von 4 mμ aber differenter Länge — wohl aber im Molekulargewicht. Dieses beträgt bei γG und γA ungefähr 170000 bzw. 170000—500000 (Sedimentationskonstanten zu 7 S bzw. 7—12 S), bei γM ungefähr 1000000 (Sedimentationskonstante zu 19 S). Als weiteres Beispiel sei das Molekulargewicht von 500000 der die Placenta nicht passierenden kompletten Rh-Agglutinine im Gegensatz zum Molekulargwicht von 170000 der diaplacentar übertretenden inkompletten Rh-Antikörper angeführt.

Die Differenzen der Molekulargewichte allein sind sicher nicht entscheidend für den diaplacentaren Übertritt. Es gleichen ja die γA z. T. im Molekulargewicht den γG und passieren trotzdem nicht die Placenta.

Ein weiteres Gegenargument bieten die kompletten Isohämagglutinine, deren die Placenta passierenden Menge von der mütterlichen Blutgruppe beeinflußt wird (Hirszfeld et al.). Es sind nämlich die Molekulargwichte der Isohämagglutinine genetisch determiniert. So besitzen z. B. die Anti-B-Isohämagglutinine beim Menschen mit der Blutgruppe A_1, je nachdem ob er heterozygot (A_10) oder homozygot (A_1A_1) ist, Molekulargewichte von 500000 bzw. 300000, bei Angehörigen der Blutgruppe 0 aber von nur 170000 (Wurmser). Letztere Isohämagglutinine müßten daher so leicht wie etwa inkomplette Rh-Antikörper diaplacentar übertreten und im fetalen Serum die mütterlichen Titer erreichen. Eine materno-fetale Blutgruppen-Inkompatibilität im AB0-System wäre also, zumindest bei Müttern der Blutgruppe 0, häufig, wenn nur das Molekulargwicht der Antikörper deren diaplacentaren Übertritt bestimmen würde.

Auch die bereits referierten Versuche von Hartley, wie auch von Brambell, Hemmings und Oakley mit den fermentativ zerlegten Antikörpermolekülen wiesen darauf hin, daß das Molekulargewicht allein nicht den diaplacentaren Antikörperübertritt entscheidet.

Diese Versuche lassen auch die Hypothese von Calman und Murray, daß die Antikörperpassage mit einem Abbau und Neuaufbau der Moleküle einhergeht, als überholt erscheinen.

Wir müssen also zusammenfassen, daß wir nicht wissen, welche Eigenschaften den diaplacentaren Antikörperübergang bestimmen, daß aber wohl der Molekülaufbau und die Antigenspezifität der Antikörper von Bedeutung sind.

Der diaplacentare Übertritt von γG und den darin enthaltenen Antikörpern läuft übrigens nicht nur in der Richtung von der Mutter zum Fetus ab, sondern nach den Ergebnissen von Versuchen an Rhesusaffen auch in der umgekehrten Richtung (Bangham et al). Es ist also die Annahme berechtigt, daß während der Fetalzeit ein stetiger Austausch des im Fetus kreisenden γG mit neuem γG der Mutter erfolgt.

Wenden wir uns nun der **transamnialen Übertragung von Antikörpern** zu.

Seit den Untersuchungen von Brambell, Hemmings und Henderson wissen wir, daß bei Kaninchen, Ratte und Meerschweinchen die mütterlichen Antikörper nicht via Placenta, sondern über den *Dottersack*, der bei diesen Tieren einen Teil der Fruchthäute bildet, die Frucht erreichen. Zwar ist bei den Primaten der Weg über den Dottersack nicht möglich, da dieser hier nur mehr rudimentär ausgebildet wird, doch bestünde immerhin die Möglichkeit, daß die Antikörper trotzdem die Fruchthäute passierten und danach mit dem Liquor amnii (Fruchtwasser) verschluckt und resorbiert würden.

Tatsächlich enthält das *menschliche Fruchtwasser* neben Albumin und α-Globulinen auch γG, γM und γA, deren Menge während der Fetalentwicklung zunimmt (Roulet und v. Muralt; v. Muralt). Dementsprechend enthält also der Liquor amnii auch Antikörper (Hanon et al.).

Durch verschiedene klinische, zum Teil röntgenologische Befunde wissen wir, daß bereits Embryonen der 6. Schwangerschaftswoche Fruchtwasser *verschlucken* und in die Lunge aspirieren (Ahlfeld; Reifferscheid und Schmiemann; Szendi; Davies und Potter; Piaszek; Schaffer; Dietel u. Dietel).

KOCH und SCHWICK haben mit immunelektrophoretischen Methoden bei Feten vom 5. Graviditätsmonat bis zum Geburtstermin nachgewiesen, daß die Mageninhalte in ihrer Eiweißzusammensetzung den entsprechenden Fruchtwassern gleichen. Der Mageninhalt von Feten mit Oesophagusatresie enthält dagegen nur Albumin als einziges Eiweiß.

Woher stammen nun γG und Antikörper des Fruchtwassers?

In Analogie zu den Befunden von BRAMBELL, HEMMINGS und HENDERSON bei Nagetieren ist man geneigt, das mütterliche Blut als Quelle zu betrachten. Dies ist höchstens teilweise richtig. Dagegen ist es sicher, daß diese Stoffe *vom Fetus selbst ins Fruchtwasser ausgeschieden werden.*

Das Meconium normaler wie auch mit einer Oesophagusatresie zur Welt gekommener Neugeborener enthält neben anderen Fraktionen γG. Auch in Stühlen von Säuglingen, die nur mit Kuhmilch ernährt wurden, findet man menschliches γG (ROULET und v. MURALT). Im Harn scheidet das Neugeborene ebenfalls γG aus (KOCH und SCHWICK).

Experimentell versuchte DANCIS gemeinsam mit LIND und VARA den Ursprung des γG im Fruchtwasser aufzuklären. Schwangeren, an denen etwa im 3. Graviditätsmonat eine Interruptio durchgeführt werden sollte, wurde mit J^{131} markiertes menschliches γG intravenös appliziert. 18—24 Std später wurde bei der Schwangerschaftsunterbrechung das injizierte Eiweiß im fetalen Blut und in geringerer Menge im Liquor amnii wiedergefunden. Die Untersucher halten ihre Befunde für einen Beweis, daß eine kleine, aber signifikante Menge γG aus dem mütterlichen Blut ins Fruchtwasser übertritt. Es erscheint uns aber nach Kenntnis der oben zitierten Befunde als wahrscheinlicher, daß es sich dabei lediglich um das innerhalb der 18—24stündigen Versuchsdauer vom Fetus in Harn und Meconium ausgeschiedene γ-Globulin handelt, welches auf ihn diaplacentar übergegangen war.

Tatsächlich finden sich auch bei Neugeborenen mit Oesophagusatresie im Blut normale γG-Mengen (KOCH und SCHWICK) und auch den mütterlichen gleichende Antikörpertiter (WASZ-HÖCKERT et al.). Allerdings bestünde in diesen Fällen noch die Möglichkeit einer Resorption durch die Lunge.

Auch das Experiment an Affen bestätigt, daß höchstens geringe Mengen von γG von der Mutter direkt ins Fruchtwasser gelangen (BANGHAM, HOBBS und TERRY; BANGHAM). Nach intravenöser Injektion trächtiger Rhesusaffen mit durch J^{131} markiertem, eigenem Serumeiweiß war markiertes γG im fetalen Serum nachweisbar und in sehr geringen Mengen auch in der Amnionflüssigkeit. Brachten die Untersucher 100—500mal stärker radioaktives γG als es in diesem Versuch im Fruchtwasser gefunden wurde direkt in die Amnionhöhle ein, so waren nach 24 Std nur eine äußerst geringe Radioaktivität im fetalen Serum und eine noch schwächere im mütterlichen Serum meßbar.

Da nun also die Antikörper des Fruchtwassers beim Menschen und bei den anderen Primaten offenbar zumindest zum größten Teil nicht von der Mutter direkt stammen, sondern nach diaplacentarer Passage in den Fetus von diesem mit Meconium und Harn ausgeschieden worden sind, kommt der *Fruchtwasseraufnahme* auch *keine Bedeutung für die Immunisierung der menschlichen Frucht* zu.

Die kolostrale Antikörperübertragung ist seit PAUL EHRLICHs grundlegenden Ammenversuchen bei Mäusen bekannt. An der Immunisierung durch Kolostrum und Milch wurde und wird weiterhin experimentell besonders von tierärztlicher Seite gearbeitet (Literatur bei BRAMBELL, HEMMINGS und HENDERSON; EDSALL; STAUB).

Die kolostrale Antikörperaufnahme ist, abhängig vom histologischen Placentatyp, bei manchen Tieren die einzige Möglichkeit, dem neugeborenen und jungen Tier eine Immunität zu vermitteln (Tabelle 214).

Auch das menschliche Kolostrum und die Milch zu Beginn der Lactation enthalten γG, γM und γA, deren Menge innerhalb weniger Tage schnell absinkt (SCHWICK et al.; VIVELL; v. MURALT et al.; HANSON und JOHANSSON). Es sind somit im Milchserum alle jene Immunglobuline enthalten, welche im mütterlichen Blut kreisen, also auch jene, die nicht diaplacentar übertragen werden. In einer diesbezüglichen Literaturzusammenstellung zählt VAHLQUIST folgende Antikörper im Kolostrum auf: Normalisohämagglutinine Anti-A und Anti-B, Immunhämagglutinine Anti-A, Anti-B und Anti-Rh, Diphtherie- und Tetanusantitoxin, Antistreptolysin, Antistaphylolysin, Agglutinine gegen S. typhi-O- und -H-Antigene, Sh. dysenteriae, E. coli und Bord. pertussis sowie Antikörper gegen Poliomyelitis-, Encephalitis japonica-, Grippe-, Mumps- und Vaccine-Viren. Die Titer dieser Antikörper können im Milchserum gleich nach der Entbindung ein Vielfaches der mütterlichen Blutserumtiter erreichen (MASON et al.; SCHNEIDER und PAPP; SUSSMAN).

Von diesen zu Beginn der Lactation in Colostrum und Milch ausgeschiedenen Antikörpern werden aber nur sehr geringe Mengen von Neugeborenen resorbiert. SCHNEEGANS, v. MURALT und DIERHEIMER-VAUR konnten mit immunelektrophoretischen Methoden nachweisen, daß Früh- und Neugeborene von den γM und γA des Kolostrums und der Muttermilch überhaupt höchstens Spuren resorbieren.

Experimentell wurde die Frage der kolostralen Antikörperaufnahme so geprüft, daß Neugeborenen menschliche Blutsera, die Diphtherie-Antitoxine bzw. Rh-Antikörper enthielten, in größeren Quantitäten verfüttert wurden (VAHLQUIST und HÖGSTEDT; GRIFOLS-LUCAS). Im Blut dieser Kinder waren danach diese Antikörper nur in geringen Titern nachweisbar. Es wurde geschätzt, daß meist weniger als 0,1%, höchstens 0,3% der oral aufgenommenen Antikörper in das Blut übertraten. Bei heterologen Antikörpern aus Kuh- und Schweinekolostrum, die reich an Paratyphus-Agglutininen waren, wurden überhaupt keine feststellbaren Mengen nach Verfütterung an Frühgeborene in deren Blut festgestellt (NORDBRING).

Nach diesen Befunden darf man sich der bereits 1923 geäußerten Meinung KUTTNERs und RATNERs anschließen, daß *beim Menschen die kolostrale Übertragung von Antikörpern ohne Bedeutung ist.*

Unsere bisherigen Besprechungen der humoralen Reaktionen des Fetus haben sich mit seiner passiven Immunisierung befaßt. Seit einiger Zeit weiß man jedoch, daß der **menschliche Fetus auch zur aktiven Bildung von Antikörpern fähig** ist.

Intrauterine Infektionen führen zu er erhöhten γM- und γA-Spiegeln beim Fetus bzw. beim Neugeborenen (EICHENWALD und SHINEFIELD; ALFORD; MCCRACKEN und SHINEFIELD; SOOTHILL et al.; STIEHM et al.). Bei 43 intrauterin infizierten Neugeborenen und bei 176 gesunden Kindern wurde γM bei der Geburt im Nabelschnurblut und zu verschiedenen späteren Zeitpunkten bestimmt (ALFORD et al.). Eine signifikante Erhöhung des γM sieht man nach verschiedenen intrauterinen Infektionen (Rubeolen, Cytomegalie, Toxoplasmose, Lues und Enterovirus-Infektionen) (Abb. 302). ALFORD, BLANKENSHIP, STRAUMFJORD und CASSADY empfehlen die γM-Bestimmung als gute Screening-Methode zur Suche nach intrauterin erworbenen Infekten. Dies ist um so bedeutungsvoller, als 40 der 43 intrauterin infizierten Neugeborenen klinisch keine Krankheitssymptome bei der Geburt zeigten. Vom Nachweis spezifischer Antikörper in der γM-Klasse ist ein Fortschritt in der Diagnostik der intrauterinen Infektionen zu erwarten (REMINGTON). Die Bedeutung der passiven und aktiven Immunisierung beim Ablauf intrauteriner Infektionskrankheiten ist noch weitgehend ungeklärt.

Der größte Teil des im Fetus gefundenen γG gelangt diaplacentar in die Frucht. Der Fetus ist aber auch in der Lage, kleinste Mengen von γG selbst zu produzieren.

FURTH, SCHUIT und HIJMANS konnten in Gewebekulturen aus fetaler Milz von der 20. Schwangerschaftswoche ab γG und μM nachweisen. Die Untersuchungen von MÅRTENSSON und FUDENBERG zeigten, daß im Blut menschlicher Feten γG von jenem Gm-Typ zu finden ist, welcher aufgrund der vom Vater stammenden Gene gebildet wird und bei der Mutter daher fehlt.

Neben der Antikörperbildung des Fetus spielen aber auch die Phänomene der **Immuntoleranz** eine Rolle. Die partielle Unreife des Immunapparates ist eine wichtige, aber nicht die einzige Voraussetzung für die Entstehung der Immuntoleranz, da diese auch bei erwachsenen Tieren und dort nicht nur mit hohen, sondern auch mit kleinen Tolerogendosen erzeugt werden kann (STEFFEN). Immuntoleranz bedeutet, daß sich der Organismus in einem Zustand befindet, in dem er gegen das applizierte Antigen keine Antikörper und keine Immunzellen bildet, gegenüber anderen Antigenen jedoch weiterhin spezifisch reagiert. Antigene, mit denen eine Immuntoleranz erzeugt werden kann, müssen bestimmte Eigenschaften haben und werden als Tolerogene bezeichnet. Es hat sich gezeigt, daß die erworbene Immuntoleranz von begrenzter Dauer ist und durchbrochen werden kann und unter anderem auch von der Tolerogendosis abhängt. Mit Hilfe zahlreicher Hypothesen wurde versucht, den Mechanismus der Immuntoleranz, der besonders für das Verständnis der persistierenden fetalen Virusinfektionen wichtig ist, zu erklären. Zur eingehenden Information über diese Probleme verweisen wir auf das Lehrbuch von STEFFEN.

Wenn bei zweieiigen Zwillingsfeten mit verschiedenen Blutgruppen Blutbildungszellen des einen auf den Geschwisterfetus übertreten, so können diese Zellen sich dort ansiedeln. Sie werden im Gastorganismus Zellen mit den Blutgruppeneigenschaften des Ursprungsfetus bilden. Gleichzeitig wird aber der Empfängerorganismus gegen diese fremden, serologisch differenten Erythrocyten spezifisch immunologisch tolerant, er wird also nicht die entsprechenden Isohämagglutinine ausbilden können. Diesen Zustand des Besitzes zweier Arten von Erythrocyten bei Fehlen des Isohämagglutinins gegen die erworbene Erythrocytenart bezeichnet man als *Blut-Chimärismus* (DUNSFORD et al.; BOOTH et al., 1957; NICHOLAS et al.; OWEN).

Aufgrund theoretischer Überlegungen wurde unabhängig voneinander von BRAMBELL und MITCHISON (zitiert nach BOOTH et al., 1953) die Vermutung geäußert, daß rhesus-negative Töchter rhesus-positiver Mütter als Folge eines pränatalen Kontaktes mit dem Rh-Antigen bei einem späteren abermaligen Kontakt schwächer oder gar nicht auf das Rh-Antigen reagieren würden. Das heißt also, daß diese rhesus-negativen Töchter rhesus-positiver Mütter bei einer eigenen rhesus-positiven Schwangerschaft weniger Antikörper gegen die Rh-Eigenschaft ihres Fetus ausbilden würden, daß also der *Morbus haemolyticus neonatorum* bei der Konstellation rhesus-positive Großmutter — rhesus-negative Mutter — rhesus-positives Kind seltener auftreten müßte als wenn die Großmutter rhesus-negativ gewesen wäre.

BOOTH, DUNSFORD, GRANT und MURRAY (1953) sowie WARD, WALSH und KOOPTZOFF fanden bei der entsprechenden Untersuchung von 113 bzw. 173 Kindern mit hämolytischer Erkrankung als Folge einer Rh-Inkompatibilität keine Bestätigung dieser Annahme.

Einen besseren Aufschluß über diese Verhältnisse geben jedoch die Befunde von OWEN, WOOD, FOORD, STURGEON und BALDWIN, welche nicht nur den Morbus haemolyticus bei den Kindern registrierten, sondern vielmehr das Auftreten von Rh-Antikörpern im Blut der rhesus-negativen Mütter als Beurteilungsgrundlage nahmen. Dabei ergab sich der „ziemlich starke statistische Anhalt, daß die Tendenz zur Bildung von Rh-Antikörpern während einer frühen rhesus-positiven Schwangerschaft unter den rhesus-negativen Töchtern rhesus-negativer Frauen größer ist als unter den rhesus-negativen Töchtern rhesus-positiver Frauen“. Aber es bestand kein Hinweis, daß das Vorkommen der Erythroblastose im gleichen Verhältnis vom Rh-Typ der Großmutter beeinflußt wird.

Nach diesen Feststellungen dürfte sich also offenbar doch, vielleicht nur unter gewissen Umständen, aufgrund eines fetalen Kontaktes mit dem Rh-Antigen eine gewisse geringe immunologische Toleranz diesem Antigen gegenüber ausbilden können.

Ähnlich könnten die Verhältnisse bei den Blutgruppenantigenen liegen.

JAKOBOWICZ, CRAWFORD, GRAYDON und PINDER untersuchten den Isoagglutiningehalt der Sera von Männern der Blutgruppe 0. Es zeigte sich dabei, daß 0-Söhne von A-Müttern durchschnittlich etwas niedrigere Titer von Anti-A-Agglutininen, -Hämolysinen und inkompletten A-Antikörpern besaßen als solche Söhne von 0-Müttern. Dieses Verhältnis blieb auch bestehen, wenn beide Gruppen von Männern mit der im Tetanusimpfstoff enthaltenen A-Substanz immunisiert wurden.

Die Zahl der bezüglich des B-Antigens untersuchten Männer war für eine statistische Signifikanz der Titerunterschiede zu gering, doch gewann man auch hier den Eindruck, daß 0-Söhne von Müttern der Blutgruppe B durchschnittlich niedrigere Titer der drei B-Antikörperarten aufwiesen als die 0-Söhne von 0-Müttern.

KADOWAKI, THOMPSON, ZUELZER, WOOLLEY, BROUGH und GRUBER beschrieben ein männliches Neugeborenes mit einem Lymphocyten-Chimärismus XX/YY. Bei diesem Kind handelte es sich um ein angeborenes Immunmangel-Syndrom mit Thymus-Alymphoplasie. Die Autoren nehmen an, daß Lymphocyten der Mutter in den Fetus gelangten und dort infolge des bestehenden immunologischen Defektes beim Fetus nicht zerstört wurden. Sie konnten sich daher im Fetus ansiedeln und mit ihren Antikörpern den Fetus schädigen. Dadurch entstand der immungenetische Zwergwuchs (FLAMM, 1960) oder die „Runt-Krankheit“. Das Kind starb im Alter von 16 Monaten.

Nun zum *Einfluß der spezifischen immunologischen Toleranz auf pränatale Infektionen.*

BURNET (1959a) postulierte, daß *infektiöse Agenzien*, welche eine immunologische Toleranz im Verlauf der Embryonal- und Fetalzeit auslösen sollen, eine relativ geringe Antigenität haben müssen, d.h. sie dürfen nur wenige antigene Determinanten besitzen, die im Wirtsorganismus fehlen. Ferner darf der Erreger nur eine geringe Pathogenität besitzen, da er andernfalls den Wirt töten würde.

Wenn diese Forderung zu Recht besteht, so dürfte nur ein geringer Prozentsatz der Krankheitserreger bei Mensch und Tier zur Erzeugung einer spezifischen immunologischen Toleranz fähig sein.

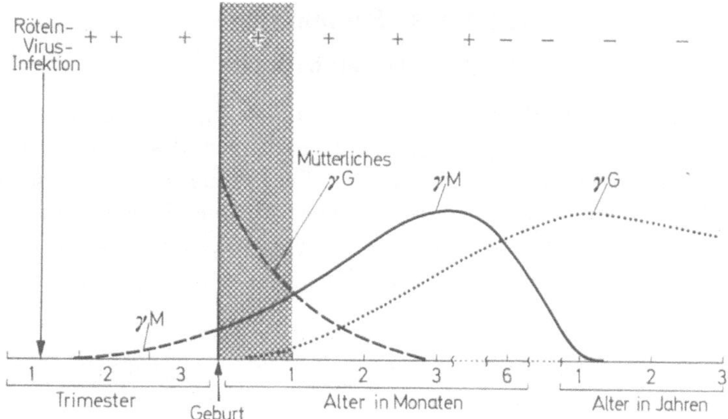

Abb. 307. Schematische Darstellung der Virusausscheidung und der Antikörper bei konnataler Rötelninfektion. (Nach KRUGMAN und WARD)

Die Natur selbst bietet uns ein faszinierendes Beispiel, wie mit Hilfe der immunologischen Toleranz eine natürliche Lebensgemeinschaft zwischen Wirt und infizierendem Virus bestehen kann.

TRAUB (1936, 1960), HAAS sowie VOLKERT und HANNOVER LARSEN untersuchten in ausgedehnten Studien die Mäuseenzootie durch das auch für den Menschen pathogene Virus der Lymphocytären Choriomeningitis (LCM). Wenn dieses Virus einmal alle Tiere einer Population erfaßt hat, so wird es ausschließlich bereits intrauterin auf die Frucht übertragen. Die jungen Tiere werden also mit der Infektion geboren und beherbergen das Virus lebenslang. Trotz dieses langen Kontaktes mit dem Antigen oder vielleicht besser wegen dieses langen, bereits in die Embryonalzeit zurückreichenden Kontaktes bilden diese Tiere nie Antikörper; sie sind spezifisch immunologisch tolerant geworden. Obwohl sich also in ihnen das Virus ungehemmt vermehrt, erkrankt nur selten eines der Neugeborenen.

Dies spricht im Sinne der eben zitierten Forderung BURNETs nach geringer Pathogenität eines toleranzerzeugenden Krankheitserregers.

Untersuchungen von HOTCHIN und CINITS unterstützen dies noch mehr. Sie wiesen nämlich darauf hin, daß die Maus erst dann die charakteristischen Zeichen der LCM bietet, wenn sie auf das fremde Virusantigen immunologisch reagiert. Erst diese Reaktion verursacht die klinisch und pathologisch-anatomisch nachweisbaren Schädigungen entweder durch allergische Phänomene oder durch direkten cytotoxischen Effekt der Antikörper auf die virushaltigen Zellen. Maßnahmen, welche die Antikörperproduktion hemmen, wie Röntgenbestrahlung oder Cortisongaben, heben die pathogene und letale Wirkung der LCM-Virusinfektion für nicht tolerante Mäuse auf.

HOTCHIN prägte für diese besondere Art latenter Virusinfektionen den Begriff „Vital"-Infektion (*v*irale, *i*mmunologisch *t*olerierte, *a*kquirierte, *l*atente Infektion).

Nach BURNET (1955, 1959a) sowie WARD und KRUGMAN ist auch die menschliche *Serumhepatitis-Infektion* ein Beispiel einer solchen immunologisch tolerierten Virusinfektion. Das wenig pathogene Serumhepatitis-Virus tritt durch die Placenta auf den Embryo und Fetus über, vermehrt sich in ihm und induziert so eine spezifische immunologische Toleranz. Die Infektion bleibt dann zeitlebens bestehen, ohne daß Antikörper dagegen gebildet werden.

Weitere Beispiele, die durch die Isolierungsmöglichkeit der entsprechenden Viren besser geklärt sind, bieten die fetalen Infektionen mit *Röteln-* und *Cytomegalie-Virus*. Dabei kann es zu einer monatelangen Viruspersistenz im fetalen Organismus kommen (Lit. bei RAWLS) (Abb. 307). Dagegen zeigt die Rötelninfektion des Neugeborenen einen akuten Verlauf, bei dem das Virus innerhalb von 14 Tagen verschwindet. Zur Erklärung des Phänomens der Viruspersistenz im Fetus werden verschiedene Faktoren angeführt: Immuntoleranz des Fetus, Defekt der Interferonbildung (Übersichtsreferate: MILLER; COOPER; MIMS; RAWLS).

Eine interessante Hypothese wurde von PEARMAN (1966) aufgestellt. Er vermutet, daß eine Immuntoleranz, die bei intrauteriner Infektion mit dem Virus der *infektiösen Mononucleose* entsteht, der ätiologische Faktor für eine später entstehende akute lymphatische Leukämie ist. Der zweite Kontakt mit diesem Virus im postnatalen Leben könnte dann in einer kontinuierlichen Stimulation und lymphoblastischen Transformation der Lymphocyten bestehen, anstatt zu einer normalen cellulären Immunantwort zu führen.

Infektiöse Fetopathien

Bakterielle Fetopathien

Der menschliche Fetus liegt von den Fruchthäuten allseitig umschlossen geborgen im mütterlichen Uterus. Obwohl er also bis zur Geburt mit der Außenwelt nicht direkt in Berührung kommt, können Krankheitserreger in ihn eindringen; prinzipiell sind dies dieselben Mikroorganismen und gelegentlich sogar einzelne Helminthen, wie sie postnatal beim Kind und beim Erwachsenen gefunden werden.

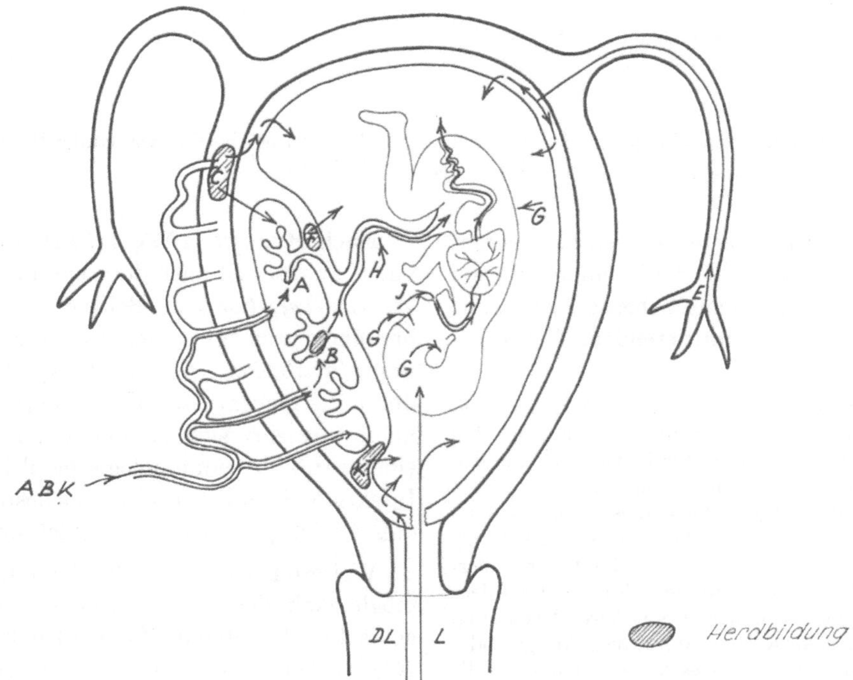

Abb. 308. Wege fetaler Infektionen. (Nach FLAMM, 1959)

Die Quelle dieser Infektionen kann die *infizierte Mutter* selbst sein oder die Umwelt, in der sie lebt.

Keineswegs immer muß die Folge der Infektion einer schwangeren Frau eine Erkrankung ihrer Frucht sein. Oft bleibt der Fetus auch bei einer schweren Erkrankung seiner Mutter (z.B. Tuberkulose) frei von den Erregern. Er kann aber andererseits einer für die Mutter oft harmlosen Infektion, wie es die Listeriose in graviditate meist ist, erliegen.

Der Keimling kann auch im Verlaufe einer Infektionskrankheit seiner Mutter absterben, ohne daß er selbst infiziert wird. Eine für die Mutter noch erträgliche Fieberreaktion kann ihn bereits an einer *Wärmestauung* zugrunde gehen lassen, da ihm ja die Wärmeabgabemechanismen des postnatalen Lebens fehlen.

Der Fetus reagiert also auf Infektionen seiner Mutter einerseits wie ein selbständiges Individuum, andererseits wie ein Organ der Mutter. Dem entsprechen auch die Wege der Krankheitserreger von der graviden Frau auf die Frucht. Der eine Weg führt von der *Placenta* her durch die fetalen Gefäße, der andere geht via *Fruchtwasser* in Atmungs- und Verdauungstrakt oder die Haut (Abb. 308 und 309).

Die über die Nabelvene in den Fetus gelangenden Keime stammen praktisch immer direkt aus dem mütterlichen Blut. Die seltenen Ausnahmen sind jene Fälle, bei denen Keime des Fruchtwassers sich am Nabelstrang absiedeln, dort in die Gefäße gelangen und so in die Frucht eingeschwemmt werden.

Im mütterlichen Blut kreisende Krankheitserreger treffen in den intervillösen Räumen der Placenta auf die Chorionzotten, deren Gefäße bereits dem fetalen Blutkreislauf angehören. Ob und wie nun eine fetale hämatogene Infektion entsteht, hängt von der Art der Mikroorganismen ab.

Treponemen wie die Erreger der *Lues* und auch des *Rückfallfiebers* können offenbar das *intakte* Zottensyncytium durchdringen, durchwandern das Zottenstroma und die fetalen Gefäße (Abb. 308*A*, Abb. 309). Bei diesem Vorgang wird das Zottengewebe nicht verändert. Die in den Fetus eingeschwemmten Lueserreger vermehren sich in dessen Organen. Der Fetus selbst reagiert auf diese massive Überschwemmung in charakteristischer Art.

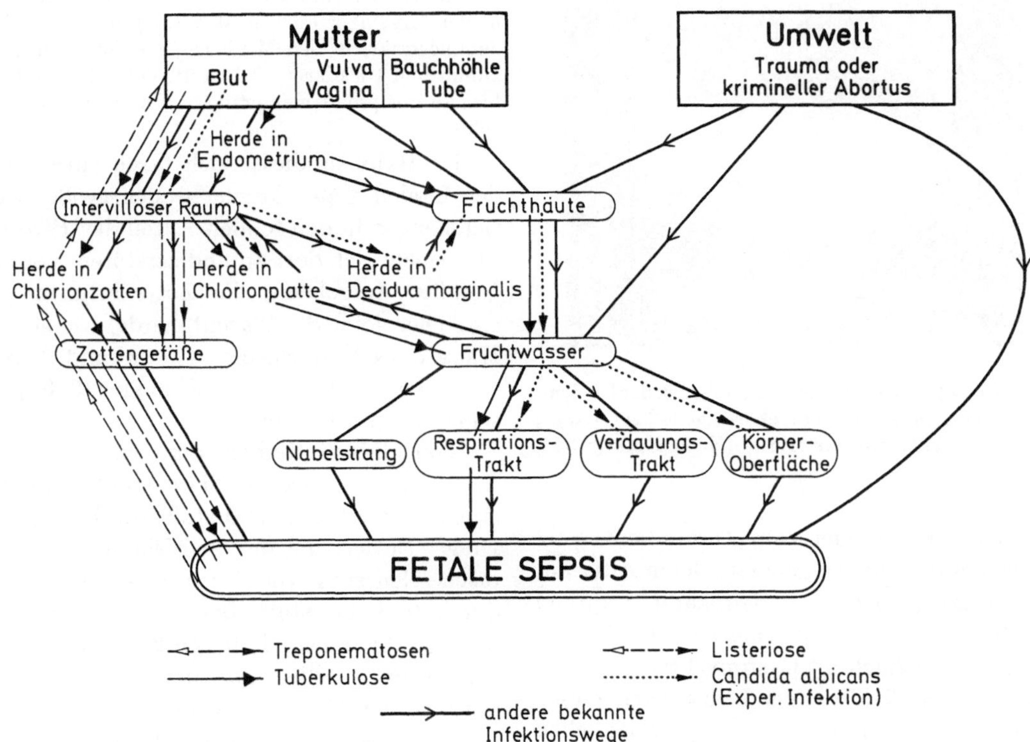

Abb. 309. Ausbreitung einiger bakterieller Infektionen im Fetus. (Nach FLAMM, 1959)

Im Rahmen der visceralen Lues des Fetus werden auch Treponemen über die Nabelarterien in die *Placenta* verschleppt, die jetzt spezifisch reagiert. Die Veränderungen in der Placenta wurden von HÖRMANN eingehend studiert und in extenso beschrieben.

Durch die in die fetalen Zottengefäße eingeschwemmten Lues-Treponemen oder durch im Rahmen der Infektion entstehende toxische Stoffe wird das Gefäßendothel geschädigt, die Zotten werden ödematös durchtränkt. Die weitere Folge ist eine Verödung der Gefäße und eine Hypertrophie des Zottenbindegewebes. Aus den fetalen Gefäßen stammende Leukocyten liegen diffus in solchen Zotten oder sammeln sich zu umschriebenen Abscessen, die zentral einschmelzen. Nach Übergreifen der Entzündung auf das Syncytium werden auch benachbarte Zotten erfaßt. Es beteiligen sich jetzt auch aus dem intervillösen Raum stammende mütterliche Leukocyten an der Entzündung.

Durch diese Vorgänge fallen große Teile der Placenta für die Versorgung des Fetus aus. Dies wird zum Teil dadurch kompensiert, daß in die hypertrophierten Zotten unregelmäßig Capillarsprosse einwachsen. Außerdem werden Zotten von embryonalem Charakter mit regellosem syncytialem Oberflächenepithel neugebildet. Doch auch diese Reparationsversuche können die Funktion der Placenta, die unterdessen enorm an Gewicht gewonnen hat, nicht mehr sichern. Placenta und Fetus sterben ab.

Auch **Listerien** gelangen, wie die Treponemen, aus dem mütterlichen Blut der intervillösen Räume in die Zottengefäße, ohne dort primär Veränderungen zu verursachen (Abb. 308*A*, Abb. 309). Voraussetzung für ihr Eindringen sind jedoch Läsionen des *Zottensyncytium* (FLAMM, 1958, 1959). Könnten nämlich die Listerien, wie gelegentlich behauptet wurde, das intakte Syncytium durchwandern, so müßte die Infektion des Fetus bereits gleichzeitig oder zumindest kurz nach dem ersten Auftreten der mütterlichen Bakteriämie zustande kommen. Tatsächlich werden viel-

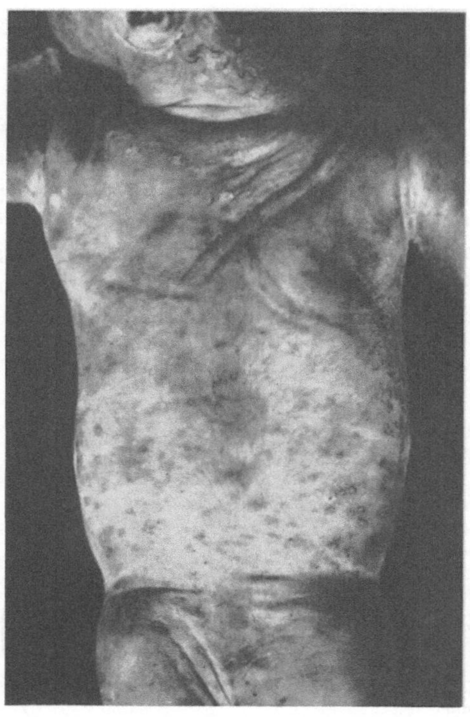

Abb. 310. Zahlreiche papulöse Knötchen in der Rückenhaut eines männlichen Totgeborenen (42 cm Länge, 2200 g Gewicht) mit Listeriose. (Nach REISS, 1953)

fach Kinder vor oder zum Termin mit listeriösen Veränderungen geboren, deren Alter auf 1—3 Tage geschätzt werden kann, während die Mütter oft schon Wochen vor der Geburt fieberhaft, vielfach an Cystopyelitis, erkrankt waren. Es muß also irgend eine akzidentelle Ursache die Infektion des Fetus ermöglichen während der Zeit, in der bei der Schwangeren noch eine chronische oder intermittierende Bakteriämie besteht. Vielleicht entstehen in den letzten Graviditätswochen, durch die verstärkten Kindesbewegungen und die Schwangerschaftswehen mechanisch verursacht, leichter Läsionen der Zottenoberfläche, die ja durch die großen Fibrinoidmassen an sich schon beeinträchtigt ist.

Wie glauben also, daß einzelne im mütterlichen Blut kreisende Listerien in Placentazotten eindringen, wenn sie gerade auf eine Läsion des Syncytium stoßen. Mit dem Blut des Fetus werden sie in dessen Organe getragen, wo sie sich wegen des Fehlens einer allgemeinen Resistenz der Frucht gegenüber diesem Erreger enorm vermehren und das typische Bild der *Granulomatosis infantiseptica* (REISS et al.) verursachen, welche in gleicher Ausprägung beim älteren Kind und beim Erwachsenen nur ausnahmsweise auftritt.

Bereits äußerlich kann man oft bei den listeriösen Feten oder Neugeborenen in der Haut Knötchen feststellen, oder man sieht ein papulöses, roseoliformes, z.T. hämorrhagisches Exanthem, ähnlich dem beim Waterhouse-Friederichsen-Syndrom (Abb. 310). Gleiche Efflorescenzen findet man in Pharynx, Larynx und an den Tonsillen, wo sich oft Ulcera bilden. Von den inneren Organen ist die Leber regelmäßig von zahlreichen meist stecknadelkopf- bis hirsekorngroßen, grau-weißlichen bis gelblichen Knötchen durchsetzt. Gleiche Herdchen findet man in den Nebennieren und in der Milz, aber auch in den Lungen und im Verdauungstrakt, in den Meningen und im Gehirn. Im Dünn- und Dickdarm wird häufig eine katarrhalische bis ulcerös-pseudomembranöse Enterocolitis beobachtet.

Im Rahmen dieser sich rasch entwickelnden fetalen Sepsis kommen auch große Listerienmengen in den fetalen Anteil der *Placenta*. Sie siedeln sich dort an und zerstören, von den Gefäßen ausgehend, die Zottenstruktur. Es entstehen jetzt die Placentaherde, wie sie von HAGEMANN und SIMON, VACEK und BENDA sowie REISS (1956) und MÜLLER (1956a) beschrieben worden sind.

Von diesen Herden aus wird jetzt die Schwangere reinfiziert. Sie erkrankt plötzlich erneut unter Fieber und stößt die Frucht aus. Dieser Entfernung des Sepsisherdes folgt die rasche Genesung. Die Fruchtausstoßung dürfte durch toxische Stoffe der Listerien ausgelöst werden, die plötzlich in größerer Menge mit den Keimen selbst aus dem Fetus in den mütterlichen Kreislauf gelangen.

Von diesen einander ähnelnden Invasionsmechanismen der Treponemen und Listerien weicht die formale Genese der **fetalen Tuberkulose** ab.

Für eine hämatogene Infektion des Fetus mit Tuberkelbakterien ist im allgemeinen die *vorausgehende Erkrankung der Placenta* Voraussetzung (Abb. 308*B*, Abb. 309).

Es bleiben die Tuberkelbakterien wahrscheinlich an solchen Stellen der Zotten haften, wo das deckende Epithel verändert, z.T. auch durch Fibrinoid ersetzt ist. An diesen Stellen quellen die Zellen des Zottenepithels, ihre Kerne werden schlecht anfärbbar. Aus dem mütterlichen Blut lagern sich Leuko- und Thrombocyten und Fibrinfäden an. Dadurch können auch mehrere Zotten miteinander verkleben. Es bilden sich bis hanfkorngroße, gelbliche Knötchen, die ausnahmsweise auch noch größer werden. Die Tuberkelbakterien vermehren sich in diesen Herdchen. Man sieht sie oft als dichte Haufen in einer strukturlosen Masse liegen. An Stellen, wo die Keimmassen direkt an eine Zotte heranwachsen, entstehen Nekrosen.

Erst wenn dann das Epithel zerstört ist, bildet sich vom Zottenstroma ausgehend Granulationsgewebe. Es besteht nur eine geringe Neigung zur Verkäsung.

Selten liegen im Zottenstroma selbst Tuberkel. Sie sind entweder dadurch entstanden, daß die Keime an einer distalen Stelle derselben Zotte in diese eingedrungen sind oder daß sie sich retrograd nach Passage durch den Fetalkörper in der fetalen Zottenarterie abgesiedelt haben.

Da die Gefäße der tuberkulös veränderten Placentazotten meistens thrombosieren, kommt es in vielen Fällen von ausgebildeter Placentatuberkulose nicht zur Infektion des Fetus.

Sind aber Tuberkelbakterien in die fetalen Zottengefäße eingebrochen, so werden sie mit dem *Blutstrom* über die Nabelvenen in den Körper der Frucht verschleppt.

Hier werden sie vorwiegend in der *Leber* abgefangen. Es entwickelt sich in diesem Organ ein bis walnußgroßer Primärherd, gelegentlich entstehen auch mehrere solche Herde, mit Befall der regionären, portalen Lymphknoten. Anstelle dieses hepatalen Primärkomplexes findet man mitunter einen solchen in der *Lunge*.

Im Anschluß an die Placentatuberkulose muß noch jene hämatogene Infektion des Fetus erwähnt werden, bei der die Placenta selbst nicht erkrankt ist.

Trifft die Placenta während einer Tuberkelbakteriämie der Schwangeren ein *Trauma*, auch ein physiologisches wie es die Geburt ist, so können Keime aus dem mütterlichen Blut durch Läsionen der vom Trauma betroffenen Zotten in die fetale Blutbahn gelangen.

Bei einer solchen *Keimeinschwemmung sub partu* ist, wenn das Kind bereits atmet, aber noch nicht abgenabelt ist, die Wahrscheinlichkeit für die Entstehung eines *pulmonalen Primärkomplexes* größer als sonst, weil dann ein großer Teil des vom Nabel kommenden Blutes die jetzt arbeitenden Lungen passiert.

Die auf dem Blutweg in den Fetus eingedrungenen Krankheitserreger verursachen also eine Sepsis mit Befall vieler Organe.

Demgegenüber kann eine Infektion, die vom *Fruchtwasser* ausgeht, zum Zeitpunkt des Fruchttodes noch auf die dem Fruchtwasser zugänglichen Organsysteme, den Verdauungstrakt und die Luftwege beschränkt sein. Die Tuberkelbakterien können dadurch ins Fruchtwasser gelangen, daß bei einer Tuberkulose der Decidua parietalis diese mit der Decidua capsularis verklebt und der tuberkulöse Prozeß so auf die Fruchthäute übergreift (Abb. 308*C*, Abb. 309). Es können aber auch bei der von Schmorl und Geipel erstmals beschriebenen Tuberkulose der chorialen Deckplatte der Placenta Herde den Amnionüberzug durchsetzen und das Fruchtwasser infizieren (Abb. 308*F*, Abb. 309). Schmorl glaubt, daß sich die Tuberkelbakterien im Fruchtwasser sogar vermehren können.

Die im Fruchtwasser enthaltenen Tuberkelbakterien verursachen typischerweise *dreierlei Primärkomplexe* (Abb. 308*J* u. 309).

Nach Aspiration entsteht der Primärherd in der *Lunge*, wobei Beitzke vor allem die multiplen Lungenprimärherde als *canaliculär*, die singulären aber als *hämatogen* entstanden ansieht; dies deswegen, weil er glaubt, daß im Fruchtwasser wesentlich mehr Tuberkelbakterien als im Nabelvenenblut enthalten sind.

Mit dem Fruchtwasser verschluckte Keime geben Anlaß zur Bildung eines *enteralen* Primärkomplexes. Sehr selten wurde ein Primärkomplex des *Mittelohres* festgestellt, der seine Ursache in einem Eindringen der Bakterien durch die Tuba Eustachii hat (Zarfl).

Vom Primärherd aus werden sekundär noch andere Organe des Fetus von der Tuberkulose befallen. Bei der Sektion kann man dann Tuberkel in allen Organen des Bauch- und Brustraumes finden.

Die üblichen **Eiter-** und **Sepsiserreger** wie Staphylo- und Streptokokken und Coli-Bakterien, können auf den gleichen Wegen wie die Tuberkelbakterien ins *Fruchtwasser* eindringen. Sie können aber auch aus *Vulva* und *Vagina* ascendierend oder aus der *Bauchhöhle* absteigend die Fruchthäute erreichen, in denen sie sich besonders zwischen Amnion und Chorion ausbreiten und ins Fruchtwasser durchbrechen (Abb. 308*D* und *E*, Abb. 309).

Während einer längerdauernden Geburt kann der Liquor amnii nach dem Blasensprung, aber auch bei stehender Blase, infiziert werden. Schließlich können auch durch *instrumentelle Eingriffe* (Abortusversuche) Keime in die Amnionhöhle eingeschleppt werden (Abb. 308*L*, Abb. 309).

Bei der Sektion abgegangener Früchte findet man oft die *Fruchthäute* besonders in ihrem placentaren Anteil gelblich bis gelbgrünlich verfärbt. Mikroskopisch zeigt sich eine mehr oder minder diffuse phlegmonöse Infiltration von Chorion und Amnion (Abb. 311). Diese geht vielfach mit einer Ansammlung

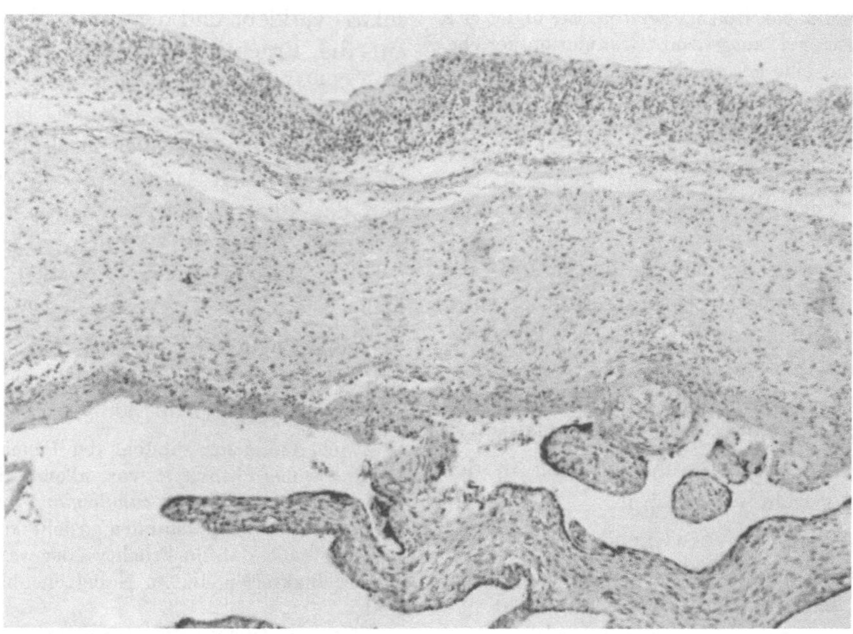

Abb. 311. Placenta eines ca. 5 Monate alten Fetus (19 cm Länge). Die Chorionplatte besonders im amnialen Bereich diffus leukocytär infiltriert. Infektion mit Staphylococcus aureus. Vergrößerung 80:1

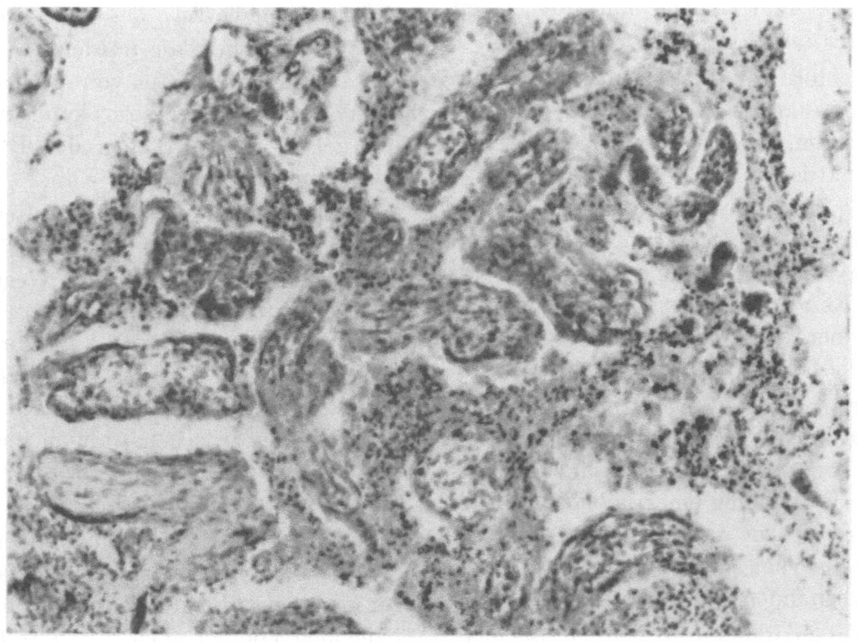

Abb. 312. Placenta eines ca. 5 Monate alten Fetus (23 cm Länge). Intervillositis: Ansammlung von Leukocyten zwischen den Chorionzotten und Infiltration dieser Zotten. Infektion mit Staphylococcus aureus. Vergrößerung 80:1

von Leukocyten in den subchorialen Abschnitten der intervillösen Räume einher (Intervillositis nach SORBA, Abb. 312). Die an dieser Placentitis beteiligten Leukocyten stammen bei jungen Früchten ausschließlich aus dem mütterlichen Blutkreislauf. Erst bei Feten aus dem 5. Schwangerschaftsmonat findet man in den Gefäßen spärlich eigene Leukocyten, welche sich dann auch z.T. an den entzündlichen Infiltrationen beteiligen. Wie die Fruchthäute, kann auch die *Nabelschnur* phlegmonös infiltriert sein. Die Frage, wie weit eine leukocytäre Infiltration der Fruchthäute physiologisch ist, wurde kürzlich auch anhand der Literatur erörtert (MEYER et al., 1970).

Die Leukocyten gelangen aus den Fruchthäuten in großen Mengen in das Fruchtwasser und mit diesem ebenso wie die Bakterien in Atem- und Verdauungstrakt der Frucht. Auch hier beteiligen sie sich an den pathologischen Prozessen, die durch zwei Bilder charakterisiert sind, durch die bis zur Absceßbildung führende *Bronchitis* und *Pneumonie* und durch eine *Enteritis*.

Die durch die *Fruchtwasseraspiration* vergrößerten elastischen Lungen sind rot mit graugrünlich-gelbem Schimmer, bei stärkerer Meconiumaufnahme bis schmutzig-olivgrün. Das interstitielle Ödem verursacht eine glasige Bänderung der Lungenoberfläche. Daneben sieht man graugelbe Flecken, welche auf die aspirierten Leukocyten hinweisen.

Histologisch erweisen sich diese Lungenveränderungen in ihrer leichtesten Form als lymphocytäre Peribronchitiden, die sich weiter zu einer interstitiellen ebenfalls rundzelligen Pneumonie ausbreiten können. Es kann aber auch zu Ulcerationen der Bronchien und Einschmelzung des Lungengewebes kommen. Stets sind dann mit Fruchtwasser aspirierte mütterliche Leukocyten massenhaft beteiligt, während fetale Rundzellen die Peripherie der Herde infiltrieren. Bei großen, nahezu reifen Feten treten jedoch deutlich erkennbare fetale Leukocyten aus den Capillaren aus und wandern in den Inhalt der Alveolen ein. Nur in solchen Fällen handelt es sich um echte fetale Pneumonien (WOHLWILL und BOCK, 1929, 1930; SORRA; STAEMMLER, 1949—1954; MÜLLER, 1956b; LUNZENAUER; ESSBACH u. a.).

Die *Infektion des fetalen Darmes* manifestiert sich in ihrer leichtesten Form als rein rundzelliges, bei älteren Feten auch mit Leukocyten durchsetzte Infiltration der Schleimhaut. Durch Zerstörung des Epithels entstehen Defekte, welche die ganze Darmwand durchsetzen und nach Perforation zu einer Peritonitis führen können. Auch an der fetalen Enteritis sind mütterliche Leukocyten beteiligt. Diese stammen wie in der Lunge aus dem Fruchtwasser und erfüllen oft das Darmlumen auf weite Strecken.

Aus dem Fruchtwasser können sich die Keime auch an der *Körperoberfläche* der Frucht oder am *Nabelstrang* absiedeln (Abb. 308 *G* und *H*). Hierzu erscheinen Läsionen der Haut Voraussetzung zu sein. Bei toten Feten durchdringen allerdings manche Keime auch ohne sichtbare Läsionen die Haut. Dies konnten wir experimentell verifizieren durch Auflegen von Filterpapierstückchen, die mit Reinkulturen von β-Streptokokken oder Corynebact. citreum mobile getränkt waren, auf die Haut und späteren Nachweis der applizierten Keime im Gewebe der Frucht.

Virale Fetopathien

Es ist verständlich, daß gerade die angeborenen *exanthematösen Viruskrankheiten* frühzeitig Beachtung gefunden haben. So beschrieb der Araber RHAZES bereits im 9. Jahrhundert konnatale Pocken und FABRICIUS HILDANUS 1646 angeborene Masern oder Pocken.

Erkrankt eine Schwangere zu Ende der Gravidität etwa an Masern, Pocken, Varicellen oder Herpes oder wird sie zu dieser Zeit mit dem Vaccine-Virus gegen Pocken geimpft, so können die Erreger auf den Fetus übertreten, und das Kind kann mit einem floriden oder schon abheilenden *Exanthem* geboren werden, ohne weiteren Schaden zu nehmen (Abb. 313).

Ebenso wie diese dermatotropen Viren kann auch das **Poliomyelitis-Virus** auf den Fetus übertreten. Diesbezügliche Berichte im Schrifttum sind jedoch kritisch zu beurteilen.

Wenn man bei der Geburt eines toten oder lebenden Kindes das Poliomyelitisvirus oder die durch dieses verursachten typischen pathologischen Veränderungen feststellen kann, ist an der intrauterinen Entstehung der Infektion kein Zweifel. Wir dürfen aber auch noch dann an die diaplacentare Genese der Infektion eines Neugeborenen glauben, wenn man bei diesem vor dem 4. Lebenstag das Poliomyelitisvirus im Blut feststellen kann oder wenn vor dem 7. Lebenstag Lähmungen auftreten. Dies leiten wir aus den Ergebnissen der Versuche von HORSTMANN ab. Diese Untersucherin fand nämlich bei der Fütterung von Affen mit den Typen 1 und 2 des Poliomyelitisvirus, daß vom 4.—6. Tag nach der Infektion eine Virämie nachweisbar ist und daß 3—7 Tage später Lähmungen auftreten. Unter Berücksichtigung dieser Schwankungen des Beginns der Lähmungen könnten auch noch solche Kinder, bei denen erst am 11. Lebenstag Lähmungen auftreten, diaplacentar infiziert worden sein.

Erkrankt die Mutter unmittelbar vor der Geburt an einer **Coxsackie-B-Virusinfektion,** so werden gelegentlich Bilder von neonataler Coxsackie-B-Erkrankung mit Myokarditis, Meningoencephalitis und fokaler Hepatitis beobachtet. Obwohl der diaplacentare Infektionsmodus mit Coxsackie-B-Virus akzeptiert wird (KATZ; THALHAMMER), ist die postnatale Infektion der Neugeborenen weit häufiger.

Tritt gegen Ende der Schwangerschaft das **Hepatitis-Virus** auf die Frucht über, so entsteht eine Hepatitis des Fetus, die mit einer Lebercirrhose ausheilen kann. Die Kinder werden also mit verschiedenen Stadien der Hepatitis bis zur ausgebildeten Cirrhose geboren.

Histologisch findet man in Leberschnitten solcher Kinder Leberzellnekrosen und -regenerate mit zahlreichen vielkernigen Riesenzellen, welche oft mit Eisenpigment vollgestopft sind. Daneben finden sich vasculäre Proliferationen. Die Fibrose beginnt zuerst in einzelnen Leberläppchen. Schließlich bietet sich das Bild einer Laennecschen Cirrhose.

Wie die angeführten Erreger kann auch das Virus der **Cytomegalie** auf den Fetus übergehen. Es befällt vorwiegend epitheliale Organe, wobei die Kopfspeicheldrüsen bevorzugt sind.

Die histologisch feststellbare Trias von überdurchschnittlicher Größe mancher Zellen und Bildung singulärer intranucleärer sowie multipler cytoplasmatischer Einschlußkörperchen gab der Krankheit den Namen.

Charakteristisch sind diese Zellen, die sich hauptsächlich in den Epithelien der Kopfspeicheldrüsen, aber auch von Nieren, Lungenalveolen, Thyreoidea, Pankreas und Gallengängen finden. In fast allen Organen sieht man lympho-plasmacelluläre Infiltrate mit Neigung zu Nekrose und Verkalkung. Dieser Befall der Organe kann sich als Ikterus, Hepatosplenomegalie, Chorioretinitis, Mikrocephalie, cerebrale Verkalkungen und Mikrogyrie äußern.

Die am Anfang dieses Kapitels angeführten Varicellen-, Herpes- und Vaccine-Viren können beim Fetus außer den Exanthemen auch eine andere charakteristische Erkrankung verursachen, welcher der Fetus oder das Neugeborene erliegen. Wir haben dieses Syndrom nach den pathologischen Charakteristika als **Generalisierte Einschlußkörperchen-Nekrose** oder Inclusio-necrosis generalisata varicellosa, herpetica oder vaccinosa bezeichnet (FLAMM, 1959). Es wurde sehr selten auch bei älteren Kindern und Erwachsenen beobachtet.

Mit dieser Erkrankung geborene Kinder bieten ziemlich einheitliche *klinische* Erscheinungen.

Meist handelt es sich um frühgeborene oder schwächliche Kinder, die frühestens 3 Tage nach der Geburt lustlos werden und beim Trinken Schwierigkeiten machen. Oft ist eine Affektion der Haut, der Conjunctiva oder der Mundschleimhaut festzustellen (Abb. 314). Atembeschwerden und Anfälle von Cyanose treten auf. Der physiologische Ikterus nimmt pathologische Stärke an. Die Temperatur schwankt, kann aber auch konstant hoch oder tief bleiben. Die Kinder sind tachykard. Die Stühle werden blutig-schleimig. Die Leber und gelegentlich auch die Milz nehmen an Größe zu. Als Folge einer ausgeprägten hämorrhagischen Diathese werden die Kinder anämisch. Bei manchen Kindern entwickelt sich eine Encephalitis. Schließlich tritt innerhalb weniger Stunden unter Kollapserscheinungen, Atemnot und Cyanose der Tod ein.

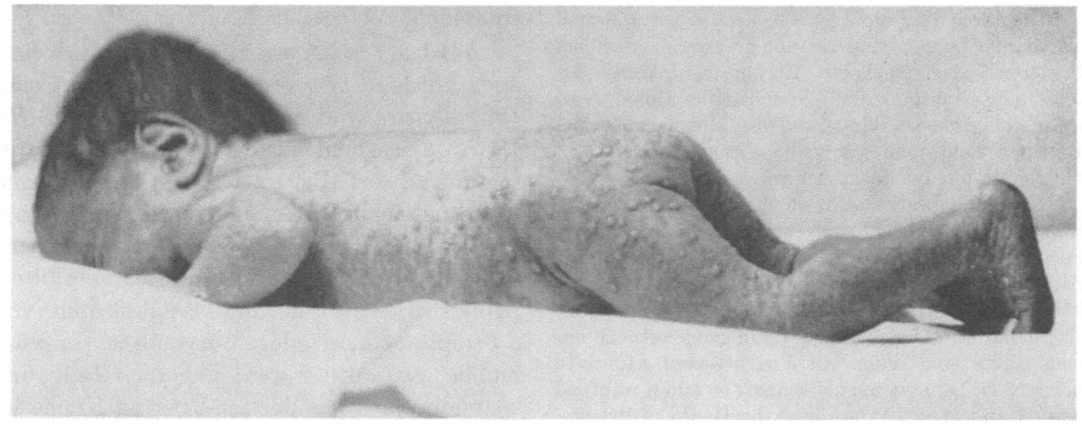

Abb. 313. Fünf Tage altes reifes Mädchen mit angeborenen Varicellen. Alle Stadien, Maculae, Papeln, Bläschen und Pusteln, nebeneinander. (Nach FREUD)

Der pathologische Prozeß ist durch in zahlreichen Organen liegende *Nekroseherde* charakterisiert, welche alle in ihrem Bereich liegenden Gebilde zerstören. Als Folge der Schädigung der Gefäße treten *Blutungen* ins Gewebe bzw. in die Hohlorgane auf. Die um nekrotische Areale bzw. Ulcera liegenden Zellen enthalten *Einschlußkörperchen*.

Das pathologisch-anatomische Bild wird von den Veränderungen in der *Leber* beherrscht. Das zumeist vergrößerte Organ ist von einer sehr großen Anzahl

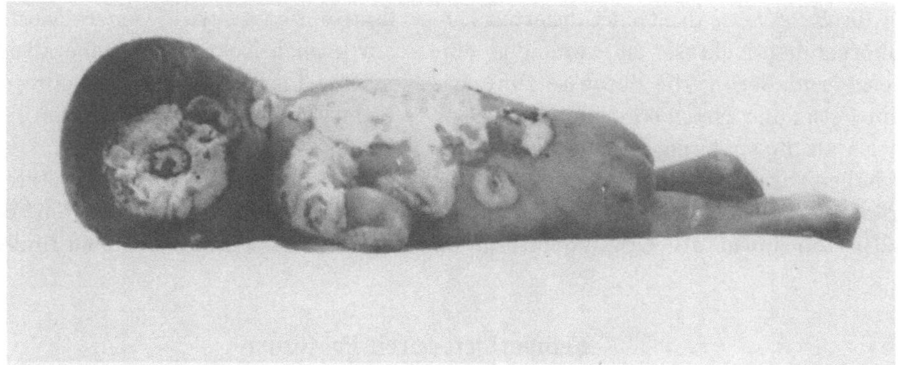

Abb. 314. Im 6. Monat lebendgeborener Knabe mit ausgedehnten Hautläsionen als Folge einer Pockenschutzimpfung der Mutter. Das Kind starb 15 Std p. part. Die Obduktion deckte eine Inclusio-necrosis generalisata vaccinosa auf. (Photo freundlicherweise von A. M. MacDonald zur Verfügung gestellt; Fall publiziert von MacDonald und MacArthur)

nicht prominenter, gelblich-weißer derber Knötchen von bis zu 6 mm Durchmesser durchsetzt (Abb. 315). Diese Herde sind von hämorrhagischen Zonen umgeben. Die mikroskopische Untersuchung zeigt, daß diese Herde Areale von Koagulationsnekrose sind, welche nicht nur die Parenchymzellen, sondern auch das Stroma der Leber samt den Gefäßen erfaßt hat. Im Gegensatz zu anderen Lebernekrosen werden hier auch das Leberreticulum und die Endothelien zerstört. Die Verteilung der Nekrosezonen ist völlig unabhängig vom Aufbau der Leber. Jegliche entzündlich Reaktion fehlt. Dagegen enthalten die um die Nekroseherde liegenden Parenchymzellen, aber auch die Endothelzellen der Blutgefäße, eosinophile Einschlußkörperchen. Diese liegen bei Herpes- oder Varicelleninfektion im Zellkern, bei Vaccine-Virusbefall im Cytoplasma. Gleich häufig wie die Leber sind die *Nebennieren* verändert. Hier wie auch in den weniger regelmäßig betroffenen Organen, *Milz, Nieren, Knochenmark* und *Lymphknoten,* findet man die im Prinzip gleichen Koagulationsnekrosen wie in der Leber. Die umgebenden Zellen enthalten ebenfalls Einschlußkörperchen. Auch die *Lungen* sind von ausgedehnten Nekrosen durchsetzt, welche ihren Ausgang stets vom Endothel der Gefäße im Interstitium nehmen. In den angrenzenden Alveolarsepten und dem benachbarten peribronchialen Bindegewebe liegen zahlreiche Einschlußkörperchen. Im Interstitium und in den Alveolen können sich Rundzellen finden. Im *Gehirn* sieht man gelegentlich wenige zahlreiche weißliche, derbe Knoten, die sich mikroskopisch als Encephalitisherde erweisen. Sie bestehen aus astrogliaartigen Zellen, Monocyten und wenigen Leukocyten. Auch in diesen Arealen findet man Einschlußkörperchen. Gelegentlich trifft man auch Erweichungsherdchen an. In *Mundhöhle, Oesophagus* und *Magen* durchsetzen Ulcera in wechselnder Anzahl die Schleimhaut. Sie reichen bis in die Muscularis. In der Nachbarschaft enthalten die Zellen wie um die Nekroseherde Einschlußkörperchen. Auch in der *Haut* kann man gelegentlich kleine Ulcera mit Einschlußkörperchen finden.

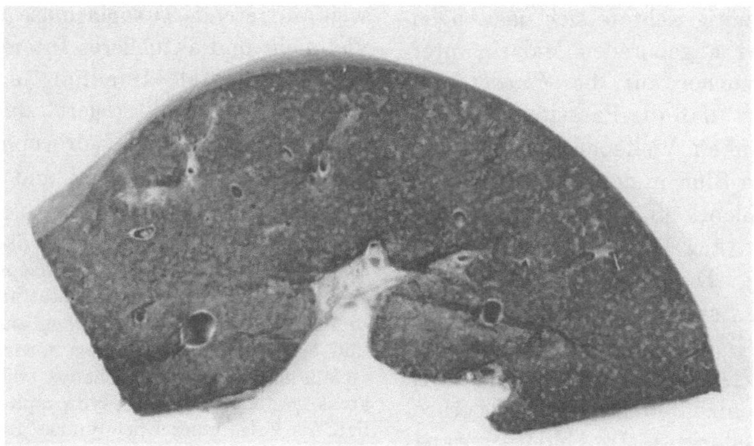

Abb. 315. Leber eines an Inclusio-necrosis generalisata herpetica verstorbenen Neugeborenen. (Nach Vortel und Herout)

Für die *Entstehung* der Generalisierten Einschlußkörperchen-Nekrose ist zweifellos eine Resistenzverminderung die Voraussetzung, wie sie beim Fetus und Neugeborenen viel eher zu finden ist als in späteren Lebensabschnitten. Damit haben wir das gleiche Phänomen wie bei der pränatalen Listeriose, die ja auch in der generalisierten Form als Granulomatosis infantiseptica auftritt. Generalisierte Einschlußkörperchen-Nekrose und generalisierte granulomatöse Listeriose sind beim älteren Kind und beim Erwachsenen Seltenheiten.

Berichte über einzelne weitere Virusinfektionen des Fetus sind in den Büchern von FLAMM und THALHAMMER zu finden.

Fetopathien durch Protozoen

Die am längsten bekannte fetale Protozoeninfektion ist die **Malaria.** Bereits vor 100 Jahren wurde die Frage ihrer pränatalen Übertragung angeschnitten, doch bis heute herrscht keine Einigkeit über die Häufigkeit dieses Ereignisses. Die Literaturangaben schwanken zwischen 0,03 und 10% bei Malaria in graviditate.

Ebenso besteht noch keine Einigkeit über die formale Genese der intrauterinen Infektion mit Malariaplasmodien. Tatsächlich müssen wir ja berücksichtigen, daß der Malariaparasit während seiner Entwicklung im infizierten Menschen verschiedene Stadien durchläuft. Es ist durchaus glaubhaft, daß etwa die mit dem Speichel der infizierenden Anopheles-Mücke eingeimpften Sporozoiten aktiv in die Placenta eindringen und den Fetus infizieren (VAN LAWICK VAN PABST, 1949, 1952). Andererseits sind aber auch konnatale Malariafälle bekannt bei Kindern sicher sporozoitenfreier Mütter oder von Frauen mit Impfmalaria (LEVEN; SCHADOW), bei der ja die therapeutische Malariainfektion durch schizontenhaltiges Blut erfolgt.

Bereits frühzeitig richtete sich das Augenmerk der an der angeborenen Malaria interessierten Untersucher auf die *Placenta.* Es wurde festgestellt, daß die Parasiten im intervillösen Raum um ein Vielfaches dichter liegen als im peripheren Blut, in dem sie sogar in sehr vielen Fällen fehlen können (PEZOPOULOS und CARDAMATIS; CLARK; WISLOCKI; THONNARD-NEUMANN u.a.). Diese Anreicherung führt WICKRAMASURIYA auf die in den mütterlichen Bluträumen der Palcenta verlangsamte Strömung zurück. Vielleicht setzen sich dadurch die durch die Schizonten belasteten Erythrocyten besonders stark ab. In Abklatschpräparaten von der maternen Seite der Placenta findet man parasitenhaltige Erythrocyten, oft auch mit Pigment beladene Mono- und Lymphocyten, selbst wenn das periphere Blut der Mutter anscheinend frei von Parasiten ist.

Bei der histologischen Untersuchung eines solchen Mutterkuchens erwies sich das Chorionsyncytium als unverändert und war auch frei von Malariapigment. Im Fibrinoid der Zotten lagen pigmentführende Monocyten, die bis an das Zottenstroma vordrangen, jedoch ohne dieses zu invadieren.

Wir kennen also noch immer nicht den Modus des Überganges der Malariaplasmodien auf den Fetus. In erster Linie müssen wir wohl an eine Passage durch *Läsionen des Zottensyncytium* denken, soweit nicht vielleicht die extraerythrocytären Formen des Parasiten aktiv diese Zellschichte durchdringen. Für die Bedeutung der primären Zottenschädigung sprechen auch Tierversuche von WERNER bzw. WERNER und KUNERT. Zweifellos kommt auch, wie vielfach behauptet, eine Malariainfektion des Kindes sub partu während der Placentaablösung durch Übertritt parasitenhaltiger mütterlicher Blutkörperchen vor.

Neben dieser angeborenen tropischen Protozoeninfektion des Menschen besitzt die weltweit auftretende **Toxoplasmose** des Fetus heute viel mehr und aktuelleres Interesse.

Die pränatale Infektion mit Toxoplasma gondii ist charakterisiert durch Meningo-Encephalo-Myelitis, Hydrocephalus, herdförmige Gehirnverkalkungen und Chorioretinitis pigmentosa.

Die *Gehirnalterationen* bieten das Bild einer disseminierten nekrotisierenden Encephalitis in Rinde, Basalganglien und weißer Substanz. Durch Ausbildung perivasculärer Knötchen aus mononucleären und eosinophilen Leukocyten sowie Thrombose der Gefäße entstehen Nekroseherde, welche ganze Hirnareale ergreifen können (Hydrocephalie, Porencephalie). Als Folge einer Ependymitis granularis geht die Auskleidung der Ventrikel stellenweise zugrunde, und die Nekrose an solchen Orten breitet sich in die Tiefe aus. Durch die Ependymitis kann der Aquädukt verschlossen werden und in der Folge ein Hydrocephalus entstehen. Ähnliche Veränderungen findet man auch im Rückenmark. Die Nekroseherde des Zentralnervensystems neigen bei der angeborenen Form der Toxoplasmose zur Verkalkung.

Die *Chorioretinitis pigmentosa* lokalisiert sich in der Maculagegend und erscheint als ovale bis runde, gelblich-weiße aderhautatrophische Scheibe. Diese ist von einem schwarzen Pigmentwall umgeben und gelegentlich auch von Pigmentanhäufungen durchsetzt. An weiteren Schäden kann man am Auge noch Iridocyclitis, Sekundärkatarakte, Synechien, persistierende Pupillarmembranen, Mikrophthalmie und Opticusatrophie finden.

Die Untersuchungen der inneren Organe decken oft Herdmyokarditis, Herdnephritis, interstitielle Hepatitis, interstitielle und Bronchopneumonie, Enterocolitis, Lymphadenitis und extramedulläre Blutbildungsherde auf.

Die angeführten Merkmale und Symptome können Folge des direkten Übergangs der Parasiten auf die Frucht sein oder durch entzündliche Veränderungen der Placenta (Endometritis toxoplasmotica) verursacht werden. Letzterer Genese kommt sogar eine weitaus größere Bedeutung für das Entstehen von Störungen in der Keimentwicklung zu als dem direkten Übertritt der Parasiten (WERNER et al.).

Der *Übertritt der Toxoplasmen* von der Mutter auf den Fetus erfolgt zweifellos über die Placenta. THALHAMMER ist der Meinung, daß nur eine Erstinfektion der Mutter nach dem 4. Schwangerschaftsmonat an die Frucht weitergegeben werden kann und daß weitere Schwangerschaften derselben Frau ohne Gefährdung des Kindes ablaufen werden. Nach anderen Untersuchungen können aber auch Frauen mit latent im Endometrium liegenden Parasitenstadien (Cysten) mehrfache infizierte Fehlgeburten haben (REMINGTON et al., 1958, 1960, 1961; GENZ, 1960; THOMASCHEK et al., 1961; WERNER et al., 1963; LANGER, 1963). Diese chronischen oder latenten Formen der mütterlichen Toxoplasmose dürften sich, nach Tierversuchen und Befunden an menschlichem Untersuchungsmaterial zu schließen, besonders im ersten Trimenon auswirken, wenn der wachsende Trophoblast im Endometrium liegende Toxoplasmacysten aufsprengt und dadurch infiziert wird. Die Erreger gelangen nach Vermehrung in Trophoblastzellen (Pseudocysten) in das Zottenmesenchym. Dort können sie sich ebenfalls vermehren. Erst mit dem Entstehen und Einsetzen des fetalen Blutkreislaufes gelangen die Toxoplasmen in die Blutgefäße und dadurch in den embryonalen Organismus. Die Folge sind dann intrauteriner Fruchttod oder Mißbildungen. In der Fetalperiode, wenn also der Trophoblast sein Wachstum beendet hat, dürfte der Befall des fetalen Blutes in ähnlicher Weise ablaufen.

Außer den Plasmodien und Toxoplasmen können auch Flagellaten auf die menschliche Frucht übergehen. So sind pränatale Infektionen mit Trypanosoma gambiense, dem Erreger der **Schlafkrankheit** (LURZ; KELLERSBERGER; MÜHLENS; AITKEN; CHAMBON; DARRE et al.; PAPE), mit dem **Chagas-Erreger** Tryp. cruzi (CAVALLER; HOWARD et al.; AUCHTER DE MANERO; DE REZENDE et al.; RUBIO et al.; ATÍAS et al.) und mit **Leishmanien** (LOW und COOKE) gefunden worden.

Fetopathien durch Helminthen

Pränatale Wurminfektionen des Menschen sind viel seltener beschrieben worden als solche Infektionen bei Tieren.

NARABAYASHI (1914, 1916) konnte durch Faecesuntersuchungen bei neugeborenen Kindern von Reisfeldarbeiterinnen in drei Fällen Eier von **Schistosoma japonicum** und damit eine intrauterine Infektion mit diesem Trematoden nachweisen.

Eine fetale Infektion mit **Hakenwürmern** wurde von HOWARD bei einem Neugeborenen festgestellt.

Nach den bisherigen Befunden bei Haus- und Versuchstieren (Lit. bei FLAMM, 1959) darf man sich der bereits 1921 geäußerten Meinung von CORT anschließen, daß pränatale Invasionen bei Infektionen mit jenen Würmern vorkommen können, deren Larven im Körper des Wirtes wandern. Diese Larven bohren sich aktiv aus dem mütterlichen Gefäßsystem der Placenta in die Zotten ein und gelangen auf dem Blutweg in die Frucht. Dazu sind allerdings nicht alle Wurmlarven, die im mütterlichen Blut kreisen, imstande. Bei selbst reichlichem Befall des peripheren und placentaren Blutes der Mutter mit *Mikrofilarien* bleibt der Fetus frei von diesen Parasiten (JEAN und VAN NITSEN; GARNHAM).

Nichtinfektiöse Schädigungen des Fetus

Von der Mutter übertretende gelöste Stoffe

Die Durchlässigkeit der Placenta für im mütterlichen Blut gelöste Stoffe, seien es nun *Pharmaka* oder *Gifte*, hängt offenbar von verschiedenen Faktoren ab und läßt sich für den einzelnen Stoff nur aufgrund von Beobachtungen am Menschen oder im Tierversuch feststellen. Die Befunde aus Experimenten an Versuchstieren wird man allerdings wegen des verschiedenen Baues der Placenta kritisch beurteilen müssen. Hier sollen nur solche referiert werden, die an Tieren mit hämo-chorialer Placenta durchgeführt wurden.

ANSELMINO leitete aus seinen Kaninchenversuchen ab, daß nichtlipoidlösliche Anelektrolyte bis zum Molekulargewicht von 180 durch die das mütterliche vom fetalen Blut trennenden Schichten diffundieren, während alle lipoidlöslichen Substanzen wie Fette, lipoidlösliche Farbstoffe und Anaesthetica die Placentaschranke unabhängig vom Molekulargewicht passieren.

Salze von Metallen, wie Blei, Quecksilber, Arsen und Wismut treten aus dem mütterlichen Kreislauf auf den Fetus über (MORISON; WEILL-HALLÉ et al.). In Zusammenhang mit der zunehmenden radioaktiven Kontamination unserer Umwelt und der damit einhergehenden Aufnahme von **Radio-Strontium** interessiert es, daß radioaktives Strontium und Yttrium beim Kaninchen auf den Fetus übergehen.

Das im Leuchtgas und in verschiedenen Abgasen enthaltene **Kohlenmonoxyd** passiert auch die Placenta. Die Sättigung des fetalen Blutes hängt von dem CO-Gehalt des mütterlichen Blutes ab. Sie hinkt hinter jener nach, da das CO-Hämoglobin im mütterlichen Kreislauf nur langsam dissoziiert. Erst nach einiger Zeit ist ein Gleichgewicht erreicht (CURTIS et al.).

Im Versuch an Ratten tritt auch der als Reinigungs- und Feuerlöschmittel verwendete **Tetrachlorkohlenstoff** auf die Feten über.

Von den **Alkaloiden** wurden Chinin und Morphium bezüglich ihrer Placentapassage genauer untersucht.

Bei Neugeborenen, deren Mütter zur Uterusanregung **Chinin** verabfolgt worden war, findet man das Alkaloid im Liquor und im Harn. Es kann manchmal im fetalen Gewebe kumuliert werden, und wiewohl statistisch keine erhöhte Sterblichkeit festzustellen ist, reichen die gefundenen Konzentrationen doch aus, um vielleicht Schädigungen des Gehörorgans zu verursachen (SADLER et al.; TAYLOR et al.).

Morphium geht ebenfalls auf den Fetus über. MENNINGER-LERCHENTHAL hat das klinische Bild der Morphinkrankheit der Neugeborenen morphinistischer Mütter beschrieben. Eine Übersicht über publizierte Fälle dieser angeborenen Krankheit, die sich durch die Abstinenzerscheinungen nach der Geburt bemerkbar macht, stammt von PERLSTEIN.

Von den **Sulfonamiden** passieren Sulfanilamid und seine Derivate (z.B. Prontalbin, Albucid, Eubasinum) unzerlegt die Placenta, während bei Verabfolgung von Azofarbstoffen wie Prontosil zuerst im Körper Sulfanilamid abgespalten werden muß (KAYSER); im Fetus wird innerhalb von 3 Std der mütterliche Blutspiegel erreicht und bleibt für etwa 6 Std auf therapeutisch wirksamen Werten (SPEERT). Der Fetus scheidet die Sulfonamide im Harn aus, so daß sie auch im Fruchtwasser zu finden sind. Bei üblicher Dosierung ist die Sulfonamidtherapie im allgemeinen ohne Gefahr für den Fetus (PHILIPP), wiewohl auch ein Bericht über eine schwere Anämie der Frucht nach Sulfanilamidgaben publiziert wurde (HECKEL).

Wie die Sulfonamide treten auch **Antibiotica** aus dem mütterlichen Kreislauf auf den Fetus über.

Bei *Penicillin* erreicht der fetale Blutspiegel etwa ab der 4. Std nach Injektion der Mutter seinen Höchstwert, der ungefähr der Hälfte des mütterlichen Blutspiegels entspricht (CHARLES). Die Gewebskonzentrationen sollen beim Fetus zwischen 12 und 50% des mütterlichen Blutwertes liegen (KREIBICH). Eingehende Untersuchungen von FRIZEN und MEUREN haben gezeigt, daß während der ersten 3 Std nach Penicillinverabfolgung an die Schwangere mehr Penicillin die Nabelschnur in Richtung zum Fetus passiert als zur Placenta; danach liegen die Verhältnisse umgekehrt. Dies wird darauf zurückgeführt, daß der Fetus Penicillin durch die Nieren ins Fruchtwasser ausscheidet, wo der Penicillinspiegel sehr bald denjenigen des fetalen Blutes überschreitet (RASPE). Dieses Penicillin wird durch Verschlucken des Fruchtwassers vom Fetus wieder aufgenommen und z. T. über Nabelarterien und Placenta an das mütterliche Blut zurückgegeben.

Bezüglich der im Fetus erreichten Blutspiegel von *Chloromycetin*, *Streptomycin* und *Tetracyclinen* weichen die Angaben etwas voneinander ab. Es wird aber sicher wenigstens die Hälfte der mütterlichen Blutwerte erreicht (STEVENSON et al.; CHARLES; WOLTZ und WILEY; KREIBICH; SAKULA; DECIO). Untersuchungen des Gehörs von Kindern, deren Mütter während der Schwangerschaft Streptomycin erhalten hatten, gaben einen Hinweis darauf, daß vielleicht das fetale Ohr gegen dieses Antibioticum besonders empfindlich ist (REBATTU et al.). Tetracycline werden in Zähne und Knochen des Fetus eingebaut und können zu Wachstumshemmung, Schmelzdefekten und Gelbfärbung des Milchgebisses führen (Literatur bei ADAMSONS et al.; THALHAMMER).

Im Blut des Fetus einer Frau, die 200 g **Acetylsalicylsäure** (Aspirin) eingenommen hatte, wurde nach dem 17 Std danach eintretenden Abortus eine hohe Konzentration dieses Medikamentes festgestellt (JACKSON). Versuche an Kaninchen und Ratten zeigten, daß Salicylsäure leicht auf die Früchte übergeht und in ihnen ähnliche Konzentrationen wie im Muttertier erreicht.

Von den **Antikoagulantien** passieren **Dikumarin** und seine Derivate die Placenta und verursachen Hämorrhagien beim Fetus (GORDON und DEAN; BOCQUET). **Heparin** soll dagegen die Frucht nicht schädigen (BOCQUET).

Es ist seit langem bekannt, daß **Anaesthetica** wie **Chloroform** und **Äther** und auch **Alkohol** auf den Fetus übergehen (BALLANTYNE). Dagegen treten die bei Narkosen verwendeten **Muskel-Relaxantien** nicht über (YOUNG).

Zigarettenabusus während der Gravidität hemmt das fetale Wachstum und führt zur pränatalen Dystrophie. Die Neugeborenen von Raucherinnen haben signifikant geringere Geburtsgewichte als diejenigen von Nichtraucherinnen, obwohl die durchschnittliche Tragzeit bei Raucherinnen nicht verkürzt ist (FRAZIER et al.). Über welchen Wirkungsmechanismus das Zigarettenrauchen zur Dystrophie des Fetus führt, ist ungeklärt. Das beim Rauchen inhalierte Kohlenmonoxyd und der vasoconstrictorische Effekt des Nicotins dürften eine Rolle spielen.

Fetopathien bei endokrinen Erkrankungen der Mutter

Bei den Feten diabetischer Mütter entwickelt sich, soweit diese Früchte nicht vorher abortiert werden, ein als **Fetopathia diabetica** bezeichnetes charakteristisches Krankheitsbild.

Bereits äußerlich fällt bei den Feten bzw. Neugeborenen starkes Körperwachstum auf, das zu Geburtsgewichten von 5—6 kg führen kann. Das Cushing-ähnliche Gesicht der Neugeborenen mit prallen vorgewölbten Wangen, manchmal verbunden mit einer auffalenden Gesichtsröte, ist das erste Zeichen einer mütterlichen Kohlenhydratstoffwechselstörung und wird nicht nur beim Diabetes, sondern auch beim Prädiabetes der Mutter gefunden (THALHAMMER; AUTINGER und GITSCH). Die Fettpolster, aber auch Herz, Leber und Milz sind gegenüber der Norm vergrößert. Erythroblastose und Hydrops können dieses Bild begleiten, ohne daß jedoch Blutinkompatibilität gegenüber der Mutter bestünde.

Die histologische Untersuchung des Pankreas zeigt eine Vergrößerung und Vermehrung der Langerhansschen Inseln. Diese Hyperplasie betrifft besonders die β-Zellen (KLOOS). In der Placenta findet man eine Hemmung der Zottenentwicklung. Die Zotten verharren z.T. noch im embryonalen Stadium der Resorptionszotten ohne fetales Gefäß.

Die kausale Genese der Fetopathia diabetica ist zur Zeit noch ungeklärt. Der vielfach vertretenen Meinung, daß die Hyperplasie der fetalen Langerhansschen Inseln eine Reaktion auf das geringe Insulinangebot der Mutter sei und daß sich die diaplacentare Übergabe fetalen Insulins an die Mutter für diese günstig auswirke, wird heute entgegengetreten, da Insulin die Placenta offenbar nicht passieren kann (DAVIES).

Feten und Neugeborene von Müttern mit unbehandeltem Hyperthyreoidismus zeigen gewöhnlich keine Veränderungen der Schilddrüse. Gelegentlich können allerdings Zeichen einer **Thyreotoxikose** gefunden werden (LEWIS und MACGREGOR).

Es fiel auf, daß dagegen bei Feten und Neugeborenen solcher hyperthyreotischer Mütter, die unter **Thiourazil**-Therapie stehen, öfters Strumen zu beobachten sind. Es sind dies gewöhnlich diffuse, hyperplastische Strumen. Die Kinder selbst können normal, myxödematös oder hyperthyreotisch sein.

Für die Pathogenese dieser fetalen Strumen ist wichtig, daß das mütterliche thyreotrope Hormon im Gegensatz zum Schilddrüsenhormon und zum Thiouracil nicht die Placenta passiert. Es dürfte also das Thyreostaticum im Fetus die Thyroxin-Produktion unterdrücken und so indirekt die Bildung von fetalem thyreotropem Hormon induzieren. Möglicherweise spielt auch noch ein hereditärer Faktor mit (RILEY und SCLARE).

Literatur

ADAMSONS, K., JOELSSON, J.: The effect of pharmacologic agents upon the fetus and newborn. Amer. J. Obstet. Gynec. **96**, 437 (1966).

AHLFELD, F.: Die intrauterine Tätigkeit der Thorax- und Zwerchfellmuskulatur. Intrauterine Atmung. Mschr. Geburtsh. Gynäk. **21**, 143 (1905).

AITKEN, I. M. M.: A clinical note on two cases of trypanosomiasis of infants. W. Afr. med. J. **5**, 13 (1931). Zit. nach WERNER, Z. Tropenmed. Parasit. 5, 422 (1954).

ALFORD, C. A.: Studies on antibody in congenital rubella infections. I. Physicochemical and immunologic investigations of rubella neutralizing antibody. Amer. J. Dis. Child. **110**, 455 (1965).

— BLANKENSHIP, W. J., STRAUMFJORD, J. V., CASSADY, G.: The diagnostic significance of IgM-Globulin elevations in newborn infants with chronic intrauterine infections. Birth Defects Original Article Series, **4**, 5 (1968).

ALLANSMITH, M., MCCLELLAN, B. H., BUTTERWORTH, M., MALONEY, J. R.: The development of immunglobulin levels in man. J. Pediat. **72**, 276 (1968).

AMOROSO, E. C.: Placentation. In: Marshall's physiology of reproduction, herausgeg. v. PARKES: New York: Longmans, Green & Co. 1952.

— Histology of the placenta. Brit. med. Bull. **17**, 81 (1961).

ANSELMINO, K. J.: Über die Permeabilität der Placenta. Arch. Gynäk. **138**, 710 (1929).

ATÍAS, A., RUBIO, M., LOLIC, M., VALENZUELA, R.: Un nuevo caso de enfermedad de Chagas congénita. Bol. chil. Parasit. **16**, 41 (1961).

AUCHTER DE MANERO, A.: Enfermedad de Chagas congénita. Rev. Med. Cordoba **46**, 325 (1958). Ref. in Excerpta med. (Amst.), Sect. VII, **14**, Nr 1559 (1960).

AUINGER, W., GITSCH, E.: Zur Erkennung und Behandlung prädiabetischer und latent diabetischer Stoffwechselstörungen. Zbl. Gynäk. **89**, 599 (1967).

BALLANTYNE, J. W.: Manual of antenatal pathology and hygiene. The foetus. Edinburgh: Green 1902.

BANGHAM, D. R.: The transmission of homologous serum proteins to the foetus and to the amniotic fluid in the rhesus monkey. J. Physiol. (Lond.) **153**, 265 (1960). Ref. in Excerpta med. (Amst.), Sect. XXI, **1**, Nr 423 (1961).

— HOBBS, K. R., TEE, D. E. H.: Selective placental transfer of serumproteins in the rhesus. Lancet **1958 II**, 351.

— — — Transmission of serum proteins from foetus to mother in the rhesus monkey. Lancet **1960 II**, 1173.

BARR, M., GLENNY, A. T., RANDALL, K. J.: Concentration of diphtheria antitoxin in cord blood and rate of loss in babies. Lancet **1949 I**, 324.

BEITZKE, H.: Über die angeborene tuberkulöse Infektion. Ergebn. ges. Tuberk.-Forsch. **7**, 1 (1935).

BENIRSCHKE, K., BOURNE, G. L.: Plasma cells in an immature human placenta. Obstet. and Gynec. **12**, 495 (1958).

BIELING, R.: Resistenz und Immunität. In: Handbuch der allgemeinen Pathologie, Bd. VII/1. Berlin-Göttingen-Heidelberg: Springer 1956.

BOCQUET, L.: Les risques pour l'enfant des traitements anticoagulants au cours de la grossesse. Therapie **16**, 567 (1961). Ref. im Excerpta med., (Amst.), Sect. VII, **16**, Nr 3031 (1962).

BOOTH, P. B., DUNSFORD, I., GRANT, J., MURRAY, S.: Haemolytic disease in first-born infants. Brit. med. J. **1953 II**, 41.

— PLANT, G., JAMES, J. D., IKIN, E. W., MOORES, P., SANGER, R., RACE, R. R.: Blood chimerism in a pair of twins. Brit. med. J. **1957 I, 1456.**

BRAMBELL, W. F. R.: The transmission of immunity from mother to young and the catabolism of immunoglobulins. Lancet **1962 II**, 1087.

— HEMMINGS, W. A., HENDERSON, M.: Antibodies and embryos. London: Athlone Press 1951.

— — OAKLEY, C. L.: Proc. roy. Soc. B **150**, 312 (1959). Zit. nach HEMMINGS and BRAMBELL, Brit. med. Bull. **17**, 98 (1961).

BRIDGES, R. A., CONDI, R. M., ZAK, S. J., GOOD, R. A.: The morphologic basis of antibody formation development during the neonatal period. J. Lab. clin. Med. **53**, 331 (1959).

BURKE, V., SULLIVAN, N. P., PETERSON, H., WEED, R.: Ontogenetic change in antigenic specificity of the organs of the chick. J. infect. Dis. **74**, 225 (1944).

BURNET, F. M.: Principles of animal virology. New York: Academic Press 1955.

— Diskuss., Sympos. IV, VII. Internat. Kongr. Mikrobiol., Stockholm 1958, veröffentlicht in: Recent progress in microbiology. Stockholm: Almquist & Wiksell 1959.

— The clonal selection theory of acquired immunity. Nashville: Vanderbilt University Press 1959.

CALMAN, R. M., MURRAY, J.: The transfer of antibodies across the placenta. Endeavour **10**, 27 (1951).

CAVALLER, B. DE: Angeborene Chagassche Krankheit. Bol. Matern. Conc. **4**, 4 (ohne Jahreszahl). Ref. in Zbl. Gynäk. **77**, 1954 (1955).

CHAMBON, M.: Trypanosomiase humaine observée chez un enfant âgé de 5 jours. Bull. Soc. Path. exot. **26**, 607 (1933). Zit. nach WERNER, Z. Tropenmed. Parasit. **5**, 422 (1954).

CHARLES, D.: Placental transmission of antibiotics. J. Obstet. Gynaec. Brit. Emp. **61**, 750 (1954).

CHESNEY, G.: A note on the transmission of diphtheria antitoxin from mother to infant. Mth. Bull. Minist. Hlth (Lond.) **4**, 144 (1945).

CLARK, H. C.: The diagnostic value of the placental blood film in aestivo-autumnal malaria. J. exp. Med. **22**, 427 (1915).

COHEN, S. G.: The placental transmission of antibodies and serum γ globulins. J. infect. Dis. **87**, 291 (1950).

COOPER, L. Z.: Rubella, a preventable cause of birth defects. Birth Defects Original Article Series **4**, 23 (1968).

CORONINI, C., FLAMM, H., KOVAC, W.: Eine weitere Virusinfektion der fetalen menschlichen Lunge. Biol. Neonat. (Basel) **3**, 24 (1961).

CORT, W. W.: Prenatal infestation with parasitic worms. J. Amer. med. Ass. **76**, 170 (1921).

CROWLE, A. J.: Immunodiffusion. New York-London: Academic Press 1961.

CURTIS, G. W., ALGERI, E. J., MCBAY, A. J., FORD, R.: The transplacental diffusion of carbon monoxide. Arch. Path. **59**, 677 (1955).

DALLDORF, G., SICKLES, G., PLAGER, H., GIFFORD, R.: A virus revocered from the feces of "poliomyelitis" patients pathogenic for suckling mice. J. exp. Med. **89**, 567 (1949).

DANCIS, J.: Conference Princeton, N. J., Nov. 1958. Ref. in: VILLEE, The placenta and fetal membranes. Baltimore: Williams & Wilkins Comp. 1960.

DARRÉ, H., MOLLARET, P., TANGUY, Y., MERCIER, P.: Hydrocéphalie congénitale par trypanosomiase héréditaire. Demonstration de la possibilité du passage transplacentaire dans l'espêce humaine. Bull. Soc. Path. exot. **30**, 166 (1937). Zit. nach WERNER, Z. Tropenmed. Parasit. **5**, 422 (1954).

DAVIES, J.: Survey of research in gestation and the developmental sciences. Baltimore: Williams & Wilkins Comp. 1960.

DAVIS, M. E., POTTER, E. L.: Intrauterine respiration of the human fetus. J. Amer. med. Ass. **131**, 1194 (1946).

DECIO, R.: A proposito del passaggio transplacentare della tetraciclina somministrata alla madre per via endovenosa. Riv. Ostet. Ginec. **11**, 377 (1956).

DE REZENDE, J., BARCELLOS, J. M., DA SILVA SANROS, A.: Chagasic placentitis. A probable case of placental transmission of American trypanosomiasis. [Spanish.] Rev. Ginec. Obstet. (Rio de J.). **105**, 591 (1959). Ref. in Excerpta med. (Amst.), Sect. VII, **16**, Nr 18 (1962).

DIETEL, K., DIETEL, V.: Intrauterine Atemformen. Z. Kinderheilk. **79**, 203 (1957).

DIXON, F. J., TALMAGE, D. W., MAURER, P. H., DEICHMILLER, M.: The halflife of homologous gamma globulin (antibody) in several species. J. exp. Med. **96**, 313 (1952).

DUNSFORD, I., BOWLEY, C. C., HUTCHISON, A. M., THOMPSON, J. S., SANGER, R., RACE, R. R.: A human blood-group chimera. Brit. med. J. **1953 II**, 81.

EDSALL, G.: Active and passive immunity of the infant. Ann. N. Y. Acad. Sci. **66**, 32 (1956).

EGDAHL, R. H.: Immuonlogical maturation and defects in immunological capacity. Transplant. Bull. **5**, 87 (1958).

— Immunological maturation and defects in immunological capacity. Int. Arch. Allergy **12**, 305 (1958).

EHRLICH, P.: Über Immunität durch Vererbung und Säugung. Z. Hyg. Infekt.-Kr. **12**, 183 (1892).

EICHENWALD, H. F., SHINEFIELD, H. R.: Antibody production by the human fetus. J. Pediat. **63**, 870 (1963).

EPSTEIN, R. D., LOZNER, E. L., COBBEY, TH. S., DAVIDSON, C. S.: Congenital thrombocytopenic purpura. Purpura hemorrhagica in pregnancy and in the newborn. Amer. J. Med. **9**, 44 (1950).

ESSBACH, H.: Paidopathologie. Leipzig: VEB Thieme 1961.

FLAMM, H.: Übertragungsversuche bei abakteriellen fetalen Lungenveränderungen. Mikroskopie (Wien) **8**, 386 (1953).

— Abakterieller proliferativer Desquamativkatarrh der Lunge bei menschlichen Feten. Klin. Wschr. **32**, 364 (1954).

— Untersuchungen über die diaplazentare Übertragung des Coxsackie-Virus. Schweiz. Z. allg. Path. Bakt. **18**, 16 (1955).

— Die Pathogenese der Listeriose. Symposion über Listeriosen, Gießen, 27.—28. 6. 1957. 1. Beiheft z. Zbl. Vet.-Med. **61** (1958).

— Die pränatalen Infektionen des Menschen unter besonderer Berücksichtigung von Pathogenese und Immunologie. Stuttgart: G. Thieme 1959.

— Das Toleranzphänomen in der Immunologie und seine praktische Bedeutung. Wien. klin. Wschr. **72**, 912 (1960).

FÖRSTER, O.: Immunologische Toleranz. Wien. Z. inn. Med. **40**, 257 (1959).

FRANKLIN, E. C., KUNKEL, H. G.: Comparative levels of high molecular weight (19 S) gamma globulin in maternal and umbilical cord sera. J. Lab. clin. Med. **52**, 724 (1958).

FRAZIER, T. M., DAVIS, G. H., GOLDSTEIN, H., GOLDBERG, I. D.: Cigarette smoking and prematurity, a prospective study. Amer. J. Obst. Gynec. **81**, 988 (1961).

FREUD, P.: Congenital varicella. Amer. J. Dis. Child. **96**, 730 (1958).

FRIZEN, H., MEUREN, E.: Der Übertritt des Penicillins in das Fruchtwasser, ein Beitrag zur Frage der fetalen Nierenfunktion. Geburtsh. u. Frauenheilk. **13**, 130 (1953).

FURTH, R. VAN, SCHUIT, H. R. E., HIJMANS, W.: The immunological development of the human fetus. J. exp. Med. **122**, 1173 (1965).

GARNHAM, P. C. C.: Trans. roy. Soc. trop. Med. Hyg. **32**, 13 (1938). Zit. nach COVELL, Trop. Dis. Bull. **47**, 1147 (1950).

GELFAND, H. M., FOX, J. P., LE BLANC, D. R., ELVEBACK, L.: Studies on the development of natural immunity to poliomyelitis in Louisiana. J. Immunol. **85**, 46 (1960).

GITLIN, D., KUMATE, J., URRUSTI, J., MORALES, C.: Selective and directional transfer of 7 Sγ_2-Globulin across the human placenta. Nature (Lond.) **203**, 86 (1964).

— ROSEN, F., MICHAEL, J.: Transient 19 S Gamma$_1$-Globulin deficiency in the newborn infant, and its significance. Pediatrics **31**, 197 (1963).

GLOGGENGIESSER, W.: Die pathologische Anatomie der interstitiellen Säuglingspneumonie. Frankfurt. Z. Path. **62**, 213 (1951).

GOOD, R. A., KELLY, W. D., RÖTSTEIN, J., VARCO, R. L.: Immunological deficiency diseases. Agammaglobulinemia, hypogammaglobulinemia, Hodgkin's disease and sarcoidosis. Progr. Allergy **6**, 187 (1962).

— ZAK, S. J.: Disturbances in gamma globulin synthesis as "experiments of nature". Pediatrics **18**, 109 (1956).

GORDON, R. R., DEAN, T.: Foetal deaths from antenatal anticoagulant therapy. Brit. med. J. **1955 II**, 719.

GRIFOLS-LUCAS, J. A.: Estudios en el recién nacido humano sobre la absorción de anticuerpos homólogos administrados „per os". An. Med. (Barcelona) **43**, 45 (1957). Ref. in Excerpta med. (Amst.), Sect. VII, **12**, Nr 1201 (1958).

GROSSER, O.: Vergleichende Anatomie und Entwicklungsgeschichte der Eihäute und der Placenta. Wien u. Leipzig: W. Braumüller 1909.

GRUNEWALD, P., JACOBI, M.: Mononuclear pneumonia in sudden death or rapidly fatal illness in infants. J. Pediat. **39**, 650 (1951).

HAAS, V. H.: Studies on the natural history of the virus of lymphocytic choriomeningitis in mice. Publ. Hlth Rep. (Wash.) **56**, 285 (1941).

HAGEMANN, U., SIMON, H.: Fruchttod oder Frühgeburt durch diaplacentare Listerieninfektion. Geburtsh. u. Frauenheilk. **13**, 1089 (1953).

HANON, F., COQUOIN-CARNOT, M., PIGNARD, P.: Le liquide amniotique (système amniotique). Paris: Masson & Cie. 1955. Zit. nach VAHLQUIST, Advanc. Pediat. **10**, 305 (1958).

HANSHAW, J.B.: Congenital cytomegalovirus infection. Birth Defects Original Article Series **4**, 39 (1968).

HANSON, L. Å., JOHANSSON, B. G.: Immunological characterization of chromatographically separated protein fractions from human colostrum. Int. Arch. Allergy **20**, 65 (1962).

HARTLEY, P.: The behaviour of different types of homologous and heterologous diphtheria antitoxin when administered to pregnant guinea-pigs. Mth. Bull. Minist. Health (Lond.) **7**, 45 (1948).

HAŠEK, M.: Proc. roy. Soc. B **146**, 67 (1956). Zit. nach HOWARD, MICHIE and WOODRUFF, Ciba Found. Symp. on Transplantation. London: Churchill Ltd. 1962.

HECKEL, G. P.: Chemotherapy during pregnancy. J. Amer. med. Ass. **117**, 1314 (1941).

HIRSZFELD, L., OSIŃSKA, M., RIESS, E.: Über inkomplette Isoantikörper in Normalserien. Schweiz. Z. allg. Path. Bakt. **17**, 86 (1954).

HITZIG, W. H.: Die physiologische Entwicklung der „Immunglobuline" (Gamma- und Beta$_2$-Globuline). Helvet. paediat. Acta **12**, 596 (1957).

— Über die transplacentare Übertragung von Antikörpern. Schweiz. med. Wschr. **89**, 1249 (1959).

— Störungen des Proteinstoffwechsels. In: Handbuch der Kinderheilkunde, Bd. IV, S. 170. Berlin-Heidelberg-New York: Springer 1965.

— In: FANCONI, G.: Lehrbuch der Pädiatrie, 9. Aufl. Basel: Schwabe 1970.

— GITZELMANN, R.: Transplacental transfer of leukocyte agglutinins. Vox Sang. **4**, 445 (1959).

HÖRMANN, G.: Placenta und Lues. Arch. Gynäk. **184**, 481 (1954).

HORSTMANN, D. M.: Poliomyelitis virus in blood of orally infected monkeys and chimpanzees. Proc. Soc. exp. Biol. (N.Y.) **79**, 417 (1952).

HOTCHIN, J. E.: Immunological tolerance and latency in animal virus infection. VII. Internat. Kongr. Mikrobiol., Stockholm 1958, veröffentlicht in: Recent progress in microbiology. Stockholm: Almquist & WIKSELL 1959.

— CINITS, M.: Lymphocytic choriomeningitis infection of mice as a model for the study of latent virus infection. Canad. J. Microbiol. **4**, 149 (1958).

HOWARD, H. H.: Pre-natal hookworm infection. Jamaica publ. Hlth Bull. **1917**, 20. Zit. nach ADLER and CLARK, Ann. trop. Med. Parasit. **16**, 353 (1922).

— Prenatal hookworm infection. Sth. med. J. (Bgham, Ala.) **10**, 793 (1917). Zit. nach HINSELMAN, in: HALBAN u. SEITZ, Biologie und Pathologie des Weibes, Bd. VI/1. Berlin u. Wien: Urban & Schwarzenberg 1925.

HOWARD, J. E., CARLOS RÍOS, N., EBENSPERGER, I., OLIVOS, P.: Enfermedad de Chagas congénita. Bol. chil. Parasit. **12**, 42 (1957). Ref. in Excerpta med. (Amst.), Sect. VII, **12**, Nr 1427 (1958).

— MICHIE, D.: Induction of transplantation immunity in the newborn mouse. Transplant. Bull. **29**, 1 (1962).

— — WOODRUFF, M. F. A.: Transplantation tolerance and immunity in relation to age. Ciba Found. Symp. on Transplantation. London: Churchill Ltd. 1962.

ISAACS, A., BARON, S.: Antiviral action of interferon in embryonic cells. Lancet **1960 II**, 946.

JACKSON, A. V.: Toxic effects of salicylate on the foetus and mother. J. Path. Bact. **60**, 587 (1948).

JAKOBOWICZ, R., CRAWFORD, H., GRAYDON, J. J., PINDER, M.: Immunological tolerance within the AB0 blood group system. Brit. J. Haemat. **5**, 232 (1959).

JEAN, L., NITSEN, R. VAN: Bull. Méd. du Katanga **4**, 133 (1927). Zit. nach COVELL, Trop. Dis. Bull. **47**, 1147 (1950).

JONES, W. R.: Immunoglobulins in fetal serum. J. Obstet. Gynaec. Brit. Cwlth **76**, 41 (1969).

KADOWAKI, J., THOMPSON, R. I., ZUELZER, W. W., WOOLEY, P. V., BROUGH, A. J., GRUBER, D.: XX/YY Chimarism in congenital immunological deficiency syndrome with thymic alymphoplasia. Lancet **1965 II**, 1152.

KATZ, S. L.: The possible relationship of viruses, other than Rubella and Cytomegalovirus, to the etiology of birth defects. Birth Defects Original Article Series **4**, 59 (1968).

KAYSER, H.-W.: Sulfonamidwirkung auf Mutter und Kind unter der Geburt. Klin. Wschr. **20**, 510 (1941).

KEKWICK, R. A., RECORD, B. R.: Some physical properties of diphtheria antitoxic horse sera. Brit. J. exp. Path. **22**, 29 (1941).

KELLERSBERGER, E. R.: Note on a case of sleeping-sickness in a child three weeks old. Trans. roy. Soc. trop. Med. Hyg. **19**, 81 (1925/26). Zit. nach MÜHLENS, Arch. Schiffs- u. Tropenhyg. **33**, 181 (1929).

KIDMAN, B., TUTT, M. L., VAUGHAN, J. M.: The retention of radioactive strontium and yttrium (Sr^{89}, Sr^{90} and Y^{90}) in pregnant and lactating rabbits and their offspring. J. Path. Bact. **63**, 253 (1951).

KLOOS, K.: Zur Pathologie der Feten und Neugeborenen diabetischer Mütter. Virchows Arch. path. Anat. **321**, 177 (1952).

KNOLL, W.: Die Entwicklung der blutbildenden Gewebe und des Blutes des Menschen. In: HEILMAYER und HITTMAIR, Handbuch der gesamten Hämatologie, Bd. I. München-Berlin-Wien: Urban & Schwarzenberg 1957.

KOCH, F., SCHWICK, G.: Wege neonataler Immunität, speziell über einen dritten Weg der Antikörperpanage von der Mutter zum Kind. In: BIELING u. FLAMM, Pränatale Infektionen. Bibl. microbiol. (Basel) **1**, 75 (1960).

KREIBICH, H.: Über den Penicillingehalt der Feten in utero, ein Beitrag zur pränatalen Penicillintherapie der Lues congenita. Zbl. Gynäk. **73**, 1303 (1951).

— Sind nach einer Streptomycinbehandlung tuberkulöser Schwangerer Schädigungen des Kindes zu erwarten? Dtsch. Gesundh.-Wes. **9**, 177 (1954).

KREPLER, P., FLAMM, H.: Die Listeriose. Ergebn. inn. Med. Kinderheilk., N. F. **7**, 64 (1965).

KRUGMAN, S., WARD, R.: Infectious diseases of children, 4th edit., p. 290. SaintLouis: C. V. Mosby Co. 1968.

KUTTNER, A., RATNER, B.: The importance of colostrum to the new-born infant. Amer. J. Dis. Child. **25**, 413 (1923).

LAWICK VAN PABST, M. H. VAN: Congenital Malaria. Docum. neerl. indones. Morb. trop. **1**, Nr 2 (1949).

LEVEN, K.: Placentare Übertragung einer Impfmalaria von einer Paralytikerin auf das Kind. Mschr. Kinderheilk. **49**, 46 (1931).

LEWIS, I. C., MACGREGOR, A. G.: Congenital hyperthyreoidism. Lancet **1957 II**, 14.

LÖSCHKE, H.: Diskuss., 23. Tagg Dtsch. Path. Ges., S. 291, Wiesbaden 1928.

LOW, G. C., COOKE, W. E.: A congenital case of Kala-Azar. Lancet **1926**, 211, 1209.

LUNZENAUER, K.: Intrauterine Pneumonie als Ausdruck einer echten fetalen Entzündung. Zbl. allg. Path. path. Anat. **99**, 402 (1959).

LURZ: Persönl. Mitteil. an HINSELMANN. In: HALBAN und SEITZ, Biologie und Pathologie des Weibes, Bd. VI/1. Berlin u. Wien: Urban & Schwarzenberg 1925.

MACDONALD, A. M., MACARTHUR, P.: Foetal vaccinia. Arch. Dis. Childh. **28**, 311 (1953).

MCCRACKEN, G. H., SHINEFIELD, H. R.: Immunoglobulin concentrations in newborn infants with congenital cytomegalic inclusion disease. Pediatrics **36**, 933 (1965).

MÅRTENSSON, L., FUDENBERG, B. R.: GM genes and γG-globulin synthesis in the human fetus. J. Immunol. **94**, 514 (1965).

MASON, J. H., DALLING, T., GORDON, W. S.: Transmission of maternal immunity. J. Path. Bact. **33**, 783 (1930).

MEDAWAR, P. B.: Immunologische Toleranz. Naturw. Rdsch. **15**, 85 (1962).

MELNICK, L., LEDINKO, N., KAPLAN, S., KRAFT, L.: Ohio strains of a virus pathogenic for infant mice (Coxsackie group). Simultaneous occurrence with poliomyelitis virus in patients with "summer grippe". J. exp. Med. **91**, 185 (1950).

MENNINGER-LERCHENTHAL, E.: Die Morphinkrankheit der Neugeborenen morphinistischen Mütter. Mschr. Kinderheilk. **60**, 182 (1934).

MEYER, W. W., MOINIAN, M., LIND, J.: Leukocytäre Infiltration der Nabelschnur und der Eihäute. Dtsch. med. Wschr. **95**, 181—185 (1970).

MILLER, J. F. A. P.: Immunity in the foetus and the new-born. Brit. med. Bull. **22**, 21 (1966).

MIMS, C. A.: Pathogenesis of viral infections of the fetus. Progr. med. Virol. **10**, 194 (1968).

MORISON, J. E.: Foetal and neonatal pathology. London: Butterworth 1952.

MOSSMAN, H. W.: The rabbit placenta and the problem of placental transmission. Amer. J. Anat. **37**, 433 (1926).

MÜHLENS, P.: Trypanosomiasis bei Mutter und Säugling. Arch. Schiffs- u. Tropenhyg. **33**, 181 (1929).

MÜLLER, F., LENNARTZ, H.: Über die Verweildauer diaplacentar übertragener Polimyelitis-Antikörper beim Säugling. Dtsch. med. Wschr. **83**, 966 (1958).

MÜLLER, G.: Listeriose und Fruchtwasserinfektion. Geburtsh. u. Frauenheilk. **16**, 496 (1956a).

— Die primäre Fruchtwasserinfektion und die Möglichkeiten ihrer Entstehung. Virchows Arch. path. Anat. **328**, 68 (1956b).

MURALT, G. v.: La maturation de l'immunité humorale chez l'homme. Basel u. Stuttgart: B. Schwabe & Co. 1962.

— GUGLER, E.: Die Reifung der Immunglobuline. Helv. med. Acta **26**, 410 (1959).

— — ROULET, D. L. A.: Analyse antigénique du colostrum et du lait de femme et du colostrum et du lait de vache. In: PEETERS, Protides of the biological fluids. Amsterdam: Elsevier 1961.

NAGEL, H. C.: Das Verhalten des Maul- und Klauenseuchevirus in neugeborenen Laboratoriumstieren. Zbl. Bakt., I. Abt. Orig. **159**, 40 (1952).

NARABAYASHI, H.: Beiträge zur Frage der kongenitalen Invasion von Schistosomum japonicum. Verh. Japan. Path. Ges. Tokio **4**, 123 (1914). Zit. nach HINSELMANN. In: HALBAN und SEITZ, Biologie und Pathologie des Weibes, Bd. VI/1. Berlin u. Wien: Urban & Schwarzenberg 1925.

— Ein Beitrag zur Kenntnis der Schistosomiasis in Japan. [Japan.] Kyoto Igaku Zassi **13**, Nr 2 u. 3 (1916). Zit. nach CORT, J. Amer. med. Ass. **76**, 170 (1921).

NICHOLAS, J. W., JENKINS, J. W., MARSH, W. L.: Human blood chimeras. A study of surviving twins. Brit. med. J. **1957 I**, 1458.

NORDBRING, F.: Failure of newborn premature infants to absorb antibodies from heterologous colostrum. Acta paediat. (Uppsala) **46**, 569 (1957).

OEHME, J.: Lues connata. Leipzig: VEB Verlag G. Thieme 1956.

OSBORN, J. J., DANCIS, J., ROSENBERG, B. V.: Studies of the immunology of the newborn infant. III. Permeability of the placenta to maternal antibody during fetal life. Pediastrics **10**, 450 (1952).

OWEN, R. D.: Immunogenetic consequences of vascular anastomoses between bovine twins. Science **102**, 400 (1945).

— WOOD, H. R., FOORD, A. G., STURGEON, P., BALDWIN, L. G.: Evidence for actively acquired tolerance to Rh antigens. Proc. nat. Acad. Sci. (Wash.) **40**, 420 (1954).

PAPE, D.: Deux cas d'heredo-trypanosomiase. Rev. Sci. Méd. Pharm. Vét. Afr. Franc. Lib. **1**, 92 (1942). Zit. nach WERNER, Z. Tropenmed. Parasit. **5**, 422 (1954).

PARKER, R. H., BEIERWALTES, W. H.: Thyroid antibodies during pregnancy and in the newborn. J. clin. Endocr. **21**, 792 (1961).

PEARMAN, G. E.: Immunological tolerance and leukaemia. Lancet **1966 II**, 1250.

PERKINS, F. T., YETTS, R.: Serological response of infants to poliomyelitis vaccine. Brit. med. J. **1958 II**, 68.

PERLSTEIN, M. A.: Congenital morphinism. J. Amer. med. Ass. **135**, 633 (1947).

PEZOPOULOS, N., CARDAMATIS, J.: Du paludism congénital. Zbl. Bakt., I. Abt. Orig. **43**, 181 (1907).

PFAU, P.: Die Serumproteine von Feten, Neugeborenen und übertragenen Säuglingen. Arch. Gynäk. **185**, 208 (1954/55).

PHILIPP, E.: Wird durch die Sulfonamid-Behandlung der schwangeren Frau die Frucht geschädigt? Dtsch. med. Wschr. **67**, 372 (1941).

PIASZEK, K.: Wieviel trinkt das Kind im Mutterleib? Zbl. Gynäk. **69**, 577 (1947).

RASPE, T.: Über den Durchtritt des Penicillins durch die menschliche Placenta. Geburtsh. u. Frauenheilk. **13**, 124 (1953).

RATNER, B., JACKSON, H. C., GRUEHL, H. L.: Transmission of protein hypersensitiveness from mother to offspring. J. Immunol. **14**, 249 (1927).

RAWLS, W. E.: Congenital Rubella: The significance of virus persistence. Progr. med. Virol. **10**, 238 (1968).

REBATTU, J.-P., LESNE, G., MEGARD, M.: Streptomycine, barrière placentaire, troubles cochléovestibulaires. J. franç. Oto-rhino-laryng. **9**, 411 (1960). Ref. in: Excerpta med. (Amst.), Sect. VII, **16**, Nr. 1356 (1962).

REIFFERSCHEID, W., SCHMIEMANN, R.: Röntgenographischer Nachweis der intrauterinen Atembewegung des Fetus. Zbl. Gynäk. **63**, 146 (1939).

REISS, H. J.: Zur pathologischen Anatomie der kindlichen Listeriosis. Kinderärzt. Prax., Sonderheft 1953, S. 92.

— Die Listeriose. Verh. Dtsch. Path. Ges., 40. Tagg, Düsseldorf 1956.

— POTEL, J., KREBS, A.: Granulomatosis infantiseptica. Z. ges. inn. Med. **6**, 451 (1951).

REMINGTON, J. S.: Toxoplasmosis and congenital infection. Birth Defects Original Article Series **4**, 49 (1968).

RICKEN, D.: Desquamativpneumonie als Ursache plötzlichen Todes im Säuglingsalter. Frankfurt. Z. Path. **69**, 314 (1958).

RILEY, I. D., SCLARE, G.: Thyreoid disorders in the newborn. Brit. med. J. **1957 I**, 979.

ROULET, D. L. A., MURALT, G. v.: Antigenanalytische Untersuchungen an Fruchtwasser- und Meconiumproteinen. Beitrag zur Frage der Immunglobulinübertragung von der Mutter zum Kind. Schweiz. med. Wschr. **91**, 74 (1961).

ROWAN, D. F., MCGRAW, M. F., EWARD, R. D., Virus infections during pregnancy. Obstet. and Gynec. **32**, 356 (1968).

RUBIO, M., GALECIO, R., HOWARD, J.: Dos nuevos casos de infermedad de Chagas congénita. Bol. chil. Parasit. **16**, 15 (1961). Ref. in: Excerpta med. (Amst.), Sect. VII, **16**, Nr 247 (1962).

SABIN, A. B., OLITZKY, P. K.: Age of host and capacity of equine encephalomyelitic viruses to invade the CNS. Proc. Soc. exp. Biol. (N.Y.) **38**, 597 (1938).

SADLER, E. S., DILLING, W. J., GEMMELL, A. A.: Further investigations into the death of the child following the induction of labour by means of Quinine. J. Obstet. Gynaec. Brit. Emp. **37**, 529 (1930).

SAKULA, A.: Streptomycin and the foetus. Brit. J. Tuberc. **48**, 69 (1954).

SAXER, F.: Über die Entwicklung und den Bau der normalen Lymphdrüsen und die Entstehung der roten und weißen Bltukörperchen. Anat. H., I. Abt. **6**, 347 (1896).

SCHADOW, H.: Impfmalaria als Ursache kongenitaler Malaria. Münch. med. Wschr. **78**, 947 (1931).

SCHAFFER, A. J.: The pathogenesis of intrauterine pneumonia. I. A critical review of the evidence concerning intrauterine respiratory-like movements. Pediatrics **17**, 747 (1956).

SCHEER, J. VAN DER, WYCKOFF, R. W. G., CLARKE, F. H.: The electrophoretic analysis of several hyperimmune horse sera. J. Immunol. **39**, 65 (1940).

SCHEIDEGGER, J. J., MARTIN, E., RIOTTON, G.: L'apparition des diverses composantes antigéniques du sérum au cours du développement foetal. Schweiz. med. Wschr. **86**, 224 (1956).

SCHMORL, G., GEIPEL: Über die Tuberkulose der menschlichen Placenta. Münch. med. Wschr. **51**, 1676 (1904).

SCHNEEGANS, E., MURALT, G. v., DIERHEIMER, VAUR, CL.: Elevage des prématures au colostrum. Maturation des immuno-globulines chez le nouveau-né et le prématuré. Arch. franç. Pédiat. **19**, 663 (1962).

SCHNEIDER, L., PAPP, G.: Beiträge zur Übertragung der Agglutinine von der Mutter auf das Neugeborene. Arch. Kinderheilk. **114**, 91 (1938).

— SZATHMÁRY, J.: Über die Immunität der neugeborenen Säugetiere. I Mitt. Z. Immun-.-Forsch. **94**, 458 (1938).

— — Über die Immunität des neugeborenen Kalbes. II. Mitt. Z. Immun.-Forsch. **94**, 465 (1938).

— — Über die Immunität des neugeborenen Lammes. III. Mitt. Z. Immun.-Forsch. **95**, 169 (1939).

— — Über die Immunität des neugeborenen Hundes. IV. Mitt. Z. Immun.-Forsch. **95**, 177 (1939).

— — Über die Immunität des neugeborenen Kaninchens. V. Mitt. Z. Immun.-Forsch. **95**, 189 (1939).

— — Über die Immunität der neugeborenen Säugetiere. VI. Zusammenfassende Mitt. Z. Immun.-Forsch. **95**, 465 (1939).

SCHWICK, G., ESSER, H. O., KOCH, F.: Qualitative und quantitative immunologische Bestimmung von Plasmaproteinen in Frauenmilch. Behringwerk-Mitt. **37**, 11 (1959).

SEIFERT, H.: Der Verlust organspezifischer Antigene im Laufe des menschlichen Lebens. II. Mitt. Z. Immun.-Forsch. **117**, 164 (1959).

SKINNER, H. H.: Propagation of strains of foot and mouth disease in unweaned white mice. Proc. roy. Soc. Med. **44**, 1041 (1951).

SÖLLING, P.: Der Komplementgehalt von Seren von Neugeborenen, Säuglingen und Früchten. Z. Immun.-Forsch. **91**, 15 (1937).

SOOTHILL, J. F., HAYES, K., DUDGEON, J. A.: The immunglobulins in congenital rubella. Lancet **1966 I**, 1386.

SORBA, M.: Études de pathologie foetale et néonatale. Lausanne: Rouge & Cie. 1948.

SPEERT, H.: Placental transmission of sulfathiazole and sulfadiazine and its significance for fetal chemotherapy. Amer. J. Obstet. Gynec. **45**, 200 (1943).

STAEMMLER, M.: Infektion und Abwehr im fetalen Leben. Fetale Sepsis. Arch. Gynäk. **176**, 548 (1949).

— Beteiligung mütterlicher Leukocyten an Abwehr- und Entzündungsprozessen im fetalen Organismus. Frankfurt. Z. Path. **62**, 262 (1951).

— Die Infektion des Fruchtwassers und ihre Folgen für die Frucht. Virchows Arch. path. Anat. **320**, 577 (1951).

— Fetale Infektionen. Geburtsh. u. Frauenheilk. **12**, 301 (1952).

— Fetale Enteritis. Virchows Arch. path. Anat. **323**, 143 (1953).

— Die Infektion des Fruchtwassers und ihre Bedeutung für die Frucht. Congr. Internat. Gynec. Obstet. Genève 1954, S. 995. Ref. in: Zbl. Kinderheilk. **55**, 221 (1955/56).

STAUB, H.: Immunitätsverhältnisse bei Neugeborenen unter besonderer Berücksichtigung der Bedeutung des Colostrums. Tierärztl. Umsch. **11**, 287 (1956).

STEFFEN, C.: Allgemeine und experimentelle Immunologie und Immunpathologie. Stuttgart: G. Thieme 1968.

STEVENSON, C. S., GLAZKO, A. J., GILLISPIE, E. C., MAUNDER, J. B.: Treatment of typhoid in pregnancy with chloramphenicol (chloromycetin). J. Amer. med. Ass. **146**, 1190 (1951).

STIEHM, E. R., AMMON, A. J., CHERRY, J. D.: Elevated cord macroglobulins in the diagnosis of intrauterine infections. New Engl. J. Med. **275**, 971 (1966).

SUNDARESON, A. E.: An experimental study on placental permeability to cirrhogenic poisons. J. Path. Bact. **54**, 289 (1942).

SUSSMAN, S.: The passive transfer of antibodies to Escherichia coli 0 111 : B 4 from mother to offspring. Pediatrics **27**, 308 (1961).

SUTHERLAND, J. M., ESSELBORN, V. M., BURKET, R. L., SKILLMAN, T. B., BENSON, J. T.: Familial nongoitrous cretinism apparantly due to maternal antithyroid antibody. New Engl. J. Med. **263**, 336 (1960).

SZENDI, B.: Weitere Aufklärung der Morphologie und Biologie des schwangeren Uterus und des Fetallebens mittels Röntgenuntersuchungen (Embryographie). Arch. Gynäk. **170**, 429 (1940).

TAYLOR, H. M., DYRENFORTH, L. Y., POLLARD, C. B.: Absorption of quinine into the cerebrospinal fluid of the fetus in utero. Ann. Otol. (St. Louis) **50**, 1030 (1941).

THALHAMMER, O.: Pränatale Erkrankungen des Menschen. Stuttgart: G. Thieme 1967.

THOM, H., MCKAY, E., GRAY, D. W. G.: Protein concentrations in the umbilical cord plasma of premature and mature infants. Clin. Sci. **33**, 433 (1967).

THOMAS, D. B., YOFFEY, J. M.: Developmental changes in human foetal blood. J. Physiol. (Lond.) **157**, 49 (1961).

THONNARD-NEUMANN, E.: Placentare Malariainfektion, kongenitale Malaria und Impfmalaria. Münch. med. Wschr. **79**, 382 (1932).

TRAUB, E.: The epidemiology of lymphocytic choriomeningitis in white mice. J. exp. Med. **64**, 183 (1936).

— Über die natürliche Übertragungsweise des Virus der lymphocytären Choriomeningitis (LCM) bei Mäusen und ihre Parallelen zum Übertragungsmodus gewisser muriner Krebsviren. Zbl. Bakt., I. Abt. Orig. **177**, 453 (1960).

— Über die immunologische Toleranz bei der lymphocytären Choriomeningitis der Mäuse. Zbl. Bakt., I. Abt. Orig. **177**, 472 (1960).

— Observations on immunological tolerance and "immunity" in mice infected congenitally with the virus of lymphocytic choriomeningitis. Arch. ges. Virusforsch. **10**, 303 (1960).

UHR, J. W., DANCIS, J., NEUMANN, C. G.: Delayed-type hypersensitivity in premature neonatal humans. Nature (Lond.) **187**, 1130 (1960).

VACEK, R., BENDA, R.: Vrozená listeriosa novorozenců. Pediatr. Listy **9**, 107 (1954).

VAHLQUIST, B.: The transfer of antibodies from mother to offspring. Advanc. Pediat. **10**, 305 (1958).

— HÖGSTEDT, C.: Minute absorption of diphtheric antibodies from gastrointestinal tract in infants. Pediatrics **4**, 401 (1949).

VIVELL, O.: Die Immunologie der Pränatalperiode. In: BIELING und FLAMM, Pränatale Infektionen. Bibl. microbiol. (Basel) **1**, 54 (1960).

VOLKERT, M., HANNOVER-LARSEN, J.: Immunological tolerance to viruses. Progr. med. Virol. **7**, 160 (1965).

— — PFAU, C. J.: Studies on immunological tolerance to LCM virus. 4. The question of immunity in adoptively immunized virus carriers. Acta path. microbiol. scand. **61**, 268 (1964).

VORTEL, V., HEROUT, V.: Generalisierte Infektion mit dem Virus des Herpes simplex bei Kindern. Zbl. allg. Path. path. Anat. **96**, 51 (1957).

WARD, H. K., WALSH, R. J., KOOPTZOFF, O.: Rh antigens and immunological tolerance. Nature (Lond.) **179**, 1352 (1957).

WARD, R., KRUGMAN, S.: Etiology, epidemiology and prevention of viral hepatitis. Progr. med. Virol. **4**, 87 (1962).

WASZ-HÖCKERT, O., WAGNER, O., HAUTALA, T., WIDHOLM, O.: Transmission of antibodies from mother to fetus. A study of the diphtheria antitoxin level in the newborn with oesophageal atresia. Ann. Med. exp. Biol. Fenn. **34**, 444 (1956).

WEILL-HALLÉ, B., ABAZA, A., MEUNIER: Bull. Soc. Pédiat. Paris **37**, 266 (1939). Zit. nach SUNDARESON, J. Path. Bact. **54**, 289 (1942).

WERNE, J., GARROW, I.: Sudden apparently unexplained death during infancy. I. Pathologic findings in infants found dead. II. Pathologic findings in infants observed to die suddenly. Amer. J. Path. **29**, 633, 817 (1953).

WERNER, H.: Zur Frage des placentaren Übergangs von Plasmodium beghei (congenitale Malaria). Z. Tropenmed. Parasit. **7**, 63 (1956).

— KUNERT, H.: Über die Ursache von kongenitalen Protozoen-Infektionen. Z. Tropenmed. Parasit. **9**. 17 (1958).

— SCHMIDTKE, L., THOMASCHEK, G.: Toxoplasma-Infektion und Schwangerschaft. Der histologische Nachweis des intrauterinen Infektionsweges. Klin. Wschr. **41**, 96 (1963).

WICKRAMASURIYA, G. A. W.: Some observations on malaria occurring in association with pregnancy. J. Obstet. Gynaec. Brit. Emp. **42**, 816 (1935).

WIENER, A. S.: The half-life of passively acquired antibody globulin molecules in infants. J. exp. Med. **94**, 213 (1951).

WISLOCKI, G. B.: Observations on the placenta from a case of malaria. Bull. Johns Hopk. Hosp. **47**, 157 (1930).

WOHLWILL, F., BOCK, H. E.: Über Entzündungen der Plazenta und fetale Sepsis. Arch. Gynäk. **135**, 271 (1929).

— — Weitere Untersuchungen über Entzündungen der Placenta und fetale Sepsis. Beitr. path. Anat. **85**, 469 (1930).

WOLTZ, J. H., WILEY, M. M.: Transmission of streptomycine from maternal blood to the fetal circulation and the amniotic fluid. Proc. Soc. exp. Biol. (N.Y.) **60**, 106 (1945).

WOODRUFF, M. F. A.: Spezifische immunologische Toleranz. Klin. Wschr. **36**, 245 (1958).

WOOLPERT, O., GALLAGHER, F., RUBINSTEIN, L.: Propagation of the virus of human influenza in the guinea pig fetus. J. exp. Med. **68**, 313 (1938).

WRIGHT, F. H., LENNETTE, E. H., KOPROWSKI, H.: Antibodies in human serum which neutralize the viruses of equine encephalomyelitis. Amer. J. Hyg. **36**, 57 (1942).

WURMSER, R.: Etude physicochimique des isohémagglutinines humaines. Rev. Hémat. **9**, 291 (1954).

YOUNG, I. M.: Abdominal relaxation with Decamethonium Jodide (C 10) during Caesarean section. Lancet **1949**, 256, 1052.

ZAK, S. J., GOOD, R. A.: Immunochemical studies of human serum Gamma globulins. J. clin. Invest. **38**, 379 (1959).

ZARFL, M.: Das Mittelohr als Sitz des tuberkulösen Primärherdes. Wien. med. Wschr. **74**, 1113 (1924).

ZIMMERMANN, W., GOTTSCHEWSKI, G. H. M., FLAMM, H., KUNZ, CH.: Experimentelle Untersuchungen über die Eiweißaufnahme der Kaninchenfruchtblase. Develop. Biol. **6**, 233 (1963).

Anomalien des Wachstums und der Körperform

Synopsis des nicht endokrin bedingten Minderwuchses

J. R. Bierich, Tübingen

Definitionen. Die Terminologie des Minderwuchses wird weder in der internationalen noch in der deutschsprachigen Literatur einheitlich gehandhabt. Frühere Definitionen, die von der absoluten Körpergröße bzw. von dem Defizit in cm ausgingen (Paltauf, Aschoff, Quetelet, Günther) haben nur noch historisches Interesse. Manche Autoren unterteilen den Minderwuchs nach Prozenten des Defizits gegenüber dem altersnormalen Mittelwert in Kleinwuchs (Mikrosomie) und Zwergwuchs (Nanosomie), wobei diese Begriffe unterschiedlich definiert werden (Catel, Prader, 1967). Angesichts der Tatsache, daß sich der Variationskoeffizient der Körper länge, ausgedrückt in Prozent, im Laufe des Wachstums beträchtlich verändert, ist die Angabe des Längen defizits in Standardabweichungen (Sigma) oder nach Perzentilbereichen, die die statistischen Normen berücksichtigen, vorzuziehen. Näheres s. bei D. Vogt, Handb. d. Kinderheilk., Bd. II/1, S. 148ff. Wachstumskurven mit eingezeichneten Perzentilbereichen, die von genügend großen Meßreihen ausgehen, sind von Stuart et al., Bayley, De Wijn u. De Haas, v. Harnack und von Tanner et al. erstellt worden. Während es mit Hilfe derartiger Parameter gut möglich ist, gemessene Einzelwerte statistisch zu charakterisieren und einzuordnen, besteht hinsichtlich der Frage, was als „Kleinwuchs" und als „Zwergwuchs" abzugrenzen ist, keine Übereinstimmung. Im biologischen Sprachgebrauch umschließen die sog. Vertrauensgrenzen der Norm den Bereich von $(m \pm 2\sigma)$; Körpergrößen unterhalb von $m - 2\sigma$ bzw. unterhalb der Perzentile 3 liegen demgemäß außerhalb der Vertrauensgrenzen. Horstmann unterscheidet „kurze" (kleine) Individuen, deren Körpergröße 1—2 σ unter dem Durchschnitt liegt, „sehr kurze" Individuen, die um 2—3 σ und Zwerge, die um mehr als 3 σ abweichen. Ähnlich ist die Einteilung von De Rudder u. Kipper, die Personen mit einer Körpergröße von $(m - 1\sigma)$ bis $(m - 3\sigma)$ als klein und solche unter $(m - 3\sigma)$ als zwergwüchsig bezeichnen. Diese sich zunehmend einbürgernde Terminologie, mit der als zwerghaft Körpergrößen unterhalb von $(m - 3\sigma)$ bzw. unterhalb des Perzentils 0,15 angesprochen werden, ist Lenz (1964) mit dem Argument entgegengetreten, daß die 3 σ-Grenze lediglich statistische, aber keine biologische Bedeutung habe; wichtige Zwergwuchsgruppen, wie die primordialen und hypophysären würden wesentlich niedrigere mittlere Körpergrößen aufweisen. Lenz hat zur Abgrenzung des Zwergwuchses die 5 σ-Grenze vorgeschlagen. Es liegt auf der Hand, daß derartige Einteilungsversuche Ermessensfragen sind. Ehe in dieser Hinsicht Übereinstimmung erzielt ist, tut man gut, jeweils den Grad des festgestellten Minderwuchses in Standardabweichungen vom Mittelwert anzugeben.

Einteilung

Klassifikationen des Minderwuchses sind u.a. von Rössle, Wilkins, Catel, Swoboda, Hubble, Prader, Rath vorgeschlagen worden, wobei ätiologische, pathogenetische und organpathologische Kriterien herangezogen wurden. Tabelle 215 gibt in leicht geänderter Form die ätiologisch ausgerichtete Einteilung von Prader wieder.

Im folgenden soll kurz auf die einzelnen Störungen eingegangen werden; ausführlicher

Tabelle 215. *Einteilung des Minderwuchs (MW).* (Mod. nach Prader, 1967)

I. Minderwuchs infolge Mangels an Aufbaustoffen

Hypocalorischer MW
Eiweißmangel, Mehlnährschaden, Kwashiorkor
(Intestinaler MW, s. Bd. IV dieses Handb.)

II. Endokriner Minderwuchs

a) *Verminderte Sekretion wachstumsfördernder Hormone*

Hypothalamus-Hypophyse:	Hypothalamischer Minderwuchs, Dystrophia adiposogenitalis, Morbus Laurence-Moon-Bardet-Biedl, Hypophysärer Zwergwuchs
Schilddrüse:	Athyreose, Hypothyreose
Pankreas:	Diabetischer Zwergwuchs, Syndrom Mauriac

b) *Verzögerte hormonale Stimulation von Wachstum und Entwicklung*
Konstitutionelle Entwicklungsverzögerung

c) *Vermehrte Sekretion katabolischer Hormone*

Hypothalamus-Hypophyse:	Morbus Cushing
Nebennierenrinde:	Cushing-Syndrom

d) *Vorzeitiger Epiphysenfugenschluß mit Wachstumsstillstand bei Pubertas und Pseudopubertas praecox*

Hypothalamus-Hypophyse:	Cerebrale und idiopathische Frühreife, Weil-Albright-Syndrom
Nebennierenrinde:	Adrenogenitales Syndrom
Keimdrüsen:	Zwischenzelltumoren, Granulosazelltumoren

III. Minderwuchs infolge nicht endokrin bedingter Stoffwechselstörungen

Renaler MW:	Nierenmißbildungen mit sekundärer Infektion, chron. Glomerulonephritis, kong. Tubulopathien
Intestinaler MW:	Mucoviscidose, Cöliakie u. a. Malabsorptionen
Hepatischer MW:	Chron. Hepatitis, Cirrhose
Anoxämischer MW:	Vitium cordis cong., Bronchiektasen, chron. Anämie
Rachitischer MW:	Vitamin D-Mangel- und Vitamin D-resistente Rachitis
Speicherkrankheiten:	Glykogenosen, M. Gaucher, M. Niemann-Pick, Cystinose, Mucopolysaccharidosen

IV. Mangelhafte Wachstumspotenz des Skelets

Intrauteriner Zwergwuchs
Gen-bedingte Störungen
Chromosomale Aberrationen (Trisomie 18 u. 21, Katzenschrei-Syndrom, XO-Syndrom)
Kyemopathien (C. de Lange-Syndrom, Silver-Russell-Syndrom)
Angeborene Skeletkrankheiten
MW im Rahmen multipler Abartungen

werden nur diejenigen Syndrome erörtert, die nicht an anderer Stelle des Handbuchs abgehandelt sind. Hinsichtlich des hormonal bedingten Minderwuchses s. dieses Handbuch, Bd. I, S. 536.

I. Minderwuchs infolge Mangels an Aufbaustoffen

Hypocalorischer Minderwuchs. Die Tatsache, daß hochgradige Unterernährung nicht nur zu mangelnder Gewichtszunahme, sondern auch zur Reduktion und schließlich zum Stillstand des Längenwachstums führen, ist seit Jahrtausenden bekannt und gehört in den wirtschaftlich unterentwickelten Gebieten der Erde zur alltäglichen Erfahrung. Eindrucksvoll hat sich dieser Zusammenhang in der Retardierung des kindlichen Wachstums und der Abnahme des Accelerationstempos in und nach den beiden Weltkriegen gezeigt (Bennhold-Thomsen, Lenz, Vogt, Lenz u. Kellner). Nicht nur das Wachstum, auch die sexuelle Reifung wird jedoch durch chronische Unterernährung u. U. erheblich verzögert; eine Erkenntnis, die als erster Malthus (1798) angesichts der katastrophalen Lebensumstände der englischen Industriearbeiter formuliert hat. Wie wir heute wissen, wird der Zeitpunkt des Pubertätsbeginns durch das Stadium der Gesamtentwicklung des Organismus bestimmt, welcher am besten durch das Skeletalter repräsentiert wird. In der Tat weisen chronisch unterernährte Kinder ein retardiertes Knochenalter auf (Jones u. Dean, Fanconi).

Auf welche Weise die Unterernährung zustande kommt, ist für die Entstehung des Minderwuchses gleichgültig. Mangelhaftes Nahrungsangebot spielt in den europäischen Ländern und den USA heute keine wesentliche Rolle mehr. Häufiger ist eine zu geringe Nahrungsaufnahme infolge von Appetitstörungen festzustellen, sei es bei cerebral geschädigten

Kindern, bei denen zu der Anorexie noch Fütterungsschwierigkeiten hinzutreten, sei es bei Patienten mit Anorexia nervosa oder bei Kindern mit Diabetes insipidus neurohormonalis und renalis, die ebenfalls nur widerwillig essen.

Minderwuchs infolge Eiweißmangels; Kwashiorkor. Für die Entstehung eines alimentär bedingten Minderwuchses kommt neben der quantitativen Zufuhr von Calorien der qualitativen Zusammensetzung der Ernährung die Hauptrolle zu. Ernährungsbedingter Minderwuchs kann sich bei ausreichender Calorienzufuhr einstellen; umgekehrt braucht ein alimentärer Minderwuchs nicht mit einem Gewichtsdefizit einherzugehen. Das normale Wachstum setzt ein genügendes Angebot an Calcium, Phosphor, Vit. B_{12}, Folsäure, Vit. D und anderen Vitaminen, namentlich aber an Eiweiß voraus. In den unterentwickelten tropischen und subtropischen Ländern ist vor allem der Proteinmangel für das gestörte Wachstum verantwortlich, obschon andere Faktoren wie rezidivierende Infekte, besonders Enteritiden und eine sich daraus entwickelnde Atrophie der Darmschleimhaut mit sekundärer Malabsorption ebenfalls eine Rolle spielen. In der Regel ist die Bevölkerung zu arm, um proteinhaltige Nahrungsmittel kaufen zu können. Nach dem Abstillen werden die Kinder vielfach ausschließlich mit Kohlenhydraten, namentlich Maismehl ernährt. 85 % der Fälle von Kwashiorkor kommen dementsprechend zwischen dem 7. und 36. Lebensmonat zur Beobachtung (TROWELL). Näheres über Mehlnährschaden und Kwashiorkor s. Bd. IV, S. 655ff.

Intestinaler Minderwuchs. Mangel an Aufbaustoffen — das gemeinsame pathogenetische Prinzip der hier erörterten Minderwuchsformen — wird nicht nur durch unzureichende Nahrungszufuhr, sondern auch durch mangelhafte intestinale Ausnutzung der Ingesta hervorgerufen. Die ursächlich in Betracht kommenden Malabsorptionssyndrome sind in Bd. IV dieses Handbuches, S. 674ff., abgehandelt.

II. Endokrin bedingter Minderwuchs

(s. S. 536)

III. Minderwuchs infolge nicht endokrin bedingter Stoffwechselstörungen

Renaler Minderwuchs

Unter den Stoffwechselstörungen, die zum Minderwuchs führen, nehmen die renalen Erkrankungen zahlenmäßig die erste Stelle ein. Bei unklarem Kleinwuchs muß deshalb stets auch an eine Nephropathie gedacht werden. Je nach der Art des Grundleidens sind die Ursachen der Wachstumshemmung verschieden. Verschiebungen im Säure-Basen-Haushalt und Elektrolytstoffwechsel beeinträchtigen primär den Aufbau des Skelets, renale Verluste an Eiweiß und an Aminosäuren hemmen den Aufbau von Proteinen, chronische Harnwegsinfektionen bewirken ebenso wie andere Infektionen eine katabolische Stoffwechsellage, Fieber, Toxämie und Dehydratation bedingen Anorexie und führen auf diesem Wege zu mangelhafter Nahrungszufuhr. Von besonderer Bedeutung ist die renal bedingte Osteopathie, die die meisten chronischen Nephropathien begleitet und für die Verzögerung des Wachstums eine wesentliche Rolle spielt. Die morphologischen Skeletbefunde beim renalen Minderwuchs sind in Tabelle 216 (nach FANCONI u. PRADER) mit den pathologischen Vorgängen an den Nieren und den Mineralveränderungen im Serum in Beziehung gesetzt.

Globale Niereninsuffizienz

Unter den mit Wachstumshemmung einhergehenden Nephropathien stehen die angeborenen Mißbildungen der Nieren und der abführenden Harnwege in Verbindung mit aufgepfropften Infektionen zahlenmäßig an erster Stelle. Die Niereninsuffizienz wird nicht durch die Anlagestörung selbst verursacht, sondern durch die regelmäßig auftretende Sekundärinfektion. Abgesehen von der fieberhaften Allgemeinerkrankung, dem Eiweißkatabolismus und der Anorexie spielt die sich entwickelnde Osteopathie die Hauptrolle für die Wachstumshemmung. Die im Zusammenhang mit der Retention anderer harnpflichtiger Substanzen auftretende Erhöhung des anorganischen Serumphosphats bewirkt über eine Senkung des

Tabelle 216. *Versuch einer Einteilung der Knochenveränderungen bei renalem Kleinwuchs.* (Nach FANCONI u. PRADER, 1953)

Knochenveränderung	Pathogenese	Ätiologie	Typischer Serumchemismus	Vorkommen bei
Fibroosteoklasie (Osteodystrophie)	verstärkte Osteoklastentätigkeit	sekundärer Hyperparathyreoidismus, Acidosis?	P erhöht, Ca erniedrigt	glomerulärer Insuffizienz
Osteomalacie (Rachitis)	herabgesetzte Verkalkung von Osteoid bei verstärkter Osteoblastentätigkeit	Ca-Mangel, Acidosis?	P erniedrigt, alkalische Phosphatasen erhöht, Ca × P erniedrigt	tubulärer Insuffizienz
Osteoporose[a]	verminderte Osteoblastentätigkeit	Inaktivität, Aminosäurenmangel usw.?	alkalische Phosphatasen erniedrigt	
Osteosklerose	vermehrte Verkalkung von Osteoid?	Ca-Überschuß	P erhöht, Ca erhöht, Ca × P erhöht	renaler Hypercalcämie

[a] Röntgenologisch bedeutet Osteoporose Kalkarmut des Knochens (Halisterese). Der röntgenologische Begriff umfaßt damit die Fibroosteoklasie, die Osteomalacie und die eigentliche Osteoporose. Wir brauchen hier den Begriff im engeren Sinne und verstehen darunter eine Knochenatrophie infolge verminderter Osteoblastentätigkeit (ALBRIGHT, u.a.).

Calciumspiegels eine Aktivierung der Nebenschilddrüsen, die ihren anatomischen Ausdruck in einer Hyperplasie der Epithelkörperchen findet. Am Skelet manifestiert sich der sekundäre Hyperparathyreoidismus in einem vermehrten osteoklastischen Abbau der Knochensubstanz (Fibroosteoklasie) und einer Verminderung des Kalkgehalts. Die Folge ist eine Aktivierung und Vermehrung der Osteoblasten, die zur Ablagerung von unverkalktem Osteoid führt und biochemisch an der Erhöhung der alkalischen Phosphatase erkennbar ist. Als weiterer pathogenetischer Faktor tritt die metabolische Acidose hinzu; zur Ausscheidung der vermehrt anfallenden sauren Valenzen wird Calcium in den Urin abgegeben, das dem Skelet entzogen wird.

Röntgenologisch findet sich eine allgemeine Kalkverarmung des Skelets mit aufgelockerter Bälkchenzeichnung und dünner Corticalis. Die Metaphysen, in deren Bereich normalerweise die intensivste Calciumapposition erfolgt, weisen eine flaue Zeichnung und unregelmäßige Struktur auf; bei jungen Kindern zeigen sie die typische rachitische Becherform. Folgen einer mangelhaften Mineralisation sind die osteomalcieschen Verbiegungen der Röhrenknochen und die Looserschen Umbauzonen. Symptom eines sekundären Hyperparathyreoidismus sind die subperiostalen Aufhellungen infolge vermehrter Knochenresorption, die man vor allem an den Fingern beobachten kann, ferner das Verschwinden der Lamina dura der Zahnalveolen.

Hinter den Mißbildungen der Nieren und abführenden Harnwege mit komplizierenden ascendierenden Infektionen treten die hämatogenen Nierenerkrankungen als Ursache des renalen Minderwuchses weit zurück; nur etwa 1% der akuten Glomerulonephritiden geht in eine chronische Nierenentzündung über. Pathogenetisch sind es die gleichen Faktoren — die chronische metabolische Acidose, die Phosphatretention und der sekundäre Hyperparathyreoidismus —, die hierbei zur Wachstumshemmung führen.

Chronische tubuläre Nephropathien

Als chronische Nephropathie des distalen Tubulus haben FANCONI et al. die *familiäre juvenile Nephronophthise* beschrieben. Zunächst ist allein die Wasserrückresorption gestört, später die Fähigkeit, saure Valenzen auszuscheiden, was zur metabolischen Acidose führt. Erst wenn auch die Glomerula zugrunde gehen und eine Retention harnpflichtiger Substanzen einschließlich des Phosphats eintritt, kommt es zur Hemmung des Wachstums.

Bei der *renalen hyperchlorämischen Acidose* unterscheidet man die leichte infantile Form (LIGHTWOOD) und die schwerere bei älteren Kindern und Erwachsenen auftretende Form (ALBRIGHT et al.). Als Ausdruck der Unfähigkeit, Säureäquivalente auszuscheiden (Anacidogenese) findet man biochemisch eine Herabsetzung des Bicarbonats und eine Erhöhung des Chlorids im Serum, während der Urin trotz der herrschenden Acidose neutral oder leicht alkalisch bleibt. Natrium, Kalium und Calcium gehen als basische Valenzen vermehrt mit dem Harn verloren. — Bei der Albrightschen Form beobachtet man als Folge der Hypercalciurie häufig eine Nephrocalcinose und/oder Nierensteine. Infolge eines sekundär auftretenden Hyperparathyreoidismus wird der Serum-Calcium-Spiegel normal gehalten, gleichzeitig wird aber vermehrt Phosphat im Urin ausgeschieden. Folgen der hohen Calcium- und Phosphatverluste im Harn sind: Demineralisierung des Skelets, renale Rachitis und Kleinwuchs. Näheres s. Bd. VII, S. 1054.

Auch die seltene *renale hypochlorämische Acidose* (BOYD u. STEARNS) ist mit tubulären Insuffizienzerscheinungen, nämlich Polyurie, Isosthenurie und temporärer Glykosurie verbunden. Wie bei der hyperchlorämischen Acidose ist der Bicarbonatspiegel des Serums herabgesetzt und wird vermehrt Alkali, u. a. Calcium sowie Phosphat im Harn ausgeschieden. Die Serumchloride sind vermindert; es wird angenommen, daß andere bislang unbekannte organische Säureradikale in erhöhter Konzentration im Serum vorhanden sind.

Unter den *Störungen des proximalen Tubulus* finden sich isolierte und kombinierte Defekte der einzelnen Partialfunktionen: Phosphat-Diabetes, Gluco-Amino-Diabetes, Gluco-Amino-Phosphat-Diabetes. Der primär renal bedingte Phosphat-Diabetes und der renale Gluco-Phosphat-Diabetes sind seltene, kongenitale, wahrscheinlich einfach recessiv erbliche Erkrankungen. Der Serum-Phosphat-Spiegel ist infolge der vermehrten Phosphatausscheidung stark vermindert; für den Niederschlag von Apatit im Knochen reicht das Produkt $Ca \times P$ im Serum nicht aus. Wie bei Vit. D-Mangel resultiert eine hypophosphatämische Rachitis mit vermehrter Phosphatase.

Die zuerst von ALBRIGHT, BUTTLER und BLOOMBERG beschriebene X-chromosomal dominant erbliche Vit. D-resistente Rachitis beruht dagegen nicht, wie zunächst von FANCONI u. GIRARDET angenommen, auf einem primär renalen Phosphat-Diabetes, sondern auf einer angeborenen intestinalen Unfähigkeit, Calcium zu resorbieren. Näheres s. Bd. IV, S. 444.

Das *Fanconi-Debré-de Toni-Syndrom* (nephrotisch-glucosurischer Zwergwuchs mit hypophosphatämischer Rachitis; Fanconi-Syndrom) ist durch einen Gluco-Amino-Phosphat-Diabetes charakterisiert und beruht auf einer Insuffizienz des proximalen Tubulus, die ihren anatomischen Ausdruck in einer „schwanenhalsartigen" Verschmälerung dieses Abschnitts des Nephrons findet. Die frühinfantile recessiv erbliche Form der Erkrankung ist meistens mit einer Cystinose verbunden, die an der Niere zu einem Ausfall des schwerlöslichen Cystins in den Tubuluszellen, zur Schädigung des Tubulus und in zunehmendem Maße auch des Glomerulum führt. An der Entstehung des Minderwuchses sind neben renalen auch zahlreiche andere Faktoren beteiligt. Näheres s. Bd. VII, S. 1056.

Auch beim *Lowe-Syndrom* (oculo-cerebrorenales Syndrom) verursacht eine kongenitale Insuffizienz des proximalen Tubulus eine herabgesetzte Rückresorption von Aminosäuren (und anderen organischen Säuren), Phosphat und zeitweilig Glucose. Eine klinisch und röntgenologisch typische Rachitis ist nicht obligat; eine Kalkverarmung des Skelets ist dagegen in der Regel nachweisbar.

Intestinaler Minderwuchs

Für die Verminderung des Längenwachstums bei den Malabsorptions-Syndromen ist in erster Linie die unzulängliche Resorption von Eiweiß, Calcium, Phosphor und Vitaminen anzuschuldigen, zusätzlich aber auch die Proteinverluste durch die geschädigte Darmschleimhaut, die Resorption toxischer Eiweißspaltprodukte und schließlich eine sekundäre Insuffizienz der Adenohypophyse, wie sie bei allen Hungerzuständen einschließlich der Anorexia nervosa beobachtet wird. Auf diese Weise ist auch die Verzögerung der Skeletentwicklung und der sexuellen Reifung zu erklären, die man bei den Malabsorptionssyndromen ebenso findet wie bei alimentär bedingtem Minderwuchs. Bei adäquater Therapie holen die Kinder das

Defizit an Größe und Skeletreife im beschleunigten Tempo nach [Wiederaufholwachstum = Catch-up-growth (Prader, Tanner u. v. Harnack)]. Sheldon hat 1959 bereits darauf hingewiesen, daß das Längenwachstum einen zuverlässigen Parameter für den Therapieerfolg mit gliadinfreier Diät bei der Cöliakie darstellt.

Das häufigste Malabsorptionssyndrom ist die Mucoviscidosis, das zweithäufigste die Cöliakie. Die beiden Krankheiten sind in Band IV, S. 674 u. 690 dieses Handbuchs abgehandelt. In weitem Abstand folgen die Malabsorptionssyndrome infolge intestinaler Enzymdefekte, bei denen vor allem die Kohlenhydratabsorption beeinträchtigt ist (s. Band IV, S. 207), die intestinalen Nahrungsmittel- (namentlich Milch-)Allergien und schließlich die sekundären Malabsorptionssyndrome infolge parasitärer Infektionen mit Lamblien und Ascariden (s. Band V, S. 994 u. 1000). In seltenen Fällen kann auch eine exsudative Enteropathie oder eine chronische regionale Enteritis schon im Kindesalter zur Verdauungsinsuffizienz und zu Minderwuchs und verzögerter Skeletreifung führen (Göhring, 1962; Sobel et al., 1962). Auch die Colitis ulcerosa ist hier zu erwähnen.

Hepatischer Minderwuchs

Bei schweren chronischen Lebererkrankungen, besonders bei chronischer Hepatitis und Lebercirrhose ist das Wachstum im allgemeinen gehemmt, was in erster Linie auf die gestörte Bildung körpereigener Proteine zurückzuführen ist (Hitzig, dieses Handbuch Band IV, S. 172). Bei biliären Cirrhosen infolge Gallengangsatresie tritt als weiterer Faktor eine Resorptionsstörung für Fett und fettlösliche Vitamine, namentlich für Vitamin D und damit zusätzlich eine Rachitis hinzu. Auf die überraschende Tatsache, daß chronische Leberkrankheiten gelegentlich eine Acceleration des Wachstums und der sexuellen Entwicklung verursachen, hat 1963 Sherlock hingewiesen. Die Patienten waren Mädchen in der Pubertät, bei denen die Leberfunktionsstörung eine mangelhafte Inaktivierung und Konjugation der zirkulierenden Oestrogene nach sich zog, was zu den genannten Erscheinungen führte. Hinsichtlich der Glykogenosen und anderer Speichererkrankungen mit Befall der Leber, die oft mit zum hepatischen Minderwuchs gerechnet werden, siehe S. 810.

Anoxämischer Minderwuchs

Der Begriff anoxämischer Minderwuchs steht für Wachstumsstörungen, deren gemeinsamer pathogenetischer Faktor eine pathologisch herabgesetzte O_2-Sättigung des Blutes ist. Ursächlich lassen sich 3 Gruppen unterscheiden:

1. angeborene Herzfehler,
2. chronische Erkrankungen der Atemorgane,
3. schwere Anämien.

Ad 1. In erster Linie sind es die cyanotischen Vitien (Morbus coeruleus), die im Rahmen einer allgemeinen Gedeihstörung zum Minderwuchs führen. Die herabgesetzte O_2-Sättigung beruht auf dem venös-arteriellen Shunt, zu dem bei den mit Pulmonalstenose verbundenen Herzfehlern noch die mangelhafte Lungendurchblutung kommt. Hilger u. Schaede fanden Korrelationen zwischen körperlicher Entwicklung, Kreislaufvolumen, Shuntlokalisation und O_2-Untersättigung. Linde et al. sahen keine eindeutlichen Beziehungen zwischen Wachstumshemmung und O_2-Untersättigung, wohl aber zwischen Wachstumshemmung und körperlicher Leistungsminderung. Bei den meisten Kindern mit cyanotischen Herzvitien, die von Linde et al. untersucht wurden, lagen Körpergröße und Gewicht unter der 16. Perzentile der Normalverteilung. Die Gewichtszunahme ist in der Regel am stärksten beeinträchtigt; es folgen das Längenwachstum und die Skeletreifung. Die Pubertät tritt verzögert ein.

Außer der chronischen Hypoxämie ist auch die Anorexie bzw. die namentlich bei Säuglingen oft erheblich erschwerte Ernährbarkeit für die Dystrophie verantwortlich. Die Beobachtung, daß nach erfolgreicher Herzoperation oft ein „Aufholwachstum“ einsetzt (Adams u. Forsyth; Landtman et al.) spricht für die ausschlaggebende pathogenetische Rolle der gestörten Hämodynamik für die Gedeihstörung und gegen die Auffassung LOESCHKEs, daß die Patienten primär „hypoplastisch" sind. LOESCHKEs Feststellung, daß rund die Hälfte der Patienten bei der Geburt untergewichtig sei, ist von ROSSI et al. und SCHLANGE nicht bestätigt worden. In der in jüngster Zeit publizierten großen Serie von NAEYE lag das Gewicht der Neugeborenen mit angeborenen Vitien im Mittel 7,6% niedriger als das der Kontrollen.

Ad 2. Unter den Erkrankungen der Atmungsorgane führen vor allem die angeborenen und erworbenen Bronchiektasen, weniger häufig chronische tuberkulöse und mykotische Lungeninfektionen, in seltenen Fällen Gerüsterkrankungen wie das Hammon-Rich-Syndrom und das Ceelen-Gellerstedt-Syndrom zu chronischen Ventilationsstörungen, Hypoxämie und Wachstumshemmung. Symptome, die auf die mangelhafte O_2-Versorgung hinweisen, sind die Cyanose und Dyspnoe nach Belastung, in schweren Fällen auch in Ruhe, ferner die Uhrglasnägel und Trommelschlegelfinger und -zehen, für deren Entstehung neben der chronischen Hypoxämie auch die Wirkung der Toxine der die Bronchien besiedelnden Bakterien verantwortlich ist (SCHOENMACKERS). Die chronische Infektion der Luftwege trägt ihrerseits über die resultierende Anorexie und die Infektanämie zu der Gedeihstörung der Kinder bei.

Ad 3. Unter den *Anämien* gehen nur die chronischen Erkrankungen, vor allem *aus dem hämolytischen Formenkreis*, mit Wachstumsstörungen einher. In Mitteleuropa kommt in erster Linie die Kugelzellanämie in Betracht, in den Mittelmeerländern und Asien die Thalassämie, in Afrika die Sichelzellanämie, in Süd-Ost-Asien die HbE-Hämoglobinopathie. Ebenso spielen die Anämien aufgrund einer Malaria eine wichtige Rolle.

Als klassisches Beispiel kann die *Thalassaemia maior* gelten (CAFFEY; SMITH). Das Längenwachstum ist vom 6./7. Lebensjahr an deutlich vermindert, die definitive Körpergröße ist herabgesetzt, die Skeletreifung und die Pubertät sind stark verzögert (WINTROBE; SMITH).

Ob sich bei der *Kugelzellanämie* ein Minderwuchs einstellt, hängt von der Schwere der Erkrankung ab. Leichte Fälle, die keine Transfusionen benötigen, zeigen eine altersgemäße Längen- und Knochenkernentwicklung. Kinder mit stärkerer Anämie und gehäuften hämolytischen bzw. aplastischen Krisen, bei denen Transfusionen öfter erforderlich sind, wachsen verzögert und weisen ein retardiertes Knochenalter auf. Umgekehrt liefert die Wachstumsverzögerung einen Anhaltspunkt für die Schwere der Erkrankung und damit — neben anderen Parametern — für die Indikationsstellung der Splenektomie. Auch bei den hämolytischen Syndromen aufgrund kongenitaler Erythrocytenenzymdefekte korreliert das Ausmaß der Wachstumshemmung mit dem Grad der Anämie.

Die Störungen des Wachstums bei den *sideropenischen Anämien* der Säuglinge und Kleinkinder ist komplexer Natur. Neben der Anämie sind die übrigen Folgen des Eisenmangels — mangelhafte Infektabwehr, Inappetenz, Schleimhautatrophie, Anacidität, Dysphagie — von pathogenetischer Bedeutung. Wie LAHEY nachgewiesen hat, tritt bei Eisenmangel eine Enteropathie mit konsekutivem Eiweißmangel auf, welcher zu Ödemen und Wachstumshemmung führt und durch Eisensubstitution prompt gebessert werden kann.

Rachitischer Minderwuchs

„Rachitis" ist der Sammelbegriff für die Störungen der Kalk-Salz-Apposition im wachsenden Skelet.

Bei der Vit. D-Mangel-Rachitis, der Pseudo-Mangel-Rachitis und der X-chromosomal dominant erblichen Vit. D-resistenten Rachitis besteht der primäre pathogenetische Vorgang in einer mangelhaften Calciumresorption im Dünndarm, zu dem in der Folge ein sekundärer Hyperparathyreoidismus tritt, der zur Hypophosphatämie führt. Während bei Vit. D-Mangel physiologische Dosen die Heilung herbeiführen, sind bei der X-chromosomal erblichen Vit. D-resistenten Rachitis extrem hohe Vit. D-Dosen (zwischen 1—5 mg tägl.) erforderlich, um die genetisch fixierte intestinale Calcium-Resorptionsstörung — jedenfalls partiell — zu überwinden. Bei der Pseudomangel-Rachitis scheint die Resorptionsstörung anders geartet zu sein. Sofern und solange Vit. D in Dosen mittlerer Höhe verabfolgt wird, gelingt es, Ca, P und Phosphatase im Serum zu normalisieren und die Rachitis klinisch zur Abheilung zu bringen. — Hinsichtlich der renalen Rachitisformen sind die wesentlichen pathogenetischen Zusammenhänge im Abschnitt über den renalen Zwergwuchs skizziert worden. — Der Hypophosphatasie (RATHBUN) liegt ein den ganzen Organismus betreffender Mangel an alkalischer Phosphatase zugrunde.

Während die Vit. D-Mangel-Rachitis heute kaum mehr zu dauerndem Minderwuchs führt, kommt den nicht-hypovitaminotisch bedingten Rachitisformen als Ursache von Kleinwuchs und Zwergwuchs größere Bedeutung zu. Die Behandlung der sog. Vit. D-resistenten Formen ist schwierig und oft wenig erfolgreich. Grundsätzlich ist die Erzielung eines normalen Längenwachstums möglich (Bourgois u. Bierich); die optimale Therapie erfordert aber stets so hohe Dosen Vit. D, daß die Gefahr einer Intoxikation gegeben ist. Daher ist eine fortlaufende sorgfältige Überwachung der Patienten unbedingt nötig.

Minderwuchs infolge von Speicherkrankheiten

Die Speichervorgänge im Rahmen der Thesaurismosen betreffen Metabolite unterschiedlichster Herkunft, Kohlenhydrate, Lipide, Aminosäuren und Mucopolysaccharide. Die Frage, ob das körperliche Wachstum dabei gehemmt wird hängt davon ab, wie weit die für die anabolischen Prozesse wichtigen Metabolite durch den jeweiligen Enzymblock vermindert synthetisiert und ob wichtige Stoffwechselschritte durch die vor dem enzymatischen Block aufgestauten Metabolite gehemmt werden.

Glykogenosen

Der von Lereboullet eingeführte Name „hepatischer Infantilismus“ betraf ein zwergwüchsiges Kind mit einer starken nicht entzündlich bedingten Lebervergrößerung, mit großer Wahrscheinlichkeit eine Glykogenose; seitdem werden die mit Minderwuchs einhergehenden Glykogenosen traditionell dem hepatischen Minderwuchs zugerechnet. Hierfür besteht ebenso wenig Grund wie etwa für die Einbeziehung der Niemann-Pickschen Krankheit in diese Gruppe.

Am ausgeprägtesten ist der Zwergwuchs bei der häufigsten Form der Glykogenspeicherkrankheit, der von Gierkeschen Krankheit. Bei dieser Glykogenose werden besonders tiefe Blutzuckerwerte und stärkste Grade von Lebervergrößerung beobachtet. Das Skeletalter ist vermindert, die Kochenstruktur osteoporotisch; charakteristisch ist ferner das pausbäckige „Puppengesicht“ und eine gewisse Stammadipositas. Die klinische Symptomatik entspricht damit in manchem dem Cushing-Syndrom und legt eine gesteigerte Nebennierenrindenaktivität nahe, wie sie in ähnlicher Form beim Hyperinsulinismus und beim Syndrom Mauriac vorgefunden wird. Erhöhte Corticosteroide im Plasma und ein gesteigertes Ansprechen derselben auf ACTH sind von Bierich et al., nachgewiesen worden.

Als Ursache der Aktivierung der Hypophysennebennierenrindenachse ist die chronische Hypoglykämie anzusprechen, die gerade beim Typ I der Glykogenosen besonders ausgeprägt ist. Die Wachstumshemmung hat damit wahrscheinlich 2 Gründe: 1. den Mangel an für die Zellen verfügbarer Glucose, 2. die durch den Hypercortisolismus bedingte katabolische Stoffwechsellage. Minderwuchs und Puppengesicht sind auch bei Glykogenosen vom Typ VI (Leberphosphorylasemangel) beschrieben worden (Gitzelmann).

Lipoidspeicherkrankheiten

Unter den *Lipoidspeicherkrankheiten* ist die *Gauchersche Krankheit* die häufigste. Bei Beginn im Kindesalter, besonders bei der „akuten“ Form im Säuglingsalter ist sie mit Dystrophie und Minderwuchs verbunden; werden die betroffenen Kinder älter, so ist ihre sexuelle Entwicklung verzögert. Die Gedeihstörung der Säuglinge entspricht der schweren mit Anorexie und Dysphagie einhergehenden Allgemeinerkrankung. Das RHS in Milz, Leber, Lymphknoten und Knochenmark ist mit den typischen Schaumzellen vollgestopft, die das normale Parenchym zum Teil verdrängen. Sehr wahrscheinlich wird die metabolische Leistungsfähigkeit der Leber durch die Infiltrate beeinträchtigt. In vielen Fällen weist auch das Skelet erhebliche Läsionen (Osteoporose, Osteolysen, metaphysäre und periostale Veränderungen) auf.

Bei der *Niemann-Pickschen Krankheit* wird im RHS (Leber, Milz und Lymphknoten) und meistens auch im Gehirn das Cerebrosid Sphingomyelin gespeichert. Die Leber ist stärker in Mitleidenschaft gezogen als beim M. Gaucher. In der Regel wird die Hepatomegalie im Alter von 5—8 Monaten feststellbar. Gleichzeitig setzt der Stillstand, bald darauf der Abbau der somatischen, statomotorischen und geistigen Entwicklung ein, der allmählich zu schwerstem Marasmus, zur Idiotie und schließlich zum Exitus führt.

Essentielle Hyperlipämie

Die *essentielle Hyperlipämie*, bei der namentlich im Kindesalter ebenfalls eine Hepatosplenomegalie aufgrund einer Lipoidspeicherung im RHS vorgefunden wird, ist nicht mit Wachstumsstörungen verbunden.

Die *familiäre neuroviscerale Lipoidose* (LANDING et al., O'BRIEN et al.) ist eine Lipomucopolysaccharidose. Näheres s. dieses Handbuch Bd. VI, S. 178.

Die Cystinspeicherkrankheit

Die Cystinspeicherkrankheit beruht wahrscheinlich auf einer genetisch fixierten Abbaustörung des Cystins, das als schwerlösliche Aminosäure im RHS abgelagert wird. Wesentliche Erscheinungen der Erkrankung finden ihre Erklärung durch eine progrediente Cystinintoxikation der Niere, zunächst der Tubuli, final auch der Glomerula (Urämie). Aminoacidurie, Glucosurie, Phosphaturie, Kaliumverluste und hyperchlorämische Acidose sind Folgen der Tubulusschädigung und führen über schwere Störungen des Elektrolyt- und Wasserhaushalts, Aminosäurenverluste und eine hypophosphatämische Rachitis zur Dystrophie und zum Wachstumsstillstand. — Die diätetische Reduktion der Cystinzufuhr kann den progredienten Verlauf der Krankheit möglicherweise verzögern (LINNEWEH).

Mucopolysaccharidosen

1952 wurde von BRANTE entdeckt, daß dem Gargoylismus eine Mucopolysaccharidspeicherung zugrunde liegt. In den folgenden Jahren hat sich herausgestellt, daß eine Reihe weiterer angeborener enchondraler Dysostosen gleichfalls mit einer Speicherung größtenteils normaler, z.T. auch abnormer Mucopolysaccharide einhergeht und daß der Minder- bzw. Zwergwuchs auf angeborenen Defekten im Stoffwechsel dieser Mesenchymbausteine beruht. Für die Diagnostik der enchondralen Dysostosen hat vor allem die Tatsache Bedeutung gewonnen, daß bei diesen Störungen große Mengen von Mucopolysacchariden im Harn erscheinen; das Muster der ausgeschiedenen Substanzen ist für die einzelne Krankheit typisch und für die Diagnose nicht selten wertvoller als die klinische Symptomatik, die eine Unterscheidung der einander zum Teil recht ähnlichen Syndrome oft kaum gestattet. In Tabelle 217 sind die heute als Mucopolysaccharidosen erkannten Krankheiten mit ihren wichtigsten Charakteristica ausgeführt.

Tabelle 217. *Die Mucopolysaccharidosen (Einteilung* MCKUSICK*)*

Typ	Bezeichnung	Erbgang	Symptomatik	Mucopolysaccharide im Harn
I	Dysostosis multiplex; v. Pfaundler-Hurlersche Krankheit	A R	hochgradiger Zwergwuchs; schwerer Skeletbefall; intellektueller Abbau, z. T. Idiotie; Hepatosplenomegalie; starke Hornhauttrübungen	Dermatansulfat und Heparansulfat
II	Huntersche Krankheit	X R	weniger ausgeprägte Skeletveränderungen und Demenz; keine Hornhauttrübungen; Hepatosplenomegalie	wie I, doch quantitativ geringer
III	Oligophrenia polydystrophica; Sanfilipposche Krankheit	A R	mäßige Knochenveränderungen; Hepato- (nicht Spleno-)megalie; schwere Demenz; keine Hornhauttrübungen	Heparansulfat
IV	Morquio-Brailsford-Syndrom	A R	Dysproportionierter Zwergwuchs infolge Brachyrhachie (Platyspondylie); selten geringe Hepatosplenomegalie; feine Hornhauttrübungen; normale geistige Entwicklung	Keratansulfat, Chondroitin-6-Sulfat
V	Ullrich-Scheiesche Krankheit	A R	mäßige Skeletveränderungen und Hepatosplenomegalie; dichte Hornhauttrübungen; normale geistige Entwicklung	Dermatansulfat, Heparansulfat
VI	Maroteaux-Lamy-Syndrom	A R	hochgradiger Zwergwuchs mit chondrodystrophie-artigen Proportionen und (u. U.) Morquio-artige WS-Veränderungen; Hepatosplenomegalie; Hornhauttrübungen; normale Intelligenz	Dermatansulfat

IV. Minderwuchs aufgrund mangelhafter Wachstumspotenz des Skelets

Intrauteriner Zwergwuchs

Intrauteriner Zwergwuchs (fetale Ateleiose, pränataler Zwergwuchs, Low birthweight dwarfism, primordialer Zwergwuchs).

Die gemeinsamen Merkmale dieser Gruppe, welche eine Zusammenfassung rechtfertigen, obgleich sie ätiologisch und pathogenetisch heterogen ist, sind folgende: geringe Größe (< 45 cm) und geringes Gewicht (< 2000 g) bei Geburt, von Anfang an verzögertes Längenwachstum, weniger ausgeprägte, zum Teil fehlende Verzögerung der Skeletentwicklung und der sexuellen Reifung, normale Zahnentwicklung. Ausgehend von dem Zeitpunkt der vorgeburtlichen Schädigungen lassen sich die in Rede stehenden Störungen in Gen-bedingte Erkrankungen, Gametopathien (besonders Chromosomenaberrationen) und Kyematopathien unterteilen.

Gen-bedingte Erkrankungen

Gen-bedingte Erkrankungen. Von historischer Bedeutung für den Begriff des *primordialen Zwergwuchses* war die Publikation von v. Hansemann, der 1902 einen 21jährigen Mann von 114 cm Länge beschrieb, bei dem die Epiphysenfugen geschlossen und die sekundären Geschlechtsmerkmale entwickelt waren. Das Geburtsgewicht wurde mit 500—750 g angegeben. Drei Geschwister des Patienten waren ebenfalls zwergwüchsig, die Eltern dagegen normal groß.

Ähnliche Fälle von primordialem Zwergwuchs, deren Familiensituation auf recessiv autosomale Vererbung schließen läßt, sind in jüngerer Zeit von Kirchhoff et al., McKusick, Hentsch und Black beschrieben worden. Mehrere Patienten hatten schmale Nasen und ein fliehendes Kinn, so daß der Aspekt an einen Vogelkopf erinnerte. Diese Form hat durch Seckel, der 13 Fälle einschließlich zweier eigener zusammengestellte, ein besondere Bearbeitung erfahren. Während in Seckels Serie keine familiären Fälle vorkamen, haben Black und Knorr Geschwister mit Vogelkopfzwergwuchs beschrieben, Lenz, der die Fälle 3 und 4 von Seckel als zur Fanconischen Panmyelopathie gehörig betrachtet, bezweifelt die Einheitlichkeit des Syndroms. Tatsächlich gehen auch das Ullrich-Fremery-Dohna-Syndrom und das Rubinstein-Syndrom mit Vogelkopfbildung einher. — Dominant erblicher primordialer Zwergwuchs ist von Gilford, Lévi und Rössle beschrieben worden. Insgesamt sind die erblich bedingten Formen des primordialen Zwergwuches außerordentlich selten.

Bloom-Syndrom. Unabhängig voneinander haben 1954 Machacek, Torre und Bloom eine autosomal recessiv erbliche *Sonderform des primordialen Zwergwuchses* beschrieben, die durch bestimmte angeborene oder im Säuglingsalter auftretende Hauterscheinungen besonders gekennzeichnet ist. Typisch sind teleangiektatisch bedingte Gesichtserytheme, die den Veränderungen beim Lupus erythematodes ähneln. Außerdem besteht eine Hyperkeratose und eine ausgesprochene Photosensibilität der Haut, ferner in manchen Fällen, vor allem bei älteren Patienten, Pigmentationen und eine frühzeitige Runzelbildung, die den Patienten ein überaltertes Aussehen verleihen. Auffällig ist die Geschlechtsverteilung: bisher sind fast ausschließlich männliche Patienten beschrieben worden.

Differentialdiagnostische Schwierigkeiten macht u. a. die Abgrenzung gegenüber dem Rothmund-Thomson-Syndrom, zu dessen Symptomen ebenfalls Minderwuchs, teleangiektatische Erytheme und Poikilodermie gehören (s. Bd. VI, S. 164 u. Bd. IX, S. 897 u. 909). Die ektodermalen Störungen sind hierbei aber ausgeprägter, ferner finden sich bestimmte meta- und epiphysäre Störungen und nicht selten eine Keimdrüseninsuffizienz. Aufgrund der Hautveränderungen muß auch an das *Cockayne-Syndrom* gedacht werden, das jedoch nicht in die Gruppe des intrauterinen Zwergwuchses gehört (s. S. 838).

Fanconi-Anämie. Zu den typischen Symptomen der autosomal recessiv erblichen „familiären Panmyelopathie" gehören Klein- bzw. Minderwuchs wechselnden Grades in Verbindung mit bestimmten Skeletanomalien, namentlich Mikrocephalie, Dys- und Aplasien von Radius und Daumen. Das Geburtsgewicht ist in der Regel deutlich vermindert und liegt zwischen 2000 und 2500 g. Näheres s. Bd. VI, S. 813.

Polygener Minderwuchs. Nach De Rudder u. Kipper braucht ein erbbedingter Zwergwuchs nicht das Resultat einer pathologischen

Erbanlage zu sein, sondern kann auch durch die additive Wirkung mehrerer von Vater *und* Mutter stammender Gene für Kleinwuchs, welche für sich allein keinen hochgradigen Minderwuchs bzw. Zwergwuchs bedingen, zustande kommen (additive Polygenie). Sicher ist die Anzahl der verschiedenen die Körpergröße bestimmenden Gene außerordentlich groß; GREBE vermutet, daß es mindestens 112 gibt. Angesichts der Tendenz, daß kleine Männer kleine Frauen heiraten, erscheint die Annahme summativer Effekte derartiger Gene unmittelbar einleuchtend. DE RUDDER und KIPPER haben 4 Sippen beschrieben, in denen zwergwüchsige oder nahezu zwergwüchsige Kinder geboren wurden, deren Eltern (oder andere Blutsverwandte von väterlicher *und* mütterlicher Seite) lediglich kleinwüchsig waren. Ähnliche Fälle sind von TANGHERONI und TOSSI und KIRCHHOFF et al. mitgeteilt und in gleicher Weise interpretiert worden. Auch in der Studie von HORSTMANN finden sich in der Verwandtschaft der mitgeteilten Fälle von Zwergwuchs gehäuft kleinwüchsige Individuen.

Gametopathien

Trisomie 21 (Down-Syndrom, Mongoloider Schwachsinn, Mongolismus). Ursache dieser häufigsten menschlichen Gametopathie ist die Trisomie des Autosoms 21, entweder in allen Zellen oder in einigen Zellstämmen (Mosaik). Die mittlere Körpergröße 42 erwachsener männlicher Patienten, über die DUTTON berichtet hat, war 147,5 cm. Die pränatale Einschränkung des Wachstums ist nicht hochgradig; in dem Beobachtungsgut von SMITH und MCKEOWN (1955) betrug das mittlere Geburtsgewicht 2900 g. Knochenkernentwicklung und Pubertät pflegen mäßig verzögert zu sein, auch ohne das (nicht allzu häufige) Vorhandensein einer Hypothyreose. Näheres siehe S. 669 u. 703.

Trisomie 18 (Edwards-Syndrom). Die Die Hauptsymptome dieses erstmalig von EDWARDS 1960 beschriebenen Syndroms sind: Mikrocephalie, Mißbildungen des Gesichtsschädels (Hypertelorismus, Mikrognathie, Mikrostomie, hoher Gaumen, oft Lippen-Kiefer-Gaumenspalte), abnorme Handstellung mit Ulnarabweichung der Finger, Überkreuzen des II. über den III. und des V. über den IV. Finger, tiefsitzende, mißbildete Ohren, Herzvitien und u. U. Nierenmißbildungen. Das Geburtsgewicht liegt meistens zwischen 2200 und 2600 g, die Placenta ist abnorm klein, die Knochenkernentwicklung des Neugeborenen ist rückständig. Körperliche und geistige Entwicklung verlaufen stark verzögert. Die mittlere Lebenserwartung wurde mit 98 Tagen angegeben (HEINRICHS). Näheres s. S. 679.

XO-Syndrom (Gonadendysgenesie, Ullrich-Turner-Syndrom, Turner-Syndrom). Die vollständige Symptomatik kommt nur bei Patienten mit der Gen-Konstellation 45/XO vor; Individuen mit XO/XX-Mosaiken und XX-Isochromosomen zeigen einen geringeren Grad von Minderwuchs und quantitativ und qualitativ geringer ausgeprägte Dysplasien. Derartige oligosymptomatische Fälle sind durchaus keine Seltenheit. Die Kinder kommen nach normaler Schwangerschaft zu klein und zu leicht auf die Welt; in der Regel beträgt das Geburtsgewicht zwischen 2000 und 2700 g. Näheres s. S. 437 und 642.

Katzenschrei-Syndrom (Cri du chat-Syndrom, Lejeune-Syndrom). Die Hauptsymptome der überwiegend bei Mädchen vorkommenden Krankheit sind, abgesehen von dem schon bei der Geburt vorhandenen und später fortbestehenden Kleinwuchs folgende: Mikrocephalie, Anomalien des Gesichtsschädels (Hypertelorismus, antimongoloide Lidachsenstellung, Epicanthus, flache Nase, tiefsitzende, oft mißbildete Ohren, Mikrognathie), kurzer Hals, Vierfingerfurche; schwache hypotone Muskulatur, hochgradige intellektuelle und motorische Entwicklungshemmung, schrilles Schreien („Cri du chat"). Dem Leiden liegt eine partielle Deletion eines Chromosoms der Gruppe 4—5 zugrunde. Näheres s. S. 683.

Kyematopathien

Bei den folgenden Mißbildungssyndromen, die mit geringem Geburtsgewicht und bleibendem Minderwuchs einhergehen, hat sich bisher kein Anhalt für hereditäre Störungen bzw. Gen-Mutationen oder Chromosomenaberrationen finden lassen. Die Ätiopathogenese ist noch unklar, wenngleich zum Teil Hinweise auf Schwangerschaftskomplikationen, vor allem vaginale Blutungen in den ersten Monaten der Gravidität vorliegen.

C. de Lange-Syndrom (Typus degenerativus Amstelodamensis). Die Diagnose dieses seltenen

Zwergwuchssyndroms ist aufgrund der außerordentlich charakteristischen Symptomatik einfach: Kopf und Gesicht sind durch Brachycephalie, Hypertelorismus, leicht mongoloid gestellte Lidachsen, kurze Stumpfnase, zusammengewachsene Augenbrauen und wenig differenzierte Ohren mit eingerolltem Rand gekennzeichnet (Clown-Gesicht). Hände und Füße sind klein; der Daumen scheint infolge einer hochgradigen Verkürzung des Metacarpale I abnorm weit proximal anzusetzen. Die Kinder sind schwachsinnig. Näheres siehe dieser Band, S. 857.

Silver-Russell-Syndrom. 1953 und 1954 haben unabhängig voneinander SILVER et al. und RUSSELL Sonderformen des intrauterinen Zwergwuchses beschrieben, die sich hinsichtlich der Hauptsymptome weitgehend deckten. Die beiden Syndrome werden heute für identisch gehalten (BLACK, ROSSIER, SILVER, JEUNE, BETHENOD et al.). Nach SILVER sind die *häufigsten Symptome* die folgenden:

1. Deutliche Unterlänge und Untergewicht bei der Geburt in 93% der Fälle.
2. Minderwuchs in 93%; in der Regel liegt die Größe unterhalb der 3. Perzentile.
3. Asymmetrischer Körperbau in 78%; in manchen Fällen handelt es sich um eine Hemihypertrophie einer gesamten Körperhälfte, in den übrigen um ein asymmetrisches Wachstum des Schädels, der Wirbelsäule, einzelner Extremitäten oder Gliedmaßen.
4. Verkürzte Kleinfinger in 78%.
5. Klinodaktylie der Kleinfinger in 76%.
6. Mikrostomie mit abwärts gezogenen Mundecken („umgekehrtes V") in 62%.
7. Angedeutet dreieckige Gesichtsform (Trigonocephalus) infolge eines nach beiden Seiten ausladenden Hirnschädels („Hydrocephaloid") und einer Mikroretrognathie (52%).

Die Skeletentwicklung war in rund der Hälfte der Fälle verzögert. Bei einem Drittel der Kinder wurden Abweichungen der sexuellen Entwicklung verzeichnet (Pubertas praecox, frühnormale Pubertät und/oder vorzeitige Gonadotropinausscheidung). Charakteristisch ist die ausgeprägte muskuläre Hypotonie, die zu einer Verzögerung der statischen Entwicklung führt. Die Intelligenz ist nicht stärker beeinträchtigt.

Die *Ätiologie* ist noch unklar. Geschwisterfälle sind nicht mitgeteilt worden. Aufgrund mehrfach beobachteter Schwangerschaftskomplikationen (Blutungen im 2. und 3. Monat, kleine infarzierte Placenten) halten verschiedene Autoren eine Embryopathie infolge exogener Noxen für wahrscheinlich (RUSSELL, BLACK, ROSSIER, AMANN, JEUNE et al.). Die Entwicklungsstörungen im Bereich des ersten Kiemenbogens (Mikrognathie, Spitzgaumen, mandibuläre Dysostose) würden einer Schädigung um die 6./7. Embryonalwoche entsprechen, was mit dem Zeitpunkt der beobachteten Schwangerschaftskomplikationen zusammenpaßt. Analysen des Kerngeschlechts und des Karyotypus haben keine Aberrationen aufgedeckt (STOOL u. COHEN, AMANN, REISTER u. SCHERZ, SZALAY, JEUNE et al.).

Generalisierte Dysostosen

Die Mehrzahl der zur Diskussion stehenden Erkrankungen sind im Bd. VI dieses Handbuches abgehandelt worden, wobei die Darstellung pathogenetischen Gesichtspunkten folgt. Die hier gegebene synoptische Zusammenfassung geht allein vom klinischen Aspekt aus und dient vor allem der Erleichterung differentialdiagnostischer Erwägungen. Den verschiedenen Formen des dysproportionierten Zwergwuchses folgen die proportionierten Formen; abschließend wird kurz auf den Minderwuchs im Rahmen „multipler Abartungen" eingegangen.

Minderwuchs mit Verkürzung der Extremitäten

Achondroplasie. Hauptsymptome (H. S.): Vergrößerter Schädelumfang mit prominenter Stirn, unterentwickelte Schädelbasis, eingezogene Nasenwurzel („Mopsgesicht"), vor allem proximal verkürzte Extremitäten, Dreizackhand, Hyperlordose der LWS. — Abgrenzung eines „Dackeltyps" (GREBE) mit normal geformtem Schädel gegenüber dem üblichen „Mopstypus" ungenügend gerechtfertigt; der Dackeltyp gehört vermutlich zu den spondylepiphysären Dysplasien (LAMY u. MAROTEAUX) Näheres s. Bd. VI, S. 155.

Hypochondroplasie. Klinisches Bild ähnlich wie Achondroplasie, doch geringer ausgeprägt. Fragliche Entität.

Chondrodystrophia calcificans congenita (Chondroangiopathia calcarea seu punctata). H. S.: Dystrophie im Säuglingsalter, mäßige Mikromelie, Gelenkverdickungen, Beugekontrakturen, Linsenkatarakte, Hyperkeratose der Haut (fakultativ). Röntg.: Punktförmige Verkalkungen der knorpeligen Anlagen der Epiphysen, der Hand- und Fußwurzelknochen. Nach Verschwinden der Knorpelverkalkungen mit 3—4 Jahren ist die Differentialdiagnose gegen die Achondroplasie u. U. schwierig.

Chondroektodermale Dysplasie (Ellis- van Crefeld-Syndrom). Unverwechselbarer Symptomenkomplex: Chondrodysplastischer mikromeler Minderwuchs, postaxiale Polydaktylie, Verschmelzung von Hamatum und Capitatum, Hypoplasie sämtlicher Nägel, X-Beine, Herzfehler, Schwachsinn. (Näheres s. Bd. I, S. 865.)

Knorpel-Haar-Syndrom. H.S.: Hochgradiger, mikromeler Zwergwuchs infolge metaphysärer Dysostose, schütteres, feines Kopfhaar. (Siehe Bd. VI, S. 166.)

Diastrophischer Zwergwuchs. H.S. im Säuglingsalter: Mikromeler Zwergwuchs, Klumpfüße, stark abgespreizte Daumen und Großzehen, deformierte Ohrmuscheln; später zusätzlich: Kyphoskoliose, X-Beine, Kontrakturen und (Sub-)Luxationen der Gelenke. (Siehe Bd. VI, S. 169.)

Metatropischer Zwergwuchs. H.S.: Bei Geburt achondroplasieartige Proportionierung; kurze deformierte, z.T. aufgetriebene Epi- und Metaphysen, Schädel normal. Ab 2. Lebensjahr progrediente Kyphoskoliose, die schließlich zum Rumpfzwergwuchs führt (Proportionsumkehr = „Metatropismus"). (Siehe Bd. VI, S. 195).

Mikromeler Zwergwuchs mit Ulna-, Fibula- und Mandibulahypoplasie. Klinisch ist besonders die Verkürzung der *distalen* Abschnitte der Extremitäten sowie der Finger auffällig. Schädel- und Gesichtsbildung sind normal. Die meisten Fälle wurden bisher als atypische Achondroplasie publiziert (Brailsford, Grebe. Übersicht s. Langer).

Nievergelt-Syndrom. H.S.: Dominant erblicher Zwergwuchs mit extremer Verkürzung (Hypoplasie) der Unterarm- und Unterschenkelknochen, Deformierung von Tibia und Fibula, u.U. radioulnären Synostosen, X-Beinen und Klumpfüßen (Nievergelt; Solonen u. Sulaama).

Dyschondrosteose. H.S.: Unterarme und -schenkel verkürzt, Madelungsche Deformität beider Unterarme (s. Bd. VI, S. 204).

Metaphysäre Dysostose Typ Murk Jansen. H.S.: Hochgradiger mikromeler Minderwuchs (besonders Oberarme und Oberschenkel), häufig extreme X-Beine. Im Säuglingsalter weicher Schädel. Röntg. bizarre Verformung der oft Y-förmig aufgespaltenen Metaphysen der langen Röhrenknochen und fleckige Verdichtungen der Metaphysen der Hand- und Fußknochen. Diff.diagn.: Rachitis, Hypophosphatasie (s. Bd. VI, S. 195).

Metaphysäre Dysostose Typ Schmid. H.S.: Kleinwuchs, nicht so stark ausgeprägt wie beim Typ Jansen. Proximal betonte Mikromelie. Hohlkreuz, oft O-Beine. Röntg. pilzförmig aufgetriebene Metaphysen mit verwaschener Zeichnung („Pseudorachitis") Ca, P, Phosphatase normal (s. Bd. VI, S. 195).

Marchesani-Syndrom. H.S.: Kugellinsen, eventuell Linsenluxation und Irisschlottern, Brachycephalie, Brachydaktylie (oft nahezu Stummelfinger), kurzer Hals, breiter Thorax; verzögerte Knochenkernentwicklung. Die Erkrankung stellt phänomenologisch das Gegenstück zum Marfan-Syndrom dar (Marchesani, Zabriskie u. Reisman).

Vitamin D-resistente Rachitiden; Hypophosphatasie (s. Bd. IV, S. 444 u. 137).

Polyepiphysäre Dysplasie (Ribbing; Fairbank). H.S.: Beschwerden und Bewegungseinschränkungen der Hüft- und Kniegelenke infolge deformierter Epiphysen; röntg. kleine multizentrisch ossifizierte Epiphysen. Klinische Manifestation mit 5—10 Jahren. Geringer, bisweilen fehlender Wachstumsrückstand (s. Bd. VI, S. 191).

Spondyloepiphysäre Dysplasie Léri-Silfverskiöld. H.S.: Die verkürzten, proximalen Gliedmaßenabschnitte und die kurzen plumpen Finger (mit kurzen breiten Nägeln) erinnern an Achondroplasie, doch sind Schädel und Gesicht normal gebildet; Platyspondylie. Röntg.: Polyepiphysäre Ossifikationsstörungen, zusätzlich an Händen und Füßen metaphysäre Veränderungen. Pathologische Mucopolysaccharidausscheidung im Harn (s. Bd. VI, S. 192).

Osteogenesis imperfecta. H.S.: Fragilitas ossium, blaue Skleren, Schwerhörigkeit bzw. Taubheit (Spätsyndrom). Die den Kleinwuchs bedingte Mikromelie resultiert 1. aus den multiplen Brüchen der langen Röhrenknochen, 2. den wiederholten Mikrofrakturen im Bereich der Epiphysenfugen („Pseudomikromelie") (s. Bd. VI, S. 193).

Minderwuchs mit vorwiegender Verkürzung des Rumpfes

Dysplasia spondyloepiphysaria congenita (Spranger u. Wiedemann). H.S.: Kurzer Rumpf infolge allgemeiner Platyspondylie, Hyperlordose. Ossifikationsstörungen der rumpfnahen Epiphysen, Coxae varae. Häufig schwere progrediente Myopie (s. Bd. VI, S. 190).

Morquiosche Krankheit. H.S.: Kurzer Hals und Rumpf, infolge Platyspondylie, Wirbelkörperhypoplasie am Übergang BWS/LWS, konsekutive, hochgradige Kyphose, Pectus carinatum, Becken- und Femurkopfdysplasien, Genua valga, verdickte Kniegelenke, Verbiegungen der langen Röhrenknochen. Feine Hornhauttrübungen, Ausscheidung von Keratansulfat und Chondroitin-6-Sulfat im Harn (s. S. 811 u. Bd. VI, S. 191).

Dysplasia spondyloepiphysaria tarda mit X-chromosomal recessivem Erbgang (Nilsonne). Morquio-ähnliches, doch geringer ausgeprägtes Krankheitsbild ohne periphere Skeletveränderungen (s. Bd. VI, S. 189).

Dysplasia spondyloepiphysaria tarda mit autosomal dominantem Erbgang. Morquio-ähnliches Krankheitsbild; die peripheren Skeletveränderungen beschränken sich auf die Femurkopfepiphysen (s. Bd. VI, S. 190).

Dysplasia spondylometaphysaria. H. S.: Kurzer Rumpf bei Platyspondylie, mäßig vorspringendes Sternum, watschelnder Gang, metaphysäre Ossifikationsstörungen (s. Bd. VI, S. 198).

Anderweitige Formen des dysproportionierten dysostotischen Minderwuchses

v. Pfaundler-Hurlersche Krankheit (Mucopolysaccharidose I). H.S.: Übergroße, skaphocephaler Hirnschädel, großes, häßliches Gesicht („Gargoylismus") mit großen Ohren, dicken Lippen und flacher Nasenwurzel; ständiger Sekretfluß aus der Nase. Kurzer Hals, Kyphose am Übergang von BWS/LWS infolge angelhakenförmiger Deformierung eines Wirbelkörpers, kurze plumpe Hände und Finger. Hepatosplenomegalie, Hornhauttrübungen, progressive Oligophrenie (s. S. 811 u. Bd. VI, S. 173).

Huntersche Krankheit (Mucopolysaccharidose II). Klinisches Bild ähnlich wie vorstehend; Minderwuchs und Oligophrenie weniger ausgeprägt, keine Hornhauttrübungen (s. Bd. VI, S. 173).

Sanfilipposche Krankheit (Mucopolysaccharidose III). Minderwuchs und Skeletstörungen geringer als bei v. Pfaundler-Hurlerscher Erkrankung, Hepato- (nicht Spleno-)megalie, keine Hornhauttrübungen; schwere zunehmende Demenz.

Hereditäre multiple Exostosen. Kartilaginäre Exostosen, die von den Metaphysen, besonders der langen Röhrenknochen, ausgehen und oft schwere Deformierungen verursachen; assoziierter Minderwuchs.

Multiple Enchondrome. a) beidseitig, b) halbseitig (= Olliersche Krankheit). Wachstumshemmung der befallenen Gliedmaßen.

Proportionierter dysostotischer Minderwuchs

Marmorknochenkrankheit. a) Frühinfantile recessiv erbliche maligne Form: Vermindertes Längen-, vermehrtes Schädelwachstum, Anämie, Milz- (und Leber-)Vergrößerung, Osteosklerose der Röhrenknochen. b) Benigne überwiegend dominant erbliche, später manifeste Form: Großer Schädel, Caput quadratum, Knochenbrüchigkeit, Osteosklerose; Minderwuchs fakultativ (s. Bd. VI, S. 337).

Pyknodysostose. H.S.: Mäßige allgemeine Osteosklerose mit Frakturneigung, großer Kopf, verspätete Verknöcherung der Schädelnähte und Fontanellen, Mikrognathie, kurze Endphalangen an Händen und Füßen; Minderwuchs mit annähernd normalen Proportionen oder mäßig verkürzten Extremitäten (s. Bd. VI, S. 347).

Dysostosis cleidocranialis. H.S.: Großer Hirnschädel mit prominenten Stirnhöckern und dazwischenliegender Delle, verspäteter Schädelnaht- und Fontanellenschluß, völliges oder partielles Fehlen der Schlüsselbeine, dadurch hängende, vor der Brust zusammenführbare Schultern (s. Bd. VI, S. 129).

Tricho-rhino-phalangeale Dysplasie. Dünnes Haar, birnenförmige Nase, ein oder mehrere kurze Nägel und Zehen, röntg. keilförmige Fingerepiphysen (Giedion).

Multiple Abartungen, bei denen der Minderwuchs hinter anderen Symptomen zurücktritt

Die Mehrzahl der Syndrome, bei denen sich der Minderwuchs mit *Schädel- und Gesichts-*

dysmorphien aufgrund von Anomalien im Bereich des 1. Kieferbogens verbindet, werden in Bd. VI, S. 228 ff. eingehend behandelt, die ebenfalls hierher gehörigen Krankheiten Cri du chat-Syndrom, Edwards-Syndrom und Silver-Russell-Syndrom im Rahmen des intrauterinen Zwergwuchses (s. S. 812 ff.).

Bei einer Reihe von Syndromen kombiniert sich der Minderwuchs mit anderen mesodermalen u. a. craniofacialen Störungen sowie mit *ektodermalen Krankheitserscheinungen*, besonders mit Poikilodermie und teleangiektatisch-atrophischen Hautveränderungen, Hypotrichose und Alopecie, Nageldystrophien und Zahnentwicklungsstörungen. Hierher gehören: Progerie, Cockayne-Zwergwuchs, Rotmund-Thomson-Syndrom, Ullrich-Fremery-Dohna-Syndrom, Hallermann-Streiff-Syndrom, die ebenfalls a. a. O. beschrieben werden. Über das Bloom-Syndrom s. S. 812. Das *Louis Bar-Syndrom* stellt die Kombination von allgemeiner Gedeihstörung, Minderwuchs, teleangiektatischen und atrophischen Haut- und Schleimhautveränderungen und progredienter Kleinhirnataxie dar. (Über das Chondroektodermal-Syndrom s. S. 865.)

Schließlich gehen verschiedene Minderwuchs- und Zwergwuchs-Syndrome mit Störungen der intellektuellen Entwicklung einher. Die dem Phänotypus nach unverwechselbaren Krankheitsbilder des C. de Lange-Syndroms, des Cockayne-Syndroms und des Rubinstein-Syndroms sind auf den Seiten 857, 838, 863 abgehandelt; über das Lowe-Syndrom s. Bd. VII, S. 1057.

Die Hauptsymptome des *Prader-Willi-Syndroms* sind: Minderwuchs mit ungewöhnlich kleinen Händen und Füßen, Adipositas mit Betonung des Beckengürtels, Hypogonadismus und Hypogenitalismus, Myatonie während der Säuglings- und Kleinkindperiode, Diabetes vom Erwachsenentyp, Imbecillität (Prader et al., Zellweger).

Das *Laurence-Moon-Biedl-Syndrom*, ein seltenes recessives Erbleiden, ist durch folgende — oft nicht vollständige — Symptomatik charakterisiert: Minderwuchs, Poly- und Syndaktylie, Hypogonadismus und Hypogenitalismus, Hemeralopie mit tapeto-retinaler Degeneration, Oligophrenie. Die drei letzten Symptome werden als Ausdruck der gleichen cerebralen Alteration aufgefaßt; der meist hypogonadotrope Hypogonadismus dürfte ähnlich wie beim Fröhlich-Syndrom ebenfalls diencephal verursacht sein.

Beim *Pseudohypoparathyreoidismus* und Pseudopseudohypoparathyreoidismus (Albright et al.) bzw. brachymetacarpalen Zwergwuchs (van der Werff ten Bosch) liegt ein X-chromosomal dominantes Erbleiden vor, das phänomenologisch durch Kleinwuchs, gedrungene Statur, Rundgesicht, Adipositas, Pachydermie, verkürzte Metacarpalia (oft auch Metatarsalia) III—V, kurze breite Finger- und Zehennägel und Oligophrenie in unverwechselbarer Weise gekennzeichnet ist; hierzu tritt in manchen Fällen, bisweilen in der gleichen Sippe eine hypocalcämische Tetanie, die nicht auf einer Nebenschilddrüseninsuffizienz beruht (s. S. 359); mit dem Minderwuchs steht sie ursächlich nicht im Zusammenhang.

Beim sog. *männlichen Turner-Syndrom* bzw. Noonan-Syndrom, das in ähnlicher Form auch bei XX-Mädchen beobachtet worden ist, werden zahlreiche Symptome vorgefunden, die auch beim Ullrich-Turner-Syndrom (XO-Syndrom) vorkommen: Minderwuchs, Epicanthus, Ptosis, Hypertelorismus, Breithals, Hohlgaumen, Cubitus valgus, Klinodaktylie Vitium, cordis congenitum (Pulmonalstenose), Gonadendysgenesie und Debilität. Konstante Krankheitszeichen sind allein die Gonadendysgenesie und der Minderwuchs. Im Gegensatz zum XO-Syndrom hat sich bei diesem Syndrom bisher keine Chromosomenaberration finden lassen. Das eindeutig erhöhte Alter der Väter der Patienten macht hingegen eine Genmutation wahrscheinlich, die nach Ferguson-Smith am ehesten auf dem X-Chromosom zu erwarten ist.

Beim *Menkes-Syndrom* handelt es sich um ein seltenes X-chromosomal recessives Erbleiden, das durch die schon im 1. Lebenshalbjahr einsetzende Symptomatik: Dystrophie, intellektueller Entwicklungsrückstand bzw. Demenz, epileptische Krämpfe und Monilethrix gekennzeichnet ist und im Alter von 1—3 Jahren zum Tode führt. Die von Menkes et al. anfangs angenommene Störung des Aminosäurestoffwechsels hat sich bei anderen Patienten nicht bestätigt; die Ursache des Leidens ist unbekannt (Menkes et al., Bray.)

Literatur

Definitionen und Einteilung

Bayley, N.: Growth curves of height and weight by age for boys and girls, scales according to physical maturity. J. Pediat. **48**, 187 (1956).

Catel, W.: Differentialdiagnose von Krankheitssymptomen bei Kindern und Jugendlichen, 3. Aufl., Bd. I. Stuttgart: G. Thieme 1961.

Günther, H.: Die Formen des Zwergwuchses. Endokrinologie **24**, 25 (1941).

Harnack, G. A. v.: Allgemeine Wachstumsphysiologie. In: Einführung in die Entwicklungsphysiologie des Kindes, Hrsg. H. Wiesener, S. 1. Berlin-Göttingen-Heidelberg: Springer 1963.

Horstmann, P.: Dwarfism. A clinical investigation. Acta endocr. (Kbh.) **3**, 1 (Suppl. 5) (1949).

Hubble, D.: Disorders of growth. Rec. advances in paediatrics, 3rd ed., p. 190. Ed. D. Gardner. Churchill, Londen 1964.

Lenz, W.: Anomalien des Wachstums und der Körperformen. Humangenetik (Handbuch), Bd. II, S. 63. Stuttgart: G. Thieme 1964.

Paltauf, A.: Über den Zwergwuchs in anatomischer und gerichtsärztlicher Beziehung. Wien: Verlag A. Hölder 1891.

Prader, A.: Pathologie des Wachstums und der endokrinen Drüsen. In: Fanconi u. Wallgren, Lehrbuch der Pädiatrie, 8. Aufl. Basel u. Stuttgart: Schwabe & Co. 1967.

Rath, F.: Differentialdiagnose des Minderwuchses im Kindesalter. Arch. Kinderheilk. **177**, 60 (1968).

Rudder, B. de, Kipper, E.: Zur Pathogenese primordialen Zwergwuchses. Z. Kinderheilk. **68**, 567 (1950).

Stuart, H. C., Stevenson, St. S.: Physical growth and development. Philadelphia: W. B. Saunders 1959.

Tanner, J. M., Whitehouse, R. H., Tahaishi, M.: Standards from birth to maturity for height, weight, height velocity, and weight velocity: British children 1965 I and II. Arch. Dis. Childh. **41**, 454, 613 (1966).

Wijn, J. F. de, Haas, J. H. de: Groei en Ontwikkeling. Verhandel. von het Ned. Inst. v. Praev. Geneesk. (1958) (N. V. Organon, Oss).

Wilkins, L.: The diagnosis and treatment of endocrine disorders in childhood and adolescence, 3rd ed. 1965. Springfield, Ill.: Ch. C. Thomas.

Minderwuchs infolge Mangels an Aufbaustoffen

Bennholdt-Thomsen; Wachstumsprobleme. Mschr. Kinderheilk. **97**, 101 (1949).

Fanconi, G.: Die Unterernährung (Malnutrition) in den unterentwickelten Ländern. In: G. Fanconi u. A. Wallgren, Lehrbuch der Pädiatrie, 8. Aufl. Basel-Stuttgart: Schwabe & Co. 1967.

Jones, P. R. M., Dean, R. F. A.: The effects of Kwashiorkor on the development of the bones of the hand. J. trop. Pediat. **2**, 51 (1956).

Lenz, W.: Wachstum, Körpergewicht und Körperlänge. Proportionen. Habitus. In: J. Brock, Biologische Daten für den Kinderarzt. Berlin-Göttingen-Heildelberg: Springer 1954.

Lenz, W.: Ursache des gesteigerten Wachstums der heutigen Jugend. In: K. Lang u. J. Kühnan, Accelera-tion und Ernährung. Wiss. Veröff. d. Dtsch. Ges. f. Ernährung, 4. Darmstadt: Steinkopff 1959.

— Kellner, H.: Die körperliche Akzeleration. München: Iuventa Verlag 1965.

Malthus, T. R.: First essay on population. Johnson (London), 1798.

Trowell, H. C., Davies, J. N. P., Dean, R. F. A.: Kwashiorkor. London: Arnold Publ. 1954.

Vogt, D.: Wachstum und Krankheit. Mschr. Kinderheilk. **113**, 263 (1965).

Minderwuchs infolge nicht endokrin bedingter Stoffwechselstörungen

Adams, F. H., Forsyth, W. B.: The effect of surgery on the growth of patients with patent ductus arteriosus. J. Pediat. **39**, 330 (1951).

Albright, F., Buttler, A. M., Bloomberg, E.: Rickets resistant to vitamin D therapy. Amer. J. Dis. Child. **54**, 529 (1937).

Bierich, J. R., Kolfenbach, H., Schönberg, D.: Untersuchungen über den Energiestoffwechsel bei Glykogenosen. Diskuss.-Bemerk. 1st Ann. meeting Europ. Soc. Paed. Res., Interlaken 1969.

Bourgois, M., Bierich, J. R.: Die genuine Vitamin D-resistente Rachitis und ihre Behandlung mit hohen Vigantoldosen. Mschr. Kinderheilk. **114**, 472 (1966).

Boyd, J. D., Stearns, G.: Late rickets resembling the Fanconi's Syndrome. Amer. J. Dis. Child. **61**, 1012 (1941); **64**, 594 (1942).

Brante, G.: Gargoylism, a mucopolysaccharidosis. Scand. J. clin. Lab. Invest. **4**, 43 (1952).

O'Brien, J. S., Stern, M. B., Landing, B. H., O'Brien, J. K., Donell, G. N.: Generalized gangliosidosis. Another inborn error of ganglioside metabolism? Amer. J. Dis. Child. **109**, 338 (1965).

Caffey, J.: Cooley's erythroblastotic anemia; some skeletal findings in adolescents and young adults. Amer. J. Roentgenol. **65**, 547 (1951).

Fanconi, G., Girardet, P.: Familiärer persistierender Phosphatdiabetes. Helv. paediat. Acta **7**, 14 (1952).

— Hanhart, E., Albertini, A. v., Uehlinger, E., Dolivo, G., Prader, A.: Die familiäre juvenile Nephronophthise. Helv. paediat. Acta **6**, 1 (1951).

— Prader, A.: Renaler Zwergwuchs. Schweiz. med. Wschr. **1953**, 186.

Gehrmann, G.: Hämolyse und hämolytische Anämien. Stuttgart: Georg Thieme 1969.

Gitzelmann, R.: Glykogenproblem bei den Glykogenspeicherkrankheiten. Helv. paediat. Acta **12**, 425 (1957).

Hilger, H. H., Schaede, A.: Venöse O_2-Sättigung und körperliche Entwicklung bei angeborenen Herzfehlern. Z. Kreisl.-Forsch. **48**, 214 (1959).

Lahey, M. E.: Protein-losing enteropathy. Pediat. Clin. North Amer. **9**, 689 (1962).

LANDING, B. H., SILVERMAN, F. N., CRAIG, J. M., JACOBY, M. D., LAHEY, M. D., CHADWICK, D. L.: Familial neurovisceral lipidosis. Amer. J. Dis. Child. **108**, 503 (1964).

LANDTMAN, B. E., VALANNE, E., PENTII, R., AUKEE, M.: Psychosomatic behaviour of children with congenital heart disease. Ann. Paediat. Fenn. **6**, Suppl. 15 (1960).

LEREBOLLET: Zit. nach FANCONI, G., Die angeborenen Störungen des Kohlenhydratstoffwechsels. Handbuch Kinderheilkunde, Bd. IV, S. 202.

LINDE, L. M., DUNN, O. J., SCHIRESON, R., RASOF, B.: Growth in children with congenital heart disease. J. Pediat. **70**, 413 (1967).

LINNEWEH, F.: Erbliche Stoffwechselkrankheiten. München: Urban & Schwarzenberg 1962.

LOESCHKE, A.: Über Beziehungen von Körperwachstum und Erkrankungen einiger Organe. 2. Mitt. Die renalen und kardialen Wachstumsstörungen. Arch. Kinderheilk. **114**, 22 (1938).

— Über Ursache und klinische Bedeutung des kardialen Minderwuchses. Medizinische **1955**, 904.

NAEYE, R. L.: Anatomic features of growth failure in congenital heart disease. Pediatrics **39**, 433 (1967).

PRADER, A., TANNER, J. M., HARNACK, G. H. v.: Catch-up growth following illnes or starvation. J. Pediat. **62**, 646 (1963).

ROSSI, E., GROB, M., BETTEX, M.: Etude d'ensemble des cardiopathies congénitales cyanogénes observées à Hôpital des Enfants de Zurich et des leurs difficultées de diagnostic. Helv. paediat. Acta **5**, Beiheft, 49 (1950).

SCHLANGE, H.: Die körperliche und geistige Entwicklung bei Kindern mit angeborenen Herz- und Gefäßmißbildungen. Arch. Kinderheilk., Beih. **47** (1962).

SCHOENMACKERS, J.: Trommelschlegelfinger und -zehen bei angeborenen Herz- und Gefäßfehlern mit Blausucht. Arch. Kreisl.-Forsch. **24**, 363 (1956).

SHELDON, W. S.: Celiac disease. Pediatrics **23**, 132 (1959).

SHERLOCK, S.: Diseases of the liver and biliary system, 3rd. ed. Oxford: Blackvell 1963.

SMITH, C. H.: Blood diseases of infancy and childhood, 2nd ed. 1966. St. Louis: C. V. Mosby Company.

SOBEL, E. H., SILVERMAN, F. N., MARSHALL LEE, F.: Chronic regional enteritis and growth retardation. Amer. J. Dis. Child. **103**, 569 (1962).

WINTROBE, M. M.: Clinical hematology. Philadelphia: Lea & Febiger 1967.

Minderwuchs infolge mangelhafter Wachstumspotenz des Skelets

Intrauteriner Zwergwuchs

AMANN, P.: Beitrag zum Syndrom des „Low birth weight dwarfism". Helv. paediat. Acta **18**, 438 (1963).

BLACK, J.: Low birth weight dwarfism. Arch. Dis. Childh. **36**, 633 (1961).

BLOOM, D.: Congenital telangiectatic erythema resembling lupus erythematosus in dwarfs. Probably a syndrome entity. Amer. J. Dis. Child. **88**, 754 (1954).

DUTTON, G.: The physical development of mongols. Arch. Dis. Childh. **34**, 56 (1959).

EDWARDS, J. H., HAMDEN, D. G., CAMERON, A. H., CROSSE, V. M., WOLFF, O. H.: A new trisomie syndrome. Lancet **1690 I**, 787.

FERGUSON-SMITH, M. A.: Karyotype — phenotype correlations in gonadal dysgenesis and their bearing on the pathogenesis of malformations. J. med. Genet. **2**, 93 (1965).

GILFORD, H.: Ateleiosis, a form of dwarfism. Practitioner **70**, 797 (1903).

— The disorders of postnatal growth and development. London: Adlard & Son., Bartholomew Press 1911.

GREBE, H.: Erblicher Zwergwuchs. Ergebn. inn. Med. Kinderheilk., N.F. **12**, 343 (1959).

HANSEMANN. D. v.: Echte Nanosomie, mit Demonstration eines Falles. Berl. klin. Wschr. **39**, 1209 (1902).

HEINRICHS, E. H.: Das 18-Trisomie-Syndrom. Mschr. Kinderheilk. **111**, 327 (1963).

HENTSCH, H. F. G.: Bericht über drei Fälle von Nanosomia primordialis (v. HANSEMANN) in Ostjava. Zbl. allg. Path. path. Anat. **100**, 3 (1959).

HORSTMANN, P.: Dwarfism. A clinical investigation. Acta endocr. (Kbh.) **3**, 1 (Suppl. 5) (1949).

JEUNE, M., BETHENOD, M., FREYCON, F., NIVELON, J. L., RADE, P., MICHEL, M.: Deux cas des nanisme intrautérin de type Silver-Russell. Pédiatrie **20**, 301 (1965).

KIRCHHOFF, H. W., LEHMANN, W., SCHAEFER, U.: Klinische, erbbiologische und körperbauliche Untersuchungen an primordialen Zwergen. Z. Kinderheilk. **75**, 243 (1954).

KNORR, D.: Störungen des Wachstums und der Entwicklung. In: KELLER/WISKOTT, Lehrbuch der Kinderheilkunde, 3. Aufl. Stuttgart: G. Thieme 1969.

LÉVI, E.: Contribution á la microsomie essentiale héredofamiliale. Nouv. Jconogr. Salpêt. **23**, 522, 661 (1910).

MCKUSICK, V. A.: Primordial dwarfism. Amer. J. hum. Genet. **7**, 189 (1955).

MACHACEK, G. F.: Zit. bei BLOOM.

REISTER, H. C., SCHERZ, R. G.: Silver-Syndrom. Amer. J. Dis. Child. **107**, 410 (1964).

ROESSLE, R.: Wachstum und Altern. München: J. F. Bergmann 1923.

ROSSIER, A.: Nanisme „intrauterin" avec dysostose craniofaciomandibulaire. Arch. franç. Pédiat. **19**, 561 (1962).

RUDDER, B. DE, KIPPER, E.: Zur Phänogenese primordialen Zwergwuchses. Z. Kinderheilk. **68**, 567 (1950).

RUSSELL, A.: A syndrome of „intra-uterine" dwarfism recognisable at birth with cranio-facial dysostosis, disproportionately short arms and other abnormalities. Proc. Rog. Soc. Med. **47**, 1040 (1954).

SECKEL, H. P. G.: Bird-headed dwarfs. Basel: S. Karger 1960.

SILVER, H.: Assymmetry, short stature, and variations in sexual development. Amer. J. Dis. Child. **107**, 495 (1964).

SILVER, H. K., KIYASU, W., GEORGE, J., DEAMER, W. C.: Syndrome of congenital hemihypertrophy, shortness of stature, and elevated urinary gonadotropins. Pediatrics **12**, 368 (1953).

SMITH, A., MCKEOWN, T.: Pre-natal growth of mongoloid defectives. Arch. Dis. Childh. **30**, 247 (1955).

STOOL, S., COHEN, P.: Silver's syndrome. Dis. Child. **105**, 199 (1963).

SZALAY, G. C.: Pseudo-hydrocephalus in dwarfs: the Russell dwarfs. J. Pediat. **63**, 622 (1963).

TANGHERONI, W., TOSSI, E.: Il problema genetico del nansimo primordiale. Riv. Clin. pediat. **53**, 489 (1954).

TORRE, D. P.: Primordial dwarfism: discoid lupus erythematosus. Arch. Derm. **69**, 511 (1954).

WERFF TEN BOSCH, J. J. VAN DER: The Webbing (Turner's) syndrome in the male. Acta endocr. (Kbh.) Suppl **101**, 18 (1965).

Angeborene Skeletkrankheiten und multiple Abartungen

ALBRIGHT, F., BURNETT, C. H., SMITH, P. H., PARSON, W.: Pseudohypoparathyroidism, an example of Seabright-Bantam syndrome. Report of 3 cases. Endocrinology **30**, 922 (1942).

BRAILSFORD, J. F.: Dystrophies of the skeleton. Brit. J. Radiol. **8**, 533 (1935).

BRAY, P. F.: Sex linked neurodegenerative disease associated with monolethrix. Pediatrics **36**, 417 (1965).

GIEDION, A.: Cone-shaped epiphyses of the hands and their diagnostic value, the tricho-rhino-phalangeal syndrome. Ann. radiol. diagn. (Bologna) **10**, 322 (1966).

GREBE, H.: Chondrodysplasie. Istituto Gregorio Mendel, Roma 1955.

LAMY, M., MAROTEAUX, P.: Les chondrodystrophies genotypiques. Paris: L'expansion scientifique française 1960.

LANGER, L. O.: Mesomelic dwarfism of the hypoplastic ulna, fibula, mandible type. Radiology **89**, 654 (1967).

MARCHESANI, O.: Brachydaktylie und angeborene Kugellinse als Systemerkrankung. Klin. Mbl. Augenheilk. **105**, 392 (1939).

MENKES, J. H., ALTER, M., STEIGLEDER, G. K., WEAKLY, D. R., SUNG, J. H.: A sex linked recessive disorder with retardation of growth, peculiar hair and focal cerebral and cerebellar degeneration. Pediatrics **29**, 764 (1962).

NIEVERGELT, K.: Positiver Vaterschaftsbeweis aufgrund erblicher Mißbildungen der Extremitäten. Arch. Klaus-Stift. Vererb.-Forsch. **19**, 157 (1945).

PRADER, A., LABHART, A., WILLI, H.: Ein Syndrom von Adipositas, Kleinwuchs, Kryptorchismus und Oligophrenie nach myotonieartigem Zustand im Neugeborenenalter. Schweiz. med. Wschr. **86**, 1260 (1956).

SOLONEN, K. A., SULAMAA, M.: Nievergelt syndrome and its treatment. Ann. Chir. Gynaec. Fenn. **47**, 142 (1958).

ZABRISKIE, J. M., REISMAN, M.: Marchesani syndrome. J. Pediat. **52**, 158 (1958).

ZELLWEGER, H.: Syndrome of hypotonia-hypomentia-hypogonadism-obesity (HHHO) or Prader-Willi syndrome. Amer. J. Dis. Child. **115**, 588 (1968).

Allgemeiner und partieller Riesenwuchs

J.R. BIERICH, Tübingen

Definition, Vorkommen. Hinsichtlich der Definition von Riesenwuchs und Hochwuchs gibt es bisher keine internationale Übereinkunft. Absolute Maßzahlen wie diejenige von SOTOS (1969), der von Riesenwuchs bei einer Körperlänge über 7 Fuß, d.h. über 213 cm beim Erwachsenen spricht, werden den Variationen der verschiedenen menschlichen Rassen und Populationen nicht gerecht. In Deutschland bürgert sich in Analogie zu der von DE RUDDER und KIPPER für Zwergwuchs und Minderwuchs gegebenen Definition die Grenzziehung bei $(m + 3s)$ ein (VOGT, 1969; SCHLACK und PFEIFFER, 1970); Individuen, die den Mittelwert (m) ihrer Altersgruppe um mehr als 3 Standardabweichungen (s) überragen, werden als riesenwüchsig bezeichnet, Individuen mit einer Größe zwischen $(m + 1s)$ und $(m + 3s)$ als hochwüchsig. Das bedeutet, daß erwachsene Männer über 193 cm und erwachsene Frauen über 184 cm bereits als Riesen anzusprechen wären. Eine überzeugende Unterscheidung zwischen den Extremen des Normbereichs und eindeutig pathologischen Verhältnissen wäre damit nicht erreicht. In Analogie zu dem Vorschlag von LENZ (1964), für die Abgrenzung des Zwergwuchs anstelle der $3s$-Grenze die $5s$-Grenze zu wählen, bietet sich auch für die Unterscheidung von Hochwuchs und Riesenwuchs die $5s$-Grenze an, die beim Mann in Deutschland bei 206 cm, bei der Frau bei 197 cm liegt. Ehe eine Einigung auf diesem Gebiet erzielt ist, ist zu empfehlen, den zur Anwendung kommenden Parameter jweils ausdrücklich mitzuteilen.

Wie nach der statistischen Verteilung zu erwarten, kommen Kinder mit mäßig ausgeprägter Übergröße, d.h. mit Hochwuchs, weit häufiger zur Beobachtung als solche mit Riesenwuchs. Extreme Formen von Riesenwuchs werden allein infolge einer hypophysären Überproduktion von Wachstumshormon (hypophysärer Gigantismus) beobachtet. Für die Differentialdiagnose ist die Frage von Bedeutung, ob die Störung angeboren oder erworben ist. Kinder mit konstituionellem Hochwuchs, mit Arachnodaktylie und mit cerebralem Riesenwuchs sind schon bei der Geburt übergroß, während die Wachstumsbeschleunigung bei den endokrin bedingten Formen und den gonosomalen Aberrationen erst im Laufe der Entwicklung auftritt.

Konstitutioneller (familiärer, primordialer) Hochwuchs

Unter den in Rede stehenden Störungen stellt der konstitutionelle Hochwuchs bei weitem die häufigste dar. Ebenso wie beim polygenetischen primordialen Minderwuchs (S. 812) liegt ursächlich meistens eine Summation von Erbanlagen für Großwuchs infolge Selektion der Ehepartner vor; in der Regel, wenngleich nicht ausnahmslos, ist eine familiäre Belastung von väterlicher und mütterlicher Seite nachzuweisen. Die Kinder sind bereits bei der Geburt ungewöhnlich lang. Die differentialdiagnostische Abgrenzung gegenüber anderen Formen des Hoch- und Riesenwuchs, die ja mit besonders kennzeichnenden Symptomen verbunden sind, ist in der Regel einfach (Hubble, 1964; Wilkins, 1965). Einen positiven Anhaltspunkt ergibt die schon erwähnte Familienanamnese. Endokrinologische Untersuchungen erbringen keine pathologischen Befunde. Die Sekretion von Wachstumshormon ist nicht gesteigert. Die Ossifikation ist gewöhnlich nicht beschleunigt, die Pubertät beginnt zum normalen Zeitpunktt. Pubertäswachstumsspurt und Epiphysenfugenschluß erfolgen dementsprechend in der Regel ebenfalls zur normalen Zeit.

Eine *Behandlung* ist zu erwägen, wenn die zu erwartende Erwachsenengröße so aus dem üblichen Rahmen fällt, daß das Individuum Gefahr läuft, als abnorm betrachtet zu werden; erfahrungsgemäß finden *übergroße Mädchen und Frauen* schwer Anschluß und bleiben oft unverheiratet. Es sind vor allem Mädchen, die dem Arzt mit dem Wunsch nach vorzeitiger Beendigung des Wachstums vorgestellt werden. Die Indikation zur Behandlung ist u. E. gegeben, wenn die zu erwartende definitive Körperlänge 180—185 cm überschreitet. Eine Voraussage der Erwachsenengröße ist aufgrund der derzeitigen Körperlänge und dem röntgenologisch bestimmten Skeletalter mit Hilfe der Tabellen von Bayer und Bayley (1959) möglich; allerdings ist zu bemerken, daß die so bestimmten Werte nicht selten zu hoch liegen, was damit in Zusammenhang steht, daß die empirischen Daten, auf denen die Tabellen basieren, bezüglich übergroßer Individuen relativ spärlich sind (van der Werff ten Bosch, 1965). Die Therapie wird mit *Oestrogenen* durchgeführt, z.B. Diäthylstilboestrol, 1,0—2,0 mg täglich, 3 Wochen pro Monat fortlaufend. Wir selbst bevorzugen die kontinuierliche Therapie mit konjugierten Oestrogenen (Presomen, 6 × 1,25 mg tägl.) und verabreichen zusätzlich vom 24.—28. Cyclustag Chlormadinonacetat, 2 mg täglich. Die Behandlung muß bis zum Schluß der Epiphysenfugen fortgesetzt werden, was meistens mehrere Jahre in Anspruch nimmt (Goldzieher, 1956; Freed, 1958; Bayley et al., 1962; Wettenhall und Roche, 1965; Gallagher, 1966). *Die Behandlung bringt nur dann befriedigende Erfolge, wenn sie vor dem Pubertätswachstumsschub, d.h. in oder vor dem 11./12. Lebensjahr angefangen wird.*

Hormonal bedingte Formen von Riesenwuchs und Hochwuchs

Hypophysärer Riesenwuchs

Übergröße extremen Ausmaßes, d.h. Riesenwuchs im engeren Sinne, beruht in der Regel auf einer pathologisch gesteigerten Sekretion von Wachstumshormon, verursacht durch eine Hyperplasie der eosinophilen Zellen oder ein eosinophiles, amphophiles oder chromophobes Adenom des Hypophysenvorderlappens (siehe S. 196). Reine Formen von Gigantismus ohne deutliche Vergrößerung der Acren beobachtet man nur, wenn die Erkrankung in der frühen Kindheit beginnt, Akromegalie ohne Riesenwuchs nur bei Manifestation im Erwachsenenalter. Setzt die Störung in der späten Kindheit ein, so entstehen kombinierte klinische Bilder; doch auch bei frühem Beginn finden sich oft

Prognathie und vergröberte Acren sowie eine Hypertrophie der Weichteile. Auch im Kindes- und Jugendlichenalter führt aus diesem Grunde meist bereits der klinische Aspekt diagnostisch auf die richtige Fährte.

Hinsichtlich detaillierter diagnostischer Verfahren s. Bd. II/1, S. 573.

Die Hyperthyreose

Die Hyperthyreose ist im Kindesalter regelmäßig mit einer mehr oder minder ausgeprägten Wachstumsbeschleunigung verbunden. Der Aspekt der Patientin und das klinische Bild pflegen so charakteristisch zu sein, daß die Diagnose kaum verfehlt wird (s. S. 216). Da die Schilddrüsenhormone die Reifung der Knochen noch intensiver fördern als ihr Längenwachstum, liegt das Skeletalter gewöhnlich höher als das Längenalter der Kinder.

Pubertas praecox, Pseudopubertas praecox, frühnormale Pubertät

Auch die androgenen Steroide der Keimdrüsen und der Nebennierenrinde sind anabolische Hormone, die das Längenwachstums der Knochen stimulieren; ihre vorzeitige Sekretion führt dementsprechend zur Wachstumsbeschleunigung. Da ihr Einfluß auf die Ossifikation und den Epiphysenfugenschluß jedoch weit stärker ist als ihre Wirkung auf das Längenwachstum, resultiert, sofern nicht therapeutisch eingegriffen wird, ein vorzeitiger Epiphysenfugenschluß, der dem Wachstum im Alter zwischen 10 und 13 Jahren ein Ende setzt; die definitive Erwachsenengröße dieser Patienten ist daher stets abnorm niedrig.

Abb. 230 u. 231 (S. 541) zeigen die Mittelwertskurven für das Längenwachstum und die Knochenreifung von 10 Kindern mit echter Frühreife und 19 Kindern mit kongenitalem adrenogenitalem Syndrom. Wie sich ergibt, decken sich die erhaltenen Kurven weitgehend, sowohl was die in den ersten Jahren zu beobachtende Wachstumsbeschleunigung als was die vorzeitige Beendigung des Wachstums betrifft.

Im Prinzip gleichartige Verläufe beobachtet man bei Kindern mit sog. frühnormaler Pubertät (Seckel, 1956), d.h. Kindern mit akzelerierter, doch zeitlich im Streubereich zwischen ($m-4s$) und ($m-2s$) auftretender Pubertät. Die anfängliche Wachstumsbeschleunigung ist bei ihnen allerdings geringer, der Epiphysenfugenschluß erfolgt später, die definitive Körperlänge ist demzufolge weniger reduziert.

Eunuchoidismus (s. auch S. 358)

Der bei primärer oder sekundärer Keimdrüseninsuffizienz zu beobachtende eunuchoide Hochwuchs manifestiert sich erst in der 2. Hälfte der Adoleszenz. Da die normale Pubertät nicht eintritt, fehlt auch der Pubertätswachstumsschub; die Kinder bleiben daher im Wachstum zunächst hinter ihren Altersgenossen zurück. Da mit 17—19 Jahren der Epiphysenfugenschluß jedoch ausbleibt, wird das Längenwachstum länger als gewöhnlich fortgesetzt.

Charakteristisch für den eunuchoiden Hochwuchs ist die Proportionierung des Körpers. Arme und Beine sind überlang, die Maße für Spannweite und Unterlänge erhöht. Ferner kommt es infolge der Androgenmangelosteoporose, die namentlich das Stammskelet betrifft, und sekundärer Wirbelveränderungen häufig schon Anfang der 3. Lebensdekade zu einer charakteristischen Brustwirbelsäulenkyphose.

Gonosomale Aberrationen (s. auch S. 394 u. 639)

Polysomien des X-Chromosoms

Das von Klinefelter et al. (1942) erstmalig beschriebene Syndrom: Hodenhypoplasie, Aspermie, Gynäkomastie und erhöhte Gonadotropinausscheidung, zu dem als weitere Symptome nicht selten Eunuchoidismus und Hochwuchs treten, stellt ätiologisch und pathogenetisch kein einheitliches Krankheitsbild dar. Zum „echten“ oder chromatin-positiven Klinefelter-Syndrom zählen nur diejenigen Fälle, die bei der Kerngeschlechtsbestimmung ein oder mehrere überzählige Barr'sche Körperchen aufweisen. Cytogenetisch findet sich am häufigsten die Gonosomenformel XXY, seltener Konstellationen mit 3 oder 4 X-Chromosomen, ferner die Konstellation XXYY und verschiedene ein XXY-Komplement enthaltende Mosaike.

Das vollständige Krankheitsbild kommt erst in der Adoleszenz zur Manifestation. Die charakteristischen Hodenveränderungen entstehen erst im Laufe der Pubertät, und auch der Hochwuchs tritt relativ spät in Erscheinung. Vor der Reifungszeit kann allein die Feststellung der intellektuellen Minderbegabung einen Hinweis geben, doch sind keineswegs alle Kinder mit XXY-Konstitution debil, während höhere Grade von gonosomaler Polysomie regelmäßig mit ausgeprägtem Schwachsinn, zum Teil mit Idiotie und Mikrocephalie sowie vielfach mit anderweitigen Mißbildungen verbunden sind.

Polysomien des Y-Chromosoms

Unter den zahlreichen gonosomalen Aberrationen mit überzähligem Y-Chromosom sind solche mit der Gonosomenkonstitution XYY weitaus am häufigsten beobachtet worden; bisher sind mehr als 50 derartige Fälle publiziert worden (JACOBS et al., 1965; PRICE und WHATMORE, 1967a und b; SCHWINGER et al., 1969; MURKEN, 1970). Die Patienten fallen 1. durch abnorme Persönlichkeitsstruktur, abnormes psychosoziales Verhalten, namentlich Kriminalität und 2. durch ihre Körpergröße auf, die beim Erwachsenen in der Regel 183 cm überschreitet, jedoch im allgemeinen noch nicht vor der Pubertät festzustellen ist. Die größte bisher beobachtete Körperlänge betrug 227 cm (COURT-BROWN, 1968). Die meisten Fälle sind in Anstalten für psychisch und intellektuell abnorme Delinquenten diagnostiziert worden. Testosteronbestimmungen in Plasma und Urin haben erhöhte Werte erbracht (ISMAIL, 1968; MIGEON, 1969). Auch bei Patienten mit YY-Syndrom sind gleichzeitig Hochwuchs, Kriminalität und ein erhöhter Testosteronspiegel im Plasma festgestellt worden. Offenbar enthält das Y-Chromosom genetische Information bezüglich des Größenwachstums, der Leydigzellaktivität und der Persönlichkeitsentwicklung.

Cerebraler Riesenwuchs

Als cerebralen Riesenwuchs (SOTOS et al., 1964; MILUNSKY et al., 1967) bezeichnet man ein charakteristisches Krankheitsbild, das durch drei verschiedene Symptomenkomplexe gekennzeichnet ist:

1. bestimmte angeborene, nicht progrediente zentral-nervöse Störungen,
2. temporären Riesenwuchs,
3. eine cranio-fasciale Dysmorphie.

Ad 1: Die psychische, geistige und statomotorische Entwicklung der Kinder verläuft verzögert, sie sind träge, kontaktarm und oft ängstlich, der IQ liegt gewöhnlich unter 90. Neurologisch läßt sich eine Störung der Koordination und der Feinmotorik nachweisen. Das Luftencephalogramm weist in mehr als 80% der Fälle einen Hydrocephalus internus communicans auf, der nicht mit Hirndruckzeichen verbunden ist. Krämpfe und pathologische Hirnstromkurven kommen häufig vor.

Ad 2: Die Kinder sind bereits bei der Geburt überlang und übergewichtig. Zwischen dem 2. und 7. Lebensjahr verläuft das Wachstum weiterhin deutlich beschleunigt, so daß die Körpergröße gewöhnlich den Wert $(m + 3s)$ überschreitet. Ebenso ist die Skeletreifung akzeleriert — in manchen Fällen stärker als das Längenwachstum, so daß für das Erwachsenenalter keine Übergröße zu erwarten ist, in manchen Fällen weniger oder gleich.

Ad 3: Die craniofacialen Veränderungen bestehen in einer hohen, vermehrt gewölbten Stirn, Hypertelorismus, leicht antimongoloid gestellten Lidachsen, Spitzgaumen und Prognathie (Abb. 316). Das Kinn läuft in eigentüm-

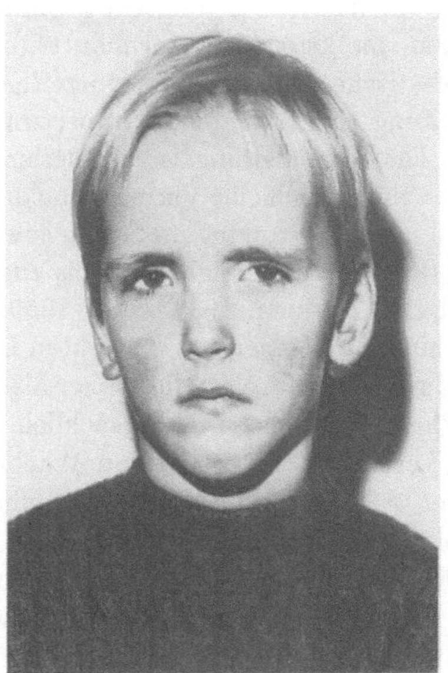

Abb. 316. Gesichtsschnitt bei cerebralem Riesenwuchs; hohe gewölbte Stirn, Hypertelorismus, leicht antimongolid gestellte Lidachsen, nach unten lang und spitz zulaufendes Kinn (aus SCHLACK und PFEIFFER, 1970)

licher Weise nach unten verlängert und spitz aus und unterscheidet sich durchaus von dem breiten vorspringenden Kinn bei Akromegalie.

Die Ursache des cerebralen Riesenwuchses ist unklar. Die Annahme einer kausalen Verknüpfung der cerebralen Veränderungen und der Acceleration des Längenwachstums, die am ehesten über den hypothalamischen Releasing Factor für das Wachstumshormon zu verstehen wäre, liegt nahe. Die bisher erhobenen endokrinologischen Befunde, einschließlich Wachstumshormonbestimmungen nach Insulin- und Arginingaben haben jedoch keine Anhaltspunkte in dieser Richtung erbracht (Gaudier et al., 1969; Schlack und Pfeiffer, 1970).

Berardinelli-Syndrom

(generalisierte Lipodystrophie, lipoatrophischer Diabetes mellitus) (s. S. 842)

Die wahrscheinlich autosomal recessiv erbliche Erkrankung ist durch folgende Symptome charakterisiert: Riesenwuchs mit schon im jungen Kindesalter deutlicher Vergrößerung der Acren, braune Pigmentation der Haut, allgemeiner Schwund des subcutanen Fettpolsters, Muskelhypertrophie, Hepatosplenomegalie mit dadurch bedingtem prominentem Abdomen, punktförmige Hornhauttrübungen, hyperplastisches Genitale ohne vorzeitige sexuelle Reifung, hervortretende hypertrophische Venen. Die Skeletreifung ist akzeleriert. Biochemisch finden sich eine Vermehrung der Neutralfette und der Proteine im Serum sowie Störungen der Blutzuckerregulation bis zum Diabetes (Berardinelli, 1953; Seip, 1959). Seip hat bei einem Fall einen stark erhöhten Insulinspiegel im Plasma festgestellt, den er als sekundäres Phänomen betrachtet; ursächlich nimmt er eine vermehrte Sekretion von Wachstumshormon, ACTH und Melanophorenhormon (Hautpigmentationen!) an. Die Erkrankung ist wahrscheinlich mit dem von Lawrence (1946) und von Schwartz et al. (1960) beschriebenen lipoatrophischen Diabetes identisch, bei dem eine Wachstumsbeschleunigung ebenfalls beobachtet worden ist. Enge Beziehungen bestehen ferner vermutlich zum Leprechaunismus (Donohue und Uchida, 1954).

Marfan-Syndrom

Das Marfan-Syndrom (Arachnodaktylie), eine dominant erbliche Mesenchymerkrankung, ist durch Hochwuchs, extrem leptosomen Habitus mit langen Gliedern und dürftiger Muskulatur, überdehnbaren Bändern und Fascien mit Neigung zu Gelenkluxationen, ferner Aneurysmen der großen Gefäße und Linsenluxation gekennzeichnet (s. Bd. VI, S. 102). Erwachsene Männer sind oft über 185 cm, gelegentlich über 200 cm groß. Die Maße für die Symphysenhöhe und die Spannweite sind abnorm erhöht, Hände und Füße sind auffällig lang und schmal. Aus der schlanken Form der Röhrenknochen haben Sinclair et al. (1960) als verläßliches Kriterium für die Diagnose den Metakarpalindex abgeleitet. Sein Wert wird als Mittelwert der einzeln bestimmten Relationen von Länge und (exakt in der Mitte gemessener) Breite der 4 Metacarpalia einer Hand berechnet und liegt beim Marfan-Syndrom stets über 8,4. Endokrinologisch lassen sich keine pathologischen Befunde ermitteln. Skeletreifung und Pubertät treten zum normalen Zeitpunkt ein.

Differentialdiagnostisch ist vor allem die Homocystinurie (s. Bd. IV, S. 100) in Erwägung zu ziehen. Das klinische Bild dieser recessiv erblichen Aminosäurenstoffwechselstörung, die auf einem Mangel an Cystathionsynthetase beruht, entspricht mit Hochwuchs, Leptosomie, Arachnodaktylie und Linsenluxation weitgehend dem Marfan-Syndrom. Im Gegensatz hierzu besteht in der Regel eine Debilität sowie nicht selten ein Anfallsleiden. Biochemisch läßt sich die Diagnose durch den Nachweis erhöhter Konzentrationen von Homocystin und Methionin im Serum und von Homocystin im Harn stellen.

Neurofibromatose

Mitunter geht die *Neurofibromatose* (von Recklinghausen) mit beschleunigtem Längenwachstum und erhöhter definitiver Körpergröße einher. Die Café au lait-Flecke der Haut, die sich schon bei kindlichen Patienten finden, ferner die Neurofibrome und Knochenveränderungen machen im allgemeinen die Diagnose einfach. Beim Erwachsenen sind Kombinationen mit Acromegalie beschrieben worden.

Hochwuchs infolge Überernährung

Daß Adipositas im Kindesalter nicht selten mit Übergröße einhergeht, ist seit langem bekannt (CZERNY und KELLER, 1928; OPITZ, 1933; BRUCH, 1941; MOSSBERG, 1948; HAASE und HOSENFELD, 1956). Ebenso wie das säkulare Phänomen der Acceleration beruht die temporäre Beschleunigung des Wachstums dieser Kinder höchstwahrscheinlich auf einem vermehrten Eiweißkonsum, der mit der Überernährung insgesamt Hand in Hand geht. Dem entspricht die Beobachtung, daß auch die sexuelle Entwicklung und die Skeletreifung oft in beschleunigtem Tempo ablaufen (BRUCH, 1941; MOSSBERG, 1948; LLOYD und WOLFF, 1961). Bei Mädchen ist die Acceleration in der Regel, bei Knaben nicht selten nachweisbar (BRUCH; MOSSBERG; HEALD, 1969). Im Rahmen der Fettsucht unterscheidet FORBES (1964) 2 Gruppen von Patienten. Die erste, bei der nicht nur das Fett, sondern auch die übrigen Körpergewebe hypertrophieren, weist eine Beschleunigung von Wachstum und Skeletreifung auf; der Beginn der Fettsucht läßt sich auf die früheste Kindheit zurückdatieren. Die zweite Gruppe, bei der es erst in der späteren Kindheit zu einer stärkeren Gewichtszunahme kommt, zeigt lediglich eine Vermehrung des Panniculus adiposus; Wachstum und sexuelle Reifung entsprechen der Norm. Diese Beobachtung stimmt mit der Erfahrung bei Mensch und Tier überein, daß der Ablauf des Wachstums und der Entwicklung neben anderem durch das Angebot an Nahrung, namentlich an Eiweiß, in der frühesten Kindheit bestimmt wird (MCCANCE, 1966; VAN DER WERFF TEN BOSCH, 1966).

Der Hochwuchs der Fettsüchtigen ist im allgemeinen ein temporäres Phänomen, da der Epiphysenfugenschluß und damit die Beendigung des Längenwachstums früher als gewöhnlich eintreten (LLOYD und WOLFF; HUBBLE, 1964). Die Erwachsenengröße pflegt normal zu sein. Die im deutschen Schrifttum oft verwendete Bezeichnung „Adiposogigantismus" (CZERNY und KELLER) sollte vermieden werden; in der großen Mehrzahl der Fälle überschreitet die Körpergröße den altersentsprechenden Mittelwert um nicht mehr als 2—3 Standardabweichungen.

Partieller Riesenwuchs

Angeborener örtlicher oder partieller Riesenwuchs; kongenitale Hemihypertrophie. Kongenitale Hemihyperplasie

Die hierher gehörigen Krankheitsbilder zeigen alle Übergänge von der Vergrößerung eines einzelnen Fingers bis zur Hypertrophie einer ganzen Körperseite (GESELL, 1927; GRUBER und KUSS, 1937; GORLIN und MESKIN, 1962). Obgleich im angloamerikanischen Schrifttum später weitere Zusammenstellungen erfolgt sind, ist die umfangreichste Fallsammlung (281 Fälle) KUSS (1937) bzw. GRUBER und KUSS (1937) zu verdanken. Eine Bevorzugung bestimmter Rassen oder eines Geschlechts ist nicht festgestellt worden.

LANGSTEINER und STIEFLER (1935) und GRUBER und KUSS haben folgende *Einteilung* des partiellen Riesenwuchses vorgeschlagen:

1. Hemihyperplasie: a) vollkommene und b) unvollkommene, je nachdem, ob eine Körperhälfte in toto hyperplastisch ist, also Gesicht, Arm, Bein und die dazugehörige Rumpfhälfte oder nur beide Gliedmaßen oder Gesicht mit Arm oder Bein ergriffen sind.

2. Gekreuzte Hyperplasie, bei der ein Arm der einen Seite und ein Bein der anderen Seite mit oder ohne Gesichtsbeteiligung befallen sind.

3. Bilaterale symmetrische Hyperplasie, und zwar obere oder untere, je nachdem Ergriffensein der Arme oder Beine.

4. Monohyperplasie: Befallensein nur einer Extremität oder nur einer Gesichtshälfte.

5. Partielle Hyperplasie: Es sind nur Gliedmaßenabschnitte, meistens die distalen, Hand oder Fuß, Finger oder Zehen, oder einzelne andere Körperteile — Nase, Ohr, Brust — vergrößert.

Nach der Häufigkeit ihres Vorkommens geordnet, ergibt sich folgende Reihung dieser Untergruppen: partielle Hyperplasie, Monohyperplasie, gekreuzte Hyperplasie, symmetrische Hyperplasie. Die rechte Körperseite ist öfter betroffen als die linke, die unteren Extremitäten öfter als die oberen, die distalen Gliedmaßenabschnitte häufiger als die proximalen. An den Händen und Füßen sind Dig. II und III bevorzugt befallen, gefolgt von Dig. I, IV, V in fallender Zahl. Abgesehen von der

Zunahme von Länge und Durchmesser der Knochen findet man oft unregelmäßige Auftreibungen und Exostosen, namentlich im Bereich der Epiphysen. Darüberhinaus beobachtet man nicht selten Syndaktylie, Polydaktylie und Klinodaktylie — zum Teil in extremer Ausbildung.

Hand in Hand mit der Vergrößerung des Knochens geht stets die verstärkte Entwicklung der umgebenden Weichteile, vor allem des Unterhautfettgewebes, das in manchen Fällen monströs und lipomartig wuchert [„Makrodystrophia lipomatosa progressiva“ (Feriz, 1926)]. Die Muskulatur ist dagegen eher atrophisch, teils infolge der erzwungenen Inaktivität der mißbildeten Glieder, teils infolge des wuchernden Panniculus adiposos. Naevi, Teleangiektasien, Cavernome, Venektasien und varicöse Venenkonvolute sind häufige Begleiterscheinungen (s. Gruber und Kuss; Halperin, 1931; Wiseberg, 1931). Stehen die Störungen von seiten der Gefäßveränderungen klinisch im Vordergrund, so spricht man von *Klippel-Trenauny-Syndrom* (Klippel und Trenauny, 1900).

Kombinationen mit Fehlbildungen an anderer Stelle sind verschiedentlich publiziert worden, so z. B. mit Wolfsrachen, Spina bifida, Hypospadie und Kryptorchismus. Als *Curtius-Syndrom I* wird der Symptomenkomplex kongenitaler partieller Riesenwuchs, Ektodermaldysplasie und Hypogenitalismus bezeichnet (Curtius, 1925), als *Steiner-Syndrom* die Kombination von Curtius-Syndrom und Schizophrenie.

Die *Ätiologie* des partiellen Riesenwuchses ist unklar. Hormonale Ursachen kommen wegen des isolierten Befalls einzelner Körperabschnitte nicht in Betracht. Die sog. trophoneurotische Theorie, nach der ein pathologisch veränderter Vasomotorentonus der ernährenden Gefäße zur krankhaften Hypertrophie des betroffenen Gliedes führt, ist bisher hypothetisch geblieben. Die meisten Autoren nehmen eine Kyemopathie mit sehr frühzeitig erfolgender Entwicklungsstörung an. Familiär gehäuft auftretende Fälle sind so selten beobachtet worden, daß sich bisher keine wesentlichen Anhaltspunkte für ein Erbleiden ergeben haben.

Das *F. P. Weber-Syndrom* (Frederic Parkes Weber, 1918), das ebenfalls mit partiellem Riesenwuchs und Gefäßstörungen einhergeht, ist mit dem Klippel-Trenauny-Syndrom nicht identisch, wie oft fälschlich angenommen wird (z. B. Leiber und Olbrich, 1966). Der umschriebene Riesenwuchs wird hierbei durch epiphysennahe arteriovenöse Fisteln ausgelöst; die Gefäßstörung ist der Wuchsanomalie nicht neben-, sondern vorgeordnet. Die Erkrankung verläuft oft progredient, da das Shunt-Volumen der Aneurysmen im Laufe des Lebens zunimmt; hierdurch können eine sekundäre Varicosis, distale Nekrosen und trophische Ulcera entstehen (Vollmar, 1967, 1970).

Differentialdiagnostisch müssen die verschiedenen Formen der *Elephantiasis lymphangiectatica* in Erwägung gezogen werden, denen angeborene oder erworbene Störungen der Lymphzirkulation zugrunde liegen. Die *Neurofibromatose* (von Recklinghausen) kann wie erwähnt zu allgemeinem Hochwuchs, aufgrund ossär lokalisierter Neurofibrome aber auch zur Hypertrophie einzelner Skeletanteile führen.

Hemihypertrophie einer Körperseite oder einzelner Abschnitte einer Körperhälfte ist ferner ein charakteristisches, wenngleich nicht in allen Fällen beobachtetes Merkmal des *Silver-Russell-Syndroms* (s. S. 814). Die Veränderungen sind jedoch bei weitem nicht so ausgeprägt wie beim klassischen partiellen Riesenwuchs und wirken sich nur selten störend aus.

Literatur

Bayer, L. M., Bayley, N.: Growth diagnosis. Chicago: Univ. Chicago Press 1959.

Berardinelli, W.: Un nouveau syndrome endocrino-metabolique. Arch. bras. Endocr. **3**, 5 (1953).

Bruch, H.: Obesity in childhood physical growth and development of obese children. Amer. J. Dis. Child. **5**, 457 (1939).

Court-Brown, W. M.: Males with an XYY sex chromosome complement. J. med. Genet. **5**, 341 (1968).

Curtius, F.: Kongenitaler partieller Riesenwuchs mit endokrinen Störungen. Dtsch. Arch. klin. Med. **147**, 310 (1925).

Czerny, A., Keller, W.: Des Kindes Ernährung, Bd. 2.: Deuticke-Verlag 1928.

Donohue, W. L., Uchida, J.: Leprechaunism. An euphemism for a rare familial disorder. J. Pediat. **45**, 505 (1954).

Feriz, H.: Makrodystrophia lipomatosa. Virchows Arch. path. Anat. **260**, 308 (1926).

FORBES, G. F.: Lean body mass and fat in obese children. Pediatrics **34**, 308 (1964).

FREED, S. C.: Suppression of growth in excessively call Girls. J. Amer. med. Ass. **166**, 1322 (1958).

GALLAGHER, J. R.: Medical care of the adolescent. New York: Appleton-Century-Crofts 1966.

GAUDIER, B., FRANCHIMONT, P., PONTÉ, C., NUYTS, J. P., RYCKEWAERT, PH.: Pédiatrie **24**, 325 (1969).

GESELL, A.: Hemihypertrophy and twinning. Further study of the nature of hemihypertrophy with report of a new case. Amer. J. med. Sci. **173**, 542 (1927).

GOLDZIEHER, M.: Treatment of excessive growth in the adolescent female. J. clin. Endocr. **16**, 249 (1956).

GORLIN, R. J., MESKIN, L. H.: Congenital hemihypertrophy. J. Pediat. **61**, 870 (1962).

GRUBER, G. B., KUSS, O. E.: Der angeborene örtliche Riesenwuchs. In: SCHWALBE u. GRUBER, Morphologie der Mißbildungen des Menschen und der Tiere, Teil III, 1937, S. 423—454. Gustav Fischer Verlag Jena.

HAASE, K. E., HOSENFELD, H.: Zur Fettsucht im Kindesalter. Z. Kinderheilk. **78**, 1 (1956).

HALPERIN, G.: Normal asymmetry and unilateral hypertrophy. Arch. intern. Med. **48**, 676 (1931).

HEALD, F. P.: Obesity in children and adolescents. In: Endocrine and genetic diseases of childhood, ed. L. J. GARDNER. Philadelphia and London: Saunders Comp. 1969.

HUBBLE, D.: Disorders of growth. In: Recent advances in paediatrics, 3rd ed. London: Churchill Ltd. 1964.

ISMAIL, A. A. A., HARKNESS, R. A., KIRKHAM, K. E., LORAINE, J. A., WHATMORE, P. B., BRITTAIN, R. P.: Effect of abnormal sex-chromosome complements on urinary testosterone levels. Lancet **1968 I**, 220.

JACOBS, P. A., BRUNTON, M., MELVILLE, M. M.: Aggressive behaviour, mental subnormality and the X-YY male. Nature (Lond.) **208**, 1351 (1965).

KLIPPEL, M., TRENAUNY, P.: Du naevus variqueux ostéo-hypertrophique. Arch. gén. méd. **3**, 641 (1900).

KUSS, O. E.: Über den angeborenen partiellen Riesenwuchs. Inaug.-Diss. Göttingen 1937.

LANGSTEINER, F., STIEFLER, G.: Über die kongenitalen Hypertrophien (Hyperplasien). Dtsch. Z. Nervenheilk. **138**, 274 (1935).

LAWRENCE, R. D.: Lipodystrophy and hepatomegaly with diabetes, lipemia and other metabolic disturbances. Lancet **1946 I**, 724, 773.

LEIBER, B., OLBRICH, Q.: Wörterbuch der klinischen Syndrome, 4. Aufl. München-Berlin: Urban & Schwarzenberg 1966.

LENZ, W.: Anomalien des Wachstums und der Körperform. In: Humangenetik, Bd. 2. Herausg. P. E. BECKER. Stuttgart: Thieme 1964.

LLOYD, J. K., WOLFF, O.: Childhood obesity. Brit. med. J. **1961**, 5245.

MCCANCE, R. A.: The effect of normal development and of under nutrition on the growth of the calcified tissues. T. soc. Genesk. **44**, 569 (1966).

MIGEON, CL.: Persönl. Mitteilung an L. GARDNER; zit. nach L. GARDNER (edit.): Endocrine and genetic diseases of childhood. Philadelphia and London: Saunders Comp. 1969.

MILUNSKY, A., COWIE, U. A., DONOGHUE, E. C.: Cerebral giantism in childhood. Pediatrics **40**, 395 (1967).

MOSSBERG, H. O.: Obesity in children: A clinical prognostical investigation. Acta paediat. (Uppsala) **35**, Suppl. 2 (1948).

MURKEN, J. J.: Epidemiologische, klinische und experimentelle cytogenetische Untersuchungen zur Chromosomenaberration: 47, XYY. Habil.-Schr. München 1970.

OPITZ, H.: Adipositas-Gigantismus. Kinderärztl. Prax. **4**, 549 (1933).

PRICE, W. H., WHATMORE, P. B.: Behaviour disorders and patterns of crime among XYY males identified at a maximum security hospital. Brit. med. J., **1967 I**, 533.

RUDDER, B. DE, KIPPER, E.: Zur Phänogenese primordialen Zwergwuchses. Z. Kinderheilk. **68**, 567 (1950).

SCHLACK, H. G., PFEIFFER, R. A.: Cerebraler Gigantismus im Kindesalter. Münch. med. Wschr. **112**, 26 (1970).

SCHWARTZ, R., SCHAEFER, J. A., RENOLD, A. E.: Generalized lipoatrophiy, hepatic cirrhosis, disturbed carbohydrate metabolism and accelerated growth (lipoatrophic diabetes). Amer. J. Med. **28**, 973 (1960).

SCHWINGER, E., CITOLER, P., GROPP, A.: DNS-Replikationsmuster des überzähligen Geschlechtschromosoms bei „XYY"-Konstitution. Klin. Wschr. **47**, 548 (1969).

SECKEL, H. P. G.: Frühnormale Geschlechtsentwicklung und Pubertas praecox. Mschr. Kinderheilk. **104**, 165 (1956).

SEIP, M.: Lipodystrophy and gigantism with associated endocrine manifestations. Acta paediat. (Uppsala) 48, 555 (1959).

SINCLAIR, R. J. C., KICHIN, A. H., TURNER, R. W. D.: The Marfan syndrome. Quart. J. Med., N.S. **29**, 19 (1960).

SOTOS, J. F., DODGE, P. R., MUIRHEAD, D., CRAWFORD, J. D., TALBOT, N. B.: Cerebral giantism in childhood. New Engl. J. Med. **271**, 109 (1964).

VOGT, D.: Morphologische Beurteilung von Wachstum und Entwicklung des Kindes. In: Handbuch der Kinderheilkunde, Bd. II/1, S. 148. Berlin-Heidelberg-New York: Springer 1966.

VOLLMAR, J.: Rekonstruktive Chirurgie der Arterien. Stuttgart: Thieme 1967.

— Massenzunahme der Beine aus seltenen Ursachen. Ergebn. d. Angiologie (1970), im Druck.

WEBER, F. P.: Hemangiectatic hypertrophy of limbs, congenital phlebarteriectasis, and so-called congenital varicose veins. Brit. J. Child. Dis. **25**, 13 (1918).

WERFF TEN BOSCH, J. J. VAN DER: The tall girl and its treatment. Acta endocr. (Kbh.) Suppl. **101**, 48 (1965).

— The regulation of puberty and the secular trend. T. soc. Geneesk. **44**, 573 (1966).

WETTENHALL, H. N. B., ROCHE, A. F.: Tall girls, assesment and management. Aust. Paediat. J. **1**, 210 (1965).

WILKINS, L.: Diagnosis and treatment of endocrine disorders in childhood and adolescence, 3rd ed., Springfield, Ill.: Ch. C. Thomas 1965.

WISEBERG, M.: An unusual case of hemigigantism. Canad. med. Ass. J. **25**, 591 (1931).

Spezielle Anomalien der Körperform

H.-R. WIEDEMANN und H.-J. ROHWEDDER, Kiel

Im folgenden werden solche — überwiegend selten vorkommende — mit Veränderung der Körperform einhergehende Anomalien und Krankheitsbilder dargestellt, die in anderen Bänden und Abschnitten dieses Handbuches nicht ihren Platz fanden. Eine klare Ordnung dieser Affektionen unter einem durchgehenden wesentlichen Gesichtspunkt erschien nicht möglich. Einige Syndrome mit besonders ausgeprägtem „Altersaspekt" der betroffenen Kinder wurden vorangestellt. Die anschließend geschilderten „multiplen Abartungen" bzw. dysplastischen Syndrome stehen in einer semiotisch zu sehenden Folge, wobei allfällige Gliedmaßenfehler zunehmend hervortreten.

Weitere Darstellungen „multipler Abartungen" bzw. dysplastischer Syndrome finden sich in Bd. VI.

Syndrome mit besonderem „Altersaspekt"

H.-R. WIEDEMANN, Kiel

Progerie (Hutchinson-Gilford-Syndrom)

Synonyma. Nanismus senilis; Progeronanismus.

Definition. Die Progerie ist eine sich in den ersten Lebensjahren ausprägende, zu einem hochcharakteristischen greisenhaften Zwergwuchs führende, umfassende Wachstums- und Ansatzstörung mit frühzeitigem tödlichen Ausgang.

Historisches. Erstbeschreibung 1886 durch HUTCHINSON sowie 1897 durch GILFORD, der auch den ersten, ganz charakteristischen Sektionsbefund mitteilte und in der Folge die Bezeichnung „Progeria" (nach *προ-γηράσκειν*) vorschlug.

Häufigkeit und Vorkommen. Das Krankheitsbild ist selten. Bei Anlegen eines strengen Beurteilungsmaßstabes sind bisher 46 Fälle mitgeteilt worden. Knaben wie Mädchen erkranken. Die Affektion ist nicht rassisch begrenzt (s. SCHWARTZ u. COOKE).

Ätiologie. Es handelt sich mit an Sicherheit grenzender Wahrscheinlichkeit um ein Erbleiden. Beide Geschlechter werden betroffen. Eindeutige Affektion zweier Geschwister ist von MOSTAFA u. GABR beschrieben worden (s. auch GABR, 1954, und GABR et al., 1960); die Eltern waren Vetter und Cousine. Elterliche Konsanguinität bestand auch im Fall von BROC et al. Autosomal-recessiver Erbgang ist anzunehmen.

Pathogenese. Die Pathogenese ist unbekannt. Am häufigsten ist die Störung als eine besondere Form primärer Hypophyseninsuffizienz aufgefaßt worden. Bei Berücksichtigung des ganzen Krankheitsbildes, der Ergebnisse von Funktionsprüfungen und der autoptischen Befunde kann die Hypophyse jedoch ebensowenig wie eine andere innersekretorische Drüse der eigentliche „sedes morbi" sein. Zentralnervale (hypothalamische) Dysfunktionen mit der Folge ausgedehnter neuroendokriner Regulationsstörungen kommen indes als pathogenetisch wesentlich in Betracht. WIEDEMANN hat das Krankheitsbild 1948 und 1950 als Ausdruck einer übergeordneten mesoektodermalen Entwicklungsstörung gedeutet (vgl. auch ROSSI, 1951). Es muß auch eine mehr oder minder generalisierte tiefgreifende Zellstoffwechselanomalie in Betracht gezogen werden.

Pathoanatomie. Bisher ist über insgesamt 9 Autopsien berichtet worden[1]. Diese Kranken waren 18, 21, 27, 7, 12, $11^{8}/_{12}$, 11, 9 und 12 Jahre alt geworden (Durchschnitt: 14,3 Jahre). Abgesehen von den schon grobklinisch und röntgenoskopisch erfaßbaren Veränderungen der Betroffenen ergab sich als regelmäßiger und wesentlichster Befund eine mehr minder ausgedehnte und hochgradige *Atherosklerose*, insbesondere der Coronararterien und der Aorta. Hinsichtlich der endokrinen Organe wurden keine konstanten oder gar kennzeichnenden Veränderungen festgestellt.

Klinik. Die Kinder werden in der Regel zum Termin, häufig aber im Zustand der Untermaßigkeit geboren (Geburtsgewicht vielfach um oder unter 2500 g) und sie können ihrer Umgebung schon bei der Geburt oder in den ersten Monaten durch Zeichen wie Exophthalmie, Fehlen der Ohrläppchen, Besonderheiten des knöchernen Hirnschädels oder der Kopfbehaarung als eigenartig erscheinen (s. auch WIEDEMANN, 1948). Zumeist aber ist die Ent-

[1] GILFORD (1897); ORRICO u. STRADA (1927); MANSCHOT (1940/1950); TALBOT et al. (1945); ROESSLE (1947); ATKINS (1954); ROSENTHAL et al. (1956); GABR et al. (1960); MAKOUS et al. (1962).

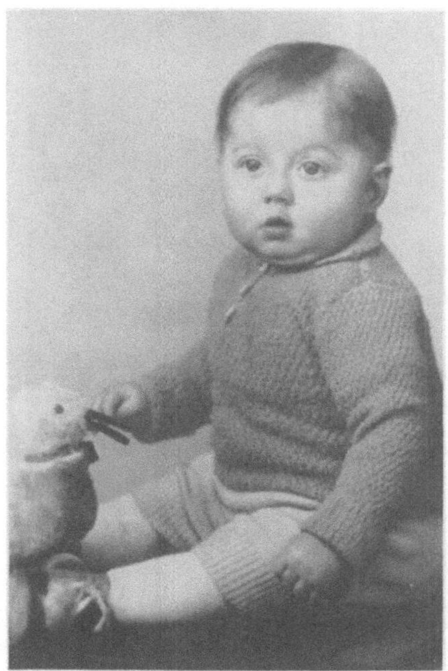

Abb. 317. Kind im Alter von 10 Monaten, kurz vor Manifestation der Progerie. Gewicht etwa 8000 g (Geburtsgewicht 2000 g)

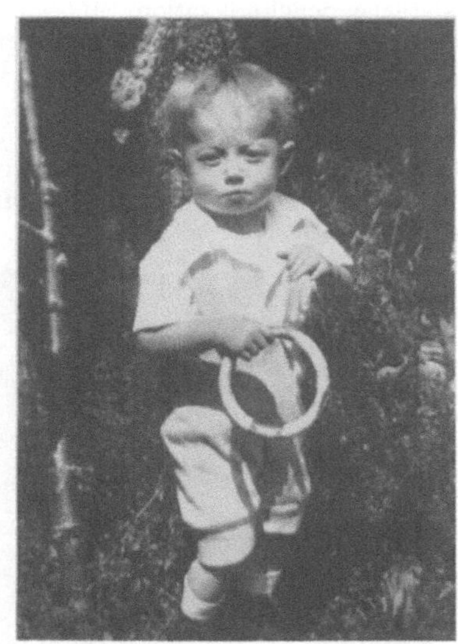

Abb. 318. Patient mit $1^1/_2$ Jahren (dasselbe Kind wie in Abb. 317). Anorexie. Schlechtes Gedeihen. Haarausfall

wicklung im Säuglingsalter noch mehr oder weniger unauffällig (Abb. 317). Im 2. oder 3. Lebensjahr bleibt die körperliche Entwicklung in puncto Wachstum und Gewichtsansatz gewöhnlich bereits sehr deutlich zurück. Die Eßlust kann gut oder gering sein, im allgemeinen ist sie rasch befriedigt. Die Kopfhaare beginnen — manchmal nach vorherigem Ergrauen — auszufallen (Abb. 318) und erscheinen nicht wieder. Der Panniculus schwindet dahin, die Haut atrophiert, die Muskulatur ist spärlich, die Gelenke verändern sich im Sinne von Auftreibungen und Streckungseinschränkungen. Die Venen des Schädeldachs treten auffällig hervor. Besondere Wachstumsinsuffizienz des Gesichtsschädels läßt die Augäpfel in den flachen Orbitae prominent erscheinen, das Kinn immer mehr zurückweichen.

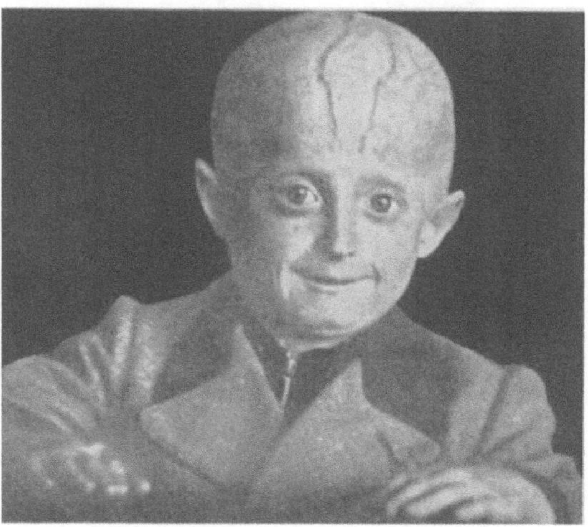

Abb. 319. Patient im 8. Lebensjahr (dasselbe Kind wie in Abb. 317 u. 318). Kein Fettpolster, atrophische Haut, Onychogryposis, Zahnungsrückstand. Bewegungseinschränkung in zahlreichen großen und kleinen Gelenken. Geistig altersgemäße Entwicklung; psychisch ausgeglichenes Verhalten. Körperlich rasche Erschöpfbarkeit. Inappetenz. — Körperlänge mit 8 Jahren 104 cm, Gewicht 13 kg

Bereits um die Mitte des 1. Lebensdezenniums oder — wenn sie so alt werden — immer im 2. Jahrzehnt bieten die Patienten das hochcharakteristische Bild der vollausgeprägten Progerie (Abb. 319, 320a—c). Das sich immer mehr verlangsamende (aber im allgemeinen mit normaler Ossifikation der Knochenkerne einhergehende und erst am normalen Zeitpunkt zum endgültigen Abschluß kommende) Wachstum hat zu *Zwergwuchs* geführt. Die mittlere Größe mit 6 Jahren liegt um 90 cm; mit 18 Jahren wurde sie mit 117 cm und das mittlere Gewicht mit 16,5 kg errechnet (THOMSON u. FORFAR). Die Körperhaltung ist gebeugt, die bei kümmerlichem Muskelrelief vorspringenden großen und kleinen Gelenke sind, als Folge periartikulärer Fibrosen, beugekontrakt und können früh und zunehmend arthrotische Beschwerden machen. Das greisenhaft-kleine, geschrumpfte Gesicht mit schna-

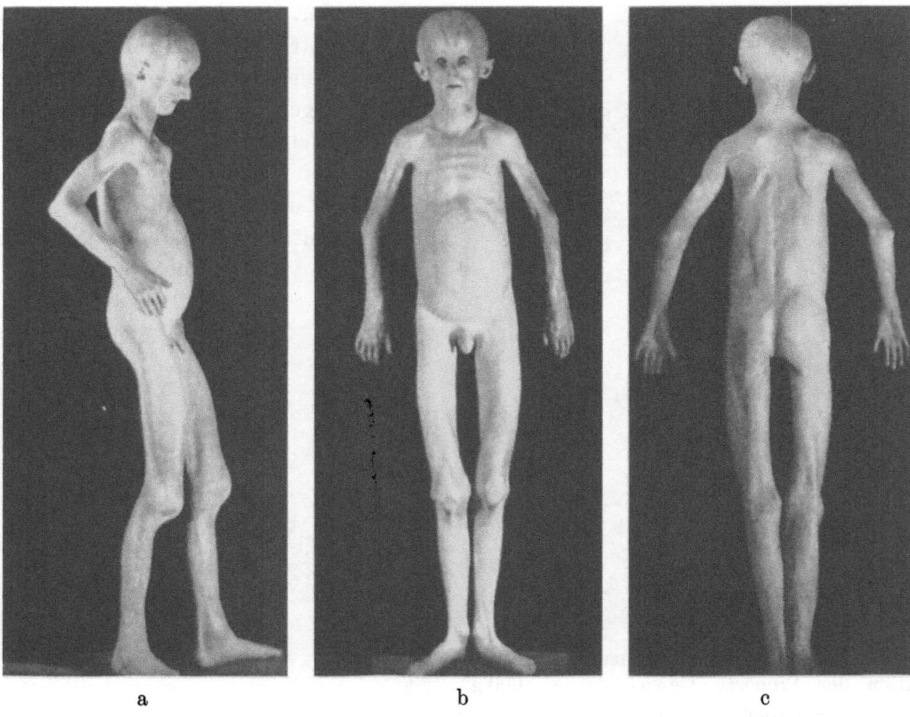

a b c

Abb. 320a—c. Derselbe Patient mit $14^1/_2$ Jahren. Länge 124,5 cm (∼ − 40 cm); Gewicht 16,8 kg. Keine Pubertätszeichen. Alopecia generalisata. Vortreten der Gelenke. Habituelle Schulterluxation. Mühsamer Gang mit schwankendem Oberkörper (Kind jedoch trotz aller Bewegungsbehinderungen noch relativ sehr gewandt); neurologisch keine Abweichungen. Skeletröntgenologisch überwiegend altersgemäßer Ossifikationsstand der Knochenkerne; Osteoporose; ältere Rippenfrakturen; Persistenz des Fonticulus anterior und offene Schädelnähte; schüsselförmiger Türkensattel; Akroosteolysen der Finger; coxa valga bilateralis. Dysodontie. Vitium cordis. Röntgenoskopisch Verkalkung einer Herzklappe. Abdomen meteoristisch. Verhärtung der Arteria radialis. — Der Patient erlag mit $15^3/_4$ Jahren einem Herztod in offenbarer Auswirkung einer fortgeschrittenen Gefäßsklerose

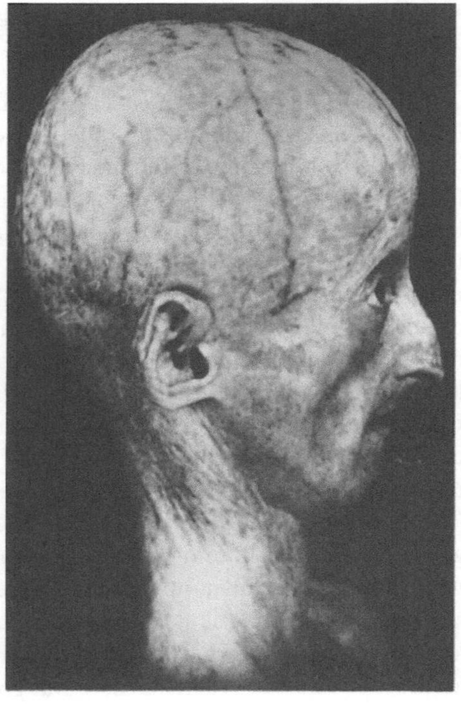

a

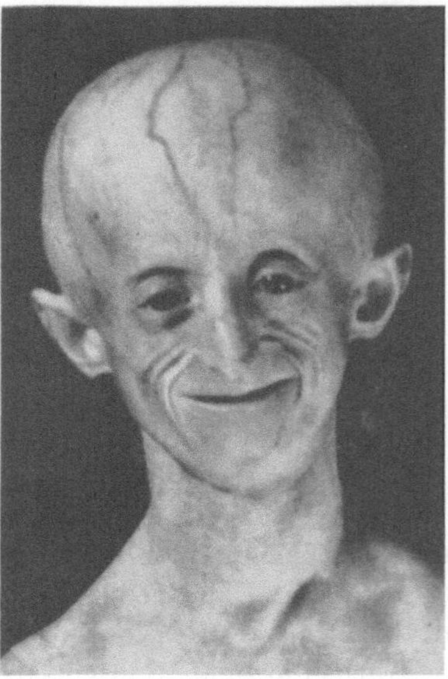

b

Abb. 321a—b. Sehr kleiner Gesichtsschädel bei vergleichsweise abnorm groß erscheinendem, absolut aber gleichfalls kleinem Hirnschädel. Greisenhafte Züge. Fehlen der Ohrläppchen. Stark verdünnte, gespannte Haut mit gelb-bräunlichen Pigmentierungen

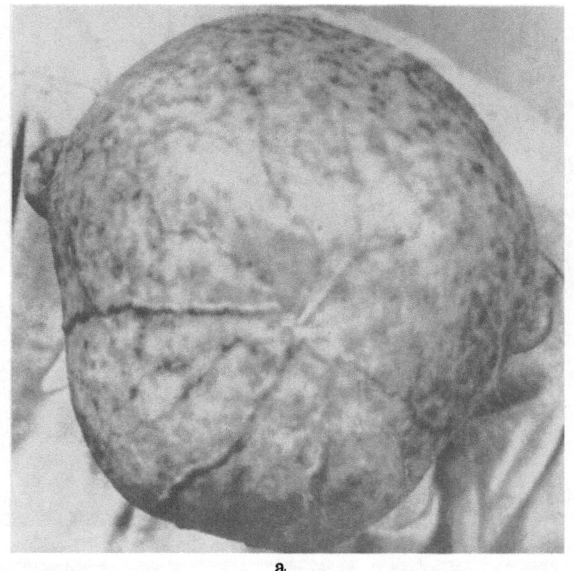

a

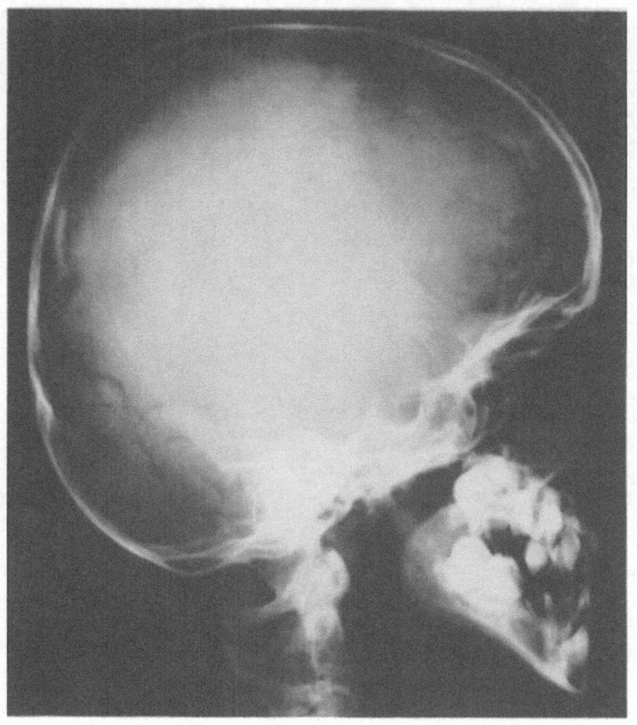

b

Abb. 322a u. b. a Schädelaufsicht des bereits abgebildeten $14^1/_2$jährigen Knaben. Fonticulus anterior noch fingerkuppenbreit offen, deutlich pulsierend. Strahlenförmiger Abgang stark verdickter und geschlängelter, offenbar mit dem Sinus longitudinalis kommunizierender Schädelvenen („Sinus pericranii“; „caput medusae cranii“). Kopfhaut gespannt, braun-gelb gesprenkelt. b Schädelröntgenogramm dieses Patienten. Nähte im Occipitalbereich klaffend, vordere Fontanelle offen, schüsselförmige Sella turcica

belartig-scharf ausgeprägter Nase, Mikrogenie und den häufig vortretenden, der Brauen und Wimpern fast oder gänzlich entbehrenden Augen kontrastiert stark zu dem hydrocephaloid wirkenden (entgegen diesem Eindruck aber regelmäßig normal großen oder sogar altersbezogen-kleinen!) Hirnschädel mit seinen auffällig weiten Hautvenen (Abb. 321a und b). Ein „Sinus pericranii“ kann imponieren (Abb. 322a). Dem äußeren Ohr fehlt das Ohrläppchen. Ein

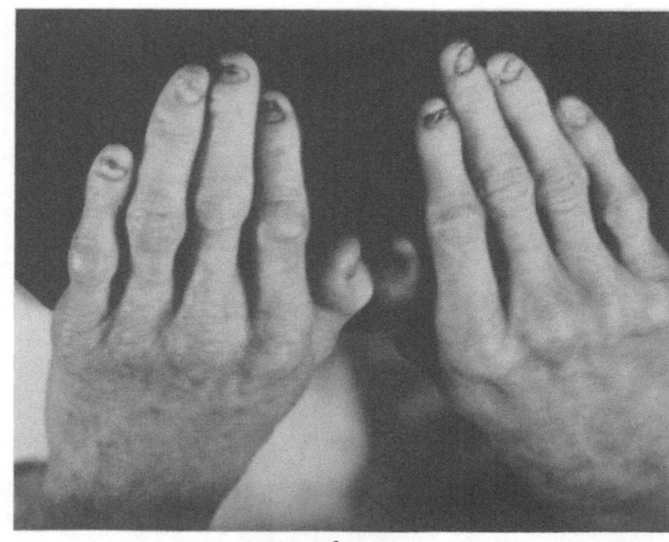

a

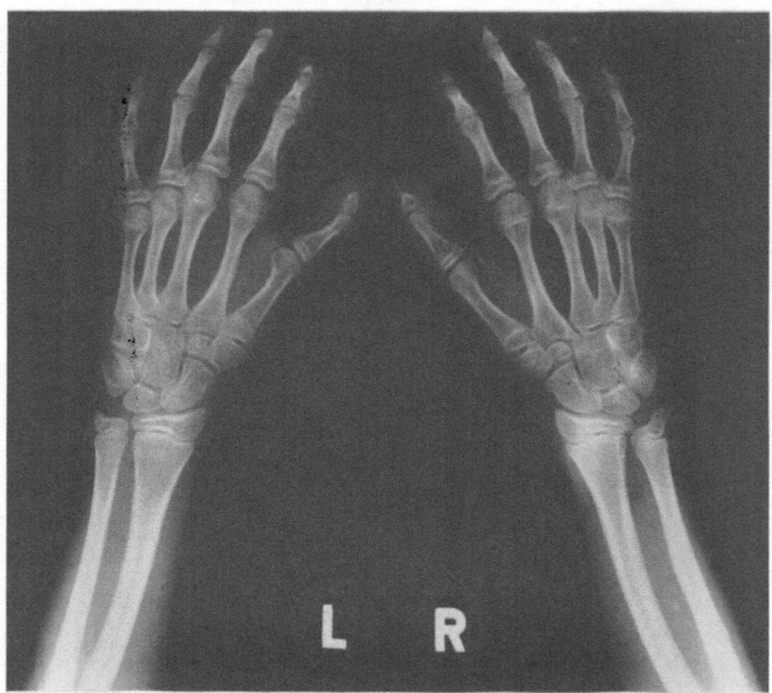

b

Abb. 323a u. b. a Kurze Fingerendglieder (Akromikrie) und Nägeldystrophien des in Abb. 317—321 gezeigten Knaben. b Akroosteolysen dieses Patienten

Kümmergebiß pflegt vorzuliegen. Die submandibulären Speicheldrüsen können vergrößert sein. Es besteht ein universelles „*Geroderma*", ferner in den meisten Fällen und bei beiden Geschlechtern völlige *Haarlosigkeit*. Nicht ganz selten findet sich auch eine diffuse Sklerodermie[1]. Der Brustkorb ist schmal und eng. Die Clavikeln sind regelmäßig mehr oder weniger deutlich hypoplastisch, kurz und dünn, wie bereits Hutchinson (1886/2) und Gilford (1904) feststellten. Dies betrifft besonders die akromialen Anteile, die gelegentlich durch fibröse Stränge ersetzt sind. Die Patienten können somit oft die Schultern abnorm weit vor der Brust zusammenführen. Verkürzte Fingerendglieder (Akromikrie) sowie Nägeldystrophien an Händen und Füßen wären weiter zu nennen (Abb. 323a). — Im Gesamt-

[1] Die Fälle von Strunz; Exchaquet; Zeder; Kranz; Moynahan; u.a.

aspekt sind die Progeriepatienten einander so außerordentlich ähnlich — und weichen demgemäß von ihren nächsten Blutsverwandten aufs stärkste ab —, daß z.B. der Vater eines der beiden Gilfordschen Fälle ein Bild des anderen Progeriekindes für das seines eigenen Sohnes halten konnte (vgl. auch Abb. 320 und 324). „Nichts ist einer Progerie so ähnlich wie ein anderer Fall von Progerie"!

Über dem Hirnschädel sind wiederholt abnorme Gefäßgeräusche auskultiert worden. Der diastolische und systolische Blutdruck können, entgegen THOMSONS u. FORFARS Angabe, frühzeitig erhöht gefunden werden. Insbesondere prämortal kann Hypertension bestehen (180/120 im Falle MANSCHOT; 200/160 mm Hg im Falle STOERMER). Vielfach entwickelt sich schon während des 1. Lebensjahrzehnts ein Herzgeräusch, wahrscheinlich infolge atherosklerotischer Klappen- und Ausflußbahnveränderungen. Die kardiovasculären Aspekte der Progerie sind von MAKOUS et al. näher betrachtet worden.

Die geistige Entwicklung der Patienten pflegt durchaus regelrecht zu sein. Ihr allgemeines Verhalten in jüngeren Jahren wurde häufig als „fröhlich und voller Unternehmungslust" bis zu „ruhelos in Bewegung" charakterisiert, was bemerkenswert erscheint. Neurologisch pflegen sie keine Abweichungen zu bieten. In die geschlechtliche Entwicklung treten die Progeriekranken, die dieses Alter erreichen, in der Regel nicht oder nur andeutungsweise ein; immerhin ist bei vereinzelten Patienten Spermiogenese beschrieben und autoptisch sind gut entwickelte Ovarien gesehen worden. Auch wurde die Gonadotropin-Harnausscheidung wiederholt innerhalb normaler Grenzen festgestellt.

Röntgenbefunde. Das Skelet ist kalkarm, die Knochenschäfte sind grazil. Gelegentlich finden sich Spontanfrakturen. Der Hirnschädel zeigt bitemporale Ausladungen, hochgradig verspäteten Verschluß oder Persistenz der vorderen Fontanelle, verzögerten Nahtschluß (Abb. 322) und eine in der Regel unauffällige Sella turcica. Am Gesichtsschädel vor allem Unterkiefer-Hypoplasie, Gebißanomalien. Ein regelmäßiger Befund ist die mehr oder minder deutliche Kümmerform der Clavikeln, von denen des öfteren nur schmale und kurze sternale Abschnitte erkennbar waren. Die Brustwirbelkörper bleiben lange ovoid-infantil. Coxae valgae. Die Knochenkernentwicklung pflegt altersgerecht zu sein. Akroosteolysen der Finger (Abb. 323) sind häufig, die Terminalphalangen können nahezu oder ganz fehlen.

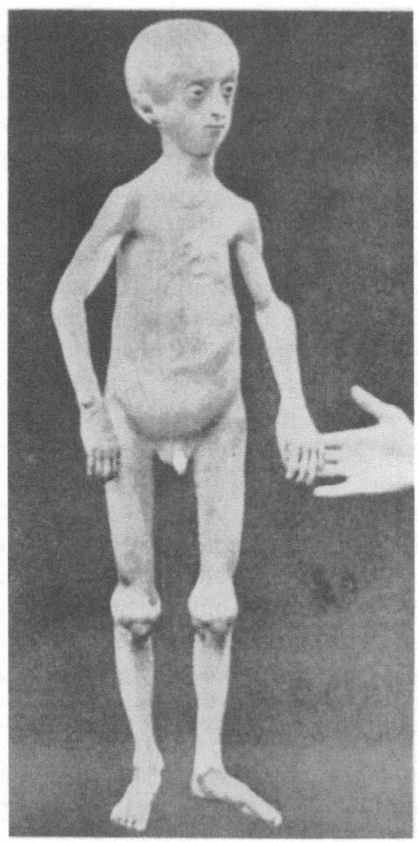

Abb. 324. Progerie-Fall von H. GILFORD (1897/1904), 17 Jahre alt. Eine normale Erwachsenen-Hand auf dem Bilde zeigt das Größenverhältnis

Labordaten. Konstante, gar spezifische Befunde liegen nicht vor. Das Serumgesamtcholesterin fand sich häufig erhöht, die an die β-Lipoproteinfraktion gebundene Cholesterinkonzentration kann abnorm hoch sein (s. KEAY et al.; MAKOUS et al.). STEINBERG et al. wiesen eine Hyperaminoacidurie von variablem Muster nach, bei erniedrigtem Blut-Aminosäurengehalt. — In von Sklerodermie begleiteten Fällen kann Hypercalcämie vorliegen. — Die Beurteilung von Grundumsatzwerten ist bei der Progerie im Hinblick auf die hier so abnormen Relationen zwischen Alter, Körpergröße und Gewicht sowie in Berücksichtigung der ungewöhnlichen Beschaffenheit des äußeren Integuments erschwert. Der Grundumsatz ist manchmal als erniedrigt angegeben (z.B. PAPEK u. HADLIK), mehrfach aber als beträchtlich gesteigert gefunden worden (z.B. ROSSI; PLUNKETT et al.; STEINBERG et al.). Vereinzelt wurden Auffälligkeiten in der Blutzuckerregulation vermerkt. Von VILLEE (1968) durchgeführte offenbar sehr detaillierte endokrinologische und Stoffwechseluntersuchungen sollten in künftigen

Fällen beachtet werden. — Für eine Chromosomenaberration hat sich kein Anhalt gefunden (DJUPESLAND; u.a.).

Diagnose und Differentialdiagnose. Die Diagnose basiert auf den klinischen Befunden unter Berücksichtigung der röntgenologischen Veränderungen sowie der Angaben über die Manifestation der Störung. Differentialdiagnostische Erwägungen entfallen bei vollausgeprägtem Hutchinson-Gilford-Syndrom. Doch gibt es eine Reihe von teilweise mehr oder weniger „*progeroiden*" *Affektionen*, die mit der Gilfordschen Progerie gelegentlich verwechselt worden sind bzw. von ihr abgegrenzt werden müssen. Gewisse Unterscheidungsschwierigkeiten werden am ehesten bei oligosymptomatischen Fällen, bei formes frustes bzw. im Manifestationsbeginn vorliegen können. Die nachfolgend angegebenen Merkmale gelegentlich in Betracht gezogener andersartiger Störungen mögen die Abgrenzung erleichtern.

Dysostosis cleidocranialis. Konnatal manifeste Ossifikationsstörungen vor allem an Schädeldach, Clavikeln und Becken — mit eindrucksvoller Verknöcherungshemmung der Schambeine! Keine Affektion des äußeren Integuments. Überstreckbarkeit der Gelenke. Der sich langsam ausprägende Minderwuchs pflegt geringgradig zu sein. Einfach-dominanter Erbgang! (Näheres s. WIEDEMANN, 1967).

Rothmund-Syndrom, Thomson-Syndrom. Poikilodermie (rötlich-gelbliche Haut-Marmorierung; fleckige Atrophien, Teleangiektasien, Pigmentverschiebungen), vor allem von Gesicht, Ohr, Extremitätenstreckseiten und Gesäß, ab Säuglingsalter bzw. schon seit Geburt. Zwischen dem 2. und 4. Lebensjahr beiderseitige Kataraktentwicklung beim Rothmund-Syndrom! Oft Schwund der Brauen und Wimpern; evtl. vorzeitiges Ergrauen, frühe Lichtung des Kopfhaars, fortschreitende Alopecie. Nicht selten epi-metaphysäre Ossifikationsstörungen; kurze Extremitäten, speziell Hände und Füße; Akromikrie, auch Nageldystrophien. Mäßiger Minderwuchs. Hypogonadismus. Meist guter Ernährungszustand! Nicht ganz selten Oligophrenie! Einfach-recessiver Erbgang.

Werner-Syndrom. Diese sog. „Progeria adultorum" (Skleropoikilodermie, Katarakt, Kleinwuchs, Hypogonadismus, Diabetes mellitus) manifestiert sich regelmäßig erst nach dem Pubertätsalter!

Geroderma osteodysplasticum (BAMATTER et al., 1949/1950). Sich im 1. Lebensjahr manifestierende „Gerodermie" des Gesichts, der distalen Abschnitte der Gliedmaßen, evtl. auch des Stammes. Besondersartige Facies, die älter erscheint: Hängende Wangen, fleischige Nase mit weiten Narinen, faltige Haut, relativer Prognathismus des Unterkiefers. Volles Kopfhaar! Kleinwuchs (nicht obligat) mit Osteoporose, Platyspondylie, erhöhter Knochenbrüchigkeit. Große platte Füße. Gelenküberstreckbarkeit. Insgesamt vom Hutchinson-Gilford-Syndrom ganz unterschiedlicher Aspekt und gutartigerer Verlauf. Geschlechtsgekoppelter Erbgang, wobei sich die Affektion gelegentlich beim weiblichen Geschlecht manifestiert (BROCHER et al., 1968; KLEIN et al., 1968; BOREUX, 1969).

Akrogerie (GOTTRON, 1941). Im Kleinstkindalter bzw. konnatal manifeste Hautatrophie, die generalisiert sein kann, sich aber ganz betont an Händen und Füßen zeigt: Die aufs stärkste verdünnte, unregelmäßig rötlich tingierte, gefältelte Haut der Handrücken läßt selbst tieferliegende Gefäße hervortreten und durchscheinen. Auch die Gesichtshaut kann „durchsichtig" sein und auffällige Rötung zeigen. Hautanhangsgebilde normal. Akromikrie (kleine Hände und Füße; Mikrognathie), sonst unauffälliges Skelet. Stationäres Verhalten der Hautveränderungen und regelrechte sonstige Entwicklung.

Ektodermale Dysplasie vom hypohidrotischen Typ. Generalisierte Hypotrichosis (spärliches helles Kopfhaar vom Lanugotyp, kurz, weich und trocken; evtl. Fehlen der Brauen und Wimpern). Zart-dünne Haut, trocken und oft ekzematös verändert. Wärmeregulationsstörung infolge Hypohidrosis bei weitgehendem Fehlen der Schweißdrüsen; somit Wärmeintoleranz, besonders in Form „unklarer Fieberzustände", schon im frühen Säuglingsalter! Sehr typische Facies der Betroffenen: Oft prominente Stirn und ausgeprägte Supraorbitalwülste; stark gefältelte Augenlider(!); dysplastische Ohren; breite und tiefliegende Nasenwurzel; wulstig aufgeworfene Lippen (!); An- oder Hypodontie mit dysplastischen Zähnen; vorspringendes Kinn. Gelegentlich Intelligenzdefekt. Kein Zwergwuchs. — Der klassische Typ dieser „Anhydrosis hypotrichotica mit Hypodontie" befällt ausschließlich Knaben (X-chromosomal recessiver Erbgang), doch kommen klinisch analoge andere Biotypen vor, die beide Geschlechter betreffen. Ungleich günstigere Lebenserwartung als beim Hutchinson-Gilford-Syndrom!

Ektodermale Dysplasie vom hidrotischen Typ. Schweißdrüsenfunktion hier intakt; Hypotrichosis, Fehlbildungen und Dystrophien der Nägel sowie A- und Dysplasien der Zähne stehen im Vordergrund. Der autosomal-dominante Erbgang wird eine Progerie kaum in Betracht ziehen lassen (sofern nicht Neumutation vorliegt).

Hallermann-Streiff-Syndrom, Ullrich-Fremerey-Dohna-Syndrom (Dyscephalia oculo-mandibulo-facialis). Charakteristisches „Vogelgesicht" mit papageienschnabelartig vorspringender Nase, Mikrostomie mit Gebißanomalien und hochgradiger Hypoplasie des Unterkiefers (Mikrogenie). Beiderseitiger Mikrophthlamus mit angeborener Katarakt (auch Strabismus, Nystagmus)! Meist Brachycephalie mit stark ausgeprägten Tubera und längerdauernd klaffender Pfeilnaht. Hypotrichosis bzw. Alopecia localisata (besonders im Stirn- und Schädelnaht-Bereich), auch Hautatrophie. Häufig Minderwuchs. Gelenküberstreckbarkeit. Gelegentlich Intelligenzdefekt. — Der Erbgang der beide Geschlechter betreffenden Affektion ist ungeklärt. Verkennungen als Progerie sind vorgekommen (SCHONDEL; MOEHLIG; u.a.).

Dermatochalasis. Seit Geburt oder nach späterer Manifestation gibt die „Schlaffhaut" den Aspekt vorzeitigen Alters. Generell oder begrenzt ist das Integument zu weit und liegt bzw. hängt, bis zum „Pendeln", in schlaffen, verschieblichen, nicht verstreichenden Falten. Gesicht — und hier die Lider (Blepharochalasis, evtl. Ektropion) —, Hals, Nacken, Axillen und weiterer Stamm pflegen besonders betroffen zu sein. Lungenemphysem, cor pulmonale, Divertikel im Gastrointestinal- und Urogenital-Trakt, Prolapse und Hernien können gleichzeitig vorliegen und die Lebenserwartung wesentlich beeinträchtigen. Beide Geschlechter sind betroffen. Erbgang nicht einheitlich, was auf die Existenz mehrerer Biotypen hinweist.

Cutis marmorata teleangiectatica connatalis (VAN LOHUIZEN). Ab Geburt fällt ein grobmaschiges Netz dunkelblauroter nicht prominenter Streifen auf, das aus in der Subcutis gelegenen venösen Teleangiektasien besteht und Inseln normaler Haut umschließt. Die Haut über den Venen erscheint dünn, es finden sich Hautdefekte bzw. Narben nach trophischen Ulcerationen. Zumeist bestehen weiterhin blaßrote Naevi teleangiectatici. Ferner können großlumige prominente Venen am Hirnschädel, gelegentlich mit Knochenusuren daselbst, vorliegen sowie spärlicher Kopfhaarwuchs; nicht selten finden sich zusätzlich Dysplasien der Weichteile oder am Skelet. — Das Hautphänomen dieser „Phlebectasia congenita" kommt in sehr unterschiedlicher Ausdehnung und Lokalisation vor. Zumeist steht jede Erwägung in Richtung Progerie außer Betracht. Nur in Fällen einer Verbreitung über den ganzen Körper, der wie in ein großes Netz eingeschlagen erscheinen kann, können deutliche progeroide Züge vorliegen (v. DESCHWANDEN-MÜLLER et al.; LUTHARDT; eigene Beobachtung): Untermaßigkeit; kleines Gesicht mit vorstehenden Augen, ausgeprägter Nase, Mikrogenie; groß wirkender Hirnschädel mit den oben genannten Besonderheiten seitens Gefäßen, Haut, Capillitium und Knochen. — Das Fehlen von Progredienz schließt ein Hutchinson-Gilford-Syndrom aus!

Bloom-Syndrom. Rechtzeitig, aber untermaßig geboren entwickeln die Kinder bereits im 1.—2. Lebensjahr infolge Photosensibilität (!) ein teleangiektatisches Erythem vor allem des Gesichts (oft schmetterlingsförmig angeordnet, fleckförmig, konfluierend) und der Ohren, auch der Handrücken und Unterarme, evtl. des Nackens. Runzelung und Pigmentverschiebungen am Integument können sich späterhin ausbilden. Proportionierter Minderwuchs bei grazilem Körperbau mit sparsamer Weichteilbekleidung. Hirnschädel klein und schmal. Charakteristisch geprägtes schmales Gesicht mit abstehenden Ohren. Eventuell Fehlen einzelner Zähne, Café-au-lait-Flecken, Hand- oder Fuß-Dysplasien u.a.. Intelligenzmangel kommt vor. Normale Sexualentwicklung. Erbgang wohl autosomal-recessiv. Vorliegen von Chromosomenanomalien; erhöhte Malignom-Gefährdung!

Hinsichtlich der Abgrenzung der Progeria Hutchinson-Gilford vom Cockayne-Syndrom sowie von der Lipodystrophia generalisata siehe die Darstellung dieser Affektionen weiter unten!

Verlauf und Prognose. Bedauerlicherweise liegen kaum eigentliche Langzeitstudien an Progeriefällen vor und auch nur verhältnismäßig wenige mehrfach wiederholte Beobachtungen (s. ATKINS; MAKOUS et al.; MANSCHOT; NOLTENIUS u. WIEDEMANN; PLUNKETT et al.). Wir wissen dennoch zur Genüge, daß die merkwürdige „Vergreisung" unaufhaltsam fortschreitet und daß die Lebenserwartung der Träger eines Hutchinson-Gilford-Syndroms ausgesprochen schlecht ist. Herz- und Gefäßsystem der Patienten können ganz früh — bereits um die Mitte des 1. Lebensjahrzehnts (s. SCHWARTZ et al.) — atherosklerotische Veränderungen aufzeigen, wie sie in vergleichbarer Weise überwiegend bei alten Menschen gefunden werden. Diese Alterationen bedingen weitgehend die „*Prämortalität*" der Progerie: Die am ältesten gewordenen „senilen Zwerge" starben mit 27 bzw. 21 Jahren (Fälle MANSCHOT bzw. ORRICO et al.), die übrigen erlagen während des 2. Lebensjahrzehnts oder noch früher — im Mittel von 12 Fällen mit reichlich 12 Jahren — den Auswirkungen ihrer regressiven Gefäßwandmetamorphosen. Mit 9 Jahren schon starb ein charakteristischer Fall an Kranzaderthrombose, nachdem er bereits 2 Jahre zuvor einen apoplektischen Insult gehabt hatte (s. CURTIN et al.), und ein 11jährig an einem Vorderwandinfarkt zugrunde gegangenes Kind hatte schon mit knapp 10 Jahren im Elektrokardiogramm Hinweise auf einen alten anteroseptalen Myokardinfarkt geboten. Das Auftreten pektanginöser Beschwerden ist dementsprechend bei Progeriepatienten als Signum mali ominis zu betrachten; in der Regel kommt es dann binnen etwa 4 Jahren zum Exitus letalis (MAKOUS et al.).

Im Abschnitt „Labordaten" wurde erwähnt, daß die Blutwerte an Lipiden und Lipoproteinen bei Progerie-Kindern (also bei „abgezehrten", kaum mehr Fettgewebe aufweisenden Individuen) wiederholt erhöht gefunden worden sind — vergleichbar der Situation bei Erwachsenen mit manifester Coronarsklerose. In pathogenetischer Hinsicht dürfte die beim Hutchinson-Gilford-Syndrom regelmäßig auftretende Atherosklerose jedoch von der des Erwachsenen verschieden sein. Überhaupt wird man die Entwicklung der „Progerie" bzw. „Pädogerie" gewiß nicht mit dem echten, physiologischen Prozeß des Alterns gleichsetzen dürfen, trotz äußerlicher Ähnlichkeiten. So ist z. B. die seltsame Entwicklung der Facies das Ergebnis einer schweren Wachstumsstörung des Splanchnocraniums und der Mandibula und nicht einer Atrophie der Processus alveolares usw. wie beim alten Menschen. Ferner sollten die neben den Phänomenen eines frühzeitigen Verbrauchs oder Abbaus stehenden Zeichen des wirklichen, also kindlichen Alters der Patienten ebensowenig übersehen werden wie gewisse Entwicklungsretardierungen (z. B. beim Fontanellenschluß und anderen Ossifikationsvorgängen, nicht selten auch in der Dentition). Es liegt also ein sehr dissoziiertes Bild vor, das bereits GILFORD gesehen hat („mixed premature and immature development"), keineswegs ein simples „Senium praecox". — Das Audiogramm eines etwa 10jährigen Mädchens mit Progerie und „senile deafness" ließ ein typisches Muster der Presbyoacusis vermissen (NELSON). Schon bei 17jährigen Progeriepatienten soll sich eine arteriosklerotische („senile") Demenz entwickelt haben. Doch wissen wir weder über Dynamik und Struktur dieser psychischen „Vergreisungen" jugendlicher Individuen Näheres, noch scheinen bisher jemals im Gehirn entsprechender Patienten „Alterserscheinungen" im Sinne seniler Plaques und Alzheimerscher Fibrillen beschrieben worden zu sein. — MOTULSKY et al. haben darauf hingewiesen, daß der physiologische Prozeß des Alterns wahrscheinlich unter der Kontrolle zahlreicher verschiedener Gene steht, und daß Genkomplexe mit „Anti-Alterseffekt" anzunehmen seien. Der jeweilige genetische Basisdefekt bei Affektionen wie der Progerie, die mit Phänomenen frühzeitigen Verbrauchs bzw. Abbaus einhergehen, könnte vielleicht chemische Substanzen betreffen, die zu solchen, dem Altern normaliter entgegenwirkenden Genkomplexen gehören und deren etwaige künftige Aufdeckung bedeutungsvoll sein möchte. — Die Hutchinson-Gilfordsche Progerie stellt der Wissenschaft noch zahlreiche Fragen; zukünftige eingehende Untersuchungen sind zu erhoffen.

Therapie. Eine kausal angreifende Behandlung ist nicht bekannt. ACTH und Cortison zeigen keinen Nutzen. In Einzelfällen wurde unter länger dauernder Testosteron- bzw. Methyltestosteron-Zufuhr ein deutlicher Längen- und Gewichtszuwachs gesehen; diese Medikation kann nicht empfohlen werden. Bei Herzaffektion Digitalis, salzarme Kost, Diuretika.

Literatur

ALBUM, M. M., HOPE, J. W.: Progeria. Report of a case. Oral. Surg. **11**, 985 (1958).

ATKINS, L.: Progeria. Report of a case with postmortem findings. New Engl. J. Med. **250**, 1065 (1954).

BAMATTER, F., FRANCESCHETTI, A., KLEIN, D., SIERRO, A.: Gérodermie ostéodysplasique héréditaire. Un nouveau biotype de la "progeria". Confin. neurol. (Basel) **9**, 397 (1949); — Ann. paediat. (Basel) **174**, 126 (1950).

BLOOM, D.: Congenital teleangiectatic erythema resembling lupus erythematosus in dwarfs. Probably a syndrome entity. Amer. J. Dis. Child. **88**, 754 (1954).

— The syndrome of congenital teleangiectatic erythema and stunted growth. J. Pediat. **68**, 103 (1966).

BOREUX, G.: La gérodermie ostéodysplasique à hérédité líeé au sexe, nouvelle entité clinique et génétique. J. Génét. hum. **17**, 137 (1969).

BROC, R., NICOLLE, M., BEAUJEU, A. V. DE: Progeria. Étude des lésions du système osseux. Presse méd. **43**, 786 (1935).

BROCHER, J. E. W., KLEIN, D., BAMATTER, F., FRANCESCHETTI, A., BOREUX, G.: Röntgenologische Befunde bei Geroderma osteodysplastica hereditaria(!) Fortschr. Röntgenstr. **109**, 185 (1968).

COOKE, J. V.: The rate of growth in progeria. With a report of two cases. J. Pediat. **42**, 26 (1953).

CURTIN, V. T., KOTZEN, H. F.: Progeria. Amer. J. Dis. Child. **38**, 993 (1929).

DESCHWANDEN-MÜLLER, B. VON, GILARDI, A.: Über einen seit Geburt beobachteten Fall von Cutis marmorata teleangiectatica congenita mit progerieähnlichen Symptomen. Schweiz. med. Wschr. **1957**, 1464.

DJUPESLAND, T.: Progeria. Acta paediat. scand. **51**, 438 (1962).

EPSTEIN. CH. J., MARTIN, G. M., SCHULTZ, A. L., MOTULSKY, A. G.: Werner's syndrome. Medicine (Baltimore) **45**, 177 (1966).

EXCHAQUET, L.: Un cas de progeria. Rev. franç. Pédiat. **11**, 467 (1935).

FAHRIG, H.: Zur Cutis marmorata teleangiectatica congenita (Phlebectasia congenita) und ihren Beziehungen zu fakultativ mit Naevi teleangiectatici kombinierten Mißbildungen. Z. Kinderheilk. **102**, 179 (1968).

FRANCESCHETTI, A.: Les dysplasies ectodermiques et les syndromes héréditaires apparentés. Dermatologica (Basel) **106**, 129 (1953).

— MAEDER, G.: Cataracte et affektions cutanées du type poikilodermie (Syndrome de Rothmund) et du type sclérodermie (Syndrome de Werner). Schweiz. med. Wschr. **79**, 657 (1949).

FRANÇOIS, J.: Un nouveau syndrome: dyscéphalie avec tête d'oiseau et anomalies dentaires, nanisme, hypotrichose, atrophie cutanée, microphthalmie et cataracte congénitale. Bull. Soc. belge Ophthal. **117**, 569 (1957).

GABR, M.: Progeria. Review of the literature with report of a case. Arch. Pediat. **71**, 35 (1954).

— HASHEM, N., HASHEM, M., FAHMI, A., SAFOUH, M.: Progeria, a pathologic study. J. Pediat. **57**, 70 (1960).

GILFORD, H.: On a condition of mixed premature and immature development. Med. Chir. Trans. Soc. Edinb. **80**, 17 (1897).

— Infantilism and senilism. Brit. med. J. **1902 II**, 1408.

— Progeria: a form of senilism. Practitioner **73**, 188 (1904).

GOLDSTEIN, S.: Lifespan of cultured cells in progeria. Lancet **1969 I**, 424.

GOTTRON, H.: Familiäre Akrogerie. Arch. Derm. Syph. (Berl.) **181**, 571 (1941).

HABERMANN, P., FLECK, M.: Über das Rothmund-Syndrom. Z. Kinderheilk. **77**, 306 (1955).

HALLERMANN, W.: Vogelgesicht und Cataracta congenita. Klin. Mbl. Augenheilk. **113**, 315 (1948).

HUTCHINSON, J.: Case of congenital absence of hair with atrophic condition of the skin and its appendages. Lancet **1886 I**, 923.

HUTCHINSON, J.: Congenital absence of hair and mammary glands with atrophic condition of the skin and its appendages in a boy whose mother has been almost totally bald of alopecia areata from the age of six. Med. chir. Trans. **69**, 473 (1886).

KEAY, A. J., OLIVER, M. F., BOYD, G. S.: Progeria and atherosclerosis. Arch. Dis. Childh. **30**, 410 (1955).

KEUTEL, J., MARGHESCU, S., TELLER, W.: Bloom-Syndrom. Bericht über einen Fall mit dermatohistologischen, endokrinologischen, immunologischen und cytogenetischen Untersuchungen. Z. Kinderheilk. **101**, 165 (1967).

KLEIN, D., BAMATTER, F., FRANCESCHETTI, A., BOREUX, G., BROCHER, J. E. W., HOLENSTEIN, P.: Une affection lieé au sexe: La gérodermie ostéodysplasique héréditaire (20 ans d'observation). Rev. Oto-neuro-ophthal. **40**, 415 (1968).

— FRANCESCHETTI, A.: In: Humangenetik. Ein kurzes Handbuch in 4 Bänden, hrsg. von P. E. BECKER, Bd. IV, S. 118. Stuttgart: G. Thieme 1964.

KOZLOWSKI, K.: Étude radiologique d'un cas de nanisme sénile (progéria). Ann. Radiol. 8, 92 (1965).

KRANZ, P.: Über eine seltene Form von hypophysärem Zwergwuchs mit diffuser Sklerodermie. Dtsch. zahnärztl. Z. **4**(22), 1420 (1949).

LENZ, W.: In: Humangenetik. Ein kurzes Handbuch in 4 Bänden, hrsg. von P. E. BECKER, Bd. II, S. 66. Stuttgart: G. Thieme 1964.

LOHUIZEN, C. H. J. VAN: Über eine seltene angeborene Hautanomalie (Cutis marmorata teleangiectatica congenita). Acta derm.-venereol. scand. **3**, 202 (1922).

LUTHARDT, TH.: Phlebectasia congenita generalisata mit Progeriezeichen. Mschr. Kinderheilk. **114**, 284 (1966).

MAKOUS, N., FRIEDMAN, S., YAKOVAC, W., MARIS, E. P.: Cardiovascular manifestations in progeria. Report of clinical and pathologic findings in a patient with severe arteriosclerotic heart disease and aortic stenosis. Amer. Heart J. **64**, 334 (1962) (Literatur!).

MANSCHOT, W. A.: A case of progeronanism (Progeria of Gilford). Acta paediat. scand. **39**, 158 (1950).

MOEHLIG, R. C.: Progeria with nanism and congenital cataracts in a five year old child. J. Amer. med. Ass. **132**, 640 (1946).

MOSTAFA, A. H., GABR, M.: Heredity in progeria. With follow-up of two affected sisters. Arch. Pediat. **71**, 163 (1954).

MOTULSKY, A. G., SCHULTZ, A., PRIEST, J.: Werner's syndrome: chromosomes, genes, and the ageing process. Lancet **1962 I**, 160.

MOYNAHAN, E. J.: Progeria (Hastings Gilford) presenting as scleroderma in early infancy. Proc. roy. Soc. Med. **55**, 233 (1962).

NELSON, M.: Progeria: Audiologic aspects. Arch. Pediat. **79**, 87 (1962).

NOLTENIUS, G., WIEDEMANN, H.-R.: Progerie (Hutchinson-Gilford-Syndrom). Med. Bild-Dienst Roche **10**, 3 (1960).

ORRICO, J., STRADA, F.: Étude anatomo-clinique sur un cas de nanisme sénile (progérie). Arch. méd. enf. **30**, 385 (1927).

PAPEK, K., HADLIK, J.: Progeria. Čas. Lék. čes. **77**, 11, 58, 81 (1938).

PLUNKETT, E. R., SAWTELLE, W. E., HAMBLEN, E. C.: Report of a patient with typical progeria including data from urinary hormone studies. J. clin. Endocr. **14**, 735 (1954).

ROESSLE, R.: Zwergwuchs mit Progerie (GILFORD). Atlas der Wachstumshemmungen des menschlichen Körpers, Tafel 47. Bild und Forschung, Abtlg. Medizin, Transmare-Photo, Berlin 1947.

ROSENTHAL, J. M., BRONSTEIN, J. P., DALLENBACH, F. D., PRUZANSKY, S., ROSENWALD, A. K.: Progeria. Report of a case with cephalometric roentgenograms and abnormally high concentrations of lipoproteins in the serum. Pediatrics **18**, 565 (1956).

ROSSI, E.: Über einen neuen Fall von Progeria (Hutchinson-Gilford-Syndrom). Helv. paediat. Acta **6**, 165 (1951).

ROTHMUND, A.: Über Cataracten in Verbindung mit einer eigentümlichen Hautdegeneration. Albrecht v. Graefes Arch. Ophthal. **14**, I, 159 (1868).

SAHA, M. M., BHARDWAJ, O. P.: Similarity of radiological appearances in cleidocranial dysostosis and progeria. Indian J. Radiol. **22**, 2 (1968).

SAWITSKY, A., BLOOM, D., GERMAN, J.: Chromosomal breakage and acute leukemia in congenital teleangiectatic erythema and stunted growth. Ann. intern. Med. **65**, 487 (1966).

SCHONDEL, A.: Two cases of progeria complicated by microphthalmus. Acta paediat. scand. **30**, 286 (1943).

SCHWARTZ, A. S., COOKE, J. V.: Progeria, report of a case. Biol. Symposia **11**, 96 (1945).

SCHWARZ, E.: Roentgen findings in progeria. Radiology **79**, 411 (1962).

SIBAI, B., MOKHTAR, N.: Progeria, a case report. Gaz. Egypt. pediat. A **2**, 337 (1954).

STEINBERG, A. H., SZEINBERG, A., COHEN, B. E.: Amino-aciduria and hypermetabolism in progeria. Arch. Dis. Childh. **32**, 401 (1957).

STOERMER, J.: Persönl. Mitteilung über Beobachtung an der Göttinger Univ.-Kinderklinik an Wiedemann.

STRUNZ, F.: Ein Fall von Progeria, beginnend mit ausgedehnter Sklerodermie. Z. Kinderheilk. **47**, 401 (1929).

STREIFF, E. B.: Dysmorphie mandibulo-faciale (tête d'oiseau) et altérations oculaires. Ophthalmologica (Basel) **120**, 78 (1950).

TALBOT, N. B., BUTLER, A. M., PRATT, E. L., MACLACHLAN, E. A., TANNHEIMER, J.: Progeria: clinical, metabolic and pathologic studies on a patient. Amer. J. Dis. Child. **69**, 267 (1945).

THIERS, J., NAHAN: Études radiographiques du squelette dans un cas de progéria de Gilford (nanisme sénile). Dysostose cléido-cranienne associée. J. Radiol. Électrol. **17**, 675 (1933).

THOMSON, J. FORFAR, J. O.: Progeria (Hutchinson-Gilford syndrome). Report of a case and review of the literature. Arch. Dis. Childh. **25**, 224 (1950) (Literatur!)

THOMSON, M. S.: An hitherto undescribed familial disease. Brit. J. Derm. **35**, 455 (1923).

— Poikiloderma congenitale. Brit. J. Derm. **48**, 221 (1936).

ULLRICH, O., FREMEREY-DOHNA, H.: Dyskephalie mit Cataracta congenita und Hypotrichose als typischer Merkmalskomplex. Ophthalmologica (Basel) **125**, 73, 144 (1953).

VARIOT, G., PIRONNEAU, P.: Nanisme avec dystrophie osseuse et cutanée spéciales: soupçon d'agénesie des capsules surrénales. Bull. Soc. Pédiat. (Paris) **12**, 307 (1910).

VILLEE, D. B.: Endocrine abnormalities in two boys with classical progeria. Ref. in Acta paediat. scand. **57**, 86 (1968).

VOGEL, F., DORN, H.: In: Humangenetik. Ein kurzes Handbuch in 4 Bänden, hrsg. von P. E. BECKER, Bd. IV, S. 350, 361. Stuttgart: G. Thieme 1964.

WERNER, C. W. O.: Über Katarakt in Verbindung mit Sklerodermie. Inaug.-Diss. Kiel 1904.

WIEDEMANN, H.-R.: Über Greisenhaftigkeit im Kindesalter, inbesondere die Gilfordsche Progerie. Zugleich ein Beitrag zum Bereich der mesodermalen Dysplasien. Z. Kinderheilkunde **65**, 670 (1948).

WIEDEMANN, H.-R.: Progerie. Arch. Kinderheilk. **135**, 169 (1948). Fall *nicht* sicher einschlägig!

— Degenerative dysostosis and various heterogenous biotypes of Pfaundler-Hurler's disease. 6. Internat. Congr. Pediatrics, Zürich, 1950, exhibition Nr 176.

— Gestörte Ossifikation der bindegewebig präformierten Belegknochen: Die Dysostosis cleidocranialis. In: Handbuch Kinderheilk., hrsg. von H. Opitz und F. Schmid, Bd. VI, S. 129. Berlin-Heidelberg-NewYork: Springer 1967.

— Über einige progeroide Krankheitsbilder und deren diagnostische Einordnung.' Z. Kinderheilk. **107**, 91 (1969).

ZEDER, E.: Über Progerie, eine seltene Form des hypophysären Zwergwuchses mit diffuser Sklerodermie. Mschr. Kinderheilk. 81, 167 (1940).

Cockayne-Syndrom

Definition. Beim Cockayne-Syndrom handelt es sich um einen sich vom frühen Kleinkindesalter ab zunehmend ausprägenden dystrophischen und dysproportionierten Zwergwuchs mit eigenartigen alten Gesichtszügen, verknüpft mit Photosensibilität, Netzhaut- und Opticusatrophie, Oligophrenie, Ataxie und Tremor sowie Ertaubung.

Historisches. COCKAYNE berichtete 1936 über „Zwergwuchs mit retinaler Atrophie und Taubheit" bei einem 8jährigen Mädchen und deren 6jährigem Bruder; ein Jahrzehnt später gab er eine Verlaufsschilderung. Seither sind eine Anzahl derart analoger Beobachtungen aus verschiedenen Ländern mitgeteilt worden, daß es berechtigt ist, von einem Cockayne-Syndrom zu sprechen. Im deutschsprachigen Schrifttum haben SCHÖNENBERG u. FROHN jüngst einen sehr charakteristischen Fall beschrieben.

Häufigkeit und Vorkommen. Das Krankheitsbild ist sehr selten. Es sind bisher wenig mehr als 25 Fälle mitgeteilt worden. Beide Geschlechter werden betroffen.

Ätiologie. Mit an Sicherheit grenzender Wahrscheinlichkeit handelt es sich um ein Erbleiden. 7 von 17 Veröffentlichungen betreffen Geschwisterfälle. Elterliche Blutsverwandtschaft bestand bei 3 von PADDISON et al. beschriebenen Geschwistern. Autosomal-recessiver Erbgang ist anzunehmen.

Pathogenese. Die Pathogenese ist unbekannt. Ein erblicher Stoffwechseldefekt dürfte vorliegen (wofür auch die bisherigen pathoanatomischen Befunde sprechen). Biochemische Anhaltspunkte für den näheren Charakter einer derartigen Störung konnten bislang nicht erhoben werden.

Pathoanatomie. Nur zwei Fälle scheinen bisher untersucht worden zu sein (s. GELLIS; s. PADDISON et al. sowie MOOSSY). Einmal wird von einer chronischen Entmarkungsaffektion des Gehirns sowie von Nephrosklerose und multiplen Cerebralinfarkten als Folge von Atherosklerose und Hochdruck gesprochen. Auch im zweiten Fall ist auf der einen Seite von Alterserscheinungen die Rede („frühe arteriosklerotische Veränderungen" an der Hirnbasis; Verdickung der Leptomeningen; Anhäufung von Lipofuscin-Pigment in zahlreichen Neuronen der Basalganglien, von Thalamus, Pons, Bulbus und Nuclei dentati cerebelli). Andererseits werden von dem atrophischen, einen beträchtlichen Hydrocephalus e vacuo aufweisenden Gehirn ein unregelmäßiger Neuronenschwund und wiederum beträchtliche Demyelinisationen berichtet. Der Gedanke an einen hirndystrophischen Prozeß ist nicht von der Hand zu weisen.

Klinik. Termingerecht und normalgewichtig geboren, entwickeln sich die Kinder im Säuglingsalter noch mehr oder weniger unauffällig. Alsdann manifestieren sich eine Wachstums- und Ansatz- sowie psychomotorische Entwicklungsstörung mitsamt neurologischen Zeichen einschließlich Gehörs- und Visusbeeinträchtigung und prägen sich zunehmend stärker aus. Es resultiert ein dysproportionierter, mehrminder dystrophischer *Zwergwuchs* mit relativ zu kurzem Stamm und zu langen Gliedmaßen (Abb. 325). Der Thorax kann verformt sein, zumeist besteht eine Dorsalkyphose; die großen Gelenke der Extremitäten sind ständig in leichter Beugehaltung, z.T. beugekontrakt. Hände und Füße (deren kleinere Gelenke gleichfalls Beweglichkeitseinschränkungen zeigen können) sind ungewöhnlich groß. Zusätzlich bietet der Kopf einen eigenartigen Aspekt: der Hirnschädel ist klein, aber ohne ausgeprägt-fliehende Stirn; schmales, altes Gesicht mit infolge Fettgewebsmangels der Orbita tiefliegenden Augen, mit gestreckter Nase, Prognathie, hohem Gaumen, stark cariösem Gebiß und oft tiefstehenden und dysplastischen Ohren. Es besteht eine — wohl unterschiedlich stark ausgeprägte, manchmal bereits im frühen Säuglingsalter bemerkte — *Photosensibilität*. So können exponierte Körperteile, besonders die Gesichtshaut, Rötung und Blasenbildung bzw. als Residuen Pigmentierungen und atrophische Narben aufweisen. Auch Dyshidrosis kann vorliegen (bei histologisch regelrechten Schweißdrüsen; MacDonald et al.) mit der Folge trockener Haut. Dies alles trägt mit dem dystrophischen Zustand der Betroffenen zu ihrem alten Aussehen bei. Hände und Füße pflegen, selbst bei warmem Wetter, kühl und livide zu sein. Das Integument kann an Stamm wie Extremitäten zahlreiche Pigmentmäler zeigen. Die Kopfbehaarung ist normal. — Neurologisch besteht regelmäßig *Ataxie* mit Gangstörungen; Tremor der Hände ist häufig. Ophthalmologisch liegt eine atypische *Pigmentdegeneration der Netzhaut* vor, des öfteren im Sinne eines „Pfeffer- und Salz-Fundus", mit engen Gefäßen und Opticusatrophie. Daneben sind auch einige Male Katarakte beschrieben worden. Die zur Ertaubung fortschreitende *Hörstörung* ist wohl vom labyrinthären Typus. Intelligenzmäßig pflegen die Kinder, deren diesbezüglich genauere Beurteilung bei starker Hör- und Visusstörung natürlich sehr erschwert ist, imbezill oder idiotisch zu sein. Recht übereinstimmend wird aber betont, daß sie trotz ihrer *niedrigen Intelligenzstufe* „gut zu haben" seien; sie wurden als — zumindest im jüngeren Alter — erstaunlich freundlich, affektiv ansprechbar, reaktiv und gesellig, zugleich als lebhaft-beweglich bis erregbar bezeichnet.

Röntgenbefunde. Das Skelet ist kalkarm. Die Schädelkalotte zeigt sich regelmäßig verdickt. In 4 Fällen fanden sich intrakranielle Calcifikationen (Fälle von Neill u. Dingwall; Wilkins; Spark). Relativ langgestreckte bikonvexe Wirbelkörper. Hypoplasie der Darmbeinschaufeln. Altersentsprechender Stand der Handwurzelverknöcherung. Relativ kurze Metakarpalia und Phalangen sowie (passagere?) ungewöhnliche Dichte einiger Endphalanx-Epiphysen an Händen und Füßen („Elfenbeinepiphysen"; MacDonald et al.).

Labordaten. Trotz teilweise umfangreicher und detaillierter Untersuchungen wurden bisher keine konstanten und weiterführenden Abweichungen gefunden. — In 9 Fällen ergab sich ein normales Karyogramm.

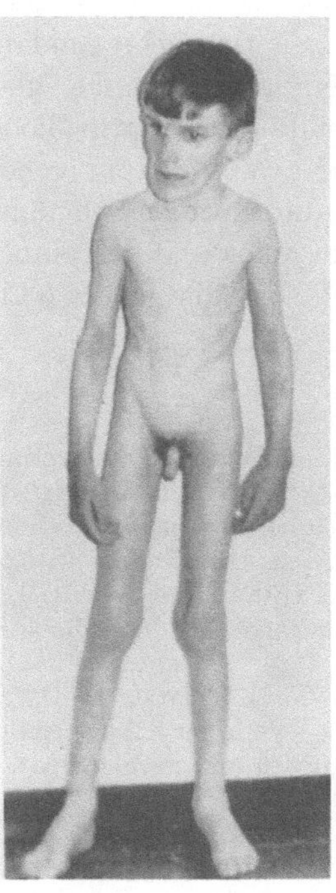

Abb. 325. 18jähriger Zwerg (97,5 cm) mit Cockayne-Syndrom. Der Patient wurde seinerzeit reif und normalmaßig geboren. Nach dem Säuglingsalter manifestierten sich eine hochgradige Wachstums- wie auch psychomotorische Retardierung, eine Photosensibilität mit entsprechenden Hautalterationen, Visus- und Gehörverschlechterung, Gangataxie und Tremor manuum. Dysproportionierung mit relativ langen Gliedmaßen, plumpen (und stets bläulich-kalten) Händen und Füßen. Altes Gesicht, tiefliegende Augen, Prognathie. Hochgradiger geistiger Entwicklungsrückstand (Beobachtung von H. Schönenberg u. K. Frohn)

Diagnose und Differentialdiagnose. Die Diagnose basiert auf den klinischen Befunden unter Berücksichtigung der Anamnese (termingemäße Geburt als reifes Kind; Manifestation im wesentlichen nach dem Ende des 1. Lebensjahres) und des bisherigen Verlaufs (Progressivität!). Die Abgrenzung gegen das Hutchinson-Gilford-Syndrom (Progerie, s. S. 828) ergibt sich im wesentlichen aus folgenden Phänomenen des Cockayne-Syndroms, die bei der

Progerie fehlen: Photosensibilität, Retinopathie mit Opticusatrophie, Labyrinthdegeneration (Ertaubung) und Oligophrenie. Es sei ferner auf die Dysproportionierung der Kinder, auf den kleinen Hirnschädel — bei der Progerie erscheint er demgegenüber als zu groß —, und auf das Fehlen einer Alopecie hingewiesen. Der Gesamtaspekt, speziell aber der Kopf- und Gesichtsaspekt, ist bei den beiden Affektionen verschieden. — Deutliche Anklänge zeigt das Cockayne-Syndrom an das gleichfalls mit Photosensibilität verknüpfte Bloom-Syndrom; dessen Träger, untermaßig geboren, pflegen jedoch ohne die schweren Schädigungen seitens des Nervensystems und der Sinnesorgane aufzuwachsen (s. im übrigen S. 835). Selbstverständlich wird der Arzt bei Erwägung eines Cockayne-Syndroms auch an die klassischen wie an die in jüngerer Zeit differenzierten erbataktischen Syndrome denken.

Verlauf, Prognose, Therapie. Die Patienten treten, wenn auch z.T. unvollkommen, in die sexuelle Reifung ein. Frühzeitig scheint sich eine Arteriosklerose entwickeln zu können (s. unter Pathoanatomie und vgl. auch bei NEILL u. DINGWALL). Die Lebenserwartung dürfte deutlich reduziert sein, wenn auch nicht entsprechend derjenigen bei Progerie. Eine Kausalbehandlung existiert nicht. Der starke Intelligenzdefekt, evtl. verbunden mit Taubheit und Blindheit, dürften vielfach eine Anstaltspflege erforderlich machen.

Literatur

COCKAYNE, E. A.: Dwarfism with retinal atrophy and deafness. Arch. Dis. Childh. **11**, 1 (1936).

— Case reports: Dwarfism with retinal atrophy and deafness. Arch. Dis. Childh. **21**, 52 (1946).

GELLIS, S. S., editor: The yearbook of pediatrics, 1961/62. Chicago: The Year Book Medical Publishers, Inc. 1961.

MACDONALD, W. B., FITCH, K. D., LEWIS, J. C.: Cockayne's syndrome. An heredo-familial disorder of growth and development. Pediatrics **25**, 997 (1960).

MARIE, J., LÉVÊQUE, B., HESSE, J. C., BURI, J.: Nanisme avec rétinite pigmentaire et surdité, syndrome de Cockayne. Sem. Hôp. Paris (Ann. Pédiat.) **34**, 500 (1958).

MOOSSY, J.: The neuropathology of Cockayne's syndrome. J. Neuropath. exp. Neurol. **26**, 654 (1967).

NEILL, C. A., DINGWALL, M. M.: A syndrome resembling progeria: a review of two cases. Arch. Dis. Childh. **25**, 213 (1950).

PADDISON, R. M., MOOSSY, J., DERBES, V. J., KLOEPFER, W.: Cockayne's syndrome: a report of five new cases with biochemical, chromosomal, dermatologic, genetic and neuropathologic observations. Dermatologia trop. **2**, 196 (1963).

SCHÖNENBERG, H., FROHN, K.: Das Cockayne-Syndrom. Mschr. Kinderheilk. **117**, 103 (1969) (Literatur!)

SPARK. H.: Cachectic dwarfism resembling the Cockayne-Neill type. J. Pediat. **66**, 41 (1965).

WILKINS, L.: The diagnosis and treatment od endocrine disorders in childhood and adolescence, p. 137. Springfield: Thomas 1950.

Lipodystrophien und wesensmäßig oder symptomatologisch nahestehende Syndrome

Lipodystrophia partialis progressiva

Synonyma. Barraquer-Simons-Syndrom; Lipodystrophia facialis sive cephalothoracica progressiva; Lipodystrophia paradoxa progressiva.

Definition. Die partielle progressive Lipodystrophie ist eine sich in der Regel während der zweiten Hälfte des Kleinkindesalters und besonders bei Mädchen manifestierende, wesentlich durch Fettschwund im Gesicht bzw. an der oberen Körperhälfte (bei evtl. gleichzeitiger oder nachfolgender Fettanhäufung an Unterkörper und Beinen) charakterisierte Affektion.

Historisches. Nachdem zunächst WEIR MITCHELL in den USA 1885 und der spanische Arzt BARRAQUER 1906/07 eine jeweils sehr charakteristische Beobachtung mitgeteilt hatten, ist das Krankheitsbild 1911 durch den Berliner Arzt SIMONS beschrieben worden.

Häufigkeit und Vorkommen. Die Affektion ist nicht ganz selten; allein seit 1930 ist über weit mehr als 100 Fälle berichtet worden (s. auch SENIOR u. GELLIS, 1964). Beide Geschlechter werden betroffen.

Stellung der Affektion. Die Frage der „Beziehungen" zwischen partieller und totaler Lipodystrophie ist ungeklärt. Nicht wenige Symptome und „komplizierende" Verlaufsmöglichkeiten sind beiden Störungen gemeinsam. Der Patient von SIMONS (1910/1911) zeigte Jahrzehnte später bei Kontrolluntersuchung Hyperlipämie und Fettleber (LANGHOF u. ZABEL, 1960). Eine 1964 62jährige Patientin von AARSETH, bei der sich nach dem Pubertätsalter eine Lipodystrophia partialis progressiva entwickelt hatte, bot einen nicht-ketonurischen Diabetes mellitus, Hyperlipämie, Grundumsatzsteigerung und Hepatomegalie (mit Zeichen der Cirrhose und fettigen Degeneration bei Biopsie) und hatte an einer Nephropathie gelitten. — Im Hinblick auf unser ungenügendes Wissen sowie aus praktisch-klinischen und auch aus didaktischen und historischen Gründen wird von mir an der getrennten Darstellung der Krankheitsbilder festgehalten.

Ätiologie. Die Ätiologie der Störung ist unbekannt, möglicherweise ist sie auch nicht einheitlich. Erbbedingtheit ist sehr in Betracht zu ziehen. — Mädchen wie Knaben erkranken, erstere wesentlich häufiger. SENIOR u. GELLIS fanden unter 77 Literaturfällen ein Verhältnis von 4:1, unter 25 neueren und eigenen Beobachtungen von 2:1. In Einzelfällen wurde eine analoge Affektion von Verwandten angegeben[1].

Pathogenese. Die Pathogenese ist unbekannt. Diencephale Funktionsstörungen werden vermutet.

Pathoanatomie. Bei Autopsie zweier urämisch zugrunde gegangener Knaben fanden sich, abgesehen von dem kennzeichnenden Fettschwund, jeweils Nephromegalie und histologisch die Zeichen der Glomerulonephritis, zusätzlich fettige Vacuolisierung in der Leber (s. SENIOR u. GELLIS).

Klinik. Die Affektion manifestiert sich meist während des Kindesalters, besonders häufig um das 5. Lebensjahr herum (Abb. 326). Exakte Angaben über den Beginn sind selten, und zweifellos kann die Störung auch schon viel früher und andererseits auch erst beim Erwachsenen erkennbar einsetzen. Der (schmerzlose) *Fettschwund* pflegt sich über eine Reihe von Monaten, evtl. auch Jahren zu erstrecken. Betroffen ist — in symmetrischer Weise — das *Gesicht*, in dem auch das Bichatsche Fettpolster verlorengeht, dessen Jochbögen und Muskeln sich nun scharf abzeichnen und das daraufhin alt erscheint. Dabei kann es bleiben. In anderen Fällen werden auch Nacken und Schultern, Oberarme und (vor allem der obere) Stamm entsprechend erfaßt. So kann ein zuvor blühend aussehendes Kind pseudokachektisch entstellt werden. Der Panniculus adiposus der unteren Körperhälfte bzw. der unteren Extremitäten bleibt dabei in normaler Ausprägung erhalten. Oder die Fettdepots dieser Regionen werden sogar mehr oder weniger erheblich vermehrt, was auch auf die proximale Oberschenkelgegend oder die Hüft- und Gesäßregion beschränkt sein kann. So entstehen recht auffällige, evtl. groteske

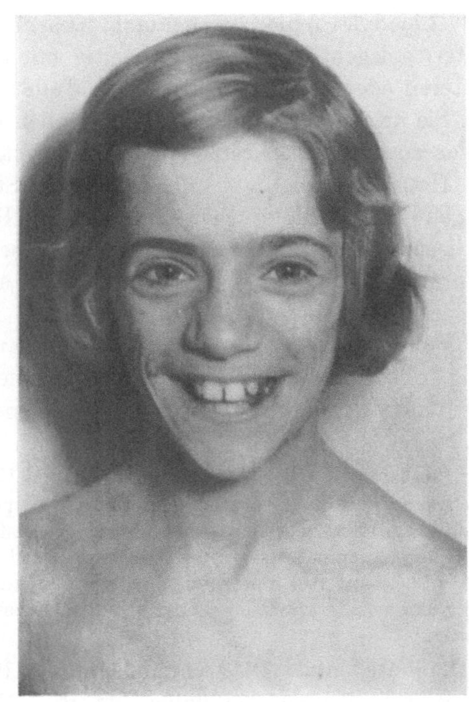

Abb. 326. 8jähriges Mädchen mit Barraquer-Simons-Syndrom. Krankheitsbeginn im Alter von 4 Jahren mit zunehmender Abmagerung von Gesicht, Armen und Rumpf bis herab zur Gürtellinie. Demgegenüber vermehrter Fettansatz im Unterbauchbereich. Hepatopathie. Leukocyturie (Beobachtung von J. OPPERMANN)

Bilder. — Daß es auch andere Verlaufsformen gibt, z.B. progressiven Fettschwund an den Beinen, sei nur erwähnt; sie sind vergleichsweise überaus selten.

Die Betroffenen sind und bleiben überwiegend normal leistungsfähig und leiden nur psychisch unter ihrer Entstellung. Jedoch sind in jüngerer Zeit einige bemerkenswerte fakultative Verknüpfungen klarer erkannt worden, insbesondere die erhebliche *Neigung zu Nephropathien* (GELLIS et al., 1958; POLEY u. STICKLER, 1963; SENIOR u. GELLIS, 1964; JEUNE et al., 1965; LAJOUANINE et al., 1968). Eine Nierenaffektion konnten JEUNE et al. für 44 von 200 Literaturfällen, SENIOR u. GELLIS sogar unter 25 Fällen 14mal feststellen, wobei die Befunde wechselnd im Sinne von Pyelonephritis, akuter Glomerulonephritis, Nephritis-Nephrose, chronischer Nephritis usw. gedeutet waren; 3 Kinder der letztgenannten Gruppe waren an Urämie zugrunde gegangen. Diese Nierenerkrankungen beginnen zumeist im Kindesalter, nicht lange nach Manifestation

[1] Vgl. BARRAQUER FERRÉ (Mutter und Großmutter); IGERSHEIMER (ein Onkel); SENIOR u GELLIS (Mutter); TAYLOR u. HONEYCUTT (Vetter und Onkel).

der Lipodystrophie, manchmal wesentlich später, gelegentlich auch gleichzeitig mit der letzteren oder sogar im voraus (vgl. JEUNE et al.). Sie neigen zur Chronizität! Es können bei Fällen von Barraquer-Simons-Syndrom weiterhin Hepatomegalie (gar nicht selten!), Störungen des Zentralnervensystems (geistige Retardierung, Acusticusschaden, pathologische Befunde im Pneumencephalogramm u. a.), Hyperlipämie und Regulationsstörungen im Kohlenhydratstoffwechsel vorliegen, auch auffällig reichliches Kopfhaar kann auffallen, LAJOUANINE et al. verzeichneten Clitorishypertrophie.

Labordaten. Konstante und kennzeichnende Veränderungen sind nicht bekannt. Mehrfach ist Hyperlipämie registriert worden, ferner abnormer Ausfall von Glucosetoleranztests. (Unter 44 von JEUNE et al. im Hinblick auf das Vorliegen einer Nephropathie ausgesuchten Literaturfällen boten 4 einen Diabetes mellitus.)

Diagnose und Differentialdiagnose. Bei Kenntnis des Krankheitsbildes ist die Diagnose nicht zu verfehlen. Abzugrenzen sind einmal die Hemiatrophia faciei, ferner Zustandsbilder von physiologischer relativer Magerkeit des Gesichtes (kein progressiver Fettschwund!), schließlich kachektische Zustände bei starker Malnutrition (z. B. auch Anorexia nervosa!) bzw. Malabsorption bzw. Thyreotoxikose.

Verlauf, Prognose, Therapie. Die im allgemeinen als unbeeinträchtigt geltende Lebenserwartung kann bei Auftreten ernster Nierenstörungen entsprechend reduziert sein. Eine Kausalbehandlung der Lipodystrophie existiert nicht. Der einmal begonnene Fettschwund war ärztlicherseits regelmäßig unbeeinflußbar. OPPERMANN (1965) hat passagere Besserungen nach mehrmonatigen Prednisongaben mit anschließender Medikation eines Anabolicums angegeben. Wichtig ist die regelmäßige Überwachung vor allem der Nierenfunktionen, weiterhin der Leber, auch des Kohlenhydratstoffwechsels. Sehr bedeutsam ist sicher auch die bestmögliche psychische Führung der Patienten.

Lipodystrophia generalisata

Synonyma. Berardinelli-Syndrom; Lawrence-Syndrom; lipoatrophischer Diabetes.

Definition. Die Lipodystrophia generalisata sive totalis kann dem Arzt entweder als eine konnatal manifeste, sehr eigenartige und komplexe Abartung von Stoffwechsel- und Wachstumsvorgängen oder als eine sich früher oder später postnatal ausprägende entsprechende Störung begegnen — jeweils mit dem äußerlichen Kennzeichen des Fehlens bzw. Verlustes des Fettgewebes.

Historisches. ZIEGLER (1928), LAWRENCE (1946) haben je einen Fall mit Manifestation im Erwachsenenalter, CORNER (1952) einen solchen mit Manifestationsbeginn gegen Ende des ersten Lebensjahres und BERARDINELLI (1954) einen konnatal ausgeprägten Fall mitgeteilt. LAWRENCE führte den Begriff des lipoatrophischen Diabetes ein (der bei jungen Kindern noch weniger adäquat ist).

Häufigkeit und Vorkommen. Die „totale Lipodystrophie" gilt als außerordentlich viel seltener als die partielle Form.

Wieweit dies wirklich zutrifft, bleibe dahingestellt. Es fehlt hier der so ins Auge fallende Kontrast zwischen Gegenden mit Fettschwund und regelrechtem oder gar vermehrtem Fettgewebe wie bei der Lipodystrophia partialis. Deshalb und weiterhin, weil sich die generalisierte Lipodystrophie auch unter scheinbar anders gelagerten klinischen Bildern „maskieren" kann, ist gewiß manche Beobachtung der richtigen Einordnung entgangen. Wenn andererseits die hier imponierende umfassendere Beeinträchtigung doch wohl jeden Fall wiederholt und zu verschiedenen Ärzten führt, so mag wiederum die Beurteilung der Betroffenen unter differierenden Aspekten und von seiten einer größeren Zahl von Fachrichtungen bewirken, daß ein Teil der Beobachtungen der Erfassung als Lipodystrophia totalis entgeht.

Es ist bisher über reichlich 30 Fälle von angeboren-manifester totaler Lipodystrophie berichtet worden und über eine etwa entsprechende Zahl von sog. „erworbenen", also Fällen mit postnataler Manifestation. Beide Geschlechter werden betroffen. Es besteht keine rassische Begrenzung.

Ätiologie. Unter 28 Fällen der konnatalen Form — 13 Mädchen, 15 Knaben — waren 7mal Geschwisterfälle[1] und 6mal ist elterliche Konsanguinität verzeichnet[2]. Kein Elternteil war betroffen. Dies spricht mit aller Wahrscheinlichkeit für ein Erbleiden mit autosomal-recessiver Vererbung. Mikromanifestationen bei Heterozygoten (Hyperlipämie, evtl. auch geringe morphologische Auffälligkeiten; vgl. SEIP; BRUBAKER et al.) erscheinen möglich. Auf die intrafamiliäre Variabilität des Lipo-

[1] SEIP; CRAIG u. MILLER; BRUBAKER et al.; REED et al.; TORIKAI et al.; GOLD u. STEINBACH; WIEDEMANN et al.

[2] BERARDINELLI; SEIP; SCHWARTZ et al.; BRUBAKER et al; MIYAHARA et al.; PACHIOLI et al.

dystrophie-Syndroms haben WIEDEMANN et al. unlängst hingewiesen. — Schwieriger ist die sich später manifestierende Form zu beurteilen, nicht zuletzt auch deshalb, weil z.B. bei angeblicher Ausprägung im 2. Lebensjahr oft fraglich bleibt, ob die Affektion nicht doch bereits seit Geburt erkennbar gewesen wäre. Zweifellos gibt es aber Fälle, in denen sich eine totale Lipodystrophie erst nach dem 20. Lebensjahr aus voriger Gesundheit heraus manifestiert (s. ZIEGLER; LAWRENCE; WITZGALL; MARCUS). Unter den später „erworbenen“ Fällen scheinen die weiblichen im Verhältnis von etwa 2:1 zu prävalieren — entsprechend der Situation bei der Lipodystrophia partialis (vgl. oben) — und es finden sich keine vergleichbaren Angaben über elterliche Blutsverwandtschaft und Geschwisterbefall wie bei der konnatalen Form. Man kann daher nicht an denselben genetischen Defekt für alle generalisierten Lipodystrophien denken und kann z.Z. überhaupt nichts diesbezüglich Näheres für die sich erst später manifestierenden Krankheitsfälle aussagen.

Im folgenden sollen die letzterwähnten, sich erst später im postnatalen Dasein ausprägenden Fälle zwar mitberücksichtigt, das Schwergewicht aber auf die für den Pädiater wichtigere angeborene totale Lipodystrophie gelegt werden.

Pathogenese. Die Annahme diencephaler — und jedenfalls für die konnatale Form primärer diencephaler — Dysfunktionen erscheint berechtigt. Letzteres einmal im Hinblick auf vielfache Hinweise auf Cerebralveränderungen bei der angeborenen generalisierten Lipodystrophie (vgl. unten). Ferner im vergleichenden Hinblick sowohl auf Tierversuche (s. z.B. bei MURRAY, 1960; ASTARABADI, 1961) als auch auf das frühkindliche diencephale Abmagerungssyndrom von RUSSELL (Näheres s. bei SEIP und bei WIEDEMANN et al.). Gemeinsam mit diesem letzteren und mit einigen weiteren, teilweise unten zu erörternden Krankheitsbildern kann die angeborene totale Lipodystrophie zu den (konnatalen) diencephalen Syndromen gerechnet werden (GAMSTORP et al.; WIEDEMANN et al.) — wenn auch die pathogenetische Reaktionskette von im einzelnen hypothetischen cerebralen Funktionsstörungen bis zu den somatischen Symptomen noch ganz weitgehend im Dunkeln liegt.

Pathoanatomie. Der allgemeine Fettmangel, der sich intra vitam bei Hautbiopsien, bei Knochenmarkspunktionen, bei gelegentlichen Laparotomien erfassen läßt, bestätigt sich nachdrücklich bei Sektionen: auch das mesenteriale, perirenale, epikardiale usw. Fett ist geschwunden (LAWRENCE; HANSEN et al. u.a.). Stets finden sich Hepatomegalie, fettige Infiltration der Leber, meist ein erhöhter Leberglykogengehalt, immer Fibrose. Schon früh im 1. Lebensjahrzehnt kann (bei konnataler totaler Lipodystrophie) ausgeprägte Lebercirrhose vorliegen. Nephromegalien wurden registriert. Im Falle von SENIOR zeigten sich vergrößerte Ovarien mit Follikelcysten. In dem „erworbenen“ Fall von WITZGALL wurden Läsionen im Boden des 3. Ventrikels nachgewiesen.

Klinik. Hauptcharakteristikum der generalisierten Lipodystrophie konnataler wie postnataler Manifestation ist ein — bei typischer Ausprägung nahezu völliges — *Fehlen von Fettgewebe.* (Bei der „erworbenen“ Form kann das Auftreten multipler derber subcutaner Schwellungen der Manifestation des allgemeinen Fettschwundes vorangehen; SENIOR u. GELLIS.) Die Haut erscheint dünn, evtl. ist sie trocken-rauh, jedoch normal-elastisch. Unterhautgefäße können abnorm und erweitert hervortreten (Phlebomegalien, Abb. 327 und 328). Das Gesicht der Betroffenen erscheint alt, wie bei Lipodystrophia partialis. Es finden sich ferner regelmäßig oder häufig: überreichliches und relativ tief nach vorn herabreichendes, oft gelocktes Kopfhaar; mäßige generelle Hypertrichosis; allgemeine Hyperpigmentierung; auch lokalisierte Acanthosis nigricans axillar u.a.O. (Abb. 330). Die *Muskulatur* ist *hypertroph.* Dies tritt vor allem bei der konnatalen Form (Abb. 328) und oft sehr eindrucksvoll im Sinne eines athletischen Aspekts der Kinder hervor. Muskeltonus und Kraft sind mehr oder weniger deutlich vermehrt. — Das Kind mit angeborener generalisierter Lipodystrophie ist nicht selten konnatal übermäßig. Dies kann für Länge und Gewicht gelten; oft betrifft es nur die erstere und es kann sogar beträchtliche Hypotrophie — absolut oder relativ zur Länge — bei termingerechter Geburt vorliegen. Ganz regelmäßig entwickelt sich ein postnataler somatischer *Gigantismus* (Ausnahmen mit unterdurchschnittlicher Körpergröße s. z.B. bei MENG et al. und bei WIEDEMANN et al.). Dieser hält unterschiedlich lange im 1. Lebensjahrzehnt an, geht mit *beschleunigter Skelet-* (und Zahn-)*Reifung* einher und mündet schließlich aus in durchschnittliche oder nur mäßige Endlänge. Der Schädel

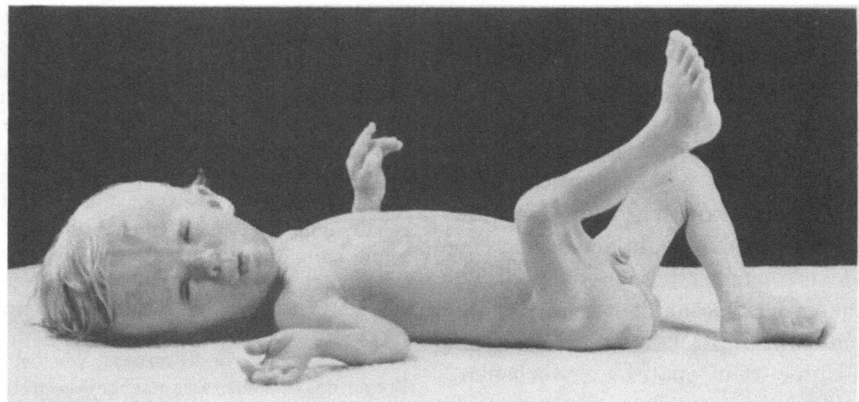

Abb. 327. Säugling, 10 Monate, mit Lipodystrophia totalis connata. Angeborener genereller Fettgewebsmangel. Altes Gesicht. Nur relativ großer Hirnschädel mit Phlebektasien und tiefstehenden Ohren. Abnorm große Hände und Füße. Hepatomegalie (histologisch Fibrose, Verfettung). Hyperlipämie, besonders der Triglyceridfraktion; zeitweilige starke Erhöhung der freien Fettsäuren im Serum. Hypermetabolismus. Geistige Retardierung

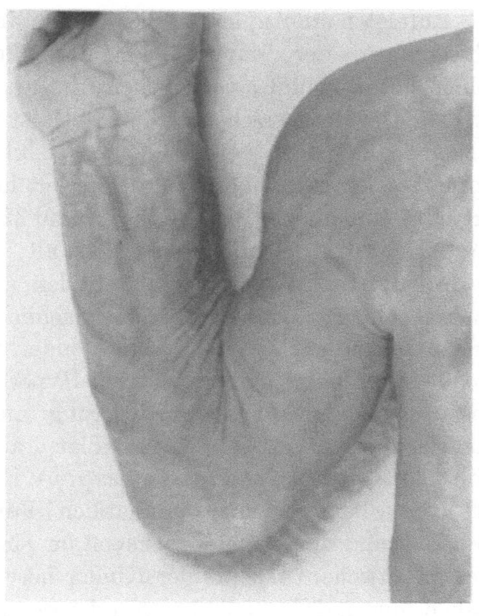

Abb. 328. Dasselbe Kind. Man beachte den Muskelbauch des Biceps sowie die hervortretenden Gefäße

imponiert evtl. als groß und durch ausgeprägte Tubera. Das „alt" erscheinende Gesicht kann zusätzlich durch tiefliegende Nasenwurzel, hohen Gaumen und Dysodontie, plumpe Zunge und dicke Lippen, vorspringende Kiefer und große, etwas tiefstehende Ohren auffallen und, zusammen auch mit dem üppigen Capillitium, eigenartig und vergröbert wirken (Abb. 330). Diesem *akromegaloiden Aspekt* entsprechen auch die abnorm großen *Hände und Füße* (Abb. 327 und 329). Weiterhin können Penis- (Abb. 329) bzw. Clitoris-Hypertrophie bestehen; die Mädchen bieten im übrigen keinerlei Virilisierungszeichen, und beide Geschlechter treten zur regulären Zeit in die Pubertätsentwicklung. — Das Abdomen der Kinder pflegt merklich vorzustehen (oft mit Nabelhernie). Stets — und somit neben dem Fettmangel als ein Kardinalsymptom — ist frühzeitig eine *Leberaffektion* gegeben. Diese zeigt sich klinisch zumeist als Hepatomegalie; sonst läßt sie sich

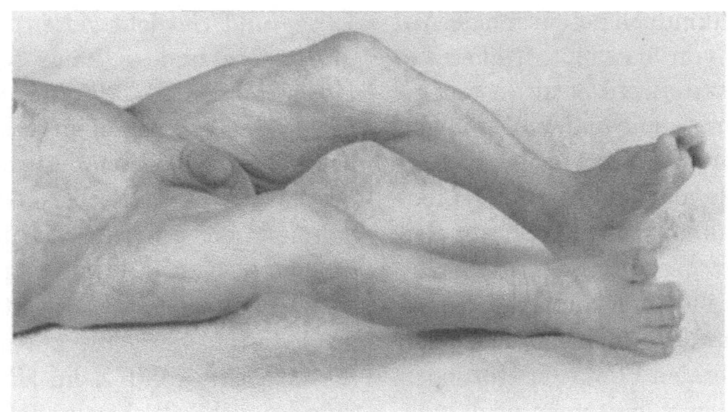

Abb. 329. Dasselbe Kind. Genitalhypertrophie. Phlebektasen. Abnorm große Füße

biochemisch durch abnorme Funktionsproben oder bioptisch-histologisch durch periportale Rundzellherde, Glykogen- und Fettablagerungen sowie fibröse Herde nachweisen. Evtl. Milzvergrößerung. Auch Nephromegalien wurden öfters nachgewiesen, bei Kindern wie auch noch bei Erwachsenen, und es kommen sich klinisch verschiedenartig darbietende Nephropathien vor, analog wie bei Lipodystrophia partialis. Herzvergrößerungen unklarer Natur, teilweise nicht geringgradig und progredient, sind gleichfalls mehrfach registriert worden.

Noch nicht im Säuglings- und frühen Kindesalter, dann aber in mit dem Alter zunehmender Frequenz und letztlich wohl immer entsteht *Hyperglykämie:* Diabetes lipoatrophicus, relativ insulinresistent, ohne Ketoseneigung und mit nur geringer Tendenz zu den sonst gewöhnlichen klinischen Diabeteskomplikationen. Wesenberg et al. fanden Hypoglykämie bei einem 7monatigen Säugling; Senior sah bei einem knapp 3jährigen Kinde mit konnataler Lipodystrophie Nüchternhypoglykämien. *Hyperlipämie* ist gleichfalls die Regel. Sie kann sehr früh nachweisbar sein und betrifft besonders die Triglyceridfraktion. Gleichfalls nicht selten schon frühzeitig kann Hypertension vorliegen. Auch Grundumsatzsteigerung, die nicht auf eine Schilddrüsenüberfunktion bezogen werden kann, gehört zum vollausgeprägten Bilde.

Abweichungen von seiten des Zentralnervensystems sind relativ häufig registriert worden[1]. Sie variieren von Abnormitäten im Elektrencephalogramm oder mehr-minder ausgeprägten pneumencephalographischen Erweiterungen der Ventrikel und Basiszisternen über Hypermotorik, Erethismus, Epilepsie bis zu mehr oder weniger erheblicher geistiger Retardierung.

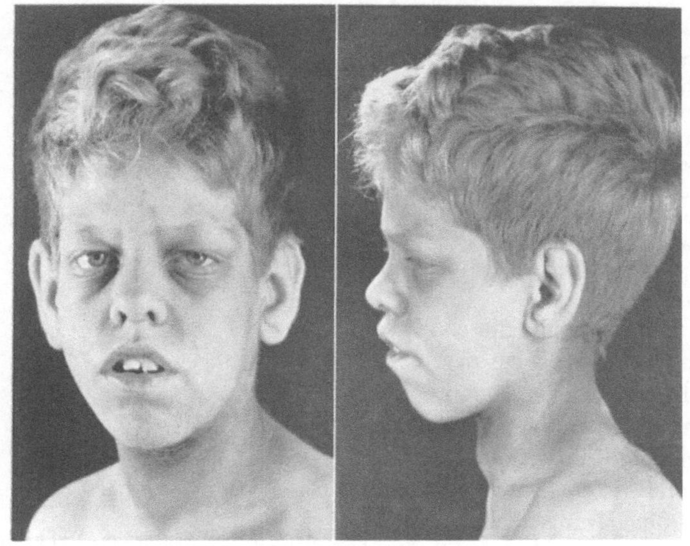

Abb. 330. 13jähriger Knabe mit seit Geburt bestehender Acanthosis nigricans (Hals, Nacken u. a. O.), generellem Panniculusmangel und allgemeiner Hypertrichosis. Vergröbertes, „altes" Gesicht; Prognathie, hoher Gaumen, grob „scrotal" gefurchte Zunge und vergröberte Wangenschleimhaut, Makro- und Polyodontie. Plumpe Finger und Zehen. Insulinresistenter Diabetes lipoatrophicus mit exzessiv hoher Insulinausschüttung. Geschwisterfall

Röntgenbefunde. Abgesehen von dem charakteristischen Fettgewebsmangel findet man eine vermehrte Knochendichte [generalisiert mit verbreiterter Corticalis der langen Röhrenknochen oder auch allein bzw. betont an den Metaphysen sowie ausnahmsweise in Form von randnahen horizontalen Verdichtungsbändern an den Wirbelkörpern (Gold u. Steinbach)]. Hypertrophie der Epiphysen. Ganz regelmäßig beschleunigtes Skeletalter (Ausnahmen: Fall Senior; Fall R.-D. K. von Wiedemann et al.). Die Nieren wurden bei entsprechender Untersuchung häufig als beiderseits vergrößert gefunden mit verplumpten und erweiterten Kelchsystemen (vgl. Brubaker et al.,; Gold u. Steinbach; Reed et al.; Schwartz et al.; Wesenberg et al.; u.a.).

---

[1] Vgl. die konnatalen Fälle von Brubaker et al.; Craig u. Miller; Gold u. Steinbach; Hansen et al.; Reed et al.; Senior; Senior u. Gellis; Seip; Seip u. Trygstad; Schwartz et al.; Torikai et al.; Wiedemann et al.

Labordaten. Konstante, gar „spezifische" Befunde konnten nicht erhoben werden. Bestimmungen des hier natürlich besonders interessierenden Wachstumshormonspiegels brachten unterschiedliche und überwiegend normale Ergebnisse, obwohl auch Erhöhungen registriert wurden (s. Seip u. Trygstad; auch Sekiya). Mehr-minder stark vermehrte Insulinausschüttungen sind wiederholt gefunden worden (Lawrence; Ruvalcaba et al.; Schwartz et al.; Seip; Wiedemann et al.). Die Harnexkretion an 17 Keto- und 17 ketogenen Steroiden zeigte sich bei zahlreichen darauf gerichteten Untersuchungen unterschiedlich, normal, erhöht, auch erniedrigt. Ruvalcaba et al. fanden bei detaillierter Prüfung ihres Falles völlig regelrechte Verhältnisse hinsichtlich der Nebennierenfunktion. Kein Anhalt für abnorme Gonadarche. — Über das Fettsäuremuster der Blutglyceride bei einem Säugling mit konnataler Lipodystrophie vgl. Wiedemann et al.; Weitergehendes zu der Frage der Fettsäuren s. bei Havel et al.; auch Sekiya. — „Leberfunktionsproben" pflegen abnorm auszufallen. Eine Chromosomenaberration gehört, wie eine ganze Reihe von Untersuchungen gezeigt hat, nicht zum Bilde der Lipodystrophie.

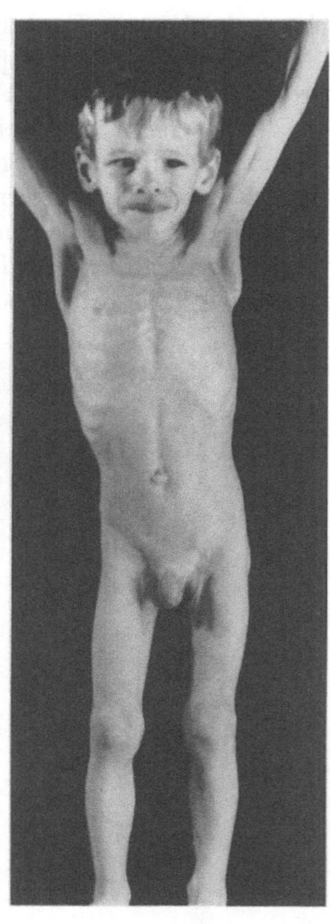

Abb. 331. $2^{1}/_{12}$jähriger Knabe mit diencephalem Abmagerungssyndrom (bei operativ bestätigtem hypothalamischen Spongioblastom). Relativ zu groß wirkender, aber altersentsprechender Hirnschädel. Altes Gesicht, große Ohren, wulstig vorstehende Lippen. Generelle Lipoatrophie. Hyperpigmentierung, ausgeprägte Phlebomegalien

Diagnose und Differentialdiagnose. Wie bei anderen Krankheiten ist auch bei der totalen Lipodystrophie nicht jedes Symptom bei jedem Patienten vorhanden, trotzdem wird die Diagnose in der Regel nicht schwierig sein. Wichtig ist es, einen Fall von Russells tumorbedingtem „diencephalen Abmagerungssyndrom" des Kleinstkindes (Abb. 331) nicht als in Manifestation begriffene frühe Lipodystrophie zu verkennen und die Behandlung zu verzögern. Die Ähnlichkeit des Erscheinungsbildes kann sehr groß sein (vgl. Fall Hawes et al.; s. Dods; Seip; Wiedemann et al.), und eindeutige neurologische Symptome pflegen beim Russell-Syndrom vielfach als letzte hervorzutreten. Zur Abgrenzung der Lipodystrophia totalis gegen die Progerie sei hier auf die meist reichliche bis überreichliche Kopfbehaarung und die allgemeine Hypertrichosis bei der ersteren sowie auf die Muskelhypertrophien hingewiesen, weiterhin auf die Leberaffektion. Vor allem aber sind die Lipodystrophiekinder nicht zwergwüchsig, sondern in aller Regel überwüchsig. Das Cockayne-Syndrom wiederum unterscheidet sich unter anderem durch die dabei gegebene Photosensibilität, Retinopathie mit Opticusatrophie und Labyrinthdegeneration.

Verlauf, Prognose, Therapie. Man bedenke, daß Wachstumsacceleration, beschleunigte Skeletreifung und etwaige Genitalhypertrophie Symptome vor allem der frühen kindlichen Altersstufen zu sein pflegen, bis ins Schulalter hinein, wohingegen Hyperglykämie, Hyperlipidämie und Hypermetabolismus bei älteren Kindern prävalieren. Das Krankheitsbild der Lipodystrophia totalis zeigt also eine Entwicklung! Dies ist besonders auch in puncto Leber und Nieren zu beachten, die — ebenso wie der Kohlenhydratstoffwechsel — regelmäßiger Kontrollen bedürfen. Fortschreitende Fibrose der Leber (eine „Laennecsche Cirrhose" wurde bereits bei einem 6jährigen lipodystrophen Kinde gefunden) kann via Entwicklung einer portalen Hypertension und Ruptur oesophagealer Varicen zum Tode führen (s. Berardinelli; Corner; Fontan et al.; Hansen u. Mc Quarrie sowie Hansen et al.). — Erwähnt sei noch die oft erheblich gesteigert erscheinende Infektbereitschaft der Kinder mit entsprechend „ständigen" bzw. rekurrierenden Katarrhen der oberen Luftwege. Die Hautveränderungen der Acanthosis nigricans können sich zurückbilden. — Eine kausale Therapie der Lipodystrophie existiert nicht. Ernährungs- und sonstiges Verhaltensregime bei Diabetes! Adäquate psychische Führung der betroffenen Kinder!

Leprechaunismus

Bei dem sog. „Leprechaunismus" junger Säuglinge und Kinder scheint es sich um eine konnatale generalisierte Lipodystrophie besonders früher bzw. intensiver Manifestation zu handeln[1]. Die „Leprechauns" — die Bezeichnung nimmt auf die Faunsgestalt Leprecaun in JAMES STEPHEN's „The Crock of Gold" Bezug — können jedenfalls wesentliche Zeichen der totalen Lipodystrophie aufweisen: Fettgewebsmangel und Hypertrichosis, Akromegaloid (abnorm große Hände und Füße) und Genitalhypertrophie, vorstehendes Abdomen und Nephromegalie, Hepatopathie und Kohlenhydratstoffwechselstörung (bei Inselzellhyperplasien des Pankreas). Besonders eindrucksvoll ist der Gesichtsaspekt der Betroffenen (der der Anlaß zur Namensgebung war und die armen Kinder nun mit alten, stark behaarten Gnomen und Kobolden vergleicht): Bei groß wirkendem Schädel wiederum Tiefstand der ebenfalls großen Ohren, breite und tiefliegende Nasenwurzel und leicht prominente und groß erscheinende Augen, nach vorn geöffnete und weite Narinen und großer, dicklippiger Mund; dabei meist reichliches Haupthaar und oft weitgehende Gesichtsbehaarung. Großenteils waren die Kinder untermaßig, insbesondere aber stark dystroph mit auch schwach entwickelter Muskulatur zur Welt gekommen, boten schwerste Aufzuchtsschwierigkeiten und blieben marantisch und minderwüchsig mit auch retardierter Skeletreifung und gleichfalls stark verzögerter statomotorischer und geistiger Entwicklung bis zum oft alsbaldigen Tode. Als weitere Besonderheiten wurden hervorgehoben: auffällig entwickelte Brustwarzen und Brustdrüsen, Megaloovarien mit merklicher Follikelreifung und ungewöhnlich vielen Follikelcysten — auch diese Symptome sind gelegentlich bei Fällen von totaler Lipodystrophie verzeichnet worden (vgl. BRUBAKER et al.; S. FARBER et al.; MIESCHER; SENIOR). — Weitere Beobachtungen und Untersuchungen bleiben abzuwarten; neue Fälle sollten an der ursprünglichen Beschreibung von DONOHUE u. UCHIDA gemessen und des näheren mit der Lipodystrophia generalisata verglichen werden.

[1] Beschreibungen von DONOHUE bzw. DONOHUE u. UCHIDA (2 weibliche Kinder konsanguiner Eltern); EVANS; BAMATTER; PATTERSON u. WATTKINS (?); SALMON u. WEBB (männliches Kind konsanguiner Eltern); KÁLLÓ et al. (2 Schwestern); DEKABAN; REED et al.; ROGERS; CANLORBE et al.; FERGUSON-SMITH et al.; SUMMITT u. FAVARA. Dabei scheint es mir allerdings zweifelsfrei, daß keineswegs alle diese Beobachtungen wirklich ein und dasselbe Krankheitsbild betreffen. Bei neuen einschlägig erscheinenden Fällen sollten m. E. die Mitteilung von DONOHUE u. UCHIDA als Beurteilungsgrundlage genommen und weiterhin die Beschreibungen von KÁLLÓ et al., auch von CONLORBE et al., besonders berücksichtigt werden.

Lipodystrophia generalisata unter dem Bilde der kongenitalen Muskelhypertrophie

Im Rahmen der „kongenitalen allgemeinen Muskelhypertrophien" — die keine klinische Entität, sondern einen „Sammeltopf" heterogener Affektionen darstellen (s. ZELLWEGER u. BELL; SENIOR u. GELLIS; WIEDEMANN et al.) — sind verschiedentlich Fälle mitgeteilt worden, die mit Sicherheit oder hoher

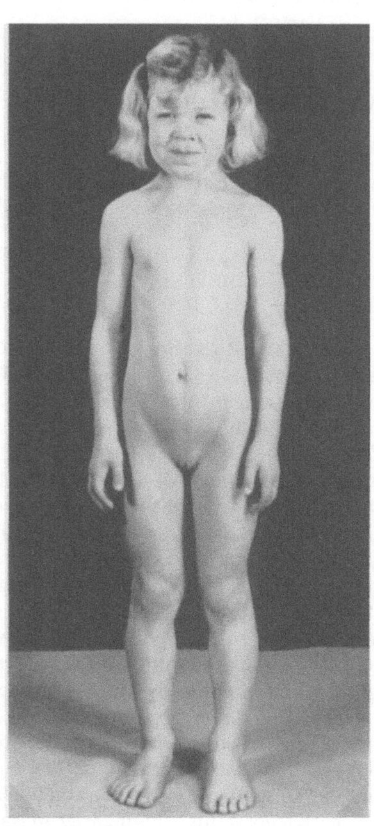

Abb. 332. 8jähriges Mädchen mit konnataler „generalisierter Lipodystrophie ohne Lipoatrophie". Termingerecht übermaßig geboren (57 cm; 4650 g). Stets normal-gutes Fettpolster. Allgemeine Muskelhypertrophie (athletischer Habitus). Abnorm große Hände und Füße. Im ersten Jahrfünft erhebliche Wachstums-, Knochenreifungs- und Zahnungsacceleration; dann Angleichungstendenz zur Norm und auch Tendenz zur geringeren Auffälligkeit des Muskelstatus. Hepatopathie. Hypercholesterinämie. Vergröberte Facies. Reichliches Capillitium; auch leichte allgemeine Hypertrichosis. Psychomotorisch altersgemäße Entwicklung. Pneumencephalographisch Ventrikelerweiterung, Cisterna interventricularis

Wahrscheinlichkeit angeborene totale Lipodystrophien sind. Es handelt sich dabei einmal um solche, deren mehr-minder vollständiger Fettgewebsmangel zwar registriert, von den Beobachtern aber vergleichsweise zu der „athletenhaften Muskelentwicklung" übersehen bzw. nicht gewertet wurde. Hierher rechnen etwa der „case for diagnosis" von BUCHANAN, den

EMG-Syndrom (= Exomphalos-Makroglossie-Gigantismus-Syndrom)
(Wiedemann, 1964; Beckwith et al., 1964)

Phase I *(Neugeborenen- und Säuglingsalter)*	Phase II *(weiteres Kindesalter)*
Exomphalos	*vorstehendes Abdomen*
Makroglossie	*Makroglossie*
Visceromegalien, *Nieren, Leber, Pankreas*	Clitoris- bzw. Penis-Hypertrophie
Gigantismus *postnatal, somatisch* *evtl. schon konnatale Makrosomie*	*passagerer* Gigantismus
Knochenkern-Acceleration	dysharmonisch accelerierte Skeletreifung
Hypoglykämien	Prädiabetes, Hyperlipämie

„Begleitanomalien"
relativ kleiner Hirnschädel, Gesichts-Feuermal, Ohrläppchen-Anomalie
leichte Halspterygien, Zwerchfell-Ausbucklungen u. a.

Abb. 333. Symptomenübersicht, zweiphasig geordnet

Senior u. Gellis weiterverfolgten und als konnatale generalisierte Lipodystrophie sicherten. Sodann die Fälle von Marshall u. Hodes; Goldstein; Zellweger u. Bell (Fall 1) — und wohl auch weitere, dem „*Cornelia de Lange-Syndrom*" (im Sinne einer angeborenen allgemeinen Muskelhypertrophie mit Encephalopathie) zugerechnete Beobachtungen, vielleicht einschließlich der „ersten einschlägigen Beschreibung" von Bruck. In anderen Fällen wurde der Fettgewebsmangel vom Beschreiber nicht registriert, erscheint aber aus Abbildungen klar ersichtlich (z. B. Fall Hall et al.). In allen diesen Fällen war das Spektrum der bei Schilderung der Lipodystrophia generalisata verzeichneten Symptome mehr-minder deutlich gegeben — außer Lipoatrophie und Muskelhypertrophie finden sich wechselweise Hepatopathie, Genitalhypertrophie und Encephalopathie, auch altes Aussehen, hervortretende Unterhautgefäße, große Ohren, Hypertrichosis und Pigmentierungsauffälligkeit, vorstehendes Abdomen und Nephromegalie.

Schließlich gibt es zweifellos auch noch Fälle mit „Lipodystrophie ohne Lipoatrophie" (Abb. 332), d. h. Kinder, die — abgesehen von dem Kennzeichen des Fettmangels — die volle Symptomatik der Krankheit einschließlich der Muskelhypertrophien erfüllen (Wiedemann et al.).

Die Lipodystrophia generalisata connata kann sich also mehr oder weniger deutlich unter dem Bilde einer kongenitalen allgemeinen Muskelhypertrophie maskieren!

Das „EMG"-Syndrom: Exomphalos, Makroglossie, Gigantismus und Kohlenhydratstoffwechsel-Störung

Das 1964 von Wiedemann sowie Beckwith et al. erkannte Exomphalos-Makroglossie-Gigantismus-Syndrom (im folgenden: EMG-Syndrom), das beide Geschlechter betrifft, ist bisher in reichlich 100 Fällen gesehen worden, also keinesfalls besonders selten. Erbbedingtheit erscheint außer Zweifel, die Frage des Erbgangs ist noch offen. Formalpathogenetisch bieten sich dem Verständnis dieselben Schwierigkeiten wie bei den vorstehend erörterten klinischen Bildern. Teilweise mag ein Insulinexzeß verantwortlich sein. „Es erscheint berechtigt, das EMG-Syndrom als eine primär-diencephale Funktionsstörung aufzufassen, als eine — nicht progressive — hypothalamische Dysfunktion hinsichtlich der sog. 'timing mechanisms' bzw. des Zusammenspiels von 'releasing factors'" (Wiedemann, 1969/2).

Pathoanatomisch sind fetale und angeborene, z. T. postnatal regrediente, *Visceromegalien* besonders der Nieren, der Leber und auch des Pankreas — mit deutlicher Hyperplasie der Inseln —, gelegentlich auch des Herzens, hervorzuheben (Beckwith et al., u. a.).

Klinisch kann sich das EMG-Syndrom im Neugeborenen- und Säuglingsalter anders als im weiteren Kindesalter darstellen — selbstverständlich mit fließenden Übergängen. Man kann daher von einem „*Zweiphasen-Syndrom*" sprechen (Wiedemann, 1969/1). Abbildung 333 zeige die Symptomatik. Die praktische Bedeutung der Affektion beim jüngsten Kinde liegt einmal in dem — fakultativen — Auftreten klinisch manifester *Hypoglykämien.* Diese können leicht und vereinzelt, aber auch gehäuft und schwer sein und sie können sich über die Neugeborenenperiode hinaus in das weitere Säuglingsalter erstrecken, während dessen das Kind dann aus dieser Tendenz gleichsam herauszuwachsen scheint. Bei jedem Kinde mit Makroglossie bzw. Nabelschnur-

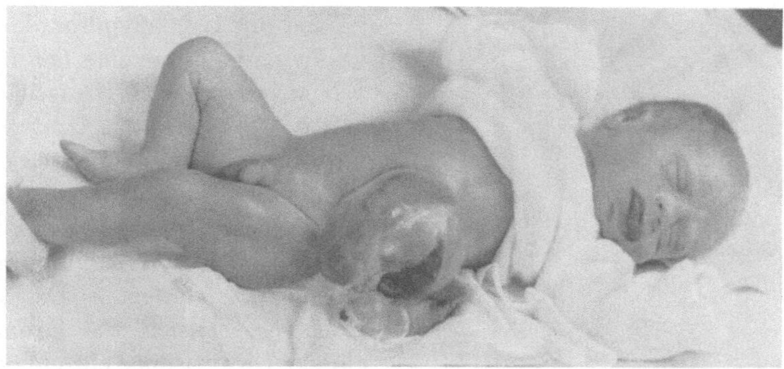

Abb. 334. Männliches Frühgeborenes mit EMG-Syndrom. Großer Exomphalos, starke Makroglossie. Nephro- und Hepatomegalie. Geschwisterfall!

bruch (Abb. 334), das in der Neonatalperiode oder auch noch danach plötzlich Apnoe-, Übererregtheits- oder Krampfanfälle zeigt, sollte auf Hypoglykämie geprüft und gegebenenfalls entsprechend behandelt werden. — Bemerkenswert erscheint, daß ein Neugeborenes mit EMG-Syndrom aufgrund der oft gegebenen konnatalen Makrosomie an die diabetische Fetopathie erinnern kann; das Kind kann bei manifester Hypoglykämie ebenso Polycythämie, Herzdilatation und Hypocalcämie aufweisen (Combs et al.; Mariani et al.). Auch eine erhöhte Bereitschaft zu Hyperbilirubinämie scheint vorzuliegen (Hooft et al.). Diese EMG-Kinder erscheinen im übrigen aber keineswegs als „relativ unreif“ wie Patienten mit Fetopathia diabetica und sind nicht ödematös (ihr Gewicht korrespondiert vielmehr zur Körperlänge oder ist geringer). Ihre Knochenkernentwicklung ist acceleriert. Ihre — fakultative — Hypoglykämie manifestiert sich in der Regel etwas später und hält länger an als die des Kindes mit diabetischer Fetalerkrankung. — Weiterhin ist beachtenswert, daß der Gesichtsaspekt des Säuglings mit EMG-Syndrom „pseudomyxödematös“ sein kann (Abbildung 335); entsprechende Fehldiagnosen und Fehlbehandlungen sind wiederholt vorgekommen. Sie sollten bei Vorliegen einer Wachstums- und Knochenkernacceleration sowie einer oft beschleunigten psychomotorischen Entwicklung leicht vermeidbar sein.

Diagnostisch bereitet ein vollausgeprägtes EMG-Syndrom (Abb. 336) keine Schwierigkeiten; die Kardinalsymptome sind sehr auffällig und ungewöhnlich. Anders kann es bei — hinsichtlich der Hauptkennzeichen — schwach ausgeprägten bzw. oligosymptomatischen Fällen sein, wie sie ja bei allen Krankheiten vorkommen. Hier wird die Beachtung von Symptomen zweiter Ordnung, sog. „*Begleitanomalien*“, besonders wichtig: Hypoplasie des Mittelgesichts mit tiefliegender Nasenwurzel und oft nach vorn gerichteten Narinen; flaches teleangiektatisches Feuermal (Irving; s. auch Abb. 335) oder auch Naevus vinosus von mehr-minder großer Ausdehnung auf Stirn und Mittelgesicht; evtl. leicht vor-

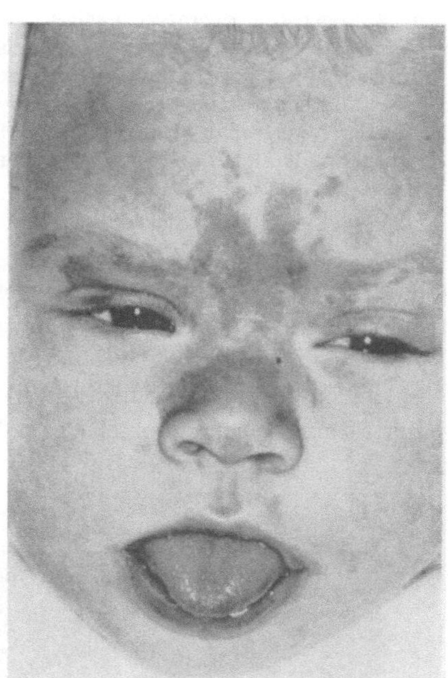

Abb. 335. Als „Myxödem“ verkannter Säugling mit EMG-Syndrom. Konnatale und anhaltende Makrosomie; accelerierte Knochenkernreifung; tadellose psychomotorische Entwicklung. Normaler Panniculus adiposus. Ausgedehnter Naevus teleangiectaticus des Mittelgesichts

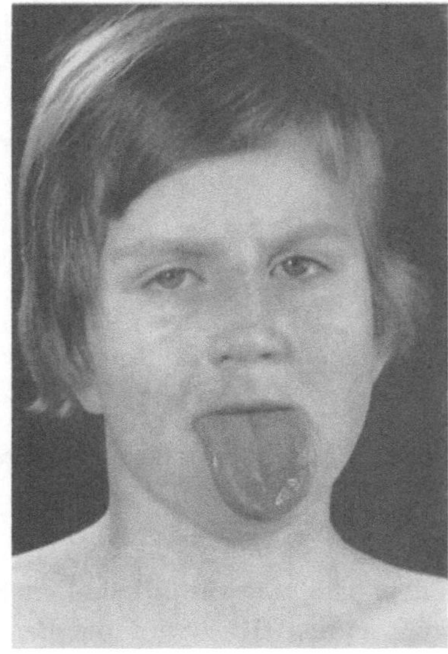

Abb. 336. 6jähriges Mädchen mit EMG-Syndrom (Geschwister des Kindes von Abb. 334; Nabelschnurbruch am 2. Lebenstag operativ beseitigt.) Ausgeprägter postnataler somatischer Gigantismus mit stark beschleunigter Skeletreifung. Relativ kleiner Hirnschädel. Normale Fettpolster. Vorstehendes Abdomen. Clitoris-Hypertrophie. Nachfolgend Entwicklung von Hyperlipidämie, Prädiabetes. Altersgemäßer geistiger Status

stehende („Frosch"-)Augäpfel mit Weichteilfaltungen unterhalb der Augen; plump-fleischige Ohrläppchen, beid- oder einseitig und ventral oder dorsal mit merkwürdigen linearen oder punktförmigen Eindellungen (Abb. 337); Makrostomie, Progenie, offener Biß u.a.m. Die Kinder mit EMG-Syndrom können, auch noch im späteren Alter, eine *familienhafte Ähnlichkeit* aufweisen. Der Hirnschädelumfang kann relativ klein sein, das Hinterhaupt sich stark auswölben. Zwei Patientinnen von WIEDEMANN zeigten leichte Pterygia colli. Auf röntgenologische Zwerchfellanomalien im Sinne von Buckel-, auch Hernienbildungen ist wiederholt hingewiesen worden. — Da selbstverständlich jedes der Zeichen wie Exomphalos, Makroglossie, Gigantismus, einzeln oder in Kombination mit sonstigen Symptomen, auch auf anderer Grundlage vorkommt, kann der Nachweis einer Mehrzahl der obengenannten „Begleitanomalien" somit in einem fraglichen Fall von EMG-Syndrom diagnostisch von außerordentlichem Wert sein. — Es sei noch erwähnt, daß das subcutane Fettgewebe beim EMG-Syndrom ausgesprochen gut entwickelt sein kann, daß die Kinder einen reichlichen Ernährungszustand bieten können. Muskelhypertrophien kommen vor.

Verlaufsmäßig mündet der zeitweilige Gigantismus (mit passagerer Knochen- und Gebiß-Entwicklungsbeschleunigung) letztlich in eine etwa normale Endlänge. Die Makroglossie pflegt im Laufe der Zeit weniger auffällig zu werden. Für die Genitalhypertrophie mag dasselbe gelten. Normaler Pubertätseintritt. Die geistige Entwicklung der Kinder ist in der Regel normal. — Mit dem Auftreten von Hyperlipidämie und *Prädiabetes* etwa während des Schulalters sollte der Arzt vorsichtshalber

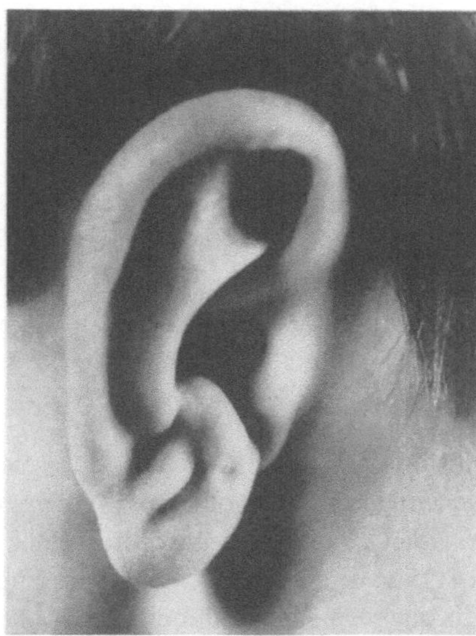

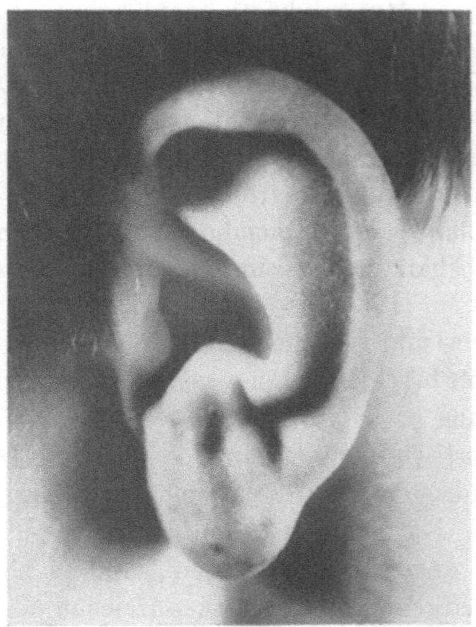

Abb. 337. Charakteristische Ohrläppchenanomalie beim EMG-Syndrom (9jähriges Mädchen)

rechnen und eine regelmäßige diesbezügliche wie auch weitergehende ärztliche Kontrolle, Überwachung und Führung der Kinder sollte angestrebt werden.

Dieser Beitrag wurde Ende 1969 abgeschlossen.

Literatur

AARSETH, S.: Zit. SENIOR und GELLIS.

ASTARABADI, T.: Failure of the purified growth hormone to restore the size of the kidneys in hypophysectomized rats. Nature (Lond.) **192**, 270 (1961).

BAMATTER, F.: Leprechaunisme. Ann. paediat. (Basel) **192**, 241 (1959).

BARRAQUER FERRÉ, L.: Pathogenesis of progressive cephalothoracic lipodystrophy. J. nerv. ment. Dis. **109**, 113 (1949).

BECKWITH, J. B., WANG, C., DONNELL, G. N., GWIN, J. L.: Hyperplastic fetal visceromegaly with macroglossia, omphalocele, cytomegaly of the adrenal fetal cortex, postnatal somatic gigantism and other abnormalities: A newly recognized syndrome. Abstract, read by title, at Annual Meeting of American Pediatric Society, Seattle, Washington, June 16—18, 1964.

BERARDINELLI, W.: Un undiagnosed endocrinometabolic syndrome. J. clin. Endocr. **14**, 193 (1954).

BRUBAKER, M. M., LEVAN, N. E., COLLIPP, P. J.: Acanthosis nigricans and congenital total lipodystrophy. Arch. Derm. **91**, 320 (1965).

BRUCK, F.: Über einen Fall von congenitaler Makroglossie, combiniert mit allgemeiner wahrer Muskelhypertrophie und Idiotie. Dtsch. med. Wschr. **15**, 229 (1889).

BUCHANAN, D.: A case for diagnosis. Pediatrics **18**, 1013 (1956).

CANLORBE, P., ALLAIRE, Y., LELONG, M.: Le leprechaunism. Nouvelle observation et revue de la littérature. Sem. Hôp. Paris (Ann. Pédiat.) **44**, 1074 (1968).

COMBS, J. T., GRUNT, J. A., BRANDT, J. K.: New syndrome of neonatal hypoglycemia. Association with visceromegaly, macroglossia, microcephaly and abnormal umbilicus. New Engl. J. Med. **275**, 236 (1966).

CORNER, B. D.: Lipoatrophic diabetes. Arch. Dis. Childh. **27**, 300 (1952).

CRAIG, J. W., MILLER, M.: Lipoatrophic diabetes. In WILLIAMS, R. H., editor, Diabetes, p. 700. New York: Paul B. Hoeber, Inc. 1960.

— — Zit. SENIOR u. GELLIS.

DEKABAN, A.: Metabolic and chromosomal studies in leprechaunism. Arch. Dis. Childh. **40**, 632 (1965).

DODS, L.: Diencephalic syndrome of early infancy. Med. J. Aust. **1967 I**, 222.

DONOHUE, W. L.: Clinicopathologic Conference at The Hospital for Sick Children — Dysendocrinism. J. Pediat. **32**, 739 (1948).

— UCHIDA, I.: Leprechaunism: A euphephism for a rare familial disorder. J. Pediat. **45**, 505 (1954).

EVANS, PH. R.: Leprechaunism. Arch. Dis. Childh. **30**, 479 (1955).

FARBER, S., VAWTER, G. F.: Clinical pathological conference. J. Pediat. **64**, 138 (1964).

FERGUSON-SMITH, M. A., HAMILTON, W., FERGUSON, I. C., ELLIS, P. M.: An abnormal metacentric chromosome in an infant with leprechaunism. Ann. Génét. **11**, 195 (1968).

GAMSTORP, J., KJELLMAN, B., PALMGREN, J.: Diencephalic syndromes of infancy. J. Pediat. **70**, 383 (1967).

GELLIS, S. S., GREEN, S., WALKER, D.: Chronic renal disease in children with lipodystrophy. Amer. J. Dis. Child. **96**, 605 (1958).

GOLD, R. H., STEINBACH, H. L.: Lipoatrophic diabetes mellitus (generalized lipodystrophy): Roentgen findings in two brothers with congenital disease. Amer. J. Roentgenol. **101**, 884 (1967).

GOLDSTEIN, R.: Congenitale Muskelhypertrophie. Ann. paediat. (Basel) **189**, 51 (1957).

HALL, B. E., SUNDERMAN, F. W., GITTINGS, J. C.: Congenital muscular hypertrophy. Amer. J. Dis. Child. **52**, 773 (1936).

HANSEN, A. E., MCQUARRIE, I.: Serum and tissue lipids in a peculiar type of generalized lipodystrophy (lipohistiodiaresis). Amer. J. Dis. Child. **60**, 754 (1940).

— — ZIEGLER, H. R.: Lipohistiodiaresis. J. Lancet **81**, 533 (1961).

HAVEL, R. J., BASSO, L. V., KANE, J. P.: Mobilization and storage of fat in congenital and late-onset forms of "total" lipodystrophy. J. clin. Invest. **46**, 1068 (1967).

HAWES, CH. R., JOHNSON, F. C., PALMER, H. D.: Progressive hypothalamic dysfunction. J. Pediat. **45**, 393 (1954).

HOOFT, C., BOEDTS, F., ACKER, K. VAN: Le syndrome de Wiedemann et Beckwith (omphalocèle-macroglossie-gigantisme). Ann. Pédiat. (Sem. Hôp. Paris) **45**, 49 (1969).

IGERSHEIMER, W. W.: Progressive lipodystrophy; etiologic aspects and report of a case. Amer. J. Dis. Child. **75**, 206 (1948).

IRVING, I. I.: Exomphalos with macroglossia: A study of eleven cases. J. Pediat. Surg. **2**, 499 (1967).

JEUNE, M., FREYCON, M.-TH., HERMIER, M., LAMIT, J., ABBOUD, N., BRUNAT, N.: Les néphorpathies dans la lipodystrophie progressive ou maladie de Barraquer-Simons. Sem. Hôp. Paris (Ann. Pédiat.) **41**, 2869 (1965).

JOLLIFF, J. W., CRAIG, J. W.: Lipoatrophic diabetes and mental illness in three siblings. Diabetes **16**, 708 (1967).

KÁLLÓ, A., LAKATOS, J., SZIJÁRTÓ, L.: Leprechaunism (Donohue's syndrome). J Pediat. **66**, 372 (1965).

LAJOUANINE, P., CANET, J., PESNEL, G., RENEKI-BARRE, M.-J.: Les néphropathies dans la lipodystrophie progressive. Sem. Hôp. Paris (Ann. Pédiat.) **44**, 33 (1968).

LANGE, C. DE: Congenital hypertrophy of the muscles, extrapyramidal motor disturbances and mental deficiency. Amer. J. Dis. Child. **48**, 243 (1934).

LANGHOF, H., ZABEL, R.: On lipodystrophia progressiva. Follow up study of the case published by A. SIMONS in 1911 for the first time in German literature. Arch. klin. exp. Derm. **210**, 313 (1960).

LAWRENCE, R. D.: Lipodystrophy and hepatomegaly with diabetes, lipaemia and other metabolic disturbances: A case throwing new light on the action of insulin. Lancet **1946 I**, 724, 773.

LEE, F. A., GWINN, J. L.: Four uncommon pediatric conditions associated with bilateral nephromegaly. Ann. Radiol. **12**, 285 (1969).

MAILLARD, E., FONTAINE, G.: Le syndrome de Wiedemann et Beckwith. Sem. Hôp. Paris **45**, 2281 (1969).

MARCUS, R.: Retinopathy, nephropathy and neuropathy in lipatrophic diabetes: case report and discussion. Diabetes **15**, 351 (1966).

MARIANI, R., UNAL, D., SPRIET, A., CARCASONNE, M., BERNARD, R.: Hypoglycémie du nouveau-né avec microcéphalie, macroglossie et mégalosplanchnie. Arch. franç. Pédiat. **25**, 964 (1968).

MARSHALL, R., HODES, H. L.: Congenital muscular hypertrophy with mental deficiency (de Lange's disease). J. Mt. Sinai Hosp. **22**, 119 (1955).

MENG, O. A., DECOURT, L., SOUZA, A. T. R. DE, ZUCATO, M.: Sindrome de Berardinelli. Pediat. prax. (S. Paulo) **28**, 159 (1957).

MIESCHER, G.: Zwei Fälle von congenitaler familiärer Akanthosis nigricans, kombiniert mit Diabetes mellitus. Derm. Z. **32**, 276 (1921).

MITCHELL, S. W.: Singular case of absence of adipose matter in upper half of the body. Amer. J. med. Sci. **90**, 105 (1885).

MIYAHARA, R., TSUTAMURA, C., SAGIHARA, M.: Case of generalized lipodystrophy. Hiroshima J. med. Sci. **14**, 31 (1965).

MURRAY, G.: Fat embolism and fat center. Amer. J. Surg. **100**, 676 (1960).

OPPERMANN, J.: Ein Beitrag zur Pathogenese und Therapie der progressiven Lipodystrophie. Z. Kinderheilk. **94**, 25 (1965)

PACHIOLI, R., OLIVI, O., GENOVA, R.: La lipodistrofia un guadro di paniperpituitarismo anteriore nell'infancia. Descrizione di un caso clinico. Minerva pediat. **18**, 1387 (1966).

PATTERSON, J. H., WATTKINS, W. L.: Leprechaunism in a male infant. J. Pediat. **60**, 730 (1962).

POLEY, J. R., STICKLER, G. B.: Progressive lipodystrophy. Amer. J. Dis. Child. **106**, 356 (1963).

REED, W. A., DEXTER, R., CORLEY, CH., FISH, C. H.: Congenital lipodystrophic diabetes with acanthosis nigricans. Arch. Derm. **91**, 326 (1965).

ROGERS, D. R.: Leprechaunism (Donohue's syndrome). Amer. J. clin. Path. **45**, 614 (1966).

RUSSELL, A.: A diencephalic syndrome of emaciation in infancy and childhood. Arch. Dis. Childh. **26**, 274 (1951).

RUVALCABA, R. H. A., SAMOLS, E., KELLEY, V. C.: Lipoatrophic diabetes. I. Studies concerning endocrine funktion and carbohydrate metabolism. Amer. J. Dis. Child. **109**, 279 (1965)

— KELLEY, V. C.: Lipoatrophic diabetes. II. Metabolic studies concerning the mechanism of lipemia. Amer. J. Dis. Child. **109**, 287 (1965).

SALMON, M. A., WEBB, J. N.: Dystrophic changes associated with leprechaunism in a male infant. Arch. Dis. Childh. **38**, 530 (1963).

SAMAAN, N., CRAIG, J. W.: Serum insulin and growth hormone in lipoatrophic diabetes. Metabolism **18**, 460 (1969).

SCHWARTZ, R., SCHAFER, J. A., RENOLD, A. E.: Generalized lipoatrophy, hepatic cirrhosis, disturbed carbohydrate metabolism and accelerated growth (lipoatrophic diabetes). J. Amer. med. Ass. **28**, 973 (1960).

SEIP, M.: Lipodystrophy and gigantism with associated endocrine manifestations: A new diencephalic syndrome? Acta paediat. scand. **48**, 555 (1959).

— TRYGSTAD, O.: Generalized lipodystrophy. Arch. Dis. Childh. **38**, 447 (1963).

SEKIYA, S.: Persönl. Mitteilung an WIEDEMANN (1969).

SENIOR, B.: Lipodystrophic muscular hypertrophy. Arch. Dis. Childh. **36**, 426 (1961).

— GELLIS, S. S.: The syndromes of total lipodystrophy and of partial lipodystrophy. Pediatrics **33**, 593 (1964).

SIMONS, A.: Eine seltene Trophoneurose („Lipodystrophia progressiva“). Z. ges. Neurol. Psychiat. **5**, 633 (1911).

SUMMIT, R.-L., FAVARA, B. E.: Leprechaunism (Donohue's syndrome): A case report. J. Pediat. **74**, 601 (1969).

TAYLOR, W. B., HONEYCUTT, W. M.: Progressive lipodystrophy and lipoatrophic diabetes. Arch. Derm. **84**, 81 (1961).

TORIKAI, T., FUKUCHI, S., SASAKI, CH., ISHIGAKI, J., ISAWA, K., SUZUKI, A., NAMIKI, T., HASHIMOTO, N., HASHIMOTO, S.: Two sibling cases with lipoatrophic diabetes. Endocr. jap. **12**, 197 (1965).

VIGNOLA, G., FREGONESE, B., MORI, P. G.: Sulla sindrome di Wiedemann e Beckwith. Minerva pediat. **21**, 1507 (1969).

WARIN, R. P., INGRAM, J. T.: Progressive lipodystrophy. Lancet **1950 II**, 55.

WARKEN, E., GOEBEL, H.: Ein Fall von Exomphalos-Makroglossie-Gigantismus. Z. Kinderheilk. **107**, 238 (1969).

WESENBERG, R. L., GWINN, J. L., BARNES, G. R., JR.: The roentgenographic findings in total lipodystrophy. Amer. J. Roentgenol. **103**, 154 (1968).

WIEDEMANN, H.-R.: Complexe malformatif familial avec hernie ombilicale et macroglossie — un syndrome nouveau? J. Génét. hum. **13**, 223 (1964).

— EMG syndrome and carbohydrate metabolism. Lancet **1968 II**, 104.

— Über ein neues Syndrom mit Hypoglykämie. Mschr. Kinderheilk. **117**, 239 (1969).

— Das EMG-Syndrom: Exomphalos, Makroglossie, Gigantismus und Kohlenhydratstoffwechselstörung. Z. Kinderheilk. **105**, 171 (1969).

— SPRANGER, J., MOGHAREI, M., KÜBLER, W., TOLKSDORF, M., BONTEMPS, M., DRESCHER, J., GUNSCHERA, H.: Über das Syndrom Exomphalos-Makroglossie-Gigantismus, über generalisierte Muskelhypertrophie, progressive Lipodystrophie und Miescher-Syndrom im Sinne diencephaler Syndrome. Z. Kinderheilk. **102**, 1 (1968).

— Über einige progeroide Krankheitsbilder und deren diagnost. Einordnung. Z. Kinderhk. **107**, 97 (1969).

WITZGALL, H.: Hyperlipämische Lipoatrophie: Ein klinischer Beitrag zur Regulation des Fettstoffwechsels. Ärztl. Wschr. **12**, 1093 (1957).

— Zit. SEIP u. TRYGSTAD.

ZELLWEGER, H., BELL, W. E.: Congenital muscular hypertrophy. Neurology (Minneap.) **9**, 160 (1959).

ZIEGLER, L. H.: Lipodystrophics: Report of seven cases. Brain **51**, 147 (1928).

Sonstige Syndrome

H.-J. Rohwedder, Kiel

Van Bogaert-Hozay-Syndrom

Hozay und van Bogaert beschrieben 1953 zwei Beobachtungen einer meso-ektodermalen, als recessiv-erblich vermuteten „Dysplasie" bei Geschwistern. In der Aszendenz war eine Blutsverwandtschaft nachweisbar. Der Stammbaum ließ eine Häufung von „Neurosen" und zwei Fälle nicht näher definierter somatischer Mißbildungen sowie eines geistigen Entwicklungsrückstandes erkennen.

Ätiopathogenese. Die Autoren glaubten aus dem Fehlen von trophischen Ulcerationen und Sequestrierungen schließen zu können, daß die acrale Dystrophie mit facialer Dysmorphie nicht alleinige Folge von Durchblutungsstörungen sei. Sie haben eine „globale somatische Störung" auf erblicher Basis angenommen. Detaillierte Untersuchungen sind nicht durchgeführt worden und pathologisch-anatomische Befunde liegen nicht vor.

Das **klinische Bild** war bei den Patienten gekennzeichnet durch eine nach dem 3. Lebensjahr einsetzende Hemmung des acralen Wachstums, so daß die Extremitäten der zum Zeitpunkt der Beschreibung 27 bzw. 28 Jahre alten Geschwister „den Aspekt von kindlichen Gliedmaßen boten". Es handelte sich offenbar nicht nur um ein Zurückbleiben im Größenwachstum der peripheren Gliedmaßenanteile, sondern auch oder vorzugsweise um eine nachträgliche Reduktion von bereits entwickeltem Gewebe, wie die Fältelung der zu groß wirkenden Haut an den Händen vermuten läßt. Die Reduktion des Volumens betraf vor allem die unteren Drittel der Gliedmaßen, die proximalen Anteile hatten fast normale Maße (Abb. 339). Trophische Störungen der Acren äußerten sich in einer Hautatrophie mit Zonen von Hyperkeratose und Cyanose sowie Pachydermien. Die Fingernägel waren unauf-

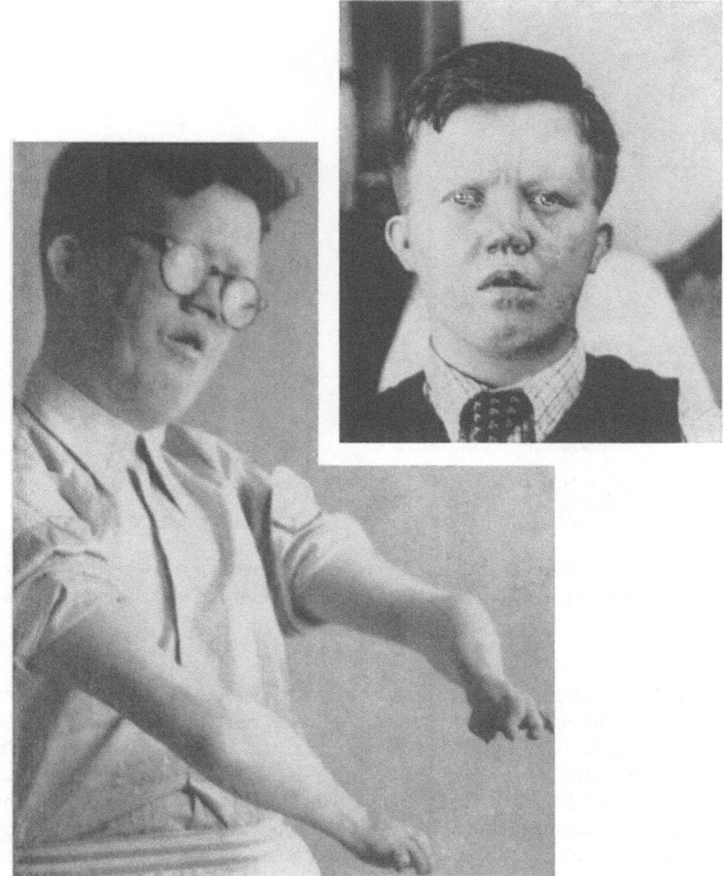

Abb. 338. Auffällige Facies des männlichen Patienten von Hozay mit den vollen Wangen. Der linke Teil der Abbildung läßt die Verkürzung der Extremitäten, besonders der Unterarme und der Phalangen, erkennen

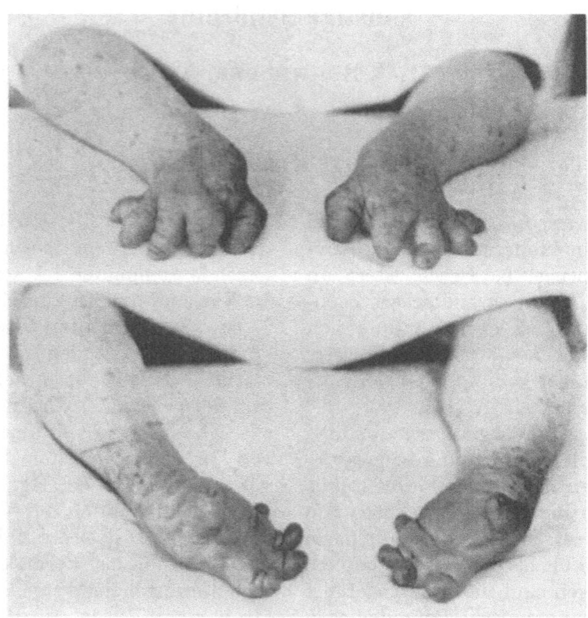

Abb. 339. Auffällige Verkürzung der Phalangen. Es sind deutlich pachydermische und cyanotische Hautbezirke zu erkennen. (Nach HOZAY)

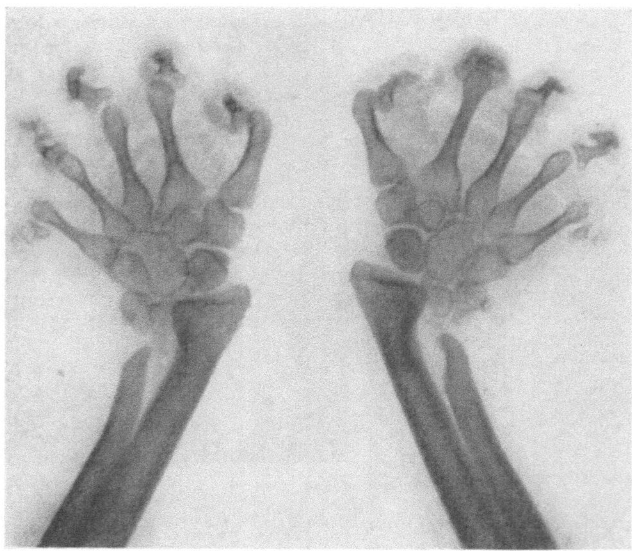

Abb. 340. Verkürzung der Ulna, Osteoporose der Carpalia und insbesondere hochgradige osteolytische Reduzierung und Verkürzung sowie krallenförmige Deformierung der Finger. (Nach HOZAY)

fällig, die Zehennägel z.T. nur rudimentär angelegt. Trophische Ulcerationen fehlten. Parallel zum Schwund des Gewebes waren Durchblutungsstörungen mit Abschwächungen der peripheren Pulse erkennbar. Sensibilitätsausfälle bestanden nicht, der neurologische Status war vielmehr insgesamt normal.

Die Abweichungen an den Extremitäten waren begleitet von einer Gesichtsdysplasie: Breite, platte Nasenwurzel, verbreiterte Jochbögen, „dickliche Wangen", Mikrognathie, deformierte Ohren mit angewachsenen Ohrläppchen, abnorme Zahnstellung, Hypoplasie der Augen und Augenbrauen sowie mangelnder Bartwuchs. Die Augen zeigten eine Myopie und einen Astigmatismus (Abb. 338 zeigt den Aspekt). An den inneren Organen wurde klinisch kein zusätzlicher pathologischer Befund erhoben. Die geistige Entwicklung entsprach bei dem männlichen Probanden einer mäßigen Debilität, während die Schwester befriedigende Schulleistungen gezeigt haben soll.

Röntgenbefunde. Am Skelet war eine allgemeine Entkalkung der Füße auffällig. Es bestand eine Osteolyse der Metatarsi und ein Abbau der Phalangen.

An den Armen setzte die „Hypoplasie“ unterhalb der Ellenbogen ein. Carpi und Metacarpi waren in symmetrischer Weise stark verändert, die handgelenksnahen Ulnaabschnitte fehlten (Abb. 340). Die distalen Phalangen zeigten die stärkste Osteolyse. Die Gelenke waren normal angelegt. Sequestrierungen oder Cystenbildungen waren nicht nachweisbar.

Differentialdiagnose. Die Autoren hielten die Abgrenzung der von ihnen erstmals beschriebenen „familiären, akro-osteolytischen Dystrophie“ von anderen Formen der Akromikrie und der mikromelen Reduktion für berechtigt, weil bei diesen Formen endokrine Störungen mit Minderwuchs des ganzen Körpers eine auslösende Rolle spielen sollen. Differentialdiagnostisch wird man andere kryptogenetische progressive Osteolysen, in erster Linie die Françoissche Krankheit abtrennen müssen. Da bei der letzteren Xanthome der Haut sowie Hornhauttrübungen obligate Symptome darstellen, dürfte die Abgrenzung nicht schwierig sein. Weiterhin sind differentialdiagnostisch die Marie-Lérische Krankheit (Arthritis mutilans) sowie die von HARNARSCH beschriebene Akroosteolyse auszuschließen.

Eine wirksame Behandlung ist nicht bekannt.

Literatur

BOGAERT, VAN L.: Essai de classement et d'interprétation de quelques acro-ostéolyses mutilantes et non mutilantes actuellement connues. Acta neurol. belg. **53**, 90 (1953).

FRANÇOIS, J.: Dystrophie dermo-chondro-cornéenne familiale. Ann. Oculist. (Paris) **182**, 409 (1949).

HARNASCH, H.: Die Akroosteolysis, ein neues Krankheitsbild. Fortschr. Röntgenstr. **72**, 350 (1949/50).

HOZAY, H.: Sur une dystrophie familiale particulière. Inhibition précoce de la croissance et ostéolyse non mutilante acrale avec dysmorphie faciale. Rev. neurol. **89**, 245 (1953).

MARIE, P., LÉRI, A.: Deux variétés assez fréquentes de déformations rhumatismales séniles du pouce: La nodosité du pouce, le pouce en Z. Bull. Soc. méd. Hôp. Paris **36**, 104 (1913).

WIEDEMANN, H.-R.: Zur Françoisschen Krankheit. Ärztl. Wschr. **13**, 905 (1958).

— HANSEN, H. G.: Kryptogenetische progressive Osteolysen. In: Handbuch der Kinderheilkunde, hrsg. von H. OPITZ u. F. SCHMID, Bd. VI, S. 213. Berlin-Heidelberg-New York: Springer 1967.

Freeman-Sheldon-Syndrom. Cranio-carpo-tarsal-Dystrophie

FREEMAN und SHELDON beschrieben 1938 zwei Patienten mit einer eigenartigen Kombination von multiplen Abartungen, die bereits durch ihre sehr ähnliche, typische Facies auffielen. Wegen der Beteiligung des Kopfes und der Hände und Füße prägten die Autoren die Bezeichnung „Cranio-carpo-tarsal-Dystrophie“. Zweifellos wird man der Auffassung ULLRICHs zustimmen müssen, daß das Freeman-Sheldon-Syndrom in der Gruppe der multiplen Abartungen eine Sonderstellung einnimmt, da es mit keinem der anderen Symptomenkomplexe eine größere Ähnlichkeit besitzt.

Häufigkeit. In dem zur Verfügung stehenden Schrifttum wurden bisher nur je ein weiterer Fall von OTTO, RADEMACHER, KÜLZ und von RINTALA gefunden, so daß es sich offenbar um ein sehr selten vorkommendes Syndrom handelt.

Ätiologie. Die Ätiologie des Fehlbildungskomplexes ist nicht bekannt. Die Eltern der bisher beschriebenen Fälle wiesen keine Blutsverwandtschaft auf. Ein Anhalt für eine Endogenese des Syndroms hat sich nicht ergeben. Auffällig erscheint die Tatsache, daß es sich immer um die ersten Kinder handelte und daß die Patienten, mit Ausnahme des von RINTALA beobachteten Falles, durch ein niedriges Geburtsgewicht gekennzeichnet waren. OTTO und RADEMACHER stellen für die Ätiologie eine hypoxämische Keimschädigung zur Diskussion. Die Mutter des von KÜLZ beobachteten Patienten litt zwar an einem Vitium cordis (offener Ductus Botalli), jedoch ohne Cyanose, so daß eine Hypoxie des Feten daraus kaum abgeleitet werden kann. Man wird lediglich annehmen dürfen, daß die Gesichtsfehlbildungen in der gleichen Entwicklungsphase wie die Gliedmaßenanomalien zustande gekommen sind. RINTALA glaubt die Störung in die 6.—7. Embryonalwoche determinieren zu können.

Das **klinische Bild** ist durch die folgenden Abartungen gekennzeichnet:

Die typische Facies zeigt eine flache Gesichtsebene, eine kleine Nase, einen Hypertelorismus mit relativ tief liegenden Augen. Die Verkleinerung des Mundes wird durch ein sehr langes Philtrum und durch die auffallend vollen Wangen mit mimischer Starre der Gesichtsmuskulatur betont. Der mediale Augenwinkel ist durch einen Epicanthus deformiert. Bei dem einen von FREEMAN und SHELDON abgebildeten Fall (Abb. 341) sowie dem Patienten von RINTALA bestand ein Strabismus. Der

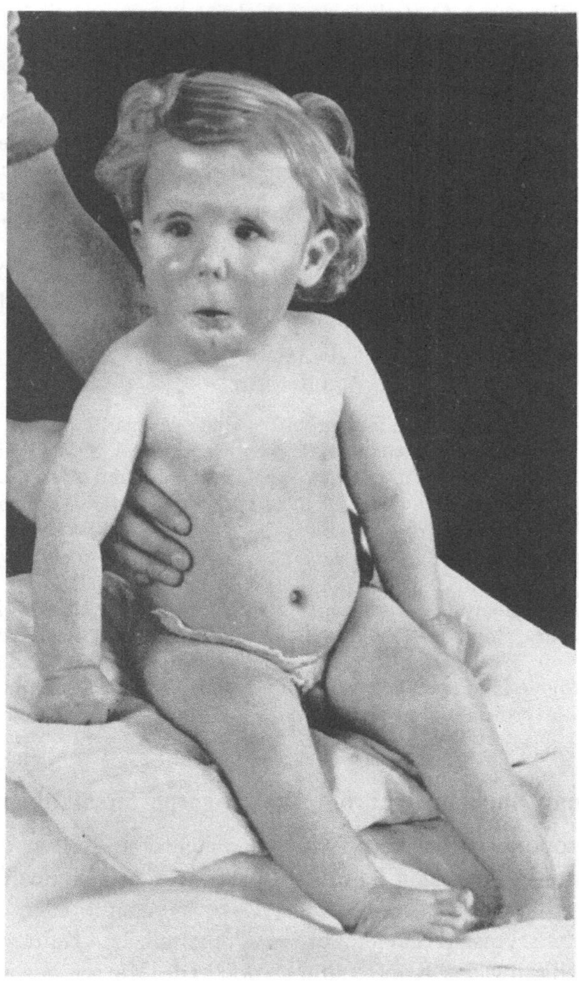

Abb. 341. *Cranio-capro-tarsal-Dystrophie* (nach FREEMAN-SHELDON). Kleine, tiefliegende Augen mit breitem Abstand der inneren Lidwinkel; „querverlaufende, weiche Schwellung" oberhalb der Augenbrauen. Kleine Nase und kleiner Mund mit hohem Philtrum. Kleines Kinn mit Grübchenbildung. Ulnare Deviation der Hände und Klumpfußstellung. An der Vorlarseite der ersten Phalangen eine „beträchtliche hornige Verdickung der Haut und des Unterhautzellgewebes"

von OTTO mitgeteilte Patient besaß eine antimongoloide Stellung der Lidachsen. Ein Proband von FREEMAN und SHELDON wies einen hohen Gaumen auf. KÜLZ sah bei seinem Patienten narbige Einziehungen im Bereich des Kinns, unter denen der Unterkiefer paramediane Spaltbildungen zeigte. Ähnliche Furchen, aber ohne Spaltbildung, zeigte der Patient von RINTALA (Abb. 342).

Die Haut ließ bei den Patienten eine volle, glänzende, fette Beschaffenheit erkennen. Ein Fall von FREEMAN und SHELDON zeigte subcutane Schwellungen an der Stirn und am Hinterhaupt. Beide Patienten dieser Autoren wiesen eine hornige Verdickung von Cutis und Subcutis an der Innenseite der Daumen auf.

An den Extremitäten fanden die Erstbeschreiber des Syndroms eine ulnare Deviation der Hände. In dem von OTTO beobachteten Fall waren neben der ulnaren Abweichung der Hände Fingerkontrakturen vorhanden, die der Autor überdies auch auf der von FREEMAN und SHELDON wiedergegebenen Abbildung bei einem ihrer Patienten zu erkennen glaubt. An den Füßen wurden verschiedene Deformierungen gefunden: Klumpfuß- und Spitzfußstellung (FREEMAN und SHELDON, RINTALA), Knick-Hackenfuß (OTTO). KÜLZ beschrieb bei seinem Patienten Kontrakturen der Hüftgelenke mit Behinderung der Abduktion.

An den inneren Organen waren keine krankhaften Veränderungen nachweisbar.

Die geistige Entwicklung der Kinder war normal.

Röntgen- und Laboratoriumsbefunde. Die Röntgenuntersuchung des Skeletsystems ergab eine steile vordere Schädelgrube (FREEMAN und SHELDON). In dem Fall OTTO bestand eine Spina bifida occulta von D_{11} und D_{12}, sonst keine weiteren Auffälligkeiten.

Der von RINTALA beobachtete Patient zeigte einen Rechtschenkelblock im EKG.

Die Papierchromatographie der Aminosäuren im Harn des von KÜLZ beobachteten Patienten ergab einen normalen Befund.

Die **Diagnose** ergibt sich aus der Kombination der typischen Gesichtsveränderungen mit Hypertelorismus, Epicanthus, flacher Gesichtsebene, kleiner Nase, langem Philtrum, Mikrostomie, senkrechten, medianen Furchen am Kinn und den Formabweichungen an den Händen und Füßen: Ulnare Deviation der Hände, Fingerkontrakturen, Klump-, Spitz- oder Knickhackenfuß.

Differentialdiagnostisch wird man die „Arthrogryposis multiplex congenita" in Betracht ziehen müssen. Eine größere Ähnlichkeit mit anderen bekannten „Komplexen multipler Abartungen" besteht nicht, so daß bei Kenntnis dieses „Syndroms" die Einordnung von Fällen keine Schwierigkeiten bereiten sollte.

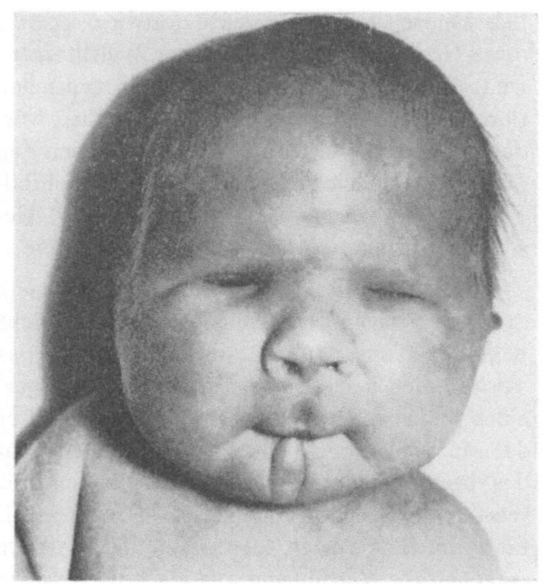

Abb. 342

Der **Verlauf** ist in den mitgeteilten Fällen hinsichtlich der geistigen Entwicklung z. T. günstig gewesen. Die Bewegungseinschränkung der Hände und Finger waren jedoch durch die orthopädische Behandlung nur wenig zu beeinflussen. Ein Patient (RINTALA) verstarb an einer kardialen Synkope.

Literatur

FREEMAN, E. A., SHELDON, J. H.: Cranio-carpo-tarsal dystrophy. An undescribed congenital malformation. Arch. Dis. Childh. **13**, 277 (1938).

KHLZ, J.: Das Freeman-Sheldon-Syndrom. Med. Bild **4**, 79 (1961).

OTTO, F. G. M.: Die cranio-carpo-tarsal-dystrophie (FREEMAN-SHELDON). Z. Kinderheilk. **73**, 240 (1953).

OTTO, F. G. M., RADEMACHER, M.: Wissenschaftl. Ausstellung, 59. Tagg Dtsch. Ges. Kinderheilk., Kassel, 1960.

RINTALA, A. E.: FREEMAN-SHELDON's syndrome. Cranio-carpo-tarsal dystrophy. Acta paediat. scand. **57**, 553 (1968).

Cornelia de Lange-Syndrom. Typus degenerativus amstelodamensis

1933 beschrieb CORNELIA DE LANGE zwei Patienten mit multiplen Abartungen, die einander wie Geschwister ähnelten, ohne jedoch verwandt zu sein. Da eine Zuordnung dieses Anomaliekomplexes zu bereits bekannten Syndromen „degenerativer Abartungen" nicht möglich war und die Ätiologie nicht geklärt werden konnte, bezeichnete CORNELIA DE LANGE das Syndrom nach dem Ort der Erstbeschreibung als „Typus degenerativus amstelodamensis".

Begriffsdefinition. Als wesentliche Merkmale nannte die Erstbeschreiberin: Untergewicht bei der Geburt trotz normaler Schwangerschaftsdauer, Brachycephalie, zusammengewachsene Augenbrauen (Synophrys), vermehrte Lanugobehaarung an Kopf, Rücken und Armen, kleine Nase, auffallend tiefsitzende Ohren, kleine Hände und Füße mit proximal verschobenem Ansatz des Daumens, Syndaktylie der Zehen. Deutliche Retardierung der statischen und geistigen Entwicklung.

Häufigkeit. Ältere Mitteilungen ähnlicher Merkmalskombinationen lassen sich infolge zum Teil unvollständiger Beschreibungen nicht sicher diesem „Syndrom" zuordnen. Wahrscheinlich gehört jedoch eine Beobachtung von BRACHMANN (1916), bei der der Patient zusätzlich beidseitige Ulnadefekte aufwies, mit in diese Gruppe. Bisher sind in der Weltliteratur weit über 100 sichere Fälle eines typischen Cornelia de Lange-Syndroms beschrieben worden. Zum Teil weisen die Patienten neben den „klassischen Zeichen" noch weitere Fehlbildungen auf. Eine geographische oder Geschlechtsdisposition läßt sich nicht ableiten.

Ätiologie. Die Ätiologie und Pathogenese des eigenartigen Syndroms sind bisher nicht bekannt. Konsanguinität der Eltern und das Vorkommen bei Geschwistern sind bisher vereinzelt nachweisbar. Ein besonders hohes Alter der Mutter bei der Geburt des befallenen Kindes besteht nicht. BUGE et al. glauben mit recessivem Erbgang und variabler Expressivität rechnen zu dürfen. LAURENCE und ISHMAEL sprechen die Vermutung aus, daß die Ursache in der Mutation eines Gens mit Dominanz zu suchen sei. Auch LENZ hält eine recessive Erblichkeit für unwahrscheinlich, die Neuentstehung jedes Falles durch Mutation eines Gens mit Dominanz jedoch für möglich. OPITZ et al. halten jedoch, wie BUGE, einen recessiven Erbgang für wahrscheinlicher. Da bisher nur einer der beobachteten Patienten das geschlechtsreife Alter erreicht hat, ist eine Klärung der Erbbedingtheit bisher nicht erfolgt (JERVIS u. STIMSON, 1963). Für eine Chromosomenaberration haben die bisherigen Untersuchungen keinen sicheren Anhalt ergeben (LAURENCE und ISHMAEL, PTACEK et al.). Ausnahmen bilden die Fälle von GEUDEKE et al. (Ulnadefekte an beiden Armen, die Autoren glauben hier eine reziproke Translokation 5/22 nachgewiesen zu haben) sowie von DODGE, der ein „Extrachromatinfragment" in 25% der untersuchten Zellen fand. Weitere Untersuchungen des Chromosomensatzes, auch bei Patienten mit Cornelia de Lange-Syndrom und stärkeren Fehlbildungen der Extremitäten an über 100 Patienten, haben ergeben, daß keine gesetzmäßigen numerischen oder strukturellen chromosomalen Aberrationen nachzuweisen sind.

Für eine embryopathische, durch eine exogene Noxe ausgelöste Genese hat sich kein Anhalt ergeben.

BJÖRKLÖF und BRUNDELET diskutieren den Zusammenhang zwischen dem Cornelia de Lange-Syndrom und einer pluriglandulären Insuffizienz als Folge einer Cyste der Rathkeschen Tasche.

Pathoanatomie. Pathologisch-anatomische Befunde liegen nur von wenigen Fällen vor. DE LANGE hebt das niedrige Hirngewicht und die geringe Anzahl von vergröberten Hirnwindungen hervor. Sie nimmt Zeichen einer Demyelinisierung an. Im übrigen beschreibt sie ein abnorm bewegliches Duodenum und Colon ascendens et descendens. RICHTER nennt lediglich „die Zeichen des Cornelia de Lange-Syndroms" neben Pneumonie, Herzfehler (subaortaler Septumdefekt, offener Ductus Botalli und offenes Foramen ovale) und Blutungen in Leber, Nieren, Nebennieren und Blasenschleimhaut. PTACEK et al. erwähnen summarisch eine „starke Entwicklungsverzögerung der großen Organe mit Ausnahme der Leber, am deutlichsten in Gehirn und Nieren". Weiterhin wird ein Mangel an Myelin betont. — SCHLESINGER et al. teilen ausführliche Befunde mit: Auffällige Kleinheit des Gehirns in beiden Fällen; niedrige Hirnwindungen und weite intergyrale Sulci. Corticale Atrophie in einem Fall kombiniert mit diffuser Gliose, im zweiten Fall mit leichter Myelindegeneration. Starke Verminderung der basophilen Zellen in der Hypophyse; dementsprechend geringe Kolloidbildungen sowie niedrige cuboide Zellen in der Schilddrüse; kleine, dünne Nebennieren. Kleine, unvollständige descendierte Testes. Inselzellen im Pankreas normal. Bei einem Patienten abnorme Einmündung der großen Venen in einen persistierenden Coronarsinus des rechten Vorhofs mit konsekutiver zentraler Leberläppchennekrose. Corticale Nephrocalcinose. Malrotation des Darmes, Duodenalstenose und Duplikatur des Colon mit blinder Endigung. — Auch BJÖRKLÖF und BRUNDELET haben ein ausführliches Sektionsprotokoll wiedergegeben: Bemerkenswert ist die weiter oben bereits erwähnte Cyste der Hypophyse und eine Hypoplasie der endokrinen Drüsen. Die histologische Untersuchung des Gehirns ergab keine groben Abweichungen. Das Ausmaß der Myelinisierung war bemerkenswerterweise bis auf die subcorticalen Fasern des Temporallappens normal. Der histologische Befund am Cerebellum entsprach bei dem 7 Monate alt gewordenen Patienten dem eines 5—6 Monate alten Kindes. (Die Langerhansschen Inseln des Pankreas zeigten eine adenomatöse Hyperplasie.)

Das **klinische Bild.** Trotz normaler Schwangerschaftsdauer besteht bei Geburt durchweg eine Untergewichtigkeit. Der Kopf ist im Sinne einer Brachycephalie verformt mit Abflachung des Hinterhauptes. Hypoplasie des Unterkiefers. Relativ tiefsitzende Ohren. Auffallend bläuliche Verfärbung der Haut, besonders an den Schläfen und an der Stirn infolge durchschimmernder, erweiterter Hautvenen. Stark ausgeprägte und zusammengewachsene Augenbrauen, lange Augenwimpern (z. T. in mehreren Reihen angeordnet). Vermehrte Lanugobehaarung, besonders auf der Stirn, am Rücken und an den Armen. Kurze kleine Nase mit tiefliegendem Nasensattel und nach vorn oben offenen Nasenlöchern. Abnorm langes Philtrum (Abb. 343 und 344). Kurzer Hals. Auffallend

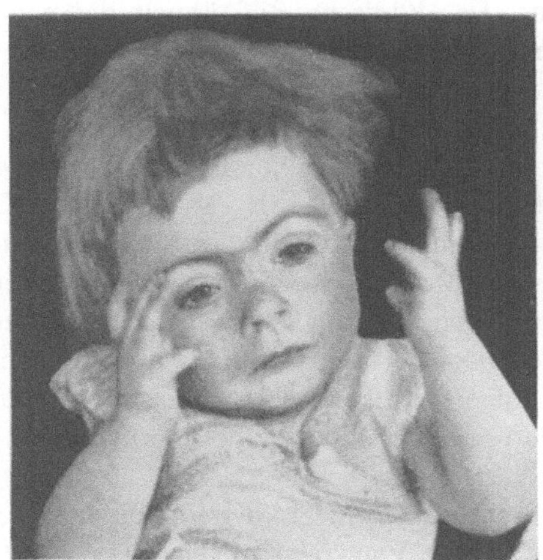

Abb. 343

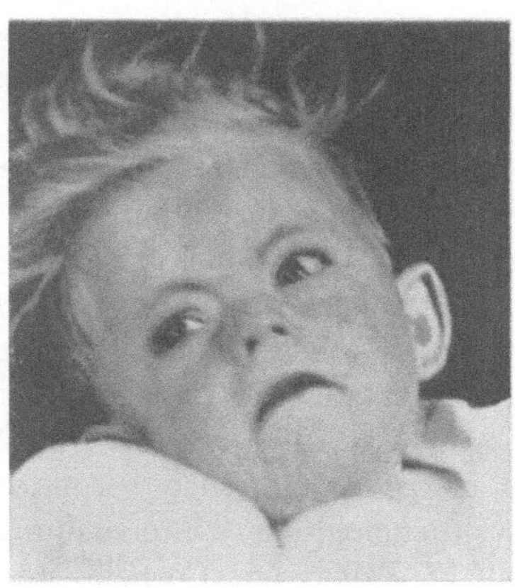

Abb. 344

Abb. 343 u. 344. Zwei Fälle von *Typus Amstelodamensis*. Untermäßige, geistig rückständige Kinder. Dichte zusammengewachsene Augenbrauen und lange Wimpern; schräg nach außen abfallende Lidspalten, tiefstehende Ohrmuscheln, aufgestülpte, kleine Nase mit nach vorn gerichteten Nasenlöchern, hohe Oberlippe, kleines Kinn, kleine, fleischige, kurzfingrige Hände mit proximalwärts verschobenem Daumenansatz, Syndaktylie einzelner Zehen. Nach C. DE LANGE, 1933)

kleine Hände und Füße. Ansatz des Daumens nach proximal verschoben. Gelegentlich 4-Fingerfurche (Abb. 345). Hypoplasie der Hautfalten am Hypothenar. Distal verschobener palmarer Triradius. Häufig Verkürzung und Krümmung des 5. Fingers, Klinodaktylie und häutige Syndaktylie der 2. und 3. Zehen. Beugekontraktur des Ellenbogens, in dem von ZWEYMÜLLER beobachteten Fall durch eine Luxation des Radiusköpfchens bedingt (Abb. 346 u. 347). Konstant findet man eine starke Retardierung der geistigen und statischen Entwicklung.

Fehlbildungen der inneren Organe sind ebenfalls häufig beschrieben worden. Mehrfach wurden ein hoher Gaumen und auch Gaumenspalten beobachtet. Eine Hypoplasie des Genitale mit unvollständigem Descensus der Testes und Hypospadie wurde häufig beobachtet.

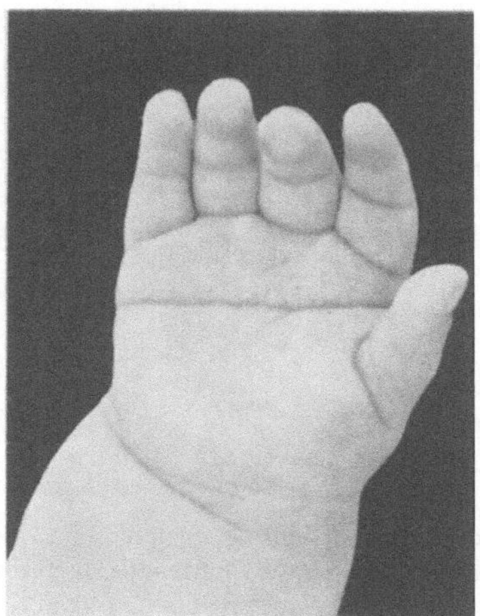

Abb. 345. Rechte Hand. Deutlich ausgeprägte Vierfingerfurche. Der Daumen erscheint nach proximal versetzt. (Nach ZWEYMÜLLER, 1957)

Von 39 auswertbaren Beobachtungen war in 16 Fällen ein Vitium cordis vorhanden, oder zumindest der Verdacht auf einen Herzfehler durch das Vorliegen systolischer Geräusche gegeben. Am häufigsten wurden Septumdefekte sowohl der Vorhöfe als auch der Kammern gefunden. Aber auch Anomalien der großen Gefäße, sowohl der arteriellen als auch der venösen, sind beschrieben worden. In zahlreichen Beobachtungen wird auf das mangelhafte Gedeihen der Kinder hingewiesen. Dieses findet zum Teil seine Erklärung in Anomalien und Fehlbildungen des Magen-Darmkanals. DE LANGE erwähnt bereits abnorme Beweglichkeit des Duodenum und des Colon. SCHLESINGER et al. nennen weiterhin eine Hiatushernie, Malrotation des Darmes, Duodenalstenose durch Bindegewebsstränge und eine blind endigende Duplikatur des Colon transversum.

Bemerkenswert ist die in den letzten Jahren wiederholt beschriebene Kombination eines Cornelia de Lange-Syndroms mit Ulnadefekten. Wenn man die Veröffentlichungen von BRACHMANN (1916) und von LAURENCE und ISHMAEL mitrechnen will, so beläuft sich die Zahl der in der mir zugängigen Literatur mitgeteilten

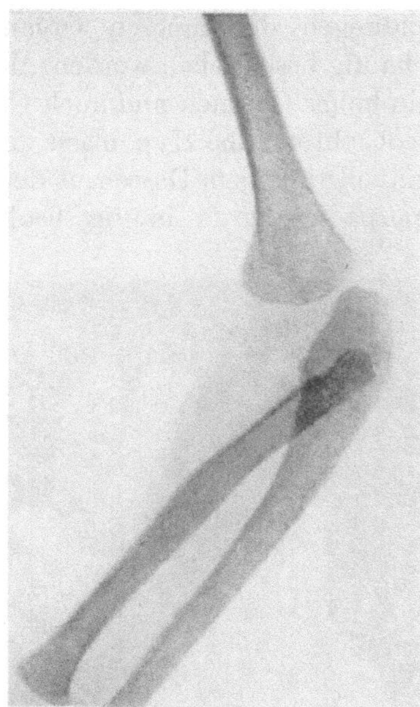

Abb. 346. Linkes Ellenbogengelenk. Es besteht eine Luxation des Radiusköpfchens nach dorsal. (Nach Zweymüller, 1957)

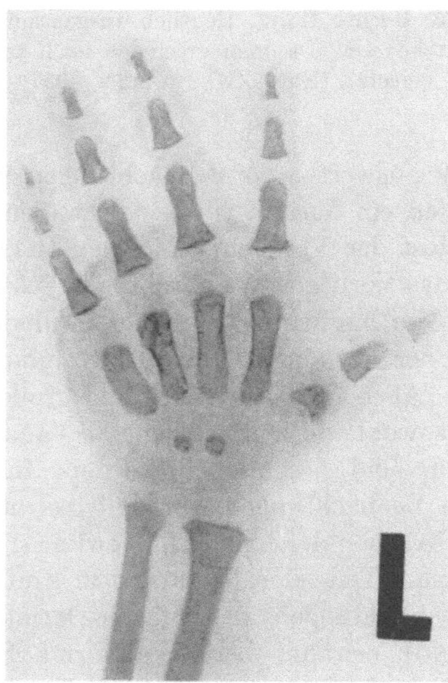

Abb. 347. Linke Hand. Dreieckige Deformierung des Metacarpale I mit atypischem Knochenkern an der Basis. Die Endphalange des 5. Fingers ist außerordentlich zart. (Nach Zweymüller, 1957)

schweren Extremitätenmißbildungen auf mindestens 17, d.h. in etwa 25—30% der Fälle ist mit Mikromelien zu rechnen. Stets handelt es sich bei den Aplasien um den ulnaren Strahl (Brachmann, de Bruijne, Richter, Geudeke, Ptacek, Gans und Thurston, Verger et al., Smithells sowie Aberfeld und Purfar). Das klinische Bild ähnelt dabei naturgemäß stark den Veränderungen, wie sie Weyers beim „Oligodaktyliesyndrom" beschrieben hat. Diese Defektbildungen an den oberen Extremitäten können als schwere Manifestation der sich als Mikromelie, Klinodaktylie und proximaler Ansatz des Daumens bereits abzeichnenden Entwicklungsstörung der oberen Gliedmaßen aufgefaßt werden. In einer Beobachtung von Kroth (1966), in der männliche Zwillinge betroffen waren, fanden sich bei den Kindern jeweils am linken Fuß 6 Zehen.

Röntgenbefunde. In den letzten Jahren sind eine Reihe von relativ typischen Röntgenbefunden beim Cornelia de Lange-Syndrom beschrieben worden. Buge, Schlesinger und Ptacek nennen ohne nähere Angaben eine Retardierung des Knochenwachstums, die besonders bei Säuglingen schon deutlich sein soll. Weiterhin wird eine Verkürzung und Deformierung des Metacarpale I erwähnt, die bereits von Zweymüller beschrieben worden ist. Diese ist für den scheinbar nach proximal verschobenen Ansatz des Daumens verantwortlich zu machen. Kurlander und De Myer sowie Lee und Kenny haben besonders sorgfältige röntgenologische Untersuchungen bei insgesamt 12 Fällen mit Cornelia de Lange-Syndrom mitgeteilt, die sich wie folgt zusammenfassen lassen: Die Mikrocephalie ist nur bei sehr starker Ausprägung röntgenologisch auffällig. Die Wirbelsäule zeigt keine gesetzmäßigen Veränderungen. Die Thorax-Aufnahmen lassen einen auffällig horizontalen Verlauf der Rippen erkennen und zeigen auf den seitlichen Aufnahmen häufig eine Verkürzung des Sternums. Becken und Hüften zeigen keine charakteristischen Veränderungen. Die röntgenologischen Veränderungen an den unteren Extremitäten sind nicht sehr auffällig. Die oberen Extremitäten zeigen hingegen die wichtigsten Veränderungen: Subluxation des Radius (wie bereits von Zweymüller beschrieben). Hypoplasien verschiedenen Ausmaßes des Metacarpale I und der Mittelphalanx des 5. Fingers. Wechselnd starke Verzögerung der Knochenkernentwicklung. Diese kontrastiert auffällig mit der beschleunigten Verknöcherung, die in einzelnen Fällen auf der Thoraxaufnahme am Sternum gefunden wurde.

Bei den Patienten mit Strahldefekten, über deren Zuordnung zum Cornelia de Lange-Syndrom man wohl trotz der kritischen Bedenken von Lenz nicht im Zweifel sein kann, zeigen sich, entsprechend dem Ausmaß der Mißbildungen, Ulnaaplasien und Fehlen der ulnaren Strahlen.

Pneumencephalographische Untersuchungen ergaben mehrfach Erweiterungen und Asymmetrien der Seitenventrikel sowie in einem Fall eine „Atrophie im fronto-parietalen Bereich" (Zweymüller). Einzelne Autoren halten die geschilderten Röntgenbefunde für so charakteristisch, daß man aufgrund ihres Vorliegens röntgenologisch bereits die Verdachtsdiagnose eines Cornelia de Lange-Syndroms stellen kann (Gerald und Umansky).

Laboratoriumsbefunde. Einheitliche, typische biochemische Befunde sind bisher nur von Hall et al. gefunden worden. Die Autoren berichteten über eine konstante Erhöhung der Galaktose 1-Phosphat-Uridyl-Transferase bei insgesamt 9 Patienten. Der Immunglobulingehalt im Serum wurde von Bartsocas et al. normal gefunden. Zweymüller, Schlesinger et al. sowie Ptacek et al. und Manios et al. sahen Hinweise auf eine Unterfunktion der Schilddrüse und der Nebennieren, die nach den Untersuchungen von Schlesinger et al. wahrscheinlich sekundär durch eine Hypophyseninsuffizienz bedingt sind. Die Mitteilung von Björklöf und Brundelet enthält ebenfalls, wie bereits betont wurde, Hinweise auf eine pluriglanduläre Insuffizienz infolge einer Schädigung der Hypophyse. Offenbar stellt diese pluriglanduläre Insuffizienz jedoch kein obligates Phänomen dar, da andere Autoren keinerlei Zeichen für eine Hypophysenunterfunktion nachweisen konnten. Das Serum-Ionogramm wurde stets normal gefunden.

Eine vermehrte Aminoacidurie besteht nach Schlesinger et al. und Ptacek et al. nicht.

Die Mucopolysaccharidausscheidung im Harn ist bei einzelnen Patienten normal gefunden worden (Spranger).

Diagnose und Differentialdiagnose. Bei typischer Ausprägung ist die Diagnose leicht zu stellen. Die Mehrzahl der Autoren stimmt dahingehend überein, daß das Aussehen dieser Kinder fast so typisch sei, wie bei Kindern mit einer Trisomie 21. Differentialdiagnostisch sind andere Häufungen multipler Abartungen, die mit Mikrocephalie, Hirsutismus, Synophrys und Syndaktylie einhergehen abzugrenzen. So wird man in Übereinstimmung mit Lenz bei Anlegung eines kritischen Maßstabes z.B. daran Zweifel haben, ob man die Fälle von Parinello und Schönenberg dem Sydrom zuordnen darf. Zur Erleichterung der Differentialdiagnose sei im Folgenden eine Zusammenstellung der auffälligsten und konstantesten Symptome wiedergegeben, wie sie Smithells (1965) mitgeteilt wurde.

1. *Allgemeine Symptome:*
   Niedriges Geburtsgewicht,
   Geistige und körperliche Retardierung,
   Muskelhypertrophie und -hypertonie,
   Charakteristische Facies,
   Tiefe, brummende Stimme.
2. *Hauterscheinungen:*
   Hirsutismus,
   Niedriger Ansatz der hinteren Haarlinie,
   Lange, lockige Augenlider in 3 oder 4 Reihen,
   Hypoplastische Mamillen,
   Hypoplasie der Hautfalten am Hypothenar,
   4-Fingerfurche,
   Distal verschobener palmarer Triradius.
3. *Skeletveränderungen:*
   Mikromelie,
   Kurzer Unterarm,
   Fehlen von ulnaren Fingern,
   Proximaler Ansatz des Daumens,
   Streckhemmung der Ellenbogen,
   Flaches Hinterhaupt,
   Partielle Syndaktylie der 2. und 3. Zehen
4. *Weitere Zeichen:*
   Hochgewölbter Gaumen,
   Mikrognathie,
   Kleine Zähne mit weitem Abstand,
   Genitalhypoplasie,
   Malrotation und Duplikation der Eingeweide,
   Angeborener Herzfehler.

Verlauf und Prognose. Der Verlauf ist entsprechend dem angeborenen Charakter dieses Komplexes multipler Abartungen durch das Fortbestehen der Retardierung der geistigen, statischen und motorischen Entwicklung gekennzeichnet. Die wenigen Kinder, die das Schulalter erreichten, zeigten hochgradigen Schwachsinn verschiedener Schweregrade. In der frühen Kindheit bereitet die Aufzucht der Kinder wegen der Trinkschwäche und der Neigung zum Erbrechen oft große Schwierigkeiten. Die hohe Infektanfälligkeit läßt nur wenige Kinder das Schulkindesalter erreichen. Ein echtes Antikörpermangelsyndrom mit Fehlen von Gammaglobulin besteht jedoch nach den Untersuchungen von Ptacek et al.; Richter u. a. offenbar nicht.

Die Prognose ist damit sowohl hinsichtlich der Lebenserwartung als auch der statischen und geistigen Entwicklung schlecht. Eine Therapie ist bisher nicht bekannt.

Literatur

Aberfeld, D. C., Pourfar, M.: De Lange's Amsterdam Dwarfs syndrome. Develop. Med. Child. Neurol. **7**, 34—41 (1965).

Bartsocas, L. S., Crawford, J. D., Littlefield, J. W.: Immunoglobulins in de Lange syndrome. Lancet **1968 I**, 733.

Bernard, R., Oddo, G.: Typus amstelodamensis. Pédiatrie **15**, 467 (1960).

Björklöf, K., Brundelet, P. J.: Typus degenerativus Amstelodamensis. Acta paediat. scand. **54**, 275 (1965).

Brachmann, W.: Ein Fall von symmetrischer Monodaktylie durch Ulnadefekt, mit symmetrischer Flughautbildung in den Ellenbeugen sowie anderen Abnormitäten. Jb. Kinderheilk. **84**, 225 (1916).

Broholm, K.-A., Eeg-Olofsson, O., Hall, B.: An inherited chromosome aberration in a girl with signs of de Lange syndrome. Acta paediat. scand. **57**, 547—552 (1968).

Buge, A., Mises, R., Richard, J., Bernet, J.: Un cas de maladie de Cornelia de Lange. E'tude clinique et genetique. Rev. Neuropsychiat. infant. **8**, 234 (1960).

Craig, A. P., Luzzatti, L.: Translocation in de Lange's syndrome. Lancet **1965 II**, 445—446.

De Bruijne, J. I., Dijk, I. van, Blauuw-van Dok, S.: Afwezigheid von de ulna, gecombineerd met andere aangeboren afwijkingen. Maandschr. Kindergeneesk. **20**, 308 (1952).

Dodge, G. A.: De Lange's Amsterdam Dwarfs syndrome. Develop. Med. Child. Neurol. **7**, 31 (1965).

Gans, B., Thurston, J. G. B.: De Lange's Amsterdam Dwarfs syndrome. Develop. Med. Child. Neurol. **7**, 42 (1965).

Geudeke, M., Bijlsma, J. B., De Bruijne, J. I.: Chromosomen-Ondersoek bij Typus-Degenerativus Amstelodamensis. Maandschr. Kindergeneesk. **31**, 248 (1963).

Hall, B., Dahlquist, A.: Enzyme activity in de Lange's syndrome. Lancet **1967 I**, 1311.

— — Belk, B.: Enzyme activity in de Lange's syndrome. Lancet **1968 I**, 1317.

Hart, Z. H., Juslow, R. L., Gomez, M. R.: The de Lange syndrome. Amer. J. Dis. Child. **109**, 325—332 (1965).

Hooft, C., Lormans, J., Jongbloet, P.: Typus degenerativus amstelodamensis on syndrome de Cornelia de Lange. Acta paediat. belg. **19**, 5—37 (1965).

Jervis, G. A., Stimson, C. W.: De Lange syndrome. J. Pediat. **63**, 634 (1963).

Kroth, H.: Cornelia de Lange-Syndrome I bei Zwillingen. Arch. Kinderheilk. **173**, 273 (1966).

Kurlander, G. J., Myer, W. de: Roentgenology of the Brachman-de Lange syndrome. Radiology **88**, 101—110 (1967).

Lässker, G., Kändler, H.: Eine weitere Beobachtung des Cornelia de Lange-Syndroms. Arch. Kinderheilk. **171**, 267—271 (1964).

Lange, C. de: Sur un type nouveau de degeneration (Typus amstelodamensis). Arch. mèd. Enf. **36**, 713 (1933).

Lange, C. de: Nouvelle observation du "typus amstelodamensis" et examen anatomopathologique de ce type. Arch. mèd. Enf. **41**, 193 (1938).

Laurence, K. M., Ishmael, J.: Chromosomes in typus degenerativus Amstelodamensis (de Lange's syndrome). Lancet **1963 I**, 1426.

Lee, F. A., Kenny, F. M.: Skeletal changes in the Cornelia de Lange-Syndrome. Amer. J. Roentgenol. **100**, 27—39 (1967).

Lenz, W.: Typus Amstelodamensis. In: Humangenetik, Bd. II, S. 70. Stuttgart: Thieme 1964.

McArthur, R. G., Edwards, J. H.: De Lange syndrome, Report of 20 cases. Canad. med. Ass. J. **96**, 1185—1198 (1967).

Manios, S. G., Lipiridov, D., Kovatsis, A.: Endocrine glands in the de Lange syndrome. Galénos **9** (9), 601—612 (1967).

Opitz, J. M., Segal, A. T., Lehrke, R., Nadler, H.: Brachman/de Lange syndrome. Lancet **1964 I**, 1019.

Parinello, G., Bellomo, G., Blandino, G.: Studio clinicoradiologico di un caso di „Typus amstelodamensis. Minerva pediat. **9**, 1 (1957).

Payne, H. W., Maeda, W. K.: The Cornelia de Lange syndrome. Clinical and cytogenetic interpretations. Canad. med. Ass. J. **93** (11), 577—586 (1965).

Pringuet, G.: A propos du typus amstelodamensis. Cornelia de Lange. Med. infant. **67**, 39 (1960).

Ptacek, J. L., Opitz, J. M., Smitz, D. W., Gerritsen, T., Waisman, H. A.: The Cornelia de Lange syndrome. J. Pediat. **63**, 1000—1020 (1963).

Richter, H.: Drei neue Beobachtungen des Cornelia de Lange-Syndroms. Arch. Kinderheilk. **164**, 249 (1961).

Rosenkranz, A., Bayer, H.: Klinik und Röntgenologie des Cornelia de Lange-Syndroms. Pädiat. u. Pädol. **3**, 53—58 (1967).

Schlesinger, B., Clayton, B., Bodian, M., Jones, K. V.: Typus degenerativus Amstelodamensis. Arch. Dis. Childh. **38**, 349 (1963).

Schönenberg, H.: Über den Status degenerativus Amstelodamensis. Mschr. Kinderheilk. **109**, 338 (1961).

Seringe, Ph., Hallez, J.: Un las de typus amstelodamensis (Nanisme de Cornelia de Lange). Arch. franç., Pédiat. **15**, 1224 (1958).

Smithells, R. W.: De Lange's Amsterdam Dwarfs syndrome. Develop. Med. Child. Neurol. **7**, 27 (1965).

Spranger, J.: Persönl. Mittlg.

Vedder, R.: Een Typus degenerations Amstelodamensis (Cornelia de Lange). Ned. Z. Geneesk. **79**, 993 (1935).

Verger, P., Martin, Cl., Mortureux, J.: Typus Amstelodamensis (C. de Lange): trois observations nouvelles. Arch. franç. Pediat. **22**, 91 (1965).

Zweymüller, E.: Neue Beobachtungen an einem Typus degenerativus Amstelodamensis (Cornelia de Lange). Neue öst. Z. Kinderheilk. **2**, 40 (1957).

Rubinstein-Taybi-Syndrom

1963 beschrieben RUBINSTEIN und TAYBI ein Syndrom multipler Abartungen bei sieben Kindern.

Häufigkeit. Bis zum Sommer 1969 fanden sich in der zur Verfügung stehenden Literatur Mitteilungen über insgesamt mehr als 100 Fälle des Syndroms. Die Verteilung auf beide Geschlechter war etwa gleichmäßig.

Ätiologie. Die Ursache des Syndroms ist bisher nicht geklärt. Von verschiedenen Autoren wird Heredität erwogen. Konsanguinität der Eltern wurde bisher einmal vermerkt, Geschwistererkrankungen sind vereinzelt beobachtet worden. Konstant wiederkehrende exogene Faktoren ließen sich aus den Anamnesen nicht ableiten. Vereinzelt wurden Traumen, Blutungen und Virusinfekte in der Gravidität angegeben. Einheitliche Veränderungen des Chromosomensatzes oder der Chromosomenstruktur wurden nicht beschrieben. Die Determinationsperiode ist im zweiten Embryonalmonat (7. Woche) anzunehmen. Diese von NEUHÄUSER und SCHULZE vertretene Auffassung stützt sich auf das gleichzeitige Vorkommen von Anomalien des Gesichts, der Phalangen und des Corpus callosum, die alle etwa in der gleichen Zeit determiniert sind.

Pathologische Anatomie. Autoptische und histologische Befunde liegen erst vereinzelt vor. Als wesentliche Anomalien wurden von COFFIN eine Hypoplasie des Corpus callosum und von TRUE und RUBINSTEIN ebenfalls ein Fehler des Corpus callosum, des Septum pellusidum und der Commissurae forcis, mangelhafte Ausbildung der Gyri, Hypoplasie des I. und II. Hirnnerven sowie histologische Anomalien gefunden.

Klinische Symptomatik. Die äußerlich erkennbaren Abweichungen betreffen einmal den Kopf, zum anderen die Phalangen. Es besteht ein körperlicher Minderwuchs. Wir finden Mikrobrachycephalus, antimongoloide Stellung der Lidachsen, Hypertelorismus, Strabismus, betonte Glabella, Mikrogenie, prominenten Nasenrücken und eine nach unten gebogene Nase (Abb. 348a u. b). Hoher spitzer Gaumen. An den Extremitäten bestehen die auffälligsten Veränderungen in einer spatelförmigen Verbreiterung des Daumenendgliedes und des Endgliedes der großen Zehen. Vereinzelt wiesen auch andere Endphalangen eine Verbreiterung

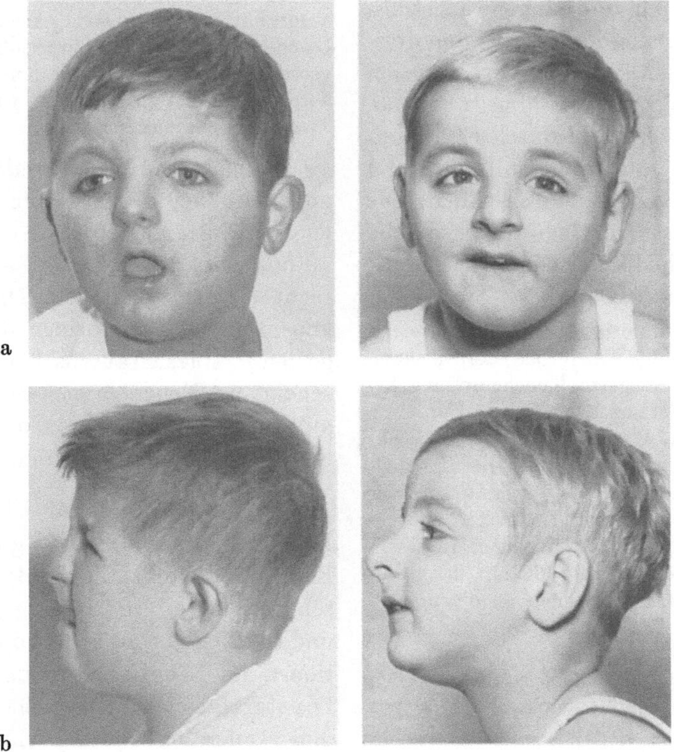

Abb. 348a u. b. Kopfform und Gesicht der beobachteten Kinder mit Rubinstein-Taybi-Syndrom, typisch ausgeprägt. (Nach NEUHÄUSER u. SCHULZE, 1968)

auf (Abb. 349 und 350). In einem Fall wurde eine Hexadaktylie und ein sechster Metatarsalknochen an einem Fuß nachgewiesen.

Neben diesen von Geburt an bestehenden Auffälligkeiten in der äußeren Körperform sind besonders Ernährungs- und Trinkschwierigkeiten in der Neugeborenenperiode, eine Neigung zu bronchopulmonalen Infektionen und eine Neigung zu allergischen Erkrankungen, zu erwähnen.

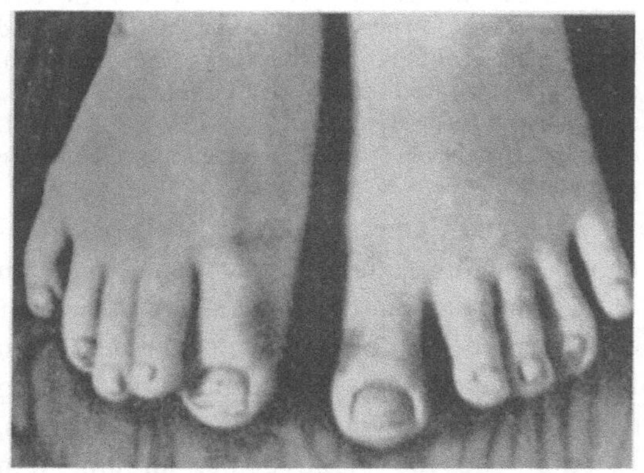

Abb. 349

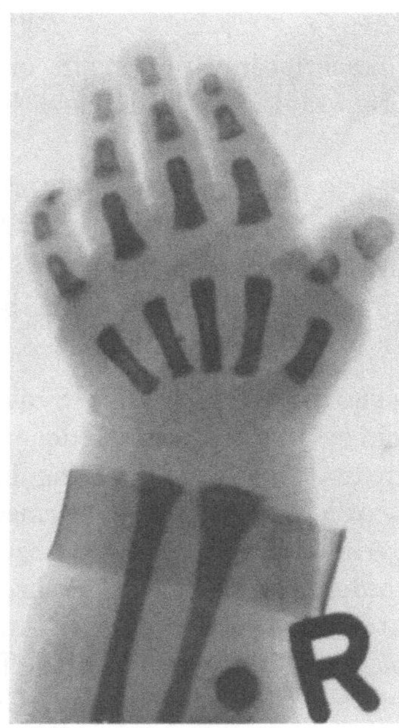

Abb. 350. Plumpe Metarcarpalknochen, breite Phalangen der Daumen; radikale Abknickung im Daumengelenk. (Nach Neuhäuser u. Schulze, 1968)

Auffällig ist in dem weiteren Verlauf dann neben der Retardierung des Längenwachstums eine starke Vergrößerung in der psychomotorischen Entwicklung. Die Patienten erreichen selten einen Intelligenzquotienten über 50. Die Kinder sollen sich dabei durch eine Kontaktfreudigkeit, Neigung zur Imitation und Grimassieren sowie Lachen auszeichnen. Die Sprachentwicklung ist deutlich verzögert, die Feinmotorik ungeschickt, der Gang steif, breitbeinig, ungelenk (Neuhäuser).

Röntgen- und Laboratoriumsbefunde. Röntgenologisch ist eine auffällige Übergröße der vorderen Fontanelle und eine verzögerte Knochenreifung beschrieben worden. Vereinzelt wurden Foramina parietalia permagna und Wirbelfehlbildungen (Blockwirbel) sowie Herzfehler beobachtet. Die Extremitäten zeigen röntgenologisch eine Verbreiterung der Endphalangen von Daumen und Großzehen und gelegentlich auch der anderen Endphalangen. In einem Fall wurde eine geteilte proximale Phalanx der Großzehe sowie ein 6. Metatarsalknochen an einem Fuß nachgewiesen. — Pneumencephalographische Untersuchungen von Neuhäuser zeigten in Parallele zu den bereits erwähnten pathologisch-anatomischen Befunden von Coffin eine Hypoplasie des Corpus callosum.

Biochemische Befunde. Konstant wiederkehrende biochemische Auffälligkeiten wurden nicht nachgewiesen.

Cytologische Untersuchungen. Weder Blutzellkulturen noch Haut- bzw. Schleimhautzellkulturen haben konstante cytologische Abweichungen ergeben. Zu erwähnen sind jedoch drei Fälle von Wilson, die aufgrund des klinischen Aspektes in der Neugeborenenperiode als Rubinstein-Taybi-Syndrom eingeordnet worden waren, bei denen sich jedoch später aufgrund der cytologischen Untersuchungen eine Trisomie D_1 herausstellte.

Diagnose und Differentialdiagnose. Die Diagnose ist bei der Kombination von relativ typischen Anomalien des Kopfes und ebenfalls auffälligen Veränderungen an den Phalangen recht einfach zu stellen. Die Differentialdiagnose hat andere Formen der cranio-phalangealen Dysplasien auszuschließen. Insbesondere scheint bei Neugeborenen die Abtrennung von autosomalen Aberrationen der Gruppe D Schwierigkeiten zu bereiten.

Verlauf. Der Verlauf ist hinsichtlich der Lebenserwartung relativ günstig, wenn die Kinder erst einmal die Trink- und Ernährungsschwierigkeiten in der Neugeborenenperiode und die Neigung zu bronchopulmonalen Infektionen im Säuglingsalter überstanden haben. Die starke psychomotorische Retardierung bedingt allerdings häufig eine Anstaltspflegebedürftigkeit.

Eine *Therapie* ist nicht bekannt.

Literatur

KUSHNICK, TH.: Brachydaktyly, facial abnormalities, and metal retardation. Amer. J. Dis. Child. **111**, 96—98 (1966).

MCARTHUR, R. G.: Rubinstein-Taybi-syndrome: Broad thumbs and great toes facial abnormalities and mental retardation. A presentation of three cases. Canad. med. Ass. J. **96**, 462—466 (1967).

NEUHÄUSER, G.: Pneumencephalographic findings in the Rubinstein-Taybi syndrome. Proc. of the 1st Congr. of the Internat. Ass. for the Scient. Study of Mental Retardation. Montpellier 1967.

RUBINSTEIN, J. H.: A syndrome of mental retardation with abnormal facial features and broad thumbs and great toes. Proc. Internat. Copenhagen Congr. of the Scient. Study of Mental Retardation **2**, 812—816 (1964).

— A syndrome of broad thumbs and first toes, mentral retardation and characteristic facial features — a follow — up report. Proc. of the Congr. of the 1st Congr. of the Internat. Ass. for the Scient. Study of Mental Retardation. Montpellier 1967.

RUBINSTEIN, J. H., TAYBI, H.: Broad thumbs and toes and facial abnormalities. Amer. J. Dis. Child. **105**, 588—608 (1963).

TAYBI, H.: Generalized skeletal dysplasia with multiple anomalies a note on Pyle's disease. Amer. J. Roentgenol. 88, 450—457 (1962).

— Broad thumbs and great toes, facial abnormalities, and mental retardation syndrome. Proc. of the 1st Congr. of the Internat. Ass. for the Scient. Study of Mental Retardation. Montpellier 1967.

— LINDER, D.: Congenital familial dwarfism with cephaloskeletal dysplasie. Radiology **89**. 275—277 (1967).

— RUBINSTEIN, J. H.: Broad thumbs and toes, and unusual facial features. A probable mental retardation syndrome. Amer. J. Roentgenol. **93**, 362—366 (1965).

Curtius'-Mißbildungssyndrom

Eine bizarre Kombination multipler Abartungen teilte CURTIUS 1933 und 1954 mit. Es handelt sich um eine Einzelbeobachtung. Die Familienanamnese enthält die Angabe, daß ein verstorbener Bruder des Patienten und die Mutter ähnliche Fehlbildungen gezeigt haben sollen. CURTIUS glaubt eine erbliche Genese mit Pleiotropie der Anlage annehmen zu dürfen.

Weitere Fälle dieses Komplexes multipler Abartungen sind meines Wissens nicht beschrieben worden.

Symptomatologie. Der Patient wies bei einer Mikrocephalie (Flach- und Kurzkopf) eine mäßige Debilität auf. Die ophthalmologische Untersuchung ergab einen Strabismus convergens mit angeborenem Nystagmus, Amblyopie und Hemeralopie. Am Fundus bestand ein atypischer Eintritt des Nervus opticus. Das Gebiß zeigte eine hochgradige Hypodontie: Der Patient hatte zeitlebens nie mehr als 2 Zähne besessen und es waren auch keine weiteren Zahnanlagen erkennbar. Die Extremitäten wiesen eine paritelle cutane Syndaktylie der 2. und 3. Zehe sowie eine Kamptodaktylie des 5. Fingers auf. Die Handmuskulatur war atrophisch und die Nägel zeigten hochgradige dystrophische und hypoplastische Veränderungen bis zur völligen Nagelaplasie. Die Arteria radialis verlief atypisch. Die Wirbelsäule wies eine Kyphoskoliose auf. Die sekundären Geschlechtsmerkmale waren normal ausgeprägt, wobei jedoch eine Hypoplasie und ein auffällig weiter Abstand der Mamillien auffiel. Die Testes waren auffällig klein.

Die von VOGT und von WAARDENBURG beschriebenen Fälle einer Kombination von Akrocephalie und Sandaktylie („Vogt-Syndrom" bzw. „Waardenburg-Syndrom") sind meines Erachtens weitgehend identisch mit der von APERT beschriebenen Akrocephalosyndaktylie, so daß sich eine Besprechung an dieser Stelle erübrigt.

Literatur

CURTIUS, F.: Über Degenerationszeichen. Eugenik **3**, H. 2 (1933).

CURTIUS, F.: Im Handbuch der inneren Medizin, 4. Aufl., Bd. VI/I, S. 160. Berlin-Göttingen-Heidelberg: Springer 1954.

Ellis-van Creveld-Syndrom. Chondroektodermale Dysplasie

1940 beschrieben ELLIS und VAN CREVELD eine Kombination von Abartungen des Ektoderms und des Knochensystems mit Polydaktylie in offenbar fakultativer Koppelung mit Herzfehlbildungen. Ähnliche Fälle dieser besonderen Form von „Chondrodysplasie" waren bereits 1931 durch BAISCH, 1933 durch MCINTOSH und gleichzeitig mit ELLIS und VAN CREVELD (1940) durch HASCHE-KLÜNDER mitgeteilt worden. Eine Darstellung der typischen Skeletanomalien mit Verkürzung der langen Röhrenknochen und Polydaktylie fanden wir im Schrifttum erstmalig durch KERCKRING (1670) im „Spicilegium Anatomicum". Da diese Abbildung bereits die wesentlichen Knochenveränderungen deutlich zeigt und

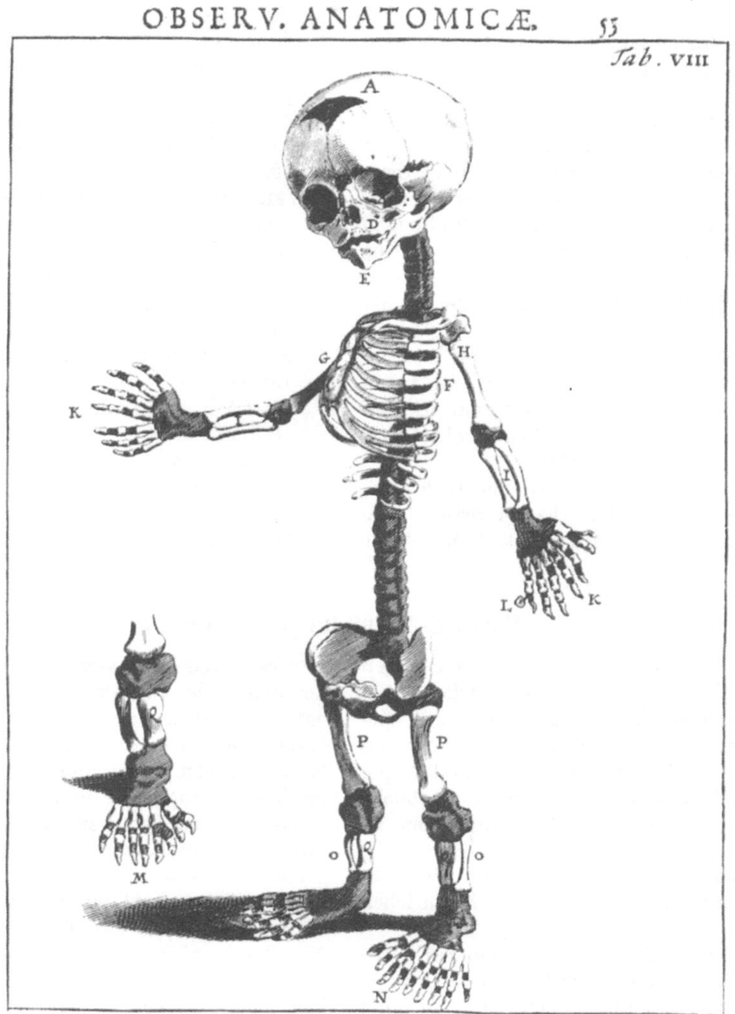

Abb. 351

überdies historisches Interesse verdient, soll hier wiedergegeben werden (Abb. 351).

Häufigkeit. Bis 1969 fanden sich in dem zur Verfügung stehenden Schrifttum Beschreibungen bzw. Erwähnungen über mindestens 123 Fälle dieses Syndroms. Eine Geschlechtsdisposition läßt sich nicht ableiten.

Ätiologie. Die Ursache des die Abkömmlinge von Mesoderm und Ektoderm betreffenden Mißbildungskomplexes ist in einer Anlage mit autosomalrecessivem Erbgang zu sehen (ELLIS, GIKNIS, LENZ, ZUNIN, MCKUSICK). Von den bis 1969 beschriebenen 123 Patienten war in 15 Fällen eine Konsanguinität der Eltern nachweisbar. In 23 der betroffenen Familien waren Geschwister befallen, darunter einmal Zwillinge. Untersuchungen des „sex-chromatin“ und der Chromosomen durch KUSHNICK bei einem Patienten ergaben normale Befunde.

Pathoanatomie. Pathologisch-anatomische Befunde von Patienten mit dem Ellis-van Creveld-Syndrom sind in den zur Verfügung stehenden klinischen Arbeiten nur selten enthalten. Bei ALVEREZ-BORGA findet sich der histologische Befund eines operativ entfernten 6. Fingers: Verminderte Bildung von Osteoid, Fehlen der Säulenformation der Knorpelzellen an der „Wachstumsplatte“ der proximalen Epiphyse der proximalen Phalanx. Verminderter Knorpelzellgehalt in diesem Bereich.

Ausführlichere pathologisch-anatomische Untersuchungen bei einem Fall teilt UEHLINGER mit. Der Autor fand chondrodystrophieartige verkürzte und plumpe Extremitäten mit eher hyperplastischer Anlage der knorpeligen Epiphyse, die mit der ossären Transformation im Rückstand war. Dadurch „Überholung“ der enchondralen Ossifikationszone durch die periostale Verknöcherung. Weiterhin fand sich bei

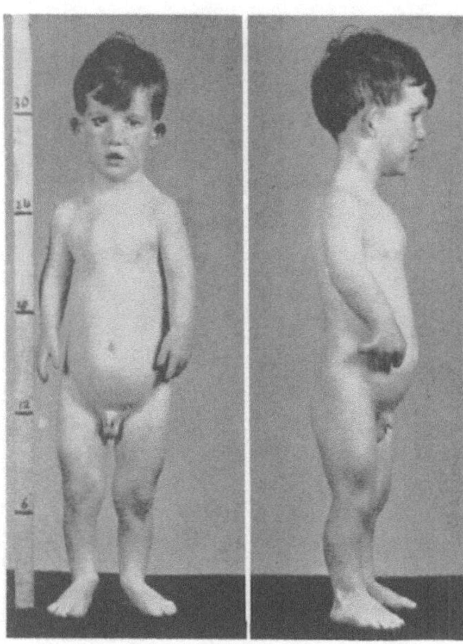

Abb. 352

sind jedoch wesentlich häufiger betroffen. Die überzähligen Phalangen befinden sich immer an der ulnaren Seite. Gleichzeitig kann eine Syndaktylie, auch der überzähligen Phalangen, bestehen. Die Beteiligung der Abkömmlinge des Ektoderms wird erkennbar an Veränderungen der *Zähne*, der *Nägel* und der *Haare*. Die *Zähne* können Stellungsanomalien aufweisen und unregelmäßig gestaltet sein. Besonders die Schneidezähne weisen oft eine konische Form auf. Einzelne Zähne können auch fehlen oder auch besonders frühzeitig durchbrechen (Ellis) (Abb. 354). Die *Nageldystrophie* zeigt alle Abstufungen bis zur völligen Aplasie an einzelnen Fingern. Etwa ein Viertel der Patienten weisen sehr *dünnes Haar* auf, zum Teil auch eine herdförmige Alopecie. Die Ausbildung der Haut und der Schweißdrüsen ist hingegen normal. Sehr häufig findet eine eigenartige, bereits von Ellis und van Cre-

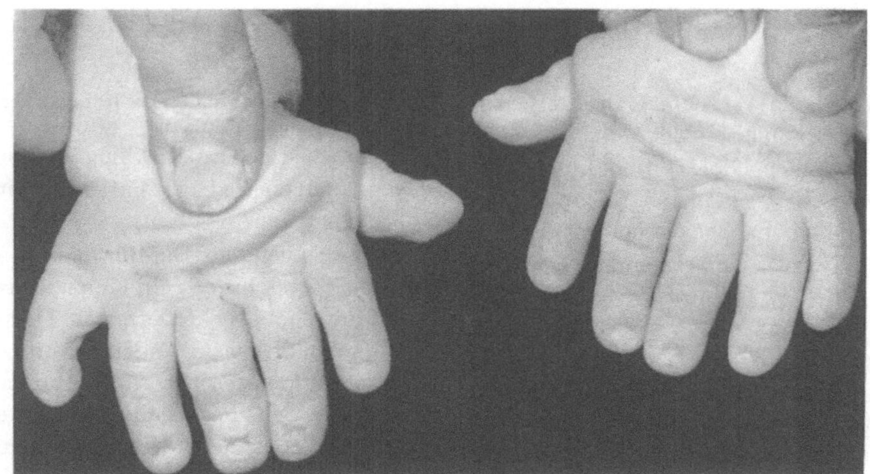

Abb. 353

dem 8 Tage alten Knaben eine Nephrocalcinose und ein muskulärer Kammerseptumdefekt.

Symptomatologie. Das klinische Bild ist gekennzeichnet durch einen *Kleinwuchs*, der durch eine starke Verkürzung der Röhrenknochen bei etwa normaler Rumpflänge bedingt ist (Abb. 352). Dabei sind die distalen Teile der Extremitäten stärker betroffen als die proximalen. Häufig finden sich Genua valga und Cubiti valgi. Weiterhin ist äußerlich besonders ins Auge fallend eine *Polydaktylie*, die an Händen und Füßen bestehen kann (Hexa- und auch Heptadaktylie, Abb. 353). Die Hände

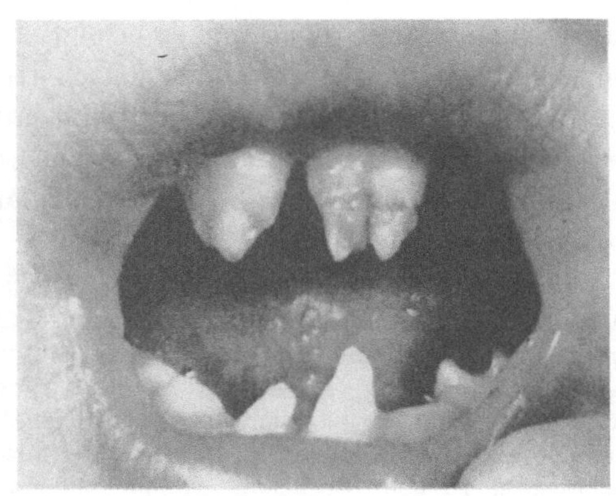

Abb. 354

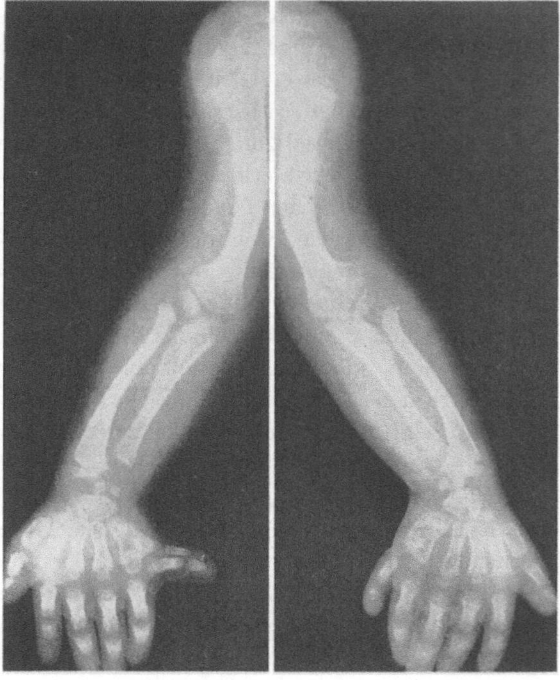

Abb. 355

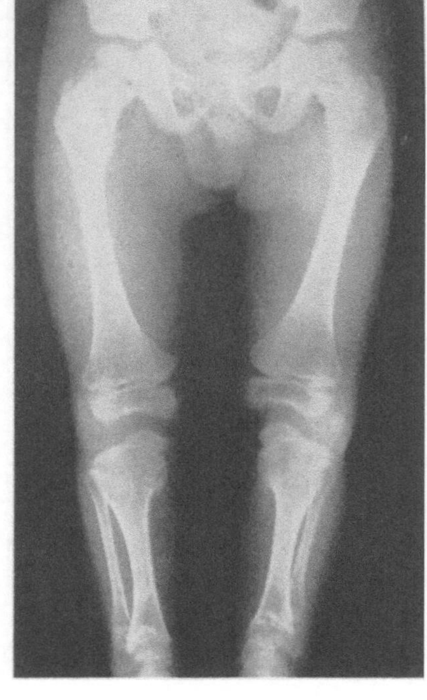

Abb. 356

VELD beschriebene, Verschmelzung der Oberlippe mit der Zahnleiste Erwähnung, so daß der Sulcus zwischen Gingiva und Lippe fehlt.

Angeborene Herzfehler. Sind in mindestens 27 von 58 Fällen nachgewiesen worden. Die sehr umfangreiche Untersuchungsreihe von McKUSICK, die 52 Fälle betrifft, enthält leider keine genauen Angaben über die Anzahl der Patienten mit Herzfehlbildungen. Da eine hohe Zahl von Patienten mit Ellis-van Creveld-Syndrom bereits tot geboren wird und die Sterblichkeit in den ersten 6 Monaten ebenfalls sehr hoch ist, erscheint die Annahme einer Herzfehlbildungsrate von bis zu 60% durchaus gerechtfertigt.

Eine exakte Analyse der vorliegenden kardialen Anomalie ist nicht immer erfolgt. Bei den meisten Patienten bestanden jedoch Hinweise auf einen Septumdefekt der Vorhöfe oder der Kammern. Bei 5 Kindern wurde ein Cor triloculare und in einem Fall ein Cor biloculare nachgewiesen.

Als weitere gleichzeitig bestehende Anomalien wurden gelegentlich beschrieben: Spaltbildungen von Lippen und Gaumen, Hodenhochstand, Genitalhypoplasie und Epispadie (ELLIS und RÖSSLER). Vereinzelt wurde eine ätiologisch ungeklärte Hepatosplenomegalie beobachtet. HARTWEIN beschrieb Augenveränderungen; Strabismus, Kolobome der Iris und eine Cataracta connata. WEYERS und MIDULLA beobachteten ein auffälliges Y-förmiges Grübchen am unteren Ende der Rima ani.

Die geistige Entwicklung zeigte nur bei einem kleinen Teil der Patienten eine Retardierung.

Röntgenbefunde. Die Röntgenuntersuchung des Skeletsystems erlaubt eine weitere Abgrenzung der chondroektodermalen Dysplasie von der Achondroplasie, mit der dieser Fehlbildungskomplex sonst große Ähnlichkeit aufweist. Die Schädelaufnahme zeigt keine typischen Veränderungen. Die Verkürzung der Extremitäten kommt durch einen stärkeren Befall der distalen Anteile zustande. Humerus und Femur können Verbiegungen aufweisen, sie erinnern sonst mit Verdickungen und distalen Auftreibungen an die Befunde bei der Achondroplasie. KAUFMANN betont, daß häufig eine vorzeitige Verknöcherung der Femurkopfepiphysen eintritt, die manchmal schon beim Neugeborenen erkennbar sein sollen.

Die zweifach angelegten Extremitätenknochen zeigen ungleichmäßige Verkürzungen, wodurch, wie bereits erwähnt wurde, cubitus valgus oder genu valgum bedingt sein können. Besonders bemerkenswert sind an den befallenen Knochen die Auftreibungen der proximalen Ulna- und der distalen Radiusmetaphyse (Abb. 355). Die langen Röhrenknochen können

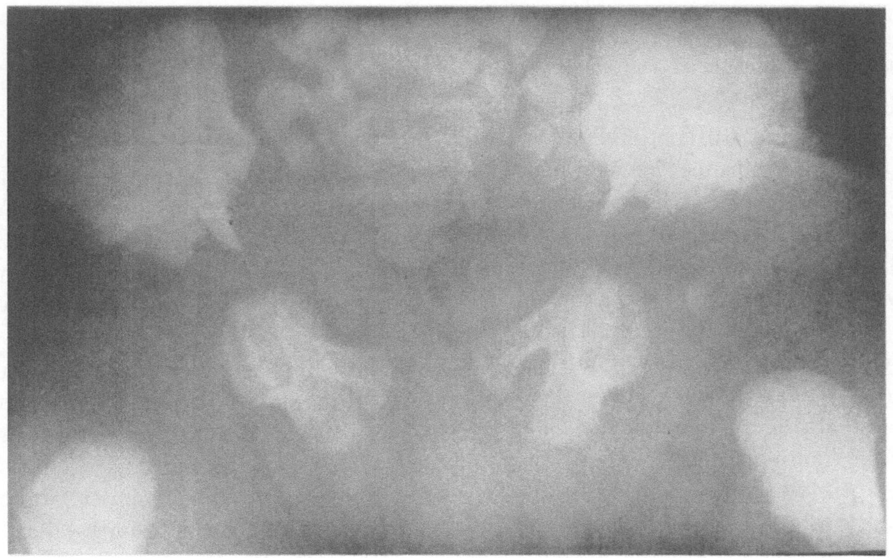

Abb. 357. E.W., 3 Tage. Universitäts-Kinderklinik Kiel

gelegentlich Exostosen zeigen. Die Veränderungen an den Tibien sollen nach CAFFEY besonderen diagnostischen Wert besitzen: Stärkere Verkürzung gegenüber dem Femur, starke Auftreibung des proximalen Endes mit Hypoplasie und medialer Verlagerung des proximalen Epiphysenkerns. Die Fibula zeigt eine dysproportionale Verkürzung — im Gegensatz zur Achondroplasie, bei der sie die geringste Beteiligung aufweist (Abb. 356).

Der proximale Epiphysenkern der Tibia ist dreieckförmig konfiguriert und nach medial verlagert, die proximale Tibiametaphyse zeigt eine kurze schräge Abflachung nach medial und eine längere schräge Abflachung nach lateral. Die Handwurzelknochen zeigen häufig eine Verschmelzung von Capitatum und Hamatum. Die Knochen des Metacarpus und der Phalangen sind relativ kurz und plump, die Verkürzung der einzelnen Glieder der Phalangen nimmt nach distal hin zu. Die Verknöcherung der Diaphysen der Metacarpalia und der proximalen Fingerglieder erfolgt offenbar frühzeitig sehr stark, während die distalen Fingerglieder lange kalkarm bleiben. Die Ossifikationszentren der Endglieder können ganz fehlen (s. Abb. 355).

Die Veränderungen am Becken und ihre Abgrenzung gegenüber der „Chondrodystrophie" sind kürzlich besonders von KAUFMANN herausgestellt worden: Die Begrenzung des Beckeneinganges ist ebenfalls dornartig mit geringerer Verkürzung und ohne hakenförmige Ausgestaltung im Bereich der Incisura ischiadica (Abb. 357). Der acetabuläre Anteil des Os

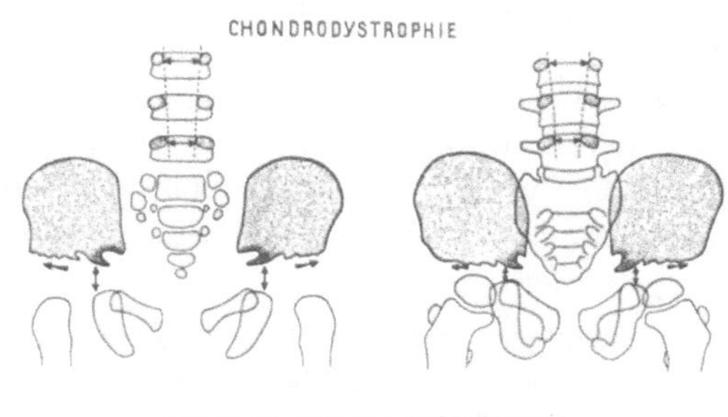

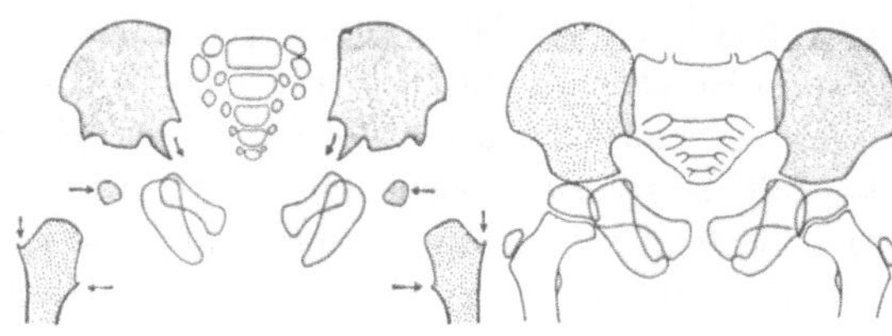

Abb. 358

ilium zeigt eine deutliche Verzögerung der Ossifikation und eine unregelmäßige horizontale Begrenzung. Dieser Bereich läßt medial und lateral zwei deutlich voneinander knorpelig abgegrenzte Ossifikationsanteile erkennen. — In der weiteren Entwicklung tritt dann langsam eine deutliche Vergrößerung des craniocaudalen Durchmessers ein, wobei sich der acetabuläre Anteil des Os ilium schließlich nahezu normal darstellt (Abb. 358 nach KAUFMANN).

Die Röntgenaufnahme des Thorax kann unauffällig sein bis auf die evtl. vorhandenen Veränderungen der Herzform und -größe bei Vorliegen eines connatalen Vitium cordis. In einzelnen Fällen ist jedoch ein auffallend langer und schlanker Thorax beschrieben worden. Die Wirbelsäule zeigt keine Veränderungen.

Laboratoriumsbefunde. Die üblichen biochemischen Blut- und Harnuntersuchungen haben bisher keine auffälligen Abweichungen von der Norm ergeben.

Die **Diagnose und Differentialdiagnose** des Ellis-van Creveld-Syndroms ist bei der auffälligen Kombination eines Kleinwuchses durch Verkürzung vor allem der distalen Extremitätenanteile mit einer ulnaren Polydaktylie sowie Entwicklungsstörungen von Zähnen, Nägeln und Haaren leicht zu stellen. Die ulnare Polydaktylie stellt ein obligates Sympton dar! Bei Anlegung eines kritischen Maßstabes wird man einzelne Mitteilungen fraglicher Ellis-van Creveld-Fälle heute als nicht diesem Syndrom zugehörig abtrennen müssen. Dieses gilt z. B. für die von LODIN und SJÖGREN beschriebenen Geschwisterfälle. Diese Patienten litten offenbar an der von MCKUSICK beschriebenen „Knorpel-Haar-Hypoplasie". Die beschriebenen für das Ellis-van Creveld-Syndrom typischen Röntgenbefunde lassen die Diagnose weiterhin sichern und erlauben gleichzeitig eine Abgrenzung gegenüber der Achondroplasie, der pseudoachondroplastischen Form der polyepiphysären Dysplasie (SILVERSKIÖLD), der Chondrodystrophia calcificans und anderen Kleinwuchsformen.

Erwähnung finden muß an dieser Stelle die von manchen Autoren diskutierte Beziehung zwischen dem Ellis-van Creveld-Syndrom und der asphyxierenden Thoraxdystrophie, die man unseres Erachtens heute besser in Übereinstimmung mit LANGER als „thorako-pelvico-phalangeale Dysplasie" bezeichnen sollte. Dieser, auch als Jeunesche Krankheit bezeichnete Fehlbildungskomplex, weist gewisse Ähnlichkeiten mit dem Ellis-van Creveld-Syndrom auf, insbesondere da in 20% der Fälle auch eine Polydaktylie vorkommt. Diese betrifft dann aber stets Hände und Füße. Das auffälligste und klinisch bedeutsamste Merkmal ist die Schmalheit und Kleinheit des Thorax, die fast stets zu einer respiratorischen Insuffizienz in der Neugeborenenperiode und häufig zum Exitus führt. In den folgenden weiteren Punkten unterscheiden sich die beiden Krankheitsbilder sehr deutlich.

Beim Ellis-van Creveld-Syndrom können Capitatum und Hamatum verschmolzen sein. Das Hamatum hat eine dreieckige Form. Die proximale Tibiametaphyse weist eine charakteristische Deformierung auf. Fingernägel und Zehennägel sind beim Ellis-van Creveld-Syndrom hypoplastisch! Die Oberlippe ist kurz und verschmolzen oder angeheftet durch zahlreiche Frenula an die Gingivalschleimhaut des Oberkiefers in der Region der Incisivi. Beim Ellis-van Creveld-Syndrom ist der Zahndurchbruch entweder schon vor der Geburt erfolgt oder aber er findet häufig im 1. oder 2. Lebensmonat statt. Bei der thorako-pelvico-phalangealen Dysplasie sind die Rippen stets auffallend stark verkürzt! Beim Ellis-van Creveld-Syndrom findet sich in einem hohen Prozentsatz ein connatales Vitium cordis, nicht bei der Jeuneschen Krankheit. Im Gegensatz dazu haben eine ganze Reihe von Patienten mit thorako-pelvico-phalangealer Dysplasie eine renale Beteiligung gezeigt. — Es ist daher zweifellos der Auffassung von LANGER zuzustimmen, daß die beiden Krankheitsbilder klar voneinander zu trennen sind, wenn auch in Einzelfällen differentialdiagnostische Schwierigkeiten auftreten können.

Verlauf. Der Verlauf wird hinsichtlich der Lebenserwartung durch Art und Schwere des evtl. bestehenden Herzfehlers bestimmt. Die geistige Entwicklung ist bei einem Teil der Patienten gestört, wobei höherer Schwachsinn wohl nur in etwa 10% zu erwarten ist, während leichtere Intelligenzdefekte nach LENZ häufig sein sollen.

Die **Therapie** muß sich bisher auf eine operative Entfernung der überzähligen Phalangen beschränken. Unter Umständen kann auch der Versuch einer operativen Korrektur der vorliegenden Herzfehler indiziert sein.

Literatur

ALVEREZ-BORJA, A.: Ellis-van Creveld syndrome: Report of 2 cases, Pediatrics **26**, 301 (1960).

BAISCH, A.: Anonychia congenita, kombiniert mit Polydaktylie und verzögertem abnormalem Zahndurchbruch. Dtsch. Z. Chir. **232**, 449 (1931).

CAFFEY, J.: Chondroectodermal dysplasia (Ellis-van Creveld disease). Amer. J. Roentgenol. **68**, 875 (1952).

ELLIS, R. W. B., ANDREWS, J. D.: Chondroectodermal dysplasia. J. Bone Jt Surg. (Brit. No.) **44**, B, 626 (1962).

ELLIS, R. W. B., CREVELD, S. VAN: A syndrome characterized by ectodermal dysplasia, polydactyly, chondrodysplasia and congenital Morbus cordis. Arch. Dis. Childh. 15, 65 (1940).

GIKNIS, F. L.: Single atrium and the Ellis-van Creveld-syndrom. J. Pediat. 62, 558 (1963).

HARTWEIN, L.: Zur Kasuistik des „Ellis-van Creveld-Syndroms". Kinderärztl. Prax. 27, 229 (1959).

HASCHE-KLÜNDER, R.: Beiträge zur Frage der Chondrodystrophie. Diss. Göttingen, 1940.

JEUNE, M., BERAUD, R., CARRON, R.: Dystrophie thoracique asphyciante de caractére familial. Arch. franç. Pédiat. 12, 886 (1955).

KAUFMANN, H. J.: Die diagnostische Bedeutung der röntgenologischen Erfassung des Beckens. Vortr. 61. Tagg Dtsch. Ges. Kinderheilk. Köln, 16. 9. 1963.

KERCKRING, TH.: Spicilegium anatomicum. Amsterdam: Frisius 1670.

KUSHNICK, TH., PAYA, K., MAMUNES, P.: Chondroectodermal dysplasia. Amer. J. Dis. Childr. 103, 109 (1962).

LANGER, L. O.: Thoraxie-pelvico-phalangeal dystrophy. Radiology 91, 447 (1968).

LENZ, W.: Chondroektodermale Dysplasie. In: Humangenetik, Bd. II, S. 90. Stuttgart: Thieme 1964.

LODIN, H., SJÖGREN, J.: Chondro-ectodermal dysplasia (Ellis-van Creveld-syndrome). Two certain and two probable cases in the same family. Acta paediat. (Stockh.) 53, 583 (1964).

MCINTOSH, R.: Diseases of infancy and childhood. New York: Holt & Howland 1933.

MCKUSICK, V. A., EGELAND, J. A., ELDRIDGE, R., KRUSEN, D. E.: Dwarfism in the amish. I. The Ellis-van Creveld-syndrome. Bull. Johns Hopk. Hosp. 115, 306 (1964).

MIDULLA, M.: La sindrome di ELLIS e VAN CREVELD o condrodisplasia ectofermica. Pediat. int. (Roma) 4, 1 (1954).

RÖSSLER, H.: Beitrag zum Ellis-van Creveld-Syndrom. Neue öst. Z. Kinderheilk. Z. 3, 301 (1958).

UEHLINGER, E.: Pathologische Anatomie der chondroektodermalen Dysplasie ELLIS-VAN CREVELD. Schweiz. Z. allg. Path. 20, 754 (1957).

WEYERS, H.: Zur Kenntnis der Chondroektodermal-Dysplasie. Z. Kinderheilk. 78, 111 (1956).

ZUNIN, C.: Osservazione sulla transmissione ereditaria della sindrome di Ellis-van Creveld. Acta genet. med. (Roma) 12, 269 (1963).

Ullrich-Feichtiger-Syndrom. Dyscranio-pygo-phalangie

Eine im Schrifttum auch vielfach als „Status degenerativus Typus Rostockiensis" bezeichnete, seltene Kombination multipler Abartungen wurde erstmalig durch FEICHTIGER (1943) auf Veranlassung von ULLRICH in einer Inaugural-Dissertation mitgeteilt. Der ersten, aus Rostock stammenden, Beobachtung konnte ULLRICH einen zweiten Fall hinzufügen, der in der Würzburger Kinderklinik behandelt worden war. Beide Patienten wiesen viele gemeinsame Merkmale auf: Mikrognathie, Fehlbildungen der Ohren (Katzenohren), Polydaktylie der Hände, Mißbildungen des Genitale. Einzelbeobachtungen von Trägern dieser Merkmale in ähnlicher Kombination, zum Teil jedoch mit darüber hinausgehenden schwereren Fehlbildungen, die mit Vorbehalt aber ebenfalls als zum „Typus Rostockiensis" gehörend angesehen werden können, stammen von VROLIK (1854), FÖRSTER (1862) und MOSKOWICZ (1934). Nach HÖVELS und MÜLLEREISERT sind bis 1955 acht „typische Fälle" beschrieben worden.

Ätiologie. Die wiederholten Beobachtungen stützen die von ULLRICH vertretende Auffassung, daß es sich bei der „Dyscranio-pygophalangie" um eine „typische Kombination multipler Abartungen" handelt und lassen damit eine gemeinsame Ursache vermuten. Trotz der von den einzelnen Autoren darauf verwendeten Mühe ist es jedoch noch nicht gelungen, die Ätiologie sicher nachzuweisen. Für eine Heredität hat sich kein Anhalt ergeben. WEYERS spricht aufgrund histologischer Veränderungen des Innenohrepithels und der gelegentlich beobachteten vorzeitigen Zahnung die uns allerdings nicht zwingend erscheinende Vermutung aus, daß eine exogene Noxe für die Entstehung des Syndroms verantwortlich sein könnte. In den letzten Jahren ist die Frage der Abtrennung des „Ullrich-Feichtiger-Syndroms" und seiner Ätiologie wieder dadurch aktuell geworden, daß SMITH, PATAU et al. sowie LENZ die Vermutung äußerten, zumindest einige unter der Klassifizierung „Typus Rostockiensis" veröffentlichte Fälle könnten dem „D_1-Trisomie-Syndrom" (Trisomie 13—15) angehören. TOLKSDORF hat ebenfalls diese Frage aufgeworfen. Nach einem kritischen Vergleich der einzelnen „Symptome" bei den beiden zur Diskussion stehenden Fehlbildungskomplexen stellte sie zwar eine gewisse „Überlappung" fest, konnte sich jedoch nicht entschließen, das Ullrich-Feichtiger-Syndrom der Gruppe der Trisomie 13—15 oder gar der Trisomie 16—18 zuzuordnen. Die Annahme einer autosomalen Trisomie oder auch einer partiellen Trisomie liegt zweifellos nahe; bis zum Nachweis einer chromosomalen Aberration bei einem Patienten mit den „klassischen Zeichen“ des „Typus Rostockiensis“ wird man aber sicher gut daran tun, der „Dyscranio-pygo-phalangie“ eine Sonderstellung in der Gruppe „multipler Abartungen“ einzuräumen.

Symptomatologie. Der sowohl den Kopf als auch die Extremitäten und in wechselndem Ausmaß die inneren Organe betreffende Mißbildungskomplex umfaßt die folgenden Veränderungen (s. a. Abb. 359 und 360).

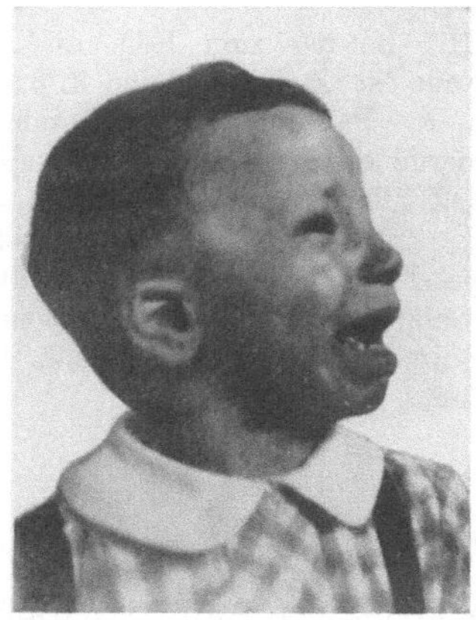

Abb. 359. *Dyscranio-pygo-phalangie.* „Typus Rostockiensis“ (Universitäts-Kinderklinik Rostok, Ullrich). Starrer, maskenhaft wirkender Gesichtsausdruck mit engen Lidspalten, Mikrognathie mit großem, häßlichem Mund. Plumpe, deformierte Ohrmuscheln (präauriculäre Ohranhängsel operativ entfernt

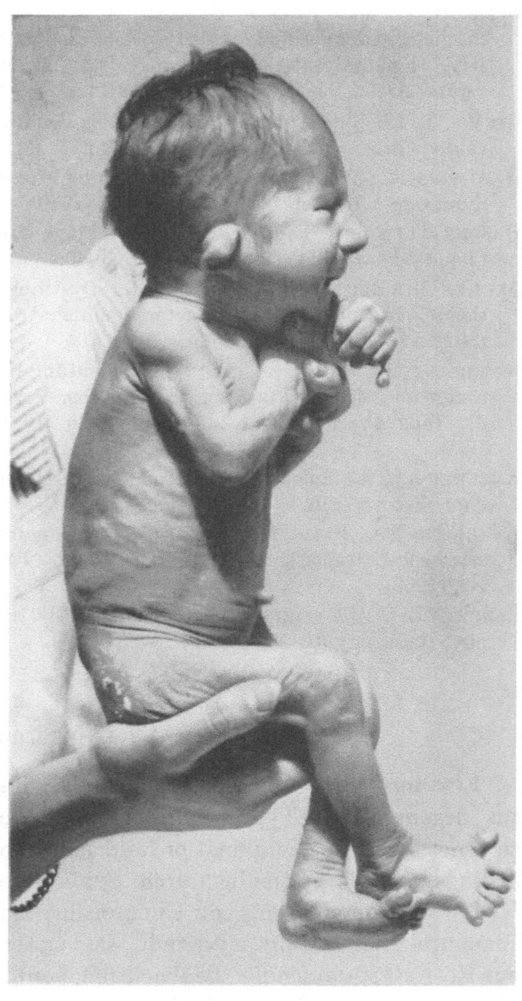

Abb. 360. *Dyscranio-pyo-phalangie.* „Typos Rostockiensis“ (Universitäts-Kinderklinik Würzburg, Prof. Dr. Rietschel). Polydaktylie des rechten Fußes und der linken Hand mit rudimentärem Fingeranhängsel. Dreiphalangische Daumen. Vagina septa und Uterus septus. Wolfsrachen, Vitium cordis, Cystenniere

Die charakteristische Facies entsteht durch die auffallende Diskrepanz zwischen dem großen Mund (Makrostomie) und den engen Lidspalten. Die Nasenwurzel ist eingesunken, die Stirn springt etwas vor. Im Profil zeigen sich deutlich die Mikrognathie und die relativ tief ansetzenden, deformierten Ohren, für die Ullrich wegen des umgekrempelten oberen Randes die Bezeichnung „Katzenohren“ prägte. Weiterhin können präauriculäre Anhänge bestehen. Störungen der Kieferentwicklung können sich in Gaumenspalten oder Wolfsrachen manifestieren. An den Augen kommen Veränderungen in Form von Hornhauttrübungen, Kolobomen und auch Mikrophthalmie zur Beobachtung. Bei dem von Feichtiger beschriebenen Patienten bestand eine Taubheit.

Äußerlich auffällig ist weiterhin besonders die Polydaktylie der Hände, wobei vereinzelt auch eine begleitende Syndaktylie und Hakenstellung der Finger mitgeteilt wurden. Mehrfach findet ein dreigliedriger Daumen Erwähnung. Die Füße können ebenfalls eine Hexadaktylie aufweisen. Gelegentlich werden auch Klumpfuß- und Hackenfußstellungen beschrieben. Das äußere Genitale zeigt Fehlbildungen, die in der Mehrzahl der Fälle einem Pseudohermaphroditismus entsprechen (Hypospadia penis et scrotalis, Kryptorchismus) oder bei weiblichen Probanden Anlage eines Uterus septus et vagina septa (Ullrich-Fall 2, Weyers).

An begleitenden Fehlbildungen der inneren Organe werden inkonstant gefunden: Atresia ani (partiell und komplett), Vitium cordis, Nierenanomalien (Hypoplasie, Cystenniere).

Spezielle *Röntgen- und Laboratoriumsbefunde* liegen nicht vor.

Diagnose und Differentialdiagnose. Die Diagnose hat sich auf die „klassischen" Symptome Mikrognathie, Ohranomalien, Polydaktylie der Hände und evtl. Füße und Mißbildungen des Genitale zu stützen. Differentialdiagnostisch wird man vor allem Fehlbildungskomplexe ausschließen müssen, die mit einer Polydaktylie einhergehen und insbesondere die Beziehungen fraglicher Fälle zu den autosomalen Trisomien der Gruppen 13—15 und 16—18 überprüfen müssen. Patienten mit schweren Begleitmißbildungen des Herzens, des Gehirns und der Nieren, insbesondere im Sinne von Cystennieren, wird man gegebenenfalls der von GRUBER beschriebenen Kombination multipler Mißbildungen, der Dysencephalia splanchnocystica, zuordnen.

Eine besondere *Therapie* des Ullrich-Feichtiger-Syndroms ist nicht möglich. Jedoch können einzelne Merkmale, wie die Hypospadie, Analatresie und Herzfehler u.U. einer chirurgischen Behandlung zugängig sein.

Literatur

FEICHTIGER: Ein neuer typischer, vorwiegend die Akren betreffender Fehlbildungskomplex. Med. Diss. Rostock 1943.

HÖVELS, O., MÜLLEREISERT, F.: Der Typus Rostockiensis als charakteristisches Kombinationsbild multipler Mißbildungen. Z. Kinderheilk. **77**, 454 (1955).

LENZ, W.: Störungen der primären Geschlechtsentwicklung. Mschr. Kinderheilk. **109**, 130 (1961).

SMITH, D. W., PATAU, K., THERMAN, E., INHORN, S. L., DE MARS, R. I.: The D_1 trisomy syndrome. J. Pediat. **62**, 326 (1963).

TOLKSDORF, M., HANSEN, H. G., WIEDEMANN, H. R., LEHMANN, W.: Multiple congenital anomalies with autosomal trisomy amongst the chromosomes of group 16—18 and their possible relations to the "dyscranio-dysphalangie-syndrome". Vortrag XI. Internat. Congr. of Genetics, 2.—10. 9. 1963, Den Haag/Holland.

ULLRICH, O.: Der Status Bonnevie-Ullrich im Rahmen anderer „Dyscranio-Dysphalangien". Ergebn. inn. Med. Kinderheilk., N.F. **2**, 412 (1951).

WEBER, W., SCHWARZ, H.: Der Typus Rostockiensis Ullrich-Feichtiger. Dyskranio-pygo-phalangie. Helv. paediat. Acta **15**, 163 (1960).

WEYERS, H.: Die Dyscranio-pygo-phalangie als Merkmalsbild embryopathischer Dysplasie. Med. Bild **2**, 24 (1959).

Smith-Lemli-Opitz-Syndrom

Starke Ähnlichkeiten mit dem Ullrich-Feichtiger-Syndrom weist eine 1964 von SMITH, LEMLI und OPITZ beschriebene Fehlbildungskombination auf.

Es sind bisher mindestens 17 Fälle beschrieben worden. Nur in 3 Fällen handelte es sich um Mädchen.

Ätiologie. Die Ursache des Syndroms ist noch unklar. Aus den Anamnesen lassen sich keine Hinweise auf Konsanguinität, Einnahme von mutagenen oder teratogenen Substanzen nachweisen. Die Tatsache von Geschwistererkrankungen legte eine genetisch bedingte Erkrankung nahe. Chromosomale Veränderungen sind bisher nicht gefunden worden. Nach SCHUHMACHER ist eine recessiv-autosomale Vererbung am wahrscheinlichsten.

Pathologische, anatomische und biochemische Befunde. Autoptische Untersuchungen liegen bisher nur sporadisch vor. Dabei wurden unter anderen entsprechend dem im äußeren Bild als Pseudohermaphroditismus externus imponierenden fehlgebildeten Genitale hypoplastische Bauchhöhlenhoden gefunden. Weiterhin konnten ein Vitium cordis mit Vorhofseptumdefekt und offenem Ductus Botalli, Brachycephalie und Mikrocephalie, Hyperostosis parieto-frontalis, Aplasie der 12. Rippe und Hypoplasie der Gallenblase nachgewiesen werden. Konstante biochemische und cytologische Abweichungen wurden nicht gefunden.

Symptomatologie. Das klinische Bild ist gekennzeichnet durch einen Minderwuchs und eine Mikrocephalie. Die auffällige Facies wird bedingt durch eine Mikrognathie, enge Lidspalten, Ptose und Epicanthus. Die Stellung der Lidachsen ist antimongoloid (Abb. 361 und 362). Der obere Alveolarfortsatz ist auffallend breit. Inkonstant fanden sich Gaumen- und Lippenkieferspalten. Stets handelte es sich um Kinder mit niedrigem Geburtsgewicht. Sie fielen in der Neugeborenenzeit durch respiratorische Insuffizienz, in der Folgezeit durch Anorexie und Erbrechen auf. Wegweisend für die Diagnose ist die Fehlbildung des äußeren Genitale, die einem Pseudohermaphroditismus externus entspricht. Dabei finden sich ein kleiner, hypoplastischer Penis und auffallend stark gefältelte Labia majora. Zum Teil besteht ein Kryptorchismus. Beim Mädchen ist das äußere Genitale unauffällig. An weiteren inkonstanten Fehlbildungen wurden gefunden: Tiefstand der Ohren und Ohrenfehlbildungen, Polydaktylie und Syndaktylie, Vitium cordis und Fehlbildungen der Harnorgane.

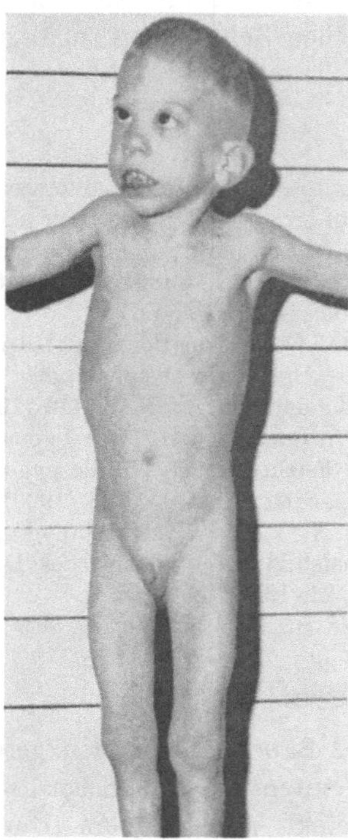

Abb. 361. S. H., $5^2/_{12}$ Jahre alt. (Nach SMITH et al., 1964)

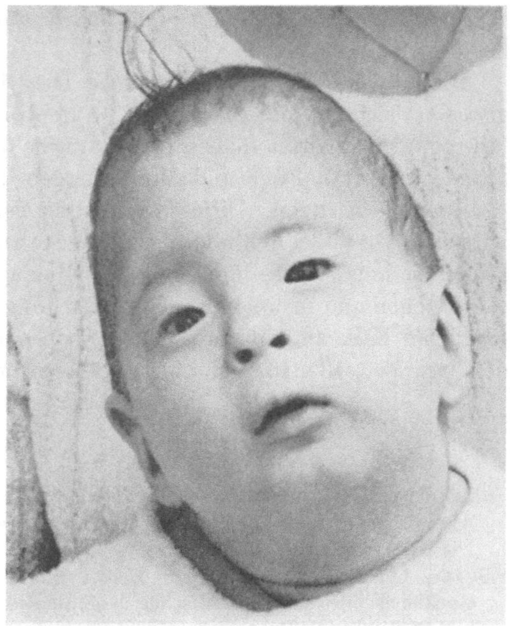

a

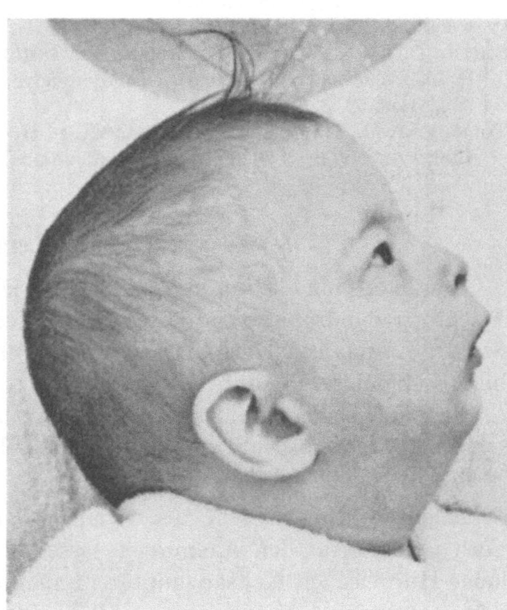

b

Abb. 362a u. b

Differentialdiagnose. Gegenüber dem Ullrich-Feichtiger-Syndrom ist dieses Fehlbildungssyndrom nur schwer abzugrenzen. Für das Ullrich-Feichtiger-Syndrom ist die Polydaktylie ein typisches Merkmal, während es beim Smith-Lemli-Opitz-Syndrom offenbar nur fakultativ beobachtet wird. Weiterhin wird beim Ullrich-Feichtiger-Syndrom die Makrostomie, die prominente Stirn und die Sattelnase sowie die Beteiligung des Auges in Form von Hornhauttrübungen, Kolobomen und Mikrophthalmie sowie das Auftreten von Klumpfüßen und Hackenfüßen beschrieben. Diese Störungen sind bisher beim Smith-Lemli-Opitz-Syndrom nicht beobachtet worden. Gleichzeitig bestehen gewisse verwandte Charakteristika und Überschneidungen zu den Trisomien der Gruppe D. Weitere Beobachtungen werden zeigen müssen, ob das Ullrich-Feichtiger-Syndrom und das Smith-Lemli-Opitz-Syndrom tatsächlich identisch sind, oder ob sich doch eine Abtrennung dieser beiden Fehlbildungskomplexe auch weiterhin durchführen läßt.

Literatur

Blair, H. R., Martin, J. K.: A syndrome characterized by mental retardation, short stature, craniofacial dysplasia and genital anomalies occurring in siblings. J. Pediat. **69**, 457 (1966).

Dallaire, L., Fraser, F. C.: The syndrome of retardation with urogenital and skeletal anomalies in siblings. J. Pediat. **69**, 459 (1966).

Fine, R. N., Gwinn, J. L., Young, E. F.: Smith-Lemli-Opitz syndrome. Amer. J. Dis. Child. **115**, 483 (1968).

Gibson, R.: A case of the Smith-Lemli-Opitz syndrome of multiple congenital anomalies in association with dysplasia epiphysialis punctata. Canad. med. Ass. J. **92**, 574 (1965).

Kenis, H., Hustinx, Th. W. J.: A familial syndrome of mental retardation in association with multiple congenital anomalies resembling the syndrome of Smith-Lemli-Opitz. Maandschr. Kindergeneesk. **35**, 37 (1967).

Lowry, R. B., Miller, J. R., MacLean, J. R.: Micrognathia, polydactyly, and cleft palate. J. Pediat. **72**, 859 (1968).

McKeown, T., Record, R. G.: Malformations in a population observed for five years after birth. In: Wolstenholme, E. W., and O'Connor, C. M. (editors): Congenital malformations. Ciba Foundation Symposia, Boston, 1960, Little, Brown & Company.

Park, S. C., Needles, C. F., Dimich. I., Sussman, L.: Congenital heart disease in an infant with the Smith-Lemli-Opitz syndrome. J. Pediat. **73**, 896—902 (1968).

Pinsky, I., Digeorge, A. M.: A familial syndrome of facial and skeletal anomalies associated with genital abnormality in the male, and normal genitals in the female. J. Pediat. **66**, 1049 (1965).

Schumacher, H.: Das Smith-Lemli-Opitz-Syndrom. Z. Kinderheilk. **105**, 88—98 (1969).

Smith, D. W., Lemli, L., Opitz, J. M.: A newly recognized syndrome of multiple congenital anomalies. J. Pediat. **64**, 210 (1964).

Zucker, J. M., Job, J. C., Rossier, A.: Une nouvelle variété de nanisme intrautérin dystrophique: le syndrome de Smith, Lemli et Opitz. Hôpital (Paris) (Ann. Pédiat.) **43**, 2404/P. 640—2411/P. 647 (1967).

Gruber-Syndrom. Dysencephalia splanchnocystica

Ausgehend von Untersuchungen über die Morphologie der Mißbildungen gelangte Gruber zu der Feststellung, daß eine Reihe von Mißbildungskomplexen mit anderen Fehlbildungskonstellationen gekoppelt vorkommen können. Der Autor demonstrierte diese Verhältnisse 1934 am Beispiel der Akrocephalosyndaktylie mit Lippenspalte und Cystennieren und der Acrocephalia splanchnocystica polydactylica dysopica mit hinterem Hirnbruch. Gruber konnte zeigen, daß die Splanchnocystosis (Cystennieren, Cystenleber, Cystenpankreas) mit Polydaktylie oder aber auch gelegentlich mit Syndaktylie vergesellschaftet vorkommt. Im italienischen Schrifttum sind derartige Mehrfachfehlbildungen unter der Bezeichnung „Gruber-Giordanosche Krankheit" bekannt.

Gruber konnte die einzelnen Beobachtungen auf ihre *genetischen Voraussetzungen* hin nicht untersuchen. Er glaubte aber, die „Bedeutung für ein mehr oder weniger typisches Genmilieu, das bei der Entwicklung solcher Früchte zur Auswirkung kam" aus diesen Beobachtungen ableiten zu können. Tatsächlich finden sich auch im älteren Schrifttum Hinweise auf eine offenbar erbbedingte Koppelung verschiedener Mißbildungskonstellationen, wie z.B. in den Veröffentlichungen von Calman und von Levin (1895) über Geschwister, die eine Polydaktylie aller 4 Extremitäten und Cystennieren aufwiesen. Andererseits räumt Gruber selbst die Möglichkeit einer peristatischen Genese und somit von „Phänokopien" ein, die im Einzelfall jedoch schwer zu beweisen sein würden, da die von Gruber für das zur Rede stehende Mißbildungssyndrom als wahrscheinlich angenommene recessive Erblichkeit eine genetische Analyse erschwert.

Symptomatologie. Der Formenkreis der Dysencephalia splanchnocystica umfaßt nach den Beschreibungen Grubers *folgende Anomalien:* Meist ulnare Poly- oder Syndaktylie. Fehlbildung des Gesichtsschädels mit Hypertelorismus und breiter Nasenwurzel, flache Orbitae mit Exophthalmus. Spaltbildungen des äußeren Genitale (Hypospadie oder Epispadie, Ektopie der Blase), Dysplasien des Genitale. Spaltbildungen auch an der Wirbelsäule (Meningocele, Cystocele etc.) und am Hirnschädel (Encephalocele).

Cystenbildungen an den inneren Organen: Niere, Leber, Pankreas und Ovar.

Battaglia und Locatelli beschrieben als weitere *begleitende Mißbildungen:* Agenesie der Epiglottis, Hypoplasie der Tibien, Mesenterium commune, Aortenstenose, Fehlen der Bulbi olfactorii und des Corpus callosum, Hypoplasie der Nebennierenrinde, Fehlen der Pars nervosa der Hypophyse und des Corpus pineale.

Der von Gruber geschaffene Begriff der Dysencephalia splanchnocystica stellt bis heute lediglich eine „Sammelbezeichnung" dar, in die Einzelbeobachtungen rein morphologisch-deskriptiv eingeordnet werden können.

Trotz der noch offenen Fragen hinsichtlich der Ätiologie und Pathogenese dieser Anomalien und der Stellung des Gruber-Syndroms im Rahmen anderer „Komplexe multipler Abartungen" ist es an dieser Stelle angeführt worden, um dem nachsuchenden Arzt die Einordnung solcher fast ausnahmslos nicht lebensfähig oder bereits totgeborenen Kinder zu ermöglichen. Einzelne dieser Fälle lassen sich heute sicher schon klar definierten Syndromen zuordnen, wie z.B. dem primär von Bowen beschriebenen Cerebro-hepato-renalen Syndrom (Passarge und McAdams).

Literatur

BATTAGILIA, S., LOCATELLI, L.: (1) Malattia di GRUBER e GIORDANO. Fol. hered. path. (Milano) **5**, 259 (1956).

— — (2) Ulteriore contribute alla conoscenza dell malattia di GRUBER GIORDANO. Folia hered. path. (Milano) **6**, 269 (1957).

GIORDANO, A.: Dysencephalia splanchnocystica e sindrome anencefalica. Pathologica **28**, 361 (1936).

GRUBER, G. B.: In: SCHWALBE-GRUBER, Die Morphologie der Mißbildungen des Menschen und der Tiere, S. 731. Jena: VEB G. Fischer 1958.

Potter-Syndrom. Reno-faciale Dysplasie

1946 machte EDITH POTTER darauf aufmerksam, daß nierenlose Neugeborene schon äußerlich an charakteristischen Gesichtsveränderungen erkannt werden können. Die Kombination von Arenie bzw. Nierenhypoplasie oder schwerer Nierenmißbildung und typischer Facies bei gleichzeitiger Entwicklungshemmung der Lungen und häufig begleitenden Anomalien der Extremitäten ist seither im Schrifttum wiederholt unter der Bezeichnung „Potter-Syndrom" mitgeteilt worden. Unseres Erachtens sollte die Bezeichnung Potter-Syndrom den Fällen vorbehalten bleiben, bei denen neben einer typischen Facies eine weitgehende Aplasie beider Nieren und eine respiratorische Insuffizienz, bedingt durch eine Unterentwicklung der Lungen, bestehen. Komplexere Fehlbildungen mit schweren Extremitätenverbildungen und Fälle von Cystennieren, Schwammnieren und einseitigen Nierenhypoplasien sowie Hydronephrose und Megaureteren, die gleichzeitig das „Potter-Gesicht" aufweisen, sollte man unseres Erachtens besser als Reno-faciale Dysplasie bezeichnen.

Häufigkeit. Genaue Angaben über die Häufigkeit des Potter-Syndroms im engeren Sinne sind nicht möglich. Die wiederholten Publikationen einschlägiger Fälle insbesondere in den letzten Jahren sprechen jedoch für ein relativ häufiges Vorkommen. WILLIAMS zitiert CAMPBELL und gibt einen Fall auf 528 Sektionen an. v. STOCKHAUSEN hat 1969 in einer umfassenden Arbeit bis 1967 317 Beobachtungen von Nierenagenesis in der Weltliteratur zusammengetragen. Seit der Erstbeschreibung durch WOLFSTRIEGEL (1671) bis zur Beschreibung des Syndroms durch POTTER (1945) hat v. STOCKHAUSEN 96 exakt beschriebene Fälle gefunden, während in der Zeit von 1945—1967 74 genaue Fallbeschreibungen erfolgt sind. In dieser Zahl von nur insgesamt 170 Fällen sind nur die Beobachtungen enthalten, die exakte Befunde wiedergeben.

Knaben sind etwa dreimal so häufig betroffen wie Mädchen (LEVIN).

Ätiologie. Die Ätiologie des Syndrom ist noch unklar. Man wird lediglich der Auffassung von VAN LESSEN und HINTZE zustimmen können, daß die Nierenagenesie und die begleitenden Anomalien durch den gleichen Erbfaktor oder die gleiche exogene Noxe ausgelöst werden. Die Störungen in der Entwicklung der betroffenen Organe setzen offenbar zu verschiedenen Zeiten ein: Das völlige Fehlen von Nierengewebe in einigen Fällen spricht für eine Schädigung vor dem Ende des ersten Schwangerschaftsmonats, in anderen Fällen war die Nierenentwicklung etwa auf dem Stadium des dritten Monats stehengeblieben. Die Lungenentwicklung sistiert offenbar in der Mehrzahl der Fälle auf dem Entwicklungsstand des 7. Monats. Weiterhin nehmen die Kinder nach der 34. Schwangerschaftswoche kaum noch an Gewicht zu (POTTER und LEFFLER, JEFFCOATE und SCOTT).

Pathoanatomie. Pathologisch-anatomisch findet sich ein Fehlen der Nieren, bei einigen Kindern sind jedoch Reste eines hypoplastischen Gewebes vorhanden. Die Nebennieren können als flache, ovale Scheiben an der hinteren Bauchhöhlenwand liegen. Die Harnblase ist hypoplastisch. Die Ureteren fehlen. Bei dem Mädchen sind Uterus und Vagina meistens aplastisch (POTTER). Die Lungen zeigen eine starke Entwicklungsverzögerung. In schweren Fällen können die Alveolen fast völlig fehlen und das gesamte Lungengewebe besteht aus dicht gelagerten primitiven Alveolargängen (POTTER). Nach VAN LESSEN und HINTZE betrifft der Entwicklungsstillstand auch die Bronchialwand. Einen Überblick über die häufigsten Anomalien beim Potter-Syndrom mögen die folgenden Zahlen veranschaulichen, die der Zusammenstellung von STOCKHAUSEN (81 Fälle) entnommen sind.

Agenesie der Nieren, der Ureteren und Fehlen der Nierengefäße: 100%.

Potter-Facies 82%. Klumpfüße 31%, plumpe Hände 17%, Wirbelsäulendeformierungen 15%, Analatresie 12,5%, Fehlbildungen des äußeren Genitale 12,5%, Gelenkkontrakturen 11,5%. Mikrocystis 74%, Hypoplasie der Lungen 70%. Atresie der Urethra 24,5%, Agenesie der Blase 10%, Oesophagusatresie 6%. Malrotation des Darmes 5%, Vitium cordis 4%. Agenesie der Samenblase und des Ductus deferens in 80—100%, Leistenhoden 33%. Agenesie des Uterus und der Vagina 86—100%. Agenesie der Tuben 45%.

Symptomatologie. Das klinische Bild wird, abgesehen von den Fällen, in denen die schweren *Extremitätenmißbildungen* (Sirenomelie und Anchipodie), wie sie von CARPENTER und POTTER, CALVANI, BRAUN und GROSS beobachtet wurden, sofort weitergreifende Anomalien vermuten lassen, einerseits durch die Zeichen einer schweren *respiratorischen Insuffizienz* geprägt, andererseits erweckt die *typische Facies* sogleich die Aufmerksamkeit des Arztes: „Vergrößerung des Augenabstandes und das Vorhandensein einer markanten Falte, die vom inneren Canthus jedes Auges nach abwärts und lateral verläuft und einen weiten Halbkreis unterhalb des medianen Randes der Augenhöhlen bildet. Daneben bestehen eine Abflachung und Verbreiterung des Nasenrückens, ein fliehendes Kinn, große, relativ tiefsitzende Ohren mit verhältnismäßig wenig Knorpel" (s. Abb. 363 nach POTTER). Der Geburtsverlauf ist in etwa 50% der Fälle dadurch auffällig, daß eine Steißlage besteht. Weiterhin ist die bereits erwähnte Untergewichtigkeit der Kinder bemerkenswert.

In manchen Fällen bestand ein Amnion nodosum und vielfach ein Oligohydramnion, das mit der fehlenden Harnproduktion der Kinder in Zusammenhang gebracht wird. Die Beine zeigen gelegentlich eine Verkrümmung, besonders der Unterschenkel, und Einwärtsrotation der Füße, nach POTTER wahrscheinlich als Folge der abnorm fixierten Lage im Uterus durch das Oligohydramnion. VAN LESSEN und HINTZE beschrieben weiterhin auffallend kurze, plumpe Hände, Vierfingerfurche und angedeutete Schwimmhautbildungen.

Die Haut der Kinder ist schlaff und erscheint zu weit. Die Agenesie der Nieren ist für den foudroyanten Verlauf post partum mit dem Tod des Kindes innerhalb weniger Minuten bis Stunden nicht verantwortlich zu machen, da es gar nicht erst zur Entwicklung einer Urämie kommt. Die Kinder sterben unter Cyanose an der respiratorischen Insuffizienz, die als Folge der bereits erwähnten Unterentwicklung der Lungen resultiert. Die kurze Überlebenszeit läßt begleitende Anomalien, wie Atresia ani und Fehlbildungen des Genitale besonders beim Mädchen (Fehlen von Uterus und Vagina bei normal angelegten Ovarien) klinisch gar nicht erst bedeutsam werden.

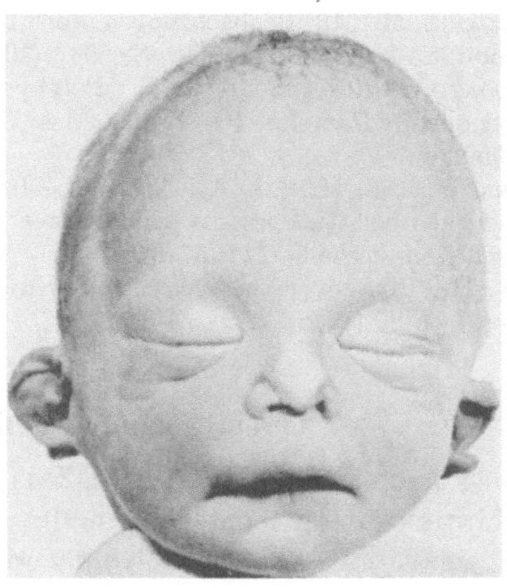

Abb. 363. Großer Augenabstand. Vorstehende Falte am Epicanthus, die beidseits neben der Nase einen großen Halbkreis bildet und den mittleren Anteil der Lider bedeckt. Leichte Abflachung der Nasenspitze. Prominente Falte unter der Unterlippe und große, tiefsitzende Ohren, die wenig Knorpel enthalten. (Nach POTTER, 1961)

Diagnose und Differentialdiagnose. Die Diagnose ist bei Beachtung der typischen Facies leicht zu stellen und erlaubt somit bereits aus dem Aspekt des Gesichts den Verdacht auf eine Nierenagenesie. Begleitende Fehlbildungen, wie Sirenomelie und Anchiopodie, Genitalmißbildungen, Analatresie und kurze plumpe Hände mit Schwimmhautbildung können die Diagnose stützen, die dann durch die nicht zu beherrschende pulmonale Insuffizienz weiter erhärtet wird.

Differentialdiagnostisch müssen in erster Linie andere komplexe Fehlbildungen, die mit Extremitätenmißbildungen einhergehen, das sog. „Grauhan-Syndrom" sowie andere Störungen mit Ateminsuffizienz: Aspiration, Lungenagenesie und intrakranielle Blutungen, ausgeschlossen werden. Daß auch chromosomale Aberrationen gelegentlich das Bild einer renofacialen Dysplasie hervorrufen können, zeigt die Beobachtung von PFEIFFER, der ein Kind mit „Potter-Facies", Hufeisenniere, Vitium cordis beschrieb, bei dem eine reziproke Translokation zwischen akrozentrischen Chromosomen der Gruppe D nachgewiesen wurde.

Eine *Therapie* ist bei der komplexen Art der Mißbildung nicht möglich.

Literatur

CAMPBELL, M. F.: Clinical paediatric urology. Philadelphia and London: W. B. Saunders Company 1951.

FRITZSCHE, F.: Dysplasia renofacialis bei Anchipodie. Z. Kinderheilk. 81, 760 (1958).

HABEDANK, M.: 18 Beobachtungen von Dysplasia reno-facialis. Z. Kinderheilk. 88, 531 (1963).

JEFFCOATE, T. N. A., SCOTT, J. S.: Polyhydramnios and oligohydramnios. Cand. med. Ass. J. **80**, 77 (1959).

LESSEN, H. VAN, HINTZE, A.: Aplasie beider Nieren und gleichzeitige Anomalien anderer Organe. Mschr. Kinderheilk. **111**, 57 (1963).

LEVIN, H.: Bilateral renal agenesia. J. Urol. (Baltimore) **67**, 86 (1952).

PFEIFFER, R. A.: Chromosomenanomalie bei einem Neugeborenen mit renofacialer Dysplasie. Dtsch. med. Wschr. **89**, 2192 (1964).

POTTER, E. L.: Bilateral renal agenesis. J. Pediat. **29**, 68 (1946).

— Pathologie of the fetus and the infant, 2nd edit., p. 429—435. Chicago: Year Book Medical Publishers 1961.

STOCKHAUSEN, H.-B. v.: Beitrag zur Problematik der Dysplasia renofacialis. Z. Kinderheilk. **105**, 303 (1969).

WILLIAMS, D. J.: Urology in childhood. In: Handbuch der Urologie, S. 12. Berlin-Göttingen-Heidelberg: Springer 1958.

Cerebro-hepato-renales Syndrom. (Zellweger-Syndrom)

1964 beschrieben BOWEN, LEE, ZELLWEGER und LINDENBERG 4 Kinder mit multiplen Abartungen aus 2 Familien. Die Kinder wiesen so viele gemeinsame Merkmale auf, daß die Autoren glaubten, ein eigenständiges Syndrom annehmen zu dürfen.

Häufigkeit. Bis 1969 wurden weitere 8 Fälle von SMITH et al., PASSARGE und MCADAMS sowie PUNETT und KIRKPATRICK beschrieben. Dabei stellte sich heraus, daß nur die ersten beiden Fälle aus der Familie 1 von BOWEN et al. als dem neuen Syndrom zugehörig angesehen werden können. Zu dieser Zahl von 10 Fällen sind noch zwei Beobachtungen aus der Univ.-Kinderklinik Kiel hinzuzurechnen (SPRANGER u. GOLL). Die Gesamtzahl beläuft sich damit auf 12 Fälle.

Ätiologie. Die Ursache dieses eigenartigen Fehlbildungskomplexes ist wahrscheinlich erbbedingt. Dafür spricht der Befall von Geschwistern in 3 Familien. Für eine Auslösung durch exogene Noxen sowie für chromosomale Aberrationen hat sich aufgrund der bisherigen Untersuchungen kein Anhalt ergeben.

Pathologische Anatomie. Autoptische Befunde sind bei 10 Patienten beschrieben worden, z.T. jedoch nicht sehr ausführlich. Pathologische Veränderungen am Gehirn werden bei 6 Kindern erwähnt. Mehrfach fanden sich abgeflachte Temporallappen bzw. atypische Gyrierung besonders im Temporallappen. Mehrfach wird ein Hirnödem erwähnt. PASSARGE et al. liefern die genauesten Befunde: Abnorme Entwicklung der Hemisphären mit einer abnormen Gyrierung, unvollständige Entwicklung des Kleinhirnwurms, sehr dünnes Corpus callosum, Sklerose der weißen Substanz und ein ausgedehnter Mangel an Myelin. Makroskopisch ähnliche Veränderungen wies der von SPRANGER und GOLL beobachtete Fall auf, die exakten neuropathologischen Befunde stehen noch aus. Die Leber wies in 9 Fällen abnorme Befunde auf, sie imponierte im allgemeinen als groß, fibrosiert. In 2 Fällen wurde ein Fehlen der terminalen intrahepatischen Gallenwege gefunden. Die Nieren wiesen in den 11 daraufhin untersuchten Fällen zahlreiche corticale Nierencysten auf. Diese Cysten waren im allgemeinen klein, von 1—8 mm Durchmesser und bestanden aus cuboidem oder abgeflachten Epithel, z.T. mit glomerulären Anteilen. In 6 Fällen wurden Anomalien des Herzens bzw. der großen Gefäße gefunden. Unter anderem bestanden Venenanomalien, ein Peristieren der Ductus Botallo, Vorhof- und Ventrikelseptumdefekte, Pulmonalstenosen, Rechtsstand der Aorta, enge Tricuspidal- und Pulmonalklappen. Weitere inkonstante Befunde waren Clitorishypertrophie in einem Fall, Kryptorchismus und unvollständiger Descensus der Ovarien in mehreren Fällen. In je einem Fall fanden sich ein Glaukom und Katarakte.

Klinische Symptomatologie. Das klinische Bild ist gekennzeichnet durch die Kombination einer sehr auffälligen Facies mit hoher gewölbter Stirn (Abb. 364), mit einer allgemeinen Muskelhypotonie (Abb. 365), Trinkschwäche und Gedeihstörung. Die cranio-faciale Dysplasie besteht in der hohen Stirn sowie Hypertelorismus, flachen Supraorbitalbögen, hohem Gaumen, abnormen Ohren und Veränderungen der Augen. Das Abdomen läßt häufig eine Hepato-

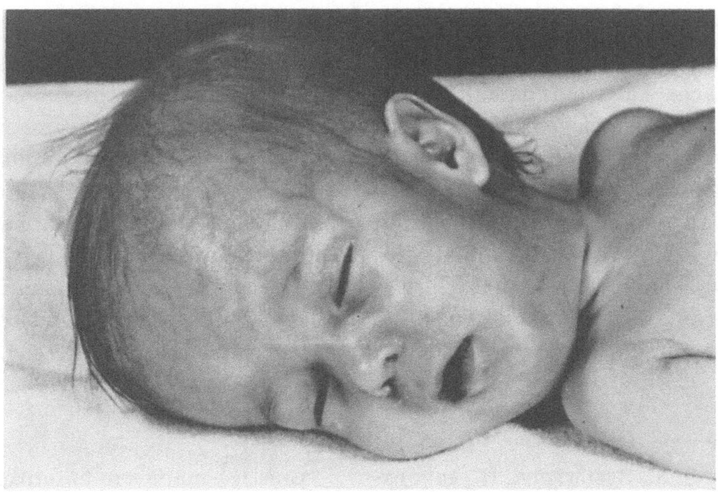

Abb. 364. Cranio-faciale Dysmorphie beim cerebro-hepato-renalen Syndrom: Hohe gewölbte Stirn, flache Supraorbitalbögen, Hypertelorismus, hoher Gaumen

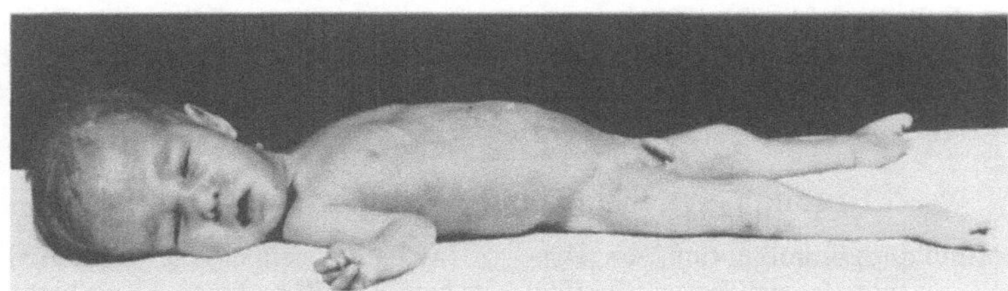

Abb. 365. Typischer Aspekt eines Kindes mit cerebro-hepato-renalem Syndrom: Hohe gewölbte Stirn, allgemeine Muskelhypotonie und Hypoplasie

megalie erkennen. Bei mehreren Kindern entwickelte sich ein Ikterus. Über dem Herzen sind entsprechend den vorliegenden Anomalien verschiedenartige Geräuschphänomene zu auskultieren. Die Extremitäten weisen häufig Kontrakturen in den Gelenken auf. Es finden sich Deformierungen der Füße z.B. in Form des Pes equinovarus.

Der klinische Verlauf ist gekennzeichnet durch eine sehr starke psychomotorische Retardierung. Die muskuläre Hypotonie und das Fehlen von Muskeldehnungsreflexen persistieren. Es entwickelt sich meistens eine erhebliche Dystrophie. Häufig kommt es zum Auftreten eines Ikterus. In mehreren Fällen wurde die Entwicklung einer Hypoprothrombinämie mit einer Blutungsneigung beobachtet, die neben der allgemeinen Infektneigung, insbesondere bronchopulmonalen Infekten, dann zum vorzeitigen Tode der Patienten führt.

Röntgenbefunde. Pathognomonische Röntgenbefunde sind nicht beschrieben worden. Im allgemeinen findet eine Osteoporose Erwähnung. In einem Fall fanden sich spritzerartige, irreguläre Verkalkungen der Epiphysen entsprechend der Chondrodystrophia calcificans. Vereinzelt wurden im Pneumencephalogramm leicht erweiterte Hirnventrikel gefunden. Die Nierencysten sind bei der intravenösen Pyelographie röntgenologisch nicht darstellbar.

Laboratoriumsbefunde. Konstante biochemische Abweichungen sind nicht nachgewiesen worden. In einzelnen Fällen bestanden mäßige Erhöhungen der harnpflichtigen Substanzen. Ebenfalls wurde, wie bereits erwähnt, vereinzelt eine Hypoprothrombinämie gefunden. In dem von SPRANGER und GOLL beobachteten Fall war eine Erhöhung des Cöruluplasminspiegels nachweisbar. VITALE, OPITZ und SHABIDI sprachen 1968 die Vermutung aus, daß der basale genetische Defekt bei Patienten mit dem Cerebro-hepato-renalen Syndrom in einer Störung des Eisentransports liegt. Sie beschrieben starke Ablagerungen von Hämosiderin in Leber, Milz, Niere, Pankreas und im Knochenmark ihres Patienten. PUNNETT erwähnt einen 2. Fall, bei dem im Zusammenhang mit einer Hämolyse und Ikterus ein hoher Serum-Eisenwert gefunden wurde. Bei beiden Fällen von PUNNETT war jedoch eine Eisenspeicherung nicht nachweisbar. Die Deutung dieser Einzelbefunde ist noch nicht geklärt.

Diagnose und Differentialdiagnose. Die Diagnose des Cerebro-hepato-renalen Syndroms ist bei typischer Ausprägung der craniofacialen Dysmorphie und der allgemeinen Muskelhypotonie und Gedeihstörung der Kinder relativ einfach. Differentialdiagnostische Schwierigkeiten können gelegentlich hinsichtlich der Abtrennung von Krankheitsbildern der Gruppe der Arthromyodysplasien bzw. Arthrogryposis multiplex entstehen. In Fällen mit Hypospadie bzw. Clitorishypertrophie wird man anderen Syndrome wie z.B. das Ullrich-Feichtiger-Syndrom differentialdiagnostisch erwägen müssen. Für die Differentialdiagnose der pathologischen Anatomie ist es wichtig, andere Formen der Nierencysten bzw. Nierenhypoplasien zu beachten.

Therapie. Eine wirksame Behandlung dieses konnatalen Syndroms multipler Abartungen ist bisher nicht bekannt. Man wird sich auf rein symptomatische Maßnahmen, wie z. B. die Behandlung der Hypoprothrombinämie und der bronchopulmonalen Infekte, sowie auf allgemeinpflegerische und diätetische Maßnahmen beschränken müssen.

Literatur

BOWEN, P., LEE, C. S. N., ZELLWEGER, H., LINDENBERG, R.: A familial syndrome of multiple congenital defects. Bull. Johns Hopk. Hosp. **114**, 402 (1964).

PASSARGE, E., MCADAMS, A. J.: Cerebro-hepatorenal-syndrome. J. Pediat. **71**, 691 (1967).

PUNNTT, H. H., KIRKPATRICK, J. A., JR.: A syndrome of ocular abnormilaties, calcification of cartilage and failure to thrive. J. Pediat. **73**, 602 (1968).

SMITH, D. W., OPITZ, J. M., INHORN, ST. L.: A syndrome of multiple developmental defects including polycystic kidneys and intrahepatic biliary dysgenesis in siblings. J. Pediat. **67**, 617 (1965).

SPRANGER, J., GOLL, U.: Arbeit vor der Drucklegung.

„Grauhan-Syndrom" und „Hanhart-Syndrom"

Eine erbliche Mißbildungskombination von Dysphalangie und Cheilognathopalatoschisis wurde 1929 von GRAUHAN mitgeteilt[1]. Die betroffenen Probanden zeigten eine Polydaktylie neben Lippen-Kiefer-Gaumenspalten sowie Mißbildungen der Nieren und der Genitalien und Spaltbildungen der Blase. Es bestehen somit offenbar erhebliche Parallelen zum Formenkreis der „Dysencephalia splanchnocystica GRUBER", mit dem Unterschied, daß das von GRAUHAN beschriebene Erscheinungsbild als erbbedingt feststehen soll. Abgesehen von kurzen Fallhinweisen bei SCHÖNENBERG und HABEDANK sind weitere, ausführlichere Beschreibungen nicht bekanntgeworden.

Ebenfalls eine, nach Auffassung des Autors wahrscheinlich erbbedingte, Kombination von isolierten Gaumenspalten und ein- oder beidseitiger Aplasie der Nieren stellt der von HANHART 1946 beschriebene Mißbildungskomplex dar. Von 11 Geschwistern zeigten 3 diese Anomalien. Als Schwachzeichen der Gaumenspalten sollen Spitzbogengaumen oder Schiefstellung der oberen äußeren Schneidezähne gelten. An weiteren begleitenden Anomalien sind Fehlen eines Ovars, einseitige Ausbildung des Uterus, Atresia ani und Mikrogyrie des Gehirns genannt worden.

Eine ausführliche Beschreibung ist nicht erfolgt. Nach persönlicher Auskunft von HANHART (1963) haben sich keine Weiterungen ergeben.

Literatur

GRAUHAN, M.: Zit. nach LEIBER/OLBRICH, Wörterbuch der klinischen Syndrome, 3. Aufl., S. 239. München-Berlin: Urban & Schwarzenberg 1963.

HANHART, E.: Zur Vererbung der Lippen-Kiefer-Gaumenspalten („Hasenscharten" und „Wolfsrachen") beim Menschen. Arch. Klaus-Stift. Vererb.-Forsch. **21**, 333 (1946).

Peromelie-Mikrogenie-Syndrom (Hanhart)

HANHART beschrieb 1950 anhand von zwei Beobachtungen eine Kombination von Peromelie und Mikrogenie.

Ätiologie. Der Autor stellte dieses Syndrom in Parallele zu den von WRIEDT und MOHR mitgeteilten letalen „Akroteriasis congenita" des Rindes, die einfach recessiv vererbt wird. Die Auffassung von HANHART, daß es sich bei den von ihm beobachteten Patienten um eine Parallelmutation beim Menschen handeln könnte, findet eine Stütze im Nachweis der erbbedingten Genese des Syndroms durch die Untersuchungen von MARTIUS und WALTER. Die beiden Träger der Anomalie waren in diesem Fall Vettern 3.—4. Grades. Die Familienanamnesen zeigten in beiden Veröffentlichungen eine Häufung anderer Anomalien: Bei einer Probandin HANHARTs waren in der Familie Ohrmuscheldeformierung, Situs inversus viscerum totalis, Bronchiektasen (Kartagener-Syndrom), Epilepsie und Idiotie vorhanden. In der Mitteilung

[1] Die Originalarbeit war trotz großer Bemühungen nicht auffindbar.

von MARTIUS und WALTER werden in der Familiengeschichte Fingerankylosen und Syndaktylien erwähnt.

Da weitere Fälle dieser Mißbildungskombination meines Wissens bisher nicht beschrieben worden sind, stehen Untersuchungen über Chromosomenaberrationen noch aus.

Der Zeitpunkt des Einsetzens der Entwicklungsstörung kann für den 40.—41. Tag des Embryonallebens angenommen werden.

Symptomatologie. Die Patienten von HANHART zeigten eine ausgeprägte Mikrogenie mit stark vorspringender Nase, so daß das Profil sehr an ein Vogelgesicht erinnerte. Die Zahnanlagen waren normal. Es bestand jedoch eine ausgeprägte Opisthodontie. Eine Patientin wies einen amputationsartigen angeborenen Defekt beider Hände auf (Abb. 366 nach HANHART). Bei normaler Entwicklung von Radius und Ulna an beiden Armen fehlten die Carpalia, die Metacarpalia und die Phalangen. Die seitliche Schädelaufnahme zeigte eine Verkürzung des Unterkiefers um etwa 1 cm. Die Intelligenz war vermindert, die Sprachentwicklung verzögert.

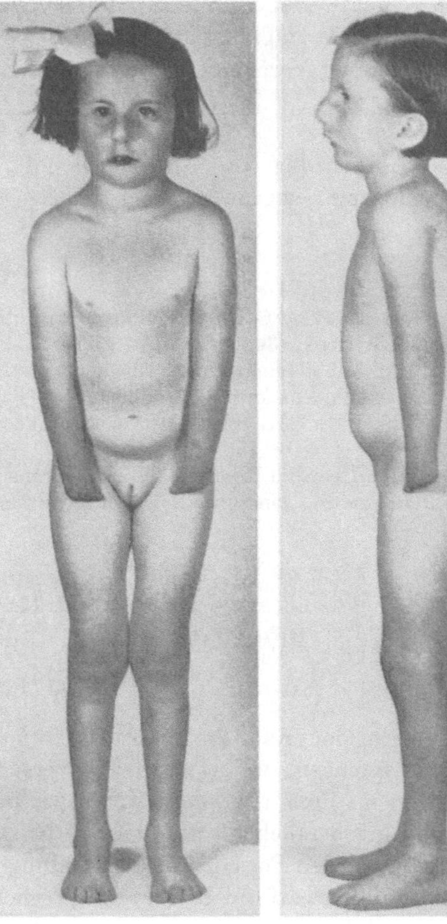

Abb. 366. Amputationsartiger angeborener Defekt beider Hände verbunden mit deutlicher Mikrognathie sowie allgemeiner Entwicklungshemmung bei 6jähr. Probandin aus relativem Inzuchtgebiet

In dem zweiten Fall bestand eine Stummelbildung an drei Extremitäten. Nur an der rechten Hand waren zwei verkürzte, nicht opponierbare Finger vorhanden (Abb. 367). Die Patientin zeigte eine hochgradige Verkürzung des Unterkiefers mit starker Opisthodontie. Zehn Zähne waren bei der 30jährigen Probandin noch nicht durchgebrochen. Die inneren Organe wiesen keine krankhaften Veränderungen auf. Die geistige Entwicklung war normal. Die Patientin war trotz der schweren Extremitätenfehlbildungen als Damenschneiderin tätig.

In den Beobachtungen von MARTIUS und WALTER zeigte der neugeborene Knabe eine Peromelie beider Beine mit nur angedeuteter Ausbildung der Unterschenkel und eine deutliche Mikrogenie (der „Unterkiefer lag etwa fingerbreit hinter dem Oberkiefer zurück").

Der zweite Patient, ein 40jähriger Mann, wies am rechten Arm eine weitgehende Aplasie der distalen Anteile auf. Dem Oberarm saß ein abgeplatteter Hautstummel an, in dem kleine Knochen zu tasten waren. Das Röntgenbild zeigte außer hypoplastischen Mittelhand- und Fingerknochen zwei Anlagen, die als Radius- und Ulnarudiment gedeutet wurden. Eine Mikrogenie bestand bei diesem Patienten nicht. Diese zweite Beobachtung von MARTIUS und WALTER stützt die bereits von HANHART geäußerte Vermutung, daß bei Vorliegen der Peromelie an nur einer Extremität die Entwicklungsstörung des Unterkiefers fehlen kann.

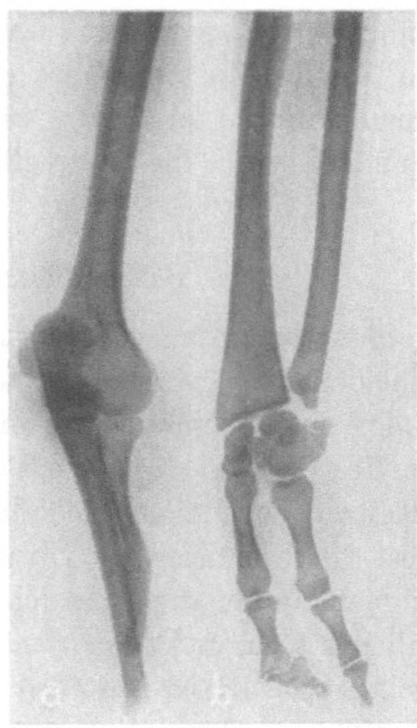

Abb. 367. Nach GREBE, 1964

Diagnose und Differentialdiagnose. Hinsichtlich der Abgrenzung des Hanhartschen Peromelie-Mikrogenie-Syndroms von anderen Fehlbildungskomplexen muß erwähnt werden, daß SCHÖNENBERG glaubt, dieses Syndrom als „Schwachform" der Dysostosis mandibulo-facialis auffassen zu können. Dabei sollte jedoch beachtet werden, daß Hypoplasie der Jochbeine, antimongoloide Stellung der Lidachsen und andere Charakteristika der Dysostosis mandibulofacialis bei den Beobachtungen von HANHART sowie MARTIUS und WALTER fehlen.

Ich erachte daher SCHÖNENBERGs Vermutung für nicht tragfähig und für ein Beispiel der Gefahr einer Vermengung heterogener Zustandsbilder.

Die Abgrenzung des „Peromelie-Mikrogenie-Syndroms" gegenüber einer *Phokomelie* ist ohne weiteres aus dem Aspekt möglich. Weiterhin ist eine Abtrennung gegen eine Kombination verschiedener Formen von *Peromelie* mit *Schädeldachdefekten*, wie sie 1945 von ADAMS und OLIVER beschrieben wurde, unschwer möglich. Dieser Anomaliekomplex wurde offenbar dominant vererbt.

Literatur

ADAMS, F. H., OLIVER, C. P.: Hereditary deformities in man. J. Hered. **36**, 3 (1945).

GREBE, H.: Mißbildungen der Gliedmaßen. In: Humangenetik, ein kurzes Handbuch in 5 Bänden, Bd. II, S. 231. Stuttgart: Georg Thieme 1964.

HANHART, E.: Über die Kombination von Peromelie mit Mikrognathie, ein neues Syndrom beim Menschen, entsprechend der Akroteriasis congenita von WRIEDT und MOHR beim Rinde.

MARTIUS, G., WALTER, S.: Peromelie und Mikrognathie als Mißbildungskombination (Hanhartsches Syndrom). Geburtsh. u. Frauenheilk. **14**, 558 (1954).

SCHÖNENBERG, H.: Über Mißbildungen der Extremitäten. Bibl. paediat. **80**, 65 (1962).

Anomalien der äußeren Körperform infolge chemischer und physikalischer Einwirkungen

H.-J. ROHWEDDER, Kiel

Es würde den Rahmen dieses Handbuchbeitrages sprengen, wenn man den Versuch unternehmen würde, alle zweifelsfrei sowie mit großer Wahrscheinlichkeit auf exogene Noxen zurückzuführenden Formen von Fehlbildungen der äußeren Körperform hier zu besprechen. Es können daher nur einige wenige gesicherte Zusammenhänge dargelegt werden. Von historischem Interesse sind vor allen Dingen die Veränderungen, die durch Einwirkung von *Strahlen* auf die wachsende Frucht bedingt sind, also die Veränderungen nach Strahlentherapie während der Gravidität sowie die Veränderungen, die im Zusammenhang mit den *Atombombenexplosionen* in Japan aufgetreten sind. Zum anderen wäre die heute glücklicherweise ebenfalls bereits als Vergangenheit — wenn auch als noch keineswegs völlig bewältigte Vergangenheit — anzusehende *Thalidomid-Embryopathie* in die Erinnerung zurückzurufen.

Darüber hinaus sind sichere Embryopathien, wenn auch in geringerer Zahl, im wesentlichen nur für die *Folsäureantagonistentherapie* und die Behandlung mit *Hormonen* während der Gravidität bewiesen.

Für andere Substanzen, z.B. das *Chinin*, sind die kausalen Zusammenhänge zwischen der resultierenden Fehlbildung und der Einwirkung des als schädlich vermuteten Agens nur sehr schwer zu beweisen.

Die Schädigung durch Strahleneinwirkung

Bei Strahlenschädigungen ist grundsätzlich zu unterscheiden zwischen angeborenen Störungen infolge einer Genmutation in Auswirkung einer Bestrahlung der noch nicht konjugierten Keimzellen und der Schädigung der Frucht selbst durch ionisierende Strahlen. Auf das Vorkommen von Strahlenschäden im Sinne wahrscheinlicher Genmutationen liegen insbesondere auch in der älteren Literatur Hinweise vor. Sie betreffen vor allem das in der Röntgendiagnostik tätige Personal, das in den ersten Jahrzehnten dieses Jahrhunderts infolge mangelnder Schutzvorrichtungen größeren Dosen an Sekundärstrahlen ausgesetzt war. Hier soll die Mißbildungsrate bei Kindern von Frauen, die in der Röntgendiagnostik und Röntgentherapie tätig waren, wesentlich erhöht gefunden worden sein.

Embryonale und fetale Schäden der Frucht durch ionisierende Strahlen im Sinne iatrogener Schädigungen sind in den Jahren 1919—1933 in größerem Umfang beschrieben worden.

THALHAMMER hat bis 1948 70 Fälle zusammengestellt. Dabei ist erkennbar, daß in den ersten Monaten der Gravidität eine größere Sensibilität der Frucht auch gegenüber ionisierenden Strahlen besteht. Nach WINTZ traten Fruchtschädigungen bei einer Bestrahlung im 1. Trimenon in 51%, im 2. Trimenon in 23% und im 3. Trimenon 33% der Fälle auf.

Das klinische Bild der Strahlenembryopathie ist relativ einheitlich. Es wurde erstmals 1925 von ZAPPERT beschrieben. In einem hohen Prozentsatz (76%) findet sich ein Mikrocephalus. Daneben und z.T. gleichzeitig weisen einige Kinder einen Hydrocephalus auf. Weiterhin wurden nachgewiesen: Encephalocelen, Spina bifida und Hemicephalus. Auch Anencephalien sind beobachtet worden. Ferner bestand in etwa der Hälfte der Fälle mit schweren Hirnfehlbildungen eine Mikrophthalmie. Weiterhin wurden Katarakte und chorioretinitische Herde beobachtet. Auffallend ist sodann, daß in einem hohen Prozentsatz der Fälle ein allgemeiner Minderwuchs resultierte. Schon die Geburtsgewichte waren häufig sehr klein. Neben dieser allgemeinen Wachstumshemmung des Organismus finden sich auch Hinweise auf schädelferne lokale Wachstumsstörungen, die sich in Radiusaplasien, Aplasien des Daumens, Hypoplasien der Femura und Humeri äußern. Das klinische Äquivalent der cerebralen Schädigung ist eine erhebliche geistige Retardierung.

Die Auswirkungen der Atombombenexplosionen in Hiroshima und in Nagasaki konnten von PLUMMER bzw. YAMAZAKI et al. durch Nachuntersuchung von Kindern demonstriert werden. Auch hier fanden sich ähnliche Veränderungen wie bei der Röntgenstrahlenembryopathie mit allgemeiner Unterentwicklung, Mikrocephalie und geistiger Retardierung.

Die Thalidomid-Embryopathie

Ein Beispiel einer pharmakogenen Teratogenese bisher noch nie erlebten Ausmaßes stellt die Thalidomid-Embryopathie dar. Sie hat in den Jahren 1958—1962 die Bundesrepublik Deutschland und viele Länder West-Europas sowie auch das außereuropäische Ausland, insbesondere Japan, betroffen. Die Zahl der infolge der Einnahme von Thalidomid während der sensiblen Phasen der Schwangerschaft mit einem relativ typischen Fehlbildungskomplex geborenen Neugeborenen wurde für die Bundesrepublik allein auf etwa 5000 geschätzt.

Ätiologie und Pathogenese. Ernsthafte Zweifel an der ursächlichen Bedeutung der Thalidomideinnahme für die besagte Epidemie an „Dysmelien" und weitergehenden Mißbildungen können heute nicht mehr vorgebracht werden, nachdem diese Epidemie überall etwa 8 Monate, nachdem das Thalidomid dortselbst aus dem Handel gezogen war, prompt zum Erlöschen gekommen ist. (Näheres zur Ursächlichkeitsfrage siehe S. 613, 745ff. und bei HÖVELS.) — Der teratogene Wirkungsmechanismus des Thalidomids beim Menschenembryo ist trotz vielfacher Bemühungen noch nicht restlos geklärt. PLIESS hat die Vermutung ausgesprochen, daß das Thalidomid mit den biochemisch-enzymatischen, prämorphologischen Determinationsprozessen mesodermaler Blasteme interferiert, die über die weitere Organdifferenzierung entscheiden. Gedanken über eine etwaige Interferenz des Thalidomids oder seiner Metaboliten mit dem Glutaminsäurestoffwechsel bzw. über eine Antivitaminwirkung innerhalb der B-Gruppe sind bisher nicht bewiesen. Für die Provokation von Chromosomen- bzw. Genommutationen beim Menschen durch Thalidomid liegen keine Beweise vor. Als feststehend kann lediglich angesehen werden, daß die Sensibilität der Frucht gegenüber dem Thalidomid sehr hoch ist, sofern die Einnahme des Präparats in einer sensiblen Embryonalphase erfolgt. Die Sensibilitätsrate wird auf 50—100% geschätzt. Feststehend scheint ebenfalls eine relative Dosis-Unabhängigkeit der Thalidomid-Embryopathie zu sein. In dieser Hinsicht bestehen grundsätzliche Unterschiede gegenüber den Tierexperimenten, wo es z.T. nur unter Anwendung extrem hoher Dosen und in einem geringen Prozentsatz der Versuchstiere möglich war, teilweise ähnliche Fehlbildungen hervorzurufen.

Da z.T. sehr genaue Angaben über die teilweise nur einmalige oder sehr kurzfristige Thalidomideinnahme bei Schwangeren vorlagen, ist es möglich gewesen, teratologische Zeitpläne zu erstellen. Am besten fundiert ist trotz der von einzelnen Autoren geäußerten Bedenken der von LENZ aufgestellte Plan (Abb. 368). Die sensible Periode ist danach zwischen dem 34. und 50. Tag nach der letzten Menstruation anzunehmen. Die geringsten Schäden sind zu erwarten, wenn die Einnahme zu einem sehr frühen bzw. relativ späten Zeitpunkt, also in den Grenzbereichen der sensiblen Phase, erfolgt. Bei früher Einnahme finden sich Fehlbildungen der Ohren, es folgen Dysmelien der Arme, Phokomelien, Hüftdysplasien sowie in späteren Phasen der Thalidomideinnahme dann Amelien und Phokomelien sowie Knochendefekte der Beine.

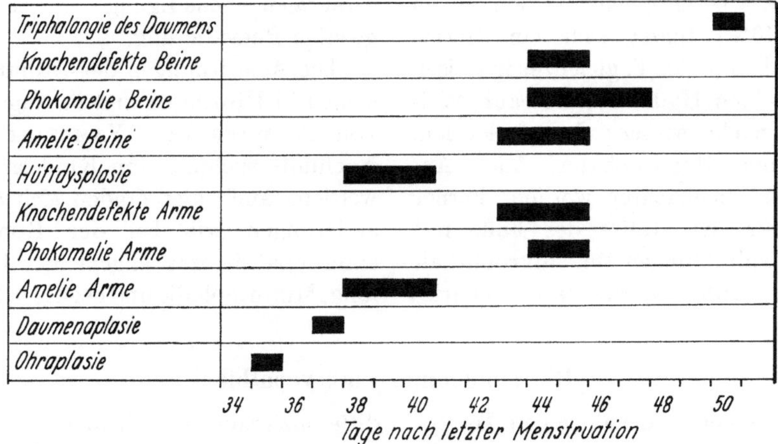

Abb. 368. Die sensible Phase der verschiedenen Skeletteile gegenüber Thalidomid. (Nach W. LENZ)

Das **klinische Bild** der Thalidomid-Embryopathie zeigt als Hauptsymptom die Dysmelie, die an der oberen Extremität von minimalen Veränderungen im Sinne einer Daumenhypoplasie oder auch einer Überschußregeneration vom Typ der Daumenvermehrfachung oder Triphalangie über Hypoplasien oder Aplasien des Radius zur atypischen Phokomelie und schließlich zur Amelie reicht[1]. Ähnliche Verhältnisse finden sich im Bereich der unteren Extremitäten, die insgesamt aber seltener betroffen sind. In einzelnen Fällen wurde Tetraamelie gesehen. Die linke Körperseite ist insgesamt stärker betroffen. An den inneren Organen sind in großer Zahl Fehlbildungen des Herzens und der großen Gefäße beschrieben worden, Lungenlappenfehlbildungen, Stenosen und Atresien im Bereich der Choanen, im Magen-Darmkanal (Speiseröhre, Duodeno-Jejunal- und Rectoanalbereich). Hypoplasie der Gallenblase, der Gallengänge und der Appendix. Vielartige Fehlbildungen der Harn- und Geschlechtsorgane. Als äußerlich neben der Dysmelie besonders auffällige Stigmen seien die Dys- und Anotien erwähnt, die oft kombiniert mit Lähmung des 7. und auch anderer Hirnnerven auftreten sowie mit Labyrinthschäden. Weiterhin zeigen viele der Patienten einen Naevus flammeus in der Mittellinie des Gesichts bzw. als „Schnurrbarthämangiom" auf der Oberlippe.

Die Prognose ist hinsichtlich der Überlebenschancen bei den thalidomidgeschädigten Kindern weitgehend davon abhängig gewesen, ob begleitende Fehlbildungen der inneren Organe vorlagen. Die Sterblichkeit war bei Vorliegen von konnatalen Vitien und von Fehlbildungen im Bereich des Magen-Darmkanals hoch. Die Extremitätenfehlbildungen haben sich nur z.T. einer apparativ bzw. plastisch orthopädischen Behandlung als zugänglich erwiesen.

Schädigung durch Cytostatica

Fehlbildungen der äußeren Körperform nach cytostatischen Behandlungen während der Gravidität, die wegen Leukosen oder anderer maligner Tumoren mit Aminopterien oder Mercaptopurin und Myleran erfolgten, sind von verschiedenen Autoren mitgeteilt worden. Das Mißbildungsmuster scheint vor

[1] Zum klinischen Bild s. auch: Handbuch d. Kinderheilkunde, Bd. VI, S. 233, 271, 279, 815. Handbuch d. Kinderheilkunde, Bd. IX, S. 83, 110.

allem Anomalien im Schädelbereich mit Ossifikationsstörungen und Meningoencephalocelen, ferner Gaumenspalten sowie Fehlbildungen der Wirbelsäule und der Gliedmaßen zu umfassen (MELTZER, WARKANY, WERTHEMANN).

Medikamentös induzierte Fehlbildungen im Genitalbereich, insbesondere des äußeren Genitale, nehmen insofern eine Sonderstellung ein, als es sich dabei im allgemeinen um eine intrauterine *Virilisierung* handelt und nicht um die Induktion von Fehlbildungen durch Hemmung von normalen Wachstumstendenzen oder aber Fehlsteuerung von physiologischen Wachstumsvorgängen. Derartige Störungen sind insbesondere nach der Applikation von Androgenen aber auch *Oestrogen* und *Progestin* beobachtet worden.

Die beobachteten multiplen Fehlbildungen nach Einwirkung ionisierender Strahlen bzw. nach Anwendung verschiedener Medikamente bei der Gravida auf die menschliche Frucht unterstreichen nachdrücklich die Bedeutung einer Zurückhaltung in derartigen Applikationen. Darüber hinaus haben die Erfahrungen gezeigt, daß es oft viele Jahre dauert, bis die Zusammenhänge zwischen neuen chemisch oder physikalischen Agentien bzw. ihrer Anwendung im täglichen menschlichen Leben und dem Auftreten von Fruchtschädigungen erkannt werden. Zur möglichst raschen Erfassung derartiger Zusammenhänge ist die Aufstellung örtlicher Fehlbildungsstatistiken neben der auf Bundesebene durchgeführten zeitlichen Fehlbildungsstatistik ein dringendes Erfordernis.

Dieser Beitrag wurde im Sommer 1969 abgeschlossen.

Literatur

HÖVELS, O.: Gesichtspunkte zum ursächlichen Zusammenhang zwischen Wiedemann-Syndrom und Thalidomid. Fortschr. Med. 87, 718 (1969).

KOSENOW, W., PFEIFFER, R. A.: Mikromelie, Hämangiom und Duodenalstenose. Wissensch. Ausstellg No 39, 59. Tagg Dtsch. Ges. Kinderheilk., Kassel, 1960.

LENZ, W.: Das Thalidomid-Syndrom. Fortschr. Med. **81**, 148 (1963).

MELTZER, H. J.: Congenital anomalies due to attampted abortion with 4-Aminopteroylglutamic acid. J. Amer. med. Ass. **161**, 1253 (1956).

PLIESS, G.: Thalidomide and congenital abnormalities. Lancet **1962 I**, 1128.

PLUMMER, G.: Anomalies occurring in children exposed in utero to the atomic bomb in Hiroshima. Pediatrics **10**, 687 (1952).

THALHAMMER, O.: In: Pränatale Erkrankungen des Menschen. Stuttgart: Thieme 1967.

WARKANY, J. P., BEAUDRY, P. H., HORNSTEIN, S.: Attempted abortion with Aminopterin (4-Aminopteroylglutamic acid). Amer. J. Dis. Child. **97**, 274 (1959).

WIEDEMANN, H.-R.: Hinweis auf eine derzeitige Häufung hypo- und aplastischer Fehlbildungen der Gliedmaßen. Med. Welt **1961**, 1863.

— Klinische Bemerkungen zur pharmakogenen Teratogenese. In: Teratogenesis, S. 544. Basel-Stuttgart: Schwabe & Co. 1964.

WINTZ, H.: In: Handbuch der Gynäkologie, IV, II/1, S. 323, hrsg. v. W. STOECKEL. München: J. F. Bergmann 1933.

YAMAZAKI, J. N., WRIGHT, ST. W., WRIGHT, PH. M.: Outcome of pregnancy in women exposed to the atomic bomb in Nagasaki. Amer. J. Dis. Child. **87**, 448 (1954).

ZAPPERT, J.: Über röntgenogene fetale Mikrocephalie. Arch. Kinderheilk., **80**, 34 (1927).

Nachtrag zum Beitrag „Pathologie der Pubertät"*

Leydigzelltumoren des Hodens

A. SCHWENK, Köln

Die androgenproduzierenden Leydigzelltumoren des Hodens bei Kindern sind selten. Nach JOHNSTONE wurden bis 1967 39 derartige Tumoren im Kindesalter beschrieben. Wir selbst haben 1963 bei einem damals 4 Jahre alten Knaben einen solchen Tumor beobachtet. Die ersten Symptome: beschleunigtes Wachstum, Auftreten von Schambehaarung, Tieferwerden der Stimme, verstärkte Muskelentwicklung, Acne, Vergrößerung des äußeren Genitale, insbesondere des Penis, Erektionen, Vergrößerung eines Hodens traten in den beschriebenen Fällen zwischen 2 (ALLIBONE et al.; SANDBLOM; MOE u. IVERSEN; NEWNS) und 9 (FLORENTIN u. REUBER), mit größter Häufigkeit zwischen 4 und 5 Jahren (CAMIN et al.) auf. In einigen Fällen wurde die Prostata vergrößert gefunden (HOUSER et al.; SAVARD et al.). In einer Übersicht von JOHNSTONE über 14 ohne Gynäkomastie verlaufende Fälle von Leydigzelltumoren wurde 2mal erwähnt, daß die Stimme „kindlich", 7mal, daß sie „tief" oder „wie bei einem erwachsenen Mann" gewesen sei. Die röntgenologisch nachgewiesene Skeletentwicklung war fast immer beträchtlich, um bis zu 15 Jahre (JOHNSTONE) gegenüber dem chronologischen Alter voraus. Der Unterschied zwischen dem Größenalter und dem chronologischen Alter betrug zum Zeitpunkt der Untersuchung bis zu 5 Jahre (MOE u. IVERSEN). In 5 bis 1967 beschriebenen Fällen ging der Leydigzelltumor mit einer beidseitigen Gynäkomastie einher (JOHNSTONE; Alter der Patienten bei den ersten Symptomen 3—7 Jahre). Psychosexuell vorzeitige Entwicklung wurde anscheinend bei keinem der mit Gynäkomastie verlaufenden Fälle beobachtet. Die sonstigen Symptome waren nicht wesentlich von den bei Fällen ohne Gynäkomastie beschriebenen verschieden. Die geistige Entwicklung war bei Knaben mit Leydigzelltumor ohne Gynäkomastie teils der Altersnorm entsprechend, teils beschleunigt (ALLIBONE et al.). Das Verhalten war in Einzelfällen von der Norm nicht abweichend (ALLIBONE et al.; NEWNS), in anderen waren die Kinder aggressiv und hyperaktiv (COOK et al.) oder das Verhalten war durch vorzeitige psychosexuelle Aktivierung bestimmt (SANDBLOM; WERNER et al.; WEGIENKA u. KOLB). Einige Male wurde beobachtet, daß die Kinder sich von ihren Spielkameraden absonderten in der Zeit, als die Symptome der Störung bemerkbar wurden und daß ihr Verhalten sich dem normalen näherte, als der Tumor entfernt war (WERNER et al.; SANDBLOM). Eine eingehende Beschreibung der psychischen Besonderheiten eines solchen Knaben mit Leydigzelltumor geben CAMIN et al. Mitentscheidend für die Diagnose ist der Nachweis einer (fast immer) einseitigen Hodenvergrößerung, die zwischen nur gering ($2{,}5 \times 1{,}5$ cm; $6^9/_{12}$ Jahre alter Knabe; WERNER et al.) und exzessiv (10×6 cm; 11 Jahre alter Knabe; SOMERFORD) variieren kann (JOHNSTONE).

Beidseitige Leydigzelltumoren wurden von REZEK und HARDIN und von STAUBITZ et al. beschrieben. Im ersteren Fall wurde im Alter von $9^7/_{12}$ Jahren links, im Alter von $18^{11}/_{12}$ Jahren rechts die Orchidektomie durchgeführt. Die Leydigzelltumoren waren 130 bzw. 160 g schwer. Im letzteren Fall waren im Alter von 3 Jahren erstmals Symptome vorzeitiger Reifung aufgetreten. Die Testistumoren wurden entfernt, als der Patient etwa 19 Jahre alt war. Die Abmessungen der Tumoren waren 7 bzw. 6,5 cm im größten Durchmesser. Da die 17-Ketosteroid-Ausscheidung im letzteren Fall dostoperativ nicht abfiel, haben SAVARD et al.

---

* s. S. 468.

und BISHOP et al. die Ansicht geäußert, daß es sich in diesem Fall nicht um Leydigzelltumoren, sondern um „Nebennierenresttumoren" (s. auch SCHOEN et al.; HEDINGER; PRADER; WILKINS u. CARA) gehandelt habe. Der Fall von REZEK und HARDIN, bei dem die 17-Ketosteroid-Ausscheidung nach Kastration auf normale Werte abfiel, wäre damit der einzige Fall von doppelseitigen Leydigzelltumoren im Kindesalter. In einem Einzelfall (bei einem $11^1/_2$ Jahre alten Knaben mit Pubertas praecox) war der Tumor, der palpatorisch als „dritter Testikel" erschien, paratesticulär im Scrotum gelegen.

Das gleichzeitige Auftreten einer polyostotischen fibrösen Dysplasie im Bereich der Trochanterregion des rechten Femur gleichzeitig mit einem rechtsseitigen Leydigzelltumor bei einem $9^9/_{12}$ Jahre alten Knaben (BARRETT) wird vom Autor als „möglicherweise zufälliges Zusammentreffen" bezeichnet. Zur Pathohistologie solcher Tumoren ist bemerkenswert, daß Verkalkungen (CAMIN et al.; COOK et al.; HUFFMAN; JOHNSTONE) und sogar Verknöcherungen (MINKOWITZ et al.) beobachtet wurden, und daß das erhaltene Testikelgewebe in der Nachbarschaft des Tumors, bedingt wohl durch Diffusion der vom Tumor produzierten Androgene (CAMIN et al.; COOK et al.; SCHMIDT u. TONUTTI; HERTZ et al.) Zeichen einer über das chronologische Alter hinausgehenden Reifung der Samenkanälchen zeigte. Die 17-Ketosteroid-Ausscheidung ist bei Leydigzelltumoren vereinzelt nur wenig (HOUSER et al.; JOHNSTONE), meist beträchtlich, in Einzelfällen exzessiv (THAMDRUP; BISHOP et al.; SANDBLOM) erhöht gefunden worden. WEGIENKA u. KOLB fanden die Testosteronausscheidung im Urin erhöht, Plasmatestosteron normal, Androstendion im Plasma jedoch erhöht. Die Oestrogenausscheidung fanden CAMIN et al. mäßig (Gesamtoestrogene 15,4 µg/die bei einem 7 Jahre alten Knaben mit Leydigzelltumor), JOHNSTONE stärker (40 µg/die statt normal bis 1 µg/die bei einem $5^{11}/_{12}$ Jahre alten Knaben) erhöht. SAVARD et al. und WEGIENKA u. KOLB fanden die Oestrogenausscheidung jedoch nicht vermehrt. Pregnantriol wurde von CAMIN et al. (7 Jahre alter Knabe: 1,09 mg/die) und BAYER et al. ($3^6/_{12}$ Jahre alter Knabe: 0,74—1,56 mg/die) mäßig stark (s. auch WEGIENKA u. KOLB), von SAVARD et al. ($5^7/_{12}$ Jahre alter Knabe: 5,1 mg/die) stärker erhöht gefunden. SAVARD et al. und WEGIENKA u. KOLB fanden die Ausscheidung von Androsteron bei ihren Patienten höher als die von Dehydroepiandrosteron und Ätiocholanolon.

Maligne Leydigzelltumoren sind vereinzelt bei Erwachsenen (MASSON u. SENCERT), im Kindesalter jedoch noch nie beschrieben worden.

Therapie der Wahl ist die Orchidektomie, die in allen bisher beschriebenen Fällen durchgeführt wurde. Nach THAMDRUP blieben in 5 von 13 bis dahin beschriebenen Fällen die Zeichen der vorzeitigen Reifeentwicklung unverändert, in 6 Fällen bildeten sie sich zum Teil zurück, nur ganz vereinzelt wurde berichtet, daß die vor der Operation vorhandene Schambehaarung verschwand und daß der Penis wenigstens kleiner wurde. Das Wachstum war in einigen Fällen nach der Entfernung gegenüber der Zeit vor der Operation verlangsamt, in anderen blieb es noch 1—2 Jahre lang stark beschleunigt (bis 12 cm pro Jahr; NEWNS; MARTIN et al.; SAVARD et al.). Die 17-Ketosteroid-Ausscheidung fällt postoperativ fast immer zur Norm ab (COOK et al.; CAMIN et al.; THAMDRUP). Die Endgröße ist bei Patienten, bei denen ein Hoden wegen Leydigzelltumor entfernt wurde, meist vermindert (ALLIBONE et al.; MARTIN et al.). In einer Anzahl von Fällen wurde beobachtet, daß der kontralaterale Hoden postoperativ sich stärker vergrößerte, als nach dem chronologischen Alter zu erwarten gewesen wäre (SANDBLOM; WERNER et al.; MOE u. IVERSON; MARTIN et al.; JUNGK et al.; MELICOW et al.; SAVARD et al.; JOHNSTONE). Diese Vergrößerung des kontralateralen Testis ist möglicherweise zu erklären als Effekt der durch pathologisch vermehrte Androgene ausgelösten hypothalamischen Stimulierung hypophyseotroper Faktoren.

Die Unterscheidung zwischen beidseitigen „Nebennierenresttumoren" bei kongenitalem adrenogenitalen Syndrom kann Schwierigkeiten bereiten, da u.U. selbst die Biopsie keine Unterscheidung zwischen verlagertem Nebennierengewebe und einem Leydigzelltumor erlaubt (s. BAYER et al.; HEDINGER; SCHOEN et al.). Nach ALLIBONE et al. spricht für ein kongenitales adrenogenitales Syndrom das familiäre Auftreten, die Verminderung der Größe der Hodentumoren und der Abfall der 17-Ketosteroid-Ausscheidung unter Gaben von Cortison, das seltenere Auftreten von Erektionen sowie die Beidseitigkeit der Tumoren.

Literatur

Allibone, E. C., Anderson, C. K., Arthurton, M. W.: Macrogenitosomia praecox due to an interstitial cell tumor of the testis. Arch. Dis. Childh. **44**, 84 (1969).

Barrett, W. A.: Paratesticular interstitial cell tumor in a boy aged 11. J. Urol. (Baltimore) **78**, 158 (1957).

Bayer, J. M., Tonutti, E., Nocke, W., Nocke, L., Breuer, H., Schriefers, H., Smith, E. R.: Klinische, morphologische und biochemische Untersuchungen bei einem androgenbildenden Hodentumor. Klin. Wschr. **43**, 1022 (1965).

Bishop, P. M. F., Vanmeurs, D. P., Wilcox, D. R. C., Arnold, D.: Interstitial-cell tumour of the testis in a child. Report of a case and review of the literature. Brit. med. J. **1960 I**, 238.

Camin, A. J., Dorfman, R. I., McDonald, J. H., Rosenthal, I. M.: Interstitial cell tumor of the testis in a seven year-old child. Amer. J. Dis. Child. **100**, 389 (1960).

Cook, C. D., Gross, R. E., Landing, B. H., Zygmuntowicz, A. S.: Interstitial cell tumor of the testis. Study of a 5-year old boy with pseudoprecocious puberty. J. clin. Endocr. **12**, 725 (1952).

Florentin, P., Reuber, G.: Etude anatomo-clinique d'une tumeur à cellules interstitielles du testicule avec rétentissement endocrinien. Bull. Ass. franç. Cancer **41**, 79 (1954).

Hedinger, C.: Beiderseitige Hodentumoren und kongenitales adrenogenitales Syndrom (Leydigzellen oder Nebennierenrindengewebe ?). Schweiz. Z. allg. Path. **17**, 743 (1954).

Hertz, R., Cohen, M. I., Lewis, L. G., Firminger, H. I.: Sexual precocity in a 5-year-old boy with interstitial-cell tumor of the testis. J. clin. Endocr. **13**, 1248 (1953).

Houser, R., Izant, R. J., Persky, L.: Testicular tumors in children. Amer. J. Surg. **110**, 876 (1965).

Huffman, L. F.: Interstitial cell tumors of the testicle: report of a case. J. Urol. (Baltimore) **45**, 692 (1941).

Johnstone, G.: Prepubertal gynaecomastia in association with an interstitial-cell tumour of the testis. Brit. J. Urol. **39**, 211 (1967).

Jungk, E. C., Thrash, A. M., Ohlmacher, A. P., Knight, A. M., Dyrenforth, L. Y.: Sexual precocity due to interstitial-cell tumor of the testis. Report of 2 cases. J. clin. Endocr. **17**, 291 (1957).

Martin, M. M., Canary, J. J., Balsamo, P. A.: Virilizing tumor of the testis in one twin. J. clin. Endocr. **22**, 345 (1962).

Masson, P., Sencert, I.: Cancer des cellules interstitielles. Bull. Ass. franç. Cancer **12**, 556 (1923).

Melicow, M. M., Robinson, J. N., Ivers, W., Rainsford, C. K.: Interstitial cell tumors of testis: review of literature and report of case; discussion of gynecomastia and testosterone: incidence in animals and experimental production of interstitial cell tumors. J. Urol. (Baltimore) **62**, 672 (1949).

Minkowitz, S., Soloway, H., Soscia, J.: Ossifying interstitial cell tumor of the testis. J. Urol. (Baltimore) **94**, 592 (1965).

Moe, P. J., Iversen, O. H.: Leydig cell tumor of the testis in a $6^1/_2$ year-old boy. Acta paediat. (Uppsala) **50**, 417 (1961).

Newns, G. H.: Precocious sexual development due to an interstitial-cell tumour of the testis. Brit. J. Surg. **39**, 379 (1952).

Prader, A.: Die Cortisondauerbehandlung des kongenitalen adrenogenitalen Syndroms. Helv. paediat. Acta 8, 386 (1953).

Rezek, P., Hardin, H. C., Jr.: Bilateral interstitial cell tumor of testicle: report of one case observed fourteen years. J. Urol. (Baltimore) **74**, 628 (1955).

Sandblom, P.: Precocious sexual development produced by an interstitial cell tumor of the testis. Acta endocr. (Kbh.) **1**, 107 (1948).

Savard, K., Dorfman, R. I., Baggett, B., Fielding, L., Engel, L. L., McPherson, H. T., Lister, L. M., Johnson, D. S., Hamblen, E. C., Engel, F. L.: Clinical, morphological and biochemical studies of a virilizing tumor of the testis. J. clin. Invest. **39**, 534 (1960).

Schmidt, G.-W., Tonutti, E.: Pseudopubertas praecox und unvollständige Pubertas praecox bei einem Leydig-Zell-Tumor des Hodens. Helv. paediat. Acta **11**, 436 (1956).

Schoen, E. J., Raimondo, V. di, Dominguez, O. V.: Bilateral testicular tumors complicating congenital adrenocortical hyperplasia. J. clin. Endocr. **21**, 518 (1961).

Somerford, A. E.: A case of interstitial cell tumour of the testis in a boy of eleven years. Brit. J. Urol. **13**, 13 (1941).

Staubitz, W. J., Oberkircher, O. J., Blick, M. S.: Precocious puberty in a case of bilateral interstitial cell tumor of the testes. J. Urol. (Baltimore) **69**, 562 (1953).

Thamdrup, E.: Macrogenitosomia caused by interstitial cell tumour of testis; case in a $7^1/_2$ year old boy. Acta paediat. (Uppsala) **42**, 369 (1953).

Wegienka, L. C., Kolb, F. O.: Hormonal studies of a benign interstitial cell tumour of the testis producing ansdrotenedione and testosterone. Acta endocr. (Kbh.) **56**, 481 (1967).

Werner, A. A., Spector, H. I., Vitt, A. E., Ross, W. L., Anderson, W. A. D.: Pubertas praecox in a six-year-old boy produced by a tumor of the testis, probably of interstitial cell origin. J. clin. Endocr. **2**, 527 (1942).

Wilkins, L., Cara, J.: Further studies on the treatment of congenital adrenal hyperplasia with cortisone. V. Effects of cortisone therapy on testicular development. J. clin. Endocr. **14**, 287 (1954).

Granulosazelltumoren des Ovars

A. Schwenk, Köln

Granulosazelltumoren des Ovars kommen als Ursache für vorzeitige Reifeentwicklung bei Mädchen in Frage. Etwa 5% der Granulosazelltumoren entstehen vor der Pubertät (Audet-Lapointe u. Vauclair). Nach Zangeneh und Kelley sind etwas weniger als 10% der Fälle vorzeitiger Reifeentwicklung bei Mädchen durch Ovarialtumoren (ganz überwiegend durch Granulosa- oder Thecazelltumoren) verursacht. Nach Niswander et al. ist seit der Literaturübersicht von Eberlein u. Bongiovanni, in der „62 bewiesene und 30 wahrscheinliche Fälle von Granulosazelltumoren" erwähnt werden, über „mindestens 20 weitere Fälle" berichtet worden. Granulosazelltumoren treten im Alter bis zu 10 Jahren häufiger auf als später (Groeber). Hinweiszeichen sind Vaginalblutungen, denen das Auftreten eines Fluors vorausgehen kann (Iturzaeta et al.), vorzeitige Brustdrüsenentwicklung, Auftreten von „Übergangshaar" im Bereich der großen Labien (während das Auftreten einer dunkelpigmentierten kräftigeren Schambehaarung, die verstärkte Androgenbildung zur Voraussetzung hat, anscheinend seltener ist; Eberlein u. Bongiovanni). Nach Meeker soll jeder Granulosazelltumor, der eine Pubertas praecox verursacht, bimanuell tastbar sein. Andererseits berichten Eberlein und Bongiovanni über die Entfernung eines $10 \times 7 \times 5$ cm großen Granulosazelltumors bei einem $4^4/_{12}$ Jahre alten Mädchen etwa 2 Jahre nach dem Auftreten von Vaginalblutungen und 16 Monate, nachdem eine Vergrößerung der Brustdrüsen bemerkt worden war. Eine Untersuchung durch einen Gynäkologen in Allgemeinnarkose, als das Mädchen $2^1/_2$ Jahre alt war, und eine rectoabdominale Palpation durch einen „namhaften Pädiater" 6 Monate später hatten keinen Anhalt für einen Tumor ergeben. Ähnliche Erfahrungen machten Niswander et al. in 2 Fällen und Iturzaeta et al. in 1 Fall. Bei dem von letzteren Autoren beschriebenen 25 Monate alten Mädchen war der 5×6 cm große Granulosazelltumor erst nach Untersuchung in Allgemeinnarkose getastet worden. Iturzaeta et al. und Niswander et al. empfehlen auf Grund solcher Erfahrungen, bei jedem Mädchen mit Pubertas praecox eine Untersuchung (rectoabdominale Palpation) in Allgemeinnarkose durchzuführen. Vaginalblutungen können zuweilen noch zu dem Zeitpunkt fehlen, wo der Tumor entdeckt wird (Eberlein u. Bongiovanni). Andererseits sollen nach Iturzaeta et al. Vaginalblutungen ohne entsprechende Entwicklung der Mammae bei Granulosazelltumoren des Ovars „ziemlich häufig" sein. In einem Fall (Litton et al.) waren heftige abdominale Beschwerden durch eine Blutung aus einem geplatzten cystischen Granulosazelltumor das erste Hinweiszeichen. Eine geringe Vergrößerung der Mammae wurde erst bei der Aufnahme in die Klinik entdeckt. Das Wachstum und die röntgenologisch nachgewiesene Skeletentwicklung ist als Folge verstärkter Oestrogenwirkung fast immer mäßig oder stärker beschleunigt. Die Körpergröße kann in Einzelfällen, so bei jungen Kindern (Iturzaeta et al.), altersentsprechend sein. Das gleiche gilt für die Skeletentwicklung (Iturzaeta et al.; Niswander et al.; Zangeneh u. Kelley) anscheinend in den Fällen, wo die Exposition gegenüber der verstärkten Oestrogenwirkung von kurzer Dauer war. Psychosexuelle oder allgemeine psychische, vorzeitige Entwicklung wird nach Wilkins meist nicht beobachtet.

In der Größe variieren Granulosazelltumoren von solchen mit einem Durchmesser von 1—2 cm bis zu Kindskopfgröße (Iturzaeta et al.). Im histologischen Aufbau können sie mehr polycystisch oder mehr solide sein. Der Anteil an Thecazellen variiert von solchen Fällen, wo der Tumor nur wenige Thecazellen enthält, bis zu solchen, wo anscheinend der ganze Tumor aus Thecazellen besteht (Zangeneh et al.). 5—10% aller Granulosazelltumoren sollen bilateral sein (Parks). Zemke und Herrell berichteten über ein 14 Wochen altes Mädchen mit beidseitigem Granulosazelltumor. Wir selbst haben 1968 ein 6 Jahre altes Mädchen gesehen, bei dem beiderseitige, faustgroße, multicystische Granulosazelltumoren der Ovarien operativ entfernt wurden. Außer dem abdominellen Palpationsbefund war eine beiderseitige Brustdrüsenschwellung das einzige Hinweiszeichen auf die Tumoren.

Für das Vorgehen bei der Operation und für die weitere Überwachung ist die Frage nach dem Risiko des Rezidivs und der Malignität solcher Tumoren natürlich von großer Bedeutung. Nach Norris und Taylor ergab eine Nachbeobachtung von 2020 Erwachsenen und Kindern mit Granulosa-, Theca- und gemischten Granulosa- und Thecatumoren, daß von den Patientinnen der ersteren Gruppe 7%, der zweiten nur etwa 2%, der dritten jedoch etwa 14% nach 12 Jahren an den Folgen des Tumors verstorben waren. Das Risiko für im Kindesalter aufgetretene Tumoren läßt sich aus dieser Statistik nicht eindeutig ablesen. Seckel et al. berichten über 2 letale Ausgänge unter 31 Fällen von bewiesenen Granulosa- und Thecazelltumoren im Kindesalter. Aimes et al. beobachteten ein retroperitoneales Rezidiv 33 Jahre nach der Ovariektomie, die im Alter von 8 Jahren durchgeführt wurde, Spreer et al. berichten über ein 4 Jahre altes Mädchen, das an Metastasen starb, die von einem malignen Granulosazelltumor des linken Ovars ausgingen.

Bei der *operativen Entfernung* solcher Tumoren ist konservatives Vorgehen (ipsilaterale Salpingo-Oophorektomie) fast immer gerechtfertigt, sofern nicht Kapseldurchbrüche, eine eindeutig auf Malignität hindeutende celluläre Struktur oder Zeichen der Ausbreitung radikaleres Vorgehen angezeigt erscheinen lassen (Zangeneh u. Kelley). Postoperativ tritt meist innerhalb weniger Tage eine Oestrogenabbruchblutung auf (Iturzaeta et al.; Zangeneh u. Kelley; Niswander et al.). Nach Iturzaeta et al. ist die Regression der Zeichen vorzeitiger Reifeentwicklung (Rückbildung der Brustdrüsenvergrößerung) um so vollständiger, je jünger die Kinder bei der Operation sind. Wenn der Tumor im Alter von 8 Jahren oder später entfernt wurde, tritt wenig oder keine Regression ein. Im ersteren Fall tritt der Patient anscheinend in der Mehrzahl der Fälle in eine normale Pubertät ein, im letzteren ist der Pubertätseintritt zuweilen etwas verfrüht (Niswander et al.). Die Endgröße war in einigen Fällen als Folge der beschleunigten Skeletreifung mit vorzeitigem Epiphysenschluß vermindert (Eberlein u. Bongiovanni; Thamdrup; Niswander et al.). — Über die Geburt eines gesunden Kindes einer Frau, bei der im Alter von $6^1/_2$ Jahren ein Granulosazelltumor entfernt wurde, berichten Iturzaeta et al.

Die 17-Ketosteroid-Ausscheidung ist entweder im Normbereich oder nur wenig erhöht (Zangeneh et al.; Eberlein u. Bongiovanni; Niswander et al.), die Oestrogenausscheidung ist entweder im Altersnormbereich (Steiner u. Hadawi) oder so hoch, wie normalerweise bei adoleszenten Mädchen (Wilkins) oder nur wenig höher (Marsh et al.). Im Vaginalabstrich wird meist ein signifikanter Oestrogeneffekt beobachtet (Zangeneh u. Kelley). Für den Nachweis dieses letzteren haben u.a. Lencioni und Staffieri das Urocytogramm benutzt.

Für die *differentialdiagnostische* Abgrenzung gegenüber der kryptogenetischen Pubertas praecox ist wesentlich, daß auch die Gonadotropinausscheidung entgegen früheren Angaben erhöht sein kann (Eberlein u. Bongiovanni; Pedowitz et al.; Bruk et al.; Steiner u. Hadawi; s.a uch Schwenk). Nach Hubble ist die endogene Oestrogenproduktion solcher Tumoren in der Lage, die gonadotrope Aktivität (via Hypothalamus) zu stimulieren (s. S. 468f.; Wilkins-Tonutti-Effekt; Laron). Für die Erfahrung, daß auch bei Granulosazelltumoren regelmäßig erscheinende Vaginalblutungen auftreten können, fehlt bisher eine zureichende Erklärung (Eberlein u. Bongiovanni). *Thecazelltumoren* (Faber; Gordon u. Marvin; Pedowitz et al.; Knaus et al.; Niswander et al.; Nielsen; Seckel u. Plotz; Lloyd) gehen ebenfalls mit Pseudopubertas praecox einher. Wenn solche Tumoren luteinisieren, werden sie als Luteome bezeichnet (Jones u. Heller). Sie sind fast nie maligne. Eine Besonderheit ist ihr Auftreten im Zusammenhang mit dem „Meigs-Syndrom" (Ascites und Hydrothorax; Faber; Knaus et al.). Über andere feminisierende Ovarialtumoren (Dysgerminome, Teratome) s. dieses Hdb. Bd. VIII/2.

Literatur

Aimes, A., Guibert, H. L., Galvaing: Récidive rétro-péritonéale gauche d'une tumeur de la granulosa trente-trois ans après une ovariectomie droite pratiquée à l'âge de 8 ans. Gynéc. et obstét. **45**, 801 (1946).

Audet-Lapointe, P., Vauclair, R.: Les tumeurs de la granulosa. Revue de la littérature et présentation de 7 cas. Bull. Cancer **55**, 457 (1968).

Bruk, I., Dancaster, C. P., Jackson, W. P. U.: Granulosa cell tumours causing precocious puberty: oestrogen fractionations in two patients. Brit. med. J. **1960 I**, 26.

EBERLEIN, W. R., BONGIOVANNI, A. M., JONES, I. T., YAKOVAC, W. C.: Ovarian tumors and cysts associated with sexual precocity. Report of 3 cases and review of the literature. J. Pediat. **57**, 484 (1960).

FABER, H. K.: Meigs' syndrome with thecomas of both ovaries in a 4-year-old child. J. Pediat. **61**, 769 (1962).

GORDON, V. H., MARVIN, H. N.: Theca cell tumor of the ovary in child one year of age, with review of the literature. J. Pediat. **39**, 133 (1951).

GROEBER, W. R.: Ovarian tumors during infancy and childhood. Amer. J. Obstet. Gynec. **86**, 1027 (1963).

HUBBLE, D. (ed.): Paediatric endocrinology, p. 27. Oxford and Edinburgh: Blackwell 1969.

ITURZAETA, N., KENNY, F. M., SIEBER, W.: Precocious pseudopuberty due to granulosa cell tumor in three girls. Amer. J. Dis. Child. **114**, 29 (1967).

JONES, H. W., HELLER, R. H.: Pediatric and adolescent gynecology. Baltimore: Williams & Wilkins Co. 1966.

KNAUS, W. E., CAMPOS, J., ROSE, W.: Meigs' syndrome. A report of a case in a child. J. Pediat. **43**, 88 (1953).

LARON, Z.: In: WERFF TEN BOSCH, J. J. VAN DER, A. HAAK (Hrsg.): Somatic growth of the child, p. 63. Leiden: Stenfert Kroese N.V. 1966.

LENCIONI, L. J., STAFFIERI, J. J.: Urocytogram diagnosis of sexual precocity. Acta cytol. (Balt.) **13**, 382 (1969).

LITTON, M. A., LITTON, E. W., FOX, T. C.: Hemorrhage from granulosa-theca cell tumor of the ovary: an unusual cause of acute abdominal pain in a child. Wis. med. J. **64**, 282 (1965).

MARSH, J. M., SAVARD, K., BAGGETT, B., VAN WYK, J. J., TALBERT, L. M.: Estrogen synthesis in a feminizing ovarian granulosa cell tumor. J. clin. Endocr. **22**, 1196 (1962).

MEEKER, I. A.: Neoplasms of the ovary. In: BENSON, C. D., W. TH. MUSTARD (Hrsg.): Pediatric surgery. Chicago: Year Book Publ. 1962.

NISWANDER, K. R., COUREY, N. G., WOODWARD, T.: Precocious pseudopuberty caused by ovarian tumours. Report of 3 cases. Obstet. and Gynec. **26**, 381 (1965).

NORRIS, H. J., TAYLOR, H. B.: Prognosis of granulosa-theca tumors of the ovary. Cancer (Philad.) **21**, 255 (1968).

PARKS, J.: Granulosa cell tumors of the ovary with precocious puberty. Amer. J. Obstet. Gynec. **36**, 674 (1938).

PEDOWITZ, P., FELMUS, L. B., MACKLES, A.: Precocious pseudopuberty due to ovarian tumors. Obstet. gynec. Surv. **10**, 633 (1955).

SCHWENK, A.: In: KÄSER, O., FRIEDBERG, V., OBER, K. G., THOMSEN, K., ZANDER, J.: Gynäkologie und Geburtshilfe, Bd. I, S. 237. Stuttgart: Thieme 1969.

SECKEL, H. P. G., SCOTT, W. W., BENDITT, E. P.: Six examples of precocious sexual development. I. Studies in diagnosis and pathogenesis. Amer. J. Dis. Child. **78**, 484 (1949).

SPREER, F., HOLZHAUSEN, G., HUNGER, H.: Maligner Granulosazelltumor im Kindesalter. Zbl. allg. Path. path. Anat. **102**, 461 (1961).

STEINER, M. M., HADAWI, S.: Granulosa-cell tumor of ovary with sexual precocity. Amer. J. Dis. Child. **104**, 380 (1962).

THAMDRUP, E.: Precocious sexual development. Springfield, Ill.: Thomas 1961.

WILKINS, L.: The diagnosis and treatment of endocrine disorders in childhood and adolescence. Oxford: Blackwell 1957.

ZANGENEH, F., KELLEY, V. C.: Granulosa-theca-cell tumor of the ovary in children. Amer. J. Dis. Child. **115**, 494 (1968).

ZEMKE, E. E., HERRELL, W. E.: Bilateral granulosa cell tumors: successful removal from a child fourteen weeks of age. Amer. J. Obstet. Gynec. **41**, 704 (1941).

Sachverzeichnis

Handbuch der Kinderheilkunde

in 9 Bänden

Herausgegeben von H. Opitz und F. Schmid

		DM	$
I. Bd.: Red. von J. R. Bierich, R. Grüttner, K.-H. Schäfer. 1. Teil: Geschichte der Kinderheilkunde. Physiologie und Pathologie der Entwicklung. Mit etwa 368 Abb. XXIV, 904 Seiten. 1971	Geb.	345,—	94.90
Bei Subskription auf das Gesamtwerk	Geb.	276,—	75.90
2. Teil: Physiologie und Pathologie der Neugeborenenperiode. Mit 204 z. Tl. farb. Abb. XVI, 539 Seiten. 1971	Geb.	240,—	66.00
Bei Subskription auf das Gesamtwerk	Geb.	192,—	52.80
II. Bd.: Red. v. Th. Hellbrügge. In 2 Teilen. 1. Tl.: Pädiatrische Diagnostik. Mit 361 Abb. XII, 952 Seiten. 2. Teil: Pädiatrische Therapie. Mit 104 Abb. XII, 785 Seiten. 1966	Geb.	515,—	141.70
Bei Subskription auf das Gesamtwerk	Geb.	374,40	103.00
III. Bd.: Immunologie — Soziale Pädiatrie. Red. v. Th. Hellbrügge u. F. Schmid. Mit 334 z. Tl. farb. Abb. XIV, 1277 Seiten. 1966 ⟨7248⟩..	Geb.	396,—	108.90
Bei Subskription auf das Gesamtwerk	Geb.	288,—	79.20
IV. Bd.: Stoffwechsel — Ernährung — Verdauung. Red. v. H. Opitz u. F. Schmid. Mit 448 z. Tl. farb. Abb. XVI, 1244 Seiten. 1965 ⟨7249⟩	Geb.	396,—	108.90
Bei Subskription auf das Gesamtwerk	Geb.	288,—	79.80
V. Bd.: Infektionskrankheiten. Red. von H. Opitz u. F. Schmid. Mit 418 z. Tl. farb. Abb. XII, 1260 Seiten. 1963 ⟨7250⟩	Geb.	396,—	108.90
Bei Subskription auf das Gesamtwerk	Geb.	288,—	79.20
VI. Bd.: Erkrankungen der Stützgewebe. Erkrankungen des Blutes und der blutbildenden Organe. Redigiert von H. Weicker. Mit 684 z. Tl. farb. Abb. XVI, 1265 Seiten. 1967 ⟨7251⟩	Geb.	526,—	144.70
Bei Subskription auf das Gesamtwerk	Geb.	382,40	105.20
VII. Bd.: Lungen — Luftwege, Herz — Kreislauf, Nieren — Harnwege. Red. v. G. Joppich. Mit 554 z. Tl. farb. Abb. XIV, 1300 Seiten. 1966 ⟨7252⟩	Geb.	424,—	116.60
Bei Subskription auf das Gesamtwerk	Geb.	308,—	84.70
VIII. Bd.: 1. Teil: Neurologie — Psychologie — Psychiatrie. Red. von F. Schmid und H. Asperger. Mit 332 z. Tl. farb. Abb. XIX, 1060 Seiten. 1969 ⟨7253⟩	Geb.	385,—	105.90
Bei Subskription auf das Gesamtwerk	Geb.	308,—	84.70
2. Teil: Tumoren im Kindesalter. Red. von F. Schmid. Mit etwa 262 z. Tl. farb. Abb. Etwa 688 Seiten. 1971	Geb.	295.—	81.20
Bei Subskription auf das Gesamtwerk	Geb.	236,—	64.90
IX. Bd.: Pädiatrische Grenzgebiete. Augen — Ohren — Zähne — Haut. Redigiert von H. Mai. Mit 556 z. Tl. farb. Abb. XII, 968 Seiten. 1968 ⟨7254⟩	Geb.	385,—	105.90
Bei Subskription auf das Gesamtwerk	Geb.	308,—	84.70

SONDERDRUCK AUS

HANDBUCH DER KINDERHEILKUNDE

HERAUSGEGEBEN VON

H. OPITZ HEIDELBERG

F. SCHMID HEIDELBERG

ERSTER BAND · ERSTER TEIL

SPRINGER-VERLAG/BERLIN · HEIDELBERG · NEW YORK 1971

NICHT IM HANDEL

GESCHICHTE DER KINDERHEILKUNDE

A. PEIPER†, LEIPZIG

SONDERDRUCK AUS

HANDBUCH DER KINDERHEILKUNDE

HERAUSGEGEBEN VON

H. OPITZ HEIDELBERG

F. SCHMID HEIDELBERG

ERSTER BAND · ERSTER TEIL

SPRINGER-VERLAG/BERLIN · HEIDELBERG · NEW YORK 1971

NICHT IM HANDEL

WACHSTUM UND KÖRPERLICHE ENTWICKLUNG

W. LENZ, MÜNSTER

SONDERDRUCK AUS

HANDBUCH DER KINDERHEILKUNDE

HERAUSGEGEBEN VON

H. OPITZ HEIDELBERG

F. SCHMID HEIDELBERG

ERSTER BAND · ERSTER TEIL

SPRINGER-VERLAG/BERLIN · HEIDELBERG · NEW YORK 1971

NICHT IM HANDEL

DAS MOTORISCHE VERHALTEN VON FRÜH- UND NEUGEBORENEN

F. J. SCHULTE, GÖTTINGEN

SONDERDRUCK AUS

HANDBUCH DER KINDERHEILKUNDE

HERAUSGEGEBEN VON

H. OPITZ
HEIDELBERG

F. SCHMID
HEIDELBERG

ERSTER BAND · ERSTER TEIL

SPRINGER-VERLAG/BERLIN · HEIDELBERG · NEW YORK 1971

NICHT IM HANDEL

STATISCH-MOTORISCHE ENTWICKLUNG DES SÄUGLINGS UND KLEINKINDES

I. FLEHMIG, HAMBURG

SONDERDRUCK AUS

HANDBUCH DER KINDERHEILKUNDE

HERAUSGEGEBEN VON

H. OPITZ
HEIDELBERG

F. SCHMID
HEIDELBERG

ERSTER BAND · ERSTER TEIL

SPRINGER-VERLAG/BERLIN · HEIDELBERG · NEW YORK 1971

NICHT IM HANDEL

HYPOTHALAMUS — NEUROHYPOPHYSE

H. RODECK, DATTELN (WESTF.)

SONDERDRUCK AUS

HANDBUCH DER KINDERHEILKUNDE

HERAUSGEGEBEN VON

H. OPITZ
HEIDELBERG

F. SCHMID
HEIDELBERG

ERSTER BAND · ERSTER TEIL

SPRINGER-VERLAG/BERLIN · HEIDELBERG · NEW YORK 1971

NICHT IM HANDEL

ADENOHYPOPHYSE UND HYPOTHALAMUS

Z. LARON, PETAH-TIKVA (ISRAEL)

SONDERDRUCK AUS

HANDBUCH DER KINDERHEILKUNDE

HERAUSGEGEBEN VON

H. OPITZ HEIDELBERG

F. SCHMID HEIDELBERG

ERSTER BAND · ERSTER TEIL

SPRINGER-VERLAG/BERLIN · HEIDELBERG · NEW YORK 1971

NICHT IM HANDEL

EPIPHYSIS CEREBRI

H. RODECK, DATTELN (WESTF.)

SONDERDRUCK AUS

HANDBUCH DER KINDERHEILKUNDE

HERAUSGEGEBEN VON

H. OPITZ HEIDELBERG

F. SCHMID HEIDELBERG

ERSTER BAND · ERSTER TEIL

SPRINGER-VERLAG/BERLIN · HEIDELBERG · NEW YORK 1971

NICHT IM HANDEL

DIE SCHILDDRÜSE UND IHRE ERKRANKUNGEN

G.-A. VON HARNACK, DÜSSELDORF

SONDERDRUCK AUS

HANDBUCH DER KINDERHEILKUNDE

HERAUSGEGEBEN VON

H. OPITZ
HEIDELBERG

F. SCHMID
HEIDELBERG

ERSTER BAND · ERSTER TEIL

SPRINGER-VERLAG/BERLIN · HEIDELBERG · NEW YORK 1971

NICHT IM HANDEL

NEBENNIERENRINDE

J. R. BIERICH, TÜBINGEN

SONDERDRUCK AUS

HANDBUCH DER KINDERHEILKUNDE

HERAUSGEGEBEN VON

H. OPITZ
HEIDELBERG

F. SCHMID
HEIDELBERG

ERSTER BAND · ERSTER TEIL

SPRINGER-VERLAG/BERLIN · HEIDELBERG · NEW YORK 1971
(PRINTED IN GERMANY)

NICHT IM HANDEL

DAS NEBENNIERENMARK

H. ZEISEL, WÜRZBURG

SONDERDRUCK AUS

HANDBUCH DER KINDERHEILKUNDE

HERAUSGEGEBEN VON

H. OPITZ HEIDELBERG

F. SCHMID HEIDELBERG

ERSTER BAND · ERSTER TEIL

SPRINGER-VERLAG/BERLIN · HEIDELBERG · NEW YORK 1971
(PRINTED IN GERMANY)

NICHT IM HANDEL

DIE NEBENSCHILDDRÜSEN

W. SWOBODA, WIEN

SONDERDRUCK AUS

HANDBUCH DER KINDERHEILKUNDE

HERAUSGEGEBEN VON

H. OPITZ HEIDELBERG · F. SCHMID HEIDELBERG

ERSTER BAND · ERSTER TEIL

SPRINGER-VERLAG/BERLIN · HEIDELBERG · NEW YORK 1971

NICHT IM HANDEL

MÄNNLICHE KEIMDRÜSE

H. NOWAKOWSKI, HAMBURG

SONDERDRUCK AUS

HANDBUCH DER KINDERHEILKUNDE

HERAUSGEGEBEN VON

H. OPITZ
HEIDELBERG

F. SCHMID
HEIDELBERG

ERSTER BAND · ERSTER TEIL

SPRINGER-VERLAG/BERLIN · HEIDELBERG · NEW YORK 1971

NICHT IM HANDEL

WEIBLICHE KEIMDRÜSE

J.-H. NAPP, ESSEN

SONDERDRUCK AUS

HANDBUCH DER KINDERHEILKUNDE

HERAUSGEGEBEN VON

H. OPITZ
HEIDELBERG

F. SCHMID
HEIDELBERG

ERSTER BAND · ERSTER TEIL

SPRINGER-VERLAG/BERLIN · HEIDELBERG · NEW YORK 1971

NICHT IM HANDEL

PHYSIOLOGIE DER PUBERTÄT

A. SCHWENK, KÖLN

SONDERDRUCK AUS

HANDBUCH DER KINDERHEILKUNDE

HERAUSGEGEBEN VON

H. OPITZ
HEIDELBERG

F. SCHMID
HEIDELBERG

ERSTER BAND · ERSTER TEIL

SPRINGER-VERLAG/BERLIN · HEIDELBERG · NEW YORK 1971

NICHT IM HANDEL

PATHOLOGIE DER PUBERTÄT

A. SCHWENK, KÖLN

SONDERDRUCK AUS

HANDBUCH DER KINDERHEILKUNDE

HERAUSGEGEBEN VON

H. OPITZ
HEIDELBERG

F. SCHMID
HEIDELBERG

ERSTER BAND · ERSTER TEIL

SPRINGER-VERLAG/BERLIN · HEIDELBERG · NEW YORK 1971

NICHT IM HANDEL

INTERSEXUALITÄT

J. R. BIERICH, TÜBINGEN

SONDERDRUCK AUS

HANDBUCH DER KINDERHEILKUNDE

HERAUSGEGEBEN VON

H. OPITZ HEIDELBERG
F. SCHMID HEIDELBERG

ERSTER BAND · ERSTER TEIL

SPRINGER-VERLAG/BERLIN · HEIDELBERG · NEW YORK 1971

NICHT IM HANDEL

HUMORAL VERMITTELTE EINFLÜSSE DES THYMUS UND DER MILZ

H. TESSERAUX, PFORZHEIM

SONDERDRUCK AUS

HANDBUCH DER KINDERHEILKUNDE

HERAUSGEGEBEN VON

H. OPITZ
HEIDELBERG

F. SCHMID
HEIDELBERG

ERSTER BAND · ERSTER TEIL

SPRINGER-VERLAG/BERLIN · HEIDELBERG · NEW YORK 1971

NICHT IM HANDEL

SYNOPSIS DES NICHT ENDOKRIN BEDINGTEN MINDERWUCHSES

J. R. BIERICH, TÜBINGEN

SONDERDRUCK AUS

HANDBUCH DER KINDERHEILKUNDE

HERAUSGEGEBEN VON

H. OPITZ HEIDELBERG

F. SCHMID HEIDELBERG

ERSTER BAND · ERSTER TEIL

SPRINGER-VERLAG/BERLIN · HEIDELBERG · NEW YORK 1971

NICHT IM HANDEL

HUMANGENETIK IN DER KINDERHEILKUNDE

W. LENZ, MÜNSTER (WESTF.)

SONDERDRUCK AUS

HANDBUCH DER KINDERHEILKUNDE

HERAUSGEGEBEN VON

H. OPITZ HEIDELBERG

F. SCHMID HEIDELBERG

ERSTER BAND · ERSTER TEIL

SPRINGER-VERLAG/BERLIN · HEIDELBERG · NEW YORK 1971

NICHT IM HANDEL

DEFINITION, HÄUFIGKEIT, ÄTIOLOGIE UND PATHOGENESE VON MISSBILDUNGEN

K.-H. DEGENHARDT, FRANKFURT (MAIN)

SONDERDRUCK AUS

HANDBUCH DER KINDERHEILKUNDE

HERAUSGEGEBEN VON

H. OPITZ
HEIDELBERG

F. SCHMID
HEIDELBERG

ERSTER BAND · ERSTER TEIL

SPRINGER-VERLAG/BERLIN · HEIDELBERG · NEW YORK 1971

NICHT IM HANDEL

CHROMOSOMALE ABERRATIONEN

W. KOSENOW, KREFELD UND **R. A. PFEIFFER,** MÜNSTER (WESTF.)

SONDERDRUCK AUS

HANDBUCH DER KINDERHEILKUNDE

HERAUSGEGEBEN VON

H. OPITZ
HEIDELBERG

F. SCHMID
HEIDELBERG

ERSTER BAND · ERSTER TEIL

SPRINGER-VERLAG/BERLIN · HEIDELBERG · NEW YORK 1971

DAS DOWN-SYNDROM (MONGOLISMUS)

R. A. PFEIFFER, MÜNSTER (WESTF.)

SONDERDRUCK AUS

HANDBUCH DER KINDERHEILKUNDE

HERAUSGEGEBEN VON

H. OPITZ
HEIDELBERG

F. SCHMID
HEIDELBERG

ERSTER BAND · ERSTER TEIL

SPRINGER-VERLAG/BERLIN · HEIDELBERG · NEW YORK 1971

EMBRYOPATHIEN

O. THALHAMMER, WIEN

SONDERDRUCK AUS

HANDBUCH DER KINDERHEILKUNDE

HERAUSGEGEBEN VON

H. OPITZ HEIDELBERG **F. SCHMID** HEIDELBERG

ERSTER BAND · ERSTER TEIL

SPRINGER-VERLAG/BERLIN · HEIDELBERG · NEW YORK 1971

NICHT IM HANDEL

FETOPATHIEN

H. FLAMM UND **F. FRIEDRICH**, WIEN

SONDERDRUCK AUS
HANDBUCH DER KINDERHEILKUNDE
HERAUSGEGEBEN VON
H. OPITZ HEIDELBERG
F. SCHMID HEIDELBERG
ERSTER BAND · ERSTER TEIL
SPRINGER-VERLAG/BERLIN · HEIDELBERG · NEW YORK 1971

SYNOPSIS DES ENDOKRIN BEDINGTEN MINDERWUCHSES

J. R. BIERICH, TÜBINGEN

SONDERDRUCK AUS

HANDBUCH DER KINDERHEILKUNDE

HERAUSGEGEBEN VON

H. OPITZ
HEIDELBERG

F. SCHMID
HEIDELBERG

ERSTER BAND · ERSTER TEIL

SPRINGER-VERLAG/BERLIN · HEIDELBERG · NEW YORK 1971

NICHT IM HANDEL

ALLGEMEINER UND PARTIELLER RIESENWUCHS

J. R. BIERICH, TÜBINGEN

SONDERDRUCK AUS

HANDBUCH DER KINDERHEILKUNDE

HERAUSGEGEBEN VON

H. OPITZ
HEIDELBERG

F. SCHMID
HEIDELBERG

ERSTER BAND · ERSTER TEIL

SPRINGER-VERLAG/BERLIN · HEIDELBERG · NEW YORK 1971

NICHT IM HANDEL

SPEZIELLE ANOMALIEN DER KÖRPERFORM

SYNDROME MIT BESONDEREM „ALTERSASPEKT“

H.-R. WIEDEMANN, KIEL

SONDERDRUCK AUS

HANDBUCH DER KINDERHEILKUNDE

HERAUSGEGEBEN VON

H. OPITZ
HEIDELBERG

F. SCHMID
HEIDELBERG

ERSTER BAND · ERSTER TEIL

SPRINGER-VERLAG/BERLIN · HEIDELBERG · NEW YORK 1971

NICHT IM HANDEL

ANOMALIEN DER ÄUSSEREN KÖRPERFORM INFOLGE CHEMISCHER UND PHYSIKALISCHER EINWIRKUNGEN

H.-J. ROHWEDDER, KIEL

Handbuch der Kinderheilkunde

in 9 Bänden

Herausgegeben von H. Opitz und F. Schmid

	DM	$
I. Bd.: Red. von K.-H. Schäfer, J. R. Bierich, R. Grüttner. 1. Teil: Geschichte der Kinderheilkunde. Physiologie und Pathologie der Entwicklung. Mit etwa 368 Abb. XXIV, 904 Seiten. 1971 .... Geb.	345,—	94.90
Bei Subskription auf das Gesamtwerk .... Geb.	276,—	75.90
2. Teil: Physiologie und Pathologie der Neugeborenenperiode. Mit 204 z. Tl. farb. Abb. XVI, 539 Seiten. 1971 .... Geb.	240,—	66.00
Bei Subskription auf das Gesamtwerk .... Geb.	192,—	52.80
II. Bd.: Red. v. Th. Hellbrügge. In 2 Teilen. 1. Tl.: Pädiatrische Diagnostik. Mit 361 Abb. XII, 952 Seiten. 2. Teil: Pädiatrische Therapie. Mit 104 Abb. XII, 785 Seiten. 1966 .... Geb.	515,—	141.70
Bei Subskription auf das Gesamtwerk .... Geb.	374,40	103.00
III. Bd.: Immunologie — Soziale Pädiatrie. Red. v. Th. Hellbrügge u. F. Schmid. Mit 334 z. Tl. farb. Abb. XIV, 1277 Seiten. 1966 ⟨7248⟩ .... Geb.	396,—	108.90
Bei Subskription auf das Gesamtwerk .... Geb.	288,—	79.20
IV. Bd.: Stoffwechsel — Ernährung — Verdauung. Red. v. H. Opitz u. F. Schmid. Mit 448 z. Tl. farb. Abb. XVI, 1244 Seiten. 1965 ⟨7249⟩ .... Geb.	396,—	108.90
Bei Subskription auf das Gesamtwerk .... Geb.	288,—	79.20
V. Bd.: Infektionskrankheiten. Red. von H. Opitz u. F. Schmid. Mit 418 z. Tl. farb. Abb. XII, 1260 Seiten. 1963 ⟨7250⟩ .... Geb.	396,—	108.90
Bei Subskription auf das Gesamtwerk .... Geb.	288,—	79.20
VI. Bd.: Erkrankungen der Stützgewebe. Erkrankungen des Blutes und der blutbildenden Organe. Redigiert von H. Weicker. Mit 684 z. Tl. farb. Abb. XVI, 1265 Seiten. 1967 ⟨7251⟩ .... Geb.	526,—	144.70
Bei Subskription auf das Gesamtwerk .... Geb.	382,40	105.20
VII. Bd.: Lungen — Luftwege, Herz — Kreislauf, Nieren — Harnwege. Red. v. G. Joppich. Mit 554 z. Tl. farb. Abb. XIV, 1300 Seiten. 1966 ⟨7252⟩ .... Geb.	424,—	116.60
Bei Subskription auf das Gesamtwerk .... Geb.	308,—	84.70
VIII. Bd.: 1. Teil: Neurologie — Psychologie — Psychiatrie. Red. von F. Schmid und H. Asperger. Mit 332 z. Tl. farb. Abb. XIX, 1060 Seiten. 1969 ⟨7253⟩ .... Geb.	385,—	105.90
Bei Subskription auf das Gesamtwerk .... Geb.	308,—	84.70
2. Teil: Tumoren im Kindesalter. Red. von F. Schmid. Mit etwa 262 z. Tl. farb. Abb. Etwa 688 Seiten. 1971 .... Geb.	295,—	81.20
Bei Subskription auf das Gesamtwerk .... Geb.	236,—	64.90
IX. Bd.: Pädiatrische Grenzgebiete. Augen — Ohren — Zähne — Haut. Redigiert von H. Mai. Mit 556 z. Tl. farb. Abb. XII, 968 Seiten. 1968 ⟨7254⟩ .... Geb.	385,—	105.90
Bei Subskription auf das Gesamtwerk .... Geb.	308,—	84.70

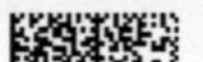